Reumatologia
Diagnóstico e Tratamento

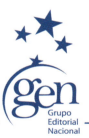

O GEN | Grupo Editorial Nacional – maior plataforma editorial brasileira no segmento científico, técnico e profissional – publica conteúdos nas áreas de ciências da saúde, exatas, humanas, jurídicas e sociais aplicadas, além de prover serviços direcionados à educação continuada e à preparação para concursos.

As editoras que integram o GEN, das mais respeitadas no mercado editorial, construíram catálogos inigualáveis, com obras decisivas para a formação acadêmica e o aperfeiçoamento de várias gerações de profissionais e estudantes, tendo se tornado sinônimo de qualidade e seriedade.

A missão do GEN e dos núcleos de conteúdo que o compõem é prover a melhor informação científica e distribuí-la de maneira flexível e conveniente, a preços justos, gerando benefícios e servindo a autores, docentes, livreiros, funcionários, colaboradores e acionistas.

Nosso comportamento ético incondicional e nossa responsabilidade social e ambiental são reforçados pela natureza educacional de nossa atividade e dão sustentabilidade ao crescimento contínuo e à rentabilidade do grupo.

Reumatologia
Diagnóstico e Tratamento

Marco Antonio P. Carvalho
Médico. Especialista em Reumatologia pela Faculdade de Ciências Médicas de Minas Gerais (FCMMG). Doutor em Oftalmologia pela UFMG. Professor Associado da disciplina Reumatologia do Departamento de Aparelho Locomotor da UFMG.

Cristina Costa Duarte Lanna
Médica. Mestre e Doutora em Medicina pela UFMG. Professora Associada Doutora do Departamento do Aparelho Locomotor da Faculdade de Medicina da Universidade Federal de Minas Gerais (UFMG). Preceptora do Programa de Residência Médica em Reumatologia do Ambulatório de Lúpus Eritematoso Sistêmico do Hospital das Clínicas da UFMG.

Manoel Barros Bertolo
Professor Titular da disciplina Reumatologia do Departamento de Cínica Médica da Faculdade de Ciências Médicas da Universidade Estadual de Campinas (Unicamp). Diretor Executivo da Área de Saúde da Unicamp.

Gilda Aparecida Ferreira
Médica. Especialista em Clínica Médica e Reumatologia pelo Hospital das Clínicas da Universidade Federal de Minas Gerais (HC-UFMG). Mestre em Infectologia e Medicina Tropical pela UFMG. Doutora em Ciências Aplicadas à Reumatologia pela Universidade Federal de São Paulo (Unifesp). Professora Associada de Reumatologia do Departamento do Aparelho Locomotor da Faculdade de Medicina da UFMG. Preceptora do Programa de Residência Médica em Reumatologia do HC-UFMG.

5ª edição

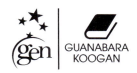

- Os autores deste livro e a EDITORA GUANABARA KOOGAN LTDA. empenharam seus melhores esforços para assegurar que as informações e os procedimentos apresentados no texto estejam em acordo com os padrões aceitos à época da publicação, *e todos os dados foram atualizados pelos autores até a data da entrega dos originais à editora.* Entretanto, tendo em conta a evolução das ciências da saúde, as mudanças regulamentares governamentais e o constante fluxo de novas informações sobre terapêutica medicamentosa e reações adversas a fármacos, recomendamos enfaticamente que os leitores consultem sempre outras fontes fidedignas, de modo a se certificarem de que as informações contidas neste livro estão corretas e de que não houve alterações nas dosagens recomendadas ou na legislação regulamentadora.

- Os autores e a editora se empenharam para citar adequadamente e dar o devido crédito a todos os detentores de direitos autorais de qualquer material utilizado neste livro, dispondo-se a possíveis acertos posteriores caso, inadvertida e involuntariamente, a identificação de algum deles tenha sido omitida.

- Direitos exclusivos para a língua portuguesa
  Copyright © 2019 by
  EDITORA GUANABARA KOOGAN LTDA.
  Selo integrante do GEN | Grupo Editorial Nacional
  Travessa do Ouvidor, 11 – Rio de Janeiro – RJ – CEP 20040-040
  Tels.: (21) 3543-0770/(11) 5080-0770 | Fax: (21) 3543-0896
  www.grupogen.com.br | faleconosco@grupogen.com.br

- Reservados todos os direitos. É proibida a duplicação ou reprodução deste volume, no todo ou em parte, em quaisquer formas ou por quaisquer meios (eletrônico, mecânico, gravação, fotocópia, distribuição pela Internet ou outros), sem permissão, por escrito, da EDITORA GUANABARA KOOGAN LTDA.

- Capa: Bruno Sales

- Editoração eletrônica: Anthares

- Ficha catalográfica

R345
5. ed.

  Reumatologia : diagnóstico e tratamento / Marco Antonio P. Carvalho ... [et al.]. - 5. ed. - Rio de Janeiro: Guanabara Koogan, 2019.
  832 p. ; 28 cm.

  Inclui índice
  ISBN 978-85-277-3492-9

  1. Reumatologia. I. Carvalho, Marco Antonio P.

18-54430　　　　　　　　　　　　　　　　　　　　　　　　　　　　CDD: 616.723
　　　　　　　　　　　　　　　　　　　　　　　　　　　　　　　　CDU: 616-002.2

Meri Gleice Rodrigues de Souza - Bibliotecária CRB-7/6439

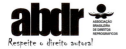

Aos meus pais, Lourdes e Dalvo (in memoriam), alicerces de minha construção,
que lutaram com amor e perseverança para fazer de seu filho gente.
À Vera Alice, minha mulher e companheira de todas as horas.
Aos meus filhos, Leonardo e Carolina.
Aos meus netos, Taina e Lucas.
Marco Antonio Parreiras Carvalho

À minha família, pessoas que sempre me incentivam e que me ajudam
a ser o que sou: meus pais, José Carlos e Diva; meus irmãos, Marisa,
Henrique e Maura; meu marido, Raul; e meus filhos, Marcos e Alice.
Aos meus mestres.
Cristina Costa Duarte Lanna

Aos meus pais, Apolinar e Carmen.
À minha esposa, Ingrid.
Aos meus filhos, Beatriz e Marcos.
Manoel Barros Bertolo

À minha querida família, em especial aos meus pais, João e Delba;
aos meus irmãos, William e Welington; e ao meu filho, Leonardo.
Gilda Aparecida Ferreira

Colaboradores

Achiles Cruz Filho
Médico. Especialista em Reumatologia. Doutor em Reumatologia pela Universidade Federal de Minas Gerais (UFMG). Professor aposentado de Reumatologia da Faculdade de Ciências Médicas de Minas Gerais. Doutor e Livre-docente em Reumatologia pela UFMG.

Adil Muhib Samara
Médico. Especialista e Doutor em Reumatologia pela Universidade Estadual de Campinas (Unicamp). Professor Titular Emérito da disciplina Reumatologia do Departamento de Clínica Médica da Unicamp.

Adriana Maluf Elias Sallum
Médica. Especialista em Pediatria e Reumatologia Pediátrica pelo Instituto da Criança do Hospital das Clínicas da Faculdade de Medicina da Universidade de São Paulo (HC-FMUSP). Mestre e Doutora em Ciências pelo Instituto da Criança do HC-FMUSP. Médica-assistente da Unidade de Reumatologia Pediátrica do Instituto da Criança do HC-FMUSP.

Adriana Maria Kakehasi
Médica. Especialista em Reumatologia pelo HC-UFMG. Mestre e Doutora em Reumatologia pela Faculdade de Medicina da UFMG. Professora Associada da disciplina Reumatologia do Departamento do Aparelho Locomotor da Faculdade de Medicina da UFMG.

Alessandra Dellavance
Bióloga. Mestre em Fisiopatologia Experimental pela FMUSP. Doutora em Ciências da Saúde pela Escola Paulista de Medicina da Universidade Federal de São Paulo (EPM-Unifesp).

Alexandre W. S. de Souza
Médico. Especialista em Reumatologia pela EPM-Unifesp. Mestre e Doutor em Ciências da Saúde Aplicadas à Reumatologia pela EPM-Unifesp. Médico-assistente da disciplina Reumatologia do Departamento de Medicina da EPM-Unifesp.

Aléxia M. Abuhid Lopes
Médica. Especialista em Imagem na Medicina do Esporte pela Clinique de La Sauvegarde, Lyon, França. *Fellow* em Imagem do Sistema Musculoesquelético na Duke University, EUA.

Ana Beatriz Cordeiro de Azevedo
Médica. Especialista em Reumatologia pelo HC-UFMG. Mestre em Ciências da Saúde pela Unifesp.

Ana Luisa Calich
Médica. Especialista e Doutora em Reumatologia pelo HC-USP. Médica Colaboradora do Ambulatório de Vasculites do Hospital São Paulo da Unifesp.

Anamaria Jones
Fisioterapeuta. Especialista em Reumatologia pela EPM-Unifesp. Doutora em Reabilitação pela EPM-Unifesp. Professora Afiliada da disciplina Reumatologia do Departamento de Medicina da EPM-Unifesp.

André Couto Godinho
Médico. Especialista em Ortopedia e Traumatologia pelo Instituto Nacional de Traumatologia e Ortopedia (INTO/MS) e em Cirurgia do Ombro pelo Hospital Ortopédico de Belo Horizonte. Mestrando em Ciências da Saúde Aplicada ao Esporte e à Atividade Física pelo Centro de Traumatologia do Esporte da EPM-Unifesp.

Anna Carolina F. M. Gomes Tavares
Médica. Especialista em Reumatologia Pediátrica pelo HC-UFMG. Médica-assistente do Serviço de Reumatologia do HC-UFMG.

Anna Christina Higino Rocha
Médica. Especialista em Oftalmologia pelo Centro Oftalmológico de Minas Gerais. Doutora em Medicina, com ênfase em Oftalmologia, pela Faculdade de Medicina da UFMG.

Antônio Carlos Ximenes
Médico. Especialista em Reumatologia pela Universidade Federal do Rio Janeiro (UFRJ). Doutorado em Reumatologia pela USP. Diretor Clínico do Hospital Geral de Goiânia.

Antonio César Mezencio da Silveira
Médico. Especialista em Ortopedia e Traumatologia – Medicina e Cirurgia do pé e do Tornozelo pela UFMG. Mestre e Doutor em Ortopedia e Traumatologia pela EPM-Unifesp. Professor Adjunto da disciplina Ortopedia e Traumatologia do Departamento de Aparelho Locomotor da UFMG.

Antonio J. L. Ferrari
Médico. Especialista em Doenças por Cristal pela University of Pennsylvania, EUA. Mestre em Reumatologia e Doutor em Medicina pela EPM-Unifesp. Professor Assistente da disciplina Reumatologia do Departamento de Medicina da EPM-Unifesp.

Antônio Scafuto Scotton
Médico. Mestre em Reumatologia pela Unifesp. Professor Adjunto da Faculdade de Medicina da Universidade Federal de Juiz de Fora (FM-UFJF). Chefe do Serviço de Reumatologia da FM-UFJF e do Departamento de Clínica Médica da UFJF.

Blanca Elena R. G. Bica
Médica. Especialista em Pediatria e Reumatologia pela UFRJ. Mestre em Pediatria e Doutora em Química Biológica pela UFRJ. Professora Associada da disciplina Reumatologia do Departamento de Clínica Médica da UFRJ.

Boris A. Cruz
Médico. Especialista em Medicina Interna e Reumatologia pelo Hospital Governador Israel Pinheiro (IPSEMG) e Hôpital Avicenne, França. Mestre em Epidemiologia pela Faculdade de Medicina da UFMG. Chefe do Departamento de Reumatologia do Hospital Vera Cruz.

César Maia Mezencio
Ortopedista. Especislista em Ortopedia pela Faculdade de Medicina do Vale do Aço (Univaço).

Charlles Heldan de Moura Castro
Médico. Mestre em Reumatologia pela EPM-Unifesp. Doutor em Ciências Aplicadas à Reumatologia pela Washington University in Saint Louis EUA, e pela EPM-Unifesp. Professor Adjunto da disciplina Reumatologia do Departamento de Medicina da Escola Paulista de Medicina da Unifesp.

Clovis Artur Almeida da Silva
Médico. Especialista em Reumatologia Pediátrica pela FMUSP. Mestre e Doutor em Pediatria pela FMUSP. Professor Associado e Livre-docente, Chefe Técnico-Científico das Unidades de Adolescente e Reumatologia Pediátrica do Departamento de Pediatria da FMUSP.

Cristiane Kayser
Médica. Especialista em Reumatologia pela EPM-Unifesp. Mestre e Doutora em Ciências Aplicadas à Reumatologia pela EPM-Unifesp. Professora Afiliada da disciplina Reumatologia do Departamento de Medicina da EPM-Unifesp.

Cynthia Torres França da Silva
Médica. Especialista em Pediatria pela Universidade Federal Fluminense (UFF) e em Reumatologia Pediátrica pelo Instituto de Puericultura e Pediatria Martagão Gesteira da Universidade Federal do Rio de Janeiro (IPPMG-UFRJ). Professora da disciplina Pediatria do Departamento de Pediatria da Universidade Estácio de Sá.

Daniel Vítor de Vasconcelos Santos
Médico. Especialista em Oftalmologia pelo Hospital São Geraldo do HC-UFMG. Doutor em Oftalmologia pela UFMG. Pós-doutorado em Inflamação Ocular/Uveíte e Patologia Oftálmica pelo Doheny Eye Institute/University of Southern California, EUA. Professor Adjunto das disciplinas Oftalmologia e Otorrinolaringologia da Faculdade de Medicina da UFMG.

Débora Cerqueira Calderaro
Médica. Especialista em Reumatologia pelo HC-UFMG. Mestre em Gastroenterologia pela Faculdade de Medicina da UFMG. Doutora em Infectologia e Medicina Tropical pela Faculdade de Medicina da UFMG. Professora Adjunta do Departamento do Aparelho Locomotor da Faculdade de Medicina da UFMG. Preceptora do Programa de Residência Médica em Reumatologia do Ambulatório de Lúpus Eritematoso Sistêmico do HC-UFMG.

Demercindo Brandão Neto
Médico e Perito Judicial. Especialista em Medicina do Trabalho/Medicina Legal pela Faculdade de Ciências Médicas de Minas Gerais. Professor Emérito da disciplina Medicina Legal do Departamento de Fundamentos em Ciências Médicas da Faculdade de Ciências Médicas de Minas Gerais.

Edgard Torres dos Reis Neto
Médico. Especialista em Reumatologia pela EPM-Unifesp. Doutor em Ciências da Saúde Aplicados à Reumatologia pela EPM-Unifesp. Professor Assistente da disciplina Reumatologia da EPM-Unifesp.

Eduardo Costa Ferreira
Médico. Especialista em Clínica Médica pela Faculdade de Medicina da UFMG. Professor Assistente da disciplina Clínica Médica do Departamento de Clínica Médica da Faculdade de Medicina da UFMG.

Eduardo de Paiva Magalhães
Médico. Especialista em Reumatologia e em Medicina Física e Reabilitação pela Unicamp. Doutor em Clínica Médica pela Unicamp. Médico-assistente do Departamento de Ortopedia da Unicamp.

Eduardo José do Rosário e Souza
Médico. Doutor em Ciências Aplicadas à Reumatologia pela Unifesp. Coordenador do Serviço de Reumatologia do Hospital Santa Casa de Misericórdia de Belo Horizonte.

Eliane Maria Ingrid Amstalden
Médica. Especialista e Doutora em Anatomia Patológica pela Unicamp. Pós-doutorado em Patologia pelo Massachusetts General Hospital, Harvard Medical School, EUA. Professora Associada Livre-docente e Responsável pelo setor de Patologia Osteoarticular e de Partes Moles do Departamento de Anatomia Patológica da Faculdade de Ciências Médicas da Unicamp.

Emilia Inoue Sato
Médica. Especialista e Doutora em Reumatologia pela EPM-Unifesp. Professora Titular da disciplina Reumatologia do Departamento de Medicina da EPM-Unifesp.

Érica Vieira Serrano
Médica. Especialista em Reumatologia pela Universidade Federal do Espírito Santo (UFES). Mestre em Saúde Coletiva, Epidemiologia, pela UFES. Professora Preceptora da Residência Médica de Reumatologia da UFES.

Evandro Barros Naves
Médico. Especialista em Radiologia e Diagnóstico por Imagem pelo Colégio Brasileiro de Radiologia.

Fabiana Moura
Médica. Especialista em Clínica Médica pelo HC-UFMG e em Reumatologia pelo Instituto de Previdência dos Servidores do Estado de Minas Gerais. Mestre e Doutora em Ciências Aplicadas à Saúde do Adulto pela Faculdade de Medicina da UFMG. Professora Adjunta do Departamento do Aparelho Locomotor da UFMG. Preceptora do Programa de Residência Médica em Reumatologia do Ambulatório de Lúpus Eritematoso Sistêmico do HC-UFMG.

Fábio Jennings
Médico. Especialista, Mestre e Doutor em Reumatologia pela Unifesp. Médico-assistente da disciplina Reumatologia do Departamento de Medicina da EPM-Unifesp.

Fernando Corradi Fonseca Drumond
Membro Titular da Sociedade Brasileira de Ortopedia e Traumatologia (SBOT) e da Sociedade Brasileira de Quadril.

Membro Titular do Serviço de Ortopedia e Traumatologia do Hospital Belo Horizonte, do Hospital Ortopédico e do Hospital Lifecenter.

Fernando Henrique Carlos de Souza
Médico. Especialista e Doutor em Reumatologia pela USP. Professor Assistente da disciplina e do Departamento de Reumatologia da USP.

Flávia Patrícia Sena Teixeira Santos
Médica. Especialista em Reumatologia pelo HC-UFMG. Mestre em Saúde da Criança e do Adolescente pela Faculdade de Medicina da UFMG. Doutoranda em Medicina Molecular pela Faculdade de Medicina da UFMG. Preceptora do Programa de Residência Médica em Reumatologia do HC-UFMG. Vice-coordenadora do Serviço de Reumatologia do HC-UFMG, biênio 2018-2019.

Geraldo da Rocha Castelar Pinheiro
Médico. Mestre e Doutor em Reumatologia pela UFMG. Professor da disciplina Reumatologia do Departamento de Medicina Interna da Faculdade de Ciências Médicas da Universidade do Estado do Rio de Janeiro (UERJ).

Glaydson G. Godinho
Médico. Especialista em Ortopedia e Traumatologia, Cirurgia de Ombro e Medicina do Esporte pelo Hospital Ortopédico, Belo Horizonte, pelo Hôpital Lyon-Süd, França, pela SCOI Califórnia, pela Universidade de Pitsburgh e pela Universidade de Alabama, EUA. Mestre e Doutor em Ortopedia e Traumatologia, Cirurgia de Ombro, pela EPM-Unifesp.

Guilherme Moreira de Abreu e Silva
Médico. Mestre e Doutor em Cirurgia pela UFMG. Professor Adjunto de Ortopedia na UFMG. Cirurgião de Joelho do HC-UFMG.

Gustavo Gomes Resende
Médico. Especialista em Reumatologia pelo HC-UFMG. Mestre em Saúde do Adulto pela Faculdade de Medicina da UFMG. Preceptor do Programa de Residência Médica em Reumatologia do HC-UFMG Ebserh.

Hilton Seda
Professor Emérito da Pontifícia Universidade Católica do Rio de Janeiro (PUC-RJ). Professor Honoris Causa da Universidade Federal da Paraíba. Maestro de la Reumatologia Pan Americana pela PANLAR.

Isidio Calich
Médico. Especialista e Doutor em Reumatologia pelo HC-USP. Reumatologista do Hospital Sírio Libanês.

Jamil Natour
Professor Associado Livre-docente da disciplina Reumatologia da EPM-Unifesp.

Joana Starling de Carvalho
Médica. Especialista em Clínica Médica e Reumatologia pelo HC-UFMG. Mestre em Saúde do Adulto pela Faculdade de Medicina da UFMG. Preceptora do Programa de Residência Médica em Clínica Médica do HC-UFMG.

João Francisco Marques Neto
Médico. Especialista em Reumatologia pela Faculdade de Ciências Médicas da Unicamp. Doutor em Ciências Médicas pela Faculdade de Ciências Médicas da Unicamp. Professor Titular do Departamento de Clínica Médica (Reumatologia) da Faculdade de Ciências Médicas Unicamp.

João Manuel Cardoso Martins (in memoriam)
Professor de Clínica Médica e Reumatologia da PUCPR.

José Alexandre Mendonça
Médico. Especialista em Reumatologia pela Unicamp e em Ultrassonografia em Reumatologia pela Università Politécnica delle Marche, Itália. Doutor em Clínica Médica pela Unicamp. Professor Titular da PUC-Campinas. Coordenador da Comissão de Imagem da Sociedade Brasileira de Reumatologia. Membro do Grupo Panamericano de Ultrassom em Reumatologia.

José Roberto Provenza
Médico. Especialista em Reumatologia e Doutor em Clínica Médica pela Unicamp. Professor Titular de Reumatologia da disciplina Reumatologia da PUC-Campinas.

Jozelia Rêgo
Médica. Especialista em Reumatologia pela Faculdade de Medicina do Hospital das Clínicas da Universidade Federal de Goiás (HC-UFG) e pela Sociedade Brasileira de Reumatologia. Doutora em Ciências da Saúde pela UFG. Professora Adjunta de Reumatologia da Faculdade de Medicina da UFG. Professora Titular do Curso de Medicina da UniEVANGÉLICA de Anápolis, Goiás.

Leandro Augusto Tanure
Médico. Especialista em Clínica Médica pelo Hospital de Pronto Socorro João Vinte e Três, Belo Horizonte, e em Reumatologia pelo Complexo Hospitalar Heliópolis, São Paulo. Coordenador do Ambulatório de Síndrome de Sjögren do Serviço de Reumatologia do HC-UFMG.

Letícia Trivellato Gresta
Médica. Especialista em Anatomia Patológica pelo HC-UFMG. Mestre e Doutora em Patologia Médica pela UFMG. Professora Titular da disciplina Bases Anatomofuncionais das Doenças pela Univaço.

Lilian Tereza Lavras Costallat
Médica. Especialista e Doutora em Reumatologia pela Unicamp. Professora da disciplina Reumatologia do Departamento de Clínica Médica da Unicamp.

Lúcia Maria de Arruda Campos
Médica. Especialista em Reumatologia Pediátrica pelo Instituto da Criança da FMUSP. Mestre e Doutora em Medicina pelo Instituto da Criança da FMUSP. Médica-assistente da Unidade de Reumatologia Pediátrica do Departamento de Pediatria do Instituto da Criança da FMUSP.

Luciano Junqueira Guimarães
Médico. Especialista em Reumatologia pelo HC-UFMG. Mestre em Ciências Médicas pela UNB. Responsável pelo Departamento de Reumatologia Pediátrica do Hospital Universitário de Brasília. Docente do Internato de Medicina do Centro Universitário de Brasília.

Luís Eduardo Coelho Andrade
Médico. Especialista em Reumatologia e em Patologia Clínica e Medicina Laboratorial pelo Hospital da Clínicas da Faculdade de Medicina de Ribeirão Preto da Universidade de São Paulo (HCFMRP-USP). Doutor em Medicina pela Escola Paulista de Medicina. Professor Associado Livre-docente da disciplina Reumatologia do Departamento de Medicina da Unifesp.

Luiz Samuel G. Machado
Médico. Especialista e Mestre em Reumatologia pela EPM-Unifesp.

Luiz Severiano Ribeiro
Médico. Especialista em Reumatologia pelo IPSEMG, Belo Horizonte. Mestre e Doutor em Saúde Pública pela Escola de Medicina da UFMG. Preceptor do Programa de Residência Médica de Reumatologia do IPSEMG.

Manuella Lima Gomes Ochtrop
Médica. Especialista em Clínica Médica e em Reumatologia e Imunologia Clínica e Doutora em Imunologia Clínica pela Albert-Ludwigs Universität Freiburg/Universitätsklinikum Freiburg, Alemanha. Médica Reumatologista do Setor de Reumatologia do Hospital Pedro Ernesto da UERJ.

Marcelo de Souza Pacheco
Médico. Especialista em Reumatologia pelo Hospital Universitário Pedro Ernesto da UERJ. Mestrando em Pesquisa Clínica pelo Instituto Nacional de Infectologia Evandro Chagas (INI/Fiocruz).

Marcelo Kaminski
Médico. Especialista em Clínica Médica e Reumatologia pela PUCPR/Santa Casa de Misericórdia de Curitiba. Ex-professor Convidado de Reumatologia na PUC-PR.

Marcelo M. Pinheiro
Médico. Especialista e Mestre em Reumatologia pela EPM-Unifesp. Doutor em Medicina pela EPM-Unifesp. Assistente-doutor da disciplina Reumatologia do Departamento de Medicina da EPM-Unifesp.

Marco Antonio Percope de Andrade
Médico. Especialista em Ortopedia e Traumatologia pelo HC-UFMG. Mestre em Ortopedia e Doutor em Medicina pela EPM-Unifesp. Professor Associado da disciplina do Departamento de Aparelho Locomotor da Faculdade de Medicina da UFMG.

Marcos Borato Viana
Médico. Especialista em Hematologia Pediátrica pela UFMG e em Hematologia pelo Hospital Felício Rocho, Belo Horizonte. Mestre em Pediatria pela UFMG. Doutor em Pediatria pela Unifesp. Professor Titular Emérito da disciplina Pediatria do Departamento de Pediatria da UFMG.

Marcos Bosi Ferraz
Médico. Especialista em Reumatologia pela EPM-Unifesp e em Gestão Estratégica de Negócios pela Escola Trevisan para Dirigentes de Empresas. Mestre em Reumatologia pela EPM-Unifesp e em Epidemiologia Clínica pela McMaster University, Canadá. Doutor em Reumatologia pela EPM-Unifesp. Pós-doutorado em Economia da Saúde pela McMaster University, Canadá. Professor e Chefe da disciplina Economia e Gestão em Saúde do Departamento de Medicina da EPM-Unifesp.

Maria Carmen Lopes Ferreira Silva Santos
Medica. Especialista em Anatomia Patológica pela UFES. Doutora em Ciências pela USP. Professora Adjunta IV da disciplina Anatomia e Fisiologia Patológicas do Departamento de Patologia do Centro de Ciências da Saúde da UFES.

Maria Fernanda Brandão de Resende Guimarães
Médica. Especialista em Clínica Médica e Reumatologia pelo HC-UFMG. Mestre em Saúde da Mulher e Doutora em Saúde do Adulto pela Faculdade de Medicina da UFMG. Professora Adjunta de Reumatologia do Centro Universitário de Belo Horizonte (UNI-BH). Preceptora do Programa de Residência Médica em Reumatologia do HC-UFMG Ebserh.

Maria Raquel da Costa Pinto
Médica. Especialista em Reumatologia pelo IPSEMG. Mestre em Saúde do Adulto pela Faculdade de Medicina da UFMG. Preceptora do Programa de Residência Médica em Reumatologia do HC-UFMG. Coordenadora do Serviço de Reumatologia do HC-UFMG, biênio 2018-2019.

Maria Teresa Terreri
Médica. Especialista e Mestre em Reumatologia Pediátrica pela Unifesp. Doutora em Reumatologia Pediátrica pela USP. Professora Adjunta da disciplina Alergia, Imunologia Clínica e Reumatologia do Departamento de Pediatria da Unifesp.

Maria Vitoria Quintero
Médica. Especialista em Reumatologia Pediátria pelo Hospital Arapiara. Professora Responsável pelo Serviço de Reumatologia Pediátrica da Santa Casa de Belo Horizonte.

Maurício Etchebehere
Médico. Especialista e Mestre em Ortopedia e Traumatologia pela FMUSP. Doutor em Cirurgia pela Faculdade de Ciências Médicas da Unicamp. Professor Assistente Doutor do Departamento de Ortopedia e Traumatologia da Faculdade de Ciências Médicas da Unicamp. Professor Livre-docente em Ortopedia pela FMUSP.

Meire Aparecida Tostes Cardoso
Médica. Especialista em Hematologia e Hemoterapia Pediátrica pela EPM-Unifesp. Mestre em Ciências da Saúde em Pediatria pela EPM-Unifesp.

Milton Helfenstein Jr.
Médico. Especialista em Reumatologia pela University of London, Inglaterra. Mestre e Doutor em Reumatologia pela EPM-Unifesp.

Neusa Pereira da Silva
Graduada em Ciências Biológicas pela EPM-Unifesp. Mestre em Microbiologia e Imunologia e Doutora em Pediatria e Ciências Aplicadas à Pediatria pela EPM-Unifesp.

Nilzio Antonio da Silva
Médico. Especialista em Reumatologia pelo Hospital do Servidor Público Estadual, São Paulo. Doutor em Reumatologia pela FMUSP. Professor Emérito da Faculdade de Medicina da UFG.

Olívio Brito Malheiro
Médico. Especialista em Reumatologia pelo HC-UFMG. Mestre em Saúde do Adulto pela Faculdade de Medicina da UFMG. Coordenador do Serviço de Densitometria Óssea do HC-UFMG, Ebserh. Preceptor da Residência Médica em Reumatologia do HC-UFMG, Ebserh.

Paula Piedade Garcia
Médica. Especialista em Patologia pelo HC-UFMG. Mestre em Patologia pela UFMG. Professora Assistente da disciplina Patologia da Universidade José do Rosário Vellano (UNIFENAS) e Faculdade de Ciências Médicas, MG.

Paulo Louzada Junior
Médico. Especialista em Reumatologia pelo HCFMRP-USP. Mestre em Bioquímica pela FMUSP. Doutor em Clínica Médica pela FMUSP e pela Fred Hutchinson Cancer Research, EUA. Professor da FMUSP.

Pedro Couto Godinho
Médico. Especialista Ortopedia e Traumatologia pelo Instituto de Ortopedia do Ministério da Saúde, Rio De Janeiro.

Percival Sampaio-Barros
Médico. Especialista e Doutor em Reumatologia pela Unicamp. Professor Assistente Doutor da disciplina Reumatologia do Departamento da FMUSP.

Rachel A. Ferreira Fernandes
Médica. Especialista em Pediatria e em Hematologia pelo HC-UFMG. Mestre em Pediatria e Doutoranda em Saúde da Criança e do Adolescente pela Faculdade de Medicina da UFMG. Professora Assistente do Departamento de Pediatria da Faculdade de Medicina da UFMG.

Rafael de Oliveira Fraga
Médico. Especialista em Reumatologia pela UFMG. Mestre em Biologia pela Universidade Federal de Juiz de Fora. Professor Assistente da disciplina Reumatologia do Departamento de Clínica Médica da Universidade Federal de Juiz de Fora.

Renê D. R. de Oliveira
Médico. Especialista em Reumatologia pelo HCFMRP-USP. Pós-doutorado em Reumatologia pela Universidade de Glasgow, Reino Unido. Médico-assistente da disciplina Reumatologia do Departamento de Clínica Médica da FMRP-USP.

Ricardo da Cruz Lage
Médico. Especialista em Reumatologia pelo HC-UFMG. Mestre em Saúde do Adulto pela UFMG. Reumatologista-assistente e Preceptor da Residência em Reumatologia do Hospital das Clínicas da UFMG.

Ricardo Fuller
Médico. Especialista, Mestre e Doutor em Reumatologia pela FMUSP. Assistente-doutor e Chefe do Ambulatório do Serviço de Reumatologia do HC-FMUSP.

Rita de Cássia Corrêa Miguel
Médica. Especialista em Reumatologia e Mestre em Ciências da Reabilitação pela UFMG. Doutora em Saúde Pública pela Faculdade de Medicina da UFMG.

Rita N. V. Furtado
Médica. Especialista, Mestre e Doutora em Reumatologia pela EPM-Unifesp. Professora Afiliada da disciplina Reumatologia do Departamento de Medicina da EPM-Unifesp.

Roger Abramino Levy
Médico. Especialista em Reumatologia pela UERJ. Mestre em Reumatologia pela Cornell University, EUA. Doutor em Imunologia pela UFRJ. Professor Associado (licenciado) da disciplina Reumatologia do Departamento de Medicina Interna da UERJ.

Ronan Rodrigues Rego
Psiquiatra. Especialista em Psiquiatria pela Associação Brasileira de Psiquiatria (ABP).

Rosa Weiss Telles
Médica. Especialista em Reumatologia pela Faculdade de Medicina da UFMG. Mestre em Clínica Médica e Doutora em Ciências Aplicadas à Saúde do Adulto pela Faculdade de Medicina da UFMG. Professora Adjunta do Departamento de Clínica Médica da Faculdade de Medicina da UFMG. Coordenadora do ambulatório de Artrites Microcristalinas e Preceptora de Residência em Reumatologia do Ambulatório de Lúpus Eritematoso Sistêmico do HC-UFMG.

Rozana Mesquita Ciconelli
Médico. Mestre e Doutora em Reumatologia pela EPM-Unifesp.

Rubens Bonfiglioli
Médico. Especialista em Reumatologia pela PUC-Campinas. Doutor em Clínica Médica pela Unicamp. Professor Doutor da disciplina Reumatologia da PUC-Campinas.

Samuel Katsuyuki Shinjo
Médico. Especialista em Clínica Médica e Reumatologia pelo HC-FMUSP. Mestre em Biologia Molecular e Doutor em Ciências pela EPM-Unifesp. Professor Doutor da disciplina Reumatologia da FMUSP. Membro do Ambulatório de Miosites e Vasculites do HC-FMUSP.

Sandra Mara Meireles
Fisioterapeuta. Especialista e Mestre em Reumatologia pela Unifesp. Doutora em Ciências pela EPM-Unifesp.

Sandro Félix Perazzio
Médico. Especialista em Clínica Médica e Reumatologia pela EPM-Unifesp. Mestre e Doutor em Reumatologia pela EPM-Unifesp. Pós-Doutorado em Imunologia pela Universidade de Washington/Center for Immunity and Immunotherapies, EUA. Professor visitante da disciplina Clínica Médica do Departamento de Medicina da EPM-Unifesp.

Sergio Nogueira Drumond
Médico. Especialista em Ortopedia e Traumatologia pela Universidade de Cardiff Prince of Wales, Reino Unido. Mestre e Doutor em Ortopedia pela Faculdade de Medicina da UFMG. Professor Adjunto da disciplina Ortopedia e Traumatologia do Departamento do Aparelho Locomotor da Faculdade de Medicina da UFMG.

Sheila Knupp Feitosa de Oliveira
Médica. Especialista, Mestre e Doutora em Reumatologia Pediátrica pela UFRJ. Professora Titular de Pediatria da UFRJ. Chefe do Serviço de Reumatologia Pediátrica do Instituto de Puericultura e Pediatria da UFRJ.

Simone Appenzeller
Médica. Especialista em Reumatologia pela Faculdade de Ciências Médicas da Unicamp. Doutora em Clínica Médica pela Unicamp. Professora Associada da disciplina Reumatologia do Departamento de Clínica Médica da Faculdade de Ciências Médicas da Unicamp.

Tatiana Tourinho
Médica. Especialista em Reumatologia pela Universidade Federal de Ciências da Saúde de Porto Alegre (UFCSPA). Mestre em Clínica Médica e Doutora em Ciências Médicas pela Universidade Federal do Rio Grande do Sul (UFRGS). Professora Associada da disciplina Reumatologia do Departamento de Clínica Médica da UFCSPA.

Teresa Cristina de Abreu Ferrari
Médica. Especialista em Clínica Médica pela UFMG. Mestre em Infectologia e Medicina Tropical e Doutora em Medicina/Gastroenterologia pela UFMG. Professora Titular da disciplina Internato em Clínica Médica do Departamento de Clínica Médica da Faculdade de Medicina da UFMG.

Valéria Valim
Médica. Especialista em Clínica Médica e Reumatologia pela USP. Título de especialista pela Sociedade Brasileira de Reumatologia. Mestre e Doutora em Reumatologia pela EPM-Unifesp. Professora Adjunta de Reumatologia do Departamento de Clínica Médica da UFES.

Vinicius Domingues
Médico. Especialista em Reumatologia pela New York University School of Medicine, EUA. Professor Assistente da disciplina Reumatologia do Departamento de Medicina Interna da Florida State University College of Medicine, EUA.

Viviane Angelina de Souza
Médica. Especialista em Clínica Médica e Reumatologia pela Santa Casa de Misericórdia de Belo Horizonte. Mestre e Doutora em Saúde pela Universidade Federal de Juiz de Fora. Professora Adjunta da disciplina Reumatologia do Departamento de Clínica Médica da Faculdade de Medicina da Universidade Federal de Juiz de Fora.

Wesley Ribeiro Campos
Médico. Especialista e Doutor em Oftalmologia pela UFMG. Professor Adjunto da disciplina Oftalmologia do Departamento de Oftalmologia e Otorrinolaringologia da Universidade Federal de Minas Gerais.

Prefácio à 4ª edição

É com muita alegria e orgulho que lançamos a quarta edição do livro *Reumatologia: diagnóstico e tratamento*. Os autores e os colaboradores desta tradicional obra da reumatologia brasileira continuam buscando cumprir os objetivos de ensinar, informar e atualizar. Foram muitos avanços na área da reumatologia nos últimos anos relacionados com a patogênese das doenças, o uso de métodos de imagem para diagnóstico e o acompanhamento do tratamento, além de novos medicamentos que podem proporcionar melhor qualidade de vida para milhares de pacientes com doenças reumáticas no Brasil.

A revisão cuidadosa dos capítulos da terceira edição e o acréscimo de novos tornaram esta edição mais moderna, mais adequada para atender as expectativas de públicos tão diversos quanto os estudantes de medicina, os reumatologistas e todos os médicos e profissionais de saúde que atendem pessoas com queixas musculoesqueléticas localizadas ou parte de doenças sistêmicas. São 48 capítulos que abrangem conceitos básicos sobre: estruturas dos tecidos que compõem o sistema musculoesquelético; sistema imune e patogênese; epidemiologia e manifestações clínicas dessas enfermidades; além das novas diretrizes para o diagnóstico e o tratamento.

Permanece, acima de tudo, o cuidado com a relação médico-paciente, com a pessoa que adoece, pois esta é a arte na Medicina. Todo esse esforço conjunto tem como objetivo final o atendimento do paciente com qualidade técnica e compreensão das diversas falhas e anseios do ser humano.

A professora Gilda Aparecida Ferreira, autora de capítulos nas edições anteriores, amiga de longa data, uniu-se ao grupo de organizadores desta obra, contribuindo com seu conhecimento e experiência. Esta edição traz uma novidade: a versão digital do livro, o *e-book*. Com essa tecnologia, é possível transportar o livro para computadores, celulares, *tablets*, acompanhando a transformação de hábitos, a nosso ver saudável, e possibilitando, a mais leitores, o acesso ao conhecimento sobre as doenças reumáticas.

Nossos sinceros agradecimentos a todos os autores que se dedicaram a revisar temas tão importantes, usando a literatura médica e a experiência, e tão ou mais nobre do que isso, dispuseram-se a compartilhar esse conhecimento.

Agradecemos ao GEN | Grupo Editorial Nacional, pela confiança depositada nesta obra.

Marco Antonio P. Carvalho
Cristina Costa Duarte Lanna
Manoel Barros Bertolo
Gilda Aparecida Ferreira

Prefácio à 5ª edição

As doenças reumáticas, inegavelmente, afetam milhões de pessoas em todo o mundo e constituem importante causa de incapacidades tanto para as atividades diárias da vida quanto para o trabalho.

Existem mais de 200 doenças reumáticas reconhecidas e catalogadas pelo American College of Rheumatology, as quais acometem as pessoas de diferentes modos. Há enfermidades que comprometem somente as articulações; outras afetam apenas as estruturas periarticulares (músculos, ligamentos, bursas e tendões); em doenças sistêmicas não reumáticas, o sistema musculoesquelético é tão atingido quanto os órgãos internos; e as doenças do tecido conjuntivo causam lesão do sistema musculoesquelético, da pele e de quaisquer órgãos da economia corporal.

Diante de tamanha diversificação etiológica, fisiopatogênica e clínica, a reumatologia avança com a formação de subespecialidades e, por consequência, com a necessidade de participação de novos profissionais, o que impôs a incorporação de novos capítulos a esta obra, para que ela continuasse subsidiando, com fundamentação, especialistas da área e clínicos em geral.

Em alguns capítulos, procurou-se não apenas discutir o diagnóstico e o tratamento das enfermidades reumáticas, título deste livro, mas ir além. Em um primeiro momento, quando se fala em tratamento, tanto médicos quanto leigos podem se voltar ao mundo dos fármacos e das técnicas. Frente ao diagnóstico de cada doença, os médicos revolvem suas memórias, lembrando-se de medicamentos e esquemas terapêuticos consagrados e frequentemente utilizados. Ao mesmo tempo, como profissionais atualizados, recordam-se das perspectivas terapêuticas mais recentes e modernas, trazidas pela evidência científica – e esta, por sua vez, promove a síntese e o agrupamento do conhecimento por meio de normas técnicas, constituindo protocolos ou *guidelines*.

Nas duas últimas décadas, aconteceram inúmeros avanços relacionados ao tratamento de doenças, sobretudo pela imunologia molecular. Trata-se de medicamentos imunobiológicos, que podem ser classificados de acordo com a estrutura molecular e com a origem do DNA recombinado ou por seu mecanismo de ação. Infelizmente, tem sido observado número significativo de pacientes recebendo terapia imunobiológica sem a devida indicação, muitas vezes à revelia dos protocolos estabelecidos para sua utilização e, pior ainda, em situações nas quais não há enfermidade que justifique esse uso.

Com todos os avanços científicos, pode-se concluir que o médico está habilitado a conduzir o tratamento de cada enfermidade diagnosticada. No entanto, essa visão é extremamente simplista, quase mágica, pois ignora duas variáveis fundamentais do encontro terapêutico: paciente e médico enquanto indivíduos e a relação que se estabelece entre eles. É impossível ignorar essas variáveis, visto que são fundamentais no processo e inseparáveis. Uma vez estabelecida, essa relação pode ser boa ou ruim, mas nunca indiferente ou inócua. Mais que constatar a existência inexorável da relação médico-paciente, cabe atribuir a ela finalidade, transformando-a em oportunidade terapêutica. Assim, o reumatologista deverá ter: sólida formação técnica e humana; visão da clínica ampliada; disposição e serenidade para lidar tanto com o sucesso quanto com o fracasso, ambos inerentes à sua especialidade; abertura para ouvir e lidar com a subjetividade; e autoestima para crer no seu valor pessoal como elemento terapêutico, acreditando que a abordagem puramente tecnicista, ainda que cientificamente fundamentada, torna-se insuficiente ou mesmo frustrante e inútil em muitas circunstâncias.

Por fim, gostaria de agradecer a todos que contribuíram para a elaboração deste livro. Aos amigos queridos e professores Cristina Costa Duarte Lanna, Manoel Barros Bertolo e Gilda Aparecida Ferreira, coautores que possibilitaram a realização desta quinta edição. Aos inúmeros colaboradores, pela dedicação em elaborar seus respectivos capítulos. À editora Guanabara Koogan, selo editorial do GEN | Grupo Editorial Nacional, pela confiança depositada nesta obra.

Marco Antonio P. Carvalho

Sumário

Parte 1 Introdução à Reumatologia, 1

1 Tecido Conjuntivo e Sistema Musculoesquelético, 3
Rita de Cássia Corrêa Miguel • Gustavo Gomes Resende •
Paula Piedade Garcia • Letícia Trivellato Gresta

2 Etiopatogênese das Doenças Reumáticas, 16
Luís Eduardo Coelho Andrade • Antonio J. L. Ferrari •
Charlles Heldan de Moura Castro • Sandro Félix Perazzio

3 Aspectos Psicossociais das Doenças Reumáticas, 34
Marcelo Kaminski • João Manuel Cardoso Martins

Parte 2 Avaliação do Paciente Reumático, 39

4 Consulta em Reumatologia | Anamnese e
Exame Físico, 41
Adil Muhib Samara • Eduardo de Paiva Magalhães

5 Laboratório nas Doenças Reumáticas, 65
Alessandra Dellavance • Neusa Pereira da Silva •
Marcelo M. Pinheiro • Antonio J. L. Ferrari •
Luís Eduardo Coelho Andrade

6 Radiologia e Diagnóstico por Imagem, 82
Evandro Barros Naves • José Alexandre Mendonça •
Aléxia M. Abuhid Lopes

7 Qualidade de Vida e Doenças Reumáticas, 114
Ana Beatriz Cordeiro de Azevedo • Rozana Mesquita Ciconelli •
Marcos Bosi Ferraz

Parte 3 Síndromes Dolorosas Regionais e Sistêmicas, 123

8 Diagnóstico Diferencial das Artrites, 125
Simone Appenzeller • Manoel Barros Bertolo

9 Doenças da Coluna Vertebral, 130
Jamil Natour • Fábio Jennings

10 Ombro, 139
Glaydson G. Godinho • André Couto Godinho •
Pedro Couto Godinho

11 Cotovelo, Punho e Mão, 159
Gilda Aparecida Ferreira • Olívio Brito Malheiro

12 Quadril, 175
Sergio Nogueira Drumond • Fernando Corradi Fonseca Drumond

13 Joelho, 204
Marco Antonio Percope de Andrade • Guilherme Moreira
de Abreu e Silva

14 Tornozelo e Pé, 214
Antonio César Mezencio da Silveira • César Maia Mezencio

15 Fibromialgia, 227
Marco Antonio P. Carvalho • Ronan Rodrigues Rego •
José Roberto Provenza

16 Distúrbios Osteomusculares Relacionados ao
Trabalho, 240
Milton Helfenstein Jr.

17 Reumatologia | Ética, Arte e Lei, 248
Demercindo Brandão Neto

Parte 4 Doenças Degenerativas e Metabólicas, 257

18 Osteoartrite, 259
Ricardo Fuller • Hilton Seda

19 Artrites por Deposição de Cristais, 273
Rosa Weiss Telles • Ricardo da Cruz Lage • Geraldo da Rocha
Castelar Pinheiro

20 Doenças Osteometabólicas, 302
Adriana Maria Kakehasi • João Francisco Marques Neto •
Maria Fernanda Brandão de Resende Guimarães •
Olívio Brito Malheiro • Tatiana Tourinho

**Parte 5 Doenças Inflamatórias do Tecido Conjuntivo
no Adulto, 325**

21 Artrite Reumatoide, 327
Maria Raquel da Costa Pinto • Manoel Barros Bertolo •
Adriana Maria Kakehasi • Marco Antonio P. Carvalho

22 Síndrome de Sjögren, 353
Valéria Valim • Leandro Augusto Tanure • Maria Carmen Lopes
Ferreira Silva Santos • Érica Vieira Serrano

23 Espondiloartrites, 362
Marco Antonio P. Carvalho • Ricardo da Cruz Lage •
Gustavo Gomes Resende

24 Lúpus Eritematoso Sistêmico, 398
Cristina Costa Duarte Lanna • Gilda Aparecida Ferreira •
Rosa Weiss Telles

25 Esclerose Sistêmica, 439
Percival Sampaio-Barros • Cristiane Kayser • Eduardo José do
Rosário e Souza • João Francisco Marques Neto

26 Doenças Inflamatórias Musculares, 452
Fernando Henrique Carlos de Souza • Samuel Katsuyuki Shinjo

27 Síndromes Vasculíticas | Acometimento de
Pequenos e Médios Vasos, 459
Ana Luisa Calich • Isidio Calich

28 Síndromes Vasculíticas | Acometimento de
Grandes Vasos, 479
Manuella Lima Gomes Ochtrop • Alexandre W. S. de Souza

29 Doenças Indiferenciadas, Doença Mista do Tecido
Conjuntivo e Síndrome de Superposição, 490
Lilian Tereza Lavras Costallat

30 Síndrome Antifosfolipídica, 496
Vinicius Domingues • Marcelo de Souza Pacheco •
Roger Abramino Levy

31 Doenças Reumáticas e Manifestações Oftálmicas, 506
Wesley Ribeiro Campos • Anna Christina Higino Rocha •
Daniel Vítor de Vasconcelos Santos • Marco Antonio P. Carvalho

32 Doenças Reumáticas e Gravidez, 524
Maria Vitoria Quintero • Cristina Costa Duarte Lanna

Reumatologia | Diagnóstico e Tratamento

Parte 6 Doenças Inflamatórias do Tecido Conjuntivo na Infância, 543

33 Febre Reumática, 545
Cristina Costa Duarte Lanna • Maria Vitoria Quintero

34 Artrite Idiopática Juvenil, 559
Flávia Patrícia Sena Teixeira Santos • Maria Teresa Terreri • Maria Vitoria Quintero

35 Lúpus Eritematoso Sistêmico Juvenil, 573
Clovis Artur Almeida da Silva • Adriana Maluf Elias Sallum • Lúcia Maria de Arruda Campos

36 Esclerose Sistêmica Juvenil, 580
Sheila Knupp Feitosa de Oliveira

37 Miopatia Inflamatória Idiopática Juvenil, 585
Sheila Knupp Feitosa de Oliveira

38 Síndromes Vasculíticas na Infância, 594
Blanca Elena R. G. Bica • Cynthia Torres França da Silva

39 Síndromes Autoinflamatórias, 603
Anna Carolina F. M. Gomes Tavares • Luciano Junqueira Guimarães • Maria Teresa Terreri

Parte 7 Infecções no Paciente Reumático, 619

40 Artrites Infecciosas, 621
Nilzio Antonio da Silva • Antônio Carlos Ximenes • Rubens Bonfiglioli • Jozelia Rêgo

41 Arboviroses, 639
Jozelia Rêgo

42 Infecção no Paciente Imunossuprimido, 643
Gilda Aparecida Ferreira • Fabiana Moura • Débora Cerqueira Calderaro

Parte 8 Outras Afecções em Reumatologia, 655

43 Hemopatias com Manifestações Articulares, 657
Marcos Borato Viana • Rachel A. Ferreira Fernandes • Meire Aparecida Tostes Cardoso

44 Tumores Ósseos, Articulares e Periarticulares, 669
Eliane Maria Ingrid Amstalden • Maurício Etchebehere

45 Manifestações Reumáticas das Doenças Sistêmicas, 688
Teresa Cristina de Abreu Ferrari • Luiz Severiano Ribeiro • Débora Cerqueira Calderaro • Fabiana Moura

Parte 9 Tratamento das Doenças Reumáticas, 713

46 Fundamentos do Tratamento do Paciente Reumático, 715
Marco Antonio P. Carvalho • Eduardo Costa Ferreira

47 Anti-inflamatórios Não Esteroides, 723
Antônio Scafuto Scotton • Rafael de Oliveira Fraga • Viviane Angelina de Souza

48 Corticosteroides, 735
Achiles Cruz Filho • Boris A. Cruz

49 Medicamentos Modificadores do Curso da Doença e Imunossupressores, 741
Joana Starling de Carvalho • Rosa Weiss Telles • Manoel Barros Bertolo

50 Medicamentos Imunobiológicos, 756
Renê D. R. de Oliveira • Paulo Louzada Junior

51 Reabilitação em Doenças Reumáticas, 771
Jamil Natour • Sandra Mara Meireles • Anamaria Jones

52 Infiltração, 776
Rita N. V. Furtado

53 Urgências em Reumatologia, 786
Edgard Torres dos Reis Neto • Luiz Samuel G. Machado • Emilia Inoue Sato

Apêndice, 799

Índice Alfabético, 807

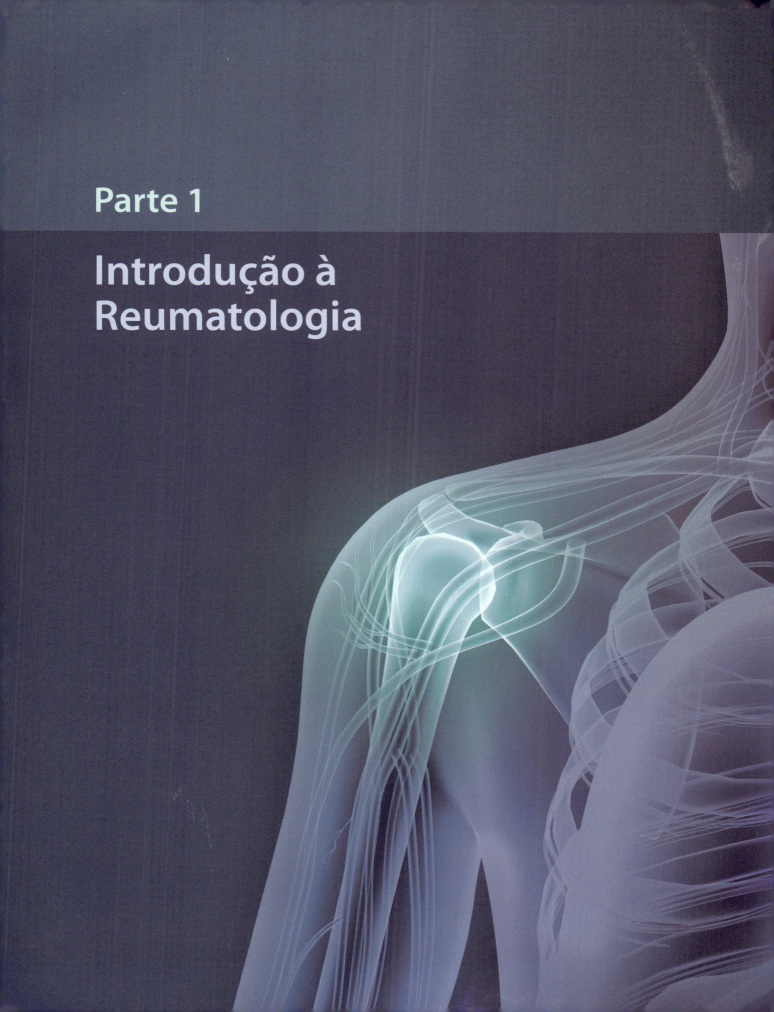

Parte 1
Introdução à Reumatologia

Tecido Conjuntivo e Sistema Musculoesquelético

Rita de Cássia Corrêa Miguel • Gustavo Gomes Resende • Paula Piedade Garcia • Letícia Trivellato Gresta

INTRODUÇÃO

O conceito de "reumatismo" existe há cerca de 2.400 anos, quando do encontro do termo *rheuma* (do grego "fluido" ou "fluxo") em parte da obra de Hipócrates (460 a.C. a 380 a.C.), considerado o "pai da medicina". Nessa época, acreditava-se que, nos "reumatismos", o *rheuma*, um líquido de composição alterada proveniente do cérebro, atingiria as articulações. As doenças, então, baseavam-se no adoecimento de quatro humores – sangue, muco (*fleugma*), bílis amarela e bílis negra –, provenientes, respectivamente, do coração, do sistema respiratório, do fígado e do baço. A predominância de cada um deles produziria diferentes tipos fisiológicos, isto é, o sanguíneo, o fleumático, o colérico e o melancólico.[1]

As doenças reumáticas afetam milhões de pessoas em todo o mundo, e, no Brasil, situam-se entre as principais causas de incapacidade e afastamento do trabalho.[2]

Embora existam mais de 200 doenças reumáticas, reconhecidas e classificadas pelas principais associações médicas mundiais, em virtude de sua imprecisão, não se deve empregar o termo "reumatismo" na definição de diagnósticos, na comunicação entre profissionais ou na orientação de pacientes. Alguns casos acometem somente as articulações e outros apenas as estruturas periarticulares, classicamente conhecidas como "reumatismos de partes moles" (músculos, ligamentos, bursas e tendões).

Em algumas doenças sistêmicas não reumáticas, o sistema musculoesquelético é tão afetado quanto os órgãos internos, como em algumas doenças osteometabólicas e infecciosas, em endocrinopatias etc. Há também as vasculites (doenças cujo principal fenômeno patológico consiste na inflamação vascular), que podem ser localizadas ou sistêmicas, primárias ou secundárias a outras doenças, infecções ou uso de medicações, e as doenças difusas do tecido conjuntivo, que podem promover lesões do sistema musculoesquelético, da pele e de quaisquer outros órgãos.

TECIDO CONJUNTIVO E SISTEMA MUSCULOESQUELÉTICO

Trata-se das principais localizações das manifestações das doenças reumáticas nos níveis histológico e anatômico, respectivamente. Conhecer suas características básicas é indispensável para a compreensão da etiologia, da fisiopatologia, das manifestações clínicas e do tratamento dessas doenças. Por isso, para o melhor entendimento das complexas alterações causadas pelas doenças apresentadas no decorrer deste livro, será realizada uma breve revisão das estruturas que compõem o sistema musculoesquelético, incluindo a histologia e a anatomia aplicadas.

Ossos, cartilagem, ligamentos e tendões têm como função essencial proporcionar movimento, estabilidade e proteção. Ao contrário dos demais órgãos e tecidos compostos principalmente por elementos celulares, os tecidos conjuntivos são formados, em sua maior parte, por material extracelular ou matriz composta de substâncias capazes de resistir às forças de tração e compressão às quais estão sujeitas.[3]

Tecido conjuntivo

Origina-se do mesênquima, derivado principalmente do folheto embrionário intermediário, o mesoderma. As células mesenquimais dão origem também às células dos tecidos musculares, do sangue e dos vasos sanguíneos.[4]

Os principais constituintes do tecido conjuntivo (TC) são as células, as fibras e a substância fundamental que compõe a matriz, cuja variedade de composição determina diferenciarem-se entre os tipos de TC, bem como sua diversidade estrutural, funcional e patológica.[4]

A função mais importante do TC é estrutural, visto responsabilizar-se pelo estabelecimento e pela manutenção da forma do corpo, embora também desempenhe funções de defesa, nutrição, reserva hormonal e cicatrização.[4-6]

Células do tecido conjuntivo

O TC apresenta vários tipos celulares, conforme descrito a seguir, com diferentes características morfológicas e funcionais. A Figura 1.1 apresenta as linhagens originadas da célula-tronco mesenquimal (MSC, do inglês *mesenchimal stem cell*), e a Figura 1.2, as linhagens derivadas da célula-tronco hematopoética (HSC, do inglês *hematopoietic stem cell*).

Fibroblastos

Células residentes mais abundantes do TC, têm como principal função produzir colágeno, elastina, glicoproteínas e proteoglicanos da matriz extracelular. Podem também secretar

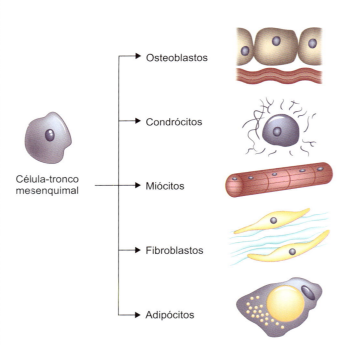

Figura 1.1 Origem das células estromais a partir da célula-tronco mesenquimal.

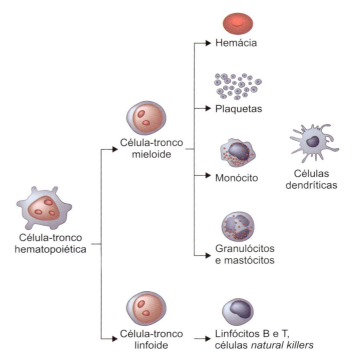

Figura 1.2 Origem de diversas células sanguíneas e de outros tipos celulares presentes nos tecidos conjuntivos a partir da célula-tronco hematopoética.

fatores de crescimento, citocinas e proteases, dependendo do modo como são estimulados.

Também são chamados de células reticulares quando se ligam a fibras colágenas, formando redes fibrocelulares em órgãos como fígado, rim, baço e no tecido linfoide. Além disso, podem modular sua atividade, sendo chamados de fibrócitos quando em estado quiescente.

Quando seu citoplasma apresenta um alto teor de actina e miosina, dispõem de características de fibroblastos e de células musculares lisas, sendo, então, chamados de miofibroblastos, com participação ativa no processo de contração de feridas.[5]

Adipócitos

Células especializadas em armazenar gordura, encontram-se isoladas no TC frouxo ou em grandes regiões denominadas tecido adiposo.

Além de armazenarem energia, essas células têm importante função endócrina e de regulação inflamatória, por sua capacidade de secretar as adipocinas.[5]

Macrófagos

Sua principal função é fagocitar partículas e microrganismos, executando um importante papel na imunidade inata e adquirida. Quando ativados por produtos microbianos ou citocinas, apresentam antígenos a linfócitos T auxiliares, secretam citocinas pró-inflamatórias, como o fator de necrose tumoral alfa (TNF-alfa), e produzem fatores de crescimento e proteases que atuam na remodelagem tecidual.

Derivam dos monócitos e fazem parte do sistema monocítico fagocitário, assim como as células de Langerhans na pele, as de Kupffer no fígado, e as dendríticas no tecido linfoide.[7]

Mastócitos

Colaboram com as reações imunes e têm importante papel em inflamações, reações alérgicas (denominadas reações de hipersensibilidade imediata) e no combate a parasitas. Localizam-se estrategicamente adjacentes aos pequenos vasos da pele e mucosas e apresentam numerosos grânulos citoplasmáticos que contêm, entre outras substâncias, histamina, proteases neutras e fator quimiotático dos eosinófilos na anafilaxia.

Também são capazes de secretar determinados leucotrienos, como a substância de reação lenta da anafilaxia (SRL-A), geralmente respondendo à interação antígeno-anticorpo (IgE) ligado a sua superfície.[7]

Linfócitos

Células capazes de reconhecer e responder a antígenos, mediando a imunidade, os linfócitos podem ser classificados em três tipos principais: linfócitos B, linfócitos T (atuantes principalmente na imunidade adaptativa) e células linfoides inatas (ILC, do inglês *innate lymphoid cell*), de acordo com o local onde se diferenciam e com os marcadores de membrana que expressam.

Os linfócitos B participam da resposta adaptativa humoral e, quando ativados por antígenos, proliferam e se diferenciam em plasmócitos produtores de anticorpos. Alguns linfócitos B ativados não se diferenciam em plasmócitos e dão origem às células B de memória imunitária, as quais reagem rapidamente a uma segunda exposição ao mesmo antígeno. Os linfócitos T, que participam da resposta adaptativa celular, podem ser subdivididos em linfócitos T auxiliares e T citotóxicos. Os auxiliares (CD4+) respondem à estimulação antigênica secretando citocinas, e os citotóxicos (CD8+) destroem células que expressam antígenos estranhos, como as infectadas por vírus.[7]

Há, ainda, os subtipos T de memória, com papel semelhante ao do linfócito B de memória, e os T reguladores, que expressam o fator de transcrição FOXP3, sendo então conhecidos como T_{reg} FOXP3+. Os T_{reg} são capazes de suprimir a ativação e bloquear as funções efetoras de várias células imunitárias.

Entre as ILC, destacam-se as células NK (do inglês, *natural killer*), linfócitos citotóxicos semelhantes aos linfócitos T CD8+, também especialistas em destruir células infectadas. O que diferencia as células NK de seus "primos" T CD8+ *naive* consiste em sua habilidade de ser "natural", sem a necessidade de diferenciação adicional.[8]

Células endoteliais

Têm o papel de regular a troca de substâncias entre o sangue e o interstício, além de mediar o tônus vascular e contribuir para o equilíbrio (ou desequilíbrio) entre mediadores pró e anti-inflamatórios e pró e anticoagulantes.

O termo "ativação endotelial" refere-se a uma cadeia de alterações no fenótipo celular que propiciam o microambiente vascular à coagulação, à adesão celular e à vasoconstrição. Já "disfunção endotelial" faz referência a um estado de ativação patológica observado, por exemplo, na septicemia, na hipertensão arterial pulmonar e na púrpura trombótica trombocitopênica.[9,10]

Osteoblastos, osteoclastos e células osteoprogenitoras

Compreendem as células reguladoras do metabolismo ósseo. Os osteoblastos sintetizam, transportam e organizam as proteínas que constituem a porção orgânica da matriz óssea ou osteoide (formação óssea) – osteócito é o nome dado ao osteoblasto aprisionado pela matriz recém-sintetizada. Os osteoclastos são células grandes, multinucleadas, originárias de precursores mononucleados da medula óssea e que exercem a função de reabsorção óssea. Já as células osteoprogenitoras são pluripotentes e, quando estimuladas, produzem uma descendência que se diferencia em osteoblastos.[11]

Condrócitos

Têm como precursores os condroblastos e são células secretoras de colágeno, principalmente do tipo II, proteoglicanas e glicoproteínas. Seu funcionamento depende de um balanço hormonal adequado, sendo estimulados por hormônios como a tiroxina e a testosterona e inibidos por glicocorticoides e estrogênios.[4]

Células sinoviais

Revestem a superfície interna da maioria das articulações, produzem líquido sinovial e substâncias envolvidas no metabolismo da cartilagem articular, além de realizarem fagocitose. São classificados como tipo A, semelhantes a macrófagos com Golgi desenvolvido e capacidade de endocitose, e tipo B, que lembram fibroblastos (FLS, do inglês *fibroblast-like synoviocytes*), com proeminente aparelho secretor. Também já foram descritas células com características intermediárias.[4,5]

Recentemente, pelo maior conhecimento sobre o FLS, foi possível expandir o conceito de célula estromal e considerá-la um elemento da imunidade inata. Isso porque essas células expressam receptores de reconhecimento de padrões moleculares (PRR, do inglês *pattern recognizing receptor*), como os receptores do tipo Toll (TL, do inglês *toll-like receptor*), típicos de células-sentinelas, envolvidas na resposta imune imediata a padrões moleculares endógenos e exógenos (DAMP e PAMP, respectivamente, do inglês *damage associated molecular pattern* e *pathogen associated molecular pattern*, respectivamente). Células com esses receptores produzem citocinas e quimiocinas em resposta à sua ativação.

Os FLS já têm sido empregados para a transformação de um processo inflamatório agudo e reparável em um crônico e persistente, tornando-se responsáveis pela perpetuação da inflamação nas artrites crônicas.[12-14]

Matriz extracelular

Principal componente do TC, compreende uma mistura complexa, incolor e transparente que preenche os espaços entre as células desse tecido. Entre outras funções, lubrifica, protege contra microrganismos invasores, mantém a integridade do TC, transporta íons e pequenas moléculas e participa dos fenômenos inflamatórios e de coagulação.

É formada pela combinação de proteínas fibrosas e de substância fundamental, a última constituída por macromoléculas aniônicas (glicosaminoglicanas e proteoglicanos) e glicoproteínas multiadesivas (p. ex., fibronectina e laminina). As glicosaminoglicanas são polímeros lineares de dissacarídeos repetidos, dividindo-se em quatro tipos: dermatam sulfatado, condroitim sulfatado, keratam sulfatado e heparam sulfatado. Os proteoglicanos constituem macromoléculas em forma de "escova de pipetas", nas quais o eixo proteico é a "haste" e as glicosaminoglicanas as "cerdas" (Figura 1.3). O ácido hialurônico é a principal glicosaminoglicana, diferenciando-se das demais por não ser sulfatado e não formar proteoglicanos.[4-6]

A agressão aos componentes da matriz extracelular é importante na fisiopatologia de doenças como artrite reumatoide (AR) e osteoartrite, nas quais a erosão da cartilagem articular compreende um evento fundamental quanto à sua evolução.

As mucopolissacaridoses são um grupo bastante heterogêneo de doenças raras, com incidência estimada em 1:22.500 nascidos vivos. Decorrem de defeitos na degradação

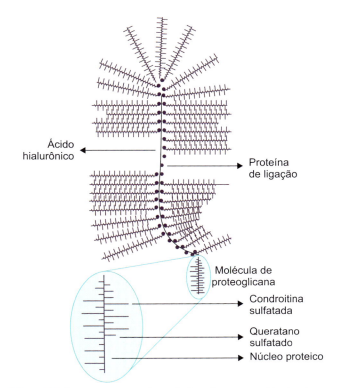

Figura 1.3 Estrutura esquemática da ligação entre moléculas de proteoglicanas e uma unidade de ácido hialurônico. Em detalhe, a forma de "escova de pipetas" composta de um núcleo proteico e glicosaminoglicanas. Adaptada de Mathews et al., 1995.[15]

das glicosaminoglicanas (antigamente chamadas de mucopolissacarídeos ácidos), com retenção patológica dentro dos lisossomos, o que promove diversas manifestações, principalmente nos sistemas nervoso e musculoesquelético, podendo simular doenças reumáticas.[16,17]

Fibras do tecido conjuntivo

As diferentes fibras que compõem o TC são estruturas alongadas formadas pela polimerização de proteínas. São três os seus tipos principais, cuja distribuição varia de acordo com o subtipo de TC: fibras colágenas, reticulares e elásticas (Figura 1.4).

Fibras colágenas

O colágeno, proteína mais abundante no organismo (constitui aproximadamente 30% da massa corporal de proteínas), é produzido por vários tipos de células (fibroblastos, osteoblastos e condrócitos) e exerce diversas funções, especialmente estruturais. Glicina, prolina e hidroxiprolina são os principais aminoácidos constituintes do colágeno, cuja biossíntese envolve inúmeras etapas, havendo um risco de falhas durante essa fase.[4]

As principais etapas da síntese do colágeno tipo I estão ilustradas na Figura 1.5. A renovação do colágeno é, em geral, lenta e depende primeiro de sua degradação, realizada inicialmente por enzimas específicas denominadas colagenases e, depois, por enzimas inespecíficas, as proteases.

De acordo com sua estrutura e função, os colágenos se classificam nos seguintes grupos:[4]

- Colágenos que formam longas fibrilas: representados principalmente pelo colágeno tipo I, o mais abundante
- Colágenos associados a fibrilas: estruturas curtas que ligam fibrilas umas com as outras e também com componentes da matriz extracelular
- Colágeno que forma rede: com função de aderência e filtração
- Colágeno de ancoragem: existente em fibrilas que ligam outras fibras de colágeno à lâmina basal.

Existem mais de 20 tipos de colágeno, representando os produtos de diversos genes, sendo os principais apresentados na Tabela 1.1. Os tipos de maior relevância na prática clínica são:

- Tipo I: mais abundante no organismo, presente na pele, nos tendões e nos ossos, forma fibras colágenas espessas. Sua principal característica compreende a grande resistência à tensão e ao estiramento[4]

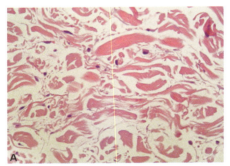 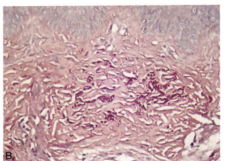 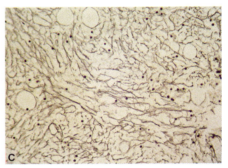

Figura 1.4 Fibras do tecido conjuntivo. **A.** Fibras colágenas da derme, coloração hematoxilina-eosina, 400 ×. **B.** Fibras elásticas da derme, coloração orceína, 400 ×. **C.** Fibras reticulínicas, coloração de retículo por impregnação pela prata, 400 ×.

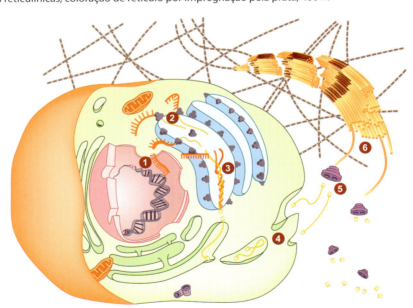

Figura 1.5 Síntese do colágeno. 1. Transcrição do RNA mensageiro de cada tipo de cadeia alfa. 2. Síntese das cadeias e hidroxilação dos resíduos prolil e lisil (dependentes de vitamina C) e glicosilação das hidroxiprolinas. 3. Entrelaçamento em tríplice hélice que configura a molécula pronta de procolágeno. 4. Transporte de procolágeno solúvel para o complexo de Golgi, empacotamento em vesículas e exocitose. 5. Exclusão dos peptídios de registro por procolágeno peptidase, transformando o procolágeno em tropocolágeno (insolúvel e polimerizável). 6. Agregação das moléculas de tropocolágeno em fibrilas e das fibrilas em fibras.

Tabela 1.1 Tipos de colágeno.			
Colágenos	**Tipos**	**Tecidos representativos**	**Principais funções**
Colágenos que formam fibrilas	I	Pele, tendão, osso e dentina	Resistência à tensão
	II	Cartilagem e corpo vítreo	Resistência à tensão
	III	Pele, músculos e vasos	Estrutura de órgãos expansíveis (fibras reticulares)
	V	Tecidos fetais, pele, osso e placenta	Participa na função do tipo I
	XI	Cartilagem	Participa na função do tipo II
Colágenos associados a fibrilas	IX	Cartilagem e corpo vítreo	Liga-se a glicosaminoglicanas Associa-se ao colágeno tipo II
	XII	Tendão embrionário e pele	Interage com o colágeno tipo I
	XIV	Pele fetal e tendão	–
Colágeno que forma fibrilas de ancoragem	VII	Epitélio	Ancora a lâmina basal da epiderme ao estroma subjacente
Colágeno que forma rede	IV	Membranas basais	Suporta estruturas delicadas; filtração

Adaptada de Mescher, 2013.[4]

- Tipo II: principal proteína da cartilagem hialina, também presente no vítreo. Não forma fibras, mas fibrilas esparsas. Apresenta grande resistência à pressão[4]
- Tipo III: presente nas fibras reticulares, mais finas e ramificadas que as fibras colágenas, é encontrado na pele, nos músculos, nos vasos e em órgãos expansíveis, frequentemente em associação às fibras do tipo I, propiciando sustentação e elasticidade[4]
- Tipo IV: importante componente de todas as membranas basais. Não forma fibras, mas uma rede laminar que suporta estruturas como epitélios, endotélios e glomérulos, exercendo também a função de barreira de filtração[4]
- FACIT (*fibril-associated collagens with interrupted triple helix*): subgrupo de colágenos responsáveis pela ligação das fibrilas colágenas entre si e a outros componentes da matriz extracelular. Atualmente, são reconhecidos os tipos IX, XII, XIV, XIX e XXI.[4,18]

Fibras reticulares

Formadas principalmente por colágeno tipo III, associam-se a glicoproteínas e proteoglicanos e apresentam maior proporção de carboidratos que as fibras colágenas. Têm diâmetro pequeno e apresentam uma disposição típica em rede ou malha. Além disso, encontram-se no tecido conjuntivo embrionário, mas à medida que este amadurece, são substituídas por fibras colágenas.

São particularmente abundantes nas trabéculas de órgãos hematopoéticos, no músculo liso e no endoneuro. Por serem finas e estarem distribuídas frouxamente, formam uma rede flexível em órgãos que podem sofrer alterações de forma e volume (baço, fígado, útero, artérias e camadas musculares do intestino).[4,19]

As alterações das fibras colágenas e reticulares podem decorrer de defeitos genéticos ou adquiridos que interferem em sua estrutura, síntese ou degradação. Entre as doenças hereditárias, citam-se:

- Síndrome de Ehlers-Danlos: existem várias formas dessa doença, que pode ter herança autossômica dominante, autossômica recessiva ou ligada ao cromossomo X. No tipo hipermobilidade (antigo tipo III), a lassidão articular promove luxações frequentes. O tipo clássico (antigos I e II) caracteriza-se pela hiperextensibilidade cutânea em adição às alterações articulares do primeiro grupo. Por fim, o tipo vascular (antigo tipo IV), mais grave, acompanhado de ruptura de vasos e vísceras, resulta de defeitos ocorridos na síntese do colágeno III e anormalidades nas fibras reticulares[10,17,20]
- Osteogênese imperfeita: resulta de anormalidade na síntese do colágeno (produção insuficiente ou má qualidade do colágeno tipo I) por mutação nos genes das cadeias alfa. Consiste em um grupo de doenças com amplo espectro de gravidade, caracterizadas por fraturas frequentes e alterações dentárias e da esclera. O tipo I é o mais comum e menos grave; o II é o mais raro e letal; e os tipos III e IV levam a deformidades mais acentuadas, porém sem reduzir a expectativa de vida[10,17,21]
- Síndrome de Alport (nefrite hereditária): enfermidade caracterizada por glomerulopatia que evolui para insuficiência renal terminal e perda auditiva neurossensorial progressiva. Resulta em mutações em genes do colágeno tipo IV que induzem às mudanças na composição da membrana basal glomerular[10,17]
- Epidermólise bolhosa distrófica: pertence a um grupo de doenças caracterizadas por pele muito frágil, com formação de bolhas por traumas mecânicos mínimos. É causada por um defeito na molécula de colágeno VII, responsável pela "ancoragem" da membrana basal na derme[10,17]

Como exemplos de alterações adquiridas, destacam-se:

- Escorbuto: ocorrem alterações na membrana basal (colágeno tipo IV), causando fragilidade capilar, hemorragias e, em alguns casos, deformidades ósseas, além do comprometimento dos alvéolos dentários e da dentina. É causado por carência de vitamina C (ácido ascórbico), cofator para as enzimas que promovem hidroxilação das lisinas e prolinas do colágeno[10,17]
- Doenças fibrosantes: são condições complexas desencadeadas por agentes externos, mas provavelmente dependentes de predisposição genética. Nelas, ocorre um desequilíbrio entre a deposição anormal de colágeno e a degradação insuficiente, comprometendo diversos órgãos. É o que ocorre, por exemplo, na esclerose sistêmica e na fibrose pulmonar idiopática.[10,17]

Fibras elásticas

São formadas em três etapas. Primeiro, os feixes de microfibrilas, compostos por diversas glicoproteínas, entre as quais as fibrilinas, formam o arcabouço necessário para a deposição de elastina. Essas fibras são denominadas fibras oxitalânicas. Posteriormente, sobre elas, deposita-se elastina, produzida principalmente por fibroblastos e pelo músculo liso dos vasos sanguíneos, passando, então, a serem chamadas de fibras elaunínicas. No terceiro estágio, a elastina continua a acumular-se, ocupando todo o centro de feixes de microfibrilas, que recebem agora o nome de fibras elásticas.

A elastina constitui o principal componente fibroso do tecido conjuntivo depois do colágeno, sendo cinco vezes mais extensível que a borracha, mas menos resistente à tração que o próprio colágeno. Ela é abundante na parede de vasos sanguíneos e no parênquima pulmonar, aparecendo em menor quantidade na derme, em tendões e nos ossos.[4,22]

O sistema elástico também está sujeito a alterações determinantes de doenças heredofamiliares e adquiridas. A *síndrome de Marfan* é uma doença de herança autossômica dominante resultante de mutações no gene da fibrilina, que levam à perda de resistência nos tecidos ricos em fibras elásticas. Suas manifestações mais características compreendem membros alongados com frouxidão articular, dedos finos e longos (aracnodactilia), deslocamento (ou luxação) do cristalino e dilatação aórtica, com risco aumentado de ruptura.[10]

As condições adquiridas estão relacionadas com defeitos na síntese ou transtornos mal conhecidos sobre as fibras já formadas. Como exemplo, cita-se a elastose dos vasos e do endocárdio em decorrência do aumento de sua síntese pelas fibras musculares estimuladas pela maior distensão do vaso ou do endocárdio. Os pulmões de pessoas idosas, principalmente as que apresentam enfisema, mostram redução das fibras elásticas em virtude do aumento das elastases e/ou da diminuição das antiproteases.[10]

Subtipos de tecido conjuntivo

Há diversos subtipos de TC, formados pelos constituintes já descritos neste capítulo. De acordo com seu componente predominante ou sua organização estrutural, define-se o nome dado a cada diferente tipo de TC, sendo os principais: tecido conjuntivo propriamente dito; tecido conjuntivo de propriedades especiais e tecido conjuntivo de suporte.[23]

Tecido conjuntivo propriamente dito

Existem duas subdivisões desse tipo: o frouxo e o denso (modelado e não modelado). O tecido conjuntivo frouxo tem consistência delicada, é flexível e bem vascularizado e apresenta menor resistência a trações, suportando estruturas sujeitas a pressões e atritos pequenos.[23] Consiste em um agrupamento de fibras colágenas e elásticas, dispostas em várias direções, entremeadas em uma matriz semifluida e com diferentes tipos de células, sendo as mais numerosas os fibroblastos e os macrófagos. Constitui a forma de TC mais amplamente distribuída no corpo, preenche espaços entre grupos de células musculares, suporta células epiteliais e forma camadas em torno dos vasos sanguíneos. É também observado em submucosas, subcutâneo, membranas serosas e glândulas.[4,5,23]

Já o tecido conjuntivo denso apresenta os mesmos componentes do frouxo, porém com predominância de fibras colágenas e quantidade menor de células. É menos flexível, porém mais resistente à tensão que o segundo, adaptado para oferecer proteção aos tecidos.[23] É chamado de modelado quando os feixes de colágeno se dispõem paralelamente e alinhados com os fibroblastos, de modo a oferecer o máximo de resistência a forças que atuam sobre o tecido.

Um exemplo clássico de tecido conjuntivo denso modelado é o que forma os tendões. Já o não modelado apresenta fibras colágenas que se entrelaçam de maneira tridimensional, o que confere resistência a trações exercidas em diferentes direções. É observado nas cápsulas de órgãos, na adventícia de grandes vasos, na camada reticular da derme e nas bainhas de nervos e músculos.[4,5,23]

Tecido conjuntivo de propriedades especiais

Tecido elástico

Forma-se por espessos feixes de fibras elásticas dispostos paralelamente, entre os quais se encontram delgadas fibras de colágeno e fibroblastos achatados. É abundante em fibras elásticas, o que confere às estruturas uma cor amarelada e grande elasticidade. Pode ser observado nos ligamentos amarelos da coluna vertebral e no ligamento suspensor do pênis.[4,23]

Existe uma doença relativamente incomum, a *ossificação dos ligamentos amarelos*, que ocorre especialmente no nível torácico inferior da coluna, na qual os ligamentos apresentam lesões constituídas por osso lamelar. Pode levar a mielopatia compressiva, com manifestações de dor em membros inferiores, déficits motores e sensitivos, alterações da marcha e disfunções urinárias.[24]

Tecido adiposo

Consiste em um tecido em que predomina um grande número de adipócitos, isolados, agrupados ou, em sua maioria, formando grandes agregados, embutidos em um tipo de TC frouxo ricamente vascularizado e geralmente septado. Representa, em indivíduos com peso normal, cerca de 20 a 25% do peso corporal na mulher, e 15 a 20% no homem. Subdivide-se em unilocular, comum ou amarelo e multilocular ou pardo.

O tipo unilocular constitui praticamente todo o tecido adiposo presente em humanos adultos, formando o panículo adiposo, cujo acúmulo é influenciado por idade, constituição genética e sexo. Sua cor varia entre branco e amarelo-escuro. As células adiposas uniloculares completamente desenvolvidas são grandes e mostram uma gotícula lipídica principal que ocupa quase todo o citoplasma.[3,23] O tecido adiposo multilocular é também chamado de marrom ou pardo, em virtude de sua coloração, atribuída à vascularização abundante e à existência de numerosas mitocôndrias. Esse tecido tem distribuição limitada, sendo mais abundante nos animais que hibernam e em determinadas localizações no feto humano e no recém-nascido. É especializado na produção de calor, auxiliando a termorregulação. As células são menores que as do tecido adiposo unilocular, têm forma poligonal e vacúolos lipídicos de diferentes tamanhos no citoplasma, que dividem espaço com numerosas mitocôndrias.[3,23]

O tecido adiposo desempenha diversas funções, como a de armazenamento energético, sendo o maior depósito corporal de energia sob a forma de triglicerídios. Também é, em parte, responsável pelas diferenças de contorno do corpo feminino e masculino, contribui para o isolamento térmico, forma coxins de amortecimento de choques em regiões plantares, palmares e glúteas e preenche os espaços entre outros tecidos.[23]

Tem, ainda, atividade secretora, sendo considerado um órgão endócrino de grande importância, além da capacidade de produzir uma grande variedade de hormônios (p. ex., conversão periférica de androstenediona em estrona) e citocinas pró-inflamatórias, como TNF-alfa e IL-6, fatores de crescimento e substâncias vasoativas, coletivamente chamadas de adipocinas.[25]

Alterações das adipocinas secretadas pelo tecido adiposo estão envolvidas na gênese de doenças como *obesidade* e *aterosclerose*.[4,25,26] Outros processos patológicos associados ao tecido adiposo podem ser observados na prática médica, como a *esteatose hepática*, que constitui o acúmulo de gorduras neutras no citoplasma de células que normalmente não as armazenam, configurando-se como uma lesão comum no fígado. Alguns tumores se originam a partir da proliferação de adipócitos, podendo ser benignos (*lipomas*) ou malignos (*lipossarcomas*).[3,23]

Tecido mucoso

Compõe-se principalmente por uma matriz rica em hialuronato e pouquíssimas fibras, o que lhe confere um aspecto gelatinoso. Os fibroblastos são as principais células desse tecido, encontrado no cordão umbilical (geleia de Wharton) e na polpa dos dentes em desenvolvimento.[4,5]

Tecido reticular ou hematopoético

Pode ser considerado um tipo de TC especial, sendo o principal constituinte dos órgãos linfoides primários (medula óssea e timo) e secundários (linfonodos), os quais apresentam estruturas distintas, podendo-se citar uma composição básica formada por estroma e diversas linhagens celulares. O estroma apresenta fibras e células estromais, que formam uma rede tridimensional que fornece sua estrutura de sustentação. Já as diferentes linhagens de células são todas provenientes da diferenciação da mesma célula-tronco hematopoética, dando origem às linhagens mieloide e linfoide (ver Figura 1.2).[4,5,23]

Diversas doenças conseguem alterar a produção dessas células. Pode ocorrer, por exemplo, uma resposta a agentes infecciosos ou inflamatórios, aumentando a produção de granulócitos. Outros distúrbios, entretanto, estão associados a defeitos na hematopoese, que levam a deficiências de um ou mais tipos celulares.

Os tumores hematopoéticos se associam a mutações que bloqueiam a maturação de células progenitoras ou anulam sua dependência dos fatores de crescimento. O efeito dessas alterações consiste em uma expansão clonal desregulada dos elementos hematopoéticos, dando origem a neoplasias hemolinfopoéticas, como leucemias e linfomas.[10,17]

Tecido conjuntivo de suporte

Tecido cartilaginoso

Forma altamente especializada de TC, com capacidade de suportar pressão, mas sem resistência do osso. Pode resistir ao choque, sem deformação permanente, uma característica desse tipo de tecido, e desempenha o papel de suporte de tecidos moles e de revestimento das superfícies ósseas nas articulações, onde absorve choques. Também serve de "molde" para o crescimento dos ossos longos, durante a ossificação endocondral.

O tecido cartilaginoso contém células (condrócitos) e abundante material extracelular, que constitui a matriz extracelular cartilaginosa. As cavidades da matriz, ocupadas pelos condrócitos, são chamadas lacunas. A matriz é rica em colágeno, elastina, proteoglicanos, ácido hialurônico e diversas glicoproteínas.[3,6,23]

Existem basicamente três subtipos de cartilagem, de acordo com as diversas necessidades funcionais do organismo e com suas características específicas – hialina, elástica e fibrocartilagem.

A cartilagem hialina é a mais comum do organismo. Em sua matriz, observam-se fibrilas constituídas principalmente por colágeno tipo II associadas ao ácido hialurônico, proteoglicanos muito hidratados e glicoproteínas. Trata-se da constituinte das cartilagens articulares dos ossos longos, dos discos epifisários, das cartilagens costais e das vias respiratórias.

A cartilagem elástica apresenta menor quantidade de fibras de colágeno tipo II e contém uma abundante rede de fibras elásticas. É encontrada no pavilhão auditivo, no conduto auditivo externo, na tuba auditiva e na laringe.

A fibrocartilagem, mais resistente à tração, apresenta estrutura intermediária entre a cartilagem hialina e o TC denso modelado, com matriz constituída predominantemente por fibras colágenas tipo I, além de colágeno tipo II. Está presente nos discos intervertebrais, nos meniscos, na sínfise púbica e em inserções de tendões (ênteses).[4,23]

As cartilagens (com exceção das articulares e fibrocartilagens) são circundadas por um TC denso chamado pericôndrio, responsável pela nutrição, oxigenação e eliminação de metabólitos do tecido cartilaginoso adjacente, que é avascular e mantido sob baixa tensão de oxigênio. Além disso, o pericôndrio fornece condroblastos para o crescimento da cartilagem (crescimento aposicional), também capaz de crescer a partir das mitoses de condrócitos maduros em seu interior (crescimento intersticial).[4,23]

A cartilagem articular, não revestida por pericôndrio, recebe sua nutrição pela membrana e pelo líquido sinoviais, além dos vasos sanguíneos da medula óssea adjacente. Por isso, apresenta reduzida capacidade de regeneração. Perdas ou mudanças na constituição de componentes da cartilagem, como a desidratação ou o próprio envelhecimento, reduzem sua elasticidade e capacidade de difusão de moléculas. Por exemplo, a espessura da cartilagem articular de grandes articulações pode alcançar 5 a 7 mm em indivíduos jovens e reduzir-se a não mais que 1 a 2 mm em idosos.[5] Assim, a cartilagem torna-se friável e, consequentemente, surgem degeneração e calcificação de sua matriz pela deposição de fosfato de cálcio.[23]

A *osteoartrite*, o tipo mais frequente de doença articular, considerada "degenerativa" até pouco tempo atrás, é também conhecida como artrose. O conceito mais atual, contudo, refere-se a um distúrbio que pode envolver qualquer articulação móvel e se caracteriza por estresse celular e degradação da matriz extracelular do tecido condral, iniciados por micro e macrolesões que ativam respostas de reparação inadequadas, incluindo vias pró-inflamatórias da imunidade inata. Manifesta-se primeiro como um distúrbio molecular seguido de alterações anatômicas e/ou fisiológicas (caracterizadas pela degradação da cartilagem, remodelação óssea, formação de osteófitos, inflamação das articulações e perda da função comum das articulações), que podem resultar em uma doença sintomática.[27]

Tecido ósseo

Tipo especializado e rígido de TC constituído por uma grande matriz mineralizada (componente inorgânico) e uma fração celular e proteica (componente orgânico), pequena, mas altamente ativa em termos metabólicos. As células são os osteoblastos, os osteócitos, os osteoclastos e as células osteoprogenitoras ou osteogênicas, já apresentadas anteriormente neste capítulo.[4,10,28]

A porção inorgânica da matriz óssea é representada principalmente por cristais de hidroxiapatita [$Ca_{10}(PO_4)_6(OH)_2$], sendo responsável por cerca de 50% do peso desta. A parte orgânica da matriz ou do osteoide é formada majoritariamente por fibras colágenas do tipo I e por proteoglicanos e glicoproteínas, em menor proporção. A interação dos cristais de cálcio e fosfato com as fibras colágenas é o que garante a resistência e dureza do tecido ósseo. O *raquitismo* consiste na deficiência de mineralização da matriz óssea durante a fase de crescimento; a *osteomalacia* também é um distúrbio da mineralização óssea, mas ocorre em adultos, após o fechamento das epífises de crescimento.[10,17]

O tecido ósseo é formado por dois processos: a ossificação intramembranosa e a ossificação endocondral. A primeira, iniciada no interior de membranas de TC, é responsável pela formação dos ossos planos e pelo crescimento dos ossos curtos e longos em espessura. A segunda é realizada sobre um modelo de cartilagem hialina, responsável pela formação dos ossos curtos e longos e pelo crescimento destes em comprimento.[4]

O tecido ósseo está em contínua formação e reabsorção óssea (remodelação ou *turnover*), um processo fisiológico responsável pela homeostase óssea. O ciclo de remodelação se inicia com o recrutamento de pré-osteoclastos, sua diferenciação, ativação e reabsorção óssea. A seguir, há uma fase de transição chamada reversa, quando os osteoclastos são inibidos e entram em apoptose e pré-osteoblastos são atraídos e iniciam sua diferenciação. Por fim, sucede a fase de formação e mineralização da matriz óssea e de diferenciação final dos osteoblastos em osteócitos ou em células de revestimento.[29,30]

O principal estimulador de osteoclastos é o RANKL (ligante do RANK), uma citocina pertencente à família do TNF, produzida principalmente por osteoblastos e linfócitos T ativados. Seu receptor ativo é o RANK (receptor ativador do fator nuclear kappa-beta), expresso principalmente na membrana de células da linhagem osteoclástica (tanto precursores quanto maduros). A ligação RANK-RANKL promove, então, a diferenciação, a proliferação e a ativação do osteoclasto. Contudo, a osteoprotegerina (OPG), um receptor solúvel para o RANKL que o impede de se ligar ao RANK (receptor isca), é o principal inibidor de osteoclastos, produzida principalmente por osteoblastos e outras células estromais.[31]

Outros sistemas, além do eixo RANK-RANKL-OPG, ajudam a regular a remodelação óssea, como:

- Hormônios como o paratormônio (PTH), a calcitonina, a vitamina D (1-alfa,25-di-hidroxivitamina D_3), hormônios sexuais (estrogênios e androgênios), tiroxina e glicocorticoides
- Proteínas *Hedgehog* (Hh), envolvidas na diferenciação, proliferação e maturação de condrócitos, especialmente durante a ossificação endocondral e proteínas morfogenéticas ósseas (BMP, do inglês *bone morphogenetic proteins*), fatores de crescimento e citocinas envolvidos na homeostase óssea
- Via de sinalização Wnt, importante na proliferação e na diferenciação celulares em diversos processos orgânicos, como a osteoblastogênese. É uma das responsáveis pelo comprometimento da célula-tronco mesenquimal com a linhagem osteoblástica e pelo aumento de sua viabilidade.[30]

Desequilíbrios no remodelamento ósseo podem resultar, por exemplo, em *osteoporose*, uma condição de baixa massa óssea (predomínio da reabsorção sobre a formação) e deturpação da microarquitetura óssea, que resulta em risco aumentado de fraturas ou na *doença de Paget do osso*, caracterizada por alto *turnover* ósseo (altas taxas tanto de formação quanto de reabsorção) com produção de tecido ósseo desorganizado.[28,32]

O tecido ósseo é ricamente vascularizado, o que não impede a ocorrência de algumas doenças vasculares ósseas, como a *necrose avascular* ou *osteonecrose* (a forma local e a sistêmica), em associação a várias condições, caracterizando-se por isquemia e infarto ósseos.[33] Essa rede vascular é formada por meio de canalículos presentes na matriz calcificada, que contém os capilares e prolongamentos dos osteócitos, o que possibilita as trocas necessárias entre o sangue e esse tecido.

Tecido muscular

Apesar da origem embrionária comum (mesoderma), o tecido muscular não é considerado um tipo de TC. Pode-se distinguir em três tipos, de acordo com suas características morfológicas e funcionais – o músculo liso, o músculo estriado cardíaco e o músculo estriado esquelético (este sendo a maior massa de tecido no corpo humano e essencial para seu suporte e movimentação).[34]

A unidade estrutural do músculo esquelético, denominada fibra muscular ou miócito, constitui-se de células alongadas de aproximadamente 10 a 100 µm, multinucleadas (com até mesmo centenas de núcleos em uma só fibra), envolvidas por uma membrana plasmática, o sarcolema, e contêm grande quantidade de filamentos contráteis (actina e miosina) em seu citoplasma, também chamado de sarcoplasma. Os miofilamentos de actina-miosina ligam-se ao sarcolema por meio de uma proteína intracelular, a distrofina.[5,35-37]

Nos músculos, cada fibra muscular é envolvida por uma membrana muito fina, constituída por sua lâmina basal e por fibras reticulares, chamada endomísio. As fibras estão organizadas em feixes ou fascículos envolvidos por uma camada de TC denominada perimísio. Esses feixes, por sua vez, agrupam-se envolvidos por outra camada mais externa e espessa: o epimísio. O TC mantém as fibras musculares unidas, possibilitando que a força de contração gerada por cada fibra individualmente atue sobre o músculo inteiro. A força de contração do músculo é transmitida a outras estruturas, como tendões, ligamentos e ossos por intermédio do TC.[5,10,36,37]

A unidade funcional do músculo esquelético é formada por um neurônio motor e pela fibra muscular que ele controla.[36] O ramo final de um nervo motor forma com a superfície da fibra muscular uma estrutura nomeada placa motora ou junção mioneural. Quando essa fibra nervosa recebe um impulso, libera acetilcolina, que se liga a receptores no sarcolema, iniciando uma cascata de eventos que termina com a sua despolarização e a contração da fibra. O excesso de acetilcolina é imediatamente hidrolisado pela colinesterase.

Doenças envolvendo os músculos esqueléticos podem levar a importantes alterações funcionais, com impacto na qualidade de vida do indivíduo.[34] Alterações quantitativas ou qualitativas, por mutações no gene da distrofina, dão origem a doenças conhecidas como *distrofinopatias*, entre elas a *distrofia muscular de Duchenne*, caracterizada por fraqueza, degeneração e atrofia muscular esquelética de caráter progressivo e irreversível.[5,10] As miopatias inflamatórias, como a *polimiosite* e a *dermatomiosite*, caracterizam-se por lesão muscular imunomediada e levam muitas vezes a um quadro grave de fraqueza muscular incapacitante.[10,38]

A *miastenia grave*, doença autoimune progressiva causada por ineficiência dos receptores de acetilcolina, por sua ligação com anticorpos específicos, também se manifesta com fraqueza muscular.[10]

Outra condição importante envolvendo o tecido muscular é a *sarcopenia*, que se caracteriza pela perda progressiva de massa e força muscular e promove um risco aumentado de incapacidade física, hospitalização e morte.[39]

Sistema musculoesquelético

Formado por esqueleto, músculos, tendões, ligamentos e outros componentes das articulações, seus constituintes são representados principalmente por tecidos de origem mesenquimal. A Figura 1.6 ilustra as principais sedes de alterações nas doenças que envolvem o sistema musculoesquelético.

Sistema muscular

O componente muscular esquelético representa, em média, 40% do peso corporal, sendo constituído por aproximadamente 640 músculos. São os músculos os responsáveis pela conversão da energia acumulada dos nutrientes em energia mecânica, a qual culmina nas funções primordiais desse sistema: o movimento, a estabilização articular e a posição ortostática. São também eles que dão forma ao corpo.[5,36,37]

Os músculos esqueléticos atuam por contração, cujos tipos são basicamente: isométrica, isotônica e isocinética. Na contração isométrica, há produção de força sem mudança de comprimento do músculo. É importante para manter a postura ortostática e, também, quando os músculos atuam como fixadores.[36,40]

A medida de força na contração isométrica máxima por meio da dinamometria de mão (força de preensão manual) tem sido muito utilizada como medida de força muscular global para indivíduos de meia-idade e idosos. Baixa força de preensão palmar tem sido considerada um marcador de baixa mobilidade, assim como bom preditor de desfechos clínicos, tendo uma relação linear com a incidência de limitações funcionais e para atividade da vida diária, hospitalização, declínio cognitivo e mortalidade precoce.[39,41-43]

A contração isotônica ocorre quando há mudança no comprimento do músculo e do ângulo da articulação, podendo ser concêntrica ou excêntrica. A contração concêntrica consiste em uma atividade de aceleração, na qual há encurtamento muscular e as fixações musculares (origem e inserção) se movem em direção uma da outra. Um exemplo de contração concêntrica é a realizada pelo músculo bíceps durante a flexão do cotovelo para carregar um peso em direção ao ombro. Na contração excêntrica, há um alongamento muscular para que o músculo retorne à sua posição normal de repouso. Ainda utilizando o exemplo anterior, quando o peso é levado novamente para a posição inicial, o bíceps realiza uma contração excêntrica. Por fim, a contração isocinética é aquela realizada apenas por meio de equipamentos especiais que mantêm a velocidade constante, enquanto há uma variação da resistência, isto é, quanto maior a força, maior a resistência e vice-versa. Difere-se da isotônica, pois nesta a velocidade varia e a resistência permanece constante.[36,40]

De acordo com a ação que exercem, os músculos podem ser classificados em: agonistas, que contraem ativamente para realizar o movimento desejado; antagonistas, que fazem a ação oposta ao último movimento; sinergistas, que complementam a ação dos agonistas, ou seja, auxiliam a aumentar determinado movimento; e fixadores, que auxiliam na estabilização articular e são também chamados de estabilizadores. Os músculos esqueléticos são chamados voluntários, embora algumas de suas ações sejam automáticas. Sabe-se que, para pegar um objeto no chão, o movimento das mãos é consciente, mas para assegurar o equilíbrio do corpo, recrutam-se outros músculos automaticamente. Também são exemplos, em geral inconscientes, as ações dos músculos envolvidos nos movimentos respiratórios, de piscar os olhos ou deglutir.[5,35,36,39]

Um estudo recente destaca a importância de compreender melhor a base da formação e função do sistema muscular, em especial células-tronco pluripotentes, e de aplicar tal conhecimento no desenvolvimento de fibras musculares. Embora seja ainda um campo incipiente, trata-se de tema importante capaz de contribuir para o desenvolvimento de novas medicações e de possibilidades de regeneração de tecido muscular lesionado.[34]

Sistema esquelético

Composto por 206 ossos, pode-se dividir em duas partes principais: o esqueleto axial (crânio, esterno, costelas, vértebras e sacro); e o esqueleto apendicular (membros, cinturas escapular e pélvica). Os ossos são classificados quanto à sua forma em longos (nos membros, como o úmero e a tíbia), curtos (ossos do carpo e tarso), chatos ou planos (revestindo cavidades como a escápula e o ilíaco) ou irregulares (as vértebras e o sacro).

Ossos inseridos em tendões ou ligamentos são chamados de sesamoides (pelo formato semelhante ao da semente do sésamo ou gergelim), cujo maior exemplo é a patela. Nos ossos longos, as extremidades recebem o nome de epífises, a porção alongada central é chamada de diáfise e as faixas de transição entre as duas compreendem as metáfises.

Quanto ao tipo de tecido ósseo constituinte, os ossos se classificam em tipo compacto ou denso, e esponjoso ou trabecular.

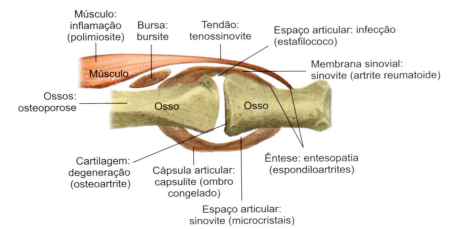

Figura 1.6 Estruturas-sede das principais alterações fisiopatológicas nas doenças reumáticas. Adaptada de Wolf-Heidegger. Atlas de anatomia. 6.ed. Guanabara Koogan, 2006.

A proporção e a arquitetura entre osso compacto e esponjoso diferem conforme a função.[10,36,37]

Toda superfície externa dos ossos, exceto as faces articulares, é revestida pelo periósteo, uma membrana de TC denso que contém vasos sanguíneos importantes na nutrição e no reparo ósseo. Acompanhando os vasos sanguíneos, têm-se os nervos periosteais, que conduzem fibras de dor, o que explica a dor aguda nas fraturas ósseas. Além disso, o periósteo proporciona a interface para fixação de ligamentos e tendões (ver "Ênteses" adiante). Já a superfície interna em contato com a cavidade medular e as trabéculas é recoberta pelo endósteo.[10,36,37,40]

Entre as principais funções do esqueleto, destacam-se a de fornecer suporte para as partes moles e proteger órgãos vitais, como os contidos nas caixas craniana e torácica e no canal raquidiano; alojar e proteger a medula óssea, formadora das células do sangue; e proporcionar apoio aos músculos esqueléticos, transformando suas contrações em movimentos úteis por meio de um sistema de alavancas que amplia as forças geradas. Além dessas finalidades, os ossos exercem o papel de depósito de cálcio e fosfato, por exemplo, armazenando-os ou liberando-os de maneira controlada, para manter constante a concentração desses importantes íons nos líquidos corporais.[10,36,37,40]

Articulações

Os ossos unem-se uns aos outros para formar o esqueleto por meio de estruturas promovidas por tecidos de natureza conjuntiva, as articulações. A principal função das articulações é o movimento, mas algumas auxiliam na estabilização entre os ossos, como na abóbada craniana e na sínfise púbica. Trata-se de estruturas altamente complexas e suscetíveis às influências de mecanismos homeostáticos, como os imunes e os hormonais. As articulações variam muito conforme a estrutura e a disposição. Podem ser classificadas de acordo com seus componentes mais característicos em três tipos principais: fibrosa, cartilaginosa e sinovial.

As articulações fibrosas, também chamadas de sinartroses, formam-se por ossos unidos por tecido fibroso. Pequeno ou nenhum movimento ocorre nessas articulações. São elas: suturas (no crânio), sindesmoses (como a tibiofibular e a timpanoestapedial) e gonfose (entre o dente e seu alvéolo).[4]

As articulações cartilaginosas, formadas por ossos unidos por cartilagem hialina ou por fibrocartilagem, subdividem-se em:

- Articulações cartilaginosas primárias ou sincondroses: os ossos se unem por cartilagem hialina e geralmente essa união é temporária, por exemplo, durante o desenvolvimento de um osso longo – quando se alcança o crescimento final, a cartilagem é convertida em osso e a epífise funde-se com a diáfise. Algumas são permanentes, como a cartilagem costal do primeiro arco ligado ao esterno
- Articulações cartilaginosas secundárias ou sínfises: articulações ligeiramente móveis em que os ossos são conectados por uma combinação de cartilagem hialina e fibrocartilagem. Abrangem a sínfise do púbis e as articulações entre os corpos vertebrais.

As articulações sinoviais ou diartroses são geralmente encontradas unindo os ossos longos e apresentam uma cápsula que liga as suas extremidades, delimitando uma cavidade fechada, a cavidade articular.[4] Classificam-se de acordo com a sua forma ou com o tipo de movimento que realizam, como mostra a Tabela 1.2.

Tabela 1.2 Tipos de diartroses.

Tipo	Características	Exemplo
Plana	Possibilita movimentos de deslizamento. Superfícies são ligeiramente abauladas	Acromioclavicular
Dobradiça ou gínglimo	Uniaxial. Possibilita apenas flexão e extensão	Interfalângicas
Condilar	Biaxial. Semelhante ao gínglimo, possibilita porém mais modalidades de movimentos	Joelhos
Esferoide ou enartrose	Multiaxial. Possibilita flexão, extensão, adução, abdução, rotação e circundação (movimentos combinados)	Ombros
Elipsoide biaxial	Assemelha-se a uma elipse	Radiocárpica
Pivô ou trocóidea	Uniaxial. Possibilita rotação	Radioulnar proximal
Selar biaxial	Superfícies têm a forma de uma sela	Carpometacárpica do polegar

Adaptada de Standring, 2008.[5]

A cápsula articular se constitui por uma camada externa fibrosa de TC denso e por uma camada interna, a membrana sinovial. A camada externa é contínua com a camada fibrosa do periósteo dos ossos que se encontram na articulação. Como é inelástica, contribui para a estabilidade da articulação.

A membrana sinovial ou sinóvia reveste toda a cavidade articular, com exceção das cartilagens articulares. Rica em vasos sanguíneos, nervos e vasos linfáticos, é ela quem produz e reabsorve o líquido sinovial, que facilita o deslizamento entre as superfícies articulares.[4,5] Na patogênese da AR, a sinóvia representa um papel primordial transformando-se em um tecido invasivo com capacidade de destruir os tecidos cartilaginoso e ósseo adjacentes, causando as erosões características dessa doença. Esse tecido, denominado *pannus* reumatoide, apresenta hiperplasia e hipertrofia dos sinoviócitos, infiltrado inflamatório predominante de linfócitos, plasmócitos e macrófagos e intensa angiogênese, tornando-se densamente vascularizado.[44]

Como a sinóvia é o principal alvo de inflamação na AR e os FLS estão implicados na patogênese da sinovite, um estudo recente destaca que uma abordagem promissora consistiria na busca de biomarcadores em tecido sinovial inflamado, o que contribuiria para a melhor compreensão dessa doença e para a possível avaliação de novas terapêuticas.[45]

Pode-se considerar o líquido sinovial um filtrado do plasma acrescido de outros produtos, como ácido hialurônico, e uma glicoproteína chamada lubricina, ambos secretados pelo sinoviócito B. Normalmente, é viscoso, amarelado e contém apenas poucas células (menos de 100 cél./mℓ), predominantemente mononucleares. Tem as funções de lubrificação e proteção das superfícies sob o atrito gerado pelo movimento e também a de nutrição das cartilagens articulares, avasculares e sem pericôndrio. As trocas entre o sangue e o líquido sinovial são facilitadas porque os capilares da sinóvia são fenestrados. O movimento articular promove a circulação de água entre a cartilagem e o líquido sinovial, além de acelerar o fluxo sanguíneo e ativar o sistema linfático, para retirar macromoléculas, catabólitos e excesso de líquido intra-articular. A perda do movimento resulta na deterioração da função articular, incapacitando o indivíduo para as tarefas da vida diária. Nas articulações inflamadas, a falta de movimento facilita o aumento das coleções líquidas, o surgimento de fibrose e o encurtamento de ligamentos e da cápsula articular.[5,10,17]

As articulações estão sujeitas ao choque mecânico e o sistema músculo-cartilagem-osso adaptado para amortecê-lo: a massa muscular, quando eutrófica, absorve a maior parte da onda de choque, a cartilagem ajuda por ser elástica e depressível e o osso subcondral, pela disposição especial das trabéculas, também é algo flexível e elástico. Quando se rompe a integridade dessa cadeia, por alteração em qualquer um dos componentes, não há absorção perfeita do choque, com prejuízo para todo o conjunto e, inicialmente, para a cartilagem.[10]

Ligamentos

As articulações que se movem em diversos planos (p. ex., ombro e quadril) são estabilizadas principalmente pela musculatura, enquanto as articulações com planos mais restritos de movimentos (como os joelhos) são estabilizadas passivamente por ligamentos que fazem parte da estrutura capsular. Podem se localizar fora da cápsula (periarticular), como os ligamentos colaterais lateral e medial dos joelhos, ou dentro dela (intra-articular), como os ligamentos cruzados anterior e posterior dos joelhos, ou, ainda, estar incorporados à cápsula, como espessamentos dela.

Constituem-se por feixes de fibras colágenas do tipo I de grande resistência, que evitam a ocorrência de movimentos secundários indesejáveis, favorecem a estabilidade articular e facilitam a realização dos movimentos principais. Lesões ligamentares (traumáticas ou degenerativas) podem resultar em instabilidade articular crônica e predispor à degeneração da articulação; por isso, os ligamentos são protegidos da tensão excessiva pela contração reflexa de músculos apropriados.[5,36,37]

Bolsas sinoviais

A bursa ou bolsa sinovial é uma pequena porção da membrana sinovial que se exterioriza pela cápsula articular adjacente. Preenchida de líquido sinovial, localiza-se nos pontos em que um músculo ou tendão sofre atrito com o osso e tem a função de reduzir a fricção entre essas superfícies durante o movimento.

A inflamação de uma bursa (muitas vezes traumática, mas também imunomediada em doenças como AR e gota) é chamada de bursite, como a *trocantérica*, a *olecraneana* ou a *subacromial*, que, quando infectada, pode servir de porta de entrada para a propagação da infecção para o espaço articular.[5,36,37]

Tendões, bainhas, retináculos e aponeuroses

Todos são formações de TC fibroso. Os *tendões* agem como pontes funcionais e anatômicas entre músculos e ossos, podendo transmitir a força de contração de um único músculo até para vários ossos. São cilíndricos e constituídos por feixes de fibras longitudinais de colágeno tipo I, interligadas por uma delicada rede de fibras de colágeno tipo III, linfócitos e fibroblastos. Determinado músculo estriado esquelético tem um tendão para cada origem (cabeça) e inserção (cauda).

Os tendões que executam movimentos mais amplos deslizam no interior de *bainhas*, o que impede a aderência aos tecidos vizinhos ao longo de seu trajeto. A bainha é constituída de colágeno e de células mesenquimais semelhantes às sinoviais, que favorecem o deslizamento pela produção de ácido hialurônico, funcionando como lubrificante e diminuindo o atrito. O revestimento da bainha é muito vascularizado; assim, reage a infecções ou traumas por meio de proliferação celular e produção de fluido, o que pode resultar em aderências e restrição ao movimento do tendão. Um exemplo da disfunção dessa bainha é o chamado *dedo em gatilho* ou tenossinovite estenosante, em que o espaço interno da bainha, que envolve o tendão flexor de algum dígito, fica reduzido, podendo "prender" o dedo afetado em uma posição fletida.

Retináculos são faixas de TC que mantêm grupos de tendões em um lugar (do latim *retinere*, "reter"). O retináculo dos flexores recobre, no punho, o chamado túnel do carpo (cujo assoalho são os ossos do carpo), que contém diversos tendões flexores dos dedos e o nervo mediano. Qualquer fator que comprima o nervo nesse local leva à chamada *síndrome do túnel do carpo*.

As *aponeuroses* (do grego *apo*, "afastado" ou "originado", e *nevron*, "corda") são estruturas com a mesma composição dos tendões, mas laminares, em forma de leque, por vezes muito finas, porém muito resistentes, que ancoram os músculos em suas origens ou inserções ósseas. Podem ser consideradas "tendões achatados" e, assim como eles, são pouco vascularizadas.

Fáscias

As fáscias (do latim *fascia*, "banda" ou "fita") também são formações de TC que originam uma rede de tensão contínua cobrindo e conectando cada órgão, cada músculo e até mesmo cada nervo ou a fibra muscular mais fina do corpo humano. Diferentemente do que se acreditava previamente, a fáscia vai muito além de uma simples capa branca cobrindo uma estrutura mais nobre. Sabe-se, por exemplo, que a força promovida por unidades musculares motoras é transmitida para uma complexa rede formada pelas fáscias que, então, contribuem para converter a força em movimento corporal. Já se demonstrou, ainda, que a rigidez e a elasticidade das fáscias têm um papel importante em muitos movimentos balísticos do corpo humano. Assim, hoje é possível dizer que a distância a que um objeto será arremessado, a altura em que um indivíduo conseguirá saltar ou a distância que correrá não dependem apenas da contração muscular, mas também, em grande parte, do quanto a rede de fáscias garantirá esses movimentos.[46,47]

Do ponto de vista anatômico, podem ser classificadas em fáscias superficiais, viscerais e profundas (ou aponeuróticas) – estas últimas com maior densidade de fibras elásticas, o que lhes garante maior extensibilidade ou resiliência.

Vários distúrbios podem estar relacionados com as fáscias, podendo-se citar a *fasciíte plantar*, que se trata de um distúrbio muito prevalente no qual os principais achados histológicos compreendem degeneração mixomatosa, depósitos de cálcio e desorganização das fibras de colágeno.[48] Entretanto, na forma associada às espondiloartrites, há inflamação (infiltrado e hipervascularização) de sua êntese (vide adiante) no calcâneo como fenômeno fisiopatológico inicial.[49] A *doença de Dupuytren*, também chamada de fibromatose fascial palmar, decorre de proliferação e transformação de fibroblastos em miofibroblastos e de deposição anômala de colágeno na fáscia palmar.[50]

Ênteses

O local em que tendões, ligamentos, fáscias e cápsulas articulares se inserem nos ossos é chamado de *êntese* (do grego *énthesis*, "inserção"). O corpo humano adulto tem um pouco mais de 200 ossos, cerca de 650 músculos estriados esqueléticos e mais de 2.000 ênteses, que podem ser fibrosas ou fibrocartilaginosas. No primeiro grupo, o tendão se liga ao osso por meio de um TC fibroso denso, direta ou indiretamente via periósteo. Já nas ênteses de fibrocartilagem, pode-se identificar quatro zonas distintas, embora sem limites precisos entre elas: uma de tecido conjuntivo fibroso denso (contíguo com o tendão), uma de fibrocartilagem não calcificada, uma de fibrocartilagem calcificada e outra de osso (por sua vez, contíguo com o restante do osso).[36,51]

As ênteses devem ser consideradas um órgão (diferentes tecidos e células interagem-se fisiologicamente, desempenhando funções específicas), sede de fenômenos fisiopatogênicos iniciais de várias enfermidades, em especial das *espondiloartrites*.[52]

Vasos sanguíneos

Sua estrutura varia conforme o tipo de vaso estudado, seu calibre e sua localização dentro do sistema cardiovascular. Além do coração, fazem parte do sistema cardiovascular as artérias, os vasos capilares, as veias e os vasos linfáticos. Certas características histológicas desses vasos refletem requisitos funcionais distintos ou até mesmo alterações morfológicas adaptativas.[10]

Para resistirem ao fluxo pulsátil e às maiores pressões sanguíneas nas artérias, as suas paredes são geralmente mais espessas que as paredes das veias. A espessura da parede arterial diminui gradualmente à medida que os vasos se tornam menores, mas a proporção de espessura da parede para o diâmetro do lúmen torna-se maior.[10]

A parede dos vasos sanguíneos compõe-se por três camadas: a adventícia externamente, a camada média e a camada íntima internamente. Nas artérias normais, a íntima consiste em uma única camada de células endoteliais com TC subendotelial subjacente mínimo. É separada da camada média por uma membrana elástica densa chamada lâmina elástica interna. A camada média é composta por camadas concêntricas de fibras musculares lisas e quantidades variáveis de fibras elásticas, fibras de colágeno tipo III, proteoglicanos e glicoproteínas. O limite externo da camada média da maioria das artérias é uma lâmina elástica externa bem definida. A adventícia consiste em TC com fibras nervosas e os *vasa vasorum*.[3]

Com base em seu calibre e suas características estruturais, as artérias dividem-se em três tipos:

- Artérias grandes ou elásticas, incluindo a aorta e seus maiores ramos (subclávias, carótidas comuns, ilíacas)
- Artérias médias ou musculares, compreendendo outros ramos da aorta (artérias coronárias, mesentéricas e renais)
- Artérias pequenas (menos de aproximadamente 2 mm de diâmetro) e arteríolas (20 a 100 μm de diâmetro), localizadas dentro dos órgãos e tecidos.[10]

A quantidade relativa e a configuração dos componentes celulares e extracelulares na camada média diferem ao longo do sistema arterial em virtude das adaptações locais às necessidades mecânicas ou metabólicas. Nas artérias elásticas, a média é rica em fibras elásticas, o que torna possível que vasos como a aorta se expandam durante a sístole e o recuo durante a diástole, impulsionando o sangue pelo sistema vascular periférico. Nas artérias musculares, a média é composta predominantemente por células musculares lisas dispostas em espiral.

Os capilares compreendem locais de troca metabólica entre o sangue e os tecidos circundantes. São revestidos por uma única camada de células endoteliais, sem as demais camadas.

Em relação às artérias, as veias têm diâmetros maiores e paredes mais finas, sendo mais predispostas à dilatação e à fácil compressão.[10]

Vasculite é o termo utilizado para definir a inflamação da parede vascular, que pode afetar praticamente qualquer órgão. A maioria das vasculites envolve pequenos vasos, desde arteríolas até capilares ou vênulas, mas algumas se restringem a artérias de grande ou médio calibre. Como será visto nos Capítulos 27 e 28, há uma considerável sobreposição clínica e patológica nesses processos.[10]

Com a finalidade de iniciar o estudo a respeito da reumatologia, fez-se neste capítulo uma breve revisão sobre o sistema musculoesquelético. Nos próximos capítulos, o leitor encontrará informações sobre a avaliação dos pacientes com doenças reumáticas, assim como a fisiopatologia, as manifestações clínicas, os métodos diagnósticos e os diversos tratamentos dessas doenças.

REFERÊNCIAS BIBLIOGRÁFICAS

1. Seda H. A reumatologia no tempo de Hipócrates, Discórides e Galeno. In: Queiroz MV, Seda H (eds.). História da reumatologia. Porto Alegre: Kalligráphos; 2007.
2. Brasil. Acesso à informação. Disponível em: http://www.acessoainformacao.gov.br/. Acesso em: 09/10/2017.
3. Mills SE. Histology for pathologists. 4.ed. Philadelphia: Lippincott Williams & Wilkins; 2012.
4. Mescher A. Junqueira's basic histology: text and atlas. 13.ed. New York: McGraw-Hill Medical; 2013.
5. Standring S. Gray's anatomy: the anatomical basis of clinical practice. 40.ed. London: Churchill Livingstone; 2008.
6. Ross MH, Pawlina W. Histology: a text and atlas. 6.ed. Philadelphia: Lippincott Williams & Wilkins; 2010.
7. Abbas AK et al. Abbas, cellular and molecular immunology. 7.ed. Philadelphia: Saunders; 2011.
8. Walker JA et al. Innate lymphoid cells – How did we miss them? Nature Reviews Immunology. 2013;13:75.
9. Vita JA. Endothelial function. Circulation. 2011;124(25):e906-12.
10. Kumar V et al. Robbins & Cotran – Patologia: bases patológicas das doenças. 8.ed. Rio de Janeiro: Elsevier; 2010.
11. Datta HK et al. The cell biology of bone metabolism. Journal of Clinical Pathology. 2008;61(5):577-87.
12. Buckley CD et al. Fibroblasts regulate the switch from acute resolving to chronic persistent inflammation. Trends Immunol. 2001;22(4):199-204.
13. Buckley CD et al. Defining a role for fibroblasts in the persistence of chronic inflammatory joint disease. Annals of the Rheumatic Diseases. 2004;63(Suppl 2):ii92-5.
14. Kontoyiannis D, Kollias G. Fibroblast biology. Synovial fibroblasts in rheumatoid arthritis: leading role or chorus line? Arthritis Res. 2000;2(5):342-3.
15. Mathews CK et al. Carbohydrates: sugars, saccharides, glycans. In: Mathews CK et al. Biochemistry. 4.ed. Toronto: Pearson; 2013.
16. Michels H, Mengel E. Lysosomal storage diseases as differential diagnoses to rheumatic disorders. Current Opinion in Rheumatology. 2008;20(1):76-81.
17. Brasileiro Filho G. Bogliolo patologia. 8.ed. Rio de Janeiro: Guanabara Koogan; 2011.
18. Gogiel T, Bankowski E. New collagenous proteins: FACIT collagens, transmembrane collagens and multiplexins. Postepy Higieny i Medycyny Doswiadczalnej. 2001;55(1):133-56.
19. Ushiki T. Collagen fibers, reticular fibers and elastic fibers. A comprehensive understanding from a morphological viewpoint. Archives of Histology and Cytology. 2002;65(2):109-26.
20. Hakim AJ, Sahota A. Joint hypermobility and skin elasticity: the hereditary disorders of connective tissue. Clinics in Dermatology. 2006;24(6):521-33.

21. Martin E, Shapiro JR. Osteogenesis imperfecta: epidemiology and pathophysiology. Current Osteoporosis Reports. 2007;5(3):91-7.
22. Rosenbloom J. Elastin: relation of protein and gene structure to disease. Laboratory Investigation; a Journal of Technical Methods and Pathology. 1984;51(6):605-23.
23. Abrahamsohn P. Tecido conjuntivo. Junqueira e Carneiro – Histologia básica: texto e atlas. 13.ed. Rio de Janeiro: Guanabara Koogan; 2017.
24. Park DA et al. Symptomatic myelopathy caused by ossification of the yellow ligament. Korean Journal of Spine. 2012;9(4):348-51.
25. Rodriguez A et al. Revisiting the adipocyte: a model for integration of cytokine signaling in the regulation of energy metabolism. American Journal of Physiology Endocrinology and Metabolism. 2015;309(8):E691-714.
26. Kershaw EE, Flier JS. Adipose tissue as an endocrine organ. The Journal of Clinical Endocrinology and Metabolism. 2004; 89(6):2548-56.
27. Kraus VBBF et al. Call for standardized definitions of osteoarthritis and risk stratification for clinical trials and clinical use. Osteoarthr Cartil. 2015;23(8):1233-41.
28. Larsen PR et al. Williams textbook of endocrinology. 12.ed. Oxford: Elsevier; 2011.
29. Kular J et al. An overview of the regulation of bone remodelling at the cellular level. Clinical Biochemistry. 2012;45(12):863-73.
30. Martin TJ et al. Molecular mechanisms in coupling of bone formation to resorption. Critical Reviews™ in Eukaryotic Gene Expression. 2009;19(1):73-88.
31. Geusens P, Lems WF. Osteoimmunology and osteoporosis. Arthritis Research & Therapy. 2011;13(5):242.
32. Gardner DG, Shoback D. Greenspan's basic e clinical endocrinology. 9.ed. New York: McGraw-Hill; 2011.
33. Lafforgue P. Pathophysiology and natural history of avascular necrosis of bone. Joint, bone, spine. Revue du Rhumatisme. 2006;73(5):500-7.
34. Chal J, Pourquie O. Making muscle: skeletal myogenesis in vivo and in vitro. Development. 2017;144(12):2104-22.
35. Guyton AC, Hall JE. Guyton & Hall – Tratado de fisiologia médica. 12.ed. Rio de Janeiro: Elsevier; 2011.
36. Moore KL. Anatomia orientada para a clínica. 6.ed. Rio de Janeiro: Guanabara Koogan; 2011.
37. O'rahilly GG. Anatomia – Estudo regional do corpo humano: métodos de dissecação. 4.ed. Rio de Janeiro: Guanabara Koogan; 1978.

38. Nagaraju K, Lundenberg IE. Inflamatory diseases of muscle and other myopathies. In: Firestein GS et al. (eds.). Textbook of rheumatology. 8.ed. Oxford: Elsevier; 2012. p. 1353-80.
39. Cruz-Jentoft AJ et al. Sarcopenia: European consensus on definition and diagnosis: Report of the European Working Group on Sarcopenia in Older People. Age and Ageing. 2010; 39(4):412-23.
40. Lippert LS. Cinesiologia clínica e anatomia. 4.ed. Rio de Janeiro: Guanabara Koogan; 2008.
41. Garcia PA. Sarcopenia, mobilidade funcional e nível de atividade física em idosos ativos da comunidade. [Dissertação de Mestrado.] Belo Horizonte: UFMG; 2008.
42. Bohannon RW. Hand-grip dynamometry predicts future outcomes in aging adults. Journal of Geriatric Physical Therapy. 2008;31(1):3-10.
43. Sá Pinto AL et al. Exercício físico nas doenças reumáticas. São Paulo: Sarvier; 2011.
44. Carvalho MAP et al. Artrite reumatoide. In: Carvalho MAP et al. (eds.). Reumatologia: diagnóstico e tratamento. 3.ed. Rio de Janeiro: Guanabara Koogan; 2008.
45. Orr C et al. Synovial tissue research: a state-of-the-art review. Nature Reviews Rheumatology. 2017;13(8):463-75.
46. Schleip R et al. Fascia: the tensional network of the human body: Churchill Livingstone: Elsevier; 2012.
47. Findley TW. Fascia research from a clinician/scientist's perspective. International Journal of Therapeutic Massage & Bodywork. 2011;4(4):1-6.
48. Lareau CR et al. Plantar and medial heel pain: diagnosis and management. The Journal of the American Academy of Orthopaedic Surgeons. 2014;22(6):372-80.
49. McGonagle DMO et al. Histological assessment of the early enthesitis lesion in spondyloarthropathy. Annals of the Rheumatic Diseases. 2002;61:534-7.
50. Black EM, Blazar PE. Dupuytren disease: an evolving understanding of an age-old disease. The Journal of the American Academy of Orthopaedic Surgeons. 2011;19(12):746-57.
51. Mcgonagle D, Benjamin M. Enthesitis and entesopathy. Disponível em: http://enthesis.info/. Acesso em: 12/10/2017.
52. McGonagle D et al. The concept of a "synovio-entheseal complex" and its implications for understanding joint inflammation and damage in psoriatic arthritis and beyond. Arthritis and Rheumatism. 2007;56(8):2482-91.

2 Etiopatogênese das Doenças Reumáticas

Luís Eduardo Coelho Andrade • Antonio J. L. Ferrari •
Charlles Heldan de Moura Castro • Sandro Félix Perazzio

INTRODUÇÃO

O rápido progresso no conhecimento dos mecanismos celulares e moleculares que regulam as atividades dos sistemas imunológico, ósseo e articular possibilita elucidar progressivamente a fisiopatologia das doenças reumáticas. Entretanto, hoje, a etiologia e a patogenia da maior parte dessas enfermidades são ainda obscuras e as evidências atuais sugerem uma heterogeneidade dos mecanismos envolvidos. A crescente disponibilidade de novos agentes terapêuticos, químicos ou biológicos é reflexo do progresso no conhecimento imunológico. Felizmente, ações não esperadas de alguns agentes terapêuticos têm contribuído de modo relevante para o entendimento fisiopatológico. Portanto, o progresso conjugado dos conhecimentos sobre fisiopatologia e das alternativas terapêuticas é fundamental para modificar o panorama atual de classificação nosológica imperfeita e de terapêutica não satisfatória das doenças reumáticas.

As dificuldades quanto à classificação e à definição fisiopatológica das doenças reumáticas autoimunes derivam parcialmente da complexidade e das peculiaridades do sistema imunológico, que foge ao tradicional paradigma de um órgão sólido, espacialmente delimitado e com funções mecanicamente definidas. Com propriedades tão complexas, como as do sistema nervoso central, de percepção de estímulos, processamento de informação e resposta efetora, o sistema imunológico não tem seus elementos celulares ligados fisicamente por conexões estáticas; ao contrário, estão dispersos e em trânsito entre os órgãos linfoides, os diversos tecidos e a corrente sanguínea. Suas interações se dão mediante contatos celulares probabilísticos e interações com uma miríade de mediadores humorais de ação parácrina ou autócrina.[1]

Os componentes do sistema imunológico são bastante dinâmicos quanto ao fenótipo e ao genótipo. Linfócitos são gerados aos milhões e restritos a um rigoroso processo de seleção, ao qual apenas uma minoria sobrevive, e, ainda assim, como célula intermediária, sofrendo um amplo processo de transformação fenotípica (p. ex., diferenciação em Th1, Th2, Th17, T_{reg}) e genotípica (p. ex., mutação somática de linfócitos B na maturação da resposta humoral).[2] Sob um processo contínuo de remodelagem e sintonia fina, que exige elevada plasticidade e dinamismo, o sistema imunológico precisa ainda se adaptar aos produtos da civilização industrial, que representam uma variedade de elementos antigênicos filogeneticamente inéditos, tornando a situação mais complexa.

O primeiro conjunto de estratégias desenvolvido pelo sistema imunológico, ao longo da evolução filogenética, foi a resposta imune não específica, ou natural, mediada por fagócitos, lisozima, sistema complemento, *toll-like receptors* (TLR), proteínas de fase aguda, *pathogen-associated molecular patterns* (PAMP) e *damage-associated molecular patterns* (DAMP). Embora extremamente eficazes e essenciais, esses mecanismos têm limitações, sobretudo por não apresentarem um potencial adaptável a repetidos estímulos.[1,3] O desenvolvimento do sistema imunológico adaptativo consistiu em uma aquisição dos animais vertebrados, sendo mediado por linfócitos e seus produtos solúveis: anticorpos e citocinas. Essa nova estratégia possibilita respostas amplificadas, extremamente potentes e dirigidas especificamente contra alvos determinados. Além disso, é capaz de reter a informação de um estímulo prévio, processo denominado "memória imunológica", resultando em uma resposta ainda mais eficaz quando de uma reexposição. Há uma ampla integração entre as vertentes inata e adaptativa do sistema imunológico, e alterações no sistema inato podem ser responsáveis por distúrbios do sistema adaptativo compatíveis com algumas das enfermidades, denominadas autoimunes.[4]

Um pré-requisito fundamental do sistema imunológico adaptativo refere-se à capacidade de discriminação precisa entre antígenos próprios e antígenos estranhos, o que lhe torna possível ignorar os antígenos próprios e eliminar os estranhos. O não reconhecimento de antígenos próprios denomina-se "tolerância imunológica", e distúrbios nesse processo podem favorecer situações de autoimunidade.

Na primeira metade do século 20, acreditava-se, segundo as teorias de Erlich e Burnet, que o sistema imunológico saudável não dispunha de qualquer elemento, anticorpo ou linfócito, capaz de reconhecer antígenos próprios, pensamento sintetizado na expressão *horror autotoxicus*. Sabe-se hoje, entretanto, que algum grau de autoimunidade se dá em indivíduos sadios, provavelmente desempenhando um importante papel imunorregulador. Os autoanticorpos ditos naturais são imunoglobulinas com multirreatividade e baixa afinidade, que ocorrem sem pré-imunização na maioria dos indivíduos saudáveis, principalmente nas vidas fetal e neonatal.[5] Estudos em camundongos demonstraram uma nova população de células B, denominadas B1. Diferentemente das células B2 convencionais, essa linhagem se localiza preferencialmente nas cavidades celômicas[6] e espontaneamente secreta imunoglobulinas "naturais" geradas na ausência de imunização.[7] A ocorrência e a imunofenotipagem dessas células em humanos ainda necessita de esclarecimentos adicionais, entretanto se conjectura que estejam possivelmente associadas à produção dos anticorpos naturais desde idades gestacionais.[8] Algumas características diferenciam os autoanticorpos naturais daqueles observados em doenças autoimunes, os denominados autoanticorpos patológicos (Tabela 2.1). Deve-se salientar que a designação "autoanticorpos patológicos" não implica necessariamente que os sejam patogênicos, mas sim que não ocorrem em indivíduos sadios. Entre os elementos autorreativos, há ainda os anticorpos anti-idiótipo, imunoglobulinas voltadas contra a parte variável e, portanto, individual, de outras imunoglobulinas, constituindo uma intrincada rede interativa. Finalmente, em indivíduos sadios, há uma parcela de linfócitos T que reconhecem determinantes das moléculas do complexo principal de histocompatibilidade (CPH), tornando-se responsáveis pelo fenômeno de reação mista de linfócitos autólogos.

Esse baixo nível de autoimunidade fisiológica pode ser transitoriamente exacerbado, sobretudo quando o sistema imunológico, se encontra sobrecarregado ou quando ocorre exposição de autoantígenos em contextos patológicos. Exemplos típicos são o desenvolvimento de autoanticorpos patológicos durante processos infecciosos e neoplásicos. É frequente, por exemplo, o aparecimento de diversos autoanticorpos em pacientes infectados pelo HIV, na endocardite bacteriana subaguda, na malária, na hanseníase virchowiana e na mononucleose infecciosa.[9] Após o infarto do miocárdio, desenvolvem-se autoanticorpos contra constituintes cardíacos, que provavelmente têm um papel na depuração dos antígenos derivados do tecido lesado. Em todas essas condições, entretanto, a exacerbação do potencial autoimune, além de ter pequena amplitude, é reversível após a erradicação do agente estressor do sistema imunológico. Já nas doenças autoimunes, o distúrbio tem maior dimensão e natureza crônica. O desafio, portanto, consiste no entendimento dos motivos e dos mecanismos pelos quais o processo autoimune fisiológico foge ao controle homeostático.

IMUNOPATOLOGIA

O paradigma de autoimunidade não compreende a única via imunopatológica associada às doenças reumáticas. Na verdade, parte dos processos reumáticos representa uma função de efeito colateral de uma resposta imune apropriada a um agente externo. Por exemplo, a resposta contra antígenos do vírus da rubéola, quando assestados na sinóvia, pode causar artrite diretamente mediada por anticorpos antirrubéola; na fase prodrômica da hepatite B, a deposição de imunocomplexos possibilita quadros de artrite, erupção cutânea e nefrite; e, ainda, a resposta imune celular à *Mycobacterium tuberculosis* pode levar à artrite destrutiva. Esses exemplos representam os mecanismos II, III e IV de Gel e Coombs, respectivamente, não podendo ser considerados uma reação autoimune.

Conceitualmente, acredita-se que as doenças autoimunes sejam ocasionadas por alguma disfunção nos mecanismos

de manutenção da tolerância imunológica. Por isso, é interessante conhecer os diversos mecanismos que operam no seu desenvolvimento e manutenção (Tabela 2.2). Um dos mais importantes, sobretudo nas vidas fetal e neonatal, se dá nos compartimentos centrais do sistema imunológico, timo e medula óssea. Trata-se da deleção de linfócitos imaturos que encontrem antígenos para os quais são reativos, um processo responsável pelo "aprendizado imunológico" do repertório de antígenos próprios.

No timo, as possíveis combinações de receptores de células T (TCR) são testadas aleatoriamente mediante as moléculas do CPH que contêm peptídios derivados de antígenos próprios. As células que não recebem sinal pelo TCR com intensidade suficiente não são estimuladas a se proliferar, estando, portanto, fadadas à morte por anergia. Aquelas que recebem estímulo muito forte são presumidamente autorreativas e, por conseguinte, sofrem apoptose. As células que recebem níveis moderados de estímulo por meio do TCR são positivamente selecionadas e se tornam células T efetoras, enquanto aquelas com sinais moderadamente elevados são positivamente selecionadas e se tornam células T reguladoras naturais (T_{reg}). Defeitos nesse processo de regulação fina (p. ex., na deficiência de AIRE) desviam o gradiente do sinal para a direita, alterando a intensidade deste dada às células e afetando a sobrevivência e a maturação das células T, o que, em última análise, altera a indução de tolerância delas. Mecanismos similares também governam a maturação da célula B e a indução da tolerância pela sinalização via receptores de células B (BCR). Portanto, são dissolvidas as células que não reconhecem de forma alguma os complexos CPH-peptídio e as que apresentam grande afinidade por essas estruturas. Apenas a minoria é poupada e selecionada, ou seja, as células com baixa afinidade com os complexos CPH-peptídio (Figura 2.1).[10] Estes são clones úteis,

Tabela 2.2 Mecanismos de tolerância imunológica.

Mecanismo	Célula-alvo	Observação
Deleção clonal	Células B e T imaturas	Predominante no timo e na medula óssea
Anergia clonal	Células B e T maduras	Ausência do efeito adjuvante
Células T reguladoras	Células B e T	T_{reg}, Tr1, Th3, T CD8⁺ Qa-1 dependente, TCD8⁺ CD28⁻, células NKT e células T gama/delta
Veto T	Célula T CD8⁺	Pode causar anergia ou deleção
Rede idiotípica	Células T e B	Modelo de integração do sistema imunológico
Antígenos multivalentes	Célula B	Induz anergia
Antígeno T-dependente sem célula T auxiliadora	Célula B	Menor frequência de células T autorreativas que de células B autorreativas
Antígeno T-dependente sem célula apresentadora profissional	Célula T	Ausência do efeito adjuvante; imunidade inata
Excesso de Ag T-independente	Célula B madura	Apropriado para autoantígenos abundantes (exaustão clonal)
Sequestro de antígeno	Células T e B	Antígenos expressos em locais inacessíveis a células do sistema imunológico

Tabela 2.1 Autoanticorpos naturais e patológicos.

Característica	Naturais	Patológicos
Concentração sérica	Baixa	Alta
Avidez/afinidade	Baixa	Alta
Especificidade antigênica	Polirreativos	Específicos
Classe isotípica	Predomina M	Predomina G
Derivação gênica	Germinativa	Mutação somática

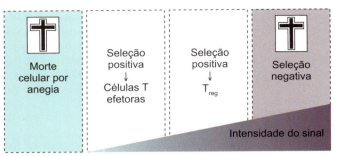

Figura 2.1 Modelo esquemático que mostra o papel da intensidade do sinal dado ao TCR durante o desenvolvimento e a indução de tolerância da célula T. Adaptada do modelo do Prof. Dr. Troy Torgerson, Universidade de Washington.

pois, embora não apresentem potencial autorreativo expressivo, podem reagir fortemente a eventuais peptídios estranhos das moléculas do CPH. Na medula óssea, ocorre um processo similar em relação aos linfócitos B.[11]

A grande importância da deleção clonal central pode ser apreciada ao analisar uma rara imunodeficiência primária, denominada *autoimmune polyendocrinopathy candidiasis ectodermal dystrophy* (APECED), uma condição de herança autossômica recessiva que se caracteriza por destruição inflamatória autoimune de diversas glândulas, infecções recorrentes e extensas por *Candida* e manifestações distróficas da epiderme. A causa consiste na anormalidade do gene regulador da autoimunidade (*AIRE*), cuja proteína promove a expressão no timo de proteínas dos diversos tecidos do organismo. Dessa maneira, os timócitos em formação podem ser expostos a essas proteínas e sofrer a adequada seleção negativa. Na ausência de função adequada do gene *AIRE*, numerosos clones autorreativos escapam para a periferia e propiciam o extenso processo autoimune característico da síndrome.[12]

O processo de seleção clonal central é importante, mas insuficiente, pois, em geral, há clones autorreativos na circulação periférica, seja por mutação *a posteriori*, seja por escaparem ao processo de deleção. Além disso, antígenos próprios novos aparecem ao longo da vida, como na puberdade. Assim, há necessidade de diversos processos adicionais de manutenção da tolerância em nível periférico (ver Tabela 2.2). Alguns desses mecanismos estão firmemente estabelecidos, como a anergização periférica de clones autorreativos. Quando um linfócito encontra o antígeno relevante, dá-se o primeiro sinal para ativação. Para que se complete a ativação, é necessário o segundo sinal, fornecido pela interação de moléculas coestimuladoras das células apresentadoras de antígenos (CD80/CD86 na superfície das células dendríticas e macrófagos) e dos próprios linfócitos (CD28). Para exercer sua função, as células apresentadoras de antígenos também necessitam estar ativadas, o que ocorre por ação de citocinas em locais onde há algum processo inflamatório em curso. Na ausência do segundo sinal provido por células apresentadoras de antígeno ativadas, os linfócitos não são ativados e entram em anergia. Linfócitos anergizados continuam viáveis, mas não conseguem ser ativados. Este é um paradigma básico da tolerância periférica, pois, na maioria das circunstâncias em que um linfócito encontra um possível autoantígeno ao qual possa reagir, esse encontro se dará em condições não inflamatórias e será, portanto, anergizado.[1]

Nos últimos anos, tem-se reconhecido o importante papel das células T, que exercem efeito regulador ou supressor em nível periférico. Entre essas células, é possível destacar o papel das T_{reg}, Tr1, Th3, T CD8$^+$ Qa-1 dependente, TCD8$^+$ CD28$^-$, células NKT e células T gama/delta.[13] As T_{reg} correspondem a 5 a 10% das células T CD4 periféricas, consideradas as células imunorreguladoras mais importantes (Figura 2.2). Caracterizam-se fenotipicamente como CD4$^+$ CD24^{HIGH} e CD127^{LOW}, mas seu marcador mais específico é o transcrito do gene *FoxP3* (*scurvin*), o qual consiste em um fator de transcrição intranuclear.

Adicionalmente, seu fenótipo é também expressão de CTLA-4, GITR (*glucocorticoid-induced TNF receptor*), HLA-DR, RO45, CD122, CD-40, PD-1, CD95 e granzima34 B. Exercem efeito supressor antígeno-específico sobre células T mediante mecanismos variados, mas ainda não inteiramente elucidados e que incluem a expressão de CLTA-4 na membrana, a secreção de granzima B e TGF-beta, bem como a supressão da expressão de interleucina (IL)-2 nas células-alvos. Em todas essas instâncias, parece haver a necessidade de contato da célula T_{reg} com a célula-alvo. O gene *FoxP3* é crucial para o desenvolvimento das células T_{reg}, e sua deficiência condiciona um fenótipo característico em modelos experimentais e humanos. A síndrome de desregulação imune, poliendocrinopatia e enteropatia ligada ao X (IPEX) é causada por deficiência do gene *FoxP3* e caracteriza-se por distúrbio autoimune que afeta múltiplos órgãos, principalmente glândulas, com desenvolvimento de extenso processo inflamatório intestinal, alergia e doença inflamatória dos vasos.[14] Esses pacientes têm déficit no desenvolvimento das T_{reg} e consequente defeito na função imunorreguladora, sendo induzido um estado de hiperativação das células T, que se tornam reativas contra autoantígenos, bactérias comensais do intestino e antígenos ambientais inócuos.

Diversos estudos têm demonstrado alterações quantitativas e funcionais nas células T_{reg} em várias doenças reumáticas autoimunes, incluindo lúpus eritematoso sistêmico (LES), artrite reumatoide, doença mista do tecido conjuntivo, síndrome de Sjögren, doença de Kawasaki e granulomatose com poliangiite. Em virtude da existência de variados painéis de marcadores de superfície para a imunofenotipagem dessa subpopulação, os achados ainda não são conclusivos e não está estabelecido se as alterações encontradas são primárias ou se representam alterações secundárias aos distúrbios imunológicos primários nessas enfermidades. Esse é um terreno fértil, pois as T_{reg} e as demais células imunorreguladoras têm muito efeito sobre a autoimunidade e, portanto, representam um potencial alvo para intervenção terapêutica e modulação do sistema imunológico.

Falhas em um ou mais mecanismos de manutenção da tolerância poderiam contribuir para desvios da autoimunidade fisiológica e para a instalação de processos autoimunes patológicos. A seguir, estão relacionadas algumas teorias e evidências experimentais.[1,15]

Efeito adjuvante e contexto imunológico

Efeito adjuvante refere-se à propriedade de algumas substâncias ou misturas biológicas de aumentar a resposta imune a determinado imunógeno. Atualmente, sabe-se que boa parte do efeito adjuvante decorre de alterações no contexto imunológico, principalmente no recrutamento e na ativação de células apresentadoras de antígeno. Essa ativação é ocasionada por um processo inflamatório resultado dos mecanismos imunológicos inatos, compreendendo um importante elo entre as imunidades inata e adquirida.

Possivelmente, estímulos exógenos conseguem envolver determinados autoantígenos em contexto inflamatório adequado à evocação de uma resposta autoimune. Essa situação

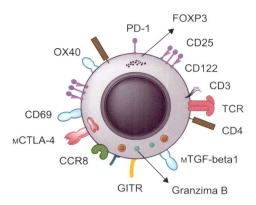

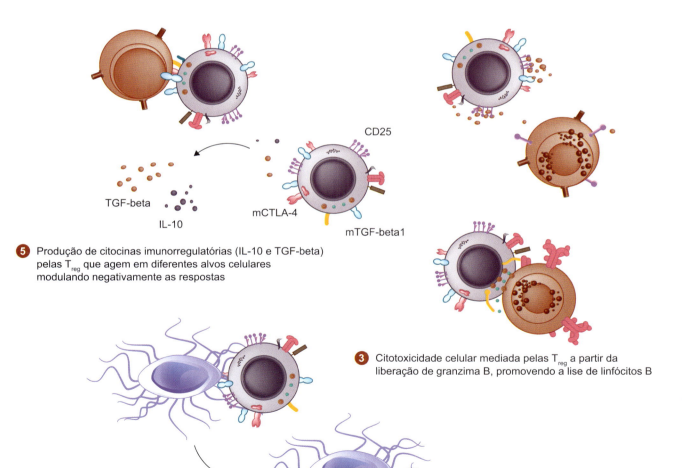

1 Indução de supressão mediada pelas T_reg, a partir do contato do TGF-beta e CTLA-4 de membrana com os respectivos ligantes na célula T respondedora

2 Competição por fatores de crescimento. As T_reg competem pela IL-2, que seria necessária para a ativação da célula respondedora morta por apoptose

5 Produção de citocinas imunorregulatórias (IL-10 e TGF-beta) pelas T_reg que agem em diferentes alvos celulares modulando negativamente as respostas

3 Citotoxicidade celular mediada pelas T_reg a partir da liberação de granzima B, promovendo a lise de linfócitos B

4 A indução de supressão a partir da regulação da expressão de moléculas coestimulatórias (CD80 e CD86) em células dendríticas

Figura 2.2 Célula T reguladora natural (T_reg). Marcadores fenotípicos característicos e mecanismos de ação.

ocorre provavelmente pela infecção viral de determinados órgãos, cujas células – sob influência de interferon (IFN) tipo I – aumentam a expressão de moléculas do CPH de classe I e passam a expressar moléculas de classe II. Dessa maneira, essas células passam a se comportar como apresentadoras de antígenos e podem mostrar antígenos próprios em um contexto imunológico não habitual. Esse tipo de alteração na expressão de moléculas do CPH tem sido verificado em: células beta de ilhotas de Langerhans; diabetes melito insulinodependente; células acinares tireoidianas, na tireoidite de Hashimoto; sinoviócitos B, na artrite reumatoide; queratinócitos, no lúpus discoide; e epitélio glandular salivar, na síndrome de Sjögren.

Ainda, é interessante destacar a notável superposição de genes envolvendo sinalização, produção e resposta do IFN tipo I em pacientes lúpicos: a chamada assinatura do IFN no LES. Há indícios de que a desregulação crônica em segmentos da imunidade inata, representados por essa citocina, desempenhe um papel central na patogênese da doença.[16] Uma importante contribuição para elucidação do elo entre imunidade inata e adquirida foi a descoberta dos TLR, receptores específicos para sequências moleculares típicas de microrganismos.[17] Esses receptores possibilitam a ativação da imunidade inata após contato com agentes exógenos e viabilizam a integração de linfócitos T e B à resposta imunitária. Vários TLR têm especificidade para ácidos nucleicos, inclusive autoantígenos, como DNA e snRNA.

Deficiência de depuração de imunocomplexos e células apoptóticas

O funcionamento normal do sistema imunológico, pressupõe a formação de imunocomplexos circulantes ao longo da resposta humoral aos diversos agentes externos. Esses imunocomplexos são depurados pelo sistema macrofágico endotelial e, para tal, receptores específicos e componentes do sistema complemento participam ativamente, em especial o C1q. Esses mesmos elementos são importantes para a remoção de débris celulares e corpos apoptóticos circulantes. Há evidência de que a deficiência na função de depuração de imunocomplexos e corpos apoptóticos possa favorecer a exposição de autoantígenos em condições propícias ao desenvolvimento de autoimunidade.[18]

Os receptores para fração Fc de IgG (FcgamaR) ligam-se com alta avidez à fração Fc de IgG complexada ao antígeno e internalizam os imunocomplexos em células do sistema macrofágico endotelial. Existem cinco tipos de FcgamaR (FcgamaRI, FcgamaRIIa, FcgamaRIIb, FcgamaRIIIa e FcgamaRIIIb), com distintos perfis de ligação a subtipos de IgG e distribuição peculiar nos diversos grupos celulares. Alguns desses FcgamaR apresentam polimorfismo gênico, com variação funcional na capacidade de depuração de imunocomplexos. Nesses casos, a forma menos eficiente do FcgamaR tende a se associar a maior suscetibilidade ao desenvolvimento de determinadas enfermidades autoimunes, principalmente o LES. Um bom exemplo dessa situação é o FcgamaRIIa, que apresenta um polimorfismo pontual na posição 127, que condiciona a substituição de uma valina por uma fenilalanina (V/F). A variante F é menos eficiente na depuração de imunocomplexos e está consistentemente associada à maior suscetibilidade ao lúpus em diferentes etnias e à maior frequência de nefrite nesses pacientes.

O sistema complemento também participa ativamente da remoção de imunocomplexos e corpos apoptóticos circulantes. As principais frações envolvidas são C1q, C2 e C4. Coerentemente, a deficiência congênita desses elementos está associada à suscetibilidade ao desenvolvimento de LES, entre os quais tem maior peso o C1q, cuja deficiência homozigótica acarreta 90% de chance de desenvolvimento da doença. A associação da deficiência de C4 com o LES é particularmente interessante e uma das mais estudadas, uma vez que os genes que codificam C4A e C4B podem apresentar variação no seu número de cópias entre os indivíduos.[19]

Estudos em diversas populações observaram associação entre LES e baixo número de cópias do gene *C4A*.[20-22] A base fisiológica para essa associação com o genótipo nulo do *C4A*, mas não do *C4B*, ainda é incerta. Entretanto, parece estar associada ao fato de que o produto do gene *C4A* é especialmente importante na solubilização e no processamento de imunocomplexos, enquanto o do *C4B* tem papel preponderante na opsonização de patógenos.

As imunoglobulinas também são importantes mediadores para a depuração de imunocomplexos, células apoptóticas e patógenos. Portanto, seria esperado que as deficiências primárias de anticorpos expusessem o indivíduo a uma sobrecarga desses antígenos e favorecessem uma resposta imune aumentada, bem como a ativação crônica de linfócitos. A deficiência seletiva de IgA é a imunodeficiência mais comum, cuja existência está amplamente associada à autoimunidade, em especial a doença celíaca. Entretanto, diabetes melito insulinodependente, miastenia grave, doença de Crohn, tireoidite autoimune, LES, artrite idiopática juvenil e artrite reumatoide (2 a 4% dos pacientes) já foram relatados com maior frequência em indivíduos com deficiência de IgA que na população não afetada.[23] Recentemente, uma série com 72 pacientes portadores de LES juvenil demonstrou a existência de algum grau de imunodeficiência em 19 desses pacientes (26,3%), sendo 10 deles (52,6%) com alguma deficiência primária de anticorpos (três com deficiência seletiva de IgA, três com deficiência de IgM e quatro com deficiência de IgG_2).[24] Posteriormente, uma coorte com 300 pacientes adultos portadores de LES demonstrou estados similares à imunodeficiência em 86 (29%) pacientes, sendo 24 (8%) com baixos níveis de IgM, 40 (12%) com baixos níveis de IgG_2, 24 (8%) com baixos níveis de IgG_3 e 3 (1%) com deficiência seletiva de IgA.[25] Ainda, foram evidenciados dois pacientes (0,66%) deficientes em C2 e uma paciente portadora heterozigótica do gene da doença granulomatosa crônica (DGC).

A DGC consiste em uma imunodeficiência associada ao déficit na função fagocitária resultante da incapacidade de produção de radicais livres de oxigênio, que, por sua vez, são fundamentais para a destruição, o processamento e a depuração de antígenos.

Mimetismo molecular

Nesse modelo, um agente externo apresentaria antígenos com peculiar semelhança molecular com antígenos próprios, de modo que, ao montar uma resposta contra o agente externo, o sistema imunológico, reagiria também contra constituintes do próprio organismo. Por definição, as proteínas envolvidas no mimetismo molecular não têm função análoga. Existem vários exemplos de semelhança entre sequências de aminoácidos de proteínas humanas e sequências de outras proteínas encontradas na natureza (Tabela 2.3).

Em alguns casos, foram demonstrados anticorpos com reatividade cruzada para o autoantígeno e a proteína microbiana. Um exemplo bem aceito desse modelo é a febre reumática, na qual anticorpos contra a proteína M da cápsula de estreptococo reagem contra epítopos da miosina, tropomiosina e

Tabela 2.3 Mimetismo molecular em doenças autoimunes.

Doença	Proteínas humanas-alvo	Agente infeccioso e proteína com sequência homóloga
Febre reumática	Miosina e proteína do sarcolema cardíaco	Estreptococo beta-hemolítico do grupo A – proteína M
Glomerulonefrite difusa aguda	Vimentina	Estreptococo piogênico tipo 1 – proteína M
Doença celíaca	Gliadina A do glúten	Adenovírus tipo 12 – proteína E1b precoce
Espondilite anquilosante e síndrome de Reiter	HLA-B27	*Klebsiella pneumoniae* – redutase da nitrogenase bacteriana
Lúpus eritematoso sistêmico	Peptídio D do complexo Sm	Retrovírus – proteína p24 gag
Artrite reumatoide	Proteína central da cartilagem	*Mycobacterium tuberculosis* – proteoglicano da parede celular
Artrite reumatoide	Epítopo compartilhado* de HLA-DRB1	Vírus Epstein-Barr – glicoproteína 110
Miastenia *gravis*	Receptor de acetilcolina	Poliovírus – proteína VP2 de capsídio
Esclerose sistêmica	DNA topoisomerase I (Sc1-70)	Retrovírus – proteína gag p30
Esclerose múltipla	Proteína mielina básica	Vírus Epstein-Barr, vírus da hepatite B – DNA polimerase viral

*Epítopo compartilhado: sequência de aminoácidos (Lys, Lys, Glu, Gln, Arg, Arg, Ala, Ala) referentes aos resíduos 67-74 da cadeia HLA-DRB1, presente nos alelos associados à artrite reumatoide (DRB1*0101, *0401, *0404, *0408 e *1401).

de proteínas do sarcolema cardíaco. Em alguns casos, parece haver mimetismo molecular com produtos derivados de retrovírus endógenos, já incorporados ao próprio genoma.[26] Entretanto, para a maior parte dos casos não está completamente demonstrado que o mimetismo molecular seja responsável pelo processo autoimune em questão.

Imunização com antígeno heterólogo

Trata-se de um mecanismo parecido com o anterior, mas aqui o sistema imunológico, reagiria contra um antígeno próprio e de função análoga à de um antígeno heterólogo ao qual tenha sido exposto. Um exemplo compreende a tireoidite autoimune experimental, desencadeada pela imunização de camundongos com tiroglobulina heteróloga.

Um caso particular e intrigante são as *heat shock proteins* (HSP), proteínas extremamente conservadas entre as diversas espécies cuja síntese aumenta por estímulo nocivo para as células (calor, anoxia, depleção de nutrientes). A HSP-65 de *Mycobacterium tuberculosis* tem mais de 60% de homologia com algumas espécies de HSP humanas. Em modelos experimentais semelhantes à artrite reumatoide (artrite por adjuvante e artrite por parede de estreptococo), desenvolvem-se linfócitos T reativos à HSP-65, capazes de transferir a enfermidade a animais sadios, enquanto a imunização prévia com HSP-65 protege os animais de desenvolver artrite nos dois modelos.

Alguns pacientes com artrite reumatoide têm níveis elevados de anticorpos anti-HSP-65, especialmente no líquido sinovial. Como algumas das HSP de vários microrganismos são bastante parecidas entre si, poder-se-ia perpetuar esse mecanismo por diferentes espécies bacterianas, não havendo necessidade de um agente etiológico exclusivo.

Adulteração de antígenos próprios

Interação química de antígenos próprios com agentes farmacoquímicos, com produtos biológicos de agentes infecciosos ou mesmo com estímulos físicos (p. ex., radiação ionizante) pode ocasionar a formação de neoepítopos nos antígenos próprios, que passariam a ser alvo de resposta autoimune. Um exemplo desse mecanismo é dado por um modelo experimental, no qual a imunização com a proteína autóloga p53 conjugada a antígenos do vírus SV40 provocou autoanticorpos contra p53. Uma vez quebrada a tolerância, injeções da proteína p53 isolada foram suficientes para manter os níveis de autoanticorpos.

Alteração de valência de antígenos próprios

Em geral, os autoanticorpos naturais têm baixa avidez por antígenos próprios, mas, quando estes últimos se tornam agregados, podem ser reconhecidos com afinidade suficiente mesmo por autoanticorpos de baixa avidez, especialmente os de classe M, que são multivalentes. Essa situação ocorre com o fator reumatoide de classe M, que reage predominantemente com IgG agregada em imunocomplexos.

Ativação policlonal

Nesse caso, está bem demonstrada a existência de linfócitos B circulantes com especificidade para antígenos próprios em indivíduos normais. Em geral, a maior parte desses linfócitos está anergizada, ou seja, inoperante, mas, sob o estímulo de proliferação policlonal, podem passar a se expressar de forma significativa. Essa situação parece ocorrer durante a infecção aguda por vírus Epstein-Barr (EBV), um ativador policlonal de células B, na qual se detectam autoanticorpos séricos contra diversos antígenos próprios. Também no LES há ativação policlonal de células B, embora esse mecanismo pareça ser apenas coadjuvante na ampla desregulação imunitária característica dessa enfermidade.

Deficiência da função T supressora

O mecanismo de supressão mediado por células T pode ser genérico ou específico para determinado epítopo. Como discutido anteriormente, há vários subtipos linfocitários com função imunorreguladora, como células T_{reg}, Tr1, Th3, T CD8$^+$ Qa-1 dependente, TCD8$^+$ CD28$^-$, células NKT e células T gama/delta. A deficiência na função dessas células pode estar associada a desequilíbrios imunológicos compatíveis com doenças autoimunes. No ser humano, a deficiência do gene *FoxP3* condiciona a ausência de células T_{reg}, levando à síndrome IPEX (vide descrição anterior).[14]

Falhas nas vias bioquímicas envolvidas nos mecanismos de tolerância

Todos os mecanismos de tolerância dependem, em última instância, de vias bioquímicas específicas. Defeitos congênitos ou adquiridos em qualquer uma dessas vias poderiam proporcionar quebra da tolerância.[27] Um exemplo definitivo dessa eventualidade ocorre no camundongo MRL/*lpr*: o animal desenvolve espontaneamente um quadro linfoproliferativo disseminado, com múltiplos autoanticorpos e manifestações clínicas semelhantes às do LES. A razão desse desequilíbrio reside em um defeito do gene que codifica a proteína Fas/apo 1. Essa proteína está envolvida na mediação da apoptose, mecanismo de morte celular programada por meio do qual os linfócitos com potencial autorreativo são eliminados no timo.

Normalmente, cerca de 99% dos linfócitos que adentram o timo são eliminados por esse mecanismo. A correção desse defeito em camundongos MRL/*lpr* transgênicos, nos quais se inseriu o gene correto para a proteína Fas, impede o desenvolvimento da doença.

A contrapartida humana dessa condição refere-se à síndrome autoimune linfoproliferativa (ALPS), anteriormente denominada síndrome de Canale-Smith e caracterizada por linfoproliferação associada à diátese autoimune. A linfoproliferação é especialmente exuberante na infância e as manifestações autoimunes variam conforme a intensidade e a natureza, observadas em todas as idades. As principais manifestações autoimunes são plaquetopenia e anemia hemolítica, mas também é possível observar quadros compatíveis com LES, esclerose múltipla, síndrome de Sjögren e artrite reumatoide. O defeito gênico mais frequente nos quadros de ALPS é o defeito no gene de Fas, mas defeitos em outros genes da via da Fas de apoptose têm sido descritos, como no gene de Fas ligante, caspase 8 e caspase 10.

Ação de superantígenos

Determinadas moléculas de origem microbiana têm a capacidade de ligar moléculas do CPH de células apresentadoras de antígenos a determinadas cadeias V-beta do TCR de linfócitos T, promovendo a ativação destas independentemente da existência do antígeno para o qual tais células são específicas (Figura 2.3). Como vários clones diferentes de linfócitos T utilizam a mesma cadeia V-beta, tem-se que superantígenos podem ocasionar uma ativação simultânea de vários clones de células T, inclusive de clones autorreativos. Alguns superantígenos conhecidos incluem a enterotoxina estafilocócica e a proteína M de estreptococo. Um modelo de autoimunidade induzida por superantígenos se dá na encefalomielite autoimune experimental em camundongos. Nesse modelo, a maior parte dos linfócitos T autorreativos patogênicos expressa TCR V-beta8.2, que é ligante da enterotoxina estafilocócica B. Observou-se que esse superantígeno pode provocar recidiva da enfermidade experimental, provavelmente por ativação inespecífica dos clones autorreativos.

Anticorpo anti-idiótipo com atividade de autoanticorpo

Anticorpos anti-idiótipo reconhecem regiões hipervariáveis de imunoglobulinas, alguns deles reconhecendo exatamente a região de complementaridade ao antígeno e sendo, portanto, a imagem especular deste.[28] Se o antígeno original for semelhante ao ligante de um receptor da membrana celular (p. ex., uma glicoproteína viral), o anti-idiótipo também poderá ter a propriedade de se ligar a esse receptor, bloqueando ou estimulando a função celular em questão (Figura 2.4). O mecanismo foi demonstrado experimentalmente, em um modelo em que coelhos imunizados com anticorpos antiacetilcolina desenvolveram anticorpos anti-idiótipos que bloqueiam o receptor de acetilcolina, dando lugar a quadro semelhante ao da miastenia grave.

Exposição de antígeno sequestrado

Alguns antígenos existem em locais aos quais os elementos do sistema imunológico não têm acesso. Denominados antígenos sequestrados, são desconhecidos do sistema imunológico, que não teve oportunidade de "apreendê-los" como antígenos próprios. Se tal sistema biológico é perturbado de modo a expor esses antígenos, poderá haver uma resposta imune contra eles, que serão considerados antígenos estranhos. Essa situação parece ocorrer na oftalmite simpática, quando há uveíte autoimune no olho contralateral ao que sofreu a lesão traumática.

Alguns dos mecanismos anteriormente listados baseiam-se em evidências obtidas em modelos animais; portanto, sua participação nas enfermidades é ainda especulativa. Outros têm alguma contrapartida em humanos e, portanto, parecem desempenhar real papel na patogênese de algumas enfermidades. Há ainda que considerar que provavelmente alguns desses mecanismos de quebra de tolerância imunitária participem associadamente da desregulação imunitária que se observa em certas doenças reumáticas autoimunes humanas. É possível também que enfermidades fenotipicamente semelhantes apresentem mecanismos fisiopatológicos subjacentes distintos.

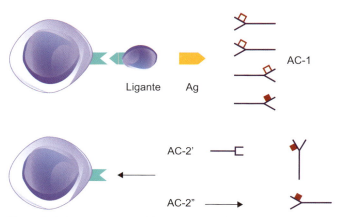

Figura 2.4 Anticorpos anti-idiótipo com atividade de autoanticorpo. Um antígeno estranho semelhante a um ligante endógeno pode gerar anticorpos (AC-1), que reconhecem o sítio de ligação do ligante. Anticorpos anti-idiótipo AC-2' reconhecem epítopos não relevantes ao sítio combinatório, e os anti-idiótipos AC-2" reconhecem epítopos correspondentes à região de complementaridade do primeiro anticorpo. AC-2" poderá se ligar ao receptor de membrana, bloqueando o ligante endógeno.

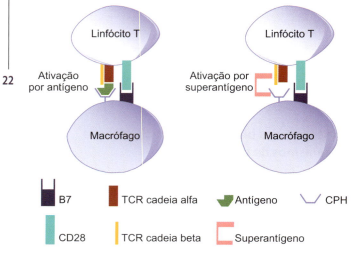

Figura 2.3 Ativação policlonal de linfócitos T por superantígenos, mostrando a necessidade de estímulo antigênico.

Por fim, é interessante refletir que nos processos classificados como autoimunes haveria resposta imunitária especificamente voltada contra antígenos próprios, o que envolveria uma quebra da tolerância imunológica. Esse conceito está bem fundamentado em algumas doenças autoimunes órgão-específicas, como a miastenia grave e o pênfigo foliáceo, em que autoanticorpos contra o receptor da acetilcolina e contra a desmogleína I, respectivamente, têm efeito patogênico direto. Para essas enfermidades, o desafio refere-se ao entendimento dos mecanismos de falha na tolerância imunológica. Em contrapartida, nas doenças reumáticas sistêmicas, não há evidência de que os autoanticorpos, em sua maioria, apresentem ação patogênica direta. Esse fato enfraquece o próprio conceito de autoimunidade para essas enfermidades e abre a possibilidade de que se trate, na verdade, de enfermidades inflamatórias sistêmicas, cuja fisiopatologia seja de natureza imunológica, mas não necessariamente ligada à quebra de tolerância imunológica.

LINFÓCITOS T E B

No cerne dos distúrbios subjacentes à autoimunidade, estão os linfócitos T e B. Nas últimas décadas, uma grande quantidade de informação vem se acumulando referente à função dessas células e aos distúrbios encontrados nas diversas doenças autoimunes. Serão apresentadas a seguir algumas das alterações mais significativas e consistentes.

Linfócitos T

Os linfócitos T são responsáveis pelo reconhecimento de fragmentos antigênicos processados e mostrados na intimidade de moléculas do CPH por células apresentadoras de antígenos. A partir desse reconhecimento, são ativados e proliferam, vindo a secretar diversas citocinas efetoras da resposta imune. Os linfócitos T CD4[+] têm também o papel de auxiliar linfócitos B na ativação e na proliferação após o contato com o antígeno. Já os linfócitos T CD8[+] têm também atividades citotóxica e supressora. Os linfócitos CD4[+] diferenciam-se em classes funcionais, conforme o ambiente de citocinas em que se encontram. As duas classes tradicionais são os linfócitos Th1 e Th2, que se distinguem pelo perfil de citocinas que secretam e pelas funções imunológicas em que estão envolvidos. As células Th1 caracterizam-se principalmente pela produção de grandes quantidades de INF-gama e IL-2, enquanto as células Th2 produzem IL-4, IL-5 e IL-13. Os linfócitos Th1 estão envolvidos nas respostas de hipersensibilidade tardia e na ativação de macrófagos, além de muito eficientes na eliminação de patógenos intracelulares. As células Th2 promovem a ação imune humoral, contribuindo para a maturação e a diferenciação de linfócitos B, o *switch* de classes, desencadeando a produção de imunoglobulina e a inflamação eosinofílica. Os linfócitos Th2 são importantes no combate aos patógenos extracelulares. Os linfócitos Th0 evoluem para a diferenciação Th1 ou Th2 ainda em um estágio inicial da ativação celular, e as citocinas do perfil Th1 ou Th2 direcionam para o desenvolvimento de uma via, inibindo a expressão do padrão oposto. Desse modo, uma vez polarizada a resposta imune para o padrão Th1, a via Th2 será inibida, e vice-versa.

As células Th1 são potencialmente pró-inflamatórias e têm sido associadas à indução e progressão de doenças autoimunes. Entretanto, camundongos transgênicos deficientes de INF-gama ou de seu receptor, via precípua de ação dos linfócitos Th1, não são protegidos do desenvolvimento de autoimunidade. Ao contrário, esses animais se apresentam até mesmo mais suscetíveis ao desencadeamento da autoimunidade. Essas observações levaram ao questionamento da importância das células Th1 na fisiopatologia de distúrbios autoimunes, abrindo perspectivas para a existência de um subtipo adicional de células T, distinto da subpopulação Th1, capaz de induzir inflamação tecidual e autoimunidade. Essa busca culminou na recente descoberta de um subtipo de linfócitos CD4 secretor de IL-17, denominado Th17. Esse subtipo origina-se de linfócitos Th0 quando expostos a IL-23 e IL-6.[29]

A população de linfócitos T de um dado indivíduo é bastante heterogênea em relação aos receptores para antígeno (TCR) e, normalmente, não há predomínio de clones de linfócitos T com TCR idêntico. Em algumas doenças autoimunes, essa situação pode estar alterada.[30] Assim, na artrite reumatoide, observam-se expansão oligoclonal e empobrecimento da diversidade do repertório de linfócitos T, tanto no sangue quanto na membrana sinovial.[31] Esses clones de linfócitos T apresentam características atípicas, como ausência da molécula de superfície CD28, um receptor essencial para a ativação de linfócitos T pelas células apresentadoras de antígeno. De modo interessante, diferentemente do esperado, essas células T deficientes de CD28 não se tornam anérgicas, mas são capazes de proliferação, de secreção de IFN-gama e de lise celular.[32] Dados indiretos sugerem que essas células são inerentemente autorreativas. Também no LES tem sido observada expansão de clones de linfócitos T, principalmente aqueles expressando genes da família Valfa-8, que resultam em cadeia TCR-alfa com alta afinidade por epítopos derivados de componentes da cromatina.[33] Esse dado está em sintonia com o fato de que pacientes lúpicos apresentam alta frequência de autoanticorpos contra diversos componentes da cromatina (DNA, histonas, complexo DNA-histona).

De fato, há evidência de oligoclonalidade e perda de diversidade no repertório de células T em doenças autoimunes. Isso foi claramente verificado em estudos demonstrando baixa porcentagem de linfócitos recém-egressos do timo no sangue periférico no LES e em outras doenças autoimunes.[34] Na última década, identificou-se um marcador de linfócitos T recém-egressos do timo que oferece uma medida indireta do grau de timopoese e, consequentemente, de diversidade de TCR nos linfócitos do sangue periférico. Esse marcador é representado pelos *T cell receptor excision circles* (TREC), pequenos círculos de DNA epissômico gerados durante o processo de rearranjo dos genes *TCR* para formação de unidades coerentes para transcrição. A maioria dos linfócitos recém-egressos do timo apresenta uma cópia de TREC, que, por ter localização epissômica (fora do genoma principal), não sofre duplicação durante a divisão celular. Assim, ao longo do processo de proliferação de células T, somente uma das células filhas herda a cópia de TREC. Portanto, a proporção de cópias de TREC em um *pool* de linfócitos T é diretamente proporcional ao ritmo de produção de novos linfócitos pelo timo e inversamente proporcional à taxa de proliferação periférica. Assim, uma baixa frequência de linfócitos portadores de TREC sinaliza que a maioria dos linfócitos analisados é fruto de proliferação periférica e, portanto, tende à menor diversidade de TCR e à maior oligoclonalidade (Figura 2.5).

Diversas alterações funcionais dos linfócitos T de pacientes com doenças autoimunes começam a ser compreendidas na medida em que se descrevem importantes anormalidades nas vias bioquímicas de sinalização transmembrana do estímulo resultante da interação entre o peptídio antigênico e o TCR de linfócitos T em algumas doenças autoimunes, em particular no LES. Nessa enfermidade, observou-se que a ativação do

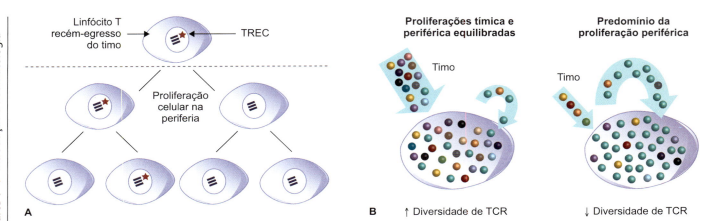

Figura 2.5 Importância da geração de linfócitos T pelo timo na manutenção da diversidade do repertório de TCR no *pool* periférico. **A.** O fragmento circular de DNA proveniente do rearranjo dos genes de TCR (TREC) tem localização epissômica (estrela) e não se divide, em contraste com o DNA genômico. As células T recém-egressas do timo têm uma cópia de TREC. A maioria das células resultantes da proliferação periférica dos linfócitos T não herda o TREC, o que possibilita estimar, em uma dada amostra, o grau de contribuição da atividade tímica para o *pool* de linfócitos T analisados. **B.** Em condições de atividade adequada do timo, há equilíbrio entre a geração de células de TCR inédito e aleatório (provenientes do timo) e aquelas com TCR influenciado pelos antígenos presentes na periferia (provenientes da proliferação periférica). Portanto, há boa diversidade no repertório de TCR. Quando predominam células originadas da proliferação periférica, há um progressivo empobrecimento da diversidade do repertório de TCR.

complexo TCR/CD3 acarreta uma fosforilação de resíduos tirosina mais intensa e abrupta que o normal. Esse distúrbio é aparentemente secundário ao fato de que o complexo TCR de diversos subtipos linfocitários no lúpus (CD4+, CD8+, CD16+ e CD45RO+) apresenta deficiência da cadeia zeta.[35] A deficiência dessa cadeia parece também ocasionar menor eficiência dos processos de seleção positiva e negativa dos linfócitos no timo, bem como diminuir o processo de morte celular induzida por ativação (*activation induced cell death*, AICD).[36] Este último compreende um eficiente mecanismo pelo qual linfócitos repetidamente ativados são levados a sofrer apoptose, tendo importância na manutenção da tolerância e na terminação de respostas imunes normais. A interferência no processo de AICD ocasionada por deficiência da cadeia zeta fornece um cenário francamente favorável ao desenvolvimento e à manutenção de clones autorreativos.

A apoptose, ou a morte celular programada, é uma via fisiológica de morte celular, caracterizada por condensação e fragmentação da cromatina, diminuição progressiva da célula e fagocitose sem reação inflamatória. Trata-se de um mecanismo extremamente importante para a manutenção da tolerância imunitária, visto ser responsável pela deleção de clones autorreativos no timo.[37] Igualmente importante é a apoptose de linfócitos periféricos ativados de modo repetido por autoantígenos, o processo AICD. Como era de se esperar, diversos modelos animais de deficiências nas vias de apoptose resultam em síndromes linfoproliferativas e manifestações autoimunes semelhantes ao LES. Alguns exemplos são o camundongo MRL-*lpr/lpr* (ausência de expressão de Fas), CBA-*lpr^cg/lpr^cg* (expressão de Fas não funcional), C3 H-*gld/gld* (expressão de FasL mutado), camundongos *knockout* para IL-2 ou IL-2R e camundongos transgênicos hiperexpressando o proto-oncogene *bcl-2*.

A versão humana para os modelos animais de deficiência na via Fas de apoptose é representada pela síndrome linfoproliferativa autoimune (ALPS, em sua maioria causada por defeito no gene de *Fas*, mas também por defeitos em genes do *Fas* ligante e das caspases que participam na transdução de sinal após a ativação do receptor Fas. As principais características dessa síndrome incluem linfoproliferação maciça, principalmente na infância, e manifestações autoimunes, sobretudo plaquetopenia e anemia hemolítica. São descritos casos clinicamente superponíveis ao LES e a outras doenças autoimunes.

Entretanto, a deficiência de apoptose não parece constituir a regra no LES humano.[38] Pelo contrário, em geral os linfócitos periféricos recém-retirados ou cultivados apresentam uma taxa anormalmente elevada de apoptose, achado ainda mais expressivo nos pacientes com doença em atividade. Em contrapartida, há evidência de que boa parte dos pacientes lúpicos apresente deficiência na capacidade de opsonização e remoção dos corpos apoptóticos de circulação. Postula-se que a persistência anormal de células apoptóticas na circulação contribua para desenvolvimento de autoanticorpos contra os autoantígenos presentes nas vesículas (*blebs*) das células apoptóticas. Nesse ponto, vale lembrar alguns achados que sugerem um elo entre apoptose e a origem dos autoanticorpos. Vários autores demonstraram que células apoptóticas apresentam vesículas superficiais (*blebs*) ricas em autoantígenos, como SS-A/Ro, SS-B/La, Sm e U1-RNP. Outra observação interessante refere-se ao fato de que os antígenos-alvo de autoanticorpos sofrem clivagem proteolítica diferenciada durante o processo de apoptose.

Por sua vez, o acúmulo de linfócitos observado na membrana sinovial reumatoide poderia ser teoricamente decorrente da deficiência no processo de apoptose. De fato, embora os linfócitos sinoviais reumatoides expressem quantidades normais de CD95 (Fas) e baixas taxas de *bcl-2* (condições propícias à apoptose), não se tem encontrado evidência de apoptose na membrana ou no líquido sinovial de pacientes reumatoides, ao contrário do que se observa em outras artropatias inflamatórias. É interessante observar que os linfócitos entram em apoptose espontânea quando retirados da articulação e cultivados *in vitro*.[39] IL-15, IL-2 e sobrenadante de cultura de fibroblastos foram capazes de reverter essa tendência à apoptose espontânea, podendo ser parcialmente responsáveis pela baixa taxa de apoptose observada na sinóvia reumatoide.

Um ponto intensamente investigado nos últimos anos consiste na possível disfunção de células T reguladoras nas doenças autoimunes. Os modelos animais evidenciam que o excesso de função T reguladora predispõe ao surgimento de neoplasias e de infecções sistêmicas graves, enquanto sua deficiência ocasiona várias síndromes inflamatórias crônicas, incluindo LES. Em humanos, há estudos que demonstram deficiências quantitativas e funcionais nas células T_{reg} em diversas enfermidades autoimunes, incluindo LES, diabetes melito tipo 1, artrite reumatoide, tireoidite de Hashimoto e síndrome de Sjögren. Esse é um campo promissor, com um grande número de estudos em andamento visando ao melhor esclarecimento da relevância e potencial aplicação terapêutica dos distúrbios das células T_{reg} nas doenças autoimunes.

Linfócitos B

Tem-se demonstrado ativação de linfócitos B em diversas condições patológicas, com destaque especial no LES, no qual a hiperatividade de células B é observada não apenas nos pacientes, mas também em seus parentes do primeiro grau.[40] Há exacerbação na transdução de sinal de membrana após ativação dos receptores para antígenos (Ig de superfície), caracterizada por taxas anormalmente altas de influxo de íons Ca^{2+}, elevada geração de trifosfato inositol e fosforilação de resíduos de tirosina. Essa exacerbação na via bioquímica de transdução de sinal de membrana parece ser um defeito comum aos linfócitos B e T no LES.

Uma das possíveis causas de hiperativação de linfócitos B é a infecção pelo vírus EBV. Embora se trate de um tema controverso e já bastante estudado, recentes evidências apontam para uma maior frequência de anticorpos anti-EBV em crianças e jovens com lúpus em comparação a crianças e jovens normais. Além disso, a frequência de isolamento do DNA de EBV no sangue periférico desses pacientes foi maior que a de controles sadios pareados para idade.[41] Persiste, entretanto, a dúvida de que a infecção por EBV seja capaz de predispor ao lúpus ou que esta última doença predisponha à infecção pelo EBV, ou ainda que um terceiro fator possa predispor aos dois primeiros.

O processo de maturação e quebra de tolerância das células B tem recebido atenção especial nos últimos tempos, pela evidência de eficácia de novas terapias dirigidas para depleção ou supressão de linfócitos B. Mesmo nas doenças em que clones específicos de células T norteiam o processo de inflamação, a produção de autoanticorpos pode representar um marcador da expansão de células B autorreativas, que, por sua vez, funcionariam como células apresentadoras de antígenos.[42]

Até o presente momento, foram descritos três pontos cruciais associados à quebra de tolerância durante o desenvolvimento das células B em humanos: um central no estágio de células pré-B imaturas; e dois periféricos, um no estágio de célula B transicional e o último no ponto de maturação de célula B naïve e célula B IgM^+CD27^+. A identificação desses pontos baseia-se na queda abrupta na proporção de células autorreativas entre dois estágios contíguos da maturação dos linfócitos B.[43]

Aparentemente, além dos pontos críticos no desenvolvimento da célula B, o aumento da ativação de células B dependente de células T na periferia, causando autoimunidade a partir da hipermutação somática, parece ser crucial na etiopatogênese do LES. É possível que a quebra da tolerância nesses casos ocorra em razão da depuração inadequada de células apoptóticas apresentadas por células dendríticas foliculares. Assim, cada vez mais se aceita que o LES se desenvolveria como o resultado da atividade aumentada do centro germinativo e da seleção preferencial de células autorreativas.[44]

TERRENO PREDISPONENTE

A composição dos processos inflamatórios envolve uma miríade de mediadores solúveis, receptores de membrana e elementos celulares. A síntese e o metabolismo desses agentes envolvem vários elementos reguladores de transcrição gênica e tradução proteica. Em sua maioria, os genes responsáveis pelos participantes dos processos inflamatórios e imunológicos apresentam considerável polimorfismo, que, muitas vezes, condicionam diferenças funcionais nas proteínas que codificam. É fácil compreender, portanto, que o processo inflamatório resultante deverá apresentar alguma variabilidade entre os indivíduos de uma população geneticamente heterogênea. De fato, pode-se constatar essa heterogeneidade ao observar a diversidade de quadros clínicos apresentados por diferentes indivíduos diante do mesmo agente etiológico.

A homogeneidade de resposta dentro da mesma espécie varia conforme o tipo de estímulo externo: enquanto, para alguns, a resposta da espécie é monótona; para outros, apresenta considerável variabilidade individual. Assim, observa-se, entre as diferentes enfermidades, um gradiente de participação do estímulo externo e do terreno genético (Figura 2.6). Determinados estímulos de natureza física (trauma mecânico, extremos de temperatura, radioatividade) provocam reação monótona, idêntica em todos os indivíduos de uma dada espécie, sendo os principais determinantes do quadro clínico. Todos os indivíduos daquela espécie desenvolverão quadro clínico semelhante quando expostos àquele estímulo. Já nos processos infecciosos, há uma considerável participação do agente etiológico, mas também da constituição genética, resultando em heterogeneidade qualitativa e quantitativa no quadro clínico. Por exemplo, indivíduos diferentes infectados pelo vírus da hepatite A podem desenvolver quadro clássico de hepatite transitória, hepatite fulminante ou mesmo não apresentar qualquer sintoma. As doenças genéticas estariam em outra extremidade do espectro, na qual o estímulo externo tem participação apenas coadjuvante. As doenças autoimunes e neoplásicas encontram-se também próximas a essa faixa do espectro, em que a constituição genética é altamente determinante. Por exemplo, enquanto a maioria dos indivíduos expostos ao estreptococo beta-hemolítico do grupo A desenvolverá orofaringite, somente 3% apresentará febre reumática.

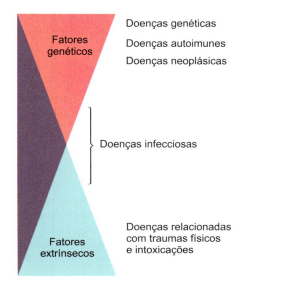

Figura 2.6 Espectro de influência de fatores genéticos e extrínsecos sobre os diversos tipos de enfermidades.

A importância do terreno genético nas doenças autoimunes é reforçada pela observação de risco aumentado dessas doenças em familiares dos pacientes e pela alta concordância em gêmeos univitelinos. Contudo, a existência de casos de gêmeos univitelinos discordantes evidencia também a importância dos fatores extrínsecos e/ou probabilísticos.[45]

Estudos imunológicos clássicos em camundongos revelaram que a capacidade de resposta aos vários antígenos se vincula intimamente aos genes *Ia* e *Ie*, correspondentes aos genes do CPH de classe II no homem. Atualmente, esse fato é bem compreendido, já que as moléculas do CPH de classe II se responsabilizam pela apresentação de antígenos exógenos aos linfócitos T.[46] Em 1973, demonstrou-se que 90% de pacientes com espondilite anquilosante têm o alelo HLA-B27, o qual, posteriormente, mostrou-se associado também a outras doenças do grupo das espondiloartropatias.

Nos anos seguintes, verificou-se que várias outras doenças autoimunes também apresentam expressivas associações a determinados alelos de classe II do CPH.[47] Assim, o HLA-B27 está relacionado com a espondilite anquilosante e as artrites reativa e psoriásica. Os alelos que compartilham o epítopo do gene *DRB1* (DRB1*0101, *0401, *0404, *0405, *0408, *1001 e *1401) estão associados à artrite reumatoide. O LES está relacionado com os alelos HLA DRB1*0301, DQA1*0501 e DQB1*0201; a doença de Behçet, com o HLA B51; e a síndrome de Sjögren e a produção de anticorpos anti-SS-A/Ro e anti-SS-B/La foram ligadas às presenças dos alelos HLA-DR*03, DQ*02 e DQ*06.[48] As vasculites associadas ao anticorpo anticitoplasma de neutrófilos (ANCA) aparentemente são mais comuns nos carreadores de determinados alelos do lócus do HLA-DPB1[49], sobretudo nos pacientes com autoanticorpos ANCA.[50-52] Uma associação significativa entre policondrite recidivante e a existência do HLA-DR*04 também já foi descrita.[53] Em 99% dos pacientes com doença celíaca, é possível identificar DQ2 ou DQ8. No diabetes melito tipo 1, estão associados à suscetibilidade os alelos DRB1*0405, *0403, DQB1*0201 e 0302. Em contrapartida, são protetores para a doença os alelos DRB1*0403, *0406, *0408 e DQB1*0602.[54]

A evolução das formas de estudo do CPH tem influenciado a acuidade das associações clínicas. Os estudos tradicionais determinavam as moléculas do CPH na superfície de linfócitos mediante anticorpos policlonais ou monoclonais. Um avanço foi representado pela cultura mista de linfócitos, na qual essas moléculas eram reconhecidas pelo TCR de linfócitos específicos. Em ambos os casos, tem-se uma informação do fenótipo do CPH, mas os anticorpos e os linfócitos T apresentam uma capacidade limitada de "enxergar" essas moléculas, podendo não identificar pequenas diferenças. As recentes técnicas de biologia molecular permitem sequenciar o DNA correspondente às regiões variáveis dos genes do CPH, fornecendo informação genotípica precisa.[55] Dessa maneira, as associações com doenças autoimunes tornam-se mais confiáveis e relevantes. Isso pode ser bem exemplificado na artrite reumatoide, em que 98% dos pacientes apresentam um dos alelos DRB1*0401, 0404 ou 0101, que compartilham uma sequência de aminoácidos nas posições 67-74 da terceira região de hipervariabilidade da cadeia beta (domínio beta-1).[47] A homozigose ou a ocorrência simultânea desses alelos confere maior gravidade à doença. Progresso semelhante tem sido alcançado para outras enfermidades autoimunes, como o diabetes melito tipo 1 e a doença celíaca.

São possíveis diversas explicações para a associação de determinados alelos do CPH e doenças autoimunes:[55,56]

- O alelo de suscetibilidade teria características moleculares favoráveis à apresentação de peptídios antigênicos associados ao desenvolvimento de autoimunidade
- Como o CPH participa da seleção de linfócitos T no timo, o alelo envolvido poderia favorecer a seleção de células T com potencial autorreativo
- O alelo de suscetibilidade estaria em desequilíbrio de ligação genética com outro gene não identificado, que seria o verdadeiro responsável pela predisposição à doença
- Pode haver mimetismo molecular entre o alelo em questão e alguma molécula de um agente externo (p. ex., redutase da nitrogenase de *Klebsiella pneumoniae* e HLA-B27)
- O alelo funcionaria como receptor de membrana para um agente externo.

O conhecimento preciso dos alelos do CPH predisponentes a determinadas doenças reumáticas autoimunes poderá eventualmente ter implicações terapêuticas. Peptídios sintéticos com afinidade para os alelos envolvidos poderiam ser usados para bloquear essas moléculas, abordagem adotada com sucesso na encefalomielite autoimune experimental em camundongos e com sucesso relativo na esclerose múltipla em humanos.

Por três décadas, o estudo da imunogenética esteve circunscrito basicamente a três sistemas: genes das imunoglobulinas, genes das cadeias alfa e beta do TCR e genes do CPH. Nos últimos anos, com a tecnologia de manipulação do DNA, tem-se delineado a perspectiva de analisar o polimorfismo de uma diversidade de moléculas envolvidas no controle da função imunitária e que certamente trarão importantes dividendos para o melhor entendimento das doenças reumáticas.[57] Diferentemente, de genes monomórficos, que se apresentam idênticos em todos os espécimes de determinada espécie, grande parte dos genes envolvidos na função imunitária é polimórfica, ou seja, apresenta variação mais ou menos extensa nos vários indivíduos. Essas variações podem ou não acarretar consequências funcionais, seja influenciando sua taxa de expressão, seja resultando em moléculas com perfil funcional alterado.

Genes responsáveis pela síntese de citocinas, moléculas de adesão intercelular e receptores de membrana têm sido extensamente estudados no contexto das doenças reumáticas autoimunes, com alguns achados de grande interesse.[57] Assim, o gene da IL-6 apresenta um polimorfismo bialélico G/C na posição −174, que acarreta altas taxas de expressão de IL-6 no genótipo gg em relação aos demais. Coerentemente, demonstrou-se que crianças com doença de Still apresentam maior frequência do alelo g que controles. O gene do fator de necrose tumoral (TNF)-alfa apresenta um polimorfismo bialélico na posição −308, e o alelo −308A resulta em elevadas taxas de secreção de TNF-alfa. Esse alelo está representado em maior frequência no LES, na artrite reumatoide, na alopecia areata e na dermatite herpertiforme. O gene para o receptor de Fc de IgG (FcgamaRIIA ou CD32) apresenta polimorfismo (g → a) que resulta em uma arginina (R) ou histidina (H) na posição 131. Demonstrou-se que o alelo H131 é raro em pacientes lúpicos de pele negra com nefrite, achado coerente com a observação de que o alelo H131 é particularmente capaz de fixar IgG2 e que, portanto, sua falta poderia acarretar dificuldade na depuração de imunocomplexos dessa subclasse. Outro interessante polimorfismo na mesma classe de molécula envolve o gene do FcgamaRIIIA (CD16), que apresenta variação no nucleotídio 509 (t → g), acarretando uma fenilalanina (F) ou uma valina (V) no resíduo 179 do receptor. O alelo 179F/F tem menor capacidade de ligação de IgG1, IgG3 e IgG agregada.

Coerentemente, o fenótipo 179F/F está associado à ocorrência de lúpus e de nefrite lúpica em distintos grupos étnicos.

Adicionalmente, polimorfismos de proteínas intracitoplasmáticas também já foram associados ao desenvolvimento de doenças autoimunes. O exemplo mais comum são os polimorfismos do gene que codifica a *protein tyrosine phosphatase, non-receptor type 22* (PTPN22), em especial o denominado alelo T R620W, que determina a troca de um aminoácido arginina por um triptofano na posição 620. Essa proteína funcionalmente inibe a ativação de linfócitos; portanto, as mutações na PTPN22 aparentemente dificultam a seleção positiva de células T no timo, o que faria as células autorreativas caírem na periferia. Várias doenças autoimunes já foram associadas a polimorfismos da PTPN22, como artrite reumatoide, lúpus, diabetes melito tipo 1, tireoidite de Hashimoto, artrite idiopática juvenil, esclerose sistêmica, poliangiite com granulomatose, artrite psoriásica, entre outros.[58]

Uma vertente interessante dos estudos de polimorfismo gênico refere-se à farmacogenômica, em que se analisa a variação dos efeitos farmacodinâmicos e farmacocinéticos de determinado medicamento em função do polimorfismo de genes envolvidos em seu metabolismo e mecanismo de ação. Também são analisados sob esse prisma os efeitos colaterais produzidos pelo medicamento. Como exemplo, pode-se citar o polimorfismo no gene do *CYP4502D6*, responsável pelo metabolismo de diversos fármacos, como propranolol, nifedipino, imipramina, fluoxetina, haloperidol, dextrometorfano e codeína. Além de polimorfismos clássicos, o gene *CYP4502D6* pode aparecer em número de cópias, variando de 0 a 13, o que condiciona aspectos da farmacocinética e reflete diretamente na dose eficaz a ser prescrita e na possibilidade de efeitos colaterais. Para a nortriptilina, por exemplo, uma mesma dose pode ocasionar concentração sérica seis vezes maior em pacientes com uma única cópia funcional de *CYP4502D6* em relação àqueles com 13 cópias do gene.[59]

Recentemente, o surgimento de novas técnicas de biologia molecular possibilitou estudos de associação entre doenças autoimunes e o sequenciamento do genoma inteiro. Várias mutações puderam ser identificadas e associadas clinicamente com fenótipos clínicos específicos. Alguns polimorfismos relacionaram-se com várias doenças reumáticas autoimunes, mostrando vias fisiopatológicas similares. Há, por exemplo, chance aumentada de desenvolvimento de LES ou artrite reumatoide em pacientes com polimorfismos de único nucleotídio de *TNFAIP3* (*TNF-alfa-induced-protein 3*).[60] Adicionalmente, foram descritos casos com distribuição mendeliana e fenótipo clínico sugestivo de doença de Behçet em pacientes com mutações que apresentam perda de função em um alelo do *TNFAIP3* (haploinsuficiência).[61] Tais pacientes tiveram úlceras bipolares (orais e genitais), manifestações gastrintestinais e fenômeno de patergia, constituindo, por conseguinte, uma forma monogênica da doença. Ainda nessa mesma via de sinalização, uma variante do NEMO (*NF-kappaB essential modulator*) com a mutação pontual D406V também foi mostrada em associação a casos de doença de Behçet.[62]

Outros exemplos são os polimorfismos de STAT (do inglês *signal transducer and activator of transcription*), em especial de *STAT4*, que também se mostraram associados a LES e artrite reumatoide.[63] Mutações com ganho de função em *STAT1*[64] e *STAT3*[65] foram recentemente descritas em associação a fenótipos clínicos apresentando múltiplas manifestações autoimunes, em especial poliendocrinopatias (p. ex., tireoidite de Hashimoto, insuficiência adrenal, diabetes melito tipo 1 etc.),

enteropatia similar às doenças inflamatórias intestinais, citopenias autoimunes e poliartrite.

Estes e outros estudos apontam claramente que a meticulosa dissecção dos polimorfismos de genes envolvidos nos processos imunitários deverá fornecer um panorama esclarecedor sobre as diferenças fenotípicas observadas nas doenças autoimunes. Além disso, o estudo do polimorfismo de genes de proteínas envolvidas no metabolismo e mecanismo de ação dos fármacos pode otimizar a terapêutica e propiciar um tratamento personalizado para cada paciente. Entretanto, é importante ter em mente que dadas as peculiaridades da composição genética das diversas etnias, os estudos de polimorfismo gênico derivados de determinada amostra populacional deverão ser sempre validados em cada contexto étnico.

AGENTES EXTERNOS

Muitos agentes físicos, farmacológicos e químicos têm sido implicados no desencadeamento de processos autoimunes (Tabela 2.4). Em certas circunstâncias, representam simplesmente o gatilho de um processo autoimune latente, como ocorre com a exposição solar e o LES. Em outras situações, são diretamente responsáveis pelo desequilíbrio imunitário, atingindo muitos indivíduos, como na epidemia desencadeada em 1981, na Espanha, por um carregamento de óleo comestível deteriorado.

A demonstração de que a maioria dos casos de crioglobulinemia mista essencial está associada à infecção persistente pelo vírus da hepatite C reacendeu os interesses na possibilidade de que determinadas condições autoimunes sejam desencadeadas e/ou mantidas por agentes exógenos desconhecidos ou de difícil detecção.[41,66]

Um aspecto controverso, mas que não se deve esquecer, refere-se à participação de fatores emocionais e do estresse psicológico no desencadeamento e na modulação dos processos autoimunes. A observação clínica registra que quadros autoimunes são frequentemente desencadeados ou exacerbados após transtornos psicológicos expressivos, reforçados por evidências experimentais. Camundongos (NZB/NZW) F1 desenvolvem quadro mais precoce e grave de LES quando mantidos em isolamento social ou privados de sono. As vias de conexão entre o sistema nervoso e o sistema imunológico começam a ser identificadas. Por exemplo, linfócitos T apresentam receptores para neuro-hormônios, como prolactina e hormônio adrenocorticotrófico.

Tabela 2.4 Agentes externos desencadeadores de processos autoimunes.

Agente externo	Processo autoimune
Luz ultravioleta	Lúpus eritematoso sistêmico
Trauma mecânico	Fasciíte eosinofílica
Procainamida, hidralazina, isoniazida	Lúpus eritematoso induzido por fármaco
L-triptofano*	Síndrome eosinofilia-mialgia
Óleo comestível deteriorado*, tricloroetileno	Quadro escleroderma-símile
Bleomicina, cloreto de vinil	Quadro escleroderma-símile
Vírus da hepatite C	Crioglobulinemia mista, vasculite, diversas manifestações autoimunes

* Esse efeito parece ter se originado de um contaminante na preparação do L-triptofano, nos EUA, em 1990; e de um lote específico de óleo na Espanha, em 1981, respectivamente.

Esse é um campo de grande interesse atual, esperando-se que a definição dos mecanismos participantes do eixo psico-neuroendócrino-imunitário venha a contribuir para o entendimento e a manipulação da influência psicológica nos processos autoimunes.

FATORES HORMONAIS

A maioria das doenças reumáticas autoimunes – especialmente o LES – tem maior prevalência no sexo feminino, fator ainda mais notável nas faixas etárias compatíveis com fertilidade sexual, ou seja, quando há secreção abundante de estrógenos. De fato, alguns estudos apontam níveis aumentados de estrogênios em mulheres com LES, embora exista uma incidência inesperadamente aumentada de LES em pacientes com a síndrome de Klinefelter, que sabidamente cursa com níveis diminuídos de androgênios. Estudos com modelos animais também demonstram a importância dos hormônios femininos na modulação da autoimunidade. A doença lúpus-símile do camundongo (NZB/NZW) F1 é mais grave e precoce em fêmeas e, quando castradas ou tratadas com fármacos masculinizantes, a doença tem comportamento mais benigno.

Outros fatores ligados ao sexo também parecem influenciar o desenvolvimento de doenças autoimunes. Um exemplo intrigante refere-se ao padrão de inativação do cromossomo X. Como se sabe, as células femininas têm apenas um cromossomo X funcional e o outro está inativado. Normalmente, há distribuição igualitária na inativação do cromossomo X de origem paterna e materna – 50% das células têm o cromossomo X materno funcional e 50% o cromossomo X paterno funcional. Alguns estudos vêm demonstrando que, em algumas doenças autoimunes, como a esclerose sistêmica e a tireoidite de Hashimoto, há inativação preferencial de um cromossomo X, materno ou paterno. Outra observação correlata refere-se à perda de uma cópia do cromossomo X, ocasionando monossomia X. Essa anomalia está presente em 5 a 10% das células de mulheres com esclerose sistêmica, cirrose biliar primária e tireoidite de Hashimoto.[67] Esses achados sugerem a existência de algum fator alterado no cromossomo X, que estaria associado a essas anomalias cromossômicas e à suscetibilidade ao desenvolvimento de doenças autoimunes.

Na artrite reumatoide não tratada, múltiplos distúrbios hormonais têm sido descritos.[68] O eixo hipotálamo-hipófise-adrenal está intacto, mas há uma tendência à hipocortisolemia, sobretudo na doença em atividade. Além disso, a resposta secretória de prolactina e hormônio do crescimento está diminuída em várias provas estimulatórias. A proporção estrogênio/androgênio está aumentada em homens e mulheres pré-menopausa. Concentrações basais de deidroepiandrosterona (DHEA) e sulfato de DHEA estão diminuídas em pacientes com artrite reumatoide. Interessantemente, os baixos níveis de DHEA correlacionam-se com baixos níveis matutinos de cortisol e altos níveis matutinos de IL-6, proteína C reativa e índice de Ritchie.

As bases dos efeitos imunomoduladores dos hormônios sexuais começam a ser esclarecidas. Recentemente, demonstrou-se que o sulfato de DHEA e a di-hidrotestosterona (DHT) reprimem o promotor do gene da IL-6, diminuindo sua síntese – este pode ser um dos mecanismos responsáveis pelos efeitos anti-inflamatório e imunossupressor dos androgênios. Ademais, demonstrou-se que macrófagos humanos e murinos expressam receptores citoplasmáticos e nucleares para estrogênios e androgênios, tornando-se capazes de convertê-los em seus metabólitos ativos.[69] Dada a importância central do macrófago na artrite reumatoide, pode-se concebê-lo como uma das formas pelas quais os hormônios sexuais influenciam a expressão dessa enfermidade.

Confirmando os achados desses estudos, diversos ensaios terapêuticos empregando androgênios ou inibidores de estrogênios no LES e na artrite reumatoide têm trazido resultados encorajadores. Assim, o uso de undecanoato de testosterona por 6 meses na artrite reumatoide resultou na diminuição dos níveis de fator reumatoide, no número de juntas edemaciadas e na necessidade diária de anti-inflamatórios. No LES, o uso de DHEA tem resultado em melhora dos parâmetros clínico-laboratoriais e possibilitado a redução da dose de prednisona usada para o controle da doença. Em particular, o análogo da testosterona ladogal tem se demonstrado eficaz no controle de trombocitopenia autoimune secundária ao lúpus.

Apesar desses achados animadores, deve-se salientar que a influência estrogênica e androgênica não é absoluta, já que as doenças autoimunes, entre elas o LES e a artrite reumatoide, acometem também indivíduos do sexo masculino com perfil hormonal normal.

AUTOANTICORPOS

Um dos elementos cardinais das doenças autoimunes sistêmicas compreende a produção de grandes quantidades de autoanticorpos com alta afinidade para constituintes intracelulares,[31] uma das convincentes evidências, na verdade, da natureza autoimune de tais enfermidades.

Cada doença reumática autoimune está associada a um espectro característico de autoanticorpos, vários deles de ocorrência restrita a uma enfermidade, a ponto de alguns serem considerados marcadores específicos de determinadas doenças (Tabela 2.5). Essa associação estrita sugere que alguns autoanticorpos possam estar intimamente relacionados com o distúrbio imunitário específico da doença em questão. Por isso, o estudo dos respectivos autoantígenos poderia trazer valiosas informações sobre a desregulação imunitária subjacente.

Estudos de imunoprecipitação com soros autoimunes demonstraram que os autoantígenos são, em geral, componentes de partículas ou domínios subcelulares funcionalmente importantes, e que diferentes componentes dessas partículas ou domínios subcelulares representam, frequentemente, alvo de autoanticorpos na mesma doença[31] (Tabela 2.6). Essa observação sugere que tais domínios ou partículas subcelulares podem ter sofrido algum tipo de interferência que tornou seus componentes passíveis de resposta autoimune.[31]

Os autoanticorpos reconhecem epítopos extremamente conservados filogeneticamente, como atesta o fato de reagirem com substratos de diversas espécies animais. Ao se comparar a sequência de aminoácidos, observa-se que os autoepítopos correspondem exatamente às regiões mais conservadas dessas proteínas. Não foi surpresa, portanto, a constatação de que os autoepítopos são, com frequência, sítios ativos ou catalíticos dessas moléculas. De fato, em ensaios in vitro, diversos autoanticorpos têm a capacidade de inibir a função dos respectivos autoantígenos (Tabela 2.7). Essas observações são particularmente relevantes quando se considera que os anticorpos induzidos por imunização experimental de animais reconhecem trechos não conservados e não inibem a função enzimática dos respectivos antígenos. Essa diferença sugere um contexto imunológico peculiar associado à origem dos autoanticorpos, no qual os sítios catalíticos dos autoantígenos estariam expostos e suscetíveis a induzir autoimunização. O estudo de condições que afetem os domínios subcelulares envolvidos e interfiram nos sítios catalíticos dos autoantígenos, em cada enfermidade, poderá abrir caminho para a identificação dos estímulos que as desencadeiam.

Tabela 2.5 Associação entre autoanticorpos e doenças reumáticas autoimunes.

Autoanticorpo	Associação	Observações principal
Anti-DNA nativo	LES	Marcador específico; 60% dos casos; associado à nefrite em atividade
Anti-Sm	LES	Marcador específico; 20% dos casos
Anti-PCNA	LES	Marcador específico; 5% dos casos
Anti-RNP ribossômico	LES	Marcador específico; 20% dos casos; associado à atividade de doença
Anti-Scl-70	ES difusa	Marcador específico; 20% dos casos; associado às formas com envolvimento pulmonar exuberante
Anti-Jo-1	PM	Marcador específico; 30% dos casos; associado à polimiosite com pneumonite intersticial, artrite e hiperqueratose palmar (mãos de mecânicos)
Anticentrômero	CREST	Formas limitadas de ES, cirrose biliar primária, síndrome de Sjögren, fenômeno de Raynaud isolado
Anti-U1-RNP	DMTC	Também em 40% dos LES, 20% das ES; associado a dedos em salsicha, fenômeno de Raynaud, hipomotilidade esofágica
Anti-histona	LE induzido	Encontrado em várias outras condições, inclusive LES, AR por fármaco
Anti-SS-A/Ro	Síndrome de Sjögren	Sjögren (60%), LES (40%), LE subagudo (80%), lúpus neonatal (100%), ES (10%), PM (15%), cirrose biliar primária (10%)
Anti-SS-B/La	Síndrome de Sjögren	Sjögren (40%), LES (10%)
ACPA	AR	Marcador específico; 70% dos casos; aparecimento precoce
Anti-PM/Scl	PM/ES	Também em formas isoladas de ES e de PM; associado a bom prognóstico

LES: lúpus eritematoso sistêmico; ES: esclerose sistêmica; CREST: calcinose, fenômeno de Raynaud, disfunção esofágica, esclerodactilia e teleangiectasia; LE: lúpus eritematoso; RNP: ribonucleoproteína; PCNA: (antígeno nuclear de proliferação celular; DMTC: doença mista do tecido conjuntivo; AR: artrite reumatoide; PM: polimiosite; ACPA: anticorpo antipeptídio citrulinado.

Tabela 2.6 Doenças reumáticas autoimunes, autoantígenos e domínios subcelulares envolvidos.

Enfermidade	Autoantígenos	Domínio subcelular
Esclerose sistêmica	NOR-90, RNA polimerase I, To/Th fibrilarina, centrômero, PM/Scl, nucleolina	Nucléolo
Lúpus eritematoso	DNA, histona, nucleossomo, PCNA	Cromatina
Lúpus eritematoso sistêmico	Proteínas do complexo Sm e U1-RNP, U1-RNAs	*Spliceosomes*
Polimiosite	tRNA sintetases (Jo-1, PL-7, PL-12, OJ, EJ) Complexo SRP	Ribossomos e unidades de transcrição proteica

PM: polimiosite; Scl: esclerose sistêmica; PCNA: antígeno nuclear de proliferação celular; RNP: ribonucleoproteína; SRP: *signal recognition particle*.

Outra questão refere-se ao potencial patogênico dos autoanticorpos. Anticorpos anti-DNA estão comprovadamente envolvidos na gênese da glomerulonefrite lúpica, mediante a formação e a deposição de imunocomplexos na membrana basal glomerular. Anticorpos anti-SS-A/Ro parecem participar da lesão do sistema de condução cardíaco no lúpus neonatal. Anticorpos contra moléculas de superfície em linfócitos, plaquetas e hemácias podem causar a lise desses elementos. Anticorpos antifosfolípidios parecem interferir diretamente na função anticoagulante da beta2-glicoproteína 1. Entretanto, não é certo o papel patogênico da maioria dos outros autoanticorpos observados nas doenças reumáticas autoimunes, já que eles se voltam contra antígenos intracelulares, ambiente a que as imunoglobulinas normalmente não têm acesso ou têm acesso muito restrito.

ARTROPATIAS MICROCRISTALINAS

Gota

A fisiopatologia da gota está alicerçada em dois elementos fundamentais: a resposta celular e a proteína que reveste os cristais de monourato de sódio.[70] Ao longo dos anos, acumulam-se depósitos de cristais em sítios específicos. Na crise aguda da gota, os cristais se desprendem de seus depósitos e não surgem novos cristais. Na intimidade dos tecidos, os cristais estão revestidos por proteínas, importantes elementos envolvidos na resposta celular. Uma das principais proteínas que revestem os cristais de monourato de sódio é a IgG, que recobre toda a sua superfície. A interação dos receptores de Fc de IgG (FcgamaR) dos leucócitos com a IgG na superfície dos leucócitos é decisiva para a fagocitose dos cristais. Uma vez dentro dos leucócitos, os cristais são localizados nos fagolisossomas. Quando as enzimas do fagolisossoma quebram a IgG da superfície do cristal, as ligações de hidrogênio na sua superfície nua do cristal induzem a lise da membrana do fagolisossoma, ocasionando o extravasamento do conteúdo lítico e a consequente a ruptura do leucócito. O derrame do conteúdo proteolítico no ambiente extracelular é responsável pelo intenso processo inflamatório característico da gota. No líquido sinovial, os cristais de monourato de sódio reagem com neutrófilos e monócitos e, menos frequentemente, com células parenquimatosas, como as sinoviais, os fibroblastos ou as células tubulares.

Em contrapartida, a apolipoproteína E, produzida pelas células sinoviais, também pode revestir os cristais e tem papel inibitório sobre a fagocitose e a resposta celular. Diferenças na resposta inflamatória a diferentes tipos de cristais podem decorrer do tipo predominante de proteínas que revestem os

Tabela 2.7 Autoanticorpos capazes de inibir funções celulares.

Autoanticorpos	Função inibida[*]
DNA toposiomerase I (Scl-70)	Relaxamento da dupla hélice de DNA
tRNA sintetases (JO-1, PL7, PL-12, OJ, EJ)	Acoplamento ao tRNA dos aminoácidos histidina, treonina, alanina isoleucina e glicina, respectivamente
Sm/U1-RNP	Processamento do RNA mensageiro (*splicing*)
RNP ribossômico	Tradução do RNA mensageiro
RNA polimerase I	Transcrição do RNA ribossômico
PCNA	Replicação do DNA dependente da polimerase delta

*Observações feitas *in vitro*. PCNA: antígeno nuclear de proliferação celular; RNP: ribonucleoproteína.

cristais. Assim, é possível entender o encontro de cristais de monourato de sódio aparentemente inertes em casos de "gota não inflamatória", portanto sem resposta celular.

Durante a resposta celular característica da crise de gota, vários mediadores podem ser liberados, inclusive fatores quimiotáticos, enzimas lisossomiais, prostaglandina E2 (PGE2), leucotrieno B4 (LTB 4), IL-1, IL-6, espécies reativas de oxigênio e colagenase. Muitos desses fatores estimulam o influxo de neutrófilos, monócitos e linfócitos. O mecanismo de produção de eicosanoides envolve a liberação da fosfolipase A2, necessária para quebrar ácidos graxos de fosfolipídios da membrana. Essa etapa é inibida pela colchicina, limitando a produção de eicosanoides, o que explica o sucesso terapêutico desse fármaco na crise de gota.

Doença por depósito de pirofosfato de cálcio

Têm sido demonstrados efeitos humorais, celulares e na membrana celular em pacientes acometidos pela doença por depósito de pirofosfato de cálcio.[71] Os cristais de pirofosfato de cálcio podem ativar a via clássica e a alternativa do sistema complemento, elevando o teor dos produtos de clivagem de complemento no líquido sinovial (C3 dg). Esse fenômeno ocorre na forma pseudogotosa, forma aguda, mas tende a não ser observado na forma crônica da doença, apesar da marcante inflamação clínica. O fator de Hageman ativado *in vivo* leva à produção de calicreína, bradicinina, plasmina e outros mediadores solúveis. O pirofosfato de cálcio lesa a membrana plasmática causando lise da membrana de lisossomos, hemácias e neutrófilos. Os cristais de pirofosfato de cálcio induzem a produção de superóxidos pelos neutrófilos e pela liberação das enzimas lisossômicas, fatores quimiotáticos e lipo-oxigenase derivados do ácido araquidônico, incluindo leucotrieno B4, resultando na fagocitose. Outras interações celulares com pirofosfato de cálcio incluem secreção de IL-1 e TNF-alfa pelos monócitos e liberação de IL-6 de sinoviócitos e monócitos.

Em sistemas biológicos, os cristais de pirofosfato de cálcio atraem proteínas aniônicas e catiônicas com seleção preferencial por imunoglobulinas. A adsorção de IgG pode promover contexto pró-inflamatório ou não inflamatório, conforme a relação estereoquímica estabelecida. Em analogia ao que ocorre com os cristais de monourato de sódio, a adesão de apolipoproteínas B e lipoproteínas de baixa e alta densidade inibe a citólise de neutrófilos induzida pelos cristais de pirofosfato de cálcio.

DOENÇAS OSTEOMETABÓLICAS

A remodelação óssea compreende um processo temporalmente regulado que resulta na reabsorção coordenada da matriz óssea envelhecida ou lesada e na formação de tecido ósseo novo. Esse processo ocorre em unidades multicelulares básicas nas quais os componentes celulares são os osteócitos (maior componente celular do osso), os osteoclastos (células reabsortivas) e os osteoblastos (células formadoras). Sinais moleculares oriundos de osteoblastos e osteócitos atraem os precursores dos osteoclastos, células multinucleadas com capacidade reabsortiva, aos sítios de remodelação. Quando a reabsorção óssea é concluída, um processo que leva 3 a 5 semanas em humanos, sinais presentes na superfície óssea e na lacuna recém-formada atraem os osteoblastos, células mononucleares formadoras de osso, que enchem a unidade multicelular básica de uma nova matriz. Esse processo contínuo de remodelação óssea ocorre durante toda a vida do esqueleto e sofre fina regulação central, local e sistêmica de modo a manter a homeostase mineral e a competência mecânica do tecido ósseo.[72]

Os osteoclastos derivam de células hematopoéticas de linhagem monocítico-macrofágica, enquanto as células formadoras, os osteoblastos, de um precursor mesenquimal na medula óssea. O mesmo precursor mesenquimal que dá origem ao osteoblasto também origina mioblasto, condroblasto e adipócito. Durante o envelhecimento, há prejuízo da osteoblastogênese, mioblastogênese e condrogênese com incremento paralelo da adipogênese. O equilíbrio entre a reabsorção e a formação óssea nas diversas unidades básicas de remodelação determinará os desfechos da massa óssea ao final dos ciclos de remodelação. Na síndrome de fragilidade óssea, há incremento relativo na reabsorção óssea associado à redução da formação. Os osteócitos representam osteoblastos terminalmente diferenciados, embebidos na matriz de osso calcificada. Com processos citoplasmáticos, os osteócitos formam uma grande rede comunicante que ajuda a manter as propriedades materiais e estruturais do osso. Sua comunicação com osteoblastos e osteoclastos é responsável pela orquestração dos processos regulatórios na matriz óssea. Os osteócitos, sensores mecânicos do tecido ósseo, identificam sítios para remodelar quando as cargas físicas prevalecentes são sentidas e necessitam de adaptação. Mais recentemente, tem sido identificado um papel endócrino para o tecido ósseo. Produtos do osteócito, como a osteocalcina e o fator de crescimento do fibroblasto (FGF23), atuam sobre a célula betapancreática e o túbulo renal regulando a homeostase da glicose e a excreção do fosfato, respectivamente.[73]

A perda estrogênica na menopausa ocasiona, provavelmente via incremento na expressão do TNF em células T, um aumento significativo no número e na atividade de osteoclastos, favorecendo a reabsorção óssea e a consequente perda de massa e arquitetura óssea. Mais recentemente, tem-se apontado o papel do estresse oxidativo como gatilho fundamental para o desenvolvimento da osteoporose. O incremento nas espécies reativas de oxigênio associado ao envelhecimento promove redução da osteoblastogênese, apoptose de osteoblastos e osteócitos e inibição da atividade formadora dos osteoblastos. Esses parecem ser os fatores etiopatogênicos fundamentais no processo da osteoporose.[73,74]

Diversas condições são identificadas como fatores de risco para baixa massa óssea, osteoporose e fragilidade esquelética. Condições multifatoriais estão associadas ao desenvolvimento da osteoporose e incluem predisposição genética, insuficiência do pico de massa óssea, imobilização, falência gonadal, ingestão inadequada de cálcio e vitamina D, além de hábitos de vida e outros fatores ambientais (tabagismo, alcoolismo, uso de medicações, principalmente glicocorticoides etc.).

Um desequilíbrio entre a reabsorção óssea mediada pelo osteoclasto e a formação óssea permanece como o mecanismo-chave para entender e tratar a osteoporose. Uma tríade molecular formada por elementos da superfamília do TNF [ligante do receptor ativador nuclear kappa-B (RANKL), receptor ativador nuclear kappa-B (RANK) e osteoprotegerina (OPG)] representa a via final comum para regulação local e sistêmica da remodelação óssea. A via de sinalização molecular RANK-L/RANK/OPG medeia a produção e a atividade das células na linhagem do osteoclasto.[15] O RANK-L é produzido pelas células estromais na medula óssea e pelas células de revestimento, ambas da linhagem osteoblástica. Ele interage com o receptor RANK, expresso na superfície de células da linhagem macrófago/monócito, bem como em osteoclastos maduros, induzindo a osteoclastogênese e a reabsorção óssea. A proteína solúvel OPG, produzida e secretada por osteoblastos, captura o RANK-L e impede a ativação do receptor

RANK. Desse modo, a OPG funciona como uma alça de *feedback* negativo, inibindo a gênese e a atividade dos osteoclastos. Modelos animais de deleção gênica, bem como casos raros de mutações humanas nos genes que codificam os membros dessa via de sinalização, estabeleceram as características essenciais do paradigma do controle da reabsorção óssea e da osteoclastogênese.[75]

Células precursoras do osteoclasto sob ação do fator estimulador da colônia de macrófago (M-CSF, *macrophage colony-stimulating factor*), produzido por osteoblastos e células estromais, sobre o seu receptor c-fms, diferenciam-se em osteoclasto. O M-CSF, com o RANK-L produzido por osteoblastos e células estromais, induz as células precursoras a iniciarem a diferenciação em osteoclastos maduros e funcionais. A interação entre o RANK-L, expresso em células osteoblásticas, e o RANK, expresso em precursores do osteoclasto e osteoclastos durante a diferenciação, mantém a atividade dessas células e as capacita a reabsorver o tecido ósseo. O receptor solúvel OPG produzido e secretado por osteoblastos, por sua vez, bloqueia a interação entre RANK-L e RANK e inibe a formação e a atividade dos osteoclastos. O equilíbrio entre essas três moléculas (RANK-L, RANG e OPG) possibilita que a formação óssea e a reabsorção sejam reguladas de modo a preservar a homeostase mineral e óssea.

Estudos recentes apontam a via de sinalização molecular Wnt como mediador principal dos processos que controlam a formação óssea. Proteínas da família Wnt produzidos no tecido ósseo ligam-se ao receptor *frizzled* e ao correceptor LRP5 (proteína relacionada com o receptor de lipoproteína de baixa densidade 5) expressos na superfície dos osteoblastos. A sinalização molecular Wnt promove a estabilização da betacatenina no citoplasma celular com subsequente translocação ao núcleo, onde estimula a transcrição de genes associados à ativação do osteoblasto e da formação óssea.[15] Inibidores naturais da via de sinalização Wnt, como a esclerostina e o Dkk-1, são alvos terapêuticos em desenvolvimento. Anticorpos monoclonais neutralizadores da esclerostina e do Dkk-1 apresentam potencial anabólico no manejo da osteoporose.[76]

O melhor entendimento dos mecanismos de regulação da remodelação óssea possibilitará abordagens diagnósticas e terapêuticas mais acuradas e precoces no manejo das doenças osteometabólicas.

OSTEOARTRITE

O conhecimento atual segrega os fatores de risco para o desenvolvimento da osteoartrite (OA) em dois mecanismos fundamentais relacionados com os efeitos adversos da sobrecarga anormal na cartilagem normal ou da sobrecarga normal na cartilagem anormal. Sugeriu-se o envelhecimento como o fator primário que contribui para esse estado anormal da cartilagem articular, embora os fatores genéticos que causam anormalidades na diferenciação do condrócito funcionem e influenciem na composição e na estrutura da matriz da cartilagem, e também contribuam para anormalidades biomecânicas, independentemente do impacto do processo de envelhecimento.

A superfície articular desempenha um papel essencial na transferência de carga pela articulação, havendo boa evidência de que as condições que produzem transferência de carga aumentada e/ou modelos alterados da distribuição de carga consigam acelerar a iniciação e a progressão da OA. Vários estudos mostraram que os fatores de risco de iniciação e progressão da OA associada a trauma ou lesão articular se assemelharam àqueles para OA idiopática e incluíram fatores sistêmicos e biomecânicos locais, obesidade, sexo feminino e fatores genéticos.

Tem-se considerado a OA uma doença de desgaste mecânico que leva à perda de cartilagem. De fato, há um importante componente degenerativo, porém o progresso recente na imunologia e biologia molecular vem demonstrando também a participação de mediadores solúveis, como citocinas e prostaglandinas, capazes de aumentar a produção de metaloproteinases por condrócitos da matriz da cartilagem, dando início a um processo inflamatório destrutivo, com participação da sinóvia. O osso subcondral pode também ter papel substancial no processo da OA. Além de amortecedor mecânico, o osso subcondral é fonte de mediadores inflamatórios implicados na OA. Desse modo, a OA é uma doença muito mais complexa com participação de mediadores inflamatórios liberados pela cartilagem, o osso e a sinóvia. Inflamação de baixo grau induzida pela síndrome metabólica e por alterações da imunidade inata compreende um argumento em favor da existência de mecanismos inflamatórios na OA.

O condrócito pode responder a alterações biomecânicas aumentando sua atividade sintética ou a produção de citocinas inflamatórias, também produzidas por outros tecidos conjuntivos. Estudos *in vitro* demonstram que a compressão estática danosa estimula a depleção de proteoglicanos, causa dano à rede de colágeno e reduz a síntese de proteínas da matriz da cartilagem, ao passo que a compressão dinâmica aumenta a atividade sintética da matriz. Em resposta ao dano traumático, a expressão gênica global é ativada, resultando na expressão aumentada de mediadores inflamatórios, degradação da cartilagem mediada por proteinases e fatores de resposta ao estresse. Os condrócitos têm receptores para responder à estimulação mecânica, muitos dos quais são também receptores da matriz extracelular. Incluídas entre esses receptores, estão várias integrinas. A ativação desses receptores pode estimular a produção de proteinases da degradação da matriz, citocinas inflamatórias e quimiocinas.[77]

Há várias linhas de evidência que indicam que as anormalidades genéticas podem resultar em quadros mais avançados de OA. Os resultados de estudos epidemiológicos, a análise de modelos de grupamento familiar, os estudos de gêmeos e a caracterização de distúrbios genéticos raros sugerem que a predisposição hereditária seja um fator de risco importante. Por exemplo, os estudos de gêmeos mostraram que a influência de fatores genéticos pode responder por cerca de 70% do risco de desenvolver OA. Polimorfismos ou mutações em genes que codificam componentes da matriz extracelular e moléculas sinalizadoras podem determinar a suscetibilidade à OA.

Tradicionalmente, a OA não é considerada uma artropatia inflamatória clássica, pela ausência ou pouca expressão de neutrófilos no fluido sinovial e a falta de manifestações sistêmicas da inflamação. A OA associa-se frequentemente, contudo, a sinais e sintomas da inflamação, inclusive dor articular, aumento de volume com prejuízo funcional significativo e incapacidade. Embora permaneça o debate quanto ao papel essencial da inflamação sinovial na OA, a infiltração sinovial de células B e T ativadas e o aumento da expressão de mediadores pró-inflamatórios são comuns na OA precoce e tardia. A inflamação sinovial compreende um fator que provavelmente contribui para a disfunção do condrócito, favorecendo o desequilíbrio entre as atividades catabólicas e anabólicas do condrócito durante a remodelação da cartilagem.

Evidências obtidas *in vivo* e *in vitro* indicam que o condrócito pode produzir e responder a um número de citocinas e quimiocinas presentes nos tecidos conjuntivos e fluidos da cartilagem com a OA.[78] Está bem documentado que os níveis de IL-1 e TNF são determinantes dos níveis aumentados de enzimas catabólicas e mediadores inflamatórios, como prostaglandina e óxido nítrico, nos tecidos conjuntivos e no fluido sinovial. Os condrócitos na cartilagem com OA expressam IL-1, enzima conversora de IL-1 (caspase-1) e outros mediadores. A IL-1 é sintetizada por condrócitos em concentrações capazes de induzir a expressão de metaloproteinases (MMP), agrecanases e outros produtos catabólicos. Além de induzirem a síntese de MMP e outras proteinases, a IL-1 e o TNF aumentam a síntese da prostaglandina E2 (PGE2) estimulando a expressão ou a atividade da ciclo-oxigenase (COX-2), PGE sintetase-1 (mPGES-1) e fosfolipase solúvel A2 (sPLA2), os quais regulam a produção de óxido nítrico via sintetase induzível do óxido nítrico (iNOS, ou NOS2). A IL-1 também induz outras citocinas pró-inflamatórias, como IL-6, IL-17 e IL-18, e quimiocinas, inclusive IL-8, e suprime a expressão de um número de genes associados ao fenótipo do condrócito diferenciado.

Os condrócitos expressam várias quimiocinas e receptores de quimiocinas que podem participar na indução do catabolismo da cartilagem. A IL-17, um produto do linfócito Th-17, também estimula a produção de outras citocinas pró-inflamatórias e tem efeitos semelhantes aos da IL-1. Muitos desses fatores atuam sinergicamente na promoção de respostas catabólicas no condrócito.

Mediadores inflamatórios desempenham um papel fundamental na iniciação e na perpetuação do processo da OA. A origem potencial desses mediadores inclui fontes locais (células da cartilagem e sinóvia) ou sistêmicas (como as quimiocinas do tecido adiposo que alcançam a cartilagem pelo osso subcondral). O processo inflamatório iniciado tem efeitos deletérios perpetuando a degradação da cartilagem. O adequado entendimento das suas vias de regulação abre perspectivas para o melhor manejo de pacientes com OA.

CONSIDERAÇÕES FINAIS

A fisiopatologia das doenças inflamatórias reumáticas representa um dos maiores desafios da Medicina. Dadas as características peculiares e a extrema complexidade do sistema imunológico, não são bem-sucedidos os modelos tradicionais, que funcionam bem para compreender distúrbios em sistemas mais simples e de natureza mais mecanicista. No entanto, um considerável progresso vem sendo feito em várias áreas simultaneamente, possibilitando uma melhor compreensão da fisiologia do sistema imunológico e, por consequência, um entendimento mais preciso dos distúrbios patológicos e o estabelecimento de modalidades terapêuticas eficazes. Exemplos pioneiros desse desdobramento são os assim denominados "medicamentos biológicos", representados por anticorpos monoclonais e proteínas de fusão que interagem com citocinas e receptores de membrana, induzindo alterações imunológicas e clínicas favoráveis nos pacientes.[79] Novas frentes de investigação, como a Biologia de Sistemas, a Análise de Big Data e a Bioinformática, são promissoras no sentido de explicitar os intrincados e complexos mecanismos imunológicos subjacentes às enfermidades inflamatórias crônicas que permeiam toda a Reumatologia.

REFERÊNCIAS BIBLIOGRÁFICAS

1. Abbas A et al. Cellular and molecular immunology. 5.ed. Philadelphia: Sauders WB; 2007.
2. Schwartz RH. Acquisition of immunologic self-tolerance. Cell. 1989;57:1073-81.
3. Stites D et al. Basic and clinical immunology. 8.ed. New York: Appleton & Lange; 1994.
4. O'Shea JJ et al. Cytokines and autoimmunity. Nat Rev Immunol. 2002;2:37-45.
5. Dighiero G et al. Natural autoantibodies constitute a substantial part of normal circulating immunoglobulins. Ann N Y Acad Sci. 1986;475:135-45.
6. Herzenberg LA. B-1 cells: the lineage question revisited. Immunol Rev. 2000;175:9-22.
7. Sidman CL et al. Production of immunoglobulin isotypes by Ly-1+ B cells in viable motheaten and normal mice. Science. 1986;232:1423-5.
8. Griffin DO et al. Human B1 cells in umbilical cord and adult peripheral blood express the novel phenotype CD20+ CD27+ CD43+ CD70. J Exp Med. 2011;208:67-80.
9. Massabki PS et al. Clinical implications of autoantibodies in HIV infection. AIDS. 1997;11:1845-50.
10. Murphy KM et al. Induction by antigen of intrathymic apoptosis of CD4+CD8+TCRlo thymocytes in vivo. Science. 1990;250:1720-3.
11. Goodnow CC et al. Induction of self-tolerance in mature peripheral B lymphocytes. Nature. 1989;342:385-91.
12. Rizzi M et al. Disruption of immunological tolerance: role of AIRE gene in autoimmunity. Autoimmun Rev. 2006;5:145-7.
13. Maloy KJ et al. Regulatory T cells in the control of immune pathology. Nat Immunol. 2001;2:816-22.
14. Hori S et al. Control of regulatory T cell development by the transcription factor Foxp3. Science. 2003;299:1057-61.
15. Simon LS. Osteoporosis. Rheum Dis Clin North Am. 2007;33:149-76.
16. Bennett L et al. Interferon and granulopoiesis signatures in systemic lupus erythematosus blood. J Exp Med. 2003;197:711-23.
17. Papadimitraki ED et al. Toll like receptors and autoimmunity: a critical appraisal. J Autoimmun. 2007;29:310-8.
18. Gaipl US et al. Clearance deficiency and systemic lupus erythematosus (SLE). J Autoimmun. 2007;28:114-21.
19. Glovsky MM et al. Complement determinations in human disease. Ann Allergy Asthma Immunol. 2004;93:513-22.
20. Lv Y et al. Confirmation of C4 gene copy number variation and the association with systemic lupus erythematosus in Chinese Han population. Rheumatol Int. 2012;32:3047-53.
21. Wu YL et al. Phenotypes, genotypes and disease susceptibility associated with gene copy number variations: complement C4 CNVs in European American healthy subjects and those with systemic lupus erythematosus. Cytogenet Genome Res. 2008;123:131-41.
22. Yang Y et al. Gene copy-number variation and associated polymorphisms of complement component C4 in human systemic lupus erythematosus (SLE): low copy number is a risk factor for and high copy number is a protective factor against SLE susceptibility in European Americans. Am J Hum Genet. 2007;80:1037-54.
23. Liblau RS et al. Selective IgA deficiency and autoimmunity. Int Arch Allergy Immunol. 1992;99:16-27.
24. Jesus AA et al. Complement and antibody primary immunodeficiency in juvenile systemic lupus erythematosus patients. Lupus. 2011;20:1275-84.
25. Perazzio SF et al. High frequency of immunodeficiency-like states in systemic lupus erythematosus: a cross-sectional study in 300 consecutive patients. Rheumatology. 2016;55:1647-55.
26. Perl A et al. Molecular mimicry and immunomodulation by the HRES-1 endogenous retrovirus in SLE. Autoimmunity. 2008;41:287-97.
27. Lubberts E. IL-17/Th17 targeting: on the road to prevent chronic destructive arthritis? Cytokine. 2008;41:84-91.
28. Jerne NK. Towards a network theory of the immune system. Ann Immunol. 1974;125C:373-89.
29. Oukka M. Interplay between pathogenic Th17 and regulatory T cells. Ann Rheum Dis. 2007;66(Suppl 3):iii87-90.
30. Kumar V et al. The T-cell receptor repertoire and autoimmune diseases. Annu Rev Immunol. 1989;7:657-82.

31. Tan EM, Chan EK. Molecular biology of autoantigens and new insights into autoimmunity. Clin Investig. 1993;71:327-30.
32. Cope AP et al. The central role of T cells in rheumatoid arthritis. Clin Exp Rheumatol. 2007;25:S4-11.
33. Shi Y et al. Promiscuous presentation and recognition of nucleosomal autoepitopes in lupus: role of autoimmune T cell receptor alpha chain. J Exp Med. 1998;187:367-78.
34. Kayser C et al. Decreased number of T cells bearing TCR rearrangement excision circles (TREC) in active recent onset systemic lupus erythematosus. Lupus. 2004;13:906-11.
35. Liossis SN et al. Altered pattern of TCR/CD3-mediated protein-tyrosyl phosphorylation in T cells from patients with systemic lupus erythematosus. Deficient expression of the T cell receptor zeta chain. J Clin Invest. 1998;101:1448-57.
36. Georgescu L et al. Interleukin-10 promotes activation-induced cell death of SLE lymphocytes mediated by Fas ligand. J Clin Invest. 1997;100:2622-33.
37. Kappler JW et al. T cell tolerance by clonal elimination in the thymus. Cell. 1987;49:273-80.
38. Rashedi I et al. Autoimmunity and apoptosis – therapeutic implications. Curr Med Chem. 2007;14:3139-51.
39. Salmon M et al. Inhibition of T cell apoptosis in the rheumatoid synovium. J Clin Invest. 1997;99:439-46.
40. Sinha AA et al. Autoimmune diseases: the failure of self tolerance. Science. 1990;248:1380-8.
41. Harley JB, James JA. Epstein-Barr virus infection induces lupus autoimmunity. Bull NYU Hosp Jt Dis. 2006;64:45-50.
42. Pillai S et al. B cells and autoimmunity. Curr Opin Immunol. 2011;23:721-31.
43. Meffre E, Wardemann H. B-cell tolerance checkpoints in health and autoimmunity. Curr Opin Immunol. 2008;20:632-8.
44. Dörner T et al. Mechanisms of B cell autoimmunity in SLE. Arthritis Res Ther. 2011;13:243.
45. Gregersen PK, Behrens TW. Genetics of autoimmune diseases – disorders of immune homeostasis. Nat Rev Genet. 2006; 7:917-28.
46. Kronenberg M. Self-tolerance and autoimmunity. Cell. 1991; 65:537-42.
47. Weyand CM, Goronzy JJ. Functional domains on HLA-DR molecules: implications for the linkage of HLA-DR genes to different autoimmune diseases. Clin Immunol Immunopathol. 1994;70:91-8.
48. Arnett FC et al. Genetic studies in Sjögren's syndrome and systemic lupus erythematosus. J Autoimmun. 1989;2:403-13.
49. Jagiello P et al. New genomic region for Wegener's granulomatosis as revealed by an extended association screen with 202 apoptosis-related genes. Hum Genet. 2004;114:468-77.
50. Stassen PM et al. HLA-DR4, DR13(6) and the ancestral haplotype A1B8DR3 are associated with ANCA-associated vasculitis and Wegener's granulomatosis. Rheumatology (Oxford). 2009;48:622-5.
51. Lyons PA et al. Genetically distinct subsets within ANCA-associated vasculitis. N Engl J Med. 2012;367:214-23.
52. Xie G et al. Association of granulomatosis with polyangiitis (Wegener's) with HLA-DPB1*04 and SEMA6A gene variants: evidence from genome-wide analysis. Arthritis Rheum. 2013;65:2457-68.
53. Sane DC et al. Saddle nose, red ears, and fatal airway collapse. Relapsing polychondritis. Chest. 1987;91:268-70.
54. Porto L, Pontes L. Estudos de associação de HLA e doenças. Rio de Janeiro: Editora da UERJ; 2007.
55. Degos L et al. Molecular approaches to the relationships between HLA and susceptibility to diseases. Adv Nephrol Necker Hosp. 1992;21:13-22.
56. Wagner UG et al. Perturbation of the T cell repertoire in rheumatoid arthritis. Proc Natl Acad Sci USA. 1998;95:14447-52.

57. Andrade LEC. Time for some molecular introspection. Rev Bras Reumatol. 1998;38:53-8.
58. Burn GL et al. Why is PTPN22 a good candidate susceptibility gene for autoimmune disease? FEBS Lett. 2011;585:3689-98.
59. Zanger UM et al. Comprehensive analysis of the genetic factors determining expression and function of hepatic CYP2D6. Pharmacogenetics. 2001;11:573-85.
60. Graham RR et al. Genetic variants near TNFAIP3 on 6q23 are associated with systemic lupus erythematosus. Nat Genet. 2008;40:1059-61.
61. Zhou Q et al. Loss-of-function mutations in TNFAIP3 leading to A20 haploinsufficiency cause an early-onset autoinflammatory disease. Nat Genet. 2016;48:67-73.
62. Takada H et al. NEMO mutation as a cause of familial occurrence of Behçet's disease in female patients. Clin Genet. 2010; 78:575-9.
63. Remmers EF et al. STAT4 and the risk of rheumatoid arthritis and systemic lupus erythematosus. N Engl J Med. 2007; 357:977-86.
64. Meesilpavikkai K et al. A novel heterozygous mutation in the STAT1 SH2 domain causes chronic mucocutaneous candidiasis, atypically diverse infections, autoimmunity, and impaired cytokine regulation. Front Immunol. 2017;8:274.
65. Wienke J et al. A novel human STAT3 mutation presents with autoimmunity involving Th17 hyperactivation. Oncotarget. 2015;6:20037-42.
66. James JA et al. An increased prevalence of Epstein-Barr virus infection in young patients suggests a possible etiology for systemic lupus erythematosus. J Clin Invest. 1997;100:3019-26.
67. Selmi C et al. The X chromosome and systemic sclerosis. Curr Opin Rheumatol. 2006;18:601-5.
68. Masi AT et al. Perturbations of hypothalamic-pituitary-gonadal (HPG) axis and adrenal androgen (AA) functions in rheumatoid arthritis. Baillieres Clin Rheumatol. 1996;10:295-332.
69. Cutolo M et al. Androgen and estrogen receptors are present in primary cultures of human synovial macrophages. J Clin Endocrinol Metab. 1996;81:820-7.
70. Ferrari AJL. Gota. In: Sato EI. Guia de medicina ambulatorial e hospitalar da Unifesp: Reumatologia. v.1. Barueri: Manole; 2004. p. 341-50.
71. Ferrari AJL. Doença por depósito de pirofosfato de cálcio. In: Sato EI. Guia de medicina ambulatorial e hospitalar da Unifesp: Reumatologia. v.1. Barueri: Manole; 2004. p. 351-5.
72. Riggs BL et al. A unitary model for involutional osteoporosis: estrogen deficiency causes both type I and type II osteoporosis in postmenopausal women and contributes to bone loss in aging men. Journal of Bone and Mineral Research. 1998;13:763-73.
73. Manolagas SC. From estrogen-centric to aging and oxidative stress: a revised perspective of the pathogenesis of osteoporosis. Endocrine Reviews. 2010;31:266-300.
74. Khosla S et al. The unitary model for estrogen deficiency and the pathogenesis of osteoporosis: is a revision needed? Journal of Bone and Mineral Research. 2011;26:441-51.
75. Eriksen EF. Cellular mechanisms of bone remodeling. Reviews in Endocrine & Metabolic Disorders. 2010;11:219-27.
76. Martin TJ. Bone biology and anabolic therapies for bone: current status and future prospects. Journal of Bone Metabolism. 2014;21:8-20.
77. Loeser RF. Aging processes and the development of osteoarthritis. Current Opinion in Rheumatology. 2013;25:108-13.
78. Sun BH et al. New developments in osteoarthritis. Rheum Dis Clin North Am. 2007;33:135-48.
79. Scheinecker C et al. Cytokines as therapeutic targets: advances and limitations. Immunity. 2008;28:440-4.

Aspectos Psicossociais das Doenças Reumáticas

Marcelo Kaminski • João Manuel Cardoso Martins

RELAÇÃO MÉDICO-PACIENTE

O motivo pelo qual alguém procura um clínico nem sempre é a busca de diagnóstico; geralmente, os pacientes esperam a segurança de não ter alguma doença mais grave. Eles buscam estímulo para continuar a vida cotidiana, bem como o afeto e a compreensão que não costumam receber na vida diária.

Procura-se um reumatologista em virtude de problemas de natureza variada, que podem compreender o sintoma físico, a perda de uma função, uma situação de incapacidade, muita dor, entre outros problemas que têm em comum o fato de serem vivenciados como insuportáveis por aquele que os experimenta.

A relação médico-paciente constitui o espaço do reconhecimento, da aceitação e da busca de soluções. Trata-se de uma interação de ajuda baseada em um conhecimento específico, trabalhando sempre com um referencial teórico, o suporte para a intervenção terapêutica. Contudo, é importante notar que faz parte desse referencial uma concepção do homem e de suas relações consigo mesmo, com os outros e com o mundo.

Quando um paciente procura o médico apresentando dor difusa, possivelmente se trata de fibromialgia. Nesse caso, não há lugar para o uso de anti-inflmatórios ou corticoterapia. A relação médico-paciente possibilitará descobrir a causa da dor, explicar seus mecanismos e indicar o modo de lidar com eles (p. ex., farmacoterapia, exercícios etc.). Caberá ao médico estimular o paciente a conviver melhor com o sofrimento crônico, assegurá-lo de que não haverá deformidades e tranquilizá-lo, mostrando-lhe que não é ele o responsável por seus sintomas. Ao mesmo tempo, o paciente será estimulado a abandonar o papel de "vítima", tornando-se sujeito na luta por sua melhora, uma vez que a maior parte do tratamento dependerá dele mesmo. Finalmente, deve-se procurar entender o que levou o paciente a ter receio da corticoterapia, desmistificando-a, uma vez que ela poderá ser necessária no futuro.

Quando se adequa a relação médico-paciente aos instrumentos psicoterápicos de apoio e esclarecimento, cria-se uma maior conscientização sobre a mudança de vida que está trazendo sofrimento, frustração e fantasias de incapacidade. Tocar o paciente no exame físico é algo importantíssimo, mas o psicoterapeuta não o faz – o toque, sendo e tendo "sentido", pode catalisar uma possível mudança comportamental.

É evidente que a psicoterapia desenvolvida pelo reumatologista não é profunda, apoiada no papel do inconsciente, com seus impulsos e conflitos reprimidos e não resolvidos. Trata-se de uma iniciativa que visa a reestruturar, reeducar e expandir a personalidade do paciente, a fim de ajudá-lo a aceitar seus sintomas, aprender a lidar com eles e motivá-lo a resolvê-los. Realizada pelo especialista, psicoterapeuta, médico ou não, seu objetivo é tornar consciente o inconsciente, por meio de uma interpretação verbal; diferentemente do medicamento, que repara a função, busca-se criá-la.

A psicoterapia do reumatologista, desenvolvida na relação médico-paciente, além do apoio e do esclarecimento já referidos, emprega dois instrumentos básicos: experiência intuitiva e sensibilidade. A primeira permite ao médico consentir, "sentir com", "sofrer com", ou seja, apostar na alteridade, colocar-se no lugar do outro, para, desse ponto de observação, visualizar melhor suas crises, seus conflitos intrapsíquicos e sua angústia pessoal, buscando conscientizá-lo e levá-lo a compreender esses problemas, tarefa facilitada pelo fato de o médico não estar entre os problemas e oferecer referenciais capazes de ajudar o paciente.

O paciente descreve, mas não compreende, porque está bloqueado pela ansiedade ou depressão que a doença provoca. Reduzindo esses sintomas, e às vezes apelando para a farmacoterapia, o médico permitirá que o paciente tenha maior capacidade de racionalização ao enfrentar seus problemas. Dando-lhe a oportunidade de expressar suas emoções reprimidas, suas preocupações e seus temores, leva-o a discutir suas crises de vida, seus conflitos pessoais e sua doença, o que promove um esclarecimento intelectual. A experiência intuitiva, cuja fonte está no interesse pelo paciente, na simpatia e na capacidade de consentir, é o que possibilita ao médico eleger as palavras e os atos tranquilizadores, para o qual é preciso ter sensibilidade.

O domínio dos sentimentos, que nada mais são do que instrumentos que a pessoa utiliza em seu cotidiano, e das emoções, objeto fundamental de trabalho de um terapeuta, não pode ser alcançado por outra via se não a da sensibilidade. Sensibilidade para acolher, ouvir, sentir e catalisar mudanças. Sem sensibilidade para ouvir (e saber ouvir compreende a melhor maneira de saber o que, quando e como falar), o médico não terá percepção intelectual do que a doença promove, seja nas estruturas do organismo, seja na promoção de conflitos pessoais ou interpessoais do paciente, os quais, em última análise, resultam em impossibilidades e dificuldades quanto à sua capacidade de adaptação.

Sentir o paciente por meio de uma escuta acolhedora é também servir como uma tela na qual ele possa projetar seus sintomas e emoções para que o médico, como uma espécie de diretor de cena, consiga decifrá-los e interpretá-los, eliminando incongruências quanto à percepção da doença ou do conflito e ajudando-o a lidar de maneira mais realista e racional com suas dificuldades. Essa atitude, que pode melhorar a autoconfiança e a autoestima do paciente, fatores de ajuda na recuperação e/ou no controle de qualquer dificuldade, só terá êxito se houver afinidade entre o clínico e o paciente, a partir do estabelecimento da chamada aliança terapêutica.

Ao médico que acredita não dispor de tempo suficiente para desenvolver tal postura com seus pacientes, recomenda-se lembrar de que Enid Balint e J. S. Norell provam o contrário em *Seis minutos para o paciente*. Fatores inespecíficos, como empatia, compreensão, respeito, interesse, estímulo e boa acolhida por parte do clínico, são comuns a todas as formas de psicoterapia e favorecem a mudança e a autoestima dos pacientes.

Vivenciar situações penosas ou difíceis, como na artrite reumatoide com incapacidade e deformidades, possibilita o discernimento crítico, a manifestação da inteligência e da criatividade humana e, mais importante ainda, o entendimento de que a dor somática ou emocional pode ajudar no desenvolvimento da afetividade e da atitude de ajuda e compreensão.

APLICAÇÃO PRÁTICA | CONHECIMENTO E IDEIAS

Casos clínicos

Artrite reumatoide

No exemplo de uma paciente com artrite reumatoide em atividade, a gravidade de suas poliartralgias deve estar relacionada com o grau das sinovites observadas pelo reumatologista. Isso, por exemplo, determina se uma articulação apresenta muito maior efusão do que as outras, indicando-se infiltrá-la com corticosteroide de ação prolongada (geralmente um sal acetato). Se, no entanto, a paciente apresentar uma desproporção entre as queixas e os sinais objetivos, deve-se procurar outra causa dolorosa.

Quando de uma dor difusa, acompanhada de "pontos de sensibilidade" (*tender points*), infere-se a concomitância de fibromialgia, o que tem muita importância. Isso evita que se aumente a dose de medicação anti-inflamatória e possibilita esclarecer o paciente quanto à existência de dois problemas. Assim, pode-se tratá-lo de maneira diferenciada, acrescentando um antidepressivo tricíclico, como amitriptilina, imipramina ou nortriptilina, em dose baixa (10 a 50 mg à noite), e, eventualmente, mudando meios fisioterápicos e incluindo intervenções comportamentais.

Se a dor for difusa, porém sem pontos sensíveis, infere-se a possibilidade de uma síndrome dolorosa relacionada com a depressão, caso no qual surgem alguns problemas. Se for verdadeira a associação com a artrite reumatoide, a paciente deve receber uma dose maior de medicação antidepressiva (75 mg ou mais, no caso de tricíclicos) e dispor de um tempo um pouco maior para falar de suas preocupações. Entretanto, esse diagnóstico nem sempre é fácil.

Os questionários padronizados para depressão oferecem porcentuais elevados em doenças crônicas, sem que necessariamente os pacientes as tenham. Por sua vez, a depressão frequentemente se "mascara" na forma de dor crônica, levando

a uma pontuação menor nesses questionários – e é aqui que deve começar a "arte" do médico.

A experiência prática e intuitiva, a sensibilidade, o tempo e as flutuações espontâneas dos sintomas, ou sua associação com fatores ambientais, podem ajudar no diagnóstico. Nesse momento, pode-se aplicar um pouco mais de rigor científico, verificando se a paciente apresenta anedonia, isto é, impossibilidade para o prazer, principal marcador clínico da depressão. Todavia, mesmo a anedonia não pode, *per se*, chancelar tal diagnóstico, por se tratar de um aspecto comum no sofrimento crônico.

Esse território ambíguo não deve exasperar o médico, que precisa tomar medidas objetivas: receitar antidepressivo na dose adequada e fazer seguimento criterioso, sempre separando os dados objetivos dos subjetivos.

É comum deparar-se com pacientes fibromiálgicos que estavam sendo tratados como reumatoides sem nunca terem apresentado sinal fidedigno de sinovite ou exames que denunciassem uma atividade inflamatória. Contudo, observam-se também muitos pacientes reumatoides fazendo uso de medicação anti-inflamatória em doses desnecessárias, por não ocorrer ao médico a associação de possível fibromialgia.

Torna-se fundamental entender a depressão em reumatologia, por estar frequentemente associada às doenças reumáticas crônicas e por poder reduzir o limiar de sensibilidade dolorosa dos pacientes, o que os deixa menos aderentes às propostas de tratamento e acompanhamento.

O médico que atende um paciente reumatoide deve saber que sua principal preocupação se dá com a possível incapacidade física, pois mais de 50% desses pacientes tornam-se incapazes para o trabalho em uma média de 10 anos. É fundamental criar condições, quando o paciente começa a ficar limitado, para que mantenha a autonomia no trabalho e continue a realizar as suas atividades do dia a dia. O fator mais importante para determinar a incapacidade laborativa consiste na característica do trabalho; portanto, sempre a reabilitação deve se basear na autonomia do ritmo e do horário laborativo, bem como em sua natureza física.

A avaliação do médico quanto à sensibilidade da doença é sempre menos importante que fatores sociais, do próprio trabalho ou domésticos.

O paciente que, apesar da doença, mantém grandes responsabilidades familiares e/ou laborativas, conserva sua autoestima e tem maior controle pessoal da doença. Por isso, não se deve afastá-lo de sua rotina, mas sim adequar as atividades às suas possibilidades, o que lhe dá um norte vivencial.

Outro ponto a observar refere-se ao fato de que, além das flutuações inerentes à doença básica, intercorrências como infecções virais ou situações estressantes envolvem flutuações na intensidade da dor, tornando os pacientes menos tolerantes aos sintomas, com a mesma atividade biológica da doença.

Há ainda um aspecto a ser avaliado quando se globaliza o atendimento psicossocial de um paciente reumatoide: sua sexualidade. São frequentes os desajustes, mas preexistentes à doença. Quando há harmonia entre um casal, é surpreendente constatar como os pacientes com doença ativa – álgicos e limitados – conseguem encontrar meios de evitar a insatisfação e os desacertos sexuais. Por isso, a personalidade pré-mórbida dos cônjuges e sua vida sexual antes do aparecimento da artrite são determinantes no impacto que a doença provocará.

Finalmente, é importante ressaltar que a psicoterapia pode ajudar o paciente a lidar com a doença, mas jamais reduz os parâmetros biológicos de inflamação.

Lúpus

Paciente lúpica de 32 anos, com síndrome cutaneoarticular e laboratorial bem estabelecida, controlada com dose fisiológica de prednisona (5 mg/dia) e antimalárico, apresenta-se ao reumatologista em virtude de cansaço intenso que dificulta suas atividades laborais e de lazer, afetando, portanto, sua qualidade de vida. Como a fadiga é um sintoma, e não a doença em si, a primeira atitude compreende estabelecer seu contexto, verificando se não está relacionada com a atividade do lúpus.

Nesse exemplo, todos os parâmetros clínicos e laboratoriais são negativos: não há atividade.

O segundo propósito, então, é verificar se não há coincidência com medicamentos que induzam miastenia ou miopatia. Como a paciente não faz uso de anti-inflamatórios, anti-hipertensivos, betabloqueadores, diuréticos que causem hipopotassemia, álcool, cimetidina, propiltiouracila nem de antibióticos, tal origem é improvável, e a baixa dose de prednisona não costuma se associar a essa manifestação.

Ainda no diagnóstico diferencial, é importante verificar se o cansaço não está associado a distúrbio do sono, pois a sustentação de um sono não reparador se relaciona com lassidão e cansaço. Seu espectro pode incluir ambiente barulhento, dor, noctúria, tosse noturna, xerostomia, diaforese, apneia do sono ou dispneia paroxística noturna, mas a pista para esclarecer o cansaço também pode estar em depressão, ingestão de álcool, fibromialgia ou síndrome de fadiga crônica. Na paciente mencionada, após meticulosa análise, não se pode fazer nenhuma correlação com as causas citadas, mas notou-se, durante entrevista, que tinha grande medo de morrer em decorrência da doença, já que uma amiga com a mesma condição havia falecido com apenas 2 anos de evolução e ela estava se aproximando desse marco.

As manifestações psiquiátricas no lúpus eritematoso sistêmico (LES) podem ser primárias, pela atividade cerebral da doença, ou secundárias, por uremia, hipertensão, distúrbios de coagulação, infecção ou uso de corticosteroides. Quando a causa se refere à "cerebrite lúpica", o mais comum é ocorrerem estados confusionais agudos, delirantes, não raro associados a convulsões. Essas manifestações quase sempre são acompanhadas de doença ativa em outros locais.

É importante destacar que a personalidade pré-mórbida de pacientes lúpicos, ou os fatores estressantes prévios à doença, não parece desempenhar papel patogênico; apenas determina um modo peculiar de expressão da doença, a maneira como os pacientes verbalizam ou sentem suas queixas e emoções. Isso não quer dizer patogenia, mas sim patoplastia: patogenia é aquilo que provoca diretamente a doença, enquanto patoplastia é o "colorido" com que a doença aparece, o modo de expressá-la.

Entre as principais preocupações verbalizadas por pacientes lúpicos aos seus médicos, estão o cansaço, o fato de não poder se expor ao sol e a morte. Essa paciente, embora bem controlada biologicamente, apresenta duas das principais preocupações. O cansaço, na ausência de fator patogênico explícito, deve ser tratado com condicionamento muscular aeróbico, que melhora a fadiga nesses casos. Já o medo da morte, "traço aflitivo da personalidade", deve ser tratado explicando à paciente que sua condição não é igual à da amiga falecida, pois a doença é diferente em cada pessoa; nela, está bem controlada e não parece ter perspectiva real de óbito, havendo, ao contrário, esperança real de bons controle e prognóstico. A atitude otimista, convicta e segura do médico é essencial para a manutenção da esperança do paciente.

É interessante saber que, embora seja questionável que o estresse agrave o lúpus, certamente causa menor tolerância às suas manifestações. Além disso, vale lembrar que há vários fatores que melhoram o convívio com a doença: boa atitude, repouso programado, manter-se ocupado, medicação, confiança e segurança no médico.

A relação médico-paciente é o que fornece a bússola do entendimento: assegurar ao paciente uma vida mais produtiva. Afinal, as principais mudanças na vida de um lúpico estão condicionadas à retração social, quase sempre causada pela depressão, tratável pelo médico, e à retração financeira, que o médico pode minimizar com bom controle clínico da doença e aconselhamento social.

Osteoartrite

Paciente de 60 anos, obesa, com artrose coxofemoral à direita, queixa-se de dor persistente que impede suas atividades e dificulta o sono. A radiografia convencional confirma e mostra a gravidade da alteração estrutural, sendo indicada uma prótese. A paciente reluta, pois tem receio da operação – nunca foi operada. Discutem-se as vantagens: ausência de dor, recuperação de suas capacidades, independência da família, abandono da muleta e melhora na vida sexual. O último aspecto foi abordado com certo temor, por se tratar de uma sexagenária, mas despertou nela um interesse diferente: era grande a dificuldade na vida sexual, que não apresentava problemas antes da dor. Esse foi, portanto, o motivo que determinou sua pronta adesão ao procedimento. É importante enfatizar, porém, que a reabilitação cirúrgica traz de volta, no máximo, o comportamento sexual anterior, agora renovado, mas nunca uma mudança nele. Se o comportamento sexual prévio era desajustado ou insatisfatório, não há recuperação estrutural que o modifique.

Uma observação que vale para todos os casos de colocação de prótese é conhecer as expectativas do paciente. Se houver alto grau de exigência e desejo, na realidade, haverá frustração, que será direcionada ao médico. Como exemplo, cita-se o caso de uma paciente lúpica que, durante 12 anos, teve vários problemas críticos, três potencialmente mortais e sempre adequadamente tratados pelo seu médico, com atitudes de salvar a vida. Durante esse período, tendo como única sequela uma artrodese coxofemoral direita e já em remissão da doença, sentia-se ótima, mas acusava seu reumatologista por sua limitação. Desse caso, conclui-se que houve falta de discernimento por parte da paciente e falta de clareza na comunicação por parte do médico.

Febre reumática

Uma mãe leva a filha de 18 anos à consulta para pedir uma segunda opinião a respeito do tratamento. A jovem é tratada desde os 8 anos como portadora de febre reumática. A análise do quadro clínico, porém, não confirma o diagnóstico. Seu dossiê laboratorial também não.

A mãe se mostra apreensiva quanto à possibilidade de a filha ter algo no coração, embora dois ecocardiogramas nada revelem. Evidentemente sofreram iatrogenia, mais a mãe que a filha, que tudo observa, mas sem aparentar qualquer aflição. A filha é assintomática, e seu exame físico, inocente.

A vontade do médico é dizer que tudo se tratou de um mal-entendido, que a menina nunca teve febre reumática, que o outro profissional estava equivocado e que não há necessidade de prevenção secundária. Todavia, não é prudente fazê-lo, porque iatrogenia é uma comunhão a dois, situação sindiadogênica: há um acumpliciamento entre quem executa e quem recebe a orientação iatrogênica. Em quem a mãe acreditará: no médico que consulta a filha pela primeira vez, mesmo sendo uma autoridade, ou naquele com o qual mantém bom relacionamento e que "cuida" da filha há 10 anos? Como suportar a afronta a tanto desvelo e cuidado? Ingenuidade do profissional que age dessa maneira. A melhor atitude, ou a mais prudente, se realmente estiver convicto de que não houve febre reumática, é dizer à mãe que sua filha foi muito bem cuidada e está ótima, tão bem tratada que não precisa mais da prevenção secundária. Trata-se de uma atitude inteligente e que talvez dê certo.

Nota-se, nesse caso, que a mãe estava aflita, e não a jovem, que tem vida escolar e social normal, e, segundo a mãe, "não traz problemas". O fato mais relevante é que depende da personalidade de cada um a maneira de enxergar seus problemas e os dos outros. O médico que não tiver sensibilidade pode ser muito eficiente, mas certamente pouco eficaz.

Lombalgia crônica

Paciente de 47 anos chega ao consultório médico claudicando, apoiada pelo filho de 16 anos e por uma bengala. Queixa-se há mais de 5 anos de lombalgia sem características inflamatórias, ou seja, com ausência de dor noturna e rigidez matinal, também não piora com repouso nem melhora com atividade física. Relata dor de forte intensidade, sem irradiação, incapacitante (aposentadoria por invalidez), ausência de dor difusa e pontos de sensibilidade. Traz consigo uma pasta de exames laboratoriais e de imagens (radiografias e ressonância magnética), todos normais, e uma enorme lista de medicamentos utilizados (analgésicos, miorrelaxantes, anti-inflamatórios, antidepressivos, ansiolíticos), todos sem resposta. Está depressiva e diz que perdeu tudo em razão das dores persistentes: emprego, marido, estabilidade financeira. O último dos muitos médicos que consultou disse que ela não tinha nada e que "um bom tanque cheio de roupas sujas resolveria seu problema", o que a deixou devastada.

Pacientes funcionais, isto é, sem alterações estruturais, com sintomas crônicos, geralmente ferem a onipotência do médico. Eles geram frustração, consomem muito tempo e tendem a ser manipuladores. A origem dos sintomas pode estar em transtornos somatoformes, ganho secundário ou mesmo depressão refratária.

Esses pacientes, chamados frequentemente de "difíceis", em 10 a 20% dos casos provocam um nível de estresse no médico capaz de transcender seu limiar de tolerância. São "pacientes-problema", e mais da metade de seus médicos admite o desejo secreto de que não retornem. Cabe ao profissional moderno saber lidar com essas situações, educando, esclarecendo e tranquilizando o paciente. É preciso entender que seu papel, importantíssimo, às vezes, se resume em administrar, com muito respeito, situações refratárias.

BIBLIOGRAFIA

Cabral MAA et al. A relação trabalho-lazer em pacientes acometidos de artrite reumatoide. J Bras Psiq. 1988;37:3038.

Cabral MAA et al. Alguns aspectos da sexualidade de pacientes acometidos de artrite reumatoide e suas relações com a doença. J Bras Psiq. 1989;38(3):109-12.

Hahn SR. Physical symptoms and physician-experienced difficulty in the physician-patient relationship. Ann Intern Med. 2001;134(9 Pt2):897-904.

Hauly JG et al. Clinical course of cognitive dysfunction in systemic lupus erythematosus. J Rheumatol. 1994;21(10):1825-31.

Hawley DJ, Wolf F. Depression is not more common in rheumatoid arthritis: a 10-year longitudinal study of 6,153 patients with rheumatoid disease. J Rheumatol. 1993;20(12):2025-31.

Liang MH et al. The psychosocial impact of systemic lupus erythematosus and rheumatoid arthritis. Arthritis Rheum. 1984;27:13-9.

Manne SL, Zautra AJ. Spouse criticism and support: their association with coping and psychological adjustment among women with rheumatoid arthritis. J Personality Social Psychology. 1989;56:608-17.

Martins JMC et al. A psicoterapia do clínico. Contato. 1994;2(6).

Martins JMC. Dor e depressão. Rev Bras Reumatol. 1988;28:28-32.

Pincus T et al. Elevated MMPI scores for hypochondriasis, depression, and hysteria in patients with rheumatoid arthritis reflect disease rather than psychological status. Arthritis Rheum. 1986;1456-66.

Pincus T et al. Severe functional declines, work disability, and increase mortality in seventy-five rheumatoid arthritis patients studied over nine years. Arthritis Rheum. 1984;27:864-72.

Sharpe M, Carson A. "Unexplained" somatic symptoms, functional syndromes, and somatization: do we need a paradigm shift? Ann Intern Med. 2001;134(9 Pt2):926-30.

Wolfe F et al. Clinical and health status measures over time: prognosis and outcome assessment in rheumatoid arthritis. J Rheumatol. 1991;18(9):1290-7.

Parte 2

Avaliação do Paciente Reumático

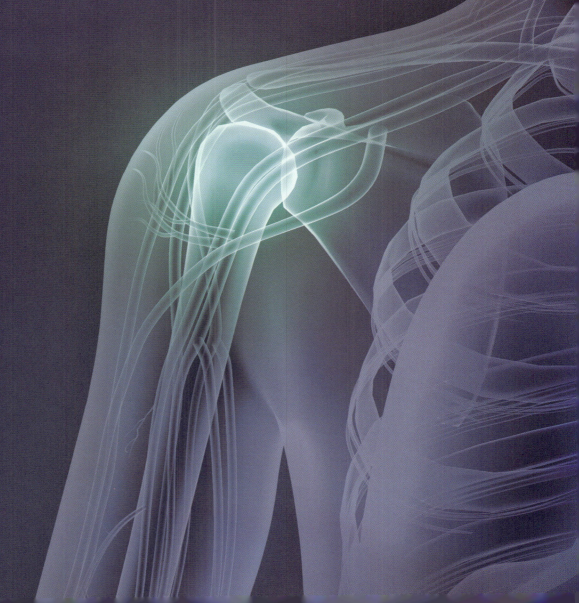

4 Consulta em Reumatologia | Anamnese e Exame Físico

Adil Muhib Samara • Eduardo de Paiva Magalhães

CONSULTA MÉDICA

Fundamento da boa prática em Medicina, sobretudo na Reumatologia, especialidade em que a dor aflige e o medo da deficiência e da incapacidade são constantes, os pacientes depositam toda a sua confiança na consulta médica.

Há evidências de que os pacientes se beneficiam de consultas nas quais os médicos têm boas técnicas de comunicação, tanto em termos de satisfação quanto em relação à melhor adesão ao *tratamento* e aos parâmetros objetivos de resposta. Mesmo da não possibilidade de oferecer uma terapia efetiva para determinada enfermidade, demonstrar compreensão e empatia, prestar informação e dar suporte ao paciente auxiliam a reduzir a ansiedade e a angústia.[1]

A confiança do paciente vai além da técnica e da competência do médico; inclui sua percepção de que o profissional será capaz de responder aos seus anseios.[2] Tem-se referido a falta de comunicação como uma das principais queixas, a qual compreende informação inadequada ou incompreensível, falha em ouvir os problemas do paciente ou negligenciar suas necessidades psicossociais.[1]

A Reumatologia evoluiu muito nos últimos anos, apresentando melhor arsenal de tratamento, investigação, critérios diagnósticos e tratamento, constantemente revistos. Entretanto, nada substitui a tradicional consulta médica. Índices de atividade da doença e critérios de remissão auxiliam no controle da enfermidade, mas são apenas instrumentos da consulta que dependem, em essência, da boa relação médico-paciente e de história clínica e exame físico adequados.

RECEPÇÃO DO PACIENTE

O médico é o principal cartão de visitas: em um consultório particular, um ambulatório de especialidades ou um posto de saúde, deve sempre manter a boa qualidade de atendimento. Cada paciente em consulta é especial e requer toda a atenção. É bom lembrar que a consulta pode compreender uma experiência cotidiana para o médico, porém representar um momento de ansiedade e apreensão para o paciente.

Recomenda-se iniciar o atendimento com apresentação e cumprimento cordial. A comunicação deve ser clara e objetiva, sempre com o cuidado de avaliar se está sendo bem compreendido.

ANAMNESE

Seguida de exame físico bem conduzido, a anamnese possibilita desenvolver hipóteses diagnósticas adequadas e auxilia no direcionamento de exames complementares, quando necessário.[3-5] Tradicionalmente, a avaliação do paciente inclui os seguintes passos: identificação, avaliação da queixa principal e da duração dos sintomas, história clínica da condição atual, interrogatório complementar, avaliação de antecedentes pessoais e familiares e exame físico.

Identificação do paciente

Fornece dados importantes da consulta. Sexo, idade, etnia, profissão, procedência e classe social já podem ser acessados de imediato e servem de substrato importante a ser associado a dados coletados na história clínica. Algumas relações são bem conhecidas e devem ser sempre valorizadas, como:

- Sexo: há maior prevalência de determinadas enfermidades no sexo feminino [p. ex., artrite reumatoide (AR), lúpus eritematoso sistêmico (LES) e osteoporose (OP)] ou masculino [p. ex., gota e espondilite anquilosante (EA)]
- Idade: o jovem distingue-se do adulto no que diz respeito à frequência e às manifestações de certas doenças (p. ex., febre reumática na infância, osteoartrite em idosos e EA no adulto jovem)
- Etnia: existe diferença de incidência de enfermidades nas diversas etnias (p. ex., OP é mais frequente em brancos, LES tem maior incidência e gravidade em negros, a síndrome de Behçet, em turcos, e a doença de Kawasaki, na pele amarela)
- Profissão: atenção a doenças associadas ou agravadas por condições de trabalho, como distúrbio postural em escriturário, tendinites em digitadores, lombalgia mecânica em trabalhadores braçais. Cabe lembrar os esportes e os *hobbies* que podem provocar lesões, como as epicondilites medial e lateral, de golfistas e tenistas, respectivamente, e a rizartrose e as tenossinovites em artesãos
- Procedência: existem doenças regionais, como a de Chagas, esquistossomose, malária e febre amarela. Para estrangeiros e seus descendentes, há a talassemia em italianos, a anemia falciforme em negros, a arterite de células gigantes em caucasianos e a condrocalcinose em galegos
- Classe social e escolaridade: por si só, a baixa condição social constitui um fator de pior prognóstico para doenças reumáticas.

Queixa principal e história da condição atual

Toda anamnese começa pela queixa principal, ou seja, qual fato levou o paciente à consulta. Em seguida, deve-se obter a história pregressa da doença, estimulando o paciente a ser objetivo e conciso. Por vezes, o paciente reumático é poliqueixoso e prolixo, o que torna importante a perspicácia do médico em direcionar uma boa anamnese. Ser paciente e objetivo nos questionamentos é fundamental. A seguir, são apresentadas algumas das queixas e principais manifestações referidas pelo paciente.

Queixas articulares

As principais referem-se ao aparelho musculoesquelético, sobretudo às articulações – dor, calor, rubor, edema e crepitação.

Dor

Na maior parte das vezes, representa a principal queixa dos pacientes. Deve-se questionar características como sede, intensidade, irradiação, ritmo, periodicidade, sinais que acompanham a dor, fatores de piora, melhora e ordem de acometimento articular. Pode se caracterizar também como de pequena, média ou grande intensidade. Outro parâmetro para inferir a intensidade da dor consiste em perguntar sobre seu impacto nas atividades de vida diária e profissional (afazeres domésticos, esportes, ortostatismo etc.). Quase sempre existe uma correlação direta entre intensidade da dor e capacitação física.

É importante lembrar também que a intensidade da dor varia conforme a doença e o paciente. Existem enfermidades em que a dor é intensa, como gota, lombalgia aguda e bursites, e outras em que é leve ou moderada, como osteoartrite. Existem ainda casos de AR com deformidades com sequelas acentuadas e poucas queixas álgicas e pacientes com fibromialgia e síndromes dolorosas miofasciais com poucos achados no exame físico, mas dores intensas. Fatores psicossociais, hormonais, idade, sexo, experiência anterior de dor, crenças e percepções individuais de cada paciente são igualmente importantes.

A dor pode ser referida de diversas maneiras, ou seja, do tipo pontada, fisgada, peso, queimação, latejante etc. Pode, ainda, ser localizada ou irradiar-se. Uma boa caracterização anatomotopográfica da distribuição é capaz de indicar um diagnóstico precoce. Alguns exemplos são: neuropatias compressivas, como as síndromes do túnel do carpo e do túnel do tarso, com dor na distribuição dos nervos mediano e fibular, respectivamente; lombociatalgias e cervicobraquialgias com radiculopatia; neuropatias sensorimotoras relacionadas com intoxicação por sais de metais pesados e alguns fármacos; mononeurite múltipla e polineuropatias em pacientes diabéticos; doenças autoimunes, como LES e vasculites. Nas síndromes dolorosas miofasciais, observa-se distribuição dolorosa característica, conforme o músculo ou os grupos musculares afetados. Pacientes com fibromialgia relatam distribuições anárquicas, não radiculoneurais. A monoartrite faz suspeitar de gota, condrocalcinose ou artrites infecciosas. A poliartrite simétrica constitui o sinal mais comum na AR com acometimento preferencial de mãos, em especial das articulações metacarpofalângicas e das interfalângicas proximais, embora possa em menor porcentagem ter início oligoarticular. O acometimento de interfalângicas distais e "dedos em salsicha" pode ser característico da psoríase, mas também da doença mista do tecido conjuntivo; a dor em interfalângicas distais, com nódulos de Heberden, é compatível com osteoartrite de mãos. Na febre reumática, o acometimento de grandes articulações de caráter itinerante é o mais característico, bem como as entesites presentes nas espondiloartropatias, com dor em articulações costocondrais, esternoclaviculares, fasciíte plantar e sinfisite. Doenças acometendo partes moles, como as epicondilites e a tenossinovite de Quervain, também apresentam distribuições características.

O ritmo da dor se relaciona com o seu comportamento diário e tem aspectos diferentes quando observado em um processo inflamatório, traumático, degenerativo ou neoplásico. Por isso, é habitual chamá-lo de inflamatório quando a dor piora com repouso ou imobilização prolongada, ao iniciar os movimentos, ao acordar, pela manhã, e melhora no decorrer do dia. Em geral, é próprio das doenças inflamatórias autoimunes, como AR, LES e EA. Já o ritmo mecânico se refere à dor que piora com o movimento e melhora em repouso. É próprio das lesões miotendíneas, lombalgias e cervicalgias. Existem aquelas de ritmo misto (inflamatório e mecânico), que apresentam piora ao iniciar o movimento, depois melhoram, mas voltam a piorar após certo período em movimento. Isso ocorre frequentemente na osteoartrite de joelhos e quadris. Nas enfermidades neoplásicas e paraneoplásicas, pode-se observar um ritmo anárquico, sem cronologia característica. Deve-se atentar para a dor de intensidade crescente e ininterrupta, que pode significar tumor, principalmente se associada a sinais gerais de perda de peso, febre inexplicável e anemia.

Quanto à periodicidade da dor, pode-se diferenciá-la em "remitente", "intermitente" ou "constante". Nas doenças reumáticas dominantemente articulares, cujo maior exemplo é a AR, existem períodos de exacerbação e remissão da dor, configurando-se uma evolução remitente sem, contudo, desaparecer. O exemplo mais flagrante de uma evolução intermitente, isto é, crises dolorosas mediadas por períodos de acalmia completa, é a artrite gotosa. A dor constante com curtos períodos de intensificação compreende um exemplo bastante observado na osteoartrite.

Calor e rubor

O calor e o rubor locais podem ser de pequena intensidade nas artropatias degenerativas, de média intensidade nas artropatias inflamatórias das doenças difusas do tecido conjuntivo e de grande intensidade nas artropatias metabólicas, infecciosas e traumáticas. Entre as doenças infecciosas, algumas, como a tuberculose e a hanseníase, apresentam curso clínico arrastado, com calor de pequena intensidade e rubor praticamente ausentes.

Edema articular

Em relação ao edema ou à tumefação articular, é geralmente proporcional ao que está ocorrendo na pele, com rubor e/ou calor. Assim, espera-se que haja uma tumefação pequena na osteoartrite com calor de pequena intensidade, enquanto grandes derrames são condizentes com as artropatias metabólicas (gota, condrocalcinose) e bacterianas.

Crepitação articular e tendinosa

A crepitação é um ruído seco ou úmido de origem articular ou tendinosa, por vezes audível e referida pelo enfermo. A crepitação articular é frequentemente observada na osteoartrite, enquanto a tendínea, nos tendões extensores de pacientes com esclerose sistêmica (ES), na calcinose intersticial difusa e em AR de longa duração sem anquilose.

Interrogatório complementar

O interrogatório complementar sobre os diversos aparelhos e sistemas completa a observação clínica. Grande parte das doenças reumáticas apresenta caráter sistêmico com acometimento extra-articular, por vezes mesmo preponderante. Contudo, muitas patologias não reumáticas têm manifestações no aparelho locomotor e devem também ser investigadas.

Sintomas gerais

Febre, emagrecimento e inapetência acompanhando a enfermidade certificam o diagnóstico de doença sistêmica, e não apenas articular. Sugerem doenças reumáticas autoimunes (p. ex., LES, doença de Still e artropatias reativas, como febre reumática), doenças infecciosas (p. ex., endocardite bacteriana, síndrome da imunodeficiência adquirida e viroses, por vezes repletas de sintomas reumáticos) e doenças mielo e linfoproliferativas (p. ex., tumores primários e metastáticos).

Alterações mucocutâneas

Compreendem algumas das queixas reumáticas mais frequentes, sendo a chave de vários diagnósticos. Muitas alterações são típicas de determinadas doenças.

Na ES, tem-se a fácies esclerodérmica com afilamento dos lábios, nariz e microstomia, podendo a pele apresentar-se tensa, com elasticidade diminuída, principalmente nas extremidades, com calcinose e telangiectasia.

No LES, verifica-se a típica lesão em asa de borboleta com rubor ou eritema nas bochechas e na base do nariz, fotossensibilidade exacerbada, mostrando eritema e rubor nas áreas expostas ao sol, alopecia, lesão discoide com atrofia central e alteração da pigmentação, paniculite lúpica e vasculites cutâneas.

Na AR, ocorrem nódulos reumatoides sobretudo em estruturas periarticulares e nas áreas sujeitas à maior pressão, como cotovelos, tendões extensores e flexores das mãos e dos pés e tendão de Aquiles. Pode ocorrer vasculite reumatoide na forma de pequenos infartos acastanhados nas pregas ungueais ou vasculite necrosante grave com formação de úlceras.

Lesões descamativas difusas ou localizadas na região de cotovelos e dobras cutâneas ou lesões do leito ungueal sugerem o diagnóstico de artropatia psoriásica em paciente com artrite periférica ou dor de esqueleto axial. As lesões cutâneas também dominam o quadro clínico das vasculites por hipersensibilidade com lesões purpúricas, resultado do extravasamento de sangue para os tecidos que circundam as vênulas afetadas.

Na púrpura de Henoch-Shönlein, as lesões surgem predominantemente nas nádegas e nas raízes dos membros inferiores. Na poliarterite nodosa (PAN), a pele pode ser acometida com exantemas polimórficos de natureza purpúrica, urticariforme ou multiforme, livedo reticular, nódulos subcutâneos e até mesmo ulcerações.

Na dermatopolimiosite (DMP), a referência clássica consiste em edema periorbitário típico ou heliotropo, lesões eritematosas em face, pescoço, tórax e superfícies extensoras das extremidades e lesões avermelhadas ou violeta distribuídas sobre as pregas interfalângicas das mãos, denominadas sinais de Gottron.

Na gota, verificam-se depósitos subcutâneos branco-amarelados com formação de tofos em várias regiões, como pontas dos dedos, palmas das mãos, plantas dos pés e cotovelos.

O fenômeno de Raynaud, com palidez e cianose na extremidade dos membros, em resposta principalmente ao frio, pode ser a queixa principal do paciente na doença de Raynaud, na crioglobulinemia, na doença arterial oclusiva e nos microtraumatismos arteriais ocupacionais ou ser um sintoma associado à doença autoimune (p. ex., ES, LES e AR).

O eritema nodoso consiste em nódulos de pequeno tamanho, profundos, eritematosos, dolorosos, bem localizados e múltiplos, que em geral se desenvolvem na região da pele pré-tibial, podendo involuir, deixando equimoses amarelo-violáceas, que podem estar presentes na hanseníase, na infecção gonocócica disseminada, na sarcoidose, na tuberculose e em reação a certos medicamentos e doenças difusas do tecido conjuntivo.

O livedo reticular é uma descoloração azulada, reticular da pele e dos membros, com aspecto quadricular delineando áreas centrais de pele com aspecto normal; pode ser manifestação da PAN, do LES, da crioglobulinemia, da síndrome do anticorpo antifosfolipídio e da rara síndrome de Sneddon.

As úlceras cutâneas podem ser resultado de isquemia de pequenos e médios vasos acometidos por vasculites e são parte das manifestações de quase todas as doenças reumáticas autoimunes, como LES, AR e PAN.

As mucosas podem também apresentar úlceras, como na doença de Behçet, com lesões dolorosas, arredondadas ou ovais, em geral múltiplas na região oral e genital, ou no LES, com aftas orais, em geral indolores, localizadas nos palatos mole e duro, no septo nasal e em algumas partes do trato respiratório superior.

Linfonodopatia e hepatoesplenomegalia

Nas doenças autoimunes, descreve-se o aumento de linfonodos, quando também se deve considerar o diagnóstico diferencial com outras doenças, como as infecções virais (p. ex., herpes, citomegalovírus, rubéola, HIV etc.), bacterianas, fúngicas, micobacterianas (p. ex., tuberculose, hanseníase), parasitárias (p. ex., toxoplasmose), neoplásicas (p. ex., doenças mielo e linfoproliferativa, metastáticas) e por infiltração (p. ex., amiloidose).

O mesmo ocorre com a esplenomegalia, que pode surgir no LES e na AR (principalmente na síndrome de Felty, associada à neutropenia). Com relação à hepatomegalia, além das causas comuns aos sinais anteriores (infecciosa, neoplásica e por infiltração), cabe lembrar da hepatite medicamentosa, visto que, não raro, o paciente reumático usa medicações potencialmente tóxicas ao fígado.

Sistema cardiovascular

O coração pode estar comprometido em decorrência de algumas enfermidades reumáticas, como pericardite e miocardite do LES, doença de Still, acometimento valvar da febre reumática, hipertensão secundária à PAN, arterite coronariana do LES, poliangiite granulomatosa (GPA) etc. Os pulsos também devem ser cuidadosamente avaliados, podendo estar ausentes ou diminuídos na arterite de Takayasu.

O aneurisma de aorta pode ser manifestação da arterite de células gigantes, da doença de Takayasu, da síndrome de Ehlers-Danlos etc. Os pacientes com doenças reumáticas apresentam ainda maior risco de doenças cardiovasculares isquêmicas, em virtude do processo inflamatório crônico e do uso de medicações, como corticosteroides e anti-inflamatórios.

Sistema respiratório

Praticamente todas as doenças difusas do tecido conjuntivo estão associadas à doença pulmonar intersticial, como AR, LES, polimiosite, síndrome de Sjögren, doença mista do tecido conjuntivo, EA etc. Na AR, também podem surgir nódulos no parênquima pulmonar e na fibrose apical. Na ES, a fibrose pulmonar tem incidência elevada, algumas vezes associada à hipertensão pulmonar. No LES, as manifestações mais comuns incluem pleurite, com ou sem derrame, atelectasia e pneumonite aguda.

As vasculites podem apresentar quadro respiratório grave, como hemoptise, tosse, dispneia, nariz em sela, nódulos e infiltrado intersticial difuso na GPA, asma e infiltrados granulomatosos na poliangiite granulomatosa eosinofílica (EGPA). Deve-se lembrar, ainda, do comprometimento respiratório secundário ao enfraquecimento de músculos da caixa torácica, como nas miopatias inflamatórias, e a menor expansão pulmonar na EA.

Sistema digestório

Algumas doenças que acometem o aparelho digestório estão associadas a manifestações reumáticas, como artrite e sacroileíte relacionadas com retocolite ulcerativa e doença de Crohn.

Em doenças como LES e PAN, a dor abdominal pode ser manifestação de serosite ou arterite mesentérica. Dor abdominal acentuada também pode ser referida na púrpura de Henoch-Schönlein. Na ES, pirose, azia e disfagia são consequências da hipomotilidade esofágica e a plenitude pós-prandial é secundária à lentidão do trânsito gastrintestinal.

Na síndrome de Sjögren, são acometidas glândulas salivares, com produção insuficiente de saliva, prejuízo à lubrificação dos alimentos, disfagia, queilite angular e candidíase secundária. As parótidas podem estar palpáveis. O uso frequente e crônico de medicações nas doenças reumáticas, principalmente anti-inflamatórios, mas também imunossupressores, pode associar-se a sintomas digestivos de dor, mal-estar, náuseas e inapetência. É comum a constipação intestinal em decorrência do uso de analgésicos derivados de opioides.

Sistema nervoso

Quanto ao sistema nervoso, é comum neuropatia periférica em doenças reumáticas, como AR, LES e vasculites. As manifestações podem ser desde uma neurite isolada até mononeurite múltipla e polineuropatia periférica simétrica. O LES sistêmico acarreta ainda distúrbios de personalidade, crises convulsivas e enxaquecas. As dores de cabeça também são comuns na fibromialgia. Neuropatias compressivas, como a síndrome do túnel do carpo e a neuropatia cervical, podem resultar do comprometimento articular de doenças inflamatórias (p. ex., AR).

Alterações geniturinárias

Apesar de menos frequentes, destacam-se a uretrite da artrite reativa, as úlceras genitais de Behçet, a litíase renal da gota e as nefrites de origem autoimune, como no LES e nas vasculites. Mais comum é a alteração da função renal secundária ao uso de medicações, principalmente os anti-inflamatórios.

Alterações visuais

Em enfermidades como LES e AR, os olhos podem ser acometidos com episclerite, esclerite e conjuntivite. Na AR, a progressão da lesão ocular, com adelgaçamento da esclera com cor azulada, recebe a definição de esceleromalácia perfurante. Faz parte da síndrome de Sjögren a ceratoconjuntivite seca com queixa de desconforto, secura ou sensação de areia nos olhos. Mais graves são os sintomas visuais observados na arterite de células gigantes, indo de borramento visual rápido, amaurose fugaz e diplopia até perda visual permanente em decorrência da oclusão das artérias oftálmicas ou ciliares posteriores.

Alterações visuais também podem resultar de espasmos transitórios ou permanentes de vasos retinianos em decorrência de vasculites. A artrite idiopática juvenil, a EA e a doença de Behçet estão especialmente propensas a desenvolver uveíte. Mais raramente, o acometimento de nervos cranianos e hemianopsias podem mostrar comprometimento do sistema nervoso central.

Antecedentes pessoais e familiares

Atribui-se o mesmo valor propedêutico do interrogatório complementar. Ao questionar o paciente sobre enfermidades prévias e em tratamento com outros profissionais, pode-se ter importantes informações para o diagnóstico, como: ocorrência de evento tromboembólico e abortamento de repetição, na síndrome do anticorpo antifosfolipídio; antecedente de psoríase ou doença inflamatória intestinal, nas espondiloartrites inflamatórias; hipertensão de início recente, na PAN; eventos vasculares (p. ex., coronarite, trombose arterial mesentérica, hemiplegia), nas vasculites; asma, na EGPA; infecções respiratórias recorrentes, na GPA. Na gota, é frequente a litíase renal de repetição, anterior ao ataque articular; na síndrome ombro-mão, há antecedente de infarto do miocárdio, bursite ou acidente vascular encefálico; na febre reumática, é possível encontrar antecedente de faringite estreptocócica e escarlatina; na artrite gonocócica, antecedentes de blenorragia etc.

Igualmente, os antecedentes mórbidos familiares contribuem com uma considerável parcela para suspeição diagnóstica. Isso porque algumas enfermidades reumáticas são herdadas, embora possam saltar gerações e ser recessivas em sua maioria, como: gota na linhagem paterna; EA, em pai e filho; febre reumática, em irmãos de uma mesma família; nódulos de Heberden e OP, em mãe e filha ou entre irmãs.

Não bastassem esses traços de influência hereditária, existem queixas reumáticas secundárias a outras enfermidades. Portanto, é oportuno saber os antecedentes mórbidos familiares de diabetes, doenças ósseas e metabólicas (p. ex., osteogênese imperfeita, hipofosfatasia, hipotireoidismo e hiperparatireoidismo), infecciosas (p. ex., tuberculose, hanseníase etc.).

EXAME FÍSICO

O exame físico do doente reumático encerra a investigação clínica.[3-7] É importante ter em mente o que se procura, mas, antes de tudo, nutrir o desejo de querer encontrar um sinal ou uma fenomenologia clínica, que possibilitará um diagnóstico, tanto quanto possível, próximo do verdadeiro.

Antes de tudo, deve-se respeitar o paciente pedindo-lhe autorização para examiná-lo e informando-o sobre cada um dos procedimentos que serão realizados. Evitar exposições do corpo da paciente que possam constrangê-la, sem, no entanto, haver prejuízos ao exame físico.

Exame físico geral

Muito semelhante ao de outras especialidades, diz respeito a estado de nutrição, cor da pele e das mucosas, anemia, estado de hidratação, ulcerações das extremidades, distúrbios de postura e marcha, proporção ponderoestatural, temperatura, exame das cadeias ganglionares palpáveis etc. Esses elementos fornecem subsídios tão importantes que alguns deles são mais que suficientes para fechar o diagnóstico. Por exemplo, atitude do esquiador é um sintoma clássico da EA; eritema heliotrópico caracteriza a DMP; dedos da mão "em salsicha" são próprios da artrite reativa e da artrite psoriásica; eritema em vespertílio ou asa de borboleta apontam para LES; fácies mumificada é sintoma de esclerodermia; tumefação das articulações interfalângicas proximais das mãos, de AR, e das distais com alterações tróficas da unha, de psoríase; hipertrofia de consistência lenhosa nas distais equivale aos nódulos de Heberden; garra cubital, à hanseníase ou à contratura de Dupuytren; eritema circinado, à febre reumática etc.

Exame articular

O reumatologista deve efetuar exame do aparelho osteoarticular de maneira criteriosa. A seguir, tem-se uma visão geral das principais articulações e de algumas eventuais alterações. Detalhes de cada segmento serão também abordados nos capítulos pertinentes.

Articulação temporomandibular

Na inspeção da articulação temporomandibular (ATM), observam-se a fase de oscilação, quando a articulação está em movimento, e a fase de acomodação, quando a boca está fechada. A oscilação apresenta um arco de movimento contínuo e sem interrupções, sem assimetria de movimentos e com ausência de lateralização da mandíbula. Em circunstâncias anormais, a boca se abrirá e se fechará desalinhadamente, quebrando a continuidade do arco de movimentação, ou com movimentos de lateralidade. Isso pode decorrer de enfermidades que acometem as ATM ou de desarranjos de dentição. Na fase de acomodação, a mandíbula se acha centrada e os dentes se alinham simetricamente a partir da linha média. Quando o paciente apresenta falhas dentárias ou defeitos de oclusão, estes provocam um desequilíbrio da acomodação, com sobrecarga da ATM, o que pode resultar em dor e cefaleia, frequentemente parietotemporal.

Para palpar as ATM, coloca-se o dedo indicador à frente do conduto auditivo externo, próximo ao trago, pressionando anteriormente. Pede-se ao paciente para abrir e fechar a boca lentamente, enquanto se palpa a ponta do côndilo mandibular. Ambos os lados devem ser palpados simultaneamente, sendo o movimento normal uniforme e simétrico. Pode-se observar, em casos de lesão articular, estalidos, crepitações, limitações dos movimentos e assincronismos na abertura (Figura 4.1).

O ranger e o cerrar constante dos dentes também podem sobrecarregar a articulação e, eventualmente, causar problemas clínicos. Com frequência, a disfunção da ATM resulta em sintomas clínicos (síndrome de Costen), com irritação do nervo auriculotemporal, faringoglosso e meninge, queixa de hemianopsia, dor de cabeça que se irradia para o ouvido e região parietal, além de zumbidos.

Coluna cervical e torácica

Durante a inspeção da coluna cervical, podem-se observar postura antálgica, dificuldade de mobilização ao se despir, alterações da lordose cervical, lesões cutâneas, sinais de traumatismo, assimetrias (em especial de músculos paravertebrais cervicais e da escápula), cicatrizes cirúrgicas anteriores etc. Na palpação, procuram-se pontos dolorosos nos processos espinhosos, na região paravertebral e em áreas com contratura muscular. As síndromes miofasciais são frequentes na região cervical e na cintura escapular, devendo-se pesquisar se há pontos-gatilho ou dolorosos dos músculos, como trapézio, elevador da escápula e romboides.

Segue-se a avaliação do grau de mobilidade nos movimentos de flexão, extensão, rotação e inclinação lateral (Figura 4.2). A restrição de um movimento pode ser causada por comprometimento muscular, articular ou radicular. Deve-se ainda testar a força de flexão, extensão e rotação lateral.

A avaliação dos membros superiores também pode mostrar informações quanto ao segmento cervical eventualmente afetado: analisam-se força, sensibilidade e reflexos. Em relação à sensibilidade, tem-se a irradiação característica para determinados segmentos, como mastoide e segmento cervical posterior (C2-C3); pescoço e ombro (C4-C5); face lateral do braço (C5); face lateral do antebraço, primeiro e segundo dedos (C6); terceiro dedo (C7); dedo anular e superfície ulnar do antebraço (C8); face medial do braço (T1). Quanto à força, têm-se a abdução do ombro e a flexão do cotovelo relacionadas com a C5, extensão do punho e flexão de cotovelo com a C6, flexão do punho e extensão digital com a C7, flexão e abdução dos dedos com a C8, e abdução digital com a T1. Deve-se também testar os reflexos dos membros superiores, sendo o bicipital relacionado com a C5, o braquiorradial, com a C6 e o tricipital, com a C7 (Tabela 4.1).

As manobras especiais, capazes de despertar e atenuar a dor no segmento cervical, são as de compressão e descompressão. A primeira é feita com o paciente sentado, com compressão

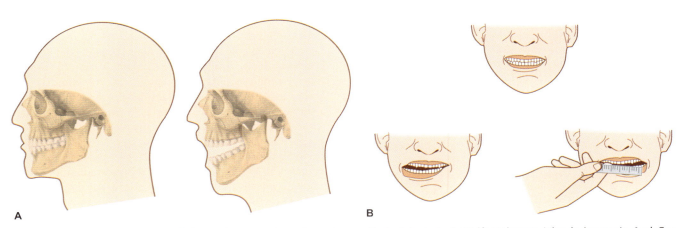

Figura 4.1 A. ATM fechada e aberta. **B.** Sincronismo e assincronismo da mandíbula. Adaptada de Wolf-Heidegger. Atlas de Anatomia. 6.ed. Guanabara Koogan, 2006.

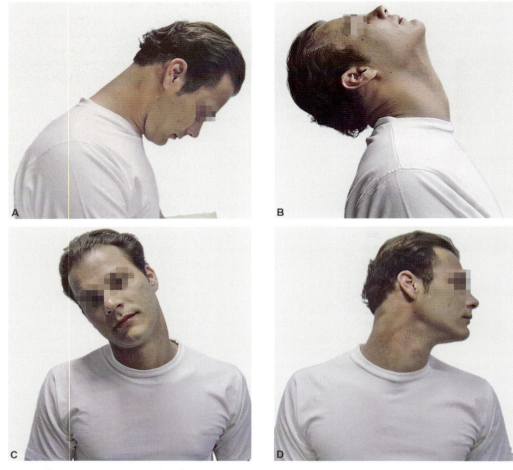

Figura 4.2 Movimentos da coluna cervical. **A.** Flexão. **B.** Extensão. **C.** Flexão lateral. **D.** Rotação.

progressiva da cabeça em posição vertical ou em lateralidade, podendo o aparecimento da dor ou sua piora estar relacionados com o estreitamento foraminal, com sobrecarga de facetas articulares e aumento da pressão na raiz nervosa envolvida (Figura 4.3 A). Consegue-se a descompressão ou a tração tracionando a cabeça para o alto, presa entre as mãos do examinador, promovendo um alívio da sintomatologia dolorosa, provocado pelo aumento do diâmetro foraminal, diminuição da compressão radicular e da tensão das estruturas de sustentação (Figura 4.3 B).

A dor despertada pela pressão dos dedos na região limitada anteriormente pelo feixe clavicular do esternocleidomastóideo e, posteriormente, pelo trapézio, ambos obliquamente descendentes, formando um triângulo com a primeira costela, como base na fossa supraclavicular (com a cabeça em posição lateral), é sugestiva de artrose cervical. O significado da sua relação com a clínica ainda não está suficientemente esclarecido. Sua assimetria, porém, está invariavelmente ligada ao sofrimento radicular ou à musculatura intrínseca do segmento cervical (Figura 4.4).

O exame da coluna torácica é mais simples, com avaliação de deformidades, como cifose e escoliose, e palpação dos processos espinhosos e da musculatura paravertebral. Na investigação da saída do tórax ou desfiladeiro torácico, da costela cervical, do escaleno anterior e da síndrome do pequeno peitoral, é importante conhecer a manobra de Adson, em que se pede ao paciente que vire a cabeça para o lado da possível lesão enquanto o examinador mantém o pulso sob palpação (Figura 4.5). O teste é positivo se o pulso radial desaparecer enquanto o paciente mantém uma apneia em inspiração profunda. Na síndrome do pequeno peitoral, que tem inserção na terceira, na quarta e na quinta costelas (onde repousa o feixe vasculonervoso braquial) e na apófise coracoide, superiormente, a manobra consiste em elevação do braço e do

Tabela 4.1 Níveis de compressão radicular cervical e correspondente distribuição de sensibilidade motora e reflexos.

Vértebra	Sensibilidade	Motor	Reflexo
C5	Face lateral do braço	Abdução do ombro e flexão do cotovelo	Bicipital
C6	Face lateral do antebraço, primeiro e segundo dedos	Extensão do punho e flexão do cotovelo	Braquiorradial e bicipital
C7	Dedo médio	Flexão do punho, extensão dos dedos	Tricipital
C8	Superfície ulnar do antebraço, quarto e quinto dedos	Abdução dos dedos	—
T1	Face medial do braço	Abdução dos dedos	—

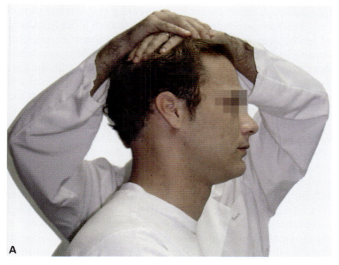 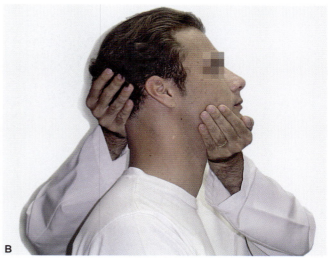

Figura 4.3 A. Teste de compressão. **B.** Teste de tração cervical.

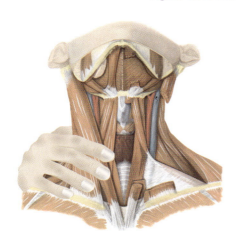

Figura 4.4 Pressão digital sobre o segmento cervical em uma região triangular limitada anteriormente pelo esternocleidomastóideo, posteriormente pelo trapézio e tendo como base a primeira costela. Adaptada de Wolf-Heidegger. Atlas de Anatomia. 6.ed. Guanabara Koogan, 2006.

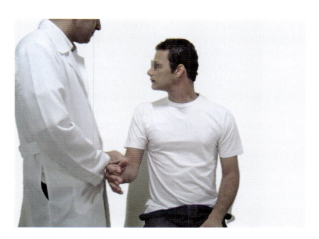

Figura 4.5 Teste de Adson. Pede-se ao paciente para permanecer com a cabeça virada para o lado da possível lesão, mantendo inspiração profunda, enquanto o examinador avalia uma possível diminuição do pulso radial.

antebraço em ângulo reto, em hiperabdução forçada. O pulso deve diminuir ou desaparecer, se positiva a patologia.

A presença de escoliose torácica ou toracolombar pode ser verificada pelo desvio da coluna, quando se observa o paciente por trás. Pode-se ainda utilizar o teste de inclinação anterior (teste de Adams), em que se solicita ao paciente que se curve anteriormente com os braços para a frente, as palmas viradas uma para a outra e os pés juntos. Uma visão tangencial do dorso facilita a visualização da gibosidade costal ou da saliência da silhueta dos músculos lombares. Uma diferença na altura entre o gradil costal direito e esquerdo sugere escoliose.

Coluna lombar

Em geral, na lombalgia, os pacientes evitam se curvar ou torcer a coluna, mantendo uma postura rígida. Deve-se avaliar a marcha do paciente, a presença de claudicação, as posições antálgicas, a maneira como se senta e se levanta da cadeira, os movimentos ao se despir e ao responder aos diversos movimentos solicitados.

À inspeção, observam-se lesões cutâneas, cicatrizes de cirurgias anteriores. É importante avaliar as assimetrias posturais com desnível dos ombros, das pregas subcostais, das cristas ilíacas e das pregas glúteas, escoliose e alteração da curvatura normal da coluna. Em geral, a diminuição da lordose é secundária a espasmo da musculatura vertebral e hiperlordose, decorrente de enfraquecimento da musculatura abdominal (Figura 4.6). Desvios da coluna podem ser também resultado de deformidades em membros inferiores, as quais devem ser pesquisadas (pés planos, pernas com valgismo e varismo, báscula da bacia por diferenças de comprimento das extremidades inferiores). Pode-se também observar lesões cutâneas locais ou cicatrizes cirúrgicas anteriores.

Segue-se a percussão punho-palmar da região lombar, à procura de regiões dolorosas, e, então, procede-se à palpação dos processos espinhosos, tendo como referência o processo L4-L5, que se acha no mesmo nível das cristas ilíacas. Um desnível visível, ou palpável, de um processo para o outro, pode resultar de espondilolistese (deslizamento de uma vértebra sobre a outra, mais frequente de L5 sobre S1 ou de L4 sobre L5). Segue-se a palpação da musculatura paravertebral, que poderá estar saliente e com consistência aumentada em virtude de espasmo. Caso isso ocorra apenas de um lado, pode-se observar inclinação do paciente e, se bilateral,

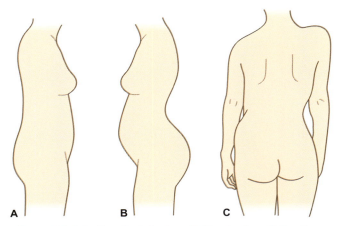

Figura 4.6 A. Retificação da lordose. **B.** Hiperlordose. **C.** Escoliose.

observa-se redução da lordose fisiológica. Os músculos glúteos também podem ser palpados em sua origem, no ilíaco, logo abaixo da crista ilíaca, desde a espinha ilíaca posterior até a anterior. Eventualmente, observam-se lipomas e nódulos fibrosos sensíveis à palpação. O nervo ciático é facilmente localizado no ponto em que deixa a pelve atrás do grande forame ciático, sob a cobertura do músculo piriforme, passando por entre o grande trocanter e a tuberosidade isquiática. Para palpá-lo, pede-se ao paciente para fletir o quadril, localizando-se, então, o ponto médio entre as tuberosidades isquiáticas e os grandes trocanteres. Pressiona-se firmemente, palpando o nervo, que pode estar comprometido em patologias compressivas lombares.

Prossegue-se o exame com o estudo dos movimentos da coluna lombar: flexão, extensão anteroposterior, flexões e rotações laterais (Figura 4.7). Para avaliar a flexão, pede-se ao paciente que se curve para a frente o máximo que puder, com os joelhos retos, tentando tocar o chão. Os pacientes com espasmo de músculos paravertebrais podem não conseguir fletir a coluna ou apresentar limitação desse movimento. A dor observada durante a flexão da coluna, irradiando-se para membros inferiores, pode ainda estar relacionada com conflito disco-vertebro-radicular. Avalia-se a extensão da coluna lombar pedindo-se ao paciente para se curvar para trás, o máximo que puder. A espondilolistese aumenta a dor lombar durante a extensão, podendo apresentar alívio com a flexão. Ainda, as lesões degenerativas das articulações zigoapofisárias, com consequente estenose de canal medular, podem apresentar dor nesse movimento, referindo certo alívio com a flexão. Para avaliar a inclinação e a rotação lateral da coluna, observa-se o máximo de inclinação e rotação obtidas para cada um dos lados e comparam-se os resultados.

É possível, pela distribuição anatômica da dor, com alterações de força e reflexos em membros inferiores, associar o nível de comprometimento na coluna. Assim, verifica-se que uma hipossensibilidade em face medial, da perna e do pé, com fraqueza na dorsiflexão e inversão do pé e redução do reflexo patelar, representa lesão da raiz de L4; parestesia na face lateral da perna e no dorso do pé, com redução de força de extensão do hálux, aponta para comprometimento de L5; e hipossensibilidade da face lateral do pé, com redução da força de flexão plantar e eversão do pé, além da redução do reflexo aquileu, é compatível com comprometimento de S1 (Tabela 4.2).

Outros sinais propedêuticos completam o exame da coluna lombar. O sinal de Lasègue, indicativo de comprometimento ciático, é investigado elevando-se a perna do paciente em decúbito dorsal completo (sem travesseiro, em cama rígida), segurando-lhe o pé em torno do calcanhar, com a mão livre na face anterior do joelho, mantendo-o estendido. Observa-se até que ponto o paciente permite a elevação sem dor ou desconforto. O teste é positivo quando ocorre irradiação ou exacerbação de dor no dermátomo, de L4-L5 ou L5-S1, em um ângulo de 30° a 70°. O paciente pode também queixar-se de dor irradiada para o membro contralateral nessa manobra (Lasègue contralateral; Figura 4.8 A). O examinador consegue aumentar a sensibilidade do teste dorsifletindo o tornozelo para aumentar ainda mais a tração do nervo ciático (Figura 4.8 B). É importante diferenciar esse sinal da dor secundária de encurtamento de isquiotibiais quando, em geral, o paciente queixa-se de dor apenas na face posterior da coxa. A dor ciática, ao contrário, se estende por toda a perna, sem piorar, pois, a dor com a dorsiflexão do tornozelo. A manobra de Valsalva refere-se à exacerbação da dor ou à sua irradiação, pedindo-se ao paciente que execute apneia inspiratória profunda.

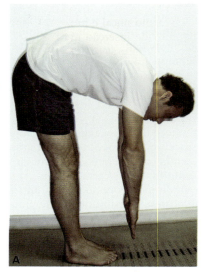
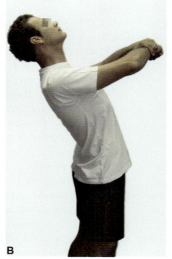
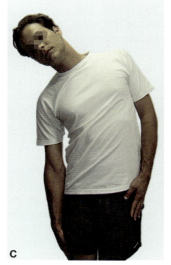
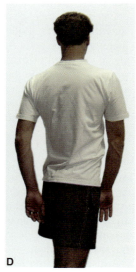

Figura 4.7 Movimentos da coluna lombar. **A.** Flexão. **B.** Extensão. **C.** Flexão lateral. **D.** Rotação.

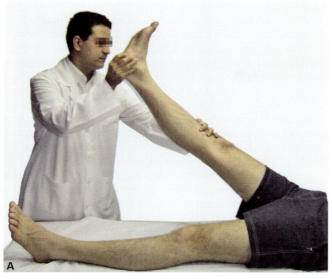
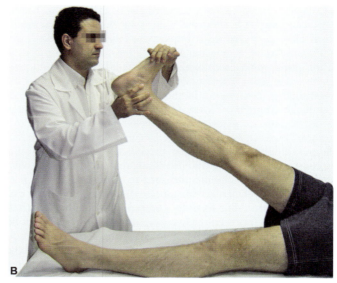

Figura 4.8 Teste de Lasègue. **A.** Dor à elevação do membro inferior estendido, com dor irradiada até o joelho ou pé entre 35° e 70°. **B.** A dorsiflexão do pé reproduz a ciatalgia e aumenta a sensibilidade do teste.

Tabela 4.2 Níveis mais comuns de compressão radicular lombossacra e correspondente distribuição de sensibilidade motora e reflexos.

Vértebra	Sensibilidade	Motor	Reflexo
L4	Face medial da perna e pé	Dorsiflexão e inversão do pé	Patelar
L5	Face lateral da perna e dorso do pé	Extensão do hálux, dificuldade de caminhar sobre os calcanhares	—
S1	Face lateral do pé	Flexão plantar e eversão do pé, dificuldade de caminhar sobre os antepés	Aquileu

Ombros

Na ectoscopia, avaliam-se postura do paciente, simetria dos movimentos e desvios posturais ao entrar no consultório e despir a camisa. Deve-se comparar sempre um ombro com o lateral e verificar se há lesões cutâneas, cicatrizes e outras evidências de patologias anteriores.

Na palpação, avalia-se todo o cinturão escapular, começando pela incisura esternal e, seguindo-se mediolateralmente, a articulação esternoclavicular, a clavícula, o processo coracoide e a articulação acromioclavicular. Em geral, essa região está dolorida em decorrência de osteoartrite. Abaixo do acrômio, com o braço em posição pendente, está o manguito rotador, mais evidente com a extensão passiva do ombro. Essa região pode mostrar-se extremamente sensível em caso de bursite. Do lábio lateral do acrômio, seguindo em direção distal, palpa-se a grande tuberosidade do úmero, ficando a incisura bicipital imediatamente anterior e medialmente. A rotação externa expõe essa região da melhor maneira, além da tuberosidade menor do úmero.

A incisura bicipital deve ser palpada com cautela para observar a bainha e o tendão do bíceps. Posteriormente, palpa-se a escápula desde sua espinha, seguindo medialmente até o ângulo superior medial, descendo o seu bordo medial até o ângulo inferior e, então, o seu bordo lateral. Deve fazer parte do exame a axila, palpada com o braço abduzido, observando a existência de nódulos e gânglios. Os principais suprimentos nervosos (plexobraquial) e sanguíneo (artéria axilar) alcançam o membro superior pelo ápice da axila.

O músculo peitoral maior é palpável, desde sua origem na clavícula e no osso esterno até sua inserção no úmero; pode apresentar contratura e dor. Por esse músculo, palpam-se as articulações costocondrais, lateralmente ao esterno. Por vezes, estão dolorosas ou aumentadas em decorrência de traumas ou costocondrite (síndrome de Tietze). Nas mulheres, na região sobre o peitoral maior, repousam as mamas, que podem ser sede de abaulamentos, nódulos e massas. O bíceps é mais bem palpado com o cotovelo fletido, desde o seu tendão, seguindo-se proximalmente até a percepção do sulco bicipital e do tendão da porção longa do bíceps, que "corre" atrás desse sulco. A inserção proximal desse músculo é acometida com frequência por tenossinovite, enquanto a porção longa ocasionalmente se desloca para fora do sulco bicipital.

O músculo deltoide pode estar dolorido como consequência de uma bursite subdeltoideana de lesões associadas do manguito rotador, ou, ainda, atrofiado em decorrência de lesões crônicas do ombro ou do nervo axilar secundariamente ao deslocamento articular. O trapézio é palpável desde sua origem na região occipital, ligamento nucal e processos espinhosos torácicos até seus pontos de inserção no acrômio e na clavícula. É sede comum de contraturas (entorses), muitas vezes com limitação funcional importante, bem como de síndromes miofasciais.

Os romboides, músculos posturais que retraem a escápula, se originam ao longo da coluna, entre C7 e T5, inserindo-se no bordo medial da escápula, e não raro estão doloridos, principalmente em digitadores. O músculo grande dorsal é palpável, na sua origem, na crista ilíaca, tornando-se mais delgado até alcançar o ombro, quando faz uma torção sobre si mesmo, antes de inserir-se no assoalho do sulco bicipital do úmero. O músculo serrátil, de aspecto serrilhado, localizado na parede anterior da axila, tem a função de impedir que a escápula penda, ancorando a sua borda vertebral à caixa torácica.

Na avaliação da mobilidade, têm-se os testes ativos e passivos, em que se observam os movimentos de flexão, extensão, abdução, adução e rotação interna e externa do ombro. Para os movimentos ativos, pede-se ao paciente para tentar:

alcançar o ângulo médio superior da escápula contralateral (rotação externa e abdução; Figura 4.9 A); tocar o acrômio contralateral, passando o braço pela face anterior do tórax (adução e rotação interna; Figura 4.9 B); abduzir os braços a 90°, mantendo os cotovelos em extensão e em linha reta para, então, com as mãos voltadas para cima em supinação, continuar o movimento de abdução, até elas se encontrarem (abdução completa; Figura 4.9 C); por fim, colocar as mãos atrás do pescoço e forçar os cotovelos para trás (abdução e rotação externa; Figura 4.9 D). Deve-se observar assimetria de movimentos e comparar a amplitude de um lado com a do outro. Se o paciente não conseguir realizar os testes ativos, completa ou parcialmente, utilizam-se os testes passivos, realizados com o paciente relaxado, o cotovelo fletido, uma das mãos do examinador fixando a extremidade e a outra manipulando o membro em todos os sentidos do movimento. Se houver uma limitação dos movimentos ativos com amplitude normal dos movimentos passivos, a hipotonia muscular deve ser a causa da restrição. Caso a restrição permaneça marcante durante os testes passivos, o mais provável é a ocorrência de obstáculos ósseos (intra-articulares) ou de tecidos frouxos (extra-articulares), podendo haver hipotonia muscular, como resultado da não utilização da articulação.

O arco doloroso de Codman tem valor propedêutico na tendinite do supraespinhoso, em que o braço pode abduzir, da pendência a 60°, sem dor significativa. A dor manifesta-se entre 60° e 120°, tanto na elevação quanto na descida. Não há dor no movimento de elevação acima da cabeça, de 120° a 180°. É entre 60° e 120° da abdução que o tubérculo maior – onde se insere o manguito rotador – passa sob o acrômio e o ligamento coracoacromial.

Alguns testes especiais são característicos das condições patológicas do ombro. O teste de Yergason tem a finalidade de verificar se o tendão do bíceps está estável no interior do sulco bicipital. Instrui-se o paciente a fletir o cotovelo e, em seguida, segurando-se firmemente, com uma das mãos o cotovelo e o punho com a outra, rotaciona-se o braço externamente até encontrar resistência. Caso o tendão do bíceps esteja instável no sulco, ele se soltará e o paciente referirá dor. Se o tendão estiver estável, permanecerá em sua posição anatômica e o paciente não se queixará de qualquer desconforto (Figura 4.10).

O teste de queda do braço detecta a ocorrência de rupturas do manguito rotador. Pede-se ao paciente para abduzir o braço completamente e, em seguida, levar o braço vagarosamente ao lado do corpo. Caso haja ruptura no manguito rotador, o paciente será incapaz de abaixar suave e vagarosamente o braço, que tenderá a cair de maneira brusca. Se ele for capaz de, com certo esforço, manter o braço abduzido, ao menor toque no antebraço, ele penderá (Figura 4.11).

Emprega-se o teste de apreensão para avaliar o deslocamento do ombro. O paciente é submetido pelo examinador à abdução e à rotação externa do braço. Quando o braço estiver prestes a se deslocar, o paciente olhará o examinador com uma expressão apreensiva, com fácies de alarme e resistência em prosseguir com o movimento (Figura 4.12).

Como o ombro apresenta uma ampla liberdade de movimentos, com pouco poder de contenção mioligamentar, é justo esperar um número de queixas dolorosas atribuídas a traumatismos que resultam em distensões, entorses e estiramento de partes moles justarticulares. Entre elas, a ruptura do supraespinhoso e a bursite ocupam lugar de destaque com dor súbita, intensa, difusa, com irradiação para a fossa supraespinhosa e o terço proximal do braço, principalmente no ponto de inserção do deltoide. Apesar de constante durante o dia, acentua-se à noite e limita consideravelmente os movimentos de abdução, rotação externa e interna posterior. A rotação interna anterior é a posição antálgica ideal. Em geral, acomete indivíduos entre a 3ª e a 4ª década de vida. Quando a dor é crônica, de pequena ou média intensidade, pode tratar-se de bursite crônica, condrocalcinose ou osteoartrite. A dor é de pequena ou média intensidade e contrasta com os movimentos, praticamente permeáveis em todos os sentidos, porém limitados em sua amplitude, com crepitação palpável. É mais frequente em pacientes acima de 60 anos de idade.

No diagnóstico diferencial do ombro doloroso, é importante lembrar a cervico-omalgia por comprometimento do segmento cervical medio e inferior, a síndrome de dor complexa regional (síndrome ombro-mão) e a capsulite adesiva. A cervicobraquialgia distingue-se quase sempre porque a mobilização do ombro é permeável e indolor em todos os sentidos. A adução forçada, no entanto, é dolorosa por estender o plexo-braquial e imitar de certa maneira o seu equivalente na extremidade inferior, o sinal de Lasègue. Obtém-se essa manobra tentando colocar a mão correspondente ao lado acometido no ombro saudável (Figura 4.13). Além da dor, a síndrome de dor complexa regional apresenta alterações vasomotoras

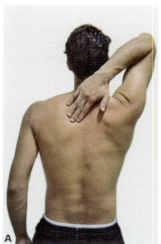
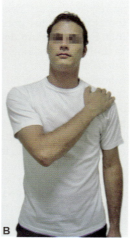
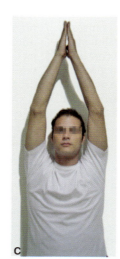
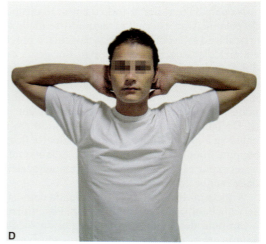

Figura 4.9 Avaliação da mobilidade ativa do ombro. **A.** Rotação externa e abdução. **B.** Adução e rotação interna. **C.** Abdução e abdução. **D.** Rotação externa.

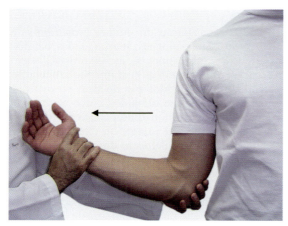

Figura 4.10 Teste de Yergason: flexão do cotovelo seguida de rotação externa do ombro. Em caso de luxação do tendão bicipital, o paciente referirá dor.

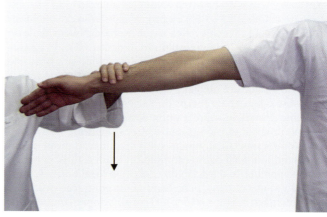

Figura 4.11 Teste da queda do braço. Na ruptura do manguito rotador, o paciente será incapaz de descer vagarosamente o membro abduzido, que penderá ao menor toque do examinador.

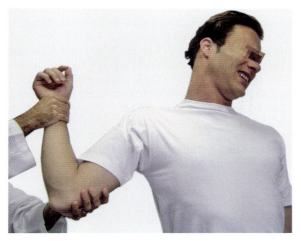

Figura 4.12 Teste de apreensão para deslocamento do ombro.

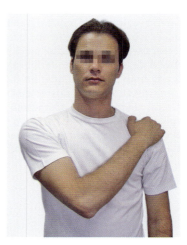

Figura 4.13 Rotação interna e adução para distinguir dor do plexo-braquial por irritação cervical em relação à dor de periartrite de ombro.

(vasospasmo, cianose), extremidade fria e aumento da sudorese em relação ao membro contralateral, limitação da amplitude de movimento no ombro e flexão dos dedos. Em geral, origina-se das enfermidades do ombro, principalmente as periartrites e as enfermidades vasculares. A capsulite adesiva consiste no congelamento do ombro com limitação total dos movimentos, e parece ser o produto de processos inflamatórios repetidos da cápsula articular, aos poucos substituídos por uma fibrose intensa, embora isso não esteja totalmente esclarecido. Existem ainda numerosas outras situações clínicas causadoras de dor no ombro, como a insuficiência coronariana, os abscessos subfrênicos, as colecistites calculosas, o tumor de Pancoast, a amiloidose, o hiper e o hipotireoidismo e a hemiplegia.

Cotovelos

À inspeção do cotovelo, pode-se encontrar, em sua face dorsal, intumescências localizadas, como a bursite olecraniana, ou difusas, como a artrite do cotovelo, nódulos reumatoides e tofos gotosos. A postura em flexão dessa articulação pode ser secundária a fraturas anteriores, lesão neurológica ou artropatia inflamatória.

Na palpação, observa-se se há crepitação articular, eventualmente secundária a espessamento da bursa olecraniana ou osteoartrite. Identificam-se o epicôndilo medial na porção terminal do úmero e, seguindo-se lateralmente, o olécrano – recoberto pela bursa olecraniana, pelo tendão e pela aponeurose do tríceps – e o epicôndilo lateral. O nervo ulnar situa-se entre o epicôndilo medial e o olécrano, devendo ser palpado e suavemente rolado entre os dedos médio e indicador, percebido como cordão flexível e tubuliforme. O espessamento dessa região pode causar compressão nervosa e sensação de formigamento nos dedos mínimo e anular. Os flexores do punho se originam de um tendão comum no epicôndilo medial. Devem ser palpados em sua origem enquanto se observa se o paciente apresenta dor – é o caso principalmente de quem exerce muitas atividades com pronoflexão do punho. Os extensores do punho se originam no epicôndilo lateral e sua linha supracondilar. Também podem estar doloridos nessa localização, em decorrência de lesões secundárias à extensão exagerada. Os tendões do bíceps e do tríceps devem também ser examinados. O pulso da artéria braquial pode ser sentido medialmente ao tendão do bíceps, e o nervo mediano é uma estrutura roliça e tubular, disposta medialmente à artéria braquial.

Os movimentos do cotovelo abrangem a flexão (135°) e a extensão do cotovelo (0° a –5°) e a pronossupinação do antebraço (90°; Figura 4.14). Os três reflexos que avaliam a integridade do suprimento nervoso do cotovelo são: bicipital (C5), braquiorradial (C6) e tricipital (C7). Para testá-los, coloca-se o braço do paciente repousando sobre o braço do examinador, que segura o cotovelo na sua face medial. Para o reflexo bicipital, com o polegar sobre o tendão do bíceps do paciente, o examinador toca levemente o martelo sobre a unha desse dedo, ao qual deverá seguir-se uma contração ligeira do bíceps (Figura 4.15 A). Para o reflexo braquiorradial, percute-se a terminação distal do rádio, obtendo-se uma contração radial (Figura 4.15 B) e, para o tricipital, percute-se o tendão do tríceps no local onde ele atravessa a fossa olecraniana, percebendo uma contração por sobre o seu antebraço (Figura 4.15 C). Deve-se sempre comparar os reflexos de um membro com os do lado oposto.

Em casos de compressão do nervo ulnar em sua passagem pelo cotovelo, a percussão com o indicador na região entre o olécrano e o epicôndilo medial pode resultar em sensação de choque e formigamento pelo antebraço até o quarto e o quinto dedos da mão. Para reproduzir a dor em caso suspeito de epicondilite lateral (cotovelo de tenista), testa-se o paciente fixando o seu antebraço e pedindo-lhe que cerre e estenda o punho. Quando ele estiver nessa posição, o examinador aplica uma pressão sobre o dorso do punho tentando forçar para a posição de flexão. O teste é positivo quando o paciente sente uma dor súbita na origem comum dos extensores do punho no epicôndilo lateral (Figura 4.16). O mesmo poderá ocorrer quando se aplica uma força de extensão; o paciente, com o punho fletido e mãos cerradas, referirá dor em epicôndilo medial, caracterizando a epicondilite medial ("cotovelo de golfista").

Punhos e mãos

Na inspeção e na palpação do punho, procuram-se abaulamentos, como cistos sinoviais, higromas das bainhas dos tendões extensores (cisto sinovial, na face dorsal), edema articular e artrite. Vários tendões cruzam essa articulação, por vezes estando comprometidos nas doenças reumáticas com tenossinovite ou até mesmo rompidos, como não raro ocorre com o tendão do extensor longo do polegar na AR. Também é frequente a tendinite estenosante ou doença de De Quervain, resultado do estrangulamento dos tendões do extensor curto do polegar e do abdutor longo do polegar, ao passarem pelo túnel formado pela face externa da apófise estiloide do rádio por dentro e o ligamento anular por fora. Clinicamente, observa-se dor intensa, despertada pela palpação no nível da apófise estiloide do rádio ou pela manobra de Finkelstein, que consiste na adução forçada com a mão fechada (Figura 4.17).

Pelo punho, passam os nervos em direção às mãos. É frequente o acometimento do nervo mediano ao passar pelo túnel do carpo, canal localizado abaixo do músculo palmar longo, recoberto pelo ligamento transverso do carpo e limitado pelo pisiforme e pelo tubérculo do escafoide, proximalmente, e pelo hâmulo do hamato e tubérculo do trapézio, distalmente.

O paciente queixa-se de parestesia e dor, sobretudo à noite, mais importante nos três primeiros dedos. Clinicamente, verifica-se o sofrimento desse nervo pela percussão dolorosa da região ventral do punho (Tinel positivo; Figura 4.18) e da reprodução de parestesia dos dedos mediante a flexão máxima do punho e a sua manutenção pelo período de 1 min (teste de Phalen; Figura 4.19). Quadros mais avançados evoluem com fraqueza do abdutor curto do polegar e atrofia da eminência tenar. O canal de Guyon, na depressão entre o osso pisiforme e o hâmulo do hamato, recoberto pelo ligamento piso-hamato,

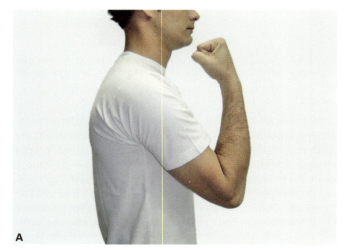
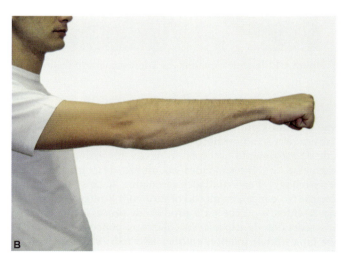
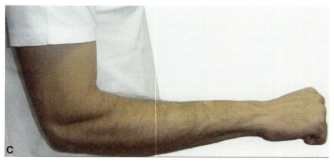
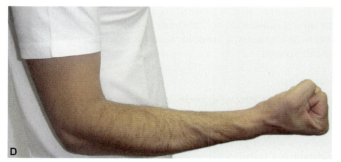

Figura 4.14 Movimentos do cotovelo. **A.** Flexão. **B.** Extensão. **C.** Pronação. **D.** Supinação.

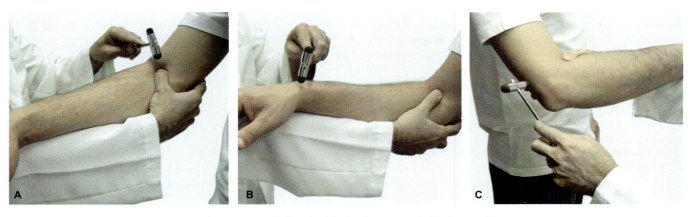

Figura 4.15 A. Reflexo bicipital. **B.** Braquiorradial. **C.** Tricipital.

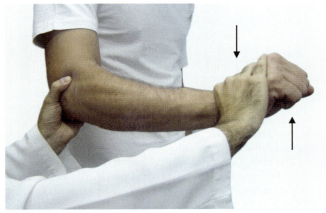

Figura 4.16 Teste do "cotovelo de tenista". Com o cotovelo semifletido e punho em dorsiflexão, o examinador impõe uma força em flexão.

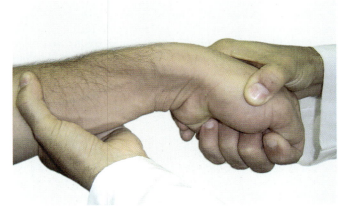

Figura 4.17 Manobra de Finkelstein. Adução forçada com a mão fechada.

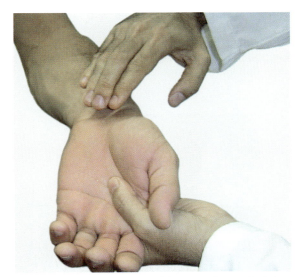

Figura 4.18 Teste de Tinel para túnel do carpo. Percussão dolorosa na superfície ventral do punho.

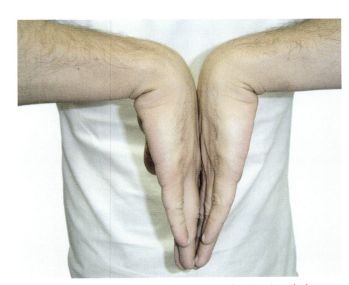

Figura 4.19 Teste de Phalen. Parestesia nos três primeiros dedos, com a manutenção dos punhos em flexão pelo período de 1 min.

importante por conter o nervo e a artéria ulnar, também pode sofrer estreitamento patológico com alteração de sensibilidade do quinto dedo, da metade ulnar do quarto dedo e da borda medial da mão. Em casos mas graves, observa-se posição em garra, caracterizada por hiperextensão das articulações metacarpofalângicas e flexão das articulações interfalângicas. Os movimentos do punho são os de flexão (0 a 180°), extensão (0 a 70°), desvio radial (0 a 20°), desvio ulnar (0 a 30°), além de supinação e pronação realizadas em conjunto com o antebraço e o cotovelo.

O exame das mãos e de seus movimentos e a palpação trazem aportes de um significado clínico quase diagnóstico. Não por outro motivos que são considerados o cartão de visita do reumático. Como exemplo, basta citar, na simples inspeção, o eritema palmar no lúpus, a fibrose palmar na contratura de Dupuytren, a artrite das articulações articulações metacarpofalângicas (MCF) e interfalângicas proximais (IFP) na AR, as alterações ungueais e o acometimento das articulações interfalângicas distais (IFD) na artrite psoriásica, os nódulos de Heberden e Bouchard na osteoartrite erosiva, a pele em cera com leucomelanodermia e sinais tróficos de necrose de ponta na esclerodermia, a discromia justarticular (sinal de Gottron) na dermatomiosite, os dedos em "salsicha" na doença mista do tecido conjuntivo, as vasculites com alteração trófica da cutícula do LES, a gota com depósitos de uratos nas superfícies extensoras e o arroxeamento dos dedos na doença de Raynaud. Essas alterações, senão patognomônicas, são extremamente características dessas patologias, sobretudo quando auxiliadas por alguns dados da condição pregressa e do interrogatório mórbido pessoal e familiar.

Na superfície palmar, a ocorrência de calosidades reflete por vezes a atividade profissional do paciente. A atrofia das eminências tenar e hipotenar relaciona-se com o comprometimento dos nervos mediano e ulnar, respectivamente. A fáscia palmar deve ser palpada, estendendo-se dos punhos até a base dos dedos. Quando espessada, mais frequente na face ulnar, próximo ao quarto e quinto dedos, pode corresponder à contratura de Dupuytren, eventualmente associada, por sua vez, à deformidade em flexão secundária, sobretudo do quarto e do quinto dedos. Abaixo dessa fáscia, estão os tendões flexores dos dedos, em geral não palpáveis e estando doloridos quando de processos inflamatórios, principalmente ao se pedir ao paciente para estender e fletir os dedos. Um estalido palpável e muitas vezes audível durante esse movimento consiste na formação de nódulo no tendão flexor, que pode encarcerar-se em uma estreita bainha, que atua como roldana com a cabeça do metacarpo oponente, o chamado "dedo em gatilho". No dorso das mãos, os tendões extensores dos dedos são palpáveis com o movimento de extensão dos dedos, podendo estar doloridos em caso de estiramento, ruptura ou processo inflamatório. Quando há o deslocamento ulnar desses tendões, como na AR, ocorre o desvio dos dedos para a mesma direção. Os dedos são movimentados pelas falanges, pelas cápsulas articulares e pelos tendões flexores e extensores. Palpam-se as articulações, observando se existem dor, edema e aumento de temperatura local, possivelmente associados à sinovite. Os dedos podem estar deformados, como em pescoço de cisne (com hiperextensão das articulações IFP e flexão das IFD), em botoeira (com flexão da IFP e extensão da IFD) ou em martelo (com flexão da IFD). As articulações interfalângicas na osteoartrite adquirem aspecto nodular, sendo denominados nódulos de Heberden e Bouchard, quando do acometimento das distais e proximais, respectivamente. Na superfície dorsal, observam-se as diáfises metacarpais, o trofismo dos músculos interósseos, as articulações interfalângicas e metacarpofalângicas. Nas unhas, procuram-se alterações tróficas, como na psoríase, ou baqueteamento em enfermidades respiratórias e na osteoartrite hipertrófica pneúmica. Os movimentos dos dedos são de flexão e extensão digital das articulações interfalângicas; abdução e adução das metacarpofalângicas; flexão, extensão, abdução, adução e oponência do polegar.

Articulações coxofemorais

A cintura pélvica compõe-se de três articulações: a do quadril, a das articulações sacroilíacas e a da sínfise púbica. A primeira é móvel e, quando acometida, impõe alterações à marcha normal. As demais são praticamente imóveis e raramente causam dor ou restrição funcional. Ao iniciar o exame, verifica-se a postura do paciente e se as cristas ilíacas se encontram alinhadas no mesmo plano horizontal. Durante a inspeção, se houver suspeita de encurtamento de um membro em relação ao outro, pela existência de desnivelamento das cristas ilíacas, pode-se avaliar o comprimento de cada perna, aferindo-se a medida do umbigo ou desde a espinha ilíaca anterossuperior até os maléolos mediais do tornozelo, por meio de uma fita métrica (Figura 4.20). Na visão lateral, observar se existe aumento da lordose lombar, que, algumas vezes, ocorre como compensação à deformidade fixa em flexão do quadril.

Na palpação dos quadris, em sua face anterior, pode-se distinguir a espinha ilíaca anterossuperior e, seguindo-se lateralmente, as cristas ilíacas. O trocanter maior do fêmur localiza-se na face superior e lateral da coxa, sendo palpável na sua borda posterior, relativamente descoberta. No mesmo nível, observam-se os tubérculos pubianos, recobertos por pelos pubianos e pelo coxim adiposo suprapúbico. Posteriormente, palpam-se as espinhas ilíacas posterossuperiores, imediatamente abaixo das depressões circulares encontradas logo acima das nádegas. Em decúbito lateral, com a coxa fletida, palpa-se a tuberosidade isquiática na linha média das nádegas, aproximadamente no nível das pregas glúteas. A articulação sacroilíaca não é palpada em virtude da superposição do íleo e da obstrução causada pelos ligamentos de suporte. Na palpação de partes moles, distingue-se o trígono femoral, de fácil identificação quando o paciente está em decúbito dorsal, com o calcanhar da perna examinado sobre o joelho oposto. É formado superiormente pela prega inguinal, medialmente pelo músculo adutor longo e lateralmente pelo músculo sartório. Qualquer abaulamento no trajeto do ligamento inguinal, que vai das espinhas ilíacas anterossuperiores até os tubérculos púbicos, pode indicar hérnia inguinal. A artéria femoral passa por baixo do ligamento inguinal em seu ponto médio com o

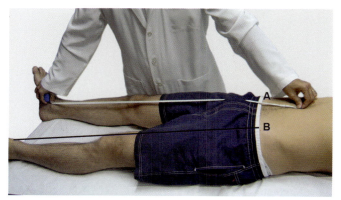

Figura 4.20 O comprimento de cada membro clinicamente avaliado pela medida da distância do umbigo (**A**) ou da espinha ilíaca anterossuperior (**B**) até o maléolo medial.

nervo femoral, não palpável, lateral à artéria. O músculo sartório raramente é acometido por doenças, enquanto o adutor longo é frequentemente distendido, podendo tornar-se sensível à palpação.

A área do trígono também pode apresentar nodomegalias, capazes de indicar processos infecciosos nos membros inferiores. Em decúbito lateral, palpam-se melhor os tecidos moles que cruzam o trocanter maior, protegidos pela bolsa trocantérica. Qualquer dolorimento nessa região pode indicar bursite. O nervo ciático se localiza a meio caminho entre o trocanter maior e a tuberosidade isquiática, cuja palpação foi descrita na coluna lombar. A sensibilidade nessa região pode resultar da hérnia de disco lombar, do espasmo do músculo piriforme ou do trauma direto sobre o nervo. Sobre a tuberosidade isquiática, também existe uma bolsa, região sobre a qual o dolorimento à palpação pode refletir uma bursite que, embora rara, é passível de confusão com dor ciática. Nesse caso, é bom isolar as duas estruturas de modo a limitar a área dolorosa para assegurar a etiologia do desconforto. Ocasionalmente, nódulos fibroadiposos podem ser encontrados ao longo da crista ilíaca, por vezes dolorosos e sensíveis ao toque.

A musculatura do quadril se dispõe em um grupo anterior, responsável pela flexão (iliopsoas, retoabdominal), um medial pela adução (pectíneo, grácil, adutores longo, curto e magno), um lateral abdutor (glúteo médio e, principalmente, mínimo) e um posterior extensor (glúteo máximo e músculos posteriores da coxa). Para testar a abdução, pede-se ao paciente que fique de pé e afaste as pernas o máximo que puder, sendo normal quando consegue distanciar-se 45° da linha média; para adução, que una as pernas e em seguida cruzando-as alternadamente devendo ser capaz de atingir 20° de adução; para flexão, que leve os joelhos em direção ao tórax sem curvar as costas devendo ser capaz de trazê-los bem próximos, cerca de 135°; para flexão, abdução e rotação externa, pede-se que estenda as pernas e, depois, que apoie a face lateral de um pé no joelho oposto e, para extensão, que cruze os braços mantendo as costas eretas e, então, se levante de uma cadeira. As rotações interna e externa são avaliadas em conjunto com os testes anteriores.

Deve-se realizar a avaliação passiva do movimento com a estabilização da pelve pelo examinador. Para a flexão de quadril, com o paciente em decúbito dorsal, fixa-se a pelve, colocando a mão por baixo da coluna lombar, e flete-se o quadril, de modo que a coxa se aproxime do tronco. A flexão normal torna possível que a porção anterior da coxa vá de encontro ao abdome, quase tocando a parede do tórax (Figura 4.21 A). Se o quadril não flexionar completamente, poderá se tratar de uma contratura fixa em flexão do quadril. Se curvar para a frente, de modo que a coluna torácica se afaste da mesa de exame, ou curvar as costas acentuando a lordose lombar quando se abaixa a perna, deve-se também pensar em uma deformidade fixa em flexão, já que o arqueamento da coluna lombar e a curvatura da coluna torácica funcionam como mecanismos compensatórios, que facilitam o abaixamento do quadril contraído. A gravidade da contratura em flexão pode ser avaliada ao examinar-se o paciente em visão lateral, estimando o ângulo formado entre a perna contralateral e a mesa de exame (Figura 4.21 B). Para extensão do quadril (30°), o examinador fixa a pelve do paciente em decúbito ventral, colocando o braço sobre a crista ilíaca e a região inferior da coluna lombar, e eleva a perna com sua mão livre por baixo da coxa (Figura 4.22 A). Para testar a abdução (45 a 50°), o examinador fixa a pelve do paciente em decúbito dorsal, colocando seu antebraço sobre o abdome e sua mão sobre a crista ilíaca anterossuperior, e, em seguida, segura o tornozelo com a mão livre e abduz suavemente a perna o mais longe possível (Figura 4.22 B). Para testar a adução (20 a 30°), ainda fixando a pelve do paciente, o examinador segura o tornozelo e faz a perna cruzar a linha média do corpo sobre a extremidade oposta (Figura 4.22 C). Para a rotação interna (35°) e externa (45°), faz-se o exame tanto com o quadril fletido quanto estendido. Com os joelhos estendidos e em decúbito dorsal, o examinador segura os tornozelos imediatamente acima dos maléolos e faz a rotação interna e externa das pernas, utilizando-se da patela como guia para avaliar o alcance da movimentação (Figura 4.23). Para testar a rotação do quadril em flexão, pede-se ao paciente que se sente à borda da mesa de exame, com os quadris e joelhos fletidos a 90°, fixa-se o fêmur para impedir movimentos de lateralidade durante o exame e, em seguida, segurando-se a extremidade distal da tíbia, rotaciona-se a perna interna e externamente (Figura 4.23 C).

O teste de Trendelenburg se destina a avaliar a força do glúteo médio (Figura 4.24). O examinador se coloca às costas do paciente em posição ortostática, com apoio sobre ambas as pernas, quando normalmente as cristas ilíacas estarão niveladas. Pede-se então para o paciente se sustentar em apenas uma das pernas. Se ele se mantiver ereto, o glúteo médio do lado que está sustentando o peso se contrairá assim que o paciente retirar o peso do chão, elevando a pelve do lado que não está sustentando peso. Essa elevação indica que o glúteo médio do lado que sustenta o peso está funcionando adequadamente (Trendelenburg ausente). No entanto, se a pelve do lado que não está sustentando o peso permanece em sua posição ou se abaixa, o glúteo médio do lado oposto está hipotônico ou não funcionante (Trendelenburg presente).

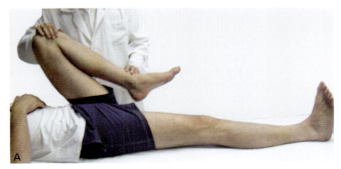 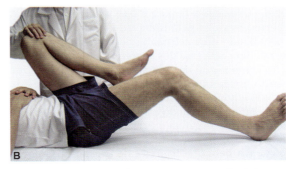

Figura 4.21 A. Normalmente, a flexão do quadril possibilita que o examinador leve a porção anterior da coxa ao encontro do abdome, quase tocando a parede do tórax. **B.** Em caso do teste de Thomas positivo, o paciente não consegue realizar o movimento sem elevar o membro contralateral da mesa de exame.

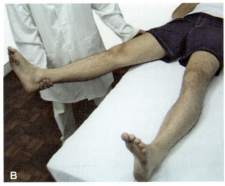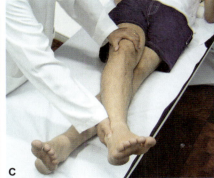

Figura 4.22 A. Testes de extensão. **B.** Abdução. **C.** Adução do quadril.

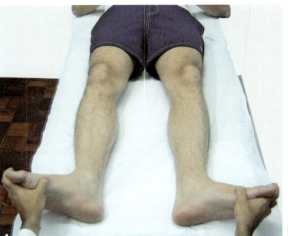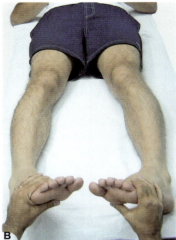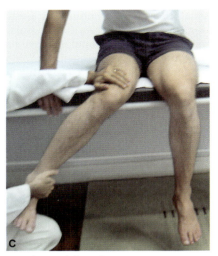

Figura 4.23 A. Rotação externa. **B.** Rotação interna com o quadril estendido. **C.** Rotação do quadril em flexão.

Numerosas enfermidades são capazes de enfraquecer o glúteo médio, como coxa vara, fratura de trocanter maior, luxação congênita de quadril, poliomielite e meningomielocele. As bursites e as tendinites trocantéricas devem ser pesquisadas, sistematicamente, em todos os pacientes que se queixam de dor no quadril. Vários tendões se inserem no grande trocanter, sendo o glúteo médio o mais importante e forte, inserindo-se sobre a face externa do osso, separado por uma bolsa serosa. Sobre o glúteo médio, deslizam-se o tensor da fáscia lata e o grande glúteo; aqui, também existe uma bolsa serosa que separa os dois planos musculares. Todas essas estruturas podem ser sede de processos inflamatórios com dor na face externa do quadril, referida eventualmente na virilha, irradiando-se para a face posteroexterna da coxa e da perna, às vezes pela linha inguinal e face anterior da coxa, simulando uma artropatia do quadril ou uma neuralgia crural. Em geral, essa dor aparece durante a noite, no curso de movimentos ou da pressão do decúbito lateral no lado acometido. Esses sintomas nem sempre são bem evidentes, podendo eventualmente ocorrer confusão diagnóstica entre coxopatia ou neuropatia do ciático, casos nos quais a manobra de Lasègue é negativa e praticamente não há limitação dos movimentos do quadril. Os sinais clínicos de maior importância são delimitação exata de um ponto doloroso na projeção do grande trocanter, pela pressão digital, e dor localizada na face lateral do quadril ao realizar ativamente a abdução contrarresistência.

Menos frequentemente, pode-se observar bursite da tuberosidade isquiática, que se caracteriza por processo inflamatório envolvendo a bolsa que separa o glúteo máximo da tuberosidade isquiática subjacente, principalmente em pacientes que têm por hábito permanecer sentados por longo tempo em superfícies rígidas. A sintomatologia se caracteriza por dor à compressão da extremidade distal do ísquio, com irradiação pelos pontos ciáticos. A bursite iliopectínea envolve a bolsa que se encontra entre o músculo iliopsoas e o ligamento inguinal. Na maioria das vezes, a sintomatologia define-se por dor localizada na região inguinal, com irradiação para o joelho, quando o paciente, com frequência, adota, ao deambular, passos curtos para evitar a hiperextensão do quadril. A dor é despertada realizando-se pressão imediatamente abaixo do ligamento inguinal, lateralmente ao pulso femoral, piorando também com hiperextensão do quadril.

No contexto das periartrites, incluem-se as tendinites, principalmente a dos adutores, que se apresentam clinicamente com dor interna à pressão sobre a junção miotendinosa. A tendinite dos isquiotibiais sem sua inserção isquiática é mais rara, apresentando-se com dor sobre o ísquio, e a flexão em sentido oposto da perna sobre a coxa. As doenças que envolvem as articulações sacroilíacas podem eventualmente manifestar quadro de dor posterior com irradiação para membro inferior, denominada pseudociática. Um comprometimento das articulações sacroilíacas pode ser observado quando o paciente refere dor nessas articulações ao se promover o afastamento dos ilíacos (manobra de Volkmann; Figura 4.25 A) e a compressão de sacroilíacas (manobra de Lewin; Figura 4.25B). Na manobra de Mennel (Figura 4.25 C), com o paciente em decúbito, pode-se estimular dor em articulações sacroilíacas com o paciente em decúbito lateral, com o membro inferior fletido, provocando-se uma hiperabdução do membro contralateral ao decúbito. Na manobra de Patrick (Figura 4.25 D), o examinador posiciona o pé do membro acometido junto ao joelho contralateral estendido, com o paciente em decúbito dorsal, e apoia uma das mãos sobre o joelho fletido, a fim de forçar o movimento da articulação sacroilíaca e desencadear a dor, quando o teste é positivo.

Joelhos

Maior articulação do sistema musculoesquelético e a mais suscetível às lesões traumáticas, é também frequentemente acometida nas artrites. Tida como a articulação mais propensa a se tornar sede de dor, por ser considerada estruturalmente instável e dependente do apoio ligamentoso e muscular, é estabilizada e ativada poderosamente por músculos que cruzam a articulação, de origem tanto acima do quadril quanto da diáfise do fêmur, para se inserir sobre as estruturas ósseas abaixo dessa articulação.

O exame começa pela marcha – se rítmica e uniforme ou se faz algum movimento para compensar uma rigidez articular. Segue-se a inspeção à procura de aumento de volume localizado, como nas bursites, ou generalizado, como nos derrames sinoviais e nas hemorragias intra-articulares. Observa-se a musculatura periarticular, principalmente o quadríceps, verificando assimetrias ou atrofias. As rótulas devem se encontrar no mesmo nível, podendo-se observar uma discreta angulação da tíbia vara em relação ao fêmur. As deformidades mais comuns compreendem o excesso de angulação varo (Figura 4.26 A) ou valgo (Figura 4.26 B) do joelho. Na visão lateral, alguns pacientes podem apresentar deformidade em flexão do joelho, com dificuldade de retificá-lo, ou ainda em hiperextensão (joelho recurvado; Figura 4.26 C).

A palpação pode ser realizada com o paciente sentado na borda da mesa ou em decúbito dorsal, com os joelhos fletidos a 90°. Com as mãos sobre a articulação do joelho, os dedos se curvando em torno da região poplítea e o polegar na porção anterior do joelho, palpam-se as depressões laterais ao tendão infrapatelar, que correspondem à linha articular entre o fêmur e a tíbia. Impulsionando os polegares inferiormente, observa-se o bordo superior do platô tibial, um dos pontos

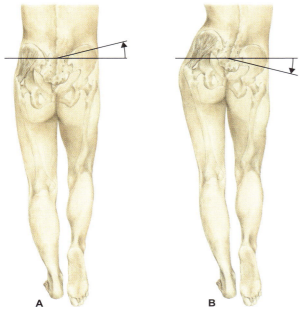

Figura 4.24 Trendelenburg ausente (**A**) e presente (**B**). Adaptada de Wolf-Heidegger. Atlas de Anatomia. 6.ed. Guanabara Koogan, 2006.

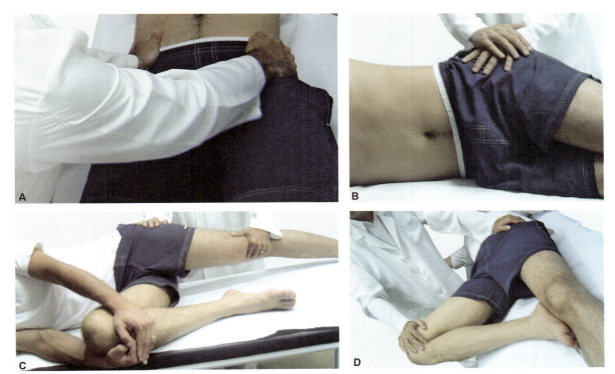

Figura 4.25 Avaliação das articulações sacroilíacas. **A.** Manobras de Volkmann. **B.** Lewin. **C.** Mennel. **D.** Patrick.

de inserção dos meniscos medial e lateral. O tendão infrapatelar pode ser palpável até se inserir no tubérculo tibial. De modo imediato medialmente ao tubérculo, acha-se a superfície subcutânea da tíbia, onde se localiza a inserção da pata anserina e de sua bolsa. O tubérculo lateral consiste em uma grande proeminência óssea localizada imediatamente abaixo do platô tibial lateral. Segue-se a palpação dos côndilos femorais. Partindo-se do côndilo femoral lateral, movendo-se o polegar lateral, inferiormente se encontra a cabeça da fíbula, aproximadamente no mesmo nível que o tubérculo tibial.

A patela deve ser palpada com o joelho em extensão. Palpa-se seu contorno e observa-se sua mobilidade, sendo mais fácil desviar a patela medialmente que no sentido lateral. Pode-se realizar o teste de compressão, empurrando a patela distalmente no interior do sulco troclear, pedindo em seguida ao paciente que contraia o músculo quadríceps, enquanto, ao mesmo tempo, o examinador palpa e impõe resistência à rótula que se moverá sob seus dedos com movimento ascendente e uniforme. Caso haja crepitação, que em geral corresponde à irregularidade de suas superfícies articulares, pode ocorrer queixa de dor, sendo então o teste considerado positivo. Assim, há referência na história clínica de dor ao subir escadas e ao se levantar da cadeira, situações em que a superfície irregular da patela é forçada ao encontro do sulco troclear. Em doença como condromalácia da patela, defeitos osteocondrais ou alterações degenerativas no interior do sulco troclear podem precipitar esses sintomas.

O teste de apreensão destina-se a determinar se a patela está propensa ao deslocamento lateral. Tenta-se deslocar a patela manualmente, pressionando-se o polegar de encontro à borda medial da patela, ao mesmo tempo que se observa a face e as reações do paciente ao teste. Se a patela apresentar tendência a se deslocar, a expressão do paciente torna-se apreensiva (Figura 4.27). Quando de grandes derrames, pode-se ter a condição chamada de patela flutuante – quando empurrada para o interior do sulco troclear e solta rapidamente, a grande quantidade do fluido forçada a ocupar as laterais da articulação em seguida retorna subitamente à sua posição primitiva, forçando a patela ao rechaço consequente (Figura 4.28). No caso de derrames menores, não há líquido suficiente para deslocar a patela. Para testar a presença do líquido, mantém-se a perna do paciente estendida e força-se a passagem do líquido contido no espaço suprapatelar e na face lateral para a face medial do joelho. Quando o fluido estiver sendo forçado para a face medial, percute-se suavemente a articulação sobre o fluido, o qual atravessará o joelho, ocupando a face lateral da articulação (Figura 4.29). À percussão, o som é abafado, se comparado ao joelho homônimo, se normal.

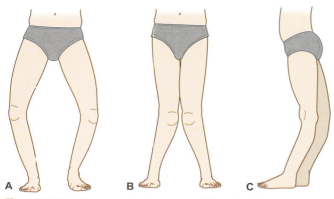

Figura 4.26 Joelhos com desvio em varo (**A**), valgo (**B**) e hiperextensão (**C**).

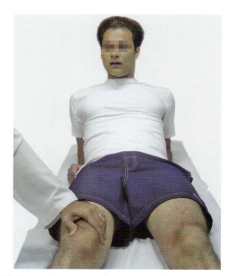

Figura 4.27 Teste de apreensão para o deslocamento da patela: tenta-se deslocar medialmente a patela observando-se a expressão apreensiva do paciente.

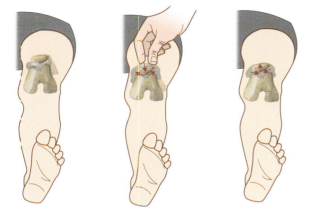

Figura 4.28 Patela flutuante. Ao se empurrar a patela para o interior do sulco troclear, soltando-a rapidamente, grande quantidade de fluido é forçada a ocupar as laterais da articulação, mas, em seguida, retorna subitamente à sua posição primitiva, forçando a patela ao rechaço. Adaptada de Wolf-Heidegger. Atlas de Anatomia. 6.ed. Guanabara Koogan, 2006.

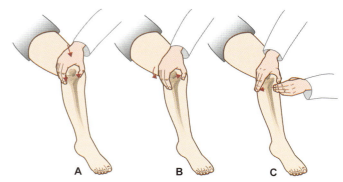

Figura 4.29 Teste para derrames pequenos. Mantém-se a perna do paciente estendida e força-se a passagem do líquido contido no espaço suprapatelar (**A**) e na face lateral para a face medial do joelho (**B**); quando o fluido estiver sendo forçado para a face medial, percute-se a articulação sobre o fluido, que atravessará o joelho, ocupando a face lateral da articulação (**C**). Adaptada de Wolf-Heidegger. Atlas de Anatomia. 6.ed. Guanabara Koogan, 2006.

Na palpação do tubérculo tibial, onde se insere o tendão suprapatelar, investiga-se uma lesão de inserção pedindo-se ao doente que tente levantar a perna em extensão, enquanto a mão do examinador opõe resistência a esse movimento. Isso faz com que o quadríceps se contraia, tracionando o tendão e despertando a dor no seu ponto de inserção, em casos de osteocondrite dissecante, que acomete indivíduos jovens na síndrome de Osgood-Schlatter. Em caso de ruptura do tendão infrapatelar, este perde a tensão, tornando-se flácido e extremamente doloroso na área do tubérculo medial. O coxim adiposo, posterior ao tendão infrapatelar, pode também apresentar-se dolorido em virtude de sua hipertrofia ou contusão.

A bursite é a doença mais comum ao redor do joelho. As bursas estão localizadas entre as estruturas ósseas e tendinosas, que oferecem aos movimentos um atrito menor, o que favorece o deslizamento. A bolsa infrapatelar superficial, situada à frente do tendão infrapatelar, pode inflamar em razão do ajoelhar excessivo, com dor à pressão local e na flexão do joelho; a bolsa pré-patelar, que recobre a porção anterior da patela, está sujeita à inflamação resultante da combinação do ajoelhar excessivo com a inclinação para a frente (joelho da empregada doméstica ou freira); a bolsa anserina, situada entre os tendões dos músculos sartório, grácil e semitendinoso e a face superomedial da tíbia, imediatamente medial ao tubérculo tibial, quando inflamada, pode apresentar-se dolorida, com algum derrame ou espessamento, com dor principalmente ao subir escadas e deambular.

O joelho apresenta três movimentos básicos: flexão, que se realiza pelos músculos tendinosos da coxa e da força da gravidade; extensão, pelo quadríceps; e a rotação interna e externa, pelas ações recíprocas dos músculos semimembranoso, semitendinoso, grácil e sartório na face medial e do bíceps crural na face lateral. Para testar a flexão ativa do joelho, pede-se ao paciente que fique de cócoras; para extensão, para que se sente na borda da mesa de exame e estenda o joelho completamente; para a rotação interna e externa, para que rotacione o pé em sentido medial e lateral. Para avaliar a flexão passiva (135°), examina-se o paciente em decúbito ventral (ou sentado à beira da mesa de exame com as pernas pendentes), e, com uma mão no tornozelo e a outra mão na fossa poplítea, flexiona-se o joelho ao máximo, avaliando a distância final entre o calcanhar e as nádegas; mantendo-se as mãos na mesma posição, testa-se a extensão do joelho (o arco de movimento, da extensão à flexão, deverá ser uniforme, e os joelhos se estenderão bilateralmente a pelo menos 0°, podendo alcançar alguns graus de hiperextensão); para testar a rotação, coloca-se uma das mãos na coxa do paciente, logo acima do joelho, tentando fixar o fêmur, segura-se o calcanhar com a mão livre e rotaciona-se a tíbia.

A articulação do joelho deve sua estabilidade à cápsula articular, aos ligamentos colaterais e cruzados e aos músculos e tendões circunjacentes. As lesões dos ligamentos colaterais são frequentes naqueles pacientes expostos a traumatismos locais ou, então, que apresentam aumento de tensão ligamentar em virtude das deformidades articulares, como valgismo e varismo. A dor tem um ritmo misto mecânico inflamatório na região lateral ou medial do joelho e pode ser despertada pela palpação local e pelas manobras de hiperextensão ligamentar, como ao segurar o tornozelo com uma das mãos, forçando-o lateralmente, e, com a outra em torno dos joelhos, forçando-o medialmente na tentativa de aumentar a face medial do espaço interarticular (esforço em valgo; Figura 4.30 A). Se houver alguma lacuna na linha articular medial, o ligamento colateral medial não está sustentando o joelho adequadamente. Quando o esforço exercido sobre a articulação lesada for extinto, poderá ser percebida a colisão da tíbia com o fêmur ao se fecharem. Para testar a estabilidade da face lateral do joelho, reverte-se a posição de suas mãos empurrando o joelho lateralmente e o tornozelo medialmente, tentando abrir a face lateral da articulação do joelho (esforço em varo; Figura 4.30 B), novamente procurando falha de enchimento.

Como na face medial, a abertura aqui também poderá ser visível e palpável. Após liberarem a articulação do esforço, o fêmur e a tíbia retornarão às suas posições. Se os dedos forem muito curtos para envolver o joelho e palpar as linhas articulares, mantém-se o pé do paciente fixo sob sua axila, de modo a ter as mãos livres para palpar a linha articular. Dessa maneira, o corpo do paciente atuará como uma alavanca sobre o pé, aplicando ao joelho esforços em varo e valgo. A maioria das lesões ligamentares se dá no ligamento colateral medial,

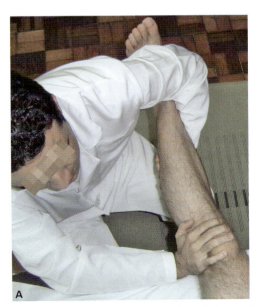
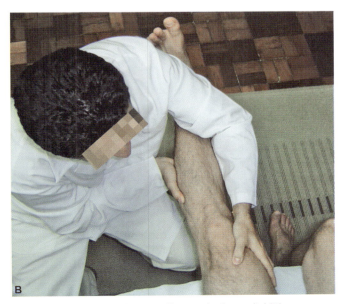

Figura 4.30 Testes para avaliar ligamentos colaterais, impondo-se um esforço em valgo sobre o joelho para lesão medial (**A**) e em varo para lesão lateral (**B**).

muito importante para a estabilidade dessa articulação. Os ligamentos cruzados, anterior e posterior, impedem o deslocamento anterior e posterior da tíbia e do fêmur. Testa-se a integridade do ligamento cruzado anterior com o paciente em decúbito dorsal, os joelhos fletidos a 90° e os pés sobre a mesa. O examinador se coloca no bordo da mesa de modo a fixar os pés, sentando-se sobre eles. Em seguida, envolve o joelho com ambas as mãos de modo que seus polegares se superponham às linhas articular medial e lateral, e os outros dedos se apoiem na projeção da inserção dos tendões medial e lateral da coxa, puxando a tíbia em sua direção. Se ela deslizar de baixo do fêmur para a frente (sinal do deslocamento anterior positivo), o ligamento cruzado anterior deverá estar roto. Um pequeno grau de deslocamento anterior é normal, devendo ser simétrico ao contralateral. Estando o sinal do deslocamento anterior presente, é importante repetir a manobra testando a perna do paciente em rotação interna e externa. A rotação externa da perna promove tensão na porção medial da cápsula articular. Normalmente, nessa posição o movimento do fêmur e da tíbia para diante será menor, mesmo em vigência de ruptura do ligamento cruzado anterior. Contudo, se o movimento de deslocamento anterior permanecer igual, independentemente de a perna rotacionar para fora ou manter-se em posição neutra, ambos os ligamentos cruzados, anterior e posterior (e possivelmente o ligamento colateral medial), devem estar lesados. A rotação interna provoca tensão nas estruturas da face posterolateral do joelho.

Normalmente, deverá haver redução do movimento, quando a perna se desloca anteriormente, mesmo quando o ligamento cruzado anterior estiver roto. Se o alcance do deslocamento anterior da tíbia sobre o fêmur for o mesmo quando a perna se acha em posição neutra, tanto o ligamento cruzado anterior quanto a porção posterolateral da cápsula articular devem estar rompidos. O ligamento cruzado anterior pode estar roto associadamente a rupturas do ligamento colateral medial. Para testar o ligamento cruzado posterior, faz-se de maneira semelhante. O examinador se mantém na mesma posição, mas agora empurra a tíbia para trás. Se houver deslocamento posterior, provavelmente o ligamento cruzado posterior estará lesado (sinal do deslocamento posterior presente). O sinal do deslocamento anterior é mais comum que o do deslocamento posterior, já que a incidência de lesão do ligamento cruzado anterior é muito maior que a do ligamento cruzado posterior. Os testes de estabilidade dos ligamentos cruzados, anterior e posterior, em geral são executados de maneira contínua (sinal da gaveta; Figura 4.31). Todos os procedimentos devem ser realizados bilateralmente e os achados comparados entre si.

Os meniscos são estruturas fibrocartilaginosas que têm como funções auxiliar a distribuição de pressão entre o fêmur e a tíbia, facilitar a elasticidade dos movimentos articulares e auxiliar a lubrificação. Múltiplos são os fatores de lesão dessas estruturas, principalmente em atletas e indivíduos que aplicam sobrecarga de peso sobre o joelho combinada com movimentos excessivos ou anormais em flexão (p. ex., em extensão). Em geral, o menisco medial é mais suscetível à agressão que o lateral. O quadro clínico se caracteriza por dor intensa, súbita, principalmente na região da linha interarticular, com limitação de movimentos e derrame articular logo nas primeiras horas. As lesões de menisco lateral em geral causam menos derrames que as do medial, pela menor inserção capsular periférica. Logo nas primeiras semanas, pode-se observar a atrofia do músculo quadríceps, especialmente do músculo vasto medial. Durante a flexão e a extensão do joelho, a ruptura do menisco pode produzir um estalido audível ou palpável na região da linha articular. As rupturas do menisco posterior são difíceis de identificar. Para diagnosticá-las, foi desenvolvido o teste de McMurray (Figura 4.32).

Com o paciente em decúbito dorsal, as pernas em posição neutra, segura-se com uma das mãos o calcanhar e flexiona-se a perna completamente. Coloca-se a mão livre sobre a articulação do joelho, de modo que os dedos toquem a linha articular medial, e o polegar e a eminência tenar se apoiem sobre a linha articular lateral. Rotaciona-se a perna interna e externamente, solta-se a articulação do joelho e, em seguida, empurra-se a face lateral aplicando à face medial da articulação um esforço valgo, enquanto concomitantemente a perna é rotacionada interna e externamente. Mantém-se o esforço valgo e a rotação externa; estende-se a perna lentamente, enquanto se palpa a linha articular medial. Caso essa manobra produza um estalido audível ou palpável no interior da articulação, provavelmente haverá ruptura do menisco medial, que preferencialmente se dá na sua porção posterior. O teste de compressão de Apley compreende outro procedimento para auxiliar no diagnóstico de ruptura de menisco (Figura 4.33). Com o paciente deitado em decúbito ventral e uma das pernas fletidas a 90°, o examinador apoia seu joelho sobre a face posterior da coxa do paciente, enquanto imobiliza o calcanhar com firmeza, visando a comprimir os meniscos lateral e medial, entre a tíbia e o fêmur. Em seguida, rotaciona-se a tíbia interna e externamente; continua-se mantendo uma firme compressão.

Caso a manobra provoque dor na face interna, indica provável lesão do menisco medial; na face externa, do menisco lateral. O teste de tração de Apley auxilia a distinguir entre os problemas de origem ligamentar e os causados por lesão dos meniscos, devendo seguir o teste de compressão. O paciente permanece na mesma posição, com a estabilização da face posterior da coxa. Aplica-se uma tração à perna enquanto se rotaciona a tíbia interna e externamente – essa manobra reduz a pressão sobre o menisco, deslocando o esforço para as estruturas ligamentares medial e lateral. Se os ligamentos

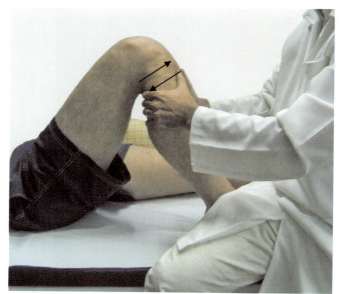

Figura 4.31 Teste da gaveta para lesão de ligamentos cruzados anterior e posterior. Com os pés fixados, o examinador puxa e empurra a perna, observando se existe deslocamento da tíbia abaixo do fêmur.

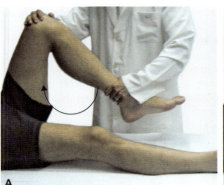 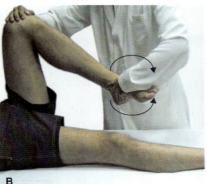 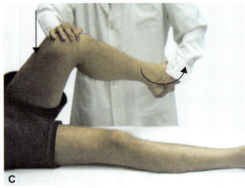

Figura 4.32 Teste de McMurray para rupturas de menisco. **A.** Flexiona-se o joelho. **B.** Rotaciona-se a tíbia interna e externamente sobre o fêmur. **C.** Com a perna rotacionada externamente, impõe-se um esforço em valgo sobre o joelho e estende-se o joelho lentamente, atentando-se para estalido audível ou palpável.

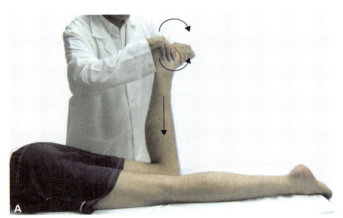 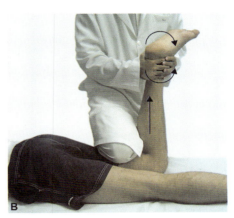

Figura 4.33 Teste de compressão (**A**) e de tração (**B**) de Apley, rotacionando-se interna e externamente o joelho para avaliar queixa de dor em suas faces interna e externa.

estiverem lesados, o paciente se queixará de dor; no entanto, se o menisco estiver roto, sem que haja qualquer lesão ligamentar, o paciente não acusará dor. Menos frequentemente, encontram-se as rupturas musculares e tendinosas, suspeitas nos casos de dor aguda ou repentina, com sensação de estalido durante um esforço muscular violento, incapacidade de realizar a continuação de certos movimentos definidos e aparecimento de uma deformidade no ventre do músculo ou tendão, com equimoses. O mais frequente é o rompimento do quadríceps, em geral no ponto de fixação do tendão, na rótula ou na junção musculotendinosa.

Outro evento relativamente comum consiste na ruptura parcial de um dos músculos da panturrilha, durante uma forte contração muscular. A dor pode se estender para o espaço poplíteo, agravando-se com a dorsiflexão do tornozelo. Menos frequente, a ruptura espontânea do tendão tibial posterior se caracteriza por dor à compressão e edema, atrás e abaixo do maléolo interno, com perda da estabilidade do pé. Associa-se na maioria das vezes ao pé plano. A síndrome do compartimento tibial anterior define-se por necrose isquêmica, por um edema excessivo dos músculos envoltos em uma bainha fascial muito estreita (em geral secundário a excesso de exercícios), originando uma deficiência na circulação. Ao exame, observa-se acentuada debilidade do músculo afetado com edema e eritema local. Em alguns casos, pode existir perda da sensibilidade dos dois primeiros dedos do pé em virtude da compressão do perônio.

Os corpos livres intra-articulares surgem de fragmentos cartilaginosos, osteocartilaginosos pós-traumáticos da rótula, côndilo femoral, meniscos ou dos fragmentos desprendidos da osteocondrite dissecante. O quadro clínico se caracteriza por dor e imobilidade (trava) súbita e imediata da articulação, que, na maioria das vezes, se alivia com movimentos suaves de flexão ou extensão da articulação. Os sintomas são evidentes quando esses corpos livres se encontram entre as superfícies articulares (côndilo femorotibial) e praticamente assintomáticas quando em determinados compartimentos ou recessos intra-articulares. Ao exame articular, dependendo da localização do corpo livre, pode-se ter movimentos livres e indolores.

Pés e tornozelos

O exame do pé começa pela avaliação de deformidades do calçado e anormalidades da marcha. Com os pés descalços, observa-se se os dedos são uniformes, aplanados e proporcionais. O dorso do pé é normalmente abaulado à custa do arco longitudinal medial, que se estende entre o primeiro metatarso e o calcâneo. Esse arco poderá ser anormalmente alto (pé cavo) ou ausente (pé plano). O pé plano tem repercussões que vão desde uma artrite traumática de tornozelos por eversão até o genuvalgismo e dor no segmento lombar por báscula da bacia para diante e do tronco para trás. Pelo contrário, o pé cavo é frequentemente seguido de dor no tendão de Aquiles e tuberosidade posterior do calcâneo, bem como no dorso do pé e na região plantar média. Essas alterações podem ser mais bem observadas pela pedigrafia (Figura 4.34). O tornozelo pode apresentar desvios em valgo e varo; e a pele, alterações tróficas, como calosidades, edema ou ulcerações.

Na palpação dos pés, na sua face medial, observam-se a cabeça do primeiro metatarso e a primeira articulação metatarsofalângica. Essa área é sede comum da deformidade do hálux em valgo (Figura 4.35 A) e também de artrite por gota (podagra), com a formação de tofos. Seguindo-se posteriormente, localizam-se o primeiro metatarso cuneiforme, o tubérculo do navicular, a cabeça do tálus e o maléolo medial. No pé plano, a cabeça do tálus se desloca medialmente na direção plantar, tencionado o ligamento transverso e o músculo tibial posterior com a perda do arco longitudinal medial (Figura 4.35 B). O tendão tibial posterior é palpável quando se inverte e flexiona o pé em direção plantar, logo atrás e abaixo do maléolo medial. O tendão do tibial anterior é saliente e palpável, pedindo-se para dorsifletir e inverter o pé. O tendão extensor longo do hálux situa-se lateralmente ao tibial anterior e se torna saliente quando da extensão do primeiro dedo. O extensor longo dos dedos divide-se em quatro partes, inserindo-se na base da falange distal dos quatro pododáctilos laterais, sendo palpável quando da extensão desses dedos. Na face lateral do pé, palpa-se a quinta articulação metatarsofalângica, seguindo-se, posteriormente, o processo estiloide do metatarso, o sulco do osso cuboide, o calcâneo e, finalmente, o maléolo lateral. Os tendões fibulares, breve e longo, passam imediatamente atrás do maléolo lateral, ao cruzarem a articulação do tornozelo, e são palpáveis, pedindo-se para everter e fletir o pé. Recobrindo a face lateral da cabeça do quinto metatarso, há uma bolsa sujeita à inflamação, condição conhecida como joanete de alfaiate. Inserindo-se no calcâneo, os músculos gastrocnêmio e solear formam o tendão de Aquiles, que pode sediar tenossinovite e rupturas. É comum seu acometimento em doenças como a artrite reativa e a EA. Ao seu redor, localizam-se a bolsa retrocalcânea, entre a superfície tendínea anterior e o ângulo superoposterior do calcâneo, e a bolsa calcânea, entre a inserção do tendão e a pele, que podem inflamar-se (bursite) – principalmente a última. Com a perna estendida e a sola do pé voltada ao examinador, examina-se a superfície plantar. A proeminência óssea na porção posterior do pé, recoberta por espesso coxim adiposo, consiste no tubérculo medial do calcâneo, de onde se origina a maioria dos músculos da superfície plantar. Dor nessa região pode decorrer do esporão do calcâneo ou da bursite. A aponeurose plantar, que também se origina da tuberosidade medial, amplia-se ao longo da superfície plantar inserindo-se nas estruturas ligamentares próximas às cabeças dos primeiro e quinto metatarsos. Atuando como viga de sustentação para o arco plantar longitudinal medial, deve ser uniforme, sem nodulações. Pontos de sensibilidade são indicativos de fasciíte plantar, e nódulos podem indicar fibromatose plantar ou doença de Ledderhose. Sobre a diáfise do primeiro metatarso e da articulação metatarsofalângica, pode-se perceber os ossos sesamoides que aí repousam. Movendo-se os dedos lateralmente, palpa-se cada cabeça metatársica, colocando-se o polegar na superfície plantar e o indicador na superfície dorsal. O arco transversal da porção anterior do pé situa-se imediatamente atrás da cabeça dos metatarsos. Uma dor nessas cabeças pode significar uma carga excessiva local, que

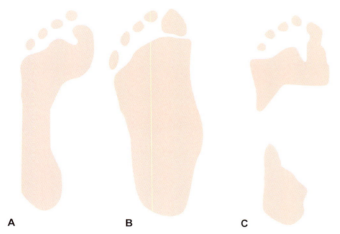

Figura 4.34 Impressão plantar. **A.** Pé normal. **B.** Pé plano. **C.** Pé cavo.

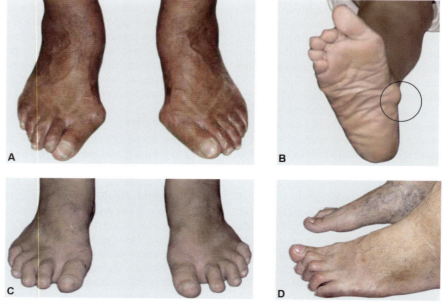

Figura 4.35 A. Hálux valgo. **B.** Desvio plantar e medial da cabeça do tálus. **C.** Dedos em garra. **D.** Dedos em martelo.

ocorre preferencialmente no segundo metatarso. Palpam-se também os tecidos moles, entre as cabeças de cada um dos metatarsos, procurando aumento de volume e dolorimento. É frequente o achado de neuroma doloroso no espaço compreendido pela segunda e terceira cabeças metatársicas (neuroma de Morton). Os dedos podem apresentar deformidades em garra (Figura 4.35 C), com hiperextensão da articulação metatarsofalângica e flexão das articulações interfalângicas distal e proximal, ou em martelo, com flexão da articulação interfalângica proximal e hiperextensão das articulações metatarsofalângica e interfalângica distal (Figura 4.35 D).

O tornozelo deve manter-se móvel, mas estável. As torções frequentemente lesam os ligamentos de suporte, levando à instabilidade, principalmente pelo esforço excessivo de inversão. O ligamento talofibular anterior é o mais frequentemente envolvido, resultando em dor no movimento forçado do pé em flexão plantar e inversão. Em caso de ruptura desse ligamento, ocorre instabilidade anterior, entre a tíbia e o talo, testada fixando-se uma das mãos na face anterior da extremidade anterior da tíbia e a outra segurando o calcâneo; em seguida, deslocam-se o calcâneo e o talo anteriormente, enquanto se empurra a tíbia em sentido posterior (Figura 4.36). Normalmente o ligamento talofibular anterior impede o movimento, mas, caso este esteja comprometido, o talo deslizará anteriormente sob o encaixe do tornozelo. Para avaliar a instabilidade lateral do tornozelo, inverte-se o calcâneo e, caso o talo se solte e colida com o encaixe da articulação do tornozelo, há ruptura do ligamento talofibular anterior e calcaneofibular.

Para testar a movimentação ativa de pé e tornozelo, pede-se ao paciente que ande na ponta dos dedos (flexão), sobre os calcanhares (dorsiflexão) e as bordas laterais do pé (inversão) e apoiando-se nas bordas mediais (eversão). Na movimentação passiva, com o paciente sentado na mesa de exame, fixa-se a articulação subtalar, segurando o calcâneo e, em seguida, também a porção anterior do pé o empurrando como uma unidade para dorsiflexão (0 a 20°) e flexão plantar (0 a 50°). Em seguida, segurando-se o calcâneo, deve-se inverter e everter o pé (0 a 5°). Testam-se os movimentos de adução (0 a 20°) e abdução (0 a 10°) fixando-se o calcanhar com uma mão e com a outra movendo a porção posterior do pé, medial e lateralmente. Para avaliar o movimento da primeira articulação metatarsofalângica, fixa-se o pé e move-se a articulação em flexão (0 a 45°) e extensão (0 a 70/90°; Figura 4.37). Todos os outros dedos devem ser avaliados quanto à flexão e extensão passiva, tanto na articulação metatarsofalângica quanto nas interfalângicas. Para avaliação neurológica do pé, pede-se ao paciente que ande sobre os calcanhares, para testar as raízes L4 e L5, e, nas pontas dos pés, para avaliar lesão da raiz de S1. A sensibilidade da extremidade distal e medial da perna, do tornozelo e do pé é suprida por L4; a face lateral da perna e do dorso do pé por L5; e a face lateral do pé por S1. A ausência ou redução do reflexo aquileu reflete lesão de raiz S1. Pode-se testá-lo com o paciente sentado com as pernas pendentes, o pé submetido a uma leve dorsiflexão pelo examinador, com subsequente percussão com o martelo, provocando uma flexão plantar involuntária.

CONCLUSÃO DA CONSULTA

Após a anamnese e o exame físico, o médico deverá estabelecer as hipóteses diagnósticas e considerar a necessidade de exames complementares para confirmar suas suspeitas clínicas. Uma consulta inadequada com coleta de dados insuficiente pode resultar em pedidos de exames desnecessários. Do mesmo modo, a insistência crescente dos pacientes por exames complementares vem em grande parte da ineficiência do profissional em avaliar sua queixa, de orientá-lo quanto à sua enfermidade e estabelecer uma relação de confiança.

O médico deve sempre perceber e responder aos anseios do paciente, avaliar suas crenças e concepções a respeito de seus sintomas, as expectativas positivas e negativas quanto ao diagnóstico e ao tratamento. Ele deve ainda ser sincero e transmitir em uma linguagem clara suas hipóteses diagnósticas e quais os procedimentos e tratamentos que sugere. É recomendável sempre se certificar de que o paciente compreendeu o exposto, perguntando: "desculpe-me, mas, antes de prosseguir, gostaria de saber se estou sendo claro", ou, "por favor, sinta-se à vontade se não estiver entendendo alguma coisa" ou, ainda, "gostaria de saber o que você guardou dessa conversa". É também essencial conhecer as potenciais barreiras ao tratamento, como dificuldade financeira para adquirir medicação/realizar exames, necessidade de cuidador ou acompanhante, transtornos emocionais, comorbidades clínicas etc. Na medida do possível, é importante auxiliar na condução de cada obstáculo e adequar o tratamento conforme a condição do paciente.[8]

A condução final do tratamento poderá fugir à risca dos protocolos, mas representará a integração das prioridades não só do profissional de saúde, mas também das condições inerentes ao paciente.[8] A cada retorno, deve-se estimular o indivíduo a comentar sobre os benefícios e as dificuldades observadas, sempre de maneira motivacional, valorizando ao máximo os pontos positivos e auxiliando na superação dos aspectos negativos.

Certamente, a boa consulta resultará em diagnósticos mais precisos, melhor aderência terapêutica e uma relação de confiança duradoura. Os benefícios do atendimento que prioriza a informação e a participação do paciente são bem conhecidos. Entretanto, pouco se tem escrito sobre sua influência no bem-estar do médico. Aqueles que escolhem se tornar profissionais de saúde estão expostos a emoções e dificuldades de todos os tipos. Acredita-se que estabelecer uma boa conexão com os pacientes reduz substancialmente o estresse do médico e fornece mais propósito e significado para a sua profissão.

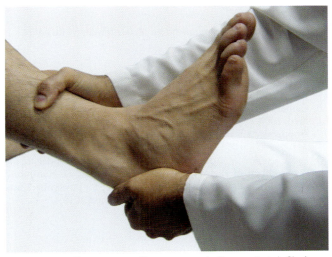

Figura 4.36 Teste para avaliar a ruptura do ligamento talofibular.

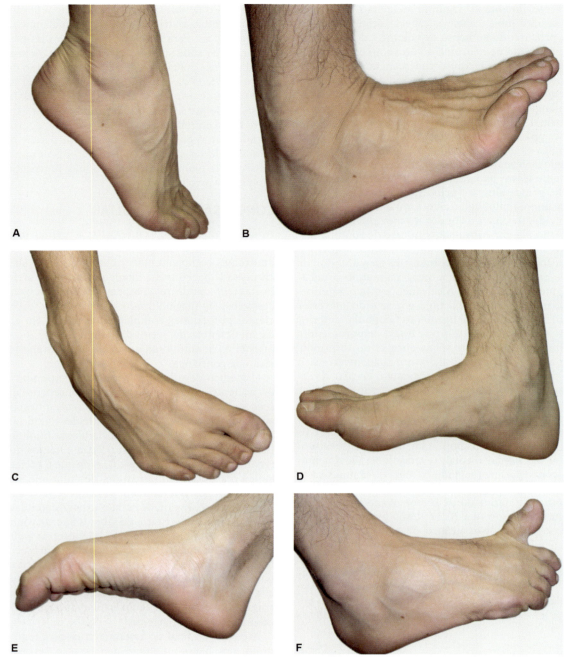

Figura 4.37 Movimentos do pé de flexão (**A**) e dorsiflexão (**B**), inversão (**C**) e eversão (**D**), bem como de flexão (**E**) e extensão (**F**) do hálux.

REFERÊNCIAS BIBLIOGRÁFICAS

1. Hassel A, Cooper V. Teaching consultation skills in higher specialist traning: experience of a workshop for specialist registrars in rheumatology. Rheumatology. 2002;41:1158-71.
2. Pellegrini CA. Trust: the keystone of the physician-patient relationship. J Am Coll Surg. 2017;224:95-102.
3. Samara AM. Reumatologia. São Paulo: Sarvier; 1985.
4. Robinson DB, El-Gabakawt GS. Evaluation of the patient: history and physical examination. In: Klipel JH et al. Primer on the rheumatic disease. 13.ed. New York: Springer; 2008.
5. Meehan RT. History and physical examination. In: West SG. Rheumatology secrets. 3.ed. Philadelphia: Elsevier; 2015.
6. Calliet R. Doenças dos tecidos moles. 3.ed. Porto Alegre: Artmed; 2000.
7. Hoppenfeld S. Exame clínico musculoesquelético. Barueri: Manole; 2016.
8. Ryan S, Carr A. Applying the bio psychosocial model to the management of rheumatic disease. In: Dziedzic D, Hammond A. Rheumatology: evidenced-based practice for physiotherapists and occupational therapists. London: Elsevier; 2010.

5 Laboratório nas Doenças Reumáticas

Alessandra Dellavance • Neusa Pereira da Silva • Marcelo M. Pinheiro •
Antonio J. L. Ferrari • Luís Eduardo Coelho Andrade

INTRODUÇÃO

O diagnóstico das doenças reumáticas autoimunes baseia-se em critérios que incluem manifestações clínicas e alterações laboratoriais. Os laboratoriais auxiliam não somente no diagnóstico, como também no prognóstico e no seguimento de pacientes. Os mais solicitados na investigação das doenças reumáticas inflamatórias sistêmicas abrangem pesquisa e identificação de autoanticorpos, dosagem do complemento total e frações, detecção de determinados antígenos de histocompatibilidade humana e dosagem e caracterização de crioglobulinas.

A investigação das doenças osteometabólicas e microcristalinas pode se beneficiar da determinação de alguns metabólitos específicos relevantes à fisiopatologia dessas enfermidades. A finalidade deste capítulo consiste em proporcionar uma visão geral dos aspectos práticos desses exames e da sua relevância para o clínico. Informações mais específicas sobre cada um deles podem ser encontradas em textos apropriados.

PESQUISA DE AUTOANTICORPOS

Autoanticorpos são imunoglobulinas capazes de reconhecer antígenos existentes nas células e nos órgãos do próprio indivíduo. Várias doenças reumáticas autoimunes, como lúpus eritematoso sistêmico (LES), esclerose sistêmica (ES), síndrome de Sjögren (SSj), artrite reumatoide (AR), doença mista do tecido conjuntivo, polimiosite, síndrome antifosfolipídio ou síndrome do anticorpo antifosfolipídio etc., caracterizam-se por apresentar autoanticorpos. Entretanto, é importante salientar que a presença de autoanticorpos, por si, não implica doença autoimune.[1,2] Autoanticorpos circulantes podem ser encontrados em indivíduos com condições inflamatórias crônicas, mesmo em pessoas hígidas.[3-5]

Quando se utilizam ensaios ultrassensíveis, observa-se que a maioria dos indivíduos apresenta autoanticorpos, conhecidos como naturais. Eles ocorrem em baixos títulos, têm baixa avidez, são polirreativos e sua função ainda não está totalmente esclarecida.[6,7] Em contraste, os autoanticorpos presentes em condições patológicas têm especificidade restrita, ocorrem em títulos elevados e apresentam alta avidez.[8-11] No laboratório clínico, os ensaios rotineiros são, em geral, ajustados para detectar os autoanticorpos de condições patológicas. Entretanto, uma vez que se trata de um fenômeno biológico, há uma distribuição espectral quanto às características de expressão dos autoanticorpos naturais. Essa variabilidade e a alta sensibilidade de alguns testes para autoanticorpos explicam, em parte, por que alguns indivíduos sadios mostram positividade na pesquisa de autoanticorpos no laboratório clínico. Portanto, encontrar um autoanticorpo não é indício absoluto de doença e deve ser sempre interpretado dentro do contexto clínico específico.[4,5]

Convém lembrar que alguns tipos de autoanticorpos, que mostram associação bastante estrita com determinados estados patológicos, denominam-se marcadores de doença, como: anticorpos anti-DNA nativo, antinucleossomo e anti-Sm (marcadores de LES); anticorpos anti-RNA polimerase III, anti-Scl-70 e antifibrilarina (marcadores de esclerose sistêmica). Sua ocorrência em indivíduos hígidos é extremamente improvável.[12,13]

É importante ressaltar que a maioria dos autoanticorpos pesquisados na rotina clínica não tem papel patogênico estabelecido, sendo principalmente útil como auxílio diagnóstico e, algumas vezes, prognóstico, bem como no monitoramento da enfermidade.

Existem testes para rastreamento de autoanticorpos e para a identificação de cada tipo de autoanticorpo, ou seja, para a determinação da especificidade do autoanticorpo. Um dos principais testes para rastreamento de autoanticorpos, considerado padrão-ouro, refere-se à pesquisa de anticorpos anticélulas, historicamente conhecida como pesquisa de fator antinúcleo (FAN). Realizado por imunofluorescência indireta (IFI) em células HEp-2 (FAN-HEp-2)[14-16], mais recentemente tem sido denominado "pesquisa de autoanticorpos em células HEp-2 (PAC)" pelo Consenso Brasileiro de FAN-HEp-2 e pelo International Consensus on Antinuclear Antibody (ANA) Patterns (ICAP).[17]

Enquanto o teste FAN-HEp-2 possibilita o rastreamento geral de autoanticorpos, os testes para identificação da especificidade de autoanticorpos são realizados por outras técnicas, como imunodifusão dupla, contraimunoeletroforese, IFI em substratos específicos (p. ex., neutrófilos humanos e *Crithidia luciliae*), hemaglutinação passiva e ensaio de imunoabsorção enzimática (ELISA, do inglês *enzyme-linked immunosorbent assay*).

Anticorpos anticélula

O exame anticorpos anticélula, historicamente conhecido como anticorpo antinúcleo ou FAN, refere-se ao teste de IFI para a pesquisa de autoanticorpos contra antígenos celulares.

De fato, ele possibilita detectar anticorpos que reconhecem componentes que constam no núcleo, nucléolo, citoplasma e aparelho mitótico, motivo da recente atualização de sua designação.[18]

Ao longo do tempo, diversos substratos foram utilizados para ofertar antígenos nesse teste, embora atualmente a padronização mundial consista em usar células HEp-2 (*American type culture collection CCL-23*; linhagem contínua de células tumorais de origem humana). O teste traz três tipos básicos de informação:

- Presença ou ausência de autoanticorpos
- Concentração sérica relativa dos autoanticorpos existentes. De caráter semiquantitativo, essa informação é traduzida pelo título, que representa a mais alta diluição do soro com reação ainda positiva
- Padrão morfológico de fluorescência observado. De natureza mais sutil e complexa, essa informação tem grande relevância clínica e muitos dos padrões morfológicos podem ser encontrados no atlas *on-line* disponibilizado pelo ICAP.[19] A importância dos padrões morfológicos reside no fato de refletirem a distribuição topográfica dos antígenos-alvos e sugerirem, desse modo, a especificidade dos autoanticorpos constantes na amostra. Dessa maneira, o padrão de fluorescência modula a relevância clínica de um teste de PAC (FAN-HEp-2) positivo e sugere as próximas etapas da investigação laboratorial concernente aos autoanticorpos envolvidos (Tabelas 5.1 e 5.2).[20,21]

É importante salientar que, na maior parte dos casos, o padrão de fluorescência não define a especificidade do autoanticorpo. Para essa definição são necessários os testes

Tabela 5.1 Padrões de fluorescência nuclear: especificidades de autoanticorpos e associações clínicas.

Padrão de IFI-ANA	Autoantígenos(s) associado(s)	Correlação clínica
Nuclear homogêneo	DNA nativo	LES
	DNA de hélice simples	Artrite juvenil idiopática; LES induzido por fármacos e LES idiopático
	Histona (H1, H2A, H2B, H3 e H4)	LES idiopático; LES induzido por fármacos; AR; síndrome de Felty; artrite juvenil idiopática; esclerose sistêmica; cirrose biliar primária; hepatite autoimune
	Nucleossomo	LES
Nuclear pontilhado fino	SS-B/La	Síndrome de Sjögren, LES, LES neonatal
	SS-A/Ro	Síndrome de Sjögren, LES, LES cutâneo, LES neonatal, AR, miosite e esclerose sistêmica, polimiosite
Nuclear pontilhado grosso	Sm	LES
	U1-RNP (22, 34 e 70 kDa)	DMTC, LES, esclerose sistêmica
Nuclear pontilhado grosso reticulado	Ribonucleoproteínas heterogêneas (hnRNP)	LES, DMTC, outras doenças reumáticas, doenças inflamatórias crônicas e mesmo indivíduos hígidos
Membrana nuclear	Lamins, Lamin B, gp210	Doenças reumáticas autoimunes, hepatopatias, doenças virais e também indivíduos hígidos
Raros pontos nucleares	p80 coilina (80 kDa)	Síndrome de Sjögren, doenças inflamatórias, indivíduos hígidos
Múltiplos pontos nucleares	Sp100	CBP
Nuclear pleomórfico	Antígenos de célula em proliferação PCNA (34 kDa), CENP-F (340 kDa)	LES condições neoplásicas
Centromérico	Proteínas associadas ao centrômero (CENP-A de 17 kDa, CENP-B de 80 kDa e CENP-C de 140 kDa)	CREST, esclerose sistêmica, CBP

LES: lúpus eritematoso sistêmico; AR: artrite reumatoide; DMTC: doença mista do tecido conjuntivo; CBP: cirrose biliar primária; CREST: acrônimo das principais características clínicas de uma variação da esclerodermia (calcinose, fenômeno de Raynaud, distúrbios da motilidade esofágica, esclerodactilia e telangiectasia).

Tabela 5.2 Padrões de fluorescência nucleolar/citoplasmática: especificidades de autoanticorpos e associações clínicas.

Padrão de IFI-ANA	Autoantígenos(s) associado(s)	Correlação clínica
Nucleolar	Fibrilarina (34 kDa) (nucleolar grumoso puro)	Esclerose sistêmica
	PM/Scl (20 a 110 kDa) (nuclear homogêneo e nucleolar pontilhado fino)	Polimiosite/ES; polimiosite/dermatomiosite, esclerose sistêmica
	RNA polimerase I (10 a 220 kDa) (nucleolar pontilhado e pontos isolados na placa metafásica)	Esclerose sistêmica
	Scl-70 (70 e 86 kDa) (nuclear e nucleolar pontilhado fino, pontos fluorescentes na placa cromossômica e citoplasma pontilhado reticulado)	Esclerose sistêmica, esclerodermia limitada, esclerodermia difusa
Citoplasmático pontilhado fino denso, com fraca coloração do nucléolo	Proteína P ribossômico	LES, hepatite autoimune
Citoplasmático pontilhado reticulado	Antígenos mitocondriais	CBP

LES: lúpus eritematoso sistêmico; AR: artrite reumatoide; DMTC: doença mista do tecido conjuntivo; CBP: colangite biliar primária; CREST: acrônimo das principais características clínicas de uma variação da esclerodermia (calcinose, fenômeno de Raynaud, distúrbios da motilidade esofágica, esclerodactilia e telangiectasia).

laboratoriais de identificação. Entretanto, a informação dada pelo padrão de fluorescência pode fornecer importante direcionamento para o raciocínio clínico e sugerir os próximos exames a serem executados. Por exemplo, um padrão nuclear homogêneo, nomeado AC-1 pelo ICAP, com a placa cromossômica metafásica corada de forma homogênea, é sugestivo de anticorpos anti-DNA nativo ou antinucleossomo (Figura 5.1).[19] O mesmo ocorre com o padrão nuclear pontilhado grosso com a placa metafásica não corada, AC-5 (Figura 5.2), sugestivo de anticorpos anti-Sm ou anti-RNP ou ambos.[19] Outros padrões fortemente associados a autoanticorpos de relevância clínica são o nuclear pontilhado fino sugestivo de SS-A/Ro, o centromérico (AC-3)[19] e o padrão Scl-70-símile (AC-29). Tais achados sugerem determinado contexto patológico, a ser esclarecido mediante pesquisa específica desses autoanticorpos.

Contudo, o padrão nuclear pontilhado fino denso (AC-2; Figura 5.3)[19] sugere fortemente autoanticorpos anti-DFS70 (também conhecido como anti-LEDGF/p75), que não se associa a um contexto clínico específico e frequentemente está presente em indivíduos hígidos ou com condições não relacionadas com autoimunidade, mesmo quando em altos títulos.[3,22]

Outros, ainda, têm seu significado modulado pelo título. Assim, o padrão nuclear pontilhado fino simples (AC-4; Figura 5.4)[19] em geral não tem significado clínico quando em baixos títulos, mas pode estar associado a doenças autoimunes quando em altos títulos. O mesmo acontece com o padrão citoplasmático pontilhado polar, o aparelho de Golgi (AC-22; Figura 5.5).[19]

Um elemento importante para a interpretação do padrão do teste PAC (FAN-HEp-2) refere-se à análise da placa cromossômica metafásica, pois os autoantígenos se distribuem de modo diferente durante a mitose. Na placa metafásica, estão situados apenas os cromossomos, compostos de cromatina (DNA e histona) e proteínas agregadas à cromatina. Vários autoantígenos de interesse em Reumatologia estão firmemente ligados à cromatina, como histonas, Scl-70, DFS-70, NOR-90 e RNA polimerase I, além do próprio DNA. Outros estão associados ao RNA (mas não ao DNA ou à cromatina), como Sm, U1-RNP, SS-A/Ro, SS-B/La e Jo-1. Assim, anticorpos contra antígenos do primeiro grupo deverão corar a placa metafásica, cada um com seu padrão específico, enquanto anticorpos contra o segundo grupo não deverão fazê-lo. Portanto, a existência de placa metafásica corada, por si, não indica maior relevância clínica, pois anticorpos anti-DFS70 também coram a placa metafásica. É importante conjugar esse achado ao padrão (textura) da coloração da placa na mitose e do núcleo na interfase. O atlas on-line disponibilizado pelo ICAP[19] torna possível visualizar aqueles padrões que apresentam ou não placa metafásica corada.

É importante salientar que os anticorpos antinúcleo são encontrados não apenas na maioria das condições reumáticas autoimunes, mas também em outras doenças autoimunes, diversas condições inflamatórias crônicas, neoplasias e mesmo em indivíduos hígidos (Tabela 5.3).

No LES não tratado e em atividade, o teste PAC é positivo em mais de 95% dos pacientes, fato muito importante, pois a ausência de anticorpos antinúcleo compreende um forte

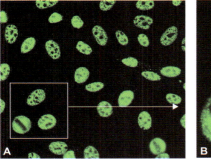
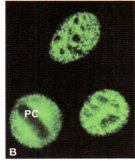

Figura 5.1 Imunofluorescência indireta em células HEp-2 mostrando padrão nuclear homogêneo, cuja característica é a placa cromossômica corada de forma homogênea e intensa em células em anáfase e prófase. Em geral, esse padrão está associado a anticorpos anti-DNA nativo, antinucleossomo ou anti-histona. Entretanto, a especificidade do autoanticorpo deve ser confirmada por teste específico. PC: placa cromossômica; P: prófase.

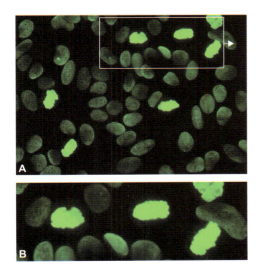

Figura 5.2 Imunofluorescência indireta em células HEp-2 exibindo padrão nuclear pontilhado grosso com placa cromossômica de células em metáfase não corada. Esse padrão está em geral associado a anticorpos anti-Sm ou anti-U1-RNP. Entretanto, a especificidade do autoanticorpo deve ser confirmada por teste específico. PC: placa cromossômica.

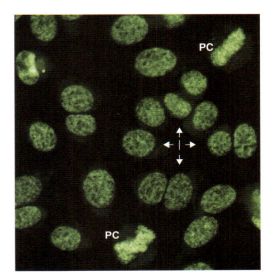

Figura 5.3 Imunofluorescência indireta em células HEp-2 mostrando padrão nuclear pontilhado fino denso cuja característica é a placa cromossômica (PC) corada com o mesmo padrão que as células em interfase (I). Esse padrão está em geral associado a anticorpos anti-DFS70 (LEDGF/p75). Entretanto, a especificidade do autoanticorpo deve ser confirmada por teste específico. PC: placa cromossômica; I: interfase.

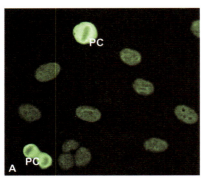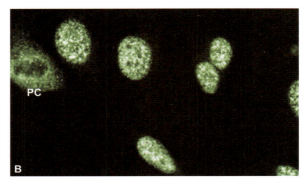

Figura 5.4 Imunofluorescência indireta em células HEp-2 exibindo padrão nuclear pontilhado fino simples com placa cromossômica de células em metáfase não corada sem significado clínico evidente (**A**); padrão nuclear pontilhado fino com placa cromossômica de células em metáfase não corada associado a autoanticorpos anti-SS-A/Ro (**B**). PC: placa cromossômica.

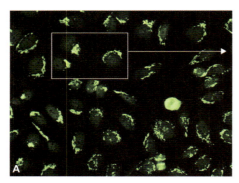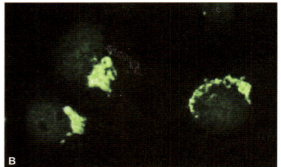

Figura 5.5 Imunofluorescência indireta em células HEp-2 exibindo padrão citoplasmático pontilhado polar compatível com anticorpos antiaparelho de Golgi. Em baixos títulos, esses anticorpos não têm significado clínico evidente. Em títulos altos, podem estar associados a SSj, LES e outras doenças autoimunes, embora possam ser encontrados também em indivíduos sem evidência aparente de doença autoimune.

argumento contra o diagnóstico dessa doença. A frequência de positividade para PAC em indivíduos hígidos varia conforme a técnica utilizada e a população em estudo. Tan et al. encontraram uma frequência de 33% para o título de 1:40, 13% para o título de 1:80 e 3% para o título de 1:160.[23]

Em indivíduos sadios na cidade de São Paulo, encontrou-se uma frequência de 12,8% para crianças e adolescentes entre 1 e 20 anos[24], 8,8% para adultos acima de 65 anos e 6,7% para adultos abaixo dos 65 anos[25], bem como 22,6% entre 500 doadores de sangue no Hemocentro de São Paulo.[26] Mais recentemente, foi verificada uma frequência de 12,9% para doadores de sangue no Brasil.[3] Esses dados enfatizam a baixa especificidade de um resultado de PAC positivo *per se* e denotam a necessidade do uso judicioso do teste, bem como da interpretação integrada do título e do padrão de fluorescência.

Indivíduos sadios com teste PAC (FAN-HEp-2) positivo costumam apresentar títulos baixos ou moderados, embora ocasionalmente possam ser vistos títulos altos. Alguns padrões de fluorescência, como o nuclear pontilhado fino denso (AC-2), o citoplasmático pontilhado polar (aparelho de Golgi; AC-22), padrão de pontos nucleares isolados (menos de 10/núcleo; AC-7) e diversos padrões citoplasmáticos fibrilares aparecem indiscriminadamente em pacientes com doenças autoimunes, portadores de outras condições mórbidas, e mesmo em indivíduos normais. Em contrapartida, outros padrões, como o nuclear pontilhado grosso (AC-5) e o nuclear homogêneo (AC-1), guardam associação mais estreita com condições autoimunes e dificilmente são observados em indivíduos sadios.[3,19]

Todas essas considerações enfatizam a máxima de que se deve valorizar um exame laboratorial apenas dentro do contexto clínico. O teste de PAC (FAN-HEp-2) e mesmo os testes para autoanticorpos específicos não diagnosticam por si sós, necessitando de uma contrapartida clínica coerente.

Tabela 5.3 Frequência de teste de PAC (FAN-HEp-2) positivo em diversas enfermidades e condições.

Enfermidade	Frequência (%)
Lúpus discoide	10 a 40
Lúpus eritematoso sistêmico	> 95
Lúpus induzido por fármacos	40 a 50
Esclerose sistêmica	80 a 90
Artrite reumatoide	50 a 60
Artrite reumatoide juvenil	15 a 40
Doença de Felty	90 a 95
Síndrome de Sjögren primária	> 90
Síndrome de Sjögren secundária	50 a 70
Dermatomiosite/polimiosite	30 a 50
Cirrose biliar primária	80 a 90
Infecções crônicas	10 a 50
Neoplasias	20 a 30
Indivíduos sadios	5 a 13
Indivíduos sadios parentes em 1º grau de LES	25 a 50

Quanto ao título de PAC (FAN-HEp-2), a maior parte dos laboratórios utiliza a diluição inicial de 1:80 para triagem, valor que pode variar para mais ou menos, de acordo com o tipo de microscópio, a intensidade de iluminação e outras particularidades técnicas. Títulos de 1:80 e 1:160 são considerados baixos e os acima de 1:640, altos. Títulos altos de PAC (FAN-HEp-2) costumam ser observados em pacientes com alguma forma de doença autoimune, mas há indivíduos sem doença aparente que podem apresentar títulos altos. Do mesmo modo, títulos baixos são frequentemente associados a indivíduos sem doença autoimune, mas podem ser ocasionalmente encontrados em pacientes com enfermidades reumáticas sistêmicas. Portanto, o título do PAC (FAN-HEp-2) compreende um parâmetro útil, mas relativo quanto à avaliação do seu significado clínico. Os títulos de PAC (FAN-HEp-2) podem variar ao longo dos meses, mas não guardam necessariamente correlação com o grau de atividade da doença. O padrão de fluorescência também pode mudar ao longo do tempo, o que representa uma alteração no perfil de autoanticorpos apresentados pelo paciente.

Anticorpos anti-DNA nativo

Encontrados quase exclusivamente em pacientes com LES, são considerados marcadores diagnósticos dessa doença. Ocorrem com frequência:

- Maior e em títulos mais altos no LES com glomerulonefrite proliferativa em atividade
- Intermediária no LES em atividade sem comprometimento renal
- Baixa no LES fora de atividade.

Também são considerados, portanto, marcadores de atividade em pacientes com LES.[27] Em geral, são detectados por IFI empregando o protozoário *Crithidia luciliae* como substrato (Figura 5.6) e por ELISA ou quimiluminescência (CLIA). Menos comumente, utiliza-se a hemaglutinação ou a imunoprecipitação (teste de Farr).[28]

O teste de IFI em *Crithidia* (CLIFT) tem menor sensibilidade, mas grande especificidade para o diagnóstico de LES. Já o de ELISA ou CLIA, que possibilita a detecção de anticorpos de menor avidez e em níveis mais baixos, tem maior sensibilidade em detrimento da especificidade. Pela técnica de ELISA/CLIA, pode-se alcançar 1 a 10% de positividade em outras doenças reumáticas autoimunes, geralmente em baixos títulos.

Anticorpos antinucleossomo

Reconhecem epítopos supramoleculares da cromatina formados por DNA nativo e histonas não H1. Parecem corresponder aos anticorpos antigamente detectados pela técnica das células LE. Atualmente, são pesquisados pela técnica de ELISA ou CLIA, com preparações purificadas de nucleossomos, agregando as vantagens de maior sensibilidade e menor possibilidade de erros metodológicos inerentes à técnica das células LE. Os anticorpos antinucleossomo parecem específicos do LES, principalmente quando em títulos moderados ou altos, e têm sensibilidade de cerca de 70%. Podem estar presentes em casos de LES sem anticorpos anti-DNA, sobretudo nas fases iniciais da doença. Tem-se demonstrado que os anticorpos antinucleossomo surgem precocemente na evolução do LES. Alguns autores vêm encontrando correlação entre os títulos de anticorpos antinucleossomo e atividade da doença.[29]

Anticorpos contra antígenos nucleares extraíveis

Vários antígenos presentes nas células podem ser extraídos a partir de tecidos homogeneizados em soluções salinas. Os antígenos nucleares extraíveis (ENA) são, na verdade, antígenos celulares extraíveis, e não apenas antígenos nucleares. Inicialmente, a denominação ENA referia-se apenas aos antígenos Sm e RNP. Entretanto, vários outros autoantígenos foram posteriormente identificados nos extratos salinos celulares, podendo, portanto, ser considerados ENA *lato sensu*. Tradicionalmente, os anticorpos contra ENA têm sido pesquisados por imunodifusão dupla e contraimunoeletroforese. Essa

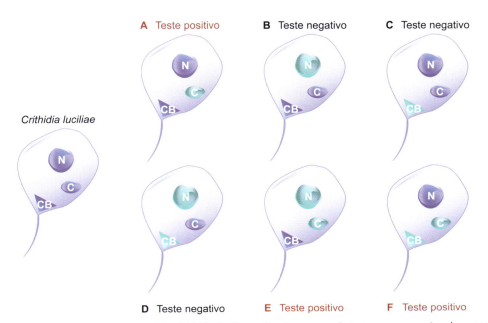

Figura 5.6 Representação esquemática do protozoário *Crithidia luciliae* utilizado como substrato para pesquisa de autoanticorpos anti-DNA nativo. **A, E** e **F.** Reação positiva para a pesquisa de autoanticorpos anti-DNA nativo caracterizada pela fluorescência observada no cinetoplasto. **B, C** e **D.** Reação negativa para a pesquisa de autoanticorpos anti-DNA nativo caracterizada pela fluorescência observada em estruturas distintas no cinetoplasto. N: núcleo; C: cinetoplasto; CB: corpúsculo basal.

plataforma metodológica baseia-se na formação de linhas de precipitação pela reação dos autoanticorpos existentes no soro do paciente com os ENA constantes em uma fonte de antígenos. As linhas obtidas com o soro do paciente são comparadas a linhas obtidas com soros-padrão de especificidade conhecida (anti-SS-A/Ro, anti-SS-B/La, anti-RNP, anti-Sm, anti-Scl-70 e anti-Jo-1). A continuidade entre as linhas de precipitação do soro-padrão e do soro-teste representa a identidade de anticorpos nos respectivos soros, enquanto o cruzamento das duas linhas compreende diferentes especificidades nos dois soros. Esse princípio é utilizado para determinar a especificidade do autoanticorpo em uma amostra desconhecida.

Alguns dos autoanticorpos identificados pela pesquisa de anticorpos contra antígenos nucleares extraíveis (anti-ENA) apresentam associação clínica suficientemente restrita para serem considerados marcadores diagnósticos. É o caso dos anticorpos anti-Sm, que ocorrem especificamente no LES, com frequência de 10 a 15% em indivíduos caucasoides e 30 a 40% em negros. Do mesmo modo, anticorpos anti-Jo-1 e anti-Scl-70 têm associação clínica estreita com polimiosite e esclerose sistêmica, respectivamente. Por sua vez, os anticorpos anti-U1-RNP podem aparecer no LES e na doença mista do tecido conjuntivo (DMTC), enquanto os anticorpos anti-SS-A/Ro são encontrados em uma gama mais ampla de enfermidades autoimunes. Na Tabela 5.4, estão reunidas as associações clínicas de diversos autoanticorpos.

As técnicas de imunodifusão dupla e contraimunoeletroforese foram os métodos responsáveis pela descoberta desses sistemas de autoanticorpos, bem como pelo estabelecimento de suas associações clínicas. Trata-se de métodos artesanais e demorados, que detectam apenas a ocorrência de anticorpos

precipitantes em concentrações suficientes para produzir uma linha de precipitação visível, além de necessitarem de mão de obra especializada para que sejam realizados e interpretados. Mais recentemente, tem sido possível testar os anticorpos anti-ENA também por ELISA, CLIA e hemaglutinação, testes mais sensíveis e capazes de detectar anticorpos em baixas concentrações e de baixa avidez, além de mais fáceis de executar, podendo ser implementados na maior parte dos laboratórios clínicos. Por isso, há um grande apelo comercial para migrar para os ensaios de ELISA, CLIA e hemaglutinação, sendo necessária, contudo, cautela, pois as associações clínicas dos anticorpos anti-ENA, estabelecidas pelos ensaios de difusão, nem sempre são mantidas com os ensaios descritos. Isso é especialmente aplicável quando de uma baixa concentração de autoanticorpos no soro do paciente, correspondendo a valores de densidade óptica (DO) anormais, mas baixos, nos ensaios de ELISA. Em outras palavras, um resultado positivo em que a DO esteja próxima ao valor de corte (*cutoff*) da reação tem significado duvidoso, não sendo comparável a um resultado positivo obtido por imunodifusão dupla.

Anticorpos anti-P-ribossômico

Considerados marcadores específicos do LES, ocorrem em 15 a 30% dos casos. Recentemente, foi demonstrado que anticorpos anti-P-ribossômico podem se dar também na hepatite autoimune tipo 1.[30] Alguns estudos demonstram associação entre os níveis desses autoanticorpos e a atividade do LES, podendo haver negativação nos períodos de quiescência.

Diversos autores têm demonstrado associação com manifestações difusas do sistema nervoso central, embora esse ponto seja contestado por outros pesquisadores. Em pacientes com envolvimento renal, demonstrou-se que a presença de anticorpos anti-P-ribossômico se associa a formas membranosas.

Esses anticorpos têm como alvo um epítopo comum às proteínas ribossômicas P0, P1 e P2, com 38, 19 e 17 kDa, respectivamente. Eles podem ser detectados por imunodifusão dupla, *Western blot* (WB) e ELISA[31,32], e, ainda, estão associados a um padrão no PAC (FAN-HEp-2), caracterizado por um pontilhado fino denso no citoplasma e na eventual coloração do nucléolo (AC-19)[19], ainda que uma fração significativa dos casos tenha o FAN-HEp-2 negativo.

Anticorpos anti-PM/Scl

Também conhecidos como anti-PM-1, foram originalmente descritos em pacientes com síndrome de superposição de polimiosite e esclerose sistêmica, nos quais são detectados em até 25% dos casos. Posteriormente, constatou-se também que podem ocorrer em uma pequena parte dos pacientes com esclerose sistêmica isolada e na polimiosite isolada.

Uma indicação da possível ocorrência dos anticorpos anti-PM/Scl é o encontro de um padrão de PAC (FAN-HEp-2) nuclear pontilhado fino tênue com a placa metafásica não corada associado a uma coloração mais intensa do nucléolo e com característica homogênea. Embora não seja absolutamente específico, esse padrão está fortemente associado aos anticorpos anti-PM/Scl.

O antígeno PM/Scl corresponde, na verdade, a um complexo de várias proteínas que constituem o complexo do exossomo. Duas dessas proteínas, PM/Scl-100 e PM/Scl-75, são os principais alvos dos anticorpos anti-PM/Scl. Para a identificação definitiva dos anticorpos anti-PM/Scl, pode-se lançar mão dos métodos de imunodifusão dupla – WB e ELISA.[33]

Tabela 5.4 Associações clínicas de autoanticorpos específicos.

Autoanticorpo	Associação principal	Associação secundária
DNA nativo	LES	—
Sm	LES	—
PCNA	LES	—
Proteína P ribossômico	LES	Hepatite autoimune tipo 1
Nucleossomo	LES	—
U1-RNP	DMTC	LES, ES, AR
SS-A/Ro	SSj	LES, LE neonatal, ES, PM, CBP
SS-B/La	SSj	LES, LE neonatal
Jo-1	PM	Superposição PM/ES
Scl-70	ES	—
Centrômero	ES	CBP, Síndrome de Sjögren
Fibrilarina	ES	—
RNA-polimerase I e III	ES	—
Ku	Superposição PM/ES	LES
PM/Scl	Superposição PM/ES	ES
Filagrina/citrulina	AR	—
Profilagrina	AR	LES, OA, hepatite autoimune

LES: lúpus eritematoso sistêmico; DMTC: doença mista do tecido conjuntivo; ES: esclerose sistêmica; SSj: Síndrome de Sjögren; PM: polimiosite; CBP: cirrose biliar primária; AR: artrite reumatoide; OA: osteoartrite.

Anticorpos anti-RNA polimerase III

Biomarcadores específicos para esclerose sistêmica, ocorrendo em 15 a 24% dos pacientes, tendem a ser mais frequentes nas fases iniciais da enfermidade e estão associados a maior incidência de comprometimento renal, bem como de neoplasias subjacentes em pacientes esclerodérmicos com anticorpos anti-RNA polimerase III.

Os anticorpos anti-RNA polimerase III ocasionam um padrão nuclear pontilhado, com alguns eventuais pontos maiores destacados e sem coloração da placa metafásica.[34]

Autoanticorpos e miopatias inflamatórias idiopáticas

Os autoanticorpos relacionados com miopatias inflamatórias são tradicionalmente categorizados em dois grupos: anticorpo miosite-específico (MSA, do inglês *myositis-specific autoantibodies*) e o associado à miosite (MAA, do inglês *myositis-associated autoantibodies*; Tabela 5.5).[35]

Os anticorpos anti-tRNA sintetases são marcadores da síndrome antissintetase, caracterizada por miopatia inflamatória, doença pulmonar intersticial, febre, fenômeno de Raynaud e alteração hiperceratótica palmar característica, chamada "mãos de mecânico".

O anticorpo mais frequente é o contra a histidil tRNA sintetase (Jo-1), seguido de anticorpos anti-PL-7 (treonil-tRNA sintetase) e PL-12 (alanil-tRNA sintetase). Os anticorpos contra as demais sintetases são extremamente raros. Pacientes com anticorpos anti-Jo-1 tendem a desenvolver doença mais grave e abrangente que aqueles com anti-PL-7 ou anti-PL-12.[35]

Anticorpos anti-SRP (*signal recognition particle*) e anti-HMGCR (3-hidroxi-3-metilglutaril-coenzima A redutase) estão associados a quadros de miopatia necrosante. O anti-SRP ocorre em formas de miopatia necrosante com pouco infiltrado inflamatório e está associado à má resposta ao tratamento e pior prognóstico. Esses pacientes não costumam apresentar comprometimento pulmonar. O anticorpo anti-HMGCR está associado a quadros de miopatia necrosante relacionados com estatinas, embora haja relatos de pacientes com esses anticorpos sem qualquer evidência de uso dessa medicação.[36]

Anticorpos anti-Mi-2 (antimitocôndria do tipo 2) estão fortemente associados a quadro de dermatomiosite, com comprometimento exuberante de pele, ausência de envolvimento pulmonar, resposta terapêutica favorável e correlação negativa com paraneoplasia.

Outros autoanticorpos encontrados na dermatomiosite incluem o anti-TIF1-gama (*transcription intermediary fator*), o anti-MDA 5 (*melanoma differentiation associated protein 5*) e o anti-NXP-2 (*nuclear matrix protein 2*). O anticorpo anti-TIF1-gama, anteriormente conhecido como anti-p140/p155, associa-se a formas de dermatomiosite com grave comprometimento cutâneo e alta incidência de neoplasias. O anticorpo anti-MDA 5 está associado principalmente às formas amiopáticas de dermatomiosite e indica tendência à pneumonite intersticial grave e progressiva, bem como à formação de úlceras cutâneas. Por sua vez, os anticorpos anti-NXP-2 estão associados a formas de dermatomiosite com grave comprometimento cutâneo, formação de ulcerações e calcinose extensa, bem como maior prevalência de neoplasias associadas.

Outro autoanticorpo de interesse para as miopatias é o anti-cN1A (*cytosolic 5'nucleotidase 1A*), recentemente identificado como um marcador de miosite por corpos de inclusão em cerca de 35% dos pacientes.[37]

Todos esses novos autoanticorpos associados às miopatias inflamatórias têm ainda disponibilidade comercial restrita e precisam ter suas associações clínicas confirmadas em estudos em distintas etnias, porém representam uma auspiciosa possibilidade de biomarcadores úteis para a diferenciação de subtipos das miopatias inflamatórias.

Anticorpos anticitoplasma de neutrófilos (ANCA)

Considerados marcadores de vasculites de pequenos vasos, sua presença de ANCA é detectada por IFI empregando como substrato neutrófilos fixados em etanol. Dois padrões principais de fluorescência podem ser observados: c-ANCA e p-ANCA. Os antígenos reconhecidos por esse grupo de anticorpos estão localizados nos grânulos existentes no citoplasma dos neutrófilos. O padrão c-ANCA está geralmente associado a anticorpos antiproteinase 3 (anti-PR3). Eles são considerados marcadores diagnósticos da granulomatose de Wegener, ocorrendo em 80 a 90% dos casos com doença sistêmica em atividade e, em menor frequência, naqueles com doença localizada ou

---

Tabela 5.5 Prevalência e associações clínicas dos autoanticorpos miosite-específicos.

Autoanticorpos	Frequência (%)	Doenças associadas	Associação clínica
Anticorpos antiamioacil-tRNA sintetases:			
• Jo-1 (histidil-tRNA)	15 a 30	PM, DM	Síndrome antissintetase
• PL-7 (treonil-tRNA)	10 a 15	PM, DM	Síndrome antissintetase
• PL-12 (alanil-tRNA)	< 5	PM, DM	Síndrome antissintetase, DPI
• EJ (glicil-tRNA)	5 a 10	PM, DM	Síndrome antissintetase
• OJ (isoleucil-tRNA)	< 5	PM, DM	Síndrome antissintetase, DPI
• KS (asparginil-tRNA)	< 1	PM, DM, DPI	DPI
• ZO (fenilalanil-tRNA)	Raro	–	Miosite
• HA (tirosil-tRNA)	Raro	–	Miosite
SRP	5	PM	Miosite necrosante
Mi-2	10	DM	DM com lesões cutâneas típicas e miopatia leve
MDA-5	15 a 20	DMA	DMA, DPI rapidamente progressiva e manifestações cutâneas graves
TIF-1-γ	10 a 15	DM	DM associada a malignidade

PM: polimiosite; DM: dermatomiosite; DPI: doença pulmonar intersticial; DMA: dermatomiosite amiopática. Adaptada de Satoh et al., 2015.[35]

enfermidade fora de atividade. Mais recentemente, tem-se demonstrado que os anticorpos anti-PR3 podem estar presentes também em pacientes com retocolite ulcerativa. O padrão p-ANCA está frequentemente associado a anticorpos anti-mieloperoxidase (MPO), mas pode também ser ocasionado por anticorpos contra diferentes proteínas, como elastase, catepsina G, lactoferrina e outras. Os anticorpos anti-MPO são encontrados em poliangiites microscópicas e glomerulonefrite rapidamente progressiva com crescentes, podendo também ser vistos em algumas dermatovasculites por fármacos, especialmente o propiltiouracila. A identificação definitiva da existência de anticorpos anti-PR-3 e anti-MPO é feita por ELISA. Em até 15% dos casos, esse teste pode ser negativo em pacientes com ANCA positivo ao teste de imunofluorescência, pelo reconhecimento de epítopos peculiares não expressos no sistema de ELISA.[38]

Existe uma variante do padrão p-ANCA, denominada padrão p-ANCA atípico, tradicionalmente não associada a anticorpos anti-MPO – trata-se de um achado frequente na hepatite autoimune do tipo I, na retocolite ulcerativa e na colangite esclerosante primária.

Anticorpos antifosfolipídio

Pertencem a uma ampla família de autoanticorpos com reatividade para fosfolipídios de carga negativa, associam-se a manifestações clínicas e laboratoriais heterogêneas e sua ocorrência está frequentemente correlacionada com fenômenos tromboembólicos recorrentes, abortos de repetição e plaquetopenia. Podem ser pesquisados por ELISA ou pela prova do anticoagulante lúpico.[39]

Tradicionalmente, a pesquisa desses anticorpos por ELISA emprega como substrato o fosfolipídio cardiolipina com o cofator beta2-glicoproteína I. Em geral, pesquisam-se autoanticorpos das classes IgG e IgM. Os resultados são expressos em unidades GPL para anticorpos anticardiolipina da classe G, e em MPL para anticorpos da classe M. Níveis entre 10 e 20 unidades são baixos e têm menor relevância clínica, entre 20 e 80 unidades são considerados intermediários, e acima de 80 unidades são altos e trazem maior risco de episódios tromboembólicos. O International Consensus Statement on an Update of the Classification for definite Antiphospholip Syndrome (APS) apontou que apenas títulos acima de 40 GPM ou 40 MPL devem ser considerados para critério diagnóstico.

Como esses autoanticorpos podem ocorrer transitoriamente após infecções ou exposição a fármacos, exige-se, para fins diagnósticos, a sua documentação em, pelo menos, duas ocasiões separadas por um intervalo mínimo de 12 semanas. Outra particularidade reside no fato de que os níveis desses anticorpos podem flutuar e não raramente há negativação transitória durante um episódio tromboembólico. Assim, diante da forte suspeita clínica da síndrome do anticorpo antifosfolipídio, deve-se considerar a repetição de um exame negativo; em outras ocasiões, após a superação da fase aguda de tromboembolismo. Vale salientar que a terapia anticoagulante não interfere na dosagem dos anticorpos antifosfolipídios.

O anticorpo anti-beta2-glicoproteína I é um marcador adicional da síndrome do anticorpo antifosfolipídio, tendo sido agregado aos critérios diagnósticos para essa síndrome. As evidências indicam que esse anticorpo tenha participação patogênica direta. São pesquisados anticorpos anti-beta2-glicoproteína I de classe IgG e IgM, tornando-se relevantes os títulos acima do percentil 95.[40,41] Mais recentemente, tem-se demonstrado uma interessante heterogeneidade

nos epítopos-alvos dos anticorpos anti-beta2-glicoproteína I, que podem se dirigir contra um ou mais dos cinco domínios da proteína. Os estudos têm sugerido que os anticorpos voltados contra o domínio I da beta2-glicoproteína I são patogênicos e, portanto, guardam maior correlação com a ocorrência de episódios tromboembólicos e perdas gestacionais.

As evidências atuais indicam que a dosagem de anticorpos contra outros fosfolipídios, como fosfatidilserina, fosfatidiletanolamina e fosfatidilinositol, não parece agregar nenhum benefício adicional, não sendo, portanto, recomendada na prática clínica rotineira. Uma exceção parece ser o anticorpo contra o complexo protrombina/fosfatidilserina, que parece ter um desempenho diagnóstico próximo ao do teste do anticoagulante lúpico, o qual evidencia uma população de anticorpos antifosfolipídios que interferem diretamente no processo de coagulação in vitro, ocasionando prolongamento do tempo de tromboplastina parcial ativada (TTPA). O teste se realiza em três etapas: na triagem (etapa 1), demonstra-se o prolongamento do TTPA ou análogo (tempo de veneno de víbora de Russel diluído ou tempo de coagulação do coalim). Para constatar a existência de inibidor (etapa 2), demonstra-se que a adição de plasma normal não corrige o prolongamento do tempo de coagulação, o que se daria caso o problema fosse deficiência de fator de coagulação. Na confirmação (etapa 3), o inibidor é anulado por incubação com plaquetas.

Alguns estudos sugerem que o teste do anticoagulante lúpico tem melhor correlação com os episódios tromboembólicos venosos, enquanto os de ELISA com tromboembolismo arterial. Considerando que cerca de 20 a 30% dos pacientes apresentam apenas um dos anticorpos, seja anticoagulante lúpico, sejam anticorpos anticardiolipina, deve-se ponderar a realização de ambos os ensaios, quando necessários.

Fator reumatoide

A denominação fator reumatoide (FR) refere-se aos anticorpos que reconhecem epítopos presentes na fração cristalizável (Fc) da molécula de IgG. A maioria desses anticorpos pertence à classe M, porém são também encontrados FR das classes IgG e IgA. Cerca de 70% dos casos de AR do adulto apresentam FR circulante. Na artrite idiopática juvenil, a frequência de positividade é mais baixa, exceto na forma poliarticular de meninas mais velhas, em que a frequência se assemelha à de adultos.

Por décadas, o teste mais comumente empregado foi a aglutinação com partículas de látex revestidas com IgG, daí a denominação "teste do látex". Trata-se de um ensaio de execução simples e rápida. Outras modalidades para pesquisa do FR incluem hemaglutinação com hemácias de carneiro revestidas com IgG de coelho (teste de Waaler-Rose), IFI sobre hemácias ou partículas de látex revestidas com IgG e ELISA. Nos últimos anos, têm se destacado, por seu melhor desempenho, os testes de nefelometria e turbidimetria, com grandes sensibilidade, reprodutibilidade, acurácia e rapidez.

Imunoglobulinas com atividade de FR estão presentes em pequena quantidade e com baixa avidez no soro da maior parte dos indivíduos, com provável papel fisiológico; nesses casos, a pesquisa do FR pelos métodos laboratoriais tradicionais é negativa ou fracamente reagente. Em determinadas condições patológicas, a concentração de imunoglobulinas com atividade de FR de alta afinidade pode se elevar. As duas condições em que o FR é detectado com maior frequência e em maiores títulos são a AR e a SSj. Entretanto, uma vez que o FR é encontrado em frequência variável em um grande número de outras condições mórbidas (Tabela 5.6), sua especificidade e valor preditivo positivo para o diagnóstico de artrite reumatoide não são elevados.

Anticorpos contra peptídios citrulinados e peptídios carbamilados

Em 1964, descreveu-se um sistema de autoanticorpos presente na AR que reagia contra grânulos perinucleares de células da mucosa oral humana[42] – a eles, deu-se o nome de anticorpos antifator perinuclear (APF). Alguns anos mais tarde, também na AR, foram descritos anticorpos que reagiam com a camada córnea do esôfago de rato, denominados erroneamente anticorpos antiqueratina (AKA). Ao final da década de 1980, foi demonstrado que esses dois sistemas eram relacionados, ambos reconhecendo o sistema profilagrina/filagrina, que desempenha um papel na maturação de células epiteliais queratinizadas.[43,44] A pesquisa do APF e do AKA é feita por IFI, utilizando como substrato células da mucosa oral humana e seção transversal do terço médio de esôfago de rato, respectivamente. O APF tem maior sensibilidade e o AKA maior especificidade para diagnóstico de AR. Entretanto, APF em títulos iguais ou maiores que 1:80 tem alta especificidade para o diagnóstico dessa enfermidade.[45]

No fim da década de 1990, após intensa investigação quanto à natureza dos epítopos reconhecidos pelos sistemas APF e AKA, verificou-se que ambos reconhecem proteínas contendo resíduos citrulina, ou seja, peptídios citrulinados.

A citrulina é um aminoácido resultante da deiminação da arginina. Já a filagrina é um monômero derivado do multímero profilagrina durante o processo de queratinização do epitélio escamoso. Durante esse processo de conversão, ocorre ação da peptidil deiminase (PAD) promovendo extensa e progressiva citrulinação dos monômeros de filagrina. Outras proteínas que sofrem um processo de citrulinação em determinadas circunstâncias são as histonas, a vimentina e a fibrina. O conhecimento sobre os epítopos citrulinados possibilitou o desenvolvimento de imunoensaios (ELISA) com peptídios cíclicos citrulinados sintéticos, selecionados de modo a conferir altas sensibilidade e especificidade para o diagnóstico de AR. O mais prevalente desses sistemas é o de anticorpos antipeptídios citrulinados cíclicos de 2ª geração (anti-CCP-2).[46,47]

Os anticorpos contra peptídios citrulinados (ACPA) têm demonstrado um bom desempenho para o diagnóstico de AR. Anticorpos antifator perinuclear (APF) têm sensibilidade de 70% e especificidade de 90% para o diagnóstico dessa doença; anticorpos estrato córneo de esôfago de rato (AKA), sensibilidade de 45% e especificidade de 97%; e anticorpos antipeptídios citrulinados (anti-CCP-2), sensibilidade de 78% e especificidade de 95%. Em relação ao clássico FR (sensibilidade de 74% e especificidade de 65%), esses autoanticorpos têm duas vantagens: maior especificidade e surgimento mais precoce no curso da enfermidade. A última característica é particularmente importante, uma vez que o auxílio diagnóstico laboratorial se torna mais necessário justamente nas fases precoces da doença, quando as manifestações clínicas podem ainda não ser suficientes para a definição diagnóstica, e a terapêutica apropriada tem maiores chances de trazer benefício expressivo sobre o curso da doença.

Mais recentemente, foram descritos autoanticorpos contra peptídios carbamilados (CarP). A carbamilação consiste em um processo não enzimático e na modificação de radicais lisina na presença de cianato. Proteínas e CarP são reconhecidos por autoanticorpos presentes em 30 a 40% dos pacientes com AR (anticorpos anti-CarP) e parecem associar-se a formas mais agressivas da enfermidade.[48]

DOSAGEM DO COMPLEMENTO TOTAL E FRAÇÕES

O sistema do complemento é constituído por uma família de mais de 30 proteínas plasmáticas ativadas de modo sequencial. Existem três vias de ativação conhecidas: clássica, ativada pela existência de imunocomplexos e de células apoptóticas, a partir de C1q; alternativa, ativada a partir de C3 pela ligação de C3b, produto de clivagem de C3, à superfície de microrganismos e células tumorais; e lectina ligante de manose, ativada pela ligação da lectina com resíduos de manose presentes na parede celular de microrganismos e, a partir de então, seguindo os mesmos passos da via clássica. As três vias convergem para a geração de uma enzima denominada C3-convertase, principal ponto de amplificação da cascata de ativação, que culmina na formação do complexo de ataque à membrana (MAC).

O estudo clínico do sistema do complemento tem aplicação nos estados de imunodeficiência em que se suspeita de deficiência congênita ou adquirida de algum componente do complemento e nas enfermidades associadas à deposição de imunocomplexos. Nestas últimas, a medida do consumo do sistema do complemento é relevante para o monitoramento da atividade da doença, visto que os imunocomplexos depositados fixam C1q e ativam a via clássica do complemento.

Algumas doenças reumáticas autoimunes apresentam importante participação de imunocomplexos em sua fisiopatologia. Entre elas, destacam-se o LES, algumas vasculites necrosantes, as crioglobulinemias e algumas formas de AR com altos títulos de FR circulante. Assim, o monitoramento do consumo do sistema complemento auxilia no reconhecimento dos períodos de atividade e de remissão, bem como da resposta à terapêutica imunossupressora empregada.

A entrada em atividade é acompanhada de consumo dos componentes do complemento, resultando na detecção de baixos níveis de componentes individuais e do complemento total. O inverso se dá na fase de remissão da atividade de doença. Em geral, a fração C2 é a mais sensível, portanto a mais precoce a cair e a última a se normalizar. Deve-se enfatizar, entretanto, que o consumo do sistema do complemento

Grupo de doenças	Enfermidades específicas
Doenças virais	Hepatite B ou C, mononucleose, influenza, AIDS, pós-vacinação
Doenças autoimunes	Artrite reumatoide, lúpus eritematoso sistêmico, esclerose sistêmica, polimiosite, dermatomiosite, síndrome de Sjögren, crioglobulinemia mista, cirrose biliar primária, hepatite autoimune, fibrose pulmonar idiopática (Harman-Hirsch), doença mista do tecido conjuntivo, vasculites
Neoplasias	Principalmente após irradiação ou quimioterapia
Infecções bacterianas	Tuberculose, sífilis, hanseníase, salmonelose, endocardite bacteriana subaguda, brucelose, borreliose
Doenças parasitárias	Malária, calazar, esquistossomose, filariose, tripanossomíase

Tabela 5.6 Enfermidades em que é comum a ocorrência de fator reumatoide.

representa um fenômeno não específico, que consta em uma grande variedade de contextos clínicos, como:

- Déficit de síntese
- Deficiências congênitas
- Insuficiência hepática grave
- Desnutrição grave
- Síndrome nefrótica
- LES
- Aumento da degradação
- Doenças autoimunes com participação de imunocomplexos
- Crioglobulinemia mista
- Vasculite necrosante sistêmica
- AR grave
- Glomerulonefrite pós-estreptocócica
- Glomerulonefrite membranoproliferativa
- Glomerulonefrite proliferativa idiopática
- Glomerulonefrite focal esclerosante
- Doenças infecciosas
- Endocardite bacteriana subaguda
- Septicemia por pneumococo ou Gram-negativos
- Viremia (hepatite B, dengue, sarampo)
- Parasitoses (malária, babesiose)
- *Shunt* atrioventricular infectado
- Deficiência de inibidores
- Angioedema hereditário (deficiência de inibidor de C1q)
- Deficiência de inativador de C3b
- Deficiência do fator H.

Outra importante indicação clínica para avaliação do sistema do complemento refere-se às deficiências congênitas de componentes desse sistema. De especial interesse para a Reumatologia é o fato de que algumas dessas deficiências predispõem ao aparecimento de distúrbios imunológicos inflamatórios e alérgicos, podendo-se configurar quadros indistinguíveis de LES. A deficiência mais frequente é a do componente C2, que, em homozigose, confere 25% de chance de desenvolvimento de formas semelhantes a quadros brandos de LES.

A próxima em frequência é a deficiência do componente C4, que confere uma chance de 50% de desenvolvimento de LES. O componente C4 é codificado por um sistema gênico complexo, em que dois genes muito semelhantes codificam os polipeptídios C4a e C4b, que se diferem por apenas cinco aminoácidos. O C4a tem maior atividade na depuração de imunocomplexos circulantes, enquanto o C4b é mais funcional na opsonização de microrganismos. Tanto o gene *C4A* quanto o *C4B* apresentam variação no número de cópias – assim, cada indivíduo pode ter 1 a 4 cópias de cada um desses genes. Estudos em vários países, inclusive no Brasil, têm demonstrado que um baixo número de cópias de C4 está fortemente associado à suscetibilidade ao LES.

A mais rara das deficiências do complemento é a do componente C1q, que, entretanto, confere uma chance de 90% de desenvolvimento de LES, em geral com importante comprometimento renal e início na infância ou na juventude. Curiosamente, esses pacientes não apresentam anticorpos anti-DNA nativo. Deficiência de componentes mais tardios do complemento em geral se associa a predisposição a infecções por bactérias encapsuladas e não confere risco aumentado para autoimunidade.

Para dosagem do complemento, podem ser empregados testes funcionais que medem a atividade lítica do complemento e, para dosagem de componentes individuais, testes quantitativos. Os funcionais baseiam-se na capacidade do complemento de lisar células opsonizadas com anticorpos. Geralmente, utilizam-se hemácias de carneiro revestidas com imunoglobulinas específicas de coelho (hemolisinas). A adição do soro do paciente resulta na ativação do sistema do complemento a partir dos anticorpos aderidos às hemácias, além de consequente lise destas pela formação do complexo de ataque à membrana. A intensidade da hemólise será proporcional à quantidade e à integridade das proteínas do sistema do complemento. Essa é a base do teste denominado complemento hemolítico total, ou CH50, que avalia toda a via clássica. Se houver deficiência de um único componente da via clássica, a atividade hemolítica do complemento estará reduzida. No ensaio CH50, o soro terá tantas UI/mℓ quanto for a recíproca da diluição do soro capaz de hemolisar metade das hemácias. A faixa da normalidade foi estabelecida entre 170 e 330 UI/mℓ, podendo variar entre diferentes laboratórios e populações. Esse ensaio é extremamente útil, mas deve-se ter em mente que o sistema do complemento se compõe de diversas enzimas sensíveis e muito termolábeis. Portanto, o manuseio inadequado da amostra (p. ex., manutenção prolongada em temperatura ambiente, acondicionamento em tubos com impurezas) antes da realização do teste pode ocasionar inativação de um ou mais componentes do sistema e resultar em leituras enganosamente baixas do complemento.

Há outros sistemas para dosagem da atividade lítica do complemento total, por exemplo, testes que utilizam microesferas coloidais revestidas com anticorpo e contendo um sistema cromogênico em seu interior. Nesse caso, a lise das esferas pelo sistema do complemento ocasiona extravasamento do sistema cromogênico, podendo a reação ser quantificada em espectrofotômetro. Esses novos métodos têm a vantagem de ser adaptáveis a rotinas automatizadas, embora ainda pouco disponíveis no Brasil.

O componente C2 do complemento também é dosado pelo método de imuno-hemólise, acrescentando-se soro humano depletado de C2 ao sistema de hemácias de carneiro revestidas de imunoglobulinas de coelho. No Laboratório de Imunorreumatologia da Escola Paulista de Medicina da Universidade Federal de São Paulo (EPM-Unifesp), a faixa de normalidade está acima de 70% da atividade obtida de um *pool* de soros normais.

Além dos ensaios funcionais líticos, há testes em que se dosa a existência física de componentes individuais do complemento. Em geral, eles se baseiam em ensaios imunológicos nos quais anticorpos contra determinado componente do complemento se ligam a esse componente, formando imunocomplexos detectáveis por imunodifusão radial, por imunoturbidimetria ou por nefelometria. Esses ensaios são rotineiramente utilizados para dosagem das frações C1q, C3 e C4 do complemento, também aplicáveis às demais frações.

É importante considerar que em todos esses testes, mesmo quando de resultados na faixa da normalidade, pode haver consumo do complemento. Isso acontece porque o organismo é capaz de sintetizar complemento em ritmo suficiente para manter o *pool* dentro da faixa de normalidade. Além disso, como a faixa de normalidade é ampla, um valor aparentemente normal obtido para determinado indivíduo pode, na realidade, corresponder a um decréscimo em relação a valores mais elevados que esse indivíduo apresentaria em condições normais. Duas abordagens têm sido propostas para circunscrever essa situação: a dosagem dos produtos de ativação do complemento e a dosagem do complexo de ataque à membrana. Os produtos de clivagem das frações C3 (C3d) e C4 (C4d) estarão aumentados em toda situação de ativação do sistema do complemento independentemente da reposição do *pool* circulante e de sua ampla faixa de normalidade. Da mesma maneira, o complexo de ataque à membrana, expressão final da ativação do sistema e formado pela combinação de C5b, C6, C7, C8, C9, pode ser quantificado por ELISA. É intrigante verificar que esses sistemas não estão habitualmente disponíveis nos laboratórios clínicos.[49,50]

PESQUISA DE ANTÍGENO HLA-B27

O complexo de histocompatibilidade principal humano (MHC, do inglês *major histocompatibility complex*) denomina-se antígenos leucocitários humanos (HLA, do inglês *human leukocyte antigens*). Os HLA são proteínas que existem na superfície celular, codificadas por genes do complexo de histocompatibilidade principal; estes, por sua vez, são extremamente polimórficos, isto é, para cada lócus existem diferentes alelos. Além disso, apresentam codominância, o que significa que tanto os genes paternos quanto maternos são expressos. Há três grupos de genes do MHC, denominados classes I, II e III. Os antígenos HLA de classe I compreendem proteínas codificadas por genes nos *loci* HLA-A, HLA-B e HLA-C. Os antígenos HLA de classe II compreendem as proteínas codificadas por genes nas regiões HLA-DP, HLA-DQ e HLA-DR. Os genes da região denominada classe III não codificam antígenos HLA, mas, em sua maioria, são proteínas envolvidas com o sistema imunológico. Cada alelo HLA é identificado por um conjunto de letras e números, por exemplo, HLA-A2, HLA-B5, HLA-DR3.

A caracterização de antígenos HLA de grande número de indivíduos com e sem doenças reumáticas autoimunes tem mostrado que alguns alelos são mais frequentes em doentes do que na população em geral. Por exemplo, existe uma associação muito forte entre o alelo HLA-B27 e a espondilite anquilosante. Esse alelo está associado também a artropatias reativas do tipo síndrome de Reiter. Convém lembrar, entretanto, que esse alelo também é encontrado em indivíduos sadios e que certamente existem outros fatores genéticos e ambientais que levam ao desenvolvimento da doença. Portanto, a identificação do alelo HLA-B27 em determinado paciente não compreende um determinante diagnóstico, mas sim um elemento a se agregar aos demais na trama diagnóstica.

A pesquisa de HLA-B27 foi originalmente estabelecida pela técnica de microlinfocitotoxicidade. Mais recentemente, têm surgido métodos alternativos, como a citometria de fluxo e os métodos de biologia molecular, que apresentam maiores sensibilidade e especificidade. No Laboratório de Imunorreumatologia da Unifesp, o HLA-B27 é pesquisado por reação em cadeia da polimerase (PCR) a partir de DNA isolado do sangue periférico do indivíduo. A PCR é realizada de modo a possibilitar a amplificação de um trecho de DNA genômico específico do alelo HLA-B27. Na PCR tradicional, após a amplificação, o produto da reação é submetido a uma eletroforese em gel de agarose para detecção da banda correspondente ao trecho amplificado. Na PCR em tempo real, a amplificação específica é monitorada ao longo da reação.

Outras associações notáveis ocorrem entre o HLA-B51 e a doença de Behçet e entre a AR e os alelos HLA-DR*0401, *0404, *0408, *0101, *1001. A utilidade dessas associações na prática clínica ainda não está formalmente estabelecida.

CRIOGLOBULINAS

Imunoglobulinas que precipitam em temperaturas abaixo de 37°C e tornam a entrar em solução quando reaquecidas, estão em níveis patológicos quando acima de 80 μg/mℓ e podem ocorrer em condições neoplásicas, infecciosas e autoimunes. As crioglobulinemias se classificam em três tipos, conforme a composição de imunoglobulinas (Tabela 5.7) – as do tipo I apresentam apenas um componente monoclonal, frequentemente em altas concentrações e em geral associada a doenças linfoproliferativas; as do tipo II e III, denominadas mistas, cursam com menores concentrações, especialmente a do tipo III, que pode atingir concentrações da ordem de apenas 200 μg/mℓ. As do tipo II apresentam um componente monoclonal e um policlonal, podendo estar associadas a doenças linfoproliferativas, SSj e hepatite C. Já as do tipo III têm apenas componentes policlonais e estão geralmente associadas a doenças autoimunes ou a processos infecciosos crônicos.

As manifestações clínicas das crioglobulinemias do tipo I são menos exuberantes e costumam estar relacionadas com a hiperviscosidade ocasionada pela alta concentração de crioglobulinas. Os principais sinais e sintomas incluem cefaleia, sonolência, torpor e púrpura, manifestações ainda mais notáveis quando o componente monoclonal é a imunoglobulina M (IgM), molécula com alta viscosidade intrínseca. Em algumas circunstâncias, a crioglobulinemia tipo I é assintomática, mesmo em altas concentrações. Já nas crioglobulinemias mistas, ocorrem também manifestações por deposição das crioglobulinas sob a forma de imunocomplexos e consequente ativação do sistema do complemento. São comuns, portanto, manifestações inflamatórias, como glomerulonefrite, vasculite, púrpura palpável, artrite e neuropatia periférica. Quanto às manifestações clínicas, a temperatura em que a crioglobulina precipita é mais importante que a sua concentração sérica. Assim, por exemplo, crioglobulinas que precipitam a 26°C têm maior potencial patogênico que as que precipitam apenas a 4°C.

A pesquisa de crioglobulinas está indicada quando as manifestações clínicas forem sugestivas ou quando se suspeitar de enfermidade que habitualmente curse com crioglobulinemia.

Tabela 5.7 Classificação e associações clínicas das crioglobulinas.				
Tipo	Composição	Alterações laboratoriais	Alterações clínicas	Doenças associadas
I	Monoclonal (IgG, IgM, IgA, cadeia leve)	Pico monoclonal, hiperviscosidade	Acrocianose, Raynaud, necrose (extremidades), síndrome de hiperviscosidade	Mieloma múltiplo, macroglobulinemia de Waldenström, linfoma idiopático
II	Componentes monoclonal e policlonal	FR C2 Transaminases Pico monoclonal	Nefrite, púrpura, neuropatia, artrite, ceratoconjuntivite	HCV, LLC, macroglobulinemia de Waldenström, síndrome de Sjögren, linfoma
III	Apenas componente policlonal	FR	Vasculite, artralgia, artrite, nefrite	Infecções crônicas, doenças autoimunes

FR: fator reumatoide; HCV: hepatite por vírus C; LLC: leucemia linfocítica crônica.

É fundamental que o sangue seja coletado em seringa preaquecida a 37°C e que todo o processo de coagulação ocorra nessa temperatura. Caso contrário, pode haver precipitação da crioglobulina e seu aprisionamento no coágulo, resultando em teste falso-negativo. Após 24 a 48 h a 4°C, a maior parte dos pacientes positivos já apresenta crioprecipitados visíveis; entretanto, alguns casos, principalmente do tipo III, necessitam de até 7 dias a 4°C para que surja o precipitado.

Uma vez detectada a existência de crioglobulinas, é importante lavar o crioprecipitado em salina gelada e aquecê-lo a 37°C para verificar se torna a entrar em solução. A quantificação é feita por dosagem proteica convencional e a determinação dos componentes mediante imunoeletroforese ou imunofixação.

MARCADORES BIOQUÍMICOS DA REMODELAÇÃO ÓSSEA

O tecido ósseo desempenha uma função mecânica (suporte corporal e locomoção), protetora (proteção de órgãos vitais, em especial do sistema nervoso e da medula óssea) e metabólica (reserva de íons, em especial cálcio, fósforo e magnésio, essenciais para a contração muscular, a coagulação sanguínea, a transmissão do impulso nervoso, a mineralização, o equilíbrio acidobásico etc.).[51]

Compõe-se por três tipos celulares distintos que apresentam funções intimamente relacionadas e fundamentais para a homeostase mineral e óssea.[52] Os osteoclastos ou células reabsortivas são multinucleados e derivam de precursores hematopoéticos da linhagem monocítico-macrofágica, funcionando como verdadeiros sincícios.[53] Os osteoblastos ou células formadoras e mineralizantes são mononucleados e derivam de precursores estromais.[54,55] Finalmente, os osteócitos, o estágio final da diferenciação dos osteoblastos embebidos na matriz mineralizada e que compreendem as células mais abundantes, representam mais de 90% da massa celular total do tecido ósseo. Sabe-se que eles são os responsáveis pela transdução do sinal mecânico para a manutenção da homeostase óssea, por meio de seus canalículos, processos dendríticos e mecanossensores. Além disso, podem se diferenciar em osteoblastos ou em osteoclastos, conforme a necessidade, como no reparo de fraturas ou em alguma situação de regeneração óssea. Assim, mais recentemente, acredita-se que o osteócito seja a célula mais importante da remodelação, estando envolvida com a orquestração da formação e da reabsorção óssea.[56]

De modo geral, esses três grupos celulares, com as células de revestimento (*linning cels*) e outras células hematopoéticas, funcionam em perfeito acoplamento e se comunicam entre si, por meio do contato direto e sinalizadores celulares, exercendo suas ações autócrina, parácrina e endócrina, tanto com papel estimulador quanto inibidor, a fim de manter a homeostase do tecido ósseo.[57,58]

Além dessas células, a matriz óssea é constituída pela porção mineral, a hidroxiapatita, composto formado por cristais de cálcio, fósforo e magnésio, e da parte proteica, particularmente o colágeno tipo I, uma molécula em hélice tripla, contendo duas cadeias idênticas alfa-1(I) e uma cadeia alfa-2 (I), estruturalmente semelhantes, mas geneticamente diferentes. As cadeias alfa do colágeno se caracterizam por repetições do tipo Gly-XY (onde X é normalmente prolina e Y frequentemente hidroxiprolina) e por diversas modificações pós-translacionais, como a hidroxilação de resíduos lisil ou prolil, glicosilação da hidroxilisina, adição de manose e a formação de ligações covalentes intra e intermoleculares que diferem das encontradas em outros tecidos conjuntivos.[59]

A matriz óssea é continuamente destruída, construída e reconstruída com o propósito de manter as propriedades estruturais e funcionais do esqueleto. Esse processo fisiológico, denominado remodelação óssea, em geral se inicia pela reabsorção e é regulado por fatores locais (autócrino, parácrino) e sistêmicos (endócrinos), bem como diversos mecanismos moleculares e celulares.[60]

O sistema RANK, ligante do RANK e da osteoprotegerina (RANK/RANK-L/OPG), é a principal via de sinalização envolvida com a reabsorção óssea e fundamental para a osteoclastogênese. São citocinas que pertencem à superfamília dos receptores do fator de necrose tumoral (TNF) e regulam a reabsorção óssea em vias locais e sistêmicas. O RANK-L é responsável pela ativação dos osteoclastos e da osteoclastogênese, em presença de M-CSF, e tem uma exuberante expressão em células estromais e nos osteoblastos. Atualmente, sabe-se que o M-CSF é crucial para a proliferação, a sobrevivência e a diferenciação dos precursores dos osteoclastos, bem como para a sobrevivência e o rearranjo do citoesqueleto, necessários para a reabsorção óssea. A OPG é um fator solúvel não ligado à membrana plasmática que compete pelo RANK-L e inibe sua ligação com o RANK (receptor "isca"). O RANK tem expressão transmembrana na superfície do progenitor hematopoético, de osteoclastos, condrócitos e do epitélio mamário. Todo esse mecanismo culmina na ativação intracelular da via NFkB, que interage com coativadores e outras vias de sinalização molecular, como AKT, JNK e p38.[60]

Pode-se dividir o processo de diferenciação osteoblástica em várias etapas – incluindo proliferação, deposição e maturação da matriz extracelular, e mineralização –, cujos marcadores abrangem a fosfatase alcalina (FA), o colágeno tipo I (Col l), a sialoproteína óssea (SPO), a osteopontina (OPN) e a osteocalcina (OC). A FA é usada como um marcador precoce da diferenciação do osteoblasto, enquanto a OC é considerada um marcador tardio, produzida apenas por osteoblastos maduros (Figura 5.7). A principal via de sinalização do osteoblasto e dos osteócitos é a via Wnt, na qual a esclerostina (SOST) pode ser mensurada no sangue e está associada a maior risco de fraturas por osteoporose.[61,62]

O desequilíbrio entre a formação osteoblástica e a atividade reabsortiva dos osteoclastos é responsável pelo aparecimento da perda óssea e fraturas observadas após a menopausa e com o envelhecimento, bem como está envolvido com diversos processos patológicos, como a osteoporose induzida por glicocorticosteroides, mieloma múltiplo, hiperparatiroidismo, entre outras doenças osteometabólicas.[63-65]

Os marcadores bioquímicos da remodelação óssea estão associados a maior risco de fratura por osteoporose, independentemente da densidade óssea, e podem ser usados para o monitoramento terapêutico das doenças osteometabólicas, melhorando, assim, a adesão ao tratamento e a identificação de possíveis indivíduos não respondedores. Além disso, podem explicar, pelo menos em parte, a dissociação entre os pequenos ganhos da densidade óssea (4 a 8%), com o uso de bisfosfonatos, moduladores seletivos do receptor de estrógeno (SERM) ou teriparatida, e as grandes reduções da taxa de fraturas vertebrais (50 a 70%) e não vertebrais (25 a 40%), um fenômeno conhecido como histerese.[66]

Didaticamente, classificam-se em marcadores de reabsorção (Tabela 5.8) ou de formação óssea (Tabela 5.9). Ensaios automatizados podem medi-los com grande precisão e estão

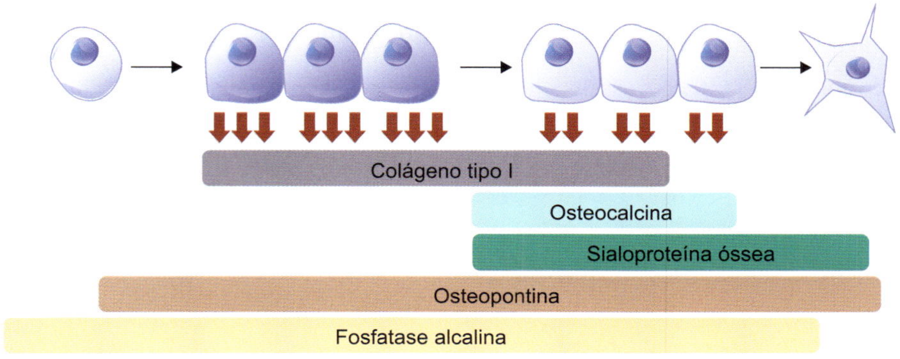

Figura 5.7 Diferenciação e marcadores bioquímicos do osteoblasto, de acordo com a fase.

disponíveis no meio médico. No entanto, alguns cuidados devem ser tomados a fim de minimizar a grande variabilidade individual dos marcadores na prática clínica, como coletar medidas em duplicata (antes da intervenção medicamentosa e após 12 semanas do início do tratamento), pelo menos com 10 h de jejum (variabilidade com a ingestão de alimentos e o tempo de jejum) e pela manhã (padronização entre 7 e 10 h), além de evitar esforço físico matinal, uma vez que seus níveis séricos se alteram com a posição supina prolongada. Quando se tratar de marcadores urinários, coletar a segunda urina da manhã.[66]

Com relação aos marcadores de reabsorção óssea, é importante salientar que as ligações entre as hélices de colágeno tipo 1 denominam-se interligadores ou *cross-links* (Figura 5.8). Embora possam ser mensurados tanto na urina quanto no plasma, atualmente estão em desuso pela grande variabilidade entre os ensaios, a interferência da dieta, o exercício físico e a disponibilidade de marcadores mais modernos, particularmente do CTx sérico (Figura 5.9).[66]

Durante o processamento extracelular do colágeno tipo 1, há clivagem nas extensões amino e carboxiterminal antes da formação das fibrilas. Esses peptídios, chamados propeptídios procolágeno carboxiterminal (PICP) e propeptídio aminoterminal (PINP), estão presentes na circulação e podem ser utilizados como marcadores de formação óssea (Figura 5.10).[66]

Existe um limiar de redução ou de aumento dos marcadores bioquímicos para assegurá-los como instrumentos relevantes no monitoramento terapêutico da osteoporose. Sua escolha na prática clínica deve ser particularizada para cada terapêutica instituída. Dessa maneira, marcadores de reabsorção óssea são indicados para avaliar o desempenho de medicações anticatabólicas, como bisfosfonatos, moduladores seletivos do receptor de estrogênio (raloxifeno), terapia hormonal e denosumabe. Em contrapartida, os de formação óssea são mais úteis para avaliar o efeito de medicações osteoanabólicas ou pró-formadoras (p. ex., a teriparatida). O ranelato de estrôncio, medicação com ação mista, pode ser avaliado por qualquer um dos marcadores, embora os mais usados sejam os marcadores de reabsorção. A redução de pelo menos 30%

Tabela 5.8 Marcadores bioquímicos da reabsorção óssea.

Marcadores	Características
Fragmento ou telopeptídeo aminoterminal do colágeno tipo 1 (NTx)	Derivado do colágeno 1; detecção no soro e na urina; coeficiente de variação elevado
Fragmento ou telopeptídeo carboxiterminal do colágeno tipo 1 (CTx)	Derivado do colágeno 1; detecção no soro; mais usado atualmente pelo melhor coeficiente de variação
Piridinolina (PYD)	Derivado do colágeno; interligadores do colágeno (*cross-links*); detecção na urina; em desuso
Deoxipiridinolina (DPD)	Derivado do colágeno; interligadores do colágeno (*cross-links*); detecção na urina; em desuso
Fosfatase ácida tartarato resistente (TRAP)	Enzima presente na borda em escova do osteoclasto; mede atividade do osteoclasto; detecção no soro; utilizada em pesquisas
Hidroxiprolina (HYP)	Derivado do colágeno; detecção na urina; em desuso pela grande interferência da dieta

Tabela 5.9 Marcadores bioquímicos da formação óssea.

Marcadores	Características
Fosfatase alcalina (FA)	507 aminoácidos; secretada pelo osteoblasto; detecção no soro
Fração óssea da fosfatase alcalina (FAO)	507 aminoácidos com diferentes graus de glicosilação; secretada pelo osteoblasto; detecção no soro; função: mineralização
Osteocalcina	49 aminoácidos; secretada pelo osteoblasto maduro; detecção no soro; função: interação com cálcio e cristais de hidroxiapatita
Propeptídio do colágeno tipo I C (P1CP) e N (P1NP) terminal	Derivados do colágeno tipo 1; detecção no soro; função: formação da matriz óssea não mineralizada

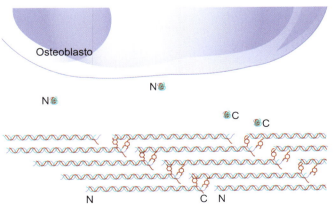

Figura 5.8 Interligadores do colágeno tipo 1.

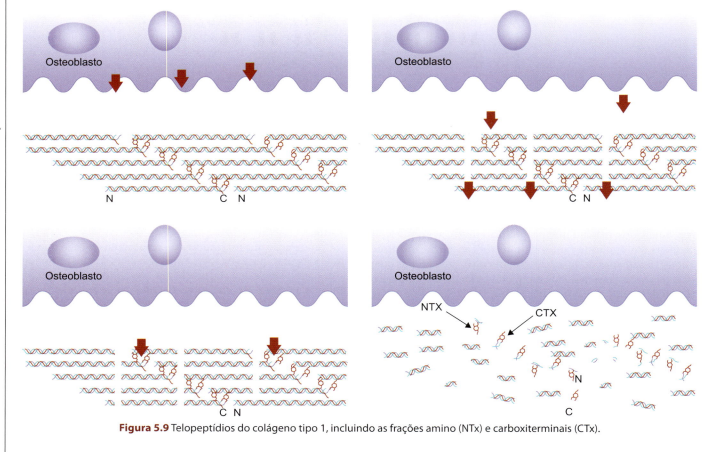

Figura 5.9 Telopeptídios do colágeno tipo 1, incluindo as frações amino (NTx) e carboxiterminais (CTx).

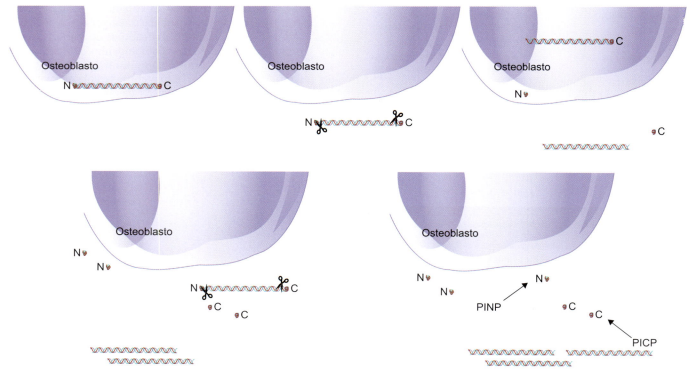

Figura 5.10 Propeptídios do colágeno tipo 1 (formação óssea).

do valor inicial dos marcadores de reabsorção indica resposta adequada ao tratamento anticatabólico (bloqueio da reabsorção óssea). Do mesmo modo, um incremento de pelo menos 30% do valor dos marcadores de formação óssea pode se associar à boa eficácia dos agentes anabólicos. O uso combinado de marcadores de reabsorção e formação óssea em um mesmo paciente com osteoporose pode confundir o raciocínio clínico e um manejo adequado, tornando-se não aconselhável.[66]

Na doença de Paget, está bem estabelecido que o uso da fosfatase alcalina constitui uma das mais importantes ferramentas para a propedêutica diagnóstica e o monitoramento terapêutico da enfermidade. Reduções de 50 a 75% dos valores iniciais indicam boa resposta ao tratamento com bisfosfonatos ou aos anticorpos monoclonais antagonistas do RANKL (denosumabe) e remissão da doença em 2 a 6 anos, conforme a potência da medicação.[66]

Contudo, existem algumas limitações que impedem o uso clínico e rotineiro desses marcadores no manejo da osteoporose, como a grande variabilidade individual e a impossibilidade de utilizá-los para o diagnóstico dessa doença ou a investigação de causas secundárias de perda óssea. O risco de supressão exagerada da remodelação óssea (incapacidade para reparar lesões, formação de microrrupturas ou *microcracks* e redução da resistência óssea) com o tratamento, sobretudo com os bisfosfonatos, representa um aspecto temido por muitos autores, em especial as fraturas de fêmur subtrocantéricas (atípicas). Com isso, mais recentemente, os marcadores bioquímicos da remodelação óssea também podem ser usados e, nas situações de uso prolongado de bisfosfonatos associados a novas fraturas por osteoporose ou fraturas atípicas e valores extremamente baixos do CTx sérico, a continuação dessas medicações deveria ser questionada e medicamentos com outro mecanismo de ação poderiam ser sugeridos.[66]

Vale a pena ressaltar que o emprego clínico dessa ferramenta é importante para a avaliação longitudinal e individual de cada paciente, por meio de uma comparação ao longo do tempo, e não para avaliações pontuais. Diversos estudos clínicos também têm demonstrado sua utilidade para avaliações populacionais e epidemiológicas. Assim, o emprego dos marcadores bioquímicos da remodelação óssea está indicado para o adequado monitoramento terapêutico da osteoporose, embora, até o momento, ainda não exista um manual de conduta que o considere imprescindível ou fundamental para esse fim.[66]

MARCADORES BIOQUÍMICOS EM ARTROPATIAS MICROCRISTALINAS

Gota

Os exames laboratoriais nas doenças por cristal têm extrema validade. Especialmente na gota, em que se conhece o equivalente sérico – o ácido úrico –, ajudam bastante no tratamento. A gota é diagnosticada pelo encontro do cristal de ácido úrico, o monourato de sódio, no líquido sinovial mediante análise em microscópio de luz comum e luz polarizada. Em algumas situações, pode-se fazer a pesquisa também em tecidos acometidos por depósitos desses cristais.

O estudo do líquido sinovial tem suma importância na vigência de um episódio de artrite gotosa aguda. Em geral, obtém-se um líquido do tipo inflamatório, caracterizado por turbidez, diminuição da viscosidade e aumento da celularidade, com predomínio de polimorfonucleares. Entretanto, o grau de inflamação pode variar, pois no início da crise o líquido se apresenta com intensas características inflamatórias e, já no final, torna-se progressivamente menos inflamatório. O encontro de cristais de monourato de sódio intracelulares, isto é, fagocitados por polimorfonucleares, confirma o diagnóstico de artrite por gota. No exame a fresco, os cristais de monourato de sódio, de acordo com suas características físicas, apresentam-se sob a forma de agulha, variando seu tamanho de 3 a 40 μm e, ao microscópio de luz polarizada, apresentam-se com intensa birrefringência com elongação negativa.[67]

Em geral, o nível de normalidade do ácido úrico sérico é de até 7 mg/mℓ para o sexo masculino e de 6 a 6,5 mg/mℓ para o feminino. A uricosúria, isto é, o nível de ácido úrico na urina de 24 h, situa-se entre 250 e 750 mℓ/24 h, sendo importante para classificar os pacientes em hipo, normo e hiperexcretores de ácido úrico e, desse modo, representando grande ajuda quando da prescrição de medicamentos uricosúricos. Não se deve prescrever uricosúricos em pacientes hiperexcretores, correndo-se o risco de aumentar a sua excreção e contribuir para a formação de litíase renal.[67]

Ainda, em pacientes com gota, é sempre útil o estudo da função renal e do sedimento urinário, a fim de avaliar a possibilidade de nefropatia gotosa ou a existência de insuficiência renal, o que tem repercussão no planejamento terapêutico. Em razão da grande prevalência de comorbidades em pacientes com gota, faz-se necessária a dosagem de triglicerídios, colesterol total e frações, glicemia, hemoglobina glicada e investigação para litíase renal.

Doença por depósito de pirofosfato de cálcio

Nessa doença, não existe um equivalente sérico do ácido úrico, como na gota. Os exames aqui realizados têm a função de excluir a gota e identificar doenças metabólicas capazes de se associar à doença por depósito de pirofosfato de cálcio, como o hiperparatireoidismo, a hemocromatose, a hipomagnesemia, a hipofosfatasia, o hipotireoidismo e a ocronose. Além dessas, a osteoartrite, comum em pacientes idosos, pode apresentar deposição de cristais de pirofosfato de cálcio, capazes de contribuir para o processo inflamatório local (Tabela 5.10). Para tanto, é útil a dosagem de cálcio e fósforo séricos e, na urina de 24 h, paratormônio (PTH), hormônio estimulador da tireoide (TSH), iroxina livre circulante no sangue (T4L), magnésio, ferro sérico e capacidade de ligação do ferro.[68]

Em geral, o líquido sinovial é do tipo inflamatório e, menos frequentemente, pouco inflamatório. A análise a fresco, ou sob microscópio de luz polarizada, mostra os cristais de pirofosfato de cálcio na forma de barra ou romboide, variando de tamanho de 2 a 30 μm, com birrefringência negativa ou positiva, embora a última com menor intensidade que o cristal de monourato de sódio e elongação positiva.[67]

Tabela 5.10 Doenças por depósito de pirofosfato de cálcio.	
Metabólicas	**Secundárias a dano articular**
Hiperparatiroidismo	Osteoartrite
Hemocromatose	Hemofilia
Hipotiroidismo Ocronose Hipofosfatasia	Trauma articular
Hipomagnesemia	Meniscectomia

REFERÊNCIAS BIBLIOGRÁFICAS

1. Dellavance A, Andrade LEC. Como interpretar e valorizar adequadamente o teste de anticorpos antinúcleo. J Bras Patol Med Lab. 2007;43(3):157-68.
2. Dellavance A et al. Análise crítica de autoanticorpos antinúcleo (FAN) na prática clínica. Rev Bras Reumatol. 2007;47:265-75.
3. Mariz HA et al. Pattern on the antinuclear antibody-HEp-2 test is a critical parameter for discriminating antinuclear antibody-positive healthy individuals and patients with autoimmune rheumatic diseases. Arthritis Rheum. 2011;63(1):191-200.
4. Tan EM. Autoantibodies and autoimmunity: a three-decade perspective. A tribute to Henry G. Kunkel. Ann N Y Acad Sci. 1997;815:1-14.
5. van Venrooij WJM. Manual of biological markers of disease. Dordrecht: Kluwer Academic Publishers; 1996.
6. Nagele EP et al. Natural IgG autoantibodies are abundant and ubiquitous in human sera, and their number is influenced by age, gender, and disease. PLoS One. 2013;8(4):e60726.
7. Avrameas S, Selmi C. Natural autoantibodies in the physiology and pathophysiology of the immune system. J Autoimmun. 2013;41:46-9.
8. Conrad K et al. Autoantibodies-diagnostic, pathogenic and prognostic relevance. Clin Exp Rheumatol. 1997;15(4):457-65.
9. Tan EM. Antinuclear antibodies: diagnostic markers for autoimmune diseases and probes for cell biology. Adv Immunol. 1989;44:93-151.
10. Peter JBS. Autoantibodies. Amsterdam: Elsevier; 1996.
11. Dellavance A et al. Humoral autoimmune response heterogeneity in the spectrum of primary biliary cirrhosis. Hepatol Int. 2013;7(2):775-84.
12. Migliorini P et al. Anti-Sm and anti-RNP antibodies. Autoimmunity. 2005;38(1):47-54.
13. González C et al. Anti-nucleosome, anti-chromatin, anti-dsDNA, anti-histone antibody reactivity in systemic lupus erythematosus. Clin Chem Lab Med. 2004;42:266-72.
14. Solomon DH et al. Evidence-based guidelines for the use of immunologic tests: antinuclear antibody testing. Arthritis Rheum. 2002;47(4):434-44.
15. Meroni PL et al. ANA screening: an old test with new recommendations. Ann Rheum Dis. 2010;69(8):1420-2.
16. Dellavance A et al. 3º Consenso Brasileiro para pesquisa de autoanticorpos em células HEp-2 (FAN). Recomendações para padronização do ensaio de pesquisa de autoanticorpos em células HEp-2, controle de qualidade e associações clínicas. Rev Bras Reumatol. 2009;49(2):89-109.
17. Chan EK et al. Report of the First International Consensus on Standardized Nomenclature of Antinuclear Antibody HEp-2 Cell Patterns 2014-2015. Front Immunol. 2015;20(6):1-13.
18. Dellavance AJG et al. II Consenso Brasileiro de Fator Antinuclear em Células HEp-2. Rev Bras Reumatol. 2003;43(3):129-40.
19. International Consensus on ANA Patterns. ANA Patterns [homesite]. Disponível em: https://www.anapatterns.org/index.php. Acesso em: 09/10/2018.
20. Dellavance A et al. Autoantibodies to 60 kDa SS-A/Ro yield a specific nuclear myriad discrete fine speckled immunofluorescence pattern. J Immunol Methods. 2013;390(1-2):35-40.
21. Dellavance A et al. Redefining the Scl-70 indirect immunofluorescence pattern: autoantibodies to DNA topoisomerase I yield a specific compound immunofluorescence pattern. Rheumatology (Oxford). 2009;48(6):632-7.
22. Dellavance A et al. The clinical spectrum of antinuclear antibodies associated with the nuclear dense fine speckled immunofluorescence pattern. J Rheumatol. 2005;32(11):2144-9.
23. Tan EM et al. Range of antinuclear antibodies in "healthy" individuals. Arthritis Rheum. 1997;40(9):1601-11.
24. Hilario MO et al. Frequency of antinuclear antibodies in healthy children and adolescents. Clin Pediatr. 2004;43:637-42.
25. Santos LM et al. Prevalência e valor prognóstico de anticorpos antinucleares em indivíduos idosos. Rev Bras Reumatol. 1997;37:323-8.
26. Fernandez SAV et al. Prevalence of antinuclear autoantibodies in the serum of normal blood donors. Rev Hosp Clin Fac Med S Paulo. 2003;58:315-9.
27. Tan EM et al. The 1982 revised criteria for the classification of systemic lupus erythematosus. Arthritis Rheum. 1982;25(11):1271-7.
28. Pisetsky DS. Standardization of anti-DNA antibody assays. Immunol Res. 2013;56(2-3):420-4.
29. Bizzaro N et al. Are anti-nucleosome antibodies a better diagnostic marker than anti-dsDNA antibodies for systemic lupus erythematosus? A systematic review and a study of metanalysis. Autoimmun Rev. 2012;12(2):97-106.
30. Calich AL et al. Anti-ribosomal P protein: a novel antibody in autoimmune hepatitis. Liver Int. 2013;33(6):909-13.
31. Haddouk S et al. Clinical and diagnostic value of ribosomal P autoantibodies in systemic lupus erythematosus. Rheumatology. 2009;48(8):953-7.
32. Mahler M et al. International multicenter evaluation of autoantibodies to ribosomal P proteins. Clin Vaccine Immunol. 2006;13(1):77-83.
33. Nihtyanova SI. Autoantibodies as predictive tools in systemic sclerosis. Nat Rev Rheumatol. 2010;6(2):112-6.
34. Hamaguchi Y et al. Clinical and immunologic predictors of scleroderma renal crisis in Japanese systemic sclerosis patients with anti-RNA polymerase III autoantibodies. Arthritis Rheumatol. 2015;67(4):1045-52.
35. Satoh M et al. A comprehensive overview on myositis-specific antibodies: new and old biomarkers in idiopathic inflammatory myopathy. Clin Rev Allergy Immunol. 2017;52(1):1-19.
36. Lega JC et al. The clinical phenotype associated with myositis-specific and associated autoantibodies: a meta-analysis revisiting the so-called antisynthetase syndrome. Autoimmun Rev. 2014;13(9):883-91.
37. Ghirardello A et al. Myositis autoantibodies and clinical phenotypes. Auto Immun Highlights. 2014;5(3):69-75.
38. Millet A et al. Antineutrophil cytoplasmic antibody-associated vasculitides: is it time to split up the group? Ann Rheum Dis. 2013;72(8):1273-9.
39. de Groot PG. Screening: Guidelines for Antiphospholipid Antibody Detection. Nat Rev Rheumatol. 2011;8(3):125-6.
40. Lakos G et al. International consensus guidelines on anticardiolipin and anti-beta2-glycoprotein I testing: report from the 13th International Congress on Antiphospholipid Antibodies. Arthritis Rheum. 2012;64(1):1-10.
41. Willis R, Pierangeli SS. Anti-beta2-glycoprotein I antibodies. Ann N Y Acad Sci. 2013;1285(1):44-58.
42. Nienhuis RL, Mandema E. A new serum factor in patients with rheumatoid arthritis; the antiperinuclear factor. Ann Rheum Dis. 1964;23:302-5.
43. Youinou P, Serre G. The antiperinuclear factor and antikeratin antibody systems. Int Arch Allergy Immunol. 1995;107(4):508-18.
44. Sebbag M et al. The antiperinuclear factor and the so-called antikeratin antibodies are the same rheumatoid arthritis-specific autoantibodies. J Clin Invest. 1995;95(6):2672-9.
45. Alarcon RT, Andrade LEC. Anticorpos antiproteínas citrulinadas e a artrite reumatoide. Rev Bras Reumatol. 2007;47(3):180-7.
46. Schellekens GA et al. Citrulline is an essential constituent of antigenic determinants recognized by rheumatoid arthritis-specific autoantibodies. J Clin Invest. 1998;101(1):273-81.
47. Schellekens GA et al. The diagnostic properties of rheumatoid arthritis antibodies recognizing a cyclic citrullinated peptide. Arthritis Rheum. 2000;43(1):155-63.

48. Shi J et al. Autoantibodies recognizing carbamylated proteins are present in sera of patients with rheumatoid arthritis and predict joint damage. Proc Natl Acad Sci USA. 2011;108(42):17372-7.
49. Walport MJ. Complement. First of two parts. N Engl J Med. 2001;344(14):1058-66.
50. Walport MJ. Complement. Second of two parts. N Engl J Med. 2001;344(15):1140-4.
51. Jiang Y et al. Pluripotency of mesenchymal stem cells derived from adult marrow. Nature. 2002;418(6893):41-9.
52. Manolagas SC. Birth and death of bone cells: basic regulatory mechanisms and implications for the pathogenesis and treatment of osteoporosis. Endocr Rev. 2000;21(2):115-37.
53. Boyle WJ et al. Osteoclast differentiation and activation. Nature. 2003;423(6937):337-42.
54. Stein GS, Lian JB. Molecular mechanisms mediating proliferation/differentiation interrelationships during progressive development of the osteoblast phenotype. Endocr Rev. 1993; 14(4):424-42.
55. Clevers H. Wnt/beta-catenin signaling in development and disease. Cell. 2006;127(3):469-80.
56. Franz-Odendaal TA et al. Buried alive: how osteoblasts become osteocytes. Dev Dyn. 2006;235(1):176-90.
57. Lian JB et al. Regulatory controls for osteoblast growth and differentiation: role of Runx/Cbfa/AML factors. Crit Rev Eukaryot Gene Expr. 2004;14(1-2):1-41.
58. Ross FP. M-CSF, c-Fms, and signaling in osteoclasts and their precursors. Ann N Y Acad Sci. 2006;1068:110-6.

59. Seeman E. Bone quality – the material and structural basis of bone strength and fragility. N Engl J Med. 2006;354(21): 2250-61.
60. Caplan AI, Bruder SP. Mesenchymal stem cells: building blocks for molecular medicine in the 21st century. Trends Mol Med. 2001;7(6):259-64.
61. Monroe DG et al. Update on Wnt signaling in bone cell biology and bone disease. Gene. 2012;492(1):1-18.
62. Gamie Z et al. Sclerostin monoclonal antibodies on bone metabolism and fracture healing. Expert Opin Investig Drugs. 2012;21(10):1523-34.
63. Canalis E et al. Growth factors and cytokines in bone cell metabolism. Annu Rev Med. 1991;42:17-24.
64. Suda T et al. Modulation of osteoclast differentiation and function by the new members of the tumor necrosis factor receptor and ligand families. Endocr Rev. 1999;20(3):345-57.
65. Gallagher JC, Sai AJ. Molecular biology of bone remodeling: implications for new therapeutic targets for osteoporosis. Maturitas. 2010;65(4):301-7.
66. Nishizawa YOH et al. Guidelines for the use of bone metabolic markers in the diagnosis and treatment of osteoporosis (2012 edition). J Bone Miner Metab. 2013;31(1):1-15.
67. Ferrari AJL. Artropatias por depósitos de cristal. Sinopse Reumatol. 2001;3:59-68.
68. Schumacher HR, Reginato AJ. Calcium pyrophosphate dihydrate crystals. In: Schumacher HR, Reginato AJ. Atlas of Synovial Fluid Analysis and Crystal Identification. Philadelphia: Lea and Febiger; 1991. p. 121-32.

Radiologia e Diagnóstico por Imagem

Evandro Barros Naves • José Alexandre Mendonça • Aléxia M. Abuhid Lopes

INTRODUÇÃO

Existem várias modalidades de exames de imagem que ajudam a esclarecer o diagnóstico, avaliar a extensão das lesões e acompanhar a evolução do tratamento das doenças reumáticas. Os aperfeiçoamentos tecnológicos aparecem a cada dia, aumentando a capacidade diagnóstica, em uma evolução tão complexa que pode confundir o médico diante de tantos métodos.

Os exames podem ser dispendiosos e até mesmo aumentar os riscos, quando mais invasivos. Então, qual o melhor método para iniciar a propedêutica e acompanhar a evolução do tratamento?

O radiologista pode ajudar o clínico nessa escolha ao fornecer subsídios, principalmente com a suspeita clínica. O bom entendimento entre clínico e radiologista é fundamental, devendo-se começar pelo método mais simples e, depois, conforme a necessidade, partir para os mais sofisticados. Para isso, é necessário conhecer os princípios básicos de cada método, assim como suas indicações principais.

MÉTODOS DE EXAMES

Radiografia

Método mais antigo, conhecido e abrangente, muitas vezes é suficiente para diagnosticar e acompanhar a evolução do tratamento, pois fornece excelente imagem da estrutura óssea, enquanto as chamadas partes moles – cartilagem, músculo, tendão, cápsula e líquidos nos tecidos e nas articulações – são mostradas parcialmente. Para essas estruturas, outros métodos serão indicados, conforme a necessidade de cada caso.

Na radiologia convencional, existem diversas incidências, próprias para casos especiais, que podem ser pedidas pelo clínico ou sugeridas pelo radiologista, mas, de maneira geral, duas são necessárias: anteroposterior (AP) e perfil. Quando a incidência de perfil não é possível, faz-se uma oblíqua, isto é, procurando obter dois ângulos diferentes. Muitas vezes, torna-se necessário examinar o lado oposto, não comprometido pela doença, sobretudo em crianças ou em patologias iniciais, para comparação.

O conhecimento do aspecto radiológico normal é indispensável e, para evitar diagnósticos falso-positivos, aconselha-se sempre consultar livros-texto especializados, assim como radiografias anteriores para verificar a evolução da doença.

A radiologia convencional é bastante conhecida pelos raios X, uma energia eletromagnética produzida pela ampola de Roentgen ou tubo de raios X. Esses raios, ao atravessarem a região examinada, são parcialmente absorvidos por ela, produzindo uma imagem vista no écran fluoroscópico (radioscopia gravada em filme) ou na radiografia digitalizada (radiografia digital). A radioscopia pode ser intensificada, televisionada e, por compreender um método dinâmico, ajuda na execução de exames, como os do aparelho digestivo, mielografia ou guia para biopsias. A radiografia consiste no documento estudado pelo clínico e pelo radiologista, servindo para futuras comparações. A seguir, as diversas doenças serão examinadas, tendo como base a radiologia convencional.

Bursites e tendinites

O aspecto radiológico das calcificações periarticulares é variável. Começa como finos grãos ou nuvens, que depois ficam mais densos, homogêneos, bem delimitados, lineares ou circulares. Os ossos adjacentes podem ser normais ou raramente apresentar osteoporose, lesão cística, esclerose e irregularidade de contorno. Com o tempo, as calcificações podem permanecer sem modificações, aumentar de tamanho, diminuir, desaparecer ou mudar de local (do tendão para a bursa). As tendinites e as bursites calcárias específicas podem ser divididas por região.

- Ombros: área mais frequentemente afetada, o acometimento pode ser uni ou bilateral. O exame deve ser feito com radiografias em posição anteroposterior, com rotações interna e externa do braço
- Tendão do supraespinal: a calcificação aparece acima do tubérculo maior do úmero. Em rotação externa do braço, fica mais lateral (Figura 6.1)
- Tendão do infraespinal: em rotação interna, fica mais lateral
- Tendão do redondo menor: pouco abaixo do infraespinal. Em rotação interna, fica lateral à cabeça umeral
- Tendão do subescapular: no tubérculo menor do úmero. Em rotação interna, move-se medialmente
- Tendão da cabeça longa do bíceps: junto à margem superior da cavidade glenoide; não se move com a rotação do braço
- Tendão do bíceps inserido na apófise coracoide: fica junto à apófise coracoide
- Bolsa subacromial: a calcificação aparece como uma gota, abaixo da margem do acrômio
- No cotovelo: calcificações lineares, laminares ou amorfas. Adjacentes aos epicôndilos medial e lateral do úmero

- Punho e mão: tendão do flexor ulnar do carpo. A calcificação aparece ao lado do pisiforme, na incidência oblíqua supina
- Flexores do carpo: calcificação na face palmar da articulação do punho
- Extensor ulnar do carpo: calcificação junto à apófise estiloide da ulna
- Na mão: calcificações junto às articulações metacarpofalângicas
- Coxofemoral e bacia: calcificações nas bolsas e nos tendões que se inserem no trocanter maior; na margem acetabular e no trocanter menor, aparecem junto a essas estruturas (Figura 6.2)
- Joelho: calcificações nos tendões e nas bolsas adjacentes aos côndilos femorais, à cabeça da fíbula e à região pré-patelar
- Tornozelos e calcâneos: adjacentes às articulações do tarso, do metatarso e da parte posterior do calcâneo
- Pescoço: tendão do flexor da coluna cervical. Calcificação junto à face anterior do áxis
- Bursite e tendinites podem apresentar edema sem calcificação, de difícil visualização nas radiografias, entretanto, quando há calcificação, é mais fácil observá-las. Muitas patologias podem apresentar calcificações periarticulares: as doenças difusas do tecido conjuntivo, hiperparatireoidismo, osteodistrofia renal, hipoparatireoidismo, hipervitaminose D, síndrome do leite alcalino, calcinose tumoral, calcinose universal, depósitos de cristais, gota, infecção, sarcoidose, cisticercose e síndrome de Pellegrini-Stieda.

Osteoartrite

Consiste na degeneração da cartilagem articular com formação óssea nas margens e no tecido subcondral. Forma mais comum de doença articular, seu padrão típico exibe estreitamento não uniforme do espaço articular, esclerose óssea subcondral, osteófitos, cistos ou pseudocistos subcondrais, sem osteoporose. Os cistos subcondrais podem causar irregularidades na superfície articular, observando-se corpos livres intra-articulares. A anquilose óssea é rara.

- Nas mãos: há predileção pelas articulações interfalângicas distais (nódulos de Heberden), interfalângicas proximais (nódulos de Bouchard; Figura 6.3), metacarpofalângica do polegar e trapeziometacárpicas. Não existe erosão óssea e podem ocorrer pequenas rarefações subcondrais. Os osteófitos causam um aspecto de protuberância óssea nas regiões envolvidas, podendo estar associados a subluxação e desvios da articulação
- No pé: o mais envolvido é o hálux, seguindo-se a primeira articulação tarsometatársica e a talonavicular

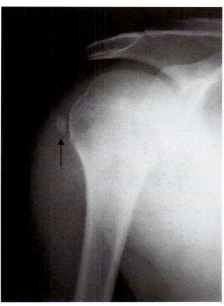

Figura 6.1 Radiografia do ombro em posição anteroposterior, mostrando calcificação lateral ao tubérculo maior do úmero.

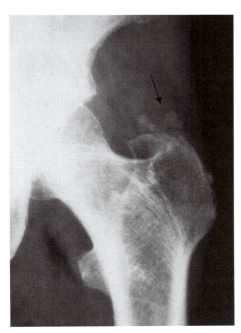

Figura 6.2 Radiografia da articulação coxofemoral em posição anteroposterior, mostrando calcificação na topografia da bursa trocantérica.

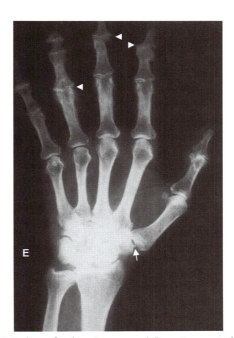

Figura 6.3 Radiografia da mão em posição anteroposterior. Osteoartrite com redução dos espaços articulares, esclerose de bordas e osteófitos nas articulações interfalângicas distais e proximais, nódulos de Bouchard e Heberden (pontas de setas). Pequeno osteófito na articulação trapeziometacárpica (seta).

- No quadril: o estreitamento do espaço se dá na parte superior. Os cistos subcondrais podem resultar em deformidade da superfície articular, achatamento da cabeça femoral, acetábulo raso e subluxação da cabeça femoral (Figura 6.4)
- No joelho: os três compartimentos – lateral, medial e femoropatelar – não são envolvidos igualmente. O espaço medial é, em geral, o mais estreitado. Há osteófitos na margem superior da patela e nos côndilos femorais e tibiais. Pode haver deformidade em varo ou em valgo do joelho (Figura 6.5). A condrocalcinose, se associada, apresenta as características calcificações das cartilagens articulares e dos meniscos
- No ombro: a osteoartrite é pouco frequente e, quando ocorre, se dá principalmente na articulação acromioclavicular
- Na coluna vertebral: são envolvidas as articulações interapofisárias e intervertebrais. A redução dos espaços intervertebrais resulta em osteoartrite secundária das interapofisárias.

Há degeneração do disco com esclerose na margem vertebral e nos osteófitos, que são anteriores, laterais ou posteriores. Eles se iniciam no corpo da vértebra e têm direção mais horizontal, diferentemente dos sindesmófitos, que partem do ângulo da vértebra, apresentam direção mais vertical e fundem-se uns com os outros. Os osteófitos posteriores podem comprimir a medula espinal, e os localizados nas articulações uncovertebrais conseguem estreitar os forames de conjugação e comprimir os nervos emergentes (Figura 6.6). Podem ocorrer subluxação, redução do espaço, esclerose de margens e "sinal do vácuo" (ar no espaço intervertebral; Figuras 6.7 e 6.8). O espaço C5-C6 geralmente é o mais afetado na osteoartrite da coluna cervical.

Hiperostose anquilosante

Também conhecida como doença de Forestier, trata-se de um subtipo de osteoartrite caracterizada por osteófitos exuberantes, muitos fundidos em ponte, anteriores e laterais, localizados na superfície do corpo da vértebra, mas separados dela logo após sua emergência vertebral, o que deixa um espaço livre entre o osteófito e o corpo da vértebra. Os espaços intervertebrais são conservados e aparecem nas colunas cervical, torácica e lombar (Figura 6.9).

Pode ser acompanhada de hiperostose nas inserções musculares, nos ligamentos da pelve, na sínfise púbica, no calcâneo, no tarso, na patela, no olecrano, no úmero e na mão. É frequente a calcificação do ligamento posterior da coluna e dos nódulos de Schmorl. A tomografia computadorizada (TC) e a ressonância magnética (RM) ajudam muito a esclarecer patologias que envolvem partes moles e articulações de difícil acesso à radiografia simples.

Síndrome vibratória

Consiste em grave artrite degenerativa no punho e em necrose isquêmica e cistos subcondrais causados por traumatismos

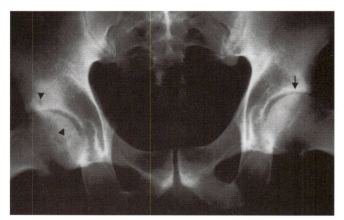

Figura 6.4 Radiografia das articulações coxofemorais em batráquio. Osteoartrite caracterizada por redução do espaço articular (seta), esclerose (seta) e áreas de rarefações subcondrais, principalmente na parte superior do acetábulo e na cabeça femoral (pontas de seta).

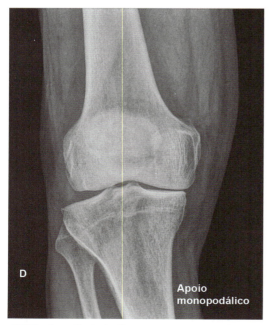

Figura 6.5 Radiografia do joelho em posição anteroposterior.. Osteoartrite caracterizada por esclerose subcondral e redução do espaço articular no compartimento medial.

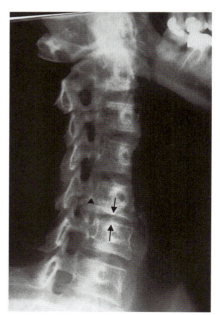

Figura 6.6 Radiografia da coluna cervical em posição oblíqua mostrando osteófitos posteriores em C5-C6, que reduzem o forame de conjugação (ponta de seta). Espaço intervertebral correspondente diminuído (setas).

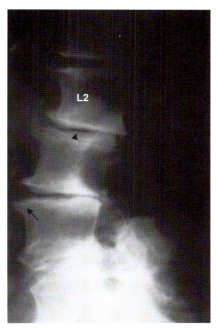

Figura 6.7 Radiografia da coluna lombar em posição lateral demonstrando redução dos espaços intervertebrais, osteófitos (seta) e esclerose de bordas. Sinal do vácuo (ponta de seta) e desalinhamento posterior de L2.

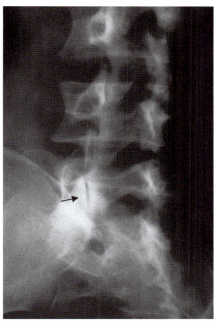

Figura 6.8 Radiografia da coluna lombar em posição oblíqua, mostrando áreas de esclerose de bordas na articulação interapofisária (seta).

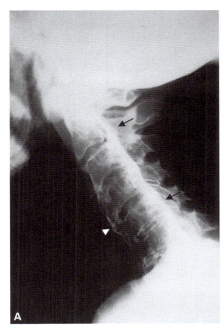
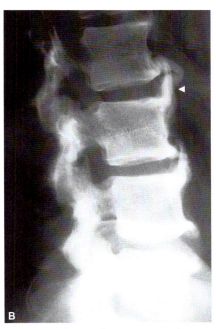

Figura 6.9 Radiografias das colunas cervical (**A**) e lombar (**B**) em posição lateral. Osteófitos exuberantes saem do corpo vertebral, separando-se dele após sua emergência, fundidos em pontes (pontas de seta). Observa-se calcificação de ligamento longitudinal posterior (setas). Os espaços intervertebrais estão conservados.

repetidos e crônicos (p. ex., em pessoas que trabalham com perfuradoras pneumáticas).

Artropatia neurotrófica

Também conhecida como doença de Charcot, trata-se de uma grave progressão da artrite degenerativa seguida de perda da sensação de dor. Em geral, apresenta formas atróficas nos membros superiores e hipertróficas nos inferiores. Na coluna, é hipertrófica.

Na forma atrófica, predominam reabsorção óssea, osteoporose e deslocamento, não havendo osteófito, esclerose ou fragmentação. Existem afilamento das extremidades e deformidades "caneta no tinteiro". Na forma hipertrófica, prevalecem redução do espaço articular, esclerose subcondral, osteoporose, fraturas nas extremidades e fragmentos ósseos. Pode haver calcificação periosteal próxima à articulação, luxação e deslocamentos, causando distúrbio articular acentuado (Figura 6.10). Na coluna, há estreitamento de espaços intervertebrais e grandes osteófitos descontínuos, massa de partes moles paravertebral e ossificação. As colunas dorsal e lombar são as regiões mais frequentemente afetadas.

Figura 6.10 Radiografia do joelho em perfil. Doença de Charcot: forma hipertrófica da osteoartrite, com osteófitos, esclerose subcondral, redução do espaço articular, fragmentos ósseos e áreas de osteoporose.

Gota

As articulações afetadas são a metatarsofalângica do hálux (a mais comprometida), as dos pés, das mãos, do tornozelo, do joelho, do cotovelo e do punho. Derrame articular e edema compreendem sinais iniciais. Os tofos, nódulos de cristais de urato de sódio, são encontrados dentro da articulação, para-articulares ou na superfície óssea, longe da articulação. As erosões ósseas são causadas pelos tofos, por isso têm orla de esclerose e podem ser observadas também longe da articulação. Alterações destrutivas ocorrem mais tardiamente. Pode-se encontrar erosões marginais, centrais e formações císticas subcondrais com orla de esclerose.

Osteoporose regional, quando existe, é pequena. Mais característica é a erosão longe da cartilagem articular, de forma ovoide, maior eixo paralelo ao osso, que pode ser expansiva, ultrapassando a margem do osso. Nas partes moles periarticulares, podem surgir os tofos, com ou sem calcificações. A anquilose óssea é tardia, e as lesões assimétricas (Figura 6.11).

Nas articulações sacroilíacas, podem aparecer esclerose irregular nas margens, osteoporose discreta, cistos com margem de esclerose e obliteração do espaço articular. Na coluna vertebral, há redução de espaços, erosões nas plataformas das vértebras e na apófise odontoide. Nos ossos longos, podem ocorrer infartos e necrose avascular da cabeça femoral, bem como reabsorção das falanges distais, deformidade em flexão dos dedos e da mão, com telescopagem dos dedos.

Condrocalcinose

Refere-se à deposição de cristais de pirofosfato de cálcio, que leva à calcificação da cartilagem articular e dos meniscos, bastante característica no joelho (Figuras 6.12 e 6.13). As articulações mais afetadas são joelhos, articulações coxofemorais, sínfise púbica, articulações metacarpofalângicas cotovelos, punhos, tornozelos e coluna. Há também associação de doenças, como gota, hiperparatireoidismo, hemocromatose, doença de Wilson, osteoartrite, ocronose, acromegalia e hipofosfatasia.

Ocronose

Inicialmente, a coluna lombar é afetada e, depois, as colunas torácica e cervical. Há redução dos espaços intervertebrais, intensa calcificação dos discos, iniciando em sua periferia, osteófitos marginais, osteoporose do corpo vertebral, calcificação dos ligamentos interespinhosos e sinal do vácuo em diversos locais, além de cifose e escoliose.

Há sinais de osteoartrite em ombro, coxofemoral e joelho, calcificação do menisco, osteófitos, esclerose subcondral, redução do espaço articular e corpo livre calcificado. Podem acontecer ruptura do tendão do calcâneo e achatamento das cabeças umeral e femoral.

Hemocromatose

As articulações mais afetadas são as metacarpofalângicas e interfalângicas e as regiões de punho, cotovelo, ombro, coxofemoral e joelhos, com alterações de osteopenia, condrocalcinose e artropatia. As alterações articulares assemelham-se às da osteoartrite. Há uma alteração característica na cabeça dos segundo e terceiro metacarpos, com osteófitos em bico no lado radial.

Osteoporose

As alterações metabólicas causam osteopenia, o que, na radiografia, se traduz por aumento da transparência óssea. Na osteomalacia, esse aumento se dá por deficiência de mineralização.

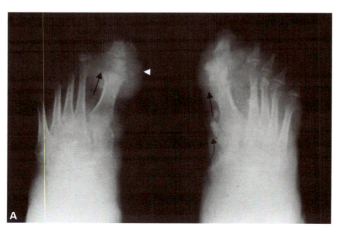 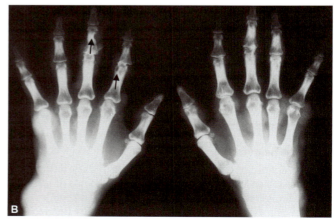

Figura 6.11 Radiografias dos pés (**A**) e das mãos (**B**) em posição anteroposterior. Gota: caracteriza-se por tofos para-articulares (ponta de seta), erosões ósseas articulares longe das articulações (setas) e calcificação de partes moles (seta curva). Nota-se pouca osteoporose.

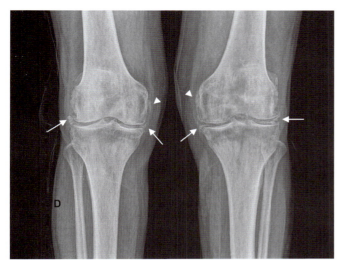

Figura 6.12 Radiografia dos joelhos em posição anteroposterior. Condrocalcinose caracterizada por calcificação do menisco (setas), da cartilagem articular e da cápsula articular (pontas de seta).

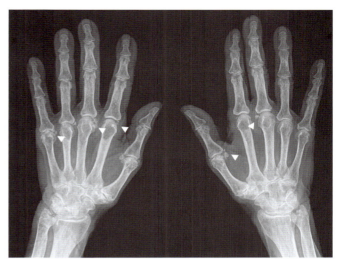

Figura 6.13 Radiografia das mãos em posição anteroposterior. Condrocalcinose caracterizada por calcificação de partes moles nos espaços metacarpofalângicos (pontas de seta).

Já na osteoporose, a deficiência corresponde à da substância orgânica da matriz óssea.

Na radiografia simples, pode-se avaliar a osteoporose pela espessura da camada cortical do osso, que afila, gradativamente, em sua progressão. O número de trabéculas diminui no corpo vertebral e na extremidade proximal do fêmur. As vértebras podem apresentar configuração bicôncava ou "vértebra de peixe". A osteoporose de desuso é comum nos casos de imobilização pós-fraturas e pode se generalizar, quando todo o corpo ficar inativo. A osteoporose pós-menopausa pode ser acentuada a ponto de causar fraturas espontâneas de ossos longos, coluna ou costelas. Na osteoporose senil, que pode se agravar pela diminuição das atividades, as alterações radiológicas são as mesmas que nos diversos tipos de osteoporose. A densitometria óssea compreende o método mais eficiente para avaliar osteoporose, fornecendo um gráfico do desvio-padrão, que pode ser utilizado no acompanhamento durante o tratamento.

Raquitismo e osteomalacia

A osteopenia surge por deficiência da mineralização óssea, que, na infância, é o raquitismo. Há arqueamento das extremidades, principalmente das pernas, fechamento tardio das fontanelas e alargamento das junções condrocostais, formando o rosário raquítico no tórax (Figura 6.14). Surgem alargamento das plataformas de crescimento e deformidade em taça das metáfises, que ficam desorganizadas e esfiapadas. A epífise torna-se radiotransparente, com perda da nitidez periférica (Figura 6.15).

A osteomalacia ocorre após o crescimento. Há osteopenia generalizada e múltiplas linhas radiotransparentes na camada cortical, perpendiculares ao eixo do osso, chamadas zona de Looser ou pseudofraturas, principalmente na margem da escápula, na margem interna do colo do fêmur, na face dorsal da ulna, nas costelas, no púbis e no ísquio (Figura 6.16).

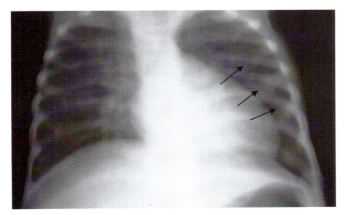

Figura 6.14 Raquitismo. Radiografia do tórax em posição anteroposterior revelando alargamento das junções condrocostais, dando o aspecto de rosário raquítico.

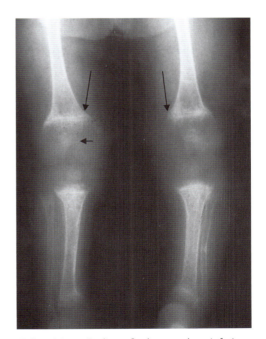

Figura 6.15 Raquitismo. Radiografia dos membros inferiores em posição anteroposterior. Existe osteoporose acentuada, acompanhada de alargamento das plataformas de crescimento, deformidade em taça das metáfises com aspecto "esfiapado" das bordas (setas longas) e epífises radiotransparentes (seta curta).

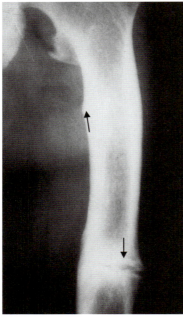

Figura 6.16 Radiografia do fêmur em posição anteroposterior. Osteomalacia demonstrando duas zonas de Looser com aspecto de pseudofraturas (setas).

Escorbuto

Há osteopenia generalizada, com afilamento da cortical. Aumenta-se a densidade óssea na zona de crescimento, chamada linha branca do escorbuto. Em torno das epífises, existem um anel de densidade óssea, chamado anel de Winberger, e uma fratura na metáfise, formando o sinal do ângulo. Há também uma faixa de menor densidade óssea na metáfise, denominada zona do escorbuto (Figura 6.17), e hemorragias subcorticais, que mais tarde se calcificam.

Doença de Paget

Na fase inicial ou "quente", há osteólise na camada cortical e medular dos ossos longos e chatos. Na fase intermediária ou mista, além da osteólise, começa a formação óssea, portanto a cortical se torna espessada e as trabéculas grosseiras, principalmente na vértebra, que toma a forma de um quadro. No crânio, há áreas de densidade óssea aumentada, como flocos de algodão, e obliteração do espaço diploico (Figuras 6.18 e 6.19).

Na fase "fria" ou tardia, há aumento da densidade óssea, camada cortical espessada, trabéculas grosseiras e ossos alongados, alargados e arqueados. Os ossos da bacia e do crânio, os fêmures e as vértebras são acometidos com frequência. As três fases podem ocorrer em um mesmo osso longo. O diagnóstico diferencial mais difícil se dá com o Paget juvenil ou hiperfosfatasia familiar idiopática, em que as epífises não são comprometidas.

Hipotireoidismo

Há retardo da maturação óssea e da ossificação em múltiplos centros, lembrando a osteonecrose, como na doença de LeggPerthes ou na displasia epifisária *punctata*. Ocorre pouca pneumatização da face e do osso mastoide.

Acromegalia

As alterações ósseas são observadas em crânio, mãos, pés e coluna vertebral. Na radiografia em posição lateral do crânio, veem-se espessamento do osso e aumento da densidade radiológica, além de espaço diploico obliterado. A sela túrcica pode ou não estar aumentada e os seios da face e as células das mastoides são hiperpneumatizados. Há prognatismo da mandíbula.

Nas mãos, veem-se alargamento da cabeça dos metacarpos e espessamento ósseo nas margens, simulando osteófitos, além de aumento do sesamoide da articulação metacarpofalângica do polegar, falanges distais de bases alargadas, tufos em forma de esporões e espaço articular aumentado.

No pé, em posição lateral, observa-se aumento das partes moles no calcanhar. Na coluna, em posição lateral, veem-se aumento do diâmetro e em posição anteroposterior, do corpo da vértebra, cifose torácica e lordose lombar. Além disso, os espaços intervertebrais podem estar aumentados.

Hiperparatireoidismo | Osteíte fibrosa cística

Os locais de preferência para manifestações radiológicas são os ombros, mãos, vértebras e crânio. Reabsorção óssea subperiosteal

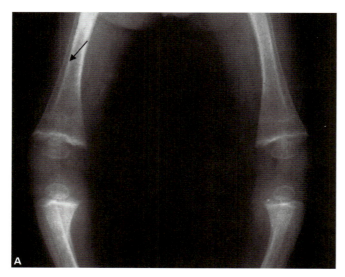
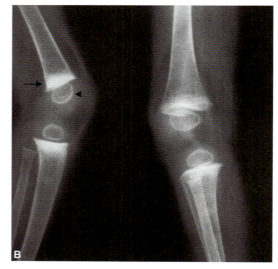

Figura 6.17 Escorbuto. Radiografias dos membros inferiores em posições anteroposterior (**A**) e lateral (**B**). Osteopenia generalizada, com camada cortical fina. Aumento da densidade na zona de crescimento, chamada linha branca do escorbuto (seta). Observa-se um anel de densidade óssea em torno das epífises, sinal de Winberger (ponta de seta) e calcificação subperióstica, com aspecto de osso dentro do osso (seta longa).

é mais visível no segundo e terceiro dedos da mão e na face radial da falange média (Figura 6.20).

Há reabsorção óssea na extremidade acromioclavicular. A reabsorção óssea é observada na acentuação das estrias ou túneis da camada cortical, pela perda da lâmina dura dos alvéolos dentários e, no crânio, pelo aspecto mosqueado da abóboda. Ocorrem alterações destrutivas dos ossos, formando cistos de dimensões variadas, que constituem os chamados tumores marrons, em mandíbula, bacia ou fêmures (Figura 6.21). Nas vértebras, há aumento da densidade óssea, em faixas, nas partes superior e inferior dos corpos vertebrais, conferindo um aspecto de "sanduíche". Existem depósitos de cálcio em cartilagens articulares, fibrocartilagens, nos tecidos moles e vasculares, além de fraturas patológicas nas costelas e vértebras, deslizamento das cabeças femoral e umeral, e instabilidade articular.

Artrite reumatoide

No esqueleto apendicular, todas as articulações podem ser atingidas, preferencialmente as metacarpofalângicas e as interfalângicas proximais. Nos pés, há igual distribuição, com preferência ao hálux. No esqueleto axial, as alterações predominam na coluna cervical. Embora, em geral, o comprometimento seja simétrico, em certos casos pode ser assimétrico ou mesmo monoarticular.

Nas articulações, observam-se as seguintes alterações radiológicas: tumefação de partes moles, osteoporose periarticular, redução do espaço articular, pseudocistos, periostite,

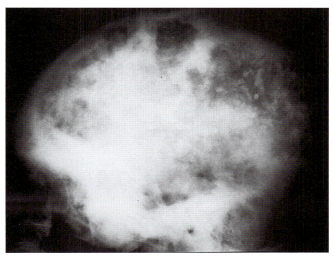

Figura 6.18 Doença de Paget. Radiografia em lateral do crânio. Áreas de rarefação óssea e esclerose da cortical no crânio, conferindo um aspecto de "flocos de algodão".

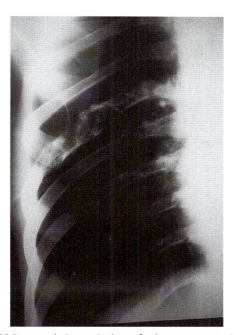

Figura 6.19 Doença de Paget. Radiografia de arcos costais. Rarefações ósseas e esclerose da cortical na costela.

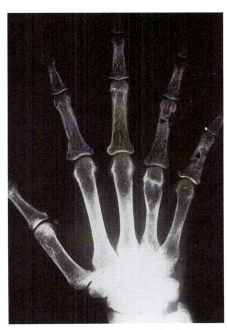

Figura 6.20 Hiperparatireoidismo. Radiografia da mão em posição anteroposterior. Existem áreas de reabsorção óssea e cistos (setas).

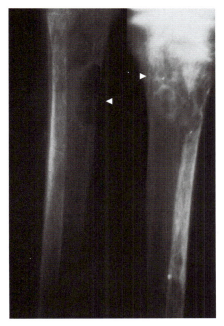

Figura 6.21 Hiperparatiroidismo. Radiografias da tíbia em anteroposterior e lateral. Observa-se grande cisto com orla de esclerose "tumor marrom" (ponta de seta).

alteração da camada cortical, subluxação e deformidades (Figura 6.22). A radiografia do tórax consegue mostrar derrame pleural ou pericárdico, pneumotórax, nódulos pulmonares, fibrose intersticial e doença de Caplan.

- Mão: região mais afetada. Tumefação de partes moles e osteoporose periarticular representam os sinais mais precoces, podendo haver redução do espaço articular. As erosões marginais, junto à inserção da cápsula articular, são inicialmente visíveis na face palmar ou ulnar da cabeça dos metacarpos (Figura 6.23). A radiografia na incidência oblíqua, em semissupinação, é a mais indicada na fase inicial. As erosões centrais, no meio da superfície articular, são mais tardias. As erosões de compressão, por efeito de contração muscular, no osso osteoporótico causam invaginação da cabeça do metacarpo na base da falange. Erosões superficiais, subperiosteais no córtex da diáfise, mais bem vistas na parte distal dos metacarpos, simulam o hiperparatireoidismo. Calcificações periosteais são mais frequentes no primeiro metacarpo e na primeira falange do polegar. Os pseudocistos originam-se das erosões marginais e podem atingir grandes dimensões. Os desvios ulnares e as subluxações são acompanhados de erosões e, na artrite reumatoide (AR), irreversíveis. A deformidade de Boutonnière tem origem na flexão da articulação interfalângica proximal e extensão da distal. A deformidade em "pescoço de cisne", diferentemente, é causada pela extensão da interfalângica proximal e flexão da distal. No polegar, a deformidade de Boutonnière é chamada de "caroneiro" (Figura 6.24). As interfalângicas distais são geralmente poupadas. A deformidade com telescopagem dos dedos é chamada de *lorgnette*. Esclerose, osteófitos e anquilose aparecem nos casos avançados
- Punho: erosões em localizações como apófises estiloides da ulna, rádio, articulação radioulnar, escafoide, trapézio, capitato e piramidal. Há alargamento da articulação radioulnar e deslocamento dorsal da ulna e palmar da articulação radiocárpica. A anquilose somente é encontrada nos casos avançados (ver Figura 6.24)
- Pés: as alterações são análogas às da mão, com erosões iniciais na face medioplantar da cabeça do 1º metatarso. Hálux valgo representa a deformidade mais comum (Figura 6.25).

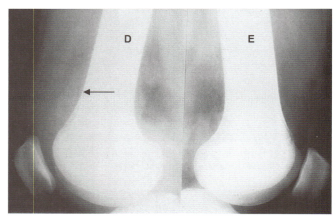

Figura 6.22 Radiografia dos joelhos em lateral, revelando tumefação de partes moles suprapatelar à direita (derrame articular, com pequeno deslocamento da patela). Joelho esquerdo sem alterações radiológicas para comparação.

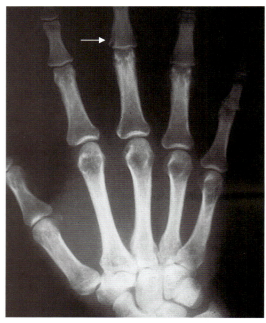

Figura 6.23 Radiografia das mãos em anteroposterior. Artrite reumatoide em fase inicial. Osteoporose periarticular. Redução de espaços interfalângicos proximais dos 3º, 4º e 5º dedos. Erosão marginal na base da segunda falange do terceiro dedo (seta).

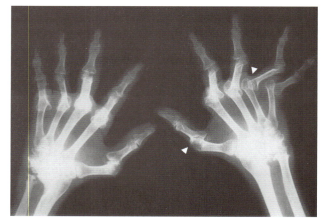

Figura 6.24 Radiografia das mãos em anteroposterior. Artrite reumatoide em fase tardia. Deformidades articulares com luxações dos dedos. Deformidade de Boutonnière no quarto dedo esquerdo e "caroneiro" do polegar (pontas de seta). Anquilose do carpo. Erosões extensas na ulna.

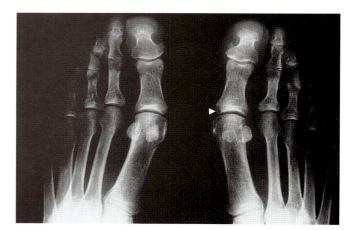

Figura 6.25 Radiografia dos pés em anteroposterior. Artrite reumatoide. Notam-se erosões marginais na base da falange proximal do 1º dedo e do primeiro metatarso esquerdo (ponta de seta) e hálux valgo.

Ocorrem desvio lateral dos dedos nas articulações metatarsofalângicas, exceto do quinto dedo, e flexão dos dedos. No médio pé, causa o pé plano valgo. Entre a parte posterior do calcâneo e o tendão do calcâneo, existe uma área de radiotransparência causada pelo tecido gorduroso. Na AR, essa radiotransparência desaparece parcialmente e o tendão fica mais espesso. Nas faces posterior e inferior do calcâneo, pode haver erosão e calcificação (Figura 6.26)

- Cotovelo: alterações gerais já descritas. Às vezes, associa-se à bursite na face posterior do olécrano. A anquilose é rara. Pode ocorrer fratura patológica do olécrano como complicação da AR
- Joelho: o derrame articular é mais bem visto na radiografia em lateral, na região suprapatelar, com aumento da densidade radiológica nessa região. Há redução homogênea dos três compartimentos articulares – medial, lateral e retropatelar. As erosões são menos frequentes, mas, quando aparecem, são laterais ou mesmo centrais, no côndilo femoral medial. Além de grandes cistos, pode haver erosões intercondilares e na articulação tibiofibular
- Ombro: o comprometimento do ombro não é inicial na AR, podendo haver luxação da cabeça umeral no sentido cranial, erosões na extremidade distal da clavícula com afilamento ósseo, erosões marginais na cabeça umeral e na cavidade glenoide, e erosão por pressão na cabeça umeral, causando deformidade em forma de "machadinha"
- Coxofemoral: há destruição da cartilagem articular, com redução uniforme do espaço articular, erosões e deslocamento medial da cabeça femoral no acetábulo, causando protrusão acetabular. A destruição da cabeça femoral por necrose asséptica pode ser uma consequência da AR (Figura 6.27)
- Coluna vertebral: há predileção por coluna cervical, articulação atlantoaxial, interapofisárias e plataformas vertebrais. Existem erosões, redução de espaços articulares, subluxação, osteoporose e anquilose. A apófise odontoide fica separada do arco anterior do atlas, em lateral, cerca de 2,5 mm. Na subluxação, esse espaço está aumentado (Figura 6.28). Há também deslocamento cranial da apófise odontoide. As subluxações dos corpos vertebrais são mais bem vistas na radiografia lateral e com flexão, preferencialmente em C4-C5 (Figura 6.29), podendo ser múltiplas. Osteófitos, em geral, não são encontrados, e as erosões aparecem nas plataformas vertebrais – simulando nódulos de Schmorl – e nas articulações interapofisárias. O processo espinhoso fica afilado. Há anquilose das articulações interapofisárias em fase avançada, tornando-se raro o acometimento das colunas torácica e lombar
- Articulações temporomandibulares e acromioclaviculares: também podem ser envolvidas, cursando com as mesmas alterações já descritas.

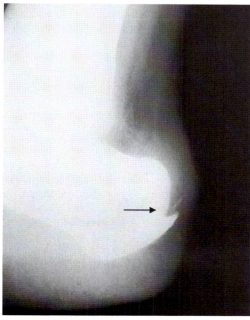

Figura 6.26 Radiografia em posição lateral do calcâneo para partes moles com espessamento do tendão de Aquiles e calcificação tendínea (seta).

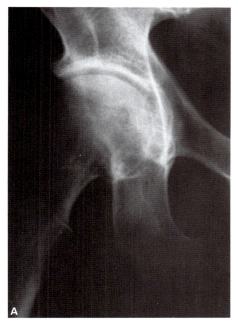 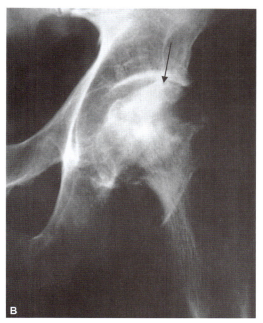

Figura 6.27 Necrose avascular. Radiografia da coxofemoral em anteroposterior mostra osteólise da cabeça femoral por necrose avascular asséptica (seta).

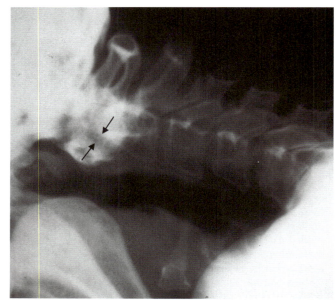

Figura 6.28 Artrite reumatoide. Radiografia da coluna cervical em lateral-flexão. Nota-se subluxação atlantoaxial, com aumento do espaço entre a apófise odontoide e o arco anterior do atlas (setas).

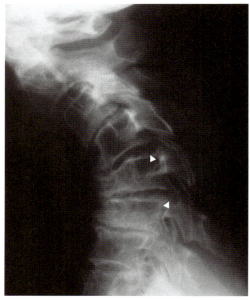

Figura 6.29 Radiografia da coluna cervical em lateral neutra. Inversão da lordose, alargamento dos espaços C4-C5 e C5-C6 posterior (pontas de seta), irregularidades de bordas e redução de espaços intervertebrais.

Espondilite anquilosante

Atinge, caracteristicamente, as articulações sacroilíacas e a coluna vertebral. No esqueleto apendicular, as coxofemorais são as mais acometidas. As articulações sacroilíacas são atingidas precocemente, em geral de modo bilateral e simétrico. Em ordem progressiva, têm-se a perda de definição nas margens articulares, osteoporose, esclerose nas margens ilíacas e na margem sacra, erosões, redução do espaço articular e anquilose, com desaparecimento da esclerose (Figura 6.30).

Na coluna vertebral, as alterações começam na coluna lombar superior e torácica inferior. Há osteíte e erosões na superfície anterior dos corpos vertebrais, fazendo desaparecer a concavidade normal da vértebra, que fica retificada (Figura 6.31). A osteíte tende a desaparecer, ficando uma área de esclerose no ângulo anterior da vértebra. As articulações interaposifárias são atingidas com erosões, esclerose subcondral e anquilose. Pontes ósseas, chamadas sindesmófitos, laterais e anteriores, saem do ângulo da vértebra, em direção vertical, unindo as vértebras umas às outras e dando à coluna uma típica configuração de bambu (Figuras 6.32 e 6.33).

Os osteófitos, característicos da osteoartrite, são diferentes: saem do corpo da vértebra e têm a direção mais horizontal. A calcificação dos ligamentos interespinhosos resulta na formação de uma linha mediana, vertical, na radiografia em AP. Existem erosões nas vértebras e nos processos espinhosos. Há anquilose dos corpos vertebrais, apófises espinhosas e das articulações interapofisárias, retificando a coluna ou causando

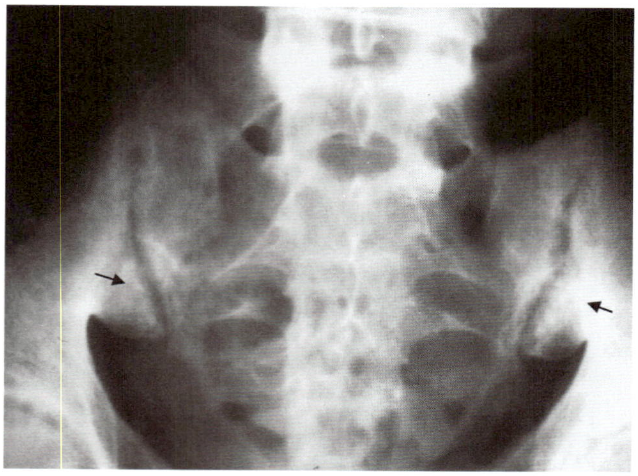

Figura 6.30 Espondilite anquilosante. Radiografia das articulações sacroilíacas em posição anteroposterior (Ferguson). Irregularidades de bordas com pequenas erosões e discreta esclerose marginal, bilateralmente (setas).

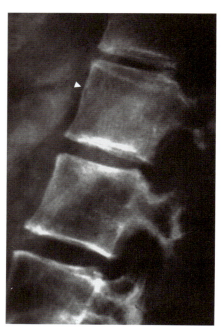

Figura 6.31 Radiografia da coluna lombar em posição lateral. Irregularidade e retificação da superfície anterior dos corpos vertebrais de L1 e L2 (ponta de seta), sinal inicial.

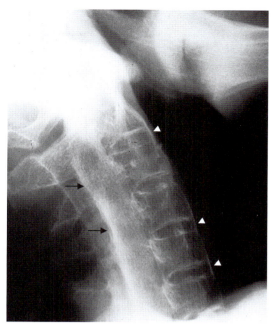

Figura 6.32 Espondilite anquilosante. Coluna cervical em posição lateral. Fusão total das articulações interapofisárias com calcificação (setas). Sindesmófitos anteriores ligando os corpos vertebrais (pontas de seta).

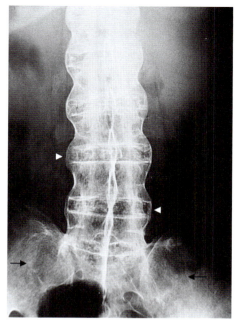

Figura 6.33 Coluna lombar em posição anteroposterior. Sindesmófitos em ponte entre os corpos vertebrais, dando a configuração em "bambu" (pontas de seta). Articulações sacroilíacas anquilosadas (setas).

acentuada cifose. Lesões nos discos intervertebrais e nos corpos vertebrais contíguos permanecem nas regiões ainda móveis da coluna vertebral.

Entre as articulações apendiculares, as coxofemorais e os ombros são os mais atingidos, de modo semelhante ao da artrite reumatoide, mas com menos osteoporose e maior reação de osteoesclerose, que termina com anquilose óssea. Pode apresentar osteófito entre a cabeça femoral e o colo do fêmur.

No calcâneo, pode aparecer erosão acima da inserção do tendão do calcâneo. Há calcificações nas inserções musculoligamentares, formando espículas na tuberosidade do ísquio, ilíaco e calcâneo.

A radiografia do tórax é capaz de mostrar fibrose apical, derrames pleural e pericárdico e aumento do ventrículo esquerdo. Fibrose e escavação no terço superior do pulmão simulam lesão tuberculosa.

Artrite reativa

Caracteriza-se por artrite, uretrite, conjuntivite ou uveíte e lesões mucocutâneas. Há predileção pelas articulações dos membros inferiores – joelho, tornozelo e, no pé, metatarsofalângicas, interfalângicas proximais e interfalângica do hálux. A distribuição é assimétrica, monofocal ou multifocal.

Há tumefação de partes moles, redução do espaço articular e erosões ósseas, sempre nas pequenas articulações, além de calcificação periosteal linear ou espiculada, inclusive no calcâneo, que pode levar a grandes deformidades nos pés.

Nas articulações sacroilíacas, surgem erosão e redução de espaço, geralmente sem fusão, uni ou bilateral. Na coluna, o acometimento é assimétrico, com sindesmófitos rústicos, como na artrite psoriásica, podendo haver ossificação paravertebral.

Artrite psoriásica

Eventualmente, as alterações articulares precedem as alterações cutâneas e a artrite destrutiva nas articulações interfalângicas distais dos pés e das mãos. Pode haver anquilose óssea nessas articulações. Ocorre destruição das extremidades ósseas das articulações interfalângicas, com aumento do espaço articular e demarcação nítida das superfícies ósseas adjacentes, e destruição da interfalângica do 1º metatarso, com proliferação óssea irregular na base da falange distal e absorção dos tufos das falanges distais. Não há osteoporose nem desvio ulnar dos dedos. Há erosões na face posterior do calcâneo, formação de esporão ósseo e erosão dos côndilos da mandíbula.

Surge artrite mutilante em mãos e pés, sendo o primeiro metatarso o mais atingido no pé. A articulação sacroilíaca pode ser acometida uni ou bilateralmente, com apagamento das margens, erosões, estreitamento de espaços, esclerose reativa e anquilose.

Na coluna vertebral, formam-se sindesmófitos característicos, rústicos, assimétricos, saindo do meio da vértebra e ligando áreas da coluna, com preferência para as colunas lombar, torácica inferior e cervical inferior (Figura 6.34). Existe ossificação paravertebral, próxima à vértebra, mas separada do corpo vertebral, e pode haver luxação atlantoaxial. É rara a retificação de vértebras e fusão de articulações interapofisárias.

Enteroartrites

As enteroartrites podem estar associadas à doença de Crohn e à colite ulcerativa. As alterações de tumefação de partes moles, osteoporose justarticular, redução de espaço, erosão e anquilose são mais raras e suaves. Acometem articulações apendiculares, como joelhos, mãos, punhos e pés, havendo artrites intermitentes ou monoartrite. Na coluna, aparecem sindesmófitos e anquiloses, como na espondilite anquilosante. As sacroilíacas são mais frequentemente envolvidas com esclerose, redução do espaço, erosões e anquilose (Figura 6.35).

Lúpus eritematoso sistêmico

Nas articulações, observam-se tumefação de partes moles, osteoporose, derrame articular e redução de espaço. As erosões

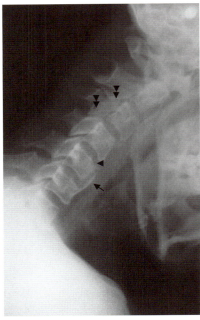

Figura 6.34 Artrite psoriásica. Radiografia da coluna cervical em posição lateral. Extenso sindesmófito rústico saindo do meio do corpo da vértebra em C5 e C6 (seta). Irregularidade do ângulo anterossuperior do corpo vertebral de C5 (ponta de seta) e das articulações interapofisárias C2-C3 e C3-C4 (pontas de seta dupla).

são raras. Pode ocorrer necrose asséptica da cabeça femoral ou umeral. A radiografia do tórax consegue mostrar derrame pleural ou pericárdico, pneumonite intersticial e nódulos pulmonares. Linfadenomegalias e esplenomegalia podem ser pesquisadas com ultrassonografia, TC ou RM.

Esclerose sistêmica

As manifestações articulares são semelhantes às da artrite reumatoide, preferindo sempre as pequenas articulações. Há atrofia das partes moles na ponta dos dedos e perda dos tufos nas falanges distais, causando uma configuração pontiaguda ou arredondada e calcificações de partes moles, especialmente na extremidade distal dos dedos (Figura 6.36).

A esclerose sistêmica se apresenta com alterações em pele, esôfago, intestino delgado e pulmão. Mediante o estudo radiológico do trânsito esofagogastrintestinal, pode-se avaliar o retardo do esvaziamento do esôfago e do estômago, os espasmos no intestino delgado e a dilatação assimétrica das haustrações do cólon.

A fibrose intersticial pulmonar pode ser avaliada com maior eficiência pela TC de alta resolução.

Artrite idiopática juvenil

O comprometimento oligoarticular na artrite idiopática juvenil (AIJ) é mais frequente do que na forma adulta e pode modificar o crescimento ósseo, acelerando-o ou retardando-o. Existem calcificações periosteais, braquidactilia e afilamento das diáfises. Destruição da cartilagem articular e erosões são manifestações tardias. Há maior tendência para anquiloses do que na forma adulta, podendo ocorrer uma faixa de radiotransparência submetafisária.

As articulações mais acometidas são joelho, tornozelo e punho. No joelho, há tumefação de partes moles, supercrescimento das epífises, retificação da margem inferior da patela,

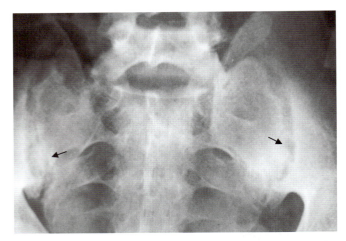

Figura 6.35 Artrite enteropática. Radiografia das articulações sacroilíacas em posição anteroposterior (Ferguson). Alargamento dos espaços articulares, pequenas erosões marginais e esclerose de bordas (setas).

afilamento das diáfises e redução dos espaços articulares. Na articulação coxofemoral, há protrusão acetabular, subluxação ou anquilose. Podem ocorrer erosão dos côndilos da mandíbula, fossa condiliana mais ampla, anquilose das articulações interapofisárias e dos corpos vertebrais e osteoporose generalizada. Na coluna, a doença tem preferência pela região cervical (Figura 6.37). Quando surge, a subluxação atlantoaxial reveste-se de gravidade pelas manifestações neurológicas.

Artrite de Jaccoud

Rara sequela de febre reumática em mãos e pés, acomete principalmente as articulações metacarpofalângicas, metatarsofalângicas e interfalângicas proximais, sem comprometimento do osso, com desvio ulnar das metacarpofalângicas, edema de partes moles, subluxação e deformidade em flexão, além de hiperextensão das interfalângicas. O processo pode ser reversível. Pode ser vista em pacientes com lúpus sistêmico.

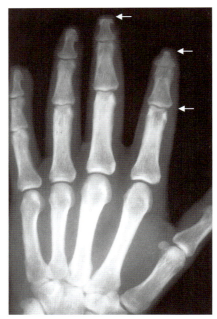

Figura 6.36 Esclerose sistêmica. Radiografia da mão em posição anteroposterior. Atrofia de partes moles, reabsorção dos tufos das falanges distais (setas).

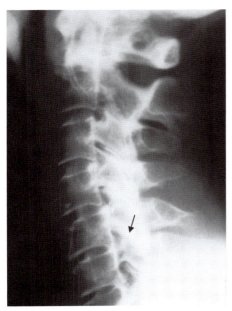

Figura 6.37 Artrite reumatoide juvenil. Radiografia da coluna cervical em posição lateral. Anquilose das articulações interapofisárias (seta).

Artrite piogênica

Atinge a articulação via hematogênica, por extensão do tecido vizinho, trauma, punção ou cirurgia. As alterações básicas compreendem tumefação de partes moles e destruição das cartilagens articulares e dos ossos junto à articulação. Podem ocorrer sequestro e calcificação periosteal quando do estabelecimento do processo de osteomielite. A destruição óssea precede a osteoporose. Na cura, as superfícies ósseas ficam irregulares ou pode haver anquilose (Figura 6.38).

Na criança, a distensão da cápsula articular provoca luxação na coxofemoral e no ombro (Figura 6.39). Na coluna, o disco intervertebral é invadido por um processo infeccioso do corpo vertebral vizinho, com redução do espaço intervertebral, colapso do corpo da vértebra e formação de abscesso paravertebral. Na cura, há esclerose, osteófito, fusão de corpos vertebrais e calcificação.

Artrite tuberculosa

É, principalmente, secundária à forma pulmonar ou do aparelho geniturinário via hematogênica. Há osteoporose, redução do espaço articular e erosões marginais. A osteoporose precede a destruição óssea, o que é bem característico da tuberculose. A destruição da cartilagem articular se inicia na periferia, mas no joelho a destruição central pode ser precoce. No ombro, há grande osteólise na cabeça umeral, chamada *caries sicca* (Figura 6.40).

Há envolvimento de osso subcondral, com áreas de esclerose e sequestro em ambos os lados da articulação e, na sacroilíaca, marcada destruição, com alargamento do espaço articular, sem esclerose óssea.

Na cura, observam-se esclerose, calcificação e anquilose óssea. A coluna é o local de maior envolvimento da tuberculose óssea, com destruição do corpo vertebral e do disco, espaço intervertebral reduzido, colapso da vértebra, gibosidade e abscesso paravertebral. É o chamado mal de Pott (Figuras 6.41 e 6.42).

O envolvimento dos pedículos é raro e o processo neoplásico difere do inflamatório porque destrói a vértebra, inclusive o pedículo, e preserva o disco intervertebral. A RM é indicada para os processos inflamatórios da coluna vertebral, principalmente para estudo das estruturas no canal vertebral.

Osteíte sifilítica

Pode ser classificada em:

- Congênita: osteocondrite, periostite e osteíte são as lesões principais, mais bem visualizadas na tíbia, de forma difusa e simétrica. Lesão destrutiva nas metáfises exibe o sinal de Winberger, ou seja, osteólise na superfície medial da metáfise proximal da tíbia (Figura 6.43). Nos casos tardios, há arqueamento anterior da tíbia, resultando na configuração da tíbia em sabre (Figura 6.44)
- Adquirida: osteíte crônica com esclerose irregular da cavidade medular e abscesso de forma gomosa. Simula osteomielite, sem formação de sequestro, e também granuloma eosinófilo ou tumor de Ewing. O abscesso no córtex parece com um osteoma osteoide. Na medula, o trajeto fistuloso é de processo infeccioso.

Hemofilia

As manifestações no esqueleto são causadas por hemorragias intra-articulares, intraósseas e subperiosteais. As regiões mais frequentemente envolvidas são os joelhos, os cotovelos e os tornozelos. Repetidas hemorragias intra-articulares causam deformidades graves e irreversíveis. Há aumento da densidade

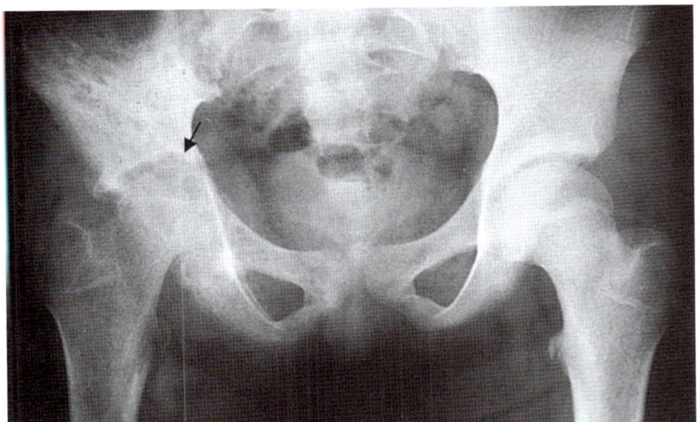

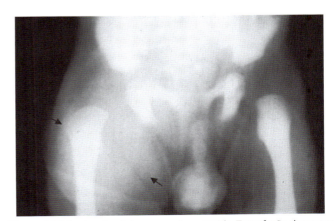

Figura 6.38 Artrite piogênica. Osteólise no acetábulo, com irregularidades nas bordas articulares e na cabeça do fêmur à direita. Osteopenia regional.

Figura 6.39 Artrite piogênica em recém-nascido. Tumefação de partes moles e luxação coxofemoral à direita.

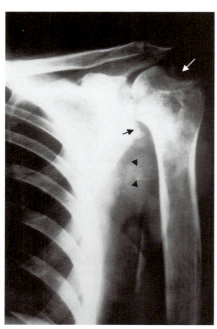

Figura 6.40 Tuberculose osteoarticular. Radiografia do ombro em posição anteroposterior demonstrando grande área de osteólise na cabeça umeral, com irregularidades na cavidade glenoide (setas). Existe linfoadenomegalia com calcificações na axila (pontas de seta).

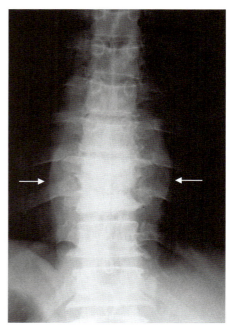

Figura 6.41 Espondilodiscite tuberculosa. Radiografia da coluna torácica em posição anteroposterior revelando abscesso paravertebral (setas) e em posição lateral.

de partes moles, distensão da cápsula articular, redução do espaço articular, osteoporose, erosões marginais e cistos subcondrais (Figura 6.45).

Deslizamento epifisário e soldadura precoce de epífises provocam deformidades, como a inclinação da articulação tibiotarsal. O alargamento intercondilar do fêmur é característico da hemofilia, assim como o achatamento do ápice inferior da patela. A hemorragia intraóssea causa lesão lítica ou cística, simulando necrose asséptica, e a hemorragia subperiosteal provoca espessamento periosteal, impressão na cortical e formação do triângulo de Codman, simulando tumor ósseo. Podem ocorrer espículas ósseas e calcificação junto ao osso. Área de destruição óssea e massa de partes moles no ilíaco constituem o chamado pseudotumor hemofílico.

Anemia falciforme

Causa alterações do esqueleto axial e apendicular, redução da densidade óssea e trabéculas grosseiras. Osteoesclerose também pode acontecer. Na coluna, as vértebras ficam bicôncavas ("vértebras em espinha de peixe"). No crânio, observam-se aspecto granulado, espaço diploico aumentado, afilamento da tábua óssea externa e espículas ósseas perpendiculares. Nas mãos e nos pés, há afilamento da camada cortical, expansão óssea, lesões ósseas destrutivas e dactilias. Os dedos podem ficar mais alongados ou, às vezes, encurtados (braquidactilia). Nos ossos longos, há alterações como infartos ósseos, osteomielite, elevação periosteal e destruição

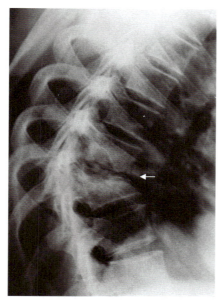

Figura 6.42 Espondilodiscite tuberculosa. Radiografia da coluna torácica em posição anteroposterior demonstrando destruição de corpos vertebrais e do disco correspondente (seta).

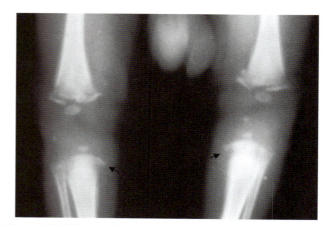

Figura 6.43 Sífilis congênita. Radiografias dos joelhos em posição anteroposterior, mostrando lesões destrutivas nas regiões metafisárias, espessamento periósteo e osteólise na superfície medial da metade proximal da tíbia (sinal de Winberger). Sífilis tardia.

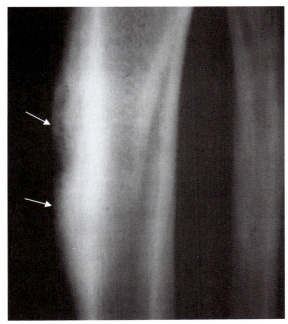

Figura 6.44 Sífilis congênita. Radiografia do terço superior da perna, mostrando espessamento cortical acentuado da face anterior da tíbia, com curvatura anteroposterior.

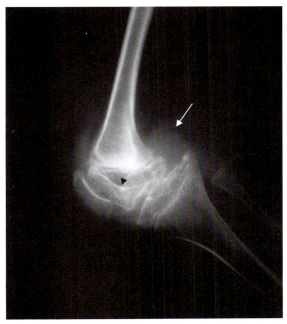

Figura 6.45 Hemofilia. Radiografia do joelho em posição lateral. Aumento da densidade de partes moles, distensão da cápsula articular, redução do espaço articular, osteopenia e deslizamento epifisário (ponta de seta).

óssea, necrose asséptica da cabeça femoral, deformidade do joelho e tibiotársica por alterações no centro de ossificação e hemartrose. Massa mediastinal, esplenomegalia, infecção pulmonar, colelitíase, necrose papilar e insuficiência cardíaca também podem acontecer.

Talassemia, anemia de Cooley e anemia do Mediterrâneo

Há alterações ósseas, como afilamento da cortical, trabéculas grosseiras e engrossamento da diáfise, que tornam o osso retangular ou quadrado. Nos ossos longos, há o aspecto chamado de "frasco de Erlenmeyer". No crânio, aumento do espaço diploico, afilamento da tábua óssea externa e espiculado ósseo fino, perpendicular, com aspecto de "escovinha". Há redução da pneumatização dos antros maxilares, hipertelorismo, costelas com trabéculas grosseiras, cortical fina, osteopenia e alargamento ósseo. Ocorre ainda, osteopenia na coluna, sem vértebra bicôncava. Infartos ósseos são raros.

Outras anemias

Com menos frequência, outras anemias, como esferocitose e ferropriva, alteram os ossos. No crânio, podem ocorrer aspecto espiculado e aumento do espaço diploico.

Doença de Gaucher

Osteopenia difusa, com expansão medular. Na extremidade do osso longo, a expansão da medula provoca a chamada deformidade em "frasco de Erlenmeyer". Há destruições ósseas localizadas, em favo de mel, lesões osteolíticas nas diáfises e áreas de osteoesclerose (Figura 6.46). Ocorrem, ainda, infarto ósseo medular e calcificação periosteal, que dão a impressão de osso dentro do osso. Complicação importante é a necrose avascular da cabeça femoral ou umeral.

Tumores das articulações

- Calcinose tumoral: massa calcificada, biloculada, bem delimitada, circular ou ovoide, nas articulações, com densidade variável, amorfa ou parecendo osso. Mais frequentemente, está fora da cápsula articular
- Sinoviomas: massa de partes moles com tendência à calcificação. O osso regional é osteoporótico ou mesmo infiltrado
- Osteoma osteoide intra-articular: ocorre particularmente na articulação coxofemoral, com osteoporose e sinovite, tendo as características do osteoma osteoide não articular.

Sinovite vilonodular pigmentada

Aparece com edema e massa nodular de partes moles. Pode se estender além da cápsula articular ou ser inteiramente extracapsular. Geralmente, é monoarticular e há defeitos cistiformes,

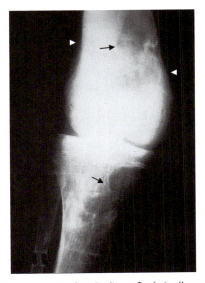

Figura 6.46 Doença de Gaucher. Radiografia do joelho em posição anteroposterior. Osteopenia e expansão da camada medular no fêmur e na tíbia. Configuração de "frasco de Erlenmeyer" no fêmur (pontas de seta). Destruições ósseas em "favo de mel" localizadas no fêmur e na tíbia (setas).

com margem esclerótica nítida e destruições ósseas localizadas. Não há redução do espaço articular, osteoporose regional ou calcificação.

Osteocondromatose sinovial e condromatose

Joelhos, quadril, cotovelos e ombros são as articulações mais afetadas. A osteocondromatose sinovial envolve as bolsas e os tendões, podendo ser encontradas múltiplas pequenas calcificações dentro da cápsula articular. Não há osteoporose ou redução do espaço articular, e os osteófitos são raros (Figura 6.47). Calcificações intra-articulares variáveis e ossificações resultam mais de trauma, neuropatia, artropatia ou osteocondrite dissecante. Condroma intracapsular, condrossarcoma sinovial e lipoma sinovial são raros.

Tomografia computadorizada

Trata-se de um método seccional de imagem que utiliza raios X e detectores ligados a um computador, o qual forma imagens produzidas por uma reconstrução de projeções radiográficas múltiplas, fornecendo melhor diferenciação entre as densidades dos diversos tecidos moles, além da parte óssea. Com o trabalho de computação, pode-se obter reconstruções em qualquer plano e até mesmo tridimensionais.

Mais sensível que as radiografias convencionais, por ser isenta de superposições e mostrar diferenças entre os tecidos, é adequada ao estudo de todo o corpo, visualizando estruturas intracranianas, órgãos intratorácicos, abdominais, pélvicos e articulações em geral, como articulações coxofemorais, sacroilíacas, esternoclaviculares, interapofisárias e uncovertebrais.

Entre suas principais aplicações em doenças reumáticas, estão: avaliações da coluna vertebral e dos discos intervertebrais; estudos articulares; exclusão de situações que podem simular doença articular, sendo útil para avaliação de trauma pélvico, detectando fraturas acetabulares discretas e pequenos fragmentos intra-articulares; detecção de erosões, osteofitose, diástase, subluxação, anquilose; avaliação da interface osso-prótese e do parênquima pulmonar. No estudo da coluna vertebral, pode avaliar, entre outros, estenose de canal medular, espondilólise, espondilolistese e hérnias discais.

Ultrassonografia

Com os avanços tecnológicos, aumenta a tendência entre os médicos de diversas especialidades para integrar a ultrassonografia (US) à avaliação clínica rotineira, sinalizando um diagnóstico mais preciso e seguro, o que modifica muitas vezes a atuação terapêutica. Recentemente, o reumatologista tem usado a US de alta resolução para a análise quantitativa e qualitativa em tempo real das patologias musculoesqueléticas. Sua aplicação na Reumatologia vai além da detecção de inflamação nas articulações.

Trata-se de um método prático e com inúmeras vantagens: dependendo da investigação é rápido, pode ser realizado na avaliação clínica (fornecendo uma resposta para atuação terapêutica instantânea), é mais barato e livre de radiação ionizante, o que melhora a relação médico-paciente e a adesão ao tratamento, além de facilitar o entendimento da doença, pelo acompanhamento do paciente durante o exame.

É importante o uso de uma sonda linear de alta frequência, que varie entre 7,5 e 18 MHz para escala de cinza na avaliação de pequenas articulações, e, nas estruturas superficiais, uma sonda linear de 18 MHz. O *power* Doppler (PD) tem fundamental importância na avaliação das artropatias inflamatórias, pela capacidade de captar baixo fluxo sanguíneo, detectando atividade inflamatória sinovial mesmo quando esta não se faz presente na avaliação clínica. Há necessidade de um PD de alta frequência, maior que 8 MHz. A ultrassonografia na prática clínica pode avaliar reumatismo de partes moles, artropatias inflamatórias, degenerativas, infecciosas e metabólicas, como as microcristalinas.

Reumatismo de partes moles

A US esclarece as dúvidas diagnósticas para promover a melhor ação terapêutica, invasiva ou não (Figura 6.48).

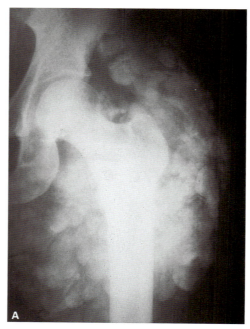
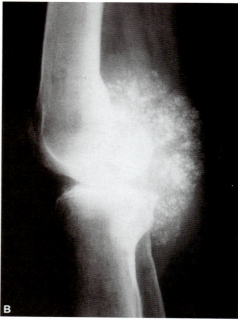

Figura 6.47 Condromatose sinovial. Radiografias da articulação coxofemoral em posição anteroposterior (**A**) e do joelho em lateral (**B**), mostrando múltiplas calcificações para-articulares sem alterações dos ossos ou superfícies articulares.

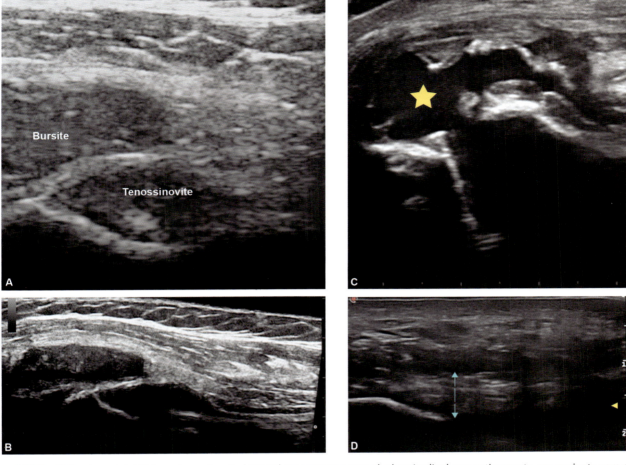

Figura 6.48 A e **B.** Bursite subdeltóidea e tenossinovite bicipital em corte transversal e longitudinal, respectivamente, em paciente com artrite reumatoide. **C.** Bursite olecraneana em corte longitudinal em paciente com gota (estrela). **D.** Fasciíte plantar com espessamento importante da fáscia plantar (seta).

Artrite reumatoide

O PD foi o maior ganho na avaliação da inflamação nas doenças reumáticas para caracterizar atividade inflamatória subclínica, tanto para o diagnóstico quanto como preditor de futuro dano estrutural articular, na sinóvia (Figura 6.49), nas ênteses, na cartilagem e nos ossos (erosões).

O uso da escala de cinza caracteriza semiquantitativamente o grau de atividade inflamatória em:

- 0: ausente
- 1: leve, com discreta imagem hipoecoica ou anecoica na cápsula articular
- 2: moderada, com elevação da cápsula articular
- 3: importante, com significativa distensão da cápsula articular (Figura 6.50).

Já o PD pode ser classificado em:

- 0: ausente, com nenhum sinal de PD, ou seja, sem fluxo intra-articular
- 1: leve, com um sinal de PD
- 2: moderada, com dois ou três sinais de PD, ou seja, < 50% de fluxo intra-articular
- 3: importante, com > 50% de fluxo intra-articular (Figura 6.51).

Os sítios articulares mais importantes para análise na AR são os punhos, as metacarpofalângicas e as interfalângicas proximais.

Artrite psoriásica

Na psoríase, avaliam-se as cinco principais estruturas: articulação, tendão, êntese, pele e unha (Figura 6.52).

Artrites microcristalinas

Na gota, detecta-se a sinovite arenosa, sinal de duplo contorno que corresponde ao espessamento da interface condrossinovial

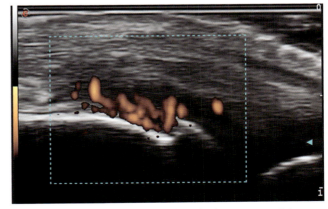

Figura 6.49 Avaliação de sinal preditor de dano estrutural ósseo, ou seja, erosão em articulação metacarpofalângica, envolvendo a cortical óssea, pela presença intensa de *power* Doppler.

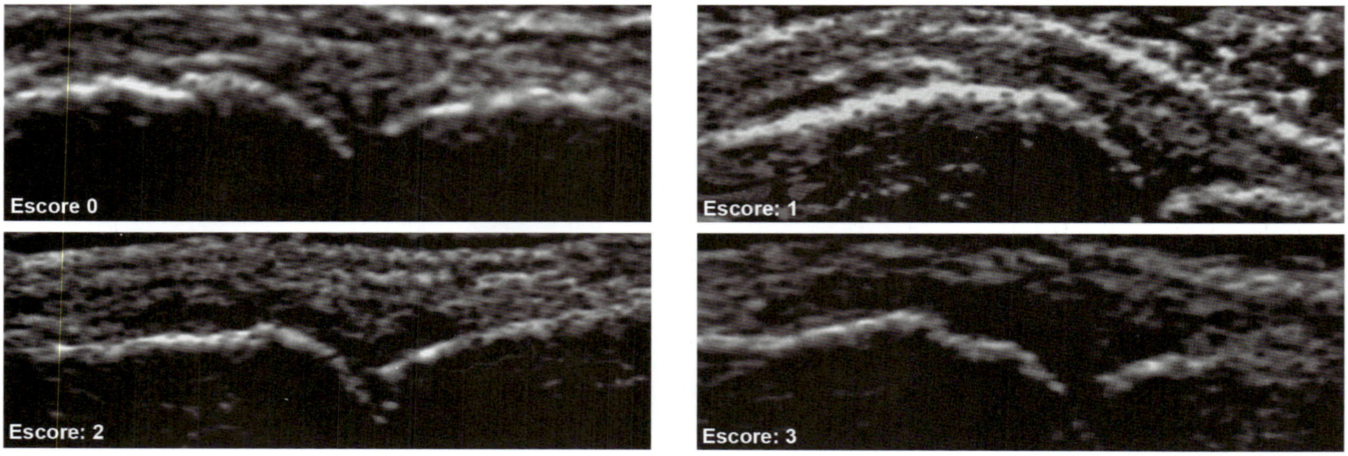

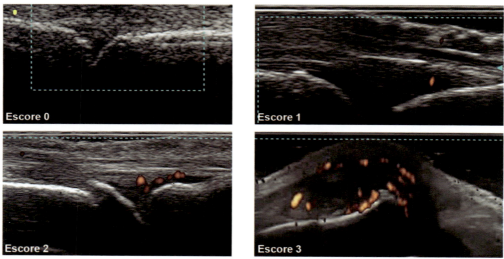

Figura 6.50 Escala semiquantitativa para escala de cinza, recesso dorsal das articulações metacarpofalângicas: escores 0 a 3.

Figura 6.51 Escala semiquantitativa para sinal de PD, recesso dorsal das articulações metacarpofalângicas: escores 0 a 3.

e vem se tornando bem específico (Figura 6.53). A condrocalcinose pode ser assintomática ou apresentar-se na forma de AR *like* (5%), ou estar associada à sinovite aguda (pseudogota) ou à artropatia degenerativa (semelhante à osteoartrite). A forma primária ocorre, principalmente, em adultos jovens, e a secundária nos idosos. Na US, observa-se o depósito de cristais de cálcio intracartilagem (Figura 6.54).

Osteoartrites

A US consegue identificar mínimas alterações e ajudar no diagnóstico precoce da osteoartrite possivelmente associada à condrocalcinose (Figura 6.55).

Vasculites

A US é capaz de avaliar vasos de calibres grande (p. ex., na arterite de células gigantes, com acometimento das artérias axilares e temporais, e na arterite de Takayasu, com o comprometimento das carótidas e da aorta) e pequeno. O Doppler pulsado (DP) e o *color* Doppler (CD) podem ter grande utilidade no segmento terapêutico das vasculites, identificando um parâmetro de melhora ou piora clínica (Figura 6.56).

Esclerose sistêmica

Trata-se de uma doença do tecido conjuntivo que, além de comprometer a pele, apresenta alterações vasculares, com lesão endotelial, e pode ocasionar a disfunção de vários órgãos. A US de alta resolução pode facilmente demonstrar as artérias dos dedos, mas poucos dados têm sido publicados sobre o assunto. O CD e o PD apresentam alta correlação com a angiografia para detectar estenoses ou oclusões arteriais das mãos, além de ajudarem a monitorar terapias (Figura 6.57).

Espondiloartrites

O Doppler espectral pode ser usado para demonstrar o grau de inflamação nas articulações sacroilíacas, por meio de RI baixo, caracterizado por um traçado de onda monofásica. Por outro lado, uma hemodinâmica sem alteração da vascularização da sacroilíaca é caracterizada por uma onda trifásica, com um RI alto (Figura 6.58). Esse tipo de avaliação pode ajudar no seguimento de tratamento com os imunobiológicos.

Ressonância magnética

Atualmente, a imagem por RM representa um método diagnóstico estabelecido na prática clínica e em crescente desenvolvimento. Por sua alta capacidade de diferenciar tecidos, o

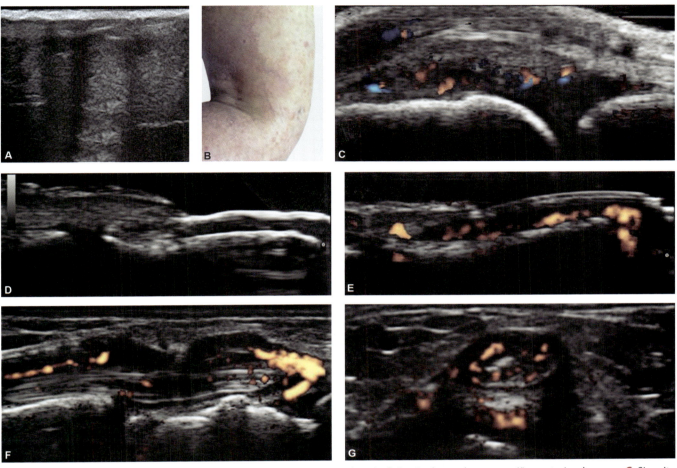

Figura 6.52 A. Sombra acústica causada pelo aumento do espessamento da pele. **B.** Lesão de psoríase em região posterior da perna. **C.** Sinovite ativa em articulação metacarpofalângica. **D.** Perda do padrão trilaminar normal ungueal. **E.** Aumento de fluxo na matriz ungueal. **F.** Tenossinovite ativa em tendão extensor ulnar do carpo; recesso longitudinal. **G.** Tenossinovite ativa em tendão extensor ulnar do carpo; recesso transversal.

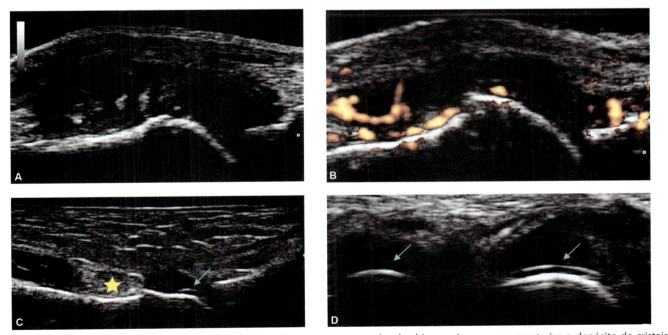

Figura 6.53 A. Sinovite "arenosa" em recesso dorsal, marcada por *spots* ou corpúsculos hiperecoicos, e que caracteriza o depósito de cristais na primeira articulação metatarsofalângica. **B.** Sinovite "arenosa" ativa, pelo *power* Doppler na primeira articulação metatarsofalângica. **C.** Tofo (estrela) e duplo contorno (seta) na terceira articulação metatarsofalângica. **D.** Duplo contorno em recesso plantar da segunda articulação metatarsofalângica e sem duplo contorno na terceira articulação metatarsofalângica (indicados por setas).

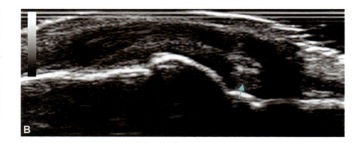

Figura 6.54 A e **B.** Calcificações em recesso dorsal de articulação metacarpofalângica. **C.** Imagem hiperecoica intracartilagem em recesso posterior medial do joelho.

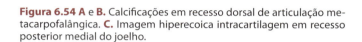

Figura 6.55 Osteófitos e sinovite com calcificação (seta), em recesso dorsal de articulações interfalângicas proximais.

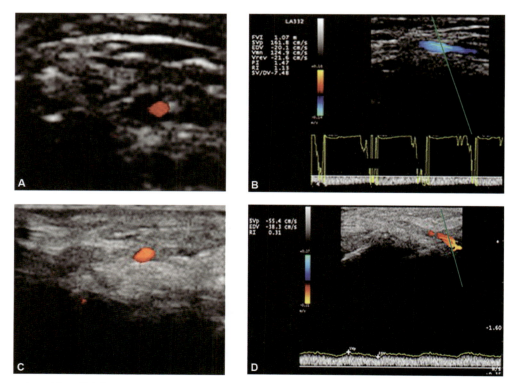

Figura 6.56 Imagens da artéria radial direita com CD e DP para o segmento de tratamento. Trata-se de paciente do sexo feminino, com Takayasu e necrose em 2ª polpa digital direita. Usa metotrexato há 3 meses, além de corticosteroides em doses elevadas. **A.** Diminuição do pulso arterial, sinal do halo. **B.** Resistência interna (RI) do vaso maior, com velocidade sistólica aumentada, caracterizada por picos de ondas elevados e pela estenose arterial. **C.** Sinal do halo ausente. **D.** O DP mostra diminuição do pico sistólico das ondas e da RI. A paciente apresenta melhora clínica da dor, sem necrose de polpa digital e com o pulso arterial palpável.

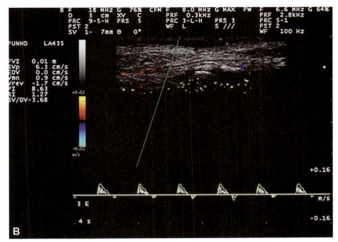

Figura 6.57 A. Paciente do sexo feminino, 6 anos, com esclerose sistêmica, forma localizada, em membros inferiores e DP da artéria digital palmar na quarta articulação interfalângica proximal direita. Não mostra estenose, já que o RI é < 1 (igual a 0,48), sem alteração. **B.** Paciente do sexo feminino, 52 anos, com esclerose sistêmica, forma difusa, e DP da artéria digital palmar na 5ª IFP direita. Apresenta estenose caracterizada por aumento de RI igual a 1,27.

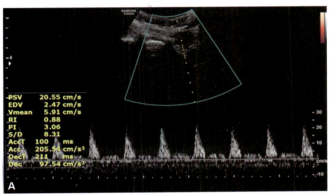
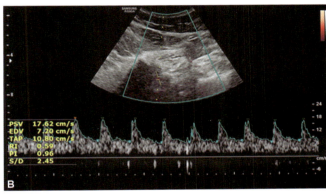

Figura 6.58 Ultrassonografia de articulações sacroilíacas. **A.** Paciente do sexo masculino sem lombalgia, mostra RI alto (igual 0,88), caracterizado por onda trifásica. **B.** Paciente do sexo feminino com lombalgia inflamatória e RI baixo (igual a 0,59), mostrado por traçado de onda monofásica (B).

espectro de aplicações se estende a todas as partes do corpo humano e explora aspectos anatômicos e funcionais. Todos os métodos diagnósticos por imagem são coadjuvantes na avaliação das doenças reumáticas.

A RM é um método não invasivo que tem contribuído, em várias situações, para o diagnóstico precoce, possibilitando o uso de medicamentos modificadores da doença e evitando, assim, a evolução para um dano irreversível. O paciente é submetido a um campo magnético muito potente, e o aparelho consiste em um gerador (magneto) que emite pulsos de radiofrequência absorvidos por bobinas receptoras específicas para cada região de estudo. A leitura é feita por um computador com base na concentração de prótons de hidrogênio de cada tecido, obtendo-se imagens com intensidades de sinal diferentes, em escala de cinza. O exame torna possível fazer imagens nos planos transversal, coronal, sagital e oblíquos sem a necessidade de mudar a posição do paciente.

A análise das características fisiológicas e patológicas de um tecido baseia-se em sua forma de apresentação em "intensidade de sinal" nas várias sequências processadas: T1, T2, *short tau inversion recovery* (STIR) e Fat Sat. Sequências T1 são mais anatômicas e fundamentais na avaliação da medula óssea amarela (gordurosa) e vermelha (hematopoética), de modo que processos como edema, esclerose e infiltração primária ou secundária do osso medular se apresentarão com baixo sinal, hipointensos, em T1. Nas sequências T2, tanto a medula óssea vermelha quanto a amarela têm sinal similar e se apresentam hiperintensas relativamente ao sinal do músculo e menos intensas que o sinal da água (p. ex., o líquido sinovial). As sequências T2 com supressão de gordura (Fat Sat e STIR) aumentam a sensibilidade na detecção da água livre e patológica, ou seja, processos inflamatórios, tumorais ou infiltrativos "brilharão", serão realçados nessas sequências, permitindo a identificação de alterações sutis na medula óssea e nas partes moles. Todas essas sequências são importantes e complementares entre si, de modo que o conhecimento das características de sinal dos tecidos, patológicos ou não, nas várias sequências, possibilitará ao radiologista um diagnóstico final.

A RM do sistema musculoesquelético tem grande valia, uma vez que as imagens produzidas apresentam excelente contraste entre os tecidos moles e o osso. A cartilagem articular, a fibrocartilagem, a camada cortical e a medula óssea, além da musculatura, podem ser facilmente distinguidas pela intensidade de sinal que cada tecido produz nas diversas sequências obtidas, conforme citado anteriormente.

Os pontos fortes da RM a considerar são: capacidade de análise direta do tecido ósseo, o que terá implicações distintas nas várias doenças; abordagem mais detalhada das superfícies articulares; avaliação da membrana sinovial quanto à atividade das doenças; elevada acuidade na avaliação das estruturas anatômicas ósseas e de partes moles etc.

A RM compreende um exame importante na avaliação de várias doenças reumáticas, como AR, espondiloartrites (EpA), artrite por cristais (gota, condrocalcinose), artrite séptica, artrites degenerativas, além das miopatias inflamatórias. Entre os métodos de imagem disponíveis, é o que apresenta a melhor sensibilidade na detecção da inflamação sinovial ativa, o que terá implicações na evolução das doenças, sobretudo quanto à AR, possibilitando diagnóstico e tratamento precoces. Também auxilia no diagnóstico diferencial das artropatias.

Embora a RM ainda tenha um alto custo, suas principais vantagens residem no fato de não utilizar radiação ionizante, ser um método não invasivo e usar uma substância de contraste (gadolínio) menos alergênica e com menor toxicidade. Seu custo elevado deve ser analisado no contexto de cada paciente, avaliando-se o benefício de um diagnóstico precoce. Tem como contraindicações absolutas pacientes com marca-passo incompatível com a RM e clipes de aneurisma cerebral do tipo ferromagnéticos. Como contraindicação relativa, estão as próteses nas regiões a serem examinadas, uma vez que já existem técnicas com supressão de metais que minimizam de maneira considerável os artefatos gerados pelas próteses.

Espondiloartrites

Para a detecção dos sinais de inflamação aguda e ativa, é imprescindível usar as sequências T2 sensíveis (DP/T2) ou STIR, com supressão de gordura (Fat Sat). Para avaliar dano estrutural, são úteis as sequências T1, em planos paralelos (cortes axiais) e perpendiculares (cortes coronais) ao grande eixo do sacro. A sequência com maior sensibilidade e especificidade na detecção do edema medular ósseo periarticular é a STIR, pois, como previamente exposto, acentua o edema à medida que suprime o sinal da medula óssea gordurosa, diferenciando-a de líquido.

O uso do contraste paramagnético (gadolínio) não é obrigatório, entretanto pode reforçar o diagnóstico em casos de erosões subcondrais < 2 mm e de sinovite e cápsulo-entesite, diante do realce anômalo dos espaços articulares e das ênteses pós-contraste, respectivamente.

Abordagem das articulações sacroilíacas

Um consenso produzido pela Assessment of SpondyloArthritis International Society (ASAS), o *Outcome Measures in Rheumatology* (OMERACT), estabeleceu primeiro os critérios para considerar a presença de sacroileíte à RM. No caso de um sinal (lesão), ele deve aparecer em pelo menos dois cortes. Se existir mais de um sinal (lesão) em um único corte, isso já é o suficiente.

Entretanto, vários trabalhos e coortes em EpA demonstraram diversos vieses quanto a esses critérios diagnósticos, sobretudo quanto à distribuição das lesões. Segundo novos ensaios clínico-imaginológicos, ≥ 3 lesões ("gordurosas" e erosões subcondrais) nas sacroilíacas e ≥ 5 lesões (tanto inflamatórias quanto gordurosas) na coluna vertebral constituem parâmetros altamente específicos para diagnosticar EpA axiais, com margem de segurança para discriminar, por RM, pacientes portadores ou não de EpA.

Segundo a ASAS, a RM das sacroilíacas continua sendo o exame de imagem mais pertinente para o diagnóstico e a classificação das espondiloartrites axiais precoces infrarradiográficas, além de avaliar inflamação em pacientes sob tratamento com medicamentos anti-TNF-alfa. Essas considerações são mais bem abordadas no Capítulo 23.

Critérios ASAS-OMERACT no diagnóstico das espondiloartrites por ressonância magnética

Lesões inflamatórias

Na última revisão do Grupo de RM da ASAS, ainda se considerou o edema ósseo subcondral o elemento diagnóstico mais determinante de sacroileíte ativa, refletindo um processo inflamatório agudo. O edema ósseo pode ser unilateral na fase precoce da doença, geralmente envolvendo a margem ilíaca da articulação e podendo atingir a margem sacral, traduzido por uma área de hiperintensidade de sinal em T2 – Fat-Sat e STIR – e hipointensidade de sinal em T1 (Figura 6.59). Quanto mais brilhante o edema nessas sequências, maior a probabilidade de refletir inflamação ativa.

Entesite e capsulite

As sequências STIR são sensíveis, ainda, aos focos de edema dos ligamentos interósseos no espaço retroarticular e da cápsula e de sua inserção óssea, sofrendo reforço pós-contraste, sendo mais bem definidas nas sequências pós-contraste (Figura 6.60). Parece compreender um sinal muito característico o acometimento dos tubérculos sacrais posterolaterais, correspondente a uma entesite dos ligamentos ilioconjugados.

Sinovite

Corresponde à captação de contraste paramagnético no interior da porção sinovial do espaço articular e não deve ser valorizada como achado isolado. Mais tardiamente, a RM mostra destruição da cartilagem por granulomas inflamatórios, scb

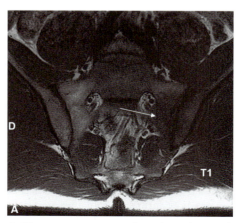
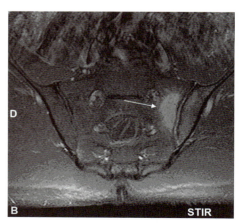

Figura 6.59 Paciente de 22 anos, com presença de antígeno leucocitário humano B27 (HLA-B27 +), com história de uveíte. Ressonância em T1 (**A**) e STIR (**B**) demonstra áreas de edema ósseo subcondral (seta) nas margens sacral e ilíaca, com fase inflamatória aguda de espondilite anquilosante, mais evidente nas sequências STIR (**B**).

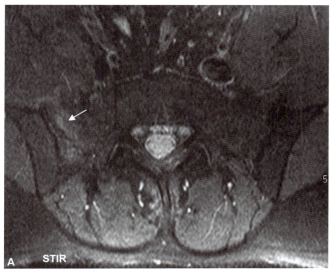
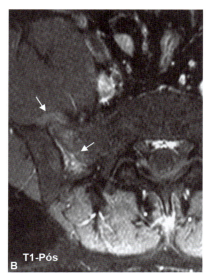

Figura 6.60 Paciente de 29 anos com dor inflamatória pouco responsiva a anti-inflamatórios não esteroides; há 9 meses a dor evolui, HLA B27+. **A.** Ressonância STIR mostra osteíte da margem sacral, espessamento e edema da cápsula e ligamento interósseo. **B.** O realce pós-contraste dos elementos citados reforça os achados de capsulite e entesite.

a forma de áreas de desaparecimento do sinal intermediário normal da cartilagem em T1 e de focos de hipersinal em T2, observadas em 60% dos casos.

Lesões estruturais

Erosões subcondrais (a marca registrada das EpA) são demonstradas por entalhes mais ou menos profundos da camada cortical óssea subcondral, de permeio aos focos de edema, dando à cortical um aspecto irregular e causando um pseudoaumento da interlinha articular (Figuras 6.61 e 6.62). Se < 1 mm, podem ser difíceis de reconhecer no interior do edema subcondral, situação em que se privilegia o uso do contraste, facilitando o diagnóstico (ver Figura 6.62).

A palavra em inglês *backfilling*, que significa "preenchimento", representa o estágio intermediário que se segue às erosões subcondrais, cujas cavidades escavadas no osso cortical são preenchidas por um tecido (*backfill*), que apresenta sinal similar à gordura nas sequências T1, porém com maior brilho que a medula óssea amarela normal nessa mesma sequência. Portanto, trata-se de um tipo de "lesão gordurosa", que, por sua vez, sofrerá remodelamento, seu lugar subsequentemente substituído por anquilose.

Backfill é um sinal específico das espondiloartrites à RM, sendo observado em 78,8% dos pacientes com EpA, em 11,1% dos pacientes com EpA não radiográficas e em nenhum do grupo-controle. Acomete mais o osso ilíaco, na metade inferior das articulações sacroilíacas, apresentando alta especificidade (0,98) e moderada sensibilidade (0,59) para diagnosticar EpA axiais. Áreas de esclerose óssea subcondral, > 5 mm de extensão transversal, aparecem como faixas de baixo sinal em todas as sequências (Figuras 6.62 e 6.63). A RM pode evidenciar zonas de atividade inflamatória de permeio a esclerose, diante de focos de hipersinal T2, reforçados pelo contraste (Figura 6.64).

Metaplasia gordurosa significa áreas de conversão gordurosa do osso subcondral ou subligamentar, visíveis caracteristicamente na sequência T1 e que correspondem à sequela

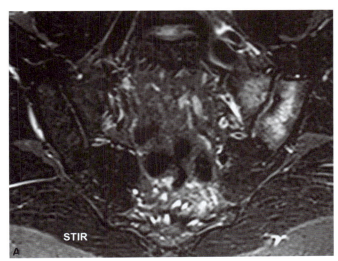
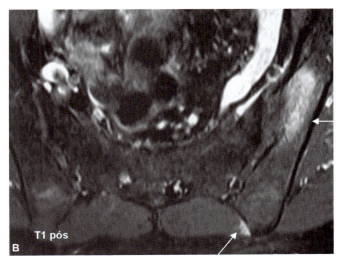

Figura 6.61 Paciente do sexo masculino, 30 anos, apresenta dor lombar há mais de 10 anos e uveíte recente. **A.** Ressonância STIR mostra, respectivamente, além do edema ósseo das margens articulares, erosões ósseas subcondrais e sinovite, pela perda da cortical, e aumento do sinal do espaço articular. **B.** Ressonância T1 pós-contraste mostra o reforço do edema ósseo-osteíte nas margens articulares e tubérculo sacral à esquerda (seta inferior).

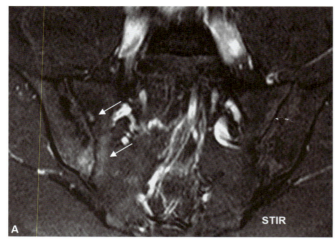
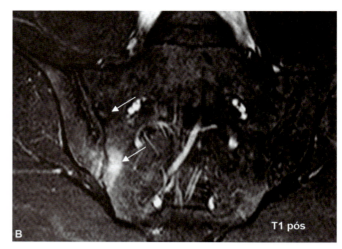

Figura 6.62 Paciente de 29 anos com lombalgia baixa e suspeita de espondilite anquilosante. **A.** Ressonância STIR demonstra aspecto "serreado" das margens articulares, maior à direita em decorrência de erosões e cistos subcondrais, e esclerose subcondral ilíaca. **B.** Em T1 pós-contraste, o reforço do edema ósseo e das erosões e do cisto implica doença ativa.

do edema ósseo, representando a fase final da inflamação nos moldes do que ocorre nos platôs vertebrais na discartrose, segundo classificação de Modic (Figura 6.65). A anquilose, estágio final da enfermidade, pode ser de difícil reconhecimento pela RM, que demonstra um aspecto de articulação sacroilíaca "fantasma" em T1 (Figura 6.66).

Abordagem das colunas cervical, torácica e lombar

Os critérios diagnósticos da ASAS incluem apenas a RM das articulações sacroiliacas; entretanto, a identificação das lesões inflamatórias na coluna reforça o diagnóstico das EpA, que se baseia nas mesmas considerações da semiologia por RM das sacroilíacas, objetivando a detecção da inflamação das ênteses fibrocartilaginosas nas fases aguda (inflamatória) e crônica (do dano estrutural), respectivamente, nos achados nas sequências T2-Fat-Sat e/ou STIR e T1. Entretanto, com base em resultados das coortes SPACE e DESIR, um exame de RM da coluna positivo para EpA é raro em casos de RM de sacroilíacas ou de radiografia negativa para sacroileíte. Portanto, o exame de RM da coluna não deve ser incluído como propedêutica inicial por imagem das EpA segundo os critérios da ASAS.

Técnica de ressonância magnética

Avaliação de C1 a S2, em pelo menos dois planos (sagital imprescindível e axial/coronal adicionais, caso necessário) e duas ponderações (T2-Fat Sat/STIR e T1), com os cortes devendo cobrir todo o corpo vertebral de um lado a outro, incluindo os elementos posteriores. Se possível, proceder à avaliação do segmento toracolombar (dada a maior incidência de lesões) e das sacroilíacas pelo mesmo radiologista, o que reforça a sensibilidade e a especificidade diagnósticas.

Lesões inflamatórias

Edema ósseo/osteíte e entesite são os elementos mais relevantes. Os focos típicos de osteíte ou focos de espondilite, assim renomeados com base nos achados de RM, primeiro descritos por Romanus em 1952, são observados como focos de edema de configuração triangular nos cantos anterior e/ou posterior dos corpos vertebrais, podendo atingir todo o corpo vertebral.

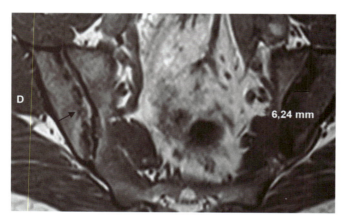

Figura 6.63 Ressonância T1 mostra dano estrutural nas áreas de esclerose óssea subcondral (seta), acompanhando, de forma característica, erosões, como bandas de hipossinal com extensão transversal superior a 5 mm.

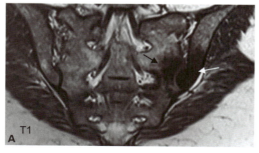
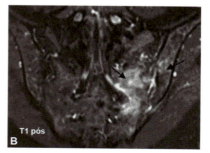

Figura 6.64 Paciente com psoríase. Ressonância mostra áreas de extensa esclerose subcondral na transição das porções ligamentar e sinovial da articulação (**A**) e intenso realce pós-contraste de permeio às zonas de esclerose (**B**). Há ainda sinovite ativa, definida pelo brilho pós-contraste no interior do espaço articular.

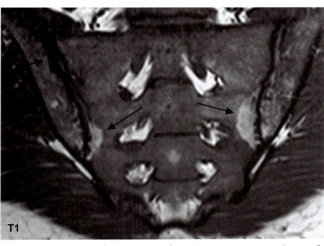

Figura 6.65 Paciente do sexo masculino, 27 anos, apresenta 9 anos de evolução de espondilite anquilosante. Ressonância T1 ressalta o dano estrutural residual pelas bandas sequelares de reposição gordurosa da medular óssea, indicativas de fase crônica da doença.

O achado de três ou mais desses focos, segundo a ASAS/OMERACT, é altamente sugestivo de EpA axial, especialmente em faixa etária mais jovem, na qual alterações degenerativas têm menor peso no diagnóstico diferencial (Figura 6.67). Segundo o SPACE Cohort, a existência de pelo menos cinco lesões inflamatórias e de pelo menos cinco lesões gordurosas (estágio de dano estrutural que se segue ao Romanus inflamatório agudo) nos exames de RM da coluna asseguram uma especificidade superior a 95% para as EpA axiais.

Lesões inflamatórias das articulações facetárias e costovertebrais, sítios anatômicos ricos em fibrocartilagem e particularmente afetados nas espondilites, são vistas sob a forma de edema ósseo subcondral, estendendo-se aos cantos posterossuperiores das vértebras, a partir dos pedículos, podendo ainda envolver os ligamentos relacionados com os processos espinhosos vertebrais (Figura 6.68).

Espondilodiscite de Anderson, que corresponde à inflamação dos discos e platôs vertebrais, é representada por erosões envolvidas por edema ósseo, as quais podem ser focalizadas (centrais ou marginais; ver Figura 6.67) ou difusas, de uma margem a outra do platô (forma extensiva), esta última devendo ser considerada com cautela, diante da semelhança de achados com as lesões degenerativas e infecciosas.

Lesões estruturais

Focos de reposição gordurosa da medular óssea nos cantos vertebrais, encontrados com predileção na espondilite anquilosante, principalmente se em população jovem e em número superior a quatro, favorecem o diagnóstico de EpA axial. São focos triangulares brilhantes e isointensos à gordura em T1, que correspondem à evolução dos focos de osteíte da fase inflamatória, podendo vir a ser acompanhados de sindesmófitos a longo prazo (Figura 6.69).

Sindesmófitos são ossificações ligamentares típicas anteriores, posteriores ou laterais aos corpos vertebrais que se desenvolvem no decorrer da doença, nos sítios de inflamação da unidade tendão-ligamento junto à sua inserção óssea. Anquilose (sindesmófitos em ponte) é um achado irreversível das EpA axiais, promovendo a modificação das curvaturas da coluna e restrição de sua mobilidade (Figura 6.70).

Abordagem das artropatias periféricas

Técnica de ressonância magnética

A utilização de aparelhos de ressonância de alto campo (1,5 a 3 Teslas) de bobinas dedicadas de superfície e de contraste paramagnético (gadolínio) representa um fator técnico relevante. Quando a artropatia suspeita for bilateral, pode-se estudar a princípio o membro dominante, o mais doloroso. A literatura sugere avaliação bilateral em um só tempo, entretanto, nessa situação, precisa ser utilizada uma bobina de maior campo, o que comprometerá a qualidade das imagens e o diagnóstico de alterações como pequenas erosões sinoviais debutantes. Sequências T2 sensíveis com supressão de gordura, como STIR e densidade de prótons (DP) Fat-Sat, são imprescindíveis no diagnóstico do edema ósseo e da sinovite; a sequência que enfatiza as características de suscetibilidade magnética de um tecido, como a Gradiente Echo T2*, confirmará o diagnóstico de sinovite vilonodular pigmentosa.

O método demonstra o acometimento inflamatório intra-articular, fazendo distinção entre o derrame e a sinovite, por meio da injeção do contraste paramagnético (gadolínio). A membrana sinovial normal é fina e não capta contraste, ao passo que na sinovite este é captado e a sinovial apresenta-se com mais de 2 mm de espessura. Possibilita, ainda, a detecção da sinovite ativa específica, o que duplica o risco de erosão óssea subsequente. Grandes coleções intra-articulares e bursais à RM, e de tecido anômalo de permeio ao derrame, sugerem patologia reumática de base (gota, AR etc.; Figura 6.71).

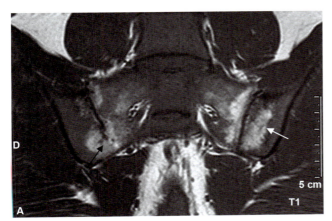 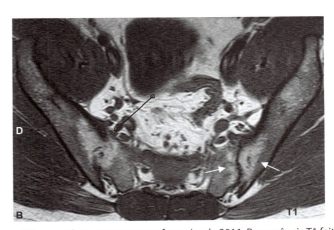

Figura 6.66 Paciente do sexo masculino, 29 anos, com diagnóstico de espondilite anquilosante apenas em fevereiro de 2011. Ressonância T1 feita em planos coronal (**A**) e axial (**B**). Além das áreas bilaterais e simétricas de reposição gordurosa do osso subcondral, já existe ponte óssea (seta preta na sacroilíaca direita, mostrando anquilose).

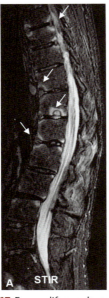
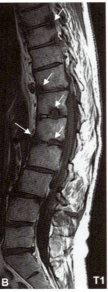
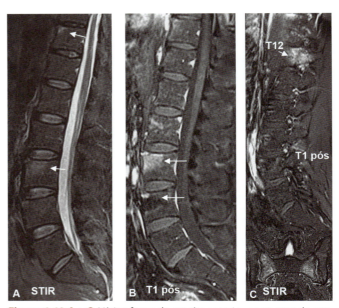

Figura 6.67 Focos difusos de espondilite ou osteíte anterior e posterior, representados por áreas de edema de configuração triangular nos cantos vertebrais, hiperintensos em STIR (**A**) e hipointensos em T1 (**B**). Em número superior a três, são achados típicos da fase inflamatória das espondilites anquilosantes. Associa-se à forma localizada da espondilodiscite, representada por erosão hemicircular no aspecto central dos platôs vertebrais, acompanhada por halo de edema ósseo.

Figura 6.68 A a **C.** Vários focos de osteíte anterior, captantes do contraste (T1 pós-gadolínio). Observa-se envolvimento dos elementos posteriores, como artrite da articulação costovertebral em T12. Em anexo, o comprometimento concomitante das articulações sacroilíacas na ressonância STIR.

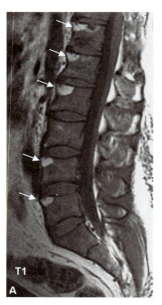
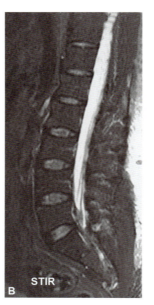
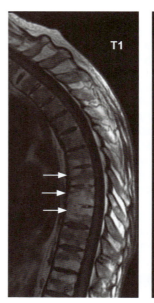
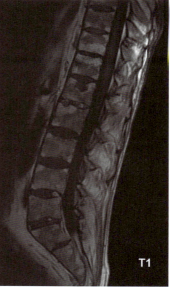

Figura 6.69 Paciente em fase crônica da espondilite anquilosante. **A.** Ressonância T1 demonstra os focos de reposição gordurosa (Romanus gorduroso) brilhantes nos cantos anteriores de mais de quatro vértebras. **B.** Essas lesões são suprimidas nas sequência STIR, confirmando sua natureza gordurosa. Notar como a sequência STIR não é sensível na fase de dano estrutural da doença.

Figura 6.70 A. Anquilose transdiscal em três segmentos da coluna torácica em fase crônica de dano estrutural, resultando em aumento da cifose dorsal fisiológica. **B.** Várias lesões estruturais são observadas também na coluna lombossacra.

Repercussão óssea das artrites erosivas

Considera-se o edema ósseo um marcador bem precoce da inflamação. Na AR, pode se correlacionar com níveis elevados das provas inflamatórias. Trata-se de um fator preditivo de erosões subcondrais de origem sinovial, precedendo-as, que anuncia o dano estrutural que está por vir. A descoberta do edema ósseo na RM na fase precoce da AR possibilitará o tratamento antes de um dano estrutural, sobretudo nos primeiros meses de evolução da enfermidade (Figura 6.72).

A erosão óssea subcondral de origem sinovial à ressonância se caracteriza por uma anomalia de sinal focal, hipointensa em T1, hiperintensa em T2, que capta o contraste paramagnético, em situação justacortical, arredondada, de limites precisos e visibilizada em pelo menos dois planos de corte. A cortical adjacente encontra-se interrompida (Figura 6.73). A ressonância sinaliza alterações associadas: bursites, tenossinovites, entesites e alterações em partes moles.

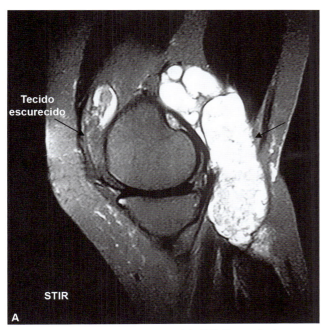
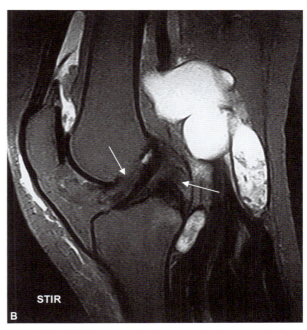

Figura 6.71 Paciente com artrite reumatoide (AR). Ressonância mostra volumoso cisto de Baker e grande derrame articular, no meio do qual se observa tecido sinovial anômalo "escurecido", preenchendo o recesso medial da bursa suprapatelar e o recesso dos ligamentos cruzados (setas). No interior do cisto de Baker, existem corpúsculos de arroz (*rice bodies*), comumente encontrados na AR, apesar de não serem patognomônicos dessa doença.

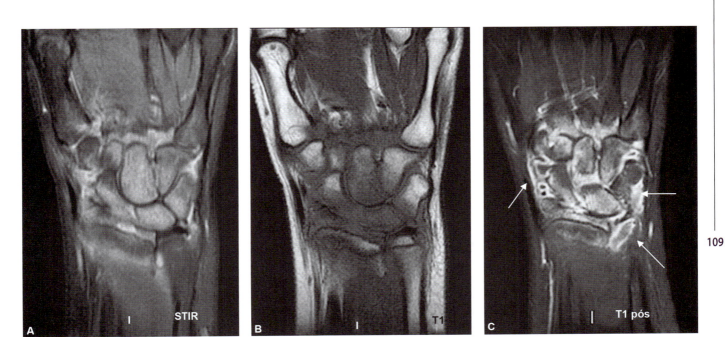

Figura 6.72 Diagnóstico precoce infrarradiográfico da artrite idiopática juvenil em uma criança de 9 anos. Ressonância STIR (**A**), T1 (**B**) e T1 pós-contraste (**C**) demonstram edema ósseo difuso associado à sinovite dos compartimentos carpais (seta), com reforço da membrana sinovial pós-contraste, sem dano estrutural estabelecido.

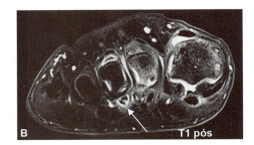

Figura 6.73 Artrite reumatoide. Processo inflamatório artrossinovial das articulações metatarsofalângicas dos três primeiros raios, demonstrado por derrame articular e edema ósseo, com erosões na margem falângica da articulação metatarsofalângica do primeiro dígito. Notam-se ainda espessamento e líquido na bainha sinovial do tendão flexor plantar do terceiro dígito, captando o contraste paramagnético-tenossinovite (seta).

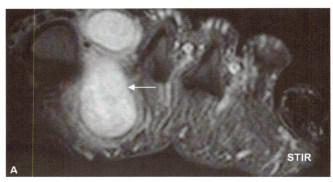
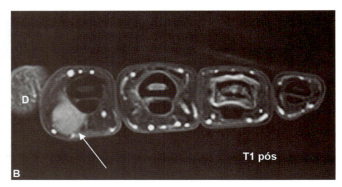

Figura 6.74 Nódulos reumatoides, patognomônicos da artrite reumatoide, são observados no primeiro espaço plantar interdigital e nas partes moles volares do segundo dígito da mão (setas).

As tenossinovites e as tendinopatias são frequentemente observadas na AR, representadas por distensão cística das bainhas sinoviais com reforço pelo contraste paramagnético (ver Figura 6.73), ao passo que as entesites, representando áreas de edema inflamatório das ênteses, remetem a uma espondiloartrite. O conhecimento topográfico das tenossinovites auxilia no diagnóstico diferencial das artrites associadas às doenças reumáticas pela RM. Em casos de aumento de partes moles no ante pé e no médio pé, particularmente na AR, é possível distinguir nódulos reumatoides de bursites intermetatarsianas (Figura 6.74).

A técnica de RM demonstra características típicas em certas doenças, ajudando no diagnóstico diferencial de monoartrites crônicas tumorais de origem sinovial, como sinovite vilonodular pigmentada e condromatose/osteocondromatose sinovial primária e secundária, entre outras (Figura 6.75).

Quanto à gota, representa uma das causas de membrana sinovial hipointensa em T2. Os tofos, em geral, apresentam hipossinal/sinal intermediário em T1 e hipointensidade de sinal predominante em T2. Massas de tofos promovendo edema e erosões ósseas comumente se associam a derrame articular de moderado volume (Figura 6.76).

Trata-se de um excelente método no controle evolutivo das artrites, demonstrando sinais de atividade/reativação das reumatopatias e detectando complicações advindas do tratamento medicamentoso (p. ex., no caso do uso de corticosteroides), como necrose avascular e fraturas por insuficiência (Figuras 6.77 e 6.78).

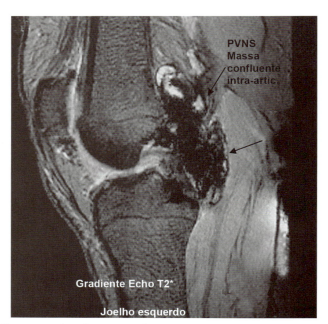

Figura 6.75 Sequência que enfatiza as características de suscetibilidade magnética de um tecido, demonstrado por queda de sinal das massas da sinovite vilonodular pigmentada, refletindo um componente muito escurecido correspondente aos depósitos de pigmentos de hemossiderina, achado altamente específico e sensível dessa patologia à ressonância.

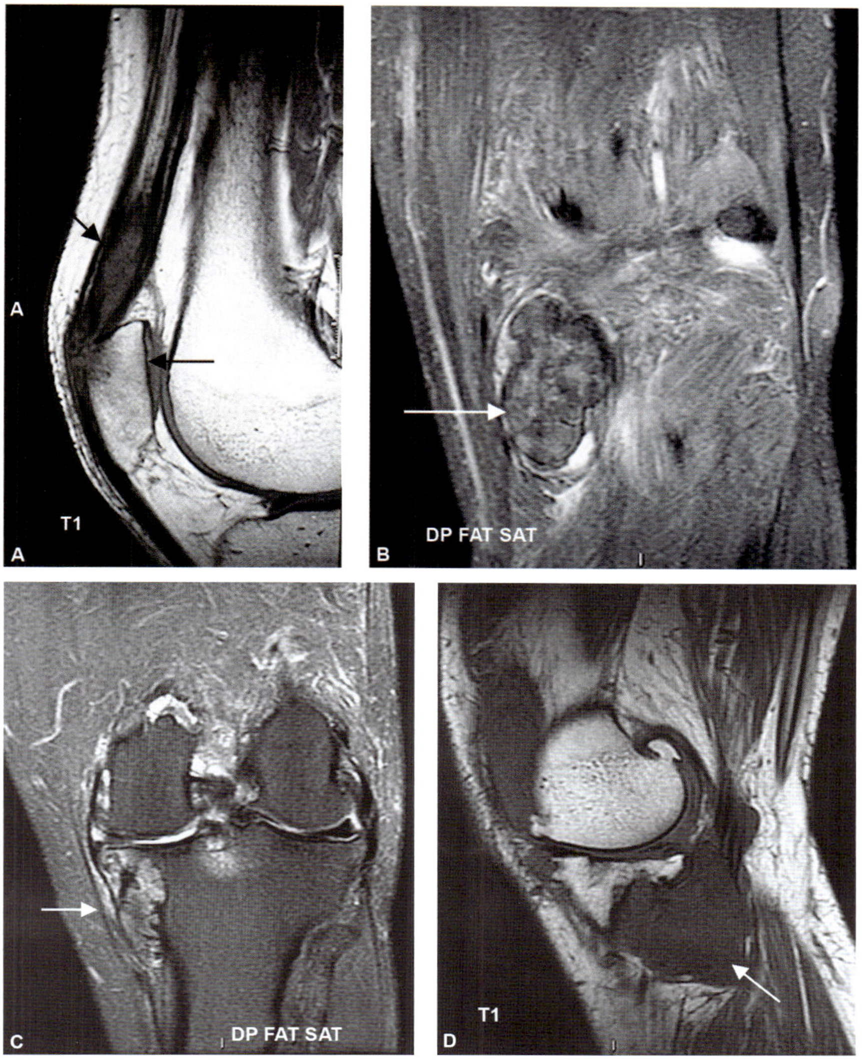

Figura 6.76 Faces da gota. **A.** Ressonância T1 demonstra erosão da cortical dorsoproximal da patela por um tofo que se estende ao tendão do quadríceps. **B** a **D.** Ressonância do joelho mostra extrusão de volumoso tofo para a bursa tibial colateral medial-semimembranosa, promovendo erosão da medular óssea do platô tibial posteromedial.

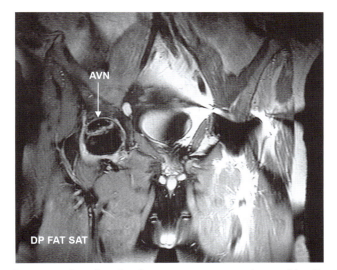

Figura 6.77 Complicações do tratamento com corticosteroides. Ressonância da bacia mostrando fase intermediária de evolução da necrose avascular da cabeça femoral direita (seta). Paciente submetido à prótese total do quadril esquerdo decorrente também de necrose. Ver os artefatos da prótese à esquerda.

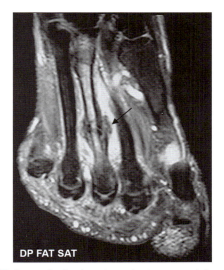

Figura 6.78 Ressonância do pé, paciente com artrite reumatoide em uso crônico de corticosteroides com metatarsalgia. Fratura por insuficiência do terceiro metatarso, com edema ósseo e de partes moles, bem como calo ósseo bizarro.

BIBLIOGRAFIA

Backhaus M et al. Evaluation of a novel 7. Joint ultrasound score in daily rheumatologic practice: a pilot project. Arthritis Rheum. 2009;61:1194-201.

Baraliakos X et al. Assessment of acute spinal inflammation in patients with ankylosing spondylitis by magnetic resonance imaging: a comparison between contrast enhanced T1 and short tau inversion recovery (STIR) sequences. Ann Rheum Dis. 2005; 64:1141-4.

Bennett AN et al. Evaluation of the diagnostic utility of spinal magnetic resonance imaging in axial spondylarthritis. Arthritis Rheum. 2009;60:1331-41.

Bennett AN et al. The fatty Romanus lesion: a non inflammatory spinal MRI lesion specific for axial spondylo arthropathy. Ann Rheum Dis. 2010;69:891-4.

Bigot J et al. Determination of the best diagnostic criteria of sacroiliitis with MRI. J Radiol. 1999;80:1649-57.

Bresnihan B, Kane D. Sonography and subclinical synovitis. Ann Rheum Dis. 2004;63:333-4.

Canella C et al. MRI in seronegative spondyloarthritis: imaging features and differential diagnosis in the spine and sacroiliac joints. AJR. 2013;200:149-57.

Cyteval C et al. Rheumatoid arthritis of the hand: monitoring with a simplified MR imaging scoring method – preliminary assessment. Radiology. 2010;256(3):863-9.

Dalbeth N, Mc Queen FM. Use of imaging to evaluate gout and other crystal deposition disorders. Curr Opin Rheumatol. 2009; 21:124-31.

Ellabban AS et al. Ultrasonographic diagnosis of articular chondrocalcinosis. Clin Exp Rheumatol. 2012;30(1):118-25.

Ez-Zaitouni Z et al. The yield of a positive MRI of the spine as imaging criterion in the ASAS classification criteria for axial spondyloarthritis: results from the SPACE and DESIR cohorts. Ann Rheum Dis. 2017;76(10):1731-6.

Filippucci E et al. Ultrasound imaging for the rheumatologist. Clin Exp Rheumatol. 2006;24:1-5.

Filippucci E et al. Interobserver reliability of ultrasonography in the assessment of cartilage damage in rheumatoid arthritis. Ann Rheum Dis. 2010;69:1845-8.

Gutierrez M et al. Subclinical entheseal involvement in patients with psoriasis: an ultrasound study. Rheumatology. 2009;40(5): 407-12.

Gutierrez M et al. A sonographic spectrum of psoriatic arthritis: "the five targets". Clin Rheumatol. 2009;29(2):133-42.

Hermann KG et al. Descriptions of spinal MRI lesions and definition of a positive MRI of the spine in axial spondyloarthritis: a consensual approach by the ASAS/OMERACT MRI study group. Ann Rheum Dis. 2012;71:1278-88.

Hermann KG et al. Magnetic resonance imaging of inflammatory lesions in the spine in ankylosing spondylitis clinical trials: is paramagnetic contrast medium necessary? J Rheumatol. 2005; 32:2056-60.

Hodgson RJ et al. MRI of rheumatoid arthritis image quantification for the assessment of disease activity, progression and response to therapy. Rheumatology. 2008;47(1):13-21.

Hooge M et al. Patients with chronic back pain of short duration from the SPACE cohort: which MRI structural lesions in the sacroiliac joints and inflammatory and structural lesions in the spine are most specific for axial spondyloarthritis? Ann Rheum Dis. 2016;75:1308-14.

Hu Y et al. Scanning of the sacroiliac joint and entheses by color Doppler ultrasonography in patients with ankylosing spondylitis. The Journal of Rheumatology. 2011;38:8.

Hu Z et al. Backfill is a specific sign of axial spondyloarthritis seen on MRI. Joint Bone Spine. 2016;83(2):179-83.

Iagnocco AM et al. High resolution ultrasonography in detection of bone erosions in patients with hand osteoarthritis. J Reumatol. 2005;32(12):2381-3.

Kane D et al. A rheumatologist's perspective on musculoskeletal ultrasound in rheumatology: comment on the editorial by Roemer et al. Arthritis Rheum. 2006;55:341-2.

Kane D et al. Musculoskeletal ultrasound – a state of the art review in rheumatology. Part 2: clinical indications for musculoskeletal ultrasound in rheumatology. Rheumatology. 2004;43:829-38.

Keen HI et al. A systematic review of ultrasonography in osteoarthritis. Ann Rheum Dis. 2009;68:611-9.

Klauser AS et al. Clinical indications for musculoskeletal ultrasound: a Delphi-based consensus paper of the European Society of Musculoskeletal Radiology. Eur Radiol. 2012;22:1140-8.

Kortekaas MC et al. In erosive hand osteoarthritis more inflammatory signs on ultrasound are found than in the rest of hand osteoarthritis. Ann Rheum Dis. 2012;1-5.

Lambert RG et al. Defining active sacroiliitis on MRI for classification of axial spondyloarthritis: update by the ASAS MRI working group. Ann Rheum Dis. 2016;75(11):1958-63.

Madsen KB et al. Grading of inflammatory disease activity in the sacroiliac joints with magnetic resonance imaging: comparison between shot-tau inversion recovery and gadolinium contrast-enhanced sequences. J Rheumatol. 2010;37:393-400.

Maksymowych WP et al. Fat metaplasia and backfill are key intermediaries in the development of sacroiliac joint ankylosis in patients with ankylosing spondylitis. Arthritis Rheum. 2014;66:2958-67.

Maksymowych WP et al. Development and preliminary validation of the Spondyloarthritis Research Consortium of Canada Magnetic Resonance Imaging Sacroiliac Joint Structural Score. J Rheumatol. 2015;42:79-86.

McQueen FM et al. MR Imaging of the wrist in early rheumathoid arthritis reveals a high prevalence of erosions at four months after symptoms onset. Ann Rheum Dis. 1998;57(6):350-6.

Mendonça JA, Bértolo MB. Joint ultrasound: an important assessment tool for the diagnosis of early rheumatoid arthritis. [Tese de Doutorado]. Campinas: Unicamp. 2011. p. 17-83.

Mendonça JA, Campos D. Utilização prática clínica do Doppler spectral na reumatologia. In: Mendonça JA. Fundamentos em ultrassonografia na reumatologia. Rio de Janeiro: Elsevier; 2017. p. 229-37.

Mendonça JA et al. Wrist ultrasound analysis of patients with early rheumatoid arthritis. 2011;44(1):11-5.

Modic MT et al. Degenerative disk disease: assessement of changes in vertebral body marrow with MR imaging. Radiology. 1988; 166:193-9.

Mohammadi A et al. Evaluation of disease activity in ankylosing spondylitis: diagnostic value of color Doppler ultrasonography. Skeletal Radiol. 2013;42:219-24.

Murphey MD et al. Sacroiliitis-MR imaging findings. Radiology. 1991;180:239-44.

Myers WA et al. Psoriasis and psoriatic arthritis: clinical features and disease mechanisms. Clin Dermatol. 2006;24:438-947.

Naredo E et al. Assessment of inflammatory activity in rheumatoid arthritis: a comparative study of clinical evaluation with grey scale and power Doppler ultrasonography. Ann Rheum Dis. 2005; 64:375-81.

Narvaez JA, Narvaez J. MR Imaging of early rheumathoid arthritis. Radiographics. 2010;30:143-63.

Ostegaard M et al. Quantitative assessment of the synovial membrane in the rheumatoid wrist: an easily obtained MRI score reflects the synovial volume. Br J Rheumatol. 1996;35(10):965-71.

Ostegaard M et al. Magnetic resonance imaging determined synovial membrane and joint effusion volumes in rheumatoid arthritis and osteoarthritis: comparison with the macroscopic and microscopic appearance of the synovium. Arthritis Rheum. 1997;40(10):1856-67.

Patil P, Dasgupta B. Role of diagnostic ultrasound in the assessment of musculoskeletal diseases. The Advances Musculoskel Disease. 2012;4(5):341-55.

Puig JG et al. Asymptomatic hyperuricemia: impact of ultrasonography. Nucleosides Nucleotides Nucleic Acids. 2008;27:592-5.

Rowbotham EL, Grainger AJ. Rheumatoid arthritis: ultrasound versus MRI. Am J Roentgenol. 2011;197(3):541-6.

Rudwaleit M et al. Defining active sacroiliitis on magnetic resonance imaging (MRI) for classification of axial spondyloarthritis: a consensual approach by the ASAS/OMERACT MRI Group. Ann Rheum Dis. 2009;68:1520-7.

Rudwaleit M et al. Inflammatory back pain in ankylosing spondylitis: a reassessement of the clinical history for application as classification and diagnostic criteria. Arthritis Rheum. 2006;54:569-78.

Rudwaleit M et al. The development of assessement of spondyloarthritis international society classification criteria for axial spondyloarthritis: validation and final selection. Ann Rheum Dis. 2009;68:777-83.

Schmidt WA et al. Early diagnosis of Takayasu arteritis by colour Doppler ultrasonography. Rheumatology. 2002;41:496-502.

Schmidt WA et al. Early diagnosis of Takayasu arteritis by colour Doppler ultrasonography. Rheumatology. 2002;41:496-502.

Schmidt WA et al. Colour duplex sonography of finger arteries in vasculitis and in systemic sclerosis. Ann Rheum Dis. 2006; 65:265-7.

Schmidt WA. Doppler sonography in rheumatology. Best Pract Res Clin Rheumatol. 2004;18:827-46.

Tavares Junior WC et al. Imagens de ressonância magnética na artrite reumatoide. Rev Bras Reumatol. 2011;51(6):629-41.

Wakefield RJ et al. Musculoskeletal ultrasound including definitions for ultrasonographic pathology. J Rheumatol. 2005;32:2485-7.

Weber U et al. Sensitivity and specificity of spinal inflammatory lesions assessed by whole-body magnetic resonance imaging in patients with ankylosing spondylitis or recent-onset inflammatory back pain. Arthritis Rheum. 2009;61:900-8.

Qualidade de Vida e Doenças Reumáticas

Ana Beatriz Cordeiro de Azevedo • Rozana Mesquita Ciconelli • Marcos Bosi Ferraz

QUALIDADE DE VIDA

O termo "qualidade de vida" foi utilizado pela primeira vez após a Segunda Guerra Mundial para descrever as alterações na vida das pessoas, diante da possibilidade de adquirir mais bens materiais. Desde então, tem sido aplicado para descrever o estado de bem-estar e o grau de satisfação das pessoas com sua vida, sendo aplicado em diferentes contextos, como na sociologia e na saúde, e não apenas na economia.

Indicadores sociais e econômicos, como rendimentos, condições de trabalho, educação, moradia, produto interno bruto (PIB), índice de desenvolvimento humano (IDH), entre outros, vêm sendo utilizados como medidas objetivas do estado de bem-estar. Embora sejam importantes para avaliar desigualdades sociais, identificar áreas com prioridade de investimento e conduzir políticas públicas, a melhoria desses índices não implica necessariamente aumento da qualidade vida da população.

Dados de uma pesquisa revelaram que, apesar da melhora dos indicadores socioeconômicos observados entre os anos 1950 e 1970, o sentimento de felicidade declinou no mesmo período. Em outras palavras, embora tais indicadores sociais consigam influenciar a qualidade de vida de um indivíduo ou uma população, o grau de satisfação é também determinado por outros fatores, como o estado de saúde, a capacidade funcional e as experiências vivenciadas.

Vários estudos têm demonstrado que a saúde representa um dos fatores mais importantes na elaboração do conceito de qualidade de vida, em grande parte influenciada pela definição dada pela Organização Mundial da Saúde (OMS) em 1947: "*saúde não se refere somente à ausência de doença, mas à sensação de bem-estar físico, mental e social*".

Até o momento, não existe um conceito único de qualidade de vida, mas é possível dizer que ela consiste em uma percepção individual do estado de saúde, avaliado em grandes domínios ou dimensões da vida, o que caracteriza a sua subjetividade e "multidimensionalidade" (Figura 7.1).[1-3]

Relação com a saúde

Atualmente, as avaliações de estado de saúde ou da qualidade de vida relacionada com a saúde (termos utilizados para se referir ao mesmo conceito de qualidade de vida) são consideradas medidas importantes nas avaliações clínicas e de cuidados aos pacientes, tanto em pesquisas quanto na prática diária. São de grande auxílio para avaliar o impacto de doenças crônicas, identificar grupos de pacientes com melhor e pior estado de saúde, rastrear distúrbios físicos e psicológicos, identificar fatores prognósticos e avaliar medidas terapêuticas.

Além disso, as medidas de qualidade de vida relacionada com a saúde podem ser incorporadas em avaliações econômicas e auxiliar os gestores do sistema de saúde a alocar de maneira mais eficiente os recursos disponíveis.[4,5]

Avaliação da qualidade de vida

Algumas medidas para conduzir essa avaliação baseiam-se em uma pergunta simples: "Como vai a sua qualidade de vida? Em uma escala de 0 a 10, sendo 0 o pior estado e 10 o melhor, qual nota você daria?". Entretanto, as informações obtidas são limitadas e não fornecem quais os fatores, ou melhor, quais dimensões da vida do indivíduo foram consideradas para a elaboração e a obtenção da nota final.

Diante disso, os instrumentos mais utilizados constituem-se por questionários compostos por uma série de perguntas, que, divididas em subgrupos, possibilitam analisar grandes dimensões da vida.

Uma dimensão da vida, ou domínio, termo usado com mais frequência, refere-se a determinada área do comportamento ou condição humana. Por exemplo, perguntas sobre

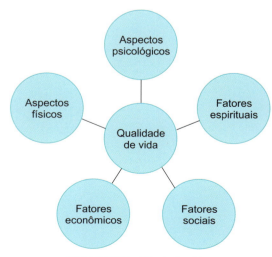

Figura 7.1 Qualidade de vida.

mobilidade e capacidade de autocuidado podem ser agrupadas em um domínio que avalie função física; questões sobre depressão e ansiedade podem ser agregadas em um domínio que avalie o estado emocional.

Do mesmo modo que outros instrumentos de avaliação, como medidas antropométricas (p. ex., balança) e testes de diagnóstico, os questionários de qualidade de vida devem ser testados quanto às suas propriedades de medida – validade, reprodutibilidade e sensibilidade a mudanças.

A validade representa a capacidade do instrumento de fornecer as informações sobre o que ele realmente pretende avaliar. Existem diferentes tipos, como as de conteúdo, que se referem ao quão preciso é o instrumento para medir o que se propõe; de critério, que consistem em comparar o desempenho do novo instrumento com outro tido como *padrão-ouro* preexistente; e de constructo, garantida pela adoção de estratégias para testar um novo instrumento (quando o padrão-ouro não existe), comparando-o com outras medidas clínicas e/ou de avaliação psicológica relevantes para a área de interesse.

Uma vez validado, o instrumento deve ser testado quanto à reprodutibilidade, o que assegura que, nas mesmas condições de aplicação, ele forneça os mesmos resultados, com concordâncias intra e interobservadores satisfatórias. A sensibilidade a mudanças representa a capacidade do instrumento de apresentar resultados diferentes, que se correlacionem com mudanças em outros parâmetros de avaliação utilizados para comparação.

No caso dos questionários de qualidade de vida, espera-se que consigam detectar alterações na qualidade de vida dos pacientes, as quais reflitam, adequadamente, melhora ou piora em sua condição clínica. Vale lembrar que a avaliação de sensibilidade a mudanças de um instrumento pode ser comprometida pelos efeitos conhecidos como efeito-teto e efeito-chão. Em outras palavras, a inclusão de indivíduos com altos escores de qualidade de vida pode comprometer as avaliações de resposta diante de melhoras clínicas, assim como aqueles com escores muito baixos para identificação de piora. Portanto, um bom instrumento de avaliação de qualidade de vida deve atender a três propriedades: ter sido adequadamente validado; ser reprodutível; e conseguir detectar alterações na qualidade de vida, que reflitam as mudanças observadas na condição clínica do indivíduo.[4,5]

Tipos de questionário para avaliação

Pode-se dividir os questionários que avaliam qualidade de vida em instrumentos genéricos e específicos (Tabela 7.1).

Instrumentos genéricos

Podem ser subdivididos em dois grupos: aqueles que avaliam perfis de saúde e os que avaliam preferências por estados de saúde e tratamentos (*utility-measures of quality of life*).

Os instrumentos genéricos destinados à avaliação de perfis de saúde avaliam simultaneamente vários domínios, podem ser utilizados em diferentes populações, independentemente das condições clínicas subjacentes, e permitem comparações da qualidade de vida de subgrupos com características diferentes. Contudo, esse tipo de questionário pode não conseguir detectar mudanças na qualidade de vida relacionadas com alterações em uma condição clínica específica. É possível citar como exemplos de instrumentos genéricos: *Outcomes Study 36-Item Short Form Health Survey* (SF36), *Nottingham Health Profile* (NHP), *Sickness Impact Profile* (SIP) e *McMaster Health Index Questionnaire* (MHQ).

Outro tipo de instrumento genérico, o *Utility-measures of Quality of Life*, deriva da teoria econômica de tomada de decisão sob incerteza (Jonh Von Neumann e Oscar Morgenstern, 1944). Nesse contexto, o termo *utility* refere-se à ideia de que os indivíduos tomam decisões baseadas em suas preferências, mesmo diante de incertezas.

Esses instrumentos de avaliação de qualidade de vida, portanto, refletem as preferências dos indivíduos por determinado estado de saúde ou tratamento, considerando diversas variáveis e cenários, desde a saúde perfeita até a morte.

Os resultados obtidos com esses questionários são expressos em um único número que varia de 0 a 10 em uma escala contínua, na qual 0 representa a morte e 10 um estado de saúde perfeita. O escore final das medidas de *utility* reflete não apenas a preferência do indivíduo por um estado de saúde, mas também o valor a ele atribuído.

As avaliações de qualidade de vida por medidas de *utility* são importantes para o cálculo dos anos de vida ajustados pela qualidade (QALYS, do inglês *quality-adjusted life years*), empregados nas análises econômicas do tipo custo-*utility* e na elaboração de árvores de decisão. Entretanto, vale ressaltar que essa medida final não fornece informações sobre quais domínios foram considerados na avaliação da qualidade de vida. Os questionários que tornam possível descrever e calcular preferências por diversos estados de saúde mais conhecidos são *EuroQol-5D*, *Quality of Well-Being Scale*, *Health Utilities Index* e *SF-6D* – o último traduzido e validado para a língua portuguesa e disponível para estudos de análise econômica destinados à avaliação de preferências por estados de saúde no meio médico.[4,6-8]

Tabela 7.1 Características dos diferentes tipos de questionário de qualidade de vida.			
Tipos		**Vantagens**	**Limitações**
Genéricos	Perfis de saúde	Instrumento único que possibilita avaliar diferentes aspectos relacionados com o estado de saúde, traçar comparações entre populações diferentes e que pode ser utilizado na avaliação de intervenções	Pode não ser adequado para detectar o comprometimento de aspectos específicos relacionados com a avaliação de uma área de interesse específico e não ser sensível a mudanças
	Utility-measures	Instrumento único que possibilita descrever preferências por determinados estados de saúde e/ou tratamento; possibilita o cálculo do QALY (medida que, com um único número, descreve o impacto na qualidade de vida em termos de quantidade e qualidade); incorpora a ideia de morte à avaliação da qualidade de vida	Não possibilita avaliar o impacto de medidas em aspectos específicos relacionados com a qualidade de vida; pode não ser sensível a mudanças; não possibilita a comparação entre condições diferentes; é uma tarefa difícil determinar valores das medidas de *utility*, cuja metodologia ainda se encontra sob avaliação
Específicos		São mais sensíveis a mudanças relacionadas com a condição específica em estudo; particularmente úteis na avaliação de medidas instituídas para a promoção de saúde	Podem não ser adequados para avaliações de condições clínicas diferentes

Instrumentos específicos

Destinam-se à avaliação de aspectos específicos da qualidade de vida em determinada área de interesse, ou seja, podem ser específicos para a avaliação de determinada doença (p. ex., artrite reumatoide, asma, insuficiência coronariana), população (p. ex., crianças, adultos, idosos) ou função (p. ex., sono, função sexual, capacidade funcional). Sua grande vantagem reside no fato de que são mais sensíveis a mudanças na condição clínica sob investigação, tornando-se de grande auxílio na avaliação de medidas instituídas para o tratamento dos pacientes tanto na prática clínica quanto em ensaios clínicos. Mais adiante, serão citados os questionários específicos mais utilizados em Reumatologia.[4,5]

Formas de administração dos questionários

Os questionários de avaliação de qualidade de vida podem ser administrados por entrevistadores treinados ou autoadministrados. Sua aplicação por meio de entrevista assegura uma melhor qualidade dos dados coletados, garantindo a resposta a todas as questões e diminuindo a quantidade de erros relacionada com a interpretação da(s) pergunta(s) e/ou distração ao respondê-la(s).

A forma autoadministrada, embora mais barata que a anterior, aumenta a chance de questões não respondidas adequadamente por esquecimento ou distração do entrevistado. A supervisão do preenchimento do questionário pode amenizar esses problemas. Uma alternativa a essas duas formas de aplicação seria a administração do questionário via telefone, o que diminui as chances de perdas de dados, mas exige uma estrutura relativamente simples do questionário a ser aplicado. Algumas vezes, os questionários são aplicados via computador/internet, mas ainda não representa uma forma comum no meio médico (Tabela 7.2).

Algumas vezes, em pesquisas, o investigador opta por substituir os resultados de um entrevistado pelas médias obtidas a partir dos resultados do restante da população estudada ou observados em estudos semelhantes; em outras circunstâncias, pode solicitar que um parente próximo ou cuidador responda às perguntas no lugar do paciente. Em geral, empregam-se esses artifícios quando a população estudada é constituída por indivíduos muito doentes, às vezes em estado terminal, impossibilitados de responder ao questionário ou quando a sua aplicação causaria mais desconforto.

Estudos demonstram que, especificamente nessa situação, a correlação entre as médias obtidas em estudos realizados com população semelhante e as respostas obtidas pela aplicação do questionário a um parente próximo ou cuidador varia e depende dos domínios sob avaliação. Particularmente, para limitações funcionais, em algumas morbidades, os parentes ou cuidadores tendem a superestimar as limitações dos pacientes, em outras, os pacientes tendem a relatar maior comprometimento do que o percebido por seus familiares e cuidadores. Essas informações alertam para que, sempre que possível, faça-se um esforço para que a coleta de dados seja feita a partir do relato do próprio paciente e que as inferências sejam limitadas.[4,5]

Escolha do questionário

A escolha do questionário de qualidade de vida depende do objetivo de sua aplicação.

Os instrumentos genéricos são mais adequados para documentar o perfil de saúde de uma população geral ou um grupo de pacientes, considerando-se vários domínios da qualidade de vida, como capacidade funcional, saúde mental e aspectos sociais. Seus resultados podem ser úteis na comparação do perfil de saúde desta com de outras populações ou grupo de pacientes, mesmo com condições clínicas distintas.

Atualmente, há um aumento do interesse de investigadores em incluir medidas de avaliação de qualidade de vida em ensaios clínicos para avaliar novas opções terapêuticas, como medida de desfecho primário ou secundário. Nesse contexto, os instrumentos específicos são mais adequados, pois são mais sensíveis a mudanças no estado clínico do paciente. A utilização de mais de um instrumento específico pode complementar as informações e aumentar a confiabilidade dos achados.

Muitas vezes, instrumentos genéricos também são incluídos em ensaios clínicos com o objetivo de ampliar as informações sobre as alterações observadas na qualidade de vida dos pacientes com o tratamento instituído. Uma vez estabelecida a eficácia da intervenção, o interesse passa a se concentrar em estimar o impacto do efeito do novo tratamento na qualidade de vida dos pacientes e, em seguida, realizar uma análise econômica.

É importante notar que o aumento das pesquisas em qualidade de vida (descrições de perfis de saúde, avaliações do impacto de novas tecnologias em saúde na qualidade de vida dos pacientes com diferentes patologias, análises econômicas ou árvores de decisão) reflete o crescente reconhecimento de que é fundamental incorporar o ponto de vista do paciente como medida de desfecho em estudos na área da saúde. No entanto, a aplicação de questionários de qualidade de vida na prática clínica, como medida de avaliação dos cuidados prestados aos pacientes, ainda é limitada. Para a maioria dos profissionais da saúde, a prática da Medicina está centrada na doença e focada em problemas, com a atenção concentrada na análise de medidas de avaliação clínica tradicionais, como resultados de exames complementares. Sabe-se que existe uma dificuldade por parte dos profissionais da saúde de reconhecer e/ou estimar as repercussões emocionais e funcionais promovidas por uma doença. Contudo, os principais objetivos de quaisquer tratamentos são reduzir os sintomas, evitar complicações e curar (quando possível), traduzidos, para o paciente, em alívio de sofrimento e manutenção ou melhora de sua capacidade funcional, enfim, na melhora de sua qualidade de vida.

Tabela 7.2 Formas de administração dos questionários de qualidade de vida.		
Forma de administração	**Vantagens**	**Desvantagens**
Entrevista	Maximiza as taxas de resposta Minimiza os erros de interpretação das perguntas e opções de resposta	Requer mais recursos, treinamento do(s) entrevistador(es)
Autoadministrado	Os recursos para a sua aplicação são mínimos	Aumenta as chances de erros na interpretação das perguntas e respostas, bem como reduz a taxa de respostas
Telefone	Reduz a chance de perda de dados e erros na interpretação do questionário Utiliza menos recursos que a administração por meio de entrevista	As características do instrumento de avaliação de qualidade de vida limitam a utilização dessa forma de administração

Algumas das barreiras para utilizar esses instrumentos de avaliação na prática clínica, além do desconhecimento sobre o assunto, incluem dúvidas sobre a relevância de sua aplicação, preocupações com o custo de sua implementação e a praticidade de sua administração. Evidências mostram que o uso de questionários de qualidade de vida na prática clínica traz alguns benefícios que melhoram os cuidados prestados com a saúde dos pacientes, como a melhora da comunicação entre profissional de saúde e paciente, o rastreamento de problemas não identificados até então e daqueles com prioridade de avaliação, identificação de preferências por estados de saúde ou tipos de tratamento e monitoramento de mudanças e respostas aos tratamentos instituídos. Assim como nos ensaios clínicos, os instrumentos específicos são mais adequados para detectar mudanças ao longo do tempo a partir das medidas instituídas, mas a combinação com um instrumento genérico pode fornecer melhores informações sobre o estado de saúde de modo global. Alguns questionários de qualidade de vida, genéricos e específicos, em formatos curtos, levam poucos minutos para serem administrados, podendo ser aplicados durante a consulta médica ou, conforme as características do paciente, entregues para autoadministração quando da chegada do paciente para a consulta enquanto aguarda na sala de espera. Alguns também são fáceis de avaliar o escore e podem ser calculados durante a consulta pelo próprio médico ou por aplicativos disponíveis na internet. No entanto, ainda são necessários muitos trabalhos de pesquisa e divulgação sobre as vantagens de medida de qualidade de vida na prática clínica.

Definidos os objetivos da avaliação de qualidade de vida e escolhido o tipo de questionário, deve-se checar se o instrumento selecionado foi elaborado em uma língua diferente, ou seja, analisar se foi traduzido e adaptado culturalmente. Sabe-se que, mesmo que o processo de tradução tenha sido realizado adequadamente (tradução, *back-translation*), antes de colocá-lo em prática é necessário um teste de aplicação a fim de garantir que a versão obtida seja interpretada da mesma maneira que na língua original, ou seja, se tem equivalências semântica, idiomática, conceitual e gramatical.[4,5,7,9]

A validade de um instrumento que mede qualidade de vida, por sua vez, depende do número de vezes em que foi utilizado. Portanto, para garantir a validade do instrumento escolhido, é necessário que tenha sofrido novo processo de validação na língua para a qual foi traduzido. Também é importante checar a necessidade de uma autorização prévia para a utilização do questionário – para alguns, é preciso uma licença ou permissão dependendo da finalidade do uso. Representa uma boa prática fazer contato com o autor do questionário antes de quaisquer utilizações com fins de pesquisa (tradução, adaptação cultural, validação, ensaios clínicos etc.), para obter licença ou permissão por escrito e utilizá-lo a fim de evitar problemas legais.[4,5,7,9]

QUALIDADE DE VIDA EM DOENÇAS REUMÁTICAS

As doenças musculoesqueléticas são bastante comuns e incluem mais de 150 síndromes e enfermidades que habitualmente se associam a dor, comprometimento funcional e incapacidade para o trabalho, tornando-se responsáveis pelo consumo de boa parte dos recursos disponíveis para a saúde. Estima-se que a prevalência dessas doenças aumente rapidamente com o crescimento da população de idosos promovido pelo aumento da expectativa de vida.

A estimativa é de que a incidência de doenças musculoesqueléticas aumente especialmente em países em desenvolvimento, como Brasil, Chile, China, Índia, México, entre outros, onde o impacto econômico dessas condições parece semelhante ao observado em países desenvolvidos. A prevalência, o custo e o impacto das doenças musculoesqueléticas, sobretudo na qualidade de vida dos pacientes, são o que as têm transformado em prioridade de políticas públicas em todo o mundo.[10,11]

Vários estudos vêm demonstrando que as doenças reumáticas, apesar das diferentes fisiopatologias, de modo geral se associam a um comprometimento nas funções físicas, com repercussões emocionais, além de afetarem diferentes aspectos da vida social dos pacientes acometidos. A avaliação da qualidade de vida de pacientes com doenças reumáticas auxilia na avaliação do seu impacto em relação a outras doenças crônicas, rastreamento da associação de distúrbios físicos e psicológicos, identificação de grupos de risco e fatores prognósticos e avaliação de medidas terapêuticas – informações estas de grande valia para os gestores do sistema de saúde.[10,11]

Questionários mais utilizados em Reumatologia

Instrumentos genéricos

A aplicação de um instrumento genérico de avaliação de qualidade de vida é especialmente útil para identificar a associação entre condições físicas e saúde mental, servindo de alerta para a necessidade de uma melhor atenção às questões psicológicas dos pacientes, para melhorar a sua qualidade de vida.

Esses instrumentos também possibilitam a comparação do comprometimento da qualidade de vida entre indivíduos com doenças reumáticas diferentes, destes com indivíduos portadores de outras enfermidades e com indivíduos saudáveis. Estudos demonstram que pacientes com artrite reumatoide e fibromialgia, por exemplo, têm uma qualidade de vida pior que controles saudáveis de mesma idade, mas sofrem um impacto semelhante no que concerne às funções físicas, psicológicas e sociais que pacientes com outras enfermidades crônicas, como doenças cardíacas, diabetes e doença pulmonar obstrutiva crônica. Esses achados podem influenciar as medidas a serem adotadas para a alocação de recursos disponíveis para a saúde.[11]

SF-36

Entre os instrumentos genéricos disponíveis, o SF-36 tem sido um dos mais utilizados na avaliação da qualidade de vida em doenças reumáticas. Questionário de fácil administração e compreensão, foi traduzido e adaptado culturalmente para vários países, inclusive o Brasil. Constitui-se por 35 itens que englobam os domínios capacidade funcional, aspectos físicos, dor, estado geral de saúde, vitalidade, aspectos sociais, aspectos emocionais e saúde mental, além de uma questão comparativa entre a saúde atual e a de 1 ano atrás. Cada domínio é avaliado de modo independente, podendo o escore final de cada um variar de 0 a 100, em que 0 corresponde ao pior estado geral de saúde e 100 ao melhor. Os escores dos oito domínios podem ser agrupados em duas medidas sumarizadas referentes aos componentes físico e mental do SF-36.[7]

Atualmente, estão disponíveis duas versões desse questionário. A segunda versão se diferencia da primeira nas questões de número quatro e cinco, em que, além de o indivíduo informar se apresentou problemas com o seu trabalho ou outra atividade que exerça de forma regular, em consequência de algum problema físico ou emocional, pede-se que quantifique por quanto tempo esses problemas interferiram no seu trabalho/atividade regular. A questão nove também é diferente na segunda versão, já que nela se solicita ao indivíduo que quantifique por quanto tempo durante o último mês se sentiu em diferentes estados, como calmo, tranquilo, nervoso, abatido etc., em relação a tudo o que aconteceu na sua vida. A opção de "uma boa parte do tempo" foi excluída na segunda versão.[7]

Instrumentos específicos

Tem-se desenvolvido vários questionários para avaliar aspectos específicos relacionados com a qualidade de vida de pacientes com doenças reumáticas, tornando-se de grande valia na avaliação da resposta à terapêutica instituída, pois são mais sensíveis a mudanças no estado clínico dos doentes.

Ao longo do tempo, alguns sofreram alterações, sendo reduzidos para formatos mais curtos, facilitando a sua aplicação e/ou modificados em algumas questões e formas de pontuação. É possível citar tanto questionários elaborados especificamente para a avaliação de determinado aspecto da qualidade de vida em dada doença quanto novos estudos que demonstraram também ser úteis na avaliação de outras doenças, como o *Stanford Health Assessment Questionnaire* (HAQ).

A seguir, serão citados os principais instrumentos específicos de avaliação de qualidade de vida utilizados em algumas das doenças reumáticas mais comuns ou com maior repercussão no estado de saúde dos pacientes.[11]

Artrite reumatoide

Diversos estudos, realizados desde 2002, demonstram que médicos e pacientes têm visões diferentes sobre a avaliação do estado de saúde. Para os indivíduos com artrite, a dor, a fadiga e as possibilidades de retomar uma vida normal são consideradas prioridades, itens muitas vezes não valorizados pelos reumatologistas, que falham não só em reconhecê-los, mas também em estimar suas repercussões na saúde mental e emocional dos pacientes.[11,12-22]

Outros trabalhos revelaram ainda que medidas de avaliação tradicionalmente utilizadas na avaliação de resposta às medidas terapêuticas instituídas, como contagens de juntas dolorosas e inflamadas, provas de atividade inflamatória e alterações radiográficas, assim como os índices de atividade de doença [p. ex., *disease activity score* (DAS)] e os critérios de avaliação de resposta ao tratamento do American College of Rheumatology (ACR), não apresentam correlações satisfatórias com as alterações observadas na qualidade de vida dos pacientes com artrite reumatoide ao longo do tempo. Esses dados demonstram o início da mudança acerca do paradigma sobre as medidas de avaliação em artrite reumatoide, o que tornou necessário incorporar as opiniões e preferências dos pacientes às medidas de avaliações tradicionalmente utilizadas na prática clínica, pois, juntas, podem contribuir para a elaboração de melhores evidências em relação às opções de tratamento. Por sua vez, essas informações, aliadas a dados epidemiológicos de morbimortalidade, são capazes de auxiliar na construção de indicadores de saúde mais adequados, no desenvolvimento de análises econômicas e de decisão clínica que reflitam melhoras na qualidade dos serviços prestados aos doentes com artrite reumatoide e, em última instância, na redução do impacto dessa doença na qualidade de vida dos pacientes e no sistema de saúde.[11,12-22]

HAQ

Entre os instrumentos específicos para a avaliação de qualidade de vida em artrite reumatoide, o HAQ é o mais utilizado. Desenvolvido especificamente para a avaliação de qualidade de vida em pacientes com artrite reumatoide, ao longo do tempo tem se mostrado útil para outras doenças crônicas, como osteoartrite (AO), artrite psoriásica etc.

Em sua versão original, o HAQ avalia cinco dimensões – expectativa de sobrevida, desconforto e dor, capacidade funcional, efeitos colaterais de medicações e custo do tratamento – de modo independente, as quais não podem ser somadas no cálculo do escore, analisadas separadamente.[9,12,13,20,21]

A partir da versão original, surgiu o HAQ modificado, amplamente utilizado nos estudos sobre artrite reumatoide, com traduções e adaptações culturais em mais de 60 países, inclusive no Brasil. O HAQ modificado, elaborado a partir da escala de avaliação de capacidade funcional do HAQ, é constituído por 20 questões agrupadas em oito categorias, que avaliam o grau de dificuldade do paciente para realizar atividades de vida diária, e uma escala visual analógica de dor de 100 mm, na qual 0 indica ausência de dor e 100 a dor mais intensa já percebida pelo paciente. O escore final do HAQ modificado pode variar de 0 a 3, sendo 0 o melhor estado de capacidade funcional e 3 o pior estado de incapacidade.

Na artrite reumatoide, além de fornecer informações sobre o grau de dificuldade para realizar atividades de vida diária, o HAQ modificado é considerado um bom preditor de desfechos clínicos importantes, como prótese articular, mortalidade, perda de produtividade e custos.[9,12,13,20,21]

Espondilite anquilosante

Os avanços na terapia biológica, em especial com os antifatores de necrose tumoral alfa (anti-TNF-alfa), considerados potenciais medicamentos modificadores de doença na espondilite anquilosante – diante das evidências de que melhoram a capacidade funcional, a mobilidade da coluna e os sinais inflamatórios em articulações periféricas e enteses –, reforçaram a necessidade de definir medidas de avaliação específicas para o monitoramento de resposta ao tratamento nessa doença. A ausência de um marcador laboratorial e/ou de imagem bem definido, em associação à evolução lenta, torna difícil a tarefa de escolher um parâmetro adequado para avaliar a atividade de doença para a espondilite anquilosante. Várias reuniões de consenso formadas por um grupo internacional (*ASAS Working Group – Assessments in Ankylosing Spondylitis Working Group*) têm sido realizadas com o objetivo de aprimorar os critérios de avaliação de resposta terapêutica empregados em ensaios clínicos. Entre os instrumentos utilizados com esse fim, ocupam lugar de destaque aqueles baseados na percepção do paciente em relação ao impacto causado pela doença, em especial quanto a dor, fadiga, avaliação global da doença e comprometimento funcional.[23]

ASQoL

Do inglês *Ankylosing Spondylitis Quality of Life Questionnaire*, o ASQoL é o único instrumento originalmente desenvolvido para a medida específica de qualidade de vida na espondilite anquilosante. Compõe-se por 18 questões relacionadas com sintomas, capacidade funcional e preocupações associadas à doença, com opções de resposta sim ou não, cujo escore final varia de 0 a 18, e aqueles com valores mais altos indicam pior qualidade de vida.[23] Este instrumento está traduzido, adaptado culturalmente e validado no Brasil.

BASDAI

Do inglês *Bath Ankylosing Spondylitis Disease Activity Index*, o BASDAI constitui um questionário elaborado para a avaliação da atividade da espondilite anquilosante que consiste em seis perguntas que abordam fadiga, dor na coluna, em ênteses e articulações periféricas, e duas questões relacionadas com a rigidez matinal. Cada questão e o escore final desse instrumento são avaliados por meio de uma escala visual analógica, cujo resultado final varia de 0 a 10, sendo 0 indicativo de ausência de atividade e 10 de pior atividade de doença.[23] Este instrumento está traduzido, adaptado culturalmente e validado no Brasil.

BASFI

O *Bath Ankylosing Spondylitis Functional Index* (BASFI) é composto de oito questões direcionadas à avaliação de atividades de vida diária e duas que medem a habilidade do paciente em lidar com seu dia a dia. Avaliam-se as questões em escala visual analógica, sendo o escore final representado da mesma forma, com variação de 0 a 10, em que escores mais altos são indicativos de pior estado funcional.[23] Este instrumento está traduzido, adaptado culturalmente e validado no Brasil.

HAQ-S

O *Health Assessment Questionnaire – Spondylitis* (HAQ-S) consiste em uma versão do HAQ especialmente desenvolvida para a avaliação de capacidade funcional em pacientes com espondilite anquilosante. Ele difere do HAQ original por apresentar cinco questões a mais direcionadas à avaliação de atividades que envolvem a coluna, como carregar sacolas pesadas ou dirigir com o carro em marcha ré. Assim como a versão original do HAQ modificado, o resultado final varia de 0 a 3, sendo 0 o melhor estado de capacidade funcional e 3, o pior.[23]

AS-AIMS2

Do inglês *Arthritis Impact Measurement Scales 2 – Ankylosing Spondylitis*, o AS-AIMS2 é a versão do AIMS-2 desenvolvida para a avaliação de qualidade de vida na espondilite anquilosante. A esse questionário, foi incorporado um novo domínio para a avaliação de mobilidade da coluna, com o escore final variando de 0 a 10, no qual, quanto mais próximo de 0, melhor o estado de saúde do paciente.[23]

Lúpus eritematoso sistêmico

Com o aumento da sobrevida de pacientes com lúpus eritematoso sistêmico (LES), cresce a preocupação com o comprometimento da qualidade de vida dos pacientes com essa doença. Estudos demonstram que os pacientes com LES apresentam uma redução na qualidade de vida semelhante à observada em pacientes com AIDS, artrite reumatoide, histórico de infarto agudo do miocárdio e insuficiência cardíaca congestiva. Não foi observada, até o momento, correlação entre a qualidade de vida de pacientes lúpicos com a atividade da doença e do dano causado pelo LES em estudos transversais, mas em estudos prospectivos. Os domínios considerados mais importantes na avaliação da qualidade de vida de pacientes com LES são atividades ocupacionais e sociais, humor e autoimagem, funções físicas, sintomas físicos, autoestima e imprevisibilidade de evolução da doença e de sua resposta ao tratamento. Os instrumentos específicos de avaliação de qualidade de vida no LES consistem em *SLE Symptom Checklist*, *SLE-specific Quality of Life Questionnaire* (SLEQoL), *Lupus Quality of Life* (LupusQol) e SLE *Quality of Life Questionnaire* (L-QoL).[24-28]

SLE Symptom Checklist

Destina-se à avaliação de 38 sintomas relacionados especificamente com o LES e o seu tratamento. O *SLE Symptom Checklist* tem se demonstrado válido, reprodutível e sensível a mudanças, com boa correlação com a avaliação global de bem-estar pelo paciente, estando traduzido, adaptado culturalmente e validado para o português brasileiro.[25,27]

SLEQoL

O *SLE-specific Quality of Life Questionnaire* (SLEQoL) compõe-se por 40 perguntas, que avaliam os domínios funções físicas, atividades, sintomas, tratamento, humor e autoimagem. O escore de cada pergunta varia de 1 a 7 e o escore final de 40 a 280, e quanto maior o valor, pior a qualidade de vida. Esse instrumento demonstrou ser mais sensível a mudanças que o SF-36, instrumento genérico tradicionalmente usado para avaliar a qualidade de vida de pacientes com LES. Está traduzido, adaptado culturalmente e validado para o português.[26,28]

LupusQoL

A *Lupus Quality of Life* (LupusQoL) é composta por 34 itens destinados à avaliação das saúdes física e emocional, imagem corporal, dor, planejamento, fadiga, relacionamentos íntimos e impacto para os outros, por meio de escalas de 0 a 5, sendo: 0, todo o tempo; 1, a maior parte do tempo; 2, uma boa parte do tempo; 3, ocasionalmente; 4, nunca. A média obtida em cada domínio é transformada em escores que variam de 0 (pior estado de qualidade de vida relacionado com a saúde) a 100 (melhor estado).[24]

L-QoL

Do inglês *SLE Quality of Life Questionnaire*, o L-QoL é formado por 25 perguntas, com resposta dicotômica (verdadeiro ou falso), destinadas a avaliar as habilidades e a capacidade do indivíduo em satisfazer suas necessidades.[24]

Esclerose sistêmica

Habitualmente, a avaliação da qualidade de vida de pacientes com esclerose sistêmica (ES) é realizada pela aplicação de questionários genéricos, mais comumente o SF-36. Também existem alguns trabalhos com a utilização do HAQ, em versão adaptada para essa doença. Em 1999, foi publicado um questionário específico para a avaliação de qualidade de vida em pacientes com ES, o *Systemic Sclerosis Questionnaire*, composto por 32 questões destinadas à avaliação de limitações funcionais e sintomas relacionados com a ES, que está traduzido, adaptado e validado para uso no Brasil.[29,30]

Osteoartrite

Os instrumentos específicos elaborados para a avaliação de qualidade de vida em pacientes com OA dão ênfase às repercussões funcionais causadas por essa enfermidade, ressaltando os sintomas e os impactos destes na realização de atividades de vida diária.

WOMAC

O *Western Ontario and McMaster Universities Osteoarthritis Index* (WOMAC) é um questionário que avalia especificamente pacientes com OA de joelho e quadril e engloba os seguintes domínios: funções físicas, rigidez e dor. Cada um deles é avaliado separadamente, com escores que variam de 0 a 170 para funções físicas, 0 a 20 para rigidez e de 0 a 50 para dor; quanto maior o escore, maior o comprometimento funcional. Desenvolveu-se uma versão curta desse instrumento que tem sido considerada válida, reprodutível e sensível a mudanças, assim como a versão original, a qual já foi traduzida, adaptada e validada no Brasil.

Hip Disability and Osteoarthritis Outcome Score

Desenvolvido a partir de modificações no WOMAC, tem o objetivo de melhorar a sensibilidade deste último a mudanças para pacientes com OA de quadril. Suas diferenças em relação ao WOMAC consistem no acréscimo de cinco questões ao domínio que avalia dor e três ao que avalia rigidez, além de dois novos domínios que avaliam atividades recreativas/esportivas e qualidade de vida relacionada com o quadril. As aplicações desse questionário revelaram ser ele mais sensível que a versão original do WOMAC para a avaliação de OA de quadril.

Australian/Canadian Osteoarthritis Hand Index

Destina-se à avaliação do estado de saúde em indivíduos com OA de mãos, compondo-se por cinco itens que analisam dor, um, rigidez, e nove direcionados a limitações funcionais. As respostas são obtidas pela escala visual analógica. As aplicações desse instrumento demonstram que ele é válido, reprodutível e sensível a mudanças relacionadas com dor e capacidade funcional.[31]

Fibromialgia

As características da fibromialgia, sua etiologia e fisiopatologia pouco compreendidas são refletidas na falta de parâmetros objetivos passíveis de aplicação como medidas de avaliação dessa síndrome. Assim, especialmente na fibromialgia, existe uma necessidade de valorização da percepção dos pacientes em relação às repercussões causadas por essa doença no seu estado de saúde. As avaliações de qualidade de vida realizadas em fibromialgia demonstram um importante comprometimento desta, sendo comparável e, em algumas circunstâncias, até mesmo maior que em outras doenças reumáticas crônicas, como a artrite reumatoide e o LES.

FIQ

O *Fibromyalgia Impact Questionnaire* (FIQ) é composto por 19 questões que avaliam os seguintes domínios: capacidade funcional, situação profissional, distúrbios psicológicos e sintomas físicos. Quanto maior o escore final, maior o comprometimento da qualidade de vida relacionada com a fibromialgia. Esse instrumento tem sido considerado adequado para a aplicação em ensaios clínicos e na prática clínica do dia a dia, estando adequadamente traduzido, adaptado culturalmente e validado no Brasil.[32]

Lombalgia

Atualmente, é considerada uma das causas mais importantes de incapacidade em todo o mundo. Assim como em outras doenças reumáticas, a incorporação de instrumentos que possibilitem a avaliação de aspectos funcionais tem extrema valia no monitoramento do tratamento dos pacientes acometidos por essa afecção.

Roland-Morris

Um dos questionários mais utilizados para a avaliação funcional de pacientes com lombalgia, foi desenvolvido a partir do questionário genérico *Sickness Impact Profile* (SIP). Constitui-se por 24 questões que avaliam comprometimento funcional e dor, e uma escala qualitativa de dor que varia de 0 a 5, sendo 0 sem dor, e 5, dor quase insuportável. Já se encontra traduzido, adaptado e validado no Brasil.[33]

Osteoporose

Os pacientes com osteoporose, especialmente aqueles que já sofreram alguma fratura, em particular de quadril, apresentam repercussões emocionais, como sintomas de depressão, ansiedade, baixa autoestima, e, muitas vezes, tendem a um isolamento social.

Nas últimas décadas, foram desenvolvidos questionários especificamente para a avaliação da qualidade de vida de pacientes com osteoporose, entre eles *Women's Health Questionnaire* (WHQ), *Osteoporosis Quality of Life Questionnarie* (OQLQ), *Osteoporosis Assessment Questionnaire* (OPAQ), *Osteoporosis Functional Disability Questionnaire* (OFDQ), *Quality of Life Questionnaire of the European Foundation for Osteoporosis* (QUALEFFO), *Osteoporosis-Targeted Quality of Life* (OPTQoL), *Japanese Osteoporosis Quality of Life* (JOQOL), *16-item Assessment of Health-Related Quality of Life in Osteoporosis* (ECOS-16) e *Quality of Life Questionnaire in Osteoporosis* (QUALOSTTM). A maioria foi desenvolvida em inglês e alguns traduzidos, adaptados e validados em outras línguas – o WHQ, o QUALEFFO e o OPAQ estão disponíveis para uso no Brasil.[34-37]

WHQ

O *Women's Health Questionnaire* (WHQ) foi desenvolvido para avaliar mulheres no climatério e apresenta excelente correlação com os níveis de estrogênio e outras escalas de qualidade de vida, tornando-se útil para avaliar a eficácia de medidas farmacológicas e não farmacológicas na melhoria da qualidade de vida de mulheres nessa fase.[34]

QUALEFFO

Do inglês *Quality of Life Questionnaire of the European Foundation for Osteoporosis*, o QUALEFFO compõe-se por 48 questões destinadas a avaliar os domínios de dor, função física, função social, percepção do estado geral de saúde e das funções mentais. Específico para a avaliação da qualidade de vida de indivíduos com fratura de corpo vertebral, apresenta duas versões reduzidas: o *41-item Quality of Life Questionnaire of the European Foundation for Osteoporosis* (QUALEFFO-41), que preservou a análise dos cinco domínios avaliados pela versão original; e o o *31-item Quality of Life Questionnaire of the European Foundation for Osteoporosis* (QUALEFFO-31), que possibilita a avaliação de três domínios – dor, função física e estado mental. O QUALEFFO-41 foi traduzido, adaptado culturalmente e validado para o português.[35]

OPAQ

O *Osteoporosis Assessment Questionnaire* (OPAQ) é formado por cinco questões gerais sobre saúde e qualidade de vida e outras 79 questões destinadas à avaliação de 18 domínios. Quando agrupados, esses domínios cobrem quatro dimensões que avaliam função física, estado psicológico, sintomas e interação social. O escore final do OPAC varia de 0 a 10 – quanto menor o escore, melhor a qualidade de vida. Em virtude de o OPAQ ser um questionário longo, cuja aplicação leva de 30 a 40 min, surgiram novas versões deste, mais curtas, para otimizar a sua aplicação: o *Osteoporosis Assessment Questionnaire 2* (OPAQ2) e o *Osteoporosis Assessment Questionnaire Short Version* (OPAQSV). O OPAQ2 é composto por 67 questões, pode ser autoadministrado e requer 20 a 30 min para ser preenchido. O OPAQSV é formado por 34 questões que abrangem três dimensões – função física, estado emocional e sintomas.[36,37]

REFERÊNCIAS BIBLIOGRÁFICAS

1. Meeberg GA. Quality of life: a concept analysis. J Adv Nurs. 1993;18:32-8.

2. Zhan L. Quality of life: conceptual and measurement issues. J Adv Nurs. 1992;17:795-800.
3. Ferrans CE. Development of a conceptual model of quality of life. Sch Inq Nurs Pract. 1996;10(3):293-304.
4. Guyatt GH et al. Measuring health-related quality of life. Ann Intern Med. 1993;118(8):622-9.
5. Belazi D et al. Measuring health-related quality of life in the clinical setting. Exp Rev Pharmacoeconomics Outcomes Res. 2002;2(2):109-17.
6. Campolina AG, Ciconelli RM. Qualidade de vida e medidas de utilidade: parâmetros clínicos para as tomadas de decisão em saúde. Rev Panam Salud Publica. 2006;19(2):128-36.
7. Ciconelli RM et al. Tradução para a língua portuguesa e validação do questionário genérico de avaliação de qualidade de vida SF36 (Brasil SF36). Rev Bras Reumatol. 1999;39(3):143-50.
8. Campolina AG et al. Validação da versão brasileira do questionário genérico de qualidade de vida short-form 6 dimensions (SF-6D Brasil). Ciência & Saúde Coletiva. 2011;16(7):3103-10.
9. Ferraz MB et al. Crosscultural reability of the physical ability dimension of the Health Assessment Questionnaire. J Rheumatol. 1990;17:813-7.
10. Lidgren L. The Bone and Joint Decade and the global economic and healthcare burden of musculoskeletal disease [foreword]. J Rheumatol. 2003;30(Suppl. 67):4-5.
11. Walker JG, Littlejohn GO. Measuring quality of life in rheumatic conditions. Clin Rheumatol. 2007;26:671-3.
12. Heller JE, Shadick NA. Outcomes in rheumatoid arthritis: incorporating the patient perspective. Curr Opin Rheumatol. 2007;19:101-15.
13. Pincus T et al. Substantial work disability and earnings losses in individuals less than age 65 with osteoarthritis: comparisons with rheumatoid arthritis. J Clin Epidemiol. 1989; 42(5):449-57.
14. Callahan LF et al. Identification of work disability in rheumatoid arthritis: physical, radiographic and laboratory variables do not add explanatory power to demographic and functional variables. J Clin Epidemiol. 1992;45:127-38.
15. Wolfe F, Hawley DJ. The long-term outcomes of rheumatoid arthritis: work disability. A prospective 18 years' study of 823 patients. J Rheumatol. 1998;25(11):2108-17.
16. Pincus T et al. Prediction of long-term mortality in patients with rheumatoid arthritis according to simple questionnaire and joint count measures. Ann Intern Med. 1994;120:26-34.
17. Wolfe F et al. The mortality of rheumatoid arthritis. Arthritis Rheum. 1994;37:481-94.
18. Callahan LF et al. Measures of activity and damage in rheumatoid arthritis: depiction of changes and prediction of mortality over five years. Athritis Care Res. 1997;10:381-94.
19. Sokka T et al. Similar prediction of mortality by health assessment questionnarie in patients with rheumatoid arthritis and general population. Ann Rheum Dis. 2004;63:494-7.
20. Clarke AE et al. Direct and indirect medical costs incurred by Canadian patients with rheumatoid arthritis: a 12 year study. J Rheumatol. 1997;24(6):1051-60.
21. Ethgen O et al. The effect of health related quality of life on reported use of health care resources in patients with osteoarthritis

and rheumatoid arthritis: a longitudinal analysis. J Rheumatol. 2002;29:1147-55.
22. Ward MM. Outcome measurement: health status and quality of life. Curr Opin Rheumatol. 2004;16:96-101.
23. Torres TM, Ciconelli RM. Instrumentos de avaliação em espondilite anquilosante. Rev Bras Reumatol. 2006;46(Suppl.1):52-9.
24. Thumbo J, Strand V. Health-related quality of life in patients with systemic lupus erithematosus: an up date. An Acad Med Singapore. 2007;36(2):115-22.
25. Grootscholten C et al. Health-related quality of life in patients with systemic lupus erithematosus: development and validation of a lupus specific symtom checklist. Qual Life Res. 2003;12(6):635-44.
26. Leong KP et al. Development and preliminary validation of a systemic lupus erythematosus-specific quality-of-life instrument (SLEQOL). Rheumatology. 2005;44:1267-76.
27. Freire EA et al. Systemic lupus erithematosus symtom checklist cross-cultural adaptation to Brazilian Portuguese language and reliability evaluation. Acta Rheumatol Port. 2007;32(4):341-4.
28. Freire EA et al. Translation into Brazilian Portuguese, cultural adaptation and validation of the systemic lupus erythematosus quality of life questionnaire (SLEQOL). Acta Rheumatol Port. 2010;35(3):334-9.
29. Ruof J et al. Development and validation of a self-administered systemic sclerosis questionnaire (SySQ). Reumatology. 1999;38(6):535-42.
30. Machado RIL et al. Tradução, adaptação cultural e validação para a língua portuguesa (Brasil) do Systemic Sclerosis Questionnaire (SySQ). Rev Bras Reumatol. 2014;54(2):95-101.
31. Fernandes MI. Tradução e validação do questionário de qualidade de vida específico para osteoartrose: WOMAC (Western Ontário McMaster Universities) para a língua portuguesa. [Tese de Mestrado] São Paulo: Universidade Federal de São Paulo – Escola Paulista de Medicina; 2003.
32. Marques AP et al. Validação da versão brasileira do Fibromyalgia Impact Questionnaire (FIQ). Rev Bras Reumatol. 2006;46(1):24-31.
33. Nusbaum L et al. Translation, adaptation and validation of the Roland-Morris questionnaire – Brazil Roland-Morris. Braz Med Biol Res. 2001;34(2):203-10.
34. Silva Filho CR et al. Climateric symptoms and quality of life: validity of women's health questionnaire. Rev Saúde Pública. 2005;39(3):333-9.
35. de Oliveira Ferreira N et al. Validation of the Portuguese version of the quality of life questionnaire of the European foundation for osteoporosis (QUALEFFO-41) in Brazilian women with postmenopausaul osteoporosis with vertebral fracture. Clin Rheumatol. 2013;32(11):1585-92.
36. Cantarelli FB et al. Quality of life in patients with osteoporotic fractures: cultural adaptation, reliability and validity of the Osteoporosis Assessment Questionnaire. Clin Exp Rheumatol. 1999;17:547-51.
37. Cantarelli FB et al. Qualidade de vida em pacientes com fratura por osteoporose: adaptação cultural, reprodutibilidade e validação do Osteoporosis Assessment Questionnaire. Rev Bras Reumatol. 1999;39(1):9-18.

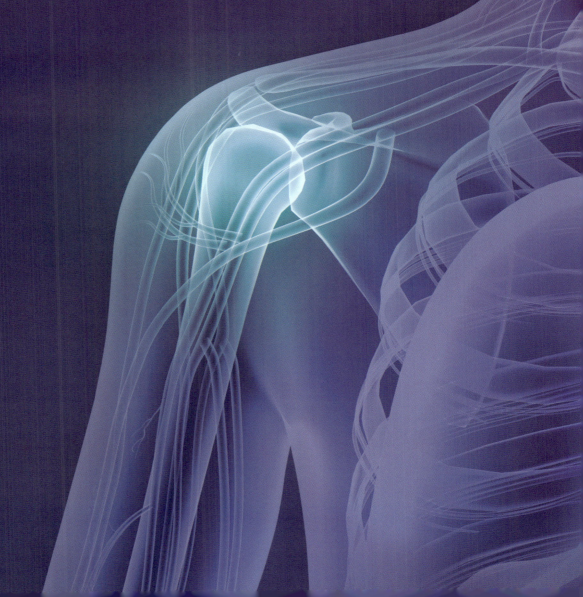

Parte 3

Síndromes Dolorosas Regionais e Sistêmicas

8 Diagnóstico Diferencial das Artrites

Simone Appenzeller • Manoel Barros Bertolo

INTRODUÇÃO

A artrite compreende um sinal comum a mais de 100 doenças, porém seu diagnóstico diferencial é amplo e inclui, além de causas reumatológicas, condições infecciosas, neoplásicas, hematológicas, traumáticas etc. A investigação inicial baseia-se na anamnese e no exame físico, e os procedimentos laboratoriais e os métodos de imagem devem ser bem indicados para não onerar excessiva e desnecessariamente o sistema de saúde.[1] Prognóstico e tratamento racionais são consequências do diagnóstico preciso.

A anamnese e o exame físico são importantes componentes para o diagnóstico de manifestações caracterizadas por edema, dor e aumento da temperatura das articulações (artrite), pois o reconhecimento do quadro articular é fundamental. É necessário determinar se o paciente está realmente desenvolvendo um quadro de artrite ou se apenas apresenta um quadro de dor articular[2] e, ainda, se a manifestação é articular ou periarticular (Tabela 8.1).[3] Episódios anteriores de dor articular e antecedentes familiares de artrite ou de dor lombar constituem informações geralmente úteis e que devem ser obtidas durante a anamnese. O padrão de envolvimento articular também é capaz de oferecer indicativos do diagnóstico; por isso, torna-se importante definir se as articulações envolvidas são pequenas ou grandes, se esse padrão é simétrico ou não, aditivo ou migratório, além de determinar o número de articulações envolvidas.

Uma vez obtidos tais dados, deve-se identificar se o paciente tem artrite e se esta representa uma doença da articulação ou se faz parte de uma manifestação de doença sistêmica de origem reumática ou não. Além das manifestações articulares, alguns pacientes apresentam manifestações sistêmicas importantes, como febre, mialgia, pleurite, pericardite, entre outras, o que exige uma avaliação completa da história e um exame físico adequado para reconhecimento dos diferentes diagnósticos de artrite. Artrite e úlcera de mucosa oral, por exemplo, podem ocorrer na doença de Behçet, na artrite reativa e no lúpus eritematoso sistêmico (LES).

As artrites podem ter início agudo, com pico de intensidade sendo atingido em algumas horas, mas também são consideradas agudas quando têm duração de 4 a 6 semanas; acima desse período, definem-se como crônicas. Já a artrite reumatoide (AR) pode se apresentar como uma poliartrite aguda, embora, na maioria das vezes, tenha início insidioso.

A história clínica e o exame físico, auxiliados por provas laboratoriais e exames radiológicos, representam elementos essenciais para o diagnóstico. Por meio deles, pode-se classificar a artrite em algumas categorias: por distúrbios degenerativos, inflamatórios, funcionais, infecciosos e de origem desconhecida.

As possibilidades diagnósticas nos processos articulares inflamatórios variam de acordo com o padrão do envolvimento articular. A história e o exame físico devem levar em conta fatores como o número de articulações envolvidas para definir monoartrite ou poliartrite, se há acometimento axial e se este é agudo ou não, e, ainda, se existe algum envolvimento sistêmico, de fundamental importância para o esclarecimento e o diagnóstico da artrite. Quanto ao número de articulações envolvidas, classifica-se a artrite como (Figura 8.1):

- Monoartrite: uma articulação
- Oligoartrite: duas a quatro articulações
- Poliartrite: mais de quatro articulações.

Para facilitar a compreensão dos diversos tipos de artrite, os diferentes diagnósticos se classificam em dois grupos – inflamatório e infeccioso –, lembrando que o processo infeccioso tem também inflamação.

A osteoartrite compreende um processo degenerativo da cartilagem articular, mas, por apresentar componente inflamatório, está incluída entre as doenças que cursam com artrite.

MONOARTRITE

A artrite de uma única articulação deve ser avaliada imediatamente, a fim de identificar a possibilidade de artrite séptica e a necessidade urgente de tratamento. É importante determinar

Tabela 8.1 Diagnóstico diferencial entre artrite e comprometimento periarticular.

Características	Artrite	Comprometimento periarticular
Estruturas envolvidas	Sinóvia, cartilagem, cápsula articular	Tendão, bursa, osso, músculo
Dor	Difusa	Focal
Fatores associados	Movimento ativo e passivo	Movimentos ativos
Edema	Comum, acomete toda a articulação	Raro, localizado

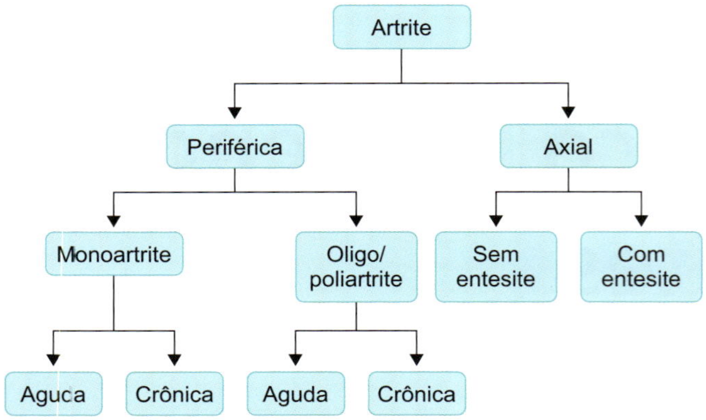

Figura 8.1 Classificação das artrites quanto à forma de apresentação.

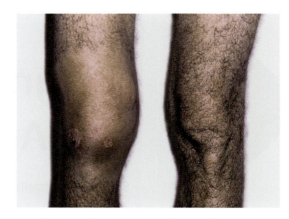

Figura 8.2 Monoartrite aguda de joelho direito.

o curso e a duração dos sintomas, embora os pacientes frequentemente tenham dificuldade em estabelecer o momento exato do início da artrite.

A artrocentese, isto é, a retirada de líquido sinovial após punção articular, deve ser realizada em quase todos os pacientes com monoartrite e é obrigatória quando da suspeita de infecção.[4] Pela análise do líquido sinovial[5], pode-se obter importantes informações para esclarecimento diagnóstico, como contagem total e diferencial de leucócitos, contagem de hemácias, exame bacterioscópico e cultura, bioquímica e microscopia com luz polarizada para a pesquisa de cristais (Tabela 8.2).

O processo inflamatório monoarticular agudo[6,7] deve ser investigado principalmente em relação ao processo articular infeccioso bacteriano, diagnóstico que, se adiado, pode levar a consequências danosas em poucas semanas, com disfunção e incapacidade funcional (Figura 8.2).

A história do paciente deve ser suficientemente adequada para descobrir fatos que levem ao diagnóstico, tornando-se necessário, portanto, identificar fatores que acompanham a artrite, como febre, lesões cutâneas, dor muscular, emagrecimento e outras alterações. Determinar o que precedeu o quadro, como trauma, promiscuidade sexual, doenças na família e hábitos de vida do paciente, é essencial para esclarecer a doença.

Na artrite séptica, o líquido sinovial apresenta aspecto purulento, com predomínio de neutrófilos, e o agente etiológico se define por meio da cultura do líquido sinovial. Assim, coloração especial e cultura para micobactéria e fungos devem ser realizadas. Mais de 100 mil leucócitos/mm³ são altamente sugestivos de infecção, até que se prove o contrário.

A monoartrite infecciosa (tuberculose e blastomicose) apresenta um período mais longo de doença, sendo definida como monoartrite crônica (Figura 8.3).[8] Em geral, é diagnosticada a partir da história do paciente (contatos contaminantes), do exame físico (envolvimento de outros órgãos, como o pulmão), do exame do líquido sinovial (cultura) e da biopsia sinovial (presença de granulomas específicos). Pacientes com monoartrite que persistem sem diagnóstico após investigação clínico-laboratorial devem ser submetidos à biopsia da membrana sinovial, visto ser esta a sede da maioria das doenças inflamatórias articulares e, consequentemente, um local para estudo histopatológico.

A cultura do tecido sinovial pode ser mais informativa, em alguns casos, que a cultura do líquido sinovial. A biopsia consegue identificar doenças infiltrativas, como amiloidose, sarcoidose, sinovite pigmentada vilonodular ou tumor.[9]

Artrite viral que antecede, ou concomitante à infecção viral sistêmica, pode ocorrer como monoartrite aguda, geralmente resolvida de maneira espontânea. O líquido sinovial pode ou

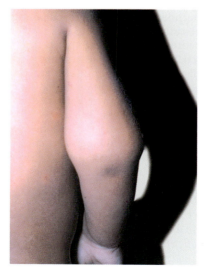

Figura 8.3 Monoartrite crônica de cotovelo direito.

Tabela 8.2 Características do líquido sinovial.

Características	Normal	Osteoartrite	Doenças inflamatórias	Artrite séptica	Hemorrágico
Claridade	Transparente	Transparente	Turva	Opaca	Variável
Cor	Incolor	Amarela	Amarela	Amarela a verde	Vermelha
Viscosidade	Alta	Alta	Baixa	Baixa	Alta
Leucócitos	< 200	200 a 10.000	5.000 a 75.000	> 50.000	Similar ao sangue
Neutrófilos (%)	< 25%	< 50%	> 50%	> 75%	Similar ao sangue

não apresentar característica inflamatória, com predomínio de células mononucleares ou neutrófilos.

História com episódios prévios de artrite fornece apoio para doenças microcristalinas, como a gota, doença predominante nos homens, decorrente da hiperuricemia crônica, com depósito de urato de sódio nas articulações e em outros tecidos (subcutâneo, rins etc.). O quadro clínico inicial se caracteriza por crise monoarticular aguda, geralmente em extremidades inferiores, com duração de 7 a 15 dias e desaparecimento completo dos sinais e sintomas. Contudo, a crise de monoartrite pode retornar após longo período assintomático.

A primeira metatarsofalângica é tipicamente acometida nas crises de gota (podagra); com menos frequência, pseudogota, outras doenças microcristalinas, artrite psoriásica e uma grande variedade de condições podem apresentar quadro semelhante ao da podagra.[10] Esse quadro se repete e o período assintomático diminui gradativamente, até transformar-se em uma forma poliarticular crônica. O líquido sinovial apresenta características inflamatórias, com celularidade de 10 mil a 60 mil leucócitos/mm^3, além de cristais de urato de sódio, o que faz o diagnóstico diferencial com condrocalcinose ou pseudogota (cristais de pirofosfato de cálcio). Os cristais de urato de sódio apresentam-se na forma de agulha, enquanto os de pirofosfato de cálcio têm a forma romboide.

Outra característica que a diferencia da gota refere-se ao exame radiológico, no qual se observam calcificações da interlinha articular. A presença de cristais não exclui infecção, principalmente porque pode coexistir doença articular prévia, como a gota, ou predispor à artrite séptica.[11]

Outras doenças inflamatórias capazes de cursar com monoartrite são artrite reumatoide, artrite psoriásica e espondilite anquilosante. O quadro articular é crônico e o diagnóstico firmado por história clínica, exame físico e alterações laboratoriais, que demonstrarão particularidades para cada doença. As causas mais frequentes de monoartrite são apresentadas no Quadro 8.1.

Rash cutâneo, diarreia, uretrite ou uveíte podem sugerir artrite reacional. Perda de peso pode sugerir neoplasias ou outras doenças sistêmicas. A doença de Lyme é capaz de apresentar sintomas articulares, como artralgia, oligoartrite e mesmo monoartrite crônica, mais frequentemente acometendo os joelhos. Em geral, cursa com lesão cutânea típica, a lesão em alvo.[12]

Em crianças e adolescentes com menos de 16 anos, a monoartrite pode corresponder a uma forma da artrite idiopática juvenil (AIJ) se persistir por mais de 6 semanas. Nesse caso, o fator antinuclear (FAN) tem importância fundamental, visto estar associada a um risco aumentado de uveíte anterior. Nos casos de monoartrite com FAN positivo, realizar avaliação oftalmológica a cada 3 meses.[13]

POLIARTRITE

O envolvimento de mais de quatro articulações é definido como poliartrite, presente em grande variedade de doenças inflamatórias e não inflamatórias.[14] As causas mais frequentes estão apresentadas no Quadro 8.2.

Entre as doenças inflamatórias poliarticulares, a que mais chama atenção é a artrite reumatoide (AR)[15], caracterizada por poliartrite de pequenas articulações das mãos (interfalângicas proximais e metacarpofalângicas), punhos, pés (interfalângicas e metatarsofalângicas), tornozelos, joelhos e outras (Figura 8.4). Na maioria das vezes, o processo é crônico, bilateral, simétrico e fixo, evoluindo para deformidades articulares, como desvio ulnar, subluxação, dedo em pescoço de cisne e em botoeira.

O diagnóstico se dá a partir de alguns critérios, dos quais rigidez matinal duradoura, artrite de três ou mais articulações, artrite fixa e artrite bilateral compreendem os dados clínicos mais importantes para essa definição. Além disso, a artrite deve ter duração de pelo menos 6 semanas.

Outros critérios compreendem: nódulo subcutâneo, em aproximadamente 20% dos casos, com frequência associado ao fator reumatoide (FR), podendo indicar um pior prognóstico da doença; FR, o critério laboratorial mais específico, positivo em cerca de 70% dos pacientes; e alterações radiográficas, como aumento de partes moles, diminuição do espaço articular de maneira simétrica, erosões justarticulares, osteoporose subcondral e outras alterações que dependerão da agressividade da doença (subluxação, luxação, anquilose etc.). Quatro desses critérios firmam o diagnóstico de AR, mas deve-se lembrar dos casos com envolvimento monoarticular e oligoarticular, que podem não somar critérios suficientes para o estabelecimento do diagnóstico.

É importante saber que pacientes com diagnóstico estabelecido de AR, que desenvolvem um quadro de monoartrite

Quadro 8.1 Causas mais frequentes de monoartrite.

Artrite infecciosa
• Gonococos
• Estafilococos
• Estreptococos
• Tuberculose
• Blastomicose
• Fungos
• Bacteriana não tratada

Artrite inflamatória
• Gota
• Pseudogota
• Reacional
• Síndrome de Reiter
• Espondiloartropatias
• Artrite reumatoide
• Artrite psoriásica
• Trauma
• Sarcoidose
• Osteoartrite

Quadro 8.2 Causas mais frequentes de poliartrite.

Artrite infecciosa
• Imunossuprimidos

Artrite inflamatória
• Artrite reumatoide
• Artrite psoriásica
• Espondiloartropatias
• Gota
• Pseudogota
• Osteoartrite
• Lúpus sistêmico
• Esclerose sistêmica
• Polimiosite
• Febre reumática
• Artrite reativa
• Espondiloartrites
• Sarcoidose
• Vasculites

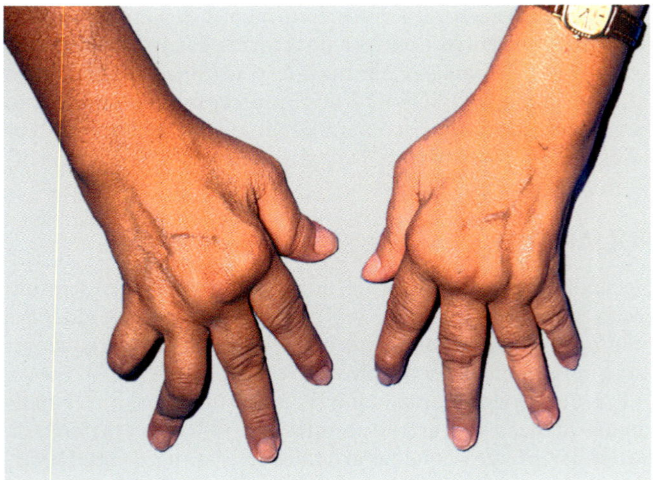

Figura 8.4 Poliartrite crônica das mãos.

intensa, desproporcional ao das outras articulações, devem sempre ser avaliados quanto à artrite infecciosa. Em 2010, o American College of Rheumatology modificou os critérios para o diagnóstico de AR visando à obtenção de um diagnóstico mais precoce.[16]

As doenças por depósito de cristais, como gota e pseudogota (condrocalcinose), também podem ter envolvimento poliarticular, como citado anteriormente. Deve-se lembrar de que existe um padrão de crises agudas monoarticulares no início da doença, com períodos de acalmia completa, o que ajuda muito na hipótese diagnóstica dessas duas entidades.

Com relação à poliartrite crônica gotosa, há a formação de tofos, que podem ser gigantes, além de envolvimento renal com litíase, na maioria das vezes. Outras doenças difusas do tecido conjuntivo, como LES, esclerose sistêmica, dermatopolimiosite e doença mista do tecido conjuntivo, podem apresentar envolvimento poliarticular, com o diagnóstico feito por outras características clínicas próprias a cada entidade. O LES, no entanto, pode, em algumas ocasiões, ter padrão de envolvimento articular semelhante ao da AR, porém sem erosões ósseas ao exame radiográfico.

A febre reumática é uma complicação não supurativa da faringoamigdalite causada pelo estreptococo beta-hemolítico do grupo A e decorre de resposta imune tardia a essa infecção em populações geneticamente predispostas.[17] Afeta especialmente crianças e adultos jovens e, apesar da redução na incidência, ainda representa um problema de saúde pública, principalmente quando cursa com cardite. Seu diagnóstico é clínico, não havendo sinal patognomônico ou exame específico. Os exames laboratoriais, apesar de inespecíficos, sustentam o diagnóstico do processo inflamatório e da infecção estreptocócica.

É diagnosticada a partir de dois critérios maiores (cardite, artrite, eritema marginado, nódulos subcutâneos e coreia de Sydenham) ou um critério maior e dois critérios menores (febre, artralgia, aumento de provas inflamatórias, intervalo de PR prolongado no eletrocardiograma).[18] A artrite representa a manifestação mais frequentemente observada em 75% dos pacientes, ocorrendo de forma assimétrica e migratória. Quando o paciente não apresenta os critérios de Jones, deve-se lembrar de artrite reativa pós-estreptocócica, que pode ser observada em todas as faixas etárias. Também há história de infecção de orofaringe prévia, porém o tempo

entre infecção e o quadro articular é mais curto, aproximadamente de 10 dias.[17]

Poliartrite com duração superior a 6 semanas em crianças e adolescentes com menos de 16 anos deve levantar a suspeita de AIJ. No caso da forma poliarticular, que pode ocorrer com ou sem FR positivo, o tratamento é similar ao da forma adulta, porém deve-se realizar a avaliação oftalmológica de rotina em virtude da frequência maior de uveíte anterior.[13]

A artropatia da psoríase pode apresentar quadros articulares diversos, sendo dividida em cinco tipos:

- Poliarticular: semelhante à AR
- Oligoarticular
- Clássica: artrite das interfalângicas proximais
- Mutilante: erosões intensas, com graves deformidades
- Espondiloartropáticas: envolvimento axial com sacroileíte assimétrica, formação de sindesmófitos e HLA B27 geralmente presente.

A forma articular mais frequente da artrite psoriásica é a oligoarticular. As lesões cutâneas da psoríase podem ser acompanhadas de envolvimento articular, geralmente instalado após a lesão cutânea. Algumas vezes, a artropatia pode ocorrer antes da lesão cutânea, o que dificulta o diagnóstico.

Artrite, uretrite e conjuntivite caracterizam a síndrome de Reiter, que acomete predominantemente o sexo masculino, com uretrite inespecífica e artrite assimétrica de membros inferiores. Balanite circinada e ceratodermia blenorrágica também podem surgir, facilitando o diagnóstico.

A espondilite anquilosante envolve predominantemente os homens, acometendo a coluna vertebral com sindesmófitos e sacroileíte simétricos, levando à diminuição da mobilidade da coluna. As grandes articulações podem estar afetadas, com artrite assimétrica, sacroileíte e formação de sindesmófitos, também assimétricos na síndrome de Reiter. Na espondilite da psoríase, a sacroileíte também é assimétrica.

Mais recentemente, o quadro articular das arboviroses tem ganhado destaque. Enquanto dengue e zika se apresentam principalmente com artralgia inflamatória, a chikingunya tem como características poliartrite e entesite associadas à rigidez difusa. Esse quadro tem início agudo, mas pode cronificar. No quadro agudo, analgesia é o tratamento recomendado; já nas formas crônicas, o uso de medicações modificadoras da atividade da doença pode ser necessário.[19,20]

Deve-se lembrar que, entre os diagnósticos diferenciais, existem alguns tipos de envolvimento articular que promovem dor e aumento de volume, sem desenvolver um processo inflamatório articular; esse grupo é chamado de não inflamatório, podendo-se citar como exemplos artrite traumática, necrose asséptica, tumores, discrasias sanguíneas e anormalidades mecânicas.

Apesar de toda essa classificação, que facilita a determinação de diagnósticos mais prováveis, ainda existem casos de artrite sem diagnóstico de certeza, mesmo após exaustiva investigação.

REFERÊNCIAS BIBLIOGRÁFICAS

1. McCarty DJ. Differential diagnosis of arthritis: analysis of signs and symptoms. In: Koopman WJ (ed.). Arthritis and allied conditions. 13.ed. Baltimore: Williams & Wilkins; 1997.
2. Fries JF, Mitchell DM. Joint pain or arthritis. JAMA. 1976; 235:199-204.
3. Hübscher O. Pattern recognition in arthritis. In: Hochberg MC et al. (eds.). Rheumatology. 4.ed. London: Mosby; 2007. p. 213-8.

4. Goldenberg DL, Reed JI. Bacterial arthritis. N Engl J Med. 1985;312:764-71.
5. Shmerling RH. Synovial fluid analysis. A critical reappraisal. Rheum Dis Clin North Amer 1994;20:503-12.
6. Baker DG, Schumacher HR. Acute monoarthritis. N Engl J Med. 1993;329:1013-20.
7. Carias K, Panush R. Acute arthritis. Bull Rheum Dis. 1994; 76A:269-73.
8. Fletcher M, Scott JT. Chronic monoarticular synovitis. Ann Rheum Dis. 1975;34:171-6.
9. Schumacher HR, Kulka JP. Needle biopsy of the synovial membrane: experience with the Parker Pearson technic. N Engl J Med. 1972;286:416-9.
10. Bomalaski JS, Schumacher HR. Podagra is more than gout. Bull Rheum Dis. 1984;34:77-84.
11. Yu KH et al. Concomitante septic and gouty arthritis: an analysis of 30 cases. Rheumatology (Oxford). 2003;42:1062-6.
12. Deanehan JK et al. Distinguishing lyme from septic knee monoarthritis in Lyme disease-endemic areas. Pediatrics. 2013; 131(3):e695-e701.
13. Machado C, Ruperto N. Consenso em reumatologia pediátrica: parte I – definição dos critérios de doença inativa e remissão em artrite idiopática juvenil/artrite reumatoide juvenil. Rev Bras Reumatol. 2005;45(1):9-13.
14. Pinals RS. Polyarthritis and fever. N Engl J Med. 1994;330:769-74.
15. El-Gabalawy HS et al. Evaluating patients with arthritis of recent onset: studies in pathogenesis and prognosis. JAMA. 2000;284:2368-73.
16. Aletaha D et al. 2010 Rheumatoid Arthritis Classification Criteria. An American College of Rheumatology/European League Against Rheumatism Collaborative Initiative. Arthritis Rheum. 2010;62(9):2569-81.
17. Barbosa PJB et al. Diretrizes brasileiras para o diagnóstico, tratamento e prevenção da febre reumática. Arq Bras Cardiol. 2009; 93(3 Suppl.4):3-18.
18. Dajani AS et al. Guidelines for diagnosis of rheumatic fever: Jones Criteria, 1992 updated. Circulation. 1993;87:302-7.
19. Marques CDL et al. Recommendations of the Brazilian Society of Rheumatology for diagnosis and treatment of chikungunya fever. Part 1: diagnosis and special situations. Rev Bras Reumatol Engl. 2017;S2255-5021(17)30046-9.
20. Marques CDL et al. Recommendations of the Brazilian Society of Rheumatology for the diagnosis and treatment of chikungunya fever. Part 2: treatment. Rev Bras Reumatol Engl Ed. 2017;S2255-5021(17)30044-5.

9 Doenças da Coluna Vertebral

Jamil Natour • Fábio Jennings

INTRODUÇÃO

Ao longo do crescimento e do desenvolvimento de uma criança, vê-se espelhada a evolução filogenética do ser humano. Ao tornar-se bípede e adquirir a posição ereta, o homem passou por diversas alterações musculoesqueléticas, sendo a mais marcante a transformação da cifose única da coluna vertebral (CV) em uma curva tipo "S" no plano sagital. Se, por um lado, a postura ereta liberou as mãos para atividades de maior precisão, por outro, criou novas possibilidades de conflitos mecânicos, os quais podem conduzir a doenças de origem mecânico-posturais.

A CV é composta de sete vértebras cervicais, doze torácicas e cinco lombares, além do sacro, formado por um bloco de cinco vértebras fundidas e pelo cóccix. As vértebras são formadas pelo corpo vertebral e pelo arco posterior, delimitando o canal medular. Em geral, cada grupo de vértebras pode ser identificado por suas características especiais.

As vértebras tornam-se progressivamente maiores até o sacro, onde, então, passam a ser sucessivamente menores – o comprimento da CV atinge cerca de 40% da altura do indivíduo. Articulam-se entre si por discos intervertebrais e articulações zigoapofisárias, sendo os primeiros do tipo fibrocartilagem e as segundas do tipo sinovial. No segmento cervical, localizam-se ainda as articulações uncovertebrais, a atlantoaxial e a occipitovertebral.[1]

A unidade funcional da CV é formada por dois segmentos: o anterior, contendo dois corpos vertebrais separados por um disco; e o posterior, funcionalmente composto por duas articulações zigoapofisárias ou interfacetárias. O segmento anterior é uma estrutura de sustentação, suporte de peso e amortecedora de choques, enquanto o posterior normalmente não suporta peso e tem como função principal ser guia direcional dos movimentos.[2]

PROPEDÊUTICA DA COLUNA VERTEBRAL

Anamnese

A dor na CV é um sintoma que acompanha várias doenças, tanto as próprias da CV quanto as sistêmicas. A história clínica é fundamental, especialmente para a exclusão de causas mais graves de dor na coluna, como infecções, tumores e fraturas vertebrais. Nela, deve-se investigar a dor minuciosamente em todas as suas características:

- Forma de início: abrupta ou insidiosa
- Localização: coluna cervical, torácica ou lombar
- Irradiação: para os membros e para as regiões abdominal ou torácica
- Intensidade: leve, moderada e intensa
- Fatores precipitantes: esforço físico, traumas, posturas inadequadas
- Sintomas associados: febre, perda de peso, dor noturna, alterações da marcha, incontinência urinária ou fecal etc.

Além das características da dor, é preciso obter outras informações clínicas. O interrogatório sobre os diferentes aparelhos e antecedentes de outras doenças, como malignidades, infecções e osteoporose, deve ser realizado ativamente.[3]

Exame físico

No exame físico da CV, devem ser seguidos os princípios habituais da semiologia, além dos testes específicos e exame neurológico, conforme apresentado a seguir.

Inspeção

Para a inspeção estática da CV, o paciente deve ser examinado somente com a roupa íntima, visando à melhor avaliação, observando-se as curvaturas fisiológicas da CV: lordose cervical, cifose torácica e lordose lombar. Nessa etapa, pesquisam-se alterações posturais, posições antálgicas, tumorações, atrofias musculares e lesões cutâneas.

Na visão posterior, observa-se alinhamento dos ombros e da cintura pélvica, assim como simetria das pregas cutâneas na região lombar. Avalia-se, ainda, o trofismo muscular das cinturas, da musculatura paravertebral e dos membros inferiores. Na visão anterior, pode-se examinar rotações de tronco e alinhamento dos ombros e das cristas ilíacas.

A inspeção da coluna cervical deve considerar a lordose fisiológica desse segmento. Algumas doenças, como a espondilite anquilosante, podem retificar essa curvatura projetando a cabeça para a frente, a que se dá o nome de "sinal da flecha". O posicionamento da cabeça é avaliado nas visões posterior, lateral e anterior, a fim de pesquisar desalinhamentos sugestivos de doenças estruturais da coluna cervical e contraturas musculares. No caso de compressões de raízes nervosas cervicais, podem ser observadas atrofias musculares na cintura escapular.

A coluna torácica tem uma leve cifose fisiológica. Nesse segmento, hipercifose pode sugerir fraturas vertebrais decorrentes de osteoporose em mulheres na pós-menopausa, usuários crônicos de corticosteroides e idosos. Na região torácica, examinam-se ainda o trofismo e a simetria da musculatura paravertebral.

Na coluna lombar, observa-se normalmente uma lordose fisiológica, curvatura fisiológica passível de alteração por causas estruturais da coluna ou contraturas musculares que determinam retificação da curvatura ou as escolioses. Avalia-se ainda a simetria do "triângulo de talhe", formado pelo membro superior e pelo contorno da cintura, bem como a das pregas cutâneas.[4]

É importante salientar a necessidade do exame da pele que recobre a área, no qual podem ser detectadas lesões de herpes-zóster, por exemplo, que comumente afetam as regiões lombar e dorsal.

A avaliação dinâmica da CV é importante na identificação de doenças inflamatórias ou degenerativas e, também, de traumas, que podem afetar a estrutura das vértebras, os discos intervertebrais e as articulações facetárias ou uncovertebrais e limitar os movimentos, além de provocar dor em determinados movimentos e posições.

A região da limitação e a localização da dor durante o movimento podem dar informações da causa do acometimento. Os movimentos realizados pela coluna cervical que devem ser testados são: flexão, extensão, rotação (direita e esquerda) e inclinação lateral (direita e esquerda). Na flexão, o paciente deve ser capaz de encostar o queixo na parede anterior do tórax, e o arco de movimento total da flexão-extensão gira em torno de 130°; na rotação, pede-se para o paciente tentar encostar o queixo no ombro, e o movimento normal chega a aproximadamente 80°. Acometimentos da articulação atlantoaxial, como na artrite reumatoide, podem limitar o movimento de rotação. Já à inclinação lateral, o movimento normal é de, em média, 45°.

A coluna torácica é limitada pelo arcabouço costal e, por isso, tem os movimentos restritos. Pode-se avaliar nessa região a expansibilidade torácica, medindo-se a diferença de diâmetros entre inspiração e expiração forçadas.

Na coluna lombar, avaliam-se os movimentos de flexão, extensão, inclinação lateral (direita e esquerda) e rotação (direita e esquerda). A flexão é o movimento mais amplo (em média de 40 a 60°), testada com o paciente em pé, inclinado para a frente, tentando encostar os dedos no chão.

Sugere-se que, durante a avaliação dos movimentos da coluna lombar, estabilize-se a pelve do paciente com as duas mãos.[5]

Palpação

Deve ser feita em todos os segmentos da CV, pesquisando-se pontos dolorosos, tumorações e assimetrias musculares, palpando-se as estruturas anatômicas de cada região.

Na região cervical, é importante localizar as seguintes estruturas na região posterior: osso occipital, processo mastoide e processos espinhosos. O processo espinhoso de C7 é o mais proeminente e marca a transição da coluna cervical para a torácica. Já na região anterior, as estruturas a palpar são a glândula tireoide, o músculo esternocleidomastóideo, os linfonodos e a fossa supraclavicular. Deve-se sempre comparar os lados procurando assimetrias e desalinhamentos.

Na coluna torácica, os processos espinhosos devem ser palpados para avaliar as alterações da curvatura, como as escolioses, e os pontos dolorosos. Fraturas e processos infecciosos vertebrais podem determinar dor intensa à palpação ou percussão dos processos espinhosos. Avaliam-se também os músculos paravertebrais e trapézios.

Na região lombar, as principais estruturas ósseas a palpar são os processos espinhosos, as cristas ilíacas, as tuberosidades isquiáticas e os trocanteres maiores. Nas cristas ilíacas, pontos dolorosos podem traduzir entesopatias locais, e, na linha entre os pontos mais altos das cristas, localiza-se o espaço vertebral L4-L5. A partir desse ponto, palpam-se os processos espinhosos das vértebras lombares e, lateralmente, as articulações facetárias.

Entre os processos espinhosos, palpam-se os ligamentos interespinhosos. Processos inflamatórios das facetas e até mesmo fraturas vertebrais podem determinar dor local nesses pontos. Já a palpação dos trocanteres e das tuberosidades isquiáticas é realizada com a finalidade de pesquisar tendinopatias ou bursites nessas regiões.

Os principais músculos a palpar na região lombar são o eretor da espinha, o quadrado lombar (logo acima das cristas ilíacas), os espinais, os latíssimos, os iliocostais e os glúteos. Geralmente, pontos dolorosos à palpação denotam contraturas musculares. Pode-se, ainda, palpar o trajeto do nervo ciático no ponto médio entre o grande trocanter e a tuberosidade isquiática.[6]

Exame neurológico

No exame da CV, é fundamental avaliar a força muscular e os reflexos. O exame da força muscular deve seguir a sistematização de avaliação da força dos membros superiores e inferiores proximal e distalmente. Já os reflexos profundos devem ser testados em todos os membros, pesquisando-se, assim, as raízes nervosas acometidas. Os reflexos que avaliam as raízes cervicais são:

- Reflexo bicipital: integridade da raiz de C5
- Reflexo braquiorradial: integridade da raiz de C6
- Reflexo tricipital: integridade da raiz de C7.

A diminuição ou ausência de um dos reflexos tem alta especificidade (em torno de 90%) para radiculopatia cervical, porém baixa sensibilidade.

Nos membros inferiores, os reflexos a testar são:

- Reflexo patelar: integridade de L4
- Reflexo calcâneo: integridade da raiz de S1.

Os reflexos patelar e calcâneo têm boa especificidade para diagnóstico de hérnias de disco, porém baixa sensibilidade.[7]

Quanto aos reflexos superficiais, o sinal de Babinski indica lesão do primeiro neurônio motor. Para realizar o teste, utiliza-se um instrumento com ponta fina (pode ser a ponta do cabo do martelo neurológico) para percorrer a face lateral da região plantar desde o calcâneo até a ponta dos dedos. O sinal é positivo quando há extensão do hálux enquanto os outros dedos se abrem.

Manobras especiais

Teste de Lasègue

Utilizado para avaliar o acometimento do ciático nas lombociatalgias, é realizado com o paciente deitado enquanto o avaliador eleva lentamente o membro afetado segurando no calcanhar. O teste é positivo caso reproduza a irradiação para o membro inferior no trajeto do nervo ciático quando a elevação atinge de 30 a 40°.

O teste de Lasègue ipsilateral, no qual o membro com dor ciática é elevado e a dor é provocada no mesmo lado do membro elevado, tem sensibilidade em torno de 90% e especificidade em torno de 30%. Por sua vez, o teste de Lasègue cruzado, no qual a dor é provocada ao se elevar a perna oposta, tem sensibilidade mais baixa (em torno de 30%) e maior especificidade (em torno de 90%).[8]

Teste de Schober modificado

Avalia a mobilidade da coluna lombar e é realizado com o paciente em pé, traçando-se uma linha imaginária que une as duas espinhas ilíacas posterossuperiores. A partir desse ponto, marca-se outro 10 cm acima e pede-se para o paciente realizar a flexão anterior do tronco sem flexionar o quadril, aferindo-se nova medida da distância entre os pontos. Obtém-se, então, a variação da distância entre os pontos em centímetros. São considerados normais valores iguais ou superiores a 5 cm em adultos.[9]

Teste de Spurling

Avalia radiculopatias cervicais. Nesse teste, pede-se para o paciente inclinar a cabeça lateralmente com extensão do pescoço enquanto o examinador faz uma compressão com as mãos colocadas na cabeça do paciente. No teste positivo, o paciente refere dor ou parestesias no membro superior ipsilateral.

Teste de Adson

Teste provocativo para a pesquisa da síndrome do desfiladeiro torácico pela compressão da artéria subclávia por uma costela cervical ou por hipertrofia do músculo escaleno. Pode ser realizado com o paciente sentado ou em pé e o braço do lado afetado hiperestendido e abduzido em 30° no ombro enquanto se palpa o pulso radial. Solicita-se que o paciente vire a cabeça para o lado afetado e realize uma inspiração profunda. No teste positivo, observa-se a redução da amplitude ou o desaparecimento do pulso radial.

É importante ressaltar que o teste pode ser positivo também em algumas pessoas sadias.[10]

Causas de dor na coluna vertebral

Inúmeras causas podem promover alterações na CV, tendo sido idealizada, para fins didáticos, uma classificação etiopatogênica:

- Traumatismos:
  - Fraturas
  - Hérnias discais
- Malformações congênitas:
  - Hemivértebras
  - Blocos
  - Mieloceles
- Escoliose idiopática
- Mecânico-posturais:
  - Posturas viciosas
  - Obesidade
  - Gravidez
  - Encurtamento de membros inferiores
  - Sequelas de acometimento neurológico
- Degenerativas:
  - Artrose: primária e secundária
  - Ossificação ligamentar idiopática (doença de Forestier)
- Inflamatórias não infecciosas:
  - Artrite reumatoide
  - Artrite crônica da infância
  - Espondilite anquilosante
  - Artrite psoriásica
  - Artrite reativa
  - Enteroartropatias
- Infecciosas:
  - Virais
  - Bacterianas:
    - Estafilococo
    - Tuberculose
  - Micóticas
- Metabólicas:
  - Osteomalacia
  - Osteoporose
  - Doenças microcristalinas
  - Ocronose
  - Doença de Paget
- Neoplasias:
  - Tumor intradural:
    - Intramedular
    - Extramedular
  - Tumor extradural
- Psicogênica
- Dor referida de origem extrarraquidiana:
  - Doenças ginecológicas, renais, intestinais, vasculares etc.
- Síndromes de amplificação dolorosa:
  - Fibromialgia
  - Síndrome miofascial.

A seguir, serão abordadas algumas das principais doenças que acometem a CV. Outras, não menos importantes, podem ser encontradas em outros capítulos deste livro.

HÉRNIA DISCAL

O disco intervertebral é composto pelo anel fibroso e pelo núcleo pulposo, e a saída do núcleo pulposo para fora dos limites do disco caracteriza a hérnia discal. Quando existe fissura do anel, com penetração do núcleo, mas sem ultrapassar seus limites, têm-se as protrusões discais; progressivamente, há as hérnias subligamentares, que ultrapassam o anel fibroso, mas sem romper o ligamento longitudinal posterior; rompido esse ligamento, as hérnias são extrusas; perdida a continuidade com o núcleo pulposo que deu origem a ela, são exclusas ou sequestradas.

As hérnias podem ter localização anterior, posterior, lateral ou intraesponjosa (de Schmorl). As paramedianas posteriores frequentemente ocupam o recesso lateral e as posterolaterais, o forame de conjugação.

Quadro clínico

A hérnia discal pode ser assintomática, o que comumente ocorre naquelas de localização anterior ou intraesponjosas, ou levar a fenômenos álgicos com sintomas e sinais característicos. A manifestação clássica da hérnia discal consiste em dor aguda no segmento afetado (cervicalgia ou lombalgia), geralmente de forte intensidade, com trajeto de irradiação de acordo com a raiz afetada, caracterizando, então, as cervicobraquialgias e as lombociatalgias. Na região cervical, as localizações mais frequentes são C5, C6 e C7; na lombar, S1, L5 e L4.

Algumas manobras, como o teste de Lasègue, aumento da prensa abdominal ou mesmo movimentos de extensão, flexão, rotação ou lateralização, podem acentuar ou desencadear a radiculalgia. Pode haver ainda, de acordo com a intensidade do acometimento, alterações de reflexo, de sensibilidade ou de trofismo muscular e posições antálgicas, como a posição em baioneta encontrada em hérnias lombares.[11]

Outro quadro de grande importância causado por hérnia mediana volumosa é a síndrome da cauda equina, caracterizada por distúrbios esfincterianos, genitais e hipoestesia em sela, exigindo diagnóstico e intervenção precoces.

Diagnóstico

O diagnóstico clínico é feito pelas características da dor e sua irradiação, bem como pelos achados do exame físico, podendo ser topográfico, fazendo supor o nível da lesão. Nos casos de boa evolução, sem complicações neurológicas, o diagnóstico clínico é suficiente. A radiologia simples geralmente não favorece o diagnóstico de hérnia discal, sendo recomendada somente para pacientes com risco de uma doença sistêmica (como história de câncer) e usuários crônicos de corticosteroides.[8,12]

A tomografia computadorizada (TC) consegue confirmar o diagnóstico de hérnia discal, porém tem como limitações o fato de ser feita com o paciente deitado e de os cortes serem apenas transversais. A imagem por ressonância magnética (RM) possibilita melhor visualização do conjunto, das partes moles e das estruturas vizinhas, além de oferecer cortes sagitais. Contudo, trata-se de um exame caro e também realizado com o paciente deitado.

Há indicação precoce da RM para pacientes com déficits importantes ou progressivos ou achados clínicos que sugiram tumor ou infecção, mas esse exame não é solicitado rotineiramente. Quando se trata da coluna cervical, suas vantagens são mais evidentes, justificando um maior número de solicitações, substituindo a TC.[8,13]

Como se pensava, a mielografia não foi completamente abandonada com o surgimento da TC e da RM. Se, por um lado, é invasiva e pobre em informações anatômicas, por outro, demonstra diretamente o conflito, deixando passar despercebidas situações anatômicas visualizadas na TC e na RM que não provocam conflitos e, portanto, não teriam importância. Outras vantagens são a visão de conjunto, a possibilidade de colocar o doente em posição ortostática, em flexão e extensão da CV, acentuando ou fazendo surgir alterações não existentes com o indivíduo deitado. Por compreender um exame mais invasivo, está indicada apenas em casos mais específicos, nos quais exames dinâmicos e ortostáticos seriam importantes.

Em alguns serviços, faz-se rotineiramente a mielotomografia, que, apesar dos custos mais elevados, associa as vantagens da mielografia e da TC.

A eletromiografia não auxilia no diagnóstico de hérnia discal, mas pode ser útil na localização topográfica e no diagnóstico diferencial com doenças neurológicas. Na prática clínica, deve ser pouco solicitada.

Tratamento

A história natural das hérnias discais é de regressão e desaparecimento da sintomatologia em um período geralmente compreendido entre 3 meses e 1 ano, independentemente do tratamento realizado. Nesse sentido, o tratamento clínico resolve a maioria dos casos nos primeiros meses e, salvo em situações bem definidas de complicações neurológicas mais graves, nenhuma intervenção invasiva deve ser indicada antes de um período de 2 a 3 meses.

A base desse tratamento compreende o repouso relativo a curto prazo e a utilização de anti-inflamatórios em dose plena, habitualmente não hormonais, e corticoterapia em dose baixa, inferior a 1 mg/kg de prednisona, por exemplo. Alguns serviços adotam as infiltrações peridurais com corticosteroide nos casos refratários ao tratamento mais conservador. Revisões sistemáticas demonstram evidências quanto à efetividade de tal procedimento.

O uso de colares, coletes e cinturas de contenção abdominal pode ser benéfico por períodos curtos no sentido analgésico. E o uso de colares pode ser positivo, especialmente nos casos de hérnia cervical.[14,15]

A qualquer momento, diante de uma complicação neurológica grave, ou após o período de 2 meses sem aparecimento de complicações, mas havendo persistência de sintomas dolorosos insuportáveis para o paciente, estão indicados procedimentos invasivos. Nessas condições, deve-se considerar a grandeza dos fenômenos álgicos, sua progressão, a idade do paciente e seu tipo de trabalho. Na ausência de complicações, cabe ao indivíduo decidir se a situação é suportável, aguardando uma resolução que ainda pode durar alguns meses.

Quando se tem a comprovação da alteração neurológica progressiva ou grave, como a síndrome da cauda equina, indica-se a abordagem cirúrgica. Consiste na retirada do material herniado, via posterior, com abertura do espaço interlaminar. A utilização de instrumentos de magnificação pode ou não ser necessária como auxiliar na intervenção cirúrgica.[16]

Com o avanço das modalidades cirúrgicas menos agressivas ou minimamente invasivas, a utilização de novos aparelhos ou o auxílio de endoscopia, o tempo de internação e o cirúrgico têm diminuído, além de haver uma abordagem mais lateral, reduzindo a necessidade de uma laminectomia.

O verdadeiro papel das intervenções ainda não está totalmente definido. Em casos específicos associados a outras alterações degenerativas da coluna, podem ser indicadas artrodeses.[17]

As complicações mais temidas da cirurgia são recidiva da hérnia, fibrose sintomática, infecção, erro do nível abordado, descompressão ineficaz e lombalgia residual por instabilidade da coluna.

OSTEOARTRITE

Também conhecida como osteoartrose ou artrose, acomete a coluna em suas diferentes articulações, causando discartrose, artrose interfacetária e uncartrose.

Quadro clínico

O quadro clínico varia conforme a localização e o grau das alterações. Assim, há pacientes com processos artrósicos comprovados radiologicamente, completamente assintomáticos. Pode ocorrer um quadro de dor regional mecânica por irritação das terminações nervosas das cápsulas articulares das interfacetárias, com ou sem irradiação a distância, de forma atípica. Contudo, há pacientes que apresentam verdadeiras radiculalgias em decorrência da compressão da raiz nervosa, por osteófitos de origem discal ou articular posterior, o que pode ser ainda associado a um pinçamento discal e à diminuição da altura do forame de conjugação. Essas radiculalgias podem não diferir das resultantes de hérnia discal, mas geralmente são mais insidiosas, repetitivas, menos dolorosas e mais duradouras, relacionadas com esforços mínimos ou posturas assumidas.

Pela ocorrência de artrose, pode ainda surgir a síndrome do canal estreito, que, quando congênita, costuma ser assintomática, mas que nos processos degenerativos, sobretudo por artrose das articulações interfacetárias, pode apresentar-se com claudicação intermitente dos membros inferiores.

Na coluna lombar, têm-se ainda as artroses das neoarticulações transversoilíacas ou transversossacrais em alguns indivíduos e as falsas artroses das espinhas vertebrais. Estas últimas se tocam, quando volumosas e na presença de hiperlordose (síndrome de Baastrup), e podem causar lombalgia.

Diagnóstico

O diagnóstico clínico é feito pela característica mecânica da dor, sua localização, idade, postura e tipo de trabalho do paciente e conhecimento de processos patológicos anteriores. Assim, a artrose representa a causa mais comum das chamadas síndromes facetárias, que se apresentam como lombalgia com irradiação atípica, habitualmente para a crista ilíaca, trocanter maior, raiz das coxas e região inguinal, tipo mecânica e que se acentua aos movimentos, sobretudo de rotação e extensão.[18]

A discartrose também pode ser dolorosa, uma dor do tipo mecânica que se acentua com a flexão da coluna.

A claudicação intermitente pode sugerir estenose de canal medular, em geral de instalação insidiosa ou eventualmente abrupta, quando descompensada por uma hérnia discal em um canal já previamente estreitado pela artrose.

A confirmação diagnóstica de artrose da CV se dá por radiografia simples. Com frequência, as incidências de frente, perfil e oblíquas possibilitam uma adequada avaliação das articulações, denunciando a existência de pinçamentos articulares, escleroses subcondrais e osteofitoses, além de desvios e situações de instabilidade na radiografia dinâmica.

A TC torna possível avaliar a situação discal e das raízes, fornece uma excelente visualização das articulações interfacetárias e proporciona a medida do diâmetro do canal medular (no mínimo de 13 mm).

A RM, além das vantagens da TC, apesar de menos adequada para partes ósseas, possibilita a detecção precoce da degeneração discal e a visão de conjunto, inclusive dos ligamentos amarelos, que podem colaborar muito com o estreitamento do canal medular. A RM com carga tem sido utilizada em algumas situações específicas para melhor avaliação do diâmetro do canal medular ou melhor visualização do conflito radicular ao provocar uma sobrecarga na CV. Equipamentos que possibilitam a realização do exame em ortostase estão lentamente se tornando disponíveis no meio médico.

A mielografia pode ser útil na individualização dos conflitos realmente existentes na coluna e cujos exames anteriores mostrem acometimentos anatômicos em vários níveis, sem diferenciar quais estão envolvidos.

Os exames de TC, RM e mielografia não devem ser solicitados rotineiramente, sendo reservados aos casos de dúvida diagnóstica, má resposta ao tratamento ou quando se preconiza uma intervenção cirúrgica.

Tratamento

Em geral conservador, é feito, na fase aguda, com repouso a curto prazo, analgesia e anti-inflamatórios (estes com muita cautela na população mais idosa). Posteriormente, indica-se orientação postural e das atividades diárias. Os exercícios físicos, especialmente de fortalecimento da musculatura estabilizadora de tronco, são importantes nos casos crônicos. A utilização de colares, coletes e cintas elásticas na fase aguda e, depois, para as atividades de maior risco, pode ter grande utilidade, apesar das evidências limitadas sobre a indicação dessas órteses.

Infiltrações peridurais, intratecais e das interfacetárias são realizadas na fase aguda em alguns centros médicos. A ablação da inervação das articulações interapofisárias, pela radiofrequência, também vem sendo utilizada com bons resultados, quando a indicação é perfeita.[19]

Nos casos resistentes ao tratamento clínico ou às intervenções minimamente invasivas, estão indicadas as cirurgias, que compreendem as laminectomias, as artrectomias e as artrodeses. As intervenções cirúrgicas na CV degenerativa não têm papel ainda bem definido por estudos com qualidade metodológica.

Atualmente, nos EUA, a principal causa de cirurgia na coluna em adultos com mais de 65 anos é a doença degenerativa da CV, principalmente em pacientes com quadro de claudicação neurogênica associado à diminuição do diâmetro do canal vertebral. Em pacientes sintomáticos, a descompressão do local acometido é a principal abordagem cirúrgica.

O local de escolha deve ser cuidadosamente avaliado por meio de exames de imagem e de um rigoroso exame clínico, pois as estruturas neurais podem ser comprimidas no canal vertebral central, como também nos forames neurais. Nestes, a compressão pode mimetizar uma compressão por hérnia de disco.[20]

Na coluna lombar, a descompressão é feita via posterior, uma vez que a causa mais frequente dos sintomas é a degeneração dos elementos posteriores: o ligamento amarelo, por hipertrofia ou por aproximação dos seus bordos em decorrência da perda da altura do disco; as articulações interapofisárias, por facetas hipertrofiadas; e o disco intervertebral, pelo seu abaulamento difuso.

Nos casos de estenose difusa, com acometimento de múltiplos níveis ou associada à instabilidade, como na espondilolistese degenerativa, comumente vista no nível L4-L5, a utilização da artrodese posterolateral com auxílio de implantes metálicos pode ser necessária, pois descompressões amplas sem artrodese podem causar instabilidade iatrogênica.

Atualmente, abordagens minimamente invasivas estão sendo pesquisadas, porém ainda sem comprovação científica. Outro método recentemente agregado é o dispositivo interespinhal, que tem como objetivo tensionar o ligamento amarelo, aumentando o diâmetro do canal vertebral. Contudo, esse dispositivo ainda não tem comprovação quanto à sua eficácia com estudos que apresentem tempo de seguimento adequado.

Ainda não está bem definido o papel das cirurgias na osteoartrite da CV, pois a literatura é falha em estudos que apresentem comparação de pacientes operados e não operados com seguimento a longo prazo. Além disso, a apresentação heterogênea da doença dificulta a generalização dos resultados.

DOENÇAS INFLAMATÓRIAS NÃO INFECCIOSAS

A CV é frequentemente acometida pelas doenças articulares inflamatórias. As articulações interfacetárias, como toda articulação sinovial, podem sofrer as mesmas alterações que as de situação periférica, com formação de *pannus*, lesão da cartilagem, cistos, destruição articular e, por vezes, anquilose. Os discos intervertebrais também podem ser sede de processo inflamatório e degeneração precoce, mas são frequentemente preservados.

Algumas vezes, os discos são acometidos mais externamente, com pequena erosão das bordas das vértebras, resultando em quadratura vertebral na espondilite anquilosante. No entanto, o acometimento mais característico da CV é encontrado nas espondiloartrites, particularmente na espondilite anquilosante, quando pode surgir uma ossificação ligamentar, sobretudo na transição toracolombar, sublinhando o contorno discal, formando os sindesmófitos.

Os ligamentos interespinhais e amarelos podem também estar calcificados, e as imagens radiológicas finais são de "coluna em bambu". Em pacientes jovens com queixa de dor lombar baixa com ritmo inflamatório, é importante investigar sacroileíte, uma das principais manifestações das espondiloartrites e que se inicia na porção inferior da articulação, podendo evoluir com esclerose, cistos, erosões e fusão articular.[21]

A artrite reumatoide representa a causa não traumática mais frequente de instabilidade atlantoaxial. O acometimento cervical pode ser extenso, porém as lesões mais sintomáticas que expõem a complicações neurológicas compreendem subluxação C1-C2, com presença de *pannus* e destruição do odontoide, além da subluxação occipitoatlantoidiana e impressão basilar.

Diagnóstico

A radiografia simples é o exame inicialmente indicado para a avaliação da CV nos casos de espondiloartrites e artrite reumatoide. Nas espondiloartrites, mais atualmente, a RM passou a ter um papel importante no diagnóstico precoce do acometimento das articulações sacroilíacas e da CV.

Tratamento

O prognóstico é bom quando do reconhecimento e tratamento precoces de alterações. A maioria dos casos responde bem ao tratamento clínico por meio do controle da atividade inflamatória da doença. A reabilitação, como nos casos de origem mecânica, tem grande utilidade por meio de orientações de proteção articular e posturais e exercícios para reforço da musculatura cervical e lombar, exercícios de relaxamento e melhora do controle proprioceptivo. Eventualmente, nos casos mais graves de acometimento cervical com repercussão neurológica, são indicadas liberação neurológica e artrodese.

DOENÇAS INFECCIOSAS

O acometimento infeccioso da CV se dá geralmente via hematogênica, mas pode sê-lo por inoculação externa, sobretudo durante intervenções locais. O processo infeccioso inicia-se habitualmente no platô, próximo ao disco intervertebral (espondilodiscite), e progride para disco, platôs e corpos das vértebras adjacentes, com formação de abscessos paravertebrais, podendo levar à osteomielite. A infecção inicia-se pelos discos apenas em crianças, quando ainda são vascularizados.

Os germes que mais frequentemente causam esse tipo de infecção são o estafilococo e o *Mycobacterium tuberculosis*, cujas principais fontes são infecções de pele e partes moles, o trato urinário e acessos vasculares. No caso da tuberculose, os principais focos são pulmonar e geniturinário, podendo haver contaminação por contiguidade.

Quadro clínico

A espondilodiscite infecciosa manifesta-se com sintomas e sinais gerais de um quadro infeccioso, com febre, mal-estar, adinamia e dor localizada na região acometida, com posição antálgica. Geralmente, há uma retificação da curva normal da região envolvida e surgimento de posição escoliótica, sendo frequente a posição em baioneta. Outras características importantes são a diminuição da mobilidade locorregional, por vezes com movimento em bloco, e a radiculalgia, sobretudo quando de abscesso paravertebral. Esse quadro pode estar associado à infecção em outros locais ou generalizada.

A tuberculose da CV, também chamada de mal de Pott, apresenta-se de forma mais insidiosa, podendo estar associada a outro foco infeccioso ou a dados epidemiológicos positivos. Em geral, o fenômeno doloroso fica menos intenso, mas a posição antálgica e a diminuição da mobilidade são igualmente importantes.

Caso haja progressão do processo infeccioso, com acometimento ósseo, podem surgir deformidades, sendo mais frequente uma cifose localizada, podendo então aparecer complicações neurológicas graves, com paresias e plegias de prognóstico reservado.[22]

Diagnóstico

As provas inflamatórias inespecíficas estão alteradas, com elevação da velocidade de hemossedimentação e da proteína C reativa. No hemograma, pode haver leucocitose e, também, anemia e linfocitose nos casos de tuberculose. O derivado proteico purificado (PPD) pode ser útil na tuberculose, porém o exame mais importante é o bacteriológico de material coletado do local, com bacterioscopia e cultura com antibiograma para o diagnóstico etiológico e a orientação terapêutica. A biopsia pode também fornecer o diagnóstico etiológico, com alguma limitação, por conta da dificuldade de acesso, principalmente nos casos de tuberculose.

A radiologia simples é imprescindível, mas pode encontrar-se normal no início do processo infeccioso. As alterações mais observadas são pinçamento discal, cistos subcondrais e lesões líticas ósseas acometendo as regiões vizinhas ao disco nas duas vértebras adjacentes. As deformidades eventualmente presentes podem também ser apreciadas pela radiologia convencional.

A cintilografia óssea tem grande valia, pelas alterações precoces encontradas e, principalmente, nos casos mal definidos ou com radiologia simples ainda normal, pois pode localizar o nível do acometimento e direcionar a investigação diagnóstica.

Nos quadros infecciosos da CV, a RM representa o exame de eleição, pois auxilia no diagnóstico e possibilita uma adequada avaliação da extensão do processo, sobretudo das partes moles envolvidas. As alterações de sinal nos discos intervertebrais são precoces, e os abscessos paravertebrais bem delineados. O uso de gadolínio é útil nesses casos.

Depois do surgimento da RM, a TC e a mielografia foram relegadas a segundo plano nesses casos; no entanto, as imagens da TC podem ser igualmente úteis e esclarecedoras, podendo ser solicitadas, tendo em vista as dificuldades para realizar a RM.

Tratamento

Faz-se com antibióticos específicos, caso os germes tenham sido isolados, ou é escolhido de acordo com a hipótese mais provável. Deve ser prolongado e, em casos de osteomielite ou tuberculose, se estender por no mínimo 6 meses. O paciente deve ficar hospitalizado por um período variável, de acordo com a evolução, mas habitualmente por 1 mês.

O repouso no leito é essencial nas primeiras semanas, quando se inicia a fase reparadora, principalmente se existirem deformidades ou o risco de surgirem ou aumentarem. As órteses podem ser usadas, sobretudo com a intenção analgésica, mas abandonadas caso o paciente não sinta alívio com seu uso. Anti-inflamatórios não hormonais e analgésicos são complementos úteis ao tratamento. O uso de corticosteroides (0,5 mg/kg/dia de prednisona) pode ser interessante nas primeiras semanas de tratamento da tuberculose raquidiana com quadro neurológico grave. Assim, os sintomas diminuem, enquanto os antibióticos iniciam o controle da doença.

Caso haja complicação neurológica grave, como paresias ou plegias, indica-se a cirurgia para descompressão nervosa e evitar a instalação de uma sequela mais grave. Na ausência dessas complicações, deve-se esperar que o processo infeccioso seja debelado antes de uma intervenção eventualmente necessária em razão de deformidade ou instabilidade.[23]

TUMORES

Os tumores devem sempre ser lembrados como causa de dores na CV. A idade do paciente, seus antecedentes, as características da dor, sua resposta ao tratamento e as alterações cintilográficas e radiográficas possibilitam intervenções que evitem maiores sequelas neurológicas.[24]

Classificação

Segundo a localização anatômica, os tumores podem ser classificados em (Quadro 9.1):

- Tumor intradural:
  - Intramedular
  - Extramedular
- Tumor extradural.

Também podem ser classificados, segundo a forma de ocorrência, em:

- Primários
- Secundários.

Por fim, segundo o tecido de origem, classificam-se como:

- Congênitos: epidermoide, lipoma
- Neurais: astrocitoma, ependimoma, neurinoma, meningioma
- Ósseos: osteoma osteoide, osteoblastoma, osteossarcoma, sarcoma de Ewing
- Cartilaginosos: condroblastoma, osteocondroma, condroma, condrossarcoma
- Vasculares: hemangioma, hemangioendotelioma
- Hematopoéticos: granuloma eosinofílico, mieloma, linfoma.

Quadro clínico

O sintoma mais comum é a dor, que pode surgir em decorrência de um colapso da estrutura óssea, do comprometimento neurológico ou, ainda, do efeito de massa do tumor. Pode ser localizada ou ter manifestação radicular.

As deformidades em escoliose ou cifose dolorosas, massas ósseas e a diminuição da mobilidade podem também ser manifestações decorrentes de um tumor na CV. Sinais de acometimento medular ou radicular surgem por vezes, comprometendo o prognóstico do paciente.

Por serem as metástases as neoplasias mais frequentes na CV, sinais e sintomas decorrentes do tumor primário podem surgir e devem ser pesquisados.

Diagnóstico

As provas inflamatórias inespecíficas, a dosagem da fosfatase alcalina e os marcadores tumorais podem ser úteis no diagnóstico e no seguimento dos tumores raquidianos. O diagnóstico anatomopatológico é fundamental na definição diagnóstica, podendo-se realizar a biopsia por punção percutânea com agulha (torácica baixa, lombar e sacro) ou a céu aberto (cervical e torácica).

Na avaliação radiológica, pode-se localizar a lesão, verificar se há escoliose, colapso vertebral, fratura, massa nos tecidos moles ou, ainda, se as lesões são líticas, blásticas ou mistas. A radiologia simples em várias posições é fundamental no diagnóstico de neoplasias da CV; no entanto, suas alterações são detectáveis após cerca de 30% de destruição do osso, tornando fundamental o mapeamento com tecnécio para o diagnóstico precoce.

A cintilografia é importante também para a localização anatômica de possíveis alterações, direcionando, assim, a investigação radiográfica. O mapeamento ósseo, no entanto, pode ser negativo em casos de mieloma múltiplo ou de lesões menores que 3 mm.

A TC com contraste demonstra a extensão do envolvimento ósseo e dos tecidos moles ao redor do canal medular. A mielotomografia pode ser útil na localização de um bloqueio e na avaliação de sua extensão do comprometimento. A RM oferece vantagens em relação à TC na avaliação do comprometimento paravertebral e medular. Nos tumores vasculares, a arteriografia e a embolização pré-operatórias podem ter grande utilidade.

Tratamento

Os objetivos do tratamento consistem no alívio da dor e na preservação e no restabelecimento da função neurológica. Nos casos de tumores benignos em crescimento e que causem dor ou alteração neurológica, sua ressecção está indicada. Os tumores malignos, conforme sua origem histológica, podem ser tratados com radioterapia, quimioterapia e/ou cirurgia.

Em pacientes com metástases na coluna, os tratamentos de eleição são a radioterapia e a quimioterapia; a cirurgia é reservada para os casos de instabilidade com risco de lesão neurológica ou desabamento do segmento acometido com quadro neurológico grave associado. Também é bastante útil o uso de bisfosfonatos para proporcionar efeito analgésico, além de, muitas vezes, retardarem a progressão das metástases.

Observa-se grande progresso na abordagem cirúrgica. Os critérios de indicação cirúrgica hoje podem ser quantificados por escores, como os critérios de Tokuhashi, baseados nas condições clínicas do paciente, seu comprometimento neurológico, quanto ao grau de agressividade do tumor e número de metástases. Outro ponto importante a avaliar é a ocorrência de fratura patológica, que pode exigir cirurgia estabilizadora para evitar danos neurológicos graves.[25]

DORES INESPECÍFICAS NA COLUNA VERTEBRAL

Na maior parte das vezes, não se consegue definir um local específico que provoque dor na coluna e não é possível definir

Quadro 9.1 Principais localizações dos tumores que acometem a coluna vertebral.

Elementos anteriores
• Cisto ósseo aneurismático
• Tumor de células gigantes
• Hemangioma
• Granuloma eosinofílico
• Tumor de Ewing
• Linfoma
• Condrossarcoma
• Osteossarcoma
• Metástase de carcinoma

Elementos posteriores
• Cisto ósseo aneurismático
• Tumor de células gigantes
• Osteoma osteoide
• Osteoblastoma
• Osteossarcoma

uma causa única dos sintomas dolorosos. Assim, fala-se em cervicalgia ou lombalgia inespecífica, mecânica, degenerativa, idiopática ou comum.[26]

A associação de fatores anatômicos (discopatias, artrose interapofisária, enfraquecimento muscular) a fatores posturais e comportamentais (sedentarismo, tabagismo, sobrecarga nas atividades diárias, fatores psicológicos) seria a responsável pela origem da dor inespecífica na CV. A ausência de um local de origem ou causa específica da dor torna o tratamento mais difícil nos casos crônicos, tornando-se necessária uma abordagem terapêutica ainda mais abrangente. O tratamento deve ser multidisciplinar, no qual a base é a reabilitação, por meio de exercícios fisioterápicos, orientações posturais, terapia comportamental e atividade física.[27,28]

Nos casos crônicos e de dor difusa na CV, deve-se lembrar da possibilidade de fibromialgia, cujos diagnóstico e tratamento estão descritos no Capítulo 15.

Abordagem prática

Diante de um paciente com dor referida na CV, deve-se classificar o quadro quanto a seu tempo de evolução. Apesar das diferentes classificações encontradas na literatura, pode-se considerá-lo agudo se durar menos de 4 semanas, subagudo entre 4 e 12 semanas e crônico se ultrapassar 12 semanas. Essa classificação simples facilita muito a condução desses casos.

Em um quadro agudo, deve-se pesquisar os sinais de alerta (*red flags*), os quais sinalizam uma doença grave, como tumor, infecção e fratura, como causa da dor. Na ausência desses sinais, o prognóstico é bom e a história natural muito favorável, justificando-se apenas o tratamento sintomático da dor com analgésicos, anti-inflamatórios não hormonais ou miorrelaxantes.

Já quando de algum sinal de alerta, a investigação diagnóstica e o tratamento serão de acordo com os achados. Nenhum exame deve ser solicitado nessa fase sem que haja um sinal que justifique sua realização. Não responder ao tratamento inicial adequado já é um sinal de alerta.[12,29]

Nos casos subagudos, o prognóstico ainda é bom, mas o médico deve ficar mais alerta e considerar os chamados sinais amarelos (*yellow flags*), que alertam para a maior chance de evolução para um quadro crônico, merecendo então o paciente atenção e cuidados mais intensivos.[30]

Nos casos crônicos, com mais de 3 meses, o prognóstico é reservado. Geralmente, compreendem casos de difícil solução, com melhoras pequenas em cada intervenção. Além do diagnóstico e do controle de comorbidades, necessitam de múltiplas intervenções coordenadas – controle da dor de origem central, correção postural, fisioterapia com exercícios e atividade física regular. Nas fases de reagudização, exigem tratamento medicamentoso, com anti-inflamatórios e analgésicos.[31-33]

É fundamental lembrar que, quanto maior o repouso, pior o prognóstico. O repouso deve ser prescrito na medida da necessidade. Também é importante saber que a fisioterapia está indicada apenas nos casos crônicos ou no pós-operatório de cirurgias da coluna, constando fundamentalmente de exercícios terapêuticos.[34,35] Sempre se deve buscar o diagnóstico mais preciso possível e tratar a causa específica, quando identificada.

O tratamento cirúrgico deve ser reservado para pacientes com urgência neurológica motora, grande risco de lesão nervosa imediata ou quando houver insuficiência do tratamento clínico bem conduzido, já que, pela existência de poucos estudos metodologicamente bem-feitos que comparem tratamento cirúrgico e clínico, seus resultados são incertos.

REFERÊNCIAS BIBLIOGRÁFICAS

1. Bogduk N. Anatomy and biomechanics of the spine. In: Hochberg MC et al. Rheumatology. 3.ed. Edinburgh: Mosby; 2003.
2. Kapandji AI. Fisiologia articular. 5.ed. v.3. São Paulo: Panamericana; 2000.
3. Maher C et al. Non-specific low back pain. Lancet. 2017; 389:736-46.
4. Hoppenfeld S. Propedêutica ortopédica: coluna e extremidades. São Paulo: Atheneu; 2008.
5. Martins DE et al. Clínica da coluna vertebral. São Paulo: Atheneu; 2014.
6. Gross J et al. Exame musculoesquelético. 2.ed. Porto Alegre: Artmed; 2008.
7. Hancock M et al. Diagnostic accuracy of the clinical examination in identifying the level of herniation in patients with sciatica. Spine. 2011;36(11):E712-9.
8. Deyo RA, Mirza SK. Herniated lumbar intervertebral disk. N Engl J Med. 2016;374:1763-72.
9. Cleland J. Exame clínico ortopédico: uma abordagem baseada em evidência. Rio de Janeiro: Elsevier; 2006.
10. Sanders RJ et al. Diagnosis of thoracic outlet syndrome. J Vasc Surg. 2007;46(3):601-4.
11. Vroomen PC, de Krom MC, Knottnerus JA. Diagnostic value of history and physical examination in patients suspected of sciatica due to disc herniation: a systematic review. J Neurol. 1999;246:899-906.
12. van Tulder M et al. European guidelines for the management of acute non specificlow back pain in primary care. Eur Spine J. 2006;15:S169-91.
13. Del Grande F et al. Imaging the intervertebral disk: age-related changes, herniations, and radicular pain. Radiol Clin North Am. 2012;50(4):629-49.
14. Parr AT et al. Caudal epidural injections in the management of chronic low back pain: a systematic appraisal of the literature. Pain Physician. 2012;15:E159-98.
15. Chou R et al. Interventional therapies, surgery, and interdisciplinary rehabilitation for low back pain: an evidence-based clinical practice guideline from the American Pain Society. Spine. 2009;34(10):1066-77.
16. Jacobs WC et al. Surgical techniques for sciatica due to herniated disc, a systematic review. Eur Spine J. 2012;21:2232-51.
17. Yeung AT, Tsou PM. Posterolateral endoscopic excision for lumbar disc herniation: surgical technique, outcome, and complications in 307 consecutive cases. Spine (Phila Pa 1976). 2002;27(7):722-31.
18. Lippitt AB. The facet joint and its role in spine pain: management with facet joint injections. Spine. 1984;9(7):746-50.
19. Manchikanti L et al. A critical review of the American Pain Society clinical practice guidelines for interventional techniques: part 1. Therapeutic interventions. Pain Physician. 2010;13(4):E215-64.
20. Gibson JN, Waddell G. Surgery for degenerative lumbar spondylosis: updated Cochrane Review. Spine (Phila Pa 1976). 2005;30(20):2312-20.
21. Gensler L. Clinical features of ankylosing spondylitis. In: Hochberg MC et al. Rheumatology. 5.ed. Edinburgh: Mosby; 2010.
22. Steyn M et al. The changing face of tuberculosis: Trends in tuberculosis-associated skeletal changes. Tuberculosis (Edinb). 2013;93(4):467-74.
23. Dai LY et al. Singlestage anterior autogenous bone grafting and instrumentation in the surgical management of spinal tuberculosis. Spine (Phila Pa 1976). 2005;30(20):23429.
24. Isaac Z, Katz JN. Non-mechanical causes of lumbar spine pain. In: Hochberg MC et al. Rheumatology. 5.ed. Edinburgh: Mosby; 2010.

25. Tokuhashi Y et al. Outcome of treatment for spinal metastases using scoring system for preoperative evaluation of prognosis. Spine (Phila Pa 1976). 2009;34(1):69-73.
26. Fritz J et al. Management of chronic low back pain: rationales, principles, and targets of imaging-guided spinal injections. Radiographics. 2007;27(6):1751-71.
27. van Middelkoop M et al. A systematic review on the effectiveness of physical and rehabilitation interventions for chronic non-specific low back pain. Eur Spine J. 2011;20(1):19-39.
28. Ribeiro LH et al. Effectiveness of a back school program in low back pain. Clin Exp Rheumatol. 2008;26(1):81-8.
29. Hurwitz EL et al. Treatment of neck pain: noninvasive interventions: results of the Bone and Joint Decade 2000-2010 task force on neck pain and its associated disorders. Spine. 2008; 33(4 Suppl): S123-52.
30. Nicholas MK et al. "Decade of the Flags" Working Group. Early identification and management of psychological risk factors ("yellow flags") in patients with low back pain: a reappraisal. Phys Ther. 2011;91(5):737-53.
31. Kuijpers T et al. A systematic review on the effectiveness of pharmacological interventions for chronic non-specific low-back pain. Eur Spine J. 2011;20:40-50.
32. Airaksinen O et al. Chapter 4. European guidelines for the management of chronic nonspecific low back pain. Eur Spine J. 2006;15:S192-300.
33. Kay TM et al. Exercises for mechanical neck disorders. Cochrane Database Syst Rev. 2012;8.
34. Dahm KT et al. Advice to rest in bed versus advice to stay active for acute low-back pain and sciatica. Cochrane Database Syst Rev. 2010;(6).
35. Hayden JA et al. Exercise therapy for treatment of non-specific low back pain (Cochrane Review). In: The Cochrane Library, Issue 1. Oxford: Update Software; 2007.

10 Ombro

Glaydson G. Godinho • André Couto Godinho • Pedro Couto Godinho

PRINCÍPIOS DA ANATOMIA FUNCIONAL E BIOMECÂNICA DO OMBRO

O ombro é um complexo articular que compreende três articulações e dois espaços de deslizamento (Figura 10.1). A articulação escapuloumeral constitui-se por uma enartrose frouxa, chamada glenoumeral, uma articulação tipicamente instável, estabilizada de forma dinâmica pelos músculos do manguito rotador e de forma estática pelo lábio glenoidal e pelos ligamentos glenoumeral superior, médio e inferior. É formada ainda por uma zona de deslizamento entre o arco coracoacromial, superiormente, e a parte superior da cabeça umeral, inferiormente.[1] Essa zona de deslizamento tem importância capital e deve ser considerada uma verdadeira articulação.

O arco coracoacromial pode ser bem compreendido em uma visão em perfil (Figura 10.2). Formado pelo acrômio, posteriormente, e o ligamento coracoacromial, anteriormente, descreve uma curva de concavidade inferior, que termina no processo coracoide. Esse arco se prolonga medialmente pela articulação acromioclavicular.

A parte superior da cabeça umeral é coberta por um capuz tendíneo resultante da fusão dos tendões de terminação dos músculos subescapular pela frente; supraespinal acima; infraespinal e redondo menor, por trás (Figura 10.3).

O capuz tendíneo se adere intimamente à cápsula articular, formando uma cobertura sobre a cabeça umeral, daí o nome "manguito rotador". Sob a parte anterior do manguito, na junção subescapular/supraespinal, passa o tendão da cabeça longa do bíceps, em trajeto superior intra-articular, antes de descer pelo sulco intertubercular.

Entre essas duas superfícies de deslizamento, há um espaço virtual, ocupado pela bolsa serosa subacromiodeltóidea, pela qual as relações anatômicas entre as duas superfícies de deslizamento são marcadamente constantes: em posição anatômica, a parte do manguito correspondente ao tendão de terminação do supraespinal está situada à frente da borda anterior

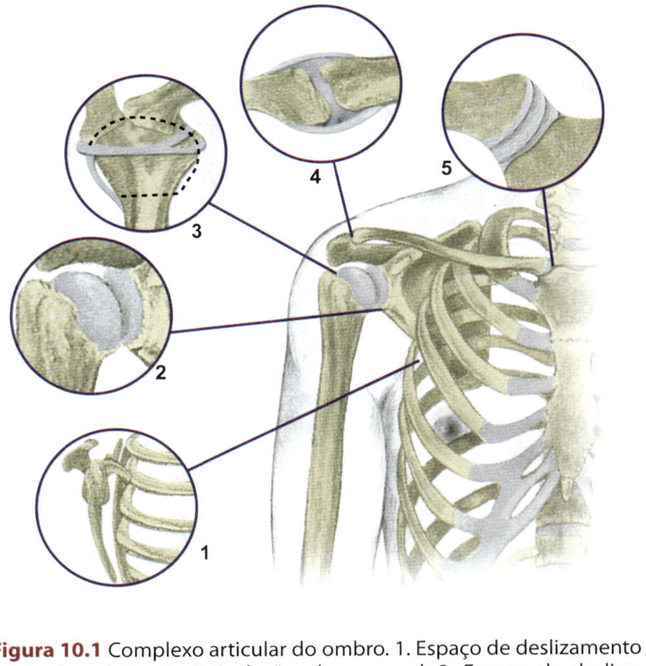

Figura 10.1 Complexo articular do ombro. 1. Espaço de deslizamento escapulotorácico. 2. Articulação glenoumeral. 3. Espaço de deslizamento acromiotubercular. 4. Articulação acromioclavicular. 5. Articulação esternoclavicular. Adaptada de Wolf-Heidegger. Atlas de anatomia. 6.ed. Guanabara Koogan, 2006.

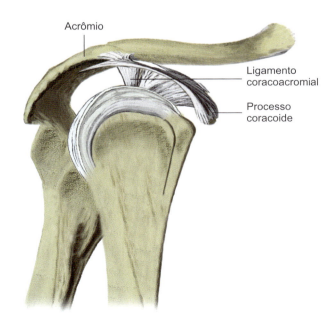

Figura 10.2 Arco coracoacromial. Adaptada de Wolf-Heidegger. Atlas de anatomia. 6.ed. Guanabara Koogan, 2006.

do acrômio. Em rotação interna, ela se projeta sob o ligamento coracoacromial; em rotação externa, sob o ângulo anteroexterno do acrômio (Figura 10.4).

A elevação anterior do braço em rotação interna na posição anatômica ou em rotação externa faz essa zona de inserção tendínea passar sob o ligamento coracoacromial ou sob a borda anterior do acrômio. Em decorrência dessas correlações anatômicas, qualquer que seja o movimento de abdução ou de flexão anterior, a inserção do supraespinal estará sob a borda anteroinferior do acrômio ou sob o ligamento coracoacromial.

O arco fisiológico de elevação do braço se situa à frente, e não em abdução (Figura 10.5). Para alcançar um objeto colocado lateralmente, o controle indispensável da visão impõe uma rotação automática da cabeça e do tronco. O músculo deltoide é o responsável pela elevação do braço anterior (anteflexão) ou lateralmente (abdução), mas a contração do deltoide tem ação de ascensão da cabeça umeral na direção de suas fibras, o que causa uma resultante vetorial de forças envolvidas com direção e sentido cranial (Figura 10.6).

A elevação do braço somente é possível se a cabeça do úmero for estabilizada na glenoide, em uma ação de pivô. Essa ação estabilizadora e centralizadora é desempenhada pelo manguito rotador, cujas resultantes de forças produzem um vetor final de direção e sentido do centro da cabeça umeral para o centro da glenoide (Figura 10.7).

O desempenho biomecânico do manguito rotador causa não só a centralização da cabeça umeral na glenoide, como também o rolamento da cabeça umeral durante a elevação anterior e o deslizamento progressivo para baixo, o que impede, por consequência, o atrito entre a cabeça, o manguito rotador e o arco rígido coracoacromial (Figura 10.8).

O tendão da cabeça longa do bíceps, embora não faça parte anatomicamente do manguito rotador, desempenha ação semelhante, ao abaixar e comprimir a cabeça umeral de encontro à glenoide durante a contração muscular, principalmente em rotação lateral do braço. A importância dessa ação é objeto de discussões e controvérsias entre vários autores.[2] Ele está

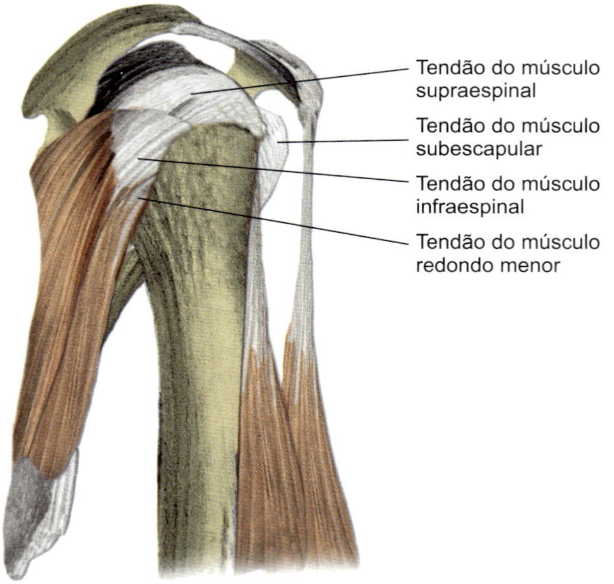

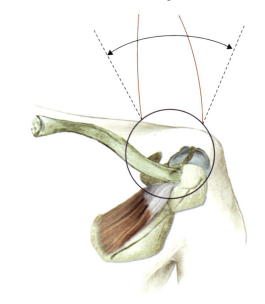

Figura 10.3 Manguito rotador do ombro. Adaptada de Wolf-Heidegger. Atlas de anatomia. 6.ed. Guanabara Koogan, 2006.

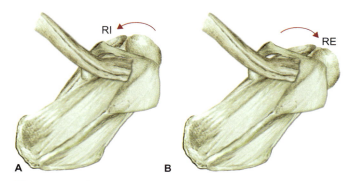

Figura 10.4 Relações anatômicas entre as superfícies de deslizamento no espaço subacromial. **A.** Ombro em rotação interna. **B.** Ombro em rotação externa. Adaptada de Wolf-Heidegger. Atlas de anatomia. 6.ed. Guanabara Koogan, 2006.

Figura 10.5 Arco fisiológico de elevação do braço. Nota-se que esse movimento é feito para a frente, dentro do campo visual. Adaptada de Wolf-Heidegger. Atlas de anatomia. 6.ed. Guanabara Koogan, 2006.

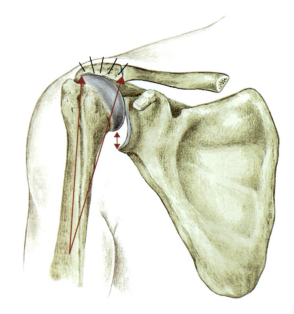

Figura 10.6 Resultante das forças do músculo deltoide. Adaptada de Wolf-Heidegger. Atlas de anatomia. 6.ed. Guanabara Koogan, 2006.

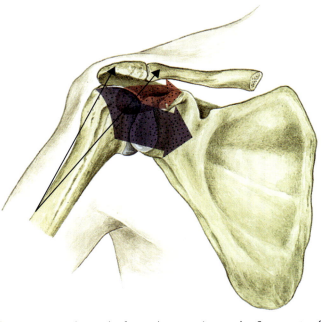
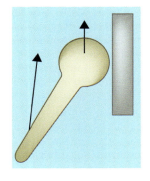
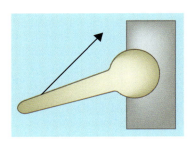

Figura 10.7 Resultante das forças do manguito rotador. Setas pretas: força do deltoide. Setas pontilhadas: força do manguito. Adaptada de Wolf-Heidegger. Atlas de anatomia. 6.ed. Guanabara Koogan, 2006.

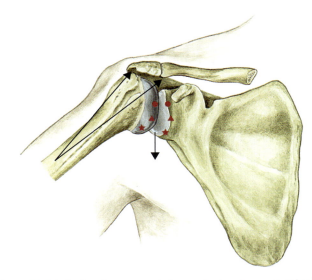

Figura 10.8 Ação de rolamento e abaixamento da cabeça umeral pelo manguito rotador. Adaptada de Wolf-Heidegger. Atlas de anatomia. 6.ed. Guanabara Koogan, 2006.

situado entre os tendões dos músculos subescapular e supraespinal, estabilizado pelos ligamentos glenoumeral superior e coracoumeral, recoberto por um tecido ligamentar denominado intervalo rotador.

Quando se quebra o equilíbrio biomecânico entre as forças do deltoide e do manguito rotador, com predomínio das forças do deltoide, estabelece-se um quadro cíclico de lesão microtraumática de repetição, que agrava a síndrome do impacto e causa a ruptura do manguito rotador.

A inervação do músculo deltoide é feita pelo nervo axilar (C5, C6), que também inerva o redondo menor, enquanto o subescapular é inervado pelo nervo subescapular (C5, C6). Os músculos supra e infraespinais são inervados pelo suprascapular (C5, C6); o bíceps, pelo nervo musculocutâneo (C5, C6, C7).

SÍNDROME DO IMPACTO

A primeira descrição de uma ruptura do manguito rotador do ombro é atribuída a Monro apud Patte, em 1788: *toutes les bourses sereuses du corps humain* (do francês, "todas as bursas do corpo humano").[3] Duplay apud Walch, em 1872, propôs o termo impreciso *periarthrite scapulo-humerale* (do francês, periartrite escapuloumeral), englobando os ombros rígidos, dolorosos e paralíticos.[4] As primeiras reparações do manguito rotador foram feitas por Codman, no início deste século. Seus trabalhos e seu livro *The shoulder*, de 1934, contribuíram para melhor compreender essa patologia.[5] As técnicas cirúrgicas tiveram grande desenvolvimento por meio dos estudos de McLaughlin.[6] Todavia, foi Neer quem individualizou a doença *impingement syndrome*. Em 1972, Neer descreveu sua fisiopatologia e o quadro clínico nos diferentes estágios, bem como as propostas terapêuticas clínicas e cirúrgicas.[7] O termo foi traduzido para a língua portuguesa como "síndrome do impacto".[8,9]

São vários os fatores etiológicos e, embora a patogênese apresente muitas controvérsias, pode-se defini-la como uma síndrome dolorosa do ombro de natureza multifatorial, microtraumática e degenerativa, acompanhada ou não de perda de forças e caracterizada por tendinite do manguito rotador, com possibilidade de ruptura parcial ou total de um ou mais tendões, dependendo da fase clínica da doença. Praticamente em todos os casos, o tendão do músculo supraespinal representa o local de início da doença.

Epidemiologia

Estudos em cadáveres mostram que a maioria das rupturas do manguito é desconhecida ou assintomática, em uma variação de 6 a 19%, com média de 14%.[7,8] Os sintomas são mais evidentes quando acometem o membro dominante, quando de sinais de impacto subacromial e da perda de força de rotação lateral.[10]

Godinho e Souza[11] encontraram 18 rupturas completas do manguito rotador (30%) durante as dissecações de 60 ombros de cadáveres frescos, com faixa etária média de 62 anos.

Embora se desconhecesse a história pregressa, pode-se supor que nem todos fossem sintomáticos e que se tratava de um perfil aproximado da população na faixa etária estudada.[12,13]

Estima-se que a prevalência desse tipo de lesão seja em torno de 20,7%, podendo aumentar de acordo com o avançar da idade. O desenvolvimento de sintomas no ombro está associado positivamente a maior frequência de rupturas do manguito rotador. Outros fatores de risco que alteram a prevalência incluem histórico de trauma local e acometimento do membro dominante.[14]

A etiologia ligada a uma história de trauma está presente em cerca de 50% dos casos, enquanto a forma degenerativa responde por 42%. Contudo, geralmente há uma superposição de trauma, menor ou maior, e degeneração.[15]

Nos últimos anos, vários fatores contribuíram para uma preocupação maior com o diagnóstico e o tratamento adequados dessas doenças, como o aumento da expectativa média de vida e o conceito de que o adulto e o idoso também devem praticar esportes.[1,8] Essas doenças são mais frequentes após os 40 ou 50 anos de idade.

O grande desenvolvimento dos esportes que utilizam o membro superior no movimento de arremesso, como vôlei, basquete, tênis, natação e peteca – bem como a sua larga divulgação –, tem aumentado a incidência da doença. Sabe-se que tais esportes predispõem à compressão do manguito rotador e ao aparecimento dos sintomas, principalmente em indivíduos com mais de 40 anos de idade.[7]

Ao lado da prática esportiva, o exercício de profissões que exigem o uso prolongado dos membros superiores em elevação, como a pintura de paredes, pode favorecer o surgimento da doença.

Contrariamente ao que acreditam muitos profissionais, o uso, mesmo prolongado, de teclados de computadores não é a causa da síndrome do impacto, já que, durante essa atividade, não há correlação entre posicionamento dos membros superiores e atrito.

Contudo, a falta de conhecimento adequado, aliada aos interesses secundários assistenciais e previdenciários, tem levado os médicos a diagnosticarem erroneamente a síndrome do impacto como "lesão de esforço repetitivo (LER)". Os pacientes, por sua vez, confundidos pela desinformação, ou mesmo intencionalmente, associam a evolução da doença à atividade que exercem, visando à obtenção de benefícios trabalhistas, sem qualquer fundamento fisiopatológico. A doença do manguito rotador não é, portanto, uma LER.

Etiopatogenia e fisiopatogenia

O processo patológico que acomete o manguito rotador tem como etiologia fatores intrínsecos relacionados com características próprias do tecido tendíneo e fatores extrínsecos que atuam contribuindo para a patogênese da doença.

Em relação às características teciduais, Rathbun e Macnab evidenciaram uma zona hipovascular que ocupa aproximadamente 1 cm do tendão supraespinal, na sua inserção sobre o tubérculo maior do úmero.[11,13] Essa "zona crítica" tem maior predisposição à hipóxia e aos processos degenerativos locais, fragilizando a estrutura tecidual e predispondo à ruptura do tendão, principalmente quando colocado sob tensão (Figura 10.9).

Sabe-se que essa hipovascularização aumenta a partir dos 40 anos. Indutores da neoangiogênese, como fator de crescimento do endotélio vascular e fator 1-alfa induzido por hipóxia, estão significativamente diminuídos na lesão do manguito rotador. Nesse contexto, evidenciaram-se aumentos na expressão gênica de enzimas reparadoras do DNA e dano mitocondrial (Apr/Ref-1) na vigência de hipóxia.[16] A hipóxia local causa uma metaplasia progressiva de parte dos tenoblastos, que se transformam em condroblastos, fragilizando ainda mais o tendão.

No processo patológico da lesão do manguito rotador, a matriz extracelular também se encontra alterada. As metaloproteinases (MMP) são enzimas proteolíticas com ação tecidual local, que atuam na remodelação do colágeno e no processo de cicatrização tecidual. Foram evidenciados aumentos do colágeno tipo III e redução do colágeno tipo I, alteração associada a aumento da expressão de MMP 1 e MMP 9, além de redução da expressão de MMP 3.[16]

Além das alterações na matriz extracelular, múltiplas citocinas pró-inflamatórias foram identificadas na lesão do manguito rotador, como interleucina (IL) 1 beta, IL-1 alfa, IL-1, IL-6, ciclo-oxigenase (COX)-2 e COX-3. As IL-1 e IL-6 têm influência direta na bursite subacromial. Na patogênese da tendinopatia, o *turnover* celular está alterado. Os tenócitos provenientes de regiões degeneradas, em razão da sobrecarga mecânica, apresentam maiores taxas de apoptose.[16]

Nas atividades da vida diária, o ser humano usa o membro superior com frequente elevação anterior, ainda mais se pratica esportes de arremesso ou se a profissão o obriga à elevação máxima do membro. A inserção do tendão supraespinal é, portanto, o local predisposto para o início da doença, ocorrendo aí o frequente atrito ("impacto") contra o arco rígido coracoacromial.[13]

O impacto subacromial constitui o principal fator extrínseco para o desenvolvimento da tendinopatia. Como demonstrado por Neer[5,7,11], o impacto e o consequente atrito e degeneração do manguito ocorrem contra a superfície anteroinferior do acrômio, durante a elevação anterior do membro superior (e não na abdução, como se pensava anteriormente). Outros locais de atrito são o ligamento coracoacromial, os esporões inferiores, que se formam na articulação acromioclavicular (principalmente pela doença degenerativa dessa articulação), e a ausência de fusão dos núcleos de ossificação do acrômio, "os acromiais".[13]

Pollock et al.[17] descreveram três tipos de acrômio – plano, curvo e ganchoso –, conforme a sua curvatura anterior. Quanto maior a curvatura, maior a chance de ocorrer lesão do manguito rotador. Estudos em cadáveres mostram uma incidência de 80% de rupturas do manguito associadas às formas acromiais curvas e ganchosas.

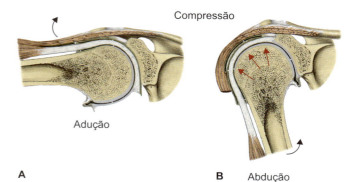

Figura 10.9 Zona crítica (por Rathbun). **A.** Disposição teórica dos vasos no tendão com o braço em abdução. **B.** Provável mecanismo de compressão dos vasos durante a adução. Adaptada de Wolf-Heidegger. Atlas de anatomia. 6.ed. Guanabara Koogan, 2006.

Snyder e Whu[18] atribuem à espessura aumentada no terço anterior do acrômio importante participação na doença, classificando-as como: tipo I, quando a espessura é menor que 8 mm; tipo II, quando se situa entre 8 e 12 mm; e tipo III, quando acima de 12 mm.

O impacto pode ser secundário a uma instabilidade ou se confundir com doenças neurológicas, como nos acometimentos do nervo suprascapular ou nas radiculopatias cervicais, principalmente C5 e C6, levando à fraqueza dos músculos do manguito rotador e consequente desequilíbrio biomecânico no ombro. Contudo, nas radiculopatias C5-C6, o quadro clínico habitual corresponde à manifestação de dor no ombro em virtude de correspondência do dermátomo (dor referida).[19,20]

Infelizmente, as fraturas do tubérculo maior com consolidações viciosas são ainda comuns. Tracionado pelo músculo supraespinal, o tubérculo maior desviado posterossuperiormente consolida-se de maneira viciosa, levando a um bloqueio ósseo e limitação dos movimentos, principalmente elevação anterior do braço e consequente impacto subacromial.

Gerber descreveu um tipo menos frequente de impacto que ocorre contra a borda lateral do processo coracoide, cuja existência na forma primária tem ocorrência controversa.

As alterações anatômicas associadas aos fenômenos degenerativos resultarão inicialmente nos quadros de tendinite e, nas fases mais avançadas da doença, em ruptura.[4,5,8]

Diagnóstico

A doença do manguito rotador pode se desenvolver apenas como tendinite ou evoluir para a ruptura. Clinicamente, deve-se distinguir a fase evolutiva e identificar a integridade dos tendões com cerca de 90% de acerto diagnóstico.[4,5,7]

Existem vários testes, mas este capítulo dará ênfase aos mais empregados e que fazem parte da padronização do exame físico descrito.

Testes de identificação de tendinite (com ou sem rupturas de tendões)

Os testes são ditos positivos quando há manifestação de dor, expressa subjetivamente pelo examinador com indicações de + a ++++.

Manobra de Neer

Faz-se a elevação passiva do membro acometido, com extensão do cotovelo e pronação do antebraço, provocando o choque da inserção do tendão supraespinal contra a borda anteroinferior do acrômio (Figura 10.10).

Manobra de Hawkins

O paciente deve descansar o membro superior acometido; o cotovelo precisa ficar fletido 90° sobre o membro contralateral do examinador, colocado em extensão, e a mão apoiada sobre o ombro do paciente. Faz-se rápida manobra de rotação medial, que provoca o atrito do tendão supraespinal contra a borda anteroinferior do acrômio e o ligamento coracoacromial (Figura 10.11).

Manobra de Yocum

O paciente apoia a mão no ombro contralateral, enquanto passivamente seu membro é elevado pelo cotovelo, provocando atrito entre a inserção do supraespinal e o arco coracoacromial (borda anteroinferior do acrômio, ligamento coracoacromial e borda lateral do processo coracoide; Figura 10.12).

Palm-up test ou teste de speed

Um teste exclusivo para avaliação do tendão da cabeça longa do bíceps é feito com o membro superior em extensão, supinado, exercendo-se uma força de elevação do membro pelo paciente a partir da horizontal, contrária à força de abaixamento feita pelo examinador (Figura 10.13).

A positividade é indicada pela dor, na exata correlação topográfica do tendão da cabeça longa do bíceps, pelo sulco intertubercular e pela face anterior do braço. Observar que a ocorrência de dor no manguito rotador provoca irradiação frequente para a face lateral do braço e do ombro, localização esta que não corresponde ao tendão bicipital, e, portanto, não traduz tendinite.

Teste de Yergason

Também específico para a cabeça longa do bíceps, é feito com o cotovelo fletido 90°, junto ao tronco e com o antebraço pronado. Pede-se ao paciente para tentar fazer a

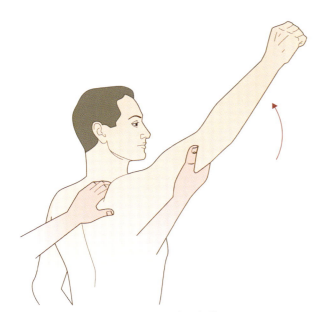

Figura 10.10 Manobra de Neer.

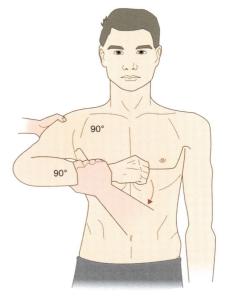

Figura 10.11 Manobra de Hawkins.

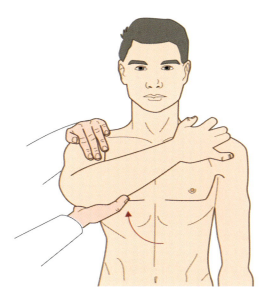

Figura 10.12 Manobra de Yocum.

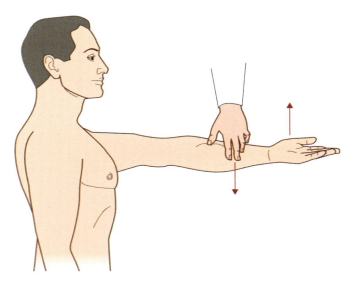

Figura 10.13 *Palm-up test*.

supinação contrária à resistência. A manifestação da dor no sulco intertubercular indica, como no teste anterior, tendinite (Figura 10.14).

Upper cut test ou teste do gancho

Atual e específico para avaliação da dor ao longo do tendão da cabeça longa do bíceps, é feito com o ombro do paciente em posição neutra, cotovelo fletido a 90° e antebraço em supinação com o punho cerrado.

Solicita-se ao paciente que faça força de flexão anterior do braço, de modo a trazer sua mão em direção ao queixo ("gancho do boxeador"). O examinador, por sua vez, segura o paciente pela mão, fazendo contrarresistência ao movimento. Reprodução de dor ao longo da face anterior do ombro resulta na positividade do teste (Figura 10.15).

Testes de avaliação da integridade dos tendões

Comparam-se as respostas do lado não acometido com as do acometido, como na série para tendinite, registrando graficamente com + a ++++, de acordo com o grau de fraqueza muscular.

Teste de Jobe

Teste exclusivo para avaliação do músculo supraespinal, cuja positividade fornece o diagnóstico da ruptura com 90% de chance de acerto (Figura 10.16). É realizado com o paciente em pé, membros superiores em abdução no plano frontal e anteflexão de 30°, alinhando, assim, o eixo longitudinal do braço com o de movimentos da articulação glenoumeral. O examinador faz uma força de abaixamento nos membros, simultânea e comparativamente, enquanto o paciente tenta resistir.

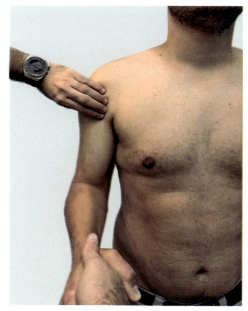

Figura 10.14 Teste de Yergason: "irritativo" para o tendão da cabeça longa do bíceps. Palpação ao longo do sulco intertubercular, enquanto o paciente faz flexão do cotovelo e supinação forçadas.

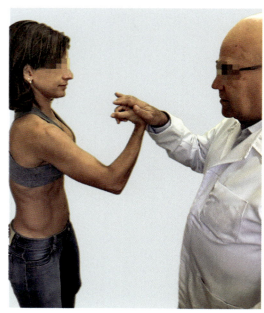

Figura 10.15 *Upper cut test*: irritativo para o tendão da cabeça longa do bíceps. Dor anterior no trajeto bicipital reflete positividade do teste.

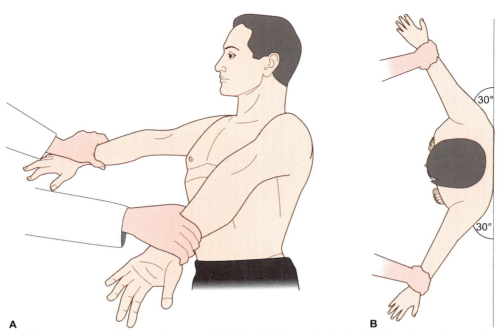

Figura 10.16 Teste de Jobe: notar os membros superiores em abdução de 90° e anteflexão de 30° (eixo de movimentos da articulação glenoumeral).

Um resultado falso-positivo ou duvidoso pode surgir em decorrência da interferência da dor. Por isso, Neer introduziu o teste anestésico, teste de Neer[7], que consiste em injetar 8 a 10 mℓ de lidocaína no espaço subacromial e repetir o exame. Se a manobra negativar, trata-se de um tendão íntegro e o teste de Jobe é negativo. Se a perda de força persistir, provavelmente se trata de uma ruptura completa do tendão supraespinal.

Teste de Patte

Exclusivo para avaliação do músculo e do tendão infraespinal[8], é feito com o paciente em pé, membro superior abduzido 90° no plano frontal e cotovelo fletido 90°. Solicita-se ao paciente que resista à força de rotação medial feita pelo examinador (Figura 10.17).

A resistência diminuída no lado acometido significará provável ruptura no tendão infraespinal. A impossibilidade de manter o membro na posição do exame pela queda do antebraço em rotação medial (*dropping arm sign*), incapaz de vencer a força da gravidade, indica lesão extensa do manguito rotador, com grave acometimento do tendão infraespinal.

Ruptura do tendão da cabeça longa do bíceps

Nem sempre a retração distal do músculo bíceps é perceptível no exame físico. Por isso, deve-se tentar detectá-la solicitando ao paciente que faça uma força de flexão, enquanto o examinador palpa o sulco intertubercular com os polegares. Às vezes, é possível detectar o tendão rompido (Figura 10.18).

Lift off test, teste de retirada ou de Gerber

Descrito por Gerber, é específico para pesquisar ruptura do tendão do músculo subescapular. Faz-se com o paciente em pé, com o dorso da mão localizado na região lombar, no nível da L3.[1,8] Pede-se para o paciente afastar a mão do dorso em uma rotação medial ativa máxima. A incapacidade de fazer o gesto está condicionada a provável ruptura do tendão do músculo subescapular (Figura 10.19). Em pacientes incapazes de realizar a rotação medial máxima, o teste é substituído por uma manobra em que o paciente se posiciona com a mão junto ao abdome e o examinador tenta afastá-la em movimento de rotação externa. Na ruptura do tendão subescapular, o paciente não conseguirá impedir o afastamento da mão (teste de Napoleão; *belly press test*)[1], trazendo o braço em extensão, com flexão do punho.

Testes especiais[1]

As radiculopatias cervicais, especialmente C5-C6, a síndrome do desfiladeiro torácico e a chamada "instabilidade oculta" – observada em atletas jovens e arremessadores – com frequência confundem o examinador no diagnóstico diferencial com doença do manguito rotador, devendo ser pesquisadas, como rotina, no exame clínico desse grupo específico de pacientes.

Avaliação da coluna cervical

Faz-se a hiperextensão cervical, seguida de desvio lateral da cabeça do paciente associado a rotações para a direita e a

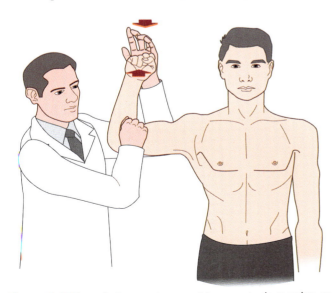

Figura 10.17 Teste de Patte: notar o posicionamento do membro superior em abdução de 90° no plano frontal e cotovelo fletido 90°.

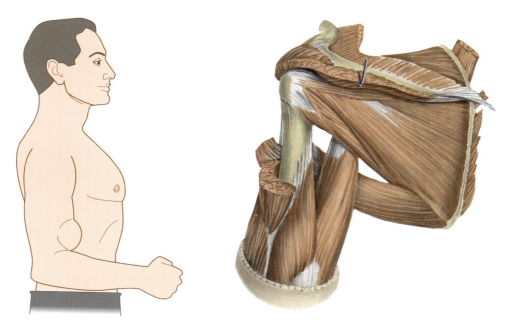

Figura 10.18 Ruptura do tendão da cabeça longa do bíceps. Adaptada de Wolf-Heidegger. Atlas de anatomia. 6.ed. Guanabara Koogan, 2006.

esquerda. Com essas manobras, os forames de conjugação são comprimidos e, no caso de irritação radicular, o paciente apresentará imediatamente quadro de dor irradiada ao braço, acompanhada possivelmente de parestesia. A manobra de tração longitudinal pode ser o sinal indicador de radiculopatia se, ao ser executada, o paciente reproduzir a sintomatologia.

Testes para a síndrome do desfiladeiro torácico

- Teste de hiperabdução bilateral ou teste de Roos: os membros superiores permanecem em abdução e rotação externa, enquanto o paciente faz movimentos de abrir e fechar as mãos, durante 2 a 3 min. Havendo a síndrome, o paciente se queixará de dor, formigamento e cansaço em decorrência da compressão do feixe neurovascular entre os músculos escaleno anterior, peitoral menor, clavícula e primeira costela
- Teste de Wright: o desaparecimento do pulso radial – com o membro superior em abdução de 90° no plano frontal, cotovelo fletido a 90° e cabeça girada para o lado oposto – indica compressão arterial. Lembrar que 25% da população assintomática apresenta resultado positivo
- Manobra de Adson modificada: o paciente desvia a cabeça para o lado oposto, estendendo e abduzindo levemente o membro superior. A compressão do feixe vasculonervoso causará a diminuição do pulso radial e parestesia.

Testes para a instabilidade glenoumeral

- Decoaptação umeroacromial (Figura 10.20): tração simultânea longitudinal nos membros superiores, com o paciente em relaxamento máximo; observa-se o surgimento de um "sulco" entre a cabeça do úmero e o acrômio. Esse achado significa que o paciente apresenta elasticidade capsuloligamentar aumentada, que pode ser avaliada também pela capacidade de realizar hiperextensão de outras articulações, como cotovelos, joelhos, punhos e mãos. Essa elasticidade aumentada pode estar relacionada com instabilidade (quando a hiperelasticidade se associa à dor), inclusive com instabilidade multidirecional, mas não é patognomônica dela

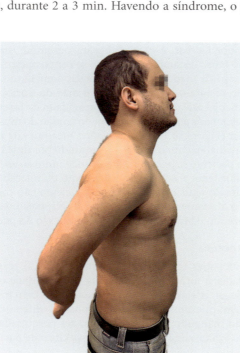

Figura 10.19 Teste de Gerber: avalia a integridade do músculo subescapular. Quando o tendão está rompido, o paciente não consegue afastar a mão, colocada sobre o dorso, no nível da L3.

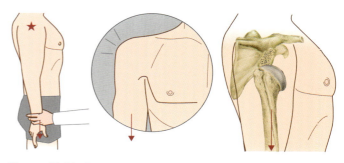

Figura 10.20 Decoaptação umeroacromial. Adaptada de Wolf-Heidegger. Atlas de anatomia. 6.ed. Guanabara Koogan, 2006.

- Teste da gaveta anteroposterior (Figura 10.21): avalia a translação anteroposterior da cabeça umeral, indicando a existência de hiperelasticidade ou instabilidade anterior e/ou posterior, especialmente do tipo atraumático. Observa-se que alguns ombros normais possibilitam uma translação posterior de mais da metade do diâmetro anteroposterior da glenoide, o que não se observa no sentido anterior
- Teste da apreensão (Figura 10.22): ao se produzir um movimento de abdução, combinado com rotação externa do membro, e repetindo o movimento que provoca luxação, o paciente manifestará apreensão pela dor ou pela sensação de que o ombro luxará anteriormente
- Teste de recentragem (Figura 10.23): com o paciente em decúbito dorsal, membro superior em abdução e rotação externa, faz-se uma força de impulsão da cabeça umeral no sentido anterior. Quando de instabilidade, o paciente apresentará dor ou desconforto, que desaparecerá quando o examinador fizer o movimento em sentido contrário, "recentrando" a cabeça umeral na glenoide
- *Jerk test* ou teste do ressalto posterior (Figura 10.24): usado para avaliar instabilidade posterior, é feito com o braço do paciente em abdução de 90°, com o examinador fazendo um movimento horizontal de adução e impulsão axial posterior, enquanto a escápula é estabilizada com outra mão. Com isso, provocam-se a subluxação posterior da cabeça umeral e sua redução, se houver instabilidade posterior.

Fases clínicas da doença

Neer[5,7] descreveu as três fases clínicas da síndrome do impacto e as respectivas faixas etárias de maior incidência, além dos diagnósticos diferenciais mais importantes.

Assim, a *fase I* se dá em geral abaixo de 25 anos de idade. O quadro característico consiste em dor aguda após esforço prolongado ou exacerbado, no esporte ou no trabalho, geralmente reversível. Pode evoluir com edema e hemorragia no nível da bolsa subacromial-subdeltóidea e dos tendões (Figura 10.25). Os diagnósticos diferenciais mais importantes são subluxação glenoumeral, artropatia acromioclavicular, tendinite calcária

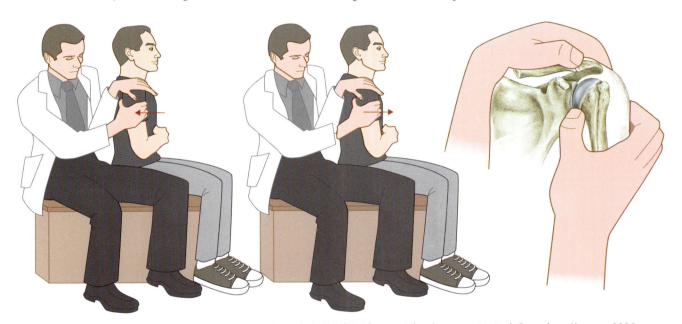

Figura 10.21 Teste da gaveta anteroposterior. Adaptada de Wolf-Heidegger. Atlas de anatomia. 6.ed. Guanabara Koogan, 2006.

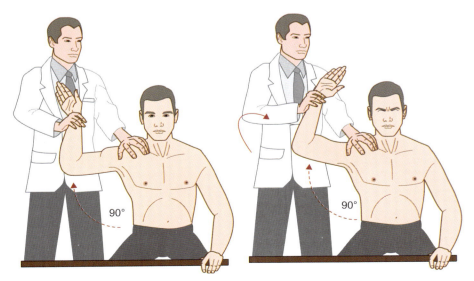

Figura 10.22 Teste da apreensão.

aguda e hérnia de disco cervical. Um erro frequente refere-se ao diagnóstico de ruptura completa e aguda dos tendões do manguito rotador, levando equivocadamente à indicação cirúrgica. Trata-se de uma fase de tratamento conservador.

Na *fase II*, observa-se um processo inflamatório crônico, que causa um quadro de fibrose e espessamento da bolsa, além de tendinite (Figura 10.26). Manifesta-se principalmente em indivíduos entre 25 e 40 anos de idade e tem como diagnósticos diferenciais mais importantes a capsulite adesiva e a tendinite calcária na fase crônica. Os dados clínicos mais significativos são dor crônica após atividades com elevação do membro superior, dor na rotação interna (p. ex., ao vestir-se) e dor noturna, especialmente no decúbito ipsilateral. Nessa fase, também não há ruptura completa do manguito rotador, mas poderá existir ruptura parcial, cuja característica clínica é a dor sem perda real de força muscular. O déficit funcional causado pela dor pode levar ao erro diagnóstico de ruptura do manguito. Nesse caso, a realização do "teste de Neer", como descrito anteriormente, tem importância fundamental para a identificação clínica da integridade ou não dos tendões. A radiografia simples não evidencia sinais específicos, mas sim possíveis alterações relacionadas com fatores predisponentes ou agravantes. A existência da imagem radiográfica de um esporão subacromial não implica necessariamente o diagnóstico da síndrome do impacto e muito menos é indicativo da necessidade do tratamento cirúrgico, equívoco observado com grande frequência. Deve-se lembrar que o quadro clínico pode se apresentar com radiografias simples, completamente normais, o que lembra que a síndrome do "impacto" nem sempre tem causa mecânica, podendo haver apenas a patologia tecidual, intrínseca dos tendões.

O exame por ressonância magnética (RM) tem grande utilidade no diagnóstico das lesões do manguito rotador e na avaliação da qualidade tecidual das fibras musculares, na detecção

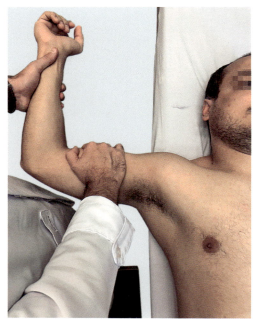

Figura 10.23 Teste da recentragem ou *relocation test*.

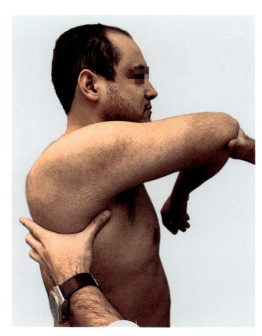

Figura 10.24 *Jerk test* ou teste do ressalto posterior.

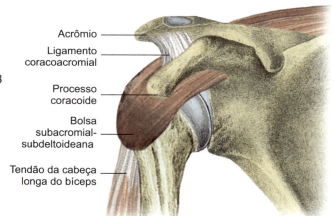

Figura 10.25 Fase I da síndrome do impacto: bolsa subacromial-subdeltoideana apresentando edema e hemorragia. Adaptada de Wolf-Heidegger. Atlas de anatomia. 6.ed. Guanabara Koogan, 2006.

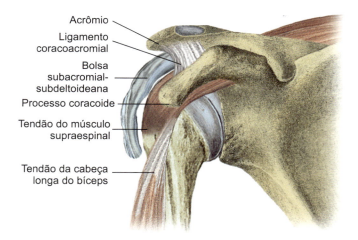

Figura 10.26 Fase II da síndrome do impacto: bolsa subacromial-subdeltoideana com fibrose e espessamento. Adaptada de Wolf-Heidegger. Atlas de anatomia. 6.ed. Guanabara Koogan, 2006.

da degeneração gordurosa que ocorre nas fibras musculares quando a lesão é antiga, possibilitando, com isso, traçar um prognóstico cirúrgico pelo exame por imagem. Principalmente a artrorressonância magnética (artro RM) vem tendo valor na investigação de lesões labiais superiores associadas, as *SLAP lesions*, de ocorrência mais frequente em atletas jovens e que constituem importante diagnóstico diferencial. Com essa técnica, é possível identificar com mais segurança também as luxações e subluxações do tendão da cabeça longa do bíceps em nível do sulco intertubercular, uma entidade de difícil diagnóstico clínico. Tem grande valor quando se torna necessário diagnosticar a lesão labial de Bankart associada.

Na *fase III* (Figura 10.27), verificam-se a ruptura completa de um ou mais tendões e um quadro clínico de dor constante e perda da força de elevação do membro superior. Essa perda varia de discreta, perceptível apenas no exame dirigido, a intensa e com incapacidade de elevação ativa contra a força da gravidade. Os diagnósticos diferenciais mais importantes são as radiculites cervicais, os neoplasmas, a fase I da síndrome de impacto com ombro pseudoparalítico e as neuropatias periféricas, principalmente do nervo suprascapular. Ocorrem mais frequentemente em pacientes com mais de 40 anos de idade. A crepitação subacromial é um sinal clínico muito significativo, mas não exclusivo. Contudo, o teste de Jobe, que identifica a ruptura do tendão supraespinal (90% dos casos), e o teste de Patte, específico para o diagnóstico de rupturas do infraespinal (25% dos casos), representam as principais características clínicas. Outros tendões podem estar rompidos e ser diagnosticados pelas manobras *lift off test*, positiva para rupturas do subescapular (24% dos casos) e retração distal do tendão da cabeça longa bicipital, que caracteriza a ruptura desse tendão proximalmente (10% dos casos).[5,8]

As alterações radiográficas características compreendem cistos subcondrais, esclerose óssea, esporões na borda acromial (Figura 10.28 A) e pinçamento do espaço subacromial, encontrado nas rupturas extensas e antigas, caracterizado pela redução da distância normal entre a superfície da cabeça umeral e o acrômio (Figura 10.28 B), que é de 7 mm. O diagnóstico de certeza pode ser dado pela RM ou pela artro RM (Figura 10.29).

A ecografia[21] (Figura 10.30) também pode ser usada como exame complementar, mas tem menor índice de acerto diagnóstico nas lesões pequenas e médias. O exame físico torna-se a parte mais importante, porque se trata de uma doença que deve ser encarada como de diagnóstico primariamente clínico.

Diagnóstico por imagens

As incidências radiográficas básicas são o ombro em posição anteroposterior (ver Figura 10.28), feito com o paciente posicionado preferencialmente em pé. Com o tubo de imagens dirigido em média 30°, no sentido podálico, pode-se fazer uma avaliação adequada da curvatura acromial. Toma-se inicialmente a incidência em neutro, com o membro superior nessa posição de rotação, e em rotações medial e lateral.

Em seguida, toma-se a incidência de perfil axilar simples, que possibilitará avaliar a estrutura acromial, diagnosticando, por exemplo, um "os acromial", além de demonstrar a articulação acromioclavicular que, se clinicamente envolvida,

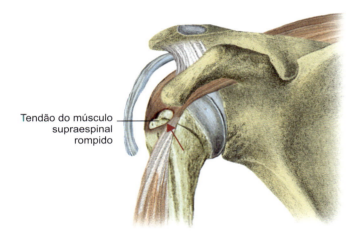

Figura 10.27 Fase III da síndrome do impacto. Adaptada de Wolf-Heidegger. Atlas de anatomia. 6.ed. Guanabara Koogan, 2006.

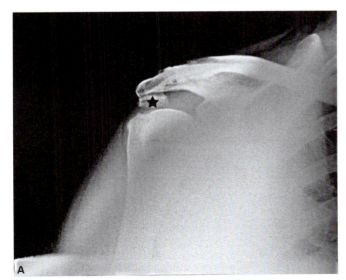
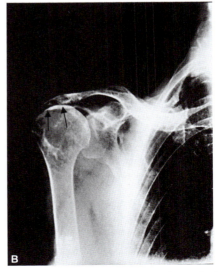

Figura 10.28 A. Grande esporão ósseo na borda anteroinferior do acrômio. **B.** Pinçamento do espaço subacromial com redução da distância normal (7 mm) entre o acrômio e a cabeça umeral indicando lesão maciça, antiga, do manguito rotador. Mau prognóstico para tratamento cirúrgico ou conservador.

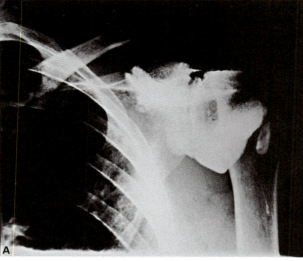
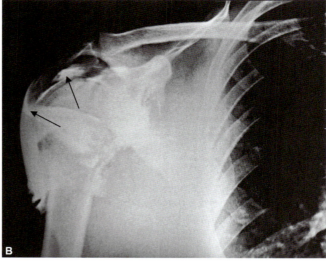

Figura 10.29 A. Ressonância magnética do ombro direito evidenciando ruptura completa e extensa do tendão supraespinal. **B.** Artrorressonância magnética do ombro direito: ruptura do tendão supraespinal, completa e com retração do coto tendíneo no nível da glenoide.

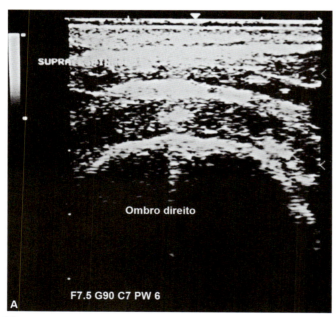
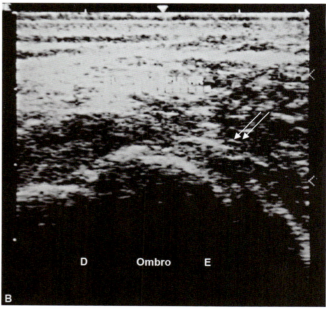

Figura 10.30 A. Ecografia normal. Definição de espessura e limites do manguito rotador. **B.** Diagnóstico ecográfico da ruptura do manguito rotador. Evidencia-se a perda da definição da espessura do tendão.

deverá ser abordada por incidência feita com o tubo de imagens inclinado a 10° no sentido cefálico (*Zanca view*).

A incidência de perfil específico da glenoide de Bernageau[5] permite a melhor visualização possível, em radiografias simples, de todo o contorno glenoideano. Por isso, é sempre realizada, especialmente na avaliação de atletas. O índice de diagnóstico das lesões ósseas da borda anteroinferior da glenoide (lesão de Bankart) com a utilização dessa incidência é de 95%.

A incidência em perfil lateral do acrômio, ou *outlet view*, possibilita o dimensionamento da curvatura acromial e do esporão anteroinferior desse osso quando existente, além de diagnosticar as fraturas com desvios dos tubérculos e as luxações.[5]

A ecografia (ver Figura 10.30) tem como vantagem principal se tratar de um método não invasivo. Depende, porém, da disponibilidade de equipamento (requer um transdutor de 7,5 MHZ, no mínimo) e de um examinador de grande experiência (compreende um método examinador-dependente). Nessas circunstâncias, tem índices de acerto diagnóstico em torno de 95%, como a artrografia, principalmente para as lesões grandes (3 a 5 cm de diâmetro) e extensas (acima de 5 cm). O autor tem manifestado preocupação com o excessivo número de casos em que não existe tendinite, mas o diagnóstico ecográfico faz referência a ela ou ao termo "tendinose". Isso tem enormes desdobramentos, principalmente em questões trabalhistas, quando um laudo médico pode ser usado como instrumento jurídico.

A artrotomografia computadorizada, como o nome indica, é uma tomografia realizada sobre uma articulação contendo contraste hidrossolúvel, estando indicada para o diagnóstico das lesões do manguito rotador. Também é útil em caso de ombros com suspeita diagnóstica de instabilidade como causa da dor, quando a radiografia simples, incluindo o perfil específico da glenoide, de Bernageau, não evidencia a lesão da borda anteroinferior da glenoide.

Com o aumento da disponibilidade e a melhora da qualidade de imagens obtidas pelos aparelhos de última geração, a ressonância magnética hoje representa o exame padrão-ouro para diagnóstico da lesão do manguito rotador. Consegue fornecer informações importantes, como a degeneração gordurosa dos ventres musculares e o grau de atrofia da musculatura, que conferem prognóstico à lesão. O exame pode ser realizado com a aplicação de contraste paramagnético intra-articular (Gadolínio), sendo uma modalidade reservada para a elucidação diagnóstica em casos duvidosos e em atletas.

Tratamento

A *fase I* da síndrome do impacto tem tratamento exclusivamente conservador e baseado no uso de anti-inflamatórios não esteroides, aplicação local de bolsas de gelo por períodos de 30 min, intercalados com 30 min sem gelo, enquanto houver dor, além de repouso do membro em tipoia.

Por vezes, a fase I apresenta-se com dor de grande intensidade, exigindo atitude emergencial, circunstância na qual cabe o uso da infiltração de anestésico (lidocaína) associado a corticosteroide, no espaço subacromial. É importante ter cuidado para não infiltrar o tecido do tendão, que, obviamente, sofreria a ação indesejável do corticosteroide, podendo chegar à degeneração e ruptura. Esse risco leva à indicação de infiltrações a um máximo de três vezes ao ano, durante todo o tratamento.

A *fase II* responde satisfatoriamente, em 70% dos casos, ao tratamento conservador, com base no uso de anti-inflamatórios não esteroides e fisioterapia.

Em geral, o tratamento fisioterápico é prolongado, exigindo do paciente boa compreensão da evolução da doença, assim como sua participação durante as sessões e na repetição em domicílio.

Os pilares fundamentais da reabilitação do ombro são o respeito aos limites impostos pela dor e a realização de sessões curtas, mas repetidas. Nunca se pode perder de vista a possibilidade da ocorrência de capsulite adesiva. Trata-se de uma resposta orgânica à agressão repetida que ocorre quando os preceitos básicos não são obedecidos.

Compreendem objetivos da reabilitação o alívio da dor com o uso de fisioterapia anti-inflamatória e analgésica, por meio de crioterapia, corrente diadinâmica ou TENS, ultrassonografia e ondas curtas. Deve-se fortalecer os músculos do manguito rotador (rotadores mediais e laterais) e dos adutores do ombro, além de empregar estabilizadores da escápula.

O tempo médio estipulado para o tratamento conservador é de 3 a 6 meses.

O reabilitador tem papel educativo de extrema importância, ensinando o paciente a realizar os exercícios no domicílio e, ao mesmo tempo, fazer um trabalho de vigilância e apoio, com revisões periódicas. Os exercícios são simples e não exigem equipamentos sofisticados. Bastam uma borracha, de comprimento aproximado de 40 cm e 5 mm de diâmetro, amarrada a um pequeno bastão de apoio em cada extremo, e uma bolsa plástica com gelo. Outra opção consiste em um sistema de roldanas (Figura 10.31).

O tratamento cirúrgico consiste na regularização da borda acromial anteroinferior, com ressecção do esporão ósseo e do excesso de curvatura acromial inferior, ressecção de osteófitos acromioclaviculares e sinovectomia subacromial-subdeltóidea, obtendo-se a chamada "descompressão subacromial" do ombro. Evita-se a secção do ligamento coracoacromial[4-10], procedimento que pode ser feito pela técnica clássica, como descrito por Neer[7-11] em 1972 (Figura 10.32 A). A técnica moderna, por videoartroscopia, tem duas vantagens fundamentais:

- Pouca agressividade, poupando o músculo deltoide da lesão provocada pelo acesso cirúrgico clássico, com redução da dor, da morbidade pós-cirúrgica e do tempo de fisioterapia pós-operatória
- Possibilidade de diagnóstico e tratamento das lesões associadas intra e extra-articulares glenoumerais, já que a visão espacial é muito maior e de melhor qualidade, não há sangramento e, dentro do espaço cirúrgico articular, é possível filmar todas as provas clínicas, com visão direta da participação de cada estrutura.

Cerca de 30% dos ombros operados para tratamento da síndrome do impacto apresentaram outras alterações articulares associadas, como sinovite inespecífica, nas quais se realiza também a sinovectomia articular artroscópica. Variados tipos de lesões labiais, corpos livres articulares e lesões parciais localizadas na superfície articular (inferior) do manguito rotador foram tratadas pela mesma via.[22,23] É provável que tais

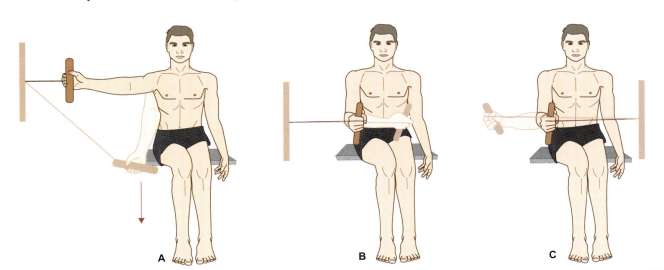

Figura 10.31 A. Fortalecimento dos adutores do ombro (redondo maior, grande dorsal, peitoral maior). **B.** Fortalecimento dos rotadores mediais (subescapular, redondo maior). **C.** Fortalecimento dos rotadores laterais (supraespinal, infraespinal, redondo menor).

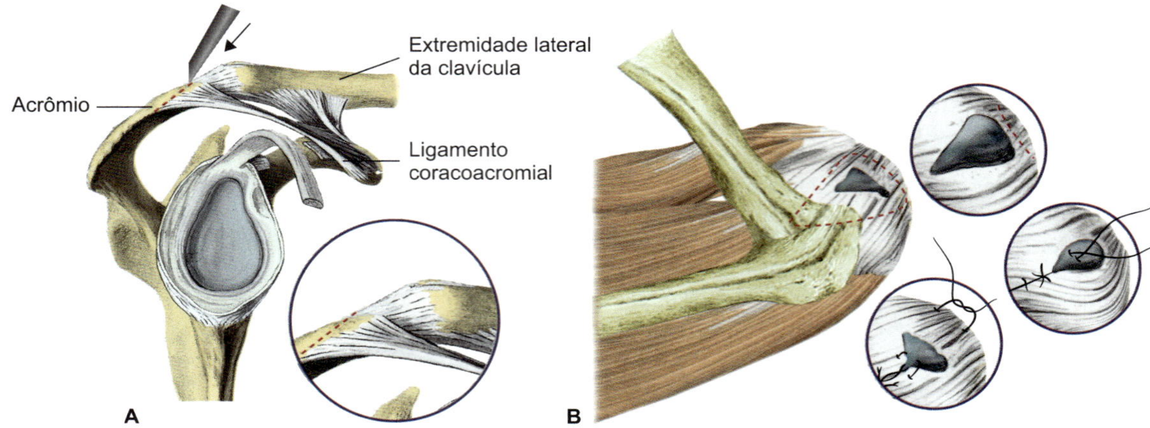

Figura 10.32 A. Acromioplastia do ombro. A seta indica a posição do corte acromial (45° na borda anteroinferior). Havendo artrose acromioclavicular, faz-se a ressecção da extremidade lateral da clavícula. **B.** Reparação do tendão rompido do manguito rotador. Adaptada de Wolf-Heidegger. Atlas de anatomia. 6.ed. Guanabara Koogan, 2006.

ombros, se tratados pela via clássica aberta, tivessem maus resultados cirúrgicos.

Levantamento feito em uma série de 100 cirurgias realizadas entre março de 1990 e abril de 1995 constatou 90,2% de excelentes e bons resultados cirúrgicos, conforme o protocolo da University of California, Los Angeles (UCLA).[22]

Um aspecto muito importante reside no fato de que a cirurgia nunca deve ser posta como critério absoluto e muito menos urgente. Ela visa, sobretudo, à melhoria da qualidade de vida, buscando alívio da dor e melhora da função. A opção depende de fatores como a idade do paciente, se pratica esportes, sua atividade profissional e, muito importante, a sua motivação.

Obviamente, se forem retirados os fatores agravantes da lesão tendínea, evita-se a evolução para uma forma de ruptura dos tendões. Todavia, não é possível entender a cirurgia como de indicação profilática.

A *fase III* caracteriza-se pela ruptura completa do manguito rotador e, como tal, em princípio, precisa de tratamento cirúrgico. A indicação da cirurgia deve ser norteada, inicialmente, pela idade do paciente. A opção é formal para pacientes com idades inferiores a 70 anos, pelo potencial de recuperação tecidual e pelo fato de estarem em plena atividade produtiva, sendo com frequência praticantes de atividades esportivas. Em pacientes com mais de 70 anos, a indicação cirúrgica é exceção porque, em geral, eles não preenchem os três quesitos expostos, nem estão suficientemente motivados para um procedimento que demanda longo período de reabilitação pós-cirúrgica (3 a 6 meses). No grupo etário entre 70 e 80 anos, a indicação é, portanto, relativa. A decisão deve partir de uma adequada avaliação do médico, e do próprio paciente, quanto à relação custo-benefício.

Em qualquer faixa etária, a realização prévia de mais de três infiltrações e a existência de atrofia muscular no infra e supraespinais (atrofia visível nas fossas supra e infraespinais da escápula) pioram sensivelmente o prognóstico cirúrgico. Observa-se também a tendência de as lesões serem mais extensas à medida que a idade avança.

A cirurgia consta da descompressão subacromial (ver Figura 10.32 A), com acromioplastia anteroinferior, como realizada para o tratamento da fase II, acrescentando-se o tempo principal de reparação dos tendões e de sua reinserção óssea (ver Figura 10.32 B). Se existe participação da articulação acromioclavicular com osteoartrite, diagnosticada na clínica

e por imagens (radiografia, RM, CT), deve-se realizar simultaneamente a sua artroplastia de ressecção (ver Figura 10.32 A). O pinçamento articular acromioclavicular é comum em pessoas com mais de 60 anos, geralmente assintomático e não deve ser diagnosticado ou tratado como osteoartrite.

A reinserção dos tendões por videoartroscopia tem tido grande difusão, mas exige adequado treinamento e habilidade do cirurgião, além de condições materiais satisfatórias. Trata-se da técnica mais avançada em procedimentos artroscópicos do ombro e representa uma grande conquista, já que preserva o músculo deltoide da mais grave complicação em cirurgias abertas, a desinserção pós-cirúrgica, consequentemente, levando à incapacidade definitiva de elevar o membro superior.[22,23] Anteriormente realizada apenas para a síntese de lesões com menos de 3 cm de diâmetro, a experiência tem levado os cirurgiões mais habituados com o método a realizar o reparo em lesões extensas. Os resultados têm sido melhores que os da técnica "aberta".

Godinho et al.[23], em um estudo retrospectivo de avaliação da força muscular e da função do ombro, após reparo aberto do manguito rotador, chamam a atenção para o fato de que a recuperação de força após a cirurgia é baixa, com média de 58,5% da força do membro contralateral normal, enquanto Walch et al.[4] encontraram, em estudo semelhante realizado na França e usando a mesma metodologia de avaliação, um resultado extremamente próximo de recuperação pós-operatória de força: 58,2%.

A despeito dos níveis de recuperação da força, os graus de satisfação são altos (77,6% dos pacientes), o mesmo acontecendo em relação à recuperação funcional (88% dos ombros). Tais achados têm extrema importância quando são expostas as vantagens e as limitações da cirurgia para o paciente.

Um levantamento de 65 cirurgias com reparo artroscópico do manguito rotador, realizadas no período entre 23/01/1996 e 01/09/1997, com seguimento mínimo de 2 anos, mostrou que a força muscular média pós-operatória foi de 5,5 Kgf, contra a média de 6,5 Kgf no ombro não operado, ou seja, obteve-se um índice de recuperação médio de 83,9% da força normal, contra 58,2% obtidos em cirurgias abertas.

O tratamento conservador fica reservado a pacientes que não apresentam bom prognóstico de recuperação pós-cirúrgica, como exposto anteriormente, baseando-se no fortalecimento dos músculos do manguito não envolvidos na lesão, além do deltoide, que, a despeito da ruptura do manguito, pode manter a função de elevação do membro superior até 90°. Nesses casos, a dor residual pode ser de pouca intensidade ou restrita a posições que os pacientes serão reeducados a evitar. Isso será possível principalmente porque esses pacientes não estarão no grupo de praticantes de esportes e são indivíduos aposentados ou que exercem atividades leves em geral.

Esse programa conservador para lesões na *fase III* é longo, geralmente superior a 6 meses, e realizado no domicílio, após treinamento do paciente por um reabilitador experiente, que fará um acompanhamento periódico.

Nos casos de dor persistente, principalmente noturna, levando a um desgaste físico e psicológico, há indicação cirúrgica, mas sem visar a recuperação dos tendões rompidos, e sim, inicialmente, ao alívio da dor.

A melhor opção refere-se à videoartroscopia cirúrgica, com a qual se realiza o desbridamento dos tendões rompidos, a tenotomia do tendão da cabeça longa do bíceps, geralmente muito degenerada, e a sinovectomia. Por vezes, também se realiza a acromioplastia. Apesar do alívio da dor, a cirurgia pela via aberta, clássica, tem o risco de levar a maior impotência funcional, pois implica a agressão cirúrgica ao deltoide, a estrutura motora mais nobre ainda íntegra. Esse desbridamento, via artroscópica, tem apresentado resultados muitas vezes surpreendentes, com alívio da dor e uma recuperação funcional muito satisfatória.

Profilaxia e prognóstico

A reeducação do paciente com síndrome do impacto é de fundamental importância em qualquer das fases em que se apresente a doença, com tratamento cirúrgico ou não, e isso decorre da conjugação de vários fatores: a predisposição anatômica dada pela forma acromial e espessura do ligamento coracoacromial, o envelhecimento biológico, ou as demais alterações anatômicas citadas na epidemiologia, além da predisposição tecidual existente. Essa reeducação visa a impedir a realização de trabalhos e/ou a prática esportiva que exija o posicionamento do membro superior em elevação anterior acima do nível dos ombros. É necessária, então, a readaptação profissional ou, com mais frequência e facilidade, a mudança de hábitos esportivos. O prognóstico de cada uma das fases foi exposto. Os índices de bons resultados cirúrgicos são geralmente satisfatórios naqueles pacientes portadores das rupturas traumáticas, de faixa etária abaixo de 70 anos e que apresentam rupturas isoladas do supraespinal.

Faixas etárias mais altas, lesões associadas de mais de um tendão ou do tendão da cabeça longa do músculo bíceps, numerosas infiltrações prévias, atrofia muscular crônica com degeneração gordurosa das fibras musculares e falta de motivação sinalizam mau prognóstico cirúrgico.

TENDINITE CALCÁRIA

Entidade caracterizada por um tríplice polimorfismo – clínico, radiográfico e evolutivo.

Polimorfismo clínico

Acomete classicamente mulheres entre 30 e 40 anos, coincidentemente uma idade em que a doença degenerativa do manguito rotador é excepcional. Existe associação da tendinite calcária com distúrbios endócrinos especialmente tireoidopatias e alterações no metabolismo do estrogênio.[24] É rara após os 70 anos e mais rara ainda em concomitância com a ruptura do manguito rotador. Pode ser totalmente assintomática, como visto com frequência nos ombros contralaterais de pacientes tratados, cursar com episódios inflamatórios agudos de repetição ou evoluir para uma forma dolorosa crônica, e, por fim, ser responsável por crises hiperálgicas agudas, exigindo tratamento médico de urgência.

As indicações terapêuticas e, sobretudo, os resultados obtidos serão bem diferentes em cada uma dessas formas.

Polimorfismo radiográfico

Esquematicamente, é possível distinguir duas fases extremas:

- Calcificação tendinosa (Figura 10.33 A): verdadeiro "abscesso" de aspecto radiográfico homogêneo, que apresenta consistência "de pasta de dente". A noção mais importante que se deve ter é que o tendão subjacente é completamente normal nessa forma, motivo pelo qual é mais lógico falar em "calcificação tendinosa", e não em "tendinite calcificante". O tendão mais acometido é o supraespinal. Não se pode falar aqui em "síndrome do impacto", embora exista indiretamente uma forma de conflito subacromial, em virtude do espessamento do tendão, secundário ao processo inflamatório crônico, mas com etiopatogenia diferente. Apresenta boa resposta ao tratamento conservador e, nos poucos casos de indicação cirúrgica, a resposta pós-operatória é frequentemente satisfatória. Por vezes, as calcificações ocorrem bilateralmente ou são poliarticulares e, por isso, denominadas "doença das calcificações múltiplas"
- Tendinite calcificante (Figura 10.33 B): caracteriza-se por verdadeira infiltração cálcica do tendão, mais ou menos extensa e sem homogeneidade no plano radiográfico. À intervenção cirúrgica, o tendão está geralmente muito alterado ("tendinite calcificante") e a calcificação tem consistência dura, de giz, exigindo na sua exérese a ressecção de parte do tendão. Nesse caso, tem-se uma verdadeira patologia tendínea, também diferente da "síndrome do impacto" na sua etiopatogenia e evolução, e é muito raro encontrar rupturas completas ou mesmo parciais do tendão.

Entre esses dois extremos radiográficos, todas as formas intermediárias podem ser encontradas, tornando a interpretação por vezes delicada e justificando uma individualização dessa entidade mais uma vez.

Vale ressaltar que a absorção do foco de calcificação pode ser completa ou parcial com redução volumétrica ou até seu desaparecimento completo. A simples existência de um foco de calcificação assintomático identificado em um exame radiográfico rotineiro necessita apenas de acompanhamento, sem uma intervenção específica para sua exérese.

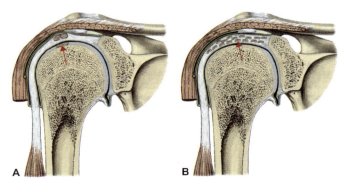

Figura 10.33 A. Calcificação tendinosa. Formação de um verdadeiro abscesso cálcico sobre o tendão normal. **B.** Tendinite calcificante. Tendão doente, infiltrado pela calcificação. Adaptada de Wolf-Heidegger. Atlas de anatomia. 6.ed. Guanabara Koogan, 2006.

Polimorfismo evolutivo

Essa característica se traduz no fato de que alguns casos são imutáveis, enquanto outros desaparecem completamente algumas semanas após as crises hiperálgicas, bastante típicas.

Tratamento

Todas as formas devem ser encaradas primariamente como de tratamento conservador, já que há resposta satisfatória global em 80% dos casos. O objetivo primordial do tratamento consiste no alívio dos sintomas do paciente (dor). Não há lugar para cirurgia de urgência. São fundamentos básicos o uso de crioterapia e o repouso em tipoia, com os casos subagudos e crônicos exigindo ultrassonografia e correntes analgésicas do tipo TENS, ou corrente diadinâmica, até o desaparecimento dos sintomas. O uso de anti-inflamatórios por via sistêmica também deve ser instituído. Infiltração subacromial com corticosteroides apresenta boa indicação, durante a qual é possível realizar fragmentação dos focos de calcificação com a agulha utilizada para aplicação do medicamento. Esse procedimento se associa a melhora dos sintomas do paciente. A terapia por ondas de choque tem se apresentado como opção de tratamento objetivando a fragmentação dos depósitos calcáreos. Contudo, seu papel é controverso, necessitando de protocolos específicos para sua utilização.

Nos casos em que se repetem vários episódios agudos em um período evolutivo de 1 ano, ou em casos de dor importante com limitação da função, a despeito de um tratamento conservador bem conduzido em um período de 3 a 6 meses, o tratamento cirúrgico indicado se dá por via videoartroscópica.[25]

CAPSULITE ADESIVA (OMBRO CONGELADO)

Síndrome clínica caracterizada por dor e restrição, ativa e passiva, das amplitudes de movimentos glenoumerais nas três posições fundamentais – elevação anterior, rotação medial e rotação lateral – sem que nenhuma causa do tipo bloqueio mecânico possa explicá-la.[26]

Coldman[27] descreveu a doença como "difícil de definir, de tratar e de explicar do ponto de vista da patologia". Neviaser[28] concluiu que a patologia essencial no ombro congelado consistia em espessamento e contratura da cápsula articular do ombro. McLaughlin[29] enfatizou as diferentes causas de ombro congelado e a necessidade de tratar a causa primária.

Sabe-se que existem casos que cursam como formas primárias, enquanto outras são secundárias a um trauma ou doença, seja do próprio ombro, seja sistêmica.

Coventry[30] teoriza que nessa doença há uma combinação de três fatores – dor no ombro, um período de desuso e um perfil constitucional e emocional peculiar –, reconhecendo-a como uma forma de distrofia simpático-reflexa. Meulengracht e Schwartz[31] constataram uma associação entre ombro congelado e contratura de Dupuytren em 18% dos casos estudados.

Observa-se que muitas doenças ocorrem em concomitância com a capsulite adesiva: tireoidopatias, diabetes, doenças autoimunes, degenerativas da coluna cervical, intratorácicas (pneumopatia, infarto agudo do miocárdio), neurológicas (trauma cranioencefálico, acidente vascular encefálico, tumores, epilepsia), psiquiátricas etc.[32]

Os casos primários costumam ser mais frequentes que os secundários e têm melhor prognóstico. Entre os pacientes portadores de doenças sistêmicas, aqueles com diabetes são os mais usuais, e os insulinodependentes apresentam tratamento difícil e longo. Os pacientes usuários de fenobarbital constituem outro grande contingente.

Em síntese, a capsulite adesiva pode se instalar como entidade única (forma primária) ou de maneira oportunista, sobre qualquer doença que leve à dor no ombro (forma secundária), traumática ou não.[26]

Três fases distintas são reconhecidas na história natural da doença.[26] Uma primeira, de curva ascendente e com duração média de 3 a 4 meses, na qual a dor é intensa, constante, independe da posição, agrava-se com movimentos e é acompanhada da perda rápida das amplitudes dos movimentos. Uma segunda fase, na qual os fenômenos dolorosos espontâneos cedem lugar à dor noturna, à mobilização forçada ou aos movimentos "reflexos", persistindo a rigidez articular. Tem uma evolução média de 7 a 10 meses do início da doença. Nela, ocorrem com frequência os erros diagnósticos, porque todos os sinais clínicos que indicam a síndrome do impacto são positivos (Neer, Hawkins, Yocum, Jobe etc.). O diagnóstico diferencial é extremamente simples, confirmado por meio de exame clínico que mostra limitação de todas as amplitudes de movimento. Um exame radiográfico simples é mandatório para excluir possíveis patologias articulares contribuindo para o quadro clínico. Não é necessário haver rigidez completa do ombro, mas uma limitação de movimentos em todas as direções. A terceira fase caracteriza-se pelo "descongelamento" do ombro, e o que chama a atenção é o pouco significado da dor e a progressiva recuperação das amplitudes dos movimentos, até a recuperação final, que vai dos 12 aos 24 meses a partir do início.

"Descongelado" o ombro e obtida a recuperação das amplitudes dos movimentos, procura-se então a causa básica sobre a qual se instalou a capsulite adesiva. Se persistirem os sinais clínicos da doença do manguito rotador ou outra doença articular, será programado o seu tratamento, principalmente se houver necessidade de cirurgia.

Tratamento

A capsulite adesiva evolui para a cura, independentemente do tratamento. Portanto, ele serve para dar mais conforto ao paciente e encurtar os períodos evolutivos de cada fase.

Tem-se grande êxito no alívio da dor, especialmente na primeira fase, com o uso intramuscular dos compostos de vitamina B e dexametasona, administrando-se uma dose a cada 3 ou 5 dias, de acordo com a intensidade da dor, em um total de seis doses.

Esse protocolo faz parte da experiência e da observação pessoais do autor[26], que encontrou excelente nível de respostas no tratamento da dor inicial. Acredita-se que o envolvimento neurológico na fisiopatologia seja a explicação para a boa resposta terapêutica. Associou-se anti-inflamatórios não hormonais na continuidade do tratamento.

Em pacientes com diabetes, como são contraindicados compostos com corticosteroide, opta-se por outro tratamento para a dor – os bloqueios anestésicos do nervo supraescapular. Esse nervo é responsável pela inervação sensitiva da cápsula articular do ombro e o seu bloqueio leva à analgesia, facilitando o trabalho de reabilitação. A frequência é de 1 infiltração de 10 mℓ de marcaína 0,5% por semana, em um total de 10 infiltrações. A distensão hídrica da cápsula[32] compreende um método clássico de tratamento considerado opção secundária, se não há resposta adequada aos bloqueios do nervo supraescapular.

A fisioterapia tem papel importante na orientação e condução do tratamento.[26] O programa de reabilitação física baseia-se na recuperação dos movimentos, com exercícios passivos e autopassivos, dentro de amplitudes que não agridam o ombro. Impõe-se o mais absoluto cuidado de recuperar, dentro dos limites impostos pela dor, com uso simultâneo de terapia analgésica e anti-inflamatória (crioterapia, ultrassonografia, TENS, corrente diadinâmica) e hidroterapia em piscina. É absolutamente contraindicado qualquer trabalho de fortalecimento muscular no tratamento da capsulite, pois levará a um esforço que agride o ombro. Infelizmente, tal conduta tem sido adotada com frequência, pelo diagnóstico equivocado de síndrome do impacto e pela inobservância do diagnóstico e tratamento diferentes. Melhores resultados são obtidos quando da realização do programa de reabilitação em clínica fisioterápica especializada sob supervisão adequada em comparação aos exercícios isolados em domicílio.[33]

A possibilidade do uso da artroscopia cirúrgica tem sido defendida, com resultados promissores na recuperação dos movimentos, mas só é indicada na segunda fase. Essa técnica tem sido utilizada e indicada quando não há ganhos de amplitude de movimento (ADM) após um período mínimo de 5 meses de tratamento. Sinovectomia, capsulotomia anterior e posterior, aliadas à secção do ligamento coracoumeral e parte articular do tendão subescapular, proporcionam aceleração na recuperação do ombro.

Somente se deve indicar o tratamento cirúrgico na segunda fase (dor e grande restrição das amplitudes dos movimentos), seguindo-se um programa intensivo de reabilitação, visando à manutenção dos ganhos de ADM obtidos na cirurgia. O protocolo pós-cirúrgico é cumprido com o paciente internado por um período de 2 a 3 dias inicialmente e, depois, em tratamento ambulatorial, também de forma intensiva, em duas sessões por dia. Quando for diagnosticada uma lesão do manguito rotador concomitante ao quadro de capsulite adesiva, pode-se optar pelo reparo imediato da lesão tendínea acompanhado do tratamento cirúrgico artroscópico da capsulite adesiva ou realizar reabilitação fisioterápica e reparo artroscópico da lesão em segundo tempo. A conduta deverá ser individualizada de acordo com cada caso.[34]

DISTÚRBIOS DO TENDÃO DA CABEÇA LONGA DO BÍCEPS

Certamente, as tendinites são as doenças mais frequentes e ocorrem em duas possibilidades diferentes – com e sem ruptura do manguito rotador. As características semiológicas da tendinite bicipital, em particular a clássica irradiação da dor para a face anterior do braço, são muito vagas e inespecíficas. Todavia, em revisão sistemática recente sobre o tema, constatou-se que a combinação da realização do *upper cut test* (ver Figura 10.15) com a palpação dolorosa do sulco bicipital promove a melhor acurácia diagnóstica da dor local, em comparação à realização dos outros testes bicipitais descritos anteriormente, isolados ou em combinação.[35] Na ausência da ruptura do manguito, observam-se três sedes importantes da lesão:

- As lesões na zona de inserção no lábio superior (SLAP *lesions*), características do atleta arremessador
- As tendinites intra-articulares, particularmente situadas na entrada do sulco intertubercular, em que, às vezes, a existência de um osteófito é a causa da doença
- As tendinites situadas dentro do sulco intertubercular, as quais podem ser causadas por processo irritativo mecânico ou reumatoide; pelo contato em uma zona de pseudoartrose do tubérculo menor ou pelo estreitamento do sulco por uma ponte óssea recobrindo totalmente o tendão.

As tendinites com rupturas do manguito caracterizam-se por uma lesão progressiva do ligamento coracoumeral, expondo, com isso, o tendão bicipital ao conflito subacromial da síndrome de impacto. As luxações do tendão da cabeça longa do bíceps, sobre cuja frequência existem numerosas controvérsias, ocorrem geralmente associadas à ruptura do manguito rotador. São de difícil diagnóstico clínico e devem ser investigadas nas cirurgias do ombro, pois o seu não reconhecimento implicará na persistência da incapacidade, mesmo após a cirurgia de reparo ou descompressão do manguito rotador.

Nas rupturas do tendão da cabeça longa do bíceps, o sinal clínico de formação de um "bolo" ("sinal do Popeye") muscular é o único realmente inquestionável. A perda de força de flexão do cotovelo é observada apenas na fase aguda, ocorrendo uma força suplementar, compensatória, realizada pelos músculos braquial anterior e supinador longo.

Tratamento

Se não existem sinais indicadores de uma síndrome do impacto antiga associada à ruptura do bíceps, é necessário prescrever um programa de fortalecimento para preveni-la, já que, nessa circunstância, o ombro perde um depressor da cabeça umeral.

Na inexistência da lesão do manguito, não há indicação cirúrgica em princípio, mas sim de tratamento conservador, com reeducação e fortalecimento dos rotadores mediais e laterais, estabilizadores da escápula e adutores (depressores da cabeça umeral). Em associação à reabilitação, deve-se instituir um curso de anti-inflamatórios não esteroides e repouso local. Caso persistam os sintomas, procede-se à infiltração de corticosteroides diretamente no sulco bicipital, o que pode ser otimizado com uso da ultrassonografia. Isso aumenta consideravelmente a acurácia do procedimento, ao evitar injeções intratendíneas que podem levar a potenciais rupturas iatrogênicas desse tendão.[36]

De modo geral, evidências recentes sugerem que a melhor indicação para lesões SLAP (principalmente do tipo 2, a mais comum) em atletas jovens e arremessadores, nas quais fica provada a correlação de tal lesão com um evento traumático, é o reparo dessa lesão. Todavia, quando essa mesma lesão se encontra presente em um indivíduo idoso e de baixa demanda, é prudente adotar uma medida mais conservadora e não intervencionista, o que promove melhores resultados clinicofuncionais.[36]

Quando o exame clínico e a artro RM demonstrarem uma degeneração importante (50% da espessura) no tendão bicipital, realiza-se uma artroscopia por meio da qual se procede à tenotomia do tendão, se confirmada a lesão, procedimento este indicado em mulheres e homens, idosos e de baixa demanda funcional.

As vantagens da tenodese bicipital estão muito ligadas ao aspecto estético, e não ao funcional. É curioso observar que a deformação causada pela migração distal do bíceps (braço de Popeye) é mais frequente no homem que na mulher.

Existem várias técnicas de tenodese bicipital, que variam de acordo com a localização, podendo ser sub ou suprapeitoral. Hoje, há uma maior tendência a realizar a tenodese subpeitoral em relação à suprapeitoral, com o argumento de que a primeira elimina um possível foco de dor residual – a bainha tendínea no sulco bicipital, região rica em terminações nervosas de estímulo doloroso, que pode resultar em dor residual e maiores taxas de revisão cirúrgica. As técnicas de tenodese podem também incluir procedimentos com e sem implante.

Um dos autores desenvolveu uma técnica artroscópica suprapeitoral, pessoal, de execução fácil e barata, contrapondo-se aos altos custos dos procedimentos também artroscópicos, porém com uso de implantes.[37]

DOENÇAS DEGENERATIVAS ARTICULARES

Osteoartrite glenoumeral

Por definição, trata-se de uma doença degenerativa e progressiva da cartilagem articular glenoumeral, caracterizada por perda de sua continuidade, erosões subcondrais e alterações secundárias das estruturas circunjacentes, como cápsula, ligamentos e tendões. Pode ser raramente de etiologia primária, quando não se encontra causa aparente para tal, ou secundária a outras patologias, sendo as principais a instabilidade de ombro não tratada, sequela de fraturas, osteonecrose, artrite reumatoide e infecções. Atenção recente tem sido dada ao patógeno *Propionibacterium acnes* relacionado com o processo, seja como causa de infecções resultantes de procedimentos protéticos usados para tratar tal doença, seja mesmo em articulações nunca antes submetidas a tratamento, que inicialmente seriam classificadas como doença de origem primária.[38]

A osteoartrite é uma condição que se confunde frequentemente com a lesão do manguito rotador, em decorrência de dor, agravada principalmente durante a noite e acompanhada de limitação de movimentos, mas, diferentemente da primeira, os movimentos passivos estão também limitados, principalmente nas fases mais avançadas. Outra doença com quadro muito semelhante é a capsulite adesiva, que, além do quadro álgico, acarreta limitação de movimentos passivos. A crepitação articular, característica da osteoartrite, e a radiografia definirão o diagnóstico.

Os sinais radiográficos são aqueles que identificam a osteoartrite em qualquer articulação: pinçamento do espaço articular, esclerose subcondral, osteófitos marginais e alterações císticas no osso subcondral.

Algumas alterações articulares encontradas são distensão da cápsula em virtude do aumento de diâmetro da cabeça umeral e do líquido sinovial, corpos livres osteocondrais e hipertrofia da bolsa subescapular. Não é frequente a associação com a ruptura do manguito rotador (apenas em 5% dos casos).

De acordo com Meachim[39], em estudo em cadáveres, as alterações da osteoartrite foram frequentemente bilaterais, mais frequentes em mulheres e havia pouca evidência que sustentasse a tese de que se trata de uma doença profissional.

O tratamento conservador – indicado nas fases iniciais do desenvolvimento da doença – constitui-se basicamente no uso de anti-inflamatórios não hormonais e fisioterapia antálgica, com trabalho de manutenção das amplitudes dos movimentos.

A opção cirúrgica para as fases avançadas é a artroplastia, parcial ou total, dependendo do grau de degeneração das superfícies articulares da glenoide e da cabeça do úmero.

Em casos moderados, especialmente quando existem grandes osteófitos marginais e bloqueio dos movimentos decorrentes a eles, mas há boa preservação do espaço articular (maior ou igual a 2 mm), a artroscopia cirúrgica tem apresentado bons resultados na redução da dor e no aumento das amplitudes dos movimentos. Trata-se de uma opção intermediária, que pode adiar a realização da prótese para uma idade mais avançada do paciente.[40] Outras opções com resultados mais controversos na literatura incluem implantação de condrócitos autólogos, mosaicoplastias e artroplastias de interposição, seja de *patchs* feitos de material sintético, seja de haloenxertos de meniscos, indicadas para pacientes com doença avançada, porém jovens demais para se submeterem a uma artroplastia de ombro. Todas carecem de mais estudos para provarem sua real utilidade no tratamento da osteoartrite de ombro nesse grupo de indivíduos.[41]

Osteoartrite acromioclavicular

A articulação acromioclavicular é particularmente exposta aos traumatismos responsáveis por luxações e subluxações, mas também aos microtraumatismos, que podem levar ao desenvolvimento de uma artropatia. A dor aparece progressivamente, durante uma competição esportiva ou na intensificação dos esforços, tem localização na articulação acromioclavicular e irradia-se, às vezes, para o músculo deltoide ou para o trapézio. Progressivamente, a dor se acentua, levando o indivíduo a suspender ou limitar as atividades esportivas.

Ao exame físico, é possível reproduzir a dor realizando a adução horizontal forçada do membro superior correspondente, o *cross chest test* (Figura 10.34). No restante, o exame é habitualmente negativo, com amplitudes de movimentos ativos normais.

Radiograficamente, o pinçamento articular, os osteófitos e a condensação subcondral caracterizam a doença (Figura 10.35).

Faz-se o tratamento conservador por infiltrações articulares (no máximo três) e, nos casos avançados, a cirurgia de ressecção de 1,5 cm da extremidade acromial da clavícula é reconhecidamente um procedimento satisfatório. Nesse procedimento, também a técnica artroscópica trouxe a vantagem da excisão articular (procedimento de Munford), mas com preservação dos ligamentos acromioclaviculares posterior e superior. Mantém-se, assim, a estabilidade acromioclavicular e evita-se a sequela de dor crônica relatada por pacientes submetidos à excisão via aberta (clássica), com sacrifício dos ligamentos e instabilidade residual.

Artrite reumatoide

As alterações patológicas observadas no ombro com artrite reumatoide são muito variadas. Todos os tecidos são envolvidos, mas, enquanto em alguns pacientes há maior envolvimento de partes moles, em outros será de estruturas

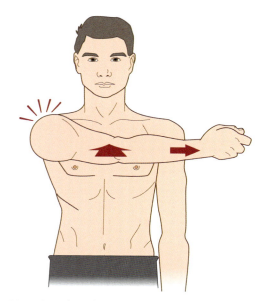

Figura 10.34 Manobra clínica de exploração da dor na articulação acromioclavicular.

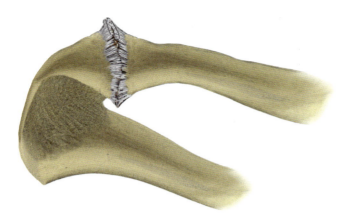

Figura 10.35 Demonstração esquemática do aspecto radiográfico da artrose acromioclavicular. Adaptada de Wolf-Heidegger. Atlas de anatomia. 6.ed. Guanabara Koogan, 2006.

osteoarticulares. O envolvimento do ombro na artrite reumatoide é comum[40], podendo manifestar-se de várias maneiras, e os sintomas podem ser menos exuberantes do que as alterações radiográficas sugerem. As alterações progridem com o tempo e tem-se observado que, quando os ombros são gravemente afetados, há também o acometimento de outras articulações. Não raramente, uma mulher de meia-idade ou mais se apresenta com história de dor em um ou nos dois ombros, com evolução de vários anos e sem história de trauma ou de artrite com acometimento generalizado.

Neer[42] descreveu os padrões de envolvimento do ombro, na artrite reumatoide, como seco, úmido e reabsortivo. Ele considerou as possibilidades de baixas, intermediárias ou graves alterações dentro de cada grupo. Na forma seca, há tendência marcante para a perda do espaço articular, esclerose periarticular, cistos ósseos e rigidez. Na forma úmida, há exuberante acometimento sinovial, com erosões marginais e intrusão da cabeça umeral para dentro da glenoide. Na forma reabsortiva, o comportamento típico é a reabsorção óssea.

Frequentemente, há redução na espessura, enfraquecimento ou fibrose do manguito rotador e, em aproximadamente 40% dos casos, ruptura maciça associada.

As alterações frequentemente presentes nos exames de imagem são sinovite importante, grandes coleções líquidas e estruturas hipointensas, semelhantes ao grão de arroz (corpos riziformes), quando avaliadas em exame de ressonância magnética. Embora características, não são específicas da artrite reumatoide, e podem também constar em outras doenças, como a tuberculose articular e a artrite idiopática juvenil (Figura 10.36).[43]

As alterações radiográficas vão desde microcistos, macrocistos ósseos, osteopenia regional e pinçamento do espaço articular até a destruição articular.

O tratamento ortopédico apresentou uma grande conquista com a utilização das próteses de Neer, como opção nas formas de grande destruição óssea e incapacidade. A sinovectomia, abandonada em virtude das dificuldades técnicas de sua realização (na cirurgia clássica via aberta na articulação glenoumeral), voltou a ser importante alternativa com o advento da artroscopia cirúrgica do ombro, que possibilita ampla ressecção da membrana sinovial intra-articular e subacromial, retardando, com isso, a evolução da doença.[44] Mais recentemente, com as próteses totais reversas de ombro, tem-se obtido melhores resultados funcionais nesse grupo de pacientes.

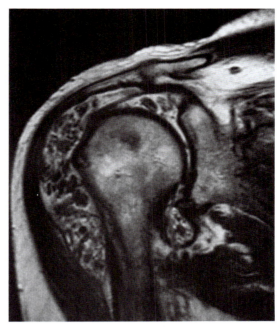

Figura 10.36 Corpos riziformes avaliados em imagem de ressonância magnética.

Esses implantes, se comparados às próteses totais anatômicas convencionais, eliminam a principal complicação relacionada com a soltura precoce do componente glenoidal, o que leva à necessidade de revisão do procedimento. Entretanto, deve-se ressaltar que a cirurgia nesse grupo de pacientes não é isenta de riscos e que, mesmo quando se usam as modernas artroplastias reversas de ombro, as taxas de fratura intra e pós-operatórias são altas, fato capaz de influenciar direta e negativamente os resultados, principalmente relacionadas com a osteoporose avançada nesses pacientes.[45]

REFERÊNCIAS BIBLIOGRÁFICAS

1. Godinho GG, Ejnisman B. Ombro. Anatomia funcional, biomecânica e semiologia. In: Cohen M, Abdalla RJ. Lesões nos esportes. Seção II. Rio de Janeiro: Revinter; 2003. p. 92-107.
2. Walch G et al. Arthroscopic tenotomy of the long head of the biceps in the treatment of rotator cuff tears: clinical and radiographic results of 307 cases. J Shoulder Elbow Surg. 2005; 14:238-46.
3. Patte D. Rupture de la Coiffe des Rotateurs (II-résultats). Rev Chir Orthop. 1971;57:627-34.
4. Walch G et al. Traitement chirurgical des ruptures de la coiffe des rotateurs – Facteurs de prognostic. Rev Chir Orthop. 1992;78:1-10.
5. Neer CS. II: Reconstructive surgery and rehabilitation of the shoulder. In: Kelley WN et al. Textbook of rheumatology. Philadelphia: WB Saunders; 1981. p. 1944-59.
6. McLaughlin HL. Lesions of the musculotendinous cuff of the shoulder. The exposure and treatment of tears with retraction. Clin Orthop Relat Res. 1994;304:3-9.
7. Neer CS. II: impingement lesions. Clin Orthop. 1983;173:71-7.
8. Godinho GG. Síndrome do impacto e lesões do manguito rotador. In: Lasmar NP et al. Medicina do esporte. Rio de Janeiro: Revinter; 2002. p. 228-44.
9. Ferreira FAA et al. Semiologia do ombro. Rev Bras Ortop. 1988;23:93-8.
10. Yamamoto A et al. Factors involved in the presence of symptoms associated with rotator cuff tears: a comparison of asymptomatic and symptomatic rotator cuff tears in the general population. J Shoulder Elbow Surg. 2011;20(7):1133-7.

11. Neer CS. II: anterior acromioplasty for the chronic impingement syndrome in the shoulder. J Bone Joint Surg (Am). 1972;54:41-50.
12. Godinho GG, Souza JMG. Estudo artroscópico dos ligamentos glenoumerais, recessos sinoviais e "labrum". Rev Bras Ortop. 1993;28:527-31.
13. Ferreira FAA et al. Tratamento cirúrgico da síndrome do impacto em atletas. Rev Bras Ortop. 1992;27:767-72.
14. Yamamoto A et al. Prevalence and risk factors of a rotator cuff tear in general population. Journal of Shoulder and Elbow Sugery. 2010;19(1):116-20.
15. Godinho GG et al. Os acromiale. Estudo retrospectivo em uma série de 52 casos. Rev Bras Ortop. 1992;27:657-61.
16. Chaudhury S, Carr AJ. Lessons we can learn from gene expression: patterns in rotator cuff tears and tendinopathies. Journal of Shoulder and Elbow Surgery. 2012;21:191-9.
17. Pollock RG et al. The use of arthroscopy in the treatment of resistent frozen shoulder. Clinl Orthop Related Res. 1984;304:30-6.
18. Snyder SJ, Whu HCK. A modified classification of the supraespinatus outlet view based on the configuration and the anatomic thickness of the acromion. Presented at American Shoulder and Elbow Surgeons Annual Closed Meeting, Seattle, Washignton, 1991.
19. Andrade RP et al. Compressão do nervo supraescapular: avaliação de sete casos. Rev Bras Ortop. 1993;28:645-9.
20. Carrera EF, Pereira ES. Artroscopia do ombro: procedimentos mais frequentes. Rev Bras Ortop. 1992;27:399-400.
21. Homsi C et al. Estudo comparativo entre a ultrassonografia e a artrografia do ombro nas lesões do manguito rotador. Rev Bras Ortop. 1989;24:379-82.
22. Godinho GG et al. Artroscopia cirúrgica no tratamento da síndrome do impacto: nossa experiência em 100 casos cirúrgicos. Rev Bras Ortop. 1995;30(8):540-6.
23. Godinho GG et al. Reparo das rupturas do manguito rotador do ombro pela videoartroscopia cirúrgica: técnica. Rev Bras Ortop. 1996;31(4):284-8.
24. Harvine P et al. Calcific tendinitis: natural history and association with endocrine disorders. Journal of Shoulder and Elbow Surgery. 2009;16(2):169-73.
25. Godinho GG et al. Tratamento artroscópico da tendinite calcária do ombro. Rev Bras Ortop. 1997;32(9):669-74.
26. Godinho GG et al. Capsulite adesiva do ombro: tratamento clínico e fisioterápico. Rev Bras Ortop. 1995;30(9):660-4.
27. Codman EA. Tendinitis of the short rotators. In: Codman EA ed. Ruptures of the supraspinatus tendon and other lesions in or about the subacromial bursa. Boston: Thomas Todd and Company; 1934.
28. Neviaser JS. Adhesive capsulitis of the Shoulder. J Bone Joint Surg. 1945;27:211-22.
29. McLaughlin HL. Lesions of the musculotendinous cuff of the shoulder. The exposure and treatment of tears with retraction. 1944. Clin Orthop Relat Res. 1994;304:3-9.
30. Coventry MB. Problem of painful shoulder. J Am Med Assoc. 1953;151:177-85.
31. Meulengracht E, Schwartz M. Course and prognosis of periarthritis humeroscapularis. Acta Med Scand 1952; 143:350-60.
32. Zoppi A. Tratamento da capsulite adesiva pela distensão hidráulica. Estudo de 45 ombros tratados. [Tese de Doutorado] São Paulo: Universidade de São Paulo; 1984.
33. Russell S et al. A blinded, randomized, controlled trial assessing conservative management strategies for frozen shoulder. Journal of Shoulder and Elbow Surgery. 2014;23(4):500-7.
34. Kim YS et al. Are delayed operations effective for patients with rotator cuff tears and concomitant stiffness? An analysis of immediate versus delayed surgery on outcomes. Arthroscopy. 2015;31(2):197-204.
35. Rosas S et al. A practical, evidence-based, comprehensive (PEC) physical examination for diagnosing pathology of the long head of the biceps. Journal of Shoulder and Elbow Surgery. 2017;26(1):1484-92.
36. Ding DY et al. The biceps tendon: from proximal to distal. J Bone Joint Surg Am. 2014;96(20):e176.
37. Godinho GG et al. Tenodese bicipital "à rocambole": técnica e resultados. Rev Bras Ortop. 2011;46(6):691-6.
38. Levy O et al. Propionibacterium acnes: an underestimated etiology in the pathogenesis of osteoarthritis? Journal of Shoulder and Elbow Surgery. 2013;22(1):505-11.
39. Meachim G. Effect of age on the thickness of adult articular cartilage at the shoulder joint. Ann Rheum Dis. 1971;30:43-6.
40. Godinho GG et al. Tratamento videoartroscópico da osteoartrite glenoumeral. Rev Bras Ortop. 2013;48(1):69-79.
41. Chong PY et al. Glenohumeral arthritis in the young patient. Journal of Shoulder and Elbow Surgery. 2011;20:S30-40.
42. Neer CS II (ed.). Shoulder Reconstruction. Philadelphia: WB Saunders; 1990.
43. Chung C et al. Rice bodies in juvenile rheumatoid arthritis. AJR. 1998;170:698-700.
44. Godinho GG. Ombro reumatoide. In: Souza P et al. Clínica ortopédica. Rio de Janeiro: Guanabara Koogan; 2004. pp. 77-86.
45. Young AA et al. Early results of reverse shoulder arthroplasty in patients with rheumatoid arthritis. Journal of Bone and Joint Surgery Am. 2011;93:1915-23.

11 Cotovelo, Punho e Mão

Gilda Aparecida Ferreira • Olívio Brito Malheiro

INTRODUÇÃO

As enfermidades reumáticas de partes moles, também denominadas reumatismos extra-articulares, englobam um grupo de doenças cujo denominador comum, do ponto de vista clínico, são a dor musculoesquelética e a rigidez articular. Nelas, estão envolvidos músculos, tendões e suas bainhas, ligamentos, bursas, ênteses e nervos periféricos, e a sintomatologia pode ser local ou regional. Podem se constituir em manifestações de doenças reumáticas sistêmicas, como a artrite reumatoide, o lúpus eritematoso sistêmico, a gota e a esclerodermia. Em outras ocasiões, ocorrem secundariamente às enfermidades sistêmicas não reumáticas, como as infecções, as endocrinopatias, as neoplasias, as doenças metabólicas e as doenças hematológicas. Em outros pacientes, a causa é localizada, podendo acontecer secundariamente a traumatismos agudos locais, a calos de fratura e a alterações anatômicas congênitas, como tendões extranumerários e hipertrofia ligamentar etc. Entretanto, ainda em outra porcentagem de pacientes, a etiologia não pode ser definida e é considerada de natureza idiopática. Certamente, acontecimentos de vida diária podem contribuir para o aparecimento das enfermidades reumáticas de partes moles. Poder-se-ia presumir que os processos degenerativos dos tecidos periarticulares, associados às atividades relacionadas com o trabalho, com práticas desportivas e com as próprias atividades de vida diária, atuariam como fatores contributivos, mas não necessários, para o desenvolvimento dessas doenças. As tendinites/tenossinovites, as bursites, as síndromes de compressão nervosa periférica e a distrofia simpático-reflexa são, em geral, doenças do grupo das enfermidades reumáticas de partes moles.

As mãos, os punhos e os cotovelos são muito importantes no diagnóstico diferencial das mais de 100 enfermidades reumáticas já catalogadas. Nas duas mãos e nos dois punhos, existem mais de 60 articulações, das quais fazem parte dezenas de músculos, tendões, ligamentos, nervos e ossos. Não seria então surpreendente que o acometimento das mãos, dos punhos e dos cotovelos propiciasse uma vasta lista de diagnósticos diferenciais em Reumatologia.

As mãos e os punhos estão em constante movimento durante o período de vigília e mesmo durante boa parte do sono. Como são utilizados para a maioria das atividades de vida diária (p. ex., vestir-se, pentear-se, comer, trabalhar e jogar), os mais leves comprometimentos da função das mãos e dos punhos são facilmente detectados pelo paciente. Do ponto de vista psicossocial, as mãos e os punhos são frequentemente percebidos pelas outras pessoas. O contato, o afago, o aperto de mão e os gestos têm papéis importantes nas relações interpessoais. Certamente nenhum exame reumatológico será completo sem que se realizem, adequadamente, a história clínica, o exame físico e a avaliação funcional dos membros superiores.

COTOVELO

Epicondilite

Condição clínica que se manifesta por dor e hipersensibilidade no nível do cotovelo – quando acomete o epicôndilo lateral, é chamada epicondilite lateral ou "cotovelo de tenista", e, quando ocorre no epicôndilo medial, epicondilite medial ou "cotovelo de golfista".

Epicondilite lateral

Doença comum, que afeta cerca de 1 a 3% da população, com frequência igual em ambos os sexos e principalmente indivíduos entre 40 e 60 anos.[1] Embora frequente em jogadores de tênis, na prática clínica, menos de 5% dos casos são causados pelo esporte. Apesar de a doença ser frequentemente relacionada com atividades que acarretam sobrecarga do punho e do antebraço, os pacientes acometidos, em sua maioria, não são trabalhadores manuais, e muitos não descrevem nenhum fator precipitante.

Atualmente, acredita-se que a maioria dos casos seja causada por lesão do tendão extensor comum, na região de sua inserção no epicôndilo lateral. Existem inúmeras condições que ocasionam dor no epicôndilo lateral, incluindo periostite, infecção, doença articular radioumeral, compressão do nervo radial, lesão do ligamento anular e fibromialgia, o que reflete a falta de especificidade do diagnóstico de dor na região lateral do cotovelo.

A idade é um fator importante na etiopatogenia da epicondilite, pois a fase adulta está associada a alterações nas ênteses, como mudanças no conteúdo de colágeno, redução das células e aumento de lipídios, predispondo à lesão do tendão. Estudos histopatológicos confirmam que inflamação aguda não é um problema primário, observando-se "hiperplasia angiofibroblástica" na origem do tendão extensor comum, que pode ser resultado de sobrecarga em uma área de vascularização pobre.

A dor é insidiosa, localizada na região do epicôndilo lateral, e pode irradiar para o antebraço e o dorso da mão. A mobilização do cotovelo é pouco dolorosa e geralmente não limitada. As manobras mais utilizadas para reproduzir a dor são a dorsiflexão e a supinação do punho contrarresistência, com o cotovelo em extensão (Figura 11.1). Outros testes conhecidos para o diagnóstico compreendem: teste de Cozen, no qual o paciente, com o cotovelo fletido 90° e o antebraço em pronação, realiza a extensão ativa do punho contra a resistência, referindo dor local no epicôndilo lateral; e o teste de Mill, em que o paciente, com a mão fechada, o punho e o cotovelo em extensão, refere dor na topografia do epicôndilo lateral ao resistir à força de flexão contra seu punho exercida pelo examinador. Importante diagnóstico diferencial deve ser feito com a lesão do ligamento colateral medial, que pode ser confirmada pela manobra de Milking, na qual o examinador traciona o polegar do paciente, com o ombro abduzido, cotovelo a 90° em flexão e o antebraço em posição supina, promovendo um estresse em valgo do cotovelo. Abaulamento local ou aumento da largura do cotovelo comprometido em relação ao cotovelo contralateral indicam a lesão ligamentar.

Em geral, os exames complementares são desnecessários, mas radiografias do cotovelo ajudam a descartar doenças articulares e podem mostrar calcificação dos tecidos moles. É importante excluir outras doenças que produzem dor no cotovelo, especialmente a compressão do ramo recorrente do nervo radial e as dores oriundas da coluna cervical e do ombro. A síndrome do túnel radial pode simular epicondilite lateral resistente ao tratamento conservador, justificando a realização de eletroneuromiografia nesses casos. A ultrassonografia e a ressonância magnética são exames com alta sensibilidade, mas baixa especificidade para o diagnóstico.

A ultrassonografia pode auxiliar na avaliação da gravidade da doença e na resposta ao tratamento. Achados ultrassonográficos comuns são edema muscular (hipoecogenicidade do tendão de inserção), irregularidade óssea adjacente, sítios de clivagem intratendíneos em graus variáveis, espessamento de tecido peritendíneo etc. O *power* Doppler pode identificar vascularização patológica local. Em casos avançados, a ultrassonografia é capaz de identificar esporões ósseos ou erosões adjacentes à inserção do tendão extensor comum. A ressonância magnética pode ser útil nos casos crônicos para auxílio no diagnóstico diferencial de dor na região do cotovelo e na avaliação pré-operatória, pela possibilidade de demonstrar o grau de degeneração fibrosa focal e microrroturas das fibras de colágeno do ponto de inserção do tendão extensor comum.[2]

No tratamento da epicondilite lateral, o repouso pode resultar em melhora dos sintomas nos casos de início recente. A aplicação de gelo por 15 a 20 min no epicôndilo lateral a cada 4 a 6 h frequentemente auxilia no alívio da dor. Nenhuma conclusão definitiva pode ser extraída em revisão sistemática da literatura realizada com o objetivo de avaliar a eficácia do uso de órteses no tratamento da epicondilite lateral, pelo número limitado de estudos bem desenhados existentes sobre o assunto. A infiltração de corticosteroide melhora os sintomas na fase aguda, mas o benefício não se mantém depois de 1 ano. O tratamento da epicondilite com anti-inflamatórios não esteroides (AINE) está associado à redução significativa da dor, mas não apresenta diferença na melhora da função e força de preensão quando comparado a repouso e imobilização. Estudo multicêntrico concluiu que a infiltração de corticosteroide é mais eficaz que o uso de AINE por 2 semanas em relação à melhora da dor e à função na epicondilite lateral a curto prazo (4 semanas), mas não houve diferença nos resultados das duas modalidades terapêuticas após 12 meses de acompanhamento. Os AINE, quando utilizados por 4 semanas e associados a infiltrações de corticosteroide e crioterapia, proporcionam bons resultados.[2]

Numerosas modalidades de fisioterapia têm sido utilizadas para tratar epicondilite lateral, mas sua eficácia ainda é duvidosa. Exercícios isométricos devem ser indicados 3 a 4 semanas depois da melhora dos sintomas para restaurar a força e o tônus dos músculos extensores do cotovelo para prevenção de recidivas. Contudo, não há benefício confirmado para alongamento ou fortalecimento muscular para controle de dor em casos crônicos.[3] Nos casos de recidivas, o tratamento deve ser repetido, respeitando-se o intervalo de 15 a 21 dias entre as infiltrações de corticosteroide; aconselham-se no máximo três infiltrações semestrais. Naqueles que não respondem ao tratamento conservador, deve-se realizar o diagnóstico diferencial de dor no epicôndilo lateral, considerando a possibilidade de fibromialgia, o que justifica parte desses casos resistentes.

A cirurgia deve ser considerada em casos refratários (4 a 10%), cujos sintomas persistiram 1 ano ou mais após o tratamento, com evidência de calcificação extra-articular. Após avaliação adequada das possíveis causas de epicondilite lateral resistente, a abordagem cirúrgica deve ser considerada de acordo com cada caso, com liberação lateral do tendão extensor comum, exploração da articulação, remoção dos corpos livres ou sinovectomia parcial (Quadro 11.1). A recuperação costuma ser rápida, com retorno das funções motoras em menos de 2 meses, e, no caso dos desportistas, em 3 a 6 meses.[4]

Condutas terapêuticas, como transfusão autóloga, injeção de plasma enriquecido com plaquetas, aplicação subcutânea de toxina botulínica e outras novas, baseiam-se em estudos com falhas metodológicas e ainda não têm suporte na literatura médica.[5-7]

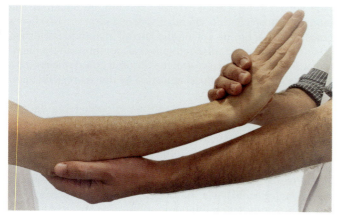

Figura 11.1 Teste para epicondilite lateral.

Quadro 11.1 Tratamento da epicondilite lateral.

Inicial/leve
• Repouso, "órtese", anti-inflamatórios não esteroides
Estabelecida
• Infiltração de corticosteroide local • Ultrassom
Resistente
• Eletromiografia • Cirurgia

Com o objetivo de prevenir recorrências da epicondilite lateral, são importantes: o fortalecimento da musculatura local, principalmente em atletas; e a alteração das atividades que podem ocasionar sobrecarga do membro afetado, ajustando intensidade, técnica e equipamentos. Ao considerar esses cuidados, a maioria dos pacientes pode retomar suas atividades, incluindo os atletas.[2]

Epicondilite medial

Doença 15 vezes menos frequente que a epicondilite lateral, é causada por lesão do tendão flexor comum em sua inserção no cotovelo, manifestando-se com dor leve no epicôndilo medial. Associa-se em 23 a 60% com neurite ulnar. Como no cotovelo do tenista, raramente é provocada por práticas esportivas. As manobras empregadas para reproduzir a dor são a flexão e a pronação do punho contrarresistência, com o cotovelo em extensão. Os métodos de imagem complementares, como a ultrassonografia e a ressonância magnética, e também a eletroneuromiografia são mais importantes no diagnóstico diferencial com outras patologias, secundárias ao comprometimento do nervo ulnar.[4] O tratamento é o mesmo da epicondilite lateral.

Síndrome do túnel cubital

O túnel cubital é formado a partir do arco da aponeurose do músculo flexor ulnar do carpo, que se localiza 1 a 2 cm distais aos pontos de inserção muscular no olécrano e epicôndilo medial. O assoalho do túnel é composto pelo ligamento colateral ulnar. O nervo ulnar, no cotovelo, passa por meio de um sulco entre o olécrano e o epicôndilo medial (goteira ulnar), entra no canal cubital e percorre entre os tendões e os planos musculares no antebraço medial até o punho.

A síndrome resulta da compressão do nervo ulnar (raízes de C7-T1) no túnel cubital ao nível do cotovelo.

Epidemiologia

Segunda neuropatia compressiva mais comum, é superada em frequência apenas pela síndrome do túnel do carpo, com incidência anual por volta de 20 casos por 100 mil habitantes.[8,9] Predomina entre os homens (2:1), e os outros fatores de risco dependem da causa determinante. Em dois grandes estudos caso-controle, os autores descreveram associação positiva com o tabagismo.[10,11]

Etiologia

A causa mais conhecida para a doença é o trauma local com fratura óssea e inflamação associados à proliferação de tecido cicatricial de estruturas adjacentes. Artropatias inflamatórias que promovem sinovite local ou osteoartrite com formação de osteófitos no trajeto do nervo ulnar podem causar a síndrome. Outra causa frequente no Brasil é a hanseníase com espessamento do nervo ulnar nesse sítio. Outras lesões, como cistos sinoviais, gânglios linfáticos, tumores e outros fatores com efeito de massa, também podem causar a doença.

Quadro clínico

O sintoma mais precoce e frequente refere-se à parestesia na face volar no quarto e no quinto dedos da mão. Os sintomas em território ulnar dorsal são úteis em localizar a lesão proximal do nervo, mas podem não surgir. Em casos graves, o paciente pode descrever uma sensação como se o quarto dedo estivesse se partindo ao meio. E, também, pode se queixar de dor no cotovelo medial e na face medial do antebraço. A flexão do cotovelo com surgimento de dor em território ulnar em menos de 5 min da flexão máxima (teste da flexão) e a percussão do nervo na goteira ulnar com surgimento de mesma dor podem indicar a compressão local (teste de Tinel).[12]

Os sintomas motores são menos frequentes, mas podem se manifestar conforme a gravidade da lesão. Os sintomas são fraqueza da musculatura intrínseca da mão (músculos lumbricais e interósseos), que pode evoluir com envolvimento da musculatura do antebraço, inervada pelo ulnar. O exame identifica atrofia dos músculos interósseos da mão, podendo coexistir atrofia hipotenar e postura em flexão dos quarto e quinto dedos da mão. Os movimentos de preensão e pinça estão comprometidos. Os testes semiológicos mais conhecidos são:

- Teste de Froment: no qual se solicita ao paciente que segure uma folha com o movimento de pinça. Quando o examinador puxa a folha, o paciente não consegue mantê-la entre os dedos e executa uma flexão compensatória da falange distal do polegar, por ação do músculo adutor do polegar, inervado pelo nervo mediano
- Teste de Wartenberg: que demonstra a fraqueza na adução do quinto dedo, que permanece abduzido.[12]

Diagnóstico diferencial

Os principais diagnósticos diferenciais são as radiculopatias cervicais, com compressão das raízes de C7-T1 e compressão do nervo ulnar no punho (síndrome do canal de Guyon).

Exames complementares

A eletroneuromiografia tem importância na determinação do sítio da lesão na altura do cotovelo. Contudo, apresenta a desvantagem do desconhecimento de sua especificidade e sensibilidade no diagnóstico, por falta de estudos com número suficiente de pacientes com diagnóstico confirmado da doença. Outras finalidades do exame são estabelecer o grau da lesão, pesquisar a associação com outras neuropatias compressivas (nervo mediano e nervo radial), excluir causas e promover o prognóstico.[12]

Os exames de imagem são auxiliares na determinação dos fatores causadores da síndrome. As radiografias são importantes no diagnóstico de osteófitos ou fraturas ósseas. A ultrassonografia e a ressonância magnética podem evidenciar lesões císticas sinoviais, gânglios ou lesões tumorais, assim como definir o espessamento do nervo ulnar. A ressonância magnética é particularmente indicada nos casos em que a eletroneurografia não conseguiu localizar a lesão, que pode ser demonstrada por um aumento da espessura do nervo ulnar, em até 74% dos casos, e sinal hiperintenso nas sequências T2 ou STIR, em 97% dos pacientes.[13]

Tratamento

Varia conforme a causa da compressão e o grau da lesão neural. Os casos leves com sintomas sensoriais e motores intermitentes podem ser tratados conservadoramente, com utilização de órteses para evitar a flexão completa do cotovelo. Pacientes com artrite reumatoide e sinovite articular como causa da compressão podem se beneficiar de infiltração de corticosteroides. Aqueles com sintomas sensitivos e motores persistentes se beneficiam, em geral, com a terapia conservadora. Contudo, esta deve ser acompanhada a cada 3 a 6 meses e, na vigência de piora ou não melhora, considerar tratamento cirúrgico. Os casos mais graves são encaminhados diretamente para o tratamento cirúrgico. As técnicas mais utilizadas são descompressão do nervo ulnar, transposição do nervo ulnar e epicondilectomia medial, nessa ordem de frequência.[14]

Prognóstico

O prognóstico da doença é bom, com a maior parte dos pacientes evoluindo com melhora e remissão sem o tratamento cirúrgico. A definição da causa e a classificação do grau da lesão compreendem os fatores de maior impacto no prognóstico.

Bursite do olécrano

Inflamação da bursa localizada na extremidade do cotovelo, decorrente de trauma direto ou indireto (bursite friccional), artropatias por cristais, artrite reumatoide ou infecção, embora nem sempre a causa precipitante seja encontrada. A forma de apresentação pode ser aguda ou crônica.

Quadro clínico

A dor é moderada e a mobilização do cotovelo pouco dolorosa e não limitada. No caso de infecção, o processo nem sempre é localizado, encontrando-se frequentemente associado a sinais inflamatórios em todo o antebraço e mesmo no braço. A tendinopatia do tríceps braquial é uma condição de associação comum. É importante a aspiração da bursa para alívio dos sintomas e estudo do líquido sinovial (rotina, microbiologia e microscopia com luz polarizada para pesquisa de cristais; Tabela 11.1).

Diagnóstico

O diagnóstico é clínico. Contudo, alguns métodos de imagem podem auxiliar no diagnóstico diferencial com outras patologias. O exame ultrassonográfico pode evidenciar distensão da parede da bursa, com material hipoecoico ou anecoico no seu interior. Os aparelhos de ultrassonografia com dispositivo Doppler são capazes de visualizar sinais de atividade inflamatória local.[15] O nódulo reumatoide é um importante diagnóstico diferencial e apresenta-se como uma imagem ovalada hipoecoica de limites precisos. No caso de doenças microcristalinas, pode-se visualizar pontos hiperecoicos no interior da bursa. A ressonância magnética é raramente necessária para o diagnóstico e não substitui a aspiração do líquido sinovial para exclusão de infecção local. Contudo, esse método pode auxiliar na avaliação do comprometimento infeccioso de estruturas adjacentes, como osteomielite secundária à bursite olecraniana séptica.[16]

Tratamento

O sucesso do tratamento impõe o afastamento dos fatores traumáticos e a abordagem da doença de base. As formas agudas assépticas, em estágios precoces, são geralmente autolimitadas

e não necessitam de tratamento específico. Na vigência de trauma indireto, a utilização de medidas físicas (gelo), repouso articular, AINE e bandagens elásticas pode prevenir a inflamação local. Caso haja um processo infeccioso (20 a 30% dos casos agudos), deve-se introduzir antibioticoterapia apropriada, visando à cobertura para *Staphylococcus aureus*, *Staphylococcus epidermidis* e *Streptococcus*, os agentes mais encontrados, em ordem decrescente de frequência. Em pacientes imunodeprimidos, deve-se ampliar a pesquisa bacteriológica para agentes bacterianos atípicos, fungos e outros agentes, conforme história clínica e ocupacional do paciente. A infiltração de corticosteroide, indicada ao descartar a etiologia infecciosa, tem apresentado resultados superiores aos do tratamento com AINE, reduzindo as chances de recidiva. Em situações de bursite recorrente, deve-se considerar a remoção cirúrgica da bursa, sendo o procedimento artroscópico preferido pela menor violência.[17] Em casos associados à artrite reumatoide, nos quais há evidência de atividade inflamatória da doença, a cirurgia deve ser protelada até o controle do processo inflamatório sistêmico, pelo maior risco de recidiva.

Compressão do nervo radial

O nervo radial emerge a partir dos feixes de C5 a T1 do plexo braquial. O nervo acompanha a artéria braquial dorsalmente, circundando o úmero, e desce entre os feixes medial e lateral do tríceps. Em seguida, percorre o sulco espiral do úmero. A cerca de 10 cm proximais ao epicôndilo lateral, o nervo radial cruza da região posterior para a anterior. Exatamente na posição anterior ao epicôndilo lateral, o nervo radial se subdivide em um ramo profundo motor e em outro ramo superficial sensitivo. O ramo motor penetra no músculo supinador e segue acompanhando dorsalmente a membrana interóssea em sentido distal. Após emergir do músculo supinador, esse ramo recebe o nome de nervo interósseo posterior. O ramo superficial sensitivo acompanha a artéria radial e inerva a face dorsal do polegar, o indicador e o terceiro dedo da mão. As síndromes dolorosas no cotovelo relacionadas com a compressão do nervo radial são associadas a comprometimento do nervo interósseo posterior: síndrome do túnel radial (sintomas sensitivos) e síndrome do interósseo posterior (sintomas motores). Várias hipóteses, ainda não completamente esclarecidas, são consideradas para explicar como uma lesão de um nervo puramente motor pode originar uma síndrome sensitiva (síndrome túnel radial). Entre as mais consistentes, prevalecem a que considera a síndrome do túnel radial uma fase precoce da síndrome do interósseo posterior e a que associa os sintomas sensitivos ao comprometimento exclusivo de fibras desmielinizadas (fibras do tipo C) e de fibras com pouca mielina (grupo IIA) do nervo interósseo posterior.[18,19]

Síndrome do túnel radial

Doença rara na sua forma isolada (2% do total de compressões do membro superior), puramente dolorosa, que ocorre da compressão desse nervo na região próxima ao cotovelo. Trata-se de doença de difícil diagnóstico por apresentar quadro semelhante e coexistir com a epicondilite lateral, sendo frequentemente chamada de epicondilite lateral resistente, por sua resposta pobre ao tratamento conservador.

Entre suas causas mais frequentes estão as profissões que exigem movimentos repetidos e forçados de pronação e supinação (p. ex., nadadores, tenistas, levantadores de peso e violinistas). Entre as causas secundárias de compressão, destacam-se a sinovite reumatoide, os nódulos ou tumores

Tabela 11.1 Diagnóstico diferencial do líquido sinovial na bursite do olecrano.				
Características	**Traumático (não inflamatório)**	**Inflamatório**		
		Ar	**Gota**	**Séptico**
Aspecto	C, S, H	C, S	S, H	S, H, P
Leucócitos	50 a 10.000	1.000 a 60.000	1.000 a 50.000	350 a 450.000
Gram	–	–	–	+ (70%)
Cristais	–	Colesterol	Monourato de sódio	–
Cultura para germes banais	–	–	–	+

(mixoma, condroma intracapsular, hemagioma, cistos gangliônicos ou sinoviais e lipomas periosteal), a pseudogota e o trauma direto.

Um sinal característico consiste em dor forte e cãibras no antebraço, na face dorsolateral, a poucos centímetros do epicôndilo lateral, quando se faz a manobra de extensão do terceiro dedo contrarresistência, com o antebraço do paciente pronado e o cotovelo estendido. Compreendem exames complementares: a eletroneuromiografia, que geralmente se apresenta normal (alterações mínimas e inespecíficas em 8% dos casos) e tem seu valor apenas para diagnóstico diferencial com outras patologias, como radiculopatias cervicais concomitantes; a ultrassonografia e a ressonância magnética, que podem identificar os fatores primários causadores da compressão neural; e a ressonância magnética, capaz de identificar alterações secundárias à compressão (edema de desnervação e atrofia do músculo supinador ou dos extensores inervados pelo nervo interósseo posterior) e que também pode ser útil no planejamento pré-operatório.[20]

Na inexistência de um fator causal diretamente relacionado com a compressão neural, deve-se considerar inicialmente o tratamento conservador. A injeção local de corticosteroides e anestésicos, com consequente alívio da dor, tem caráter diagnóstico e terapêutico, podendo representar uma opção no acompanhamento por 3 a 6 meses. Contudo, são necessários melhores estudos para avaliar a efetividade desse tratamento. Outras medidas terapêuticas, como programas educacionais e fisioterápicos e uso de medicamentos analgésicos ou anti-inflamatórios, representam opções que aliviam os sintomas álgicos, porém não têm consistência na literatura médica como medidas isoladas. O tratamento cirúrgico está indicado na falha do tratamento conservador e da identificação do fator causador. Consiste na descompressão do nervo radial, sendo a opção mais eficaz.[14]

Síndrome do interósseo posterior

Caracteriza-se por comprometimento da musculatura motora inervada pelo nervo interósseo posterior, sem manifestações sensitivas significativas. Sua etiologia se assemelha à síndrome do túnel radial. Clinicamente, manifesta-se por perda da função de extensão do punho e comprometimento da musculatura extrínseca extensora dos dedos e do polegar. Em casos mais graves, pode-se perceber um desvio medial do punho com extensão, secundário ao comprometimento do músculo extensor ulnar do carpo, poupando o extensor radial do carpo. A dor, se houver, não é a queixa principal. O tratamento se assemelha ao da síndrome do túnel radial.[18]

Diagnóstico diferencial do cotovelo doloroso

As patologias locais mais usuais são:

- Articulares: artrites, osteocondrites, corpos livres, subluxação
- Periarticulares: epicondilite lateral e medial, bursite do olécrano, lesões ligamentares, neuropatia compressiva e fibromialgia.

A dor referida tem relação com doenças da coluna cervical e do ombro.

PUNHO

Síndrome do túnel do carpo

Enfermidade clínica e eletrofisiológica decorrente da compressão do nervo mediano no nível do punho.[21]

Epidemiologia

A síndrome do túnel do carpo é a neuropatia compressiva mais frequente, apresentando incidência de 0,1 a 1,5% na população geral e prevalência de 5% nas mulheres adultas. Pode manifestar-se em qualquer faixa etária, mas predomina em mulheres (3:1) entre 40 e 60 anos.[21]

Etiopatogênese

O túnel do carpo é um espaço ovoide, limitado ventralmente pelo retináculo flexor e dorsalmente pela superfície de oito ossos do carpo, onde passam o nervo mediano e mais nove tendões flexores (Figuras 11.2 e 11.3). O nervo mediano tem uma distribuição sensorial envolvendo a superfície volar dos três primeiros dedos e metade medial do quarto dedo da mão. Existem dois mecanismos básicos de compressão do nervo mediano: elevação da pressão no interior do túnel, causada

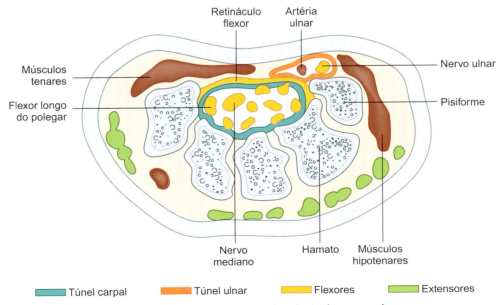

Figura 11.2 Relação anatômica dos túneis ulnar e carpal.

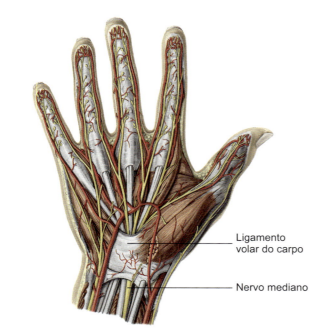

Figura 11.3 Nervo mediano e distribuição de seus ramos. Adaptada de Wolf-Heidegger. Atlas de anatomia. 6.ed. Guanabara Koogan, 2006.

por edema ou lesões dos tecidos vizinhos (p. ex., fratura); ou aumento no volume do conteúdo do túnel (cisto sinovial).[22]

A compressão provoca a redução da perfusão microvascular do nervo mediano, desencadeando um complexo sintomático relacionado com o grau de acometimento das fibras nervosas, que se manifesta em duas fases:[22]

1. Alteração reversível das fibras nervosas, relacionada com a isquemia, ou também chamada bloqueio agudo fisiológico rapidamente reversível: o estudo da condução nervosa nessa fase está normal em decorrência da ausência de anormalidades estruturais no nervo.
2. Anormalidade estrutural que se desenvolve lentamente nas fibras nervosas: o estudo da condução nervosa revela retardo na condução sensorial focal por desmielinização segmentar localizada; secundariamente, pode haver degeneração axonal, sobretudo nos casos de compressão mais acentuada e por tempo mais prolongado, quando há retardo na condução motora. A análise anatomopatológica nessa fase mostra edema e espessamento dos *vasa nervorum*, fibrose, afilamento da mielina e degeneração e regeneração da fibra nervosa.

A síndrome pode estar associada a fatores traumáticos, a doenças sistêmicas ou até mesmo a estados fisiológicos, como a obesidade e a gravidez, podendo em alguns pacientes não ser diagnosticada uma causa direta.[23,24] As principais condições associadas são:

- Lesões que ocupam espaço: cisto sinovial, espessamento do ligamento transverso do carpo, músculos anômalos, tenossinovites, tumores, lipoma
- Doenças do tecido conjuntivo: artrite reumatoide, osteoartrite, esclerodermia, polimiosite
- Doenças cristal-induzidas: gota, doença diidrato pirofosfato de cálcio, doença de hidroxiapatita
- Doenças endócrinas e metabólicas: diabetes, hipotireoidismo, acromegalia
- Infecção: osteomielite (ossos do carpo), tuberculose, histoplasmose, tenossinovite gonocócica, parvovírus B19
- Iatrogenia: hematoma, flebite
- Miscelânea: gravidez, amiloidose, diálise, fraturas, obesidade, menopausa, uso de contraceptivos orais.

Em aproximadamente 50% dos casos, o envolvimento é bilateral, sugerindo doença sistêmica e contribuindo para a sintomatologia, como artrite reumatoide, hipotireoidismo e diabetes. Em diversas ocasiões, a síndrome do túnel do carpo é a primeira manifestação da artrite reumatoide, o que impõe, portanto, a realização de estudo histopatológico, caso o paciente seja submetido a tratamento cirúrgico.[25]

A síndrome do túnel do carpo também tem sido associada a lesões que ocupam espaço, como cisto sinovial e sequelas de fraturas do punho, doenças induzidas por cristal, como gota e condrocalcinose, doenças de depósito, como amiloidose, e infecção, como osteomielite bacteriana (ossos do carpo) e por tuberculose.[24]

A relação da síndrome do túnel do carpo com o trabalho é controversa. Cerca de dois terços dos pacientes com esse diagnóstico são obesos ou têm alguma outra doença, o que sugere que as atividades profissionais não são a única causa do aparecimento dos sintomas.[26]

Aproximadamente 30% dos pacientes urêmicos submetidos à hemodiálise crônica apresentam a síndrome do túnel do carpo, cujo provável fator contribuinte seria a alteração hemodinâmica secundária à implantação da fístula arteriovenosa, que levaria a um distúrbio vascular do nervo mediano.[21] Estudos, com dados limitados, sugerem que alguns pacientes têm predisposição genética para a síndrome do túnel do carpo.[27]

Diagnóstico

A síndrome do túnel do carpo manifesta-se por dor em queimação e/ou formigamento na face volar do punho e nos três primeiros dedos da mão e na face medial do quarto dedo, sobretudo à noite. Em geral, os sintomas são limitados aos dedos inervados pelo mediano, mas certos pacientes descrevem sintomas na mão inteira, no punho e no antebraço distal. Alguns relatam melhora dos sintomas ao balançar as mãos com os braços abaixados.[28]

Os déficits motores envolvem os músculos da eminência tenar, que se manifestam clinicamente com dificuldade de abdução do polegar e, em casos graves, com atrofia da eminência tenar. Cerca de 15% da população geral apresenta dor e formigamento nas mãos, não relacionados com a síndrome do túnel do carpo, o que contribui para o excesso de diagnóstico clínico dessa doença.[28]

Exame físico

No exame físico, diversos testes podem auxiliar no diagnóstico da síndrome:[21,29]

- Teste de Tinel: consiste na reprodução da dor e/ou da parestesia nos dedos inervados pelo nervo mediano, com ligeiras percussões no trajeto do punho. A confiabilidade do teste depende de como é realizado, por isso aconselha-se que o punho esteja em extensão e um martelo de percussão estreito. É menos sensível (50%), mas um pouco mais específico (77%) que o teste de Phalen. Apresenta valor preditivo positivo baixo (53%; Figura 11.4)
- Teste de Phalen: consiste na reprodução da dor e/ou da parestesia nos dedos inervados pelo nervo mediano, com a flexão forçada do punho por 1 min. Estudos de metanálise mostraram uma sensibilidade média de 68% e especificidade de 73% na aplicação do teste (Figura 11.5)

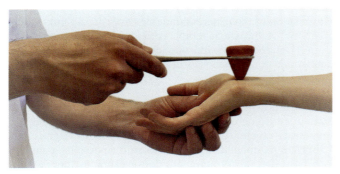

Figura 11.4 Teste de Tinel.

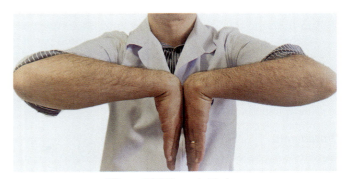

Figura 11.5 Teste de Phalen.

- Teste de compressão manual do carpo: envolve aplicação de pressão sobre o ligamento transverso do carpo, sendo considerado positivo se o paciente descreve parestesia dentro de 30 s. A sensibilidade média do teste é de 64%, com uma especificidade média de 83%
- Teste que avalia fraqueza dos músculos tenares: feito testando-se o músculo abdutor curto do polegar contrarresistência
- Testes sensoriais, como o teste dos monofilamentos de Semmes-Weinstein e o teste de discriminação de 2 pontos de Weber: detectam alterações de sensibilidade precocemente e têm sido utilizados para controle do tratamento.

Eletroneuromiografia

A compressão do nervo mediano causa lesão da bainha de mielina, que se manifesta como redução da velocidade de condução sensitiva. Quando a lesão de mielina é grave, pode acontecer perda axonal secundária, manifestando-se como redução da velocidade de condução motora.[21]

A eletroneuromiografia é considerada o exame complementar mais importante para o diagnóstico da síndrome do túnel do carpo, entretanto tem suas limitações, como sensibilidade de 80 a 92%, podendo mostrar-se normal nos casos iniciais, com isquemia nervosa transitória, sem lesão permanente da bainha de mielina. A falta de consenso na literatura em relação aos valores de anormalidade, associada ao fato de que 20% da população geral apresenta alguma alteração na condução nervosa sensitiva sem apresentar doença, possibilita resultados falso-positivos. Por isso, um resultado eletroneuromiográfico de síndrome do túnel do carpo isoladamente não confirma o diagnóstico, tornando-se essencial um quadro clínico compatível. O teste é recomendado para pacientes que não respondem ao tratamento conservador, para aqueles cujo diagnóstico não está claro após realização de história clínica e de exame físico e para pacientes com evidência de disfunção motora ou de atrofia da musculatura tenar. Apesar de assunto controverso na literatura, tem sido sugerida, como rotina, a realização de estudo eletrofisiológico antes do procedimento cirúrgico, porque os sintomas neurológicos da síndrome do túnel do carpo não são específicos de neuropatia do nervo mediano na altura do punho e também podem ser encontrados em pacientes portadores de outras doenças, como neuropatia proximal do nervo mediano, plexopatia braquial, polineuropatia ou radiculopatia cervical (C6-C7).[28]

Ressonância magnética

Fornece informações sobre a anatomia do túnel do carpo, alterações locais, como edema ou distorção do nervo mediano, inflamação da bainha dos flexores, cisto sinovial e tecido cicatricial, ajudando a predizer quais pacientes poderão ter melhor resultado cirúrgico. O exame deve ser reservado para casos em que há dúvidas em relação à indicação cirúrgica, casos de má evolução com o tratamento conservador, resultado cirúrgico insatisfatório ou com quadro clínico compatível com síndrome do túnel do carpo e estudo de condução do nervo normal. A sensibilidade do teste é de 96% e a especificidade, de 38% para o diagnóstico de síndrome do túnel do carpo, indicando uma exatidão diagnóstica somente moderada.[30]

Outros métodos

A investigação básica para neuropatia do nervo mediano deve incluir radiografia do punho (fraturas prévias, deformidades locais, doença articular/óssea primária e tumorações locais), exames laboratoriais para investigação de doenças sistêmicas (diabetes, hipotireoidismo ou gota), avaliação de neuropatia periférica (eletroforese de proteínas, biopsia tecidual para amiloide e avaliação de doenças do tecido conjuntivo) e teste para gravidez, quando pertinente.[21]

Resumo do diagnóstico

Os pacientes com síndrome do túnel do carpo podem ser divididos em três grandes grupos:

- Sintomatologia leve intermitente: dor, dormência e formigamento na área de representação do nervo mediano, predominantemente noturnos, acordando o paciente várias vezes; sintomas diurnos, posicionais, como dirigir automóveis, segurar objetos na mesma posição ou fazer trabalhos manuais. O retorno à normalidade é alcançado rapidamente por mudança de postura ou movimentação das mãos. O exame neurológico está normal e os testes de Tinel e de Phalen podem estar positivos. O exame de condução nervosa pode estar normal (anormalidade isquêmica rapidamente reversível) ou revelar alentecimento incipiente da condução do nervo mediano no carpo
- Sintomatologia moderada: dor tipo queimação, dormência mais acentuada, sensação de edema e congestão na mão; déficit sensitivo e perda da habilidade manual (déficit para pinçamento). A melhora é muito mais lenta mesmo com mudança de postura ou movimentação das mãos. O exame neurológico revela déficit sensitivo e motor, testes de Tinel e de Phalen positivos e, eventualmente, atrofia tenar. Os achados clínicos não dependem do tempo de compressão e sim do grau de lesão ao nervo mediano. O exame de condução nervosa revela alentecimento evidente do nervo mediano
- Sintomatologia grave: dor e parestesia persistente, acentuada perda sensitiva, inclusive discriminação de 2 pontos, com déficit funcional grave e acentuada atrofia tenar e de pele; prognóstico reservado mesmo após descompressão.

Para o diagnóstico de síndrome do túnel do carpo, é necessária a presença de um ou mais sintomas como parestesias, hiperestesias ou dor afetando a distribuição do nervo mediano e um ou mais achados objetivos, como teste de Tinel ou de Phalen positivo, teste de sensibilidade sensorial alterado ou tempo de condução neural alterado à eletroneuromiografia.

Tratamento

Deve ser o mais precoce possível, pois o atraso é capaz de resultar em lesão nervosa irreversível, com sintomas e disfunções permanentes. O tratamento baseia-se na gravidade da disfunção do nervo (leve, moderada e grave), aconselhando-se tratar doenças predisponentes potenciais, como obesidade, diabetes, doenças reumáticas e doenças da tireoide.[28]

Conservador

O tratamento conservador está indicado para os casos com sintomatologia mais branda, de curta duração ou associados a doenças sistêmicas. As características preditoras de falha do tratamento conservador são duração dos sintomas > 10 meses, idade > 50 anos, parestesias constantes, dificuldade na discriminação de 2 pontos (> 6 mm), teste de Phalen positivo antes de 30 s e latência sensorial e motora prolongada demonstrada pela eletroneuromiografia.[31]

A conduta inicial consiste em evitar atividades que possam precipitar a compressão do nervo, e a prescrição de uma órtese em posição neutra (flexão do punho em 5°, extensão dos dedos e oposição do polegar), para ser usada por curto período, principalmente à noite. A órtese, ao prevenir flexão ou extensão prolongada do punho, pode ser efetiva em reduzir os sintomas e em atrasar ou eliminar a necessidade de cirurgia em pacientes com sintomas leves e recentes.[32]

A infiltração local de corticosteroide tem se mostrado efetiva nos casos com duração dos sintomas < 1 ano e sem atrofia ou fraqueza muscular significativa; porém, a melhora dos sintomas geralmente se mantém somente por 1 a 3 meses após o procedimento. As infiltrações locais devem ser realizadas com intervalos aproximados de 2 a 3 semanas, não sendo aconselhável mais de 3 infiltrações em um período de 6 meses. Infiltrações repetidas podem causar disestesias definitivas, que poderão exigir descompressão microcirúrgica do nervo. O corticosteroide oral também parece ser efetivo na melhora dos sintomas da síndrome do túnel do carpo somente por curto período.[33,34]

A revisão sistemática da literatura realizada com o objetivo de avaliar a ação do AINE na melhora da síndrome do túnel do carpo encontrou somente um estudo controlado randomizado, que concluiu que não apresentou nenhum benefício quando comparado a placebo.[35]

O tratamento combinado empregando prótese com infiltração de corticosteroide, corticosteroide oral ou outra intervenção conservadora pode prover alívio sintomático e evitar a necessidade de cirurgia descompressiva, apesar de as evidências serem limitadas.[32]

Estudo controlado de 49 pacientes com síndrome do túnel do carpo leve a moderada demonstrou possível benefício das infiltrações de dextrose perineural, realizada com o objetivo de separar o nervo mediano do retináculo dos flexores e dos tendões flexores pela hidrodissecção. Os pacientes demonstraram redução da dor e incapacidade e melhora dos parâmetros eletrofisiológicos, mas a pequena amostra do estudo e o curto período de acompanhamento limitaram a força

dos resultados, com necessidade de confirmação em estudos maiores.[36] A eficácia da terapia com *laser* de baixa intensidade para o tratamento da síndrome do túnel do carpo não foi demonstrada em pequenos estudos controlados.[37]

Cirúrgico

A descompressão cirúrgica compreende um tratamento eficaz para a síndrome do túnel do carpo, que resulta na melhora subjetiva e objetiva dos sintomas a longo prazo.[38] Alguns indicam cirurgia imediata como tratamento de escolha, com base nos fatos de que o tratamento conservador melhora apenas 50% dos casos e tem recorrência de 60%, o que resulta em menos de 20% dos casos com eficácia duradoura; além disso, a órtese não melhora a condução nervosa e a infiltração com corticosteroides não mantém a melhora eletrofisiológica. Porém, os efeitos adversos da cirurgia, apesar de infrequentes, não podem ser menosprezados, incluindo descompressão inadequada com sintomas recorrentes, lesão nervosa com disestesias definitivas, síndrome dolorosa regional complexa, cicatriz hipertrófica e infecção. A decisão pela descompressão cirúrgica é fortemente influenciada pela avaliação eletrofisiológica, e pacientes com quadro clínico de síndrome do túnel do carpo com condução nervosa normal recebem geralmente indicação de tratamento conservador.[39]

As indicações indiscutíveis para o tratamento cirúrgico são sintomas de compressão do nervo mediano de intensidade moderada a grave, persistentes (dor, redução da função da mão ou atrofia da eminência tenar), com duração > 6 meses e evidências confirmatórias, pela eletromiografia, de lesão do nervo mediano caracterizada por lesão axonal significativa ou denervação. A intervenção cirúrgica antes de 6 meses de sintomas deve ser reservada para pacientes que não respondem ao tratamento conservador adequado ou para aqueles que apresentam recorrência dos sintomas. A técnica utilizada é a liberação do ligamento transverso do carpo, mas, quando a tenossinovite é grave, como ocorre na artrite reumatoide e em doenças granulomatosas, pode ser necessária a tenossinovectomia com lise das aderências. A cirurgia via endoscópica apresenta vantagens pela baixa morbidade pós-operatória precoce e pela recuperação mais rápida, apesar de o procedimento não tornar possível a exploração mais detalhada do túnel carpiano. Os trabalhos que compararam os resultados do tratamento cirúrgico aberto e endoscópico mostraram maior incidência de liberação incompleta do túnel do carpo com a cirurgia endoscópica, mas não houve diferenças significativas no resultado final entre os dois métodos cirúrgicos.[21]

A conclusão reside no fato de que a cirurgia parece mais eficaz que a imobilização ou a infiltração de corticosteroides para melhora a longo prazo dos sintomas da síndrome do túnel do carpo. A descompressão cirúrgica deve ser indicada para pacientes com quadro moderado a grave, refratário às medidas conservadoras.[40]

Prognóstico

É favorável, não justificando persistência dos sintomas indefinidamente. A maioria dos pacientes responde bem aos tratamentos conservadores, e a minoria resistente, em geral, se cura com a descompressão cirúrgica.

Síndrome do canal de Guyon (túnel ulnar)

Resulta da compressão do nervo ulnar no nível do punho. O nervo ulnar no punho passa, conjuntamente com a artéria ulnar, pelo túnel ulnar, uma estrutura osteofibrosa, limitada dorsalmente pelo retináculo flexor e pela fáscia palmar, anteriormente pelo ligamento palmar do carpo e pelas inserções tendíneas do flexor ulnar do carpo, lateralmente pelo gancho do hemato e medialmente pelo osso pisiforme e o ligamento piso-hemato (ver Figura 11.2). No nível do canal, o nervo se divide em dois ramos (superficial e profundo). O ramo superficial, sensitivo, inerva a borda ulnar da palma e, depois, se divide em ramos que inervam a face palmar do quinto dedo da mão e a metade ulnar do quarto dedo da mão. O ramo profundo, motor, inerva os músculos hipotenares, o terceiro e o quarto lumbricais, os interósseos e o adutor do polegar.

A prevalência da compressão do nervo ulnar é bem menor que a do nervo mediano. A causa mais comum é o cisto sinovial, sendo encontrados com menor frequência participativa os traumas, os músculos anômalos, a artrite reumatoide e a osteoartrite. Segurar o guidom por período prolongado, na prática do ciclismo, pode comprimir o nervo ulnar do punho.[19]

Os sintomas associados à síndrome dependem do sítio específico da compressão do nervo ulnar, dividido anatomicamente por zonas. A compressão na parte proximal, antes da bifurcação do nervo (zona 1), produz uma combinação de déficits sensoriais (parestesia do quarto e do quinto dedos) e sintomas motores envolvendo as eminências tenar e hipotenar. Quando ocorre compressão seletiva no ramo profundo (zona 2), predominam os sintomas motores, e, quando no ramo superficial (zona 3), manifestam-se principalmente os déficits sensoriais. Vale ressaltar que a compressão do nervo ulnar no cotovelo (síndrome túnel cubital) e a radiculopatia cervical (comprometendo raízes de C7-T1) podem apresentar sintomas semelhantes, entre outros.[41]

Os exames de imagem são importantes na definição da causa da compressão, nem sempre definida no exame físico, e como auxiliares no tratamento. A radiografia simples ou a tomografia computadorizada pode auxiliar no diagnóstico de fraturas dos ossos do carpo onde o canal se apoia (hâmulo do hamato e pisiforme). A ultrassonografia tem a vantagem de ser um exame não invasivo, seguro, barato e que pode auxiliar na pesquisa de nódulos, coleções ou músculos acessórios, bem como na aspiração de gânglios ou cistos locais. O Doppler *scan* vascular e a arteriografia podem ser utilizados se houver suspeita de patologias na artéria ulnar, como causa da compressão. A ressonância magnética pode contribuir para o diagnóstico, pois determinadas causas – como músculos anômalos, cistos sinoviais e tumor de partes moles – podem ser mais bem visualizadas com seu emprego, além de contribuir na definição do melhor plano pré-operatório.[41] A eletroneuromiografia é útil para definir o sítio de compressão e os ramos envolvidos.

O tratamento depende da causa e da duração dos sintomas. Nos raros casos em que o tratamento conservador – como repouso, AINE e infiltração de corticoide –, com duração de até 6 meses, não resulta em melhora, o tratamento cirúrgico pode ser necessário. A descompressão, a remoção de massas, a correção de fraturas e a neurólise são realizadas de acordo com cada caso.[41] Cabe ressaltar que, em pacientes idosos ou com comprometimento grave crônico (2 anos ou mais), o benefício do procedimento cirúrgico deve ser questionado.[42]

Eventualmente, a síndrome do canal de Guyon é uma doença autolimitada, com melhora dos sintomas dentro de 1 ano, com ou sem tratamento.

MÃO

Síndrome de Quervain

Comum em mulheres entre 30 e 50 anos de idade, principalmente no subgrupo daquelas no pós-parto, caracteriza-se pelo acometimento dos tendões abdutor longo e extensor curto do polegar, na região em que atravessa uma espessa bainha fibrosa, próxima ao processo estiloide do rádio (Figura 11.6).

Apesar de ser frequentemente associada a trauma crônico secundário à sobrecarga das atividades diárias das mãos e dos punhos, também pode ser causada por artrite reumatoide, artrite psoriásica, trauma agudo, gravidez e durante o período pós-parto.

Estudos histopatológicos da bainha do tendão e sinóvia de pacientes submetidos à abordagem cirúrgica demonstraram que é inadequado classificar a síndrome De Quervain como uma tenossinovite estenosante, pois, frequentemente, o mecanismo é degenerativo, intrínseco e não necessariamente inflamatório. Observaram-se espessamento da bainha do tendão e acúmulo de mucopolissacarídeos, um indicador de degeneração mixoide.[43]

O paciente queixa-se de dor na região do processo estiloide radial e fraqueza à preensão com o polegar e o indicador. À palpação dos tendões, podem ser observadas dor, tumefação e crepitação na tabaqueira anatômica, podendo coexistir um pequeno desvio ulnar do punho. A manobra de Finkelstein consiste em três fases:

1. Paciente promove ativamente um desvio ulnar do punho.
2. Examinador promove desvio forçado da mão para o lado ulnar.
3. Examinador promove a preensão do polegar e o flete sobre a palma.

A manobra é positiva se reproduzir dor no processo estiloide do rádio e na base do polegar (Figura 11.7).[44] São importantes diagnósticos diferenciais a osteoartrite da primeira articulação carpometacarpal, os cistos sinoviais ou tendíneos e a artrite microcristalina.

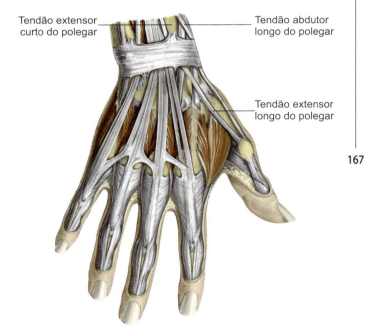

Figura 11.6 Localização anatômica da síndrome De Quervain. Adaptada de Wolf-Heidegger. Atlas de anatomia. 6.ed. Guanabara Koogan, 2006.

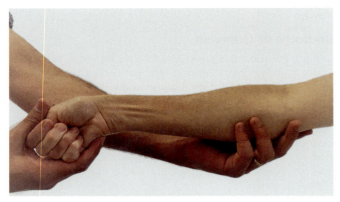

Figura 11.7 Teste de Finkelstein.

Geralmente, não há necessidade de métodos complementares para o diagnóstico dessa síndrome, pois é clínico. A ultrassonografia pode evidenciar alterações, como efusões peritendíneas, edema intretendíneo e espessamento hipoecoico da bainha do retináculo.[45]

O tratamento da tenossinovite De Quervain consiste em repouso na fase aguda, redução das atividades manuais diárias, uso de AINE, fisioterapia com calor local e imobilização do polegar e do punho com órtese. Duas revisões sistemáticas da literatura realizadas com o intuito de avaliar a segurança e a eficácia da terapia com corticosteroides injetáveis encontraram somente um ensaio clínico, com poucos pacientes e várias falhas metodológicas. Esses estudos descreveram evidências de superioridade do tratamento com corticosteroides injetáveis em relação ao uso de órteses, mas sem diferenças em relação ao tratamento cirúrgico.[46,47] Em pacientes com dor mais intensa ou persistente, uma ou mais infiltrações de corticosteroide local resultam em melhora de mais de 70% dos casos, com efeito prolongado (> 12 meses).[48] Não há estudos que demonstrem maior eficácia da infiltração guiada por ultrassonografia em relação à técnica manual. A descompressão cirúrgica do primeiro compartimento extensor, com ou sem tenossinovectomia, está indicada nos pacientes com sintomas persistentes ou recorrentes por mais de 6 meses.

Contratura de Dupuytren

Caracteriza-se por fibrose progressiva da fáscia palmar, o que acarreta espessamento e retração palmares, contratura em flexão dos dedos e incapacidade funcional das mãos.

Epidemiologia

A contratura de Dupuytren é uma condição clínica comum em homens (5:1) brancos e rara em indivíduos não caucasianos. A incidência aumenta com a idade, principalmente após os 40 anos. Dos familiares do sexo masculino dos pacientes afetados, 68% desenvolvem a doença em algum momento, sugerindo uma importante predisposição genética.[49]

Etiopatogênese e fisiopatogênese

A etiologia da contratura de Dupuytren é pouco conhecida. Estudos têm demonstrado anormalidades cromossômicas não específicas nas avaliações citogenéticas dos nódulos de Dupuytren e frequente predisposição familiar, sugerindo um padrão autossômico dominante, com penetração variável. Além da influência familiar, demonstrou-se a associação com várias condições localizadas (traumatismos manuais de trabalhadores rurais) e doenças sistêmicas (diabetes, epilepsia). As principais condições associadas à contratura de Dupuytren são:

- Traumatismo
- Discopatia cervical
- Dedo em gatilho
- Síndrome do túnel do carpo
- Distrofia simpática reflexa
- Etilismo
- Epilepsia
- Diabetes
- Pneumonia crônica
- Neoplasia
- Indeterminada.

A doença caracteriza-se por marcante proliferação de fibroblastos e hiperplasia vascular, seguidas de deposição desordenada de grande quantidade de colágeno. Cerca de 25% do colágeno é do tipo III, que não está normalmente presente nas fáscias. O encontro de miofibroblastos tem sido de grande interesse, pois é provável que sejam responsáveis pela contração da fáscia e pelo aumento da produção do colágeno tipo III. As prostaglandinas vasoativas, PGE2 e PGF2, estão presentes em concentrações aumentadas nos nódulos, influenciando a contratilidade dos miofibroblastos. Estudos experimentais implicam vários fatores de crescimento na patogenia da doença, como os fatores de crescimento dos fibroblastos, os derivados das plaquetas mitogênicos para as células da fáscia palmar e os fatores de crescimento transformadores b participando como potentes estimuladores da produção de colágeno.[50]

A produção de radicais livres derivados do oxigênio pode ter importante papel na patogênese da contratura de Dupuytren. A formação excessiva de superóxidos, peróxido de hidrogênio e radicais hidroxila resulta em oclusão microvascular e isquemia da fáscia palmar, que pode ocasionar lesão tecidual e aumento da proliferação de fibroblastos. Na citometria de fluxo das células inflamatórias das lesões, observaram-se predomínio dos linfócitos CD3 e aumento da expressão das proteínas da classe II do complexo de histocompatibilidade maior, sugerindo a possibilidade de tratar-se de um distúrbio autoimune mediado por célula T. Uma associação entre contratura de Dupuytren, HLA-DR3 e autoanticorpos anticolágeno tem sido observada.[51]

Diagnóstico

Do ponto de vista clínico, é importante observar três fases na evolução da doença:[52]

- Fase proliferativa: inicial, manifesta-se pela formação de nódulos na região palmar das mãos e, posteriormente, "cordas fibrosas" que se irradiam para os dedos
- Fase involutiva: há achatamento e contração dos nódulos, processo responsável pela retração da pele e flexão dos dedos das mãos
- Fase residual: com a involução completa, os nódulos desaparecem, permanecendo apenas focos de aderências e "cordas fibrosas" reacionais. Caracteriza-se por contratura em flexão das mãos, atrofia dos músculos das mãos e antebraços, rigidez e incapacidade funcional.

A contratura de Dupuytren afeta principalmente o lado ulnar das mãos, e o quarto, quinto e terceiro dedos são acometidos em ordem decrescente de frequência. A evolução é variável; alguns pacientes apresentam leve incapacidade no decorrer de muitos anos, enquanto outros progridem rapidamente com deformidade grave e prejuízo da função da mão em um curto período. A ressonância magnética pode ser útil em abordar a extensão da celularidade e até mesmo o grau de atividade da lesão.

A associação da doença de Dupuytren com outras fibroses localizadas, como fibromatose nodular plantar, fasciíte nodular da fáscia poplítea e doença de Peyronie, é chamada de "diátese" de Dupuytren.

Tratamento

Até o momento, todos os tratamentos descritos são paliativos, pois nenhum deles consegue interromper o processo cicatricial, e visam a aumentar a flexibilidade dos tendões flexores. O tratamento depende do grau de progressão e da gravidade das lesões. Os pacientes com doença leve devem ser orientados quanto ao uso de luvas protetoras acolchoadas durante tarefas manuais e à realização de fisioterapia, com calor local e exercícios de alongamento. Naqueles com lesões mais graves e sintomas persistentes, a infiltração de corticosteroide intralesional pode ser benéfica. A infiltração de corticosteroide tem demonstrado bons resultados somente em pacientes com quadro de início recente, porque, naqueles com tecido cicatricial de longa evolução, os resultados não são satisfatórios.

Os autores sugerem que vários fatores, como idade, história familiar, estágio da doença e atividade laboral, devem ser considerados antes da definição da opção cirúrgica. Alguns autores valorizam características anatômicas, como deformidade em flexão de 30° a 40° na articulação metacarpofalângica ou > 20° na articulação interfalângica proximal na indicação do procedimento. A intervenção cirúrgica tipo fasciectomia parcial ou total, com ou sem enxerto de pele, está indicada para pacientes com doença avançada e contratura digital progressiva > 30°. A técnica da "palma aberta" modificada, utilizando uma película de celulose, tem possibilitado resultados funcionais altamente satisfatórios.[52]

Outro procedimento cirúrgico descrito é a aponeurotomia percutânea com agulha, com a qual o cirurgião promove a desconexão da fáscia e do tendão aderidos, utilizando uma agulha inserida em vários pontos do seu trajeto na face palmar da mão e no dedo da mão lateral. O procedimento é menos invasivo e reservado para casos em fases mais precoces e principalmente com contraturas localizadas nas articulações metacarpofalângicas.[53] Pode ser utilizado em associação com infiltração de corticosteroides com bons resultados e menor recorrência em 6 meses.[54] Entretanto, não tem boa eficácia em casos avançados, havendo maior risco de recorrência a longo prazo. As complicações descritas são microlesão de inervação do dedo, pseudoaneurismas e microtraumas no tendão flexor.

A infiltração de colagenase (clotridia histolyticum collagenase) também tem resultados benéficos em pacientes com estágio precoce da contratura, com recorrência baixa.[55,56] Os efeitos adversos locais são frequentes, como edema no local da injeção, hemorragia local, dor e até mesmo ruptura do tendão flexor.

Outras terapias descritas, como uso de órteses e radioterapia, não têm bons resultados ou suporte na literatura médica.

Prognóstico

A evolução da doença é variável e não há terapia descrita que interrompa o processo de cicatrização. Em até 10% dos casos, pode ocorrer regressão. Contudo, sem qualquer intervenção terapêutica, a doença pode progredir em 50% dos casos, em poucos anos. O risco de recorrência é maior nos pacientes jovens, com doença ativa bilateral, naqueles com forte história familiar e com lesões fibróticas ectópicas.[57]

Dedo em gatilho (dedo saltante ou tenossinovite estenosante do flexor)

O dedo em gatilho caracteriza-se pela impossibilidade de extensão completa dos dedos após flexão máxima, como resultado de tenossinovite estenosante do tendão flexor superficial, causada por uma disparidade do tendão flexor e o retináculo que o envolve, em um sistema de polia no nível do primeiro anel que sobrepõe a articulação metacarpofalângica.

A flexão quase sempre se faz com facilidade, mas, ao forçar sua extensão, percebe-se "estalido" ou "salto", como que ultrapassando um obstáculo. Esse fenômeno, chamado de "gatilho", na maioria das vezes é doloroso. O polegar, o segundo e o terceiro dedos são os mais acometidos. Frequentemente, observa-se à palpação um nódulo doloroso na superfície palmar, próximo à articulação metacarpofalângica.

O dedo em gatilho é uma das causas mais comuns de dor nas mãos em adultos. A prevalência pode chegar até 2% da população, mais comum em mulheres na 5ª a 6ª década de vida.[58] Entre as causas mais frequentemente observadas, citam-se a artrite reumatoide, o diabetes e o hipotireoidismo. Eventualmente, traumatismos locais, artrite microcristalina e infecções, incluindo a tuberculose e a esporotricose, e amiloidose têm sido associados ao dedo em gatilho. Quando acontece em crianças, geralmente está relacionado com mucopolissacaridoses.

O diagnóstico é clínico, não necessitando de métodos complementares de imagem ou laboratoriais. O diagnóstico diferencial deve ser feito com contratura de Dupuytren, quiroartropatia diabética, entorse da articulação metacarpofalângica, tenossinovite não infecciosa e infecção da bainha do tendão flexor. A ultrassonografia pode auxiliar no tratamento por meio de técnicas de infiltração e cirúrgicas do ponto de gatilho.[59]

O tratamento baseia-se em redução das atividades manuais, fisioterapia com calor local e exercícios suaves, órtese para o dedo afetado (em extensão) e AINE. O tipo de órtese, com bloqueio da metacarpofalângica ou com bloqueio mesmo da interfalângica distal, depende da apresentação clínica, da função laboral e das atividades de lazer do paciente.[60]

A infiltração de corticosteroide na bainha do tendão afetado tem se mostrado eficaz em mais de 90% dos casos, e o tempo médio de alívio vem sendo de 2 anos. A infiltração local de corticosteroides é superior em eficácia à infiltração de outros fármacos, como anestésicos, e mesmo ao bloqueio anestésico, a curto e a longo prazos.[61]

O tratamento cirúrgico consiste na abertura do anel fibroso da bainha do tendão flexor dos dedos, sendo indicado para pacientes com sintomas crônicos e que não responderam ao tratamento clínico. O tratamento cirúrgico tem obtido melhores taxas de cura que o tratamento conservador em grupos pré-selecionados.[62]

Síndrome dolorosa regional complexa

Distúrbio que acomete os membros, caracteriza-se por uma associação de sinais e sintomas, como dor intensa, edema, disfunção vasomotora autonômica, limitação da mobilidade e desmineralização óssea regional. É frequentemente desencadeada por trauma, cirurgia ou evento vascular, como infarto agudo do miocárdio ou acidente vascular encefálico. É conhecida por diferentes terminologias, como distrofia simpática reflexa, algoneurodistrofia, atrofia de Sudeck, causalgia e síndrome ombro-mão, entre outras, mas atualmente o termo "síndrome dolorosa regional complexa" é considerado o que melhor caracteriza a doença.[63]

Epidemiologia

A falta de informações sobre a incidência e a prevalência da síndrome dolorosa regional complexa pode ser explicada pelo frequente desconhecimento médico sobre a doença, pelo grande número de casos atípicos não diagnosticados e pela falta de critérios diagnósticos bem definidos. Acomete predominantemente homens entre 40 e 60 anos, mas pode ocorrer em qualquer faixa etária. As condições mais frequentemente associadas são lesão de partes moles (40%), fraturas (25%), infarto do miocárdio (12%) e acidente vascular encefálico (3%). A incidência da síndrome dolorosa regional complexa associada ao infarto do miocárdio e ao acidente vascular encefálico tem se reduzido com as orientações atuais de deambulação precoce e mobilização passiva de membros em pacientes acamados. Os distúrbios emocionais podem ser importantes fatores precipitantes e estão associados aos quadros mais graves e que não respondem adequadamente ao tratamento. O diabetes, a hipertrigliceridemia e a distonia neurovegetativa parecem predispor ao desenvolvimento da síndrome, e, em cerca de 25% dos pacientes, o fator precipitante não é identificado.[64,65] As condições associadas à síndrome dolorosa regional complexa são:

- Trauma
- Distúrbios neurológicos
- Traumatismo craniano
- Acidente vascular encefálico
- Convulsões
- Doença de Parkinson
- Lesões medulares
- Neuralgia pós-herpética
- Neuropatia periférica
- Distúrbios osteoarticulares
- Doenças cervicais
- Lesão do manguito rotador
- Insuficiência coronariana
- Personalidade histérica
- Medicamentos:
    - Anticonvulsivantes
    - Barbitúricos
    - Tuberculostáticos
- Outras:
    - Queimaduras
    - Lesões vasculares
    - Gravidez
    - Tuberculose pulmonar
    - Idiopática.

Etiopatogênese

Apesar de a patogênese da síndrome dolorosa regional complexa ainda não ter sido totalmente esclarecida, acredita-se que a base do processo compreenda um distúrbio do sistema nervoso autônomo. A teoria mais aceita é a de que as fibras dos axônios lesados, ao se tornarem mais sensíveis à pressão e às aminas simpáticas, desencadeariam reflexos patológicos, provocando distúrbios vasculares periféricos. A liberação de mediadores inflamatórios séricos e neuropeptídios (substância P, peptídio Y e gene de calcitonina relacionada com peptídio) está entre os mecanismos propostos para explicar a dor persistente e a alodinia. Os níveis séricos da interleucina 8 e dos receptores I/II do fator de necrose tumoral são maiores nos pacientes com síndrome dolorosa regional complexa, quando comparados com controles.[66]

Estudos sugerem que fatores genéticos podem estar envolvidos na patogênese da síndrome dolorosa regional complexa. A presença de antígenos do complexo de histocompatibilidade maior do tipo HLA-A3, B7 e DR2(15) foi observada com frequência duas vezes maior nos pacientes do que nos controles. Em cinco dos seis pacientes identificados com HLA-DR2, observou-se resistência ao tratamento, sugerindo um possível componente genético nos casos com pior resposta terapêutica.[67]

Quadro clínico

O diagnóstico da síndrome dolorosa regional complexa requer a presença de dor regional e alterações sensoriais, seguindo claramente um evento desencadeante. A dor é de uma intensidade maior que a esperada para o trauma desencadeador e frequentemente associada a edema, alteração da cor da pele, mudança da temperatura e sudorese.

Dois tipos de síndrome dolorosa regional complexa são reconhecidos:[63]

- Tipo I: corresponde aos pacientes com síndrome dolorosa regional complexa sem uma lesão de nervo definida e representa cerca de 90% das apresentações clínicas
- Tipo II: formalmente chamado causalgia, refere-se a casos em que existe uma lesão de nervo definida.

Em 1958, Steinbrocker et al. descreveram três estágios clínicos distintos da síndrome, validados por estudos clínicos até hoje:[68]

- Estágio I: é a chamada fase hipertrófica, com duração média de 3 a 6 meses e caracterizada por dor, edema e distúrbios vasomotores que podem atingir a mão (50% dos casos), o ombro ou ambos (17%). A dor é quase sempre súbita, tipo "choque" ou "queimação", e de intensidade que varia de leve dolorimento a uma dor lancinante, desencadeada pelo simples toque. A pele torna-se quente, avermelhada, brilhante, com sudorese excessiva e, frequentemente, com hipoestesia em luva. Observa-se, em alguns casos, redução ou aumento no crescimento de pelos e unhas (Figura 11.8)
- Estágio II: é a fase distrófica, que também pode durar de 3 a 6 meses. Manifesta-se pela resolução parcial de alguns dos sintomas do estágio I, seguida de induração da pele, atrofia do tecido subcutâneo, redução da força dos músculos intrínsecos, espessamento da cápsula articular e rigidez com deformidade em flexão dos dedos

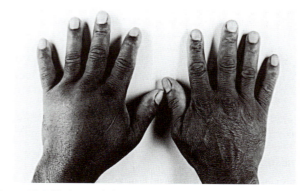

Figura 11.8 Síndrome dolorosa regional complexa: alterações iniciais da síndrome revelam edema global da mão esquerda.

- Estágio III: é a fase atrófica (sequela), caracterizada por desaparecimento da dor e instabilidade vasomotora, com predominância de atrofia e contratura do segmento acometido. Os estudos mostram que muitos pacientes não passam pelas três fases ou sofrem sobreposição de uma delas, e nem sempre os episódios são isolados, podendo – com menor frequência – ser bilaterais ou migratórios. Deve-se destacar também que a síndrome dolorosa regional complexa não se restringe aos membros superiores, podendo acometer pé, joelho, quadril e, raramente, coluna vertebral. A ocorrência de um componente psicológico tem sido observada, com predominância da labilidade emocional, histeria, ansiedade e depressão.[69]

Diagnóstico diferencial

A síndrome dolorosa regional complexa, principalmente a forma incompleta e atípica, pode ser confundida com várias doenças, em decorrência da larga variedade de sinais clínicos. A forma unifocal deve ser diferenciada da artrite infecciosa, inflamatória ou cristalina, e, nos estágios tardios, a esclerodermia e a contratura de Dupuytren devem ser excluídas. O diagnóstico diferencial deve ser realizado também com neurose de ansiedade, edema linfático e venoso, tromboflebite, isquemia arterial, reação inflamatória secundária à fratura recente, osteomielite tuberculosa e piogênica e infecção de partes moles.[70]

Exames complementares

O diagnóstico da síndrome dolorosa regional complexa é clínico, porém alguns exames podem auxiliar na definição do quadro e do controle do tratamento.

Radiologia

No estudo radiológico do segmento atingido, podem ser vistos edema dos tecidos moles e uma osteoporose regional. A osteoporose aparece somente após várias semanas ou meses, geralmente localizada (mosqueada) nas fases precoces e difusa nas fases tardias (Figura 11.9). Em fases avançadas, podem acontecer, raramente, alterações radiológicas, como subluxação, novas formações ósseas e alterações degenerativas extensas. As alterações radiológicas podem não aparecer durante toda a evolução da síndrome, especialmente em crianças, cujas radiografias são normais em 70% dos casos. Em toda a evolução da doença, o espaço articular é preservado, e não ocorre esclerose óssea.[71]

Cintilografia óssea

Demonstra precocemente uma captação aumentada quando é realizada com albumina e bisfosfonatos marcados com tecnécio (Tc99), que aparece antes de qualquer alteração radiológica. Em crianças ou adultos jovens, diferentemente dos adultos, pode ser observada marcante redução da captação óssea em mais de 65% dos casos. A cintilografia deve ser realizada nos estágios I e II da síndrome dolorosa regional complexa, com valor limitado quando realizada após 6 meses do início dos sintomas. Apresenta maior sensibilidade (97% *versus* 73%) e especificidade (86% *versus* 57%) quando comparada à radiografia simples (Figura 11.10).[72]

Tomografia computadorizada

Pode mostrar áreas de osteoporose, principalmente no estágio III, mas ainda não está definido se é mais sensível ou específica que a cintilografia ou a radiografia simples em qualquer estágio da síndrome. Considerando custo, irradiação e experiência limitada com o uso de tomografia computadorizada, tem-se sugerido não a indicar como teste diagnóstico na síndrome dolorosa regional complexa.[73]

Ressonância magnética

Pode apresentar alterações em todas as fases da doença nos pacientes com a síndrome dolorosa regional complexa e ser particularmente útil para identificar a doença em estágios I e III. Geralmente mostra alterações inespecíficas, como espessamento cutâneo, aumento de contraste tecidual, edema de partes moles e, em pacientes no estágio III, atrofia muscular.[74]

Laboratório

Quanto à avaliação laboratorial, a síndrome dolorosa regional complexa, por si só, não causa alterações capazes de fornecer indicações diagnósticas.

Tratamento

O melhor tratamento da síndrome dolorosa regional complexa é a prevenção. A mobilização precoce nos casos de fratura e pós-operatório pode reduzir o risco do desenvolvimento dessa síndrome. Nos pacientes com fratura de punho, o tratamento profilático com vitamina C (500 a 1.500 mg/dia) também pode contribuir para a prevenção da síndrome.[75]

É fundamental a abordagem multidisciplinar, com participação da fisioterapia, terapia ocupacional e médico especialista em dor, e intervenção terapêutica precoce, para evitar as sequelas irreversíveis do estágio III.[76] O tratamento tem como objetivos controlar a dor, reduzir a estase vascular, evitar contratura e retração capsular e reduzir a ansiedade e a depressão do paciente.

Os agentes terapêuticos indicados têm sido analgésicos, AINE, antidepressivos, calcitonina nasal, corticosteroides, anti-

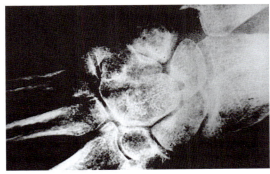

Figura 11.9 Síndrome dolorosa regional complexa: ossos do carpo e metacarpianos com osteoporose salpicada e espaço articular normal.

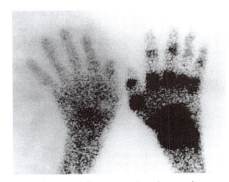

Figura 11.10 Síndrome dolorosa regional complexa: a cintilografia mostra hipercaptação nas regiões articulares da mão direita.

convulsivantes e os bisfosfonatos. Os AINE são as medicações de escolha para o controle da dor, apesar da necessidade usual de analgésicos mais potentes como os opioides nos casos graves. Os AINE são pouco estudados na síndrome dolorosa regional complexa, apesar de diversos especialistas os considerarem um tratamento eficaz.[77]

Os antidepressivos tricíclicos (amitriptilina ou nortriptilina) reduzem a dor, além de auxiliarem no tratamento do componente psíquico do quadro. Os anticonvulsivantes são benéficos no tratamento da dor crônica, principalmente nos casos com hiperalgesia e alodinia. Alguns trabalhos demonstraram bons resultados do tratamento da síndrome dolorosa regional complexa tipo I com gabapentina, pregabalina e lamotrigina.[78,79]

Um grupo de especialistas em dor crônica desenvolveu um consenso, que sugere iniciar o tratamento da dor da síndrome dolorosa regional complexa com um antidepressivo tricíclico associado a um anticonvulsivante e a um AINE, e, para aqueles com dor intensa, acrescentar um opioide.[80]

O corticosteroide pode ser útil para o tratamento da fase edematosa, nas primeiras 4 a 6 semanas de instalação, em dose fracionada de 30 a 80 mg/dia, com redução rápida quando o paciente apresentar melhora do quadro. O tratamento com corticosteroide em baixas doses, contínuo, pode se necessário por um período prolongado nos casos graves. Os dados sugerem que pacientes com a doença em estágio III não respondem ao tratamento com corticosteroide.[81]

A calcitonina (200 UI, 2 vezes/dia) tem sido indicada no tratamento da síndrome dolorosa regional complexa porque retarda a reabsorção óssea e tem efeitos analgésicos. Existem evidências conflitantes sobre o benefício desse medicamento para o tratamento da síndrome. A calcitonina foi avaliada em três pequenos estudos controlados, mas somente em um deles esse tratamento demonstrou eficácia.[77,82]

Os bisfosfonatos, indicados para prevenir reabsorção óssea, também podem ser úteis para alívio da dor. Estudos com pamidronato e alendronato mostraram bons resultados, no entanto o pamidronato pode causar hipocalcemia sintomática, e 40% dos pacientes que inicialmente apresentaram melhora com o tratamento com alendronato evoluíram com recidiva.[83]

Caso os tratamentos descritos anteriormente não sejam efetivos dentro de 3 semanas, faz-se o bloqueio ganglionar simpático seletivo. Realiza-se o bloqueio do gânglio estrelado para os membros superiores, e o da cadeia simpática lombar para os membros inferiores. O bloqueio simpático pode ser realizado pela infiltração, na cadeia simpática, de anestésico local, como a lidocaína, ou pela administração intravenosa no membro afetado, isolado pelo torniquete pneumático, de uma mistura de anestésico local e de agentes bloqueadores alfa (p. ex., guanitidina) ou de lidocaína e metilprednisolona. Os trabalhos têm demonstrado resultados promissores com os bloqueios descritos. Para os casos crônicos e resistentes ao tratamento, tem sido sugerida a administração epidural de baixas doses de morfina, quetamina e bupivacaína, intermitentemente, durante 3 a 6 meses, com resultado satisfatório.[84] Em relação à eficácia do tratamento com infusões de quetamina, as evidências são de baixa a moderada qualidade. Nos estudos, os pacientes apresentaram melhora do escore da dor, mas somente por um curto período.[77,85] Fisioterapia e terapia ocupacional são consideradas tratamentos de primeira linha para a síndrome dolorosa regional complexa, embora a maioria dos estudos relevantes seja limitada por problemas metodológicos.[86] A mobilização ativa precoce e o correto posicionamento do segmento afetado possibilitam evitar retrações e deformações tardias. Tem sido descrito, com resultados inconclusivos, o uso de ultrassonografia, eletroterapia e hidroterapia. A imobilização, principalmente com órteses, pode intensificar as manifestações clínicas.[87]

É também importante a abordagem do componente emocional, com psicoterapia e medicação apropriada, que permitem maior adesão do paciente ao tratamento e, em consequência, resolução mais rápida do processo.[88] Um estudo sugeriu que o tabagismo pode ser fator de risco para a síndrome dolorosa regional complexa, portanto os pacientes devem ser aconselhados a interromper o uso do cigarro.[89]

Prognóstico

O tempo de restabelecimento completo é variável, de meses a anos. Embora a evolução seja, com frequência, benigna, alguns pacientes apresentarão sequelas definitivas, formas recorrentes ou polifocais, caracterizadas por envolvimento simultâneo de múltiplas áreas articulares e complicações graves, como infecção, úlcera, edema crônico, distonia e mioclonia.

A incidência de casos resistentes ao tratamento e com evolução insatisfatória é maior no grupo de pacientes com duração da síndrome superior a 12 meses, no grupo com doença nos estágios II e III, em casos com associação de lesão ou compressão neural como consequência de trauma inicial e nos pacientes em que a síndrome se inicia com redução da temperatura da pele da extremidade acometida.[90]

Diante de tais informações e da prevalência não desprezível da síndrome, é necessário um alto índice de suspeição, para o diagnóstico e o tratamento precoces.

REFERÊNCIAS BIBLIOGRÁFICAS

1. Tosti R et al. Lateral epicondylitis of the elbow. Am J Med. 2013;126(4):357e1-6.
2. Waseem M et al. Lateral epicondylitis: a review of the literature. J Back Musculoskelet Rehabil. 2012;25(2):131-42.
3. Menta R et al. The effectiveness of exercise for the management of musculoskeletal disorders and injuries of the elbow, forearm, wrist and a hand: a systematic review by the Ontario Protocol for traffic injury Management (OPTIMa) collaboration. J Manipulative Physiol Ther. 2015;38(7):505-20.
4. Walz DM et al. Epicondylitis: pathogenesis, imaging, and treatment. Radiographics. 2010;30(1):167-84.
5. Wolf JM et al. Comparison of autologous blood, corticosteroid, and saline injection in the treatment of lateral epicondylitis: a prospective, randomized, controlled multicenter study. The Journal of Hand Surgery. 2011;36(8):1269-72.
6. Gosens T et al. Ongoing positive effect of platelet-rich plasma versus corticosteroid injection in lateral epicondylitis: a double-blind randomized controlled trial with 2-year follow-up. Am J Sports Med. 2011;39(6):1200-8.
7. Galvin R et al. Injection of botulinum toxin for treatment of chronic lateral epicondylitis: systematic review and meta-analysis. Semin Arthritis Rheum. 2011;40(6):585-7.
8. Mondelli M et al. Incidence of ulnar neuropathy at the elbow in the province of Siena (Italy). Journal of the Neurological Sciences. 2005;234(1-2):5-10.
9. Latinovic R et al. Incidence of common compressive neuropathies in primary care. Journal of Neurology, Neurosurgery, and Psychiatry. 2006;77(2):263-5.
10. Frost P et al. Lifestyle risk factors for ulnar neuropathy and ulnar neuropathy-like symptoms. Muscle Nerve. 2013;48(4):507-15.
11. Bartels RH, Verbeek AL. Risk factors for ulnar nerve compression at the elbow: a case control study. Acta Neurochir (Wien). 2007;149(7):669.

12. Campbell WW. Ulnar neuropathy at the elbow. Muscle & Nerve. 2000;23(4):450-2.
13. Britz GW et al. Ulnar nerve entrapment at the elbow: correlation of magnetic resonance imaging, clinical, eletrodiagnostic, and intraoperative findings. Neurosurgery. 1996;38(3):458.
14. Rinkel WD et al. Current evidence for effectiveness of interventions for cubital tunnel syndrome, radial tunnel syndrome, instability, or bursitis of the elbow: a systematic review. Clin J Pain. 2013 Dec;29(12):1087-96.
15. Radunovic G et al. Ultrasound assessment of the elbow. Med Ultrason. 2012;14(2):141-6.
16. Wenzke DR. MR imaging of the elbow in the injured athlete. Radiol Clin North Am. 2013;51(2):195-213.
17. Del Buono A et al. Diagnosis and management of olecranon bursitis. Surgeon. 2012;10(5):297-300.
18. Hariri S, McAdams TR. Nerve injuries about the elbow. Clin Sports Med. 2010;29(4):655-75.
19. Toussaint CP, Zager EL. What's new in common upper extremity entrapment neuropathies. Neurosurg Clin N Am. 2008;19(4):573-81.
20. Andreisek G et al. Peripheral neuropathies of the median, radial, and ulnar nerves: MR imaging features. Radiographics. 2006;26(5):1267-87.
21. Bland JD. Carpal tunnel syndrome. BMJ. 2007;335:343.
22. Keir PJ, Rempel DM. Pathomechanics of peripheral nerve loading. Evidence in carpal tunnel syndrome. J Hand Ther. 2005;18:259.
23. Bland JD. The relationship of obesity, age, and carpal tunnel syndrome: more complex than was thought? Muscle Nerve. 2005;32:527.
24. van Dijk MA et al. Indications for requesting laboratory tests for concurrent diseases in patients with carpal tunnel syndrome: a systematic review. Clin Chem. 2003;49:1437.
25. Herbison GJ et al. Carpal tunnel syndrome in rheumatoid arthritis. Am J Phys Med. 1973;52:68.
26. Gell N et al. A longitudinal study of industrial and clerical workers: incidence of carpal tunnel syndrome and assessment of risk factors. J Occup Rehabil. 2005;15:47.
27. Hakim AJ et al. The genetic contribution to carpal tunnel syndrome in women: a twin study. Arthritis Rheum. 2002;47:275.
28. Preston DC, Shapiro BE. Median neuropathy. In: David C et al. Electromyography and neuromuscular disorders: clinical-electrophysiologic correlations. Boston: Butterworth-Heinemann; 1998.
29. D'Arcy CA, McGee S. The rational clinical examination. Does this patient have carpal tunnel syndrome? JAMA. 2000;283:3110.
30. Jarvik JG et al. MR nerve imaging in a prospective cohort of patients with suspected carpal tunnel syndrome. Neurology. 2002;58:1597.
31. Kaplan SJ et al. Predictive factors in the non-surgical treatment of carpal tunnel syndrome. J Hand Surg Br. 1990;15:106.
32. Muller M et al. Effectiveness of hand therapy interventions in primary management of carpal tunnel syndrome: a systematic review. J Hand Ther. 2004;17:210.
33. Gooch CL, Mitten DJ. Treatment of carpal tunnel syndrome: is there a role for local corticosteroid injection? Neurology. 2005;64:2006.
34. Sevim S et al. Long-term effectiveness of steroid injections and splinting in mild and moderate carpal tunnel syndrome. Neurol Sci. 2004;25:48.
35. O'Connor D et al. Non-surgical treatment (other than steroid injection) for carpal tunnel syndrome. Cochrane Database Syst Rev. 2003:CD003219.
36. Wu YT et al. Six-month efficacy of perineural dextrose for carpal tunnel syndrome: a prospective, randomized, double-blind, controlled trial. Mayo Clin Proc. 2017;92:1179.
37. Rankin IA et al. Low-level laser therapy for carpal tunnel syndrome. Cochrane Database Syst Rev. 2017:CD012765.
38. Capasso M et al. Management of extreme carpal tunnel syndrome: evidence from a long-term follow-up study. Muscle Nerve. 2009;40:86.
39. Naidu SH et al. Median nerve function in patients undergoing carpal tunnel release: Pre- and post-op nerve conductions. Electromyogr Clin Neurophysiol. 2003;43:393.
40. Verdugo RJ et al. Surgical versus non-surgical treatment for carpal tunnel syndrome. Cochrane Database Syst Rev. 2008:CD001552.
41. Bachoura A, Jacoby SM. Ulnar tunnel syndrome. Orthop Clin North Am. 2012;43(4):467-74.
42. Hooqvliet P et al. How to treat Guyon's canal syndrome? Results from the European HANDGUIDE study: a multidisciplinary treatment guideline. Br J Sports Med. 2013;47(17):1063-70.
43. Clarke MT et al. The histopathology of de Quervain's disease. J Hand Surg Br. 1998;23:732-4.
44. Dawson C, Mudgal CS. Staged description of the Finkelstein test. The Journal of Hand Surgery. 2010;35(9):1513-5.
45. Bodor M, Fullerton B. Ultrasonography of the hand, wrist, and elbow. Phys Med Rehabil Clin N Am. 2010;21(3):509-31.
46. Huisstede BM et al. Effectiveness of interventions of specific complaints of the arm, neck, and/or shoulder: 3 musculoskeletal disorders of the hand. An update. Arch Phys Med Rehabil. 2010;91(2):298-314.
47. Peters-Veluthamaningal C et al. Corticosteroid injection for de Quervain's tenosynovitis. Cochrane Database Syst Rev. 2009(3):CD005616.
48. Peters-Veluthamaningal C et al. Randomised controlled trial of local corticosteroid injections for de Quervain's tenosynovitis in general practice. BMC Musculoskelet Disord. 2009;10:131.
49. Ross DC. Epidemiology of Dupuytren's disease. Hand Clin. 1999;15:53-62.
50. Forrester HB et al. Genome-wide analysis using exon arrays demonstrates an important role for expression of extra-cellular matrix, fibrotic control and tissue remodelling genes in Dupuytren's disease. PLoS One. 2013;8(3):e59056.
51. Paulis G, Brancato T. Inflammatory mechanisms and oxidative stress in Peyronie's disease: therapeutic "rationale" and related emerging treatment strategies. Inflamm Allergy Drug Targets. 2012;11(1):48-57.
52. Trojian TH, Chu SM. Dupuytren's disease: diagnosis and treatment. American Family Physician. 2007;76(1):86-9.
53. McMillan C, Binhammer P. Steroid injection and needle aponeurotomy for Dupuytren contracture: a randomized, controlled study. The Journal of Hand Surgery. 2012;37(7):1307-12.
54. Pess GM et al. Results of needle aponeurotomy for Dupuytren contracture in over 1,000 fingers. The Journal of Hand Surgery. 2012;37(4):651-6.
55. Badalamente MA, Hurst LC. Efficacy and safety of injectable mixed collagenase subtypes in the treatment of Dupuytren's contracture. The Journal of Hand Surgery. 2007;32(6):767-74.
56. Hurst LC et al. Injectable collagenase clostridium histolyticum for Dupuytren's contracture. The New England Journal of Medicine. 2009;361(10):968-79.
57. Gudmundsson KG et al. Eighteen years follow-up study of the clinical manifestations and progression of Dupuytren's disease. Scandinavian Journal of Rheumatology. 2001;30(1):31-4.
58. Moore JS. Flexor tendon entrapment of the digits (trigger finger and trigger thumb). J Occup Environ Med. 2000;42(5):526.
59. Rajeswaran G et al. Ultrasound-guided percutaneous release of the annular pulley in trigger digit. Eur Radiol. 2009;19(9):2232-7.
60. Tarbhai K et al. Trigger finger treatment: a comparison of 2 splint designs. The Journal of Hand Surgery. 2012;37(2):243-9.
61. Peters-Veluthamaningal C et al. Corticosteroid injection for trigger finger in adults. Cochrane Database Syst Rev. 2009(1): CD005617.
62. Sato ES et al. Treatment of trigger finger: randomized clinical trial comparing the methods of corticosteroid injection, percutaneous release and open surgery. Rheumatology (Oxford). 2012;51(1):93-9.
63. Stanton-Hicks M et al. Reflex sympathetic dystrophy: changing concepts and taxonomy. Pain. 1995;63:127.
64. O'Brien SJ et al. Reflex sympathetic dystrophy of the knee. Causes, diagnosis, and treatment. Am J Sports Med. 1995;23:655.

65. Geertzen JH et al. Reflex sympathetic dystrophy: early treatment and psychological aspects. Arch Phys Med Rehabil. 1994;75:442.

66. Schinkel C et al. Inflammatory mediators are altered in the acute phase of posttraumatic complex regional pain syndrome. Clin J Pain. 2006;22:235.

67. Mailis A, Wade J. Profile of Caucasian women with possible genetic predisposition to reflex sympathetic dystrophy: a pilot study. Clin J Pain. 1994;10:210.

68. Steinbrocker O, Argyros TG. The shoulder-hand syndrome: present status as a diagnostic and therapeutic entity. Med Clin North Am. 1958;42:1533.

69. Veldman PH et al. Signs and symptoms of reflex sympathetic dystrophy: prospective study of 829 patients. Lancet. 1993;342:1012.

70. Sheon RP et al. Soft tissue rheumatic pain: recognition, management, prevention. 3.ed. Baltimore: Williams & Wilkins; 1996.

71. Kozin F et al. The reflex sympathetic dystrophy syndrome. II. Roentgenographic and scintigraphic evidence of bilaterality and of periarticular accentuation. Am J Med. 1976;60:332.

72. Cappello ZJ et al. Meta-analysis of imaging techniques for the diagnosis of complex regional pain syndrome type I. J Hand Surg Am. 2012;37:288.

73. Sambrook P, Champion GD. Reflex sympathetic dystrophy: characteristic changes in bone on CT scan. J Rheumatol. 1990; 17:1425.

74. Schweitzer ME et al. Reflex sympathetic dystrophy revisited: MR imaging findings before and after infusion of contrast material. Radiology. 1995;195:211.

75. Zollinger PE et al. Can vitamin C prevent complex regional pain syndrome in patients with wrist fractures? A randomized, controlled, multicenter dose-response study. J Bone Joint Surg Am. 2007;89:1424.

76. McCormick ZL et al. Short-term functional, emotional, and pain outcomes of patients with complex regional pain syndrome treated in a comprehensive interdisciplinary Pain Management Program. Pain Med. 2015;16:2357.

77. Duong S et al. Treatment of complex regional pain syndrome: an updated systematic review and narrative synthesis. Can J Anaesth. 2018;65:658.

78. O'Connell NE et al. Interventions for treating pain and disability in adults with complex regional pain syndrome. Cochrane Database Syst Rev. 2013: CD009416.

79. Mellick LB, Mellick GA. Successful treatment of reflex sympathetic dystrophy with gabapentin. Am J Emerg Med. 1995;13:96.

80. Stanton-Hicks MD et al. An updated interdisciplinary clinical pathway for CRPS: report of an expert panel. Pain Pract. 2002;2:1.

81. Kalita J et al. Comparison of prednisolone with piroxicam in complex regional pain syndrome following stroke: a randomized controlled trial. QJM. 2006;99:89.

82. Perez RS et al. Treatment of reflex sympathetic dystrophy (CRPS type 1): a research synthesis of 21 randomized clinical trials. J Pain Symptom Manage. 2001;21:511.

83. Manicourt DH et al. Role of alendronate in therapy for posttraumatic complex regional pain syndrome type I of the lower extremity. Arthritis Rheum. 2004;50:3690.

84. Price DD et al. Analysis of peak magnitude and duration of analgesia produced by local anesthetics injected into sympathetic ganglia of complex regional pain syndrome patients. Clin J Pain. 1998;14:216.

85. Connolly SB et al. A systematic review of ketamine for complex regional pain syndrome. Pain Med. 2015;16:943.

86. Smart KM et al. Physiotherapy for pain and disability in adults with complex regional pain syndrome (CRPS) types I and II. Cochrane Database Syst Rev. 2016;2:CD010853.

87. Oerlemans HM et al. Adjuvant physical therapy versus occupational therapy in patients with reflex sympathetic dystrophy/complex regional pain syndrome type I. Arch Phys Med Rehabil. 2000;81:49.

88. Bruehl S, Chung OY. Psychological and behavioral aspects of complex regional pain syndrome management. Clin J Pain. 2006;22:430.

89. An HS et al. Reflex sympathetic dystrophy and cigarette smoking. J Hand Surg Am. 1988;13:458.

90. Zyluk A. Complex regional pain syndrome type I. Risk factors, prevention and risk of recurrence. J Hand Surg Br. 2004;29:334.

12 Quadril

Sergio Nogueira Drumond • Fernando Corradi Fonseca Drumond

INTRODUÇÃO

A articulação do quadril apresenta inúmeras afecções que se agrupam nas doenças do tipo congênito, de desenvolvimento e adquiridas. Tem extrema importância na marcha e no suporte do peso corporal, cuja disfunção provoca claudicação e dor durante a locomoção. É também uma articulação com grande mobilidade, o que possibilita ao homem se ajustar ao meio ambiente e exercer diferentes atividades profissionais e atléticas.

ANATOMIA BÁSICA E BIOMECÂNICA

A articulação do quadril é esferoidal, composta pelo acetábulo e pela cabeça femoral. Trata-se de uma articulação do tipo bola-soquete, que lhe dá ampla mobilidade combinada com grande estabilidade. A estabilidade do quadril é assegurada pela profunda inserção da cabeça femoral no acetábulo, pela resistente cápsula fibrosa e pelos poderosos grupos musculares que cruzam a articulação promovendo estabilidade adicional e considerável alavanca para exercer sua força de ação. Além dos músculos e ligamentos, há estruturas que agem protegendo a articulação em suas saliências ósseas, como as bursas (Figura 12.1). As mais importantes são a trocantérica e a iliopectínea, não raramente causas de síndromes dolorosas. Também a musculatura pode ser origem de dor, como a síndrome dolorosa do músculo piriforme, eventualmente de difícil diagnóstico.[1]

A função do quadril é múltipla e inclui locomoção, sustentação de peso, mobilidade articular pela articulação coxofemoral e defesa dos órgãos pélvicos. Para exercer essas funções, apresenta estruturas e disposições peculiares: sua cápsula é formada por tecido fibroso denso e reforçada pelos ligamentos iliofemoral, isquiocapsular e pubocapsular, o que a torna uma das estruturas mais resistentes do corpo humano. A cápsula alterna relaxamento e tensionamento em diferentes posições do quadril, o que viabiliza sua função estabilizadora e funcional sem limitar a grande mobilidade. A estabilidade máxima do quadril ocorre em ortotatismo, ao suportar peso. Para possibilitar ampla mobilidade, a porção proximal do fêmur tem aspecto de um lampião sustentado por um poste. Esse sistema de forças baseia-se em um arranjo anatômico em que *calcar femoralis*, uma formação óssea densa, suporta o maior esforço de todo o corpo humano. Ao andar, subir escadas e correr, o corpo humano precisa desenvolver forças de elevada grandeza, principalmente para equilibrar a pelve e manter o movimento oscilatório uniforme e harmônico da marcha.[1]

O organismo humano procura usar a gravidade associada ao mínimo possível de força muscular para produzir marcha mais eficiente em relação ao dispêndio energético. As forças que agem no quadril podem ser analisadas tomando como exemplo um paciente com apoio monopodálico, bipodálico e com o uso de bengala na mão contrária. Quando se está de pé sobre as duas pernas, a força exercida em cada um dos quadris corresponde ao da metade do peso corporal. Se essa pessoa se apoia em uma das pernas, o quadril sujeito ao apoio sustentará cerca de quatro vezes o peso corporal. Se a pessoa está correndo, essa articulação em apoio monopodal ficará sujeita a forças ainda maiores, em virtude da aceleração, da gravidade e da ação muscular adicional. Já o uso de bengala na mão contrária, ao atuar como um grande braço de alavanca, pode reduzir cerca de 8 a 10 vezes a carga sobre esse quadril. Uma recomendação clássica dos ortopedistas ingleses consiste em sugerir aos pacientes que não joguem fora a bengala, mesmo

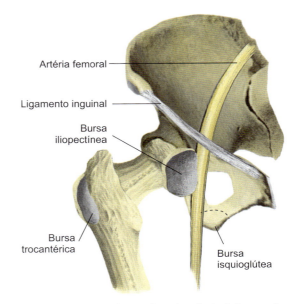

Figura 12.1 Posição anatômica das três principais bursas do quadril. A bursa trocantérica é a mais frequentemente afetada. Adaptada de Wolf-Heidegger. Atlas de anatomia. 6.ed. Guanabara Koogan, 2006.

após a melhora de sua condição com o tratamento cirúrgico. Tais dados mostram que um quadril com paralisia muscular ou disfunção do médio glúteo, subluxação, instabilidade ou doenças degenerativas é obrigado a suportar forças muito mais intensas, agravando a dor e a dificuldade de marcha.[1]

EXAME FÍSICO

Para o exame do quadril, o paciente deita-se em decúbito dorsal, com o mínimo de roupa da cintura para baixo. Um aspecto sempre importante é o encurtamento do membro inferior: avalia-se o encurtamento *real* pela medida da crista ilíaca ao maléolo medial e o encurtamento *aparente* pelo comprimento da linha umbilical ao maléolo medial. Observar o nível do trocanter e das cristas, com atenção para a linha de Nelaton e o triângulo de Bryant. A amplitude de movimentos deve ser pesquisada em seis direções: flexão e extensão, abdução e adução, rotação interna e rotação externa. O teste para contratura em flexão do quadril e do reto femoral é conhecido como teste de Ely (Figura 12.2), feito com o paciente em decúbito ventral na mesa de exame. Segura-se o tornozelo do lado examinado e flete-se o joelho passivamente. Em caso de contratura do reto femoral, ocorrerá flexão do quadril, que elevará a pelve. Esse teste é positivo para contratura dos flexores do quadril em geral, como em osteoartrite (OA) grave, sequelas de poliomielite e paralisia cerebral, e também por contratura do músculo reto femoral por injeções de medicamentos na porção anterior da coxa.

O teste para determinar o acometimento da articulação sacroilíaca é o teste de FABERE. Coloca-se o calcanhar no joelho e realizam-se a rotação externa e a abdução forçada do quadril examinado (Figura 12.3). Esse teste é usado para detectar alterações da mobilidade e degeneração do quadril sem diferenciar qual movimento está limitado. Determina-se a mobilidade em flexão, abdução e rotação externa. As iniciais desses movimentos foram usadas por Patrick para designar o nome do teste (FABERE).[2] A dor no quadril do lado testado ou a limitação dos movimentos indica teste positivo para doença do quadril do mesmo lado. Se a dor for referida na articulação sacroilíaca contralateral, indicará doença dessa articulação. O teste é mais conhecido e usado para avaliar as articulações sacroilíacas.[2]

A extensão é obrigatoriamente pesquisada, fazendo-se a anulação da lordose lombar pela clássica manobra de Thomas (Figura 12.4), a qual possibilita avaliar deformidade em flexão fixa do quadril, muitas vezes mascarada pelo aumento da lordose lombar. A flexão passiva do quadril contralateral retifica a coluna lombar e revela a amplitude real da deformidade em flexão, comum após doenças como sequela de artrite séptica, poliomielite, doença degenerativa da articulação etc.

Um movimento que, se limitado, prejudica de modo importante a marcha e a função do quadril é a abdução, pesquisada primeiro passivamente, com o paciente deitado. Ao testar a abdução de um quadril, a pelve deve ser estabilizada. Faz-se isso abduzindo também o quadril contralateral e deixando que a perna caia sobre o outro lado da mesa. O joelho fletido com a perna caída contralateralmente possibilitará a avaliação correta do quadril do lado do examinador em sua amplitude de abdução – manobra de Appley (Figura 12.5). O teste do rolamento ou *Lazy test* é realizado com o membro em extensão, fazendo-se a rotação externa e interna. A limitação da mobilidade articular e dor podem sugerir síndrome do impacto femoroacetabular ou OA do quadril (Figura 12.6). O teste para o impacto femoroacetabular anterior ou FADURI consiste na flexão a 90°, adução e rotação interna, demonstrando limitação da mobilidade e produzindo dores (Figura 12.7 A). O teste para o impacto femoroacetabular posterior é feito realizando-se extensão máxima com rotação externa do membro, positivo quando há dor (Figura 12.7 B).[2]

No exame muscular, a pesquisa mais importante refere-se à força ativa dos abdutores (músculo glúteo médio). A abdução ativa é de extrema importância no exame do quadril, podendo-se dizer que, se um quadril tem abdução ampla, não há nada de errado com ele. Entretanto, se não abduz completamente, deve-se considerar diferentes doenças ortopédicas. A abdução pode ser também avaliada de modo funcional, pela manobra de Trendelenburg (Figura 12.8).[3]

Se o sinal de Trendelenburg for positivo, há um problema grave no quadril, apesar de o exame não ser específico para nenhuma doença. O método clássico de fazer o teste consiste em pedir ao paciente que se apoie de modo alternado em uma e outra perna, para observar se há queda de pelve do lado em que não está apoiado. Como esse sinal define se há um mecanismo abdutor deficiente, quando positivo, o médio glúteo não consegue nivelar a pelve, que cai do lado contrário. Na Figura 12.8, o sinal é positivo do lado direito, e a pelve esquerda desnivela. A presença do sinal de Trendelenburg positivo indica que a musculatura glútea está paralisada, como na poliomielite, nas distrofias musculares progressivas e em doenças em que o fulcro articular está prejudicado, como OA, doença de Perthes e luxação congênita do quadril.[3]

DOENÇAS E SÍNDROMES DO QUADRIL

Grande número de doenças que afetam o quadril do adulto inicia-se em fases precoces da vida, às vezes no útero, no lactente, na infância ou na adolescência. Muitas delas podem ser

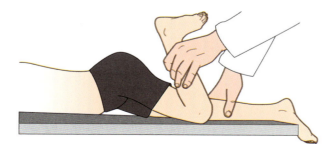

Figura 12.2 O teste de Ely é utilizado para avaliar a contratura do músculo reto femoral.

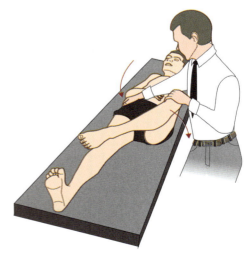

Figura 12.3 Teste de FABERE ou Patrick para avaliar quadril doloroso e doença da articulação sacroilíaca contralateral.

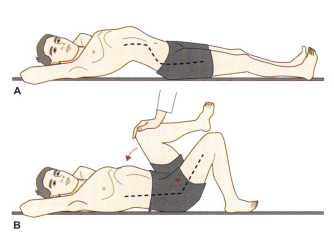

Figura 12.4 A manobra de Thomas possibilita determinar deformidade em flexão do quadril, que fica mascarada pela lordose lombar. A manobra anula a lordose lombar e expõe a deformidade em flexão.

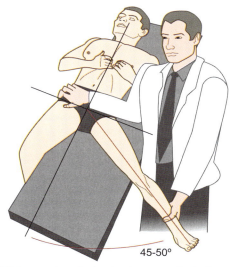

Figura 12.5 A manobra de Appley trava a articulação coxofemoral contralateral deixando a perna cair para fora da mesa. O lado pesquisado mostrará a abdução real.

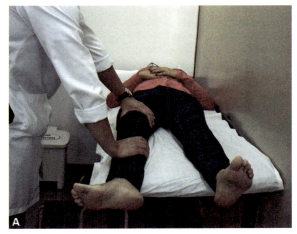

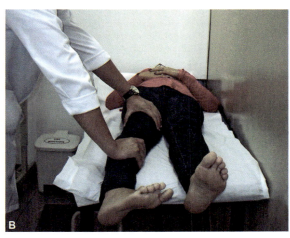

Figura 12.6 O teste do rolamento (*Lazy test*) pesquisa a mobilidade do quadril na artrose. Pode produzir dor no impacto femoroacetabular. Faz-se a rotação interna e externa com o membro em extensão.

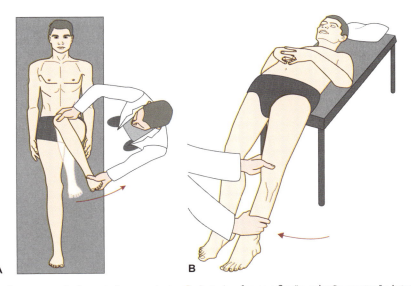

Figura 12.7 Teste para impacto femoroacetabular anterior e posterior. **A.** Anterior: faz-se a flexão, adução e rotação interna do quadril, produzindo dor. **B.** Posterior: faz-se a extensão máxima, com rotação externa do quadril.

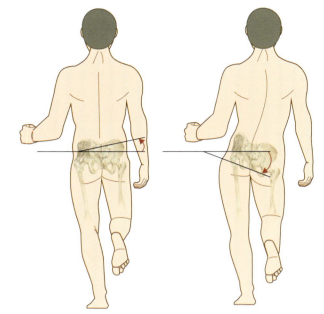

Figura 12.8 Quando o paciente se apoia na perna que apresenta fraqueza de médio glúteo, a bacia do lado contralateral não se eleva; esse é o sinal positivo indicativo da doença do quadril. **A.** Teste normal. **B.** Teste positivo (anormal). Adaptada de Wolf-Heidegger. Atlas de anatomia. 6.ed. Guanabara Koogan, 2006.

negligenciadas durante o seu surgimento ou tratadas insuficientemente ou até mesmo, quando corretamente tratadas, permanecer como sequela, mas continuam bastante graves para produzirem dor e incapacidade na vida adulta. O Quadro 12.1 mostra as doenças e sua relação com a idade do paciente. Esse quadro cronológico serve de base para o diagnóstico das doenças do quadril.

Impacto femoroacetabular

Adultos jovens, em geral praticantes de esportes, podem apresentar dor no quadril relacionada com o impacto femoroacetabular (IFA). O interesse pelo problema aumentou na última década, por se tratar de uma entidade que produz dano articular e contribui para o desenvolvimento precoce da OA do quadril. Esse impacto tem sido reconhecido como importante causa de lesões labrais e lesões condrais precoces. O IFA é definido como um processo patológico mecânico que causa dor quando anormalidades morfológicas tanto do fêmur quanto do acetábulo, combinadas com vigorosa mobilização do quadril, especialmente em movimentos extremos, promovem colisões repetitivas que danificam os tecidos moles, cartilagem e, posteriormente, o osso subcondral dentro da articulação do quadril.[4,5]

Tipos de impacto

O IFA foi descrito inicialmente por Ganz et al.[6] que afirmaram haver dois tipos de impacto. O tipo CAM (Figura 12.9) ocorre quando uma cabeça femoral não esférica impacta contra o rebordo acetabular normal durante a flexão e a rotação interna, mais comumente como sequela de lesões do adolescente, como epifisiólise proximal do fêmur. A lesão tipo *Pincer* se apresenta quando há uma cobertura acetabular excessiva ou quando há uma retroversão acetabular anormal, em que o fêmur geralmente é normal. Isso faz com que haja um contato anormal entre o colo femoral e o rebordo acetabular, originando lesões labrais e condrais na articulação. O *Pincer* pode

Quadro 12.1 Algoritmo das doenças do quadril.

Nascimento
• Displasia do quadril • Osteopetrose do quadril • Luxação congênita
1 a 2 anos
• Artrite séptica do quadril
2 a 4 anos
• Tuberculose do quadril • Coxa vara congênita • Sinovite transitória
4 a 10 anos
• Doença de Legg-Perthes • Psoíte • Doença de Still
10 a 16 anos
• Epifisiólise proximal do fêmur • Tumores benignos • Osteocondrite dissecante do quadril • Espondilite anquilosante no quadril • Artrose secundária à displasia
Adulto jovem
• Impacto femoroacetabular • Tumores malignos • Osteonecrose • Osteoporose transitória • Edema ósseo • Fratura por insuficiência da cabeça femoral • Osteocondromatose • Bursite do quadril • Tumores malignos
Meia-idade
• Artrite reumatoide • Artrose secundária a outras doenças • Osteonecrose • Tumores metastáticos
Idade avançada
• Doença de Paget • Artrose primária

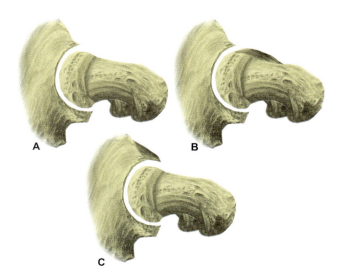

Figura 12.9 Impacto femoroacetabular. **A.** Quadril normal. **B.** Impacto CAM. **C.** Impacto *Pincer*. Adaptada de Wolf-Heidegger. Atlas de anatomia. 6.ed. Guanabara Koogan, 2006.

ser observado mais comumente em mulheres jovens que apresentem protusão acetabular. Esses tipos de impacto – CAM e *Pincer* – podem se apresentar isolados ou combinados. Os impactos podem ser diagnosticados por radiografias convencionais, tomografia computadorizada e ressonância magnética, a última mais eficiente para detectar lesões precoces[5] (Figura 12.10).

Clínica e exame físico

O paciente queixa-se de dor gradual no nível do quadril, que irradia lateral e posteriormente para a região trocantérica ou medialmente para a região da virilha e adutores. A dor piora com a posição sentada por longos períodos e quando da realização de atividades com amplitude de movimento. Na marcha, pode haver rotação externa do membro, com encurtamento. A amplitude de movimento está em geral diminuída com limitação da rotação interna e flexão do quadril. A manobra de FABERE pode se mostrar dolorosa. Dependendo do caso, o sinal de Trendelenburg pode estar positivo. Três testes específicos são o do rolamento, o do impacto anterior ou FADURI e o do impacto posterior (ver Figuras 12.6 e 12.7), que indicam possíveis lesões labral e condral.[7,8]

Exames de imagem

As imagens radiográficas geralmente confirmam o diagnóstico do impacto. No entanto, a tomografia computadorizada (TC) e a ressonância magnética (RM) são importantes para diagnóstico dos quadros iniciais, para detectar lesões labrais e definir de maneira mais apurada a estrutura óssea (ver Figura 12.10).[9]

Tratamento

Não há critérios definitivos que possibilitem indicar o melhor tratamento. Como é difícil prever o prognóstico, deve-se evitar tratamentos cirúrgicos em pacientes assintomáticos. A indicação ideal é para pacientes oligossintomáticos, jovens, que provavelmente desenvolverão OA, mas que ainda não a apresentam.

Para indicação cirúrgica, deve-se definir o diagnóstico e as condições articulares com base na clínica, nas radiografias, na TC e na RM. Atualmente, há consenso de que a cirurgia artroscópica possibilita um acesso minimamente invasivo e tem menor número de complicações em relação à cirurgia aberta.

Há também uma tendência a preservar e reparar o *labrum* do que simplesmente desbridá-lo. A seleção criteriosa dos pacientes a serem operados é crucial para o melhor prognóstico. O procedimento não é isento de complicações, podendo ocorrer necrose avascular, agravamento da artrose, subluxação articular, lesões nervosas etc. (Figura 12.11).[8,9]

Osteoartrite do quadril

Conceito e classificação

A OA do quadril ou coxartrose é uma doença articular degenerativa com vasta sinonímia – artrose senil do quadril, artrite deformante e artrite hipertrófica. Com as artroses degenerativas das outras articulações, trata-se da doença articular mais comum, provocando dor e incapacidade em mais de 13% da população adulta do mundo. Essa doença de evolução lenta e progressiva era considerada uma condição inerente à idade e consequência inexorável da força da gravidade sobre as articulações. O nome "doença articular degenerativa" tenta ligar a doença ao processo de envelhecimento, sugerindo que a condição evolui inevitavelmente com o avançar da idade, o que não é mais aceito.

O termo "osteoartrite" implica a admissão de uma etiologia inflamatória não verificada nessa doença: o aspecto inflamatório seria uma resposta local aos processos de destruição articular. Hoje, admite-se que a OA do quadril é uma doença não inflamatória que afeta a cartilagem articular, o osso subcondral, os ligamentos, a cápsula, a membrana sinovial e os músculos periarticulares. O processo não ocorre apenas na cartilagem, porém esse seria o fator patológico mais importante: degeneração da cartilagem com fibrilação, fissuras, ulcerações e um completo adelgaçamento dessa cartilagem, diminuindo o espaço articular radiográfico.

Tradicionalmente, a OA divide-se em primária, na qual os fatores etiológicos não são conhecidos, e secundária, em que os fatores são conhecidos e decorrem de uma série de diferentes processos patológicos, traumáticos ou não traumáticos. Entre os fatores de risco bem conhecidos, estão a obesidade, os distúrbios hormonais como a acromegalia, traumas repetitivos, conformação articular alterada (como na epifisiólise proximal do fêmur, displasia e doença de Legg-Calvé-Perthes), hipermobilidade articular, fatores genéticos e hereditários, e doenças prévias da articulação, como artrite séptica, doença de Paget, artrite reumatoide e a gota.[10] Em geral, a OA do

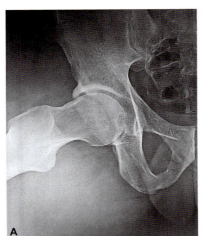
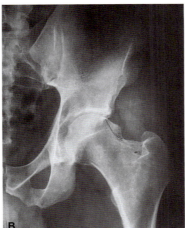
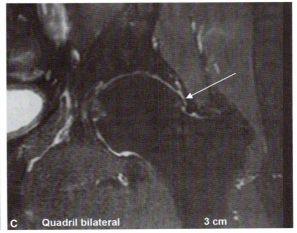

Figura 12.10 A. Radiografia com alterações que podem promover impacto tipo *Pincer*. **B.** Impacto CAM. **C.** Ressonância magnética com lesão labral decorrente de impacto tipo CAM.

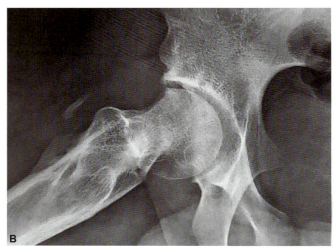

Figura 12.11 Impacto tipo CAM. **A.** Sequela de epifisiólise proximal do fêmur. **B.** Aspecto pós-operatório de cirurgia artroscópica com ressecção de impacto tipo CAM. Cortesia do Dr. Carlos Emílio Durães Pereira.

quadril secundária acomete grupos mais jovens de pacientes. Um exemplo clássico de artrose secundária precoce é a que se desenvolve em quadris displásicos. As causas da OA do quadril podem ser variadas, como mostrado no Quadro 12.2.

Nem todas as articulações são igualmente acometidas pela OA: os quadris e os joelhos são os mais atingidos, o que está provavelmente relacionado com a teoria da evolução, quando os seres humanos se tornaram bípedes, as articulações dos quadris e dos joelhos tiveram problemas em lidar com a nova posição e, em decorrência do maior suporte de peso, tendem a se degenerar.[10]

Epidemiologia e etiologia

A OA do quadril é uma doença de caráter crônico, evolução lenta e sem repercussões sistêmicas. Com os joelhos, articulações que suportam peso, é o mais frequente grupo de doenças articulares incapacitantes em todo o mundo. É incomum em adultos antes dos 40 anos, e muito frequente após os 60 anos. A OA primária do quadril é uma doença extremamente frequente na Inglaterra e nos EUA. A maioria dos adultos de ambos os sexos, acima de 60 anos, tem elevada possibilidade de apresentar OA do quadril e gonartrose. No Brasil, o Instituto Nacional do Seguro Social (INSS) mostrou que 10,6% dos benefícios em 1 ano decorrem de doenças osteoarticulares, sendo 7,8% de osteoartrose. A Sociedade Brasileira de Reumatologia estima que existam no Brasil cerca de 16 milhões de reumáticos, sendo 2 milhões de indivíduos com osteoartrose em geral.

Patologia

O primeiro sinal visível de OA do quadril consiste em fibrilação das áreas superficiais da cartilagem, a qual perde seu aspecto liso, brilhante e uniforme. Com a progressão da doença, aparecem fissuras, a cartilagem se torna rugosa e as fendas atingem o osso subcondral. Com o aprofundamento das fissuras e o desnudamento ósseo subcondral, inicia-se a formação de esclerose, cistos e corpos livres articulares, provocando uma sinovite reacional. Histologicamente, o processo acomete os condrócitos, células capazes de sintetizar colágeno, proteoglicanos e enzimas denominadas proteases. Essas células mantêm a homeostase da cartilagem normal, em que a velocidade de síntese da matriz extracelular se iguala à velocidade de degradação. Alterações que provocam a OA do quadril levam os condrócitos a perderem sua habilidade de manter a matriz que perde sua resistência e elasticidade, provocando a destruição dessa cartilagem.[10]

Clínica

A afecção desenvolve-se de modo insidioso e, geralmente, o paciente não sabe quando começou o processo. A doença é

Quadro 12.2 Etiologia da artrose.

Causas locais
• Traumatismo prévio:
▪ Fraturas
▪ Luxações
▪ Instabilidade ligamentar
• Condições nutricionais:
▪ Raquitismo
• Luxação e displasias congênitas:
▪ Manipulação forçada
• Distúrbios vasculares:
▪ Necrose isquêmica
▪ Doença de Legg-Perthes
▪ Osteocondrite dissecante
• Infecções na infância:
▪ Artrite séptica
▪ Tuberculose
• Doenças que interferem na inervação da articulação:
▪ Doença de Charcot
▪ Mielomeningocele
• Doenças hematológicas:
▪ Hemofilia
▪ Drepanocitose ou anemia falciforme
• Doenças metabólicas:
▪ Gota
▪ Ocronose
▪ Doença de Gaucher
Causas constitucionais e ambientais
• Obesidade
• Hipotireoidismo
Causas genéticas
• Fator racial
• Processo normal de envelhecimento

crônica desde o início e diagnosticada pelo aumento da fadiga, dor inguinal que se irradia para a nádega e o joelho ipsilateral, claudicação e rigidez articular. A diminuição da mobilidade afeta inicialmente a extensão, a rotação interna e a abdução. Logo, o paciente apresenta dificuldade de calçar sapatos e cortar as unhas dos pés. A dor é progressiva, iniciando-se aos grandes e médios esforços, posteriormente apresentando-se com atividades mínimas. Pode se tornar grave e intensa, aparecendo em repouso ou à noite durante o sono. O paciente consegue andar distâncias cada vez menores; bloqueios e atritos articulares podem ocorrer. O membro se posta deformado em flexão, adução e rotação externa. É difícil sentar-se e levantar-se em fase mais tardia. Por fim, o quadril se torna rígido, a força muscular diminuída, há atitude viciosa, o paciente ganha peso e, embora sua saúde geral seja boa, o sofrimento é contínuo. O prognóstico é desfavorável considerando qualidade de vida por sua evolução irreversível e progressiva.

A avaliação clínica pode ser bem estabelecida pelo método de Merle d'Aubigné, Postel e Charnley (Tabela 12.1).[11] Essa avaliação considera o grau de dor, a amplitude de movimentos e a marcha dos pacientes e representa o parâmetro para a avaliação do tratamento cirúrgico da artrose do quadril.

Exame físico

No exame do quadril artrósico, pode ser notada a marcha do paciente, constatando-se claudicação com rotação externa do membro afetado e encurtamento, que pode ser observado pelo desnível do ombro e pela existência de lordose e escoliose lombar. Há evidente atrofia do membro em casos mais avançados. Frequentemente, há uma deformidade em flexão oculta pela hiperlordose. Essa deformidade pode ser demonstrada pela manobra de Thomas, que anula a hiperlordose. A deformidade em adução ou limitação da abdução é também clássica e pode ser observada pela manobra de Appley. O sinal de Trendelenburg está presente na artrose do quadril. Ao exame, nota-se limitação generalizada da amplitude de movimentos, principalmente da rotação interna e da abdução. Os testes de Patrick, de Ely e do rolamento ajudam a determinar o grau de acometimento.

Estadiamento radiográfico

Os sistemas de avaliação radiográfica tentam estagiar a gravidade da artrose com base no aspecto radiográfico. Entretanto, deve-se sempre considerar que a clínica é soberana e pode haver dissociação clínico-radiográfica, em que pacientes com grave sintomatologia têm aspecto radiográfico de degeneração pouco avançada e casos radiográficos avançados com pouca dor. Esse fato é importante ao se indicar o tratamento, principalmente quando se deve operar o paciente. Um dos sistemas de estadiamento radiográfico mais simples e fácil de usar é o de Pearson e Riddell[12], que utiliza as alterações degenerativas na ordem de aparecimento nas avaliações radiográficas dos pacientes:

- Estágio1: perda do espaço articular
- Estágio 2: esclerose subcondral e osteófitos
- Estágio 3: formação de cistos
- Estágio 4: subluxação e achatamento da cabeça femoral.

Classificação radiográfica

As classificações da OA do quadril podem levar em consideração vários aspectos, como gravidade, localização do processo em relação ao quadril e à biologia. Bombelli[13] classificou-a em três tipos, de acordo com o comportamento biológico: atrófica, normotrófica e hipertrófica. A classificação radiográfica foi sistematizada por Bombelli[13] e Mendes[14] da seguinte maneira:

- Artrose:
  - Artrose incipiente
  - Polar ou superior
  - Concêntrica ou intermediária
  - Medial
  - Protrusa
  - Destrutiva
- Secundária:
  - Displásica
  - Coxa magna (residual).

Essa classificação possibilita definir a causa clínica provável, ajuda a prever o prognóstico e orienta o tipo de cirurgia reconstrutiva necessária. A classificação assume os termos primários e secundários, relacionados com a etiologia, aceitos universalmente (Figura 12.12).

Diagnóstico diferencial

Em associação ao quadro clínico, as radiografias confirmam o diagnóstico, principalmente no caso de OA do quadril primária. As coxartroses secundárias podem ter aspecto radiográfico não conclusivo. É importante fazer o diagnóstico etiológico, principalmente naqueles pacientes em que a evolução da doença é diferente em relação à artrose clássica.

A artrite reumatoide é um dos diagnósticos diferenciais de maior importância: os sinais inflamatórios são intensos,

Tabela 12.1 Avaliação clínica das artroses.		
Grau de dor	Amplitude de movimento	Marcha do paciente
1. Dores muito fortes impedindo o sono	Nula; atitude viciosa	Acamado ou anda alguns metros com duas bengalas ou muletas
2. Dores fortes durante a marcha, o que impede qualquer atividade	Atitude favorável 0° a 30°	Duração e distância muito limitadas com ou sem bengalas
3. Dores fortes, mas toleráveis; atividade limitada	30° a 70°	Limitada a menos de 1 h sem uso de bengala, difícil sem apoio. É possível ficar em pé por tempo prolongado
4. Dores somente após fadiga, desaparecem rapidamente com o repouso	70° a 140°	Marcha e posição em pé prolongadas com bengala, limitadas sem apoio
5. Dores muito leves ou intermitentes; dores ao iniciar a marcha; atividade normal	140° a 200°	Posição em pé prolongada e marcha sem bengala; claudicação
6. Sem dores	200° a 300°	Normal

Fonte: Fayad et al., 2013.[5]

persistentes e de difícil controle, e a rigidez matinal é característica. As radiografias mostram diminuição do espaço articular e osteoporose difusa. Não há osteófitos, mas podem surgir pequenos cistos.

A necrose avascular ou osteonecrose da cabeça femoral acomete pacientes de meia-idade, com histórico de uso de corticosteroides, alcoolismo, gota, disbarismos, drepanocitose etc. A doença em geral evolui de modo rápido para a incapacidade e destruição articular. As radiografias mostram aspectos característicos, como halo esclerótico na cabeça femoral, sinal da crescente e afundamento segmentar da cabeça. Outras artroses secundárias, como doença de Gaucher, doença de Paget, doença de Charcot (relacionada com hanseníase, sífilis tardia e ausência congênita de dor), artrites sépticas do quadril e artrite hemofílica, apresentam aspectos clínicos e radiográficos diferentes dos da OA do quadril clássica.

A artrose secundária pós-traumática é muito frequente, sendo representada principalmente pela fratura de acetábulo e fratura do fêmur proximal, que podem ocorrer após tratamentos conservadores ou cirúrgicos.

Tratamento conservador

A terapia não farmacológica deve incluir exercícios leves regulares, de preferência na água, redução de atividades de esforço e impacto, redução do peso ponderal e uso de bengalas. O uso da bengala na mão oposta ao membro afetado do paciente reduz em até nove vezes o peso transmitido ao quadril doente.

Os analgésicos preferidos são o paracetamol e a dipirona, que podem ser usados na terapia analgésica oral, apesar da toxicidade hepática e das reações alérgicas amplamente conhecidas. Os anti-inflamatórios não esteroides (AINE) devem ser indicados nos pacientes sem resposta ao paracetamol e à dipirona, porém apresentam uma ampla gama de contraindicações. Os fármacos de ação duradoura na OA (SYSADOA; *symptomatic slow acting drugs on osteoarthritis*), como sulfato de glucosamina, sulfato de condroitina, diascereína, insaponificáveis de abacate e soja e o ácido hialurônico, têm efeito sintomático e podem auxiliar na regeneração da cartilagem. Novos medicamentos à base de colágeno têm sido introduzidos no tratamento clínico da artrose.

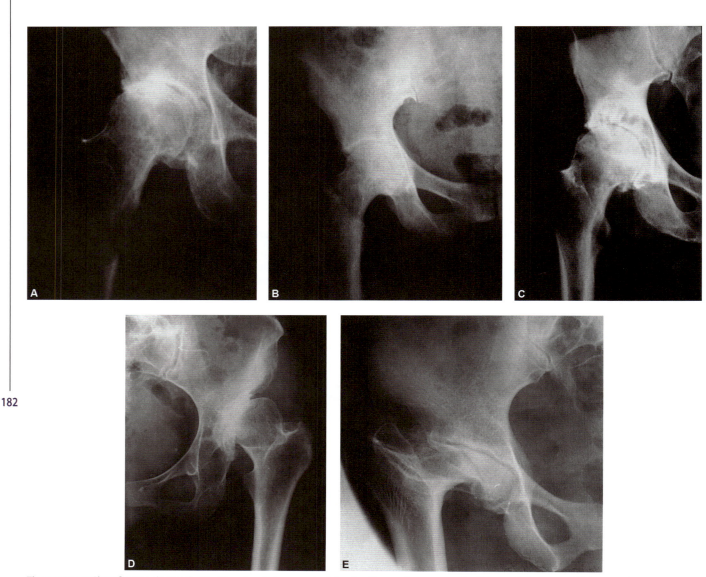

Figura 12.12 Classificação de Bombelli e Mendes. Artroses primárias dos tipos polar ou superior (**A**), medial ou central (**B**) e concêntrica ou intermediária (**C**). Artroses secundárias dos tipos displásico (**D**) e cabeça magna ou oblíqua (**E**).

As injeções de ácido hialurônico podem ser feitas em caso de ineficiência dos tratamentos farmacológicos referidos ou intolerância ao uso de medicamentos orais e quando o tratamento cirúrgico não pode ainda ser efetuado por algum motivo. As infiltrações de corticosteroide devem ser usadas com cautela.

Tratamento cirúrgico

Necessário quando há dor persistente e deformidade progressiva. A limitação da amplitude não representa indicação para cirurgias se apenas uma articulação é acometida, mas sim em caso de envolvimento bilateral ou múltiplo. A principal indicação para o tratamento cirúrgico é a dor não controlada com o tratamento conservador.

As contraindicações para o tratamento cirúrgico são estado geral do paciente, idade muito avançada e infecção. Os procedimentos adotados para o tratamento da OA do quadril são osteotomias angulares do fêmur, osteotomias acetabulares, artrodeses e artroplastias totais do quadril.

Artrodese

A artrodese do quadril ou fusão articular está indicada na osteoartrose secundária do quadril unilateral em pacientes muito jovens que fazem trabalho muito pesado, nos quais a osteotomia não mais está indicada e a artroplastia é temida pelo risco de fraturas e desgaste precoce. Está contraindicada em comprometimentos bilaterais ou em pacientes com acometimento importante da coluna lombar ou do joelho homolateral. Esse procedimento está em desuso pela melhoria da qualidade das próteses existentes.

Osteotomias femorais e da pelve

As osteotomias proximais do fêmur foram muito utilizadas antes das artroplastias. O motivo preciso para o alívio da dor após a osteotomia não é bem conhecido: sabe-se que há fatores mecânicos e biológicos para a melhora do quadro doloroso.

Nenhum tipo de osteotomia é adequado para todo tipo de OA do quadril e todo caso deve ser submetido a um estudo funcional com radiografias em adução e abdução para avaliar em qual situação a cabeça femoral se adapta melhor ao acetábulo. Se a cabeça femoral se centra melhor em abdução, opta-se por osteotomia varizante ou adutora (Figura 12.13 A); mas, se ela se centra melhor em adução, opta-se por osteotomia valgizante ou abdutora (Figura 12.13 B). Para osteotomia varizante, é pré-requisito a ocorrência de abdução maior que o ângulo da osteotomia. Para osteotomia valgizante, o paciente deve apresentar grau de adução superior ao ângulo da osteotomia. O quadril não pode ser reumatoide ou ter amplitude de movimento inferior a 70° para que a osteotomia dê bom resultado. O estudo funcional em adução e abdução, com osteotomia valgizante, é mostrado na Figura 12.14 A e B. Considerou-se que a centralização era melhor em adução e optou-se, então, por osteotomia de valgização (Figura 12.14 C).

As sequelas de displasias do quadril podem ser tratadas com sucesso pelas artroplastias totais do quadril em pacientes mais idosos. Entretanto, os quadris displásicos, principalmente quando há subluxação, se deterioram precocemente para uma artrose dolorosa e de modo irreversível em um paciente muito jovem (em torno de 20 a 35 anos). Essa idade é desfavorável para propor uma artroplastia de quadril, tornando-se desejável corrigir essa deformidade antes que a história natural da doença a leve a condições irreversíveis. Em geral, a incongruência predominante no quadril fica do lado acetabular, estando a cabeça femoral em boas condições com adequada mobilidade articular até o início dos sintomas (ver Figura 12.14).[14,15]

Esses procedimentos apresentam um maior risco de complicações do que as osteotomias trocantéricas, e os resultados não são uniformemente excelentes. Entre as preocupações técnicas, estão:[15,16]

- Evitar que a osteotomia invada a superfície articular
- Lesão vascular e nervosa
- Calcificação heterotópica
- Correção insuficiente da deformidade
- Infecção e tromboembolismo.

Artroplastia total do quadril

O mais comum e um dos melhores tratamentos para as artroses avançadas do quadril, a artroplastia total do quadril (ATQ) foi considerada pela Organização Mundial da Saúde (OMS) a cirurgia ortopédica mais bem-sucedida do século XX. Esse procedimento evoluiu muito nas últimas décadas em razão da melhoria do projeto das próteses e da disponibilidade de materiais mais bem tolerados pelo organismo e que produzem menos desgaste e menor quantidade de resíduos, a partir de manufaturas mais aperfeiçoadas das próteses, melhor compreensão da biomecânica do quadril, melhores acessos e técnicas cirúrgicas, além de profilaxia mais eficiente das complicações, principalmente das infecções e do tromboembolismo.[10,11,17]

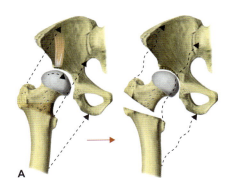 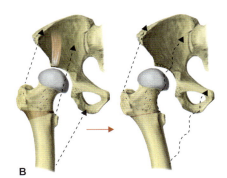

Figura 12.13 Esquemas mostram cabeça femoral submetida às osteotomias varizante (**A**) e valgizante (**B**) com melhora da superfície de contato fêmur-acetábulo. Adaptada de Wolf-Heidegger. Atlas de anatomia. 6.ed. Guanabara Koogan, 2006.

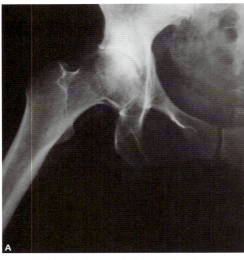 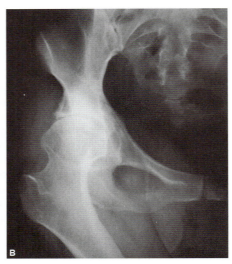 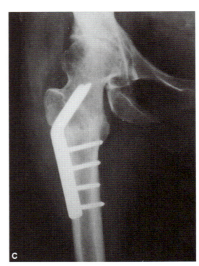

Figura 12.14 A e **B.** Estudo funcional pré-operatório em abdução e adução da articulação coxofemoral, a fim de orientar o tipo de osteotomia. A centragem foi considerada melhor em adução, optando-se, então, por osteotomia de valgização. **C.** Anatomia cirúrgica mostrando correção de displasia com osteotomia da pelve.

Indicações e contraindicações

A indicação clássica de artroplastia total do quadril consiste na sua realização em pacientes com articulação artrítica dolorosa e incapacitante que não mais responde ao tratamento conservador. Limitação da amplitude da articulação, encurtamento do membro, perda funcional e mesmo alterações radiográficas importantes sem dor não representam indicações absolutas para uma ATQ.

A idade do paciente ainda é um dado importante, pois os pacientes muito jovens, com atividade intensa, diminuem a sobrevida da prótese exigindo outras cirurgias de revisão durante a vida. Assim, as próteses totais do quadril devem ser reservadas para pacientes acima dos 40 anos, considerando-se sempre que possível um procedimento cirúrgico alternativo ou a manutenção de medidas conservadoras por tempo mais longo.

No entanto, em certas ocasiões e doenças, o procedimento de prótese total de quadril é aceito em faixas etárias mais baixas, como em indivíduos jovens com doenças inflamatórias ou sistêmicas (p. ex., artrite reumatoide, lúpus eritematoso e espondilite anquilosante). São também indicações de ATQ pacientes jovens portadores de osteonecrose bilateral. As displasias do quadril com dor e incapacidade e sequelas de algumas doenças, como Paget, osteopetrose, sinovite vilonodular e anquiloses de qualquer etiologia, são indicações especiais em casos com muita dor e incapacidade.

Algumas condições traumáticas são atualmente consideradas indicações indiscutíveis, como fraturas recentes do colo femoral em pacientes acima de 65 anos e sequelas de fraturas coxofemorais em geral.

As contraindicações absolutas para as ATQ são infecções ativas no local ou mesmo aquelas de caráter sistêmico. São contraindicações relativas distúrbios neurológicos progressivos, quadril paralítico, principalmente sem musculatura abdutora, pacientes psiquiátricos ou com doença de Parkinson avançada.

Tipos de próteses

Consideram-se dois tipos básicos de próteses totais do quadril: as cimentadas e as não cimentadas (Figura 12.15 A e B). Os diferentes tipos de articulações utilizadas são polietileno-metal, polietileno-cerâmica e cerâmica-cerâmica (Figura 12.15 C e D).

As próteses cimentadas, introduzidas por *Sir* John Charnley na década de 1960, são utilizadas em pacientes mais idosos e em ossos osteoporóticos. Com os avanços técnicos na cimentação e a melhoria do projeto e da qualidade dos materiais, ela permanece como boa opção ainda hoje.[11,18]

Emprega-se a prótese sem cimento em pacientes mais jovens, com osso de boa qualidade e pela maior facilidade de revisão em caso de falha ou soltura. Sua manufatura é mais sofisticada e seu preço, um pouco mais elevado.

A articulação clássica é a que usa o polietileno e o metal. Atualmente, o polietileno usado nessas próteses é irradiado e esterilizado em atmosfera de argônio, apresentando desgaste mínimo e com longa durabilidade.[18,19]

As próteses de cerâmica têm sido utilizadas nos lados acetabular e no femoral. O mais comum é a utilização da cerâmica somente na cabeça femoral com polietileno acetabular, considerado padrão-ouro. Apresentam desgaste mínimo, no entanto podem ocorrer barulhos e estalidos na prótese cerâmica-cerâmica. O custo das próteses de cerâmica é mais elevado em razão de uma manufatura mais complexa.[20]

A superfície de metal com metal usa materiais rígidos – cromo e cobalto – e tem sido abandonada pela concentração de íons metálicos no sangue e pela possibilidade de reação dos resíduos no organismo, principalmente nas próteses de revestimentos (*resurfacing*) e próteses de cabeças de grandes dimensões (*large femoral heads*).[21]

Osteonecrose da cabeça femoral

A osteonecrose (ON) da cabeça do fêmur é uma causa frequente de incapacidade em pessoas jovens, principalmente na 4ª e na 5ª década. Representa uma doença intrigante com incidência crescente em virtude do uso indiscriminado de corticosteroides, abuso do álcool, cigarro e drogas, drepanocitose, gota e doenças autoimunes, como LES e outros. Além disso, há hoje um reconhecimento maior da doença com a melhoria dos meios diagnósticos. A patogênese da doença

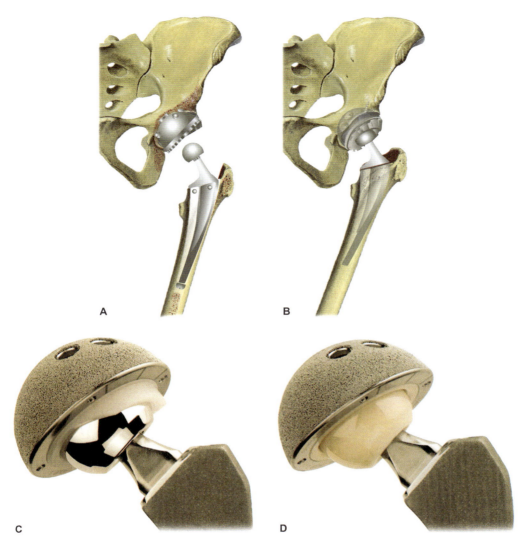

Figura 12.15 A. Prótese total do quadril cimentada com manto de cimento em branco (cimentação perfeita) e centralizador distal. **B.** Prótese total do quadril sem cimento, com superfície porosa de titânio, em íntimo contato com o osso do paciente. **C.** Prótese total do quadril com superfície articular metal-polietileno. A combinação cerâmica-polietileno também pode ser utilizada. **D.** Prótese total do quadril com superfície articular cerâmica-cerâmica.

não é bem conhecida, mas, na maioria dos casos, está relacionada com o metabolismo lipídico e com a embolia intravascular.[22]

Etiologia e fatores de risco

São várias as associações etiológicas relacionadas com a ON, algumas das quais comprovadas e outras possíveis. Há evidências de que até mesmo a predisposição genética pode participar da gênese da doença. Entre as comprovadas, destacam-se: doença de Gaucher, drepanocitose, gota, fenômenos disbáricos, uso de corticosteroide, abuso do álcool, irradiação e fraturas/luxações do quadril. As possíveis incluem pancreatite, dislipidemias, diabetes melito, uso de anovulatórios, gravidez, coagulopatias, colites etc.[23]

Atualmente, considera-se que a ON seja causada por fatores múltiplos, uma teoria denominada "estresse acumulativo das células", quando vários fatores se acumulam até atingir o limiar a partir do qual a doença se inicia.

O corticosteroide é implicado como um dos fatores mais comuns na indução da ON, cuja produção está relacionada mais com o aumento das doses diárias do que com a duração do tratamento ou com a dose total utilizada durante todo o tratamento. Altas doses, até mesmo com pequena duração, conferem grande risco de ON, o qual pode aumentar quatro a seis vezes a cada 10 mg de prednisona acrescentados na dose diária. Foi ainda observado que pacientes com LES apresentam alto risco de desenvolverem ON independentemente do uso de corticosteroide.[22,23]

O abuso de álcool tem sido identificado como fator etiológico de ON, porém há dificuldades de determinar qual seria esse nível excessivo. Foi estabelecido que um consumo de 400 mℓ de álcool (p. ex., 1 ℓ de uísque ou cachaça) por semana aumenta até 10 vezes o risco de ON. O consumo elevado e prolongado de álcool tem aumento cumulativo comprovado na taxa de ON.[24]

Sempre houve controvérsia sobre a relação entre o tabagismo e a ON da cabeça femoral. Estudos recentes baseados em metanálise comprovam que os tabagistas estão em elevado risco de ON, risco também encontrado em ex-tabagistas. Notou-se também que o fumo em excesso (mais de 20 cigarros ao dia) apresentava elevado risco. Observou-se ainda que fumantes leves tinham maior risco que não fumantes.[25]

Os fenômenos disbáricos, atualmente bem conhecidos, têm sido evitados de modo eficaz com a descompressão após mergulhos em grandes profundidades, diminuindo, desse modo, a incidência de ON nesse grupo etiológico.

São dignos de nota os dados epidemiológicos referentes à elevada incidência de ON na Arábia Saudita relacionadas com a drepanocitose. Os melhores cuidados médicos atuais possibilitam maior sobrevida, por isso os pacientes estão apresentando cada vez mais sequelas articulares incapacitantes relacionadas com necrose avascular.[25,26]

Uma metanálise chinesa recente avaliou as características clínicas e etiologia da ON da cabeça femoral em mais de 6 mil casos. A idade média dos casos analisados foi de 46 anos, com dominância do sexo masculino em cerca de 70% dos casos. Os homens também desenvolveram a doença 3,4 anos mais cedo que as mulheres. Dos casos avaliados, 24,1% foram induzidos por corticosteroide, 30,7% estavam ligados ao excesso de álcool, 16,4% por trauma e 28,8% idiopáticos. Há uma diferença relativamente grande da porcentagem de etiologias em diferentes países.[27]

Esses estudos definem estratégias preventivas e ajudam a diminuir a morbidade da doença. A relação com o uso de cortisona foi observada em doenças autoimunes em 41,6% dos casos, sendo mais frequentes o lúpus eritematoso, artrite reumatoide, psoríase, púrpura, polimiosite, dermatomiosite, síndrome de Sjögren, doença de Still, espondilite anquilosante, entre outras. Em relação ainda à cortisona, foram observados elevados índices em doenças dermatológicas, doenças respiratórias, nefrite e nefrose, doenças hematológicas, neurológicas e outras condições. Nos usuários de corticosteroide, 55,7% tinham história de uso regular e prolongado e 17,8% apresentavam uso prolongado e intermitente. Os autores observaram que o padrão do uso pode ser mais importante do que a dosagem acumulada.[27,28]

No Japão, a ON não traumática foi classificada em estudo epidemiológico nacional, observando-se relação com o uso de cortisona em 51%, o álcool em 31% e idiopática em 15%.[29]

Quadro clínico

A ON acomete principalmente pacientes jovens (4ª e 5ª décadas de vida), do sexo masculino (cerca de 80%). Há importante incidência de bilateralidade, que aumenta com o acompanhamento dos pacientes e pode chegar a até 80%. Além da bilateralidade, nota-se que um dos lados se torna sintomático primeiro e que o acometimento é geralmente assimétrico. O lado oligoassintomático, mesmo acometido pela doença, pode manter-se estável por um grande período. A história de trauma inexiste ou é de um traumatismo insuficiente para causar dano. Esse tipo de quadril, em que existe alteração de imagens, porém sem sintomatologia, foi denominado "quadril silente". A clínica inicial geralmente é dor similar a uma distensão na coxa ou dor incaracterística em quadril ou coluna lombar. A dor domina a história: é intermitente nos primeiros meses e, ocasionalmente, irradia para o joelho, mas, em geral, é restrita à área inguinal. O aparecimento é quase sempre progressivo, mas pode ser abrupto. Ao exame físico, a atrofia e a restrição da mobilidade são de aparecimento tardio.[30,31]

Classificação, estadiamento e fatores prognósticos

A classificação mais conhecida e utilizada é a de Ficat[32], baseada na clínica, radiografia e ressonância magnética. O estadiamento inclui um estágio pré-clínico que recebe o algarismo 0, o qual apresenta apenas alterações na ressonância magnética. O estágio 1 consiste em alterações clínicas e radiográficas mínimas. O estágio 2 subdivide-se em dois grupos: 2A, com esclerose óssea, de melhor prognóstico; 2B, com cistos e osteoporose, com pior prognóstico quanto à evolução. Entre os estágios 2 e 3, introduz-se o estágio intermediário, no qual a característica básica é o aparecimento do "sinal da crescente". Este indica uma fratura subcondral e pode conter uma depressão do contorno articular com início do achatamento da cabeça femoral.

A diferença entre os estágios 2 e 3 é que, no primeiro, há integridade absoluta da placa subcondral com a esfericidade da cabeça preservada radiograficamente em anteroposterior e perfil, e, no estágio 3, há fratura da placa subcondral e graus variados de achatamento da cabeça femoral. O estágio 4 apresenta alterações degenerativas, como diminuição do espaço articular e deformidade da cabeça (Figura 12.16). Uma classificação importante é a de Ohzono que, pela localização da lesão na cabeça femoral, define a possibilidade de colapso da cabeça e o respectivo prognóstico (Figura 12.17).[33]

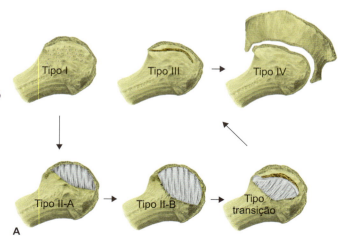

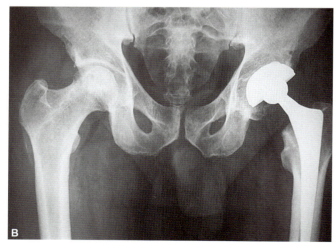

Figura 12.16 A. Classificação de Ficat para osteonecrose da cabeça femoral, utilizada para determinar os estágios e prognóstico da doença. **B.** Necrose grau II de Ficat submetida à cirurgia de descompressão, com enxerto ósseo bem-sucedido à direita. O lado esquerdo era portador de necrose grau IV e foi submetido à prótese total de quadril sem cimento. Adaptada de Wolf-Heidegger. Atlas de anatomia. 6.ed. Guanabara Koogan, 2006.

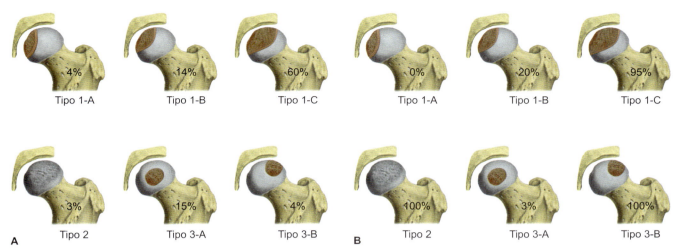

Figura 12.17 A. Incidências dos diversos tipos de osteonecrose. **B.** Previsão de colapso da cabeça femoral em osteonecrose pela classificação de prognóstico de Ohzono. Adaptada de Wolf-Heidegger. Atlas de anatomia. 6.ed. Guanabara Koogan, 2006.

São fatores prognósticos o acometimento volumétrico da cabeça femoral, o local do acometimento da cabeça femoral, a etiologia, a idade e o estágio. Quanto mais extenso o acometimento da cabeça femoral, pior o prognóstico. O acometimento da porção lateral da cabeça femoral tem mau prognóstico, enquanto o central tem melhor prognóstico.[34]

A etiologia pode determinar a evolução favorável ou desfavorável da necrose com ou sem tratamento. O alcoolismo é considerado fator etiológico com mau prognóstico, pois associa um complicador, o fator social, ao quadro clínico. O uso de corticosteroide aparece como fator de mau prognóstico principalmente quando em altas doses e com o uso contínuo. Os quadros idiopáticos geralmente evoluem com melhor prognóstico. Idade maior que 45 anos está relacionada com evolução mais rápida da doença e com piores resultados em tratamentos cirúrgicos que preservam a cabeça femoral. O estadiamento avançado na primeira apresentação do paciente é sinal de evolução rápida para o colapso da cabeça femoral. Outro fator prognóstico baseia-se na predição do colapso da cabeça femoral pelo tamanho do halo esclerótico da ON em relação ao tamanho total da cabeça femoral (Figura 12.18 A).[34,35]

Diagnóstico laboratorial

Em geral, os achados laboratoriais não conseguem definir a causa da ON. Todavia, são importantes a determinação do ácido úrico, para afastar gota; o hemograma e a eletroforese de hemoglobina, para afastar drepanocitose; a glicemia em jejum, para o diagnóstico de diabetes; e os exames para estudo do metabolismo lipídico, hepático e pancreático, que podem

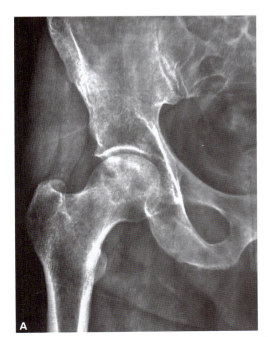
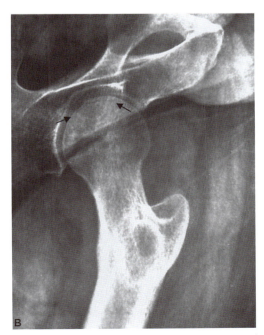

Figura 12.18 A. Orla esclerótica circundando a necrose com aspecto de "corda de varal". **B.** Necrose subcondral com aspecto de "lua crescente".

ajudar a indicar a relação com alcoolismo, doenças hepáticas, pancreáticas e distúrbios do metabolismo lipídico.[22,23]

Diagnóstico por imagens

São úteis no diagnóstico da ON as radiografias, feitas em geral em anteroposterior e perfil, e a RM, padrão-ouro para diagnóstico precoce.

Radiografia

Nos estágios iniciais da doença, podem aparecer nas radiografias pontos mais densos ou hiperdensidade difusa, quando a radiografia é inconclusiva. É possível ver, em fase intermediária, um halo esclerótico ovalado ou um círculo que delimita a borda inferior da lesão. Essa faixa ovalada é similar a uma "corda de varal" e patognomônica da lesão (ver Figura 12.18 A). Em uma fase intermediária da evolução, pode-se observar o "sinal da crescente", um sinal patognomônico da ON que se assemelha a uma lua crescente radioluscente (ver Figura 12.18 B).[22,23,32]

Com a progressão da doença em fase mais avançada, ocorre o sequestro ósseo com delimitação radiológica da área de necrose. O espaço articular pode ser mantido por longos períodos. Na fase mais tardia, a articulação torna-se artrósica, com aspecto de uma sela de montar, havendo achatamento da cabeça femoral e, ocasionalmente, subluxação da cabeça femoral.

Ressonância magnética

Hoje, é um exame definitivo e patognomônico no diagnóstico da ON. Suas imagens podem caracterizar de modo definitivo a ocorrência de ON em fase pré-radiográfica. As imagens características da necrose avascular são: imagem focal de baixa intensidade em T1 (Figura 12.19 A), achado precoce que diferencia o osso normal do isquêmico; e imagem com dupla linha ou linha serpiginosa, típicas e que correspondem à ocorrência de necrose subcondral e tecido de granulação hipervascular, visualizadas melhor em T2 (Figura 12.19 B). A lesão necrótica pode ser reforçada com a administração de contraste paramagnético do tipo gadolínio.[22,23]

Diagnóstico diferencial

A história clínica e os dados epidemiológicos propiciam eficientes meios de diagnóstico da ON. No entanto, pode haver dificuldades diagnósticas mesmo quando se tem disponibilidade de meios auxiliares de imagens. Várias doenças podem representar dificuldades em relação ao diagnóstico diferencial com a ON, sendo as principais osteoporose transitória, edema ósseo medular, fratura óssea por insuficiência da cabeça femoral, artrose primária, sinovite vilonodular, artrite reumatoide, artrite gotosa, tumores primários e secundários, infecções inespecíficas, espondilite anquilosante, artrite psoriásica, tuberculose e blastomicose.[18,22,23]

São diagnósticos diferenciais importantes confirmados apenas por ressonância magnética: o edema ósseo (Figura 12.20 A) e a fratura por insuficiência da cabeça femoral (Figura 12.20 B).[36]

Tratamento clínico e preventivo

O tratamento deve iniciar com a prevenção da ON em pacientes de risco que não apresentam ainda a doença. Também se deve procurar observar os pacientes com acometimento unilateral, pois o alto índice de acometimento bilateral nessa doença sugere provável acometimento do quadril normal no futuro. A prevenção visa a agir em agentes etiológicos definidos.

Em relação aos fenômenos disbáricos, é importante observar as condições de mergulhadores de mar profundo e, também, as dos trabalhadores de profundidade que utilizam ambientes de ar comprimido. Na drepanocitose, deve-se fazer o controle hematológico adequado a fim de evitar crises repetidas de falcização com trombose intravascular, diminuindo o risco de ON. Em casos de gota, o paciente deve ser esclarecido a manter níveis baixos de ácido úrico a fim de evitar grandes depósitos de urato que poderiam promover compressão vascular e, consequentemente, a ON.

O alcoolismo também deve ser controlado expondo-se os riscos desse hábito ao paciente. A utilização de corticosteroide, sempre que possível, deve ser orientada com doses menores em terapias prolongadas. Quando não é possível controlar

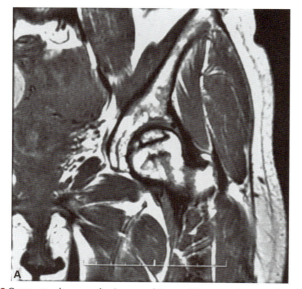
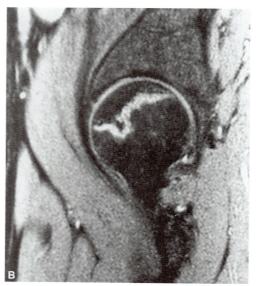

Figura 12.19 O aspecto da ressonância magnética em T1 mostra imagem focal de necrose (**A**); em T2, pode assemelhar-se a uma linha serpiginosa (**B**).

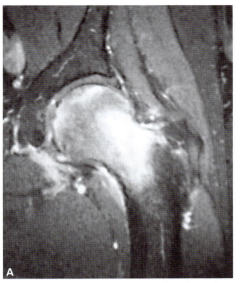
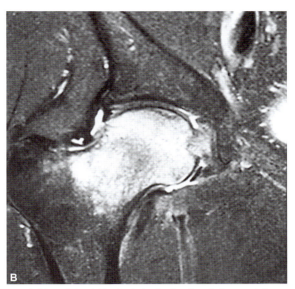

Figura 12.20 A. Ressonância magnética mostrando edema ósseo do quadril. Não há evidência de lesão focal ou linha serpiginosa nessa doença. **B.** A fratura por insuficiência da cabeça femoral apresenta grande edema ósseo; porém, é evidente a fratura subcondral da cabeça femoral.

o alcoolismo ou evitar doses elevadas de corticosteroide, pode-se utilizar os medicamentos do tipo estatina, que minimizam a formação de trombos gordurosos na camada medular óssea, diminuindo o risco de ON.

Medidas ortopédicas gerais englobam a retirada da carga da articulação afetada que, apesar de melhorar a dor, não evita a sua progressão. São utilizados para esse fim muletas, andadores ou mesmo uma bengala contralateral. O tratamento fisioterápico visa a melhorar a dor, diminuir o processo inflamatório e recuperar as atrofias musculares. Utiliza-se calor superficial e profundo, como ultrassonografia e ondas curtas, com o objetivo de melhorar o processo inflamatório. Os exercícios isométricos fortalecem a musculatura sem proporcionar aumento de carga no quadril. A estimulação transcutânea ou a eletroestimulação aliviam a dor e evitam maior atrofia.

Na fase inicial da doença, enquanto a cabeça femoral é esférica, o tratamento medicamentoso representa uma alternativa viável. Podem ser utilizados bifosfonatos, anticoagulantes, estatinas, vasodilatadores, cálcio, vitamina D, ranelato de estrôncio etc. (Figura 12.21).

Novas opções terapêuticas não cirúrgicas têm sido estudadas, entre elas a estimulação eletromagnética, a terapia com ondas

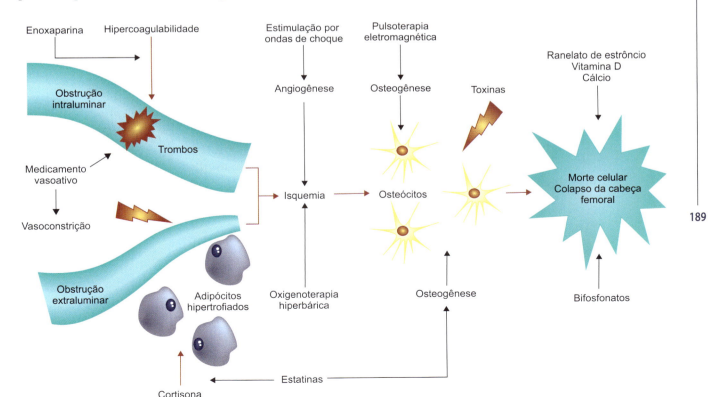

Figura 12.21 Patogênese da osteonecrose em relação ao tratamento medicamentoso e às terapias físicas.

de choque e a oxigenoterapia hiperbárica, eficazes no alívio das dores e na melhora da função em fase inicial da doença.[37,38]

Tratamento cirúrgico

A história natural da ON, em geral, favorece sua progressão com evolução para quadris rígidos e dolorosos. Assim, tende-se a indicar o tratamento cirúrgico para essa condição, o qual prevê duas alternativas: o tratamento que preserva a cabeça femoral e o tratamento artroplástico.

Tratamento cirúrgico em casos precoces (Ficat I e II)

Durante os estágios precoces da doença, estão indicados procedimentos cirúrgicos que preservam a articulação, como a descompressão, que alivia a pressão dentro do osso necrótico, melhorando a dor. Todavia, esse procedimento isolado com frequência não melhora a circulação na cabeça femoral e não evita a progressão da doença para o seu colapso. Por isso, a tendência atual é de que a descompressão seja associada a métodos adjuvantes, como enxertos ósseos autólogos, enxertos ósseos homólogos, substitutos ósseos, plasma rico em plaquetas, proteína recombinante humana, entre várias outras opções biológicas (Figura 12.22).[39]

Tratamento cirúrgico em casos intermediários (Ficat III)

Vários tratamentos foram testados nos casos em que já havia colapso da cabeça femoral e quando a descompressão já não produziria resultados satisfatórios. Entre eles, aparecem as osteotomias varizantes, a osteotomia derrotatória de Sugioka e o uso do Tantalo como suporte da cabeça femoral. Esses procedimentos alteravam a anatomia proximal do fêmur, produziam resultados precários e dificultavam tecnicamente a artroplastia total do quadril. Outra cirurgia utilizada foi a do alçapão, que usava como acesso a área da depressão da cabeça femoral pela crescente radiológica, fazendo a curetagem da necrose e enxertando-se com enxerto ilíaco. Além de apresentar um pós-operatório doloroso e complicado, os resultados a médio e longo prazo deixavam a desejar.[40-42]

O tratamento atual para fases 3 e 4 de Ficat, quando ocorre colapso da cabeça femoral, é a artroplastia total de quadril com uso preferencial de próteses sem cimento, em virtude da baixa idade dos pacientes, a fim de facilitar futuras cirurgias de revisão.[43]

Quadril reumatoide

Em geral, o quadril é envolvido na artrite reumatoide em associação com o acometimento bilateral de outras articulações dos membros inferiores, embora a apresentação possa ser inicialmente unilateral.

Aspectos clínicos

Inicialmente, o acometimento do quadril consiste em sinovite, dor, espasmo muscular e diminuição da mobilidade articular.

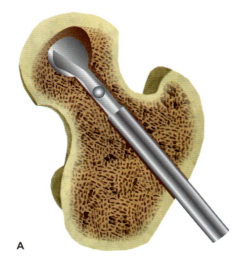
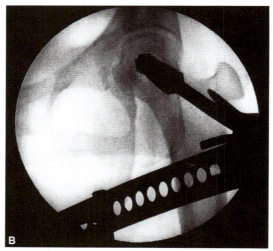
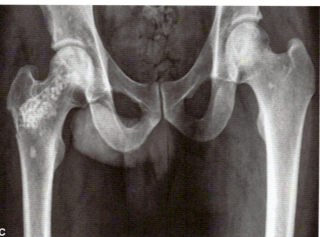

Figura 12.22 A. Técnica cirúrgica da osteonecrose com descompressão e uso de brocas expansivas. **B.** Detalhe cirúrgico no intensificador de imagens. **C.** Aspecto radiográfico da descompressão com enxerto ósseo trocantérico autólogo no quadril direito associado com Osteoset (osteocondutor e osteoindutor sintético).

Em princípio, o edema e a sinovite não são óbvios no quadril. Frequentemente, a dor é referida no joelho. Quando visto pela primeira vez, o paciente pode apresentar sintomas álgicos mínimos, às vezes cansaço ou insegurança, com ou sem claudicação. A dor, geralmente irradiada para o joelho e a região inguinal, pode ser mais ampla atingindo a coluna lombar baixa e as nádegas. O exame físico pode mostrar atitudes de semiflexão e adução, com limitação da abdução. Pode haver dificuldade para marcha, relações sexuais e para o parto.

Tipos clínicos associados ou não a outras articulações

A classificação de incapacidade designada para as poliartropatias foi desenvolvida por Charnley. Os pacientes são divididos em três categorias: categoria A, na qual apresentam artrite de um quadril sem outra incapacidade adicional; categoria B, em que ambos os quadris estão acometidos; categoria C, a mais grave, com acometimento adicional de articulações dos membros inferiores. Na categoria tipo C, o envolvimento dos joelhos pode prejudicar de modo importante a capacidade funcional do paciente e deixá-lo restrito ao leito.

Aspectos de imagens

A principal característica radiográfica da artrite reumatoide no quadril é a diminuição ou perda do espaço articular, mais pronunciada no aspecto medial da articulação, diferentemente da artrose clássica, em que é superolateral ou na região de carga mecânica. Podem ser observadas osteoporose e erosões articulares, além de ausência de esclerose subcondral ou osteófitos, achados típicos na artrose primária do quadril. A apresentação mais característica da artrite reumatoide consiste na protrusão da cabeça femoral avançando na parede medial do acetábulo (intrapélvico). Essa situação caracteriza o *protrusio acetabuli* ou *Otto pelvis*, que pode apresentar diferentes graus e ser encontrado em outras condições, como osteomalacia, pós-trauma e doença de Paget. Ainda, diferentes graus de necrose avascular podem estar evidenciados na radiografia como aspecto cístico, além de achatamento da cabeça femoral ou sua completa destruição. São achados radiográficos característicos da artrite reumatoide:

- Acometimento simétrico, importante critério diagnóstico
- Osteopenia, alteração precoce
- Aumento de partes moles
- Redução do espaço articular decorrente da destruição progressiva da cartilagem
- Erosões ósseas que indicam destruição da cartilagem
- Cistos ou geodos que se apresentam como áreas translúcidas subcondrais e decorrem da invasão pelo *pannus*
- Deformidades e subluxações relacionadas com afrouxamentos capsuloligamentares e destruições ósseas ou cartilaginosas.

A RM possibilita detectar necrose avascular com a fratura subcondral em fase inicial, bem como mostrar espessamento sinovial, derrame articular e início de erosão articular.

Tipos clínicos e radiográficos

Diferentes situações clínicas e radiográficas poderão ser identificadas em pacientes com artrite reumatoide. Foram analisados 100 quadris reumatoides sintomáticos e definidos oito tipos diferentes, descritos a seguir.

Protrusão acetabular (29%). Tipo mais comumente encontrado. A protrusão acetabular decorre de um defeito displásico na parede medial do acetábulo que possibilita essa migração de modo gradativo. Pode haver também uma fratura de estresse, que seria a causa básica da migração medial da cabeça femoral (Figura 12.23).

Tipo leve (19%). Caracteriza o acometimento inicial, com diminuição de densidade óssea, redução moderada do espaço articular, sem protrusão ou cistos. Pode haver derrame e sinovite observados na RM.

Mutilante ou destrutiva (12%). Relativamente frequente, espelha um tipo mais grave ou avançado da doença. Há reabsorção importante da cabeça femoral, que pode resultar da destruição progressiva do osso subcondral, por invasão do *pannus* ou por necrose da cabeça femoral relacionada com medicamentos, como o corticosteroide (Figura 12.24).

Displásico (11%). Não há tendência à migração medial. Há subluxação lateral da cabeça apresentando-se com aspecto displásico (Figura 12.25; lado direito).

Artrite idiopática juvenil (10%). Doença que ocorre em crianças abaixo de 16 anos. No subtipo I, que se inicia antes dos 5 anos, o quadril é raramente atingido. No subtipo II, envolve as grandes articulações dos membros inferiores, e o quadril é acometido com maior frequência. Pode haver escavação no acetábulo, diminuição de densidade óssea e distúrbios de crescimento, com fechamento das epífises, principalmente quando acomete crianças maiores (Figura 12.26).

Cístico ou necrótico (10%). A necrose avascular pode se apresentar na fase inicial como um cisto subcondral. Outras vezes, apresenta o aspecto típico da necrose subcondral vista na osteonecrose do quadril (Figura 12.27). Em fase avançada, toma o aspecto mutilante (ver Figura 12.24).

Degenerativo (7%). Encontra-se na fase tardia e inativa da artrite reumatoide. A história da doença possibilita o diagnóstico: a fase inflamatória cessou, mas o paciente tem dor, restrição da mobilidade, marcha prejudicada e disfunção. A radiografia mostra incongruência articular e pode-se observar alguma esclerose e esboço de osteófitos (ver Figura 12.25; lado esquerdo).

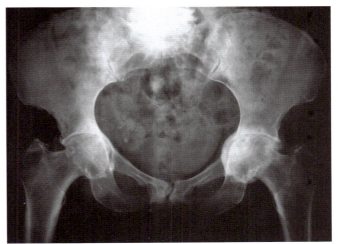

Figura 12.23 Radiografia mostra protrusão acetabular à esquerda e acometimento inicial à direita com osteoporose e sem osteófitos, características da artrite reumatoide.

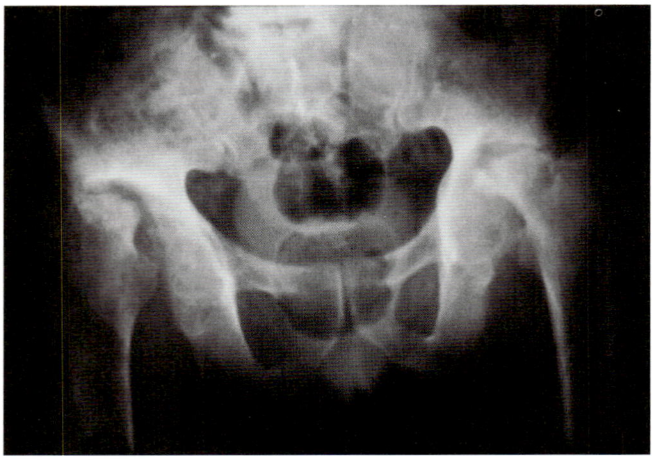

Figura 12.24 Radiografia de aspecto mutilante, com destruição da cabeça femoral.

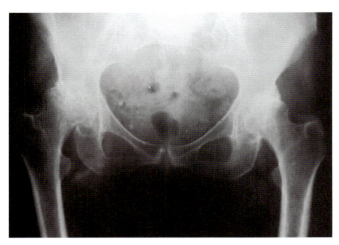

Figura 12.25 Radiografia mostra quadril reumatoide displásico à direita e com aspecto degenerativo à esquerda.

Anquilose (2%). Fase tardia, em que a articulação pode se apresentar como uma anquilose óssea ou fibrosa. Pode ser unilateral ou bilateral, associada ou não a deformidade ou anquilose dos joelhos. Essa condição é extremamente incapacitante em virtude da rigidez articular e do acometimento múltiplo. Deve ser diferenciada da espondilite anquilosante, que pode apresentar aspectos similares aos da artrite reumatoide em suas diferentes fases. O acometimento das articulações sacroilíacas com os quadris anquilosados sugere espondilite anquilosante (Figura 12.28).

Tratamento precoce

A sinovectomia do quadril representa uma opção terapêutica pouco utilizada, com publicações escassas sobre o assunto. Um dos problemas para selecioná-la refere-se ao fato de que, muitas vezes, o quadril apresenta sintomatologia leve nas fases iniciais, frequentemente apenas com dor referida nos joelhos. Por ser o quadril uma articulação profunda, edema e sinovite articular não são óbvios, pela espessura da cápsula e do ligamento iliofemoral. Em geral, outras articulações apresentam grave acometimento antecedendo ao do quadril, para as quais se atentam o reumatologista e o ortopedista. Se é possível detectar o espasmo muscular com a restrição moderada da mobilidade articular e acompanhado de dor, a sinovectomia estará indicada para aliviar os sintomas e prevenir a deterioração articular. São pontos básicos na indicação da sinovectomia: cartilagem adequada visível radiograficamente, mobilidade articular satisfatória (pelo menos 60° de flexão) e erosão óssea mínima. Erosão cartilaginosa importante, quadril semirrígido e destruição óssea são contraindicações à sinovectomia do quadril. Esse procedimento deve ser utilizado principalmente na artrite idiopática juvenil. Além de aliviar os sintomas, procura-se com a sinovectomia obter paralisação parcial da progressão da doença na referida articulação. Atualmente, é consenso o uso de miniacessos ou procedimento via artroscópica para a realização desse procedimento; outra opção é a sinovectomia química.

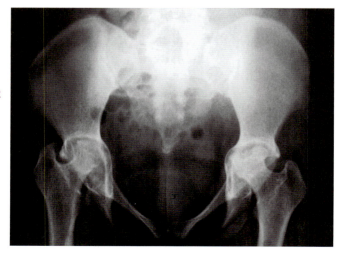

Figura 12.26 Radiografia mostra hipodesenvolvimento da pelve e dos quadris. As cabeças femorais parecem "escavar" o acetábulo, migrando superomedialmente.

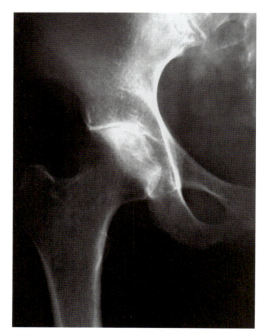

Figura 12.27 Radiografia mostra, além da osteoporose e da diminuição do espaço articular, imagem cística na cabeça femoral similar à osteonecrose.

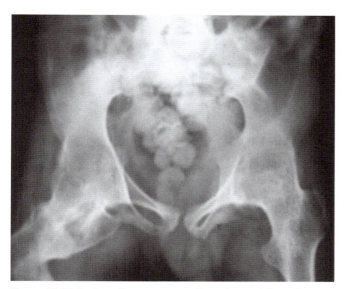

Figura 12.28 Radiografia mostra anquilose do quadril; porém, sem fusão das articulações sacroilíacas, diagnóstico diferencial de espondilite anquilosante.

Tratamento cirúrgico
Artroplastia total do quadril

Aproximadamente 5% de todas as artroplastias totais do quadril são feitas para a artrite reumatoide. Em virtude do acometimento múltiplo, o paciente reumatoide pode exigir não só artroplastia dos quadris, como também dos joelhos. O quadril reumatoide pode ser tratado por artroplastia total e não cimentada em pacientes mais jovens, e cimentada em pacientes com deficiência óssea. Esse procedimento no paciente reumatoide tem maior taxa de complicações em relação ao paciente com OA primária em virtude, principalmente, da imunossupressão, que pode facilitar o aparecimento de infecções oportunistas e tardias.

O enxerto ósseo autólogo ou homólogo tem sido usado para recompor acetábulos deficientes na AR e protusão acetabular reumatoide. Seus bons resultados foram confirmados por outros autores, que ampliaram e aperfeiçoaram as indicações dessa técnica, utilizando-a para revisões de quadris reumatoides com afrouxamentos assépticos (Figura 12.29).[44]

Artroplastias totais de quadril e joelho em pacientes usuários de medicamentos biológicos

A artroplastia total do quadril e joelho são procedimentos cirúrgicos de elevada resolução em artrite reumatoide, cujas indicações abrangem outras artrites e também a espondilite anquilosante. Há muito se sabe que medicamentos do tipo que modificam o curso da doença (DMARDS), como o metotrexato (MTX), prejudicam a cicatrização das feridas cirúrgicas levando a necrose da pele e, secundariamente, a infecção das próteses a médio e longo prazos. Nas últimas duas décadas, houve um avanço significativo no tratamento da artrite reumatoide, especialmente naqueles pacientes que não respondem às medicações tradicionais do tipo DMARDS. Esse avanço consiste no uso de fármacos chamados biológicos.[45]

Os medicamentos biológicos são proteínas produzidas geneticamente e inibem a inflamação na artrite reumatoide. Diferem das outras medicações, pois atingem um alvo específico do sistema imune. São eficientes e controlam a evolução da artrite, mesmo em casos de falha dos medicamentos modificadores da evolução da doença. No entanto, como todas as medicações que produzem supressão do sistema imune, propiciam um aumento importante de infecções e outras doenças. Estudos recentes de metanálise mostram que o uso de medicamentos biológicos aumenta em 30% o risco de infecção em relação ao MTX.[46,47]

O risco de infecção em dose usual e alta dose de MTX foi mais elevado que a dose de manutenção habitual. Os pacientes recebendo altas doses de biológicos apresentaram altos riscos de infecção que aumentam ainda mais quando se usa uma combinação de medicamentos similares. Não há dúvida de que os tratamentos biológicos são eficientes, no entanto sua segurança representa uma preocupação, principalmente quando se considera o risco de infecção particularmente elevado quando se planeja uma artroplastia ou o paciente já a

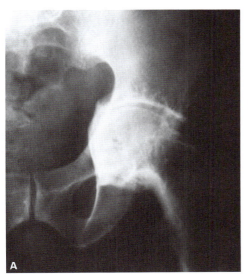
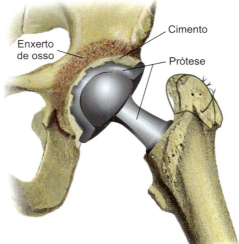
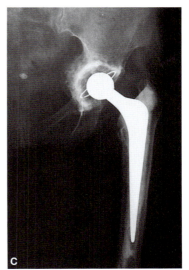

Figura 12.29 A. Protusão acetabular. **B.** Esquema de colocação de enxerto ósseo em artroplastia total de quadril para correção dessa enfermidade. **C.** Resultado da artroplastia. Adaptada de Wolf-Heidegger. Atlas de anatomia. 6.ed. Guanabara Koogan, 2006.

apresenta. A infecção bacteriana é a mais temida em relação às próteses, mas não se pode deixar de lado infecções por tuberculose, listeriose, toxoplasmose e fungos. Deve haver uma avaliação adequada do medicamento a ser usado com a participação do reumatologista, do cirurgião e do paciente para que se esclareça quanto ao risco-benefício do tratamento e da cirurgia em questão. Há consenso hoje de que os medicamentos biológicos e mesmo os DMARD não sejam mantidos durante substituições articulares protéticas, conforme estudos da American Association of Hip and Knee Surgeons e da Canadian Rheumatology Association. A suspensão deve se basear na meia-vida dos medicamentos com uma boa margem de segurança. Se os medicamentos biológicos puderem ser evitados por um tempo maior, substituídos por medicamentos alternativos, como o corticosteroide, trata-se do procedimento mais seguro. Não se deve esquecer que infecções de prótese precisam ser relacionadas com o procedimento cirúrgico por até 2 anos após a operação. Assim, a simples cicatrização da ferida não é um marco seguro para reiniciar o medicamento biológico.[48-51]

Espondilite anquilosante

O envolvimento do quadril na espondilite anquilosante é comum e incapacitante. O acometimento ocorre tardiamente no decorrer da doença, em torno de 12 anos do início da doença no homem e 7 anos após o início da doença na mulher.

O tratamento consiste em controlar a inflamação, tratar a dor e prevenir a deformidade, que, na espondilite, pode ser muito incapacitante. O envolvimento do quadril compreende quadris dolorosos com grande restrição da mobilidade e mesmo anquilose. É mais grave quando associado à coluna rígida, a manifestação mais comum da doença. Há evidência de que o tratamento cirúrgico com a artroplastia total do quadril melhora a dor na coluna e no quadril, além da mobilidade e da função do paciente de maneira ampla e duradoura (Figura 12.30).[52]

Osteoporose transitória

A osteoporose transitória do quadril não é uma doença bem conhecida e ocasionalmente não diagnosticada. A idade dos pacientes situa-se entre a 3ª e a 4ª década, com predominância do sexo masculino.

Os pacientes apresentam dor no quadril sem causa aparente, movimentos limitados e claudicação. As radiografias mostram osteopenia sem diminuição do espaço articular, e os achados laboratoriais são negativos. Com a ressonância magnética, essa doença pode ser mais bem avaliada. Há evidências de que pode tratar-se de uma forma mais grave do edema ósseo medular. São possíveis dificuldades diagnósticas na fase inicial entre essa enfermidade e a ON do quadril. Em geral, ocorre recuperação espontânea, até mesmo sem tratamento, em 6 meses a 2 anos. O uso de bisfosfonatos pode abreviar a evolução da doença (Figura 12.31).[53]

Doença de Paget (osteíte deformante)

A doença de Paget é relativamente comum, atinge cerca de 3% da população com mais de 40 anos e ocorre com maior frequência acima dos 80 anos de idade. É mais usual em indivíduos com ancestrais europeus, havendo tendência familiar hereditária. Os locais mais frequentes de acometimento são coluna vertebral, crânio e pelve. Frequentemente, somente um ou dois ossos são acometidos. Pode não haver sintomas e, muitas vezes, o diagnóstico é feito de modo acidental. Acomete idosos de ambos os sexos, porém é mais comum no sexo masculino. Em geral, evolui lentamente, de modo progressivo ao longo de meses a anos. Os sintomas podem ser leves ou ausentes, porém pode haver aumento de temperatura localizada nos tecidos circunvizinhos à doença e deformidades angulares. Dores lombares ou ósseas poderão ocorrer, além de, ocasionalmente, diminuição da audição ou surdez.

Em geral, o quadril é a fonte mais comum de dor. O acometimento, com frequência, se dá no acetábulo com pequena incidência no fêmur isoladamente. O achado radiológico mais comum é a diminuição do espaço articular, mas o aspecto de protrusão acetabular pode também ser observado. Os quadris podem ter acometimento unilateral ou bilateral e graus variáveis de protrusão acetabular podem ser encontrados. Frequentemente, há varismo do colo e fêmur proximal. Fraturas de estresse podem ocorrer no lado convexo da diáfise femoral. O osso pode estar osteoporótico ou denso, ou com aspecto em mosaico em áreas contíguas. A doença pode acompanhar-se também de complicações cardíacas. A malignização é rara (1%), em geral para osteossarcoma. São comuns suspeitas de tumores malignos e carcinomatose, quando diagnosticados por médicos não especialistas em virtude do aspecto em mosaico. O excesso semiológico, como biopsias ou exames múltiplos adicionais, pode prejudicar e traumatizar os pacientes. É preciso definir o diagnóstico com exames simples, como a elevação da fosfatase alcalina esquelética, o aumento da secreção de hidroxiprolina urinária, a cintilografia óssea e a RM.[54]

Tratamento conservador

Além do tratamento sintomático para dor, indica-se o uso de antirreabsortivo ósseo para evitar deformidades do membro, fraturas patológicas e por estresse, destruição articular e outras complicações. O antirreabsortivo de escolha é o risendronato, na dose de 35 mg 2 vezes/semana, seguido de dose de manutenção. O ácido zolendrônico também é muito utilizado para casos mais sintomáticos e graves. O tratamento é controlado pelos níveis de fosfatase alcalina esquelética a cada 6 meses até a regularização, tendo como objetivo paralisar a atividade da doença. A cintilografia óssea também tem utilidade na determinação dos sítios pagéticos no paciente, que se apresentam como pontos quentes, além de monitorar a atividade da doença.

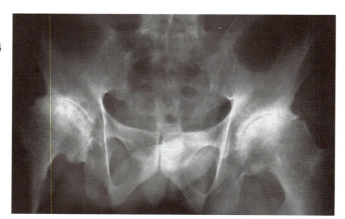

Figura 12.30 Acometimento articular bilateral em espondilite anquilosante. Notar a fusão das articulações sacroilíacas.

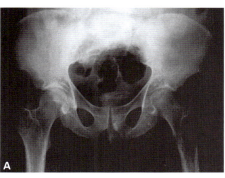
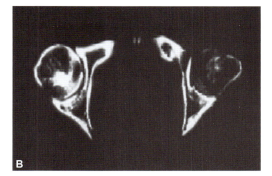

Figura 12.31 A. Densidade óssea diminuída do quadril esquerdo sem diminuição do espaço articular: trata-se de osteoporose transitória. **B.** Tomografia computadorizada mostra o aspecto da osteoporose transitória do quadril esquerdo em relação ao lado contralateral não acometido.

Tratamento cirúrgico

As deformidades e fraturas podem ser tratadas com osteotomias e osteossínteses. O acometimento articular grave com dor intensa é tratado com próteses totais do quadril. Em osso de boa qualidade e pacientes não muito idosos, pode-se usar próteses sem cimento sem outras restrições. Em indivíduos mais idosos com grande osteoporose, a melhor indicação são as próteses totais do quadril cimentadas. É preciso considerar a possibilidade de sangramento maior que o habitual, podendo ser necessárias transfusões peri e pós-operatórias (Figura 12.32).[54]

Síndrome da dor peritrocantérica | Bursite trocantérica e doenças da banda iliotibial

Doenças relacionadas com a banda iliotibial

Ressalto do quadril (snapping hip)

Trata-se de um estalido ou sensação de ressalto no quadril durante os movimentos da articulação em que a banda iliotibial passa para a frente e para trás em relação ao trocanter maior. Essa subluxação ocorre ao andar e ao rotacionar e fletir o quadril. Muitas vezes, o paciente consegue produzir espontaneamente a subluxação. O paciente pode ter a impressão de que a articulação "sai fora do lugar", causando-lhe preocupação. O tratamento consiste em informação sobre a origem do quadro, que não produz danos ou evolui para incapacidade, e aconselhamento para evitar atividades que agravam o problema e as manobras provocativas do ressalto. Quando de bursite dolorosa, o tratamento com infiltração, anti-inflamatórios, terapia física com ultrassonografia e alongamentos pode oferecer alívio. A necessidade de tratamento cirúrgico é rara e realizada com tenotomia da fáscia lata em casos incapacitantes (Figura 12.33).

Síndrome da banda iliotibial proximal

Lesão de sobrecarga no quadril, ocorre em praticantes de esporte de impacto, mais comumente em atletas do sexo feminino, principalmente corredoras. Trata-se de uma variante da bursite trocantérica em que o ponto doloroso se localiza no tubérculo ilíaco, irradiando-se para a coxa. A dor pode ser agravada com adução e rotação externa forçada. O exame radiográfico tem pouca valia, mas a RM é diagnóstica e mostra aumento de sinal em T2 na origem da banda iliotibial no ilíaco. O tratamento consiste em interrupção da atividade física, repouso, fisioterapia com alongamentos e medicação anti-inflamatória.[55,56]

Bursite trocantérica

Atualmente, conceitua-se a bursite trocantérica como síndrome da dor peritrocantérica, que inclui a sensibilidade sobre a bursa do grande trocanter, que se acompanha de processo

Figura 12.32 Radiografia mostra quadril com doença de Paget, fratura e fixação com haste metálica. Observar o acometimento de toda a pelve e dos fêmures.

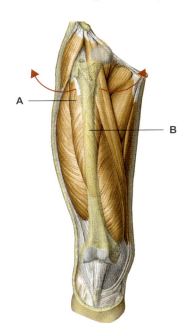

Figura 12.33 A fáscia lata vai para trás (**A**) e para a frente (**B**) do grande trocanter, dando um ressalto. Adaptada de Wolf-Heidegger. Atlas de anatomia. 6.ed. Guanabara Koogan, 2006.

inflamatório e eventualmente calcificação da bursa. Há também processo degenerativo dos músculos glúteo mínimo e médio. Notam-se também esclerose, eburnificação óssea local e espessamento com inflamação do trato iliotibial. Essa nova denominação visa a incluir na síndrome as dores e alterações fisiopatológicas relacionadas com as diversas estruturas que podem dar origem às dores, como tendões, músculos, bursas, fáscia e distúrbios ósseos.

As bursas são tecidos conjuntivos frouxos contidos em espaços virtuais ou espaços preenchidos com fluidos cujas paredes são formadas por um tecido do tipo sinovial. Ficam entre a fáscia ou tendão e o osso. Têm a função de reduzir a fricção entre as estruturas adjacentes. Há inúmeras bursas ao redor do quadril, porém a mais sintomática é a trocantérica. As bursas tornam-se inflamadas em decorrência de trauma, atividade repetitiva ou como parte de uma artrite inflamatória. Ocorre em indivíduos idosos e de meia-idade, geralmente mulheres. Em atletas, está relacionada com corredores de longas distâncias. A dor se manifesta na região trocantérica, com irradiação para o joelho e na face lateral da coxa. Essa irradiação nunca atinge os pés, o que possibilita diferenciá-la de uma lombociatalgia. A dor é agravada ao se levantar de uma posição sentada ou após caminhadas e ao subir escadas. Pode haver dor noturna e o paciente não consegue deitar-se sobre o lado acometido (Figura 12.34).

Exame físico

A sensibilidade localizada sobre o trocanter maior, em sua porção lateral e posterior, é um achado essencial e sugere acometimento da bursa. Pontos sensíveis acima e anterior ao grande trocanter surgem pela tendinite glútea ou pela síndrome da banda iliotibial. A dor à rotação externa é um achado comum; não é frequente na rotação interna (Figura 12.35).

Diagnóstico diferencial e exames de imagens

As radiografias do quadril são importantes para afastar doença articular e fraturas e, também, mostrar calcificações e saliências ósseas no nível do trocanter maior. A RM pode confirmar um diagnóstico de dúvida em bursite trocantérica e também outras doenças do espaço peritrocantérico, como tendinose dos glúteos médio e mínimo, e rupturas tendíneas (Figura 12.36). O diagnóstico diferencial da bursite trocantérica deve incluir hérnia de disco, lombociatalgia, síndrome do piriforme, ressalto do quadril, síndrome da banda iliotibial proximal, OA do quadril, fraturas do trocanter e tumores metastáticos. Entre os aspectos relevantes que devem ser considerados no diagnóstico diferencial, estão:

- Hérnia de disco lombar: a dor simula bursite trocantérica quando se trata de hérnia discal comprimindo as raízes de L3 ou L4. Isso resulta de superposição de dermátomos correspondentes ao trato iliotibial e à região lombar. As alterações de sensibilidade, força muscular e reflexos associadas à RM podem auxiliar na diferenciação dos diagnósticos
- OA do quadril: o exame físico pode diferenciar o diagnóstico pela existência de rotação interna e abdução diminuída à mobilização do quadril. A radiografia simples confirma o diagnóstico
- Quadril em ressalto ou estalante (*snapping hip*): estalo ou ressalto, em geral sentido e ouvido pelo paciente e pelo médico, facilita o diagnóstico. O diagnóstico clínico é importante, pois o paciente tem a impressão de que a "junta saiu fora do lugar" e, em geral, receio de que se trate de problema muito grave
- Síndrome do piriforme: a dor é mais posterior, no nível dos pontos ciáticos, tem irradiação para a perna e se agrava após atividades físicas. O diagnóstico clínico é difícil. A RM e a eletroneuromiografia podem ajudar, mas nem sempre são definitivas para estabelecer o diagnóstico.

Tratamento clínico

A infiltração de corticosteroide pode produzir um efeito relevante em casos iniciais e em fases agudas. Contudo, uma avaliação mais tardia mostra que o tratamento alternativo com medicação e fisioterapia oferece resultados similares.[57] Outros cuidados clínicos consistem em retirar a causa sempre que possível, restringindo algumas atividades, como caminhadas, exercícios repetitivos, musculação, utilização excessiva de escadas, uso de colchão muito duro, entre outras. Podem ser usados anti-inflamatórios não hormonais, além de compressas locais de contraste com gelo e calor, fisioterapia e exercícios de

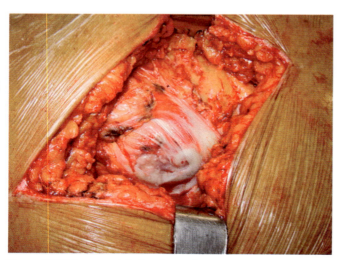

Figura 12.34 Aspecto cirúrgico de uma bursite trocantérica com ebonização óssea e degeneração da musculatura glútea.

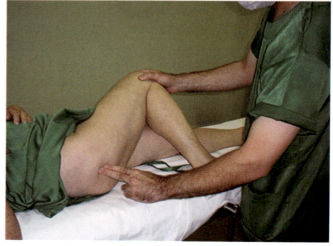

Figura 12.35 Exame físico em bursite trocantérica mostra dor durante a adução e a palpação da porção superoposterior do trocanter maior.

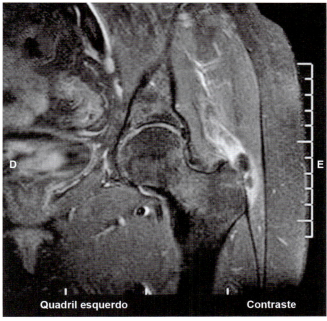

Figura 12.36 Ressonância magnética mostra evidência de bursite trocantérica com aumento de sinal em T2.

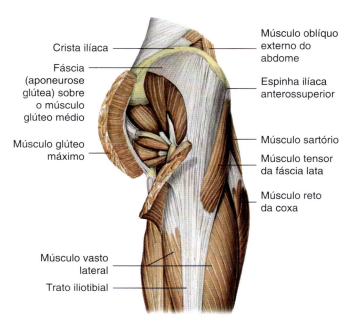

Figura 12.37 Técnica de Zoltan. Aspecto esquemático da cirurgia para bursite trocantérica, com ressecção em elipse da fáscia lata a fim de diminuir a pressão sobre o trocanter maior. Adaptada de Wolf-Heidegger. Atlas de anatomia. 6.ed. Guanabara Koogan, 2006.

alongamento. O tratamento com ondas de choque (ondas de choque extracorpóreas de baixa energia) é eficiente em vários tipos de tendinopatias.[58]

Tratamento cirúrgico

O tratamento cirúrgico da bursite trocantérica é reservado aos casos refratários ao tratamento conservador. O tratamento cirúrgico convencional com desbridamento e escarificação do tecido desvitalizado da bursa, em geral, não dá resultado porque não retira a causa mecânica da doença.

Esses procedimentos podem abordar diferentes aspectos do problema conforme a visão do cirurgião:

- Osteotomia de ressecção de fatia do grande trocanter. O procedimento diminui a saliência lateral do trocanter, diminuindo o atrito com a fáscia lata[59]
- Ressecção de elipse da fáscia iliotibial na região do trocanter e bursectomia. O procedimento evita o atrito entre o trocanter e a fáscia lata (Figura 12.37)[60]
- Liberação da fáscia lata com incisão em T com excisão da bursa, aliviando-se o atrito fáscia-trocanter[61]
- Alongamento distal da fáscia lata tipo Z para bursite, afrouxando a banda iliotibial.[62]

Em geral, esses procedimentos promovem a melhora de bursites recidivantes e crônicas que não mais respondem a medicação, infiltração ou fisioterapia. Caracterizam-se por pequena agressão ao organismo, com tempo cirúrgico curto e pequena morbidez, permitindo ao paciente deixar o hospital no dia seguinte ao pós-operatório, deambulando.

A RM tem possibilitado diagnosticar lesões musculares e tendíneas antes negligenciadas e que podem ser reparadas no mesmo procedimento. Essa técnica alternativa pode ser feita aberta ou via artroscópica utilizando-se âncoras para reinserção tendínea. Na falha do tratamento, sempre considerar outras possibilidades etiológicas, como fraturas ocultas e tumores metastáticos.[63,64]

Osteopetrose do quadril

A osteopetrose, também conhecida como doença de Albers-Schonberg ou ósseos marmóreos, é uma doença do sistema esquelético em que a falha da reabsorção osteoclástica e condroplástica torna os ossos mais densos. Apesar de densos, os ossos são também frágeis e propensos a fraturas.

As radiografias dos quadris mostram ossos densos, sem espaço intramedular. O tipo benigno ou tardio é o mais frequente, proporcionando vida adulta próxima do normal, enquanto a forma congênita ou maligna é mais rara e, geralmente, o indivíduo não chega à vida adulta. A osteopetrose acomete com frequência o quadril, articulação na qual alterações anatômicas degenerativas e fraturas com suas graves sequelas são mais incapacitantes.

A OA secundária do quadril é comum nesses pacientes em sua fase adulta. Há evidência de que a densidade aumentada do osso subcondral seja responsável pelo processo degenerativo articular. Pode haver luxações do quadril e desenvolvimento de varismo importante dos quadris com sequelas funcionais. As fraturas resultam em grandes dificuldades para os cirurgiões, já que as consolidações são lentas e com tendência para desvios angulares. O tratamento cirúrgico da OA, das deformidades e fraturas e de suas sequelas apresenta grandes desafios para os ortopedistas. O osso é frágil, entretanto muito duro e quebradiço, e as brocas para colocação dos implantes perfuram com dificuldade o osso com osteopetrose exigindo brocas de aço especiais. Em fase avançada da OA, quando de distúrbios articulares importantes, há necessidade de próteses de substituição articular. Nessas circunstâncias, a dureza e a fragilidade do osso ocasionam problemas técnicos; a ausência de camada medular do canal femoral torna a artroplastia total do quadril tecnicamente difícil, com tendência a complicações diversas.

A osteomielite pós-cirúrgica é comum pela vascularização deficiente e a resposta imune prejudicada, observada nos ossos longos, apesar de mais comum na mandíbula. Ainda não existe um tratamento eficaz para a osteopetrose. Relatos sugerem que dose elevada de vitamina D com dieta pobre em cálcio poderia ativar os osteoclastos. Tratamentos com transplante de medula óssea e interferon têm sido relatados (Figura 12.38).[65]

Displasia do quadril adulto

Uma das causas mais frequentes de OA no adulto jovem são sequelas de displasia do desenvolvimento do quadril. Os casos leves de displasia não apresentam sintomas e não há nenhuma diferença entre eles e os que não apresentam a doença. Porém, em casos moderados e graves, os problemas são múltiplos e relacionados com deformidades ósseas, de partes moles, encurtamentos musculares, obliquidade pélvica e lordose lombar.

A displasia pode ser observada em torno de 20% dos adultos jovens com OA do quadril e classificada em três tipos, segundo Hartofilakidis (Figuras 12.39 e 12.40):[66]

- Quadril displásico: a cabeça femoral está contida dentro do acetábulo original, apesar do grau de subluxação
- Luxação baixa: a cabeça femoral articula com um falso acetábulo que cobre parcialmente o verdadeiro em grau variável
- Luxação alta: a cabeça femoral está completamente fora do acetábulo verdadeiro e com migração superior e posterior em grau variável.

O tratamento deve avaliar a gravidade da displasia conforme a classificação e utilizar procedimentos de reconstrução, como osteotomias femorais e osteotomias periacetabulares do tipo Ganz, e procedimentos de salvação, como osteotomias femorais de apoio do tipo Shanz ou osteotomias de pelve com capsuloplastia do tipo Chiari. Finalmente, existe a reconstrução protética, como as artroplastias totais do quadril, em que são necessários encurtamentos femorais e enxertos ósseos para aumentar a superfície acetabular. Trata-se de procedimentos complexos que exigem planejamento adequado (ver Figuras 12.39 e 12.40).[67]

Condromatose sinovial do quadril

A condromatose sinovial é uma metaplasia benigna da cartilagem sinovial que dá origem à formação de corpos livres no espaço articular. Acomete mais os homens, é mais comum na 3ª e na 5ª década, sendo, em geral, monoarticular e acometendo o quadril em 15% dos casos.

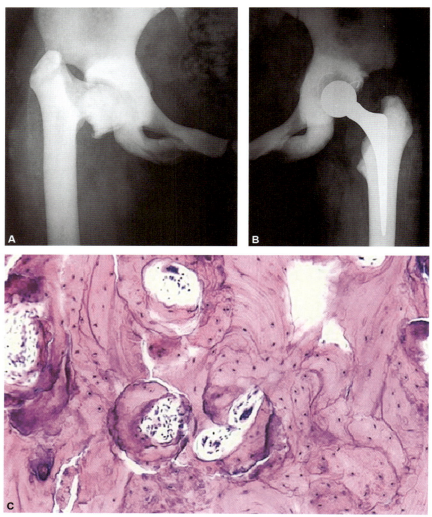

Figura 12.38 Radiografias evidenciando: rara doença de osteopetrose no quadril direito com bastante aumento da densidade óssea e degeneração articular (**A**) e cirurgia de prótese total do quadril esquerdo, cimentada para osteopetrose em decorrência de degeneração articular avançada (**B**). **C.** Osso esclerótico na região metafisária do fêmur.

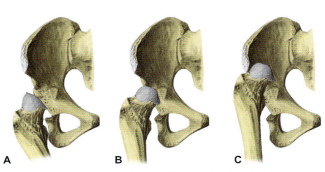

Figura 12.39 Classificação de Hartofilakidis: displasia (**A**), luxação baixa (**B**) e luxação inveterada alta (**C**). Adaptada de Wolf-Heidegger. Atlas de anatomia. 6.ed. Guanabara Koogan, 2006.

A apresentação clínica é insidiosa e os sintomas iniciais compreendem dor e limitação da mobilidade articular. As radiografias simples podem não definir o diagnóstico, o qual, no entanto, é confirmado com RM. O tratamento consiste na remoção dos corpos livres dentro das articulações. Até recentemente, a remoção cirúrgica era feita por artrotomia aberta, todavia, com a evolução técnica da artroscopia do quadril, esse método é hoje o mais indicado por ser menos agressivo e ter reabilitação mais rápida.

A evolução natural da doença sem a remoção dos corpos livres articulares leva a extensas erosões degenerativas da cartilagem com rigidez articular e até mesmo luxação patológica. Nos casos graves, está indicada a realização de cirurgia de artroplastia total de quadril (Figura 12.41).[68]

Dor glútea profunda | Síndrome do piriforme

A dor glútea profunda é uma afecção frequente e de diagnóstico difícil com tratamento controverso. A principal fonte do problema refere-se ao conflito entre as diferentes estruturas que interagem com o nervo ciático nesse nível. O nervo ciático está posicionado superficialmente sobre os rotadores externos e profundamente sob o piriforme. A síndrome é mais frequente quando há alterações anatômicas que tornam o nervo mais suscetível a compressões. Essas alterações ocorrem em cerca de 15% de todos os indivíduos em relação ao padrão usual (Figura 12.42). A síndrome glútea profunda pode apresentar alguns sintomas e sinais sugestivos:

- Trauma na região glútea ou em exercícios repetitivos e de impacto
- Dor na região sacroilíaca ou nos pontos ciáticos superiores
- Dor ao inclinar-se ou abaixar-se
- Massa palpável no músculo piriforme
- Parestesia na área sensitiva do nervo
- O paciente evita sentar-se do lado acometido
- Dor à rotação interna, flexão e adução.

O tratamento é clínico com fisioterapia, exercícios de alongamento, crioterapia, TENS, ultrassonografia, medicação anti-inflamatória e infiltração de anestésico e corticosteroide. Na falha do tratamento conservador, está indicado o tratamento cirúrgico, que consiste na exploração do trajeto do nervo evidenciando possíveis compressões pelo músculo piriforme ou aderências cicatriciais. A ressecção do músculo pode ser necessária.[69]

Meralgia parestésica

Consiste na compressão do nervo cutâneo femoral lateral no nível da sua saída da pelve, junto da espinha ilíaca anterossuperior. A sintomatologia consiste em dor irradiada na face lateral da coxa e disestesia. O paciente relata dormência, queimação e graus variados de dor. O distúrbio é sensitivo e não há perda motora. São diversas causas, entre elas obesidade, cinto ou calça apertada, cirurgia no local e trauma. Muitas vezes, a lesão cirúrgica é esperada, como na fratura de acetábulo no acesso ilioinguinal. No pré-operatório de fraturas de acetábulo, o paciente deve ser informado de que poderá apresentar lesão cirúrgica desse nervo quando se faz esse acesso.

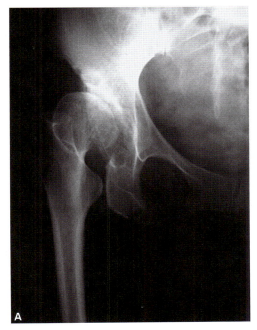
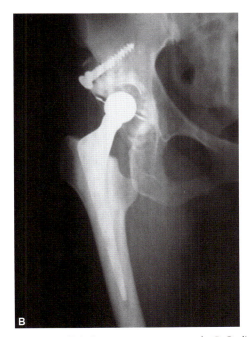

Figura 12.40 A. Radiografia evidenciando displasia do quadril direito grau II de Hartofilakidis com artrose avançada. **B.** Radiografia da cirurgia de prótese total do quadril cimentada com enxerto ósseo da cabeça femoral e fixada com dois parafusos para corrigir a insuficiência acetabular.

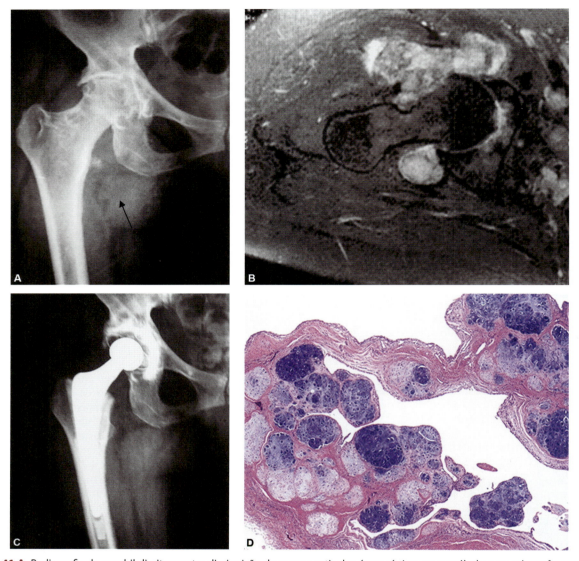

Figura 12.41 A. Radiografia de quadril direito mostra diminuição do espaço articular, áreas císticas no acetábulo e na cabeça femoral, nódulos extra-articulares, com invasão das partes moles. **B.** Ressonância magnética mostra imagens de nódulos cartilaginosos intra e extra-articulares. Os nódulos podem ser calcificados ou não mineralizados. **C.** Artroplastia total do quadril para doença avançada. **D.** Histologia mostra sinovial com tecido cartilaginoso não mineralizado e calcificado.

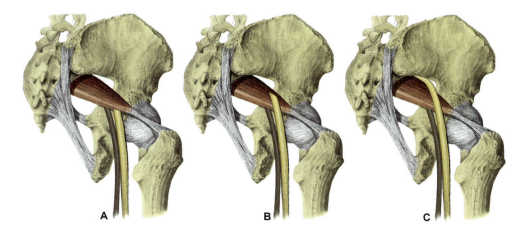

Figura 12.42 A. Nervo ciático, em sua apresentação mais comum, sob o músculo piriforme. **B** e **C.** As duas variantes podem promover sintomas de dor e parestesia com mais frequência. Adaptada de Wolf-Heidegger. Atlas de anatomia. 6.ed. Guanabara Koogan, 2006.

Clínica

Os sintomas são exclusivamente sensitivos, como dor, disestesia, às vezes anestesia e queimação. Podem surgir em atletas do sexo feminino em virtude de acrobacias com pernas abduzidas, ou em corredores, ou mesmo por compressão relacionada com tumores abdominais e pélvicos. No exame físico, pode haver dor à compressão do nervo e distúrbio de sensibilidade da área inervada por ele (Figura 12.43).

O diagnóstico diferencial inclui neuropatia periférica, diabetes, artrite do quadril, tumor intra-abdominal, hérnia discal e bursite trocantérica.

Patogênese

O nervo femorocutâneo ou femorocutâneo lateral inerva a região anterolateral da coxa. É formado pelas segundas e terceiras raízes lombares, passa ao lado do músculo psoas e ilíaco e corre junto da espinha ilíaca anterossuperior, passando sob o ligamento inguinal em 75% dos casos. Pode haver variações, sendo as mais comuns a que passa dentro do ligamento ou acima dele. O nervo torna-se mais vulnerável nessas variações.

Tratamento

Deve-se avaliar a causa e tentar removê-la: mudança de atividade física, roupas mais frouxas e perda de peso em caso de obesidade. Pode ser feita infiltração com anestésico e cortisona. O tratamento cirúrgico está indicado em caso de falha do tratamento conservador por meio de uma neurólise.[70]

Sinovite vilonodular pigmentada

Trata-se de uma condição proliferativa da membrana sinovial caracterizada pela inflamação e depósito de hemossiderina na sinóvia. O envolvimento monoarticular é mais comum e acomete o joelho em 75% dos casos e o quadril em 15% dos casos. Esse envolvimento pode ser localizado ou difuso. A forma localizada tem acometimento focal da sinóvia tanto em massas nodulares quanto pediculada. A forma difusa afeta toda a sinóvia. A forma localizada tem um prognóstico excelente e uma taxa de recidiva baixa, quando tratada cirurgicamente. A forma difusa, mais comum, tem uma taxa de recidiva relatada de até 46%. O tipo difuso é mais grave, com edema, disfunção e processos inflamatórios mais pronunciados. Por seu padrão de crescimento acentuado, pode erodir o osso e o tecido articular adjacente. A etiologia no tipo difuso pode sugerir uma neoplasia, apesar de não haver atipia celular ou atividade mitótica. Atualmente, não há dado conclusivo para substanciar a etiologia como inflamatória, oncológica ou traumática.[71,72]

A clínica mostra acometimento das grandes articulações sem preferência de sexo. O curso clínico é lento, insidioso, com dor, edema e rigidez articular. Às vezes, é erroneamente diagnosticada como artrite reumatoide, artrose precoce ou desarranjo interno da articulação. Pode haver, em uma fase mais adiantada, bloqueios e falseios. O diagnóstico em geral não é possível com as radiografias, que podem apresentar diminuição do espaço articular e erosões periarticulares. A modalidade de escolha para o diagnóstico é a RM, que também possibilita definir a extensão da doença. Os achados típicos mostram uma massa nodular periarticular ou sinovial. O alto conteúdo de hemossiderina faz a massa aparecer pontilhada ou com baixo sinal em T1 e T2. A sinovite vilonodular localizada pode ser tratada por sinovectomia artroscópica que raramente recidiva e pode prevenir a artrose secundária.

Em casos de sinovite vilonodular difusa, uma abordagem cirúrgica aberta está indicada, pois a artroscópica apresenta alto índice de recidiva. De qualquer maneira, a doença difusa, além do risco de recidiva, dá um resultado funcional pior. A cirurgia aberta para sinovectomia em uma articulação toda infiltrada é um procedimento cirúrgico complexo. Muitas vezes, a ressecção é incompleta, exigindo procedimentos repetidos. O uso da irradiação adjuvante é ainda objeto de debate. Em casos de recidiva persistente ou de artrose avançada, deve-se indicar artroplastia total do quadril (Figura 12.44).[71,72]

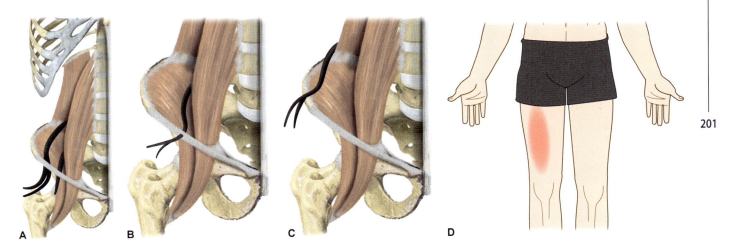

Figura 12.43 A. Nervo musculocutâneo lateral em sua posição mais comum sob o ligamento inguinal. **B a D.** As variantes do nervo podem ser comprimidas com mais frequência. Adaptada de Wolf-Heidegger. Atlas de anatomia. 6.ed. Guanabara Koogan, 2006.

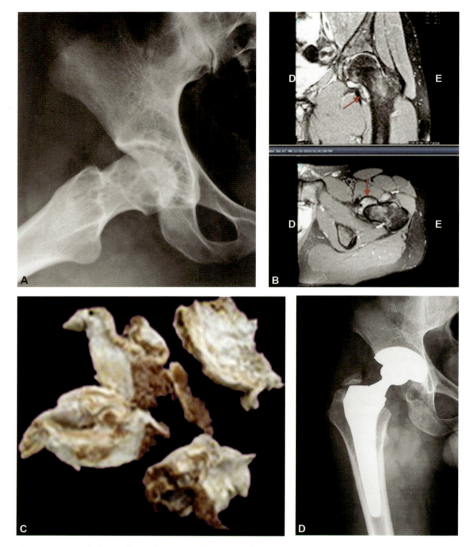

Figura 12.44 A. Radiografia mostra quadril com áreas de erosão óssea envolvendo acetábulo e cabeça femoral. **B.** Ressonância magnética mostra áreas de proliferação sinovial, com margens lobuladas, sinal de baixa intensidade e efeito "florido" decorrente de deposição de hemossiderina. **C.** Aspecto macroscópico da sinovial espessa com nódulos múltiplos. A cor marrom-escura resulta da deposição de hemossiderina. **D.** Tratamento realizado com sinovectomia ampla e artroplastia total do quadril decorrente da grave destruição articular.

REFERÊNCIAS BIBLIOGRÁFICAS

1. Guedes EC, Dias GD. Anatomia clínica do quadril e pelve. In: Gomes LSM. O quadril. São Paulo: Atheneu; 2010. p. 27-37.
2. Pina Cabral F et al. Quadril e pelve do adulto. In: Barros Filho TEP, Lech O. Exame físico em ortopedia. São Paulo: Sarvier; 2001. p. 213-25.
3. Trendelenburg F. Trendelenburg's test: 1895. Clin Orthop Relat Res. 1998;355:3-7.
4. Cabrita HB, Gomes LSM. Síndrome do impacto femoroacetabular. In: O quadril. São Paulo: Atheneu; 2010. p. 369-91.
5. Fayad TE et al. Femoroacetabular impingement. Bone Joint J. 2013:95B(suppl A):26-30.
6. Ganz R et al. Femoroacetabular impingement: a cause for osteoarthritis of the hip. Clin Orthop Relat Res. 2003;417:112-20.
7. Vassalo CC et al. Impacto femoroacetabular. Rev Min Ortop Traumat. 2014;5:43-8.
8. Nepple JJ et al. Clinical diagnosis of femoral impingement. J Am Acad Orthop Surg. 2013;21(Suppl. 1):S16-9.
9. Nepple JJ et al. Diagnostic imaging of femoroacetabular impingement. J Am Acad Orthop Surg. 2013;21(Suppl. 1):S20-6.
10. Queiroz RD. Artrose do quadril. In: Cohen M. Tratado de ortopedia. São Paulo: Roca; 2007. p. 335-49.
11. Charnley J. Low friction arthroplasty of the hip. Berlin: Springer; 1979. p. 20-4.
12. Pearson JR, Riddell DM. Idiopathic osteoarthritis of the hip. Ann Rheum Dis. 1960;21:31.
13. Bombelli R. Biomechanical interpretation of X rays of the hip. In: Bombelli R. Joint structure and function in normal and abnormal hips. Berlin: Springer; 1993. p. 3-55.
14. Mendes DG. Intertrochanteric osteotomy for degenerative hip disease. Clin Orthop Relat Res. 1975;106:60-74.
15. Gahramanov A et al. Functional results in periacetabular osteotomy: is it possible to obtain normal gait after the surgery? Hip Int. 2017;27:449-54.
16. Santore RF et al. Pelvic and femoral osteotomy in treatment of hip disease in the young adult. Hip Instr Course Lect. 2006; 55:131-44.
17. Erivan R et al. The Muller self-locking cemented total hip prothesis with polyethylene liner: after twenty years, what did they become? Int Orthop. 2017;41:47-54.
18. Langlois J et al. A randomized controlled trial comparing highly cross-linked and contemporary amnealed polyethylene

after a minimal eight-years follow- up in total hip arthroplasty using cemented acetabular components. J Bone Joint Surg. 2015; 97B:1458-62.

19. Studers P et al. Ten to fifteen-year clinical and radiographic follow-up with a third-generation cementless stem in a young patient population. Int Orthop. 2016;40:465-71.

20. White PB et al. Ceramic-on polyethylene: the experience of the Ranawat Orthopaedic Center. Semin Arthroplasty. 2013; 24:206-10.

21. Tibrewal S et al. The effect of a manufacturer recall on the threshold to revise a metal on metal hip. Int Orthop. 2014;38:2017-20.

22. Mont MA et al. Nontraumatic osteonecrosis of the femoral head: ten years later. J Bone Joint Surg. 2006;88A:1117-32.

23. Drumond SN. Osteonecrose da cabeça femoral. In: Pardini Jr AG, Souza JMG. Clínica ortopédica. Rio de Janeiro: Medsi; 2001. p. 999-1020.

24. Yoon BH et al. Alcohol intake and risk of osteonecrosis of the femoral head in Japanese populations: a dose-response meta-analysis of case-control studies. Clin Rheumatol. 2017; 36(11):2517-24.

25. Wen Z et al. Influence of cigarette smoking on osteonecrosis of the femoral head (ONFH): a systematic review and meta-analysis. Hip Int. 2017;27(5):425-35.

26. Sadat-Ali M. Avascular necrosis of the femoral head in sickle cell disease. An integrated classification. Clin Orthop Relat Res. 1993;290:200-5.

27. Cui L et al. Multicentric epidemiologic study on six thousand three hundred and ninety five cases of femoral head osteonecrosis. Int Orthop. 2016;40:267-76.

28. Drumond SN et al. A etiologia na osteonecrose da cabeça femoral. Acta Ortop Bras. 1998;6:94-100.

29. Fukushima W et al. Nationwide epidemiologic survey of idiopathic osteonecrosis of femoral head. Clin Ortop Relat Res. 2010;468:2715-24.

30. Drumond SN, Drumond FCF. Osteonecrose do quadril: aspectos clínicos patológicos, imagens e tratamento. In: Alves Júnior WM, Fernandes TD. Programa de atualização em traumatologia e ortopedia (PROATO). Porto Alegre: Artmed; 2006. p. 121-60.

31. Drumond SN et al. A bilateralidade na osteonecrose da cabeça femoral. Rev Bras Ortop. 1998;33:765-8.

32. Ficat RP. Idiopathic bone necrosis of femoral head. J Bone Joint Surg. 1985;67B:3-9.

33. Ohzono K et al. Natural history of nontraumatic avascular necrosis of the femoral head. J Bone Joint Surg Br. 1991;73:68-72.

34. Drumond SN, Silva AL. Fatores prognósticos no tratamento da osteonecrose da cabeça femoral. 1998;33:223-9.

35. Yu T et al. Prediction of osteonecrosis collapse of the femoral head based on the proportion of the proximal sclerotic rim. Int Orthop. 2015;39:1045-50.

36. Polesello G et al. Importância do diagnóstico da fratura subcondral da cabeça do fêmur, suas diferenças com a necrose avascular e seu tratamento. Rev Bras Ortop. 2009;44:102-5.

37. Raipura A et al. Medical management of osteonecrosis of the hip. Hip Int. 2011;21:285-92.

38. Nagasawa K et al. Prevention of steroid-induced osteonecrosis of femoral head in systemic lupus erythematosus by anti-coagulant. Lupus. 2006;15:354-7.

39. Drumond SN et al. Tratamento da necrose isquêmica não traumática da cabeça femoral. Rev Bras Ortop. 1993;28:477-82.

40. Drumond SN et al. Osteonecrose da cabeça femoral. In: Gomes LSM. O quadril. São Paulo: Atheneu; 2010. p. 409-21.

41. Zhang X et al. Early failures of porous tantalum osteonecrosis implants: a case series with retrieval analysis. Int Orthop. 2016;40:1827-34.

42. Tanzer M et al. Histopathologic retrieval analysis of clinically failed porous tantalum osteonecrosis implants. J Bone Joint Surg Am. 2008;90:1282-9.

43. Issa K et al. Osteonecrosis of the femoral head. The total hip replacement solution. J Bone Joint Surg. 2013;95B:46-50.

44. Bernabé AC, Drumond SN. Quadril reumatoide. In: Pardini Jr AG, Souza JMG. Clínica ortopédica. Rio de Janeiro: Medsi; 2004. p. 131-45.

45. Oliveira RDR, Louzada JRP. Medicamentos biológicos. In: Carvalho MAP et al. Reumatologia: diagnóstico e tratamento. 4.ed. São Paulo: Guanabara Koogan; 2014. p. 668-83.

46. Titton DC et al. Brazilian biologic registry: BiobadaBrasil. Rev Bras Reumatol. 2011;51:152-60.

47. Singh JA et al. Risk of serious infection in biological treatment of patients with rheumatoid arthritis: a systematic review and meta-analysis. The Lancet. 2015;386(9990):258-65.

48. Tande AJ, Patel R. Prosthetic joint infection. Clin Microbiol Rev. 2014;27(2):302-45.

49. Parvizi J. Proceedings of the international consensus on periprothetic joint infection. Bone Joint J. 2013;95-B(11):1450-2.

50. Barack RL. The infected arthroplasty: current concepts in joint replacement. Winter Meeting. 2013. p. 139-40.

51. Cats-Baril W et al. International Consensus on Periprothetic Joint Infecction. Clin Orthop Relat Res. 2013;4:4065-75.

52. Drumond SN, Pinto SM. Artroplastia total do quadril em espondilite anquilosante. Rev Bras Reumat. 1981;21:78-82.

53. Drumond SN et al. Osteoporose transitória do quadril: uma perspectiva de tratamento e mudança na historia natural da doença. Rev Bras Ortop. 1999;34:81-4.

54. Albieri AJ, Albieri AD. Doença de Paget. Rev Clin Ortopédica. 2003;4:355-68.

55. Falótico GG et al. Síndrome da banda iliotibial proximal: relato de caso. Rev Bras Ortop. 2013;48(4):374-6.

56. Sher I et al. Proximal iliotibial band syndrome: what is it and where is it? 2011;40(12):1553-6

57. Brinks A et al. Corticosteroid injection for trochanteric pain syndrome: a randomized controlled trial in primary care. Ann Fam Med. 2011;9:226-34.

58. Furia JP et al. Low energy extracorporeal shock wave therapy as a treatment for greater trochanteric pain syndrome. Am J Sports Med. 2009;9:1806-13.

59. Govaert LH et al. Trochanteric reduction osteotomy as a treatment for refractory trochanteric bursitis. J Bone Joint Surg. 2003;85:199-203.

60. Zoltan DJ et al. A new operative approach to snapping hip and refractory trochanteric bursitis in athletes. Am J Sports Med. 1986;14:201-4.

61. Brooker A. The surgical approach to refractory trochanteric bursitis. The Johns Hopkins Med J. 1979;145:98-100.

62. Pretell J et al. Distal fascia lata lengthening: an alternative surgical technique for recalcitrant trocanteric bursitis. Int Orthop. 2009;33:223-7.

63. Fox JL. The role of arthroscopic bursectomy in the trochanteric bursitis. Arthroscopy. 2002;18:E34.

64. Davies H et al. Surgical repair of chronic tears of hip abductor mechanism. Avon Orthop Center. 2009;19:372-6.

65. Waisberg G, Santili C. Osteopetrose. Rev Clin Ortopédica. 2003; 4:405-8.

66. Yannakopoulos CK et al. Reliability and validity of Hartofilakidis classification system of congenital hip disease in adults. Int Orthop. 2009;33:353-8.

67. Roos BD et al. Artroplastia total do quadril em pacientes portadores de displasia do desenvolvimento do quadril. Rev Bras Ortop. 2011;46:43-9.

68. Caresale PG. Tumores dos tecidos moles e condições não neoplásicas simulando tumores ósseos. In: Crenshaw AH. Cirurgia ortopédica de Campbell. São Paulo: Manole; 1996. p. 305-30.

69. Polesello GC et al. Dor glútea profunda. Rev Bras Ortop. 2011;46:56-63.

70. Snider RK. Encarceramento do nervo cutâneo femoral lateral. In: Tratamento das doenças do sistema músculo esquelético. São Paulo: Manole; 2000. p. 286-8.

71. Tyler WK et al. Sinovite vilonodular pigmentada. J Am Acad Orthop Surg. 2006;14:376-85.

72. Heijden LVD et al. Pigmented villonodular synovits: a crowd-sourcing study of two hundred and seventy two patients. Int Orthop. 2016;40:459-68.

13 Joelho

Marco Antonio Percope de Andrade • Guilherme Moreira de Abreu e Silva

INTRODUÇÃO

O joelho é a maior articulação sinovial do corpo humano. Pode ser classificado como uma articulação tipo dobradiça (fêmur em relação à tíbia) e em sela (patela em relação ao fêmur). Os movimentos de flexão e extensão ocorrem entre 150° (flexão) e 10° (extensão). Entretanto, movimentos de rotação e rolamento femorotibial ocorrem associadamente, somando complexidade mecânica ao movimento.[1]

O joelho é formado pelos côndilos femorais medial e lateral e pelo planalto tibial. A patela, o maior osso sesamoide do corpo humano, articula-se com a tróclea femoral, região aplainada do fêmur. Compõe ainda o joelho e a articulação tibiofibular proximal.

O côndilo femoral medial é mais longo e largo que o lateral. O planalto tibial lateral é convexo e o medial, côncavo. A relação óssea femorotibial resulta no alinhamento mecânico do joelho, considerado normal entre 5° e 6° de valgo. A maior parte da superfície óssea é preenchida por cartilagem hialina, composta de matriz condral proteica – principalmente proteoglicanos e colágeno (predominantemente tipo 2) – além da matriz celular (condrócitos).[2]

Os côndilos femorais, medial e lateral, se unem pela fossa intercondilar femoral, região ocupada pelos ligamentos cruzados anterior e posterior. Os meniscos aumentam a superfície de contato nos compartimentos medial e lateral, diminuindo a pressão na superfície condral. Apresentam também função proprioceptiva, de nutrição condral e de estabilidade secundária (Figura 13.1).[3]

A articulação tibiofibular proximal é fortemente aderida pelos ligamentos interósseos, havendo pouca mobilidade local. A ausência de articulação entre o fêmur e a fíbula diferencia o ser humano dos primatas primitivos, do ponto de vista filogenético.

O joelho representa uma articulação com grande importância no movimento do corpo humano. Frequentemente, é acometido por doenças musculoesqueléticas traumáticas e não traumáticas em decorrência de sua localização no centro do membro inferior, que confere maior vulnerabilidade a lesões, causadas por cargas agudas e crônicas. Esses fatores o fazem suscetível a traumatismos, que envolvem ligamentos, meniscos, cápsula ligamentar, superfície condral e estruturas ósseas. O mecanismo de lesão pode ser direto (trauma contuso) ou indireto (trauma torcional) e, ainda, ser sede de processos degenerativos, sinovites, bursites, lesões musculares, entre outras.

A osteoartrite se dá de forma primária (idiopática) ou secundária – após lesões traumáticas, osteonecrose, doenças reumáticas (p. ex., artrite reumatoide) ou alterações congênitas.

Afecções do quadril e da coluna vertebral podem provocar dor referida no joelho em virtude da mesma origem embrionária das estruturas nervosas que inervam tais regiões, sendo necessária a avaliação minuciosa de todo o membro e do esqueleto axial para diagnóstico diferencial. A região anterior do joelho e da coxa (distal) é inervada pelo nervo femoral, e o dermátomo pertence à raiz de L3. O nervo safeno (raiz de L4) inerva a região anteromedial do joelho e a região proximal da perna. O nervo fibular (raiz de L5) inerva a região lateral do joelho, enquanto o aspecto posterior recebe fibras sensitivas diretas do nervo ciático ou do nervo tibial (raízes de S1 e S2). A cápsula, os meniscos, os ligamentos e a membrana sinovial recebem inervação sensitiva de ramos oriundos do nervo femoral, obturatório, tibial e fibular, causando estímulos aferentes de dor e propriocepção.

A dor no joelho apresenta causas variadas. A cartilagem articular é indolor por não apresentar receptores periféricos. Sua lesão promove dor de maneira indireta em decorrência da exposição do osso subcondral (que apresenta terminações nervosas sensitivas à dor) e da sinovite que a acompanha. O

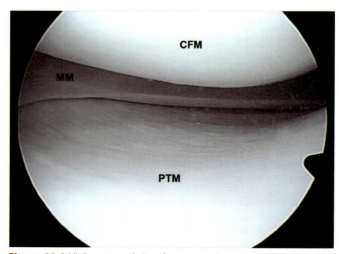

Figura 13.1 Visão artroscópica do compartimento medial do joelho esquerdo, demonstrando o aspecto macroscópico da cartilagem hialina do côndilo femoral medial (CFM) e do planalto tibial medial (PTM). O menisco medial também pode ser evidenciado na imagem (MM).

aumento da pressão intraóssea, a isquemia e as fraturas por insuficiência do osso subcondral também são causas de dor de origem óssea. Os sintomas relacionados com a lesão meniscal ocorrem por tração anormal de sua inserção capsular e por irritação direta das terminações nervosas livres na região capsular meniscal ou por sinovite reacional local. A membrana sinovial torna-se dolorosa na sinovite ou quando se interpõe entre estruturas ósseas, como na plica sinovial ou nas hipertrofias sinoviais localizadas. A cápsula, por sua vez, provoca estímulos nociceptivos pela tração local, sobretudo na região patelar, ou pela distensão nos derrames articulares.

O periósteo apresenta sensibilidade dolorosa, e sua elevação por osteófitos na osteoartrite é fonte de dor. As bursites e as tendinites de tração envolvendo atividades físicas excessivas são também causas de dor no joelho.

A propedêutica complementar deve sempre ser antecedida pela obtenção da história da doença atual detalhada, abrangendo a duração e as características dos sintomas. Na avaliação complementar, deve-se obter radiografias dos joelhos com carga com o intuito de complementar os achados do exame clínico. Radiografias nas incidências anteroposterior, perfil e axial da patela são realizadas como rotina. A incidência de Rosenberg com apoio possibilita avaliar o contato femorotibial em semiflexão, precocemente diminuído na osteoartrite (Figura 13.2).

Avaliação por outros métodos complementares pode ser necessária. Lesões meniscais, condrais e ligamentares são bem visualizadas pela ressonância magnética. Fraturas articulares podem ser mais bem estudadas pela tomografia computadorizada. Os desalinhamentos patelares podem ser estudados por tomografia computadorizada e ressonância magnética. Na avaliação do joelho doloroso, cada patologia – apesar de acometer a mesma articulação – apresenta características peculiares. As síndromes dolorosas podem ser divididas em:

- Dor de origem femoropatelar
- Dor de origem meniscal
- Dor de origem sinovial
- Dor peripatelar
- Dor de origem condral.

DOR DE ORIGEM FEMOROPATELAR

Embora frequente, apresenta-se complexa dos pontos de vista fisiopatológico, diagnóstico e terapêutico. Existem várias denominações que designam a mesma entidade clínica, como dor anterior do joelho, síndrome da hiperpressão patelar, síndrome dolorosa femoropatelar e condromalácia patelar. O termo "condromalácia patelar" surgiu no século 20, proposto por Aleman (1928), com o significado etimológico de

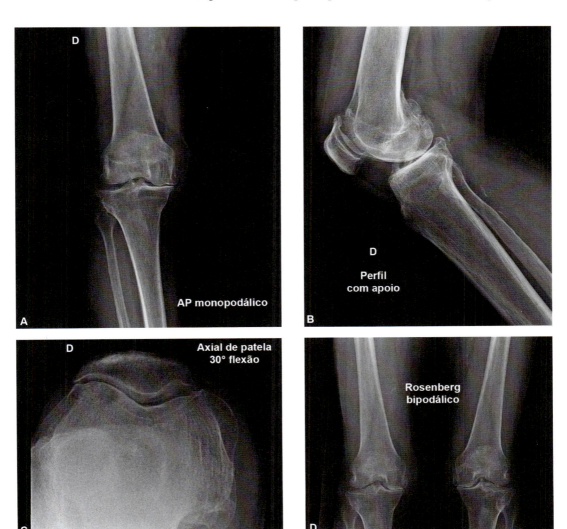

Figura 13.2 Incidências radiográficas para avaliação do joelho. Paciente com osteoartrite tricompartimental do joelho direito com descompensação em varo.

amolecimento da cartilagem.[4] Embora amplamente utilizado, não é adequado, pois esse achado anatômico não é associado ao sintoma de dor ou a outras alterações clínicas. Há pobre correlação entre a condromalácia vista à ressonância magnética e dor.[5] O termo "síndrome dolorosa femoropatelar" também não parece adequado, em virtude da ausência de outros sinais e sintomas para configuração de quadro sindrômico. Portanto, dor femoropatelar parece ser a designação mais correta ao descrever alterações biomecânicas que causam dor na região anterior do joelho.

A articulação femoropatelar promove forças compressivas (em direção à tróclea) em atividades cotidianas – ao subir ou descer escadas, ocorre força vetorial posterior de 3,3 vezes o peso corporal; durante o agachamento, a força vetorial pode chegar a 7,6 vezes o peso corporal; e, na recepção de um salto, até 20 vezes. Portanto, alterações no posicionamento patelar, síndromes de *overuse* ou alterações na percepção (nocicepção) podem manifestar-se como dor. A musculatura anterior e posterior da coxa exerce papel importante no equilíbrio femoropatelar.

Etiologia

Dye criou o conceito de envelope de função para explicar a origem da dor femoropatelar.[6] De acordo com o autor, todas as atividades realizadas por um indivíduo assintomático têm um nível limitado de frequência e de carga. Quando, por algum motivo, esse indivíduo excede a frequência e/ou a carga, ele abandona seu envelope de função, surgindo, com isso, a dor femoropatelar. Essa zona foi definida como zona suprafisiológica, que, quando atingida com frequência, pode levar à falha estrutural (lesão anatômica; Figura 13.3).

O Quadro 13.1 demonstra causas extrínsecas e intrínsecas de perda do envelope de função. Embora a maioria dos pacientes não apresente sinais de desalinhamento do mecanismo extensor, essas alterações, quando existem, predispõem à dor e à instabilidade femoropatelares.[7] Os fatores de desalinhamento descritos são:

- Patela alta
- Aumento do ângulo "Q" (torção femoral interna e tibial externa)
- Hipoplasia do vasto medial oblíquo ou frouxidão dos restritores mediais (ligamento femoropatelar medial)
- Displasia troclear
- Tensão excessiva do retináculo lateral
- Pés planos e pronados.

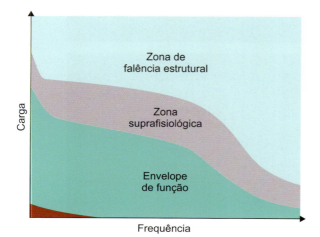

Figura 13.3 Conceito de envelope de função. A zona suprafisiológica se dá quando há aumento da frequência e/ou da carga acima da capacidade funcional do joelho (envelope). Adaptada de Dye, 2005.[6]

Quadro 13.1 Fatores que causam reação nociceptiva e dor anterior articular.

Fatores mecânicos
• Trauma femoropatelar
• Forças intrínsecas excessivas de compressão e tensão; desalinhamento do mecanismo extensor
• Pinçamento de estruturas intra-articulares
• Aumento da pressão intraóssea
• Alterações barométricas
Fatores químicos
• Presença de citocinas (p. ex., substância P)
• Alterações de pH
Neuropatia periférica localizada
• Neuroma sintomático
Causas não relacionadas à articulação femoropatelar
• Dor referida (quadril e coluna lombossacra)
• Dor do membro-fantasma (membro amputado)

Quadro clínico

Os sintomas iniciam-se durante a adolescência, sendo mais comuns no gênero feminino. Estima-se que 13 a 27% das adolescentes apresentem dor femoropatelar.[8] O quadro clínico caracteriza-se por dor que se acentua ao subir e descer escadas ou rampas, na posição sentada prolongada (sinal do cinema), ao agachar e aos esforços físicos. Alguns pacientes relatam falseios, mais frequentes com o joelho em extensão, durante a marcha. Embora o paciente tenha a impressão de aumento de volume articular principalmente ao final do dia, derrame articular não é achado comum.[9]

A palpação da patela é dolorosa, principalmente na faceta medial e na inserção medial do tendão patelar. A dor à palpação deve ser reconhecida pelo paciente como a mesma que o incomoda. Achados de desalinhamento, como patela alta, hipoplasia do vasto medial oblíquo e retináculo lateral tenso, podem existir, embora não necessariamente. Encurtamento da musculatura posterior da coxa, rotadores internos do quadril, tensor da fáscia lata e quadríceps podem estar presentes. O alinhamento "miserável", que consiste em rotação femoral interna e rotação tibial externa, pode ser encontrado em alguns pacientes.

Tratamento

O tratamento da dor femoropatelar é essencialmente clínico, com o objetivo de restabelecer o envelope de função, buscando o melhor alongamento e fortalecimento da musculatura do quadril, da coxa e do joelho. Há comprovação na literatura, com bom nível de evidência, da eficácia desse método no tratamento.[10] Exercícios excêntricos, principalmente em cadeia cinética fechada, devem ser realizados para melhorar o envelope de função, havendo, no entanto, controvérsia sobre os exercícios em cadeia cinética fechada ou aberta.[10-12] A melhora é percebida gradualmente, sendo importante o trabalho de conscientização do paciente sobre seu quadro para manutenção do tratamento. A bandagem patelar e as órteses femoropatelares devem ser avaliadas com cautela pela baixa evidência sobre sua eficácia.[13,14] Os pacientes com pés planos podem se beneficiar de palmilhas corretivas.[15]

Os pacientes que não apresentarem melhora com o tratamento fisioterápico podem ser tratados cirurgicamente, porém a liberação artroscópica do retináculo lateral e a sinovectomia peripatelar apresentam resultados inconstantes.[8] O tratamento da condromalácia não promove alívio dos sintomas e não deve ser realizado de maneira isolada. Realinhamento do mecanismo extensor pode ser necessário em, no máximo, 2% dos pacientes.[9,16]

DOR DE ORIGEM MENISCAL

Existem dois tipos de lesão meniscal: a traumática, típica do adulto jovem, mais comum no gênero masculino; e a degenerativa, comum após a 5ª década de vida e mais usual no gênero feminino.

Na lesão traumática, existe o trauma torcional ou o mecanismo em hiperflexão do joelho, cujo diagnóstico diferencial principal se dá com as lesões ligamentares. O derrame articular, quando ocorre, tem início mais tardio e é de menor monta, quando comparado ao da lesão ligamentar. Ele surge algumas horas após a lesão e seu conteúdo, na maioria das vezes, é inflamatório, diferentemente da lesão ligamentar, precoce, por ser hemorrágica.

A história da lesão meniscal degenerativa é insidiosa, geralmente sem fatores desencadeantes óbvios, como na lesão traumática. Em geral, os pacientes com lesão degenerativa apresentam osteoartrite concomitante. Estima-se que, após os 65 anos, 35% da população apresentará lesão meniscal degenerativa, independentemente de ter sintomas.[17]

Classificação

As lesões meniscais podem ser classificadas de acordo com o seu padrão morfológico em (Figura 13.4):

- Longitudinal vertical
- Horizontal
- Em *flap*
- Degenerativa
- Complexa
- Radial.

Diagnóstico

Após a obtenção da história clínica, o exame físico detalhado pode identificar boa parte das lesões meniscais, buscando-se atrofia muscular e derrame articular (presente em 50% dos casos), além de fazer testes específicos:

- Dor à palpação da interlinha articular: também conhecida como sinal de Smilie, a palpação dolorosa da interlinha articular está presente em mais de 63% dos casos, apresentando especificidade de 77%.[18,19] De maneira isolada, é considerado o teste clínico mais fidedigno para lesão meniscal
- Sinal de McMurray: feito com o paciente em decúbito dorsal, com flexão máxima do joelho e rotacionando-se a tíbia interna e externamente ao mesmo tempo que se diminui a flexão até 90°. O sinal é positivo quando desencadeia dor ou estalido em rotação externa para o menisco medial e rotação interna para o menisco lateral. Sua sensibilidade e especificidade são, respectivamente, 70 e 71%[19,20]
- Sinal de Apley: com o paciente em decúbito ventral e joelho com 90° de flexão, faz-se compressão do pé no sentido da mesa de exame, associada à rotação interna e externa da tíbia em relação ao fêmur. O teste é considerado positivo quando o paciente se queixa de dor na interlinha articular durante o exame. Sua sensibilidade e especificidade são de 60 e 70%, respectivamente (Figura 13.5).[19]

Diagnóstico complementar e diferencial

A ressonância magnética apresenta alta acurácia na detecção das lesões meniscais. Pacientes com diagnóstico clínico de lesão meniscal podem realizá-la para confirmação diagnóstica, avaliação de lesões secundárias e classificação anatômica da lesão. Sua acurácia é maior que 90% (Figura 13.6).[21]

A artroscopia como método diagnóstico é indicada nos casos de alta suspeição clínica, porém sem achados no exame de ressonância magnética. Apresenta como vantagem a possibilidade de tratamento imediato, embora seja considerada um método invasivo (Figura 13.7).

Testes ligamentares devem ser feitos em todo paciente com suspeita de lesão meniscal para afastar lesão ligamentar associada, principalmente do ligamento cruzado anterior.

Tratamento

Na lesão meniscal degenerativa, o tratamento inicial é essencialmente clínico, com proteção da marcha (uso de bengala ou muletas), repouso e crioterapia. Anti-inflamatórios não esteroides podem ser utilizados com cautela e por curto período. O tratamento fisioterápico visa a melhorar a dor e o condicionamento muscular global dos membros inferiores.

As lesões traumáticas nos pacientes jovens, embora possam ser tratadas por medidas conservadoras, tendem a responder mal e necessitam, frequentemente, de tratamento cirúrgico. Os pacientes com alta demanda esportiva, como atletas profissionais, são tratados cirurgicamente. Representam indicações para o tratamento cirúrgico:

- Atletas de alto rendimento
- Pacientes com falha no tratamento conservador
- Sintomas mecânicos, como travamento articular
- Alça de balde luxada e irredutível
- Outras lesões com indicação cirúrgica (p. ex., lesão do ligamento cruzado anterior).

O tratamento cirúrgico das lesões meniscais visa a retornar a função articular. A *meniscectomia total* aberta, utilizada no passado, foi abandonada em decorrência de sua associação com osteoartrite.[22] A meniscectomia parcial artroscópica objetiva ressecar a área acometida com preservação da região sadia. Sua vantagem consiste na simplicidade do procedimento,

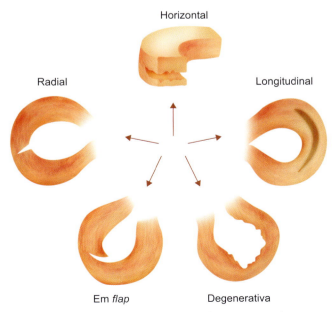

Figura 13.4 Padrão anatômico das lesões meniscais.

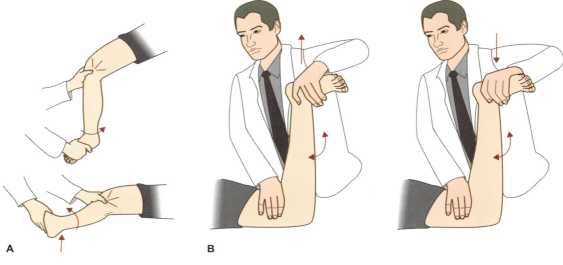

Figura 13.5 Testes de McMurray (**A**) e Apley (**B**).

tempo cirúrgico curto, rápida recuperação do paciente e mínimo potencial álgico. Hoje, trata-se da técnica mais utilizada no tratamento das lesões meniscais. Porém, mesmo a ressecção parcial do menisco pode promover osteoartrite e piorar a função a médio e longo prazos.[22] O reparo meniscal vem ganhando espaço nos últimos anos, na tentativa de preservar as funções biomecânicas dos meniscos, principalmente nos pacientes jovens.[23] Os pré-requisitos para realização da sutura (reparo) meniscal são:[24]

- Idade menor que 40 anos
- Lesão em área vascularizada (zona vermelha-vermelha ou vermelha-branca)
- Lesão de morfologia simples (p. ex., lesão longitudinal vertical ou lesão horizontal)
- Lesão traumática
- Preferencialmente associada à lesão do ligamento cruzado anterior.

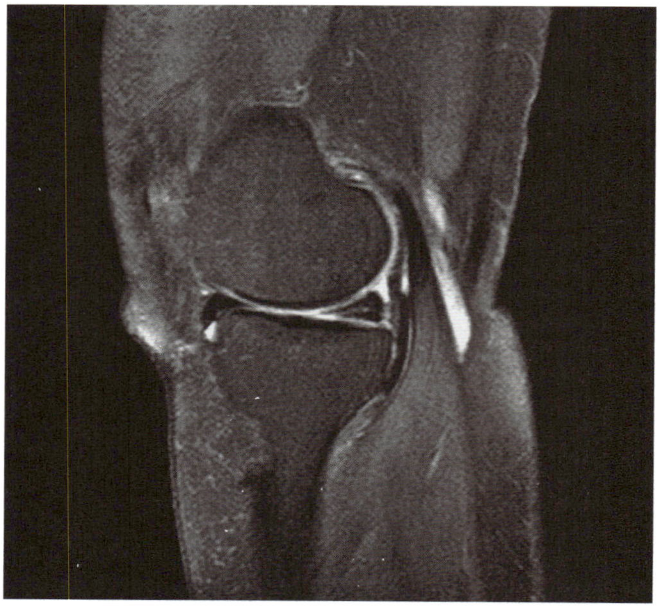

Os pacientes submetidos no passado à meniscectomia total ou subtotal tendem a evoluir com osteoartrite e deformidade do joelho de forma rápida. Nesses casos, o transplante homólogo meniscal surge como alternativa de tratamento, no intuito de impedir esse desfecho, embora existam poucos estudos com tempo longo de seguimento sobre o tema. Vale ressaltar que, nos casos com desvio de eixo do membro, a osteotomia tibial ou femoral corretiva é fundamental, antes de qualquer procedimento meniscal.[25]

DOR DE ORIGEM SINOVIAL

Sinovite pós-traumática

Provavelmente, compreende a causa mais comum de dor no joelho do paciente jovem. Qualquer trauma no joelho é doloroso e a membrana articulação sinovial pode reagir produzindo exsudato.[26] Geralmente, após um período de repouso, crioterapia e uso de anti-inflamatórios, ocorre remissão dos sintomas, mas, em alguns pacientes, a dor e o derrame persistem vários meses após o trauma, resistindo às medidas conservadoras. Nesses casos, pode ser indicada a sinovectomia artroscópica.

Figura 13.6 Imagem ponderada em T2 de ressonância magnética mostrando lesão do menisco medial.

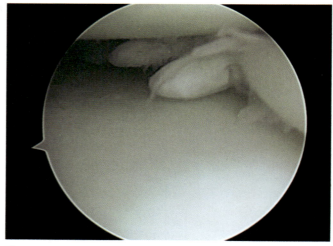

Figura 13.7 Lesão oblíqua do corno posterior do menisco medial (lesão em *flap*).

Sinovite vilonodular

Frequentemente se manifesta como doença monoarticular, sendo de etiologia desconhecida. Ocorre espessamento difuso ou localizado do tecido sinovial em virtude do depósito de hemossiderina. Por isso, a membrana sinovial apresenta aspecto macroscópico típico, amarelo-avermelhado.[27] A forma localizada da doença tem comportamento menos agressivo, com menor velocidade de progressão e menor chance de recidiva, diferentemente da forma difusa, que apresenta alta velocidade de progressão, alta taxa de recidiva e até mesmo destruição óssea.

O tratamento de escolha é o cirúrgico, fazendo-se a sinovectomia aberta ou artroscópica. Nos casos difusos, a combinação da abordagem aberta posterior com a artroscópica tem se tornado método-padrão pela redução das taxas de recidiva.[28] Em casos com alta probabilidade de recidiva, a radioterapia local pode diminuir a taxa de recidiva.[29]

Sinovite secundária a doenças autoimunes

As doenças autoimunes que acometem o joelho cursam com aumento de volume e espessamento sinovial. Na fase inicial, o diagnóstico diferencial entre outras causas de sinovites no joelho é difícil, necessitando de dados clínicos, como acometimento de outras articulações, de outros órgãos e sistemas, além de comprovação sorológica. Embora a biopsia sinovial com imuno-histoquímica e pesquisa de marcadores para doenças autoimunes seja possível, seu uso na prática clínica é limitado por sua disponibilidade e custo.[30]

O tratamento inicial das artrites autoimunes é clínico, com controle da doença de base. O ortopedista é chamado a intervir em casos refratários ao tratamento conservador ou naqueles avançados, quando já há deformidade ou degeneração do joelho. A sinovectomia artroscópica está indicada em casos refratários que não apresentem ainda alterações ósseas. A osteotomia corretiva fica contraindicada nessa situação, já que acontece o comprometimento difuso do joelho. Nos casos de doença avançada, a artroplastia total do joelho torna-se o procedimento de eleição, corrigindo a deformidade articular e melhorando os sintomas.

Plica sinovial

É causa conhecida, porém incomum de dor anterior no joelho. Apresenta-se como dobra sinovial, que persiste como resquício de um septo, que, na vida embrionária, divide o joelho em cavidades. Quatro tipos mais comuns podem ser descritos: infrapatelar (ligamento mucoso), suprapatelar, mediopatelar (banda de Lino) e lateral. Raramente essas estruturas causam sintomas, exceto quando por atrito ou inflamação, situação em que se espessam e promovem sintomas mecânicos e dolorosos. O espessamento da plica mediopatelar promove dor e estalidos em virtude do atrito desta com o côndilo femoral medial. O tratamento conservador, com repouso e anti-inflamatórios, tende a melhorar os sintomas, estando o tratamento cirúrgico (ressecção da plica) reservado aos casos refratários.[31]

DOR PERIPATELAR

A maioria das causas de dor peripatelar é secundária ao desalinhamento do membro inferior ou à sobrecarga do mecanismo extensor no esporte ou na vida cotidiana. O mau condicionamento muscular e as alterações do desenvolvimento do membro durante o crescimento podem também promover esse padrão de dor no joelho.

Bursites

A bursa é um tecido conjuntivo frouxo presente na maioria das articulações, com funções de proteger e facilitar o movimento. O joelho apresenta várias bursas, sendo as mais importantes:

- Bursa pré-patelar
- Bursa suprapatelar (Figura 13.8)
- Bursa infrapatelar
- Bursa da "pata de ganso"
- Bursa do gastrocnêmio medial
- Bursa do tendão do músculo semimembranoso.

A bursa pré-patelar localiza-se na região anterior da metade distal da patela, cuja irritação é secundária ao trauma direto ou à fricção local. Em geral, o paciente se apresenta com dor, aumento de volume local e com hiperemia. Em casos complicados com infecção secundária, os sinais e sintomas se tornam mais intensos. Caracteristicamente, existe aumento de volume localizado, sem derrame articular. A mobilidade do joelho está preservada e indolor. O tratamento inicial é conservador, com a administração de anti-inflamatórios. Nos casos complicados com infecção bacteriana secundária ou em casos crônicos refratários ao tratamento conservador, fica indicada a bursectomia. Os antimicrobianos devem ser associados ao tratamento nos casos infectados.[32]

A "pata de ganso" localiza-se no terço proximal da perna, na região anteromedial proximal da perna. Esse termo designa o tendão conjunto composto pelo semitendíneo, grácil e sartório, que se inserem superficialmente no ligamento colateral medial superficial. A bursite ocorre por traumatismo direto, por fricção ou por excesso de atividades de flexão do joelho. A dor é bem localizada nessa região, nem sempre havendo o aumento de volume. Dor à palpação local está presente na maioria dos casos. O tratamento conservador apresenta boa resposta, sendo a infiltração de corticosteroide de depósito uma opção nos casos refratários.

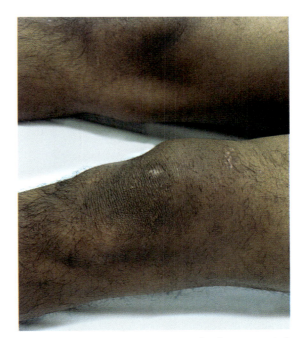

Figura 13.8 Aumento de volume suprapatelar decorrente de bursite suprapatelar de joelho esquerdo. Observar que não há derrame articular associado.

Doença de Osgood-Schlatter

Considerada uma osteocondrose, também denominada apofisite, ocorre na tuberosidade tibial anterior, local de inserção do tendão patelar. Essa região recebe força constante de tração pelo tendão patelar, sendo uma das teorias para seu surgimento.[33]

É mais comum no gênero masculino na fase de crescimento, acometendo aproximadamente 10% da população brasileira.[34] Dor e aumento de volume local, principalmente durante ou após as atividades físicas, são aspectos clínicos típicos. A avaliação radiográfica demonstra irregularidades na apófise de crescimento da tuberosidade tibial anterior, achado não patognomônico da doença (Figura 13.9). Encurtamento do músculo reto femoral foi associado ao surgimento da doença em estudo recente.[34] O tratamento na fase aguda consiste no uso de analgésicos, restrição das atividades que promovem os sintomas e conscientização do paciente e dos pais sobre o quadro. Geralmente, a doença é autolimitada, cessando ao final do crescimento. Alguns relatos de casos tentam associá-la à dor crônica no joelho na fase adulta e a rupturas do mecanismo extensor, embora isso ainda seja não bem aceito pela comunidade científica.[35]

Doença de Sinding-Larsen-Johansson

Apofisite de tração do polo inferior da patela, menos comum que a doença de Osgood-Schlatter, também é autolimitada e acomete os adolescentes durante a fase de crescimento.

A dor localiza-se no polo inferior da patela, acentuando-se com as atividades físicas. Contratura da musculatura posterior da coxa e do tríceps sural pode estar presente. Irregularidade no polo inferior da patela pode ser encontrada na avaliação por métodos de imagem. A abordagem é a mesma da doença de Osgood-Schlatter.[36]

DOR DE ORIGEM CONDRAL

Osteonecrose

Trata-se do termo que designa a necrose isquêmica localizada na cartilagem e no osso subcondral. Sua etiologia ainda não é conhecida. Consideram-se fatores de risco para seu desenvolvimento:

- Alcoolismo
- Dislipidemia
- Uso crônico de corticosteroide
- Disbarismo.

Quando não há fatores de risco associados, denomina-se *osteonecrose* primária ou idiopática, ao passo que, quando existem, osteonecrose secundária.

O joelho é o segundo local mais acometido pela osteonecrose, após o quadril. Dos pacientes com osteonecrose do quadril, 10% desenvolverão doença concomitante no joelho. Tipicamente, o paciente com osteonecrose primária pertence ao gênero feminino, sendo o pico de incidência entre a 5ª e a 6ª década de vida.

A dor na osteonecrose primária se inicia de forma aguda, sendo possível o paciente definir a data exata de seu surgimento. Dor de forte intensidade associada ao aumento de volume local e claudicação estão presentes na maioria dos pacientes. O local típico de acometimento nos casos primários é a região inferomedial do côndilo femoral medial. Portanto, a dor tende a ser sentida na face medial do joelho. Radiograficamente, a osteonecrose pode ser classificada em cinco fases:[37]

1. Radiografia normal, ressonância magnética alterada.
2. Achatamento leve do côndilo femoral medial.
3. Fratura subcondral, evidenciada pelo sinal da crescente.
4. Halo esclerótico no côndilo femoral medial e diminuição do espaço articular medial.
5. Doença degenerativa articular avançada.

A ressonância magnética pode ser solicitada em casos de dúvida diagnóstica ou para avaliação do diagnóstico diferencial (Figura 13.10).

O tratamento da osteonecrose varia de acordo com a fase da doença. Quando a anatomia articular ainda está preservada (estágios iniciais), medidas para alívio da dor e restrição da carga no membro acometido devem ser encorajadas. Alguns pacientes apresentam revascularização regional sem perda do formato do côndilo femoral. Outros evoluem até os estágios 4 e 5, com perda funcional importante e descompensação do eixo articular. Nesses casos, osteotomias corretivas ou artroplastia do joelho passam a ser as únicas opções de tratamento.

Lesão condral traumática

A cartilagem tem capacidade de regeneração limitada. Embora haja resposta ao trauma principalmente pelos condrócitos, o reparo da matriz condral se dá de maneira limitada, geralmente produzindo tecido fibrocartilaginoso de pior qualidade mecânica.

A manifestação clínica das lesões condrais é variada, sendo o curso, na maioria dos casos, assintomático. A dor e o derrame articular compreendem os sintomas mais frequentes. Das hemartroses pós-traumáticas, 5 a 10% decorrem de lesão condral, e o bloqueio articular, com limitação da movimentação, sugere possibilidade de corpo livre articular. O tratamento das lesões cartilaginosas varia desde conduta expectante até cirurgias de alta complexidade para substituição condral:

- Microfratura e desbridamento: têm por objetivos retirar o tecido condral desvitalizado do leito lesado e estimular o crescimento de fibrocartilagem para cobertura do osso subcondral. Sua principal vantagem é a facilidade de realização

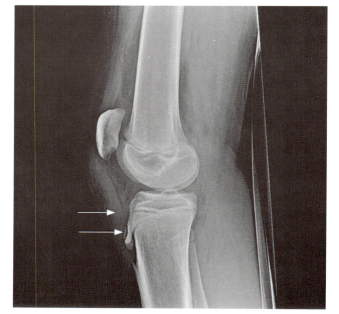

Figura 13.9 Aspecto radiográfico típico da irregularidade apofisária (setas) presente na síndrome de Osgood-Schlatter.

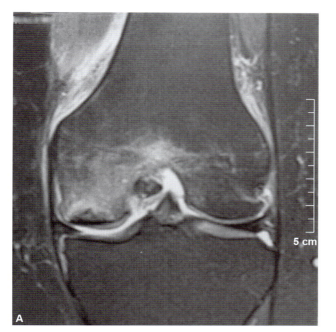

Figura 13.10 A. Osteonecrose do côndilo femoral medial em área típica do joelho observada em exame de ressonância magnética. **B.** Notar o edema no osso subcondral associado (setas brancas).

sem necessidade de doação condral. Sua principal desvantagem é que propiciam o desenvolvimento de cartilagem fibrosa, mecanicamente inferior à cartilagem hialina. A restrição de apoio do membro acometido pode ser necessária no pós-operatório
- Transplante osteocondral autólogo: também conhecido como mosaicoplastia, consiste na retirada de cilindros milimetrados do próprio joelho do paciente com implantação na área acometida (Figura 13.11). Sua grande vantagem é preencher o defeito condral com cartilagem hialina, biológica e biomecanicamente melhor que a fibrocartilagem. Sua desvantagem é a possível morbidade associada à área doadora
- Transplante autólogo de condrócito: técnica que envolve engenharia tecidual, em que o tecido condral do paciente é retirado, processado no laboratório e cultivado no intuito de produzir matriz extracelular e celular (condrócitos). Esse tecido é então implantado em um segundo momento e inserido no leito da lesão com arcabouço estrutural (*scaffold*) e suturado no leito com periósteo do próprio paciente. A técnica é indicada para lesões maiores de 2 cm³. Apresenta a vantagem de estimular tecido cartilaginoso hialino. Tem como desvantagem o custo, a disponibilidade baixa, a necessidade de dois tempos cirúrgicos e a alta complexidade. Estudo tipo revisão sistemática demonstrou superioridade dos transplantes osteocondrais (autólogos ou alógenos) sobre a microfratura com melhor resultado funcional após 5 anos de seguimento.[38]

Osteoartrite

Trata-se do resultado final de eventos mecânicos e biológicos que alteram o equilíbrio da produção e degradação da matriz proteica e celular da cartilagem. Por definição, o padrão de acometimento é o em "espelho", ou seja, acometimento nas duas faces da articulação acometida. Produção de osteófitos ocorre em diferentes graus, associada a esclerose e exposição do osso subcondral.

A osteoartrite do joelho acomete com mais frequência o gênero feminino, sendo na maioria das vezes de causa idiopática. Pode haver alteração do eixo mecânico do joelho, sendo mais comum o desalinhamento em varo. Fatores predisponentes ao desenvolvimento da osteoartrite são:

- Obesidade
- Hereditariedade
- Lesões meniscais, ligamentares e condrais prévias
- Desalinhamento mecânico prévio dos membros inferiores.

O tratamento inicial é conservador, orientando o paciente sobre redução ponderal e melhora da condição muscular do membro acometido.[39] Fisioterapia motora com medidas analgésicas, manutenção da mobilidade e fortalecimento muscular com atividades de baixo impacto podem promover grande benefício ao paciente. Conscientização do paciente sobre seu problema, não criando falsas expectativas, é fundamental para o adequado manejo da osteoartrite.[40]

Medicações analgésicas e anti-inflamatórias podem ser necessárias de acordo com o grau de sintomatologia. Medicamentos condroprotetores, embora amplamente utilizados, falham em demonstrar eficácia no controle da dor e na evolução da doença, de acordo com uma revisão recente.[41]

As infiltrações com corticosteroide de alto peso molecular são importantes no tratamento de crises álgicas presentes na osteoartrite. A triancinolona apresenta efeito mais duradouro.[42] A viscossuplementação com ácido hialurônico pode ter benefício no controle da dor em casos mais leves, sem alterações do eixo mecânico do joelho.[41]

Em alguns casos, o desvio do eixo mecânico do joelho pode ser causa ou consequência da osteoartrite do joelho. Essa alteração torna o tratamento mais difícil, pois agrega-se alteração de distribuição de carga durante a marcha no joelho degenerado. Normalmente, no membro inferior alinhado, 60% do peso corporal é transmitido ao compartimento medial do joelho e 40% ao compartimento lateral. No paciente com apenas 5° de varo, essa distribuição se altera para 90% sobre

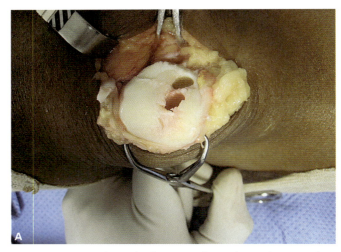
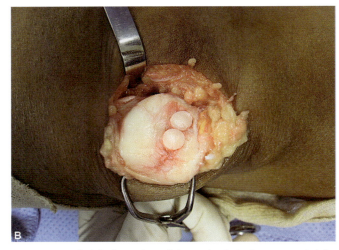

Figura 13.11 Transplante de aloenxerto de cartilagem (mosaicoplastia). Lesão osteocondral da faceta lateral da patela. **A.** Após preparo do leito para receber o transplante. **B.** Aspecto final após o transplante.

o compartimento medial e 10% sobre o compartimento lateral. Nessa situação, a correção do eixo mecânico, por meio de osteotomias, visa a melhorar a distribuição de carga e a retardar a progressão da osteoartrite (Figura 13.12). Os critérios para indicação de osteotomias são:

- Acometimento unicompartimental
- Amplitude articular mínima de 90°
- Deformidade em flexão menor que 10°
- Ausência de doença autoimune
- Deformidades menores que 15° no plano coronal
- Idade menor que 65 anos, embora se deva avaliar a idade biológica, e não a cronológica.

A principal indicação para a artroplastia do joelho consiste na falha do tratamento conservador, em pacientes com graves deformidades ou grandes restrições da mobilidade. Considerada cirurgia de grande porte, deve sempre ser avaliada no contexto clínico do paciente. Idealmente, a cirurgia deve ser realizada após a 6ª década de vida, embora em alguns casos sua realização possa ser antecipada. São consideradas contraindicações absolutas à artroplastia do joelho:[43]

- Infecção ativa local ou sistêmica
- Insuficiência anatômica ou funcional do mecanismo extensor do joelho
- *Genu recurvatum* decorrente de fraqueza muscular
- Artrodese indolor e funcional.

A artroplastia do joelho pode ser dividida em artroplastia total ou unicompartimental, dependendo do tipo da substituição realizada. A unicompartimental é reservada a quadros localizados em um único compartimento articular, enquanto a total é indicada para quadros mais avançados de osteoartrite. Os resultados das duas técnicas são comparáveis, porém a artroplastia unicompartimental apresenta chance aumentada de revisão cirúrgica pela progressão da doença para outros compartimentos ou por falhas técnicas (Figura 13.13).[44,45]

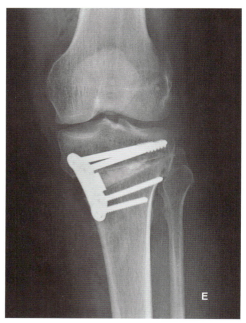

Figura 13.12 Osteotomia tibial de valgização do joelho para tratar osteoartrite medial do joelho.

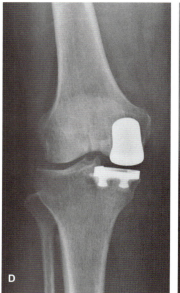
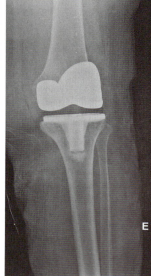

Figura 13.13 Artroplastia unicompartimental (**A**) e artroplastia total (**B**).

REFERÊNCIAS BIBLIOGRÁFICAS

1. Saavedra MA et al. Clinical anatomy of the knee. Reumatol Clin. 2012;8(Suppl. 2):39-45.
2. Clarke H et al. Anatomy. In: Scott W, editor. Insall & Scott: Surgery of the knee. Vol. 1. 4.ed. Philadelphia: Churchill Livingstone Elsevier; 2006. p. 3-66.
3. Greis PE et al. Meniscal injury: i. basic science and evaluation. J Am Acad Orthop Surg. 2002;10(3):168-76.
4. Grelsamer RP. Patellar nomenclature: the Tower of Babel revisited. Clin Orthop Relat Res. 2005;(436):60-5.
5. Pihlajamaki HK et al. Reliability of clinical findings and magnetic resonance imaging for the diagnosis of chondromalacia patellae. J Bone Joint Surg Am. 2010;92;927-34.
6. Dye SF. The pathophysiology of patellofemoral pain: a tissue homeostasis perspective. Clin Orthop Relat Res. 2005;(436):100-10.
7. Hunter DJ et al. Patella malalignment, pain and patellofemoral progression: the Health ABC Study. Osteoarthritis Cartilage. 2007;15:1120-7.
8. McCarthy MM, Strickland SM. Patellofemoral pain: an update on diagnostic and treatment options. Curr Rev Musculoskelet Med. 2013;6(2):188-94.
9. Fulkerson JP. Diagnosis and treatment of patients with patellofemoral pain. Am J Sports Med. 2002;30(3):447-56.
10. Heintjes E et al. Exercise therapy for patellofemoral pain syndrome. Cochrane Database Syst Rev. 2003(4):CD003472.
11. Witvrouw E et al. Open versus closed kinetic chain exercises for patellofemoral pain: a prospective, randomized study. Am J Sports Med. 2000;28(5):687-94.
12. Cabral CMN et al. Physical therapy in patellofemoral syndrome patients: comparison of open and closed kinetic chain exercises. Acta Ortop Bras. 2008;16(3):180-5.
13. Callaghan MJ, Selfe J. Patellar taping for patellofemoral pain syndrome in adults. Cochrane Database Syst Rev. 2012;4:CD006717.
14. D'Hondt NE et al. WITHDRAWN: orthotic devices for treating patellofemoral pain syndrome. Cochrane Database Syst Rev. 2009(1):CD002267.
15. Kosashvili Y et al. The correlation between pes planus and anterior knee or intermittent low back pain. Foot Ankle Int. 2008; 29:910-3.
16. Andrade MAP et al. Surgical treatment of patellofemoral instability. Rev Bras Ortop. 2009;44(6):529-32.
17. Katz JN et al. Surgery versus physical therapy for a meniscal tear and osteoarthritis. N Engl J Med. 2013 Aug 15;369(7):677-8.
18. Eren OT. The accuracy of joint line tenderness by physical examination in the diagnosis of meniscal tears. Arthroscopy. 2003;19(8):850-4.
19. Miller III RH, Azar FM. Knee injuries, menisci. In: Canale ST, Beaty J. Campbell's operative orthopaedics. 12.ed. Philadelphia PA: Elsevier Mosby; 2012.
20. Konan S et al. Do physical diagnostic tests accurately detect meniscal tears? Knee Surg Sports Traumatol Arthrosc. 2009; 17(7):806-11.
21. Fox MG. MR imaging of the meniscus: review, current trends, and clinical implications. Radiol Clin North Am. 2007;45(6): 1033-53.
22. Lubowitz JH, Poehling GG. Save the meniscus. Arthroscopy. 2011;27(3):301-2.
23. Paxton ES et al. Meniscal repair versus partial meniscectomy: a systematic review comparing reoperation rates and clinical outcomes. Arthroscopy. 2011;27(9):1275-88.
24. Greis PE et al. Meniscal injury: II. J Am Acad Orthop Surg. 2002;10(3):177-87.
25. Lee BS et al. Review of meniscal allograft transplantation focusing on long-term results and evaluation methods. Knee Surg Relat Res. 2013;25(1):1-6.
26. Fredberg U, Bolvig L. Traumatic arthritis in sport. Scand J Med Sci Sports. 2001;11(4):251-4.
27. Tyler WK et al. Pigmented villonodular synovitis. J Am Acad Orthop Surg. 2006;14(6):376-85.
28. Colman MW et al. Does combined open and arthroscopic synovectomy for diffuse PVNS of the knee improve recurrence rates? Clin Orthop Relat Res. 2013;471(3):883-90.
29. de Carvalho Jr. LH et al. Long-term success in the treatment of diffuse pigmented villonodular synovitis of the knee with subtotal synovectomy and radiotherapy. Arthroscopy. 2012;28(9):1271-4.
30. Bresnihan B. Are synovial biopsies of diagnostic value? Arthritis Res Ther. 2003;5(6):271-8.
31. Schindler OS. 'The Sneaky Plica' revisited: morphology, pathophysiology and treatment of synovial plicae of the knee. Knee Surg Sports Traumatol Arthrosc. 2014;22(2):247-62.
32. Aaron DL et al. Four common types of bursitis: diagnosis and management. J Am Acad Orthop Surg. 2011;19(6):359-67.
33. Gholve PA et al. Osgood Schlatter syndrome. Curr Opin Pediatr. 2007;19(1):44-50.
34. Lucena GLD et al. Prevalence and associated factors of Osgood-Schlatter syndrome in a population-based sample of Brazilian adolescents. Am J Sports Med. 2011;39(2):415-20.
35. Cakmak S et al. Long-term outcome of Osgood-Schlatter disease: not always favorable. Rheumatol Int. 2014;34(1):135-6.
36. Medlar RC, Lyne ED. Sinding-Larsen-Johansson disease: its etiology and natural history. J Bone Joint Surg Am. 1978; 60(8):1113-6.
37. Motohashi M et al. Clinical course and roentgenographic changes of osteonecrosis in the femoral condyle under conservative treatment. Clin Orthop Relat Res. 1991;266:156-61.
38. Campbell AB et al. Return to sport after articular cartilage repair in athletes' knees: a systematic review. Arthroscopy. 2016; 32(4):651-68.
39. Kon E et al. Non-surgical management of early knee osteoarthritis. Knee Surg Sports Traumatol Arthrosc. 2012;20(3):436-49.
40. Jayadev C et al. Patient decision AIDS in knee replacement surgery. Knee. 2012;19(6):746-50.
41. Richmond J et al. Treatment of osteoarthritis of the knee. J Am Acad Orthop Surg. 2009;17(9):591-600.
42. Zhang W et al. OARSI recommendations for the management of hip and knee osteoarthritis. Part II: OARSI evidence-based, expert consensus guidelines. Osteoarthritis Cartilage. 2008; 16(2):137-62.
43. Mihalko W. Arthroplasty of the knee. In: Canale ST, Beaty J. Campbell's operative orthopaedics. 12.ed. Philadelphia: Elsevier Mosby; 2012.
44. Koskinen E et al. Comparison of survival and cost-effectiveness between unicondylar arthroplasty and total knee arthroplasty in patients with primary osteoarthritis: a follow-up study of 50,493 knee replacements from the Finnish Arthroplasty Register. Acta Orthop. 2008;79(4):499-507.
45. Griffin T et al. Unicompartmental knee arthroplasty for the treatment of unicompartmental osteoarthritis: a systematic study. ANZ J Surg. 2007;77(4):214-21.

14 Tornozelo e Pé

Antonio César Mezencio da Silveira • César Maia Mezencio

INTRODUÇÃO

O pé está sujeito a artrites incapacitantes de diferentes causas e em diversos locais. Por isso, o tratamento de um pé reumatoide exige o entendimento exato da doença reumática e a compreensão da estrutura e da função do pé normal.

A artrite reumatoide afeta inicialmente o pé em 16% das vezes. Minaker e Little[1] observaram que o pé doloroso era o único sintoma inicial em 28% dos casos, além de ocorrer em 90% destes em algum momento da evolução. Vainio[2] constatou que, de 955 adultos com artrite reumatoide, 89% apresentavam sintomas nos pés. Outros autores descreveram o envolvimento dos pés, clínica ou radiograficamente, em até 100% dos casos.[3]

Assim, para tratar com sucesso tanto as alterações estáticas quanto as dinâmicas, é indispensável seguir uma rotina de avaliação do acometimento dos tornozelos e dos pés, seja na artrite reumatoide, seja em outras afecções articulares, antes de propor qualquer tratamento nos membros inferiores. Afinal, para o paciente, pouco valor terá poder movimentar perfeitamente o quadril ou o joelho, graças a uma prótese total, se não puder andar porque os pés o incomodam.

O conhecimento da estrutura e da função do tornozelo e do pé é fundamental para a abordagem das enfermidades que acometem esse segmento. A grande quantidade de articulações no pé e a associação entre mobilidade e estabilidade tornam essa área de particular interesse no estudo das artrites.

A postura ereta do homem requer uma base firme, mas, durante a marcha, a extremidade inferior deve responder a uma demanda cíclica de flexibilidade e elasticidade, tendo o pé a função de absorver e transmitir forças dinâmicas, e a eficácia dessa dupla função depende da integridade das diferentes articulações.

ANATOMIA

O estudo anatômico detalhado foge ao objetivo principal deste livro, mas, dada a importância desse aspecto nos acometimentos do pé e do tornozelo, será feita uma breve revisão da anatomia e da biomecânica desse segmento.

Diferentemente de outras regiões do corpo, o pé tem uma anatomia intrínseca, constituída pelos elementos estruturais, e uma anatomia extrínseca, formada pelo calçado, muitas vezes o responsável pelas queixas do paciente e que varia amplamente de acordo com os hábitos e os costumes de regiões e épocas diferentes.

No estudo anatômico e biodinâmico do pé e do tornozelo, impõem-se algumas considerações prévias:

- Na posição ortostática, o pé está sempre sustentando o peso corporal, o que configura uma morfologia distinta daquela encontrada quando está sem carga
- Nessa posição, mesmo estática, não existe repouso absoluto, havendo sempre alguma atividade muscular
- O pé é uma estrutura que lembra grosseiramente uma abóbada e, do ponto de vista geométrico, uma figura tridimensional, contendo arcos longitudinais e transversais
- O pé inicia-se na articulação tibiotársica
- O tornozelo é uma articulação sinovial, em dobradiça, possibilitando os movimentos de flexão plantar de 45° e flexão dorsal de 25°.

O pé é uma unidade complexa, composta de 26 ossos. Didaticamente, pode ser dividido em três segmentos funcionais:

- Retropé: constituído pelo tálus e pelo calcâneo
- Médio pé: constituído pelos cinco ossos do tarso, que formam um romboide irregular com base externa e ápice interno
- Antepé: formado pelos metatarsos e pelas falanges.

Para exercer suas funções de locomoção, sustentação, equilíbrio, amortecimento de choques e sensor do solo, é importante que o pé seja elástico, flexível e, ao mesmo tempo, resistente. Sua estabilidade estática é garantida principalmente pelos ossos e ligamentos, enquanto músculos e tendões asseguram a estabilidade dinâmica.[4]

Os movimentos do pé são complexos e envolvem várias articulações:

- Articulação subtalar: realiza movimentos de inversão de 20° e eversão de 10°
- Complexo articular de Chopart (articulação mediotársica ou talonavicular e calcaneocubóidea): realiza movimentos de flexão plantar e dorsal, além de adução e abdução
- Complexo articular de Lisfranc (articulação tarsometatársica): realiza movimentos de supinação/pronação e flexão plantar/dorsal
- Articulações metatarsofalângicas: realizam movimentos de 70° de flexão dorsal e 30° de flexão plantar
- Articulações interfalângicas: realizam movimentos de 10° de flexão dorsal e 45° de flexão plantar.

O pé funciona como alavanca na qual a potência é representada pela força muscular do tríceps ou do grupo extensor. O ponto de apoio fica no antepé ou retropé, conforme a fase da marcha, e a resistência é oposta pela articulação tibiotársica, representada pelas variações dinâmicas do próprio peso do paciente. Na posição estática, em indivíduo normal, 53% do peso corporal vai diretamente para o retropé e 47% para o antepé. A carga destinada ao antepé se divide em seis partes, uma vez que aquela que se dirige para o 1º metatarso se divide entre os dois sesamóideos.

A marcha se caracteriza por uma série sucessiva de equilíbrio e desequilíbrio do corpo, e, do ponto de vista dinâmico, ocorre em duas fases distintas: apoio, que ocupa a maior parte do ciclo da marcha (60%); e de balanço, que abrange 40% do tempo do ciclo, entendendo-se como ciclo da marcha a sucessão de dois passos.

ANAMNESE E EXAME FÍSICO

No paciente reumatoide com acometimento de pés e tornozelos, predominam queixas de dor, deformidades e alterações do apoio com suas inevitáveis consequências, como dificuldade para a marcha e ortostatismo, cansaço e pressão inadequada do calçado, quase sempre relacionadas com tentativas frustradas de tratamento. Na abordagem do paciente, deve-se pesquisar, além do acometimento osteoarticular, o provável comprometimento dos sistemas vascular e nervoso, considerando que se trata de doença sistêmica e que a dificuldade para a marcha leva ao inevitável aumento de gasto de energia com sobrecarga de outros órgãos.

Anamnese

Questionário cuidadoso deve abordar o tempo de aparecimento da queixa e sua evolução associada ou não às deformidades, uma vez que a existência destas nem sempre está relacionada com a causa da dor e da incapacidade. O objetivo básico da história consiste na determinação exata das estruturas anatômicas acometidas associadas a alterações funcionais envolvidas na origem da dor e se existe controle eficaz da doença de base.

Devem ser pesquisados os seguintes aspectos:

- Dados pessoais: idade, sexo, raça, profissão e nacionalidade
- Queixa principal: razão principal da procura de assistência
- História da doença atual: início e características dos sintomas; localização, duração e gravidade; deformidades e sua progressão; relação com outros sintomas e atividades; piora e remissão; uso de medicação e tratamentos prévios
- História pregressa: passado mórbido, cirurgias, traumas e medicações
- História familiar: queixas ou doenças semelhantes na família e hereditariedade
- Anamnese especial: investigação de outros aparelhos e sistemas
- História social: estado psicológico, expectativas, problemas legais ou familiares capazes de influenciar no método ou na expectativa quanto ao tratamento proposto
- Hábitos pessoais: tabagismo, etilismo, alimentação e uso de drogas.

Exame físico

Deve ser feito em ambiente bem iluminado, estando o paciente com os membros inferiores desnudos. Inicia-se com uma abordagem geral, procurando alterações em todos os segmentos, especialmente na coluna vertebral, nos joelhos e nos quadris, observando-se deformidades torsionais, angulares, dismetrias, alterações de volume segmentares ou globais.[5]

Outros aspectos que também devem ser investigados incluem:

- Estado mental: vigilância e orientação; queixas múltiplas, tensão, fixação, sudorese profusa, labilidade emocional, apatia, agitação e indiferença podem sugerir distúrbios emocionais
- Postura: anormalidades da coluna e de membros podem levar à verdadeira etiologia da queixa
- Movimentos do corpo: movimentos involuntários, como tiques, em pessoas tensas; epilepsia; uremia; uso de drogas; tremores, como na intoxicação etílica; tireotoxicose; esclerose múltipla; parkinsonismo; histeria; tensão nervosa
- Marcha: antálgica, atáxica, espástica e atetoide, se presentes, podem indicar a causa do problema
- Calçado: deformações, enrugamentos e desgastes irregulares do calçado
- Estado geral: obesidade, caquexia, altura e temperatura.

Exame físico do pé sem carga

Deve ser realizado com o indivíduo sentado, com as pernas pendentes para fora da mesa de exame e o examinador posicionado o mais próximo possível da perna e do pé do paciente. A rotina do exame precisa ser sistemática, sempre comparando os dois lados em busca de uma possível assimetria, avaliando a relação dos vários segmentos do pé entre si e do conjunto com a perna, o joelho e o tornozelo.

Se o problema está relacionado com doenças de joelho, quadril, coluna ou outros segmentos do corpo, estes devem ser avaliados com cuidado, simultaneamente com o exame do pé.

Todas as estruturas do tornozelo e do pé devem ser avaliadas, o que inclui:

- Pele: edema, aumentos de volume, equimose, petéquias, varizes, coloração, temperatura, calosidades e deformidades
- Músculos e tendões: avaliar força, volume, continuidade, flacidez, fasciculação e crepitação dos seguintes grupos musculares e tendões:
  - Dorsoflexores dos dedos: extensores longos e curtos do hálux e dos dedos, lumbricais e interósseos
  - Flexores plantares dos dedos: flexores longos do hálux e dos dedos, quadrado plantar, flexores curtos, lumbricais e interósseos
  - Adutores e abdutores dos dedos
  - Flexores plantares: gastrocnêmio, sóleo, tibial posterior, flexores longos dos dedos e do hálux, fibulares longo e curto, e plantares
  - Dorsoflexores: tibial anterior, extensores longos do hálux e dos dedos e fibular longo
  - Supinadores: tibial posterior e anterior, extensor longo do hálux, flexores longos do hálux e dos dedos
  - Pronadores: fibulares longo e curto, fibular terceiro e extensor longo dos dedos
- Ossos: volume, saliências, alinhamento, deformidades e crepitação
- Articulações: alinhamento, simetria, volume, temperatura, espessamento sinovial, instabilidade, osteófitos, crepitação e movimentos ativos e passivos

- Nervos: sensibilidade, função motora, reflexos, discriminação e vibração
- Vasos sanguíneos e linfáticos: pulsos pedioso e tibial posterior, temperatura, varizes, linfangites, linfonodos e cianose.

Exame físico do pé com carga

A forma do pé com seu arco longitudinal medial ausente, diminuído, normal ou aumentado, as proeminências ósseas do calcâneo, dos maléolos, do talo, dos metatarsos e das articulações metatarsofalângicas e interfalângicas indicam as principais deformidades e orientam o examinador sobre onde buscar áreas de hiperqueratose, dolorimento e a provável origem da queixa.

Durante a marcha, deve-se observar a maneira como o calcanhar toca o solo, as relações do médio e antepé quando o passo se desenvolve e a relação dos dedos com o solo durante os últimos estágios do passo, sempre de maneira comparativa entre os dois pés.

Manobras especiais

Mensuração do arco de movimento da articulação tibiotársica e grau de encurtamento do tríceps sural

Segura-se o calcanhar do paciente com uma das mãos e o antepé com a outra e realiza-se o movimento completo de flexão plantar e dorsal do tornozelo, anotando-se sua liberdade e amplitude. Detectando-se limitação da flexão dorsal, realiza-se a manobra com o joelho estendido e fletido a 90°. Com o joelho estendido, diagnostica-se o encurtamento do tríceps sural como um todo; já com o joelho fletido, diagnostica-se encurtamento do músculo sóleo, uma vez que os ventres dos gêmeos estão inativos nessa posição.

Hiperextensão do tornozelo e artelhos

Realiza-se a extensão máxima dos artelhos com a flexão dorsal do tornozelo, procurando observar a silhueta da fáscia plantar, que também pode ser palpada à procura de zonas de irregularidade, endurecimento ou soluções de continuidade.

Prova da "ponta dos pés"

Avalia a integridade dos tendões calcâneo e tibial posterior, além de fornecer dados a respeito da mobilidade da articulação subtalar. Com o paciente em apoio bipodálico, solicita-se que fique nas pontas dos pés, enquanto se observam as faces medial e posterior do tornozelo e do pé. Em condições de normalidade, obtém-se o movimento desejado, simétrico e acompanhado de varização do retropé (Figura 14.1).

Prova de Jack

É utilizada para determinar a liberdade de movimentos da articulação subtalar e a integridade do tendão flexor longo do hálux, além da sincronização autônoma entre as musculaturas intrínseca e extrínseca do pé. Com o paciente em ortostase bipodálica, realiza-se a hiperextensão passiva do hálux, observando varização do retropé, rotação externa da perna e surgimento ou acentuação do arco longitudinal medial.

Sinal de "muitos dedos"

Indica exagero de abdução do antepé, relacionado com a pronação do retropé em virtude da insuficiência do músculo tibial posterior. Observando-se por trás um paciente normal, nota-se na região do pé a imagem de um ou dois artelhos (V ou IV e V); contudo, quando há abdução exagerada do antepé, observam-se mais dedos lateralmente (III e/ou II e I; Figura 14.2).

Manobra de compressão laterolateral do antepé

Usada para a detecção de processos inflamatórios e expansivos dos espaços intermetatársicos. Aplica-se uma força de compressão nas cabeças do I e V metatarsos no sentido de aproximá-las da linha média, causando com isso a aproximação entre todas as cabeças metatársicas e a redução dos espaços intermetatársicos. Quando de processos inflamatórios, surge dor na região inflamada, acompanhada ou não de parestesias, indicando também comprometimento dos ramos nervosos digitais.

Prova da "gaveta" da articulação metatarsofalângica

Avalia a instabilidade de origem inflamatória ou traumática dessas articulações. Com os polegares e os indicadores em forma de pinça, o examinador fixa o colo do metatarso e a falange proximal do raio a ser examinado e, com movimentos suaves, tenta deslocar, nos sentidos dorsal e plantar, a falange sobre a cabeça do metatarso. Quando de insuficiência das estruturas capsuloligamentares, a excursão obtida é ampla o bastante para diferenciá-la das articulações normais com as quais é comparada.

Prova da redutibilidade das deformidades em garra ou martelo dos artelhos | Manobra de Ducroquet-Kelikian

Usada para testar se há retrações e contraturas capsuloligamentares e musculares das articulações metatarsofalângicas e interfalângicas dos artelhos. Com o polegar na região dorsal e o indicador na região plantar do antepé, aplica-se pressão no sentido de acentuar ou produzir um arqueamento transverso dessa região. Quando existem contraturas e retrações, as deformidades dos dedos não se alteram e são classificadas

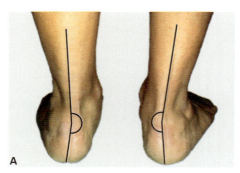
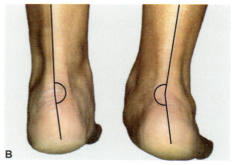

Figura 14.1 Teste das pontas dos pés. **A.** Vista posterior, em apoio plantígrado, mostrando valgismo de ambos os pés. **B.** Vista posterior, nas pontas dos pés, mostrando varização do retropé esquerdo e manutenção do valgismo do retropé direito.

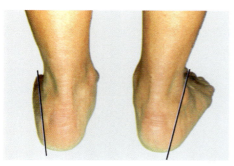

Figura 14.2 Sinal de lateralização dos dedos. Vista posterior em apoio bipodálico mostrando abdução exagerada do antepé direito, onde se nota maior número de dedos.

como rígidas; caso contrário, isto é, quando se alteram, são classificadas como flexíveis ou funcionais, indicando tática diferenciada na abordagem terapêutica (Figura 14.3).

Exames complementares

Estudo radiográfico

As radiografias do tornozelo devem ser solicitadas na incidência anteroposterior, com rotação interna de 20°, e no perfil exato (Figura 14.4). No pé, podem ser solicitadas várias incidências, sendo as mais valiosas a anteroposterior e a lateral com apoio (ortostatismo). Entre as incidências complementares, têm-se as oblíquas e a axial posterior do calcâneo (suroplantar; Figura 14.5).

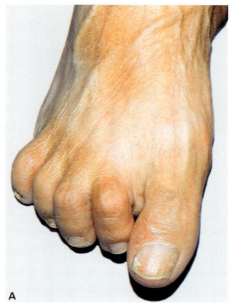
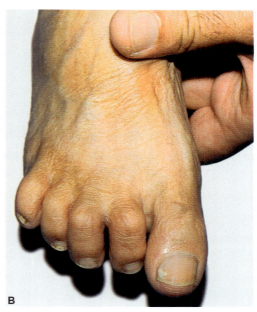

Figura 14.3 A. Deformidade em garra no segundo e no terceiro dedo. **B.** Após manobra de Ducroquet-Kelikian, não há correção da deformidade, indicando rigidez desta.

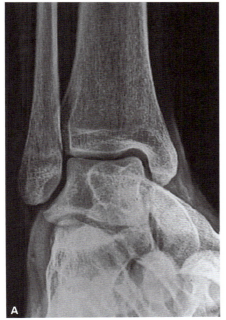
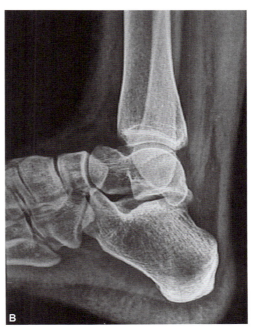

Figura 14.4 Aspecto radiográfico do tornozelo. **A.** Incidência anteroposterior. **B.** Perfil.

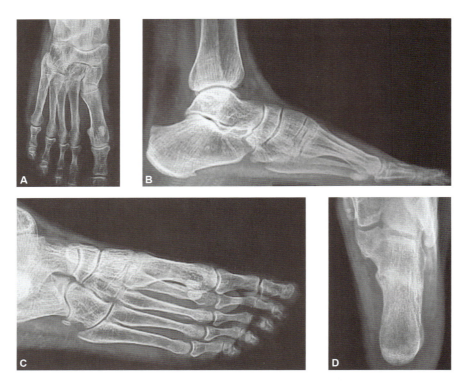

Figura 14.5 Aspectos radiográficos do pé. **A.** Incidência anteroposterior com carga. **B.** Perfil com carga. **C.** Incidência oblíqua. **D.** Incidência axial do calcâneo em suroplantar.

Ultrassonografia

Embora limitada, tem grande utilidade no estudo dos tendões, principalmente em sinovites, tendinites, lesões degenerativas e rupturas. Os tendões geralmente analisados são o tibial posterior, os fibulares e o tríceps sural (Figura 14.6).

Tomografia computadorizada

É realizada principalmente em casos doenças do retropé e tornozelo, quando a complexidade das estruturas ósseas, às vezes, impede que radiografia e planigrafia evidenciem a lesão. Para analisar qualquer estrutura, solicitam-se cortes perpendiculares a ela, o que tem grande importância na avaliação de coalizão tarsal, lesões traumáticas, fraturas de esforço, corpos estranhos e lesões tumorais (Figura 14.7).

Ressonância magnética

Os planos de cortes são escolhidos de acordo com a hipótese diagnóstica. Cortes axiais demonstram, principalmente, os tendões extensores e flexores, ligamentos talofibular e deltoide, tendão de Aquiles, túnel do tarso e articulações entre os ossos navicular, cuboide, cuneiformes, metatarsos e falanges. Já o plano sagital possibilita um estudo mais adequado do tendão de Aquiles, das fáscias plantares e das articulações do antepé e tibiotalar.

A ressonância magnética é empregada em casos de infecção óssea ou de partes moles, anormalidades ósseas (lesões osteocondrais e fraturas de esforço), afecções dos tendões (inflamatórias, rupturas e luxações), lesões ligamentares, tumores, doenças sinoviais (artrites, osteocondromatose e sinovite vilonodular), anomalias congênitas (barras ósseas ou fibrosas e músculos acessórios) e outras afecções (túnel do tarso, fasciíte plantar e neuromas; Figura 14.8).[6]

TRATAMENTO CONSERVADOR

Desde épocas remotas, o calçado é complemento necessário e imprescindível do pé humano, mas, diferentemente de todas as outras, essa indumentária tem papel de extrema importância

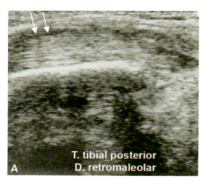
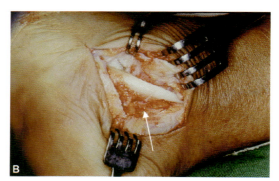

Figura 14.6 Exame ultrassonográfico. **A.** Líquido na bainha do tendão. **B.** Fotografia perioperatória mostrando alterações leves em torno do tendão do tibial posterior (tenossinovite).

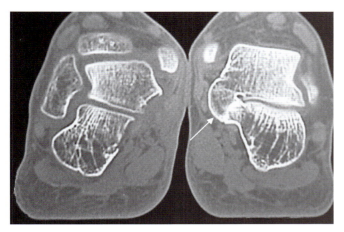

Figura 14.7 Tomografia computadorizada dos retropés, corte coronal mostrando coalizão talocalcâneo (seta).

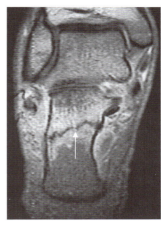

Figura 14.8 Ressonância magnética do retropé esquerdo mostrando fratura de estresse do calcâneo (seta) e edema dos tecidos moles.

para a parte do corpo que reveste: pode proteger e melhorar a função do pé e corrigir ou compensar o pé doente, mas também causar alterações que levem a deformidades dolorosas dos pés e dos tornozelos.

O sapato fisiológico deve obedecer a alguns critérios:

- A sola deve ser em couro, de espessura variada, porém sem perder a flexibilidade
- O eixo longitudinal do antepé com o mesmo eixo do retropé deve formar um ângulo de 160°
- A ponta deve ser bastante ampla, a fim de permitir os movimentos dos dedos durante a marcha
- Os contrafortes devem se situar a 10 a 15 mm abaixo dos maléolos
- O salto não deve passar de 1/7 do comprimento da sola.

Várias queixas têm como adjuvante, às vezes principal, o uso incorreto do sapato:

- Joanetes: borda medial da epífise distal do 1º metatarso e lateral do 5º metatarso
- Exostoses: dorsal à cabeça do 1º metatarso e articulação tarso-metatarso
- Deformidades dos dedos: garra do 2º e do 3º, e martelo do 2º dedo
- Calosidades interdigitais: 4º espaço interdigital
- Metatarsalgias: sobrecarga de metatarsos
- Calosidades plantares
- Uso de palmilhas inadequadas (confecção/material ou emprego em calçados inapropriados).

Em alguns casos, o uso do sapato de má qualidade pode agravar um quadro preexistente de hálux valgo, doença de Freiberg, fibromatose plantar, doença de Haglund, instabilidades do tornozelo etc.

TRATAMENTO CIRÚRGICO

Alguns pré-requisitos devem ser avaliados antes de proceder a uma intervenção cirúrgica no pé ou no tornozelo:

- Diagnóstico e prognóstico corretos: prever a ocorrência de complicações e insucesso, definindo previamente as condutas a serem adotadas caso isso aconteça
- Tempo correto para intervir: cirurgias de partes moles antes da maturidade esquelética
- Escolha correta do procedimento cirúrgico, que depende de fatores como idade, profissão, atividades, expectativas funcionais e estéticas e estado geral do paciente
- Conhecimento, pelo paciente, da natureza, dos objetivos e das possibilidades de complicações
- Cuidadosa avaliação pré-operatória, sobretudo em pacientes em uso de imunossupressores ou anticoagulantes e nos casos de diabetes
- Avaliação vascular: dados da história e do exame clínico, como dor ao repouso, claudicação intermitente, coloração, temperatura, aspecto das unhas, pele, pelos, tempo de enchimento capilar e, principalmente, presença dos pulsos da artéria pediosa e tibial posterior. Essa avaliação pode ser mais bem executada, em termos práticos, com a determinação do índice isquêmico, dividindo-se o valor da pressão sistólica do segmento avaliado pela pressão sistólica da artéria braquial. O ideal é que o índice isquêmico tenha valor igual ou próximo de 1,0. Índices isquêmicos com valores abaixo de 0,35 contraindicam qualquer intervenção cirúrgica.

DIAGNÓSTICO E TRATAMENTO DAS LESÕES MAIS COMUNS

O tornozelo e o pé, conforme apresentado anteriormente, são sedes de várias manifestações e queixas, que podem ter como causa uma alteração local ou sistêmica, de origem intrínseca ou extrínseca (sapato), ou ser manifestação de enfermidade inicial a distância (dor referida ou irradiada). O tratamento de escolha é quase sempre conservador. Em algumas doenças, o tratamento inicial já é cirúrgico, mas em outras só é considerado após o fracasso do tratamento conservador (Quadro 14.1).

Afecções articulares

Lesões traumáticas

Entorses

Trata-se de lesões comuns no tornozelo decorrentes de trauma indireto, isto é, quando as estruturas são submetidas a um esforço além do fisiológico, mas os ossos que formam a articulação mantêm suas relações anatômicas. Podem ou não estar acompanhadas de lesões ligamentares.

O diagnóstico é clínico, podendo ser auxiliado pela radiografia de estresse. O tratamento, na maioria das vezes, é

Quadro 14.1 Diagnóstico diferencial das síndromes dolorosas mais comuns nos pés e tornozelos.

Articulares
- Traumas: entorses, luxações e fraturas
- Artrites: reumatoide, osteoartrites, gota e psoriática
- Metatarsalgia: hálux valgo, hálux rígido e deformidades dos dedos
- Alterações do arco plantar: pé cavo e pé plano
- Congênitas: pé torto, coalizão társica e polidactilia

Periarticulares
- Fáscia plantar: fasciíte e fibromatose plantar
- Cutâneas e subcutâneas: calosidades, nódulos reumatoides e cistos sinoviais
- Tendões e bainhas: tendinites, tenossinovites e rupturas
- Bursites: subtendíneas e subcutâneas

Ósseas
- Fraturas: trauma ou sobrecarga
- Osteocondrites: metatarso, navicular e calcâneo
- Tumores ósseos: primários ou metástases
- Infecções: tuberculose, osteomielite e micoses
- Ossos acessórios: navicular e trígono

Neurológicas
- Síndrome do túnel do tarso
- Neuroma de Morton
- Irradiada

---

conservador, variando desde crioterapia logo após o trauma e repouso da articulação até o uso de órteses ou de imobilizações gessadas.

Luxações

São lesões potencialmente graves, mas pouco comuns, cuja característica consiste na perda da relação fisiológica dos ossos que compõem a articulação. Exigem tratamento de urgência e, quando não se consegue reduzi-las conservadoramente, torna-se necessária a cirurgia.

O diagnóstico é clínico e radiográfico.

Artrites

As doenças articulares acometem 2% da população adulta, e qualquer uma delas pode afetar o tornozelo e o pé, uma vez que cada pé tem aproximadamente 20 articulações, além de várias bursas e bainhas sinoviais.

Os pés são sede de dor e incapacidade em 85 a 95% dos portadores de artrite reumatoide e, após 10 anos de doença, 100% dos doentes apresentam sintomas clínicos relativos ao envolvimento dos pés.[7]

Artrite reumatoide

A história natural da artrite reumatoide no pé é de uma deformidade inexoravelmente progressiva, associada a dor e incapacidade, e de natureza dinâmica, uma vez que as forças mecânicas que atuam durante a marcha se sobrepõem à destruição articular produzida pela sinovite crônica.

O tratamento do pé reumatoide em muito se assemelha ao dos problemas nos pés neuropáticos ou isquêmicos de outras etiologias, como arteriosclerose, tromboangiite obliterante, diabetes, hanseníase, mielomeningocele etc. Pode ser difícil, desalentador ou gratificante, mas sempre multidisciplinar, atendendo às expectativas funcionais do paciente, isto é, pé indolor, que possibilite o uso de sapatos comuns, além de marcha próxima do normal. Para isso, é necessário que o paciente e a equipe de tratamento tenham perfeita compreensão da proposta e do seu objetivo.

As manifestações da artrite reumatoide no pé são muito frequentes, precoces e incapacitantes, sendo às vezes o primeiro sinal da doença. O antepé é mais frequentemente envolvido, em geral apresentando deformidade das metatarsofalângicas, hálux valgo e dor na região plantar anterior. No retropé e no tornozelo, a localização da dor indica a articulação mais acometida. Assim, a dor na região anterior do tornozelo aponta acometimento da articulação tibiotársica, no seio do tarso sugere envolvimento da subtalar (talocalcânea), na região dorsomedial do pé indica acometimento da talo-navicular e na região calcânea lateral indica síndrome do impacto fibular. Esses acometimentos podem ser avaliados usando o "teste anestésico", no qual se injeta anestésico local na região da provável estrutura acometida e verifica-se o alívio ou não da dor.

O tratamento varia de acordo com o estágio e a extensão da perda funcional, devendo-se prevenir a dor e as deformidades em estágios precoces e adotar a correção cirúrgica em estágios tardios (Figura 14.9).

Pode-se dividir a evolução clínica do pé reumatoide em quatro estágios:

- Primeiro: não existem deformidades ósseas; indicação para tratamento conservador com o emprego de palmilhas e uso de sapatos adequados
- Segundo: há comprometimento articular, mas sem deformidades fixas; indicação de sinovectomia nos casos em que não haja resposta ao tratamento clínico, no mínimo, por 6 meses; articulações do tornozelo, metatarsofalângicas e interfalângicas respondem melhor à sinovectomia (Figura 14.10)
- Terceiro: deformidades com lesões dos tecidos moles; indicação de sinovectomia, transferências tendinosas, liberação de tecidos moles periarticulares e capsulotomias
- Quarto: deformidades e destruição articular, estando indicados procedimentos cirúrgicos reconstrutivos, como realinhamentos e artrodeses (Figura 14.11).

Osteoartrites

O tratamento cirúrgico dos processos articulares degenerativos no pé e tornozelo é indicado quando da falha do tratamento

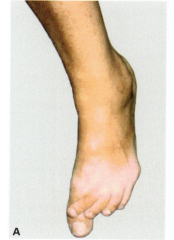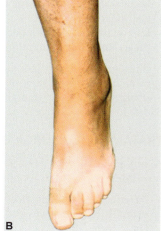

Figura 14.9 Pé reumatoide. **A.** Aspecto pré-operatório. **B.** Resultado do tratamento cirúrgico após 2 anos.

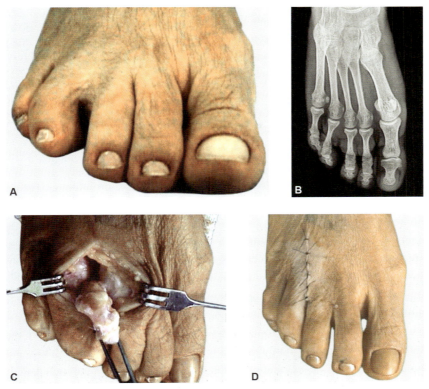

Figura 14.10 A. Pé reumatoide, segundo estágio. Aspecto pré-operatório mostrando aumento de volume e separação entre o terceiro e o quarto dedo. **B.** Aspecto radiográfico: ausência de lesão óssea. **C.** Aspecto perioperatório: sinovectomia. **D.** Aspecto pós-operatório imediato.

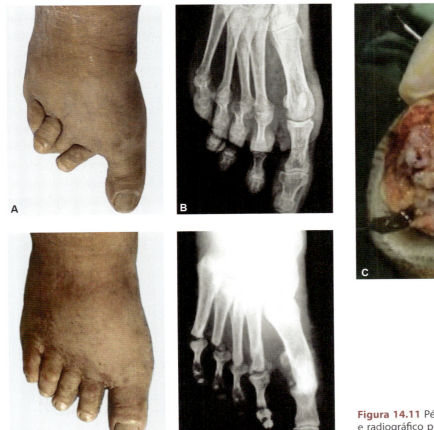

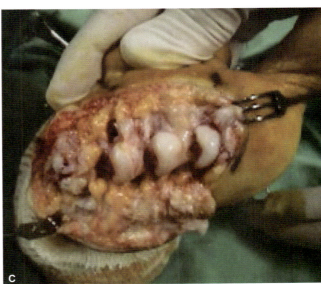

Figura 14.11 Pé reumatoide, quarto estágio. **A** e **B.** Aspectos clínico e radiográfico pré-operatório. **C.** Aspecto perioperatório. **D.** Aspecto clínico pós-operatório. **E.** Aspecto radiográfico pós-operatório.

conservador (órteses e medidas de reabilitação), com persistência da dor e alterações da marcha.

A osteoartrite da articulação metatarsofalângica do hálux resulta quase sempre de trauma prévio, e seu tratamento é conservador, com mudanças no calçado (sola rígida e parte anterior alta). Caso essas medidas falhem, está indicado o tratamento cirúrgico (queilectomia ou artrodese).

As articulações interfalângicas, quando acometidas, devem ser tratadas com artrodeses ou condilectomias. O processo degenerativo das articulações do médio e retropé e tornozelo é frequente, resultado da sequela de trauma ou de doenças prévias (osteocondrites). Nesse caso, estão indicadas as artrodeses; nas manifestações iniciais, podem ser empregados os desbridamentos articulares.

Gota

Cerca de 50 a 75% dos ataques iniciais ocorrem na articulação metatarsofalângica do hálux, e o tratamento é sempre clínico. Nos casos crônicos, com grandes depósitos tofáceos ou deformidades articulares dolorosas, indicam-se ressecção desse material, desbridamento periarticular e, às vezes, artrodeses, desde que sob controle clínico eficaz da doença de base.

Artrite psoriásica

É frequente o acometimento assimétrico dos pés e, principalmente, das articulações interfalângicas distais, em associação a lesões psoriásicas das unhas adjacentes. Observam-se reabsorção óssea, com hipotrofia dos tecidos moles, e, às vezes, destruição das falanges proximais. Os princípios e meios do tratamento ortopédico são os mesmos da artrite reumatoide.

Metatarsalgias

Localização mais frequente de dor no pé, tem como sede a parte anterior e plantar, e a maioria pertence ao grupo das causas biomecânicas (Figura 14.12).

A nítida predominância do sexo feminino é atribuída ao uso de sapatos de salto alto e à parte anterior mais fina. Nesses casos, o tratamento se relaciona com mudanças de hábitos e correções no uso do sapato.

Hálux valgo

Essa afecção complexa do antepé, vulgarmente chamada joanete, leva a alteração tanto na estabilidade estrutural quanto postural do pé, podendo ou não estar associada a outras deformidades. O tratamento, quando existe dor, é sempre cirúrgico, identificando-se os fatores que promoveram deformidade, para atuar cirurgicamente sobre eles e, também, evitar a recidiva.

Trata-se de afecção complexa, devendo ser avaliada para que se possa indicar a técnica cirúrgica adequada (Figura 14.13).

Hálux rígido

Trata-se da segunda causa, após o hálux valgo, de queixa na articulação metatarsofalângica do hálux. Caracteriza-se por dor e limitação dos movimentos, quase sempre acompanhadas por aumento de volume e de consistência óssea, na região dorsal da articulação metatarsofalângica.

O tratamento inicial é conservador, com o uso de sapato adequado, que evite pressão sobre a articulação metatarsofalângica e tenha sola rígida. Uma vez fracassada essa alternativa, há indicação para cirurgia, que varia desde queilectomia (ressecção da porção dorsal da extremidade distal do metatarso) até artrodese, em casos extremos.[8]

Deformidades dos dedos

Podem ser estáticas ou dinâmicas, isoladas ou associadas a deformidades do hálux. A causa mais comum refere-se ao uso de sapato inadequado, mas podem também ser secundárias a fatores congênitos, artrites ou alterações neuromusculares. Apresentam-se, basicamente, de três maneiras:

- Garra: hiperflexão plantar das articulações interfalângicas (IIFF) sem ou com hiperflexão dorsal da articulação metatarsofalângica (MTF; Figura 14.14)
- Martelo: hiperflexão dorsal da MTF e da articulação interfalângica distal (IFD)
- Flexão da articulação interfalângica proximal (IFP) ou "em taco de golfe": hiperflexão plantar da IFD, de forma rígida ou flexível.

Nos casos flexíveis, pode-se tentar o tratamento conservador, com o uso de sapatos apropriados, órteses e medidas de reabilitação das musculaturas extrínseca e intrínseca do pé. Já nos rígidos, ou em caso de falha do tratamento conservador, indica-se o tratamento cirúrgico, que varia desde transposições tendinosas, nos casos flexíveis, até artrodese, nas deformidades fixas.[9]

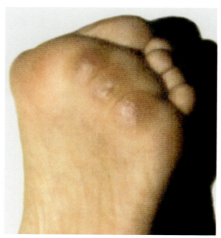

Figura 14.12 Metatarsalgia com formação de calosidades plantares, secundária à sobrecarga mecânica.

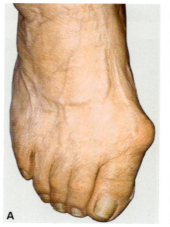 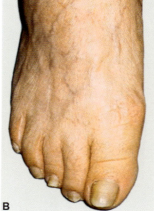

Figura 14.13 Hálux valgo. **A.** Pré-operatório. **B.** Pós-operatório após 2 anos.

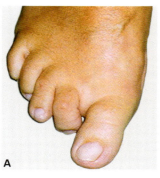 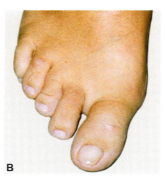

Figura 14.14 A. Deformidade em garra do segundo dedo. **B.** Resultado cirúrgico.

Alterações do arco plantar

Embora frequentes, as alterações do arco plantar longitudinal, sobretudo na infância, não passam de uma variação do normal. A persistência da deformidade após os 6 anos, sobretudo se assimétrica e com rigidez articular, merece abordagem mais precisa e, quase sempre, tratamento cirúrgico.

Pé cavo

Define-se como o aumento, no sentido vertical, do arco longitudinal do pé, ocasionando diminuição da área de apoio plantar. Existem controvérsias quanto ao mecanismo de sua formação, podendo ser classificado em três tipos, segundo a localização do vértice da cúpula aumentada: anterior, posterior e misto.

Sua etiologia é quase sempre secundária a alterações neuromusculares.

O tratamento do pé cavo progressivo ou sintomático é exclusivamente cirúrgico, mas, nos casos leves, pode-se utilizar órteses e fisioterapia.

Pé plano

Há queda característica do arco plantar longitudinal, associada quase sempre a um valgismo do calcâneo, de grau variável. A simetria e a flacidez do pé plano indicam bom prognóstico na criança; já a rigidez e a assimetria estão quase sempre associadas a outras enfermidades, indicando mau prognóstico.

Há concordância entre os autores de que, na evolução do pé plano flácido na criança, 65% corrigem-se espontaneamente até os 5 a 6 anos de idade; 30% corrigem-se incompletamente, mas podem ser considerados pés funcionalmente suficientes; 5% chegam à adolescência acentuadamente planos e, destes, 3% tornam-se funcionalmente insuficientes e dolorosos. Assim, em paciente de 2 a 3 anos com pé plano flácido, o tratamento consiste na orientação para o uso de sapato apropriado, exercícios ativos e passivos e, eventualmente, emprego de palmilhas. Já em pacientes de 9 a 12 anos que, apesar do tratamento conservador prolongado, ainda mantêm os pés planos, há indicação para tratamento cirúrgico, que consiste em osteotomia do calcâneo ou transferências tendinosas. Por fim, nos pacientes adultos com persistência do pé plano e sintomáticos, estão indicadas as artrodeses.

Congênitas

As alterações congênitas dos pés geralmente são de tratamento cirúrgico, abordadas tão logo se faça o diagnóstico. Algumas malformações congênitas tornam-se sintomáticas no início da adolescência, como ocorre nas coalizões társicas, cuja característica é a rigidez das articulações acometidas, levando quase sempre ao pé plano rígido, sintomático. Nesses casos, o tratamento (ressecção da barra óssea ou fibrosa) deve ser realizado o mais brevemente possível.

Periarticulares

Alterações dos tecidos moles que podem, muitas vezes, representar a primeira manifestação de uma doença sistêmica.

Fáscia plantar

Fasciíte plantar

Quadro doloroso na região plantar do retropé, caracterizado por dor localizada, particularmente no primeiro apoio pela manhã ou ao se levantar, após um tempo assentado. Pessoas com excesso de peso ou com músculos da panturrilha muito desenvolvidos, com pés cavos ou planos, têm maior chance de desenvolver fascite plantar. Atividades de alto impacto, como pular, dançar e correr, são fatores de risco.[10] Dor à palpação na região plantar-medial do retropé e dor localizada na origem da fáscia plantar quando se faz a dorsoflexão passiva dos dedos. O tratamento consiste no uso de anti-inflamatório pelo período de 10 dias, elevação do salto, uso de órteses, crioterapia e alongamento do sistema aquileoplantar.

Nas recidivas da dor ou quando a intensidade dos sintomas justificar, faz-se infiltração local com anestésico e corticosteroides. Excepcionalmente, há indicação para cirurgia, que consiste na fasciotomia plantar. A intervenção sobre o esporão somente é indicada quando essa saliência óssea comprime um dos ramos calcâneos ou o nervo para o abdutor do 5º dedo, o que é raro.

Fibromatose plantar

É uma fasciíte proliferativa idiopática que acomete a aponeurose plantar, podendo ser bilateral e, em pessoas idosas, associada à contratura de Dupuytren da fáscia palmar. Se os nódulos são pequenos e assintomáticos, não há necessidade de intervenção; se aumentam progressivamente, são dolorosos ou comprimem algum nervo adjacente, indica-se a ressecção ampla da fáscia plantar.

Cutâneas e subcutâneas

Há muitas condições dermatológicas dolorosas no pé, incluindo verrugas plantares, calosidades e calos, que podem ser consequência de alteração biomecânica ou causa dessa alteração, assim como resultar do uso incorreto do sapato. As calosidades e verrugas plantares devem ser tratadas com queratolíticos e modificações no sapato; já as alterações osteoarticulares podem ser corrigidas por meio de artrodeses ou transferências tendinosas.

Os cistos sinoviais são comuns nos tornozelos e nos pés, como resultado de degeneração cística mucoide na área de uma estrutura colágena densa, como a cápsula articular ou uma bainha tendinosa. Aparecem habitualmente em áreas nas quais tais estruturas estão sob estresse físico contínuo, como tornozelo e tarso. Se o cisto é sintomático ou dificulta o uso do sapato, indica-se sua ressecção cirúrgica ou simples esvaziamento com agulha, com possibilidade de recidiva em 70% dos casos.

Tendões

Tendinites

O acometimento dos tendões das regiões do pé e do tornozelo é frequente. A tenossinovite traumática acomete o tendão e sua bainha, enquanto a peritendinite consiste na inflamação dos tecidos próximos ao tendão que não apresenta bainha, como o de Aquiles. Em geral, resultam de esforços repetitivos.

O tratamento na fase aguda consiste em repouso, calor local e anti-inflamatórios. Nos casos persistentes, usam-se órteses ou imobilização gessada seguida de um programa de reabilitação. Quando ocorre estenose da bainha, indica-se o tratamento cirúrgico, que consiste em tenólise e desbridamento do tendão.

Disfunção e rupturas tendinosas

As disfunções tendinosas, quase sempre secundárias a um processo degenerativo, acometem principalmente o tendão tibial posterior, levando a uma deformidade em plano valgo, progressiva e extremamente incapacitante. São frequentes na 5ª e na 6ª década de vida, acometendo mais o sexo feminino, e parecem se relacionar com obesidade, diabetes e hipertensão.

Os pacientes se queixam de dor na região inframaleolar medial, às vezes com edema, sem causa aparente e insidiosa, piorando com a marcha, e o relato de uma deformidade em plano valgo progressiva. Ao exame físico, notam-se valgismo do retropé, abdução do antepé, diminuição do arco plantar longitudinal (Figura 14.15) e ausência de varização do retropé quando o paciente fica na ponta dos pés.

O exame radiográfico dos pés, em ortostatismo, registra desvio do eixo do tálus e queda do arco plantar, e a ressonância magnética (RM) mostra com exatidão, quando bem executada, o local e a extensão da lesão. O tratamento conservador consiste na imobilização com gesso, uso de anti-inflamatório, órteses para modificação do apoio e fisioterapia, mas é paliativo, sobretudo nos casos mais avançados de acometimento do tendão, quando está indicado o tratamento cirúrgico, que varia da sinovectomia até a artrodese, passando pelas transferências tendinosas, de acordo com a intensidade da lesão e das deformidades.

O acometimento do tendão fibular curto tem sido observado com frequência nos últimos anos, caso no qual há dor na região lateral do retropé, sem deformidades associadas. O tratamento inicial é conservador, com o uso de palmilhas com elevação do retropé e cunha valgizante.

Na falha do tratamento conservador ou com imagem de RM mostrando acometimento importante do tendão, está indicado o tratamento cirúrgico, que consiste em sinovectomia, desbridamento ou ressecção do segmento afetado do tendão e solidarização dos cotos deste com o tendão do músculo fibular longo. As rupturas tendinosas do pé e tornozelo ocorrem mais frequentemente nos tendões calcâneo e tibial posterior e, se forem completas, é sempre indicado o tratamento cirúrgico.[11]

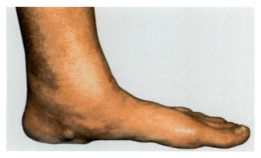

Figura 14.15 Pé plano valgo em paciente com lesão degenerativa do tendão tibial posterior.

Bursites

São frequentes na região posterior do calcâneo, podendo ser subcutâneas (entre a pele e o tendão de Aquiles) ou subtendíneas (entre o tendão e a parte posterossuperior do calcâneo). As bursites subcutâneas quase sempre resultam do uso incorreto do sapato e respondem bem ao tratamento conservador, incluindo-se a correção do calçado, que deve ter o contraforte baixo e a elevação no salto.

Frequentemente, as bursites subtendíneas decorrem da compressão da parte posterossuperior do calcâneo sobre a bursa e o tendão. Nesses casos, não há boa resposta ao tratamento conservador, sendo necessário tratamento cirúrgico, que consiste na ressecção dessa parte do calcâneo, associada ou não à bursectomia.

Ósseas

Fraturas

Em geral, as fraturas secundárias a lesões traumáticas têm tratamento conservador, com gesso, excetuando-se as fraturas intra-articulares, as quais não podem ser reduzidas por métodos invasivos, como ocorre com a maioria das fraturas de tornozelo, calcâneo e tálus.

As fraturas por sobrecarga ou estresse podem surgir em osso normal, quando submetido a esforço excessivo ou repetido, mas sua incidência está frequentemente associada a um distúrbio biomecânico prévio. Essas fraturas ocorrem mais frequentemente nos metatarsos, no calcâneo e no maléolo lateral. No início das queixas, habitualmente, não se nota qualquer alteração na radiografia, tornando-se muitas vezes necessário um estudo radiográfico seriado para chegar ao diagnóstico.

O tratamento é sempre conservador, com repouso, uso de órteses ou imobilização gessada, mas, nos casos de alteração biomecânica, é necessária sua correção, com uso de palmilhas ou até mesmo intervenção cirúrgica.

Osteocondrites

Tálus

A osteocondrite dissecante do tálus é pouco comum, acometendo mais o adulto jovem do sexo masculino e atleta, com o comprometimento da borda lateral ou da borda medial do osso. Varia de uma depressão subcondral até um corpo livre desviado dentro da articulação e sua etiologia está relacionada com traumas, sendo os sinais e sintomas na fase aguda semelhantes aos da entorse do tornozelo (dor, edema e limitação dos movimentos). Na fase crônica, observam-se algum grau de limitação dos movimentos, episódios de falseio e, em certos casos, bloqueio articular.

O tratamento na fase aguda é conservador, com imobilização gessada, mas, se as queixas persistirem, está indicado o tratamento cirúrgico, que varia da simples ressecção do fragmento osteocondral até o uso de enxerto.[12]

Metatarso (doença de Freiberg)

Pode acometer qualquer metatarso, mas sua frequência é maior na cabeça do 2º metatarso. A adolescência é a ocasião de maior incidência da fase aguda, podendo evoluir para uma fase de sequela, com degeneração articular. A etiologia está relacionada com fatores vasculares.

A radiografia mostra, inicialmente, achatamento da cabeça do metatarso, com áreas de lise e esclerose, podendo formar, posteriormente, osteófitos marginais e corpos livres intra-articulares. Na fase inicial, o tratamento é conservador, com imobilização ou órteses. Nas fases tardias, está indicado o tratamento cirúrgico, que consiste no desbridamento da articulação metatarsofalângica, restabelecendo-se a esfericidade da cabeça e a fórmula metatarsiana.[13]

Calcâneo (doença de Sever)

Dor localizada na região posterior do pé, plantar, consequente à necrose avascular do centro de ossificação do calcâneo. Há queixa de dor sem trauma local e claudicação, manifestando-se em crianças com intensa atividade física. A marcha sobre os calcâneos é dolorosa, enquanto o apoio em equino alivia. A radiografia mostra a apófise do calcâneo fragmentada e áreas de maior densidade óssea.

Essa enfermidade é considerada temporária, havendo cura espontânea após a fusão da epífise, que ocorre em torno dos 16 anos. O tratamento depende da gravidade das queixas, variando desde a suspensão das atividades esportivas e uso de salto até a imobilização com gesso.

Doença de Köhler

Relacionada com a necrose avascular do osso navicular e fatores mecânicos que, atuando simultaneamente, resultam em um processo de ossificação irregular. Os sintomas mais frequentes são dor e claudicação, mais comuns nos meninos com idade entre 4 e 8 anos. Apesar de, na infância, a doença ser autolimitada, alguns casos podem apresentar, em fase tardia, a sequela conhecida como doença de Müller-Weiss.

O tratamento é sempre conservador, variando do uso de anti-inflamatório até a imobilização gessada. As alterações artrósicas no adulto, dolorosas e incapacitantes, muitas vezes exigem tratamento cirúrgico.

Tumores

São raros os tumores no pé, sendo as neoplasias de tecidos moles as mais frequentes, assim como os tumores benignos. As lesões não neoplásicas que causam aumento de volume e deformidades (cisto sinovial, sinovite nodular, tofo gotoso etc.) são mais comuns. Tumores malignos metastáticos são muito raros, e os mais frequentes compreendem metástases de carcinoma de mama e pulmão.

Infecções

As infecções no pé são frequentes por contaminação direta ou via hematogênica, e a maioria é causada pela contaminação de ferimentos abertos. As manifestações superficiais dos processos infecciosos compreendem celulite, bolhas infectadas, úlceras, linfangites, tenossinovites e bursites. O microrganismo mais comum é o *Staphilococus aureus*.

Osteomielite

Ocorre em qualquer idade, resultando de contaminação local ou de disseminação hematogênica. O quadro clínico consiste em dor intensa localizada, edema, calor e sinais de toxemia, e a radiografia apenas revela sinais de destruição óssea na fase mais tardia.

O tratamento é sempre cirúrgico, consistindo em drenagem, antibioticoterapia sistêmica e imobilização.

Tuberculose

É sempre secundária a um foco primário no pulmão ou linfonodos. O local mais frequentemente lesado é o tornozelo,

podendo também acomete os ossos do tarso. A doença é progressiva e pode se expandir para várias articulações. A radiografia mostra lesões líticas sem neoformação óssea.

O tratamento é clínico, associado a curetagem óssea para limpeza do foco e artrodese.

Micoses

As micoses profundas do pé representam manifestações locais de doença sistêmica cuja lesão primária se localiza no pulmão, e sua disseminação se dá via hematogênica ou linfática. Pode ocorrer também contaminação pela pele, principalmente na população que tem o hábito de andar sem sapatos. As formas mais comuns são blastomicose, maduromicose, criptococose, esporotricose e coccidioidomicose.

As radiografias mostram, no início, lesões líticas com discretas reações periosteais. Nas fases tardias, havendo contaminação bacteriana secundária, ocorre intensa reação periosteal.

O tratamento consiste no uso de antimicrobiano adequado, associado a drenagem e curetagem ou, às vezes, amputação, nos casos de grave comprometimento das partes moles.

Ossos acessórios

Do ponto de vista clínico, somente dois ossos acessórios têm importância, porque, às vezes, tornam-se sintomáticos: osso trígono e osso navicular acessório.

Osso trígono

Varia de tamanho e aparece junto à apófise posterior do tálus. É notado em aproximadamente 5% das radiografias dos pés normais e, quando se separa do tálus, pode causar dor, principalmente em flexão plantar do pé. Nos casos sintomáticos, é necessária sua ressecção cirúrgica.

Osso navicular acessório

Trata-se de anomalia congênita na qual a tuberosidade do navicular se desenvolve a partir de um segundo centro de ossificação. Aparece em 4% dos pés normais. Nos casos sintomáticos, adota-se inicialmente o tratamento conservador, com uso de palmilhas. Na persistência das queixas, está indicado o tratamento cirúrgico, com ressecção do osso acessório e reinserção do tendão tibial posterior.

Neurológicas

A dor no pé e no tornozelo pode ter causa neurológica localizada no próprio pé ou ser irradiada ou referida.

Síndrome do túnel do tarso

Trata-se do acometimento do nervo tibial posterior ou de um dos seus ramos, sendo os ramos calcâneos anterior e posterior exclusivamente sensitivos, e os demais, mistos. O diagnóstico se baseia no exame clínico e na eletroneuromiografia, e a dor é pouco definida quanto à localização exata, podendo haver irradiação ou não. O exame clínico mostra o sinal de Tinel positivo sobre a região do túnel do tarso, e o exame eletroneuromiográfico é fundamental para definir o local exato da compressão e estabelecer o diagnóstico diferencial com radiculopatias ou outras neurites.

As causas de aumento da pressão no túnel do tarso são exostoses, tumores, varizes, barras talocalcaneanas e deformidades em valgo exagerado do retropé.

O tratamento inicial consiste no uso de anti-inflamatórios, órteses e fisioterapia. Quando os sintomas persistem e há uma causa definida, o tratamento cirúrgico está indicado, consistindo na descompressão do nervo tibial posterior e seus ramos.[12]

Neuroma de Morton

Corresponde à compressão do nervo digital, no 3º espaço intermetatarsiano, embora possa ocorrer em outros espaços. O paciente refere dor em crises, às vezes fortes e agudas, no espaço intermetatarsiano, havendo melhora com a retirada do sapato e massagem local.

Às vezes, a dor é constante, irradiando-se para os dedos adjacentes, e acompanhada de parestesias. O diagnóstico é clínico e a confirmação se dá com RM e exame eletroneuromiográfico.

O tratamento é sempre cirúrgico e consiste na extirpação do neuroma, embora em alguns casos se possa tentar o tratamento conservador, com infiltrações e uso de órteses.[12]

Dor irradiada

A dor na região calcânea pode ser irradiada, tendo como causa uma compressão da raiz de S1; portanto, é sempre útil avaliar o trajeto e as características da dor, lembrando que sua origem pode estar a distância.

Outras

A dor nas regiões do tornozelo e do pé pode ter diversas outras causas, mas cabe ressaltar a frequência de corpos estranhos, sobretudo em crianças e na ausência de história e de exames físicos que sugiram uma das afecções vistas anteriormente. Nesses casos, a RM pode ser de extrema importância.

REFERÊNCIAS BIBLIOGRÁFICAS

1. Minaker K, Little H. Painful feet in rheumatoid arthritis. Can Med Assoc J. 1973;109(8):724-5.
2. Vainio K. The rheumatoid foot; a clinical study with pathological and roentgenological comments. Ann Chir Gynaecol Fenn. 1956;45(1):1-107.
3. Walmsley S et al. The rheumatoid foot: a systematic literature review of patient-reported outcome measures. J Foot Ankle Res. 2010;3:12.
4. Sarrafian KS. Anatomy of the foot and ankle. Philadelphia: J. B. Lippincott Company; 1983.
5. Myerson MS (ed.). Foot and ankle disorders. Philadelphia: Saunders; 2000.
6. Kaplan PA et al. Musculoskeletal MRI. Philadelphia: Saunders; 2001.
7. Kitaoka HB. Pé e tornozelo. 2.ed. Rio de Janeiro: Revinter; 2005.
8. McNeil DS et al. Evidence-based analysis of the efficacy for operative treatment of hallux rigidus. Foot Ankle Int. 2013; 34(1):15-32.
9. Coughlin MJ. Lesser toe abnormalities. In: Coughlin MJ et al. (eds.). Surgery of the foot and ankle. 8.ed. Philadelphia: Mosby; 2007. p. 363-464.
10. Muth CC. Plantar fasciitis. JAMA. 2017;318(4):400.
11. Raikin SM et al. Achilles tendon injuries in a United States population. Foot Ankle Int. 2013;34(4):475-80.
12. McGahan PJ, Pinney SJ. Current concept review: osteochondral lesions of the talus. Foot Ankle Int. 2010 Jan;31(1):90-101.
13. Lee HJ et al. Operative treatment of Freiberg disease using extra-articular dorsal closing-wedge osteotomy: technical tip and clinical outcomes in 13 patients. Foot Ankle Int. 2013;34(1):111-6.

15 Fibromialgia

Marco Antonio P. Carvalho • Ronan Rodrigues Rego • José Roberto Provenza

INTRODUÇÃO

As primeiras considerações relatadas acerca da fibromialgia se deram em meados do século 19, sobretudo na França e na Inglaterra. Em 1850, Froriep relatou que pacientes com "reumatismo" apresentavam pontos endurecidos em seus músculos, dolorosos à pressão. Em 1904, Gowers, citado por Clauw, denominou essas alterações clínicas de *fibrosite*.[1] Enfatizando a sensibilidade à pressão sobre esses locais dolorosos, o autor observou que não havia inflamação local e alterações sistêmicas, relacionando como parte do quadro a fadiga e o distúrbio do sono. Nesse mesmo ano, Stockman postulou que havia alterações nos tecidos fibrosos, mas estudos histopatológicos realizados posteriormente não comprovaram suas ideias iniciais.[1] Durante os primeiros 70 anos do século 20, a *fibrosite*, como ainda era denominada, foi considerada por alguns causa comum de dor muscular, por outros, manifestação de "tensão" ou de "reumatismo psicogênico" e, pela maior parte da comunidade reumatológica, sintoma clínico inespecífico, sem características de síndrome clínica definida.

Nos anos 1970, Smythe e Moldofsky observaram que certas localizações anatômicas eram mais frequentemente dolorosas em pacientes com fibromialgia que em controles, sendo, então, denominadas pontos sensíveis (*tender points*). Observaram, ainda, que muitos desses pontos sensíveis são encontrados em outras doenças entre os reumatismos de partes moles, como a epicondilite lateral, a periartrite do quadril, as junções esternocostais e as síndromes dolorosas da coluna cervical. Relataram, também, que esses pacientes apresentavam insônia (distúrbios da fase IV do sono), possivelmente relacionada com os sintomas de dor muscular, observados em fibromiálgicos.[2]

A literatura médica, em especial durante a década de 1980, mostra que os *tender points* foram considerados úteis para o diagnóstico da enfermidade, sendo realizadas várias tentativas de se colocarem critérios para o diagnóstico da fibromialgia que sugeriam a exclusão de doenças sistematizadas, entre elas as reumáticas.

EPIDEMIOLOGIA

As estimativas sobre a prevalência da fibromialgia foram relatadas a partir da década de 1980, empregando-se critérios correntemente aceitos para o diagnóstico. Essas estimativas, realizadas em pacientes norte-americanos e europeus, variam de 2,1% na prática clínica de família, 5,7% na clínica em geral, 5 a 8% em pacientes hospitalizados e 14 a 20% na clínica reumatológica.[3-6]

Avaliou-se a prevalência da fibromialgia na população da Escócia em comparação a diagnósticos feitos de acordo com os critérios do American College of Rheumatology (ACR) de 1990 e os modificados de 2010, e o resultado foi de 1,7% e de 5,4%, respectivamente. Possivelmente, os novos critérios de classificação passaram a reconhecer pacientes não diagnosticados pelos critérios anteriores.[5]

No Brasil, a prevalência da fibromialgia é de 2,5%, conforme estudo populacional com 3.038 entrevistados, sendo a segunda doença reumática mais comum depois da osteoartrite.[7] No entanto, essa pesquisa não pode ser considerada de abrangência nacional, já que foram avaliados apenas residentes da cidade de Montes Claros, em Minas Gerais, sendo utilizados os critérios do ACR de 1990. Em outro estudo populacional brasileiro, a prevalência de fibromialgia segundo os critérios do ACR 1990 foi de 1,7%; 3,8% dos pacientes tinham dor difusa, somando 5,5% da população geral e representando 18,2% do total de indivíduos com dor.[8]

Considerando-se a prevalência da doença na prática clínica, constata-se que a fibromialgia é enfermidade reumática (se é que se pode considerá-la doença puramente reumática) das mais frequentes, com a osteoartrite.

Ocorre em 6 a 9 mulheres para cada homem, e seus primeiros sintomas se manifestam principalmente entre 30 e 55 anos de idade, mas pode acometer desde crianças e adolescentes até indivíduos mais idosos.[5,9-11] Estudos norte-americanos indicam que a fibromialgia ocorre em pessoas de melhor nível educacional e também em famílias de maior poder aquisitivo, não sendo, portanto, uma doença que aconteça primariamente em classes sociais menos favorecidas. A fibromialgia não é uma doença ocupacional.[9,12,13] No entanto, observa-se que muitos pacientes com queixas de dores difusas em um ou mais membros e/ou com dores difusas pelo corpo "se beneficiam" da doença, muitas vezes inconscientemente, com o objetivo principal de conseguir afastamento do trabalho e aposentadoria.[9,12] Posteriormente, com frequência, entra em cena a figura de um advogado e, conforme o vulto da compensação, a de outros profissionais. Então, o paciente consegue um responsável pelas suas dores, por suas angústias e por seus medos. Passa, então, para uma nova etapa, a de demanda judicial. Pode obter benefícios materiais para si e para as pessoas que o "assessoram", médicos, advogados ou até mesmo juízes. Após uma fase inicial de euforia, volta-se novamente para o seu mundo de dor e angústia, já não contando, nessa fase, com seus assessores, que se sentem plenamente recompensados. Fica então cristalizado na vida de dor e baixa autoestima, muitas vezes separado do cônjuge e/ou dos familiares, com o sentimento de reparação parcial de seu sofrimento com ganhos materiais. A oportunidade terapêutica perde-se, pois, no tempo e no espaço.

MANIFESTAÇÕES CLÍNICAS

As pessoas com fibromialgia apresentam sintomas e sinais relacionados com múltiplas áreas da medicina, sendo a doença correntemente caracterizada como síndrome de dor musculoesquelética difusa (embora possa ser localizada), associada a fadiga, insônia, distúrbios disfuncionais variados e sintomas psiquiátricos diversos.[9,10,14-24] Essas alterações, consideradas manifestações universais nos fibromiálgicos, ocorrem em mais de 75% dos pacientes, mas nem sempre simultaneamente no mesmo indivíduo.[9,10] Vem sendo cada vez mais relatada a associação de fibromialgia com distúrbios cognitivos e sintomas psiquiátricos.[7,8,15,16,21] Na verdade, são sintomas que se correlacionam com quadros de neurose e depressão desses pacientes que não diferem dos mesmos achados encontrados na população em geral.

Na maioria dos pacientes, o início dos sintomas é insidioso, e a dor pode ser relatada como queimação, peso, contusão ou "exaustão" da região afetada. A dor, que costuma ser ampla e difusa, frequentemente se inicia na nuca, no pescoço e nos ombros. Se o paciente procura assistência médica apresentando dor em apenas um ou em poucos locais, ao exame físico, percebe-se, com frequência, dor à palpação em outros locais onde antes não era observada. Sua intensidade, habitualmente, é de moderada a forte, chegando a algumas ocasiões a ser bastante incapacitante.[9,25]

Em geral, os pacientes têm dificuldade de localizar a dor, se originada a partir das estruturas articulares ou periarticulares: uns têm a impressão de que ocorre nos músculos; outros, nas articulações; e há os que relatam a dor como se surgisse nos ossos ou nos "nervos". As localizações mais comuns são o esqueleto axial (coluna cervical, torácica e lombar) e as cinturas escapular e pélvica.

Ocorre também dor no nível da parede anterior do tórax, fato que, com relativa frequência, leva o paciente a serviços de urgência cardiológica, e há outras pessoas que apresentam dor articular difusa. Há, portanto, ampla variação na localização da dor, cuja intensidade é de moderada a forte, na maioria dos pacientes.

Associada à dor, muitos pacientes queixam-se de rigidez articular, sobretudo pela manhã. Diferindo-se da rigidez matinal que ocorre em pessoas com artrite reumatoide, na fibromialgia ela tem curta duração, geralmente por períodos inferiores a 15 min.

A fadiga é uma alteração que surge em quase todos os pacientes, mais notada pela manhã e no fim do dia, referida como física e psíquica, e correntemente relatada como "necessidade de férias". As atividades físicas e intelectuais agravam essa fadiga, com frequentes queixas concomitantes de astenia, mal-estar geral, "sensação de resfriado", redução da libido e "fraqueza muscular". A intensidade da fadiga e da astenia pode ser considerada um bom parâmetro para avaliar tanto a melhora clínica quanto a eficácia do tratamento.[9,23]

Em relação aos distúrbios do sono, existem estudos mostrando que ocorrem em até 100% dos pacientes e são bastante variáveis: em alguns, manifesta-se como dificuldade de conciliar o sono; em outros, predomina uma insônia terminal. Outros relatam que têm "sono leve" (insônia intermediária), despertando ao mínimo ruído no ambiente, mas certos pacientes dizem que têm "bom sono" e dormem toda a noite, embora acordem mais cansados do que antes de se deitar.[9,22,23]

Outra alteração comumente relatada consiste em edema articular subjetivo, ainda que o exame físico jamais indique tais alterações. Assim, a queixa de poliartralgia – associada à rigidez matinal e à queixa subjetiva de edema – pode induzir com frequência a enganos no diagnóstico diferencial com artrite reumatoide e outras doenças reumáticas.

Relatos de parestesias também podem ser encontrados, embora com distribuição estranha. Os pacientes referem sua ocorrência até mesmo nos membros não relacionados com os locais da dor, que, por vezes, é relatada também na face e na língua. De modo geral, a parestesia é sentida nas extremidades e, muitas vezes, confundida com quadros de compressões nervosas periféricas, como as síndromes do túnel do carpo e do tarso.[9,23]

A cefaleia compreende outra queixa clínica comum e pode ocorrer como hemicrania (enxaqueca), dor na nuca, na região frontal, periorbitária ou mesmo holocraniana. Alguns pacientes sentem um "peso na cabeça"; outros se queixam como se a cabeça estivesse "oca". Nos pacientes em que há predomínio de cefaleia, são frequentes os relatos de visitas a serviços de Neurologia, e muitos se submetem a extensa propedêutica sem ser encontrada qualquer alteração.[9,17,18]

Zumbido e tontura são alterações frequentes, a última caracteristicamente timopática, isto é, relacionada com as variações do humor, e o paciente relata "sensação de que vai sumir". Trata-se de causas comuns de consultas em ambulatórios de otorrinolaringologia, e muitos pacientes se submetem a testes vestibulares, curvas de tolerância à glicose para investigação de possível hipoglicemia e propedêutica por imagem da coluna cervical, para identificação de possível compressão nervosa.[9,19] Todos esses exames seriam dispensáveis se o paciente fosse interrogado sobre os demais sintomas da doença.

Depressão, ansiedade, dificuldade de concentração e irritabilidade são queixas observadas na maioria dos pacientes, na primeira consulta.[7-9,20-23] Como ocorre com os distúrbios do sono, nessa primeira entrevista muitos negam se sentir deprimidos, mas na sequência do tratamento percebem que antes se sentiam de fato deprimidos e só não haviam percebido a sintomatologia pela evolução extremamente lenta da enfermidade. O mesmo acontece com a irritabilidade: muitos pacientes relatam que não se irritam e conseguem "se controlar". Contudo, muitas pessoas omitem sintomas de depressão e/ou ansiedade, com o intuito de evitar a possibilidade do diagnóstico de fibromialgia, já que a doença vem progressivamente sendo considerada estigmatizante. Cabe ao clínico ter a perspicácia da escuta e considerar que, para além das dores que os pacientes se queixam, fazem parte do quadro o medo e a insegurança em relação ao desconhecido.

Quanto ao aparelho digestivo, as queixas mais comuns referem-se a alterações do hábito intestinal, variando de constipação intestinal (maioria dos pacientes) a diarreia, e alguns intercalam períodos de constipação intestinal e de diarreia. Não são também incomuns as queixas de náuseas, vômitos, dor epigástrica e flatulência. Os diagnósticos gastrenterológicos são de síndrome do intestino irritável, gastrite nervosa e hérnia de hiato.[9,14,23]

Há relatos de fenômenos de Raynaud em pessoas com fibromialgia, mas se trata, na verdade, muito mais de uma queixa subjetiva de cianose, não ocorrendo alterações compatíveis com o fenômeno de Raynaud verdadeiro.

Várias outras alterações podem ainda ser encontradas: "hipersensibilidade alimentar", "reações alérgicas a medicamentos", "sinusites crônicas", disúria, urticária, prurido, disfunção temporomandibular, síndrome de dismenorreia primária, redução da libido etc.[9,23,24]

Ao exame clínico, o paciente parecerá bem, sem doença sistêmica ou anormalidade articular. Embora se queixe de edema, não há sinovite óbvia. Naturalmente, a fibromialgia pode se associar a qualquer doença sistêmica, e a concomitância com artrite reumatoide ou osteoartrite, por exemplo, não invalidará o seu diagnóstico.[9,25] Da mesma maneira, quando há queixas de fraqueza muscular, o exame físico evidencia força muscular normal. As parestesias não evidenciarão déficits neurológicos. Restarão, pois, apenas pontos dolorosos, que podem ser apenas um, poucos ou múltiplos e generalizados. Cumpre realçar que, eventualmente, o paciente com toda a constelação de sintomas da doença pode, ao exame clínico, não apresentar os pontos-gatilho referenciados pelo ACR 1990. Nesses casos, com frequência, há dor muscular difusa à palpação dos vários grupos musculares e não se deve excluir o diagnóstico de fibromialgia.

Um paradigma frequentemente encontrado na literatura diz respeito às doenças associadas à fibromialgia. Certos autores chegam a afirmar que a enfermidade é incomum em sua forma primária ou, em outras palavras, que há quase sempre outra doença reumática associada, sendo a lombalgia, a osteoartrite e a periartrite as mais comumente relacionadas. Na verdade, como a fibromialgia ocorre em faixas etárias nas quais já se iniciam as alterações radiográficas degenerativas da coluna vertebral ou mesmo das articulações periféricas, os pacientes são rotulados de acordo com tais achados radiográficos. Sabe-se, por exemplo, que a maioria das hérnias discais não leva à sintomatologia. Da mesma maneira, o achado radiográfico de uma discopatia degenerativa ou de osteoartrite por si só também não é responsável por sintomas clínicos. De modo semelhante, o diagnóstico de protusão discal e até mesmo hérnia discal à ressonância magnética; ressalte-se que nem toda hérnia de disco leva à compressão radicular ou promove sintomatologia. O mesmo ocorre com a "periartrite", e os pacientes são rotulados como apresentando "tendinite". Assim, muitos fibromiálgicos submetem-se continuamente a tratamentos clínicos, ortopédicos, fisioterápicos e até mesmo neurocirúrgicos de suas "alterações em exames de imagem". O diagnóstico de fibromialgia passa despercebido e o paciente vai, progressivamente, cristalizando outro diagnóstico que, na verdade, corresponde a apenas alterações em estudos de imagem, sem quaisquer correspondências clínicas.[9,20]

Em 2010, Azevedo et al. observaram que, de 71 pacientes com espondilite anquilosante, 11 apresentavam fibromialgia associada. Concluíram que essa associação entre as duas enfermidades piora a qualidade de vida dos pacientes e causa maior incapacidade funcional.[26]

A fibromialgia, sobretudo nos pacientes tratados inadequadamente e/ou que não aderem ao tratamento, é responsável por faltas no trabalho, perda de emprego ou troca de profissão.[9,20,26-28] O resultado final leva a uma consequência social muitas vezes desastrosa, como perda financeira e mesmo afetiva.

SÍNDROMES MIOFASCIAL E DA FADIGA CRÔNICA

Consideram-se enfermidades relacionadas com a fibromialgia. A síndrome miofascial foi conceituada em 1989, pelo Dr. Stephen Campbell, como "uma síndrome dolorosa miofascial regional, prima próxima da fibromialgia ou, talvez, seu ancestral imediato".[29] Consiste em dor muscular profunda, localizada, denominada *trigger point* (ponto-gatilho), que piora com a palpação local e, frequentemente, associa-se a rigidez local e a distúrbio do sono.[30] Os *trigger points* podem se localizar em qualquer músculo do corpo e são bastante dolorosos.[30]

A síndrome da fadiga crônica foi assim denominada por sua apresentação inicial, caracterizada por fadiga intensa, associada a sintomas que sugerem processo infeccioso subjacente.[29,30] Outros achados clínicos observados seriam febrícula, odinofagia, mialgia, fraqueza muscular subjetiva, cefaleia, artralgias, distúrbios funcionais (como a síndrome do intestino irritável), alterações neuropsiquiátricas e distúrbio do sono; portanto, as mesmas manifestações clínicas hoje constatadas nas pessoas com fibromialgia.[29] Na opinião dos autores e de vários outros especialistas no estudo da fibromialgia, as síndromes miofascial e da fadiga crônica representam uma expressão clínica dentro do espectro de uma síndrome clínica, a fibromialgia.[9,29,31-34] Portanto, recebem nomes diferentes para a mesma enfermidade.

DOR CRÔNICA DE UMA PERSPECTIVA PSIQUIÁTRICA

Na literatura médica, assim como na observação clínica diária, observam-se várias características que aparecem tanto em pessoas com fibromialgia quanto em pacientes com transtornos psiquiátricos.[9,15,16,20,35]

Mesmo com as técnicas sofisticadas de que hoje se dispõem, doenças com dor crônica, como a fibromialgia, ainda precisam ter a etiopatogenia e a fisiopatogenia esclarecidas. As pesquisas biológicas não têm respondido satisfatoriamente às indagações pertinentes, mas a epigenética já sinaliza a influência dos meios ambiente e psíquico na expressão dos genes. Propõe-se, pois, dar um passo atrás (ou à frente?) e, sem perder de vista o já conquistado, olhar o ser humano como um ser que transcende o biológico.

Os gregos já observavam a dor como um estado afetivo semelhante à tristeza. Ainda hoje, refere-se a sentimentos com expressões como "dor da saudade", e não é só no sentido metafórico, pois se pode localizá-la no peito.[36]

No século 17, René Descartes, filósofo e matemático francês, trouxe benefícios incalculáveis para o conhecimento humano.[36] Tirou o ser humano das trevas das explicações mágicas, dando objetividade ao seu entendimento do mundo. Mas seu método, que tanto enriqueceu as ciências da natureza, e do qual se colhem frutos até hoje, na Física, na Química e na Biologia, também deixou danos irreparáveis para as Ciências Humanas. Isso porque, em sua construção teórica, o ser humano (consciência) ficou separado do mundo (*res cogitans* e *res extensae*) e, como consequência, fragmentado em somático e psíquico. Essa dicotomia obscureceu a compreensão do ser humano, já que ele não pode ser pensado sem a sua vida afetiva, sem a sua relação com os outros seres humanos e também a sua relação com o seu mundo.

O filósofo alemão Heidegger (1889-1976) faz outra construção teórica e se opõe a essa dicotomia.[36] Ele usa, para se referir ao ser humano, a palavra *ser-no-mundo* (os hifens enfatizam que o homem só pode existir na relação com o mundo).

E "mundo" aqui tem um sentido amplo e engloba tudo a que se chama "mundo da natureza", "mundo dos sentimentos", "mundo social", "mundo humano" etc.

A psiquiatria foi pioneira entre as especialidades médicas ao perceber que o dualismo somatogênico/psicogênico é um modelo insuficiente para compreender as enfermidades humanas. Uma tentativa de fugir desse dilema foi o surgimento do conceito de *endon*, construído pelo psiquiatra alemão Hubert Tellenbach (1914-1994). Esse conceito não se refere ao físico nem ao psíquico, mas à natureza do homem, ou seja, é anterior à dicotomia soma/psique. O *endon*, que tem raízes no corpo, é estruturado pelas vivências (suas interações com o mundo). E não deve ser confundido com o conceito de endógeno, que se opõe ao exógeno, mas de algo que é, ao mesmo tempo, o que se chama de somático e o que se chama de psíquico.[37,38]

Esse conceito não é operacional ou prático aos ocidentais, já que seu pensamento se estrutura na dicotomia. Provavelmente por isso, o conceito de *endon* não foi compreendido e não está mais em voga. E se continua a falar em medicina psicossomática, saúde biopsicossocial, holística etc., mantendo no âmago do pensamento a dicotomia somático/psíquico (corpo/alma).

Tellenbach descreveu a *personalidade pré-depressiva*, segundo ele cunhada pelo meio ambiente (sociedade) sobre uma predisposição biológica.[38]

A depressão maior, já chamada de depressão endógena, depressão vital ou melancolia (literalmente "bile negra" < *melané* é negro e *kholé* é bile), uma vez desencadeada, evolui independentemente do fator desencadeante, de modo diferente da tristeza normal ou da "depressão reativa". Os sintomas, diferentemente do que muitos pensam, são predominantemente físicos, como alentecimento psicomotor e sensação de fadiga. O paciente pergunta se não está anêmico ou com doença da tireoide (hipotireoidismo); "não tenho disposição nem para tomar um banho", ele se queixa.

O corpo é experimentado como um fardo, com sensações de peso ou dor. "Minhas pernas pela manhã parecem de chumbo", "minha cabeça está oca", "acordo com o corpo todo doendo como se uma carreta tivesse passado sobre mim", ouve-se com frequência. A evolução é cíclica e, geralmente, os sintomas são mais intensos pela manhã.

Muitas vezes, as queixas somáticas, como "fraqueza muscular", dor errática, algias difusas (cefaleias, raquialgias, escapulalgias etc.), parestesias (sem correspondência com a inervação ou a vascularização) e vertigens são preponderantes e, por isso, já receberam nomes como depressão mascarada ou equivalentes depressivos.

Nesses casos, a dor não é uma sensação, mas um estado afetivo (*sentimento sensorial*), segundo Max Scheler (1874-1928).[39]

Os pacientes com neurose de ansiedade generalizada apresentam também fadiga e dores musculares, além de preocupação excessiva, irritabilidade, dificuldade para concentrar-se e para relaxar.

Avaliando-se a *via nociceptiva*, pode-se ter uma compreensão de como a dor ultrapassa a pura sensação.[40] A via nociceptiva vai da detecção do estímulo nocivo até a percepção subjetiva da dor. Essa via é constituída pelos *neurônios aferentes primários* (gânglios da raiz dorsal) que fazem sinapse no corno dorsal da medula com *neurônios de projeção* (que enviam informações para o encéfalo), *neurônios descendentes* (que trazem informações do encéfalo) e *interneurônios*.

Neurônios descendentes inibem a ação dos neurônios aferentes e modulam os estímulos dolorosos que chegarão ao encéfalo. O sistema límbico, pelas vias descendentes, pode inibir os estímulos aferentes em experiências graves, reduzindo a percepção da dor, para manter o desempenho físico nas situações de luta ou fuga.[40,41]

O processamento da dor na medula espinal envolve vários sistemas neurotransmissores como GABA, serotonina, norepinefrina, substância P, glutamato, opioides e muitos outros. Alguns desses sistemas são sítios de atuação de fármacos atualmente usados para alívio da dor, como os opioides, IRSN (inibidores de recaptação da serotonina e norepinefrina), ligantes alfa-2-kappa (pregabalina e gabapentina) e certamente para futuros fármacos com esse objetivo.[40,41] Os neurônios do corno dorsal se projetam para os centros superiores por dois caminhos:

- Via discriminativa: pelo trato espinotalâmico, chegam ao tálamo e daí para o córtex somatossensorial. Informam a intensidade e a localização dos estímulos dolorosos
- Via emocional: pelo trato espinobulbar, chegam aos núcleos do tronco encefálico e daí para o tálamo e as estruturas límbicas. Transmitem o aspecto afetivo da dor. É na integração dessas duas vias que se tem a experiência subjetiva da dor.[42]

Sabe-se que estímulos dolorosos persistentes podem levar a uma sensibilização, com prováveis alterações moleculares, no corno dorsal (segmentar), no tálamo e no córtex sensorial (suprassegmentar), e a dor se tornar independente do estímulo periférico, como no membro-fantasma, no diabetes e no herpes-zóster (dor neuropática). Essa sensibilização suprassegmentar ocorre mesmo na ausência de lesões identificáveis, como na fibromialgia e na depressão.[43] Pelo exposto, pode-se inferir que a história pessoal, a cultura, a personalidade e os estados de humor aumentam ou diminuem a sensação dolorosa.[44]

Fibromialgia e transtornos psiquiátricos | Inter-relações

Muitos dos sintomas descritos na fibromialgia são também encontrados em quadros psiquiátricos, como a neurose de ansiedade generalizada e a depressão. Compreendem sintomas em comum dor, fadiga, alentecimento do pensamento, insônia, preocupação, ansiedade e depressão, com predominância nas mulheres. Assim como a depressão pode levar a um comprometimento cognitivo, a fibromialgia é capaz de promover sintomas semelhantes – a *fibro-fog* ("nevoeiro no cérebro"), na qual há prejuízo da função executiva (planejamento e execução de atividades). Em ambos os casos, provavelmente por redução da dopamina no circuito córtex pré-frontal dorsolateral.[40]

Existe uma hipótese de que as vias inibitórias descendentes (noradrenérgicas e serotoninérgicas) que inibem os estímulos irrelevantes possam não estar atuando adequadamente nos pacientes com depressão e fibromialgia, motivo pelo qual perceberiam estímulos que costumam ser ignorados.[41,45]

O estresse crônico, em razão da liberação excessiva de glicocorticoides (suprarrenal), pode causar hipotrofia do hipocampo pela redução no BDNF (fator neurotrófico derivado do cérebro). Como o hipocampo inibe o eixo hipotálamo-hipófise-suprarrenal, esse eixo passaria a ter uma ativação crônica. Acredita-se que a dor crônica (fibromialgia) pela redução do BDNF poderia também levar a perdas neuronais.[40,45]

Os fibromiálgicos nem sempre preenchem os critérios para um diagnóstico psiquiátrico, mas surpreende a semelhança dos sintomas e a resposta à mesma terapêutica. O que Tellenbach descreveu como *personalidade pré-depressiva* é também frequentemente encontrada nas mulheres com fibromialgia.

Pessoas com essa personalidade com frequência apresentam desejo de ordem (que já começa na vida escolar), escrupulosidade e preocupação excessiva com o dever, sobriedade, limpeza, perfeição, fidelidade, autoridade, hierarquia etc. No trabalho, procuram fazer tudo porque ninguém faz tão bem quanto elas. Geralmente, não ousam, limitando-se ao já experimentado. Fogem, enfim, da liberdade para manterem a ilusão de "controle da situação". São pessoas que, muitas vezes, não desenvolveram habilidades no relacionamento afetivo e social. Uma personalidade como essa traz dentro de si a contradição. O sentimento de incapacidade e culpa romperá o equilíbrio e a levará a uma situação limite, podendo desencadear sintomas clínicos.

Haveria uma comorbidade entre os quadros depressivos e neuróticos com a fibromialgia? Um conceito novo é de um espectro que vai dos transtornos de humor e ansiedade, passando pela fadiga, fibromialgia, até a dor neuropática.[43]

ETIOPATOGENIA

Entende-se que a fibromialgia possa representar um estado de dor crônica processada de maneira diferenciada pelo sistema nervoso central (SNC). O estado de dor crônica envolve o conceito de plasticidade do SNC, no qual a mesma intensidade de estímulo doloroso não dispara a mesma resposta na medula e a mesma impressão subjetiva de dor, como se esperaria se o SNC fosse um equipamento com respostas padronizadas.[46]

A evolução de dor localizada para dor difusa envolve o mecanismo de sensibilização do SNC; nesse mecanismo, o SNC, de maneira não fisiológica, obtém o potencial de manter e aumentar os estímulos dolorosos periféricos. Os pacientes passam a apresentar redução do limiar doloroso (alodínia), resposta aumentada a estímulos dolorosos (hiperalgesia) e aumento na duração da dor após o estímulo (dor persistente).[46]

Contudo, há numerosas evidências de que a fibromialgia inclui, em sua patogenia, alterações comportamentais, neuroendócrinas e imunológicas.[47] Entretanto, por várias razões, tais possibilidades não têm sido suficientemente exploradas.

A fibromialgia não tem despertado interesse entre pesquisadores de ciência básica, mais voltada para estudos bioquímicos e imunológicos. Tais estudos seriam considerados infrutíferos em suas linhas de investigação, já que grande parte da ciência contemporânea considera a fibromialgia uma manifestação somática do estresse. Pareceria provável, por conseguinte, que nenhum fator bioquímico ou imunológico possa ser encontrado.

A maior dificuldade talvez seja a possibilidade de envolvimento de grande número de variáveis a serem analisadas, como os fatores comportamentais, muito diversificados entre as diversas culturas da humanidade, sociais, neuroendócrinos, imunológicos, biomecânicos, cronobiológicos, musculares etc.

As várias alterações clínicas da síndrome são, entretanto, consistentes com alterações comportamentais, neuroendócrinas e imunológicas subjacentes:

- A fibromialgia preenche requisitos de verdadeira síndrome, exibindo padrão clínico reconhecível, com poucas variações de um paciente para outro
- Trata-se de uma doença sistêmica adquirida, acometendo tanto crianças e adolescentes quanto adultos e idosos, que exibe anormalidades metabólicas, neuroendócrinas e imunológicas

- O distúrbio do sono tem sido encontrado em praticamente todos os pacientes
- Há uma tendência familiar, com clara predileção pelas mulheres, não por problema genético, mas pela cultura familiar ("*ser na vida*")
- Não há alterações histológicas convincentes nos órgãos acometidos, como bursas, tendões e músculos. Alguns autores referem nódulos nos locais dolorosos, mas, como mencionado, não há evidências histológicas dessa presença, que talvez resulte apenas dos dedos ansiosos do examinador, ao palpar os tecidos sobre saliências e reentrâncias ósseas à procura desses nódulos.[48]

É possível imaginar que os estudos sobre a fibromialgia estariam, pelo menos, um século atrasados, como já ocorreu com o diabetes, o hipotireoidismo ou mesmo os estados de deficiência vitamínica (B_1, B_{12} etc.), quando os pacientes eram rotulados de hipocondríacos apenas porque não se sabia que testes laboratoriais poderiam auxiliar no reconhecimento dessas doenças.

Com o intuito de não fugir aos objetivos desta obra, serão apenas resumidas as vastas evidências que colocam a fibromialgia no contexto das doenças relacionadas com a psiconeuroimunologia.

Aminas biogênicas

Em pacientes com síndrome miofascial, há excreção significativamente aumentada de norepinefrina, comparada a controles normais. Há evidências de que a norepinefrina e a serotonina podem exercer funções sinérgicas em modular a interpretação de um estímulo sensorial doloroso e de que um aumento na produção de norepinefrina poderia representar uma ação compensadora em pacientes com baixos níveis de serotonina.[49]

A serotonina é, sabidamente, um neurotransmissor que exerce um papel na regulação do sono profundo (restaurador) e na interpretação do estímulo sensorial doloroso. Ora, ambos os problemas são alterações universalmente encontradas nos fibromiálgicos. Estudos de Russel et al. avaliaram a concentração de serotonina sérica em pacientes fibromiálgicos e controles, encontrando concentração reduzida, de maneira significativa, em pacientes com fibromialgia.[49]

Embora pesquisa realizada posteriormente não confirme tais alterações, imagina-se que a ação da serotonina, ainda por mecanismos desconhecidos, possa estar alterada nos pacientes fibromiálgicos. Sabe-se que certos terminais axônicos intracranianos apresentam recaptação de serotonina em seus sítios pré-sinápticos, por sua ação de neurotransmissor, e que as plaquetas do sangue periférico exibem receptores de alta avidez e sítios de recaptação para a serotonina em suas membranas. Esses sítios têm função fisiológica importante na estocagem de serotonina nos grânulos das plaquetas.[47] Demonstrou-se que a imipramina marcada e outras medicações psicoativas se ligam aos sítios de recaptação de forma competitiva com a serotonina em seus sítios de ligação do tecido cerebral e plaquetas. Com isso, há maior biodisponibilidade de serotonina no exercício de suas funções. Observou-se ainda que, uma vez o paciente recuperado das manifestações clínicas, a ligação imipramina-receptor normalizava-se, possivelmente pela redução dos sítios de recaptação. Não se conhece claramente como e por que ocorrem as alterações na regulação homeostática da serotonina e demais aminas biogênicas, e o quanto as alterações comportamentais poderiam influenciar nas funções dessas substâncias.[50]

Soma-se a isso o fato de os estudos relacionados com as alterações das aminas biogênicas serem extremamente difíceis, já que, muito possivelmente, a simples avaliação sérica não proporciona uma visão realística de suas funções vitais.

Encontram-se ainda alteradas, em pessoas com fibromialgia, as ações da substância P, a atividade das células *natural killer* e a concentração de prolactina, cortisol sérico e hormônio do crescimento.[47,51] Todas essas disfunções têm, de algum modo, relação com a atividade da serotonina. A substância P exerce efeito inibidor nas descargas de nervos sensoriais, quando de níveis normais ou altos de serotonina. Na deficiência de serotonina, o resultado clínico é a hiperalgesia. Observaram-se níveis elevados de substância P no líquido cefalorraquidiano de pacientes fibromiálgicos, como sinal de alterações da imunorreatividade.[47,49] Outra possibilidade a ser incluída na etiopatogenia da fibromialgia seriam anormalidades no SNC, demonstradas por diferentes técnicas de imagem. Estados de dor crônica têm sido associados a diminuição do fluxo sanguíneo talâmico, enquanto a dor aguda aumenta o fluxo talâmico. O motivo para essa diferença tem sido postulado como uma desinibição do tálamo medial que resulta em ativação do sistema límbico. Mountz et al.[52] e Provenza et al.[53] relataram que pacientes com fibromialgia apresentam diminuição do fluxo sanguíneo talâmico e do núcleo caudado em comparação a pacientes-controles nas imagens de SPECT (*single-positron-emission-computed-tomography*). Esses achados poderiam ser compatíveis com uma alteração no processamento da dor em nível central, possivelmente relacionada com os níveis de substância P, serotonina e norepinefrina. Yunus et al. fizeram o primeiro estudo controlado utilizando a técnica do PET (tomografia por emissão de pósitrons), não apontando diferenças na captação do flúor-18 no SNC, provavelmente indicando uma diferença no fluxo sanguíneo cerebral e no metabolismo regional da glicose.[54]

Interações comportamentais, neuroendócrinas e imunológicas

As alterações comportamentais que acompanham a percepção e os esforços de adaptação a circunstâncias ambientais são marcadas por padrões complexos de alterações neuroendócrinas. Os estudos em animais e seres humanos implicam fatores psicossociais na predisposição, na iniciação e na progressão de várias enfermidades, incluindo infecções bacterianas, alérgicas, autoimunes e neoplásicas, o que envolve alterações dos mecanismos de defesa imunológica. O principal mecanismo psicopatológico não foi estabelecido, mas observam-se alterações na síntese de anticorpos e na imunidade celular mediada por células. Na depressão clínica, frequentemente observada em fibromiálgicos, podem ocorrer: aumento do número de neutrófilos circulantes; redução do número de células *natural killer*, de linfócitos B, de células T *helper* e supressoras/citotóxicas; além de queda na atividade das células *natural killer*. A função das células T também é afetada, e os pacientes deprimidos e/ou ansiosos apresentam aumento dos títulos de anticorpos para herpes-vírus simples (HSV-1), Epstein-Barr e citomegalovírus, quando comparados a controles sadios ou hospitalizados por outras causas. A questão é saber se, nos pacientes com síndrome da fadiga crônica que apresentam respostas anticórpicas exacerbadas, tais respostas não teriam sua gênese nesses mecanismos, até mesmo porque síndrome da fadiga crônica e fibromialgia são nomes diferentes para a mesma enfermidade.[9,47,49,50,52,54]

As alterações da imunidade humoral e celular são associadas a respostas afetivas a perdas, como separação e divórcio, em seres humanos, e com experiências de separação, em primatas não humanos.[55] Pode-se questionar: em um sistema competitivo, como o atual, trabalhar até a exaustão e viver competindo ou à procura de destaque, em qualquer sentido, não seria uma forma de vida que proporciona maior frequência de frustrações materiais e afetivas, capaz de alterar o sistema neuroendócrino e imunológico?

O estresse ativa também o eixo hipófise/hipotálamo/suprarrenal, aumentando os níveis de glicocorticoides circulantes, alteração observada em pacientes fibromiálgicos. Da mesma maneira, em experiências estressantes, os peptídios opioides e as catecolaminas também influenciam o eixo hipófise/hipotálamo, exercendo efeitos imunomodulatórios.[55]

Pode-se concluir que, na verdade, tem ocorrido uma mudança de paradigma no que diz respeito ao entendimento das funções imunorreguladoras. Integração entre hipófise-sistema endócrino, linfocinas, inervação dos órgãos linfoides e eficácia dos neurotransmissores para interações com células do sistema imune adicionam nova dimensão ao entendimento da patogenia de enfermidades como a fibromialgia. Coletivamente, essas observações sustentam a base de que as alterações comportamentais induzem alterações na função imune, as quais influenciam o comportamento. Os neurotransmissores e as citocinas, o sinal molecular dos sistemas nervoso e imune, são expressos e percebidos por ambos os sistemas. Assim, em vez de "sistemas" separados, ter-se-iam partes de um único e integrado mecanismo de defesa, no qual a interação entre os vários componentes é importante para a manutenção da saúde.[55] Acredita-se que, muito possivelmente, as alterações neuroendócrinas e imunológicas em pacientes fibromiálgicos sejam, pelo menos em parte, secundárias às alterações comportamentais e que muitas destas sejam provavelmente secundárias às alterações neuroendócrinas e imunológicas.

Trata-se de um grande quebra-cabeça, cujas peças estão apenas sendo identificadas. Acredita-se que, com a participação de equipe de pesquisa multidisciplinar, como a psicologia, a psiquiatria, a reumatologia, a neurologia, a endocrinologia e a imunologia, será possível avaliar como se iniciam e se perpetuam tais alterações e até que ponto são responsáveis pela patogenia da enfermidade.

INVESTIGAÇÃO LABORATORIAL E IMAGINOLOGIA

As investigações laboratoriais e os métodos de imagem para a avaliação diagnóstica em pessoas com fibromialgia são irrelevantes, úteis apenas para exclusão de outras enfermidades. Assim, o hemograma e a avaliação das proteínas de fase aguda são normais. Os testes sorológicos, habitualmente realizados em enfermidades reumáticas sistematizadas, têm o mesmo índice de positividade da população em geral. Considera-se uma boa conduta a realização das provas de função tireoidiana, com o intuito de auxiliar no diagnóstico diferencial, em pacientes com suspeita de hipotireoidismo.

Os estudos da coluna pelos métodos de imagem – como a radiografia simples, a tomografia computadorizada e a ressonância magnética – têm indicação nos casos de dor localizada em um segmento da coluna vertebral cuja semiologia clínica imponha outras possibilidades diagnósticas.

Deve-se ressaltar ainda que o estudo das articulações periféricas e dos tecidos periarticulares, pela ultrassonografia, tem se revelado, em algumas ocasiões, um método que promove confusão diagnóstica. Isso porque alguns clínicos e mesmo ultrassonografistas consideram alterações inespecíficas ou degenerativas, próprias da faixa etária do paciente, e realizam diagnósticos de tendinites/tenossinovites, sem fazer correlação com o quadro clínico a ser estudado.

A polissonografia pode estar alterada em pacientes com fibromialgia. A alteração do sono mais comumente encontrada na enfermidade consiste na intrusão de ondas alfa em ondas delta de sono profundo, acarretando sono não reparador.[56]

DIAGNÓSTICO

Em 1990, um comitê multicêntrico norte-americano, criado pelo ACR, estabeleceu critérios para a classificação da doença. A combinação de dor ampla pelo corpo – definida como bilateral, acima e abaixo da linha da cintura, envolvendo também o esqueleto axial, onde existe dor em pelo menos 11 de 18 pontos especificados – proporciona sensibilidade de 88,4% e especificidade de 81,1% (Figura 15.1). Nenhuma exclusão foi determinada para achados laboratoriais e radiográficos.[57]

Embora se devam examinar os 18 *tender points* que o ACR estabeleceu, é relevante considerar:

- Muitos pacientes com fibromialgia apresentam múltiplos pontos dolorosos em outras localizações[9,58]
- Muitos médicos não têm experiência quanto à intensidade com que realizar a palpação digital, para estabelecimento de determinado ponto doloroso
- Outros pacientes em sua forma típica apresentam menos de 11 pontos dolorosos
- Essa doença multissistêmica e de natureza caracteristicamente multidisciplinar teria seu diagnóstico realizado de maneira muito simplista, ou seja, contando-se pontos dolorosos

- Os critérios estabelecidos pelo ACR são de classificação, e não diagnósticos.[58]

Assim, em 2010 o ACR aprovou e validou provisoriamente um novo conjunto de critérios de classificação para o diagnóstico da fibromialgia[59], com a retirada da contagem de pontos dolorosos e a introdução de outros sintomas além da dor. Desses critérios, participa um índice de dor generalizada (*widespread pain index*/WPI), no qual são assinaladas 19 possíveis regiões em que o paciente sente dor, obtendo-se daí um escore que se situa entre 0 e 19. Outro índice é o da gravidade dos sintomas da doença (*symptom severity scale*/SSS), no qual a gravidade dos sintomas pode variar de 0 a 12. O diagnóstico da fibromialgia é sugerido quando o WPI é maior ou igual a 7, associado à SSS maior ou igual a 5 ou um WPI entre 3 e 6 com um SSS maior ou igual a 9 (Figuras 15.2 e 15.3).[59] Ainda, para o diagnóstico de classificação de fibromialgia, o paciente deve apresentar o quadro doloroso há, pelo menos, 3 meses e não ter outra doença que possa justificar a dor.

Com o objetivo de utilizar os critérios diagnósticos em estudos epidemiológicos e sem a necessidade da intervenção de um examinador (questionário autoaplicável), os critérios publicados pelo ACR em 2010 sofreram modificações em 2011.[60] Contudo, por se tratar apenas de questionário autoaplicável, os autores sugeriram prudência com esses novos critérios, utilizados apenas para estudos epidemiológicos, e não para o diagnóstico clínico da síndrome.

Foram mantidos os índices de dor generalizada (ver Figura 15.2) e realizadas mudanças na escala de gravidade da fibromialgia, permanecendo, contudo, a pontuação em uma escala de 0 a 12 (Figura 15.4). Os critérios de 2010 e os modificados em 2011 podem também ser utilizados como medida

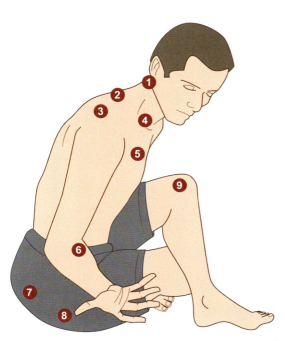

Figura 15.1 *Tender points* utilizados para os critérios de classificação de fibromialgia segundo o American College of Rheumatology (1990). 1. Inserção do músculo suboccipital. 2. Borda superior do trapézio – porção média. 3. Origem do músculo supraespinoso superiormente à borda medial da escápula. 4. Vista anterior dos espaços intertransversos de C5-C7. 5. Segunda junção costocondral. 6. Epicôndilo lateral. 7. Quadrante superior externo das nádegas. 8. Grande trocanter – uniões musculares adjacentes. 9. Almofada gordurosa medial do joelho próximo à interlinha articular.

Marque com um X as áreas onde sentiu dor nos últimos 7 dias

Área	Sim	Não
Mandíbula esquerda		
Ombro esquerdo		
Braço esquerdo		
Antebraço esquerdo		
Quadril esquerdo		
Coxa esquerda		
Perna esquerda		
Região cervical		
Tórax		
Abdome		
Mandíbula direita		
Ombro direito		
Braço direito		
Antebraço direito		
Quadril direito		
Coxa direita		
Perna direita		
Região dorsal		
Região lombar		
Total de áreas dolorosas		

Figura 15.2 Índice de dor generalizada (WPI) para o diagnóstico da fibromialgia: novos critérios propostos em 2010 pelo American College of Rheumatology. O índice de dor pode variar de 0 a 19. Adaptada de Wolfe et al., 2010.[59]

de gravidade e da evolução da doença. Quanto maior a soma dos escores WPI e SSS, maior a gravidade dos sintomas, devendo-se ter em mente que tais escores flutuarão com a evolução da enfermidade e reduzirão progressivamente com o tratamento adequado. Os critérios modificados em 2011 foram aqui relacionados para que o leitor os conheça. No entanto, não devem ser utilizados em um serviço médico porque se trata de um questionário autoaplicável, sem qualquer ligação com a relação médico-paciente e, como sugere o próprio ACR, utilizados apenas para estudos epidemiológicos.

A ausência de padrão-ouro para identificar pessoas com fibromialgia confunde a avaliação dos critérios clínicos existentes em 1990 e os de 2010/modificados em 2011. Estes dois últimos critérios, em parte, foram obtidos comparando pacientes, em épocas diferentes, com os critérios de 1990, hoje considerados arbitrários.[5]

Em 2015, o ACR alterou seu ponto de vista em relação aos critérios de 2010 e os modificados em 2011 para o diagnóstico da fibromialgia afirmando que "o ACR aprova os respectivos critérios apenas como critérios de classificação e não podem ser consolidados como critérios diagnósticos da enfermidade".[61]

Em 2016, uma nova revisão dos critérios de 2010/modificados em 2011 foi publicada[62], com duas correções essenciais. Dor difusa voltou a ser critério obrigatório e eliminou-se a necessidade de excluir outras enfermidades no diagnóstico da fibromialgia. Os critérios passariam a ser:

- Dor generalizada, definida como dor em pelo menos quatro de cinco regiões preestabelecidas

Marque a intensidade dos sintomas, conforme o incômodo que sentiu nos últimos 7 dias				
Fadiga (cansaço ao executar atividades)	0	1	2	3
Sono não reparador (acordar cansado)	0	1	2	3
Sintomas cognitivos (dificuldade de memória, de concentração etc.)	0	1	2	3
Sintomas somáticos (dores abdominal, muscular, nas juntas etc.)	0	1	2	3

Figura 15.3 Escala de gravidade dos sintomas (SSS) para o diagnóstico da fibromialgia: novos critérios propostos em 2010 pelo American College of Rheumatology. A escala de gravidade dos sintomas pode variar de 0 a 12. 0: ausente; 1: leve; 2: moderado; 3: grave. Adaptada de Wolfe et al., 2010.[59]

Marque a intensidade dos sintomas, conforme o incômodo que sentiu nos últimos 7 dias: 0 = ausente; 1 = leve; 2 = moderado; 3 = grave				
Fadiga (cansaço ao executar atividades)	0	1	2	3
Sono não reparador (acordar cansado)	0	1	2	3
Sintomas cognitivos (dificuldade de memória, de concentração etc.)	0	1	2	3

Marque a intensidade dos sintomas, conforme o incômodo que sentiu nos últimos 6 meses: 0 = ausente; 1 = presente		
Cefaleia	0	1
Dores ou cólicas abdominais	0	1
Depressão	0	1

Figura 15.4 Escala de gravidade dos sintomas (SSS) para o diagnóstico da fibromialgia: critérios propostos pelo American College of Rheumatology modificados em 2011. A escala de gravidade dos sintomas pode variar de 0 a 12. Adaptada de Wolfe et al., 2011.[60]

- Os sintomas deverão estar presentes em um nível similar durante, pelo menos, 3 meses
- As pontuações do índice de dor generalizada (WPI) > 7 e a escala de gravidade dos sintomas (SSS) > 5; ou WPI de 4 a 6 e SSS > 9.

O diagnóstico de fibromialgia é válido independentemente de outras doenças concomitantes, inclusive reumáticas (Quadro 15.1).

Quadro 15.1 Critérios de classificação da fibromialgia propostos pelo American College of Rheumatology em 2016.

Critérios

Um paciente satisfará os critérios modificados em 2016 se preencher três das quatro proposições a seguir:
- Índice de dor generalizada (WPI) ≥ 7 e escore de intensidade de sintomas (SSS) ≥ 9
- Dor generalizada, ou seja, em pelo menos quatro de cinco localizações. Dores na mandíbula, torácica e abdominal não estão incluídas nessa definição
- Sintomas devem estar presentes por, pelo menos, 3 meses
- O diagnóstico de fibromialgia é válido a despeito de outras doenças associadas, inclusive outras enfermidades reumáticas

Assertivas

Índice de dor generalizada (WPI): observar o número de regiões onde o paciente apresentou dor na última semana. A dor foi em quantas áreas? Escore variará de 0 a 19
- Região 1 – Superior esquerda:
  - Mandíbula esquerda*
  - Ombro esquerdo
  - Braço esquerdo
  - Antebraço esquerdo
- Região 2 – Superior direita:
  - Mandíbula direita*
  - Ombro direito
  - Braço direito
  - Antebraço direito
- Região 3 – Inferior esquerda:
  - Quadril (nádega, trocanter), esquerdo
  - Coxa esquerda
  - Perna esquerda
- Região 4 – Inferior direita:
  - Quadril (nádega, trocanter), direito
  - Coxa direita
  - Perna direita
- Região 5 – Axial:
  - Pescoço
  - Coluna dorsal
  - Coluna lombar
  - Tórax*
  - Abdome*

Escala de gravidade dos sintomas (SSS):
- Fadiga
- Sono não restaurador
- Sintomas cognitivos

Marque a intensidade dos sintomas, conforme você se sentiu nos últimos 7 dias, usando a seguinte escala: 0 = nenhum sintoma; 1 = sintomas leves a moderados, geralmente intermitentes; 2 = sintomas moderados, geralmente presentes; 3 = sintomas graves, persistentes, com prejuízo de atividades de vida diária

O *SSS é a soma do escore de gravidade* dos três sintomas anteriores (variação de 0 a 9) mais a soma (variação de 0 a 3) da presença ou ausência dos seguintes sintomas: cefaleia (0 ou 1), dor ou cãibras no abdome (0 ou 1), sintomas de depressão (0 ou 1). Estes três últimos sintomas deverão ter acontecido nos últimos 6 meses. O escore final de gravidade (SSS) variará de 0 a 12

Resultado

O índice de gravidade da fibromialgia seria a soma do WPI e da SSS. Quanto mais grave a doença, maior a soma desses dois índices

* Não estão incluídos na definição de dor generalizada. Adaptada de Wolf et al., 2016.[62]

Cada um dos sintomas que compõem a SSS pode variar em gravidade, bem como o WPI. Quando esses dois índices são combinados, constitui o escore de gravidade daquele paciente em questão, de forma momentânea, que pode variar de 0 (ausência de sintomas) a 31 (sintomas graves). Portanto, este último índice auxilia tanto no diagnóstico da enfermidade quanto no seguimento evolutivo do paciente.[62]

Deve-se lembrar que todos os critérios apresentados consistem na classificação de pacientes, e não servem para diagnósticos, além de não se aplicarem a um paciente individualmente, mas a grupos com o propósito de estudos epidemiológicos. Tais critérios proporcionam comparação de prognóstico ou de eficácia terapêutica em estudos clínicos comparativos, promovendo homogeneidade de pacientes, importante para estudos epidemiológicos. Por sua vez, critérios diagnósticos, para serem úteis, devem ser altamente sensíveis para o diagnóstico em estágios iniciais de uma enfermidade.

Deve-se, inclusive, ter em mente que em determinado momento evolutivo da doença; o paciente pode não satisfazer critérios de dor generalizada (ter quatro de cinco regiões com sintomas dolorosos) ou não apresentar WPI e/ou SSS com pontuações suficientes para o diagnóstico de fibromialgia e, nem por isso, a possibilidade diagnóstica deverá deixar de ser aventada.

Ainda, o diagnóstico de fibromialgia é puramente clínico, sem exames complementares que favoreçam sua realização. Deve-se, inclusive, além do quadro doloroso (WPI) e dos sintomas que integram os escores de gravidade (SSS), outras manifestações clínicas habituais da fibromialgia, como outros distúrbios disfuncionais relacionados anteriormente ("manifestações clínicas"). A Tabela 15.1 evidencia as manifestações clínicas e o Quadro 15.2 mostra as características comportamentais mais frequentemente observadas, em pacientes fibromiálgicos, no Serviço de Reumatologia do Hospital das Clínicas/UFMG (1996).

DIAGNÓSTICO DIFERENCIAL

Dor crônica e fadiga estão presentes em muitas enfermidades reumáticas e não reumáticas, devendo ser inicialmente consideradas no diagnóstico diferencial da fibromialgia. Certas

Tabela 15.1 Frequência dos sintomas mais observados em 43 pacientes fibromiálgicos na consulta inicial segundo o Serviço de Reumatologia do Hospital das Clínicas/UFMG em 1996.

Sintomas	Frequência (%)
Dor difusa	100
Fadiga	100
Alterações do sono	87
Rigidez articular	87
Comportamento preocupado	73,9
Cefaleia	69,6
Humor deprimido	69,6
Astenia	65,2
Tontura	65,2
Irritabilidade	60,9
Dificuldade de concentração	52,2
Tendência a se isolar	39,1
Redução da libido	34,8
Parestesias bizarras	30,4

Quadro 15.2 Características comportamentais mais frequentes observadas em 43 pacientes fibromiálgicos na consulta inicial segundo o Serviço de Reumatologia do Hospital das Clínicas/UFMG em 1996.

- Preocupados
- Perfeccionistas e exigentes
- Muito efetivos em suas atividades
- Incapacidade de negar
- Sentimento de extrema lealdade
- Sentimentos exagerados de culpa
- Baixa autoestima

doenças reumáticas – como a artrite reumatoide, o lúpus eritematoso sistêmico, a síndrome de Sjögren ou as espondiloartrites – podem apresentar inicialmente dor difusa e fadiga. Some-se a isso o fato de que a fibromialgia pode, por vezes, associar-se a tais enfermidades. Entretanto, essas doenças, em sua forma clássica e estabelecida, habitualmente não oferecem dificuldades no diagnóstico diferencial com a fibromialgia, já que suas alterações clínicas são claramente objetivas.

Outra enfermidade que pode, ocasionalmente, passar despercebida ao clínico e trazer dificuldades iniciais para o diagnóstico diferencial com fibromialgia é a polimialgia reumática, caracterizada por dor e rigidez articular, mas com localização bem definida, no nível das cinturas escapular e pélvica. A velocidade de hemossedimentação é elevada, há boa resposta a doses modestas de corticosteroides e ela ocorre em faixa etária mais avançada, geralmente acima dos 60 anos.

As tendinites e as tenossinovites constituem também importante diagnóstico diferencial com a fibromialgia. Sabe-se que as tendinites/tenossinovites, processos inflamatórios dos tendões/bainhas tendinosas, ocorrem secundariamente a traumatismos (geralmente agudos), alterações anatômicas congênitas, várias enfermidades sistêmicas reumáticas e não reumáticas, mas, em muitas ocasiões, são de natureza idiopática.

Diferindo da fibromialgia, nas tendinites/tenossinovites há determinada região acometida. Por exemplo, na tendinite de De Quervain, o paciente tem dor no punho, no nível do processo estiloide do rádio, irradiando-se para a raiz do polegar. Assim, os sintomas que ocorrem nas tendinites/tenossinovites são localizados, e nunca de forma generalizada. No Brasil, nos últimos anos, muitos pacientes com fibromialgia vêm recebendo o "diagnóstico" de lesão por esforço repetitivo (LER)/distúrbios osteomusculares relacionados com o trabalho (DORT), tendinites/tenossinovites (os mais variados) de maneira sucessiva ou simultânea. Em um trabalho realizado na disciplina de Reumatologia da Escola Paulista de Medicina/Unifesp, estudaram-se 103 pacientes cujo diagnóstico inicial de LER fora feito por médicos de dois Centros de Referência de Saúde do Trabalhador do Estado de São Paulo.[9] Todos os pacientes alegavam ter sido lesionados pelos respectivos trabalhos e estavam envolvidos em litígio trabalhista. Desses 103 pacientes, observou-se que 73 preenchiam critérios de classificação para a fibromialgia, de acordo com o ACR de 1990. Os autores desse singular estudo concluíram que muitos dos pacientes que receberam diagnósticos de LER/DORT eram, na verdade, doentes com fibromialgia, com múltiplas manifestações clínicas e distúrbios psicológicos importantes. Acreditam, ainda, que tal comprovação traz uma nova visão para o fenômeno LER no Brasil, indicando que esses indivíduos devem ter abordagens etiológicas, diagnósticas e terapêuticas diferentes das que vêm sendo empregadas e que demonstraram não ser eficazes, além de novos rumos para os trabalhos periciais e judiciais, e ainda melhor perspectiva prognóstica para os pacientes, com repercussões positivas para seus familiares, empresas e, consequentemente, para a sociedade.

Entre as doenças não reumáticas, o hipotireoidismo pode mimetizar a fibromialgia, havendo também relatos de pacientes com fibromialgia e disfunção tireoidiana associada; mas, na maioria dos casos, a correção do hipotireoidismo não melhora os sintomas da fibromialgia.[63]

As neuropatias periféricas (como as síndromes de compressão nervosa) e as doenças neurológicas (como a esclerose múltipla e a miastenia grave) algumas vezes são consideradas no diagnóstico diferencial, mas os estudos de eletroneuromiografia e as velocidades de condução nervosa apresentam-se normais nos pacientes fibromiálgicos. No caso de diagnóstico diferencial com as compressões nervosas periféricas, como as síndromes do túnel do carpo e do canal de Guyon, deve-se ter em mente que cerca de 20 a 25% das pessoas normais apresentam velocidade de condução sensitiva alterada e que, para o diagnóstico de compressão nervosa periférica, deve haver correspondência clínica com o estudo eletroneuromiográfico.[64] Contudo, um estudo realizado por Redmond e Rivner mostrou que, entre 50 indivíduos normais, 23 (46%) apresentavam, pelo menos, um teste eletrodiagnóstico positivo para síndrome do túnel do carpo.[65] Assim, apenas alterações inespecíficas à eletroneuromiografia não são diagnósticas de compressões nervosas periféricas.

A "neurose de compensação", na atualidade, constitui outro importante diagnóstico diferencial com a fibromialgia e outros transtornos psiquiátricos.[66] Segundo a American Psychiatric Association, o nome "neurose de compensação" (CID F68.0) designa indivíduos com dor crônica relacionada com o trabalho, mas o sofrimento apresentado parece exagerado diante da lesão discernível ou tem duração maior que a esperada. Em quase todos os casos, há demanda por compensação financeira. São trabalhadores (operários, funcionários públicos, bancários, telefonistas etc.) que se queixam de terem trabalhado arduamente para manter a família, de terem feito muito para a empresa e se sentem injustiçados por serem vítimas de uma "doença do trabalho" que consideram incapacitante. Essa crença não é demovida, mesmo que os exames médicos nada confirmem. Têm, geralmente, "licença médica" prolongada, se submetem a tratamento fisioterápico por meses a anos e, apesar da falta de resposta a esse tratamento, o médico-assistente interessado no programa de reabilitação continua a prescrevê-lo. Quando se tenta a alta para o trabalho, entra em cena a figura de um advogado e, conforme o vulto da compensação, a de outros profissionais.

A dor nesses pacientes tem significado simbólico e expressa toda a soma de frustrações que o enfermo sofreu, as horas de "trabalho árduo", o não reconhecimento de um trabalho, os sacrifícios feitos. Receber uma compensação é o único prêmio para "tanto sofrimento".

O tratamento desses casos é, por isso, notoriamente difícil e torna-se impossível se o problema legal não for resolvido. A solução favorável desperta inicialmente no paciente um estado de euforia, invariavelmente seguido de frustração. A investigação aprofundada desses enfermos traz à tona uma longa história de insatisfação em vários aspectos da vida. Esses pacientes, depois de aposentados, se têm personalidade mais bem estruturada, reorganizam sua vida, voltam a trabalhar e, muitas vezes, na mesma "atividade que os incapacitou". Outros, com personalidade frágil, passivo-dependentes, histriônicos, incorporam o sentimento de incapacidade e passam a viver como verdadeiros incapacitados. Nestes últimos, a atitude encorajadora do médico será terapêutica; por sua

vez, o paternalismo, tão comum entre os médicos, vai "confirmar" para esses doentes a sua "incapacidade", o que se poderia considerar uma iatrogenia. Em muitos casos, observa-se sobreposição dos sintomas de neurose de compensação e fibromialgia.[66]

O trabalho não é realizado apenas para a produção de riquezas, mas a atividade pela qual o ser humano transcende sua condição natural. Criando, ele descobre suas potencialidades e se encanta consigo mesmo, o que, vale dizer, aumenta sua autoestima. É pelo trabalho que se insere no grupo ou na sociedade. Trata-se, no entanto, de um trabalho digno e criativo, que muitas vezes não é o que acontece com as pessoas descritas anteriormente.

Outras enfermidades poderiam, ainda, ser consideradas no diagnóstico diferencial da fibromialgia, como a polimiosite, o hipertireoidismo e o hiperparatireoidismo, a insuficiência adrenal, a miopatia alcoólica, as neoplasias e os efeitos colaterais pelo uso de drogas, como a cimetidina, as estatinas, os fibratos e as drogas ilícitas.

TERAPÊUTICA

Os analgésicos e os anti-inflamatórios não hormonais têm sido os fármacos mais utilizados em pacientes com fibromialgia, a despeito do fato de que não há evidências de inflamação tecidual. Vários estudos controlados mostram que os efeitos dos anti-inflamatórios não hormonais, e mesmo dos corticosteroides, não são superiores quando comparados com placebo. Resultados também desapontadores são obtidos com o tratamento fisioterápico, com a acupuntura e as infiltrações de anestésicos e/ou corticosteroides, bem como, do ponto de vista dos autores, quando se usam apenas antidepressivos em doses subterapêuticas. Os trabalhos mostram, na maioria dos pacientes, que doses pequenas de antidepressivos apresentam resultados em 25 a 40% dos casos, geralmente por curtos períodos.

A ciclobenzaprina representa um medicamento que não apresenta efeitos antidepressivos e é utilizada como miorrelaxante. Doses de 5 a 20 mg, administradas sobretudo à noite, apresentam alguma eficácia no alívio das dores e do sono em pacientes com fibromialgia, especialmente por curtos períodos. Assim, pode ser recomendada no início do tratamento, por cerca de 2 a 3 semanas, naqueles pacientes que principiam o tratamento antidepressivo. Pode ser também indicada em pacientes que, por algum motivo, apresentam reagudização temporária do quadro álgico, já que o processo psicoterápico pode ser prolongado na maioria dos pacientes.

Entre as formas de enfrentamento da dor, segundo alguns autores, a religiosidade e a espiritualidade têm se mostrado importantes para os pacientes, e estariam relacionadas com a redução do estresse envolvido.[67] Espiritualidade pode ser definida como aquilo que traz significado e propósito à vida das pessoas. Observa-se em fibromiálgicos, com frequência, a falta de significado na vida ("vivo só para meus filhos, minha família etc."). É, pois, reconhecida como um fator que contribui para a saúde e a qualidade de vida de muitas pessoas. Esse conceito é encontrado em todas as culturas e sociedades.

Outra forma de tratamento muito preconizada é a "educação do paciente". Preconiza-se, pois, que ao paciente deve ser dito que sua doença é real, não deformante, como uma enxaqueca, que os exercícios poderiam ser benéficos (explicações sobre espasmo muscular e baixo fluxo sanguíneo), que a dor não se relaciona com um processo inflamatório, que aprender técnicas de relaxamento seria proveitoso, que os membros da família devem também aprender sobre a doença etc. Limitar-se a essa "educação do paciente" equivale a não reconhecer que o sofrimento dele não se restringe a uma dor física, mas revela, muitas vezes, uma limitação em seu existir, em suas possibilidades afetivas, profissionais e sociais. Curar e cuidar são palavras com o mesmo sentido, então cuidar desses enfermos é cuidar também da relação deles com o trabalho, com os familiares, com as outras pessoas e com eles próprios.

Os exercícios são importantes e fazem parte do tratamento dos fibromiálgicos, sendo os mais adequados os aeróbicos, sem carga e sem grandes impactos para o aparelho osteoarticular, como caminhada, dança, natação e hidroginástica, auxiliando tanto no relaxamento quanto no fortalecimento muscular, reduzindo a dor e, em menor grau, melhorando a qualidade do sono. A orientação de exercitarem-se pelo menos 3 a 4 vezes/semana tem sido eficaz e possibilita maior adesão ao tratamento.

A atividade física apresenta efeito analgésico por estimular a liberação de endorfinas, funciona como antidepressivo e proporciona sensação de bem-estar global. Deve ser bem dosada para que não seja extenuante, com início leve e a "intensidade" aumentada gradativamente.

Na opinião dos autores, os *fibromiálgicos podem ser auxiliados com o uso de antidepressivos e com a psicoterapia/psicanálise*. Os antidepressivos geralmente melhoram a dor, o ânimo, a fadiga e o sono desses pacientes.

Os neurotransmissores serotonina e norepinefrina, implicados na depressão, são também moduladores da dor.[40,41,49] Não está esclarecido se é a ação moduladora da dor ou a antidepressiva que beneficia os pacientes, talvez ambas. Os defensores da primeira hipótese preconizam doses baixas de antidepressivos, o que é corroborado pelo fato de muitos pacientes responderem a doses baixas e, muitas vezes, antes das 2 semanas necessárias para o início da ação antidepressiva. Observa-se, entretanto, que muitos pacientes só respondem a doses antidepressivas efetivas, mesmo com os tricíclicos. É curioso também o fato de os ensaios clínicos com antidepressivos em fibromiálgicos utilizarem baixas doses de tricíclicos. No entanto, empregam doses terapêuticas para a depressão, com os inibidores seletivos da recaptação de serotonina (IRSS) e os inibidores da recaptação de serotonina e norepinefrina (IRSN).

Os antidepressivos de ação dual – IRSN – são considerados de primeira linha na fibromialgia pela eficácia e boa tolerabilidade.

As vias descendentes inibitórias noradrenérgica, que se origina no *locus coeruleus* e atua nos receptores alfa-2-adrenérgicos inibitórios, e a serotoninérgica, que se origina nos núcleos da rafe e atua nos receptores pós-sinápticos inibitórios 5-HT1B/D, inibem a neurotransmissão aferente primária, dificultando o envio dos estímulos periféricos ao cérebro.[40] Os IRSN reforçam a ação dessas duas vias, além de agirem na depressão e na ansiedade. No córtex pré-frontal dorsolateral (CPFDL), os IRSN aumentam também a transmissão dopaminérgica podendo melhorar os sintomas de *fibro-fog* da fibromialgia.[40,41]

Destacam-se nesse grupo a duloxetina (60 mg/dia), iniciada com doses menores pelos efeitos indesejáveis, sobretudo náuseas e vômitos, a venlafaxina (75 a 225 mg/dia), a desvenlafaxina (50 a 100 mg/dia) e o minalciprano (100 a 200 mg/dia).[66-70]

A via descendente serotoninérgica, além da ação inibidora nos receptores 5-HT1B/D, tem uma ação facilitadora dos estímulos aferentes pelos receptores 5-HT3 excitatórios. Por isso, os IRSS são menos eficazes que os IRSN.[40]

Fazem parte dos IRSS a fluoxetina (20 a 40 mg/dia), a paroxetina (20 a 40 mg/dia), a sertralina (50 a 100 mg/dia), o citalopram (20 a 40 mg/dia), o escitalopram (10 a 20 mg/dia) e a fluvoxamina (100 a 200 mg/dia).[66,69,70] Deve-se lembrar que mesmo os psicofármacos desses grupos apresentam efeitos colaterais e podem ter interações medicamentosas, sendo o citalopram e o escitalopram aqueles com menor incidência de interações.[66,69,70]

Os antidepressivos tricíclicos são muito eficazes, provavelmente por sua ação na norepinefrina e na serotonina. No entanto, são considerados de segunda linha, pelos efeitos colaterais, sobretudo por suas ações anti-histamínica e anticolinérgica.[66,68]

Em razão das ações anticolinérgicas, podem levar a sintomas, entre outros, de boca seca, constipação intestinal, midríase, taquicardia, hipotensão postural, arritmia e bloqueio cardíaco, retenção urinária, dificuldade na ejaculação, impotência, tremores, parestesias, mania e hipomania, inquietação etc. Por suas ações anti-histamínicas, podem ocasionar sonolência, sedação, letargia e aumento do apetite e do peso.[40,66]

A amitriptilina (amina terciária) pode ser utilizada em doses entre 75 e 150 mg, habitualmente noturnas e, por sua potente ação anti-histamínica, prescrita mais em geral a pacientes que apresentem ansiedade e insônia significativas. A nortriptilina (amina secundária) é um dos metabólitos da amitriptilina e tem ação predominante noradrenérgica. Trata-se de um dos tricíclicos com menos efeitos colaterais, motivo talvez pelo qual tem sido muito utilizado na prática clínica, sobretudo em pacientes geriátricos, pelo menor risco de desenvolvimento de hipotensão postural. A dose antidepressiva é de 75 a 150 mg/dia.[40,66]

A imipramina e a clomipramina, utilizadas na dose habitual de 75 a 150 mg/dia, apresentam potente ação antidepressiva, predominando na clomipramina a ação serotoninérgica.[40,66] Esses medicamentos devem ser iniciados sempre com pequenas doses, habitualmente noturnas, aumentando-se gradualmente (10 a 25 mg) a cada 2 ou 3 dias, até atingir a dose terapêutica, para facilitar a adaptação do paciente.

No início do tratamento com os antidepressivos, sobretudo com os inibidores seletivos da recaptação de serotonina, os pacientes podem apresentar aumento dos sintomas de ansiedade, e a associação temporária de um benzodiazepínico pode ser benéfica para o paciente. Podem ser utilizados, por exemplo, o clonazepam (0,5 a 2 mg/dia), o cloxazolam (1 a 4 mg/dia) e o bromazepam (1,5 a 6 mg/dia). Outro grupo de medicamentos utilizados nas dores crônicas, inclusive na fibromialgia, são os ligantes alfa-2-kappa (os anticonvulsivantes gabapentina e pregabalina).[40]

Os estímulos excitatórios contínuos (dor crônica) podem levar a uma sensibilização central (medula espinal, tálamo e córtex) por alterações moleculares progressivas, promovendo uma abertura prolongada dos canais de cálcio sensíveis à voltagem (VSCC).

Os ligantes alfa-2-kappa ligam-se aos VSCC e reduzem a neurotransmissão excitatória aliviando a dor e os sintomas de ansiedade, e podendo melhorar o sono.

A gabapentina (900 a 1.800 mg/dia) e a pregabalina (150 a 600 mg/dia), utilizadas na dor neuropática, podem ter boa resposta na fibromialgia e até mesmo serem associadas aos IRSN.[40]

A bupropiona poderia ser uma alternativa para os sintomas de *fibro-fog* e de fadiga.[40]

A sensibilização central alerta para a necessidade de um tratamento o mais precoce e eficaz possível para minimizar a cronificação.

Os pacientes que, além dos psicofármacos, se submetem à psicoterapia ou à psicanálise, têm resultado terapêutico melhor e mais duradouro. Entre as linhas de abordagem psicoterápica, destacam-se existencialista, cognitiva, humanista, comportamental, sistêmica, entre outras, mas não existem evidências de que uma seja superior a outra.

O sucesso do tratamento psicoterápico ou psicanalítico depende muito das demandas percebidas pelo paciente, de sua capacidade para simbolizar suas dores ou, de outro modo, sua percepção para traduzir em palavras seus medos, suas angústias e seus conflitos. Segundo Juliana Caldeira Borges:[71]

> Uma proposta de atendimento psicoterápico tem como objetivo levar o paciente a uma reconstituição existencial possível. Na maioria das vezes, a existência do paciente gira em torno do seu sintoma, por isso ele só pode existir como doente.

Portanto, o trabalho psicoterápico/psicanalítico necessita levar o paciente a perceber que os ganhos secundários (inconscientes) que lhe trazem a dor e o sofrimento devem ser abandonados. Que ele saia da posição passiva de vítima, de sofredor, para o lugar de alguém que deseja compreender o porquê de sua enfermidade ser expressão de si mesmo. Se a escuta médica possibilita o aparecimento do sintoma no corpo e nada além disso, a psicoterapia privilegia o que pode ser dito desse corpo doente, por mais difícil que possa parecer ao paciente em um primeiro momento. É preciso tirar o sentimento de um ser errante que o paciente apresenta, em busca de algo que não sabe o que é nem onde encontrar.

Muitos pacientes com fibromialgia inicialmente não aceitam ter alterações do humor e do comportamento. Sentem dificuldade em concordar em receber ajuda psiquiátrica ou psicológica porque seria uma comprovação de que "nem tudo está em ordem" ou de que estariam mentindo ("acham que é tudo da minha cabeça") ou ainda poderia significar que estão ficando "loucos" (perdendo o controle).

A psicoterapia possibilita ao paciente um melhor enfrentamento de sua dor, assim como de tantos outros obstáculos. Tomando as rédeas de sua existência e experimentando-a com maior amplitude, sai da condição de vítima para a de quem tem a responsabilidade de realizar sua própria vida, mesmo com a dor, que faz parte da condição humana.

CONSIDERAÇÕES FINAIS

As pessoas com fibromialgia apresentam sintomas e sinais que se relacionam com múltiplas áreas da medicina. Portanto, é difícil delimitar o que se chama fibromialgia e o que é, por exemplo, intestino irritável, cefaleia crônica, labirintite idiopática, gastrite nervosa, neurose, depressão ou até mesmo LER/DORT.

Certamente, o quadro de depressão não está claramente evidenciado em todos os pacientes com fibromialgia, mas, com muita frequência, são observados sintomas que aparecem nos transtornos do humor e de ansiedade.

O tratamento aparentemente mais eficaz, duradouro e, com alguma frequência, definitivo está em não negar os sintomas e a enfermidade (administrando analgésico, miorrelaxante, anti-inflamatório, fisioterapia etc.), mas tratando o enfermo em sua totalidade, procurando entender o que sente e o significado dessa dor em sua existência.

Todos os antidepressivos devem ser administrados em doses terapêuticas, e não apenas os IRSS/IRSN, iniciados e retirados de forma lenta e gradual, de modo a evitar efeitos colaterais indesejáveis e a síndrome da descontinuação (irritabilidade, vertigens, insônia, inquietação e desconforto gástrico). Por fim, não existem consensos a respeito do tratamento de pessoas com fibromialgia. A literatura mostra-se muito fragmentada, com resultados contraditórios em relação às múltiplas possibilidades de terapia. Muitas modalidades terapêuticas, que relacionam resultados por meio da medicina baseada em evidências, não têm como avaliar a subjetividade do ser humano. Para cuidar de pessoas com fibromialgia, deve-se compreender o ser humano na sua vida afetiva, na sua relação com os outros seres humanos e com o mundo. Diante disso, os autores apresentaram suas experiências de três décadas no cuidado desses pacientes.

REFERÊNCIAS BIBLIOGRÁFICAS

1. Clauw DJ. Fibromyalgia and related syndromes. In: Hocheberg MC et al. Rheumatology. 5.ed. Philadelphia: Mosby Elsevier; 2011. p. 769-82.
2. Smythe HA, Moldofsky H. Two contributions to understanding of the "fibrositis" syndrome. Bull Rheum Dis. 1977;28:928-31.
3. Wallit B et al. The prevalence and caracterics of fibromyalgia in the 2012 National Health Interview Survey. PLoS One. 2015;10:e0138024.
4. Brill S et al. Prevalence of fibromyalgia syndrome in patients referred to a tertiary pain clinic. J Investig Med. 2012;60:685-8.
5. Jones GT et al. The prevalence of fibromyalgia in the general population: a comparison of the American College of Rheumatology 1990, 2010, and modified 2010 classification criteria. Arthritis Rheumatol. 2015;67:568-75.
6. Bannwarth B et al. Fibromyalgia syndrome in the general population of France: a prevalence study. Joint Bone Spine. 2009;76:184-7.
7. Senna ER et al. Prevalence of rheumatic diseases in brazil: a study using the COPCORD approach. J Rheumatol. 2004;31:594-7.
8. Pereira AM et al. Prevalence of musculoskeletal manifestations in the adult Brazilian population: a study using COPCORD questionnaires. Clin Exp Rheumatol. 2009;27:42-6.
9. Carvalho MAP, Rego R. Fibromialgia. In: Carvalho MAP et al. Reumatologia: diagnóstico e tratamento. 4.ed. Rio de Janeiro: Guanabara Koogan; 2014. p. 210-21.
10. Weir PT et al. The incidence of fibromyalgia and its associated comorbidities: a population-based retrospective cohort study based on International Classification of Diseases, 9th revision codes. J Clin Rheumatol. 2006;12:124-8.
11. Forseth KO, Grant JT. The prevalence of fibromyalgia among women aged 20-49 years in Arendal, Norway. Scand J Rheumatol. 1992;21:74-8.
12. Helfensteisn Jr M, Feldman D. Prevalência da síndrome da fibromialgia em pacientes diagnosticados como portadores de lesões por esforços repetitivos (LER). Rev Bras Reumatol. 1998; 38:71-7.
13. Helfensteisn Jr M, Feldman D. Síndrome da fibromialgia: características clínicas e associações com outras síndromes disfuncionais. Rev Bras Reumatol. 2002;42:8-14.
14. Sperber AD, Dekel R. Irritable bowel syndrome and co-morbid gastrointestinal and extra-gastrointestinal functional syndromes. J Neurogastroenterol Motil. 2010;16:113-9.
15. Chang MH et al. Bidirectional association between depression and fibromyalgia syndrome: a nationwide longitudinal study. J Pain. 2015;16:895-902.
16. Soriano-Maldonado A et al. Association of different levels of depressive symptoms with symptomatology, overall disease severity, and quality of life in women with fibromyalgia. Qual Life Res. 2015;24:2951-7.
17. Marcus DA et al. Fibromyalgia and headache: an epidemiological study supporting migraine as part of the fibromyalgia syndrome. Clin Rheumatol. 2005;24:595-601.
18. Kuçuksen S et al. The prevalence of fibromyalgia and its relation with headache characteristics in episodic migraine. Clin Rheumatol. 2013;32:983-90.
19. Sawada F et al. Relationship of physical distress to dizziness in patients with fibromyalgia. Acta Otolaryngol. 2016;136:56-61.

20. Homann D et al. Percepção do estresse e sintomas depressivos: funcionalidade e impacto na qualidade de vida em mulheres com fibromialgia. Rev Bras Reumatol. 2012;52:319-30.

21. Giesecke T et al. The relationship between depression, clinical pain, and experimental pain in chronic pain cohort. Arthritis Rheum. 2005;52:1577-84.

22. Hudson JL et al. Comorbidity of fibromyalgia with medical and psychiatric disorders. Am J Med. 1992;92:363-7.

23. Aggarwal VR et al. The epidemiology of chronic syndromes that are frequently unexplained: do they have common associated factors? Int J Epidemiol. 2006;35:468-76.

24. Aydin G et al. Relationship between sexual dysfunction and psychiatric status in premenopausal women with fibromialgia. Urology. 2006;67:156-61.

25. Hawley DJ, Wolfe F. Pain, disability, and pain/disability relationships in seven rheumatic disorders: a study of 1522 patients. J Rheumatol. 1991;8:1552-8.

26. Azevedo VF et al. Occurrence of fibromyalgia in patients with ankylosing spondylitis. Rev Bras Reumatol. 2010;50:646-50.

27. Breivik H et al. Survey of chronic pain in Europe: prevalence, impact on daily life, and treatment. Eur J Pain. 2006;10:287-333.

28. Björkegren K et al. General symptom reporting in female fibromyalgia patients and referents: a population-based case-referent study. BMC Public Health. 2009;9:402.

29. Campbell SM. Regional myofascial pain syndromes. Rheum Dis Clin North Am. 1989;15:31-44.

30. Goldenberg DL. Fibromyalgia, chronic fatigue syndrome, and myofascial pain syndrome. Cur Opin Rheumatol.1997;9:135-43.

31. McBeth J et al. Common and unique associated factors for medically unexplained chronic widespread pain and chronic fatigue. J Psychosom Res. 2015;79:484-91.

32. Blakely AA et al. Psychiatric symptoms, personality and ways of coping in chronic fatigue syndrome. Psycol Med. 1991;21:347-62.

33. Fink P, Schroder A. One single diagnosis, bodily distress syndrome, succeeded to capture 10 diagnostic categories of functional somatic syndromes and somatoform disorders. J Psychosom Res. 2010;68:415-26.

34. Creed F et al. Is there a better term than medically unexplained symptoms. J Psychosom Res. 2010;68:5-8.

35. Ahles TA et al. Psychiatric status of patients with primary fibromyalgia, patients with rheumatoid arthritis, and subjects without pain: a blind comparison of DSM – III diagnoses. Am J Psychiatry. 1991;148:1721-6.

36. Buckingham W et al. O livro da filosofia. São Paulo: Globo; 2011.

37. Tellenbach H. Estudios sobre la patogénesis de las perturbaciones psíquicas. México: Fondo de Cultura Económica; 1969. p. 29-43.

38. Tellenbach H. La melancolia. Madri: Morata; 1976. p. 33-61.

39. Scheller M. El formalismo em la ética e la ética material de los valores. Rev Occidente. 1941;1:22.

40. Stahl SM. Dor crônica e seu tratamento. In: Stahl SM. Psicofarmacologia: bases neurocientíficas e aplicações práticas. 4.ed. Rio de Janeiro: Guanabara Koogan; 2014. p. 386-408.

41. Stahl SM. Fibromyalgia: pathways and neurotransmitters. Human Psychopharm. 2009;24:S11-7.

42. Norman E et al. Pain inhibition is deficient in chronic widespread pain but normal in major depressive disorder. J Clin Psychiatry. 2011;72:219-24.

43. Nickel FT et al. Mechanisms of neuropathic pain. Eur Neuropsychopharm. 2012;22:81-91.

44. Melzack R. Folkmedicine and the sensory modulation of pain. In: Wall PD, Melzack R. Textbook of pain. London: Churchill Livingstone; 1994.

45. Stahl SM. Transtornos do humor. In: Stahl SM. Psicofarmacologia: bases neurocientíficas e aplicações práticas. 4.ed. Rio de Janeiro: Guanabara Koogan; 2014. p. 220-58.

46. Yunus MB. Fibromyalgia and overlapping disorders: the unifying concept of central sensitivity syndromes. Semin Arthritis Rheum. 2007;36:339-56.

47. Russel IJ. Neurohormonal aspects of fibromyalgia syndrome. Clin Rheum Dis N Am. 1989;15:149-68.

48. Yunus MB, Kalyan-Raman VP. Muscle biopsy findings in primary fibromyalgia and other forms of nonarticular rheumatism. Rheum Dis Clin N Am. 1989;15:115-34.

49. Russel IJ et al. Cerebrospinal fluid biogenic amines in fibrositis/fibromyalgia syndrome and rheumatoid arthritis. Arthritis Rheum. 1992;35:550-6.

50. Russel IJ et al. Platelet 3 H-imipramine uptake receptor density and serum serotonin levels in patients with fibromyalgia/fibrositis syndrome. J Rheumatol. 1992;19:104-9.

51. McLean SA et al. Momentary relationship between cortisol secretion and symptoms in patients with fibromyalgia. Arthritis Rheum. 2005;52:3660-9.

52. Mountz JM. Fibromyalgia in women. Abnormalities of regional cerebral blood flow in the thalamus and the caudate nucleus are associated with low pain threshold levels. Arthritis Rheum. 1995;38:926-38.

53. Provenza JR et al. Spect cerebral em pacientes com fibromialgia. Rev Bras Reumatol. 2002;42:25-9.

54. Yunus MB et al. Positron emission tomography in patients with fibromyalgia syndrome and healthy controls. Arthritis Care Res. 2004;51:513-6.

55. Ader R et al. Psychoneuroimmunology: interactions between the nervous system and the immune system. Lancet. 1995; 345:99-103.

56. Sampaio GC. Avaliação clínica da qualidade do sono em 92 pacientes com fibromialgia. Rev Bras Reumatol. 1991;31:10-2.

57. Wolfe F et al. The American College of Rheumatology 1990 criteria for the classification of fibromyalgia: report of the multicenter criteria committee. Arthritis Rheum.1990;33:160-72.

58. Bennett RM. Clinical manifestations and diagnosis of fibromyalgia. Rheum Dis Clin North Am. 2009;35(2):215-32.

59. Wolfe F et al. The American College of Rheumatology preliminary diagnostic criteria for fibromyalgia and measurement of symptom severity. Arthritis Care Res (Hoboken). 2010; 62:600-10.

60. Wolfe F et al. Fibromyalgia criteria and severity scales for clinical and epidemiological studies: a modification of the acr preliminary diagnostic criteria for fibromyalgia. J Rheumatol. 2011;38(6):1113-22.

61. Aggarwal R et al. Distinctions between diagnostic and classification criteria? Arthritis Care Res. 2015;67(7):891-7.

62. Wolf F et al. 2016 Revisions to the 2010/2011 fibromyalgia diagnostic criteria. Semin Arthritis Rheum. 2016;46:319-29.

63. Neeck G, Riedel W. Thyroid functions in patients with fibromyalgia syndrome. J Rheumatol. 1992;19:1120-2.

64. Werner RA et al. Median mononeuropathy among active workers: are there differences between symptomatic and asymptomatic workers? Am J Ind Med. 1998;33:374-8.

65. Redmond MD, Rivner MH. False positive electrodiagnostic tests in carpal tunnel syndrome. Muscle Nerve. 1988;11:511-7.

66. Sadock BJ et al. Compêndio de psiquiatria – Ciência do comportamento e psiquiatria clínica. 11.ed. Porto Alegre: Artmed; 2017.

67. Peres MFP et al. A importância da integração da espiritualidade e da religiosidade no manejo da dor e dos cuidados paliativos. Rev Psiquiatr Clin. 2007;34:82-7.

68. Anderson IM. SSRIS versus tricyclic antidepressants in depressed inpatients: a meta-analysis of efficacy and tolerability. Depress Anxiety. 1998;7(suppl 1):11.

69. Cipriani A et al. Comparative efficacy and acceptability of 12 new-generation antidepressants: a multiple-treatments meta-analysis. Lancet. 2009;373:746-58.

70. Gibbons RD et al. Benefits from antidepressants: synthesis of 6-week patient-level outcomes from double-blind placebo-controlled randomized trials of fluoxetine and venlafaxine. Arch Gen Psychiatry. 2012;69:572-9.

71. Borges JMC. Relação médico-paciente na visão psicossomática. In: Caldeira G, Martins JD. Psicossomática: teoria e prática. 3.ed. Belo Horizonte: Artesã; 2013.

Distúrbios Osteomusculares Relacionados ao Trabalho

Milton Helfenstein Jr.

DEFINIÇÃO

Os distúrbios osteomusculares relacionados ao trabalho (DORT) constituem um grupo heterogêneo de distúrbios causados por sobrecargas biomecânicas e têm sido apontados na literatura há mais de 300 anos. A contribuição científica inicial vem da Itália, onde, em 1700, o professor caprese Bernardino Ramazzini publicou, em Modena, o primeiro tratado médico sobre doenças relacionadas ao trabalho, intitulado *De Morbis Artificum Diatriba*, descrevendo os efeitos do trabalho em 54 profissões da época.

Vários outros relatos científicos seguiram-se na literatura médica. No século seguinte, foram descritos na Europa quadros clínicos afetando o esqueleto axial e periférico (particularmente membros superiores, coluna cervical e lombar) de trabalhadores que desempenhavam as mais diversas tarefas laborativas e que se queixavam, entre outros sintomas, de sensação de peso, cansaço e parestesias nos braços, de lombalgias e cervicalgias. No período, essa sintomatologia foi apelidada de *occupational cramps* e, entre as várias atividades ocupacionais envolvidas, pode-se salientar a "cãibra do escrevente", que atingiu níveis epidêmicos no serviço britânico civil em 1830, tendo sido atribuída à introdução de uma pena de aço.[1]

Em 1908, o governo britânico considerou a "cãibra do telegrafista" como uma doença indenizável, por ter acreditado que uma falência muscular ocorreu em consequência aos movimentos rápidos e repetitivos da telegrafia. Nos 4 anos subsequentes, até 60% dos telegrafistas tinham registrado queixas. No entanto, estudos europeus simultâneos verificaram apenas casos esporádicos e, nos EUA, apenas 4 a 10% referiram sintomas. Um comitê governamental encarregado de investigar tal prevalência concluiu:

> [...] o quadro de "colapso nervoso" conhecido como "cãibra do telegrafista" se deve à combinação de dois fatores, a instabilidade nervosa do telegrafista e a repetida fadiga devido aos movimentos de enviar mensagens.

> [...] a quantidade de fadiga requerida para causar tal quadro é governada somente pelo fator pessoal e não tem relação constante com a quantidade de trabalho executado.[2]

Com o decorrer do tempo, as enfermidades ocupacionais do aparelho locomotor tornaram-se bem reconhecidas e surgiram termos que apontam as relações entre lesões teciduais e ocupações específicas, por exemplo, "calcanhar do policial" para designar a fasciíte plantar em pessoas que trabalham por longos períodos em posição ortostática com calçados de solas duras; "nádega do tecelão" para a bursite isquiática naqueles que permanecem sentados por períodos prolongados em superfícies rígidas; "joelho da criada doméstica" para pessoas que desenvolvem bursite infra ou pré-patelar por permanecerem ajoelhadas com frequência; "cotovelo do tenista e do golfista" para os casos de epicondilite lateral e medial.

Contudo, a terminologia desordenada e a diversidade de conceitos observados na literatura dificultam a obtenção de dados corretos para o estudo da incidência e da prevalência dos diferentes distúrbios.[3] Os estudos, na sua grande maioria, não têm grupos-controle e todas as enfermidades diagnosticadas nesse contexto têm incidência comum na população em geral, fora do cenário ocupacional.[4]

No Brasil, as estatísticas dessas afecções são muito deficientes. Até nas publicações atuais ainda se utiliza questionário que lida apenas com sintomas[5] ou questionário autoaplicável, no qual a pessoa se autodeclara portadora de um distúrbio osteomuscular relacionado ao trabalho[6], assumindo, sem qualquer rigor científico, a existência de alguma moléstia ocupacional, jamais identificada e sem um nexo esclarecido.

Como nenhum outro país, o Brasil tem vivenciado uma quantidade muito expressiva de diagnósticos de DORT ou de lesões por esforços repetitivos (LER), chegando a representar uma verdadeira epidemia, o que retrata um grave fenômeno iatrogênico social. Desde 1987, quando foram reconhecidas no país como doenças ocupacionais e, portanto, indenizáveis, a prevalência de LER passou subitamente de 4,5% (no ano anterior) para 40,9% na cidade de Belo Horizonte, sendo o sexo feminino responsável por 76% dos casos.[7]

É impreterível ter em mente que DORT não significa uma doença genuína, *lato sensu*, tampouco representa uma síndrome clínica. No Brasil, esse acrônimo tem sido utilizado exclusivamente para os trabalhadores; não é empregado para atletas, músicos, dançarinos etc., que desenvolvem atividades com possíveis sobrecargas biomecânicas.

Embora tenha se recomendado, há mais de 20 anos, deixar de usar a sigla LER (instituída no Brasil há três décadas), alguns ainda a utilizam no lugar de DORT, de maneira inapropriada, uma vez que somente uma minoria dos trabalhadores apresenta evidência de lesão tecidual e nem sempre a sua origem envolve a repetitividade.[8]

DIAGNÓSTICO E IMPLICAÇÕES TRABALHISTAS

O diagnóstico de um distúrbio osteomuscular relacionado ao trabalho implica diretamente afastamento do trabalho e culpa do empregador, com desencadeamento de litígio trabalhista envolvendo diversos profissionais com distintos interesses. A quantidade de dias perdidos de trabalho tem sido expressiva, muito maior do que aquela evidenciada na literatura científica internacional e muito mais extensa do que a vivenciada na rotina médica com pessoas que apresentam os mesmos distúrbios, só que fora do cenário litigioso.

Em um extremo, constatam-se condições laborais inadequadas e, em outro, uma enorme variedade de fatores não ocupacionais, principalmente psicossociais, todos contribuindo para o atual fenômeno LER/DORT no Brasil.[9,10]

Muitos são os trabalhadores com distúrbios dolorosos, usuais na população em geral, que têm sido confundidos com DORT. Consequentemente, eles são prejudicados em uma série de questões, sobretudo nas suas convicções e nos tratamentos inadequados.

O indevido rótulo de incapacidade para um enorme contingente de trabalhadores tem alimentado diversos vícios e gerado comportamentos perniciosos. A grande facilidade com a qual muitos têm obtido prolongados afastamentos do trabalho, concessão de benefícios, compensações financeiras e até aposentadorias em fases precoces da vida tem gerado enorme influência negativa nas atitudes de muitos profissionais, inclusive aqueles que trabalham para a justiça.

Surgiram diversos mitos nesse cenário, entre eles, que LER ou DORT constituem uma doença e um estadiamento absurdo para essa doença fictícia. Ainda tem sido afirmado que tal "enfermidade" não tem cura.

São muito frequentes as perícias médicas nas quais o examinado refere numerosas queixas sem exibir qualquer sinal de enfermidade ou qualquer alteração objetiva, capaz de comprovar as intensas e insistentes alegações de sofrimento. Englobam queixas em muitos sítios anatômicos e múltiplos diagnósticos elencados dentro de uma profusão de exames complementares, que agridem as mais primárias noções de anatomia e fisiopatologia, desconexas e ilógicas, incluindo-se a declarada evolução, sempre apontando para o agravamento e para a ineficácia dos tratamentos que dizem ter realizado, culminando em uma declarada incurabilidade.

Tais periciados têm comportamento que permite compor um padrão estereotipado e premeditável, compondo dois grupos, os indenizofílicos e os simuladores. O indenizofílico não apenas acredita nos seus males, mas sente o que refere sentir; está convicto de que possui enfermidades geradoras de "direitos" e não aceita qualquer tentativa de fazê-lo perceber o aspecto psicossomático do seu quadro. A indenizofilia faz parte desse grupo.[11] Esse fenômeno iatrogênico social tem provocado significativo impacto no sistema previdenciário. Diversos fatores têm contribuído para a sua origem e perpetuação, entre eles:

- Disposição ética, moral e intelectual
- Falta de organização no ambiente de trabalho
- Insatisfação com o trabalho
- Despreparo de médicos
- Exames complementares mal elaborados
- Influência sindical
- Oportunismo
- Alto índice de desemprego
- Interesses pela compensação financeira e pela aposentadoria precoce
- Sistema trabalhista permissivo e assistencialista.

Tendinopatias

Entre os diversos distúrbios osteomusculares relacionados ao trabalho, merecem destaque aqueles que afetam os tendões. Existem publicações que discutem a etiologia, o diagnóstico, o tratamento e o prognóstico de diversas formas de tendinopatias, porém poucas são baseadas em evidências científicas conclusivas.

A fisiopatologia da tendinite é difícil de ser estudada, em razão da dificuldade de se obter biopsias antes que um tendão esteja rompido. Os tendões podem ser afetados por uma variedade de condições. Muitas doenças sistêmicas estão associadas com defeito no metabolismo da matriz e da estrutura tendínea, que comprometem a força e a elasticidade tendíneas, resultando em inflamação do tendão ou de seu local de inserção (Tabela 16.1).

O termo tendinite assume a existência de um processo inflamatório. Isso é contrário à evidência dos poucos estudos histopatológicos, bioquímicos e moleculares existentes. Já a palavra tendinopatia tem sido utilizada para descrever um largo espectro de patologias que afetam os tendões, inclusive

Tabela 16.1 Doenças sistêmicas que podem afetar o tendão.

Doenças	Mecanismo fisiopatológico
Distúrbios hereditários	
Ocronose (homocistinúria)	Rede de colágeno e de elastina deficiente
Aspartilglicosaminúria	Colágeno anormal/rede deficiente(?)
Hemocromatose	Acúmulo de ferro na matriz
Síndrome do cabelo enroscado de Menkes	Defeito na rede de colágeno e elastina
Mucopolissacaridoses	Fibras de colágeno anormais, aumento de GAG
Síndrome de Marfan	Estrutura fibrilar anormal
Ehlers-Danlos	Vários defeitos no processo e na estrutura do colágeno
Osteogênese imperfeita	Defeitos genéticos no colágeno tipo I
Doenças de depósitos de lipídios	Xantomas: depósitos lipídicos de crescimento lento
Miopatias e distrofias	Estrutura fibrilar anormal
Doenças endócrinas e metabólicas	
Diabetes melito	Glicação e rede de colágeno aumentadas
Distúrbios adrenais	Metabolismo alterado do colágeno
Tireoidopatias	Calcificação e acúmulo de depósitos
Amiloidose	Acúmulo de depósitos entre fibrilas
Doença renal	Elastose, destruição de fibras de colágeno
Doenças reumáticas	
Artrite reumatoide	Destruição de colágeno: infiltrado inflamatório
Espondiloartrites	Inflamação na inserção, fibrose e calcificação
Artrite reativa	Inflamação na inserção
Gota	Depósitos de cristais de urato e inflamação
Pseudogota	Depósitos de pirofosfato de cálcio e inflamação

ruptura tendínea, dor crônica e alterações sequelares ou degenerativas. Ela não assume nenhum conhecimento sobre uma enfermidade subjacente e, seguramente, engloba patogêneses variadas e etiologias diferentes. Por exemplo, existem relatos de casos de tendinopatia do supraespinal em nadadores, mas também de tendinopatia, dor ou ruptura no mesmo tendão na população sedentária. Assim, lesão de esforço não deve ser confundida com tendinopatia.[12,13]

A predisposição genética para essa enfermidade também tem sido estudada. Verificou-se que variações relacionadas aos genes *COL5A1*, *tenascina C* e metaloproteinase da matriz 3 (*MMP3*) foram associadas com um maior risco de lesões do tendão do calcâneo. Uma vez que esses genes estão relacionados com a homeostase da matriz extracelular em tendões, sugere-se que as variantes genéticas ofereçam suscetibilidade para o desenvolvimento de algumas formas de tendinopatias.[14,15]

A natureza precisa de um processo tendíneo degenerativo ainda é matéria de debate. Existem diversos fatores que contribuem para a degeneração tendínea, inclusive acúmulo de glicosaminoglicanos e de lipídios, bem como calcificação. Entretanto, muitos desses fatores são encontrados em tendões normais e, necessariamente, não implicam enfermidade.[16] A tendinopatia pode estar associada a uma variedade de fatores intrínsecos e extrínsecos, como:

- Fatores intrínsecos:
  - Idade
  - Perfusão vascular
  - Variantes anatômicas:
    - Discrepância no comprimento da perna
    - Mau alinhamento (p. ex., genuvalgo)
    - Impacto ósseo (p. ex., acrômio)
  - Hipermobilidade articular
  - Fraqueza muscular/desequilíbrio
  - Biotipo
  - Peso corporal
  - Doença sistêmica
- Fatores extrínsecos:
  - Ocupação
  - Esporte
  - Sobrecarga física:
    - Força excessiva
    - Repetitividade
    - Movimento anormal/atípico
  - Erros no treinamento:
    - Falha técnica
    - Progressão rápida
    - Alta intensidade
    - Fadiga
  - Condições ambientais:
    - Temperatura
    - Superfície de corrida.

Atualmente, reconhece-se que a maioria das tendinopatias raramente está relacionada a um único fator, e o processo degenerativo pode resultar de uma série de eventos e de agentes causais diferentes.[17-19] As tendinites podem ser classificadas em diferentes subtipos, dependendo dos locais de incidência das lesões:

- Entesite: tendinite de inserção
- Tenossinovite: inflamação da bainha sinovial tendínea
- Peritendinite: inflamação da junção musculotendínea
- Tendinite calcificante: geralmente por depósitos de hidroxiapatita.

As manifestações clínicas dependem do tecido afetado, do segmento corporal envolvido e da intensidade da agressão. Portanto, a sintomatologia é muito variada. Em geral, não há dificuldades para a efetivação diagnóstica de uma tendinite, dependendo apenas de uma boa semiologia. As tendinites/tenossinovites possuem muitas possibilidades etiológicas, como:

- Artrite reumatoide
- Artrite psoriásica
- Artrite reativa
- Hemocromatose
- Ocronose
- Doenças congênitas
- Gravidez e puerpério
- Xantomatose
- Hiperlipoproteinemia
- Síndrome paraneoplásica
- Mixedema
- Tumor de células gigantes
- Tenossinovite pigmentada vilonodular
- Cristais
- Infecções
- Medicamentos.

Os distúrbios metabólicos, endócrinos, hereditários, infecciosos e autoimunes, associados a traumas e sobrecargas biomecânicas (sobrecarga de tensão ou de atrito tecidual), são os mais frequentes. Algumas vezes, a tendinite não tem uma causa definida, sendo considerada primária ou idiopática.

A sobrecarga de tensão ocorre quando o nível de microtrauma repetitivo excede a capacidade de adaptação do tecido. Ao nível molecular, a falência do tendão ocorre pelo estiramento do colágeno, seu principal componente estrutural. As lesões por excesso de atrito tecidual afetam regiões onde os tendões deslizam em íntima proximidade com estruturas fixas, como as proeminências ósseas. As bainhas sinoviais cercam esses tendões nesses pontos, lubrificando-os e protegendo-os dessas estruturas fixas, podendo sofrer processos inflamatórios.

A frouxidão ligamentar, a hipermobilidade e a instabilidade articular são fatores predisponentes importantes para o desenvolvimento de tendinite, sobretudo do tendão patelar e do manguito rotador.

Os antibióticos derivados da fluoroquinolona podem causar inflamação peritendínea, desorganização da matriz extracelular e alterações degenerativas nas células tendíneas. A estrutura e a função mitocondrial também podem ser afetadas e pode haver redução de proliferação de células tendíneas. Além disso, esses antibióticos podem modular a expressão de citocinas inflamatórias, causar alterações na expressão de proteínas da matriz extracelular e na modulação da expressão de proteinases.[20] Há casos bem documentados de ruptura tendínea, principalmente do tendão do calcâneo, com o uso desses fármacos.[21]

Tenossinovite de De Quervain

Frequentemente, é rotulada como DORT, e algumas atividades ocupacionais são consideradas responsáveis, como: pinçamento com polegar e dedo indicador; movimentos de flexão e extensão de punho (especialmente se fizer força); uso de ferramentas e instrumentos de trabalho que exijam desvio ulnar do carpo; movimentos muito repetitivos com o punho sem apoio; uso excessivo de força e compressão do polegar ou do punho. Entretanto, trabalhos realizados com biopsias comprovaram que uma causa importante da tenossinovite De Quervain ocorre no pós-parto imediato ou no puerpério, como resultado da deposição de mucopolissacarídios na bainha e no tecido subsinovial, sem constatação de processo inflamatório agudo ou crônico no local.[22] Esses mesmos achados de deposição de mucopolissacarídios foram encontrados em tendões operados e sem relação com parto ou puerpério, demonstrando ausência de processo inflamatório.[23]

Também são causas dessa enfermidade variações anatômicas: no primeiro compartimento dorsal osteofibroso do punho; tendões acessórios, principalmente do abdutor longo do polegar; túnel acessório para a passagem exclusiva do tendão extensor curto do polegar; múltiplos tendões de inserção no primeiro compartimento dorsal; fusão e de contribuições musculares.[24,25]

Além disso, causas de origem não ocupacional também podem causar a tenossinovite De Quervain, por exemplo, distúrbios metabólicos (diabetes, gota e hipotireoidismo) e inflamatórios (artrite reumatoide, tuberculose e infecção fúngica).

Tendinite calcificante

A tendinite calcificante, que acomete mais comumente o tendão supraespinal, se origina da calcificação tendínea, a qual tem alta prevalência na população geral e costuma ocorrer em indivíduos sedentários.[26] Essa calcificação tem várias causas: uremia, hipervitaminose D, hiperparatireoidismo, diabetes melito, hemodiálise, trauma e, principalmente, causa idiopática. Dos casos de calcificação tendínea, 35 a 45% podem deflagrar resposta inflamatória e provocar tendinite autolimitada, com duração de poucos dias a semanas, mas com um quadro bastante doloroso.

Tendinite do manguito rotador

Pode ser causada por distúrbios imunológicos, infecciosos, metabólicos, reumáticos, traumáticos, entre outros. Muitas vezes, existem variações anatômicas/morfológicas locais (frouxidão ligamentar, hipermobilidade, osteoartrite, esporão de clavícula, esporão de acrômio, hipoplasia/aplasia de ligamentos glenoumerais, protuberâncias ósseas, acrômios tipo II e III de Bigliani etc.) que determinam predisposição constitucional para o desenvolvimento dessa tendinite. A literatura aponta que a patologia do manguito rotador não é lesão por esforço repetitivo do tipo LER/DORT.[27,28]

Vários estudos com imagem encontraram lesões em ombros assintomáticos.[29] A ruptura de fibras do manguito rotador é a lesão mais comum encontrada nos ombros de pacientes acima dos 40 anos. Estudos epidemiológicos demonstraram claramente que as lesões aumentam com a idade.[30-32]

Síndrome do túnel do carpo

As causas para essa síndrome são diversas (Quadro 16.1), porém a que mais se destaca é a idiopática, por sua alta prevalência na população em geral. Trabalhos sugerem que algumas atividades ocupacionais podem causar a síndrome do túnel do carpo. Os fatores mencionados envolvem excesso de força empregada para a realização de tarefas, movimentos repetitivos, uso de instrumentos vibratórios e flexoextensão extrema do punho. Todavia, muitos autores rejeitam essa possibilidade. Também não existe evidência científica de que atividades de digitação causem essa enfermidade.[33-35]

Independentemente da questão do nexo de causalidade, a síndrome do túnel do carpo tem cura. As técnicas cirúrgicas atualmente desenvolvidas, quando bem realizadas, proporcionam sucesso terapêutico para a imensa maioria dos casos.

Quadro 16.1 Principais causas da síndrome do túnel do carpo.

- Obesidade
- Artropatias deformantes (artrite reumatoide, psoriásica, outras)
- Trauma
- Pílula anticoncepcional
- Leucemia
- Neuropatias por metais
- Hanseníase
- Osteoma osteoide
- Hemangioma
- Lipoma
- Ligamento carpal transverso espessado (familial)
- Inserção proximal de músculos lumbricais
- Persistência de artéria mediana
- Amiloidose
- Tenossinovite dos flexores
- Hipotireoidismo
- Tumores (neurilemoma, fibroma e hamartoma)
- Gravidez
- Acromegalia
- Esclerose sistêmica progressiva
- Polimiosite
- Osteomielite do carpo
- Diabetes
- Fraturas (Colles, carpo)
- Luxações (carpo, carpometacarpais)
- Gota
- Condrocalcinose
- Anomalias tendíneas e musculares congênitas
- Palmar longo reverso
- Transição musculotendínea baixa dos tendões flexores
- Cisto sinovial
- Infecções (micobactérias, histoplasmose, coccidioidomicose)
- Iatrogênica (hematoma, flebite)

As manifestações clínicas da síndrome do túnel do carpo relacionadas com DORT dependem do tecido afetado, do segmento corporal envolvido e da intensidade da agressão. Portanto, a sintomatologia é muito variada.

Exames de imagem para diagnóstico

Os dados científicos reforçam o velho aforismo de que "a clínica é soberana"; a propedêutica é decisiva para o diagnóstico. Não se deve esperar, portanto, que a conclusão diagnóstica advenha de um exame complementar, que deve ser utilizado apenas para ajudar no raciocínio clínico.

Lamentavelmente, tem sido prática comum no meio médico a transferência da responsabilidade do diagnóstico para algum exame complementar, principalmente operador-dependente, como a ultrassonografia ou a eletroneuromiografia. Tais exames têm fornecido, com frequência, resultados falso-positivos. Tal fato se deve à baixa qualidade dos equipamentos, ao indevido manuseio técnico, ao curto tempo dispensado à execução dos exames e à falta de conhecimento de anatomia funcional e regional dos operadores. A experiência mostra que existem muitas discrepâncias inter e intraoperadores de eletroneuromiografia e ultrassonografia.[36]

Métodos com alta definição de imagem, como a tomografia computadorizada e a ressonância magnética, que demonstram achados esperados para a faixa etária, variantes da normalidade e alterações degenerativas, têm sido hipervalorizados nesse contexto.

Em relação aos exames de eletroneuromiografia, a síndrome do túnel do carpo representa a neuropatia mais comumente diagnosticada. O nervo mediano pode sofrer um efeito pressórico consequente à redução da capacidade do túnel carpal ou por aumento de volume de conteúdo do túnel, por exemplo, na tenossinovite dos flexores. A compressão pode causar diminuição da função sensorial e motora, conferindo os sinais e os sintomas característicos da síndrome. Ela é observada mais frequentemente entre 30 e 60 anos de idade, sendo 3 a 5 vezes mais comum no sexo feminino. Em cerca de 50% dos casos, é bilateral.

A eletroneuromiografia contribui para o diagnóstico, apresentando uma taxa entre 10 e 15% de resultados falso-negativos. Entretanto, os achados falso-positivos têm sido de ocorrência extremamente comum. Esse fato pode trazer consequências indesejáveis, particularmente para os profissionais médicos que têm o hábito de transferir a responsabilidade do diagnóstico para tal exame complementar, desprezando a propedêutica médica.

Vale salientar que muitas variáveis interferem na condutividade do nervo mediano: obesidade, dimensões do túnel, temperatura das mãos, entre outros. Uma possível interferência na rede elétrica do local onde o exame é realizado, a competência do operador e a qualidade do equipamento são fatores decisivos. Diversos estudos científicos demonstraram que a condutividade diminui com a idade, independentemente da existência de sintomas e, além disso, demonstraram que os resultados das eletroneuromiografias variam intensamente.

RELAÇÃO ENTRE ENFERMIDADES E DORT

Embora muitas enfermidades não tenham comprovação científica quanto à causalidade, as que são mais frequentemente associadas com o trabalho são:

- Doenças tendíneas inflamatórias:
  - Tendinite biciptal
  - Tendinite do supraespinal
  - Epicondilite lateral
  - Epitrocleíte (epicondilite medial)
  - Tenossinovite De Quervain
  - Tenossinovite digital estenosante (dedo em gatilho)
  - Tenossinovite de punho (extensor comum dos dígitos, extensor próprio do indicador, extensor radial curto e longo, flexor comum dos dígitos)
- Neuropatias periféricas (nervo mediano, ulnar e radial):
  - Síndrome do túnel do carpo
- Cistos sinoviais:
  - Face volar e dorsal do punho
- Lesões ligamentares (punho)
- Bursites:
  - Subacromial/subdeltóidea
  - Olecraneana
  - Patelares (supra, infra e pré-patelar)
  - Isquiática
- Lombalgias, principalmente as multicausais envolvendo etiologia:
  - Muscular (estiramento, contratura)
  - Ligamentar
  - Discal (degeneração, protusão e hérnia)
  - Articular (degeneração, instabilidade)
- Mialgias (trapézios, região dorsal e antebraço).

Como todas essas enfermidades são bem prevalentes na população em geral (fora do contexto ocupacional), o desafio consiste em estabelecer se o distúrbio identificado tem relação com as atividades laborais, ou seja, se pode ser considerado um DORT. Para isso, faz-se obrigatória uma análise do ambiente de trabalho para identificar os fatores de risco e efetuar uma correlação anatômica entre o distúrbio diagnosticado e as sobrecargas biomecânicas envolvidas.

Recentemente, instituiu-se no Brasil o chamado nexo técnico epidemiológico previdenciário (NTEP). Com isso, presume-se a existência de doença ocupacional pela simples associação de duas variáveis, a Classificação Internacional de Doenças (CID) e a Classificação Nacional de Atividade Econômica (CNAE), na parte inserida pelo Decreto n. 6.042/2007, na lista "C" do anexo II do Decreto n. 3.048/1999 (alterado pelo Decreto n. 6.957/2009). Assume-se, dessa maneira, que se uma determinada doença é mais frequente em determinada atividade econômica, todos os casos identificados como essa determinada doença devem ser considerados de origem ocupacional, até que se prove o contrário. Observa-se, assim, que o nexo técnico consegue identificar algumas atividades ocupacionais comprovadamente relacionadas com determinado agente agressor, mas também assume incorretamente, em imensa maioria, suposições não comprováveis cientificamente, mas que oferecem muita confusão para os conceitos da medicina ocupacional.

Diversos e graves erros surgem a partir desse raciocínio simplista e sem qualquer concordância do meio científico. Com o NTEP, que nada tem de técnico e que aplica mal a ciência da epidemiologia, pode-se considerar, por exemplo, a epilepsia, o acidente vascular encefálico, os distúrbios visuais e a apendicite como doenças ocupacionais relacionadas à extração de ardósia. Apontando o tabagismo como outro exemplo de confusão desse NTEP, um funcionário laborando na fabricação de produtos de panificação vitimado com câncer de laringe poderá ser considerado portador de doença ocupacional. É possível também exemplificar casos de tuberculose enquadrados como decorrentes do trabalho na confecção de roupas e incriminar a atividade de *motoboy* como causa de diabetes, entre muitos outros exemplos, que jamais poderiam ser atribuídos a uma determinada ocupação.

Não é possível aceitar que a inspeção do posto de trabalho se torne desnecessária e que uma eventual doença ocupacional seja diagnosticada por meio de um suposto nexo epidemiológico sem estudo epidemiológico, efetuado somente por presunção.

A análise do ambiente de trabalho é mandatória. Devem ser avaliados todos os fatores organizacionais, entre eles:

- Despreparo técnico para execução das atividades laborais
- Defeitos arquitetônicos nos postos de trabalho
- Inadequação das ferramentas de trabalho e do mobiliário
- Distanciamentos e angulações impróprios
- Excessos de jornadas de trabalho
- Falta de intervalos para descanso
- Posturas inapropriadas
- Uso de instrumentos que transmitam excesso de vibração
- Excesso de força empregada na execução de tarefas
- Sobrecarga estática
- Sobrecarga dinâmica.

O médico não deve se antecipar em atestar doença ocupacional sem considerar todo o leque do diagnóstico diferencial e sem a análise do ambiente de trabalho. Deve conhecer as lesões nas regiões topograficamente relevantes e as causas de dor crônica regional e difusa.

A maioria dos pacientes considerados portadores de LER ou DORT apresenta uma condição clínica indefinida e ausência de sinais físicos. Muitos trabalhadores têm recebido, erroneamente, múltiplos rótulos diagnósticos para justificar quadros de dores difusas pelo corpo. Têm sido frequentemente diagnosticadas, em um mesmo paciente, muitas enfermidades concomitantes, principalmente tendinites, tenossinovites, bursites, epicondilites, síndrome do túnel do carpo, entre outras condições. Desse modo, têm sido constatados pacientes com mais de 30 diagnósticos, porém nenhum deles confirmados por reavaliações. A principal condição patológica a ser lembrada nesses pacientes com dor difusa, equivocadamente rotulados como DORT, é a síndrome da fibromialgia, uma entidade clínica prevalente na população e com um padrão de sinais e sintomas que a distingue de outras condições médicas.[8]

Outra síndrome dolorosa crônica comumente confundida com DORT é a síndrome miofascial, que se caracteriza por dor muscular regional e abrange muitos dos quadros dolorosos da rotina médica, em particular cefaleias tensionais, dores em trapézios, dorsalgias, lombalgias, cervicalgias e cervicobraquialgias. Corresponde a uma das causas mais comuns de dor crônica, porém frequentemente não é reconhecida pelo médico do trabalho.

A dor psicogênica é outra causa importante a ser considerada no diagnóstico diferencial dos DORT. São frequentes os quadros de somatização, histeria de conversão e simulação, esta última objetivando ganhos secundários (afastamento do trabalho, direitos trabalhistas, compensações financeiras, aposentadorias). Examinando casos isolados, muitos autores consideraram supostos quadros de DORT como "principalmente psicológicos" e relacionados a frustração, raiva, perda da autoestima, ansiedade ou depressão, havendo também grande incidência de doença psiquiátrica, inclusive histeria de conversão.[37-41]

A percepção da dor pode ser alterada por fatores psicogênicos, pela crença de lesão e pela expectativa de eventuais ganhos secundários (afastamentos prolongados do trabalho, indenizações e aposentadorias). Os pacientes com rótulo diagnóstico de DORT apresentaram, em diversos estudos, altos índices de dor e de depressão nos questionários e também mostraram uma pronunciada convicção de doença e negação de problemas psicológicos, quando avaliados por questionários específicos de comportamento.

Os pacientes deprimidos e insatisfeitos com seu trabalho, que acreditam ter adquirido lesões nas atividades laborais e que estão envolvidos em processos litigiosos, são mais propensos à sintomatologia persistente.

Alguns profissionais têm se antecipado, com simplismo e impropriedade, em atestar doença ocupacional e incapacidade laboral sem efetuar análise do ambiente de trabalho e sem levar em consideração todo o conjunto de possibilidades etiológicas. Assim, têm sido encontrados, entre os indivíduos diagnosticados como portadores de LER/DORT, aqueles com síndromes dolorosas crônicas, doenças reumáticas, distúrbios psicogênicos, entre outras moléstias não ocupacionais.

TRATAMENTO

O tratamento dos verdadeiros distúrbios musculoesqueléticos ocupacionais depende da eliminação dos agentes causais e de adequada estratégia terapêutica medicamentosa, fisioterápica e, em raros casos, cirúrgica.

Um grande desafio é a avaliação da capacidade laborativa em muitos pacientes que alegam dor, principalmente crônica. A relação entre a dor crônica e a incapacidade é mediada por uma complexa interação entre diversos fatores (experiências passadas, educação, *status* social, sistema de valores pessoais, base étnico-cultural, autoestima, ética de trabalho, motivação, estresse psicológico, disponibilidade de compensação financeira), os quais podem constituir uma importante barreira para a eficácia terapêutica. Quanto maior o número de barreiras presentes, maior o potencial de respostas desajustadas e de respostas psicológicas secundárias à dor persistente. O Quadro 16.2 sumariza as principais barreiras biopsicossociais observadas rotineiramente.

Quadro 16.2 Barreiras que se opõem ao êxito do tratamento.

Biológicas

- Comorbidades:
  - Doenças sistêmicas e/ou progressivas (diabetes, hipertensão, tireoidopatias, obesidade, doenças reumáticas, pneumopatias etc.)
  - Síndromes (da fibromialgia, miofascial, do cólon irritável, dismenorreia etc.)
- Abuso de substâncias (lícitas ou ilícitas)
- Intervenção negada para enfermidade tratável porque o paciente se encontra "estressado, aflito ou angustiado" ou porque colegas "também sofrem do mesmo problema, foram expostos ao mesmo procedimento terapêutico e não se curaram"
- Investigações incompletas ou desqualificadas
- Demora nas consultas especializadas ou no tratamento
- Falta de adesão ao tratamento
- Iatrogenias (imobilizações desnecessárias, infiltração e cirurgias mal indicadas e mal realizadas etc.)
- Efeitos adversos de medicamentos

Psicológicas

- Personalidade:
  - Ansiedade, depressão, medo da dor ou da (re)lesão, raiva, desavença
  - Predisposição moral (sistema de valores pessoais)
  - Ética relacionada ao trabalho
- Convicção/desorientação:
  - Crença de que dor é sinônimo de doença séria ou incapacitante
  - Crença de que a melhora na capacidade funcional é impossível sem o alívio da dor
  - Crença de que um declínio estrutural e/ou patológico é inevitável
  - Crença de que o repouso e o afastamento do trabalho são o melhor remédio
  - Crença de que a falha no encontro da cura é resultado de diagnóstico incorreto
  - Interpretação de que uma possível indicação cirúrgica é um "procedimento muito perigoso"
  - Interpretação catastrófica de termos médicos
  - Profissionais agindo negativamente com a alegação de existir uma "doença progressiva e incurável"
- Motivação:
  - Falta de discernimento e/ou premeditação das consequências do comportamento e das atitudes
  - Inabilidade em lidar com as demandas de trabalho
  - Insatisfação com o tipo de atividade laborativa
  - Insatisfação com a empresa
  - Tentativa de evitar a dor afastando-se da atividade laboral
  - Fuga da responsabilidade de uma função indesejada
  - Nível socioeconômico baixo (com antecipação de uma reivindicação médico-legal não declarada)
  - Despesas importantes com remédios e outros tipos de ajuda no tratamento
  - Passividade significante
- Amplificação:
  - Preocupação excessiva e somatização (pela atenção seletiva)
  - Ansiedade associada
  - Exagerada resposta emocional/comportamental na presença de sinais clínicos discretos
  - Excessiva resposta defensiva durante o exame físico por causa do medo/receio de ser "machucado(a)", prejudicando a avaliação clínica
  - Tentativa de "mostrar" o quanto a dor e a incapacidade são intensas
- Simulação
  - Inconsistência grosseira entre a sintomatologia declarada e os sinais clínicos
  - Sensibilidade exagerada/hiperalgesia difusa
  - Parestesias em diversos sítios e que não respeitam uma distribuição dermatômica
  - Ausência de sinais físicos (atrofia, restrição de movimentos, instabilidade articular, sinal inflamatório etc.) diante de uma significativa incapacidade declarada
  - Ausência de resposta autonômica após estímulo físico
  - Indicação de um ganho financeiro secundário como resultado de um "*status*" incapacitante
  - Afastamento prolongado do trabalho (anos) e a cada ano "piorando", apesar da investigação clínica normal e da ausência de esforço no trabalho

Sociais

- Estresse familiar
- Dificuldades socioeconômicas
- Sobrecarga de afazeres domésticos
- Influência sindical
- Oportunismo de advogados
- Envolvimento em litígio trabalhista

Para os indivíduos que não estão realmente enfermos e incapacitados, nos quais o *status* anatomopatológico não é motivo de preocupação, está bem estabelecido que um retorno rápido ao trabalho e/ou às responsabilidades representa um importante papel na prevenção da dor musculoesquelética crônica.

A identificação de indivíduos sob alto risco de cronicidade é muito importante. Eles devem ser esclarecidos que futuros encaminhamentos para especialistas e/ou investigações podem ser desnecessários e que o retorno às atividades, mesmo com dor, é uma opção sensata (Quadro 16.3). Eles também devem ser orientados quanto às consequências do ciclo vicioso das condições dolorosas crônicas benignas. Uma reabilitação sem conscientização do paciente está predestinada ao fracasso. É importante também o médico evitar condutas iatrogênicas (Quadro 16.3) que podem ter impacto no comportamento e no tratamento da dor crônica.

Médicos envolvidos com pacientes portadores de síndromes dolorosas crônicas musculoesqueléticas devem sempre ter um programa terapêutico com os seguintes objetivos direcionados ao paciente:

- Manter ritmo regular no trabalho (evitar ciclos de baixa e alta atividade)
- Reduzir o tempo desnecessário de repouso na cama
- Evitar comportamento tendencioso de dor
- Reduzir, eliminar ou otimizar o uso de medicações analgésicas
- Eliminar o uso desnecessário de imobilizações ou órteses
- Diminuir a dependência de familiares ou de outras pessoas nas atividades diárias
- Reduzir a possibilidade de recaídas por meio da aprendizagem de técnicas específicas
- Estimular a atividade física e os exercícios de força, resistência e flexibilidade
- Elaborar estratégias para "enfrentar os dias difíceis"
- Melhorar a qualidade do sono
- Melhorar o humor por meio de técnicas cognitivas e comportamentais
- Fornecer esclarecimentos sobre a dor crônica
- Manter as mudanças no estilo de vida por meio de reconsiderações periódicas
- Estimular o retorno ao trabalho.

Uma vez excluída uma condição orgânica de tratamento específico, o paciente deve ser orientado a ter incumbências, objetivando melhorar o seu nível basal de capacidade funcional e o seu entendimento sobre a dor e os efeitos na sua família, além das repercussões no seu trabalho. Posteriormente, podem ser dadas designações adicionais até que ambos, paciente e companheiro(a), estejam preparados e dispostos a considerar um compreensível e acessível tratamento.

Uma estratégia alternativa ou adicional inclui psicoterapia individual, preparando o indivíduo a lidar com a dor, ou alguma outra intervenção em combinação com o grupo de profissionais envolvendo técnicas comportamentais e cognitivas.

O foco do tratamento da dor não deve ser limitado ao alívio da dor, mas abranger também a importância das convicções do paciente (seus pensamentos, crenças, atitudes e expectativas sobre a dor), sua resposta emocional, sua resposta fisiológica, o envolvimento e o comportamento de sua família em relação aos objetivos do tratamento.

É importante reconhecer que a estratégia aplicada aos pacientes com dor aguda pode ter uma influência consideravelmente negativa se for aplicada aos pacientes com dor crônica. Quando confrontados com um paciente cujo problema parece estar tornando-se crônico e, portanto, potencialmente

Quadro 16.3 Condutas iatrogênicas a serem evitadas nas condições dolorosas benignas, consequências e soluções.

Condutas iatrogênicas

- Falha durante o tratamento:
  - Deixar de adquirir conhecimento dos tratamentos e das investigações prévias do paciente
  - Aderir a um modelo de tratamento de dor aguda em vez de crônica
  - Ser sucetível à pressão do paciente e agir quando uma determinada ação não é indicada
  - Sentir insegurança na abordagem ao paciente angustiado, estressado ou dependente
- Erros de comportamento:
  - Permitir que uma estratégia terapêutica de curta duração se torne padrão de conduta
  - Defender deliberadamente investigações ou intervenções de valor questionável
  - Prescrever medicações quando não estão clinicamente indicadas
  - Indicar tratamento alternativo sem base científica
  - Imobilizações desnecessárias dos membros
  - Executar procedimento invasivo de modo a "retratar" uma terapêutica ativa
  - Tratar, ou até internar, com base em um plano terapêutico vago
  - Discursar sobre o problema e as diretrizes da cura
  - Fazer encaminhamentos excessivos a vários especialistas

Consequências

- Reforçar o padrão "médico ativo/paciente passivo"
- Reforçar uma dependência inicial e o conceito de "heroísmo"
- Atrair excesso de solicitações e consultas
- Causar perda de confiança no médico
- Gerar muitos encaminhamentos a diversos especialistas para transferir a responsabilidade
- Aumentar o risco de complicações por excesso de intervenções
- Atrasar a reabilitação apropriada
- Tanto médico quanto paciente podem se sentir abalados emocionalmente, cínicos, aborrecidos, zangados e/ou sem esperança
- Iniciar uma situação que alguma pessoa desejava evitar a princípio

Principais soluções

- Proteger-se das principais barreiras que se opõem ao progresso clínico (especialmente psicossociais)
- Organizar sessões médicas de orientações estruturadas
- Esclarecer sobre questões físicas e psicossociais que podem estar envolvidas
- Elucidar os receios, as expectativas e as crenças
- Reavaliar, rediagnosticar e reprognosticar
- Evitar mitos e jargões médicos inadequados
- Explicar a significância dos achados mediante a segurança anatômica estrutural
- Esclarecer sobre as associações imperfeitas entre sinais e sintomas envolvendo dor referida e as síndromes dolorosas crônicas de origem multifatorial (principalmente a síndrome miofascial e a síndrome da fibromialgia)
- Ser honesto sobre os limites do conhecimento científico em relação à dor crônica
- Justificar os resultados falso-positivos dos exames subsidiários
- Interpretar os exames complementares operador-dependentes adequadamente (sobretudo ultrassonografia e eletroneuromiografia)
- Tornar inteligível a racionalidade do tratamento
- Evitar histórias dissuasivas do tratamento
- Encorajar decisões colaborativas
- Estimular a atenção precoce nos objetivos funcionais e não apenas no alívio da dor
- Orientar em direção à autoajuda
- Facilitar a conceituação biopsicossocial
- Desempenhar planos para eventuais reagudizações
- Não permitir que suas ações sejam conduzidas por empatias (simpatia ou repugnância)
- Programar uma abordagem multidisciplinar para os casos perseverantes

incapacitante, o profissional médico e outros envolvidos devem reconhecer os aspectos biopsicossociais e os possíveis aspectos iatrogênicos do contexto.

A dor crônica sem uma causa discernível é a regra, e não a exceção. Uma vez estabelecido que não existe uma lesão sórdida ou intratável, os pacientes precisam ser persuadidos a entender que, enquanto desagradáveis, a dor e a movimentação são seguras, e que a convicta crença do repouso e do afastamento do trabalho, ambos prolongados, não é o caminho adequado.

O mais importante no tratamento do paciente com síndrome dolorosa crônica é o papel do médico fazendo uso da força de sua experiência no sentido de motivar o paciente a mudar suas convicções e seu comportamento, e de exercer a parte dominante no seu respectivo retorno à saúde.

Se essa atitude for rapidamente instituída e aceita, será capaz de reduzir um significativo estresse psicológico secundário que vem transformando a relação dor/capacidade funcional em um imenso problema de saúde e de bem-estar social no país.

Antes disso tudo, é extremamente importante a conscientização do empregador quanto à necessidade de treinamento de seus funcionários para as tarefas que lhes são incumbidas, dando preparo técnico, educação postural, ritmo e velocidade adequados, durações das jornadas e dos intervalos de trabalho apropriados, respeito aos fatores ergonômicos e, de suma importância, constituindo um bom ambiente de trabalho com atitudes de reconhecimento aos seus funcionários, pois, seguramente, o indivíduo que tem preparo e satisfação com o seu trabalho será mais produtivo e menos sintomático.

REFERÊNCIAS BIBLIOGRÁFICAS

1. Bell C. Partial paralysis of the muscles of the extremities. In: Longman R et al. The nervous system of the human body. Londres: Henry Renshaw; 1830. pp. CLX-I.
2. Great Britain and Ireland Post Office Departmental Committee on Telegraphist's Cramp report. London: His Majesty's Stationery Office; 1911.
3. Malmivaara A et al. Repetitive strain injury. Lancet. 2007; 369(9575):1815-22.
4. MacEachen E. The demise of repetitive strain injury in sceptical governing rationalities of workplace managers. Sociol Health Illn. 2005;27(4):490-514.
5. Ísper Garbin AJ et al. Musculoskeletal disorders and perception of working conditions: a survey of Brazilian dentists in São Paulo. Int J Occup Med Environ Health. 2017;30(3):367-77.
6. Assunção AÁ, Abreu MNS. Factor associated with self-reported work-related musculoskeletal disorders in Brazilian adults. Rev Saude Publica. 2017;51(suppl 1):10s.
7. Oliveira CR. Lesões por esforços repetitivos (LER). Rev Bras Saúde Ocup. 1991;19:59-85.
8. Helfenstein M, Feldman D. Prevalência da síndrome da fibromialgia em pacientes diagnosticados como portadores de lesões por esforços repetitivos (LER). Rev Bras Reumatol. 1998;38:71-7.
9. Nahit ES et al. Effects of psychosocial and individual psychological factors on the onset of musculoskeletal pain: common and site-specific effects. Ann Rheum Dis. 2003;62:755760.
10. White PD et al. Illness behavior and psychosocial factors in diffuse upper limb pain disorder: a case-control study. J Rheumatol. 2003;30:139-45.
11. Amaral JH. Indenizofilia nas perícias médicas: sinistrose – simulação. Intertemas Presidente Prudente. 2009;14:204-7.
12. Khan M. Time to abandon the "tendinitis" myth painful – oversuse tendon conditions have a non-inflammatory pathology. BMJ. 2002;324:626-7.
13. Cook JL, Purdam CR. Is tendon pathology a continuum? A pathology model to explain the clinical presentation of load-induced tendinopathy. Br J Sports Med. 2009;43(6):409-16.

14. Mokone GG et al. The guanine-thymine dinucleotide repeat polymorphism within the tenascin-C gene is associated with Achilles tendon injuries. Am J Sports Med. 2005;33(7):1016-21.
15. Raleigh SM et al. Variants within the MMP3 gene are associated with Achilles tendinopathy: possible interaction with the COL5A1 gene. Br J Sports Med. 2009;43(7):514-20.
16. Riley GP. The pathogenesis of tendinopathy: a molecular perspective. Rheumatology. 2004;43:131-42.
17. Scott A. Common tendinopathies in the upper and lower extremities. Curr Sports Med Rep. 2006;5(5):233-41.
18. Wainstein JL et al. Tendinitis and tendinosis of the elbow, wrist, and hands. Clin Occup Environ Med. 2006;5(2):299-322.
19. Fu SC et al. Deciphering the pathogenesis of tendinopathy: a three-stages process. Sports Med Arthr Rehab Ther Technol J. 2010;2:30-9.
20. Corps AN et al. Ciprofloxacin reduces the stimulation of prostaglandin E_2 output by interleukin-1 in human tendon-derived cells. Rheumatology. 2003;42:1306-10.
21. Stephenson AL et al. Tendon injury and fluoroquinolone use: a systematic review. Drug Saf. 2013;36(9):709-21.
22. Read HS et al. Histological appearances in post-partum of Quervain's disease. J Hand Surg Br. 2000;25(1):70-2.
23. Clarke MT et al. The histopathology of the Quervain's disease. J Hand Surg [Br]. 1998;23(6):732-4.
24. Caetano MBF et al. Estudo anatômico das inserções distais do tendão extensor longo do polegar. Acta Ortop Bras. 2004; 12(2):118-24.
25. Rosa RC et al. Anômala contribuição bilateral do extensor longo do polegar e fusão dos músculos do primeiro compartimento dorsal do punho. Rev Bras Ortop. 2016;51(2):235-38.
26. De Carli A et al. Calcific tendinitis of the shoulder. Joints. 2014; 2(3):130-6.
27. Godinho GG, Godinho AC. Princípios da anatomia funcional e biomecânica do ombro. In: Carvalho MAP et al. Reumatologia diagnóstico e tratamento. 4.ed. Rio de Janeiro: Guanabara Koogan; 2014. pp.128-44.
28. Benson RT et al. Tendinopathy and tears of the rotator cuff are associated with hypoxia and apoptosis. J Bone Joint Surg Br. 2010;92(3):448-53.
29. Sher JS et al. Abnormal findings on magnetic resonance images of asymptomatic shoulders. J Bone Joint Surg Am. 1995;77:10-5.
30. Tempelhof S et al. Age-related prevalence of rotator cuff tears in asymptomatic shoulders. J Shoulder Elbow Surg. 1999;8:296-99.
31. Nakajima D et al. The effects of rotator cuff tears, including shoulders without pain, on activities of daily living in the general population. J Orthop Sci. 2012;17(2):136-40.
32. Yamamoto A et al. Factors involved in the presence of symptoms associated with rotator cuff tears: a comparison of asymptomatic and symptomatic rotator cuff tears in the general population. J Shoulder Elbow Surg. 2011;20(7):1133-7.
33. Atroshi I et al. Carpal tunnel syndrome and keyboard use at work: a population-based study. Arthr Rheum. 2007;56(11):3620-5.
34. Andersen JH et al. Computer use and carpal tunnel syndrome: a 1-year follow-up study. JAMA. 2003;289(22):2963-9.
35. Shiri R, Falah-Hassani K. Computer use and carpal tunnel syndrome: a meta-analysis. J Neurol Sci. 2015;349(1-2):15-9.
36. Siena C, Helfenstein M. Equívocos diagnósticos envolvendo as tendinites: impacto médico, social, jurídico e econômico. Rev Bras Reumatol. 2009;49(6):712-25.
37. Himmelstein JS. Work-related upper-extremity disorders and work disability: clinical and psychosocial presentation. JOEM. 1995;37:1278-86.
38. Tyrer SP. Learned pain behaviour. Br Med J. 1986;292(6512):1-2.
39. Ireland DCR. Psychological and physical aspects of occupational arm pain. J Hand Surg Br. 1989;13:5-10.
40. Black P. Psychiatric aspects of regional pain syndromes. Med J Aust. 1987;147:257.
41. Helliwell PS et al. Work related upper limb disorder: the relationship between pain, cumulative load, disability and psychological factors. Ann Rheum Dis. 1992;51:1325-9.

17 Reumatologia | Ética, Arte e Lei

Demercindo Brandão Neto

INTRODUÇÃO

O exercício profissional da reumatologia, à semelhança das demais especialidades médicas, implica, além dos cuidados técnicos, especial atenção aos desdobramentos secundários, notadamente na esfera do direito.

Neste capítulo, serão desenvolvidos estudos sobre três interesses importantes e frequentes do paciente, que podem repercutir nas relações médicas, a saber: responsabilidade profissional, doenças que geram isenção tributária e doenças relacionadas ao trabalho.

RESPONSABILIDADE PROFISSIONAL

Entre os diversos aspectos da responsabilidade nos atos médicos, o chamado erro médico é o mais representativo e significa uma intercorrência negativa ocorrida em quaisquer das fases do atendimento, por *culpa* do profissional.

A sociedade frequentemente confunde erro médico com mau resultado ou intercorrência médica natural. Para se caracterizar uma situação como erro médico, não basta um "mau resultado"; há que se comprovar a culpa. O mau resultado sem culpa não é erro médico, mas um *fato escusável*, isto é, um incidente que pode ocorrer, independentemente de todo zelo e diligência. Essa situação precisa encontrar guarida na literatura, por meio do registro desse insucesso, entre as complicações naturais e previsíveis do procedimento.

Cumprindo-se rigorosamente as recomendações técnicas, o mau resultado será reconhecido como limitação da ciência, e não mera fraqueza do homem ou da instituição, improcedendo sanção ética, penal ou indenizatória.

A culpa é o elemento diferenciador da justificativa de punição e configura-se pela ocorrência de pelo menos um de seus três pressupostos básicos: negligência, imprudência ou imperícia.

Negligência é a falta de cautela, a displicência no trato dos atos médicos. É uma falha por omissão, por deixar de fazer alguma coisa no momento certo.

Imprudência é uma ação imprópria, por excesso de confiança ou prepotência, mesmo por açodamento, em que o profissional pratica uma atitude temerária. Trata-se de uma impropriedade por ação, por fazer algo de maneira arriscada, ousada, levando prejuízo a outrem.

Imperícia pode ser reconhecida como o uso de técnica equivocada ou obsoleta, ou prática do exercício profissional sem a adequada habilitação.

Na caracterização do erro médico, dispensa-se a necessidade de ocorrência de dolo ou vontade do profissional; basta que o mau resultado decorra de uma das impropriedades elencadas anteriormente, configurando-se o delito como crime culposo. Na evidência de uma atitude voluntária, configura-se ato doloso.

A Lei n. 8.078, de 11/9/1990, que instituiu o chamado Código de Defesa do Consumidor, em seu art. 14, criou a possibilidade de condenação independentemente de culpa, ao enunciar:

> Art. 14. O fornecedor de serviços responde, independentemente da existência de culpa, pela reparação dos danos causados aos consumidores por defeitos relativos à prestação dos serviços, bem como por informações insuficientes ou inadequadas sobre sua fruição e riscos.
> [...]
> § 4º A responsabilidade pessoal dos profissionais liberais será apurada mediante a verificação de culpa.[1]

Esse artigo tenta impor a chamada responsabilidade subjetiva às instituições, indicando responsabilidade apenas em função de resultados indesejados. Em seu § 4º, contudo, atribui aos profissionais liberais a responsabilização apenas mediante verificação de culpa (objetiva).

Na prática, os tribunais continuam buscando indicativos da culpa antes da responsabilização, o que é correto, dentro do dever do Estado de se fazer justiça.

A responsabilidade médica pode ser apurada por três foros distintos: o *disciplinar*, representado pelos Conselhos Regionais de Medicina (CRM) e pelo vínculo empregatício, o *civil* e o *penal*.

A responsabilidade disciplinar é apurada em instância extrajudicial. A ética, afeita aos CRM, visa principalmente à composição moral da classe, sendo dotada de poder de veto sobre o profissional.

A contratual, referente aos compromissos do profissional em sua relação de emprego, é verificada por sindicâncias ou processos administrativos. Tanto os servidores públicos como os trabalhadores da iniciativa privada têm direitos e deveres, estipulados na CLT ou nos estatutos dos serviços a que estejam vinculados. As penalidades variam desde repreensão até demissão por justa causa.

A responsabilidade civil, ligada ao direito privado, impõe o compromisso de ressarcir os danos produzidos. A saúde e a vida situam-se entre os bens infungíveis, portanto insubstituíveis; por isso, a reposição é representada por valores pecuniários, que amenizam, mas jamais repõem as perdas.

A responsabilidade penal é o compromisso profissional maior, não ligado apenas ao paciente ou à classe médica, mas a toda a sociedade. Constitui-se, pois, elemento de direito público, que, por meio da repressão ou prevenção, tenta evitar a ocorrência de fatos lesivos aos bens jurídicos dos cidadãos. Não visa apenas a beneficiar a vítima, mas reprimir e recuperar o culpado, em benefício de toda a sociedade.

Respeita-se nítida independência entre os julgamentos. Assim, pode haver condenação em um foro e absolvição em outro, em virtude do mesmo fato denunciado. Na ocorrência de condenação criminal, permite-se não discutir o mérito no cível, restringindo-se a apreciação do *quantum* indenizatório.

As vicissitudes do mundo moderno não permitem mais inter-relação médico-paciente informal. Tudo deve ser protocolado, minuciosamente descrito e, preferencialmente, com autorizações expressas. À semelhança do direito de família, em que amores eternos se transmutam em ódios mortais, as relações médico-paciente, em lides judiciais, alçam contornos bélicos inimagináveis.

O bom relacionamento médico costuma influenciar no desencadeamento de processos. Em uma relação saudável, há maior tolerância aos insucessos. Com frequência, *a denúncia busca mais que ressarcir um dano, mas sim revidar um descaso.*

Especial atenção deve ser reservada ao conceito técnico de erro médico. Frequentemente, pacientes, advogados e os próprios juízes e médicos se confundem a respeito. Para os desprevenidos, qualquer resultado insatisfatório se configura como erro. Para quem conhece, até um ato médico com o resultado esperado pode ser considerado erro e, até mesmo, dolo. Uma cirurgia sem indicação, mesmo bem evoluída, não pode merecer a tutela ética e legal.

Uma laminectomia, uma artrodese ou uma descompressão neural periférica, para ser homologada, necessita de estrito cumprimento de padrões técnicos.

As doenças reumáticas, frequentemente apresentadas em valores sindrômicos, podem merecer reposicionamento diagnóstico mediante a evolução e novos afloramentos. Isso, em tese, não configura erro técnico, mas exige precisa fundamentação médica para convencimento dos interlocutores.

Profilaxia das demandas

A condição de *risco zero* de denúncia é meta teórica e inatingível, mas o estabelecimento de condutas que transpirem respeito, profissionalismo e humanitarismo, se não anularem a possibilidade de lide, certamente atenuarão os ânimos ou propiciarão bons elementos de defesa.

As empresas, modernamente, trabalham projetos de aperfeiçoamento no atendimento ao público, com siglas pomposas como ISO 9000, QT, 5 S e outras acreditações.

Sem pretensão a nominações, segue-se uma relação de condutas preventivas:

- Seleção rigorosa de assistentes e servidores
- Verificação frequente dos equipamentos e instalações
- Formalidade nos atos profissionais. Autorizações expressas para quaisquer procedimentos: clínico, cirúrgico, doação de órgãos ou necropsia
- Notificações dos riscos
- Sobriedade nos prognósticos. Evitar expectativas discrepantes
- Discurso afetivo, mas sóbrio
- Apresentação física convencional
- Vida social pública discreta

- Apoios técnico e emocional a pacientes e familiares diante de uma intercorrência negativa
- Disposição a interconsultas e conferências, tempestivamente
- Concentração física e mental nas tarefas.

DOENÇAS QUE GERAM ISENÇÃO TRIBUTÁRIA

A legislação brasileira, a partir da Lei n. 7.713 de 22/12/1988, com redações seguintes, inclusive da Lei n. 11.052, de 29/12/2004, contempla pessoas portadoras de certas doenças com a isenção de imposto de renda sobre *aposentadorias*, conforme texto que se insere:

> LEI Nº 11.052, DE 29 DE DEZEMBRO DE 2004, altera o inciso XIV da Lei nº 7.713, de 22 de dezembro de 1988, com a redação dada pela Lei nº 8.541, de 23 de dezembro de 1992, que passa a vigorar com a seguinte redação:
>
> Art. 7º [...]
> XIV – proventos de aposentadoria ou reforma motivada por acidente em serviço e os percebidos pelos portadores de moléstia profissional, tuberculose ativa, alienação mental, *esclerose múltipla*, neoplasia maligna, cegueira, hanseníase, paralisia irreversível e incapacitante, cardiopatia grave, *doença de Parkinson, espondiloartrose anquilosante [espondilite anquilosante]*, nefropatia grave, hepatopatia grave, estados avançados da doença de Paget (osteíte deformante), contaminação por radiação, síndrome da imunodeficiência adquirida, com base em conclusão da medicina especializada, mesmo que a doença tenha sido contraída depois da aposentadoria ou reforma.[2]

Algumas das doenças citadas são frequentes no âmbito da reumatologia. Seus portadores têm direito ao relatório circunstanciado. Além dos pacientes legítimos, aportam nos consultórios de reumatologia os com diagnósticos assemelhados, em razão do alto interesse secundário motivado pelos benefícios da lei, o que exige muita argúcia do profissional para, agindo com lealdade à ética, desvencilhar-se do embaraço, com desencantamento mínimo do interessado. Medicina é ciência, ética e arte.

DOENÇAS RELACIONADAS AO TRABALHO

Nesta oportunidade, pretende-se uma abordagem médico-forense em relação a pessoas e entidades envolvidas com doenças do trabalho, especialmente aquelas do grupo dos distúrbios osteomusculares relacionados ao trabalho (DORT). A dimensão da matéria, contudo, não permite excluir da apreciação tópicos técnicos recentes, sobretudo quanto à precisão diagnóstica.

Conceitualmente, a legislação discrimina possibilidade de perícia técnica, médica ou de qualquer outra natureza apenas na evidência da chamada materialidade permanente, isto é, nas situações em que perdurem substratos fáticos passíveis da análise especializada. A expressão "materialidade permanente" não implica perenidade, mas duração pelo menos até o momento pericial. Nesse entendimento, não se faz prova pericial em crime de calúnia, em que uma acusação verbal, por exemplo, se esvai na imensidão do universo, permanecendo apenas a lembrança do fato na memória dos circunstantes e, naturalmente, os prejuízos materiais e morais decorrentes do delito. Nesse caso, testemunho e documentos são as provas possíveis.

Os DORT, na condição de quadro sindrômico doloroso, frequentemente não acompanhado de alterações orgânicas objetivas, geram intrincadas incursões ao capítulo da constatação da materialidade. A aferição do elemento dor, em trabalho pericial, deve ser sempre registrada como uma referência ou queixa do periciado, e não como achado de exame, pela absoluta impossibilidade prática de sua confirmação.

Essa limitação diagnóstica, que extrapola o campo pericial, ocorre também na assistência médica, em que o trabalho propedêutico encontra as mesmas dificuldades. Isso pode permitir exagero diagnóstico, com superdimensionamento do fenômeno e repercursões jurídicas (ver item "Repercussões jurídicas" adiante). Abre-se, então, oportunidade a simulação, metassimulação, dissimulação, confusão diagnóstica e, por fim, precisão, como se observa no Quadro 17.1.

Paralelamente a toda sorte de manipulações, tem se tornado muito frequente o reconhecimento de alterações degenerativas naturais como diagnóstico para queixas álgicas diversas. Isso prejudica o paciente em relação à sua saúde. Mais do que isso, há quem estabeleça nexo entre esses achados e o trabalho realizado, o que prejudica também o empregador, que será responsabilizado pelo envelhecimento natural do empregado.

Em uma análise mais acurada, todos saem lesados: empregado, empregador, políticas públicas e toda a sociedade, que, auferindo resultados estatísticos (epidemiológicos) subvertidos, confundem-se por completo na elaboração das políticas de prevenção. Além disso, há os altos custos social e financeiro para o Sistema Único de Saúde (SUS), o Instituto Nacional do Seguro Social (INSS) e a medicina complementar.

Fenômeno social

Nas últimas décadas, os DORT têm se colocado no Brasil como angustiante fenômeno social, desafiando trabalhadores, empregadores, profissionais técnicos e entidades diversas.

Esboçou-se justificativa desse repentino incremento, creditando-o ao simultâneo crescimento dos trabalhos informatizados, notadamente à introdução de dados. Paradoxalmente, contudo, estatísticas publicadas pelo Núcleo de Referência em Doenças Ocupacionais da Previdência Social (NUSAT), em Belo Horizonte, no ano de 1995, demonstraram que essas afecções ocorreram em diversas atividades profissionais, postando-se a classe dos digitadores em apenas 5,86% dos casos, o que é menor do que o percentual dos trabalhadores em serviço de saúde (8,19%) e dos auxiliares de escritório (10,26%).

Com eclosão na década de 1980, os DORT tiveram o reconhecimento oficial em 1986, pela Circular n. 501.001.55-10 do Instituto Nacional de Assistência Médica da Previdência Social (INAMPS). No ano seguinte, a Previdência Social ratificou essa posição por meio da Portaria nº 4.062, de 6 de agosto de 1987, reconhecendo a "tenossinovite do digitador" e outras lesões por esforços repetitivos como "doenças do trabalho".[3] A partir desse posicionamento, as queixas foram se tornando cada vez mais frequentes, com consequentes emissões de Comunicação de Acidente de Trabalho (CAT), licenciamentos e aposentadorias. Tornou-se a maior causa de atendimento pela Previdência Social no cenário ocupacional.

É importante esclarecer que os DORT, em nenhum momento, foram reconhecidos como "doenças profissionais", mas "do

trabalho". Essa condição exclui o nexo automático, permitindo a conclusão da relação com o trabalho a inferências subjetivas que, comumente, ensejam as chamadas posições pessoais.

Nesse contexto, pacientes com queixas de dores difusas, dores mais ou menos localizadas, suposições de dores, dolorimentos, "pesos", dormências, cãibras e fadigas são imputados como portadores de LER/DORT ou simplesmente de cervicobraquialgia (como um bom exemplo de diagnóstico inespecífico) ou tenossinovite (como um bom exemplo de diagnóstico específico), sem elucidação de qual tendão afetado, mas frequentemente referidas como de causas ocupacionais.

Um atestado médico desprevenido ou despretensioso, formulado mediante uma mera hipótese diagnóstica, pode adquirir força de diagnóstico estabelecido, em um trabalho pericial *a posteriori*, cristalizando posições inimagináveis ao subscritor originário.

O quadro álgico do paciente, diagnosticado como tenossinovite, pode ser decorrente de outra causa, localizada ou sistêmica, não percebida pelo médico assistente. Por outro lado, pode ser um verdadeiro caso de tenossinovite, não ocupacional, mas decorrente de uma das diversas outras causas dessa moléstia.

Conotações especiais ocorrem na elaboração de atestados, relatórios médicos, pareceres e laudos periciais, por definirem direitos e deveres de pessoas e entidades. Tais documentos e, principalmente, os laudos periciais constituem a base científica das sentenças judiciais.

Não se pretende aqui minimizar os prejuízos da confusão diagnóstica no trabalho clínico, em que, por vezes, são permitidos tratamentos de prova e redirecionamento dos rumos terapêuticos. A irreparabilidade da sentença judicial transitada em julgado confere aos documentos médicos que a embasaram caráter de irretratabilidade. Isso implica necessidade de obediência cega ao princípio universal da ciência médico-forense, o chamado *visum et repertum*, que obriga a se reportar estritamente ao constatado, abstraindo-se de inferências, deduções ou preconceitos.

Merece também atenta reflexão a utilização de documentos técnicos, para não se transferir eventual confusão diagnóstica, estabelecida na fase da assistência médica, a outros procedimentos. Tais documentos, sujeitos a críticas técnicas, devem ser reavaliados quando possível, questionados quando necessário e acatados e valorizados na proporção de sua sustentabilidade. Havendo dúvida e impossibilidade de reavaliação, por inidoneidade material ou outra restrição, deve-se consignar os fatos e concluir com os dados disponíveis, mencionando-se as fontes embasadoras.

A precisão diagnóstica se faz no momento da constatação de uma doença, por exemplo, uma tenossinovite ou uma neuropatia periférica, em indivíduos cujos trabalhos exijam esforços especiais com os grupos musculares acometidos. A afecção é um diagnóstico clínico; o nexo causal, uma inferência lógica.

A partir de 2006, foi criado legalmente o conceito de nexo técnico epidemiológico, pela Lei n. 11.430.[4] Essa norma permite ao perito previdenciário estabelecer o nexo entre a moléstia e o trabalho, com fundamento na prevalência daquela moléstia na comunidade trabalhadora. Estabelece-se o nexo, permitindo à empresa a oportunidade de contestação por meio de fundamentação técnica. Nesse contexto, a precisão diagnóstica torna-se ainda mais necessária, posto que conclusões equivocadas não repercutirão apenas no caso examinado, mas também nas futuras ocorrências. Além das consequências

Quadro 17.1 Conflitos diagnósticos.

- **Simulação**: quando há queixa de sintomas inexistentes
- **Metassimulação**: quando há exacerbação de sintomas existentes
- **Dissimulação**: quando o paciente omite sintomas verdadeiros
- **Confusão diagnóstica**: pode ocorrer quando se firma um diagnóstico diferente do verdadeiro ou por equívoco quanto ao agente causal
- **Precisão**: quando se conclui com fundamentação, dentro da realidade fática

legais na responsabilidade trabalhista, diagnósticos equivocados poderão subverter estatísticas, com onerosas influências no chamado Fator Acidentário de Prevenção (FAP), com aumento tributário no Seguro de Acidentes do Trabalho.

Essas reflexões anteriores mostram que, diante de um paciente portador de sintomas compatíveis com distúrbios osteomusculares, faz-se necessário o diagnóstico preciso da afecção, com apreciação dos diversos diagnósticos diferenciais. Na sequência, se o diagnóstico formulado indicar moléstia compatível como decorrente ou agravada pelo trabalho, deve-se efetivar rigoroso estudo da atividade laborativa, para fins de apreciação do nexo causal.

Perplexidade médica

A classe médica, acostumada a diagnosticar e a tratar com sucesso quase absoluto as tendinites pelas mais diversas causas, tem se mostrado surpresa com essa nova modalidade, tida como resistente aos tratamentos e altamente incapacitante, levando à aposentadoria por invalidez pessoas cada vez mais jovens, até com pouco mais de 20 anos de idade e, por vezes, com menos de 6 meses de desempenho profissional.

Os exames clínicos não constatam disfunções objetivas. Os exames complementares mostram-se normais ou com achados inexpressivos. Os tratamentos convencionais não atenuam as queixas clínicas, que se tornam cada vez mais intensas. Atestados médicos, afastamentos do trabalho e aposentadorias têm sido decorrências naturais.

A convivência com maus resultados para tratamento de moléstias conhecidas e tidas como benignas e curáveis propiciou a realização de trabalhos médicos voltados ao esclarecimento desse paradoxo.

Helfenstein[5], em memorável tese de doutorado, em 1997, constatou que, em um grupo de 103 trabalhadores da cidade de São Paulo, 70,9% dos casos diagnosticados como LER/DORT preenchiam integralmente os critérios de 1990 do American College of Rheumatology para o diagnóstico de fibromialgia, um quadro sindrômico, sem nexo com atividade laborativa e independente de alterações orgânicas. Recomendou-se, nesse trabalho, melhor atenção da classe médica, dos peritos, dos advogados e dos juízes na apreciação médico-forense dos casos.

Oliveira[6], em 1999, considerou equivocadas as posturas em relação aos DORT, enfatizando que o próprio conceito de que o trabalho repetitivo determina lesões não tem comprovação científica. Fragiliza-se a credibilidade nas estatísticas então existentes, exacerbam-se as polêmicas e mantém-se a perplexidade.

Tutela legal

Os LER/DORT passaram a receber a mesma tutela das lesões acidentárias a partir de 1987, com o reconhecimento da tenossinovite dos digitadores como doença do trabalho. Com o tempo, as demais tenossinovites passaram a receber esse mesmo tratamento. Frequentemente, aparecem referências às tenossinovites e a LER/DORT como sinônimos, o que é um grande equívoco, uma vez que as tenossinovites podem advir de muitas causas não relacionadas ao trabalho.

Diante de manifestações clínicas de dores em membros superiores, impõe-se primeiro o diagnóstico diferencial com as diversas afecções que induzem tais sintomas. Diagnosticada uma tenossinovite, há que se perquirir a sua etiopatogenia, que é muito variada, pondo-se a causa traumática como uma das possibilidades, mas não a única.

O reconhecimento de uma tenossinovite como LER/DORT implica inspeção em local de trabalho para constatação de nexo causal. O Conselho Federal de Medicina (CFM) regulou essa postura, em 1998, por meio da Resolução n. 1.488, que, no item II do art. 2º, determina a realização da inspeção de local, entre outros procedimentos.[7]

A indicação de inspeção de local, apesar de interpretada como compromisso do médico perito, aplica-se a qualquer médico assistente que se proponha a firmar atestados ou relatórios com estabelecimento de nexo causal.

Ultrapassadas as indagações propedêuticas mencionadas anteriormente, com a constatação de ocorrência de DORT, impõe-se ao empregador a obrigação de CAT à Previdência Social. Configurou-se uma doença do trabalho que, equiparada a doença profissional ou acidente do trabalho, detém todas as suas prerrogativas previdenciárias e legais.

Responsabilidade ética e legal

O acidente do trabalho e a doença profissional ou do trabalho geram direito "indenizatório" à vítima pela Previdência Social. Esse direito é objetivo, portanto, independente da comprovação de culpa.

Paralelamente ao direito acidentário, a justiça brasileira passou a admitir direito à indenização cível em situações de comprovada culpa grave patronal no desencadeamento do acidente. A Constituição Federal de 1988 estabeleceu normatização favorável a essa tendência, tornando de direito o que existia de fato, desde que comprovado dolo ou culpa patronal.[8]

A culpabilidade será detectada pela constatação de seus pressupostos básicos, de negligência, imprudência ou imperícia. Recebe especial atenção, como negligência, o descumprimento, mesmo que parcial, das legislações específicas.

O médico do trabalho, com vínculo empregatício ou como prestador terceirizado, responde solidariamente a essa responsabilidade, nos limites de seus deveres, além dos compromissos éticos bem estabelecidos, que podem levá-lo ao conselho da classe.

Tramita na justiça volumosa carga de feitos pleiteando, contra o INSS, extensão de benefícios previdenciários, e, contra os empregadores, indenizações cíveis.

A seguir, são apresentados textos legais e éticos relacionados ao acidente do trabalho.

Constituição Federal

Art. 5º Todos são iguais perante a lei, sem distinção de qualquer natureza, garantindo-se aos brasileiros e aos estrangeiros residentes no país a inviolabilidade do direito à vida, à liberdade, à igualdade, à segurança e à propriedade, nos termos seguintes: são invioláveis a intimidade, a vida privada, a honra e a imagem das pessoas, assegurado o direito à indenização pelo dano material ou moral decorrente de sua violação.[8]

Art. 7º São direitos dos trabalhadores urbanos e rurais, além de outros que visem à melhoria de sua condição social:
[...]
XXVIII – seguro contra acidentes do trabalho, a cargo do empregador, sem excluir a indenização a que está obrigado, quando incorrer em dolo ou culpa.

Lei n. 8.213/1991

Art. 19. Acidente do trabalho é o que ocorre pelo exercício do trabalho a serviço da empresa ou pelo exercício do trabalho dos segurados referidos no inciso VII do artigo 11 desta Lei, provocando lesão corporal ou perturbação funcional que cause a morte, a perda ou a redução, permanente ou temporária, da capacidade para o trabalho.

§ 1º A empresa é responsável pela adoção e uso de medidas coletivas e individuais de proteção e segurança da saúde do trabalhador.

§ 2º Constitui contravenção penal, punível com multa, deixar a empresa de cumprir as normas de segurança e higiene do trabalho.

§ 3º É dever da empresa prestar informações pormenorizadas sobre os riscos da operação a executar e do produto a manipular.

§ 4º O Ministério do Trabalho e da Previdência Social fiscalizará e os sindicatos e entidades representativas de classe acompanharão o fiel cumprimento do disposto nos parágrafos anteriores, conforme dispuser o Regulamento.

Art. 20. Consideram-se acidentes do trabalho, nos termos do artigo anterior, as seguintes entidades mórbidas:

I – doença profissional, assim entendida a produzida ou desencadeada pelo exercício do trabalho peculiar a determinada atividade e constante da respectiva relação elaborada pelo Ministério do Trabalho e da Previdência Social;

II – doença do trabalho, assim entendida a adquirida ou desencadeada em função de condições especiais em que o trabalho é realizado e com ele se relacione diretamente, constante da relação mencionada no inciso I.

§ 1º Não são consideradas como doença do trabalho:

a) a doença degenerativa

b) a inerente a grupo etário

c) a que não produza incapacidade laborativa

d) a doença endêmica adquirida por segurado habitante de região em que ela se desenvolva, salvo comprovação de que é resultante de exposição ou contato direto determinado pela natureza do trabalho.

§ 2º Em caso excepcional, constatando-se que a doença não incluída na relação prevista nos incisos I e II deste artigo resultou das condições especiais em que o trabalho é executado e com ele se relaciona diretamente, a Previdência Social deve considerá-la acidente do trabalho.[9]

Lei n. 11.430, de 2006 (cria o chamado nexo técnico epidemiológico)

Art. 21-A. A perícia médica do INSS considerará caracterizada a natureza acidentária da incapacidade quando constatar ocorrência de nexo técnico epidemiológico entre o trabalho e o agravo, decorrente da relação entre a atividade da empresa e a entidade mórbida motivadora da incapacidade elencada na Classificação Internacional de Doenças (CID), em conformidade com o que dispuser o regulamento.

§ 1º A perícia médica do INSS deixará de aplicar o disposto neste artigo quando demonstrada a inexistência do nexo de que trata o *caput* deste artigo.

§ 2º A empresa poderá requerer a não aplicação do nexo técnico epidemiológico, de cuja decisão caberá recurso com efeito suspensivo, da empresa ou do segurado, ao Conselho de Recursos da Previdência Social.

Art. 22. [...]

§ 5º A multa de que trata este artigo não se aplica na hipótese do *caput* do art. 21-A. (NR).[4]

Consolidação das Leis do Trabalho (Decreto-lei n. 5.452/1943)

Art. 2º Considera-se empregador a empresa, individual ou coletiva, que, assumindo os riscos da atividade econômica, admite, assalaria e dirige a prestação pessoal de serviço.[10]

Normas Regulamentadoras

As Normas Regulamentadoras (NR)[11], relativas à segurança e à medicina do trabalho, são de observância obrigatória pelas empresas privadas e públicas e pelos órgãos públicos da administração direta e indireta, bem como pelos órgãos dos Poderes Legislativo e Judiciário que possuam empregados regidos pela Consolidação das Leis do Trabalho (CLT).[10]

Código Civil Brasileiro

Art. 186. Aquele que, por ação ou omissão voluntária, negligência ou imprudência, violar direito e causar dano a outrem, ainda que exclusivamente moral, comete ato ilícito.

[...]

Art. 389. Não cumprida a obrigação, responde o devedor por perdas e danos, mais juros e atualização monetária segundo índices oficiais regularmente estabelecidos, e honorários de advogado.

[...]

Art. 927. Aquele que, por ato ilícito (arts. 186 e 187), causar dano a outrem, fica obrigado a repará-lo.

[...]

Art. 932. São também responsáveis pela reparação civil:

III – o empregador ou comitente, por seus empregados, serviçais e prepostos, no exercício do trabalho que lhes competir, ou em razão dele.

[...]

Art. 934. Aquele que ressarcir o dano causado por outrem pode reaver o que houver pago daquele por quem pagou, salvo se o causador do dano for descendente seu, absoluta ou relativamente incapaz.

Art. 935. A responsabilidade civil é independente da criminal, não se podendo questionar mais sobre a existência do fato, ou sobre quem seja o seu autor, quando estas questões se acharem decididas no juízo criminal.[12]

Código Penal Brasileiro

CAPÍTULO II – Das Lesões Corporais

Art. 129. Ofender a integridade corporal ou a saúde de outrem

[...]

§ 6º Se a lesão é culposa:

Pena – detenção, de 2 (dois) meses a 1 (um) ano.

[...]

CAPÍTULO III – Da Periclitação da Vida e da Saúde.

[...]

Art. 132 (Perigo para a vida ou saúde de outrem). Expor a vida ou a saúde de outrem a perigo direto e iminente:

Pena – detenção, de 3 (três) meses a 1 (um) ano, se o fato não constitui crime mais grave.[13]

Código de Ética Médica

Princípios fundamentais

XII – o médico empenhar-se-á pela melhor adequação do trabalho ao ser humano, pela eliminação e pelo controle dos riscos à saúde inerentes às atividades laborais.

Responsabilidade profissional

Art. 12. Deixar de esclarecer o trabalhador sobre as condições de trabalho que ponham em risco sua saúde, devendo comunicar o fato aos empregadores responsáveis.

Art. 13. Deixar de esclarecer o paciente sobre as determinantes sociais, ambientais ou profissionais de sua doença.[14]

Repercussões jurídicas

A equiparação dos DORT a doenças profissionais gera, mediante a legislação anteriormente estudada, intrincada repercussão jurídica às diversas partes envolvidas, notadamente a empregado, empregador, médico da empresa, médico assistente, perito e Previdência Social.

Empregado

Mediante o diagnóstico de DORT, emergem ao trabalhador inúmeras conjecturas médicas e legais, sobretudo em relação aos tópicos curabilidade, incapacitação, nexo causal, reabilitação e direitos.

Curabilidade

Muitos dos DORT têm sido frequentemente rotulados como intratáveis. Mesmo casos iniciais, sem nenhuma alteração nos exames complementares, como eletroneuromiografia ou de exame de imagem, dentre outros, têm sido taxados como permanentes. Na prática diária, em muitos dos casos que envolvam direitos, têm sido constatados inúmeros atestados e relatórios conclusivos pela incurabilidade, incapacidade e até invalidez.

A cura nos distúrbios osteomusculares, relacionados ou não ao trabalho, depende de adequado diagnóstico clínico, com criteriosa análise dos diagnósticos diferenciais. Há que se perscrutar entre todas as afecções que justifiquem dores nos membros superiores, passando, inclusive, pelas causas não orgânicas, sem menosprezar a hipótese da simulação, eventual na clínica, mas infelizmente frequente nas lides.

Diagnosticando corretamente cada paciente e tratando especificamente cada moléstia, o resultado clínico tem que acompanhar a estatística da literatura, que classifica essas afecções como benignas e curáveis.

Incapacitação

Tenossinovite, por qualquer causa, na fase aguda, implica necessidade de repouso; por consequência, impõe incapacidade laborativa total e temporária. Estabelecida a cura, o paciente estará apto a retornar ao trabalho. Recomenda-se revisão da organização e do posto de trabalho, para fins de se eliminar de vez eventuais fatores de risco.

Na recidiva da moléstia, com persistência dos sintomas, não justifica apenas reabilitar o trabalhador para outra atividade, substituindo-o por outro profissional sadio. Essa medida pode ocorrer, na evidência de predisposição individual do substituído. Diante da inadequação real do posto de trabalho ou da atividade, deve-se replanejar o setor, com a criação de novo modelo de produção. A simples substituição de um portador de doença produzida por condições do trabalho, sem higienização dos fatores de riscos, antes que ilegal, é imoral.

A invalidez por distúrbios osteomusculares é excepcional, pois, em caso de alterações localizadas, não se justificam debilidades funcionais generalizadas.

Eventualmente, pode ser caracterizada incapacidade laborativa total, na concomitância de outras moléstias que venham a impedir a reabilitação profissional.

Siverstein, estudando a incapacitação nos portadores de DORT nos EUA, concluiu estatisticamente que a média de afastamento do trabalho se situa em 32 dias, significativamente diferente do que ocorre no Brasil.

Nexo causal

Para se definir um caso de tenossinovite ou compressão neural como decorrente do trabalho, há que se pesquisar a questão do nexo causal, uma vez que essas moléstias têm origens multifatoriais.

A Previdência Social adota, para fins de apreciação pericial, o estabelecimento dos nexos administrativo, causal e técnico. O primeiro, de competência do setor burocrático, e os outros, da perícia médica.

- Nexo administrativo: é a constatação das formalidades de direito. Cabe ao setor de benefícios do INSS registrar a CAT, conferir e exigir o completo preenchimento de seus campos
- Nexo causal: é a correlação entre a moléstia diagnosticada e o agente desencadeador. Como um mesmo agente desencadeador pode situar-se ou não no trabalho, impõe-se ao perito, como segundo passo, a busca do nexo técnico
- Nexo técnico: é a definição sobre a capacidade de desencadeamento da moléstia pela atividade profissional desenvolvida pelo periciado. É o vínculo entre a afecção e os riscos de sua ocorrência, nas atividades laborativas desempenhadas.

Tenossinovite é diagnóstico clínico; já LER/DORT, clínico-ocupacional.

Reabilitação

Em quadros recidivantes, em atividades que exijam trabalhos com os grupos musculares do tendão ou tendões afetados, justifica-se a recomendação de desvio de função. A invalidez é condição excepcional, reservada a casos recidivantes, associados a outras limitações que impeçam a reprofissionalização.

Direitos

O empregado que recebe um diagnóstico de doença do trabalho ou profissional e, sobretudo, o atestado de invalidez, pode passar a fazer jus aos seguintes direitos:

- Estabilidade no emprego
- Auxílio-doença acidentário
- Auxílio-acidente
- Aposentadoria
- Indenização cível
- Seguro de vida
- Quitação da casa própria
- Transporte público gratuito
- Isenção de imposto na aquisição de veículo especial
- Revisão da aposentadoria para retorno ao trabalho.

Empregador

Ao empregador, na qualidade de idealizador da empresa e de titular de sua lucratividade, incumbe responsabilidade de ampla proteção à saúde do trabalhador. No Brasil, acha-se institucionalizado o Seguro de Acidente do Trabalho, custeado pelo empregador e atendido pelo INSS. Esse seguro garante benefícios pecuniários e reabilitação profissional aos trabalhadores acidentados. Existem avançados entendimentos no sentido de sua privatização. A assistência médica aos acidentados, antes também prestada pelo INSS, hoje é prestada pelo SUS.

O art. 2º da CLT estabelece expressamente que "Considera-se empregador a empresa, individual ou coletiva, que, assumindo os riscos da atividade econômica, admite, assalaria e dirige a prestação pessoal de serviço".[10]

Nesse contexto, a atividade empresarial implica necessariamente o cumprimento de toda a legislação e, por consequência, a implantação de adequadas técnicas de prevenção de doenças ocupacionais ou acidentes do trabalho. Os empregadores podem ser responsabilizados criminalmente pelas lesões acidentárias e as doenças profissionais ou do trabalho, quando se comprovar que decorreram de atitudes culposas, como negligências ou imprudências na gestão da segurança do trabalhador.

Na defesa por acusações cíveis ou criminais, constitui fator importante na exclusão da culpa a comprovação do cumprimento oportuno dos seguintes procedimentos:

- Assistência em Segurança e Medicina do Trabalho
- Programa de Prevenção de Riscos Ambientais
- Programa de Controle Médico de Saúde Ocupacional
- Conhecimento e cumprimento das legislações
- Capacitação de pessoal
- Vigilância no uso e na qualidade dos equipamentos de proteção individual (EPI)
- Documentação dos fatos.

Entendendo o empregado que sua doença do trabalho tenha decorrido de alguma forma de culpa do empregador, pode recorrer ao processo cível indenizatório, em que os advogados tentarão demonstrar a falha patronal, sobretudo nos seguintes itens:

- Instalações ergonomicamente inadequadas
- Descumprimentos de normas legais
- Falta ou ineficiência dos equipamentos de proteção
- Sobrecarga de trabalho
- Falta de habilitação para a tarefa
- Desvio de função.

Após argumentação sobre as inadequações físicas ou funcionais que teriam determinado a ocorrência das lesões, formulam pedidos indenizatórios, assim distinguidos:

- Pecúlios por invalidez ou redução da capacidade laborativa
- Ressarcimentos por dano moral
- Ressarcimentos por dano estético
- Despesas com tratamentos.

Médico da empresa

Profissional que, além de médico, deve ter formação em medicina do trabalho, que em seu mister tem compromisso com a saúde do trabalhador e também com a proteção técnica aos interesses da empresa. Para isso, não é recomendável prestação de trabalho a distância, apenas no cumprimento de exames admissionais, periódicos ou demissionais.

O profissional deve ter visão ampla do estabelecimento, com minucioso levantamento dos riscos, por meio do Programa de Prevenção de Riscos Ambientais (PPRA) e implantação do Programa de Controle Médico de Saúde Ocupacional (PCMSO).

Em harmonia com a engenharia, com a enfermagem e com técnicos em segurança do trabalho, deve o médico empreender seus esforços na melhoria das condições ambientais do trabalho, bem como nos métodos de produção.

Todas as proposições devem ser elaboradas por escrito, encaminhadas aos setores competentes, com protocolos e recibos.

Cada setor da empresa deve ficar formalmente responsável pelo que fez ou deixou de fazer. Os documentos com demonstrativos de protocolos adequados prestam-se a direcionamentos das responsabilidades, em lides judiciais.

O Código Penal Brasileiro estabelece em seu art. 302 que "Expor a vida ou a saúde de outrem a perigo direto e iminente" comina penalidade de detenção, de 3 meses a 1 ano, se o fato não constitui crime mais grave. Os tópicos de direito civil já elencados, como textos genéricos, aplicam-se também aos médicos da empresa em caso de transgressão.[13]

O Código de Ética Médica estipula expressamente o compromisso com a saúde do trabalhador, determinando a denúncia de formas de poluição ou deterioração do meio ambiente (Art. 13), adequação do trabalho ao ser humano com eliminação ou controle dos riscos (Art. 12).[14] Determina também o esclarecimento ao trabalhador dos riscos profissionais a que esteja exposto (XII). A Resolução n. 1.488/1998 do CFM estabelece a esses profissionais as seguintes posturas:[7]

Art. 3º Aos médicos que trabalham em empresas, independentemente de sua especialidade, é atribuição:

I – atuar visando essencialmente à promoção da saúde e à prevenção da doença, conhecendo, para tanto, os processos produtivos e o ambiente de trabalho da empresa;

II – avaliar as condições de saúde do trabalhador para determinadas funções e/ou ambientes, indicando sua alocação para trabalhos compatíveis com suas condições de saúde, orientando-o, se necessário, no processo de adaptação;

III – dar conhecimento aos empregadores, trabalhadores, comissões de saúde, CIPAS e representantes sindicais, através de cópias de encaminhamentos, solicitações e outros documentos, dos riscos existentes no ambiente de trabalho, bem como dos outros informes técnicos de que dispuser, desde que resguardado o sigilo profissional;

IV – promover a emissão de Comunicação de Acidente de Trabalho, ou outro documento que comprove o evento infortunístico, sempre que houver acidente ou moléstia causada pelo trabalho. Essa emissão deve ser feita até mesmo na suspeita de nexo causal da doença com o trabalho. Deve ser fornecida cópia dessa documentação ao trabalhador;

V – notificar, formalmente, o órgão público competente quando houver suspeita ou comprovação de transtornos da saúde atribuíveis ao trabalho, bem como recomendar ao empregador a adoção dos procedimentos cabíveis, independentemente da necessidade de afastar o empregado do trabalho.

Art. 4º São deveres dos médicos de empresa que prestam assistência médica ao trabalhador, independentemente de sua especialidade:

I – atuar junto à empresa para eliminar ou atenuar a nocividade dos processos de produção e organização do trabalho, sempre que haja risco de agressão à saúde;

II – promover o acesso ao trabalho de portadores de afecções e deficiências para o trabalho, desde que este não as agrave ou ponha em risco sua vida;

III – opor-se a qualquer ato discriminatório impeditivo do acesso ou permanência da gestante no trabalho, preservando-a, e ao feto, de possíveis agravos ou riscos decorrentes de suas funções, tarefas e condições ambientais.

Art. 5º Os médicos do trabalho (como tais reconhecidos por lei), especialmente aqueles que atuem em empresa como contratados, assessores ou consultores em saúde do trabalhador, serão responsabilizados por atos que concorram para agravos à saúde dessa clientela conjuntamente com os outros médicos que atuem na empresa e que estejam sob sua supervisão nos procedimentos que envolvam a saúde do trabalhador, especialmente com relação à ação coletiva de promoção e proteção à sua saúde.

[...]

Art. 12. O médico de empresa, o médico responsável por qualquer Programa de Controle de Saúde Ocupacional de Empresas e o médico participante do Serviço Especializado em Segurança e Medicina do Trabalho não podem ser peritos judiciais, securitários ou previdenciários, nos casos que envolvam a firma contratante e/ou seus assistidos (atuais ou passados).

Médico assistente

Na condição de prestador de serviços de saúde, tem responsabilidades no diagnóstico, no tratamento, na formalização documental (elaboração de prontuários, relatórios, atestados) e nas orientações gerais ao trabalhador. Para esses profissionais, a Resolução n. 1.488/1998 do CFM estabelece:[7]

Art. 1º Aos médicos que prestam assistência médica ao trabalhador, independentemente de sua especialidade ou local em que atuem, cabe:

I – assistir ao trabalhador, elaborar seu prontuário médico e fazer todos os encaminhamentos devidos;

II – fornecer atestados e pareceres para o afastamento do trabalho sempre que necessário, considerando que o repouso, o acesso a terapias ou o afastamento de determinados agentes agressivos faz parte do tratamento;

III – fornecer laudos, pareceres e relatórios de exame médico e dar encaminhamento, sempre que necessário, para benefício do paciente e dentro dos preceitos éticos, quanto aos dados de diagnóstico, prognóstico e tempo previsto de tratamento. Quando requerido pelo paciente, deve o médico pôr à sua disposição tudo o que se refira ao seu atendimento, em especial cópia dos exames e prontuário médico.

Art. 2º Para o estabelecimento do nexo causal entre os transtornos de saúde e as atividades do trabalhador, além do exame clínico (físico e mental) e os exames complementares, quando necessários, deve o médico considerar:

I – a história clínica e ocupacional, decisiva em qualquer diagnóstico e/ou investigação de nexo causal;

II – o estudo do local de trabalho;

III – o estudo da organização do trabalho;

IV – os dados epidemiológicos;

V – a literatura atualizada;

VI – a ocorrência de quadro clínico ou subclínico em trabalhador exposto a condições agressivas;

VII – a identificação de riscos físicos, químicos, biológicos, mecânicos, estressantes e outros;

VIII – o depoimento e a experiência dos trabalhadores;

IX – os conhecimentos e as práticas de outras disciplinas e de seus profissionais, sejam ou não da área da saúde.

Médico perito

A atividade de médico perito pode ser solicitada judicial ou administrativamente. Judicialmente, existe o trabalho em perícia criminal, praticado nos institutos médico-legais, para instrução de inquéritos policiais ou processos penais. Eventualmente, na indisponibilidade de peritos oficiais, a autoridade tem a prerrogativa de nomear o médico particular para funcionar como perito *ad hoc*.

Ainda no âmbito judicial, o médico pode ser requisitado para atuar em perícias cíveis, tanto na justiça do trabalho quanto nas ações indenizatórias ou de acidente de trabalho, nas varas cíveis estaduais ou federais.

Nas ações trabalhistas ou nas indenizatórias, além do médico perito oficial, que é indicado pelo juiz, as partes têm a prerrogativa de indicar profissionais de sua confiança, chamados assistentes técnicos, para acompanhar o vistor oficial.

Na via administrativa, ou extrajudicial, os médicos podem atuar como peritos previdenciários ou como peritos securitários.

Para esses profissionais, a Resolução n. 1.488/1998 do CFM estabelece:[7]

Art. 6º São atribuições e deveres do perito médico de instituições previdenciárias e seguradoras:

I – avaliar a capacidade de trabalho do segurado, através do exame clínico, analisando documentos, provas e laudos referentes ao caso;

II – subsidiar tecnicamente a decisão para a concessão de benefícios;

III – comunicar, por escrito, o resultado do exame médico pericial ao periciando, com a devida identificação do perito médico (CRM, nome e matrícula);

IV – orientar o periciando para tratamento quando eventualmente não o estiver fazendo e encaminhá-lo para reabilitação, quando necessária;

Art. 7º Perito médico judicial é aquele designado pela autoridade judicial, assistindo-a naquilo que a lei determina.

Art. 8º Assistente técnico é o médico que assiste as partes em litígio.

Art. 9º Em ações judiciais, o prontuário médico, exames complementares ou outros documentos poderão ser liberados por autorização expressa do próprio assistido.

Art. 10. São atribuições e deveres do perito médico judicial e assistentes técnicos:

I – examinar clinicamente o trabalhador e solicitar os exames complementares necessários;

II – o perito médico judicial e assistentes técnicos, ao vistoriarem o local de trabalho, devem fazer-se acompanhar, se possível, pelo próprio trabalhador que está sendo objeto da perícia, para melhor conhecimento do seu ambiente de trabalho e função;

III – estabelecer o nexo causal, considerando o exposto no artigo 4º e incisos.

Art. 11. Deve o perito médico judicial fornecer cópia de todos os documentos disponíveis para que os assistentes técnicos elaborem seus pareceres. Caso o perito médico judicial necessite vistoriar a empresa (locais de trabalho e documentos sob sua guarda), ele deverá informar oficialmente o fato, com a devida antecedência, aos assistentes técnicos das partes (ano, mês, dia e hora da perícia).

Previdência Social

A própria Previdência Social, na Norma Técnica sobre DORT, após ligeira exposição de motivos, estabelece posturas administrativas, que se seguem:[15]

Considerando a necessidade de atender prontamente à concessão de benefício por incapacidade laborativa, quando justa, e à necessária preocupação com os aspectos preventivos, o INSS deverá:

a) capacitar e conscientizar a perícia médica para o estabelecimento de critérios uniformes para reconhecimento de doenças ocupacionais e avaliação das incapacidades laborativas;

b) agilizar as medidas necessárias para recuperação e/ou reabilitação profissional nos casos pertinentes, evitando a cronificação das lesões, com ônus desnecessários ao sistema securitário e seus segurados;

c) reconhecer que um dos principais fatores contributivos para o aparecimento desses quadros é a inadequação do sistema e dos métodos de trabalho, podendo ser decorrentes do descumprimento das determinações contidas na NR-17, NR-9 e NR-7, e fazer gestões para reverter tal situação;

d) desmistificar os DORT e orientar o segurado e a empresa quanto às suas responsabilidades decorrentes de benefícios indevidos, motivados por fatores extradoença incapacitantes, evitando direcionamento para doença incurável;

e) evitar o ônus decorrente de diagnósticos imprecisos e mal conduzidos que levam à extensão do benefício acidentário para doenças que fogem à natureza desta questão;

f) exigir o correto preenchimento das documentações encaminhadas para o INSS, especialmente o campo referente às informações médicas do LEM ou relatório médico circunstanciado;

g) estabelecer gestões para corrigir distorções existentes no fluxo dos encaminhamentos de segurados para o sistema;

h) garantir o direito a recurso dentro dos prazos legais estabelecidos;

i) fiscalizar o cumprimento das medidas preventivas recomendadas;

j) realizar as ações regressivas pertinentes.

CONSIDERAÇÕES FINAIS

Os médicos, assoberbados com a difícil arte das decisões diagnósticas, em face das repercussões na saúde e na vida das pessoas, deparam-se com as moléstias ocupacionais com mais um desafio, além do diagnóstico: a definição do nexo causal.

O perfil forense, ora apresentado, e as vicissitudes do diagnóstico clínico e, especialmente, do diagnóstico ocupacional, impõem enorme responsabilidade aos profissionais envolvidos, os quais, independentemente da condição de médico assistente, médico de empresa, médico perito judicial ou médico perito assistente, devem pautar-se por condutas imparciais e com ampla fundamentação científica.

REFERÊNCIAS BIBLIOGRÁFICAS

1. Brasil. Código de Proteção e Defesa do Consumidor (1990). Código de proteção e defesa do consumidor e legislação correlata. 5.ed. Brasília: Senado Federal, Subsecretaria de Edições Técnicas; 2012.
2. Brasil. Presidência da República. Casa Civil. Subchefia para Assuntos Jurídicos. Lei nº 11.052, de 29 de dezembro de 2004. Altera o inciso XIV da Lei nº 7.713, de 22 de dezembro de 1988, com a redação dada pela Lei nº 8.541, de 23 de dezembro de 1992, para incluir entre os rendimentos isentos do imposto de renda os proventos percebidos pelos portadores de hepatopatia grave. Brasília: D.O.U.; 2004.
3. Brasil. Ministro de Estado da Previdência a Assistência Social. Portaria MPAS nº 4.062, de 6 de agosto de 1987. Brasília: D.O.U.; 1987.
4. Brasil. Presidência da República. Casa Civil. Lei nº 11.430, de 26 de dezembro de 2006. Brasília: D.O.U.; 2006.
5. Helfenstein Jr. M. Prevalência da síndrome da fibromialgia em pacientes diagnosticados como portadores de lesões por esforços repetitivos (LER). [Tese de Doutorado] São Paulo: Escola Paulista de Medicina da Unifesp; 1997. p.184.
6. Oliveira JT. LER: lesão por esforços repetitivos. Um conceito falho e prejudicial. Arq Neuro Psiquiatr. 1999;57:1.
7. Brasil. Conselho Federal de Medicina. Resolução CFM nº 1.488, de 6 março 1998. Brasília: D.O.U.; 1998.

8. Brasil. Presidência da República. Casa Civil. Subchefia para Assuntos Jurídicos. Constituição da República Federativa do Brasil de 1988. Brasília: D.O.U.; 1988.
9. Brasil. Presidência da República. Casa Civil. Subchefia para Assuntos Jurídicos. Lei nº 8.213, de 24 de julho de 1991. Dispõe sobre os Planos de Benefícios da Previdência Social e dá outras providências. Brasília: D.O.U.; 1991.
10. Brasil. Presidência da República. Casa Civil. Subchefia para Assuntos Jurídicos. Decreto-Lei nº 5.452, de 1º de maio de 1943. Aprova a Consolidação das Leis do Trabalho. Brasília: D.O.U; 1943.
11. Brasil. Ministério do Trabalho e Emprego. Normas Regulamentadoras de Segurança e Saúde no Trabalho. Disponível em: http://trabalho.gov.br/seguranca-e-saude-no-trabalho/normatizacao/normas-regulamentadoras. Acesso em 27/09/2013.
12. Brasil. Presidência da República. Casa Civil. Subchefia para Assuntos Jurídicos. Lei nº 10.406, de 10 de janeiro de 2002. Institui o Código Civil. Brasília: D.O.U.; 2002.
13. Brasil. Presidência da República. Casa Civil. Subchefia para Assuntos Jurídicos. Decreto-Lei nº 2.848, de 7 de dezembro de 1940. Código Penal Brasileiro. Brasília: D.O.U.; 1940.
14. Brasil. Conselho Federal de Medicina. Resolução CFM nº 1931 de 17 de setembro de 2009. Aprova o Código de Ética Médica. Brasília: D.O.U.; 2010.
15. Brasil. Ministério da Previdência Social. Instituto Nacional do Seguro Social. Norma técnica sobre Distúrbios Osteomusculares Relacionados ao Trabalho (DORT). Brasília: INSS; 1988.

BIBLIOGRAFIA

Brandimiller PA. Perícia judicial em acidentes e doenças do trabalho. São Paulo: Senac; 1996. 306p.

Brasil. Ministério da Previdência Social. Instituto Nacional do Seguro Social. Manual do Médico Perito da Previdência Social. 3.ed. Brasília: MPS; 1993.

Brasil. Ministério da Previdência Social. Instituto Nacional do Seguro Social. Relatório Anual de Doenças Ocupacionais da Previdência Social. Belo Horizonte: Núcleo de Referência em Doenças Ocupacionais; 1995.

Bruno A. Crimes contra a pessoa. 5.ed. Rio de Janeiro: Rio; 1979. 434p.

Fávero F. Medicina legal. 11.ed. São Paulo: Martins; 1980.

França GV. Direito médico. 3.ed. São Paulo: Fundo Editorial; 1982 411p.

Jesus DE. Direito penal. 6.ed. São Paulo: Saraiva; 1980.

Lima H. Introdução à ciência do direito. 25.ed. Rio de Janeiro: Freitas Bastos; 1977. 331p.

Monteiro WB. Curso de direito civil. 19.ed. São Paulo: Saraiva; 1979.

Moraes IN. Erro médico e a lei. 3.ed. São Paulo: Revista dos Tribunais; 1995. 444p.

Oliveira SG. Proteção jurídica à saúde do trabalhador. 2.ed. São Paulo: LTR; 1998. 421p.

Panasco WL. A responsabilidade civil, penal e ética dos médicos. Rio de Janeiro: Forense; 1979. 493p.

Rojas N. Medicina legal. 5.ed. Buenos Aires: El Ateneo Editorial; 1953. 703p.

Silverstein B. New work-related musculoskeletal epidemics: a review. In: New epidemics in occupational health. Helsinki: Finnish Institute of Occupational Health; 1994. p.34-41.

Parte 4

Doenças Degenerativas e Metabólicas

18 Osteoartrite

Ricardo Fuller • Hilton Seda

INTRODUÇÃO

Do universo das doenças articulares crônicas, a osteoartrite (OA) é a mais comum, e sua prevalência tem crescido em virtude do aumento da expectativa de vida da população. É uma das causas mais comuns de absenteísmo ao trabalho, constituindo um problema de saúde pública. Embora a OA esteja ligada ao envelhecimento, ela não é considerada uma doença degenerativa, uma vez que existe um aumento considerável do metabolismo celular articular em resposta a uma agressão à cartilagem. O fator determinante do processo osteoartrítico é o desequilíbrio degradação-reparação. Nesse sentido, a OA pode ser entendida como uma insuficiência cartilaginosa decorrente de fatores mecânicos, genéticos, hormonais, ósseos e metabólicos, que acarretam uma degradação do tecido cartilaginoso com a consequente remodelação óssea e algum grau de inflamação sinovial. Muitas vezes, esse processo cursa silencioso do ponto de vista clínico. É bastante frequente a identificação de sinais radiográficos de OA em indivíduos assintomáticos. Nessa situação, por definição, não se caracteriza o diagnóstico de OA.

Existe uma preocupação crescente para se alcançar a estabilização e mesmo a reversão do dano cartilaginoso. Procedimentos e fármacos capazes de mudar o curso da doença são agora estudados e reavaliados à luz da melhor evidência científica e trazem perspectivas otimistas. Assim, a OA deixa de ser encarada como decorrência natural do envelhecimento e passa a figurar como uma artropatia passível de tratamento.

EPIDEMIOLOGIA

O envelhecimento populacional é uma realidade mundial e as estimativas nacionais não são diferentes: em 2050, aproximadamente 18% da população brasileira será constituída por indivíduos com mais de 65 anos e com uma expectativa de vida de 81,3 anos. Assim, a OA já se tornou um problema de saúde pública, que atingirá cada vez mais indivíduos no Brasil[1], o que poderá complicar ainda mais o já sobrecarregado sistema previdenciário e de saúde.

A prevalência da OA aumenta com a idade; ela é pouco comum abaixo dos 40 anos e mais frequente após os 60 anos. Aos 75 anos, 85% das pessoas têm evidência radiográfica ou clínica dessa enfermidade, e destas, 30 a 50% se queixam de dor crônica. Em geral, é predominante no sexo feminino, mas há localizações preferenciais por sexo.

No Brasil, a prevalência da OA é de cerca de 16%. Ela é responsável por 30 a 40% das consultas em ambulatórios de reumatologia. Dados da Previdência Social mostram que a OA:

- É responsável por 7,5% de todos os afastamentos do trabalho
- É a segunda doença entre as que justificam auxílio inicial, com 7,5% do total
- É a segunda também em relação ao auxílio-doença (em prorrogação) com 10,5%
- É a quarta a determinar aposentadoria (6,2%).

São fatores de risco para a OA: idade, sexo, predisposição genética, obesidade, estresse mecânico, trauma articular, doenças congênitas/desenvolvimento de osso e articulação, afecção articular inflamatória precedente, doenças endócrino-metabólicas.

ETIOPATOGENIA

Segundo evidências clínicas e experimentais, a OA pode ser considerada uma via final comum de uma série de agravos articulares, configurando verdadeira constelação etiológica.[2-5] A multiplicidade de formas secundárias reforçam esse conceito, que também parece válido para a OA idiopática.

É possível classificar a OA secundária de diferentes maneiras, justificando-se até uma tentativa de sistematizá-las etiopatogenicamente. Como se verifica no Quadro 18.1, as OA secundárias podem se iniciar a partir da própria cartilagem (alterações estruturais do tecido de origem genética), da membrana sinovial ou sinóvia (artrite reumatoide e doenças similares) ou do osso subcondral (doença de Paget e osteopetrose), o que permite imaginar que as OA idiopáticas também poderiam se originar de qualquer uma dessas estruturas, por alterações ou mecanismos por vezes ainda não identificados.

Como sinóvia, osso subcondral e cartilagem estão intimamente relacionados estrutural e funcionalmente, alterações em qualquer um desses tecidos podem influenciar os demais. Sinovites podem atuar sobre a cartilagem, erodindo-a por meio de mecanismo enzimático direto ou da ação de mediadores, como citocinas capazes de modular a ação do condrócito. Como o osso subcondral participa também da absorção de impactos, seu enrijecimento pode fazê-lo perder sua competência funcional e, assim, reduzir sua proteção à cartilagem, facilitando sua degradação. Estudos sugerem, apesar de o osso poder mostrar resposta metabólica precoce, que os

Quadro 18.1 Classificação etiopatogênica das OA secundárias.

OA secundárias à desorganização da estrutura cartilaginosa

- Alterações estruturais de origem genética (p. ex., condrodisplasias)
- Acúmulo de produtos bioquímicos ou sanguíneos de origem hereditária ou não (p. ex., ocronose, hemocromatose, doença de Wilson, hemofilia)
- Alterações decorrentes de distúrbios endocrinometabólicos (p. ex., diabetes, acromegalia, doença de Kashin-Beck)
- Ação enzimática resultante da presença de cristais (p. ex., gota, condrocalcinose, doença por fosfato básico de cálcio)
- Ação enzimática ou imunológica resultante de sinovite inespecífica (p. ex., sinovites traumática, por corpo estranho, imunológica)
- Invasão por sinovite hiperplásica (p. ex., artrite reumatoide e doenças semelhantes)
- Ação mecânica aguda ou crônica (p. ex., trauma agudo com e sem fratura, doença de Charcot, trauma postural, trauma ocupacional)

OA secundárias à desorganização da estrutura óssea ou alteração do alinhamento articular

- Remodelagem acelerada ou aumento da densidade do osso subcondral (p. ex., doença de Paget, osteopetrose e trauma)
- Necrose óssea (p. ex., necroses assépticas)
- Defeitos do desenvolvimento ou abiotróficos com graus variáveis de herança (p. ex., displasia congênita do quadril, deslizamento da epífise da cabeça femoral, alterações da cabeça femoral e das relações do colo femoral)

condrócitos desempenham papel mais importante na iniciação do processo. Já se verificou também participação de osteoblastos e quimiocinas (uma família de citocinas com funções fisiológicas significativas) na patogenia da OA.

Quando a OA se inicia na cartilagem, a alteração básica pode estar na matriz colágena e de proteoglicanos ou nos condrócitos (Figuras 18.1 e 18.2). Já foram identificadas formas precoces de OA generalizada associadas com o gene codificado do procolágeno II (*COL2A1*) no cromossomo 12, havendo substituição da arginina por cisteína, aminoácido não encontrado no colágeno humano tipo II, mas há poucas evidências de que formas comuns de OA dependam de mutações no colágeno.

O desarranjo da rede colágena repercute nos proteoglicanos e vice-versa, em virtude da íntima correlação funcional entre esses componentes da matriz extracelular. Os condrócitos são a maior fonte de enzimas degradadoras na OA, sintetizando e ativando metaloproteinases (colagenase, estromelisina, gelatinase), serinoproteases e tiolproteases, substâncias muito atuantes no catabolismo da cartilagem. A homeostase da cartilagem se estabelece por meio do equilíbrio entre agentes que atuam no seu anabolismo e catabolismo. Um desequilíbrio entre eles, com predominância dos agentes catabólicos, determina a degradação cartilaginosa (Quadro 18.2).

Principalmente a interleucina 1 (IL-1), mas também a interleucina 6 (IL-6) e o fator de necrose tumoral (TNF), desempenham papel muito importante na síntese de proteases. Fatores de crescimento contrabalançam o efeito das citocinas, por meio do estímulo da síntese dos componentes da matriz ou de inibidores das enzimas degradadoras. Entre os fatores de crescimento com ação na cartilagem estão o fator de crescimento fibroblástico (FGF, *fibroblast growth factor*), o fator de transformação do crescimento (TGF, *transforming growth factor*) e o fator de crescimento insulínico (IGF, *insulin growth factor*). O inibidor tecidual de metaloproteases (TIMP, *tissue inhibitor of metalloproteases*) e o inibidor da atividade de plasminogênio (PAI-1) são os mais importantes inibidores da ação das metaloproteases, mas há também inibidores naturais de IL-1 e a participação de citocinas anti-inflamatórias (IL-4, IL-10 e IL-13). A plasmina é responsável, em parte, pela ativação de colagenase e estromelisina. Observa-se que há, na OA, um aumento do ativador de plasminogênio (u-PA) e uma diminuição do nível do inibidor da atividade de plasminogênio (PAI-1), o que faz a plasmina aumentar.

Os condrócitos ativados passam a produzir o óxido nítrico (NO), que exerce vários efeitos catabólicos: inibe a síntese de colágeno e proteoglicanos, ativa metaloproteases, inativa o TIMP, diminui a expressão do antagonista do receptor de IL-1 (IL-1ra), inibe a proliferação de condrócitos, interfere na sinalização de integrinas e induz a apoptose de condrócitos *in vitro*. A apoptose provoca redução da população de condrócitos. Além disso, esse fenômeno pode afetar a estrutura da matriz e a função dos condrócitos viáveis pelo fato de não haver fagócitos mononucleares para remover os remanescentes das células mortas na cartilagem. A apoptose correlaciona-se com a gravidade da degradação cartilaginosa.

Diversos tipos de agravos ou sobrecarga, ao atuarem sobre o condrócito, são capazes de induzir uma resposta catabólica mediada por citocinas que induzem a síntese e a ativação de enzimas com especificidade para componentes estruturais da matriz da cartilagem. Fragmentos de colágeno, proteoglicanos e outras moléculas, por sua vez, também podem acelerar a liberação de citocinas que agem sobre a sinóvia promovendo

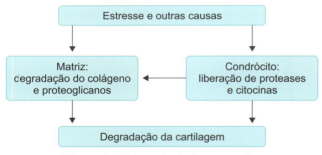

Figura 18.1 Fisiopatologia da osteoartrite.

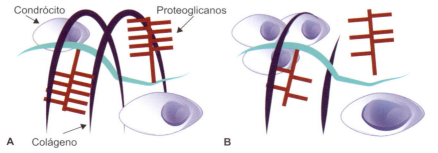

Figura 18.2 Fisiopatologia da osteoartrite. **A.** Matriz normal, com condrócitos, proteoglicanos e colágeno. **B.** Verifica-se ruptura na rede de proteoglicanos e colágeno e proliferação dos condrócitos.

Quadro 18.2 Resposta catabólica do condrócito.

Diminuem
• Síntese de colágenos tipos II e IX
• Síntese de proteoglicanos (fase final)
• Proliferação celular (fase final)
• Síntese de inibidor tecidual do plasminogênio (TIMP)
• Síntese do inibidor do ativador de plasminogênio (PAI-1)

Aumentam
• Síntese de plasmina
• Síntese de metaloproteases
• Colágenos tipos I, III, VI e X
• Ciclo-oxigenase-2 e prostaglandina e2
• Óxido nítrico sintetase indutível e óxido nítrico
• Apoptose

sua inflamação e a amplificação da resposta inicial. Estabelece-se, assim, um círculo vicioso que acelera cada vez mais a degradação da cartilagem (Figura 18.3).

Na OA idiopática, é possível que participem como fatores desencadeantes ou agravantes a idade, a genética, fatores endócrinos e metabólicos, trauma, sobrecarga mecânica e inflamação. Embora a OA tenha incidência crescente com a idade, ela não é uma decorrência natural do envelhecimento. Entretanto, existe uma redução natural dos mecanismos anabólicos compensatórios normais da cartilagem, o que facilita a progressão do processo. Além disso, uma vez que a evolução da doença é lenta, a tendência é que apareça clinicamente em indivíduos mais velhos.

Fatores genéticos desempenham importante papel no aparecimento da OA. Os parentes de primeiro grau têm 2 a 3 vezes aumento de risco de desenvolver a doença. Ultimamente, demonstrou-se a associação entre nódulos de Heberden isolados com o HLA-B8 e de OA generalizada nodal com o HLA-A1 ou com o haplótipo HLA-A1-B8, além do fenótipo monozigoto alfa 1-antitripsina, apesar de haver divergências quanto a esses achados. A OA nodal também foi associada a dois *loci* do braço curto do cromossomo 2, não tendo sido ainda determinado o gene responsável, apesar de existirem diversos candidatos. Um polimorfismo do gene do receptor de vitamina D (VDR) parece estar associado a aumento de risco de OA do joelho. Igualmente, polimorfismo do gene do receptor de estrogênio estaria ligado ao surgimento de OA generalizada. Fatores endócrinos e metabólicos e alguma forma de trauma ou inflamação ainda não identificada são etiologias suspeitadas, mas não comprovadas, nas OA idiopáticas. Vários fatores de risco podem interagir para o desencadeamento da OA (Figura 18.4).

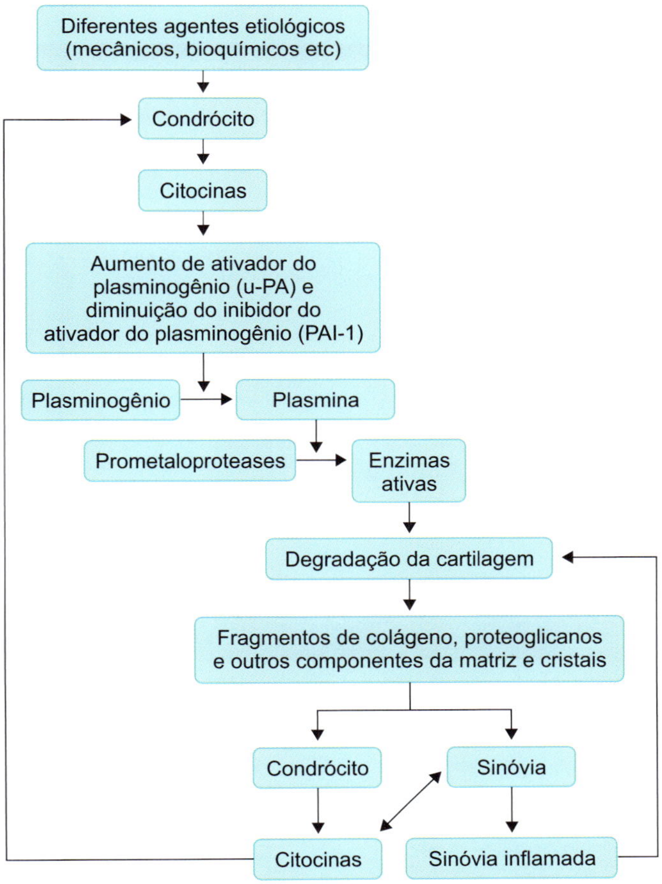

QUADRO CLÍNICO

As OA secundárias são geralmente mono ou oligoarticulares, sendo menos comuns os quadros poliarticulares; as formas idiopáticas são habitualmente poliarticulares e comportam alguns subgrupos: OA generalizada, OA nodal, OA nodal erosiva e condromalácia de patela. Sua incidência é baixa antes dos 40 anos, aumentando progressivamente com a idade. Certas localizações são preferencialmente femininas (mãos); outras são mais comuns nos homens (coxofemorais). Coluna cervical e lombar, joelhos, mãos, coxofemorais e pés são frequentemente comprometidos; mais raramente e, em geral, de forma secundária a trauma e outras causas, são acometidos punhos, cotovelos, ombros e tornozelos.

As OA, como regra, não apresentam manifestações sistêmicas, nem mesmo quando os quadros são poliarticulares. Os sintomas se instalam habitualmente de maneira insidiosa e progridem para mínima ou grave incapacidade, com variações próprias para cada articulação, havendo certa tendência para a bilateralidade.

A dor é o principal motivo que leva o paciente a procurar ajuda médica. As principais manifestações estão listadas no Quadro 18.3. A etiopatogenia da dor é múltipla:[6]

- Encarceramento do nervo por:
  - Edema periarticular
  - Proliferação óssea
  - Microfraturas

Figura 18.3 Mediadores da degradação da cartilagem.

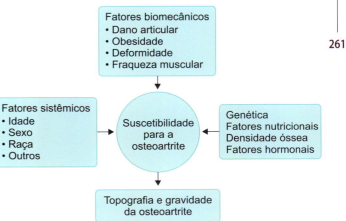

Figura 18.4 Interação dos fatores de risco.

Quadro 18.3 Sintomas e sinais das osteoartrites.

Sintomas

- Dor espontânea (localizada ou irradiada)
- Rigidez pós-repouso (não superior a 30 min)
- Rigidez e dor protocinética
- Parestesias e disestesias
- Melhora ao repouso

Sinais

- Dor e sensibilidade à mobilização, à palpação ou às manobras
- Crepitação palpável, excepcionalmente audível
- Espasmo e atrofia da musculatura articular satélite
- Limitação de amplitude articular, em geral sem anquilose
- Mau alinhamento articular e defeitos posturais, causais ou consequentes
- Alterações da morfologia articular decorrentes da remodelagem
- Sinais discretos de inflamação articular, raramente acentuados
- Derrame articular, comumente relacionado a trauma ou uso excessivo da articulação

- Reflexo muscular hipertônico, induzido e mantido por impulsos próprios e nociceptivos aferentes
- Imobilização neurogênica reativa da articulação
- Potencialização psicossomática da dor e hipertonia muscular
- Excitação mecânica de nociceptores
    - Localização em cápsula, ossos e região perivascular
    - Localizados nos ligamentos, particularmente nas enteses, por instabilidade articular
- Ativação química de nociceptores da sinovial e regiões periarticulares
    - Resposta inflamatória e isquemia
    - Inflamação neurogênica mediada por neuropeptídios: substâncias P, K, CGRP.

As manifestações radiográficas da OA incluem três características básicas:[7] redução do espaço articular, esclerose óssea subcondral e osteófitos (Figura 18.5). Essas duas últimas alterações refletem remodelação óssea, um dos aspectos que mais diferenciam a OA das outras artropatias inflamatórias crônicas. Nos casos mais avançados, ocorrem também cistos e erosões ósseas, mas, em geral, o osso que circunda essas alterações tem densidade normal ou aumentada, diferentemente do que se verifica nas artropatias inflamatórias crônicas. A correlação anatomorradiográfica está sintetizada nas Tabelas 18.1 e 18.2.

OSTEOARTRITES PERIFÉRICAS

Joelhos

A OA do joelho, também chamada de gonartrose, é a localização periférica mais comum e predomina entre 50 e 60 anos, sendo mais frequente no sexo feminino. Desalinhamentos da articulação, como joelho valgo e varo, são frequentemente responsáveis pelas formas secundárias. Está amplamente demonstrada a ligação entre gonartrose e obesidade, sobretudo nas mulheres. Profissões que exigem flexão prolongada e repetitiva dos joelhos também constituem fator de risco para seu desenvolvimento. São atingidas tanto a articulação femoropatelar (mais precocemente) como a femorotibial (medial ou lateral). Nos casos mais avançados, todas estão comprometidas.

Os sintomas variam em função da gravidade das lesões: a dor, a princípio, aparece quando a articulação é utilizada mais intensamente; à medida que o processo se agrava, ela surge após pequenos esforços e até mesmo em repouso, sendo característica, muitas vezes, a queixa de dor ao se levantar de uma cadeira, com melhora após alguns passos. O exame físico pode detectar aumento de volume da articulação, atrofia do quadríceps, dor à palpação das interlinhas articulares e à mobilização da patela, que pode estar parcial ou totalmente bloqueada. A crepitação palpável à flexão-extensão é um dos sinais mais característicos.

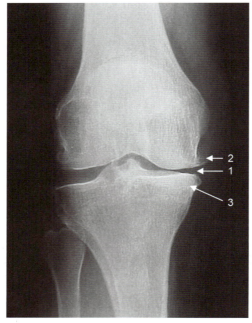

Figura 18.5 Achados radiográficos básicos no joelho: redução do espaço articular (1), osteófitos (2) e esclerose óssea subcondral (3).

Tabela 18.1 Osteoartrite: correlação anatomorradiográfica.

Patologia	Radiografia
Degradação da cartilagem progressiva, regular ou irregular, com diminuição de sua espessura	Diminuição progressiva da interlinha articular de modo uniforme ou irregular (pinçamentos radiográficos)
Eburneação do osso subcondral nas áreas de desnudamento da cartilagem (marfinização)	Esclerose óssea na zona subcondral
Remodelação óssea com hiperplasia marginal, formação de osteófitos e irregularidades nas superfícies articulares	Osteófitos Irregularidade na superfície articular
Rarefação óssea localizada com áreas "císticas"	Pseudocistos. Às vezes vistos antes da redução do espaço articular, evidenciando a destruição cartilaginosa e óssea

Tabela 18.2 Correlação anatomorradiográfica na coluna.

Patologia	Radiografia
Desidratação, fissuras e achatamento do disco	Diminuição do espaço intervertebral
Hipertrofia e alargamento das bordas dos corpos vertebrais	Osteofitose marginal Diminuição relativa do equador da vértebra (vértebra em carretel)
Degeneração da lâmina cartilaginosa colocada entre o disco e o corpo vertebral, com fibrilação e eburneação óssea	Esclerose subcondral

Nos casos mais graves, verifica-se limitação da mobilidade articular, calor e derrame. A limitação da extensão do joelho e a bilateralidade do processo são causas significativas de incapacidade.

A condromalácia da patela não é uma entidade específica, pois resulta de diferentes causas, sendo mais comum em jovens do sexo feminino. A dor é referida principalmente na região anterior do joelho e é agravada por atividades como subir e, principalmente, descer escadas. Pode haver queixa de dor mal definida, que surge após períodos de inatividade com os joelhos em flexão.

Mãos

Nas mãos, as OA recebem diferentes nomes, de acordo com sua localização: nódulos de Heberden, nas articulações interfalângicas distais; nódulos de Bouchard, nas interfalângicas proximais (Figura 18.6); e rizartrose na trapézio-metacarpal (Figura 18.7). Os nódulos de Heberden raramente são únicos, o que geralmente acontece quando têm origem traumática; acometem mais as mulheres e surgem a partir da quinta década. Os nódulos de Bouchard raramente precedem os de Heberden. A hereditariedade é fator importante no comprometimento das articulações interfalângicas. Caracterizam-se por hipertrofia óssea lateral e dorsal: o segundo e o quinto dedos são os mais precoce e frequentemente atingidos, em geral de modo simétrico. Com a evolução, os demais também são comprometidos.

Quando há associação com nódulos de Bouchard, as mãos podem apresentar dificuldades funcionais. Às vezes, aparecem e se desenvolvem sem muita dor, mas a regra é que sejam dolorosos, evoluindo de maneira lenta e só raramente de maneira mais abrupta. Não são raros os sinais inflamatórios. Às vezes, são notadas protrusões císticas sobre os nódulos, contendo grande quantidade de ácido hialurônico, gerando um líquido bastante viscoso (cistos mucoides). Quando definitivamente formados, por vezes os nódulos de Heberden tornam-se assintomáticos ou só esporadicamente sintomáticos. Os nódulos de Bouchard também podem inflamar-se, levando o observador menos experimentado a confundi-los com artrite reumatoide.

A rizartrose predomina, igualmente, no sexo feminino, aparecendo pela quinta e sexta décadas, muitas vezes relacionada a atividades que solicitam a articulação repetidamente, como serviços domésticos ou atividades manuais. Ela dá à mão um aspecto "quadrado" muito peculiar, em virtude da adução e dorsiflexão do primeiro dedo, e pode se tornar incapacitante, pela dificuldade de oponência do polegar e pela dor produzida durante sua abdução.

Outras localizações da OA nas articulações das mãos, como metacarpofalângicas, são raras. Quando ocorrem, exigem o afastamento de outras doenças, como artropatia por deposição de cristais e hemocromatose (ver Quadro 18.1).

A OA erosiva (ou OA nodal erosiva) apresenta um maior grau de inflamação e degradação articular. Aparece habitualmente de forma aguda, dolorosa e simétrica, comprometendo as interfalângicas distais e proximais e, em alguns raros pacientes, as metacarpofalângicas e intercarpais ou os joelhos, coxofemorais e coluna cervical. Em muitos casos, o quadro flogístico desaparece em curto e médio prazos. É mais comum no sexo feminino, no período climatérico, com componente familiar frequente, sem ligação conhecida com o sistema HLA.

Nas radiografias, são observadas lesões simétricas nas articulações interfalângicas distais e proximais, com erosões epifisárias características e deformidade em "asa de gaivota" e "dente de serra", além de subluxações e, às vezes, anquilose (Figura 18.8). Geralmente não há aumento da velocidade de sedimentação e os fatores reumatoide e antinuclear não estão presentes. Na patogenia, talvez haja participação de mecanismos imunológicos, participação esta sugerida, entre outras razões, pela associação com síndrome seca (Sjögren) e hipotireoidismo em alguns pacientes.

Quadris

Também conhecida como coxartrose, até os 50 anos de idade, é mais comum no sexo masculino e pode ter na sua etiologia uma série de defeitos congênitos ou adquiridos da articulação, mas formas idiopáticas também são verificadas.

A OA do quadril pode ser consequência do impacto femoroacetabular, decorrente de uma imperfeita congruência articular no momento em que a articulação está nos extremos da amplitude do movimento. O impacto pode decorrer do pinçamento e do Came. O pinçamento ocorre quando existe uma expansão da cobertura do acetábulo sobre a cabeça do fêmur. Ele ocorre com maior frequência em mulheres na quinta década. O Came advém de uma retificação no contorno da transição cabeça-colo, tornando a cabeça menos esférica e mais elíptica nessa região. Dessa maneira, em graus máximos de flexão, o fêmur impacta contra o acetábulo sobrecarregando e danificando a cartilagem e o *labrum*. Ocorre mais em homens

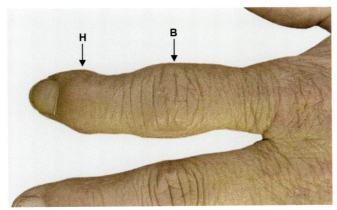

Figura 18.6 Nódulo de Heberden (H) e Bouchard (B).

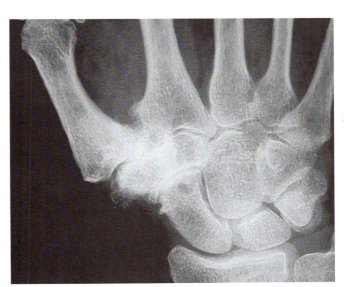

Figura 18.7 Osteoartrite da primeira articulação carpometacarpal ou rizartrose.

na quarta década de vida e está associado com atividades esportivas. Na maior parte dos casos, ambos os mecanismos estão presentes.

Do ponto de vista radiográfico, a cabeça do fêmur migra em relação ao acetábulo, indicando perda da cartilagem (Figura 18.9). Essa migração pode ocorrer em três direções: superior, medial e axial. Para cada um desses padrões, identifica-se etiopatogênese específica.

A migração superior ocorre em 78% dos casos de OA de quadril e subdivide-se em superolateral (15% dos casos), superomedial (48% dos casos) e intermediária (15% dos casos). A primeira ocorre principalmente em mulheres, tende a ser assimétrica e associa-se à displasia acetabular. A migração superomedial acomete mais o sexo masculino e torna-se sintomática em indivíduos relativamente jovens. Sua etiologia é desconhecida, porém supõe-se que seja decorrente de pequenos graus de epifisiólise. A migração medial é simétrica e ocorre em 10 a 35% dos pacientes, sendo mais comum em mulheres. Alguns autores consideram esse padrão idiopático, enquanto outros sugerem desvios da anatomia acetabular. Essa forma estaria mais comumente associada a nódulos de Heberden. A migração axial é rara e consiste no envolvimento difuso e concêntrico da cabeça do fêmur.

Embora a coxartrose radiográfica costume ser sintomática, há casos prolongadamente assintomáticos. Os sintomas surgem de maneira insidiosa, e a dor pode ser precedida por fatigabilidade do membro inferior e dificuldade na marcha, com passos menos amplos. A dor ao caminhar torna-se gradativamente a principal queixa e, mesmo se aliviada pelo repouso, retorna quando se volta às atividades. Subir e descer escadas ou caminhar em superfícies irregulares é particularmente penoso. As contraturas em flexão e em adução levam à claudicação. Podem ocorrer bloqueios bruscos da articulação durante a marcha, e não é raro que o paciente caminhe inclinando o tronco para o lado afetado, em virtude da incapacidade do músculo glúteo médio para sustentar a pelve (marcha em Trendelenburg). Como regra, a dor localiza-se nas proximidades da coxofemoral, mas pode irradiar-se tanto pela face posterior da coxa, lembrando ciatalgia, como por sua face anterior até o joelho, proporcionando o erro diagnóstico de dor oriunda desta última articulação. A lordose compensatória pode desencadear lombalgia, e a dor, com a evolução, pode se tornar permanente, inclusive noturna. O exame físico constata dor, principalmente à rotação interna do quadril, e limitação de movimentos. O paciente pode experimentar um espectro amplo de problemas funcionais, indo da dificuldade para calçar os sapatos ou cruzar as pernas até a impossibilidade de locomoção.

Outras localizações periféricas

Além de joelhos, mãos e coxofemorais, outras articulações periféricas podem ser comprometidas pela OA, ainda que isso seja bem menos frequente. As articulações dos ombros desenvolvem OA com menos frequência, sendo a acromioclavicular mais acometida que a escapuloumeral, que geralmente apresenta OA secundária a anomalias locais, necrose avascular e trauma. O diagnóstico pode ser firmado por meio de radiografias. A palpação da acromioclavicular, facilitada por sua superficialidade, pode provocar dor. Os movimentos da glenoumeral podem ser dolorosos e limitados.

As articulações dos ombros fazem, eventualmente, parte de um quadro de OA generalizada. A síndrome de Milwaukee é uma doença degenerativa do ombro com características muito especiais, sobressaindo, para defini-la, a presença de agregados de cristais de fosfato básico de cálcio, colágeno particulado, elevação de colagenase e atividade de proteases no líquido sinovial. A OA temporomandibular tem como causa frequente a maloclusão dentária, revelada pelo assincronismo e desvio da mandíbula à movimentação da boca. A palpação da junta provoca dor, sendo possível, também, por meio dela, perceber-se crepitação. A mastigação, às vezes, é intensamente dolorosa e limitada em seus movimentos, e a dor pode ser localizada ou irradiada para mandíbula e região temporoparietal. A ressonância magnética é a melhor opção para explorar a articulação temporomandibular.

A OA do cotovelo ocorre praticamente apenas de modo secundário, embora haja descrição de casos sem causa aparente. Trabalhadores que utilizam máquinas pneumáticas e de trepidação, mineradores de carvão, arremessadores de *baseball* e praticantes de luta livre estão propícios a desenvolvê-la, e entre suas causas estão também os traumatismos do cotovelo. A dor aparece à movimentação ou à palpação da articulação, podendo o comprometimento ser tanto da umeroulnar como da umerorradial e, mais raramente, da radioulnar.

As orteoartrites dos pés são mais radiográficas que sintomáticas, e só excepcionalmente os tornozelos são atingidos, em geral por consequência de trauma com fratura. Do ponto de vista clínico, têm importância a OA da articulação metatarsofalângica do primeiro dedo e da talonavicular, por serem capazes de tornar a marcha e o uso de sapatos bastante desconfortáveis.

A OA de sacroilíacas – na opinião dos autores – quase não provoca sintomas, a não ser excepcionalmente. Alguns casos foram descritos com dor na região glútea ou face posterior da coxa e panturrilha, sem lombalgia, em correspondência com OA dessas articulações.

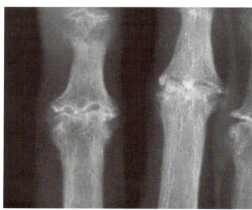

Figura 18.8 Osteoartrite nodal erosiva (interfalângicas proximais).

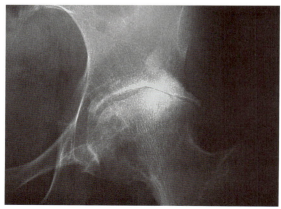

Figura 18.9 Osteoartrite do quadril.

A OA da sínfise púbica pode ser dolorosa, às vezes simulando sintomas de coxartrose.

OSTEOARTRITE GENERALIZADA IDIOPÁTICA

Caracterizada pelo comprometimento poliarticular, tem possível ligação genética com o HLA-A1 ou com o haplótipo HLA-A1-B8 e com o aumento do fenótipo monozigoto alfa 1-antitripsina, com predominância no sexo feminino na quinta ou sexta décadas. O quadro apresenta tendência à simetria. São encontrados nódulos de Heberden e Bouchard em 85% dos casos, rizartrose, OA vertebral, de joelhos, metatarsofalângicas do primeiro dedo e, menos frequentemente, quadris. Em alguns casos, pode ocorrer confusão diagnóstica com artrite reumatoide de início tardio e curso benigno, pois as radiografias das mãos podem mostrar erosões. Na patogenia desta doença, discute-se a participação de componente autoimune e de cristais.

OSTEOARTRITES AXIAIS

A OA da coluna vertebral instala-se tanto no disco intervertebral, com participação do corpo vertebral, quanto nas articulações interapofisárias, preferencialmente entre os 40 e 60 anos. Há predomínio masculino, quando os casos são analisados globalmente, mas ocorrem variações em função da idade e do segmento atingido. O disco vertebral apresenta um alto conteúdo de proteoglicanos e colágeno, de certa maneira similar à cartilagem hialina.

Durante o processo degenerativo, ocorre uma perda da hidratação do tecido e redução da sua capacidade de amortecimento, transferindo carga para os platôs ósseos, que se tornam mais densos e com osteófitos. As articulações interapofisárias são diartrodiais e apresentam um processo similar às demais articulações apendiculares, com sinovite e, eventualmente, cistos artrossinoviais.

Embora a degeneração vertebral não seja por si só dolorosa, há tendência de as lesões mais graves determinarem mais sintomas. Na maioria dos casos, a dor é moderada e localizada, mas pode se tornar grave e irradiada, quando há compressão de raízes nervosas em seu trajeto interdiscoapofisário, produzindo dores de diferentes padrões, de acordo com o segmento afetado. A dor localizada tem origem ligamentar, capsular ou periósitica, com importante participação do espasmo da musculatura paravertebral. A dor exacerba-se com os movimentos e frequentemente melhora com o repouso, mas, quando há compressões radiculares, ela se torna muitas vezes insuportável, qualquer que seja a posição que o paciente assuma para tentar aliviá-la.

Coluna cervical

Os segmentos C5-C6 e C6-C7 são os mais comprometidos por serem também os mais submetidos ao estresse (Figura 18.10). A dor é espontânea ou provocada pelos movimentos do pescoço, que, nos casos graves, podem estar limitados ou completamente bloqueados, havendo grande contribuição do espasmo muscular na origem desses sintomas. Variando com a altura da lesão, alguns pontos podem estar especialmente sensíveis à palpação: emergência do nervo de Arnold, auricular, mastoidiano, apofisários e paravertebrais.

A distribuição dos sintomas de origem radicular varia de acordo com a área inervada pela raiz comprometida, podendo ocorrer cefaleias, nucalgias, torcicolos, nevralgias cérvico-occipitais (occipito-atloidiana, atlas-áxis e C2-C3), e dores cervicais e dos membros superiores (C4-C7), sendo a nevralgia cervicobraquial a mais importante. A luxação atlantoaxial

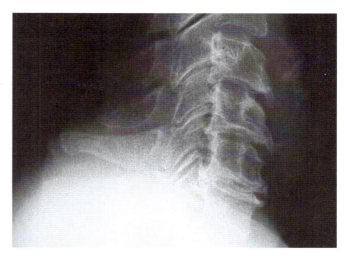

Figura 18.10 Osteoartrite da coluna cervical.

anterior não traumática pode surgir excepcionalmente na OA cervical que compromete as facetas C1 e C2.

Os sintomas de origem vascular configuram a síndrome de insuficiência vertebrobasilar, caracterizada por queixas e sinais variáveis, como: escurecimento da visão, diplopia, ptose palpebral e vertigem, frequentemente desencadeadas pela extensão do pescoço; confusão mental temporária ou perda da consciência; alterações vagas da personalidade; hemiparesias e hemiplegias que poupam a face; disfagia; disartria; cefaleia *en casquete*; *drop-attacks* (quedas bruscas sobre os joelhos sem perda da consciência e com rápida recuperação); zumbidos, apitos, hipocusia ou surdez brusca uni ou bilateral do tipo perceptivo; perturbações vegetativas (sudorese, vômitos, náuseas, bocejo ou soluços, curto período de apneia ou sonolência). Como a aterosclerose é, de longe, a causa mais comum desta síndrome e ocorre na mesma faixa etária da OA vertebral, é necessário extremo cuidado no diagnóstico diferencial. A síndrome de Barré-Lieou ou síndrome simpático-cervical posterior – que tem sido atribuída à irritação do plexo simpático que envolve a artéria vertebral – apresenta sintomas muito semelhantes aos da síndrome de insuficiência vertebrobasilar e pode ser que tenha também origem vascular.

A mielopatia secundária à OA cervical, muito rara, acomete mais o sexo masculino, a partir de 50 anos. O quadro clínico associa uma síndrome radicular do membro superior a uma síndrome piramidal que pode se instalar de modo agudo, abrupto, em seguida a traumas com chicoteamento do pescoço, às vezes gerando situações muito graves, como tetraplegia; ou, insidiosamente, de modo lento, lembrando esclerose lateral amiotrófica, siringomielia e outras doenças neurológicas que devem entrar no diagnóstico diferencial.

A compressão do esôfago e da traqueia por grandes osteófitos gera rouquidão, tosse, discreta dor cervical irradiando-se para os ouvidos, e disfagia. A disfagia por OA cervical tem sido rara em nossa experiência, dependendo mais da DISH (hiperostose senil anquilosante) que propriamente dela.

A contribuição psicogênica no desencadeamento e manutenção dos sintomas cervicais é indiscutível, devendo ser sempre bem avaliada pelo clínico.

Coluna torácica

Apesar de ser o segmento mais precocemente atingido pela OA de coluna, é o que mais raramente produz sintomas. Por isso, antes de lhe atribuir a causa de dores de origem vertebral, deve-se percorrer um adequado diagnóstico diferencial. Convém assinalar que a OA cervical pode produzir dorsalgias altas e nem sempre fáceis de identificar, pela ausência de queixas localizadas no pescoço. A participação da OA das articulações costovertebrais e costotransversais talvez seja mais importante na gênese dos sintomas, por suas relações com os nervos intercostais, do que a das osteofitoses, que são predominantemente anteriores. De qualquer modo, alguns quadros de dores interescapulovertebrais ou intercostais e manifestações pseudoviscerais podem, eventualmente, ser provocados por OA vertebral.

Coluna lombar

A degeneração discal e a OA das articulações interapofisárias estão entre as inúmeras causas que podem provocar lombalgia e lombociatalgia. A lombalgia é uma das principais causas de queixa em ambulatórios gerais e uma das principais condições que leva indivíduos ao afastamento do trabalho.

A lombalgia decorre de um grande número de fatores etiológicos, mas, na maioria das vezes, não é possível identificá-la. Embora a OA seja um dos fatores mais comumente implicados, o achado das alterações características no exame de imagem nem sempre permite estabelecer uma relação etiológica com os sintomas. A relativa discrepância clínico-radiográfica observada na OA é particularmente frequente na coluna lombar. Assim, é importante um especial cuidado na interpretação de achados de sinais de OA em exames de imagem.

A dor tem ritmo mecânico. Inicialmente tende a ser localizada, mas logo adquire distribuição mais difusa, indicando participação miofascial. Com o tempo esse novo componente pode tornar-se a principal causa da manutenção dos sintomas. Alguns pacientes podem passar a ter evolução crônica e participação psicogênica. A dor pode piorar com o decúbito, sendo mais frequentes à extensão, mas, nessa circunstância, deve-se considerar também a existência de pseudoartrose entre apófises espinhosas adjacentes, denominadas Baastrup.

Os discos podem sofrer abaulamentos e herniações e, juntamente com osteófitos, podem determinar redução nas dimensões foraminais e/ou estenose de canal, provocando dor irradiada e/ou manifestações parestésicas ou motoras segundo o segmento radicular acometido. Mais frequentemente estão envolvidas as raízes dos segmentos inferiores L5 (degeneração do segmento L4-L5) ou S1 (degeneração do segmento L5-S1). A estenose de canal manifesta-se como claudicação (dor lombar irradiada para as coxas) à marcha e piora à extensão e à permanência em pé.

Hiperostose senil anquilosante

A hiperostose senil anquilosante (DISH, *diffuse idiopathic skeletal hyperostosis*; Figura 18.11) vem sendo incluída em um subgrupo de OA, mas parece ser uma entidade autônoma, pois apresenta peculiaridades que a distinguem e a caracterizam anatômica, histológica e patologicamente.

Afetando particularmente homens de meia-idade e idosos, ela se exterioriza basicamente por calcificação e ossificação dos ligamentos da face anterolateral da coluna vertebral, de modo especial à direita do segmento dorsal entre T7 e T11, e pode chegar à anquilose, poupando as articulações sacroilíacas. Envolve também, com frequência, o esqueleto periférico, por meio da ossificação das ênteses, com o aparecimento de proeminências ósseas, esporões, principalmente no olécrano e calcâneo, e calcificações de ligamentos, como o patelar.

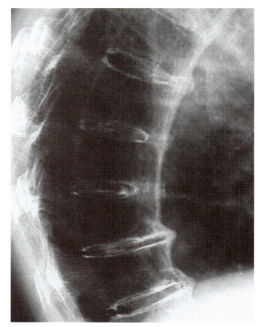

Figura 18.11 DISH na coluna torácica.

A etiologia é desconhecida, não havendo ligação estabelecida com o sistema HLA. Apresenta significativa associação com obesidade, hipertensão arterial, afecção coronariana e diabetes. Nem sempre é sintomática, sendo com frequência um achado radiográfico. Alguns doentes queixam-se de dorsalgia, lombalgia ou dores do tipo intercostal ou ciática. O comprometimento cervical pode ser causa de cervicalgia e disfagia. Às vezes, ocorre limitação de movimentos da coluna, mas não apresenta a rigidez observada nas espondiloartrites. Alguns pacientes queixam-se de dores em ombros, joelhos, coxofemorais, pés, tornozelos e mãos.

DIAGNÓSTICO E DIAGNÓSTICO DIFERENCIAL

Não há como negar o valor das mais recentes técnicas de imagem, mas as radiografias convencionais continuam sendo o método mais simples e adequado para estabelecer o diagnóstico de OA, determinar sua extensão e gravidade, monitorar sua progressão e determinar os candidatos à cirurgia. Por meio de radiografias simples, é possível identificar alterações que caracterizam a doença e refletem sua anatomia patológica nas diferentes fases evolutivas (Tabelas 18.1 e 18.2).[8,9] Métodos como ressonância magnética e ultrassonografia podem ser necessários no diagnóstico diferencial e na identificação de lesões cartilaginosas precoces, visando a uma atuação profilática. Um dos problemas no diagnóstico da OA é que nem sempre existe uma correlação entre achados na imagem e manifestações clínicas. É comum, por exemplo, que pacientes com gonartrose sintam dores, na dependência de adiposidade dolorosa do joelho ou de bursite anserina associada. A bursite trocantérica pode simular, em algumas situações a OA do quadril. A OA erosiva e a OA generalizada idiopática podem ser confundidas com artrite reumatoide. Sintomas neurológicos, supostamente secundários a OA de coluna, merecem ser cuidadosamente diferenciados de doenças primárias do sistema nervoso. O achado de OA em articulações que infrequentemente são afetadas deve ser investigado, em busca de uma etiologia específica: é o caso, por exemplo, da OA de metacarpofalângicas, observada em pacientes com hemocromatose.

A contribuição do laboratório para o diagnóstico da OA é praticamente nula, podendo ser útil somente para o diagnóstico diferencial. Não há exames específicos. O líquido sinovial é normalmente classificado como não inflamatório, mas costuma conter componentes da matriz cartilaginosa e cristais, podendo mostrar algumas evidências de líquido inflamatório. Habitualmente, apresenta menos de 2.000 células/mm³ com predomínio de mononucleares. A viscosidade está bastante reduzida. Teoricamente, o achado precoce de componentes da matriz cartilaginosa em sangue, urina ou líquido sinovial seria revelador de sua degradação, com implicações diagnósticas e terapêuticas significativas, mas até hoje não foi encontrado um marcador biológico suficientemente específico.

O American College of Rheumatology estipulou critérios de classificação da OA de joelhos, coxofemorais e mãos (Quadros 18.4 a 18.6). A existência de critérios específicos para cada articulação só reforça a natureza diferenciada da OA segundo a topografia articular. Deve-se ressaltar que a dor é manifestação obrigatória para a caracterização da OA, isto é, indivíduos só com alterações radiográficas não podem ser definidos como doentes.

TRATAMENTO

O passo inicial para o tratamento da OA é o reconhecimento dos fatores desencadeantes e agravantes presentes em cada caso, além de se identificar adequadamente as estruturas articulares e periarticulares envolvidas e que efetivamente tenham participação nos sintomas. Em um caso secundário à sobrecarga mecânica, por exemplo, a eficácia do tratamento medicamentoso seria muito limitada. Ainda como exemplo, a origem da dor pode estar relacionada a condições extra-aticulares que acompanham a OA, como tendinopatias ou enfraquecimento e dor muscular que, se não reconhecidos e tratados de modo específico, resultarão na falência do tratamento.[10,11]

Os objetivos básicos do tratamento da OA são: alívio dos sintomas, recuperação funcional, retardo ou bloqueio da evolução da doença e regeneração dos tecidos lesados.

Há um conjunto de medidas que deve ser seguido, com as variações inerentes a cada localização do processo. Existem inúmeros consensos sobre as diversas modalidades de tratamento da OA[10-17], o qual pode ser dividido em não farmacológico e farmacológico.

Tratamento não farmacológico

Educação e apoio psicológico

Trata-se de etapa fundamental e que não deve ser menosprezada, pois os pacientes com OA que vão a tratamento estão frequentemente deprimidos e podem melhorar em função da atenção que recebem, com o encorajamento e a informação de que sua doença, apesar de não ter cura, pode ser convenientemente controlada. É importante salientar que a evolução da OA é lenta e com longos períodos assintomáticos, permitindo vida de razoável ou boa qualidade. Por exemplo, para uma senhora com nódulos de Heberden, que se supõe estar padecendo de doença altamente invalidante e progressiva como a artrite reumatoide, o simples esclarecimento sobre a realidade de sua enfermidade é mais importante que qualquer tratamento medicamentoso. É preciso ganhar tempo, conversando com o paciente e exercitando, assim, a verdadeira arte médica. O paciente precisa também ter um bom conhecimento da doença e saber que, em grande parte, o tratamento dependerá da sua participação ativa. É preciso desmistificar a ideia de que comprimidos são a solução suficiente.

Exercícios e repouso

Um programa equilibrado de exercícios é benéfico para a prevenção e a manutenção da integridade articular.[18-20] O repouso pode ser necessário em períodos de piora, mas raramente tem de ser absoluto: deve ser intercalado com as atividades habituais do paciente e dosado em função da gravidade do acometimento e da articulação comprometida, sendo particularmente útil para as articulações que suportam carga. Se for exagerado, pode contribuir para o dano articular e muscular. A atividade equilibrada e os exercícios são imprescindíveis para a manutenção e a recuperação da amplitude dos movimentos e a prevenção e a recomposição da hipotrofia muscular.

Quadro 18.4 Critério de classificação da osteoartrite de joelhos segundo o American College of Rheumatology.

Clínico
1. Dor nos joelhos na maior parte dos dias do último mês
2. Crepitação na movimentação ativa
3. Rigidez matinal com duração < 30 min
4. Idade > 38 anos
5. Alargamento ósseo no exame físico do joelho
Admite-se a presença de osteoartrite quando estão presentes os itens:
• 1-4
• 1, 2, 5
• 1, 4, 5

Clínico e radiográfico
1. Dor nos joelhos na maior parte dos dias do último mês
2. Osteófitos à radiografia
3. Líquido sinovial típico de osteoartrite
4. Idade > 40 anos
5. Rigidez matinal com duração < 30 min
6. Crepitação na movimentação ativa
Admite-se a presença de osteoartrite quando estão presentes os itens:
• 1, 2
• 1, 3, 5, 6
• 1, 4, 5, 6

Quadro 18.5 Critério de classificação da osteoartrite de quadril segundo o American College of Rheumatology.

1. Dor no quadril na maior parte dos dias do último mês
2. Hemossedimentação < 20 mm/h
3. Osteófitos femorais e/ou acetabulares à radiografia
4. Redução do espaço articular à radiografia
Admite-se a presença de osteoartrite quando estão presentes os itens:
• 1-3
• 1, 2, 4
• 1, 3, 4

Quadro 18.6 Critério de classificação da osteoartrite de mãos segundo o American College of Rheumatology.

1. Dor ou rigidez das mãos na maior parte dos dias do último mês
2. Alargamento do tecido duro articular em 2 ou mais de 10 articulações selecionadas
3. Edema em duas ou menos articulações metacarpofalângicas
4a. Alargamento do tecido duro em duas ou mais articulações interfalângicas
4b. Deformidade em 2 ou mais de 10 articulações selecionadas
Admite-se a presença de osteoartrite quando estão presentes os itens:
▪ 1, 2, 3, 4a
▪ 1, 2, 3, 4b

Obs.: a segunda e a terceira articulações interfalângicas distais podem ser contadas tanto no item 2 como no 4a. As dez articulações selecionadas são a segunda e a terceira interfalângicas distais, a segunda e a terceira interfalângicas proximais e a primeira carpometacarpal de ambas as mãos. Este método de classificação apresenta sensibilidade de 92% e especificidade de 98%.

O programa de exercícios deve ser individualizado e progressivo.[18-20] A ocorrência de dor sinaliza a ultrapassagem do nível de tolerância individual. Nessa situação, os exercícios devem ser realizados com menor frequência, duração e grau de dificuldade. Outra estratégia é a isometria na prevenção do dano msculoesquelético. Exercícios com excesso de carga ou de impacto, como corrida acelerada, halterofilismo com muita carga, participação em competições e esportes de contato como futebol ou basquete, devem ser evitados. A melhor abordagem no controle da dor e na melhora funcional e da qualidade de vida é a que combina exercícios aeróbicos, exercícios de resistência e educação do paciente. A combinação de exercícios aeróbicos e de resistência com uma dieta com redução de calorias, como a testada no estudo ADAPT, mostrou eficácia superior ao exercício ou dieta isoladamente, indicando a importância da aplicação da terapêutica múltipla nesses pacientes.

Atividades da vida diária e ocupacionais

É fundamental que se estabeleça a relação entre atividades da vida diária e a ocupação e o aparecimento ou agravamento das lesões e/ou manifestações da OA, para uma adequada proteção articular. Sabe-se, por exemplo, que o ato de ajoelhar-se ou agachar-se com frequência pode desencadear ou agravar a OA dos joelhos. Independentemente da relação direta, certos aconselhamentos podem ser úteis, com instruções quanto à maneira de sentar, caminhar, carregar objetos pesados etc., de acordo com a localização da OA.

Proteção articular

A proteção articular e a conservação de energia são um conjunto de orientações que visam a evitar ou reduzir o dano articular. Inclui ações como transferir a carga para articulações maiores, evitar o uso das articulações afetadas, distribuir os esforços bilateralmente, mudar o ângulo e o modo de executar certos movimentos e reduzir número de repetições de movimentos prejudiciais. Seu racional ampara-se no fato de a sobrecarga mecânica ter papel importante no desencadeamento e no agravamento da OA. Em um estudo, observou-se que a dor da OA das mãos estava relacionada com a realização de atividades da vida diária com baixo grau de proteção articular.

Obesidade e dieta

A obesidade apresenta nítida relação tanto no aparecimento quanto na evolução da OA e, em menor escala, do quadril, de modo que é fundamental, em tais casos, levar o peso do paciente ao nível mais próximo possível do ideal, pois a redução da carga atenua a instabilidade articular.[21]

Órteses

Calçados com solado anti-impacto, bengalas e palmilhas são medidas auxiliares de valia na redução dos sintomas e na progressão da OA nas articulações de carga.

Os calçados devem ser flexíveis, estáveis (fixados no antepé e no calcanhar ou tornozelo, o que exclui sandálias e chinelos) e ter um salto elástico (de borracha) de 2 a 3 cm para a absorção dos impactos. Saltos maiores provocam aumento da lordose, encurtamento da panturrilha e sobrecarga no antepé. Palmilhas anti-impacto de sorboplana ou silicone também são eficazes na redução do impacto.

Segundo alguns autores[22], a utilização de bengalas depende de um período de 2 meses de adaptação. Ela reduz em até 60% a carga do membro afetado. A altura correta da bengala é a que permite um ângulo de 20 a 30° entre o antebraço e o braço.

Palmilhas em cunha lateral para o retropé com 6 a 8 mm de altura promovem uma diminuição da carga no compartimento medial do joelho varo e diminui o estiramento dos ligamentos colaterais laterais deste. Em um estudo no meio médico, demonstrou-se também que palmilhas em cunha medial para o joelho valgo têm eficácia similar.[23] A utilização simultânea de imobilizadores elásticos dos tornozelos melhora a ação dessas palmilhas.

Instabilidade e/ou desalinhamentos laterolaterais da patela podem ser reduzidos com a utilização de fitas adesivas ou joelheiras fenestradas. Nos casos de maior instabilidade, a joelheira com hastes articuladas melhora a condição da marcha quando os exercícios de fortalecimento forem insuficientes.

Medicina física

A maioria dos pacientes com OA beneficia-se com a prescrição adequada de agentes físicos que podem ter valor no controle da dor e na manutenção da função articular.[16,17] Trata-se de uma alternativa para pacientes com intolerância ou contraindicações formais ao uso de medicamentos, sendo particularmente indicada em casos leves a moderados. Um programa bem conduzido de cinesioterapia pode compensar e, eventualmente, corrigir defeitos posturais responsáveis por microtraumas que causam sobrecarga crônica das articulações. Indicam-se exercícios para todos os pacientes, em alguma fase de seu tratamento ou de modo permanente, dependendo do caso e de sua evolução. Particularmente úteis quando há instabilidade articular, exercícios simples e métodos fisioterápicos planejados para se fazer em casa muitas vezes são suficientes, evitando-se os constantes deslocamentos do doente de sua residência até locais da prática. As massagens, que podem ter efeito relaxante e sedativo, devem ser feitas preferencialmente sobre a musculatura-satélite da articulação.

Sabe-se hoje que a atividade enzimática responsável pela degradação cartilaginosa aumenta à medida que a temperatura se eleva. Por isso, tratamentos que fazem subir a temperatura intra-articular – como diatermia de micro-ondas e ondas curtas, calor superficial, ultrassom etc. – são inadequados e até prejudiciais no tratamento de artrite ativa, contraindicando-se a prescrição indiscriminada de calor, por qualquer de suas fontes, quando houver componente inflamatório evidente. A redução da temperatura intra-articular é obtida com aplicações locais de gelo por períodos de 15 a 20 min. O calor é benéfico quando há contratura muscular. Os banhos de turbilhão, que associam a massagem por meio do movimento da água e o calor, podem produzir um relaxamento muscular.

Tratamento farmacológico

O tratamento medicamentoso da OA apoia-se basicamente em:

- Fármacos sintomáticos de curta duração (analgésicos, anti-inflamatórios não hormonais (AINH) e analgésicos opioides)[24,25]
- Fármacos de ação lenta na OA. Neste grupo, incluem-se os fármacos sintomáticos de ação lenta e os fármacos com potencial modificador do curso de doença. Algumas substâncias podem cumprir essas duas ações.[10,12-15]

São vários os medicamentos usados no tratamento da OA e pertencem a diferentes categorias, sendo as principais:

- Analgésicos
- AINH

- Antiartrósicos de ação lenta:
  - Sulfato de glicosamina
  - Sulfato de condroitina
  - Diacereína
  - Extratos não saponificados de soja e abacate
  - Cloroquina
  - Hidrolisados de colágeno (hidroxiprolina)
- Medicação intra-articular:
  - Corticosteroides
  - Ácido hialurônico (antiartrósico)
- Medicação tópica:
  - AINH
  - Capsaicina.

Sintomáticos de curta duração

Recomenda-se o uso do paracetamol como o fármaco inicial na terapia de pacientes com dor média a moderada, na dose de 1,5 a 3 g/dia. Entretanto, embora sempre citado nas recomendações de sociedades médicas, seu uso deve ser cuidadoso, pois pode acarretar dano hepático e sua eficácia é baixa. No meio médico, recomenda-se dipirona na dose de 1.000 a 1.500 mg/tomada. Opcionalmente, podem-se utilizar analgésicos opioides, mas com cuidado em razão dos efeitos adversos, especialmente obstipação e sedação excessiva, potencializando risco de quedas, principalmente dada a faixa etária dos pacientes com OA. Os AINH têm seu uso justificado pela presença de algum grau de inflamação no processo artrósico. Várias metanálises confirmam a eficácia sintomática dos AINH, superior aos analgésicos. Contudo, até agora não há evidências consistentes sobre a superioridade de algum AINH especificamente. Em relação aos inibidores específicos da ciclo-oxigenase 2 (COX-2), existe uma clara vantagem destes em relação aos efeitos gastrintestinais, com eficácia similar. Sua indicação seria prioritária, portanto, nos casos com maior risco de eventos adversos no trato gastrintestinal alto (idade ≥ 65 anos, presença de comorbidades, uso de corticosteroide oral, história de úlcera péptica e/ou sangramento alto e uso de anticoagulantes). Uma alternativa ao uso de inibidores específicos da COX-2 seria a prescrição de um AINH não seletivo associado a gastroprotetores, como os inibidores de bomba de prótons.

A colchicina pode ser utilizada como tratamento coadjuvante, sobretudo nos casos que apresentam crises dolorosas episódicas. Provavelmente os casos responsivos devem apresentar concomitância com artropatia por pirofosfato de cálcio.

O uso tópico de anti-inflamatórios e analgésicos pode aliviar, de modo eficaz, a dor da OA, principalmente de mãos e joelhos, como indicam metanálises sobre o assunto. A capsaicina, na apresentação creme a 0,025% ou 0,075%, inibe a ação da substância P, neuropeptídio liberado por terminais de nervos sensoriais centrais e periféricos e que participa do processo inflamatório. A capsaicina apresenta como principal efeito adverso a sensação local de ardência. Os resultados começam a surgir após 2 a 4 semanas. Não há razão para indicação de corticosteroides sistêmicos, a não ser em situações muito excepcionais.

Fármacos de ação lenta

Os fármacos sintomáticos de ação lenta na OA são uma boa opção ao uso isolado de analgésicos e AINH, podendo reduzir a necessidade destes. Nesse grupo, incluem-se a diacereína, o sulfato de glicosamina, o sulfato de condroitina, os extratos não saponificados de soja e abacate, o hialuronato e a cloroquina.

O sulfato de glicosamina é um aminomonossacarídio que faz parte dos glicosaminoglicanos da matriz da cartilagem. Em modelos animais, reduz a degradação da cartilagem e aumenta a síntese de proteoglicanos. Em humanos, inúmeros estudos clínicos e metanálises têm mostrado que a glicosamina é eficaz no controle da dor e na redução da função articular. Entretanto, os resultados não são uniformes, e a ação da glicosamina depende do tipo de sal empregado e da sua manufatura: o cloridrato de glicosamina, por exemplo, não se mostrou eficaz em uma revisão da Cochrane, e preparações sintéticas tiveram melhor desempenho que o produto extraído de crustáceos marinhos. Há de se considerar ainda o aspecto de estocagem e manipulação do produto, pois a glicosamina é altamente hidrofílica e pode sofrer alterações rápidas nas suas características originais.

A glicosamina demonstrou ter potencial modificador de doença. Verificou-se que pacientes com OA de joelhos tratados durante 3 anos apresentaram menor perda do espaço articular comparados aos que usaram placebo. Outros autores verificaram que pacientes que utilizaram a glicosamina para a OA de joelhos durante 1 ano tiveram, após 5 anos, um menor número de artroplastias.

O sulfato de glicosamina deve ser ingerido em tomada única diária de 1.500 mg, sendo bastante seguro, porém acarretando, em alguns pacientes, uma aceleração do trânsito intestinal e flatulência.

O sulfato de condroitina também integra os proteoglicanos e é um polissacarídio composto, entre outros, por glicosaminas. Isso implica que, talvez, sua ação possa se dever, na verdade, a essa substância. Dentre suas propriedades, destaca-se a inibição da síntese de IL-1 e efeitos anabólicos sobre a matriz cartilaginosa. Revelou-se eficaz no tratamento sintomático de OA de joelho e quadril. Uma metanálise confirma sua eficácia sintomática na OA, porém não há evidências de propriedades modificadoras da evolução da doença com esta medicação. Preconiza-se uma dose única diária de 1.200 mg. Existem preparações comerciais com a associação da condroitina com a glicosamina, que apresentam bons resultados.

A diacereína e seu metabólito reína inibem IL-1 por reduzir a quantidade de receptores dessa interleucina (IL-1R) nos condrócitos, reduzindo a síntese de metaloproteases e elevando a produção de colágeno e proteoglicanos. Trabalhos randomizados e duplo-cegos controlados mostraram eficácia superior ao placebo e comparável a AINH. Alguns autores demonstraram, em 483 casos de OA de joelho tratados durante 4 meses, que a diacereína foi superior ao placebo na melhora da dor e na avaliação pelo questionário WOMAC, mostrando eficácia até 2 meses após sua suspensão da medicação, estabelecendo a dose de 100 mg/dia como a melhor relação eficácia-tolerância. Uma relativa desvantagem é a ocorrência de efeitos colaterais no tubo digestivo, principalmente a diarreia. Preconiza-se iniciar o tratamento com apenas 50 mg/dia para verificar a tolerância do paciente. No estudo ECHODIAH, 507 casos de OA de quadril foram tratados durante 3 anos com diacereína. Esses pacientes apresentaram queda na redução do espaço articular, o que pode categorizar essa substância como modificadora de doença, embora esses mesmos pacientes não tenham apresentado melhora clínica. Na ao, é relativamente comum essa dissociação clínico-radiográfica, porém esse fenômeno corrobora a necessidade de uma maior evidência para o exato dimensionamento do papel dessa terapêutica.

Os extratos não saponificados de soja e abacate são compostos de um terço de óleo de abacate e dois terços de óleo de soja (frações não saponificadas); inibem a IL-1 e estimulam a síntese de colágeno. Eles mostraram melhorar os sintomas da OA de joelho e quadril em estudos randomizados e controlados. O papel definitivo dessa terapia na OA ainda necessita de mais estudos para confirmar seu real potencial. São utilizados em tomada única de 300 mg/dia.

A cloroquina vem sendo prescrita há mais de 30 anos. Sua eficácia sintomática foi sugerida inicialmente para o tratamento da OA erosiva das mãos, por sua semelhança em certos aspectos com a artrite reumatoide. Estudos *in vivo* demonstram um papel positivo na cicatrização da cartilagem e na proteção do tecido em modelos experimentais de OA. Quanto ao uso na OA humana, existem alguns relatos de casos e apenas um estudo multicêntrico randomizado e placebo-controlado que avalia o efeito da hidroxicloroquina *versus* placebo em 89 casos de OA de joelho. O grupo da cloroquina apresentou melhora de alguns parâmetros clínicos, porém não estatisticamente significante. Apesar da falta de estudos, a cloroquina passou a ser muito utilizada no Brasil para tratamento da OA não só erosiva, mas de outras formas e localizações com manifestações inflamatórias mais evidentes. Em 2002, o primeiro consenso brasileiro de OA[11], estabeleceu que a cloroquina é uma opção válida para o tratamento da OA. A dose preconizada é de 200 a 400 mg de hidroxicloroquina. No momento, existe a referência de dois estudos multicêntricos randomizados de uso de hidroxicloroquina na OA de mãos no *clinical trials*.

O ranelato de estrôncio, fármaco até recentemente utilizado apenas para o tratamento da osteoporose, mostrou eficácia no controle dos sintomas em um estudo de grande casuística de pacientes com OA dos joelhos.[26] Nesse mesmo trabalho, o ranelato demonstrou uma ação modificadora de doença ao evidenciar uma menor progressão na perda da cartilagem articular; entretanto, o seu potencial trombogênico limita muito seu uso na prática em pacientes idosos.

No arsenal terapêutico da OA, existem ainda vários medicamentos, porém eles ainda não demonstraram um grau de evidência suficiente para serem incorporados nas recomendações de uso para a OA, ainda que, eventualmente, sejam utilizados em alguns casos específicos. Nessa linha, podem ser citados os bisfosfonatos, os hidrolisados do colágeno (particularmente a hidroxiprolina), o colágeno não desnaturado e o metilsulfonilmetano (MSM), entre outros.

Medicação intra-articular

A aplicação intra-articular de ácido hialurônico tem eficácia superior a injeções de placebo intra-articular. Dentre as suas ações, destaca-se o efeito estimulador na produção de ácido hialurônico pela própria articulação, embora este não seja seu único modo de ação. A Food and Drug Administration (FDA) aprovou-o para tratamento de pacientes com OA sintomática de joelho que não tenham respondido a medidas não farmacológicas e a analgésicos. São feitas de 3 a 5 aplicações intra-articulares semanais, de acordo com o peso molecular do produto utilizado, geralmente em joelhos, quadris e ombros e, eventualmente, em outras articulações. Alguns autores demonstraram eficácia semelhante ao naproxeno e um efeito analgésico que perdura por até 6 meses após a aplicação. Por isso, um dos esquemas propostos é o de uma série de aplicações a cada semestre. Não parece haver diferenças entre as apresentações de alto e baixo peso molecular. Alguns estudos experimentais e clínicos apontam para um possível potencial modificador de doença, mas esse benefício ainda carece de evidência suficiente.

As infiltrações com corticosteroide são amplamente justificadas na literatura médica como um procedimento de grande valia nos casos de persistência de sintomas (principalmente se com exuberância de fenômenos inflamatórios), a despeito do emprego de outras modalidades de tratamento. O hexacetonido de triancinolona é o corticosteroide mais utilizado, em razão de seu maior tempo de permanência restrita à articulação infiltrada. Seu efeito dura aproximadamente de 1 a 3 meses. Cuidado especial deve ser tomado para que esse corticosteroide seja efetivamente aplicado no interior da articulação, pois há forte tendência de atrofia dos tecidos que recebem essa substância caso haja extravasamento ou erro de aplicação. Recentemente, em um estudo, verificou-se similaridade de eficácia entre esse corticosteroide e a metilprednisolona.

Esquema terapêutico

Diante de tantas opções, torna-se aparentemente difícil fazer a escolha terapêutica ideal. Em geral, pode-se considerar a glicosamina (com ou sem a condroitina) como o fármaco com o maior número de estudos, estando citada em algumas recomendações de sociedades médicas, assim como o ácido hialurônico. A diacereína e os extratos insaponificados de soja e abacate, embora sejam objeto de muitos estudos, são menos citados em recomendações, mas podem ser utilizados isoladamente ou associados com outros antiartrósicos de ação lenta. A hidroxicloroquina está disponível no setor público, seu custo não é alto e o meio médico já tem experiência em sua utilização. Neste capítulo, sugere-se a utilização prolongada de algum desses medicamentos isoladamente ou associados, incluindo-se as infiltrações com o ácido hialurônico (cuidado especificamente com a prescrição simultânea da glicosamina e da diacereína, por causa do efeito intestinal). Uma boa alternativa é o uso de cloroquina (com atividade anti-inflamatória) associada a um ou dois outros fármacos de ação lenta (com atividade pró-anabólica sobre a cartilagem). As infiltrações com corticoide podem ser realizadas em casos de persistência de sintomas em uma ou poucas articulações.

Cirurgia

Cogitada quando o tratamento conservador se mostra ineficaz, a cirurgia pode ser indicada em pacientes com dor prolongada ou permanente ou naqueles que começam a desenvolver deformidades fixas ou perda da função articular e não tiveram resposta satisfatória diante de um tratamento otimizado durante 3 a 6 meses. Outro ponto fundamental é a necessidade de o paciente manifestar sua aprovação pelo procedimento, uma vez que este é eletivo e exige a participação ativa do próprio paciente na recuperação. Os procedimentos variam de acordo com a articulação acometida e o grau de lesão, mas é sempre importante levar em conta as expectativas do paciente, que pode estar desejando obter resultados inatingíveis. As osteotomias visam a corrigir o desalinhamento articular e evitar a concentração de carga. As artroplastias totais devem ser reservadas para estágios mais avançados da doença e pacientes mais idosos, tendo em vista a durabilidade das próteses, e as artrodeses só devem cogitadas em casos excepcionais.

Outro ponto bastante importante é não esperar muito tempo para realizar uma artroplastia quando indicada, uma vez que a progressão da deterioração da articulação e dos tecidos periarticulares pode comprometer o resultado cirúrgico.

A irrigação salina – removendo restos cartilaginosos e outros materiais da articulação – tem se mostrado eficaz no tratamento da OA de joelho. A técnica de artrolavagem percutânea, mais econômica, utilizando material comum de toracocentese, vem obtendo resultados idênticos aos da lavagem artroscópica. O desbridamento artroscópico, com remoção de corpos soltos e fragmentos da articulação, também pode ser utilizado no tratamento das OA.

Até o momento, métodos que procuram estimular o reparo da cartilagem com implantação de enxertos de tecidos moles, condrócitos, células mesenquimais, fatores de crescimento, matrizes artificiais, autoenxertos e aloenxertos com cartilagem articular ainda não mostraram resultados definitivos e necessitam ser mais bem testados. Nesse grupo, inclui-se a infiltração intra-articular com o plasma rico em plaquetas e o uso de células mesenquimais e diferenciadas, que estão se revelando promissoras em modelos experimentais, mas necessitam de mais estudos clínicos. Muitos desses processos apresentam melhores resultados em indivíduos mais jovens e com lesões cartilaginosas focais.

Condutas especiais

As medidas descritas anteriormente são válidas para as OA como um todo, mas existem algumas condutas preferenciais de acordo com a localização (Quadro 18.7).

PROFILAXIA E PROGNÓSTICO

Com a identificação de vários fatores de risco para a OA, alguns dos quais modificáveis ou tratáveis – como obesidade, estresse mecânico, trauma articular, distúrbios congênitos ou de desenvolvimento de ossos e articulações, afecção inflamatória articular precedente, doenças endócrinas e metabólicas, incluindo a artropatia por cristais de pirofosfato de cálcio –, é possível planejar algumas medidas profiláticas. A prevenção primária é viável em pequeno número de casos; a secundária, em número bem maior, e a terciária, praticamente em todos.

O prognóstico da OA varia enormemente de articulação para articulação, mas convém notar que a evolução do estado mórbido é quase sempre lenta e contada em anos (embora haja formas rapidamente progressivas), propiciando uma prevenção razoavelmente satisfatória para a maioria dos casos. As localizações em joelhos e quadris são as de maior potencial para perdas funcionais, por influenciarem diretamente a locomoção do paciente, mas o arsenal terapêutico atual – incluindo as intervenções cirúrgicas – possibilita uma atuação favorável mesmo nessas circunstâncias, tornando o prognóstico mais favorável.

CONSIDERAÇÕES FINAIS

O tratamento da OA requer a combinação de modalidades farmacológicas e não farmacológicas. Nas primeiras, analgésicos, AINH e infiltrações intra-articulares com corticosteroide estão estabelecidos como eficazes. A maior parte dessas substâncias sintomáticas de ação lenta precisa ser ainda mais bem avaliadas, embora algumas já tenham demonstrado evidência suficientemente robusta, porém com pequeno tamanho de efeito. Por outro lado, nenhuma delas exibe evidência suficiente como modificadoras do curso da doença. O tratamento cirúrgico geralmente é utilizado quando o tratamento clínico falha. Inclui desbridamento artroscópico, remoção de osteófitos, osteotomia, artroplastia e artrodese. O uso de células e mediadores biológicos ainda está sendo testado, mas apresenta alguns resultados promissores.

Quadro 18.7 Medidas terapêuticas especiais nas osteoartrites.

Joelhos

- Instruções sobre as atividades da vida diária:
  - Evitar carregar objetos pesados
  - Não caminhar em superfícies irregulares
  - Evitar subir e descer escadas com frequência
  - Evitar atividades com longa permanência em pé
  - Evitar agachar-se e ajoelhar-se com frequência
  - Fazer uso contralateral de bengala nas OA unilaterais
  - Utilizar muleta ou andador nas OA bilaterais
- Adotar emagrecimento:
  - Preventivo nos pacientes predispostos (joelho varo ou valgo)
  - Obrigatório nos casos já instalados
- Fazer exercícios (principalmente isométricos para os quadríceps)
- Evitar evolução para joelhos em flexão
- Usar órteses nos casos de joelhos instáveis
- Aplicar gelo, não calor, se houver sinovite
- Fazer infiltração com corticosteroide nas sinovites refratárias (triancinolona hexacetonida)
- No tratamento, utilizar correntes elétricas analgésicas, por exemplo, TENS
- Recomendam-se a seguintes intervenções ortopédico-cirúrgicas de acordo com o caso:
  - Irrigação salina (*tidal irrigation* ou irrigação percutânea)
  - Desbridamento artroscópico
  - Osteotomia tibial (varo) ou femoral (valgo)
  - Artroplastia total
  - Artrodese (excepcionalmente)

Mãos

- Nódulos de Heberden e Bouchard:
  - Usar proteção articular
  - Evitar atividades de maior carga ou prolongadas (profissionais ou domésticas)
  - Fazer banhos de contraste térmico
  - Usar parafina
  - Usar creme à base de capsaicina 0,025%
  - Utilizar luvas de borracha (com ou sem aplicação de AINE tópico)
  - Cirurgia ortopédica é pouco indicada, porém as mais recomendadas seriam:
    - ◀ Artrodeses nos nódulos de Heberden
    - ◀ Artroplastias nos nódulos de Bouchard
- Rizartrose (osteoartrite carpometacarpal do 1º dedo)
  - Evitar atividades traumatizantes, como crochê e tricô
  - Imobilizar
  - Fazer infiltração com corticoide
  - Cirurgia ortopédica é mais adotada do que em casos com "nódulos". As mais recomendadas são: artroplastia e artrodese

Coxofemoral

- Instruções sobre as atividades da vida diária:
  - Evitar carregar objetos pesados
  - Não caminhar em superfícies irregulares
  - Evitar subir e descer escadas constantemente
  - Evitar atividades com longa permanência em pé
  - Fazer uso contralateral de bengalas nas OA unilaterais
  - Usar muleta ou andador nas OA bilaterais
- Em obesos, adotar medidas para emagrecimento
- Fazer exercícios que evitem predomínio dos adutores
- Manter repouso em decúbito ventral para prevenir contratura em flexão
- Não indicar infiltrações com corticosteroide, pois são de pouca valia
- No tratamento, utilizar correntes elétricas analgésicas, por exemplo, TENS
- Utilizar calor na musculatura-satélite para relaxamento muscular
- Recomendam-se intervenções ortopédico-cirúrgicas de acordo com o caso:
  - Osteotomias intertrocantéricas
  - Artroplastia total
  - Artrodese apenas em casos excepcionais

Periféricas

- Pés
  - Compensar defeitos posturais com palmilhas
  - Usar sapatos adequados e confortáveis

(continua)

Quadro 18.7 (*Continuação*) Medidas terapêuticas especiais nas osteoartrites.

Periféricas

- Fazer infiltrações com corticosteroides
- Indicar cirurgia só em casos excepcionais
- Temporomandibular:
  - Fazer infiltrações com corticosteroides
  - Tratar maloclusão dentária
- Acromioclavicular:
  - Fazer infiltrações com corticosteroides
  - Em casos persistentes, ressecar extremidade distal da clavícula

Centrais

- Coluna cervical:
  - Evitar posições que forcem o pescoço nas atividades da vida diária
  - Imobilizar nas crises agudas (métodos caseiros, colares)
  - Adotar tração precedida de calor em casos selecionados
  - No tratamento, utilizar correntes elétricas analgésicas, por exemplo, TENS
  - Fazer uso de calor e massagem relaxante
  - Fazer exercícios para manter a mobilidade (fora das crises)
  - Fazer cirurgias em casos especiais de compressão radicular resistente ao tratamento clínico e com comprometimento medular
- Coluna dorsal
  - Usar calor (ondas curtas)
  - No tratamento, utilizar correntes elétricas analgésicas, por exemplo, TENS
  - Fazer massagens relaxantes
- Coluna lombar:
  - Evitar funções e posições incompatíveis nas atividades da vida diária
  - Utilizar calor sob diferentes formas (ondas curtas, forno de Bier etc.)
  - Fazer massagem sedativa e usar relaxante muscular
  - Manter repouso nas fases agudas
  - Usar lombostato após a crise aguda em casos selecionados e por tempo limitado
  - Fazer exercícios para glúteos, abdominais e eretores da coluna para dar maior estabilidade à coluna e prevenir crises
  - Fazer cirurgia em casos especiais de compressão radicular e estenose do canal

REFERÊNCIAS BIBLIOGRÁFICAS

1. Senna ER et al. Prevalence of rheumatic diseases in Brazil: a study using COPCORD approach. J Rheumatol. 2004;31(3):594-7.
2. Abramson SB, Attur M. Developments in the scientific understanding of osteoarthritis. Arthritis Res Ther. 2009;11(3):227.
3. Felson DT. Developments in the clinical understanding of osteoarthritis. Arthritis Res Ther. 2009;11(1):203.
4. Guh DP et al. The incidence of co-morbidities related to obesity and overweight: a systematic review and meta-analysis. BMC Public Health. 2009;9:88.
5. Bergink AP et al. Vitamin D status, bone mineral density, and the development of radiographic osteoarthritis of the knee: The Rotterdam Study. J Clin Rheumatol. 2009;15(5):230-7.
6. Hunter DJ. The symptoms of osteoarthritis and the genesis of pain. Rheum Dis Clin North Am. 2008;34(3):623-43.
7. Kellgren JH, Lawrence JS. Radiological assessment of osteo-arthrosis. Ann Rheum Dis. 1957;16(4):494-502.
8. Dagenais S et al. Systematic review of the prevalence of radiographic primary hip osteoarthritis. Clin Orthop Relat Res. 2009;467(3):623-37.
9. Dahaghin S et al. Clinical burden of radiographic hand osteoarthritis: a systematic appraisal. Arthritis Rheum. 2006;55(4): 636-47.
10. Hochberg MC et al. American College of Rheumatology 2012 recommendations for the use of nonpharmacologic and pharmacologic therapies in osteoarthritis of the hand, hip, and knee. Arthritis Care Res (Hoboken). 2012;64(4):455-74.
11. Coimbra IB et al. Consenso brasileiro para o tratamento da osteoartrite (artrose). Rev Bras Reumatol. 2002;42(6):371-4.
12. Zhang W et al. EULAR evidence based recommendations for the management of hip osteoarthritis: report of a task force of the EULAR Standing Committee for International Clinical Studies Including Therapeutics (ESCISIT). Ann Rheum Dis. 2005;64(5):669-81.
13. Zhang W et al. EULAR evidence based recommendations for the management of hand osteoarthritis: report of a Task Force of the EULAR Standing Committee for International Clinical Studies Including Therapeutics (ESCISIT). Ann Rheum Dis. 2007;66(3):377-88.
14. Bruyère O et al. An algorithm recommendation for the management of knee osteoarthritis in Europe and internationally: a report from a task force of the European Society for Clinical and Economic Aspects of Osteoporosis and Osteoarthritis (ESCEO). Sem Arthritis Rheum. 2014;44(2):253-63.
15. McAlindon TE et al. OARSI guidelines for the non-surgical management of knee osteoarthritis. Osteoarthritis Cartilage. 2014;22:363-88.
16. Bjordal JM et al. Short-term efficacy of physical interventions in osteoarthritic knee pain: a systematic review and meta-analysis of randomised placebo-controlled trials. BMC Musculoskelet Disord. 2007;8:51.
17. Jamtvedt G et al. Physical therapy interventions for patients with osteoarthritis of the knee: an overview of systematic reviews. Phys Ther. 2008;88(1):123-36.
18. Ettinger WH Jr. et al. A randomized trial comparing aerobic exercise and resistance exercise with a health education program in older adults with knee osteoarthritis. The Fitness Arthritis and Seniors Trial (FAST). JAMA. 1997;277(1):25-31.
19. Pisters MF et al. Long-term effectiveness of exercise therapy in patients with osteoarthritis of the hip or knee: a systematic review. Arthritis Rheum. 2007;57(7):1245-53.
20. Lange AK et al. Strength training for treatment of osteoarthritis of the knee: a systematic review. Arthritis Rheum. 2008;59(10):1488-94.
21. Messier SP. Obesity and osteoarthritis: disease genesis and nonpharmacologic weight management. Rheum Dis Clin North Am. 2008;34(3):713-29.
22. Jones A et al. Impact of cane use on pain, function, general health and energy expenditure during gait in patients with knee osteoarthritis: a randomised controlled trial. Ann Rheum Dis. 2012;71(2):172-9.
23. Rodrigues PT et al. Effectiveness of medial-wedge insole treatment for valgus knee osteoarthritis. Arthritis Rheum. 2008; 59(5):603-8.
24. Chen YF et al. Cyclooxygenase-2 selective non-steroidal anti-inflammatory drugs (etodolac, meloxicam, celecoxib, rofecoxib, etoricoxib, valdecoxib and lumiracoxib) for osteoarthritis and rheumatoid arthritis: a systematic review and economic evaluation. Health Technol Assess. 2008;12(11):1-278.
25. Fendrick AM, Greenberg BP. A review of the benefits and risks of nonsteroidal anti-inflammatory drugs in the management of mild-to-moderate osteoarthritis. Osteopath Med Prim Care. 2009;3:1.
26. Reginster JY et al. Efficacy and safety of strontium ranelate in the treatment of knee osteoarthritis: results of a double-blind, randomised placebo-controlled trial. Ann Rheum Dis. 2013;72(2): 179-86.

19 Artrites por Deposição de Cristais

Rosa Weiss Telles • Ricardo da Cruz Lage • Geraldo da Rocha Castelar Pinheiro

INTRODUÇÃO

As artrites microcristalinas, também chamadas de doenças por deposição de cristais ou inflamação induzida por cristais, são consideradas as artrites inflamatórias mais comuns em diferentes partes do mundo. São caracterizadas, conjuntamente, pelas alterações articulares e periarticulares secundárias à resposta inflamatória aos microcristais formados e/ou depositados nos tecidos.

Além da gota, associada à deposição de cristais de urato monossódico (UMS), fazem parte desse grupo as condições clínicas associadas a cristais de: pirofosfato di-hidratado de cálcio (CPPD), fosfato básico de cálcio (BCP) ou apatita, cistina, tirosina, Charcot-Leyden, colesterol, oxalato de cálcio e fosfato de alumínio (descritos em pacientes dialisados por longo período) e corticosteroides.[1,2] Por serem as mais importantes e as mais bem documentadas clínica e experimentalmente, o presente capítulo abordará as síndromes associadas aos cristais de UMS, de CPPD e de BCP.

GOTA

É a artrite inflamatória desencadeada pela cristalização de UMS nas articulações e nos tecidos periarticulares e decorre da elevação crônica do ácido úrico no plasma, além do seu ponto de saturação.[3]

A história da gota evoluiu em paralelo à própria história da medicina. A primeira referência escrita sobre gota data do ano de 2640 a.C., quando egípcios descreveram a podagra (artrite do hálux), hoje entendida como associada à artropatia por UMS.[4] Nos aforismos de Hipócrates (séc. 5 a.C.), há o reconhecimento do papel hormonal da gota, que acomete mulheres na pós-menopausa; da importância do estilo de vida, especialmente da libação alcoólica e alimentar; e da resolução espontânea do episódio agudo e a sua sazonalidade. No entanto, o termo "gota" foi provavelmente utilizado pela primeira vez por Randolphus of Bocking somente por volta de 1200 d.C.[4] Coube a Thomas Sydenham, ele próprio acometido pela doença, a descrição do quadro clínico clássico de uma crise aguda de gota no ano de 1683.[5]

> He goes to bed and sleeps well, but about two a clock in the morning is waked by the pain, seizing either his great toe, the heel, the calf of the leg or the ankle; this pain is like that of dislocated bone, with the sense as it were of water almost cold, poured upon the membranes of the parts affected, presently shivering and shaking follow with a faverish disposition; the pain is first gentle, but increases by degrees, (and in like manner the shivering and shaking go off) and that hourly, till towards night it comes to its height, accompanying itself neatly according to the variety of the bones of the tarsus and metatarsus, whose ligaments it seizes, sometimes resembling a violent stretching or tearing those ligaments, sometimes gnawing of a dog, and sometimes a weight; moreover, the part affected has such a quick and exquisite pain, that is not able to bear the weigth of the clothes upon it, nor hard walking in the chamber; and the nigth is not passed over in pain upon this account only, but also by reasobn of the restless turning of the part hither and thither, and the continual change of its place. Nor is the tossing of the whole body, wich always accompanies the fit, but especially at its coming, less then the continual agitation and pain of the tormented member: there are thousand fruitless endevours used to ease the pain, by changing the place continually, whereon the body, and the affected members lie, yet there is no ease to be had.

O agente causal da gota, apesar das especulações existentes à época, começou a ser identificado a partir do século 17. Em 1679, o alemão Anton van Leeuwenhoek, o inventor da microscopia óptica, encontrou cristais no material obtido de tofo (agregado tissular de cristais, já descrito por Galeno no século 3 d.C.), apesar de desconhecer a composição química deles, a qual somente foi definida em 1787 pelo químico Wollaston, ao examinar tofo de sua própria orelha.[5] Em 1848, Sir Alfred Baring Garrod descreveu o método semiquantitativo para dosagem de ácido úrico no plasma e na urina, sendo este considerado o primeiro teste para dosagem bioquímica em medicina.[5] Nesse mesmo ano, o químico francês Louis Pasteur foi o primeiro a identificar a birrefringência negativa dos cristais de UMS, seguido por Max Freudweiler em 1899. No entanto, tais estudos foram esquecidos até 1961, quando McCarthy e Hollander passaram a utilizar novamente a microscopia óptica de luz polarizada para diferenciar tipos específicos de cristais presentes em líquido sinovial, tecidos articulares e periarticulares.[6-8] A identificação de cristais de UMS no líquido sinovial e no material recolhido de tofo continua sendo o padrão de referência para diagnóstico de gota, apesar da introdução dos novos critérios.[9,10]

Considerando-se a patogênese da gota, coube a Wilhelm e Max Freudweiler, em 1899, descreverem a resposta inflamatória aguda aos cristais injetados na junta e no tecido subcutâneo do ser humano. Tal resposta inflamatória foi associada com a fagocitose dos cristais, observada em 1962 por Faires e McCarty.[3]

A gota é uma das doenças metabólicas mais frequentes, reconhecida como "erro inato do metabolismo" já em 1859 pelos médicos Garrod e seu filho Archibald.[4] Historicamente, foi considerada "a doença dos reis", sendo sua ocorrência associada aos poderosos e ricos da sociedade. Importantes personagens da história mundial tinham gota, incluindo Alexandre, o Grande, Carlos Magno, Henrique VIII, Galileu Galilei, Sir Isaac Newton, Charles Darwin, Goethe e Renoir.[5] Não obstante, com a abundância de alimentos associada à tendência ao sedentarismo, obesidade e consumo de bebidas alcoólicas, a gota passou a ser considerada "doença dos comuns".[11]

Epidemiologia

Prevalência e incidência

A prevalência da gota ao redor do mundo é variável, sendo estimada em mais de 10% em etnias específicas da Oceania, 1 a 4% em países industrializados da Europa e América do Norte, podendo ser baixa (< 0,5%) em alguns países da Ásia e América Central e do Sul.[3] Uma metanálise recente, utilizando 67 estudos de diferentes países e continentes, incluindo 12.226.425 indivíduos, calculou a prevalência da gota no mundo em 0,6% (IC 95%, 0,4 a 0,7%), variando de 0 a 26,2%.[12] Tal variação deve-se a diversos fatores, quais sejam: diferentes métodos e amostragens dos estudos, definições de caso e períodos em que os estudos foram realizados, variações demográficas, de estilo de vida e de morbidades das populações estudadas.[13] No entanto, estudos epidemiológicos têm demonstrado aumento da prevalência de gota no mundo, especialmente em países industrializados.[13,14] Por exemplo, a prevalência de gota mais que dobrou nos EUA entre as décadas de 1960 e 2000, partindo de 1,48% na década de 1960 para 2,7% entre 1988 e 1994, atingindo 3,9% em 2007/2008.[13-16]

As estimativas mais recentes relatam incidência de gota de 0,84/1.000 pessoas/ano nos EUA a 1,36 a 1,77/1.000 pessoas/ano no Reino Unido, atingindo 2,74/1.000 pessoas/ano em Taiwan. Apesar de bem mais escassos, os estudos de incidência indicam claramente aumento da ocorrência de gota com a idade, atingindo platô por volta dos 70 anos, e risco 2 a 6 vezes maior em homens quando comparados às mulheres.[3]

Fatores de risco

Hiperuricemia

Reconhecidamente, o principal fator de risco para gota é a hiperuricemia, e o risco de desenvolver a enfermidade aumenta drasticamente com a elevação do nível sérico de urato (Figura 19.1). Dessa maneira, os fatores de risco para gota, à parte daqueles desencadeadores da crise aguda, são essencialmente os mesmos que determinam a uricemia.[11]

A hiperuricemia é um componente causal necessário e insuficiente para o aparecimento da gota, e sua definição segue propostas diversas.[17] Do ponto de vista puramente estatístico, define-se hiperuricemia como valor de dois desvios-padrão acima da média populacional, com valor de referência maior para o sexo masculino em comparação ao feminino e grande variação entre populações. Do ponto de vista físico-químico, a hiperuricemia é definida a partir do ponto de saturação do ácido úrico no meio extracelular, nível em que ocorre a cristalização do UMS, sem diferença entre os sexos. Nesse caso, considera-se que o limite da solubilidade do urato em fluidos extracelulares se encontra entre 6 e 6,8 mg/dℓ, a depender do pH e da temperatura do meio. Ainda sob um terceiro ponto de vista, a hiperuricemia pode ser definida segundo o risco de

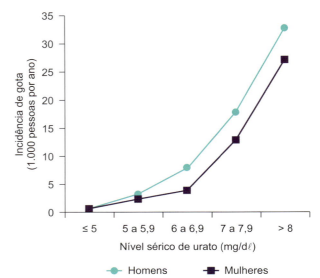

Figura 19.1 Aumento da incidência de gota em homens e mulheres em relação ao nível sérico do ácido úrico. Adaptada de Roddy et al., 2014.[13]

desenvolvimento de gota ao longo da vida. Nesse caso, estudos epidemiológicos enfatizam o aumento do risco de gota com valores sustentados a partir de 6 mg/dℓ.[17]

Sexo, idade e etnia

As concentrações séricas de ácido úrico são, em média, 1 mg/dℓ mais altas em homens do que em mulheres na idade adulta, provavelmente em virtude do efeito do estrogênio no transporte renal do ácido úrico, diminuindo sua reabsorção.[18] Consequentemente, entre indivíduos abaixo de 65 anos, homens possuem prevalência até quatro vezes maior de gota em comparação às mulheres, e a média de idade de início da doença é aproximadamente 7 a 10 anos mais tarde em mulheres do que em homens. Essa diferença se reduz após a menopausa, com a perda da proteção hormonal.

O aumento do risco de gota com a idade parece ser consequência de cofatores associados à idade, como aumento da prevalência de osteoartrite, diabetes melito, piora da função renal, hipertensão arterial sistêmica e uso de diuréticos. De modo semelhante, o aumento do risco de gota em afro-americanos tem sido atribuído ao aumento da prevalência de hipertensão nessa população.[11,13,18] Grupos étnicos específicos, como a população Maori da Nova Zelândia e os chineses da dinastia Hmong, parecem mais propensos a hiperuricemia e gota.[18]

Genética

História familiar está presente em cerca de 40% dos pacientes, variando de 10 a 80%.[19] Genes podem influenciar a ocorrência da gota em diferentes pontos da patogênese da doença, a saber: produção do ácido úrico e sua excreção renal, nucleação e crescimento dos cristais de UMS, produção e resposta aos mediadores inflamatórios.

Alterações monogênicas associadas a distúrbios no metabolismo das purinas, com consequente hiperuricemia e hiperuricosúria, levam ao início prematuro da gota. São exemplos de defeitos enzimáticos monogênicos ligados ao cromossomo X a hiperatividade da fosforribosil-pirofosfato sintetase (PRPP-S) e a deficiência da hipoxantina-guanina fosforribosil transferase (HGPRT-ase), que pode ser completa (síndrome de Lesch-Nyhan) ou incompleta (síndrome de Keller-Seegmiller; Figura 19.2). Esses dois erros inatos do metabolismo das purinas apresentam-se, fenotipicamente, com gota, nefrolitíase, distúrbios neurológicos, alterações comportamentais e de desenvolvimento em graus variados, podendo as manifestações neurológicas estar ausentes nas formas parciais.[20]

A deficiência da frutose-1-fosfato aldolase e das enzimas envolvidas nas doenças de depósito do glicogênio I (deficiência da glicose-6-fosfatase; doença de von Gierke), III (deficiência da amilo-1,6-glicosidase; doença de Cori ou Forbes), V (deficiência de fosforilase muscular; doença de MacArdle) e VII (deficiência de fosfofrutoquinase; doença de Tauri), todas de herança autossômica recessiva, leva ao acúmulo de nucleotídios por diferentes mecanismos que, ao final, serão substrato para a produção de ácido úrico, com consequente hiperuricemia e gota.[22] Além disso, a doença renal cística medular e a nefropatia hiperuricêmica familiar juvenil, associadas à mutação do gene *UMOD* (codificação de uromodulina), ambas definidas por herança autossômica dominante, manifestam-se por início precoce de gota com baixa excreção renal de ácido úrico e insuficiência renal crônica.[3,23,24] No entanto, essas doenças, relativamente raras, são responsáveis por pequena proporção da gota na população geral.

A herança genética da gota é predominantemente multigênica.[19] Calcula-se que essa contribuição genética seja responsável por 40 a 63% da variação da uricemia e que o escore genético de diferentes combinações de alelos pode indicar aumento de até 40 vezes no risco de incidência de gota, superando, em muito, fatores ambientais.[18,19] Mais de 30 *loci* já foram identificados em estudos envolvendo genoma humano. Os genes mais estudados são os responsáveis pela regulação do transporte renal ou intestinal do ácido úrico, especialmente genes codificadores do URAT1, GLUT9 e ABCG2.[18,24] Alterações genéticas que determinam o metabolismo (para além das alterações monogênicas enzimáticas já citadas), a estrutura, a regulação e a sinalização de moléculas na inflamação foram menos estudadas, mas indicam que alterações nos genes que modulam o processo inflamatório e a produção do ácido úrico podem interferir na expressão da gota.[19] Exemplos dessas alterações são encontrados na expressão genética do CARD8, uma subunidade do inflamassoma, associada à amplificação da resposta inflamatória à interleucina (IL)-1-beta; do gene *GCKR* que codifica a proteína reguladora da glucoquinase, responsável pela via glicolítica hepática; e dos genes codificadores da adenosina monofosfato quinase (*AMPK*), ambas associadas ao aumento da concentração de ribose 5'-fosfato

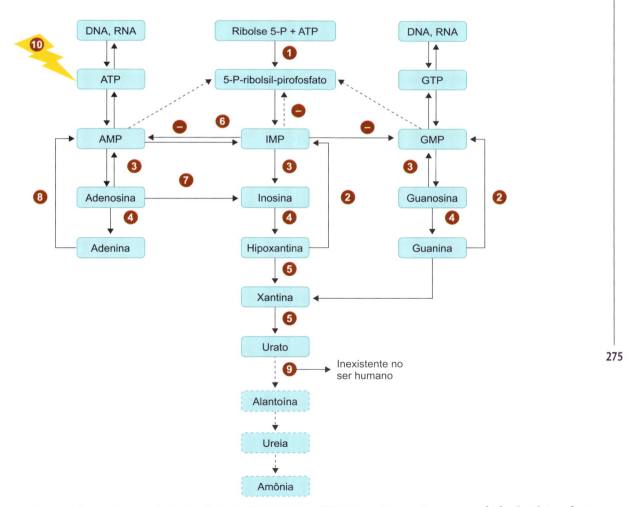

Figura 19.2 Síntese *de novo* das purinas. 1: fosforribosil-pirofosfato sintetase (PRPP-S); 2: hipoxantina-guanina-fosforribosil transferase (HGPRT-ASE); 3: 5'-nucleotidase (ND); 4: purina nucleotídio fosforilase (PNP); 5: xantina oxidase (XO); 6: AMP-deaminase (AMPD); 7: adenilato deaminase (ADA); 8: amidofosforribosil transferase (APRT-ASE); 9: urato oxidase (UO) ou uricase; 10: condições metabólicas com degradação de ATP. Adaptada de Xavier-Jr. et al., 2014.[21]

(ver Figura 19.2) e aos traços metabólicos da gota, como a resistência à insulina e a hipertrigliceridemia.[19,24,25]

Dieta

Diferentes hábitos de vida podem interferir no nível sérico do ácido úrico e no risco de gota (Figura 19.3).[13] O aumento do consumo de álcool eleva o risco da enfermidade, com evidente gradiente dose-resposta. Dentre as bebidas alcoólicas, a cerveja apresenta o maior risco, pela associação do álcool à alta concentração da purina guanosina, seguida por bebidas destiladas e bebidas ricas em frutose.[18,19] O álcool aumenta a produção de ácido úrico pela degradação de ATP (trifosfato de adenosina) em AMP (monofosfato de adenosina), e por diminuição da sua secreção renal no túbulo proximal. Esta ocorre por inibição competitiva decorrente da acidemia consequente à conversão do álcool em ácido lático e ao aumento das concentrações de ácido acetoacético e beta-hidroxibutírico, decorrentes do jejum associado ao consumo da bebida alcoólica.[19]

A ingestão de alimentos ricos em purinas e de bebidas açucaradas e ricas em frutose aumenta o risco de gota. Dentre os alimentos ricos em purinas, aumentar uma porção diária de carnes, especialmente vermelhas, ou frutos do mar parece elevar o risco de incidência de gota em 21 e 7%, respectivamente.[18] Por outro lado, vegetais ricos em purinas parecem não influenciar no risco de gota, enquanto o maior consumo de café, vitamina C, leite e derivados e cerejas diminui esse risco.

Medicamentos

Vários medicamentos sabidamente aumentam o risco de gota em virtude da diminuição da excreção renal do ácido úrico. Dentre esses, estão os diuréticos tiazídicos e de alça, o ácido acetilsalicílico em dose baixa (60 a 300 mg/dia), o ácido nicotínico, os betabloqueadores, os inibidores de ECA e os bloqueadores dos receptores de angiotensina não losartana. Por sua vez, bloqueadores de canal de cálcio, losartana e fenofibrato parecem diminuir o risco de gota, pelo efeito uricosúrico discreto que possuem.[3,26]

Os medicamentos tuberculostáticos pirazinamida e etambutol induzem a hiperuricemia e a gota, assim como os inibidores da calcineurina, ciclosporina e tacrolimo. A ciclosporina pode levar a uma forma acelerada de gota, com aparecimento precoce de tofos, inclusive em locais pouco usuais, como as articulações sacroilíacas e intraespinal.[3,27] A síndrome da lise tumoral, induzida pela utilização de fármacos citotóxicos para tratamento de câncer, caracteriza-se pela presença de distúrbio hidreletrolítico e hiperuricemia, podendo ser evitada pela hidratação adequada e pelo uso de alopurinol ou rasburicase em pacientes com risco moderado a alto.[27]

Além das medicações mais comumente associadas à gota citadas anteriormente, uma miscelânea de medicamentos, recentemente revista, pode causar hiperuricemia, incluindo omeprazol, topiramato e sildenafila.[27]

Etiologia e patogênese

Produção e excreção do ácido úrico

O ácido úrico é um ácido orgânico fraco que existe nos fluidos corporais, com pH em torno de 7,4 e altas concentrações de sódio, principalmente na forma pouco solúvel de UMS[19] (Figura 19.4). O nível de ácido úrico é resultado do balanço entre a sua produção e a sua excreção (Figura 19.5).[28] A hiperuricemia é causada, primariamente (em 80 a 90% dos indivíduos), pela excreção renal ineficiente do ácido úrico, sendo a dieta e o aumento da produção endógena responsáveis por aproximadamente 10 a 20% dos casos.[29]

Sabe-se que os seres humanos são os únicos mamíferos que desenvolvem gota espontaneamente, visto não terem a enzima uricase (urato oxidase), que oxida o ácido úrico a alantoína, composto mais solúvel.[28] Dessa maneira, o nível sérico de urato é aproximadamente 10 vezes maior em humanos em comparação aos outros mamíferos. A vantagem evolutiva do aumento do nível sérico de urato em humanos é controversa, porém sabe-se que o ácido úrico é um potente antioxidante, está associado à manutenção da pressão arterial mesmo na

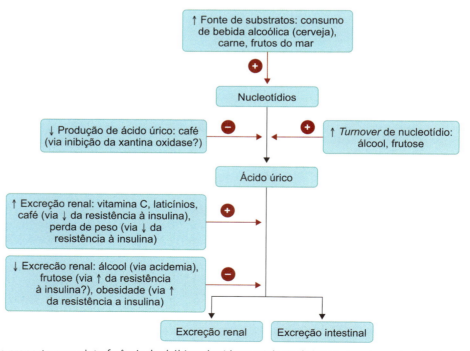

Figura 19.3 Mecanismo proposto para a interferência dos hábitos de vida na etiologia da hiperuricemia e gota. Adaptada de Roddy et al., 2014.[13]

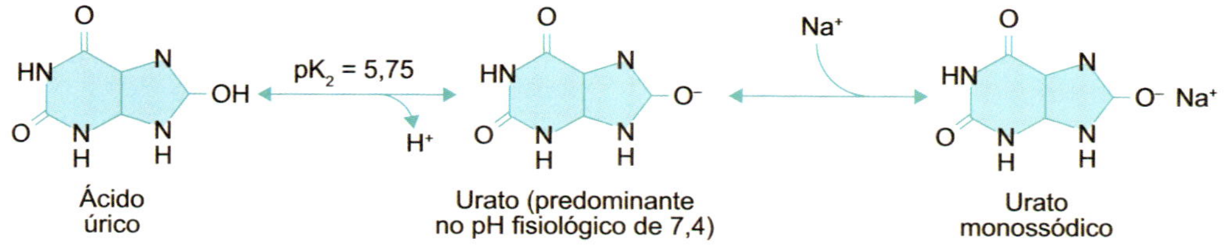

Figura 19.4 Formação físico-química do ácido úrico e dos monouratos de sódio. O urato predomina em pH e temperatura fisiológicos de 7,4 e 37°C. Pode combinar com o sódio presente nas soluções para formar o sal menos solúvel, monourato de sódio. Adaptada de Martillo et al., 2014.[30]

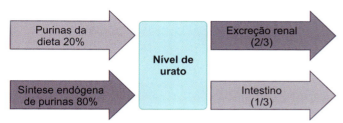

Figura 19.5 Balanço do ácido úrico. Adaptada de Xavier-Jr. et al., 2014.[21]

posição bípede e em situações de baixa ingesta de sódio e é um estimulante do sistema imune inato e do córtex cerebral.[4,31,32]

Nos seres humanos, 80% do *pool* de ácido úrico derivam do metabolismo das purinas endógenas, a partir do catabolismo dos ácidos nucleicos celulares e da biossíntese *de novo* das purinas, enquanto 20% advêm do catabolismo das purinas alimentares (ver Figura 19.5). O aumento da produção endógena do ácido úrico é, muitas vezes, resultado do *turnover* celular aumentado presente em doenças proliferativas e inflamatórias, incluindo a psoríase, além de hemoglobinopatias e anemias hemolíticas. Tais condições associam-se à maior degradação de ATP, levando ao acúmulo de ADP (difosfato adenosina), AMP e, consequentemente, à maior síntese de ácido úrico. Além disso, o aumento da produção endógena de ácido úrico pode se dever a defeitos enzimáticos nas vias do metabolismo do ácido úrico (ver Figura 19.2).

A excreção do ácido úrico ocorre por duas vias: renal e intestinal. A via renal é responsável por aproximadamente 60 a 65% da eliminação do ácido úrico. O urato é livremente filtrado do sangue pelos glomérulos, sendo posteriormente reabsorvido e secretado nos túbulos contorcidos proximais via transportadores específicos.[33] Em indivíduos saudáveis, apenas 6 a 8% do urato filtrado será realmente excretado na urina. Essa *fração de excreção do ácido úrico* é menor em indivíduos com gota, 3 a 5%, sendo seu aumento, em resposta à elevação dos níveis séricos de ácido úrico, ainda mais modesto.[29,33]

Do ponto de vista molecular, transportadores de urato têm sido identificados, destacando-se o papel do GLUT9 (transportador 9 de glicose) e do URAT1 (transportador de ácido úrico 1), que reabsorvem o urato no túbulo contorcido proximal de volta para a circulação, sendo ambos inibidos pelos medicamentos uricosúricos (benzbromarona, losartana e lesinurade).[33] Tanto o GLUT9 quanto o URAT1 fazem parte da família dos transportadores de ácido orgânico (OAT), e outros membros da mesma família parecem também interferir no nível sérico de urato (OAT 1, 2 3 e 4), assim como cotransportadores de sódio fosfato-dependentes (NPT 1 e 4).

Além disso, o transportador de múltiplos fármacos ABCG2 exerce papel na secreção do ácido úrico no túbulo contorcido proximal e no intestino, e sua disfunção parece associar-se à hiperuricemia.[18] Além da excreção via transportador ABCG2 no intestino, o ácido úrico atinge a luz intestinal como componente de bile, saliva e suco gástrico. Uma vez na luz intestinal, o ácido úrico será convertido a alantoína e CO_2, pela uricase da microbiota intestinal.[33]

Classificação da hiperuricemia

Considerando-se a produção e a excreção do ácido úrico, além da associação com outras doenças, a hiperuricemia é classificada em *primária*, quando nenhuma enfermidade específica foi identificada como responsável por ela, ou *secundária*, quando alguma doença foi identificada como causadora da hiperuricemia.

Pacientes com gota podem ser classificados em *hiperprodutores*, quando o aumento da produção de ácido úrico leva à hiperuricemia, ou em *hipoexcretores renais*, quando há diminuição da sua excreção renal. Em torno de 90% dos indivíduos com gota *primária* são *hipoexcretores renais*, isolados ou em combinação com algum grau de *hiperprodução*.[19,34]

O conceito de hiperuricemia por *hiperprodução* de ácido úrico tem sido questionado pelos estudos que avaliam a sua *hipoexcreção intestinal*; por exemplo, por bloqueio do transportador ABCG2. Nessa situação, o aumento das concentrações séricas de ácido úrico é compensado pela elevação da fração da excreção renal do ácido pela ação dos outros transportadores renais. Demonstra-se assim que algum grau de diminuição da excreção renal deve contribuir para hiperuricemia na maioria dos casos em que existe *hiperprodução* de urato.[19,34]

Além disso, a *hiperprodução* do urato é provavelmente mais bem descrita como um tipo de *sobrecarga renal* de ácido úrico que se divide em dois subtipos diferentes, relacionados à *hiperprodução* verdadeira de urato e à *diminuição da excreção extrarrenal* (intestinal) de ácido úrico.[19]

Na prática, os pacientes *hiperprodutores* de urato são identificados pela excreção aumentada de ácido úrico na urina de 24 h (≥ 1.000 mg/dia; para outros, ≥ 800 mg/dia, sob dieta livre) e os *hipoexcretores renais* por diminuição do clareamento do ácido úrico (< 6 mℓ/min/1,73 m^2).[35,36]

Formação dos cristais de UMS

A supersaturação do plasma em condições fisiológicas de temperatura e pH ocorre quando as concentrações séricas de ácido úrico atingem, aproximadamente, 6,8 mg/dℓ. A partir desse ponto de solubilidade, os cristais de UMS começam a se formar. A nucleação é o processo de precipitação dos microcristais, quando moléculas dispersas se agregam e formam um núcleo, sendo a etapa limitante da formação dos cristais de UMS. A nucleação pode ser homogênea, quando ocorre na ausência de uma partícula externa; heterogênea, quando partículas nucleantes estão presentes (p. ex., condroitina, debris de cartilagem, colágeno, fosfatidilcolina, ácido hialurônico advindos de trauma local ou osteoartrite, chumbo etc.); e secundária, quando ocorre na presença de cristais preexistentes. Chama-se atenção para o fato de a cristalização secundária e heterogênea poder ocorrer com níveis de ácido úrico abaixo do ponto de saturação.[19,30] Uma vez que o núcleo do cristal esteja estabilizado, seu crescimento ocorre de maneira acelerada na periferia, sendo o crescimento longitudinal, em contrapartida ao crescimento latitudinal, uma propriedade particular dos cristais de UMS responsável pela sua forma "em agulha".[30,37]

As temperaturas mais baixas e a acidose, local ou sistêmica, facilitam a cristalização do UMS.[37] A diminuição da temperatura em apenas 2°C é capaz de diminuir a solubilidade do UMS, levando o ponto de saturação do ácido úrico de 6,8 mg/dℓ (37°C) para 6 mg/dℓ (35°C). É interessante notar que o calor produzido pelo processo inflamatório da gota aguda poderia contribuir para o processo de resolução da crise ao proporcionar a solubilização dos cristais.[30] A acidose produzida por exercícios extenuantes, pela insuficiência respiratória e pelo consumo de álcool, além de diminuir de forma competitiva a excreção renal do ácido úrico, pode levar ao aumento das concentrações de cálcio no meio extracelular, o que favorece o processo de nucleação do UMS.[30] A observação do aumento da cristalização nessas condições pode explicar a ocorrência das crises agudas de gota em articulações periféricas, mais frias, e durante o sono, em razão da acidose respiratória leve. Além disso, perturbações físicas podem promover a cristalização, explicando a ocorrência da formação dos cristais de UMS nas articulações, constantemente expostas a choques mecânicos.[30]

Resposta inflamatória aos cristais de UMS

A crise aguda da gota ocorre quando os cristais de UMS interagem com as células do paciente, iniciando resposta inflamatória.[19] Para que essa interação ocorra, são importantes o tamanho dos cristais e a sua opsonização, a presença de citocinas no meio e o encontro com células específicas. Os microcristais de UMS, mais propensos a desencadear crises, são liberados de grandes cristais ou tofos. Essa liberação é favorecida pela variação do nível sérico de urato, justificando o desencadeamento de crises agudas de gota após início abrupto de drogas hipouricemiantes.[19]

A célula inflamatória predominante na gota aguda é o neutrófilo, que é recrutado para a articulação após interação inicial dos cristais de UMS com células residentes da sinóvia, especialmente os macrófagos.

A interação entre cristais de UMS e fagócitos ocorre de duas maneiras predominantes: pela via convencional da opsonização e fagocitose de partículas ou pela ligação direta dos cristais com glicoproteínas de membrana. Na via convencional, imunoglobulinas da classe IgG e fatores da cascata do complemento opsonizam cristais de UMS, promovendo crescimento dos cristais e facilitando a resposta inflamatória a eles. A diversidade da resposta imune humoral pode explicar, em parte, por que nem todos os indivíduos hiperuricêmicos desenvolvem gota, e o desenvolvimento de anticorpos anti-UMS são uma explicação plausível do motivo de alguns indivíduos com gota crônica continuarem apresentando crises de gota mesmo quando o nível do ácido úrico está controlado por tempo prolongado.[30] Após a fusão do lisossomo, a impossibilidade de destruir os cristais de UMS fagocitados leva à lesão da barreira do fagolosissomo e à liberação de cristais e proteases lisossomais (catepsina, metaloproteinases, granzima A, elastase de neutrófilos, proteinases etc.) no citosol. Essas enzimas e os cristais de UMS liberados no citosol são capazes de induzir resposta inflamatória e lesão mitocondrial, com consequente morte celular.[2]

O segundo, e talvez preponderante, mecanismo de interação entre cristais de UMS e fagócitos envolve ligação direta destes com proteínas sinalizadoras da membrana celular que irão modificar a estabilização dessa membrana e ativar diretamente a cascata inflamatória. As propriedades específicas da superfície dos cristais, com carga fortemente negativa, parecem ser característica importante para a ocorrência de tal interação, que envolve a ativação da proteína G, fosfolipase A2, C e D, tirosinoquinase e outras quinases, como as ativadas por mitógenos (ERK1/ERK2, p38) e a quinase c-Jun N-Terminal (JNK).[2,19,36,38]

A resposta celular à interação entre fagócitos e cristais de UMS é a produção e a liberação de enorme variedade de mediadores pró-inflamatórios, dentre eles, espécies reativas de oxigênio, óxido nítrico, IL-1, IL-6 e IL-8, TNF-alfa, MCP-1, leucotrieno B4, prostaglandinas etc.[2,37] Juntos, irão promover vasodilatação e ativação endotelial, com eritema e edema local, dor e migração de neutrófilos e monócitos para a articulação, amplificando a resposta inflamatória.[34] Ademais, ao atingirem a circulação sistêmica, desencadeiam os sintomas gerais de mal-estar, febre e leucocitose típicos da crise da gota aguda.[19]

No centro da resposta inflamatória aos cristais de UMS, encontra-se a ativação do inflamassoma, com consequente produção e liberação das interleucinas da família da IL-1 (IL1-beta, IL-18 e IL1-alfa).[2,37] O inflamassoma é um complexo multiproteico citoplasmático que atua como sensor de lesão celular e da presença de microrganismos. Na gota, o inflamassoma mais importante é formado pela proteína NLRP3 (NALP3 ou criopirina), ligada ao adaptador proteico ASC e à enzima caspase-1. A caspase-1 é responsável pela clivagem da pró-IL-1 e pró-IL-18 a suas formas ativas: IL-1 e IL-18.[2] O inflamassoma pode ser ativado pela presença de cristais de UMS e de outros agregados lisossomais no citosol, ou pela interação dos cristais com proteínas sinalizadoras da membrana celular.[2,38]

A ativação do inflamassoma parece ocorrer em duas etapas distintas. A primeira, ou primeiro sinal, seria responsável pelo *priming* dos neutrófilos. Essa etapa, inespecífica, promove um meio no qual o inflamassoma poderá ser posteriormente ativado.[39] Diversas moléculas podem atuar como primeiro sinal, dentre elas o próprio cristal de UMS ligando-se aos receptores de membrana *toll-like* (TLR2 e TLR4), a IL-1 ligando-se aos seus receptores (IL-1R) na membrana, a fração C5a do complemento, a calprotectina (proteína granular do neutrófilo), o ATP extracelular, os ácidos graxos de cadeia longa da dieta, dentre outras.[38,40] O primeiro sinal promove ativação da NADPH oxidase e a ligação do fator nuclear κB (NF-κB) aos genes que codificam as citocinas e as proteínas necessárias para o processo inflamatório. O segundo sinal seria decorrente da interação entre os cristais de UMS e os fagócitos ativando diretamente o inflamassoma (Figura 19.6).[2,40] Uma vez produzida e liberada, a IL-1-beta amplifica o recrutamento de neutrófilos para dentro das articulações e a resposta inflamatória desencadeada pelos cristais de UMS.[19]

Resolução da crise aguda de gota

Mesmo sem a intervenção médica, o ataque da gota aguda é quase sempre autolimitado, terminando em 1 a 2 semanas. É interessante notar que a resolução do processo inflamatório na gota não decorre da remoção do fator desencadeante, mas

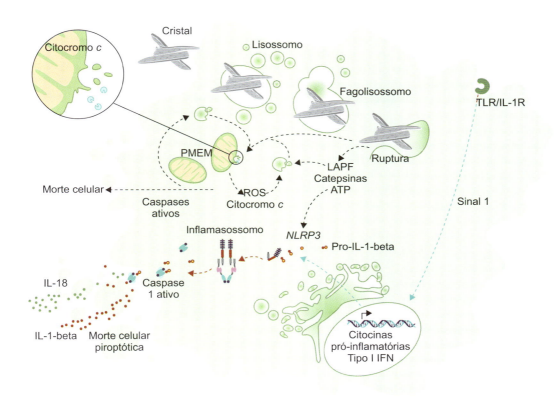

Figura 19.6 Ativação do inflamassoma NLRP3 de neutrófilos por cristais de urato monossódico. A IL-1 exerce papel central na inflamação induzida por cristais. Sua liberação requer sinalização por meio do TLR ou IL-1R (seta), que levará à produção de pró-IL-1, posteriormente clivada a IL-1 pela caspase presente no inflamassoma NLRP3. A ativação da cascata inflamatória causa piroptose, um tipo inflamatório de morte celular. Além disso, o dano lisossomal leva à permeabilização da membrana externa mitocondrial, com liberação de moléculas pró-apoptóticas, como citocromo c, com ativação de caspases mediadoras da morte celular. A PMEM também impulsiona a geração de espécies reativas de oxigênio (ROS) e contribui para a ativação do NLRP3 direta e indiretamente ao induzir dano lisossomal adicional. TLR: receptor *toll-like*; IL-1R: receptor da interleucina 1; ROS: espécies reativas de oxigênio; NLRP3: criopirina/NLRP3; IL-18: interleucina 18; IL-1-beta: interleucina 1-beta; IFN: interferon; PMEM: permeabilização da membrana externa mitocondrial; LAPF: proteína indutora de apoptose associada ao lisossomo; ATP: adenosina trifosfato. Adaptada de Franklin et al., 2016.[2]

por mecanismos que o organismo encontra para finalizar o processo inflamatório agudo, mesmo com a permanência dos depósitos de cristais de UMS nos tecidos.[41]

Os próprios neutrófilos ativados parecem ser capazes de produzir mediadores que inibem a ligação da IgG aos cristais de UMS servindo como alça de *feedback* negativo da inflamação. Além disso, os cristais de UMS, na fase de resolução da crise, são revestidos por macromoléculas, como as apolipoproteínas B e E, TGF-beta, HDL e LDL, que reduzem a ativação dos neutrófilos.[19,30,37,42]

Diversos mediadores anti-inflamatórios são implicados na resolução da gota, dentre eles TGF-beta, IL-10, antagonista do receptor da IL-1, receptores solúveis 1 e 2 do TNF-alfa, supressor da sinalização de citocina 3 (SOCS3) e indutores do receptor ativado por proliferadores de peroxissoma (PPAR-gama).[30,37] Mediadores lipídicos (resolvinas, protectinas, lipoxinas, maresinas, prostaglandinas), produzidos a partir de ácidos graxos essenciais como o ômega-3, parecem limitar o tráfego e a ativação de neutrófilos e aumentar o clareamento de células apoptóticas pelos macrófagos.[42] Ainda, a liberação de melanocortinas leva à liberação de corticosteroides pelas suprarrenais e inibe diretamente a ativação de macrófagos.

Por fim, o processo de NETose (formação de armadilha – *trap* – extracelular de neutrófilos) é capaz de aprisionar e clivar citocinas inflamatórias, inativando-as. A NETose caracteriza-se pela extrusão rápida de DNA do neutrófilo e, à medida do seu crescimento, é capaz de aprisionar grande quantidade de UMS formando agregados de NET característicos de tofos. A formação desses agregados pode explicar como o organismo tolera a presença de tofos sem inflamação aguda por longo período.[41]

Gota crônica

Mesmo fora da inflamação aguda, a sinovite de baixo grau pode persistir, decorrente da fagocitose contínua de cristais de UMS e da presença de tofos nas superfícies articulares.[28] Os cristais de UMS persistentes nas articulações são organizados em forma de granuloma, com zona coronal rica em macrófagos e produtora de citocinas pró-inflamatórias.[19] As mesmas citocinas, quimiocinas e oxidantes envolvidos na gota aguda contribuem para a inflamação crônica.[28]

As erosões ósseas são detectadas nos estádios mais avançados da gota. O mecanismo básico dessas erosões parece ser a presença e a infiltração, pelo tofo, do osso subcondral.[43]

Cristais de MUS parecem reduzir o efeito anabólico dos osteoblastos, reduzindo a viabilidade, a função e a diferenciação celular, contribuindo para a lesão do osso justarticular.[19,28] Além disso, pacientes com gota apresentam níveis elevados de ligante do NF-κB (RANKL) e de fatores estimulantes de colônia de macrófagos, o que aumenta a maturação de osteoclastos. Associado ao aumento do RANKL, a diminuição da concentração de osteoprotegerina, inibidora da osteoclastogênese, leva ao desequilíbrio entre formação e destruição óssea, com consequente desenvolvimento de erosão.[43]

Os cristais de UMS levam ainda à morte de condrócitos e comprometem sua capacidade de produzir matriz cartilaginosa.[43] A destruição da cartilagem articular, com consequente redução do espaço articular observado à radiografia, é um processo tardio na gota crônica, resultado da ação de metaloproteinases e da geração de óxido nítrico na matriz cartilaginosa.[19]

Quadro clínico

A gota é definida como condição resultante da deposição de cristais de UMS nas articulações, geralmente precedida por anos de elevação crônica do nível sérico de urato, acima do ponto de saturação. Considerando sua história natural, é dividida tradicionalmente em três fases: hiperuricemia assintomática; gota intermitente, caracterizada por episódios autolimitados de artrite aguda dolorosa mono ou oligoarticular, intercalados com períodos intercríticos assintomáticos; e gota crônica poliarticular, associada a deformidades, dor e deposição de agregados de cristais de UMS, os tofos.[17,20] Estudos recentes, no entanto, têm demonstrado a presença de depósitos de cristais de UMS em até 30 a 50% dos indivíduos com hiperuricemia assintomática, introduzindo, portanto, uma nova fase de deposição assintomática de cristais de UMS à história natural da gota.[17]

Assim, faz-se necessário entender a gota como uma doença de sobrecarga de urato em que a evolução de um estádio para outro varia enormemente de indivíduo para indivíduo, a depender de fatores endógenos e exógenos, especialmente da magnitude da hiperuricemia (ver Figura 19.1).[20] Tipicamente, a fase da hiperuricemia assintomática dura décadas, mas pode ser consideravelmente mais curta, em especial nos indivíduos com valores muito altos de ácido úrico. Isso é particularmente verdade dentre os indivíduos com erros inatos do metabolismo das purinas ou usuários de ciclosporina.

Gota intermitente aguda

O pico de ocorrência da primeira crise ocorre entre a quarta e a sexta décadas de vida em homens, sendo rara a gota primária antes dos 30 anos. Em mulheres, a primeira crise pode ocorrer mais tardiamente, a depender sobretudo da idade da menopausa.[20,34]

Os fatores desencadeantes da crise aguda incluem ingestão de bebida alcoólica, desidratação, trauma articular, doença clínica aguda e sepse, reativações de psoríase cutânea, medicamentos (especialmente diuréticos em idosos), cirurgia e dieta rica em purinas. O início dos medicamentos hipouricemiantes é importante fator desencadeante da crise aguda em pacientes com gota. Paradoxalmente, fatores que causam diminuição abrupta dos níveis de ácido úrico têm chance maior de desencadear crises, se comparados àqueles que provocam aumento do urato.[20,34,44]

O primeiro ataque de gota se caracteriza pelo início agudo de monoartrite na primeira articulação metatarsofalângica (podagra) ou em outra articulação dos membros inferiores, especialmente demais dedos do pé, articulações tarsometatarsais, tibiotarsais e os joelhos (Figura 19.7).[34] A articulação metatarsofalângica do hálux é a primeira a ser acometida em 50% dos pacientes e será eventualmente local de crise de gota aguda em até 90% deles, com prevalência geral estimada de acometimento, em algum momento da doença, de 73% (IC 95% 40 a 92%).[45] Pacientes com história de podagra relatam, mais frequentemente, persistência de dor e incapacidade para deambular mesmo fora das crises, com diminuição da velocidade de marcha e padrão de marcha típico, evitando o apoio na articulação.[46]

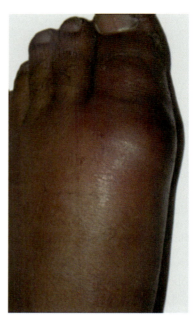

Figura 19.7 Gota aguda na primeira articulação metatarsofalângica (podagra).

Podem ocorrer também quadros de bursites e tendinites, especialmente da bursa olecraneana, dos tendões ao redor do tornozelo e das bursas no entorno dos joelhos.[44] O envolvimento de articulações dos membros superiores ocorre, geralmente, após 5 a 8 episódios de gota aguda, sobretudo em punhos, mãos, dedos e cotovelos, sendo predominante a bursite olecraneana.[46] Aproximadamente 90% das crises de gota serão monoarticulares nessa fase da doença, e em menos de 1% envolverão mais de quatro articulações em um único episódio.[46]

Os pacientes referem início agudo de dor intensa, com dificuldade de caminhar e realizar atividades da vida diária, não suportando nem mesmo contato do vestuário ou lençol com a articulação acometida. O início do quadro pode ocorrer a qualquer hora do dia, mas parece ser mais frequente durante a madrugada. O pico da dor ocorre nas primeiras 24 h, sobretudo entre 4 e 12 h após o início da crise.[20,34] Fase premonitória da gota aguda com dor, desconforto e limitação leves, popularmente conhecida como "aura da gota", tem sido descrita. A identificação de sinais prodrômicos pode facilitar o início precoce do tratamento e um controle rápido da crise aguda de gota.[46]

Ao exame clínico, tem-se a evidência dos componentes cardinais da inflamação: eritema, calor, edema e perda da mobilidade, com dor intensa ao toque e à movimentação da articulação. A pele apresenta-se eritematosa, quente, brilhante e visivelmente tensa. Caracteristicamente, ocorre descamação da pele na fase de resolução da crise.[46] Pode haver mal-estar geral, calafrios e febre, nos casos mais graves.[20,34]

Outras manifestações que podem ocorrer na gota aguda são a ruptura do cisto de Baker, bloqueio articular pela presença de tofos intra-articulares e, raramente, a ruptura de tofo intradérmico simulando pústula e necrose de polpa digital.[46]

Caracteristicamente, o ataque agudo da gota resolve-se espontaneamente em 7 a 10 dias. A ausência da resolução completa de uma crise indica evolução para a fase crônica.[20,34,44]

O período intercrítico, que separa os episódios de gota aguda, pode durar, inicialmente, vários meses a anos, com duração média de 11 meses.[20] Na presença de hiperuricemia persistente e, à medida que a doença progride sem tratamento adequado, há diminuição da duração do período intercrítico, com ataques agudos recorrentes de gota mais intensos e prolongados, em intervalos mais curtos, com acometimento oligo ou poliarticular.[20]

Mesmo durante o período intercrítico, os cristais de UMS permanecem no líquido sinovial, com persistência de grau leve de inflamação. Entende-se, assim, que a fase da gota aguda intermitente é, na verdade, um período de inflamação de grau leve, persistente, intercalada por períodos curtos de inflamação aguda. Essa fase tem duração aproximada de 10 anos, podendo ser tão curta quanto 2 a 4 anos ou prolongar-se por até 20 anos.[20]

Gota crônica

A transição da gota intermitente para gota crônica ocorre quando o período entre as recaídas não é mais livre de dor.[20] Nessa fase, os pacientes apresentam dor persistente nas articulações acometidas, geralmente menos intensa que nos episódios agudos, intercalados com ataques agudos sobrepostos cada vez mais frequentes. Aparece sinovite crônica, poliarticular, com deformidade, incapacidade funcional importante e piora significativa da qualidade de vida e da capacidade para o trabalho (Figura 19.8).[20]

Os tofos podem ou não ser clinicamente evidentes. Contudo, quase invariavelmente são identificados por métodos de imagem mais sensíveis que o exame clínico. Os tofos são coleções organizadas de cristais de UMS e são patognomônicos da gota (Figura 19.9). Antes do advento das medicações hipouricemiantes, até 50% dos indivíduos desenvolviam tofo clinicamente evidente.[20] Atualmente essa prevalência varia entre 3 e 21%.[21]

A presença de tofos palpáveis correlaciona-se diretamente com tofos periarticulares nos ossos ou nas articulações, sendo a *ponta do iceberg* da deposição de cristais de UMS nos tecidos.[46] São identificados principalmente em dedos, punhos, orelhas, joelhos, bursa olecraneana, face ulnar do antebraço e tendão do calcâneo (ver Figura 19.9). Em pacientes com osteoartrite de mãos sobreposta, frequentemente são vistos nos nódulos de Heberden (ver Figura 19.9).[20] Podem ser encontrados em outras localizações, como pirâmide renal, valvas cardíacas e esclera. Além disso, podem ser causa de compressão nervosa, com síndrome do túnel do carpo e neuropatia ulnar. Raramente, levam à paniculite gotosa, que se manifesta por placas subcutâneas enduradas, com eritema e superfície irregular.[44]

Em alguns pacientes, os tofos provocam dor, deformidade e disfunção graves, além de sofrerem ulceração, com eliminação de material brancacento semelhante a pó de giz e risco de infecções sobrepostas (ver Figura 19.10).[34]

Formas atípicas

Gota de início precoce

Aproximadamente 5% dos pacientes apresentam início da gota antes dos 25 anos. Em geral, não são obesos nem apresentam morbidades associadas, o curso da doença é acelerado e necessitam de tratamento hipouricemiante mais agressivo.[20] Cerca de 80% deles têm história familiar positiva de gota, e a manifestação precoce remete às mutações monogênicas previamente descritas, que devem ser, portanto, investigadas.

Gota na mulher

Na maioria dos estudos epidemiológicos, as mulheres representam cerca de 5% dos indivíduos com gota. Em estudos comparativos, além de serem mais velhas que os homens, têm gota mais avançada, poliarticular e com tofos à apresentação, acometimento mais frequente de membros superiores e mais chance de morbidades, como hipertensão e uso de diuréticos, doença renal crônica (DRC) e osteoartrite preexistente.

Gota em mulheres na pré-menopausa, sem DRC ou uso de diuréticos, deve ser investigada quanto às alterações genéticas autossômicas.[20]

Gotas pós-transplante e saturnina

A utilização de inibidores da calcineurina (ciclosporina e tacrolimo) em pacientes pós-transplante de órgãos sólidos, especialmente coração, rins e fígado, leva à hiperuricemia em 75 a 80% dos pacientes. Esses fármacos provocam disfunção renal e hipertensão, com diminuição significativa da excreção renal do ácido úrico. A gota geralmente segue período mais curto de hiperuricemia assintomática, de 6 meses a 4 anos, em contrapartida aos 20 a 30 anos da forma clássica. O período caracterizado pela gota intermitente também é mais curto, de 1 a 4 anos em comparação aos clássicos 8 a 15 anos, evoluindo rapidamente para a fase crônica, tofácea.

A gota saturnina, há muito descrita, apresenta-se associada aos sintomas da intoxicação por chumbo, entre eles: dor de cabeça e abdominal, gosto metálico na boca, alterações de comportamento e personalidade, parestesias em mãos e pés. Não se sabe o mecanismo da hiperuricemia nessa condição.[20]

Morbidades associadas

Diversas doenças têm sido associadas à hiperuricemia e à ocorrência de gota, explicando, de certa maneira, o aumento da mortalidade nesses pacientes. Algumas condições aumentam substancialmente o risco de incidência da gota. Outras têm frequência aumentada pela presença de hiperuricemia e gota e, vice-versa, aumentam a incidência de gota diretamente ou por meio do tratamento instituído para seu controle. Metanálises recentes comprovam a associação de hiperuricemia e gota com hipertensão arterial sistêmica, obesidade e obesidade abdominal, diabetes, hipertrigliceridemia e aumento dos níveis de LDL, doença renal crônica e doença cardiovascular.[47,48]

Há extenso debate sobre o papel etiopatogênico do ácido úrico no aparecimento dessas morbidades, com alguns estudos mostrando sua ação direta nas vias de adoecimento, outros demonstrando o papel de apenas marcador. Estudos *in vivo* e *in vitro* têm demonstrado o papel da hiperuricemia no desenvolvimento de alterações endoteliais reversíveis

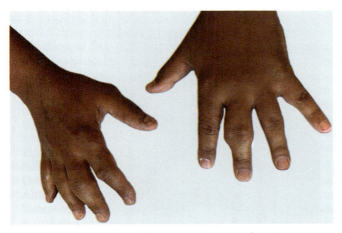

Figura 19.8 Gota crônica em articulações das mãos.

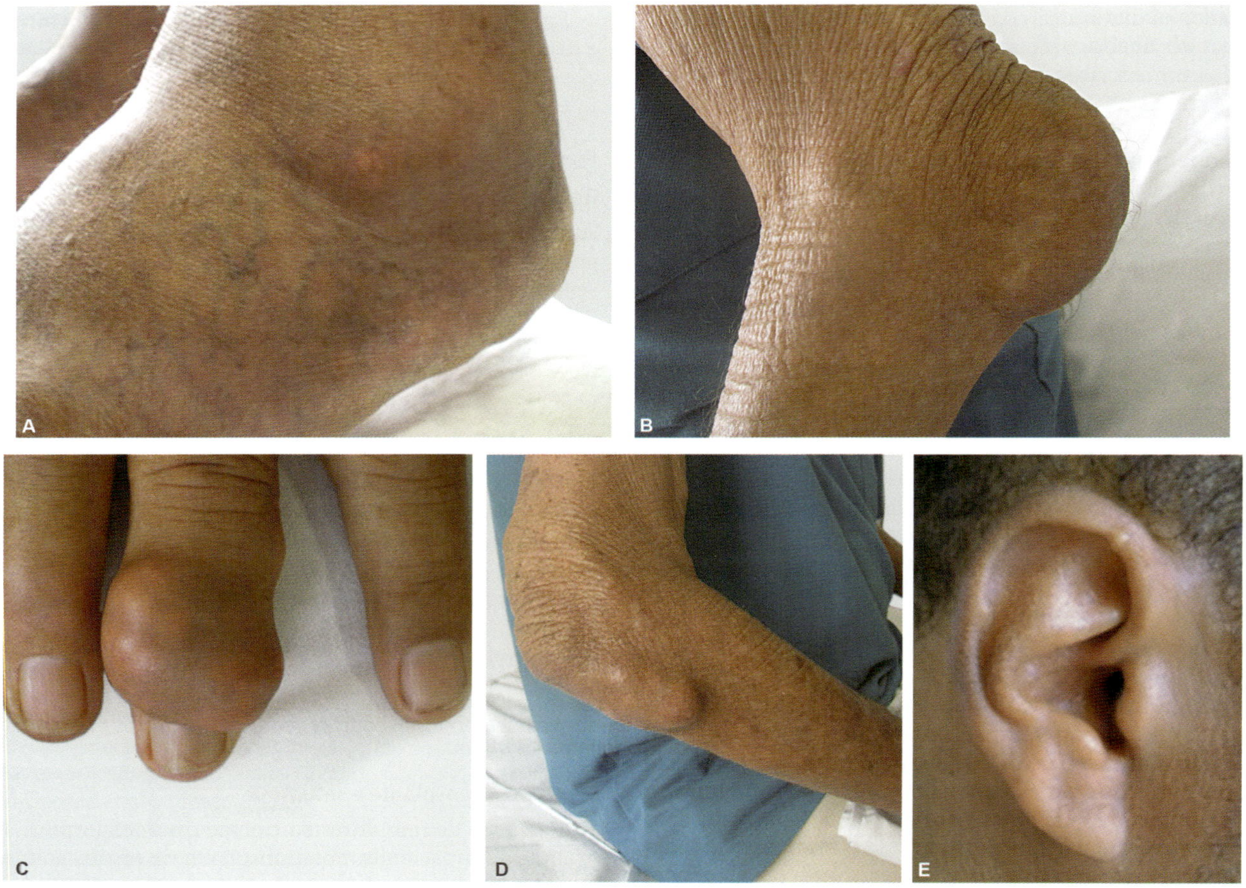

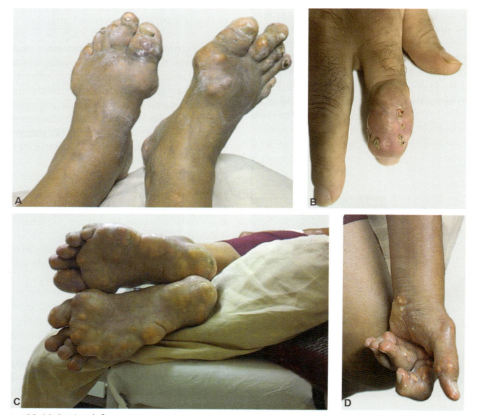

Figura 19.9 Tofos. **A.** Tornozelo, região maleolar lateral. **B.** Bursa olecraneana. **C.** Interfalângica distal. **D.** Face ulnar de antebraço. **E.** Hélice da orelha. Cortesia da Profa. Cristina C. D. Lanna.

Figura 19.10 Artrite deformante em pés (**A** e **C**) e mãos (**B** e **D**), com múltiplos tofos, alguns ulcerados (**B**).

associadas à ativação do sistema renina-angiotensina e à redução de nitratos circulantes e, em fase mais tardia, à alteração da arquitetura vascular.[49]

Uma metanálise recente demonstrou que o risco de desenvolvimento de *hipertensão arterial sistêmica* entre indivíduos com hiperuricemia foi de 1,41 (IC 95%, 1,23 a 1,58), mesmo após ajustes para fatores de risco tradicionais como idade, índice de massa corporal, uso de bebida alcoólica e tabagismo.[49] A prevalência estimada de hipertensão é de 74% em indivíduos com gota e 47% em indivíduos com hiperuricemia (em comparação à prevalência populacional de 24%).[49] Estudos têm sugerido que o uso de medicamentos hipouricemiantes seria eficaz na redução da pressão arterial em grupos específicos, mas se tais medicamentos têm efeito terapêutico para controle da hipertensão, isso precisa ainda ser elucidado.[49]

Pacientes com *insuficiência cardíaca congestiva* apresentam risco até 4 vezes maior de incidência de gota e, entre os pacientes com gota, o risco de desenvolvimento da insuficiência cardíaca é 2 a 3 vezes maior que em indivíduos sem gota.[3] Apesar dessa forte associação, é possível que a hiperuricemia seja apenas marcadora da atividade aumentada da xantina oxidase e que esta seja, na verdade, responsável pela hipertrofia e fibrose miocárdicas, com remodelamento do ventrículo esquerdo e alteração da contratilidade cardíaca.[49]

A associação entre hiperuricemia/gota e as *doenças isquêmicas do coração* tem sido descrita em diferentes coortes, permitindo revisões sistemáticas e metanálises.[29,49] A hiperuricemia aumentou o risco de incidência e morte por doença arterial coronariana em 9 e 16%, respectivamente.[49] O risco de infarto agudo do miocárdio em pacientes com gota também é aumentado (RR 1,45; IC 95%, 1,19 a 1,75), principalmente em mulheres e em grupos mais jovens.[29]

Além disso, gota e hiperuricemia parecem aumentar o risco e a mortalidade por *acidente vascular encefálico*.[47-49] Por outro lado, estudos têm demonstrado diminuição do risco de *demência* vascular e não vascular e de *doença de Parkinson* em pacientes com gota, sugerindo, também, melhor prognóstico em outras doenças neurológicas como *esclerose múltipla* e *doença de Huntington*.[49,50]

Hiperuricemia, assim como a gota e seu tratamento, tem sido associada ao maior risco de desenvolvimento e progressão da doença renal crônica (DRC).[49] A hiperuricemia induz arteriolopatia aferente, hipertrofia glomerular, lesão tubulointersticial e infiltração macrofágica no rim, além de aumento da resistência vascular renal por ativação do sistema renina-angiotensina-aldosterona.[51] Pacientes com gota apresentam prevalência de DRC estádio ≥ 3 de 24% (IC 95%, 19 a 28%), com chance 2,41 vezes maior (IC 95%, 1,86 a 3,11) em comparação aos indivíduos sem gota.[52] A chance de desenvolvimento de DRC é proporcional ao nível sérico do ácido úrico, indo de 1,74 (IC 95%, 1,45 a 2,09) com ácido úrico entre 7 e 8,9 mg/dℓ para 3,12 (IC 95%, 2,29 a 4,25) com ácido úrico ≥ 9 mg/dℓ.[49] Por outro lado, pacientes com DRC apresentaram risco até 60% maior de apresentarem gota, muitas vezes associado à presença de comorbidades metabólicas, hipertensão arterial sistêmica e seus tratamentos.[3]

Aproximadamente 14% (IC 95%, 12 a 17) dos pacientes com gota apresentam *nefrolitíase*, com chance 1,77 vez maior (IC 95%, 1,43 a 2,19) em comparação aos indivíduos sem gota.[52] Apesar da associação descrita, o papel da hiperuricemia no desenvolvimento da nefrolitíase em pacientes com gota ainda não foi definido, visto que a maioria desses pacientes apresenta diminuição da excreção renal de ácido úrico.[49] Os principais fatores associados à nefrolitíase por ácido úrico são hiperuricosúria (clearamento urinário de ácido úrico > 6 mℓ/min/1,73 m^2), diminuição do pH urinário (< 5,5) e volume urinário reduzido.[49]

A *lesão renal aguda*, via deposição de cristais de UMS nos túbulos renais, é descrita na síndrome da lise tumoral aguda e também em situações de aumento da produção de ácido úrico, como a síndrome de Lesch-Nyhan.[49]

A prevalência da *síndrome metabólica* e de cada um de seus componentes aumenta com gradiente dose-resposta em relação aos níveis séricos de ácido úrico.[53] A *obesidade* tem sido considerada um dos principais fatores de risco para hiperuricemia e gota, estando associada à redução da excreção renal e ao aumento da produção do ácido úrico. Possivelmente, a associação entre obesidade, *resistência à insulina* e *diabetes melito* e níveis de urato possa ser mediada pelo aumento dos níveis séricos de leptina, diminuição da adiponectina e inflamação nos adipócitos.[49,54] Outras doenças possivelmente associadas à gota são a *osteoartrite*, o *hipotireoidismo* e o *hiperparatireoidismo*.[3,55]

Em resumo, pacientes com gota devem ser sistematicamente triados para doenças renais e vasculares e para os fatores de risco para aterosclerose. No entanto, apesar dos diversos estudos epidemiológicos demonstrarem associações entre hiperuricemia, gota e diferentes morbidades, a causalidade permanece incerta por diferentes motivos, a saber: nem todos os possíveis fatores de confusão são incluídos nos ajustes dos estudos publicados, a causalidade reversa não pode ser descartada e a possibilidade de fatores etiológicos e de risco comuns serem responsáveis pelas associações descritas não pode ser descartada. Até a presente data, com exceção da nefrolitíase por ácido úrico e da gota, os estudos são inconclusivos quanto aos efeitos terapêuticos benéficos dos hipouricemiantes nas doenças metabólicas, cardiovasculares e renal crônica.[47-49]

Investigação

Alterações laboratoriais

A *hiperuricemia* é a alteração cardinal da gota, apesar de não ser suficiente para o diagnóstico. Pacientes com gota aguda podem apresentar ácido úrico normal em até 63,3% dos casos, devendo-se repetir a dosagem após resolução da crise.[56,57]

Na crise aguda, são descritos *leucocitose*, com aumento de polimorfonucleares; *aumento da velocidade de hemossedimentação (VHS)* e da *proteína C reativa*, podendo esta atingir valores acima de 100 mg/dℓ.[57]

A pesquisa da *uricosúria de 24 h* e o cálculo do *clareamento do ácido úrico* são importantes para a classificação da hiperuricemia. A razão ácido úrico urinário/creatinina urinária em amostra única não se mostrou útil para essa classificação.[58] Considera-se aumento da excreção renal de ácido úrico um valor ≥ 1.000 mg/dia na urina de 24 h, em dieta livre.[35] O clareamento de ácido úrico < 6 mℓ/min/1,73 m^2, característico dos pacientes com *hipoexcreção renal*, além de permitir a classificação da hiperuricemia, apresenta utilidade na definição da terapia hipouricemiante, visto que medicamentos uricosúricos só serão eficazes em pacientes com baixa excreção.

A fórmula a seguir é usada para calcular o clareamento de ácido úrico:

$$Clr\ AU = (AUur \times Diu)/AUser$$

Em que:

- *Clr* AU = clareamento de ácido úrico plasmático em mℓ/min
- AUur = medida do ácido úrico na urina de 24 h em mg/dℓ

- Diu = diurese em mℓ/min, calculada pela razão entre o volume de urina em mℓ e o tempo de coleta em minutos
- AUser = ácido úrico sérico em mg/dℓ.

A avaliação laboratorial dos pacientes com gota deve incluir a investigação das morbidades associadas, incluindo a pesquisa de *dislipidemia, diabetes* e *doença renal*.[57] Além disso, a dosagem de *cálcio, fósforo, fosfatase alcalina, PTH, TSH* e *transaminases hepáticas* e a análise do *hemograma* podem ser úteis na investigação de causas secundárias de hiperuricemia.[8]

O *líquido sinovial* de pacientes com gota aguda é tipicamente inflamatório: cor amarelo-palha, turvo, com viscosidade diminuída, contagem de leucócitos de 2.000 cél/mm^3 a 75.000 cél/mm^3, maioria entre 15.000 cél/mm^3 e 20.000 cél/mm^3, com predomínio de polimorfonucleares. A dosagem de glicose no líquido é normal, diferentemente do que ocorre na artrite séptica, quando a glicose, consumida por bactérias, está diminuída.[36] Na suspeita de artrite séptica, pesquisa de bactérias por Gram e cultura faz-se obrigatória.

A *pesquisa de cristais de UMS* deve ser feita em líquido sinovial fresco o mais rapidamente possível, de preferência nas primeiras 6 h.[36] Se não realizada imediatamente, pode ser feita em líquido refrigerado a 4°C nas primeiras 24 h.[36] Os cristais vistos à microscopia de luz polarizada compensada apresentam birrefringência negativa forte, são amarelados, quando paralelos ao eixo do compensador, ou azuis, quando perpendiculares, e assemelham-se à agulha, com 5 mcm a 35 mcm de comprimento (Figura 19.11).[59] É imprescindível o encontro de cristais fagocitados por polimorfonucleares (intracelulares) para diagnóstico da inflamação aguda, uma vez que cristais de UMS extracelulares podem ser encontrados em período intercrítico da doença (ver Figura 19.11). A pesquisa de cristais de UMS também pode ser realizada em material de aspirado de tofos e de articulações previamente afetadas.

Métodos de imagem
Radiografia convencional e digital

A radiografia simples é a modalidade mais comumente utilizada na gota e continua sendo essencial na avaliação dos pacientes. No entanto, a sensibilidade das alterações radiográficas na gota é baixa (31%), embora sua especificidade seja bastante alta (93%).[36]

Nas fases iniciais, a radiografia simples, em geral, é normal ou apresenta alterações inespecíficas e assimétricas nas articulações acometidas, a saber: aumento de partes moles (inflamação articular e justarticular) e derrame articular.[57,60]

Com a repetição das crises agudas, geralmente após um mínimo de 10 anos de doença, aparecem as alterações típicas da gota crônica. As erosões ósseas características são imagens líticas em "saca-bocado" bem delimitadas, com as bordas em "gancho" (*overhanging*), caracterizadas por margens elevadas que ultrapassam os limites esperados da cortical do osso, resultado da neoformação óssea ao redor do tofo em crescimento (Figura 19.12).[61]

As erosões são intra-articulares ou justarticulares, decorrentes da presença e do crescimento de tofos no osso.[36,60] Nos casos mais avançados, observam-se erosões grosseiras com destruição articular, sendo a redução do espaço articular manifestação tardia, com ausência de osteopenia justarticular, na maioria dos casos (Figura 19.13).[36]

Os tofos articulares, justarticulares ou periarticulares, assimétricos, podem ser identificados como nódulos densos de tecido mole ou calcificados (Figura 19.14). Depósitos calcificados de UMS podem penetrar no osso e não devem ser confundidos com infarto ósseo ou osteocondroma.[36,60]

Ultrassonografia e tomografia computadorizada

As indicações da realização da ultrassonografia na gota são várias, dentre elas a detecção de derrame articular e sinovite, com diferenciação de sinovite ativa ou inativa; o estudo da cartilagem, do contorno ósseo e de osteófitos; a avaliação dos tendões; e a realização de procedimentos guiados por ultrassonografia.

Podem-se observar a sinovite, com espessamento sinovial e hipervascularização ao Doppler nos casos de atividade; a presença de microcristais no líquido sinovial, que se apresenta com aspecto de "tempestade de neve" (*snowstorm*); as erosões ósseas; os tofos e os agregados de cristais de UMS. A ultrassonografia pode identificar depósitos de cristais de UMS em bainhas tendíneas, bursas, subcutâneo e tecido peritendíneo.[61] A ultrassonografia apresenta sensibilidade até 3 vezes maior que a radiografia simples para identificação de pequenas erosões (< 2 mm).[36,57]

O duplo contorno, alteração característica mas não específica da gota, caracteriza-se por banda hiperecoica na margem condrossinovial da cartilagem hialina, sendo decorrente da deposição de cristais de UMS (Figura 19.15).[57,60,61] Pode ser regular ou irregular, contínuo ou intermitente e deve ser diferenciado do sinal da interface da cartilagem.[36,57] Pode ser visto em articulações inflamadas pela gota aguda, em articulações não acometidas pela gota e em pacientes com hiperuricemia assintomática em até 17 a 25%. Tende a desaparecer quando

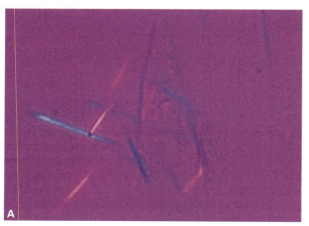
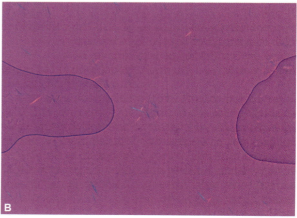

Figura 19.11 Cristais de UMS com birrefringência negativa à microscopia de luz polarizada.

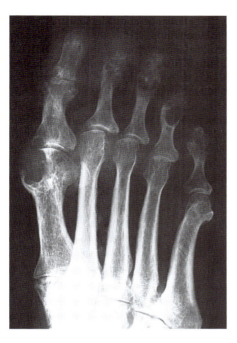

Figura 19.12 Alterações radiográficas típicas da gota: erosões em "saca-bocado" e *overhanging*.

o ácido úrico sérico atinge valores menores que 6 mg/dℓ por período ≥ 7 meses.[36]

A tomografia computadorizada (TC) convencional e a TC com dupla emissão de energia (DECT, *dual energy computed tomography*) são os melhores métodos de imagem para caracterização das artropatias por cristais. São capazes de identificar as erosões e os tofos. Além disso, estimam a carga total de tofos de cristais de UMS na região analisada, dado que longitudinalmente pode servir de parâmetro para avaliação da eficácia do tratamento hipouricemiante instituído.[36,57]

A DECT permite definir a composição do cristal presente nos tecidos com a análise da atenuação produzida pelo material a partir da exposição a raios X de dois espectros diferentes, com codificação por cor (Figura 19.16). No entanto, casos de falso-negativo existem em virtude da presença de tofos menos densos, com menor concentração de cristais de UMS e pequenos (< 2 mm), ou de parâmetros técnicos. Falso-positivos são encontrados em tecidos com densidade semelhante à de tofos, como a queratina de unhas, a pele e os tecidos próximos a metais, além da osteoartrite grave.[60]

No entanto, a TC, seja convencional ou DECT, não é capaz de diferenciar sinovite ativa de inativa, apresenta custo mais elevado e maior exposição à radiação.[36] Considerando-se a identificação dos cristais de UMS em pacientes com artrite como padrão de referência, a presença do duplo contorno à

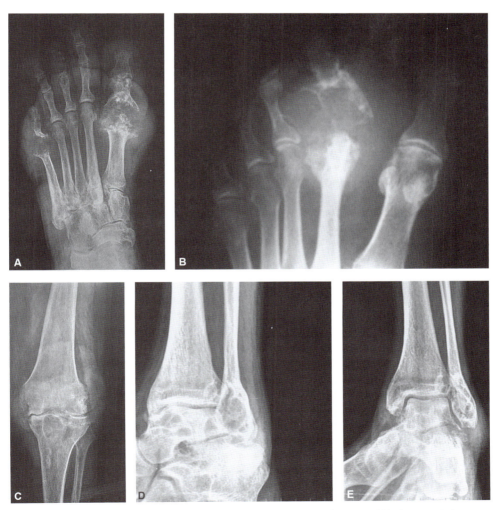

Figura 19.13 Radiografias mostrando extensa destruição articular secundária à gota crônica.

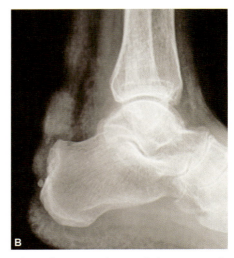

Figura 19.14 A. Tofo observado no tendão do calcâneo. **B.** Radiografia mostrando opacidade correspondente.

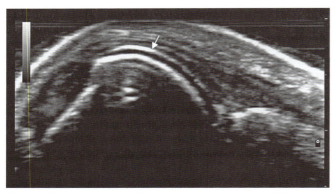

Figura 19.15 Ultrassonografia de articulação metacarpofalângica em paciente com gota. Sinal de "duplo contorno": imagem hiperecoica em interface condrossinovial de articulação metacarpofalângica de paciente com gota. Reproduzido de Mendonça et al., 2017.[182]

ultrassonografia apresenta sensibilidade de 83% e especificidade de 76%, e a DECT apresenta sensibilidade de 87% e especificidade de 84%. Vale lembrar que até 25% dos indivíduos com hiperuricemia assintomática apresentam depósito de UMS identificado por um desses métodos, o que redesenhou a história natural da gota, como já discutido.[57]

Outros métodos de imagem

A ressonância magnética (RM) apresenta aplicabilidade limitada por seu baixo desempenho para identificação de cristais, seu custo elevado e sua disponibilidade limitada.[60] É útil na avaliação de gota em locais pouco usuais como esqueleto axial, túnel do carpo, massa intra-abdominal e *crown dens syndrome* (deposição de cristais ao redor do processo odontoide de C2).[36] A cintilografia e a tomografia por emissão de pósitron (PET/TC) não são utilizadas para investigação em gota, podendo mostrar alterações relatadas como achado ocasional na maioria das vezes.[36]

Diagnóstico

O diagnóstico de certeza da gota é fundamental, especialmente diante da necessidade de tratamento prolongado, e o padrão de referência é a identificação dos cristais de UMS em amostra de material biológico, por meio da microscopia de luz polarizada. O diagnóstico puramente clínico apresenta validade e

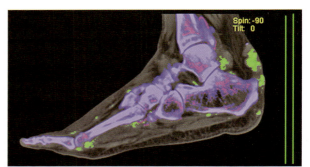
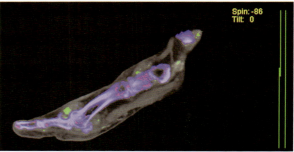
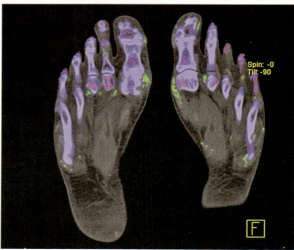

Figura 19.16 Imagens mostrando cristais de UMS identificadas por DECT. Depósitos de cristais de UMS no tendão do calcâneo (**A**) em proximidade a uma erosão na base da falange proximal do hálux (**B**) e nas primeiras articulações metatarsofalângicas. Artefato comum nas unhas (**C**). Cortesia do Prof. Georg Schett, da Uniklinikum Erlangen, Alemanha.

acurácia apenas razoáveis, com valor preditivo positivo (VPP) de 64% e valor preditivo negativo (VPN) de 87%.[62]

O diagnóstico correto da crise aguda de gota é especialmente desafiador na atenção primária em razão da dificuldade e, na maioria das vezes, pela impossibilidade de se obter material adequado para pesquisa dos cristais de UMS. Em 2010, um grupo holandês propôs um conjunto de regras para diagnóstico de ataque de gota aguda na atenção primária, sem a utilização de artrocentese, tendo como padrão de referência a presença de cristais de UMS no líquido sinovial (Tabela 19.1).[63] O escore final ≤ 4 excluiu corretamente o diagnóstico de gota em quase 98% dos pacientes (VPN), e o escore ≥ 8 confirmou a doença em 82,5% (VPP). Escores entre 4 e 8 não demonstraram boa capacidade discriminatória, e esses pacientes foram submetidos a artrocentese, sendo diagnosticada a crise de gota em aproximadamente 30% dos casos.[63] Esses resultados mostraram desempenho superior do conjunto de regras para diagnóstico de gota aguda na atenção primária em relação ao diagnóstico puramente clínico.

Mais recentemente, o mesmo grupo publicou a validade de tais regras na atenção secundária, em serviços de Reumatologia.[62] Foi descrito VPP de 87% quando escore final ≥ 8 e VPN de 95% quando escore ≤ 4, confirmando a utilidade das regras para diagnóstico de crise de gota aguda em coorte de pacientes acompanhados em serviço especializado.[62] Novamente, o desempenho desse conjunto de regras foi superior ao do diagnóstico puramente clínico.

O critério de classificação para gota, proposto pelo ACR/EULAR em 2015, teve como objetivo uniformizar a definição de casos de gota em pesquisa (Quadro 19.1).[9,10] Para a classificação da gota, é necessário que o indivíduo preencha o critério de inclusão, ou seja, que tenha apresentado pelo menos um episódio de artrite ou bursite. Uma vez preenchido esse critério, a presença de cristais de UMS em uma articulação/bursa sintomática ou tofo clinicamente detectável é suficiente para classificação da gota.

Caso o critério suficiente não seja preenchido, utiliza-se, então, a pontuação das demais características clínicas, laboratoriais e de imagem especificadas. Escore ≥ 8 classifica um indivíduo como tendo gota, com sensibilidade de 92%, especificidade de 89% e acurácia de 95%, incluindo os domínios clínicos, laboratorial e de imagem, e com sensibilidade de 85%, especificidade de 78% e acurácia ainda satisfatória de 89%, quando excluído o domínio imagem.[9,10]

Tabela 19.1 Regras para diagnóstico ambulatorial de gota aguda.

Paciente com monoartrite aguda	
Característica	Pontuação
Sexo masculino	2
História de artrite aguda prévia	2
Início do quadro há 1 dia	0,5
Eritema articular	1
Envolvimento da primeira articulação metatarsofalângica	2,5
Hipertensão arterial sistêmica ou ≥ 1 fator de risco cardiovascular*	1,5
Nível sérico de ácido úrico > 5,88 mg/dℓ	3,5

Escore total: ≤ 4 pontos: ausência de gota em 95%, considerar diagnóstico diferencial. > 4 a < 8 pontos: diagnóstico incerto, realizar artrocentese. ≥ 8 pontos: gota em 87% dos casos. Tratar o paciente como portador dessa enfermidade.
*Indica angina de peito, infarto do miocárdio, insuficiência cardíaca, acidente vascular encefálico, ataque isquêmico transitório ou doença vascular periférica. Adaptada de Kienhorst et al., 2012.[62]

Estudo subsequente descreveu a validade desse critério no contexto clínico e identificou sensibilidade de 90,2% e especificidade de 85,7% quando o critério completo foi utilizado, e com a mesma sensibilidade e especificidade de 82,1% quando somente os itens clínicos foram utilizados.[64] Nesse estudo, as características determinantes para que os pacientes com gota fossem classificados erroneamente foram ausência de artrite na primeira articulação metatarsofalângica e ácido úrico sérico normal. As características que definiram que os pacientes sem gota fossem classificados erroneamente foram a presença de artrite na primeira articulação metatarsofalângica por outra causa, com preenchimento dos itens que avaliam as características clínicas e recorrência das crises, e o ácido úrico sérico aumentado.[64]

Os critérios ACR/EULAR são classificatórios, e não diagnósticos, apresentando limitações quanto à aplicabilidade na prática clínica. Destaca-se, no entanto, o seu importante papel educacional ao enfatizar as características clínicas, laboratoriais e de imagem típicas da doença.[65]

Diagnóstico diferencial

As crises articulares agudas precisam ser diferenciadas da artrite séptica, da artrite aguda associada à deposição de cristais de CPPD e da periartrite calcificada por cristais de BCP, em sua fase aguda. Vale lembrar que o encontro concomitante de cristais de UMS e de CPPD não é incomum, especialmente em pacientes idosos.[46]

Gota e artrite séptica podem coexistir e, assim, quando há suspeita de artrite séptica, o Gram e a cultura do líquido sinovial devem ser feitos, mesmo se cristais de UMS são identificados. Além disso, a extensão do processo inflamatório pode, ocasionalmente, simular celulite próxima à articulação.

Em certos casos, a evolução intermitente e o acometimento oligoarticular assimétrico predominante de membros inferiores leva as espondiloartrites, especialmente a artrite reativa, a se apresentarem de modo semelhante à gota. Especial atenção deve ser dada aos pacientes com psoríase cutânea, uma vez que esta pode estar associada à hiperuricemia.[44]

A gota crônica, com quadro poliarticular, pode lembrar a artrite reumatoide, a doença por pirofosfato de cálcio associada à artrite crônica, as espondiloartrites ou a osteoartrite, especialmente erosiva.[44] Deve-se lembrar que 10 a 20% dos pacientes acometidos pela artrite reumatoide têm ácido úrico elevado e que 5 a 10% dos pacientes com gota podem ter o fator reumatoide positivo em títulos baixos.[21] Os principais diagnósticos diferenciais do tofo palpável são nódulos subcutâneos (p. ex., artrite reumatoide), calcinose, infecção de partes moles e formações císticas diversas.

Tratamento

A gota é uma doença antiga, prevalente, com etiopatogenia bem estabelecida e opções terapêuticas efetivas. Apesar disso, o manuseio inadequado dessa enfermidade continua associado a grande sofrimento pessoal e elevado custo socioeconômico.[66,67] Nas últimas duas décadas, diferentemente do que ocorreu com a artrite reumatoide, não houve redução na taxa de hospitalização ou de mortalidade prematura relacionada a essa doença.[68,69]

Para que o tratamento da gota tenha sucesso, é indispensável que o paciente seja corretamente orientado sobre sua condição. Ele precisa saber do papel central da hiperuricemia na sua doença, da importância de hábitos de vida saudáveis, do controle efetivo das eventuais comorbidades e da adesão às medicações prescritas.

Quadro 19.1 Critérios de classificação da gota segundo o ACR/EULAR, 2015.

Critério classificatório	Escore
1º Passo – Critério de Inclusão (apenas aplicar os passos 2 e 3 para aqueles que preencham este critério)	
Pelo menos um episódio de edema, dor ou sensibilidade em uma articulação periférica ou bursa	[ ] Sim
2º Passo – Critério Suficiente (se presente, o paciente pode ser classificado como tendo gota sem aplicar o critério a seguir)	
Presença de cristais de UMS em articulação sintomática ou bursa (isto é, em líquido sinovial) ou tofo	[ ] Sim
3º Passo – Critério por pontuação (usado se o critério suficiente não estiver presente)	
Clínico:	
Padrão de envolvimento articular/bursa durante algum episódio sintomático	
Tornozelo ou médio pé (como parte de um episódio monoarticular ou oligoarticular sem o envolvimento da primeira articulação metatarsofalângica) Envolvimento da primeira articulação metatarsofalângica (como parte de um episódio monoarticular ou oligoarticular)	[ ] 1 [ ] 2
Características do episódio sintomático: 1. Eritema sobre as articulações afetadas (relatado pelo paciente ou observado pelo médico) 2. Não consegue suportar o toque ou pressão na articulação afetada 3. Grande dificuldade para andar ou incapacidade de usar a articulação afetada	
Uma característica Duas características Três características	[ ] 1 [ ] 2 [ ] 3
Evolução do(s) episódio(s) ao longo do tempo. Caracterizado pela presença de ≥ 2 itens a seguir, independentemente do tratamento anti-inflamatório: 1. Tempo de dor máxima < 24horas 2. Resolução dos sintomas em ≤ 14 dias 3. Resolução completa (até o nível normal) entre os episódios sintomáticos	
Um episódio típico Episódios típicos recorrentes	[ ] 1 [ ] 2
Evidência clínica de tofo: drenagem ou nódulos subcutâneos semelhantes a giz sob a pele transparente, geralmente com vascularização sobrejacente, localizados em locais típicos ,como articulações, orelhas, bursa olecraniana, dedos e tendões (p. ex., tendão de Aquiles)	
Presente	[ ] 4
Laboratorial:	
Ácido úrico sérico: medido pelo método da uricase. Idealmente, deve ser mensurado com o paciente sem terapia uricorredutora e há > 4 semanas do início de um episódio de gota aguda (isto é, durante o período intercrítico). Se possível, medir novamente o nível sérico do ácido úrico nessas condições. O maior valor, independentemente do momento em que foi medido, deve ser pontuado	
< 4mg/dℓ 4 a < 6mg/dℓ 6 a < 8mg/dℓ 8 a < 10mg/dℓ ≥ 10 mg/dℓ	[ ] –4 [ ] 0 [ ] 2 [ ] 3 [ ] 4
Análise do líquido sinovial de uma articulação ou bursa sintomática: a análise deve ser feita por um observador treinado	
UMS negativo	[ ] –2
Imagem:	
Evidência de depósito de urato em uma articulação ou bursa sintomática: ultrassonografia evidenciando sinal do duplo contorno ou DECT demonstrando depósito de urato.	
Presente (em quaisquer dos métodos)	[ ] 4
Evidência de dano articular relacionado à gota: radiografia convencional de mãos e/ou pés demonstrando pelo menos uma erosão.	
Presente	[ ] 4

Igualmente fundamental é a participação do médico e dos demais profissionais da saúde no controle, não apenas das crises agudas de gota, como também dos níveis séricos de urato aumentados.

O paciente e o médico precisam estar em sintonia com o objetivo terapêutico de manter os níveis séricos de urato (NSU) abaixo de seu limiar de saturação.[70] O alvo terapêutico é inferior a 6 mg/dℓ (abaixo de 5 mg/dℓ, na presença de tofo).[71-75]

Com o objetivo de melhorar a conhecida baixa adesão dos pacientes com gota ao tratamento, é importante que o médico dedique o tempo que se fizer necessário para o estabelecimento de uma sólida relação médico-paciente.[76] É básico que o profissional de saúde não tenha o preconceito, difundido na sociedade em geral, de que gota é uma doença autoinfligida,

decorrente de um comportamento extravagante. É importante lembrar que, em mais de 90% dos casos, a hiperuricemia está associada à redução absoluta ou relativa na excreção renal de ácido úrico.[28] A ideia de que todo indivíduo gotoso é boêmio, alimenta-se de forma desregrada e ingere quantidades excessivas de bebidas alcoólicas, além de ser falsa, desestimula-o de procurar atendimento médico. É relevante salientar que, sem a efetiva participação do paciente, o planejamento terapêutico proposto está fadado ao insucesso.

Aspectos gerais

O manuseio da gota compreende medidas farmacológicas e não farmacológicas, visando ao controle de um episódio agudo de artrite, à prevenção de novas crises agudas e ao tratamento da hiperuricemia.

Dentre as medidas não farmacológicas gerais, é importante abordar os aspectos relacionados com dieta, ingestão de bebidas alcoólicas e hábitos de vida, como tabagismo e sedentarismo (ver Figura 19.3).[71-75]

Em virtude da frequente associação de gota com outras condições mórbidas, como síndrome metabólica, doenças cardiovasculares e insuficiência renal, a orientação dietética deve abordar não apenas os alimentos ricos em purinas, como também a perda de peso corporal e as particularidades das morbidades presentes.[29,52,71-75,77,78] O paciente deve ser orientado a evitar a ingestão de vísceras, refrigerantes e alimentos adoçados com açúcar ou frutose, além do excesso de bebidas alcoólicas. Considera-se excesso a ingestão diária de mais de duas doses para homem e mais de uma para mulher, sendo uma dose equivalente a: cerveja – 355 mℓ; vinho – 118 mℓ; destilado – 44 mℓ.[71-75,79,80] Deve limitar, também, o consumo de proteína animal, especialmente carne vermelha, frutos do mar com alto teor de purinas e sucos de frutas naturalmente doces, por exemplo, os de laranja ou maçã.[71-75,79] A ingestão de laticínios com baixo teor de gordura, vegetais, legumes, nozes e grãos integrais deve ser estimulada.[71-75,79]

Os exercícios físicos são de grande ajuda para a perda ponderal e, assim como a interrupção do tabagismo, úteis na prevenção das doenças cardiovasculares, por isso devem ser fortemente encorajados.[71-75]

No manejo das morbidades associadas, sempre que possível, medicações hiperuricemiantes devem ser evitadas, priorizando as uricorredutoras: diuréticos tiazídicos e os de alça devem ser suspensos; losartana e anlodipino devem ser as medicações preferenciais para o controle da hipertensão arterial sistêmica; fenofibrato (hipertrigliceridemia) e estatinas (hipercolesterolemia) para o tratamento da dislipidemia. Ácido acetilsalicílico em dose baixa, apesar do seu efeito hiperuricemiante, deve ser mantido nas situações em que, por seu benefício na prevenção de eventos cardiovasculares, esteja formalmente indicado.[71-75]

Crise aguda de gota

O paciente deve ser orientado a identificar os primeiros sinais e sintomas sugestivos de uma nova crise de gota e, imediatamente, iniciar o seu tratamento, preferencialmente nas primeiras 24 h. De modo geral, quanto mais cedo o tratamento for instituído, mais brando e breve será o quadro. É muito importante que, durante a crise aguda, o paciente seja orientado a não interromper a medicação uricorredutora, caso a esteja utilizando.[81,82]

Medidas não farmacológicas

Repouso relativo, evitando toda e qualquer sobrecarga que aumente a dor na região acometida, e compressas com gelo no local da inflamação são medidas adjuvantes nos primeiros dias da crise aguda de gota.[75,83,84] O paciente deve, também, evitar a ingestão de qualquer bebida alcoólica.[79,80]

Medidas farmacológicas

Para o tratamento da gota aguda podem ser empregados anti-inflamatório não hormonal (AINH), colchicina ou corticosteroide (oral, intramuscular ou intra-articular), isoladamente ou em certas combinações.[72-75,85,86] A escolha da medicação deve ser feita considerando-se a situação clínica (tempo de início e intensidade dos sintomas, envolvimento mono ou poliarticular) e as características do paciente (idade, presença de comorbidades e uso de outras medicações). A duração do tratamento da crise aguda deve ser longa o suficiente para evitar uma recaída precoce (1 a 2 semanas, idealmente interrompido 1 a 2 dias após a resolução completa dos sintomas). Na prática, não havendo contraindicação, um AINH em dose plena, associado ou não com colchicina em dose baixa (0,5 a 1 mg/dia), tem sido a opção mais empregada.[87-89]

Os AINH apresentam eficácia comparável quando usados em doses equipotentes, portanto, a escolha de qual desses medicamentos utilizar deve levar em conta a experiência prévia do paciente e do médico.[72-75,81,85,89] A função renal comprometida, situação comum a muitos pacientes com gota, é contraindicação relativa ou absoluta ao emprego dessas medicações.[72,81,85] Pacientes com história pregressa de úlcera péptica, sangramento ou perfuração gastrintestinal, caso precisem fazer uso de um AINH, devem dar preferência a um inibidor seletivo da ciclo-oxigenase 2 (iCOX2), associado com um gastroprotetor.[72,81,85] Na presença de fatores de risco ou doença cardiovascular já estabelecida, o uso de AINH, especialmente de iCOX2, deve ser feito com muita cautela, uma vez que a sua segurança nesse contexto ainda não está bem estabelecida.[90]

Para pacientes com contraindicação para o uso de AINH, a colchicina, quando usada nas primeiras 12 h da crise de gota aguda, é particularmente efetiva. Após as primeiras 36 h, o seu emprego não está indicado com essa finalidade.[85,91,92] Recentemente, em pacientes com gota aguda de início recente (menos de 12 h), foi demonstrado que o regime de colchicina em dose baixa (1,2 mg inicialmente, seguido por mais 0,6 mg 1 h depois) era tão eficaz quanto o regime com dose alta (4,8 mg em um período de 6 h), porém associado com menor ocorrência de náuseas, vômito e diarreia.[93] Em países onde o comprimido é de 0,5 mg, como o Brasil, ela pode ser empregada inicialmente na dose de 1 mg, seguido de 0,5 mg 1 h depois.[74] Após 12 h, a colchicina para profilaxia de crises (0,5 a 1 mg/dia) pode ser iniciada.[85] Em pacientes com disfunção hepatobiliar grave, em hemodiálise ou taxa de filtração glomerular (TFG) inferior a 10 mℓ/min, a colchicina não deve ser empregada.[94] Quando a TFG estiver entre 10 e 50 mℓ/min, a dose da colchicina deve ser diminuída em cerca de 50%, assim como em pacientes com mais de 70 anos.[94] Também se recomenda redução da dose para pacientes que estejam usando inibidores do citocromo P450 3A4/glicoproteína-P (cimetidina, claritromicina, eritromicina, ciclosporina, dissulfiram, fluoxetina, cetoconazol, verapamil, diltiazem, inibidores da protease e tolbutamida).[95] O risco de miopatia com a colchicina aumenta em usuários de estatina e hidroxicloroquina.[96-98]

Os corticosteroides são uma boa opção nas crises graves de gota aguda, especialmente poliarticulares, quando houver contraindicação para o uso de AINH ou colchicina, ou ainda quando essas medicações não foram eficazes.[72-75,85]

Nos casos oligo ou poliarticulares, o uso da prednisolona 35 mg/dia durante 5 dias mostrou eficácia comparável à dos AINH.[99-101] As recomendações do American College of Rheumatology (ACR) sugerem dois esquemas terapêuticos: prednisona (ou prednisolona) em uma dose inicial de pelo menos 0,5 mg/kg/dia durante 5 a 10 dias, com suspensão posterior ou, alternativamente, 2 a 5 dias de doses plenas (pelo menos 0,5 mg/kg/dia), seguidos de uma redução gradual nos 7 a 10 dias seguintes, com suspensão posterior.[85] Apesar da ausência de estudos randomizados controlados, o uso intramuscular, geralmente em dose única, de triancinolona acetonida ou de metilprednisolona (40 a 80 mg), ou mesmo intravenoso de metilprednisolona (0,5 a 1 mg/kg), pode ser uma alternativa para pacientes selecionados.[85,102]

Nas formas monoarticulares, especialmente nos pacientes com morbidades associadas, a artrocentese evacuadora seguida da infiltração intra-articular com um corticosteroide de depósito é uma opção bem interessante.[72-75,82,85,103]

Nos pacientes com crise aguda de gota refratária ao uso de AINH, colchicina ou corticosteroide, ou que não possam utilizar esses medicamentos em razão de alguma comorbidade, os inibidores da interleucina 1 (iIL-1) anakinra, canaquinumabe e rilonacepte têm sido empregados.[104-109] Apesar de eficazes, o custo elevado e o risco de infecções associadas com o uso dos iIL-1 tornam o seu uso restrito a casos selecionados.[74,85] O canaquinumabe (dose única de 150 mg SC), um anticorpo monoclonal anti-IL-1-beta humana, é o único iIL-1 disponível no Brasil. A presença de infecção, em particular, é uma contraindicação para o seu uso.[74,104,105]

Paralelamente ao uso de medicações para controle do processo inflamatório, o emprego de analgésicos comuns ou opioides pode auxiliar no controle das manifestações álgicas, especialmente nos primeiros dias.

Profilaxia das crises recorrentes

A importância da profilaxia de novas crises agudas de gota deve ser muito bem explicada para os pacientes. Enfatiza-se que a melhor maneira de prevenir a ocorrência de novas crises é o controle adequado da hiperuricemia, entretanto, até que os depósitos de urato sejam eliminados do organismo, outras estratégias terapêuticas fazem-se necessárias.[110,111] Além disso, como cerca da metade dos pacientes pode apresentar um novo episódio de artrite aguda por gota quando inicia medicação uricorredutora, alguma medicação anti-inflamatória profilática deve ser iniciada antes da introdução dessas medicações.[72-75,85] Embora não seja baseada em evidência científica, as recomendações do ACR sugerem que a profilaxia de novas crises de gota aguda dure, pelo menos, 6 meses; ou 3 meses após o alcance da uricemia-alvo, em pacientes sem tofos; ou 6 meses após a obtenção da uricemia-alvo e resolução do tofo.[85] É importante que o paciente seja orientado sobre o que fazer caso o tratamento profilático seja descontinuado e um novo surto de gota ocorra.

O esquema terapêutico mais utilizado para prevenção de gota aguda é a colchicina 0,5 mg, 1 ou 2 vezes/dia. Habitualmente, inicia-se o seu uso 1 a 2 semanas antes da introdução da medicação uricorredutora, o que acarreta uma redução de até 85% em novos surtos.[110,111] A colchicina, em dose profilática, é geralmente bem tolerada, sendo a toxicidade gastrintestinal (diarreia, náuseas e vômitos) o efeito colateral mais comum com seu uso por via oral.[92,112] Atenção, entretanto, para os casos de superdosagem, que podem provocar alopecia, depressão da medula óssea, hepatotoxicidade e neuromiopatia.[92,112] O quadro de neuromiopatia geralmente é reversível e se caracteriza por fraqueza muscular proximal, associada ou não com parestesia dolorosa e aumento da creatinoquinase.[113] Pacientes idosos, hipertensos, usuários de diuréticos ou estatinas, com envolvimento hepático ou renal significativo, precisam ter a dose da colchicina utilizada para profilaxia diminuída, assim como a dose aguda (Quadro 19.2).[72-75,85,96,97,112] A colchicina profilática deve ser evitada em usuários de inibidores potentes do citocromo P450 3A4/glicoproteína-P34.[95]

Quando a colchicina não é bem tolerada ou seu uso está contraindicado, apesar da ausência de evidência científica, a prescrição de doses baixas de um AINH (p. ex., 250 mg de naproxeno ou 25 mg de indometacina ou 100 mg de celecoxibe),

1 ou 2 vezes/dia, deve ser considerada.[72-75,85] Quando indicada, a profilaxia de doença ulcerosa péptica deve ser iniciada concomitantemente ao uso do AINH ou iCOX2. O emprego de doses baixas (< 10 mg/dia) de prednisona/prednisolona para profilaxia de novas crises de gota aguda deve ser evitado, porém, em casos especiais, pode ser feito. Excepcionalmente, caso o paciente não tolere ou não responda ao uso profilático de colchicina, AINH ou corticosteroide, pode ser tentado medicamento iIL-1.[72-75,85]

É importante que o médico assistente não prescreva tratamento profilático em caráter crônico, sem o uso concomitante de uricorredutor. As medicações anti-inflamatórias prescritas profilaticamente podem bloquear a resposta inflamatória aguda, mas não tratam o distúrbio metabólico subjacente (hiperuricemia), assim, não evitam a precipitação dos cristais de UMS nos tecidos. A deposição dos cristais, mesmo sem o aparecimento dos surtos de gota aguda, pode fazer o paciente não se prevenir adequadamente do surgimento de tofos, da destruição da cartilagem e do osso.

Hiperuricemia

O controle adequado da hiperuricemia é o melhor meio de prevenir novas crises agudas de gota, bem como a única maneira de prevenir a deposição de cristais de UMS nos tecidos e levar à reabsorção dos cristais previamente depositados. Para que se possa prevenir a precipitação e induzir a reabsorção dos cristais de UMS já depositados, é recomendado que o nível sérico de urato (alvo-terapêutico) permaneça abaixo de 6 mg/dℓ.[71-75] Nos pacientes com tofos, para que o processo de reabsorção ocorra de maneira mais célere, o alvo-terapêutico é abaixo de 5 mg/dℓ.[71-75]

Para se conseguir atingir o nível adequado de urato sérico, além da orientação dietética e reavaliação do uso de medicamentos hiperuricemiantes, é possível dispor das medicações uricorredutoras. No entanto, mesmo com o papel da hiperuricemia na etiopatogenia da gota sendo tão bem estabelecido, menos da metade dos pacientes é tratada adequadamente com tais medicamentos.[114] O emprego dessas medicações deve ser discutido com todo paciente com o diagnóstico estabelecido de gota, desde a sua primeira crise.

Segundo as recomendações atuais de tratamento da gota, o uso de medicações uricorredutoras está indicado para pacientes com duas ou mais crises por ano, que já apresentam dano articular, na presença de um ou mais tofos ou com passado de urolitíase.[71,74,75] Além disso, sugere-se o início

---

Quadro 19.2 Dose da colchicina para profilaxia de crise aguda de gota ajustada para função renal.

- 0,5 mg, 1 a 2 vezes/dia, com TFG ≥ 60 mℓ/min/1,73 m²
- 0,5 mg, 1 vez/dia, com TFG 45 a 59 mℓ/min/1,73 m²
- 0,5 mg a cada 2 dias, com TFG 30 a 44 mℓ/min/1,73 m²
- 0,5 mg a cada 3 dias, com TFG 15 a 29 mℓ/min/1,73 m²
- Evitar o uso de colchicina com TFG < 15 mℓ/min/1,73 m² ou em pacientes em processo dialítico ou com disfunção hepatobiliar grave
- Reduzir ainda mais a dose da colchicina (até 50%) em pacientes com ≥ 70 anos
- Usar colchicina com cuidado e fazer um monitoramento laboratorial regular para toxicidade em pacientes tomando estatinas
- Evitar o uso concomitante ou reduzir a dose da colchicina em até 2/3 com ciclosporina, claritromicina ou eritromicina
- Evitar o uso ou reduzir a dose da colchicina à metade com cetoconazol ou ritonavir

A TFG estimada pela equação de Cockroft-Gault deve ser corrigida para o peso corporal ideal. A proposta de ajuste da dose apresentada não é baseada em evidências, mas sua elaboração levou em consideração diversas referências.[92,94-97,112,113]
TFG: taxa de filtração glomerular.

dessas medicações quando o diagnóstico de gota (primeira crise) ocorrer em indivíduos jovens (< 40 anos de idade), a hiperuricemia for muito elevada (> 8 mg/dℓ) ou na presença de morbidades associadas (insuficiência renal, hipertensão arterial sistêmica, doença cardíaca isquêmica e insuficiência cardíaca congestiva).[71,74,75]

Por falta de evidência científica, o emprego de uricorredutores não está indicado para pacientes com hiperuricemia assintomática.[71,73-75,79] Muitos pacientes, entretanto, podem ter seu nível sérico de urato controlado com as medidas não farmacológicas citadas anteriormente, além da troca de medicamentos hiperuricemiantes por outros com propriedades uricorredutoras.[71,73-75,79]

O efeito adverso mais comum quando se inicia medicação uricorredutora é a ocorrência de crise aguda de gota. A chance da ocorrência do surto é maior com a redução abrupta do nível sérico de urato associado ao uso de doses mais altas dessas medicações.[115] Para prevenção de crises, além do uso de fármacos anti-inflamatórios profiláticos, é recomendado o emprego de doses iniciais baixas desses medicamentos, com aumentos lentos (a cada 2 a 4 semanas) e graduais deles, até se alcançar o alvo-terapêutico estabelecido para o paciente.[72-75,85] Idealmente, as medicações uricorredutoras só devem ser introduzidas após o controle completo da crise aguda de gota.[74,75]

Atualmente, existem três classes de medicações uricorredutoras: os inibidores da xantina oxidase (iXO), que bloqueiam a síntese hepática do ácido úrico; os uricosúricos, que aumentam a sua eliminação renal; e os uricolíticos, que convertem o ácido úrico em alantoína.

Visando a uma decisão compartilhada e maior adesão ao tratamento, o paciente deve ser informado sobre todos os riscos e benefícios relacionados com o uso de determinada medicação.

Em tese, a escolha da medicação uricorredutora deveria obedecer à fisiopatologia da hiperuricemia. Assim, para pacientes *hiperprodutores*, estaria indicado um inibidor de síntese, e para os *hipoexcretores renais*, um uricosúrico. Embora cerca de 90% dos pacientes com gota apresentem excreção absoluta ou relativa de ácido úrico diminuída, na prática, os iXO são as medicações mais empregadas.[71,73-75]

Inibidores da xantina oxidase

Alopurinol

É um inibidor competitivo da enzima xantina oxidase, prevenindo, assim, a síntese de urato a partir da hipoxantina e da xantina.[115] Usado para o tratamento da gota desde 1966, até o momento, ele é o único inibidor da xantina oxidase (iXO) disponível no Brasil.

O alopurinol sofre conversão hepática para a sua forma metabólica ativa, o oxipurinol, e a eliminação é primariamente renal.[115] Apesar de ser um fármaco bem tolerado pela maioria dos doentes, cerca de 3 a 5% dos que iniciam essa medicação podem apresentar reações adversas.[115,116] As mais comuns incluem diferentes tipos de erupção cutânea, febre medicamentosa, náuseas, vômito e alterações em exames laboratoriais, como leucopenia, trombocitopenia e anormalidades da função hepática.

A reação cutânea é predominantemente pruriginosa, eritematosa ou maculopapular, mas, às vezes, a lesão pode ser urticariforme ou purpúrica. Na maioria das vezes, a manifestação cutânea é discreta e desaparece com a redução da dose. Entretanto, o aparecimento de evento adverso cutâneo não deve ser minimizado, uma vez que ele pode ser manifestação inicial de uma condição mais grave conhecida como síndrome de hipersensibilidade ao alopurinol (SHA).

A SHA, além do exantema eritematoso, caracteriza-se por febre, hepatite, eosinofilia e insuficiência renal aguda. Os quadros de SHA mais temidos são a necrólise epidérmica tóxica e a síndrome de Stevens-Johnson.[117] Embora possa ocorrer a qualquer tempo durante o tratamento, a SHA ocorre mais frequentemente nas primeiras 8 semanas de uso da medicação.[118] São considerados fatores de risco para essa condição a dose de início do alopurinol e a presença de doença renal crônica, especialmente em usuários de diuréticos.[118] Também apresentam risco aumentado de reações cutâneas graves indivíduos com o antígeno leucocitário humano (HLA – *human leukocyte antigen*)-B*5801. Esse alelo é particularmente encontrado em pessoas de origem chinesa Han, tailandesa e coreana. Na população caucasiana, em virtude da baixa prevalência desse alelo, não está recomendada a sua genotipagem de maneira rotineira.[119] Em pacientes previamente expostos ao alopurinol e com relato de reação adversa cutânea leve, ou com história familiar de reação adversa cutânea a essa medicação, esse exame pode ser solicitado.

A SHA é considerada rara, com incidência estimada de 0,1 a 0,4%. No entanto, é potencialmente fatal, com taxa de mortalidade de até 20%.[116,117] Em estudo recente, Stamp et al. mostraram que o início do alopurinol em doses baixas (< 100 mg) diminui o risco de SHA.[117] Dessa maneira, em pacientes com a função renal reduzida, a dose inicial de alopurinol deve ser corrigida para 1,5 mg de alopurinol por mℓ/min de TFG (Tabela 19.2).[120]

Além disso, visando à prevenção de crise aguda de gota associada ao início de uso da medicação, mesmo em pacientes com TFG acima de 90 mℓ/min/1,73 m^2, é recomendado o início do alopurinol em dose não superior a 100 mg/dia.

O aumento gradual subsequente da dose do alopurinol, acima da dose ajustada pela TFG, permite que seja alcançado o nível sérico de urato recomendado (alvo terapêutico), sem o aumento da toxicidade na maioria dos pacientes.[117,121] Infelizmente, por desconhecimento ou por medo da SHA, a maioria dos médicos não otimiza a dose do alopurinol. Assim, com a dose de alopurinol mais frequentemente empregada (300 mg/dia), menos da metade dos pacientes (30 a 50%) alcança a meta terapêutica preconizada, enquanto 75 a 80% dos pacientes atingem nível sérico de urato < 6 mg/dℓ com doses de até 600 a 800 mg/dia.[71,74,81,114]

Por fim, o alopurinol apresenta interação medicamentosa importante com a azatioprina, a 6-mercaptopurina e a teofilina, metabolizadas pela xantina-oxidase, e pacientes em uso de varfarina devem ser observados atentamente quanto ao nível da anticoagulação.

Tabela 19.2 Dose inicial do alopurinol ajustada para a taxa de filtração glomerular.

TFG estimada (mℓ/min/1,73 m^2)	Dose inicial do alopurinol
< 5	50 mg/semana
5 a 15	50 mg 2 vezes/semana
16 a 30	50 mg a cada 2 dias
31 a 45	50 mg/dia
46 a 60	50 e 100 mg em dias alternados
61 a 90	100 mg/dia
91 a 130	150 mg/dia
> 130	200 mg/dia

A TFG estimada pela equação de Cockroft-Gault deve ser corrigida para o peso corporal ideal. Essa proposta de ajuste de dose tem por objetivo a redução do risco da síndrome de hipersensibilidade ao alopurinol. Adaptada de Stamp et al., 2016.[117]

Febuxostato

É um inibidor seletivo não purínico da XO, metabolizado no fígado e eliminado na urina e nas fezes.[122,123] Insuficiência hepática ou renal leve a moderada, classes A e B de Child-Pugh e TFG entre 30 e 89 mℓ/min, respectivamente, não afetam sobremaneira a farmacocinética do febuxostato. Portanto, pacientes nessas situações não requerem ajuste de dose.[122,123] Não foram realizados estudos em pacientes com insuficiência hepática grave (classe C de Child-Pugh), assim, o uso do febuxostato nessa condição requer extremo cuidado.[122,123] Pacientes com insuficiência renal grave (TFG < 30 mℓ/min) apresentam concentrações aumentadas de febuxostato, e sua segurança nessa situação não foi determinada.[122,123] Assim como ocorre com o alopurinol, a administração de febuxostato com azatioprina ou 6-mercaptopurina não é recomendada.[122,123]

Quando comparado com doses fixas diárias de alopurinol (100 a 300 mg), o febuxostato na dose de 80 ou 120 mg/dia mostrou eficácia hipouricemiante superior.[124-127] Idealmente, visando à prevenção de crise aguda de gota, a dose inicial recomendada do febuxostato é de 40 mg/dia. Para alguns pacientes, essa dose pode ser suficiente para alcançar o alvo terapêutico. A maioria dos pacientes, entretanto, necessita de doses de 80 a 120 mg/dia para alcançar esse objetivo.[122-127]

Febuxostato foi bem tolerado nos estudos clínicos durante o desenvolvimento dessa medicação. Entre os efeitos adversos observados, os mais frequentes foram diarreia, náuseas, cefaleia, exantema e alterações nos exames de função hepática. Eventos cardiovasculares foram relatados. Encontra-se em andamento um grande estudo clínico comparando a segurança do febuxostato com o alopurinol em pacientes com gota e comorbidades cardiovasculares.[128] Já foram descritos, pós-comercialização do febuxostato, raros casos de reações sérias de alergia e hipersensibilidade, incluindo necrólise epidérmica tóxica, síndrome de Stevens-Johnson e choque anafilático agudo. Alguns, mas não todos os pacientes descritos, apresentavam comprometimento renal e/ou hipersensibilidade prévia ao alopurinol.[129]

Embora ainda não disponível no Brasil, o febuxostato tem se tornado uma opção interessante para os pacientes que não responderam ou não toleraram o alopurinol.

Uricosúricos

O emprego de uma medicação uricosúrica tem por objetivo corrigir a hiperuricemia causada por excreção renal ineficiente.[130] Deve ser evitado, entretanto, estado de hiperuricosúria, o que poderia levar ao aparecimento de urolitíase. Os uricosúricos estariam indicados, preferencialmente, para pacientes com menos de 60 anos, função renal preservada, excreção de ácido úrico na urina de 24 h inferior a 800 mg em dieta regular (ou clareamento de ácido úrico < 6 mℓ/min/1,73 m^2) e sem história de cálculo renal.

O efeito uricosúrico de algumas substâncias foi mais bem compreendido a partir da identificação da família de transportadores de ácido úrico, localizados nas células dos túbulos proximais renais, em especial URAT1, GLUT9 e OAT1, OAT2, OAT3 e OAT4, locais onde atuam bloqueando o transporte do ácido úrico (Figura 19.17).

Entre as medicações uricosúricas conhecidas (probenecida, sulfimpirazona, benzbromarona e lesinurade), apenas a benzbromarona é atualmente comercializada no mercado nacional.

Benzbromarona

É um potente uricosúrico capaz de bloquear de modo efetivo a reabsorção de ácido úrico mediada pela URAT1.[131,132] É metabolizado no fígado e excretado, primariamente, pela bile, não necessitando, por essa razão, de correção de dose em pacientes com insuficiência renal não terminal.[131,132] Embora a meia-vida da benzbromarona seja curta, cerca de 3 h, o seu principal metabólito, a 6-hidroxibenzbromarona, mantém as propriedades uricosúricas e tem uma meia-vida superior a 24 h.[131,132] Diferentemente de outras medicações uricosúricas, a benzbromarona mantém sua atividade hipouricemiante mesmo em pacientes com TFG entre 20 e 40 mℓ/min.[133]

Assim como indicado para outras medicações uricorredutoras, a benzbromarona deve ser iniciada em dose baixa, 25 a 50 mg/dia. Dessa maneira, evita-se súbita redução do nível sérico de urato, com consequente aumento do risco de crise aguda de gota. As doses devem ser escalonadas progressivamente, a cada 2 a 4 semanas, de acordo com a necessidade (obtenção do alvo terapêutico), até a dose de 200 mg/dia. Em pacientes com função renal preservada, estima-se que 100 mg de benzbromarona tenha um efeito uricorredutor equivalente a 400 mg de alopurinol.[134]

Segundo a maioria dos estudos clínicos, a benzbromarona é bem tolerada, com descrição de abandono de tratamento em 3 a 4% dos pacientes, principalmente por causa da diarreia.[135] Um problema particular com o uso dos uricosúricos é a nefrolitíase.[49] Visando a prevenir essa complicação, o paciente deve ser orientado a fazer ingestão hídrica diária adequada (> 30 mℓ/kg). Como opção, pode ser necessário alcalinizar a urina, mantendo o pH urinário entre 6,0 e 6,5, com o emprego de bicarbonato de sódio ou citrato de potássio.[136] Para que essas medidas tenham sucesso, a importância da adesão a elas precisa ser reforçada a cada nova consulta.

A benzbromarona foi retirada do mercado nos EUA e em muitos países da União Europeia em razão do relato de óbitos associados com um quadro de hepatite fulminante decorrentes de seu uso. Segundo uma revisão de literatura recente, 11 pacientes foram descritos com hepatite fulminante atribuída à benzbromarona, com nove casos de óbito.[132] Em poucos casos, entretanto, a relação causal entre a medicação e o quadro hepático ficou bem estabelecida. A incidência de hepatotoxicidade com essa medicação foi estimada em 1 para cada 17.000 pacientes.[132]

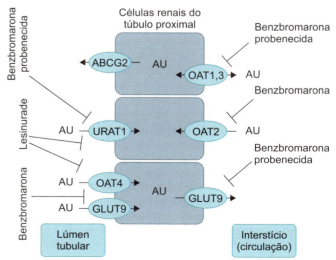

Figura 19.17 Transportadores de ácido úrico nas células renais do túbulo proximal e sítios de ação de medicações uricosúricas. AU: ácido úrico; ABCG2: cassete de ligação do ATP, subfamília G, membro 2; OAT1-4: transportadores de ânions orgânicos 1, 2, 3, 4; URAT1: transportador de ácido úrico 1; GLUT9: transportador facilitador de glicose 9.

A benzbromarona, sempre que possível, deve ser evitada em pacientes hepatopatas, que usam outras medicações hepatotóxicas ou ingerem bebidas alcoólicas em quantidade excessiva. Quando empregada, especialmente no primeiro ano, é necessário fazer o monitoramento regular da função hepática desses pacientes. O ideal é que os exames da função hepática sejam realizados semanalmente no primeiro mês; quinzenalmente no segundo mês; mensalmente do terceiro ao sexto mês; e a cada 2 meses até o final do primeiro ano de uso.[132] A partir de então, os exames poderiam ser feitos a cada 3 a 4 meses. Além disso, o paciente deve ser orientado quanto à importância de possíveis efeitos adversos, como náuseas, vômito, dor abdominal, ictericia e colúria. Na presença de alguma dessas alterações, a medicação deve ser suspensa e o médico notificado.

Terapia combinada

Apesar da boa eficácia dos iXO, alguns pacientes, mesmo com doses otimizadas, não conseguem alcançar a uricemia preconizada com o emprego dessas medicações em monoterapia. Além disso, em alguns casos, a carga tofácea é tão elevada que redução mais acentuada da uricemia, por um certo período, permitiria reabsorção mais rápida dos tofos.[137] Assim, o uso combinado de iXO com medicação uricosúrica estaria indicado para um número significativo de pacientes gotosos.

Mesmo os pacientes *hiperprodutores*, sem aparente excreção renal ineficiente de ácido úrico, podem ser candidatos à terapia uricorredutora combinada (iXO e medicação uricosúrica).[138] Isso porque, com o uso inicial do iXO, ocorre redução do nível sérico de urato e, em paralelo, diminuição da carga de ácido úrico filtrado pelos glomérulos e eliminado na urina, efeito revertido pelo uricosúrico combinado.

Recentemente, a Agência Nacional de Vigilância Sanitária (Anvisa) aprovou nova medicação uricosúrica chamada lesinurade, na dose de 200 mg/dia, porém ainda não disponível no mercado nacional. O lesinurade atua inibindo a ação da URAT1 e só pode ser empregado em associação com um iXO.[139]

Uricases

Fruto de duas mutações independentes no gene da uricase (urato oxidase), ocorridas durante a evolução dos hominídeos, os seres humanos e alguns outros primatas perderam a capacidade de transformar o ácido úrico em alantoína.[140] Por ser 5 a 10 vezes mais hidrossolúvel que o ácido úrico, a alantoína é mais facilmente eliminada pela urina e, diferentemente do ácido úrico, não se acumula no organismo.[140]

A terapia uricolítica vem sendo desenvolvida há cerca de 60 anos, com a finalidade principal de tratar a hiperuricemia associada à lise tumoral, que ocorre com pacientes com doenças malignas sob quimioterapia.[141,142] A partir da uricase recombinante de *Aspergillus flavus*, a rasburicase, a terapia uricolítica começou a ser usada, em casos selecionados, de pacientes tofáceos graves.[143] Contudo, sua utilidade na gota é limitada, por causa de sua meia-vida curta, do desenvolvimento de anticorpos neutralizantes, do risco significativo de efeitos adversos sérios imunomediados e da perda de eficácia após 6 a 15 meses de terapia.[143]

Somente a partir da uricase recombinante peguilada (PEG-uricase), os estudos em pacientes com gota tornaram-se mais robustos e seu perfil de eficácia e segurança ficou mais bem estabelecido.[144,145] Em 2010, uma forma de PEG-uricase, a pegloticase, foi aprovada nos EUA para tratamento de pacientes adultos refratários à terapia convencional.[146]

Estudos clínicos de fase III, que excluíram pacientes cardiopatas (angina instável, arritmia não controlada, insuficiência cardíaca descompensada e hipertensão arterial descontrolada),

transplantados, em diálise renal, gestantes ou com deficiência de G6PD, compararam 8 mg de pegloticase, administrada a cada 2 ou 4 semanas IV, com placebo.[147] Antes de cada infusão, o paciente recebia profilaxia contra reação infusional com cloridrato de fexofenadina (60 mg na noite anterior e logo antes da infusão), paracetamol oral (1.000 mg) e hidrocortisona venosa (200 mg). O esquema de doses quinzenais mostrou-se mais eficaz do que o mensal na redução da uricemia, do tamanho dos tofos, do número de articulações dolorosas, bem como na redução da dor e na melhora da avaliação global de saúde. Crises agudas de gota e reações infusionais foram os efeitos adversos mais frequentes. Anticorpos antipegloticase foram detectados em 89% dos pacientes que receberam a medicação. A presença desses anticorpos estava associada com perda de resposta ao tratamento com a pegloticase, além de aumento no risco de reação infusional. É recomendada a suspensão da pegloticase nos pacientes cujo nível sérico de urato fique acima de 6 mg/dℓ 2 semanas após a última infusão, dado o maior risco de reação infusional grave.[147]

Perspectivas futuras

O aumento da longevidade da população, associado com a prevalência crescente de diversas morbidades, faz o tratamento da crise aguda de gota e o controle adequado da hiperuricemia de muitos pacientes transformarem-se em um grande desafio para o médico. Portanto, novas medicações anti-inflamatórias e uricorredutoras, mais seguras para pacientes de risco, são ansiosamente esperadas.

O febuxostato, já aprovado nos EUA e em diversos países da UE, ainda não foi aprovado pela Anvisa e, portanto, não tem previsão de disponibilidade para os pacientes. Topiroxostate, um novo inibidor seletivo da xantina oxidase, foi recentemente aprovado no Japão, porém seu uso ainda está restrito a esse país.[148] O aralofenato é um novo uricosúrico que atua inibindo a URAT1 e, por também bloquear o inflamassoma, tem efeito anti-inflamatório gota-específico.[149] No entanto, por seu efeito uricosúrico limitado, estudos futuros ainda serão realizados avaliando o seu emprego em associação com iXO.[149]

Prognóstico e outras considerações

O típico paciente com gota é um homem obeso, de meia-idade, com história médica de hipertensão arterial sistêmica, doença renal, diabetes melito e sinais de doença vascular, como doença arterial coronariana, insuficiência cardíaca e acidente vascular encefálico.

A história natural da gota não tratada ou negligenciada é a progressão para o aumento da frequência e da intensidade de crises agudas e o aparecimento de manifestações clínicas persistentes. Sendo a gota uma doença de depósito de cristais de UMS, atingir nível de ácido úrico que permita não somente a diminuição das crises, mas também a dissolução desses cristais e tofos no médio e no longo prazos é o alvo terapêutico primário. Nesse sentido, gota não tratada ou ineficientemente tratada leva ao mesmo resultado final.

Existe uma clara percepção entre os médicos reumatologistas de que uma significativa proporção de pacientes gotosos é mal tratada. Quando esse insucesso terapêutico está presente, observa-se, na maioria dos casos, que o paciente foi incorretamente orientado pelo seu médico e/ou tem má adesão ao tratamento proposto. Tanto os médicos, em especial os da atenção básica, quanto os pacientes, precisam ser mais bem esclarecidos sobre essa enfermidade e seu tratamento, se há desejo de mudar essa realidade.

Vale lembrar que gota crônica apresenta destruição articular, com gravidade e incapacidade semelhantes às da artrite reumatoide, sendo perfeitamente possível evitá-la com diagnóstico e tratamento precoce e adequado.

DOENÇAS POR DEPOSIÇÃO DE CRISTAIS DE PIROFOSFATO DI-HIDRATADO DE CÁLCIO

No início da década de 1960, McCarty et al. avaliaram o líquido sinovial de pacientes com artrite aguda idêntica à crise de gota. No entanto, identificaram, sob microscopia de luz polarizada, a existência de cristais com propriedades físicas diferentes daquelas dos cristais de UMS. Tais cristais foram reconhecidos como de CPPD, e a crise articular associada foi batizada de "pseudogota".[150,151] Observou-se, então, que a deposição de cristais de CPPD na fibrocartilagem e na cartilagem hialina articular poderia ocorrer de maneira assintomática ou estar associada a outras síndromes articulares, inclusive poliartrite semelhante a artrite reumatoide e osteoartrite.[152-154]

Epidemiologia

Em sua maioria, estudos populacionais de prevalência de CPPD foram baseados na pesquisa de condrocalcinose, calcificação da cartilagem hialina ou da fibrocartilagem articular, considerada a expressão radiográfica de CPPD. No entanto, nem sempre isso é verdade, pois a deposição de cristais de BCP também pode produzir calcificação semelhante.[155]

A prevalência de condrocalcinose varia de 5 a 10% nos principais estudos, com um evidente aumento associado ao envelhecimento, sendo em torno de 15% nos indivíduos acima dos 60 anos e cerca de 30% naqueles acima de 80 anos de idade.[152,156,157] Em um grande estudo italiano de base populacional, a condrocalcinose foi a quarta condição musculoesquelética mais frequente, com prevalência de 0,42%, em comparação a 0,46% de prevalência da gota e da artrite reumatoide.[153,158]

Os joelhos são as articulações mais acometidas e chegam a representar mais de 90% dos casos em algumas séries. As outras articulações mais afetadas pela condrocalcinose são punhos, ombros, sínfise púbica e quadris.[153,157]

Fatores de risco e condições associadas

A deposição de cristais de CPPD nas articulações é ligada ao envelhecimento, por isso o principal fator associado é a idade avançada. É rara antes dos 55 anos de idade, e a ocorrência precoce, na ausência de trauma articular ou outros fatores predisponentes, deve levantar a suspeita de formas familiares da doença ou de síndromes metabólicas associadas.[153,159]

Além da idade, são fatores de risco bem descritos o trauma ou cirurgia articular (p. ex., meniscectomia), assim como a gota, mas não a hiperuricemia assintomática.[153,159]

A osteoartrite é frequentemente associada a CPPD, mas é difícil estabelecer relação de causa e efeito e definir qual processo se inicia primeiro. Estudos em pacientes com CPPD familiar sugerem que o depósito de cristais na cartilagem ocorre antes da lesão condral da osteoartrite.[153,159]

Algumas síndromes metabólicas associam-se a CPPD, como o hiperparatireoidismo, a hemocromatose, a hipomagnesemia e a hipofosfatasia. O magnésio aumenta a solubilidade dos cristais de CPPD e age como cofator das pirofosfatases, enzimas responsáveis pela degradação do pirofosfato inorgânico (PPi) a fosfato inorgânico (Pi). Dessa maneira, a hipomagnesemia favorece o acúmulo de PPi na matriz cartilaginosa e a formação de depósitos de CPPD. A hipofosfatasia é causada por uma síndrome congênita em que há uma baixa atividade da fosfatase alcalina, enzima que também tem atividade de pirofosfatase e é importante na degradação do PPi. O excesso de ferro decorrente da hemocromatose parece ter uma ação inibitória sobre as pirofosfatases. Em relação ao hiperparatireoidismo, sabe-se da alteração que ocorre no metabolismo do cálcio, mas a persistência de CPPD, mesmo após a correção da hipercalcemia, ainda é uma incógnita. Outras doenças, como o diabetes e o hipotireoidismo, parecem não estar associadas quando é feito o ajuste para a idade (Quadro 19.3).[159]

A imensa maioria dos pacientes com CPPD apresenta a forma esporádica, mas são descritas formas familiares ligadas aos cromossomos 8q e 5p, com manifestações fenotípicas diversas. Dentre aquelas ligadas ao cromossomo 5p, são mais bem conhecidas as que decorrem de mutações no gene *ANKH* (*ankylosis human*), cuja transmissão ocorre de diversas maneiras, inclusive por herança autossômica dominante. Entre os britânicos, é descrita uma forma ligada à mutação do gene *ANKH* com crises convulsivas na infância e posterior doença por CPPD. Parece haver uma prevalência aumentada de condrocalcinose familiar na Espanha e nos descendentes de espanhóis na América do Sul, principalmente no Chile. Algumas famílias manifestam poliartrite de início precoce, com anquilose intervertebral e das sacroilíacas, associadas a CPPD. Uma síndrome caracterizada por displasia espondiloepifisária, braquidactilia, osteoartrite precoce e calcificação intra-articular por cristais de CPPD foi descrita em indígenas da ilha chilena de Chiloé, no entanto, sem *locus* cromossômico identificado.[160]

Etiologia e patogênese

A formação de CPPD ocorre na matriz extracelular cartilaginosa, sobretudo adjacente à superfície dos condrócitos. O CPPD correlaciona-se com a concentração de íons cálcio e PPi na matriz extracelular. Os condrócitos produzem PPi principalmente pela ação de enzimas da família nucleosídio trifosfato pirofosfo-hidrolase (NTPPPH) sobre o ATP, quando este é convertido a AMP. Estudos demonstram uma correlação entre a hiperatividade dessas enzimas e a formação de cristais de CPPD, pelo aumento da concentração de PPi na matriz cartilaginosa. A glicoproteína transmembrana chamada PC-1 destaca-se dentro da família de enzimas com atividade NTPPPH.[152,153,160]

Outra linha de evidências envolve polimorfismos do gene que codifica a proteína ANKH, um complexo transportador transmembrana de PPi, com importante papel na concentração intra e extracelular desse íon. A proteína ANKH apresenta vários domínios, e defeitos genéticos em regiões distintas estão associados a CPPD.[152,153,160]

Quadro 19.3 Condições associadas à deposição de cristais de pirofosfato de cálcio.

- Idade acima de 60 anos
- Trauma/cirurgia articular (p. ex., meniscectomia)
- Osteoartrite
- Doenças metabólicas:
  - Hiperparatireoidismo
  - Hemocromatose
  - Hipofosfatasia
  - Hipomagnesemia
- Menos prováveis:
  - Diabetes
  - Hipotireoidismo
  - Ocronose
  - Doença de Wilson
  - Acromegalia
  - Doença de Paget

A inflamação aguda provocada pelos cristais de CPPD parece ter mecanismos similares aos provocados pelos cristais de UMS na gota. A ativação do inflamassoma e a liberação de IL-1-beta exercem papel central no desencadeamento da crise de pseudogota. No entanto, a inflamação crônica, inclusive subclínica, associada a CPPD é menos compreendida e pode ter relação com peculiaridades na interação desses cristais com as células fagocíticas e a consequente liberação de citocinas e quimiocinas.[152]

Quadro clínico

A maioria dos pacientes com CPPD é assintomática. Entretanto, o que chama atenção na artropatia por cristais de CPPD é a sua capacidade de simular vários tipos de doenças reumáticas. Nos estudos de McCarty et al., as diversas formas clínicas foram classificadas, de acordo com o padrão de apresentação, em: forma latente, pseudogota, pseudo-osteoartrite, pseudoartrite reumatoide e pseudoneuroartropatia.[161] Entretanto, com exceção da artrite aguda (ou pseudogota), as artrites crônicas por CPPD passaram a ser descritas de maneira muito heterogênea na literatura, o que tem ocasionado confusão de nomenclatura e diagnóstico. Por exemplo, a osteoartrite associada a CPPD não deixa de ser osteoartrite, o que torna o prefixo "pseudo" inadequado.[159]

Com a intenção de uniformizar a terminologia da artropatia associada a CPPD, a European League Against Rheumatism (EULAR) publicou, em 2011, novas recomendações para a classificação desses pacientes.[155] Foram definidos quatro tipos de apresentação da doença:

- CPPD assintomático: é a apresentação mais comum. Consiste no achado incidental de calcificação da cartilagem, seja pela condrocalcinose vista em exame de imagem, seja pelo achado histológico de depósitos de cristais de CPPD
- Artrite aguda por cristais de CPPD (antiga pseudogota): mono ou oligoartrite aguda, às vezes, com hiperemia periarticular, com dor forte e edema, que evolui em 6 a 12 h, em geral, com pico máximo de dor nas primeiras 24 h. Raramente, os sintomas duram além de 3 semanas. Diferentemente da gota, é infrequente antes dos 60 anos de idade e é raro o acometimento da primeira articulação metatarsofalângica. As articulações mais acometidas são: joelhos, punhos, ombros, cotovelos e tornozelos. Alguns ataques de artrite podem ser migratórios ou poliarticulares, sobretudo nos pacientes com artropatia crônica por CPPD ou nas formas familiares. Fatores precipitantes da artrite aguda são: trauma articular, intercorrências médicas (infecções, IAM etc.) e cirúrgicas (particularmente a paratireoidectomia), hemotransfusões, hialuronato intra-articular e artroscopia. Não é rara a coexistência de cristais de UMS e de CPPD, o que dificulta o diagnóstico
- Osteoartrite com CPPD: o que ajuda a levantar a suspeita dessa associação é o envolvimento de articulações pouco usuais na osteoartrite primária, como as glenoumerais, os punhos e as metacarpofalângicas. Os pacientes, em geral, apresentam crises inflamatórias sobrepostas à dor articular crônica. O acometimento das metacarpofalângicas deve chamar atenção para a possibilidade de associação com a hemocromatose
- Artrite inflamatória crônica por cristais de CPPD: trata-se de uma poliartrite crônica que acomete grandes e pequenas articulações e se assemelha à artrite reumatoide. Diferentemente desta, os pacientes com CPPD costumam ter exacerbações de sinovite, acometendo as articulações de forma

sequencial, e não todas ao mesmo tempo. Além disso, a artrite é menos simétrica do que na artrite reumatoide e é mais comum em mulheres idosas.

Outros tipos menos frequentes foram descritos na doença por cristais de CPPD, como uma grave artrite destrutiva semelhante à artrite neuropática (articulação de Charcot), que ocorre em indivíduos sem evidência de neuropatia.[161] Foram também observados depósitos de CPPD no esqueleto axial, inclusive nos discos intervertebrais e ligamentos espinais. Alguns pacientes podem ter dor na coluna ou, até mesmo, síndromes radiculares associadas. Pode haver confusão diagnóstica com a espondilite anquilosante. A chamada *crowned dens syndrome* consiste em uma manifestação rara, secundária à deposição de cristais de CPPD em torno da vértebra C2. Cursa com dor cervical aguda, febre e provas inflamatórias elevadas. É facilmente confundida com sepse e meningite, e a principal ferramenta diagnóstica é a tomografia computadorizada, que detecta calcificações típicas em C2. O interessante dessa rara forma clínica é a resposta marcante aos AINH. Também raramente, os cristais de CPPD podem formar nodulações de aspecto tumoral nos tecidos extra-articulares e causar confusão diagnóstica com lesões neoplásicas.[159,162]

Investigação

Métodos de imagem

Diante da suspeita de CPPD, a radiografia simples é ainda o método de escolha para a pesquisa da condrocalcinose. Esta consiste em calcificações de padrão linear ou pontilhado nas estruturas fibrocartilaginosas (meniscos, sínfise púbica, ligamento triangular do punho, lábrum da glenoide e acetabular) e na cartilagem hialina, paralelas ao osso subcondral. Entretanto, alguns estudos têm questionado a acurácia da radiografia em detectar CPPD. Segundo dados publicados, a presença de condrocalcinose em radiografias de pacientes com artrite por cristais de CPPD comprovada variou de 29 a 93%, de acordo com a população ou a articulação avaliada. Em um pequeno estudo de caso-controle, a sensibilidade e a especificidade da radiografia de punho foram de apenas 29 e 20%, respectivamente, para a detecção de CPPD. Alguns achados radiográficos fortalecem a suspeita, como: presença de osteófitos grosseiros em forma de gancho; acometimento axial exuberante, com graves degenerações discais, sinal do vácuo, calcificação do ânulo fibroso e erosões subcondrais; sinal do vácuo nas articulações sacroilíacas; redução do espaço radiocarpal e redução predominante dos espaços patelofemorais nos joelhos; calcificações de múltiplos tendões ou fáscias (tendão do calcâneo, fáscia plantar, inserção do gastrocnêmio, tríceps, manguito rotador, quadríceps etc.; Figura 19.18).[155,159,163]

A ultrassonografia tem surgido como método útil na identificação de calcificação articular (Figura 19.19). Um trabalho demonstrou boas sensibilidade (87%) e especificidade (96%) da ultrassonografia de joelho para detectar a presença de cristais de CPPD, usando como referência o achado destes no líquido sinovial. Entretanto, pode ser pouco sensível para a avaliação de articulações profundas, como da coluna vertebral. Apesar de ser um método promissor, os poucos dados publicados limitam o uso rotineiro da ultrassonografia para o diagnóstico de CPPD, até o presente momento.[155,164]

Alterações laboratoriais e diagnóstico

A confirmação diagnóstica de CPPD só é possível com o achado dos cristais de CPPD no líquido sinovial, em um paciente com manifestação clínica sugestiva. Portanto, a punção e a aspiração da articulação acometida são fundamentais para o diagnóstico definitivo. Os cristais aparecem sob a forma de paralelepípedo ou são romboides à microscopia de luz polarizada e têm birrefringência positiva fraca. Aparecem na cor azul quando paralelos ao polarizador, e amarelos quando perpendiculares. Há que se ter cuidado, pois os cristais de CPPD são pequenos, apresentam birrefringência fraca e podem passar despercebidos (Figura 19.20).[155,159,166]

Crises de artrite aguda em pacientes idosos, sinais de osteoartrite em articulações atípicas, como as metacarpofalângicas e a radiocarpal, a presença de osteófitos ganchosos, o acometimento axial sugestivo e o achado de condrocalcinose permitem um diagnóstico presuntivo, sobretudo quando se observam calcificações em locais típicos de CPPD, como ligamento triangular do punho, menisco, sínfise púbica, ânulo fibroso etc. A história de cirurgia meniscal ou de paratireoidectomia também deve chamar a atenção para o diagnóstico de CPPD.[155,159,166]

Não se recomenda a pesquisa rotineira de doenças metabólicas, mas nos pacientes com condrocalcinose antes dos 60 anos de idade, sem trauma local ou cirurgia, exames específicos podem ser realizados. Preliminarmente, solicitam-se: cálcio sérico, fósforo, fosfatase alcalina, ferro sérico, ferritina, transferrina, magnésio e PTH. Posteriormente, exames mais específicos podem ser indicados de acordo com a suspeita clínica.[155,159,166]

Tratamento

Até o momento, não há tratamento que, comprovadamente, previna a deposição ou dissolva cristais de CPPD depositados na cartilagem articular ou nos tecidos. O tratamento de CPPD é sintomático e baseado, na sua maior parte, em opinião de especialistas, em estudos não controlados ou ensaios controlados muito pequenos.

A artrite aguda associada a CPPD ou pseudogota tem terapêutica muito semelhante à da crise aguda de gota. No entanto, considerando que CPPD predomina em idosos, há que se ter maior cuidado no uso de medicamentos. No caso de mono ou oligoartrite, pode-se recorrer à infiltração intra-articular com glicocorticoides, sobretudo de longa ação, como a triancinolona acetonida. Se não houver contraindicações, recomendam-se os AINH associados aos bloqueadores de bomba de prótons, preferencialmente. A colchicina, 0,5 a 1,5 mg/dia em 2 a 3 tomadas, demonstrou eficácia em pequenos estudos e pode ser usada isolada ou associada às outras medicações. Nos pacientes com contraindicação aos esquemas anteriores, quando há dificuldade de acesso à infiltração ou no caso de crises poliarticulares, a prednisona em baixas doses, com retirada gradual, é uma alternativa. Nos casos de crises recorrentes, três ou mais ataques por ano, a colchicina pode ser usada profilaticamente, por tempo prolongado. Pequeno ensaio clínico demonstrou a capacidade da colchicina em

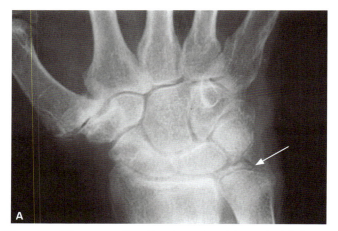
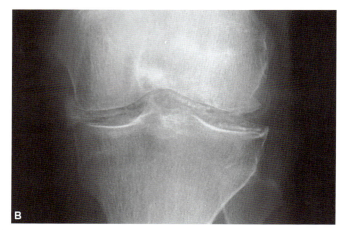

Figura 19.18 Imagem radiográfica de condrocalcinose. **A.** Calcificação do ligamento triangular do carpo (seta). **B.** Calcificação dos meniscos lateral e medial. Cortesia do Dr. Gustavo Resende.

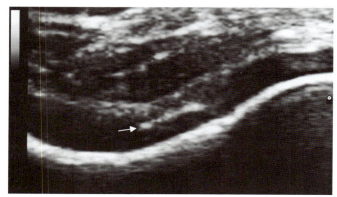

Figura 19.19 Ultrassonografia de cartilagem condilofemoral de paciente com condrocalcinose. Imagem hiperecoica em cartilagem (seta) característica de depósito de cristais de cálcio. Reproduzido de Mendonça et al., 2017.[165]

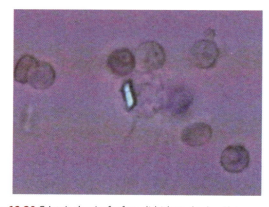

Figura 19.20 Cristais de pirofosfato di-hidratado de cálcio por microscopia de luz polarizada. Cortesia do Dr. Reno Coelho.

reduzir as crises. Relatos de casos isolados sugerem benefício do uso de inibidores de IL-1-beta no tratamento de crises refratárias de artrite por CPPD, mas estes seriam reservados a casos excepcionais.[159,167]

A osteoartrite associada a CPPD deve ser conduzida como a osteoartrite sem cristais. Não existem evidências atuais de que a presença dos cristais de CPPD piore a evolução da osteoartrite. Um estudo que avaliou a progressão da osteoartrite com o uso da RM não encontrou diferença na evolução da lesão cartilaginosa em pacientes com ou sem condrocalcinose.[168]

Na artrite inflamatória crônica por cristais de CPPD (ou forma pseudorreumatoide), indica-se AINH, de preferência com gastroproteção. Em virtude da faixa etária desses pacientes, no entanto, é frequente haver contraindicação ao uso prolongado dessas drogas. Uma alternativa é o uso crônico da colchicina ou, na contraindicação ou falha desta, de corticosteroide oral em baixa dose. O metotrexato mostrou benefício em estudo não controlado, mas não foi eficaz em um ensaio randomizado. Mesmo assim, constitui uma alternativa nos casos refratários. A hidroxicloroquina também mostrou benefício em reduzir a dor em pequeno ensaio controlado e pode ser usada, a critério clínico. Permite-se a associação dessas medicações na falha da monoterapia.[159,167,169]

Estudos *in vitro* demonstraram a capacidade do magnésio de dissolver cristais de CPPD, assim como a sua reposição parece ser benéfica para pacientes com hipomagnesemia e condrocalcinose. No entanto, a suplementação de magnésio não foi eficaz em reduzir a condrocalcinose em um pequeno ensaio clínico, apesar de provável benefício sintomático. Outra perspectiva, ainda não demonstrada, seria o uso de moduladores das pirofosfatases, como a probenecida por exemplo.[167,170]

Na presença de doenças metabólicas que causam CPPD, estas devem ser tratadas de acordo com as recomendações habituais. Entretanto, ainda não se sabe se o tratamento de tais distúrbios reduz os sintomas ou a deposição dos cristais de CPPD.[159,167]

DOENÇAS POR DEPOSIÇÃO DE CRISTAIS DE FOSFATO BÁSICO DE CÁLCIO

Os cristais de BCP são constituídos, predominantemente, pela hidroxiapatita carbonatada, mas também pelos cristais de octacálcio-fosfato e tricálcio-fosfato. A deposição fisiológica da hidroxiapatita é essencial, pois é o principal elemento cálcico da cartilagem de crescimento e do osso. No entanto, a deposição patológica de cristais de BCP pode causar inflamação e estar associada à osteoartrite e à calcificação de estruturas periarticulares. Bursites e tendinites calcificadas frequentemente são associadas aos cristais de BCP, e as áreas mais comumente envolvidas são o ombro, o grande trocanter do fêmur, o epicôndilo lateral do cotovelo e as inserções tendíneas do joelho.[160,171]

O trauma e/ou a lesão articular são fatores de risco para a deposição de BCP, assim como cristais de CPPD, não sendo incomum a coexistência de ambos os tipos de cristais de cálcio. Outro fator associado é a doença renal crônica dialítica, em que pode haver episódios agudos de artrite microcristalina destrutiva. Também foi descrita a presença intra-articular de cristais de BCP em pacientes com doenças sistêmicas do tecido conjuntivo, sujeitas a calcificação de partes moles, como a esclerose sistêmica e a dermatomiosite.[172,173]

Não se sabe se a osteoartrite associada a depósitos de BCP tem evolução diferente da osteoartrite sem BCP. Apesar de alguns dados sugerirem um pior prognóstico, os resultados foram controversos, à semelhança da osteoartrite associada aos cristais de CPPD.[173,174]

Síndrome do ombro de Milwaukee

Descrita por McCarty et al. na década de 1970, é uma artrite destrutiva do ombro, manifesta por dor crônica, grave limitação de movimento e grande derrame articular.[175] É mais frequente em mulheres, e a média de idade na maior série publicada foi de 72 anos, variando de 50 a 90 anos. Em geral, é bilateral, mas o membro dominante costuma ter alterações mais graves. A dor é de caráter mecânico, piora no fim do dia, com o uso da articulação e, quando presente, há rigidez matinal de curta duração. Pode haver grave osteoartrite de joelho associada em cerca de 50% dos casos, com um acometimento mais grave do compartimento femorotibial lateral. Os quadris e os cotovelos também podem ser afetados.[174,176]

À radiografia, observa-se grave redução do espaço glenoumeral, com calcificações de partes moles. O manguito rotador é reabsorvido quase que por completo, e o úmero desloca-se para cima, formando uma pseudoartrose com a abóbada coracoacromial. A cabeça do úmero torna-se cística e muito deformada, e pode ocorrer destruição óssea do processo coracoide e do acrômio.[160,174]

Alterações laboratoriais e diagnóstico

Apesar de ocorrerem elevações moderadas de provas inflamatórias em alguns casos, alterações marcantes não são esperadas na doença por depósito de apatita. O líquido sinovial é, em geral, não inflamatório, com menos de 1.000 cél/mm³, podendo ter um aspecto leitoso ou até mesmo, hemorrágico.[177]

O diagnóstico da doença associada à apatita é um desafio, pois os cristais de BCP não são identificáveis à microscopia óptica com luz polarizada. O uso de corantes especiais, como o vermelho de alizarina S, auxilia no diagnóstico, apesar de não ser específico para BCP, podendo corar também os cristais de CPPD. No entanto, a ausência de cristais na microscopia de luz polarizada favorece o diagnóstico de BCP, quando a coloração é positiva. Existem técnicas mais acuradas para a pesquisa de BCP, como microscopia eletrônica, radiografia com difração e espectrometria, mas ainda não disponíveis para o uso clínico rotineiro.[172,178]

Além da típica artropatia destrutiva do ombro, deve-se suspeitar de doença por depósito de apatita em pacientes com calcificação periarticular, sobretudo nos sítios mais comuns, como: ombro, grande trocanter do fêmur, epicôndilo lateral do cotovelo e inserções tendíneas dos joelhos, com osteoartrite associada (Figura 19.21).[160,172]

Tratamento

O tratamento é sintomático, com repouso da região afetada, AINH e corticosteroide local (intra ou periarticular). A colchicina pode ser uma alternativa, apesar da ausência de evidências. A fisioterapia mantém a mobilidade da área afetada e alivia os sintomas álgicos. A extração cirúrgica de grandes depósitos periarticulares de cristais também pode ser tentada, em casos mais graves e refratários. Na destruição articular avançada causada pela síndrome do ombro de Milwaukee, às vezes, faz-se necessária a artroplastia total.[173,179,180]

DOENÇA POR DEPOSIÇÃO DE OUTROS CRISTAIS

Cristais de colesterol são ocasionalmente detectados na artrite reumatoide, na osteoartrite e nas bursites, mas a sua capacidade inflamatória ainda não foi bem estabelecida.[21]

Artrite por depósito de cristais de corticosteroide pode ocorrer logo após infiltração articular, piorando a doença de

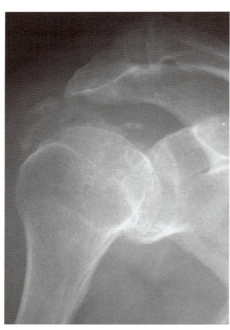

Figura 19.21 Tendinite calcária do ombro típica de deposição de cristais de fosfato básico de cálcio. Cortesia do Dr. Gustavo Resende.

base, e o diagnóstico é confirmado pela identificação dos cristais à microscopia óptica.[21]

Cristais de oxalato de cálcio decorrem de defeitos enzimáticos familiares raros (p. ex., hiperoxalúrias primárias), levando à superprodução de oxalato e consequente deposição de cristais nas articulações e estruturas extra-articulares. Decorrem ainda da excreção diminuída causada por doença renal terminal.[181-183]

REFERÊNCIAS BIBLIOGRÁFICAS

1. McCarty DJ. Arthritis and allied conditions. Philadelphia: Lea & Febiger; 1985.
2. Franklin BS et al. Crystal formation in inflammation. Annu Rev Immunol. 2016;34:173-202.
3. Kuo CF et al. Global epidemiology of gout: prevalence, incidence and risk factors. Nat Rev Rheumatol. 2015;11(11):649-62.
4. Pillinger MH et al. Hyperuricemia and gout: new insights into pathogenesis and treatment. Bull NYU Hosp Jt Dis. 2007;65(3):215-21.
5. Edwards NL. Clinical gout. In: Hochberg MC et al. Rheumatology. 5.ed. Philadelphia: Elsevier Mosby; 2011.
6. McCarty DJ, Hollander JL. Identification of urate crystals in gouty synovial fluid. Ann Intern Med. 1961;54:452-60.
7. McCarty DJ. A historical note: Leeuwenhoek's description of crystals from a gouty tophus. Arthritis Rheum. 1970;13(4):414-8.
8. Ferrari ALV, Samara AM. Doenças reumáticas provocadas por cristais. In: Moreira C et al. Reumatologia essencial. Rio de Janeiro: Guanabara Koogan; 2009.
9. Neogi T et al. 2015 Gout classification criteria: an American College of Rheumatology/European League Against Rheumatism collaborative initiative. Arthritis Rheumatol. 2015;67(10):2557-68.
10. Neogi T et al. 2015 Gout classification criteria: an American College of Rheumatology/European League Against Rheumatism collaborative initiative. Ann Rheum Dis. 2015;74(10):1789-98.
11. Choi HK. Epidemiology of gout. In: Hochberg MC et al. Rheumatology. Philadelphia: Elsevier Mosby; 2015.
12. Wijnands JM et al. Determinants of the prevalence of gout in the general population: a systematic review and meta-regression. Eur J Epidemiol. 2015;30(1):19-33.
13. Roddy E, Choi HK. Epidemiology of gout. Rheum Dis Clin North Am. 2014;40(2):155-75.
14. Ciancio G et al. Epidemiology of gout and chondrocalcinosis. Reumatismo. 2012;63(4):207-20.
15. Kramer HM, Curhan G. The association between gout and nephrolithiasis: the National Health and Nutrition Examination Survey III, 1988-1994. Am J Kidney Dis. 2002;40(1):37-42.
16. Zhu Y et al. Prevalence of gout and hyperuricemia in the US general population: the National Health and Nutrition Examination Survey 2007-2008. Arthritis Rheum. 2011;63(10):3136-41.
17. Bardin T, Richette P. Definition of hyperuricemia and gouty conditions. Curr Opin Rheumatol. 2014;26(2):186-91.
18. MacFarlane LA, Kim SC. Gout: a review of nonmodifiable and modifiable risk factors. Rheum Dis Clin North Am. 2014;40(4):581-604.
19. McLean L, Dalbeth N. Etiology and pathogenesis of gout. In: Hochberg MC et al. Rheumatology. 6.ed. Philadelphia: Elsevier Mosby; 2015.
20. Edwards NL. Clinical gout. In: Hochberg MC et al. Rheumatology. 6.ed. Philadelphia: Elsevier Mosby; 2015.
21. Xavier-Jr. GA, Guimarães PIF. Artrites microcristalinas. In: Carvalho MAP et al. Reumatologia: diagnóstico e tratamento. 4.ed. São Paulo: AC Farmacêutica; 2014.
22. de Oliveira EP, Burini RC. High plasma uric acid concentration: causes and consequences. Diabetol Metab Syndr. 2012;4:12.
23. Carvalho JGR et al. Relato de caso: nefropatia hiperuricêmica familial juvenil – relato de casos e revisão. J Bras Nefrol. 2002;24(1):4.
24. Merriman T. Genomic influences on hyperuricemia and gout. Rheum Dis Clin North Am. 2017;43(3):389-99.
25. Dalbeth N. Pathophysiology of gout. In: Doherty M et al. Oxford textbook of osteoarthritis and crystal arthropathy. 3.ed. Oxford: Oxford University Press; 2016.
26. Choi HK et al. Antihypertensive drugs and risk of incident gout among patients with hypertension: population based case-control study. BMJ. 2012;344:d8190.
27. Ben Salem C et al. Drug-induced hyperuricaemia and gout. Rheumatology. 2017;56(5):679-88.
28. Choi HK et al. Pathogenesis of gout. Ann Intern Med. 2005;143(7):499-516.
29. Liu SC et al. Gout and risk of myocardial infarction: a systematic review and meta-analysis of cohort studies. PLoS One. 2015;10(7):e0134088.
30. Martillo MA et al. The crystallization of monosodium urate. Curr Rheumatol Rep. 2014;16(2):400.
31. Bobulescu IA, Moe OW. Renal transport of uric acid: evolving concepts and uncertainties. Adv Chronic Kidney Dis. 2012;19(6):358-71.
32. De Giorgi A et al. Uric acid: friend or foe? Uric acid and cognitive function "Gout kills more wise men than simple". Eur Rev Med Pharmacol Sci. 2015;19(4):640-6.
33. Hyndman D et al. Urate handling in the human body. Curr Rheumatol Rep. 2016;18(6):34.
34. Dalbeth N. Gout. In: Watts RA et al. Oxford textbook of rheumatology. 4.ed. Oxford: Oxford University Press; 2013.
35. Zhang W et al. EULAR evidence based recommendations for gout. Part I: diagnosis. Report of a task force of the Standing Committee for International Clinical Studies Including Therapeutics (ESCISIT). Ann Rheum Dis. 2006;65(10):1301-11.
36. Ragab G et al. Gout: an old disease in new perspective. A review. J Adv Res. 2017;8(5):495-511.
37. Oliviero F et al. Metabolism of crystals within the joint. Reumatismo. 2012;63(4):221-9.
38. Martinon F. Mechanisms of uric acid crystal-mediated autoinflammation. Immunol Rev. 2010;233(1):218-32.
39. So AK, Martinon F. Inflammation in gout: mechanisms and therapeutic targets. Nat Rev Rheumatol. 2017;13(11):639-47.
40. Terkeltaub R. What makes gouty inflammation so variable? BMC Med. 2017;15(1):158.

41. Schett G et al. Why does the gout attack stop? A roadmap for the immune pathogenesis of gout. RMD Open. 2015;1(Suppl 1):e000046.

42. Steiger S, Harper JL. Mechanisms of spontaneous resolution of acute gouty inflammation. Curr Rheumatol Rep. 2014;16(1):392.

43. Chhana A, Dalbeth N. Structural joint damage in gout. Rheum Dis Clin North Am. 2014;40(2):291-309.

44. Grassi W, De Angelis R. Clinical features of gout. Reumatismo. 2012;63(4):238-45.

45. Stewart S et al. The first metatarsophalangeal joint in gout: a systematic review and meta-analysis. BMC Musculoskelet Disord. 2016;17:69.

46. Perez-Ruiz F et al. Clinical manifestations and diagnosis of gout. Rheum Dis Clin North Am. 2014;40(2):193-206.

47. Bardin T, Richette P. Impact of comorbidities on gout and hyperuricaemia: an update on prevalence and treatment options. BMC Med. 2017;15(1):123.

48. Li X et al. Serum uric acid levels and multiple health outcomes: umbrella review of evidence from observational studies, randomised controlled trials, and Mendelian randomisation studies. BMJ. 2017;357:j2376.

49. Sattui SE et al. Comorbidities in patients with crystal diseases and hyperuricemia. Rheum Dis Clin North Am. 2014;40(2):251-78.

50. Hong JY et al. Gout and the risk of dementia: a nationwide population-based cohort study. Arthritis Res Ther. 2015;17:139.

51. Jalal DI. Hyperuricemia, the kidneys, and the spectrum of associated diseases: a narrative review. Curr Med Res Opin. 2016;32(11):1863-9.

52. Roughley MJ et al. Gout and risk of chronic kidney disease and nephrolithiasis: meta-analysis of observational studies. Arthritis Res Ther. 2015;17:90.

53. Viazzi F et al. Cardiovascular and renal effects of hyperuricaemia and gout. Reumatismo. 2012;63(4):253-62.

54. Becker MA, Jolly M. Hyperuricemia and associated diseases. Rheum Dis Clin North Am. 2006;32(2):275-93.

55. Ma CA, Leung YY. Exploring the link between uric acid and osteoarthritis. Front Med (Lausanne). 2017;4:225.

56. Badulescu M et al. Acute gout attack with normal serum uric acid levels. Rev Med Chir Soc Med Nat Iasi. 2014;118(4):942-5.

57. Dalbeth N et al. Gout. Lancet. 2016;388(10055):2039-52.

58. Moriwaki Y et al. Spot urine uric acid to creatinine ratio used in the estimation of uric acid excretion in primary gout. J Rheumatol. 2001;28(6):1306-10.

59. Abdelattif E, Freemont AJ. Assessment of synovial joint fluid. In: Watts RA et al. Oxford textbook of rheumatology. Oxford: Oxford University Press; 2013.

60. Omoumi P et al. Imaging in gout and other crystal-related arthropathies. Rheum Dis Clin North Am. 2016;42(4):621-44.

61. Paparo F et al. Imaging studies of crystalline arthritides. Reumatismo. 2012;63(4):263-75.

62. Kienhorst LB et al. The validation of a diagnostic rule for gout without joint fluid analysis: a prospective study. Rheumatology. 2015;54(4):609-14.

63. Janssens HJ et al. A diagnostic rule for acute gouty arthritis in primary care without joint fluid analysis. Arch Intern Med. 2010;170(13):1120-6.

64. Louthrenoo W et al. Performance of the 2015 American College of Rheumatology/European League Against Rheumatism gout classification criteria in Thai patients. Rheumatol Int. 2017;37(5):705-11.

65. Vargas-Santos AB et al. Gout Classification Criteria: update and implications. Curr Rheumatol Rep. 2016;18(7):46.

66. Shields GE, Beard SM. A systematic review of the economic and humanistic burden of gout. Pharmacoeconomics. 2015;33(10):1029-47.

67. Rai SK et al. The economic burden of gout: a systematic review. Semin Arthritis Rheum. 2015;45(1):75-80.

68. Lim SY et al. Trends in gout and rheumatoid arthritis hospitalizations in the United States, 1993-2011. JAMA. 2016; 315(21):2345-7.

69. Fisher MC et al. The unclosing premature mortality gap in gout: a general population-based study. Ann Rheum Dis. 2017; 76(7):1289-94.

70. Coburn BW et al. Target serum urate: do gout patients know their goal? Arthritis Care Res (Hoboken). 2016;68(7):1028-35.

71. Khanna D et al. 2012 American College of Rheumatology Guidelines For Management of Gout. Part 1: systematic non-pharmacologic and pharmacologic therapeutic approaches to hyperuricemia. Arthritis Care Res. 2012;64(10):1431-46.

72. Sivera F et al. Multinational evidence-based recommendations for the diagnosis and management of gout: integrating systematic literature review and expert opinion of a broad panel of rheumatologists in the 3e initiative. Ann Rheum Dis. 2014;73(2):328-35.

73. Araujo F et al. Portuguese recommendations for the diagnosis and management of gout. Acta Reumatol Port. 2014; 39(2):158-71.

74. Richette P et al. 2016 updated EULAR evidence-based recommendations for the management of gout. Ann Rheum Dis. 2017;76(1):29-42.

75. Hui M et al. The British Society for Rheumatology Guideline for the Management of Gout. Rheumatology. 2017;56(7):e1-e20.

76. De Vera MA et al. Medication adherence in gout: a systematic review. Arthritis Care Res. 2014;66(10):1551-9.

77. Choi HK et al. Prevalence of the metabolic syndrome in patients with gout: the Third National Health and Nutrition Examination Survey. Arthritis Rheum. 2007;57(1):109-15.

78. Kim SY et al. Hyperuricemia and risk of stroke: a systematic review and meta-analysis. Arthritis Rheum. 2009;61(7):885-92.

79. Choi HK. A prescription for lifestyle change in patients with hyperuricemia and gout. Curr Opin Rheumatol. 2010;22(2):165-72.

80. Choi HK et al. Alcohol intake and risk of incident gout in men: a prospective study. Lancet. 2004;363(9417):1277-81.

81. Rees F et al. Optimizing current treatment of gout. Nat Rev Rheumatol. 2014;10(5):271-83.

82. Wechalekar MD et al. Intra-articular glucocorticoids for acute gout. Cochrane Database Syst Rev. 2013(4):CD009920.

83. Schumacher HR. Crystal-induced arthritis: an overview. Am J Med. 1996;100(2A):46S-52S.

84. Schlesinger N et al. Local ice therapy during bouts of acute gouty arthritis. J Rheumatol. 2002;29(2):331-4.

85. Khanna D et al. 2012 American College of Rheumatology guidelines for management of gout. Part 2: therapy and antiinflammatory prophylaxis of acute gouty arthritis. Arthritis Care Res (Hoboken). 2012;64(10):1447-61.

86. Mikuls TR et al. Gout epidemiology: results from the UK General Practice Research Database, 1990-1999. Ann Rheum Dis. 2005;64(2):267-72.

87. Schlesinger N et al. A survey of current evaluation and treatment of gout. J Rheumatol. 2006;33(10):2050-2.

88. Vargas-Santos AB et al. Adherence to the 2012 American College of Rheumatology (ACR). Guidelines for Management of Gout: a survey of Brazilian rheumatologists. PLoS One. 2015;10(8):e0135805.

89. Khanna PP et al. Treatment of acute gout: a systematic review. Semin Arthritis Rheum. 2014;44(1):31-8.

90. Chen LC, Ashcroft DM. Risk of myocardial infarction associated with selective COX-2 inhibitors: meta-analysis of randomised controlled trials. Pharmacoepidemiol Drug Saf. 2007; 16(7):762-72.

91. Ahern MJ et al. Does colchicine work? The results of the first controlled study in acute gout. Aust N Z J Med. 1987;17(3):301-4.

92. Terkeltaub RA. Colchicine update: 2008. Semin Arthritis Rheum. 2009;38(6):411-9.

93. Terkeltaub RA et al. High *versus* low dosing of oral colchicine for early acute gout flare: twenty-four-hour outcome of the first multicenter, randomized, double-blind, placebo-controlled, parallel-group, dose-comparison colchicine study. Arthritis Rheum. 2010;62(4):1060-8.

94. Terkeltaub RA. Clinical practice. Gout. N Engl J Med. 2003; 349(17):1647-55.

95. Terkeltaub RA et al. Novel evidence-based colchicine dose-reduction algorithm to predict and prevent colchicine toxicity in the presence of cytochrome P450 3A4/P-glycoprotein inhibitors. Arthritis Rheum. 2011;63(8):2226-37.

96. Hsu WC et al. Colchicine-induced acute myopathy in a patient with concomitant use of simvastatin. Clin Neuropharmacol. 2002;25(5):266-8.

97. Justiniano M et al. Rapid onset of muscle weakness (rhabdomyolysis) associated with the combined use of simvastatin and colchicine. J Clin Rheumatol. 2007;13(5):266-8.

98. Tufan A et al. Rhabdomyolysis in a patient treated with colchicine and atorvastatin. Ann Pharmacother. 2006;40(7-8):1466-9.

99. Janssens HJ et al. Use of oral prednisolone or naproxen for the treatment of gout arthritis: a double-blind, randomised equivalence trial. Lancet. 2008;371(9627):1854-60.

100. van Durme CM et al. Non-steroidal anti-inflammatory drugs for acute gout. Cochrane Database Syst Rev. 2014(9):CD010120.

101. Man CY et al. Comparison of oral prednisolone/paracetamol and oral indomethacin/paracetamol combination therapy in the treatment of acute goutlike arthritis: a double-blind, randomized, controlled trial. Ann Emerg Med. 2007;49(5):670-7.

102. Alloway JA et al. Comparison of triamcinolone acetonide with indomethacin in the treatment of acute gouty arthritis. J Rheumatol. 1993;20(1):111-3.

103. Fernandez C et al. Treatment of acute attacks of gout with a small dose of intraarticular triamcinolone acetonide. J Rheumatol. 1999;26(10):2285-6.

104. Schlesinger N et al. Canakinumab reduces the risk of acute gouty arthritis flares during initiation of allopurinol treatment: results of a double-blind, randomised study. Ann Rheum Dis. 2011;70(7):1264-71.

105. Schlesinger N et al. Canakinumab relieves symptoms of acute flares and improves health-related quality of life in patients with difficult-to-treat gouty arthritis by suppressing inflammation: results of a randomized, dose-ranging study. Arthritis Res Ther. 2011;13(2):R53.

106. Terkeltaub RA et al. Rilonacept in the treatment of acute gouty arthritis: a randomized, controlled clinical trial using indomethacin as the active comparator. Arthritis Res Ther. 2013;15(1):R25.

107. So A et al. A pilot study of IL-1 inhibition by anakinra in acute gout. Arthritis Res Ther. 2007;9(2):R28.

108. Ghosh P et al. Treatment of acute gouty arthritis in complex hospitalized patients with anakinra. Arthritis Care Res. 2013;65(8):1381-4.

109. Sivera F et al. Interleukin-1 inhibitors for acute gout. Cochrane Database Syst Rev. 2014(9):CD009993.

110. Yu TF, Gutman AB. Efficacy of colchicine prophylaxis in gout. Prevention of recurrent gouty arthritis over a mean period of five years in 208 gouty subjects. Ann Intern Med. 1961;55:179-92.

111. Seth R et al. Preventing attacks of acute gout when introducing urate-lowering therapy: a systematic literature review. J Rheumatol Suppl. 2014;92:42-7.

112. Finkelstein Y et al. Colchicine poisoning: the dark side of an ancient drug. Clin Toxicol. 2010;48(5):407-14.

113. Kuncl RW et al. Colchicine myopathy and neuropathy. N Engl J Med. 1987;316(25):1562-8.

114. Kuo CF et al. Eligibility for and prescription of urate-lowering treatment in patients with incident gout in England. JAMA. 2014;312(24):2684-6.

115. Anzai N, Endou H. Drug discovery for hyperuricemia. Expert Opin Drug Discov. 2007;2(9):1251-61.

116. Singer JZ, Wallace SL. The allopurinol hypersensitivity syndrome. Unnecessary morbidity and mortality. Arthritis Rheum. 1986;29(1):82-7.

117. Stamp LK et al. Allopurinol hypersensitivity: investigating the cause and minimizing the risk. Nat Rev Rheumatol. 2016; 12(4):235-42.

118. Halevy S et al. Allopurinol is the most common cause of Stevens-Johnson syndrome and toxic epidermal necrolysis in Europe and Israel. J Am Acad Dermatol. 2008;58(1):25-32.

119. Jutkowitz E et al. The cost-effectiveness of HLA-B*5801 screening to guide initial urate-lowering therapy for gout in the United States. Semin Arthritis Rheum. 2017;46(5):594-600.

120. Stamp LK. Starting dose is a risk factor for allopurinol hypersensitivity syndrome: a proposed safe starting dose of allopurinol. Arthritis Rheum. 2012;64(8):2529-36.

121. Hande KR et al. Severe allopurinol toxicity. Description and guidelines for prevention in patients with renal insufficiency. Am J Med. 1984;76(1):47-56.

122. Edwards NL. Febuxostat: a new treatment for hyperuricaemia in gout. Rheumatology. 2009;48(Suppl 2):ii15-9.

123. Grewal HK et al. Febuxostat: drug review and update. Expert Opin Drug Metab Toxicol. 2014;10(5):747-58.

124. Becker MA et al. Febuxostat, a novel nonpurine selective inhibitor of xanthine oxidase: a twenty-eight-day, multicenter, phase II, randomized, double-blind, placebo-controlled, dose-response clinical trial examining safety and efficacy in patients with gout. Arthritis Rheum. 2005;52(3):916-23.

125. Becker MA et al. Febuxostat compared with allopurinol in patients with hyperuricemia and gout. N Engl J Med. 2005; 353(23):2450-61.

126. Schumacher HR Jr. et al. Effects of febuxostat *versus* allopurinol and placebo in reducing serum urate in subjects with hyperuricemia and gout: a 28-week, phase III, randomized, double-blind, parallel-group trial. Arthritis Rheum. 2008;59(11):1540-8.

127. Becker MA et al. The urate-lowering efficacy and safety of febuxostat in the treatment of the hyperuricemia of gout: the CONFIRMS trial. Arthritis Res Ther. 2010;12(2):R63.

128. NIH. U. S. National Library of Medicine. Cardiovascular Safety of Febuxostat and Allopurinol in Participants With Gout and Cardiovascular Comorbidities (CARES). Disponível em: https://clinicaltrials.gov/ct2/show/NCT01101035?cond=NCT01101035&rank=1. Acesso em: 05/11/2018.

129. Stamp LK. Safety profile of anti-gout agents: an update. Curr Opin Rheumatol. 2014;26(2):162-8.

130. Simkin PA. New standards for uric acid excretion and evidence for an inducible transporter. Arthritis Rheum. 2003;49(5):735-6.

131. Heel RC et al. Benzbromarone: a review of its pharmacological properties and therapeutic use in gout and hyperuricaemia. Drugs. 1977;14(5):349-66.

132. Lee MH et al. A benefit-risk assessment of benzbromarone in the treatment of gout. Was its withdrawal from the market in the best interest of patients? Drug Saf. 2008;31(8):643-65.

133. Perez-Ruiz F et al. Treatment of chronic gout in patients with renal function impairment: an open, randomized, actively controlled study. J Clin Rheumatol. 1999;5(2):49-55.

134. Perez-Ruiz F et al. Efficacy of allopurinol and benzbromarone for the control of hyperuricaemia: a pathogenic approach to the treatment of primary chronic gout. Ann Rheum Dis. 1998;57(9):545-9.

135. Masbernard A, Giudicelli CP. Ten years' experience with benzbromarone in the management of gout and hyperuricaemia. S Afr Med J. 1981;59(20):701-6.

136. Heilberg IP, Goldfarb DS. Optimum nutrition for kidney stone disease. Adv Chronic Kidney Dis. 2013;20(2):165-74.

137. Perez-Ruiz F et al. Effect of urate-lowering therapy on the velocity of size reduction of tophi in chronic gout. Arthritis Rheum. 2002;47(4):356-60.

138. Perez-Ruiz F et al. Renal underexcretion of uric acid is present in patients with apparent high urinary uric acid output. Arthritis Rheum. 2002;47(6):610-3.

139. Bardin T, Richette P. Novel uricosurics. Rheumatology. 2018; 57(suppl1):i42-6.

140. Wu XW et al. Two independent mutational events in the loss of urate oxidase during hominoid evolution. J Mol Evol. 1992; 34(1):78-84.

141. London M, Hudson PB. Uricolytic activity of purified uricase in two human beings. Science. 1957;125(3254):937-8.

142. Legoux R et al. Cloning and expression in Escherichia coli of the gene encoding Aspergillus flavus urate oxidase. J Biol Chem. 1992;267(12):8565-70.

143. Richette P et al. Rasburicase for tophaceous gout not treatable with allopurinol: an exploratory study. J Rheumatol. 2007;34(10):2093-8.

144. Sherman MR et al. PEG-uricase in the management of treatment-resistant gout and hyperuricemia. Adv Drug Deliv Rev. 2008;60(1):59-68.

145. Sundy JS et al. Reduction of plasma urate levels following treatment with multiple doses of pegloticase (polyethylene glycol-conjugated uricase) in patients with treatment-failure gout: results of a phase II randomized study. Arthritis Rheum. 2008;58(9):2882-91.

146. US Food and Drug Administration. FDA labeling information: Krystexxa (Pegloticase). Disponível em: https://www.accessdata.fda.gov/drugsatfda_docs/label/2012/125293 s040 lbl.pdf. Acesso em: 06/11/2018.

147. Sundy JS et al. Efficacy and safety of intravenous (IV) pegloticase (PGL) in subjects with treatment failure gout (TFG): phase 3 results from GOUT 1 and GOT 2 [abstract]. Arthritis Rheum. 2008;58(Suppl 9):S635.

148. Hosoya T et al. Comparison of topiroxostat and allopurinol in Japanese hyperuricemic patients with or without gout: a phase 3, multicentre, randomized, double-blind, double-dummy, active-controlled, parallel-group study. J Clin Pharm Ther. 2016; 41(3):290-7.

149. Poiley J et al. A randomized, double-blind, active- and placebo-controlled efficacy and safety study of arhalofenate for reducing flare in patients with gout. Arthritis Rheumatol. 2016; 68(8):2027-34.

150. Kohn NN et al. The significance of calcium phosphate crystals in the synovial fluid of arthritic patients: the "pseudogout syndrome". II. Identification of crystals. Ann Intern Med. 1962;56:738-45.

151. McCarty DJ. Crystal-induced inflammation; syndromes of gout and pseudogout. Geriatrics. 1963;18:467-78.

152. Schlee S et al. Crystal arthritides – gout and calcium pyrophosphate arthritis. Part 1: Epidemiology and pathophysiology. Z Gerontol Geriatr. 2018;51(4):453-460.

153. Abhishek A, Doherty M. Update on calcium pyrophosphate deposition. Clin Exp Rheumatol. 2016;34(4 Suppl 98):32-8.

154. Rosenthal A et al. Calcium pyrophosphate crystal deposition disease, pseudogout and articular chondrocalcinosis. In: Koopman W et al. Arthritis and allied conditions. 15.ed. Philadelphia: Lippincott Williams & Wilkins; 2005.

155. Zhang W et al. European League Against Rheumatism recommendations for calcium pyrophosphate deposition. Part I: terminology and diagnosis. Ann Rheum Dis. 2011;70(4):563-70.

156. Felson DT et al. The prevalence of chondrocalcinosis in the elderly and its association with knee osteoarthritis: the Framingham Study. J Rheumatol. 1989;16(9):1241-5.

157. Ramonda R et al. Prevalence of chondrocalcinosis in Italian subjects from northeastern Italy. The Pro.V.A. (PROgetto Veneto Anziani) study. Clin Exp Rheumatol. 2009;27(6):981-4.

158. Salaffi F et al. Prevalence of musculoskeletal conditions in an Italian population sample: results of a regional community-ty-based study. I. The MAPPING study. Clin Exp Rheumatol. 2005;23(6):819-28.

159. Rosenthal AK, Ryan LM. Calcium pyrophosphate deposition disease. N Engl J Med. 2016;374(26):2575-84.

160. Terkeltaub R. Diseases associated with articular deposition of calcium pyrophosphate dihydrate and basic calcium phosphate crystals. Kelley's textbook of rheumatology. 8.ed. Philadelphia: Elsevier Saunders; 2009.

161. McCarty DJ. Calcium pyrophosphate dihydrate crystal deposition disease – 1975. Arthritis Rheum. 1976;(19 Suppl 3):275-85.

162. Godfrin-Valnet M et al. Eighteen cases of crowned dens syndrome: presentation and diagnosis. Neurochirurgie. 2013; 59(3):115-20.

163. Utsinger PD et al. Wrist arthropathy in calcium pyrophosphate dihydrate deposition disease. Arthritis Rheum. 1975; 18(5):485-91.

164. Frediani B et al. Diagnosis of calcium pyrophosphate dihydrate crystal deposition disease: ultrasonographic criteria proposed. Ann Rheum Dis. 2005;64(4):638-40.

165. Mendonça JA et al. Fundamentos em ultrassonografia na reumatologia. Uma abordagem na prática clínica. A ultrassonografia nas artropatias microcristalinas. Rio de Janeiro: Elsevier; 2017.

166. Rosenthal AK et al. Calcium pyrophosphate crystal deposition disease, pseudogout and articular chondrocalcinosis. In: Koopman WJ, Moreland LW. Arthritis and allied conditions. 15.ed. Philadelphia: Lippincott Williams & Wilkins; 2005.

167. Zhang W et al. EULAR recommendations for calcium pyrophosphate deposition. Part II: management. Ann Rheum Dis. 2011;70(4):571-5.

168. Neogi T et al. Lack of association between chondrocalcinosis and increased risk of cartilage loss in knees with osteoarthritis: results of two prospective longitudinal magnetic resonance imaging studies. Arthritis Rheum. 2006;54(6):1822-8.

169. Rothschild B, Yakubov LE. Prospective 6-month, double-blind trial of hydroxychloroquine treatment of CPDD. Compr Ther. 1997;23(5):327-31.

170. Runeberg L et al. Hypomagnesemia due to renal disease of unknown etiology. Am J Med. 1975;59(6):873-81.

171. Hamada J et al. Analysis of calcium deposits in calcific periarthritis. J Rheumatol. 2001;28(4):809-13.

172. Schumacher HR et al. Erosive arthritis associated with apatite crystal deposition. Arthritis Rheum. 1981;24(1):31-7.

173. Rosenthal AK. Basic calcium phosphate crystal-associated musculoskeletal syndromes: an update. Curr Opin Rheumatol. 2018;30(2):168-72.

174. Halverson PB, McCarty DJ. Patterns of radiographic abnormalities associated with basic calcium phosphate and calcium pyrophosphate dihydrate crystal deposition in the knee. Ann Rheum Dis. 1986;45(7):603-5.

175. McCarty DJ et al. "Milwaukee shoulder": association of microspheroids containing hydroxyapatite crystals, active collagenase, and neutral protease with rotator cuff defects. I. Clinical aspects. Arthritis Rheum. 1981;24(3):464-73.

176. Halverson PB et al. Milwaukee shoulder syndrome. Fifteen additional cases and a description of contributing factors. Arch Intern Med. 1990;150(3):677-82.

177. Dieppe PA et al. Synovial fluid crystals. Q J Med. 1979; 48(192):533-53.

178. Paul H et al. Alizarin red S staining as a screening test to detect calcium compounds in synovial fluid. Arthritis Rheum. 1983;26(2):191-200.

179. Epis O et al. Efficacy of tidal irrigation in Milwaukee shoulder syndrome. J Rheumatol. 2007;34(7):1545-50.

180. Patel KJ et al. Milwaukee shoulder with massive bilateral cysts: effective therapy for hydrops of the shoulder. J Rheumatol. 1997;24(12):2479-83.

181. Schumacher HR. Crystal deposition disease. Curr Opin Rheumatol. 1997;9(3):251-2.

182. Rull M. Calcium crystal-associated diseases and miscellaneous crystals. Curr Opin Rheumatol. 1997;9(3):274-9.

183. Reginato AJ et al. Do we really need to pay attention to the less common crystals? Curr Opin Rheumatol. 1999;11(5):446-52.

20 Doenças Osteometabólicas

Adriana Maria Kakehasi • João Francisco Marques Neto • Maria Fernanda Brandão de Resende Guimarães • Olívio Brito Malheiro • Tatiana Tourinho

OSTEOPOROSE

É um distúrbio esquelético cuja principal característica é o comprometimento da resistência óssea, predispondo ao aumento do risco de fratura.[1] Para a diminuição progressiva da resistência contribuem a redução da massa óssea e alterações estruturais na microarquitetura das trabéculas ósseas. Um aspecto particular da osteoporose é a normalidade da taxa entre os componentes mineral e orgânico da matriz óssea, que a distingue da osteomalacia, doença caracterizada por deficiência relativa da mineralização em relação ao conteúdo colágeno do osso. Pode ser dividida didaticamente em primária, referindo-se à perda óssea associada à idade, e secundária, quando a baixa massa óssea decorre de doenças sistêmicas ou condições de saúde que aceleram a perda óssea. A consequência mais relevante da osteoporose é a ocorrência da fratura por fragilidade, sendo as mais comuns as fraturas vertebrais, do punho e do fêmur. Atualmente, o diagnóstico de osteoporose é feito por meio da utilização de desfecho clínico (fratura por fragilidade) ou por desfecho intermediário, isto é, o critério da Organização Mundial da Saúde (OMS) pelo qual os pacientes apresentam densidade mineral óssea (DMO) igual ou abaixo de –2,5 desvios-padrão (DP) em relação à média observada na população jovem (escore T), em medidas pela absorciometria de raios X de dupla energia (DXA).[2] Existe uma correlação inversa entre baixa densidade óssea e risco de fraturas, sendo que o risco de fratura vertebral dobra a cada diminuição de um DP na massa óssea.[3]

Epidemiologia

É a doença óssea de maior incidência no mundo e a segunda causa de morbidade musculoesquelética nos idosos.[4] Constitui relevante problema de saúde pública, ocasionando enorme impacto econômico e social. Estudos brasileiros em mulheres na pós-menopausa têm mostrado prevalência de osteoporose em torno de 25%[5] e mortalidade para fratura de quadril em torno de 21 a 30%.[6,7] Estima-se que 5,5 milhões de brasileiros tenham osteoporose e que ocorra 1,6 milhão de fraturas secundárias à osteoporose por ano: 200 mil do quadril, 400 mil vertebrais e 1 milhão do punho. Acomete preferencialmente mulheres idosas após a menopausa e cerca de um terço das mulheres na fase pós-menopausa, em virtude do predomínio da perda e da reabsorção sobre o ganho e a formação do tecido ósseo. A perda óssea mais significativa ocorre nos primeiros 5 anos após a menopausa, quando chega a ser 2 a 10% de tecido

ósseo ao ano, e, depois desse período, a variação é de 0,2 a 0,5%, anualmente. Em geral, mulheres negras, obesas e ativas apresentam massa ou DMO maior que as brancas, asiáticas, magras e sedentárias. Cerca de dois terços das mulheres brancas com mais de 50 anos têm baixa DMO, com registros de 25% de fratura por fragilidade nessa idade e 40% aos 70 anos. No Brasil, o censo de 2010 mostrou uma população total de 190 milhões, sendo 21 milhões de idosos (60 ou mais anos de idade), representando 11,3% da população total.[8] A estimativa para 2020 é de 30,9 milhões de idosos e, para 2025, de 32 milhões, com nítida predominância das mulheres.

A fratura típica da osteoporose é por fragilidade, definida como aquela que ocorre em sítios ósseos característicos e ocasionada por queda da própria altura ou menos (baixo impacto) em indivíduos com mais de 50 anos de idade. As mais comuns são a de rádio distal (Colles), coluna vertebral e fêmur proximal. O risco de sofrer uma fratura por osteoporose pelo resto da vida na mulher após os 50 anos é 35,7%, maior que o risco de ter câncer de mama, ovário ou endométrio.[9] Estima-se que a incidência de fraturas de quadril na população brasileira varie de 5,6 a 13 e 12,4 a 27,7 para cada 10.000 habitantes para homens e mulheres, respectivamente.[10-12] A fratura de quadril é de tratamento cirúrgico e a mais grave, considerando que 12 a 20% dos pacientes morrem em 1 ano após a fratura e 50% dos sobreviventes ficam incapacitados.[13] Ao contrário, menos de um terço dos indivíduos com deformidades vertebrais procura assistência médica nos EUA e, frequentemente, pacientes atendidos por fraturas recebem alta hospitalar sem tratamento para osteoporose. Isso explica, em parte, o fato de que uma fratura prévia aumenta até cinco vezes o risco de nova fratura, e cerca de 20% dos pacientes podem sofrer uma nova fratura no primeiro ano após a primeira fratura.

A osteoporose, entretanto, não é exclusiva do sexo feminino. Hipogonadismo masculino é importante causa de baixa massa óssea em homens. A testosterona exerce efeitos diretos sobre o osso e é capaz de estimular o crescimento muscular, o que, por consequência, aumenta a formação de osso. No homem, o risco de fratura de quadril é de 13%, o mesmo de vir a ter câncer de próstata.

O uso de glicocorticoide é a principal causa de osteoporose secundária, acometendo aproximadamente 30% dos indivíduos tratados com esse medicamento por, pelo menos, 6 meses. Estima-se que as fraturas ocorram em 30 a 50% das pessoas tratadas cronicamente com corticosteroide. Além dos efeitos indesejáveis do glicocorticoide, a DMO também sofre influência da doença de base, por exemplo, a artrite reumatoide e a doença inflamatória intestinal.

Em razão da elevação da expectativa de vida e do aumento da população idosa no mundo, os custos financeiros e humanos associados a fraturas osteoporóticas se multiplicarão de modo exponencial nos próximos anos.

Patogênese

O osso é um tecido complexo e ativo que proporciona suporte mecânico para músculos e articulações, além de proteger os órgãos internos. Comporta-se como reservatório mineral essencial para a homeostase do cálcio e abriga nichos necessários para hematopoese. Seu metabolismo é regulado por uma interação complexa entre células e por um conjunto de hormônios, citocinas e fatores de crescimento. Genética e meio ambiente contribuem para a saúde óssea. Elementos como o tamanho e a forma do esqueleto são determinados, em grande parte, por genes. Fatores externos, como dieta e exercícios, também são fundamentais na manutenção da estrutura e da qualidade ósseas e constituem itens modificáveis. Além disso, a normalidade funcional de órgãos como os rins e o trato gastrintestinal é determinante fisiológico do esqueleto. Diversas causas de osteoporose e fratura por fragilidade sofrem influências desses fatores (Quadro 20.1).

Composição e densidade mineral óssea

O tecido ósseo é uma estrutura orgânica ativa da qual fazem parte os componentes orgânico e mineral (Figura 20.1). Setenta por cento do tecido ósseo é mineral, representado pela hidroxiapatita, que corresponde a 90 a 95% do conteúdo mineral ósseo (CMO). A água representa 8%, e o componente orgânico, os 22% restantes; neste, 95% são colágeno tipo I. Assim, a matriz extracelular é constituída principalmente de fibras colágenas tipo I e cristais de hidroxiapatita. As células responsáveis pela formação e reabsorção ósseas são os osteoclastos (OC), de origem hematopoética e responsáveis pela reabsorção óssea, e os osteoblastos (OB), provenientes de células mesenquimais, produtoras da matriz óssea.

O tecido ósseo organiza-se nas formas cortical ou trabecular e está em constante remodelação por meio de processos

Quadro 20.1 Causas de perda óssea/baixa massa óssea e condições associadas às fraturas osteoporóticas.

Falência em desenvolver ou manter esqueleto saudável
• Pico de massa óssea desfavorável (genética)
• Ingesta inadequada dos nutrientes ósseos (cálcio, fósforo, vitamina D, má nutrição)
• Hábitos de vida: sedentarismo, tabagismo, etilismo, medicamentos/hormônios
Aumento da reabsorção óssea
• Deficiência estrogênica
• Deficiência de cálcio, vitamina D, hiperparatireoidismo, hipertireoidismo
• Produção local de citocinas ou fatores reabsortivos (doenças inflamatórias/neoplasias)
Diminuição da formação óssea
• Idade
• Deficiência de fatores ou hormônios (deficiência de GH)
Aumento do risco de quedas
• Sarcopenia
• Medicamentos
• Ambiente desfavorável
• Distúrbios do equilíbrio, visão, medicamentos

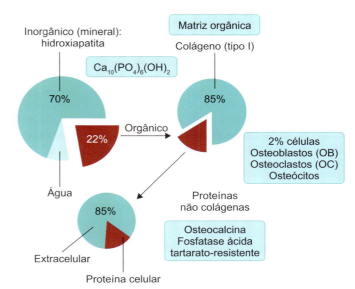

Figura 20.1 Composição óssea normal: matriz inorgânica (70%) e orgânica (22%), esta última compreendendo o colágeno tipo I, proteínas não colágenas e os componentes celulares (osteoblastos, osteoclastos e osteócitos).

de reabsorção e formação óssea mediados pelas células ósseas. Cerca de 3 a 25% do esqueleto passa pelo processo de remodelação anualmente. A remodelação óssea é necessária para a adaptação óssea em resposta a forças biomecânicas, para renovação do osso velho por osso novo e mais resistente, para consolidação de microfraturas e para manutenção da homeostasia do cálcio e do fosfato.

Durante a infância e a adolescência, esse processo apresenta um balanço positivo em favor da formação, que resulta em crescimento e aumento volumétrico dos ossos. Por volta dos 25 a 30 anos, há um equilíbrio entre a formação e a reabsorção, momento chamado de pico de massa óssea, denotando o máximo de massa óssea que o indivíduo atinge em toda a sua vida. Após esse período, a reabsorção óssea começa a superar a formação, acarretando uma perda óssea média em torno de 0,5% ao ano. Na mulher, pode ocorrer aumento de até 10 vezes na velocidade de perda anual nos primeiros 5 anos após a menopausa, reduzindo para 1 a 3% nos anos posteriores (Figura 20.2).

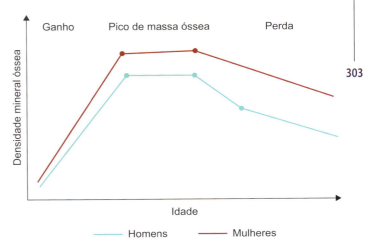

Figura 20.2 Curva de massa óssea ao longo da vida para homens e mulheres.

Respondendo por 70% da resistência óssea, a DMO é a razão entre o CMO e a área ou região espacial que ele ocupa, sendo expressa em g/cm². Ao longo do tempo, a DMO é resultado do pico de massa óssea e da quantidade da perda subsequente. Os outros 30% são fatores ambientais, como hábitos e estilo de vida. Baixa DMO é o mais importante e preciso fator preditivo para risco de fratura. O estudo National Osteoporosis Risk Assessment (NORA) avaliou aproximadamente 200 mil mulheres norte-americanas na pós-menopausa, identificando baixa DMO (escore T < −1 DP) em 31% das mulheres de 50 a 64 anos de idade e em 62% das mulheres de 65 a 99 anos.[14] O risco relativo de fratura osteoporótica no ano subsequente foi de 1,5 para cada desvio-padrão da DMO em ambos os grupos etários. Em um estudo de metanálise, Hochberg et al. avaliaram 18 ensaios duplo-cegos randomizados e comparados com placebo, em um total de 2.415 mulheres com fratura não vertebral incidental.[15] Aumentos na DMO associaram-se a menor risco de fratura não vertebral. Cada 1% de aumento na DMO da coluna vertebral em 1 ano foi associado a redução de 8% no risco de fratura.

Qualidade óssea

Refere-se ao estado da microarquitetura do tecido ósseo e ao seu grau de mineralização. A trama de colágeno tipo 1 e a estrutura mineral que compõe o osso são responsáveis por sua resistência. O tamanho e a disposição dos cristais de hidroxiapatita presentes na matriz mineral determinam a rigidez óssea, e o colágeno contribui para a flexibilidade óssea, permitindo absorção de energia mediante um impacto.[16] O exemplo de que um defeito na composição do colágeno da matriz pode determinar aumento na fragilidade óssea é o polimorfismo no sítio de ligação do fator de transcrição Sp1 no gene *COL1A1*, que determina a redução da massa óssea vertebral.

Mineralização

A mineralização óssea se faz à custa da hidroxiapatita, composta em 39% por cálcio e 17% por fosfato. Elemento fundamental em toda função celular, o cálcio corporal encontra-se 99% depositado no esqueleto, que também retém 80% do fosfato. O paratormônio (PTH) é produzido pelas glândulas paratireoides que controlam a calcemia. As células das glândulas paratireoides são sensíveis a pequenas mudanças na concentração de cálcio, de modo que, na hipocalcemia, há aumento da secreção de PTH. Ele então age nos rins, diminuindo a secreção de cálcio e estimulando a produção da forma ativa da vitamina D (1,25 OH vitamina D ou calcitriol) que, por sua vez, aumenta a absorção intestinal de cálcio. No osso, o PTH promove a liberação de cálcio dos ossos para a corrente sanguínea. A vitamina D regula o metabolismo do cálcio e do fósforo, facilitando a absorção de cálcio pelo intestino delgado e, sob controle do PTH, potencializa a mobilização do cálcio do osso e diminui sua eliminação renal.

O hormônio do crescimento (GH) é também um importante regulador do crescimento esquelético. Além de atuar diretamente no osso, ele age estimulando a produção do fator de crescimento semelhante à insulina tipo 1 (IGF-1, *insulin-like growth factor-1*) pelo fígado. Ambos os hormônios aceleram o crescimento esquelético na puberdade. O hormônio tireoidiano e o cortisol também têm efeitos sobre o esqueleto, sendo necessários em níveis fisiológicos para o crescimento normal dos indivíduos. No entanto, deficiência e excesso de ambos são prejudiciais ao desenvolvimento ósseo normal.

Microarquitetura

O CMO organiza-se de duas formas estruturais, em microarquiteturas trabecular e cortical. O osso trabecular ou esponjoso representa 80% do CMO; o cortical, apenas 20%. Osso trabecular é encontrado nas vértebras (75%), no calcâneo (95%) e nas extremidades dos ossos longos. Apresenta maior superfície de exposição que o osso cortical, envolvendo mais unidades funcionais no processo de remodelação óssea; por isso, sua atividade metabólica é cerca de 3 a 10 vezes maior que a do osso cortical. O osso cortical está presente no colo do fêmur (75%), rádio 1/3 (95%) e ultradistal (75%).

Remodelação óssea

O processo de remodelação do tecido ósseo tem por finalidade garantir a adequação às influências do crescimento e de cargas mecânicas, manutenção da homeostase mineral e regulação do ambiente medular ósseo (Figura 20.3). Tem início com o aparecimento de áreas chamadas unidades multicelulares básicas (*basic multicellular units* – BMU), seguido de neoformação óssea pelos OB.[17] Esses fenômenos de formação e reabsorção apresentam ritmo circadiano, sendo a reabsorção mais intensa durante o repouso noturno. Inicia-se com a ativação das células precursoras dos OC, gerando uma sequência de eventos, como liberação de citocinas sinalizadoras e de ativação celular, necessárias à interação entre as células fagocitárias e formadoras.

O receptor ativador do fator nuclear kappa B (RANK) é uma proteína expressa nas superfícies de precursores de OC e de OC maduros em resposta a uma variedade de influências, incluindo fatores de transcrição e citocinas, como o fator estimulador de colônia de macrófago (M-CSF). O OB, por sua vez, produz e secreta o ligante do RANK (RANKL), que se conecta ao RANK nos OC.[18] O RANKL faz parte da superfamília do TNF (TNFSF11) e é a citocina chave indutora da diferenciação e da maturação das células precursoras em OC. Além dos OB, células dendríticas ativadas nas células do estroma, fibroblastos sinoviais e linfócitos T ativados também expressam o RANKL como ligante transmembrana.

PTH, interleucina-1 (IL-1), fator de necrose tumoral (TNF) alfa e outros hormônios, citocinas e fatores de crescimento

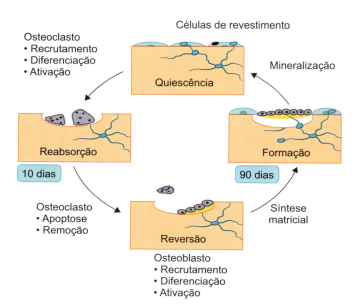

Figura 20.3 Remodelação óssea: processo acoplado de reabsorção e formação óssea.

estimulam a maturação de OC pelo estímulo à expressão de RANKL por OB. Os OB também produzem osteoprotegerina (OPG), um receptor chamariz solúvel que se liga ao RANKL e o impede de se ligar ao RANK, limitando assim a formação de OC. As concentrações relativas de RANKL e OPG, portanto, determinam a extensão da proliferação e da diferenciação de OC e, assim, a massa óssea.[19] Com a ativação dos OC, tem início uma fase de 10 dias em que ocorre a reabsorção. O OC reconhece uma sequência proteica específica da matriz óssea por meio de proteínas chamadas integrinas e adere ao osso. Transformações do citoesqueleto do OC, também necessárias à adesão óssea, são mediadas em parte pela proteína tirosinoquinase Src, ativada em resposta à interação RANK/RANKL.[18] O OC, com sua borda em escova, recobre uma área selada do osso e, pela secreção de proteases e íons H^+ e Cl^-, atua digerindo a matriz óssea.[20] A catepsina K é uma protease secretada pelo OC que degrada o colágeno. Partículas expostas na superfície do tecido osteoide e hidroxiapatita são então fagocitadas e degradadas por hidrólise lisossomal, sendo posteriormente excretadas para o espaço extracelular, assim como ocorre com o cálcio. Em seguida, vem a fase de formação, na qual os OB sintetizam a matriz orgânica, preenchendo a lacuna de Howship. Esse processo dura cerca de 90 dias, é estimulado pela vitamina D e pelos pulsos intermitentes de PTH. Os OB produzem a matriz extracelular contendo colágeno tipo I, osteocalcina, osteopontina, entre outras proteínas para posterior mineralização da matriz orgânica, estimulada pela presença de cálcio, vitamina D e fosfato.

A matriz orgânica, por meio das fibras colágenas tipo I e elásticas, interfere na conectividade entre as trabéculas, gerando os moldes de formação, contribuindo para a resistência e a força do tecido ósseo.

Os osteócitos são OB maduros embebidos na matriz mineralizada e constituem mais de 90% das células ósseas. Funcionam como sensores de microtraumas e estresse mecânico, expressam fatores que regulam o metabolismo do fosfato e são responsáveis pela secreção de esclerostina.[21]

Na osteoporose pós-menopausa, predomina a reabsorção sobre a formação óssea. Como consequência, o preenchimento das lacunas de Howship e dos canais haversianos é incompleto, provocando afilamento das trabéculas e redução da DMO, gerando um osso frágil, de qualidade óssea ruim e suscetível a fraturas (Figura 20.4).

Resistência óssea

Resistência óssea é o conjunto de propriedades do tecido ósseo que lhe confere capacidade de absorver choque, gerar força resultante e amortecer impacto, proporcionando proteção contra o trauma. Essa condição depende especialmente da densidade e da qualidade do osso. A DMO é a principal responsável pela consistência do material que compõe o osso e que, associada a outras propriedades biomecânicas, como rigidez e plasticidade, confere a ele a capacidade de suportar traumas. A qualidade óssea é determinada por microarquitetura (geometria), remodelamento (*turnover*), acúmulo de dano (microfraturas) e mineralização. Na osteoporose, a baixa resistência óssea torna o osso mais frágil e vulnerável ao trauma, aumentado o risco de fraturas. Portanto, a osteoporose é forte determinante da ocorrência de fraturas.[3,15]

Desequilíbrio na remodelação óssea

A associação entre osteoporose e menopausa foi descrita em 1940[22], e sabe-se atualmente que a redução dos níveis estrogênicos é o fator mais importante da perda óssea na pós-menopausa. O 17-beta estradiol estimula a proliferação de pré-OB, ao mesmo tempo que suprime a apoptose de OB e osteócitos. O estrogênio, ao ativar o receptor de estrogênios (ER), também modula a expressão de RANKL e OPG, induzindo a expressão e a secreção de OPG, com consequente inibição da maturação de OC. Portanto, quando presente, o estrógeno inibe de forma potente a maturação e a função dos OC, conservando a massa óssea.[23] Outro importante mecanismo de ação óssea do estrogênio recai sobre as células T produtoras de TNF-alfa, citocina capaz de prover estímulo à produção de RANKL.[24]

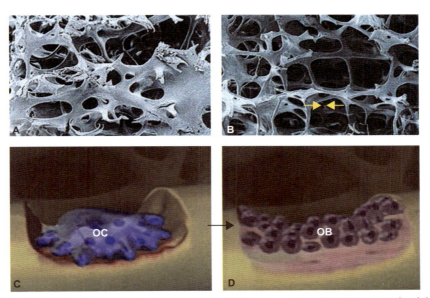

Figura 20.4 Osteoporose: microfotografias ósseas mostrando osso normal (**A**) e osso osteoporótico (**B**), no qual trabéculas afiladas ou interrompidas levam à alteração da arquitetura óssea e diminuição da resistência. Os mecanismos envolvidos na perda do conteúdo mineral ósseo, responsável por 70% da resistência óssea, podem envolver a reabsorção exagerada pelos osteoclastos, formação óssea diminuída pelos osteoblastos (ou ambos, a depender da etiologia da osteoporose). **C.** Osteoclasto: célula multinucleada de origem hematopoética responsável pela reabsorção óssea. **D.** Osteoblasto: célula mononucleada de origem mesenquimal responsável pela deposição de matriz orgânica e de hidroxiapatita. OC: osteoclasto; OB: osteoblasto.

A desarmonia entre os OB e OC gera déficit de formação, por insuficiência do OB, que não consegue compensar a perda causada pela ativação dos OC, causando alteração da arquitetura e redução na DMO (Figura 20.5). Em condições inflamatórias e neoplasias, células do sistema imune e neoplásicas estimulam a osteoclastogênese, produzindo fatores de crescimento e de transcrição, especialmente M-CSF e RANKL, e a proteína relacionada ao PTH (PTHrP). Citocinas proinflamatórias e TNF-alfa estimulam a diferenciação e a ativação dos OC.[18]

Os glicocorticoides atuam no metabolismo ósseo diminuindo a formação óssea, enquanto a reabsorção permanece inalterada ou mesmo aumentada. Há aumento da apoptose de OB maduros e osteócitos, inibição da maturação de OB e aumento da sobrevida dos OC. Os mecanismos envolvidos incluem:

- Ativação da enzima glicogênio sintase quinase 3b (GSK 3b)
- Indução da produção de inibidores da via Wnt, como a proteína Dickkopf-1 (Dkk-1)
- Interferência na via da proteína morfogenética óssea (BMP, *bone morphogenic proteins*)
- Desvio da diferenciação de células estromais da medula óssea em direção a adipócitos em vez de osteoblastos
- Diminuição da apoptose dos OC por aumento da expressão de RANKL
- Supressão da produção de OPG.

Além de todos os efeitos ósseos citados, os glicocorticoides ainda causam miopatia, diminuem a absorção intestinal e a reabsorção tubular renal de cálcio.

Estudos têm demonstrado que OB e OC produzem óxido nítrico (NO), e sabe-se que elevadas concentrações de NO diminuem a reabsorção óssea. Isso acontece, em parte, porque o NO estimula a OPG, que, ao se ligar ao RANKL, impede sua ligação ao RANK e a consequente ativação osteoclástica.[25] Observa-se que agentes ativadores de óxido nítrico, como mononitrato de isossorbida, aumentam a DMO e níveis de fosfatase alcalina óssea e diminuem o telopeptídeo N urinário. Até o momento, estudos cujos desfechos clínicos foram ocorrência de fraturas mostraram resultados conflitantes.[25]

Interação entre as vias Wnt, BMP e esclerostina

Os ligantes *Wingless-type mouse mammary virus integration site* (Wnt) são um grupo de 19 glicoproteínas que ativam receptores celulares e, com isso, induzem cascatas de sinalização intracelular que controlam a expressão de genes. As vias de sinalização Wnt podem ser divididas em canônica e não canônica. A via intracelular canônica ocorre pela estabilização da betacatenina, enquanto vias não canônicas trabalham independentemente da betacatenina. A via de sinalização Wnt canônica é a via mais bem caracterizada quanto ao seu papel e potencial terapêutico em doenças ósseas.[26]

Ligantes Wnt canônicos (Wnt 1, 3a e 8) ligam-se aos receptores *frizzled* (frisado) e ao correceptor chamado proteína relacionada ao receptor de lipoproteína de baixa densidade (LPR) 5 ou 6, levando à fosforilação da proteína intracelular chamada *dishevelled homolog* (DVL). Por sua vez, a DVL fosforilada impede que GSK3 fosforile a betacatenina no citoplasma. Como resultado, a betacatenina se mantém estável e é translocada para o núcleo, onde exerce função reguladora sobre a expressão de diversos genes relacionados à maturação dos OB (Figura 20.6).

A ativação da via Wnt em células mesenquimais reprime a diferenciação celular para adipócitos e condrócitos enquanto promove a diferenciação, a proliferação e a atividade de mineralização para a linhagem osteoblástica. Além disso, ao aumentar a taxa entre OPG e RANKL, a ação da betacatenina reprime a osteoclastogênese.[27]

Dois inibidores conhecidos, Dkk-1 e esclerostina, ligam-se a LRP-5 e LRP-6, e bloqueiam a sinalização da via Wnt. Nessas condições, a inibição da proteína intracelular GSK3 não ocorre e a betacatenina é degradada, tornando impossível sua localização nuclear e a transcrição gênica pelas proteínas Wnt.

É interessante ressaltar que há uma interação entre a via Wnt e outras vias que regulam a diferenciação osteogênica de células-tronco mesenquimais. As proteínas morfogenéticas ósseas podem antagonizar ou contribuir para a diferenciação induzida pela via Wnt.[28] Estudos têm demonstrado que as vias Wnt e BMP têm alvos comuns para a diferenciação osteogênica e que a função normal da via Wnt é necessária para a diferenciação osteoblástica induzida pelas BMP.[29]

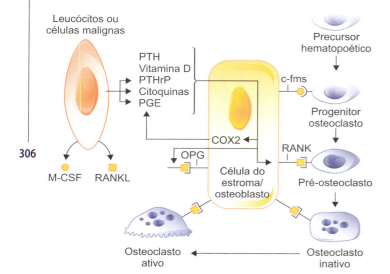

Figura 20.5 Regulação da formação e da atividade dos osteoclastos por meio do sistema RANK/RANKL/OPG. PGE: prostaglandinas E; OPG: osteoprotegerina; COX2: enzima ciclo-oxigenase-2; M-CSF: fator de colônias de macrófagos; PTH: paratormônio; PTHrP: proteína relacionada ao PTH; c-fms: receptor do M-CSF; RANK: receptor ativador do fator nuclear kappa B; RANKL: ligante do RANK.

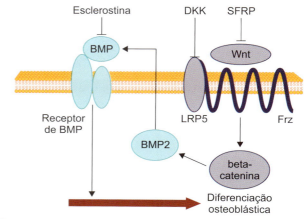

Figura 20.6 Interação das vias de sinalização Wnt, BMP e esclerostina. Adaptada de Krishnan et al., 2006.[27] BMP: bone morphogenic proteins; BMP-2: *bone morphogenic protein 2*; DKK1: *Dickkopf-related protein 1*; Wnt: *Wingless-related integration site*; LPR5: *low-density lipoprotein receptor-related protein 5*; FRZB: *frizzled-related protein*; SFRP: *secreted frizzled-related protein 5*.

Diagnóstico

Identificação dos fatores de risco

A osteoporose é uma doença silenciosa e não apresenta quadro clínico evidente. O diagnóstico adequado, portanto, começa pela identificação de fatores de risco para osteoporose e fraturas. Na anamnese, é fundamental coletar informações gerais, como idade, cor/etnia, peso e altura (cálculo do índice de massa corporal), alimentação, atividade física, exposição solar, fraturas prévias e medicações e doenças concomitantes. A história familiar de osteoporose e de fraturas osteoporóticas é muito relevante, uma vez que a DMO é, em grande parte, determinada geneticamente. Dos fatores ambientais, o etilismo, o tabagismo e o uso de corticosteroide são importantes fatores de risco para baixa DMO. Nos homens, devem ser pesquisados sinais e sintomas de hipogonadismo. Sarcopenia (diminuição da quantidade e qualidade da massa magra) é um fator de risco importante no idoso porque, além de se associar à baixa massa óssea, também compromete a marcha, facilitando as quedas. Além disso, são importantes fatores de risco a menopausa precoce e todas as causas de hipogonadismo feminino ou masculino, hiperparatireoidismo, artrite reumatoide, mielopatia e doença inflamatória intestinal.[30]

O relato de cálculo renal deve levantar a suspeita de formação de cálculo por hipercalciúria e orientar a pesquisa da eliminação excessiva de cálcio e sua investigação etiológica. Deve-se indagar sobre quedas e identificar o ambiente domiciliar, onde ocorre a maioria das quedas e fraturas. Questionar sobre presença de escadas, fios de aparelhos eletrônicos, tapetes sem fixação, iluminação do ambiente, acuidade visual e uso de calçados antiderrapantes.

O exame físico pode ser normal ou mostrar consequências das fraturas, como dificuldade da marcha, aumento da cifose torácica e protrusão do abdome. O acompanhamento do peso e da altura pode demonstrar perda da estatura por fraturas vertebrais e emagrecimento ou ganho ponderal por doença concomitante. Pode ser possível identificar sinais de doenças associadas às fraturas por fragilidade, como doença de Paget do osso, tireoidopatias, doenças neoplásicas, doenças articulares inflamatórias, entre outras.

Avaliação laboratorial

Análise laboratorial pode auxiliar na avaliação de indivíduos com baixa massa óssea, ao identificar osteoporose secundária. Na osteoporose primária, geralmente os exames laboratoriais se encontram dentro dos limites da normalidade. Deve-se suspeitar de osteoporose secundária quando há uma causa determinando perda óssea e ocorrem fraturas por fragilidade em homens mais jovens ou mulheres na pré-menopausa, DMO muito baixa, escore Z menor que −2 DP e fraturas na vigência de terapia antiosteoporótica. As principais causas de osteoporose secundária são:

- Diabetes melito tipos 1 e 2
- Deficiência de GH (rara)
- Acromegalia (rara)
- Hipercortisolismo
- Hiperparatireoidismo
- Hipertireoidismo
- Menopausa precoce
- Hipogonadismo masculino
- Gastrectomia
- Cirurgia bariátrica
- Doença celíaca
- Doença inflamatória intestinal
- Cirrose hepática
- Obstrução crônica do trato biliar
- Glicocorticoide
- Inibidor de bomba de prótons
- Anticonvulsivantes: valproato de sódio, fenitoína, carbamazepina
- Inibidores seletivos da recaptação da serotonina
- Terapias anti-hormonais: inibidores da aromatase
- Lítio
- Antirretrovirais
- Contraceptivos: progesterona
- Citotóxicos: ciclosporina e tacrolimo
- Análogos do hormônio liberador de gonadotrofina
- Inibidores da lipase: orlistate
- Tiazolidinedionas: rosiglitazona, pioglitazona
- Anticoagulantes: varfarina, heparina
- Mieloma
- Gamopatia monoclonal
- Linfoma/leucemia
- Mastocitose sistêmica
- Quimioterapia
- Artrite reumatoide
- Espondilite anquilosante
- Lúpus eritematoso sistêmico
- Osteogênese imperfeita
- Síndrome de Marfan (rara)
- Síndrome de Ehlers-Danlos (rara)
- Pseudoxantoma elástico (raro)
- Anorexia nervosa.

Diversas combinações de exames complementares podem ser sugeridas para avaliação de causa secundária e incluem, inicialmente, os exames: funções renal e hepática, hemograma, níveis séricos de cálcio e fósforo, fosfatase alcalina, níveis séricos de 25-hidroxivitamina D, calciúria de 24 h e níveis de testosterona em homens. Em dieta normal em cálcio, a excreção de 24 h tem como limite máximo 250 mg para o sexo feminino e 300 mg para o sexo masculino. Recomenda-se também mensurar TSH, PTH e eletroforese de proteínas séricas. O exame de urina pode detectar a presença de proteínas, sugerindo a pesquisa de proteinúria decorrente de mieloma múltiplo, ou hematúria, decorrente da presença de cálculo renal. Em mulheres pré-menopausa, a avaliação do metabolismo ósseo também deve incluir a dosagem dos hormônios estrógeno, progesterona, folículo-estimulante (FSH) e luteinizante (LH).

A avaliação do *turnover* ósseo pode ser feita pela dosagem de marcadores bioquímicos: fragmentos específicos resultantes da hidrólise do colágeno tipo I (piridinolina, deoxipiridinolina, NTX, CTX) para reabsorção, e pela osteocalcina e fração N terminal do peptídeo procolágeno I (P1NP), para formação óssea. Trata-se de análise indireta da atividade da remodelação óssea e de valor propedêutico limitado. Possibilita, no entanto, potencial aplicação prática, quando é preciso avaliar o estado metabólico do osso: alta ou baixa remodelação (*turnover*).

Densitometria óssea

Até o advento da densitometria óssea, o diagnóstico era feito quando já havia ocorrido uma fratura. A resistência óssea é determinada em 70% pela DMO, sendo, portanto, sua mensuração essencial para o diagnóstico de fragilidade óssea. Depende da quantidade de cálcio presente no osso avaliado e constitui informação válida na predição de fratura. Baixa massa óssea é o mais importante e preciso preditor do risco aumentado de fraturas, e o padrão-ouro para medida da DMO é a densitometria óssea ou a absorciometria por raios X (DXA; Figura 20.7).[31]

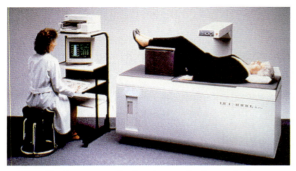

Figura 20.7 Equipamento de densitometria óssea. As imagens e os resultados são gerados pelo princípio da absorciometria com raios X de dupla energia.

A realização da DXA tem como finalidades o diagnóstico de osteoporose, a avaliação do risco de fratura, a determinação da necessidade de prevenção ou tratamento da baixa DMO, a avaliação da eficácia do tratamento e o monitoramento da resposta terapêutica. Apesar de muito utilizada, a DXA apresenta algumas limitações, como o fato de não permitir a avaliação da geometria óssea e não ser capaz de distinguir entre os ossos trabecular ou cortical, que apresentam diferentes taxas metabólicas.[32]

O aparelho de DXA mede o CMO, expresso em gramas (g), e calcula a DMO, expressa em g/cm², resultante de CMO/área de osso mensurada. Apresenta como vantagens o tempo de procedimento curto (5 a 10 min), coeficiente de variação de 0,5 a 1,5%, boa precisão e baixa radiação. O resultado de um indivíduo é, então, comparado com resultados disponíveis no banco de dados do aparelho e, a partir dessa comparação, são fornecidos escores que situam a massa óssea daquele indivíduo em relação à população adulta jovem e à população de mesma faixa etária. Assim, o escore T é o número de desvios-padrão (DP) em que a DMO do indivíduo examinado se encontra em relação ao grupo de indivíduos adultos jovens do banco de dados de referência. É de grande relevância clínica, pois mais de 95% das pessoas com fratura por fragilidade óssea apresentam escore T menor que −2 DP (Figuras 20.8 e 20.9). O escore Z é o número de DP em que a DMO do indivíduo examinado se encontra em relação ao grupo de indivíduos da mesma faixa etária do banco de dados de referência, útil para indicar suspeição de causa secundária de baixa massa óssea.[31]

Recomenda-se medir a DMO em todas as mulheres com 65 anos de idade ou mais, homens com 70 anos ou mais e mulheres na pré-menopausa ou homens entre 50 e 70 anos quando apresentarem algum fator de risco.[33] Adultos com fratura por fragilidade, com doença ou condição associada a baixa massa óssea ou perda óssea, usuários de fármacos que causam baixa massa óssea ou perda óssea e mulheres interrompendo a estrogenioterapia devem ser avaliados por DXA, assim como qualquer indivíduo não tratado em que a evidência de perda óssea preceda o tratamento, e no monitoramento da resposta ao tratamento.[34]

A OMS classificou a DMO em normal, osteopenia e osteoporose, tendo como referência valores de densidade óssea em mulheres da raça branca.[1] Dessa maneira, a osteoporose deve ser diagnosticada em mulheres na pós-menopausa quando o escore T para a medida da DMO em coluna lombar (segmento L1-L4), colo do fêmur ou fêmur total for ≤ −2,5 DP, em qualquer um deles (Tabela 20.1). Atualmente, fratura por fragilidade e DMO da coluna ou quadril medida com DXA são os dois principais parâmetros para o diagnóstico da osteoporose.[35] Osteopenia é um termo em uso, mas tem-se dado preferência aos termos "baixa massa óssea" ou "baixa densidade

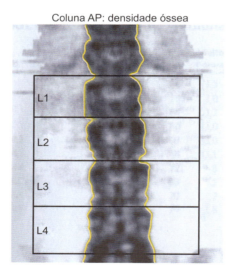

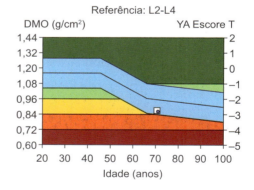

Região	1 DMO (g/cm²)	2 Adulto jovem Escore T	3 Corresp. etária Escore Z
L1	0,736	−3,3	−1,3
L2	0,839	−3,0	−1,0
L3	0,816	−3,2	−1,2
L4	0,954	−2,0	−0,0
L1-L2	0,789	−3,0	−1,0
L1-L3	0,799	−3,1	−1,1
L1-L4	0,845	−2,8	−0,8
L2-L3	0,827	−3,1	−1,1
L2-L4	0,875	−2,7	−0,7
L3-L4	0,890	−2,6	−0,6

Figura 20.8 Resultado de densitometria óssea de coluna lombar evidenciando osteoporose, segundo avaliação do escore T em coluna (L1-L4: −2,8 DP).

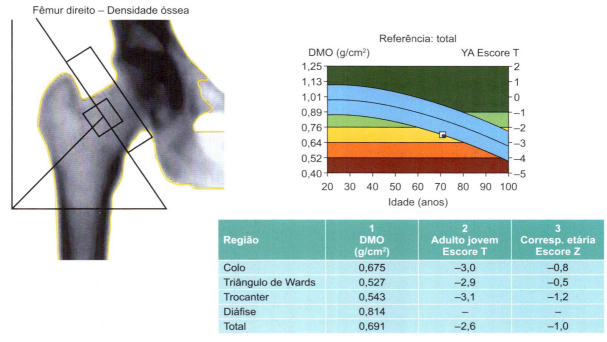

Figura 20.9 Resultado de densitometria óssea de fêmur evidenciando osteoporose, segundo avaliação do escore T em quadril (fêmur: −3 DP).

Tabela 20.1 Critérios de classificação da densidade mineral óssea pela Organização Mundial da Saúde, segundo medidas obtidas pela densitometria óssea.	
Classificação	**Critério densitométrico**
Normal	Escore T até −1 DP
Osteopenia	Escore T entre −1 e −2,5 DP
Osteoporose	Escore T abaixo de −2,5 DP
Osteoporose grave ou estabelecida	Escore T abaixo de −2,5 DP e uma ou mais fraturas osteoporóticas

Obs: embora essas definições sejam necessárias para estabelecer a presença de osteoporose, elas não devem ser usadas como o único determinante das decisões de tratamento. DP: desvio-padrão.

óssea". Sugere-se intervalo mínimo de 12 a 24 meses para a realização de novo exame de densitometria em pacientes com baixa massa óssea.

Para comparação das medidas individuais, deve-se utilizar o programa de mulheres caucasianas de qualquer etnia. O banco de dados padrão é do estudo National Health and Nutrition Examination Survey (NHANES) III, que tem como referência o escore T calculado na mulher branca entre 20 e 29 anos.[36] As regiões de interesse no exame de DXA são coluna lombar (L1-L4 na projeção anteroposterior) e fêmur proximal (colo do fêmur ou fêmur proximal total). Note-se que os critérios de diagnóstico para homens acima de 50 anos usam a mesma faixa de referência do sexo feminino. Os critérios da OMS para o diagnóstico de osteoporose e de osteopenia não devem ser usados para as medidas de DMO periféricas, à exceção do antebraço não dominante (rádio a 1/3 ou a 33%). Esse sítio deve ser avaliado quando a coluna lombar ou o fêmur proximal não puderem ser interpretados, ou nos casos de hiperparatireoidismo (acometimento preferencial do osso cortical) e de obesidade grave. É importante observar que as regiões de Ward e trocanter não devem ser usadas para diagnóstico.

TBS

Apesar de ser conhecido que a medida da DMO aferida pela DXA é um grande determinante da resistência óssea e do risco de fratura, sabe-se também que mais de 50% das fraturas ocorrem em pacientes não classificados como osteoporóticos em suas avaliações de DXA.[37,38] Diversos fatores esqueléticos e não esqueléticos influenciam na força óssea e no risco de fratura. Entre eles, destaca-se a presença de microdanos da microarquitetura óssea.

O *trabecular bone score* (TBS) é um *software* que pode ser incorporado ao aparelho de densitometria óssea e, assim, permitir uma interpretação complementar das imagens do sítio coluna lombar. Para isso, aplica-se um algoritmo de cálculo baseado em um variograma da escala de pixels da cor cinza, medida de acordo com a sua intensidade e distribuição espacial na imagem. O resultado é expresso sob a forma de um escore de osso trabecular. Baixos valores de TBS indicam uma deterioração da microarquitetura trabecular óssea, assim como elevados valores se associam a melhor estrutura óssea.

A aplicação do TBS tem o respaldo da International Society for Clinical Densitometry (ISCD).[39] Entre seus maiores auxílios na prática clínica estão a baixa influência da presença de osteófitos em sua análise e a melhor identificação de pacientes com fratura vertebral entre aqueles com valores de densitometria óssea normal ou fora da faixa osteoporótica.[40-42]

FRAX®

Apesar de a densitometria óssea ser capaz de avaliar o risco de fratura e considerar a contribuição de fatores de risco clínicos, proporciona aprimoramento da *performance* de predição de risco. O FRAX® é um modelo baseado em computador (www.shef.ac.uk/FRAX), que calcula a probabilidade absoluta de ocorrência de uma fratura maior (quadril, fratura vertebral clínica, úmero ou punho) em 10 anos e a probabilidade de fratura de quadril em 10 anos.[43] O risco absoluto de fratura é calculado associando-se características do indivíduo (sexo, idade, IMC), fatores de risco para fratura e, de modo opcional, a DMO do colo do fêmur. Os fatores de risco dicotomizados (respostas sim ou não) que compõem o FRAX® são: fratura por fragilidade prévia, história familiar de fratura de quadril (pai ou mãe), tabagismo atual, exposição a glicocorticoides orais em longo prazo (3 ou mais meses), artrite reumatoide, causas de osteoporose secundária e consumo de álcool (três ou mais unidades ao dia).

A probabilidade de fratura difere acentuadamente em diferentes regiões do mundo e, por essa razão, o FRAX® é calibrado para os países onde a incidência de fraturas, a expectativa de vida e o risco de morte são conhecidos. Recentemente, foram construídos gráficos e tabelas associando dados epidemiológicos de prevalência de fratura de quadril e mortalidade em diferentes áreas do Brasil com base em quatro estudos epidemiológicos, tornando a ferramenta disponível para uso em nosso país.[10-12,44]

Fraturas

Fraturas osteoporóticas têm caráter silencioso e ocorrem predominantemente em vértebras, fêmur proximal e rádio distal (fratura de Colles). Podem acontecer após trauma mínimo ou queda da própria altura, e são consideradas a maior causa de morbidade e mortalidade secundárias à osteoporose. A radiografia simples é útil no diagnóstico de fratura, mas não do estado metabólico sistêmico em que se encontra o esqueleto, não sendo possível o diagnóstico de osteopenia ou osteoporose por meio desse método.

Fraturas vertebrais

Ocorrem mais precocemente nas mulheres após a menopausa, pela presença significativa de osso trabecular nas vértebras. A maioria das fraturas vertebrais é assintomática, e sua prevalência é subestimada; apenas 25% dos casos têm diagnóstico clínico. Menos de 10% necessitam de hospitalização e, embora possa ser identificada incidentalmente em radiografias de tórax, há considerável negligência em laudos radiológicos. Mulheres com fraturas vertebrais têm aumento de cinco vezes no risco para fratura vertebral subsequente e aumento de duas vezes na probabilidade de uma fratura de quadril. Uma em cada cinco mulheres com fratura vertebral vai sofrer uma fratura dentro dos próximos 12 meses.[45] Dor aguda na coluna é o sintoma principal, em região dorsal ou lombar. Redução da estatura é identificada quando várias fraturas já ocorreram. Em casos de fraturas graves ou múltiplas, observa-se deformidade com hipercifose dorsal, a chamada "corcunda de viúva".

Como a maioria das fraturas vertebrais por osteoporose não é identificada na consulta médica, o estudo radiológico é considerado o melhor método diagnóstico (Figura 20.10). A gravidade das fraturas vertebrais é determinada visualmente mediante radiografias, usando-se os critérios semiquantitativos (SQ) de gravidade desenvolvidos por Genant. O método é baseado no grau de perda da altura da vértebra. Os graus 0, 1, 2 ou 3 correspondem à ausência de fratura (até 20% de perda da altura vertebral), fratura leve (20 a 30% de perda), moderada (30 a 35% de perda de altura) ou grave (mais de 35% de perda), respectivamente.

Dispositivos modernos de aparelhos de densitometria podem realizar pesquisa de fratura vertebral (sigla VFA para *vertebral fracture assessment*) por meio da inspeção das vértebras de T4 a L4 em menos de 10 s. Isso é feito sem filme e com 1/5

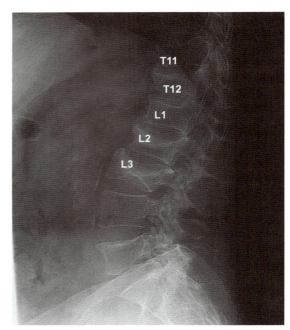

Figura 20.10 Fraturas vertebrais graves em T12, L2 e L3 e moderadas em T11 e L1, segundo critérios de Genant.

da dose de radiação de uma radiografia convencional, além de não necessitar de preparo intestinal ou que o paciente se mantenha em inspiração durante certo tempo.[46] Permite diagnóstico precoce e acurado de fratura vertebral e, em conjunto com os dados da DMO, fornece avaliação de risco para novas fraturas osteoporóticas.

A utilização de incidências adicionais na radiografia convencional, cintilografia óssea, tomografia computadorizada ou ressonância magnética pode auxiliar no diagnóstico diferencial da fratura osteoporótica. O seguimento clínico apropriado da fratura vertebral, incluindo diagnóstico radiográfico precoce e tratamento adequado, ajudará na prevenção do surgimento de novas fraturas.

Fratura de fêmur

As fraturas de extremidades geralmente decorrem de quedas. A fratura de fêmur ou quadril é a manifestação mais grave, já que 18 a 34% dos pacientes morrem dentro de 6 meses e 12 a 20% em 1 ano após a fratura (essa taxa predomina em negros e homens). Além disso, 50% dos pacientes ficam incapacitados de realizar funções para as quais tinham capacidade anteriormente. Ocorre em indivíduos mais idosos, após 70 anos, pois, nessa fase, o grau de atrofia e perda de força muscular não lhes permite se defenderem da queda com apoio dos braços; a queda é da própria altura, sobre os glúteos, provocando fratura do colo do fêmur. Na maioria dos casos, a fragilidade óssea não é tão grave que provoque fratura espontânea, sem trauma. O que geralmente ocorre é a fratura por trauma mínimo, por pequenas quedas, ao levantar-se da cadeira, ao se virar, ao tentar subir um degrau ou escorregar no tapete.

Fratura de punho

A fratura de punho (Colles) ocorre em mulheres logo após a menopausa, pois, nessa idade, a mulher ainda apresenta força muscular que lhe permite se defender da queda com apoio das mãos (Figura 20.11). Nessa atitude, acaba por colocar o peso do corpo sobre os punhos, que apresentam fragilidade do osso

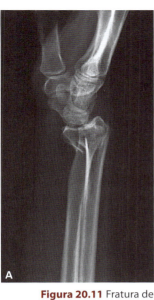
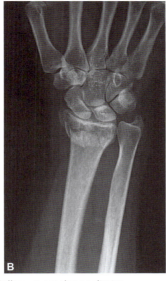

Figura 20.11 Fratura de Colles em antebraço direito.

trabecular no rádio distal, resultando na fratura, que é sintomática e pode ser cirúrgica, além do potencial para evoluir com dor e deformidade.[9]

Prevenção e tratamento

Prevenção

A perda óssea que caracteriza a osteoporose pode ser prevenida e tratada. A prevenção inicia-se na infância e é essencial durante a adolescência. Compreende hábitos que assegurem atingir um pico de massa óssea elevado na juventude e sua posterior conservação ao longo da vida. Dieta com ingestão adequada de cálcio, redução da ingesta de sódio, exposição solar e prática de exercícios físicos regulares são fundamentais, assim como evitar os fatores de risco, como tabagismo e abuso do álcool.

Abordagem dos fatores de risco

Enfatizar a parada do fumo e a redução da ingestão de álcool, sal, proteína e cafeína (café, chá-preto e refrigerantes escuros). Para o álcool, considera-se deletério três ou mais unidades de álcool diariamente. Uma unidade de álcool varia ligeiramente em diferentes países a partir de 8 a 10 g. Isso é equivalente a um copo padrão de cerveja (285 mℓ), uma única medida de destilado (30 mℓ), um copo médio de vinho (120 mℓ) ou uma medida de um aperitivo (60 mℓ). É importante lembrar que cada 2 a 3 g de sódio na dieta aumentam em 20 a 40 mg/dℓ a excreção de cálcio pela urina; portanto, o excesso de sal na dieta deve ser evitado. Sempre que possível, devem ser evitados medicamentos que interfiram no metabolismo ósseo, como antiácidos à base de alumínio, bloqueadores da bomba de prótons, heparina, anticonvulsivantes, hormônios tireóideos e, sobretudo, os corticosteroides.[47] É necessário ter cuidado com diuréticos e anti-hipertensivos, que podem causar hipotensão e predispor a quedas.

Na terceira idade, é muito importante evitar a continuidade da perda óssea e as quedas. Seja no lar ou fora dele, devem ser evitadas as chamadas armadilhas arquitetônicas facilitadoras de quedas, como pisos escorregadios ou desnivelados, iluminação deficiente, falta de apoio adequado (corrimãos, traves etc.). Outro fator de risco importante para quedas e que merece atenção é o uso de medicamentos para outras comorbidades (ansiolíticos e antidepressivos), que podem causar desequilíbrio no idoso.

Exercícios

Todos os tipos de atividade física podem contribuir para a saúde óssea e, se realizados de modo regular, apresentam benefícios em todas as faixas etárias. Atividades com sustentação de peso são mais eficazes para aumento ou manutenção da massa óssea.[48]

Exercícios de alto impacto na adolescência podem causar aumento da massa óssea. Na frequência de 30 min/dia, 3 vezes/semana, promovem aumento nos níveis de cálcio corporal na mulher na terceira idade. O mecanostato ósseo justifica o estímulo da formação óssea por compressão longitudinal do osso, em exercícios contra a gravidade. Esse padrão de atividade física pode favorecer até mesmo a redução de taxas de fratura, principalmente nos pacientes mais idosos.[48]

Cálcio

Em qualquer fase da vida, a ingestão dietética adequada de cálcio, vitamina D e proteínas contribui para a saúde óssea e, assim, reduz o risco de osteoporose e de fraturas no futuro.[49] Indivíduos de cor branca, homens e mulheres na pré-menopausa necessitam, em média, de 1.000 mg de cálcio/dia, aumentando para 1.500 mg/dia após a menopausa. Fontes de cálcio dietético são a opção preferida, sendo a suplementação de cálcio indicada para aqueles que não recebem cálcio suficiente de sua dieta e que estão em risco elevado para a osteoporose.[50] Para pacientes em uso de glicocorticoides, recomendam-se 1.000 a 1.500 mg de cálcio/dia.[51]

O cálcio dietético é encontrado sobretudo no leite e seus derivados. Um copo de leite de 300 mℓ contém aproximadamente 300 mg de cálcio. Também podem ser consumidos feijão-branco, sardinha, nabo e folhas verdes. Quando se torna difícil repor o cálcio apenas com a dieta, está indicada a suplementação de cálcio, e o ideal é dividi-lo em 2 ou 3 tomadas para que sua absorção seja adequada.

Entre as várias formulações comerciais de cálcio, a mais utilizada é o carbonato de cálcio, embora possam ser utilizadas formulações de fosfato tribásico de cálcio, o cálcio-aminoácido quelado, o lactogliconato de cálcio, o cloreto de cálcio, o citrato de cálcio, o acetato de cálcio, o lactato de cálcio e o complexo osseína-hidroxiapatita. As diferentes formulações apresentam coeficiente de absorção que varia de 15 a 50% (carbonato 40%; lactogliconato/carbonato 25%; citrato 29%; cálcio-aminoácido quelado 49%). O aumento do pH gástrico diminui substancialmente a absorção dos sais de cálcio e também o seu transporte. As biodisponibilidades do citrato e do lactato são maiores, uma vez que não requerem meio ácido para a sua solubilização. Pacientes com acloridria ou litíase renal devem utilizar o citrato de cálcio, melhorando a absorção em meio pouco ácido e para a prevenção de formação de novos cálculos. Suplementos de cálcio e vitamina D tratam e previnem o hiperparatireoidismo secundário e podem reduzir o risco de fratura de fêmur proximal, particularmente em idosos.[52]

Suplementação de cálcio e vitamina D é recomendada em pacientes que recebem terapia específica para osteoporose (p. ex., bisfosfonatos), uma vez que a maioria dos ensaios clínicos randomizados utilizou a coadministração de cálcio e vitamina D.[52] Para ambos os sexos, suplementos de 500 a 1.000 mg de cálcio diários têm sido indicados para prevenção ou tratamento da osteoporose, de preferência em associação a 400 a 800 UI de vitamina D. É importante lembrar que diuréticos da classe dos benzotiazídicos reduzem a eliminação urinária de cálcio, o que pode ser benéfico, reduzindo o balanço negativo do cálcio.

Recente metanálise concluiu que cálcio suplementar com ou sem associação com vitamina D elevou o risco de infarto do miocárdio em cerca de 30%.[53] Entretanto, desfechos cardiovasculares não eram objetivos primários em qualquer um dos estudos, e a associação continua a ser objeto de controvérsia. O fósforo também é importante para mineralização óssea adequada, mas sua suplementação deve ser indicada em casos de deficiência. O fósforo alimentar se converte em fosfato, modulando a absorção intestinal de cálcio e atuando como regulador da calcemia. Cada 166 mg de fósforo alimentar ligam-se a 500 mg de cálcio. O excesso de fósforo na dieta pode comprometer a absorção intestinal do cálcio, assim como preparações com excesso de cálcio podem tornar indisponível o fósforo ingerido. A proporção fósforo-cálcio mais fisiológica é 3:1.

Vitamina D

É um hormônio único por ser produzido a partir da ação dos raios solares na pele e também está presente em peixes gordurosos (p. ex., salmão e cavala). Nessa forma, a vitamina D3 é inerte e necessita de duas hidroxilações, primeiro no fígado e depois nos rins, para se tornar ativa [1,25(OH) vitamina D]. A vitamina D estimula a absorção do cálcio e do fósforo pelo intestino, estimula o monócito a se diferenciar em osteoclasto e, no rim, estimula a reabsorção do cálcio filtrado.[54] A vitamina D ainda tem o potencial de inibir a proliferação celular e a angiogênese, estimular a produção de insulina e inibir a produção de renina que, entre outras ações, explica seus efeitos não ósseos.[55]

A maior fonte de vitamina D é a exposição solar diária; portanto, o uso de bloqueadores solares, indivíduos com pele mais escura e índice de massa corporal elevado são fatores predisponentes para hipovitaminose D. Não obstante, indivíduos com síndromes de má absorção, em pós-operatório de cirurgia bariátrica, em uso de medicamentos como anticonvulsivantes e medicações específicas para o tratamento do HIV/AIDS também têm maior risco de deficiência de vitamina D. Pacientes com níveis inadequados de vitamina D estão propensos a apresentar redução da absorção de cálcio e da massa óssea, aumento do PTH, dor musculoesquelética, fraqueza muscular, aumento da frequência de quedas e de fraturas. A prevalência de deficiência dessa vitamina é considerável, sendo estimada em pelo menos 20%, em grande número de estudos.[56,57]

Em 2017, o posicionamento oficial da Sociedade Brasileira de Patologia Clínica e da Sociedade Brasileira de Endocrinologia e Metabologia estabeleceu os níveis séricos de vitamina D (medidos pela forma estável 25OH vitamina D):[58]

- Nível > 20 ng/mℓ: desejável para população geral saudável
- Níveis entre 30 e 60 ng/mℓ: recomendado para os idosos, pacientes em uso de antirretrovirais, anticonvulsivantes e glicocorticoides, mulheres gestantes, pacientes sarcopênicos, diabéticos, com osteomalacia, raquitismos, osteoporose, hiperparatireoidismo secundário, doenças inflamatórias, doenças neoplásicas, autoimunes e renal crônica e pré-bariátricos

- Níveis entre 10 e 20 ng/mℓ: baixo risco de aumentar remodelação óssea e, com isso, perda de massa óssea, além do risco de osteoporose e fraturas
- Nível < 10 ng/mℓ: muito baixo e com risco de evoluir com defeito na mineralização óssea (osteomalacia e raquitismo).

A ingestão diária recomendada de vitamina D varia conforme a idade e a presença de condições que elevam o risco de hipovitaminose D. Para bebês e crianças até 1 ano de idade, sugere-se ingestão de ao menos 400 UI/dia de vitamina D (1 UI = 25 ng), 600 UI/dia para crianças até 18 anos e adultos de 19 a 50 anos, e 600 a 800 UI/dia para adultos de 50 a 70 anos.[59] Indivíduos em uso de medicamentos que aceleram o metabolismo da vitamina D ou glicocorticoides, obesos, gestantes e lactentes podem necessitar de doses maiores, em torno de 1.500 a 2.000 UI/dia. Uma metanálise de 18 ensaios clínicos randomizados, incluindo 57.311 indivíduos, concluiu que a suplementação de vitamina D reduziu a mortalidade total (RR 0,93 IC95% 0,77 a 0,96), possivelmente como consequência tanto dos efeitos da vitamina no sistema musculoesquelético quanto dos efeitos extraesqueléticos.[60] Recomenda-se, no entanto, cuidado com níveis séricos de vitamina D acima de 100 ng/mℓ, pelo risco de toxicidade e hipercalcemia.

Medicamentos específicos

O objetivo terapêutico deve ser não somente o aumento da massa óssea, mas a diminuição da ocorrência de fraturas. Isso porque o risco de fraturas não depende somente da diminuição da massa óssea, mas também da ação integrada de vários outros fatores responsáveis pela qualidade óssea, principalmente o determinismo genético.

Segundo a National Osteoporosis Foundation (NOF), o tratamento para pessoas com escore T entre −1 e −2,5 DP deve ser indicado quando estão presentes fatores de risco, sugerindo aumento significativo da chance de fratura nos próximos 10 anos. Considerando a pontuação FRAX®, nesses pacientes com osteopenia, risco de 3% ou mais de fratura no quadril ou 20% ou mais para fraturas maiores, indica-se o tratamento. Quando a doença está estabelecida, ou seja, quando há fratura de fragilidade em quadril ou coluna (clínica ou assintomática), ou escore T ≤ −2,5 DP (colo, fêmur total ou coluna), deve ser instituído o tratamento, considerando-se a idade e as contraindicações específicas. As medicações são divididas em fármacos antirreabsortivos, que são bloqueadores da função dos OC e, portanto, da reabsorção óssea, e aqueles formadores de osso, chamados anabólicos. Entre os primeiros estão a terapia de reposição hormonal (TRH), os bisfosfonatos, os moduladores seletivos dos receptores estrogênicos (SERM) e a calcitonina. Teriaparatida e abaloparatida são agentes anabólicos, portanto, formadores de osso. O romosozumabe é um anticorpo monoclonal que estimula os OB, levando à formação óssea, ao mesmo tempo que inibe a reabsorção óssea.

Fitoestrógenos (flavonoides) não apresentam evidências que confirmem sua utilização no tratamento da osteoporose. Os metabólitos ativos da vitamina D3, calcitriol e alfacalcidol, são também considerados medicamentos antirreabsortivos, porém, com potencial de efetividade muito menor e utilizados apenas em esquemas terapêuticos de associação. A tibolona é um análogo sintético dos esteroides gonadais, com propriedades estrogênicas, progestogênicas e androgênicas combinadas, indicada para o tratamento de sintomas climatéricos. Seus efeitos sobre a densidade óssea podem ser comparados aos da terapia de reposição hormonal. Sua eficácia em relação ao risco de fratura ainda não foi avaliada, e não é indicada para o tratamento da osteoporose.

Terapia de reposição hormonal

O estrogênio reduz a remodelação óssea acelerada induzida pela menopausa e previne a perda óssea em todos os sítios do esqueleto. Resultados de estudos observacionais e randomizados controlados com placebo demonstraram que o estrogênio diminui o risco de fraturas vertebrais e não vertebrais (incluindo fratura de quadril) em cerca de 30%.[61] No entanto, segundo o estudo Women's Health Initiative (WHI), a TRH prolongada está associada a aumento do risco de hiperplasia endometrial e câncer de mama, e, em pacientes que iniciaram TRH mais idosas (mais de 10 anos de menopausa ou com mais de 65 anos), houve aumento do risco de coronariopatia, acidente vascular encefálico (AVE) e tromboembolismo pulmonar.[62] Assim, atualmente, outras opções terapêuticas devem ser consideradas para mulheres com osteoporose antes da TRH.

As mulheres que tiveram menopausa precoce ou foram submetidas a ooforectomia na faixa dos 30 a início dos 40 anos podem beneficiar-se da baixa dose de terapia de reposição, com ou sem progestágenos, valendo ressaltar que os resultados do estudo WHI não se aplicam a mulheres nessa faixa etária.

Bisfosfonatos

Os medicamentos mais importantes no tratamento da osteoporose, por sua eficácia comprovada e acesso mais fácil, são os bisfosfonatos nitrogenados.[63] Inibem a reabsorção pelos OC, reduzindo o risco de fraturas vertebrais e não vertebrais e, em alguns pacientes, esse efeito já é percebido nos primeiros 6 a 12 meses e mantido ao longo de 12 anos de tratamento.

Os resultados histomorfométricos indicam grande variação no grau de redução da remodelação óssea com os diferentes tipos de bisfosfonatos nitrogenados avaliados. Os mais utilizados podem promover redução da atividade osteoclástica da ordem de 30 a 40% (risedronato), 60 a 80% (alendronato) e 90% (ácido zoledrônico), nas doses padronizadas, segundo estudos específicos para cada fármaco isoladamente. Entretanto, apesar dessas diferenças, os estudos clínicos controlados mostram que a redução no risco de fraturas é muito semelhante quando se avaliam o risedronato, o alendronato, o ibandronato e o zoledronato. Isso pode sugerir que há um limiar de redução da remodelação óssea, a partir do qual não se consegue alcançar maior redução no risco de fratura.

Estruturalmente, os bisfosfonatos são compostos carbonados, análogos dos pirofosfatos, nos quais dois grupos fosfonatos estão ligados ao mesmo átomo de carbono (PO3–C–PO3). Seu mecanismo de ação ainda não está suficientemente esclarecido, porém admite-se uma ação direta sobre a morfologia e a função do osteoclasto. A estrutura molecular dos bisfosfonatos justifica sua atividade sobre o tecido ósseo. A ponte P–C–P é essencial para sua ligação com os cristais de hidroxiapatita e para o desempenho de sua atividade biológica. Um radical R1, acoplado superiormente ao átomo de carbono central, é responsável pela melhor definição e intensidade de ligação com o tecido ósseo, enquanto um radical R2, acoplado inferiormente ao átomo central de carbono, determina a potência antirreabsortiva. A quantificação da atividade antiosteoclástica dos bisfosfonatos por meio de modelos experimentais desenvolvidos em metáfise de tíbia de ratos em fase de crescimento permitiu a definição de uma escala de atividade antirreabsortiva que acaba traduzindo uma escala de eficácia dos diferentes bisfosfonatos disponíveis (Tabela 20.2).

A ação dos bisfosfonatos no tecido ósseo ocorre sobre as unidades de remodelação óssea, diminuindo a frequência de ativação de cada unidade e também a profundidade de cada lacuna produzida pela atividade reabsortiva do osteoclasto. Desse modo, os bisfosfonatos interferem diretamente no equilíbrio entre destruição e neoformação óssea, por modificarem a dinâmica celular do osteoclasto.

Em relação às estruturas molecular e funcional, os bisfosfonatos podem ser classificados em nitrogenados e não nitrogenados. Estes últimos são representados pelas gerações anteriores (etidronato, clodronato e tiludronato) e são menos potentes. Os nitrogenados são alendronato, risedronato, ibandronato e ácido zoledrônico, mais potentes que os não nitrogenados.

A atividade antiosteoclástica desenvolve-se por meio de mecanismos intracelulares ou modificadores do citoesqueleto do osteoclasto. Estão demonstrados eventos de glicólise, liberação e ativação de enzimas lisossômicas, liberação e atuação de prostaglandinas e também inibição da bomba de prótons do osteoclasto (responsável pela acidificação do pH da borda em escova do osteoclasto). Os bisfosfonatos também se interpõem entre a borda em escova do osteoclasto e a superfície óssea mineralizada a ser reabsorvida, isolando-a e impedindo mecanicamente a reabsorção óssea.

Em relação ao mecanismo de ação no nível bioquímico, os bisfosfonatos nitrogenados inibem a via do mevalonato nos OC, diminuindo a prenilação das GTPases, sinalizadoras de OC, e a geranilgeranilação e a farnelização das proteínas Rho, Rac, Rab, Ras e laminina B, favorecendo a apoptose celular (Figura 20.12). Atuam sobre os OB, promovendo a prenilação da proteína Rap1, indutora de apoptose nessas células, induzindo a produção ou modulação de fatores que interferem na ação dos OC e inibindo a difosfofarnesil-sintetase, importante complexo enzimático modulador da reabsorção óssea.

Para os bisfosfonatos de administração oral, os alimentos interferem na sua absorção, que, no intestino, pode variar de 0,5 a 10%. Aconselha-se a ingestão após 12 h de jejum, com pelo menos meia hora de antecedência ao café da manhã. A concentração plasmática é menor que 5 ng/mℓ, e a taxa de ligação às proteínas carreadoras plasmáticas é de 78%. Há uma rápida absorção pelo tecido ósseo, que varia de 20 a 80%. A permanência no osso é prolongada (meia-vida maior que 10 anos) e a excreção do organismo é lenta, pelas vias urinárias; não há excreção biliar e não se descreve a formação de metabólitos.

Os efeitos colaterais incluem náuseas, disfagia, azia, esofagite e úlcera gástrica. O contato mecânico com a mucosa produz esofagite ou perfurações em até 10% dos pacientes, caso as

Tabela 20.2 Potência relativa dos bisfosfonatos, tendo o etidronato como referência.

Bisfosfonatos	Potência
Etidronato	1
Clodronato	10
Tiludronato	10
Pamidronato	100
Alendronato	1.000
Risedronato	5.000
Ibandronato	10.000
Ácido zoledrônico	Acima de 10.000

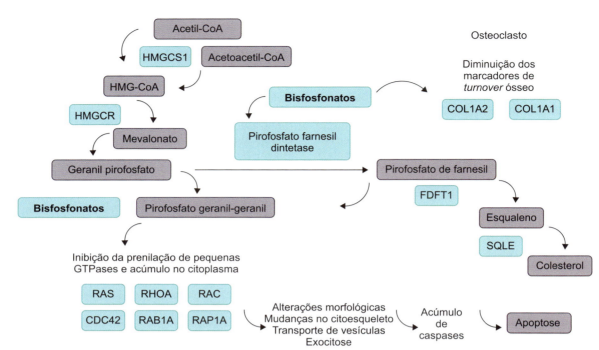

Figura 20.12 Mecanismo de ação dos bisfosfonatos. COL1A2: colágeno tipo 1A2; COL1A1: colágeno tipo 1A2; HMGCS1: 3-hidroxi-3-metilglutaril-CoA sintase 1; HMG-CoA: 3-hidroxi-3-metilglutaril-CoA; HMGCR: HMG-CoA redutase; CoA: coenzima A; SQLE: *squalene monooxygenase*; FDFT1: farnesil-difosfato farnesiltransferase 1.

recomendações não sejam seguidas. Também são descritos: erupção cutânea, mialgia, cefaleia, dor óssea, distúrbios oculares (irite, conjuntivite) e, mais raramente, defeitos da mineralização óssea, como osteomalacia e outros. Alguns efeitos colaterais podem ocorrer logo após a administração de bisfosfonato intravenoso e incluem sintomas de gripe, febre, cefaleia, mialgia e artralgia. Eles geralmente cedem dentro de 2 a 3 dias e, normalmente, não acontecem com infusões futuras. Cerca de 0,4% dos pacientes tratados evoluem com aumento da creatinina sérica por alteração na função tubular e, por isso, pacientes com depuração de creatinina com valores inferiores a 35 mℓ/min não devem utilizar esses fármacos. Até o momento, a única indicação formal em crianças é a osteogênese imperfeita. Não se descrevem interações medicamentosas relevantes e não devem ser usados em gestantes, puérperas ou nutrizes.

Tem sido referida a provável associação do tratamento com bisfosfonatos e a ocorrência de necrose avascular da mandíbula (osteonecrose de mandíbula). Trata-se de área de exposição óssea na região maxilofacial que não cicatriza em período de 8 semanas após identificação por profissional de saúde e que ocorre em indivíduo previamente exposto a bisfosfonato que não tenha recebido radiação na região craniofacial. A incidência da osteonecrose de mandíbula é maior em pacientes com doença maligna avançada subjacente e que receberam altas doses de bisfosfonatos venosos para prevenção de complicações ósseas da neoplasia, variando entre 1 e 10%.[63] Em pacientes recebendo tratamento com bisfosfonatos para osteoporose, a prevalência é muito menor, de 0,001 a 0,1%. A patogênese da doença também parece estar ligada a traumas ou infecções alveolares. Os bisfosfonatos, por sua atividade anticatabolizante, antiangiogênica e antiosteoclástica, dificultariam a reparação do osso necrótico. Também foi demonstrado que a administração intravenosa continuada ou repetida do pamidronato pode produzir um efeito nas células T (gama e delta), desencadeando retardo ou grave comprometimento da reparação tecidual.

Recentemente, os bisfosfonatos foram associados a fraturas atípicas, principalmente de fêmur. Essas fraturas, que representam 5 a 10% de todas as fraturas de quadril e fêmur no idoso, apresentam-se com dor no quadril ou na região da coxa (75% dos casos), por vezes durante várias semanas ou até meses antes da fratura.[64] Localizam-se na região subtrocantérica ou diafisária, apresentam orientação transversal ou oblíqua, frequentemente com espessamento cortical. São bilaterais em 25 a 50% dos casos e, em um em cada quatro casos, há atraso na consolidação óssea. A duração média do tempo de exposição aos bisfosfonatos varia de 5 a 7 anos, e não é incomum que os pacientes apresentem outras comorbidades, como uso de glicocorticoide e inibidores de bomba de prótons. Fraturas atípicas já foram relatadas em pacientes que nunca utilizaram bisfosfonatos, e o risco absoluto parece ser extremamente baixo em pacientes tratados.

Preocupações em relação à osteonecrose de mandíbula e fraturas atípicas trouxeram à luz discussões sobre o tempo de tratamento com essa classe de medicamentos. Considerando-se a duração de 5 anos de tratamento, o risco de fraturas típicas em indivíduos com muito baixa massa óssea ou que já sofreram fratura osteoporótica permanecerá elevado, e a suspensão da medicação não parece ser melhor do que a sua manutenção. Sugere-se reavaliação após 3 anos de ácido zoledrônico e 5 anos de bisfosfonatos orais. Não existe definição do tempo do chamado "feriado de medicação", e estudos mostram que o efeito protetor dos bisfosfonatos é atenuado ao longo de 3 a 5 anos após sua descontinuação.

Alendronato

Bisfosfonato nitrogenado que mostrou proteção contra fraturas nos estudos *Fracture Interventional Trial* (FIT) I e II.[65,66] É um agente anticatabolizante que reduz a reabsorção óssea aos valores existentes na pré-menopausa, reduz em aproximadamente 50% o risco de fraturas vertebrais, de novas fraturas vertebrais, de fraturas de fadiga e também de fraturas não vertebrais. O efeito antifratura foi demonstrado em pacientes que usavam alendronato por mais de 12 anos, na dose inicial de 10 mg/dia VO, e depois 70 mg VO/semana, apresentando bom perfil de segurança e tolerabilidade. A associação de 70 mg de alendronato a 2.800 UI de vitamina D, no mesmo comprimido de uso semanal, disponibiliza a oferta simultânea de dois fármacos importantes, facilitando a adesão do paciente ao tratamento.

Risedronato

Bisfosfonato piridinilolizado de rápida ação sobre a remodelação óssea e bom perfil de segurança. Observa-se nítida redução na incidência de fraturas vertebrais clínicas nos primeiros 6 meses de uso e radiológicas após 1 ano de tratamento. Reduz também significativamente a ocorrência de fraturas não vertebrais em mulheres na pós-menopausa com valores baixos de DMO e sem fraturas vertebrais prévias, desde os primeiros 6 meses de uso, mantendo esse efeito em 3 anos de tratamento. Em mulheres com fraturas vertebrais prevalentes, foi capaz de reduzir a incidência de fraturas vertebrais e não vertebrais em 40 a 50% e 30 a 36%, respectivamente.[67,68] O estudo *Hip Intervention Program* (HIP) utilizou delineamento para avaliar como desfecho primário o efeito do risedronato sobre a incidência de fratura do quadril.[69] Nesse ensaio prospectivo e randomizado, foram estudados pacientes mais idosos (média de idade de 78 anos), portanto, com maior risco de desenvolver fraturas de fêmur e de bacia. Foi possível observar a redução da frequência de fraturas não vertebrais por osteoporose já nos primeiros 6 meses de tratamento, mantendo esse efeito antifratura ao menos durante 3 anos consecutivos. Até o momento, o HIP é o único estudo clínico projetado especificamente para verificar a ação dos bisfosfonatos na fratura de fêmur, em aproximadamente 10.000 pacientes (6.197 tratados com risedronato e 3.134 com placebo). Demonstrou-se redução do risco de fraturas de quadril em 40% dos pacientes, mesmo naqueles com DMO mais baixa no fêmur (escore T < −3 DP) e pelo menos um fator de risco para fratura de quadril e também naqueles com escore T < −4 DP. O risedronato está disponível nas doses de 35 mg semanais ou 150 mg mensais VO.

Ibandronato

É um bisfosfonato nitrogenado disponível nas formas oral e venosa, com intervalo maior entre as doses. A dose de 2,5 mg/dia mostrou redução do risco de fraturas vertebrais clínicas e morfométricas em 49 e 62%, respectivamente.[70] Não demonstrou prevenção de fraturas não vertebrais. Entretanto, em pacientes apresentando osteoporose mais grave e com escore T < −3 DP, por meio de uma avaliação *post-hoc* do estudo BONE, registrou-se redução de fraturas não vertebrais de 69% (p = 0,013) em relação ao placebo. Isso não permite a generalização dessa informação sem outros estudos adequadamente delineados. O menor efeito verificado nos ossos corticais pode ocorrer em função da menor captação do fármaco pelo osso compacto que pelo trabecular.

A dose única mensal de 150 mg de ibandronato demonstrou equivalência terapêutica (ganho de massa óssea em coluna e quadril) com a dose diária no estudo MOBILE.[71] Da mesma maneira, estudos complementares comparando o uso intermitente de ibandronato intravenoso (IV) com o tratamento oral diário levaram à aprovação da administração por via intravenosa de 3 mg a cada 3 meses para a mesma indicação.[72]

Zoledronato

Um grande estudo de fase III com mais de 7.700 mulheres na pós-menopausa com osteoporose avaliou a eficácia da infusão anual de 5 mg de ácido zoledrônico por 3 anos. Em comparação com o grupo placebo, o ácido zoledrônico foi capaz de reduzir a incidência de fraturas vertebrais em 70% e fraturas de quadril em 40%.[73] De interesse foi o fato de o ácido zoledrônico intravenoso também ter demonstrado diminuir o risco de fratura e a mortalidade quando administrado logo após a primeira fratura de quadril.[74]

Moduladores seletivos do receptor estrogênico

Análogos do estrogênio, os moduladores seletivos do receptor estrogênico (SERM) mimetizam os estrogênios em alguns tecidos e têm efeitos antiestrogênicos em outros. O raloxifeno, na dose de 60 mg/dia (com ou sem refeições), é aprovado para a prevenção e o tratamento da osteoporose em mulheres pós-menopáusicas. A incidência de novas fraturas de coluna é reduzida em 30 a 50%, conforme a dose e a existência ou não de fraturas vertebrais prévias, sem efeito sobre faturas de quadril.[75] Uma reanálise do estudo MORE utilizando a avaliação do risco de fraturas por meio da ferramenta FRAX® concluiu que o raloxifeno (nas doses de 60 e 120 mg combinadas) diminuiu significativamente o risco de todas as fraturas clínicas e fraturas vertebrais morfométricas nas mulheres.[76] O raloxifeno também diminui o colesterol sérico, não induz sangramento nem proliferação endometrial e diminui consideravelmente a incidência de câncer de mama. Embora os efeitos colaterais não sejam comuns, incluem ondas de calor, câimbras em membros inferiores e trombose venosa profunda. O raloxifeno não deve ser administrado em mulheres com risco elevado de AVE.

Calcitonina

Hormônio secretado pelas células C da tireoide, regulador da homeostasia do cálcio, age principalmente no osso, mas os efeitos renais diretos e as ações no trato gastrintestinal são também reconhecidos. Atua no osso causando inibição transitória, embora expressiva, do processo reabsortivo e, com o uso prolongado, há diminuição da taxa de reabsorção óssea. À histologia, nota-se diminuição do número de OC, bem como parece haver diminuição da capacidade reabsortiva. A calcitonina de salmão parece ter ações essencialmente idênticas às calcitoninas de mamífero, mas sua potência por miligrama é maior e tem maior duração de ação. Pode ser usada via intranasal ou injetável. Dose diária de 200 UI fornecidas pelo *spray* nasal de calcitonina de salmão reduziu a incidência de fraturas vertebrais em 25 a 35%. É uma redução menor que a alcançada pelos bisfosfonatos ou o raloxifeno, porém alguns pacientes podem se beneficiar do efeito analgésico da calcitonina intranasal na dor óssea secundária à fratura. A partir de evidências de que há pequeno aumento do risco de câncer com o uso em longo prazo, recomenda-se não utilizar a calcitonina por tempo prolongado, mantendo-se a indicação para uso no curto prazo na doença de Paget e na hipercalcemia induzida por neoplasia.

Denosumabe

É um anticorpo monoclonal humano (IgG2 humana) que se liga ao RANKL, tanto solúvel quanto ligado à membrana, com alta afinidade. Impede a ligação do RANKL ao RANK, impedindo, assim, a ativação e a diferenciação osteoclástica. Indicado para uso subcutâneo a cada 6 meses na dose de 60 mg.

Os efeitos do denosumabe foram avaliados em mulheres na pós-menopausa com osteoporose. Após 3 anos, houve redução de 68% na incidência de novas fraturas vertebrais e de 69% de fraturas vertebrais clínicas. A incidência de fraturas não vertebrais foi reduzida em 20% e a de fraturas de quadril, em 40%.[77] Por ser um anticorpo monoclonal, pode ser uma opção para pacientes osteoporóticos com disfunção renal que proibiria o uso de outras medicações antiosteoporóticas. Em geral, é bem tolerado e, em uma metanálise sobre segurança, o risco relativo (RR) de eventos adversos graves para o denosumabe em comparação ao grupo placebo foi de 1,33, sendo de 2,10 o RR para sérios eventos adversos relacionados à infecção, ambos não significativos.[78]

Fármacos formadores de massa óssea ou anabólicos

Diversos fármacos levam à estimulação da formação óssea: fluoreto de sódio, monofluorfosfato, esteroides anabolizantes, GH, análogos da vitamina K, testosterona[79], teriparatida e abaloparatida. Entretanto, teriparatida e abaloparatida apresentam evidências formais de prevenção contra fraturas e, por isso, são empregados na prática clínica.

Teriparatida

Os efeitos do PTH levam ao aumento da atividade dos OB, bem como à melhoria na arquitetura dos ossos cortical e trabecular. Um estudo multinacional realizado em mulheres na pós-menopausa que apresentavam fraturas vertebrais prévias demonstrou que a teriparatida, um fragmento sintético do PTH (1-34), reduziu o risco de fratura vertebral em 65% em 18 meses de tratamento.[80] O risco de fratura não vertebral reduziu-se em 50%. No subgrupo de pacientes com múltiplas fraturas, a redução de novas fraturas foi de 90%.

O tratamento com PTH mostrou efeitos benéficos sobre a fratura não vertebral que persistiram até 30 meses após a interrupção da teriparatida.[81] Em razão do custo e da necessidade de aplicação subcutânea diária, fica reservado para osteoporose grave com múltiplas fraturas. Nesse grupo de pacientes, a dose diária de 20 mcg subcutânea mostrou-se capaz de reduzir novas fraturas moderadas ou graves em 90%.

Novas terapias para prevenção de fraturas

As medicações mais efetivas, como os bisfosfonatos e o denosumabe, conseguem promover a redução o risco de fratura vertebral em 70%, fratura de quadril em 40 a 50%, e 20 a 30% para fraturas não vertebrais. Esses percentuais deixam clara a necessidade de alternativas terapêuticas para a abordagem da osteoprose.[82]

Abaloparatida

É um peptídio sintético análogo da proteína relacionada ao paratormônio (PTHrP) que ativa seletivamente o receptor do hormônio tipo 1 da paratireoide. Foi aprovado na dose diária de 80 mcg subcutâneos pela Food and Drug Administration dos EUA, em 2017, para o tratamento de mulheres na pós-menopausa com osteoporose e alto risco de fratura definido por história de fratura osteoporótica, múltiplos fatores de risco para fratura, ou pacientes que falharam ou são intolerantes a outras terapias disponíveis. Nos dois estudos clínicos randomizados de 24 semanas e 18 meses de duração, as alterações da DMO foram maiores para abaloparatida em comparação com placebo, e comparado com teriparatida no estudo de 24 semanas.[83,84] Novas fraturas vertebrais e não vertebrais ocorreram em 0,6 e 2,7% dos pacientes tratados com abaloparatida em comparação com 4,2% e 4,7% com placebo no estudo de 18 meses (p < 0,05).

O abaloparatida parece ter um risco um pouco maior de efeitos adversos e apresentou mais interrupção como resultado de efeitos adversos sérios ou graves que a teriparatida, mas a teriparatida apresenta um risco maior de hipercalcemia.

O abaloparatida é uma alternativa à teriparatida em pacientes com osteoporose pós-menopáusica que apresentam alto risco de fraturas ou que não responderam à terapia antirreabsorção baseada em estudos clínicos iniciais.

Romosozumabe

É um anticorpo monoclonal antiesclerostina. A esclerostina é uma glicoproteína que bloqueia a sinalização da via Wnt na formação óssea e, assim, promove uma regulação negativa na osteogênese. Pela ligação à esclerostina, o romosozumabe facilita a ocupação dos ligantes Wnt com seus receptores (LRP5-6) e correceptores (*frizzled*), permitindo, então, um efeito osteoanabólico à via Wnt. Isso é manifesto pela diferenciação e pela maturação de OB e condrócitos, inibição da apoptose de OB e osteócitos e aumento de expressão de osteoprotegerina (OPG).[85,86] O ensaio clínico FRAME é um estudo pivotal de fase 3 com mais de 7.000 mulheres na pós-menopausa com osteoporose, randomizadas em dois grupos (romosozumabe 210 mg e placebo). Todos os pacientes receberam doses otimizadas diárias de cálcio e vitamina D. No primeiro ano, o estudo foi cego, e no segundo ano, os dois grupos foram trocados para denosumabe 60 mg subcutâneo, semestralmente, por 1 ano.[87] Romosozumabe comparado a placebo promoveu redução de 73% de novas fraturas depois de 1 ano (0,5% *vs.* 1,8%, p < 0,001), e redução de 36% de fraturas clínicas (1,6% *vs.* 2,5%, p < 0,008). Após 2 anos, a incidência de novas fraturas foi 75% menor no grupo romosozumabe/denosumabe comparado ao grupo placebo/denosumabe (0,6% *vs.* 2,5%, p < 0,001). Cabe ressaltar que mais estudos de segurança são necessários, considerando possíveis riscos cardiovasculares e reações infusionais à medicação.[87,88]

Osteoporose induzida por corticosteroide

É conhecido que mais de 10% dos pacientes que usam corticosteroides em longo prazo são diagnosticados com fratura, e 30 a 40% têm evidência radiográfica de fratura vertebral.[89-91] A maior taxa de perda de massa óssea ocorre nos primeiros 6 meses de uso da medicação, e uma perda menor persiste com manutenção do tratamento.[92] São fatores de risco: crianças, a baixa resistência óssea prévia ao tratamento com corticosteroides, altas doses diárias e altas doses cumulativas de glicocorticoides e a velocidade de declínio da massa óssea durante o tratamento. O sítio sob maior risco de fratura é a coluna vertebral, considerando o maior efeito danoso da medicação no osso trabecular.

Com base em estudos clínicos e para fins de cálculo de risco na prática clínica, há duas categorias de uso de corticosteroides: baixas doses (prednisona ≤ 7,5 mg/dia) e altas doses (prednisona > 7,5 mg/dia).[93,94] Contudo, o risco de fratura em pacientes com uso prolongado de doses muito altas de corticosteroides pode ser subestimado por ferramentas tradicionais de cálculo de risco. Dados de uma coorte no Reino Unido evidenciaram que, em pacientes com 40 anos de idade, usuários de corticosteroides, aqueles que usaram doses de prednisona ≥ 30 mg/dia, com dose cumulativa maior que 5 g, apresentavam importante aumento no risco de fratura vertebral e fratura de quadril.[93] O American College of Rheumatology estratifica os grupos de risco de maneira prática (Tabela 20.3).[95]

Medidas gerais para adequar hábitos de vida e garantir ingesta de cálcio e vitamina D são importantes na osteoporose induzida por corticosteroide (OIC).[96] Assim, torna-se

Tabela 20.3 Categorias de risco para osteoporose em pacientes usuários de corticosteroide, segundo o American College of Rheumatology.

Risco de fratura	Adultos ≥ 40 anos	Adultos < 40 anos
Alto	• Histórico prévio de fratura • DMO escore T ≤ –2,5 em homens ≥ 50 anos e mulheres na pós-menopausa • FRAX® (ajustado GC*) ≥ 20% de risco de fratura osteoporótica maior‡ e ≥ 3% de risco de fratura de quadril em 10 anos	• Histórico prévio de fratura
Moderado	• FRAX® (ajustado GC*) ≥ 10 a 19% de risco de fratura osteoporótica maior** e 1 a 3% de risco de fratura de quadril em 10 anos	• DMO da coluna ou quadril com escore Z < –3 *ou* perda rápida de massa óssea (≥ 10% na coluna ou quadril em 1 ano) • Tratamento contínuo com GC ≥ 7,5 mg/dia durante ≥ 6 meses

Baixo	• FRAX® (ajustado GC*):
	  • < 10% de risco de fratura osteoporótica maior**
	  • ≤ 1% de risco de fratura de quadril em 10 anos
		• Nenhum dos outros fatores de risco além do uso de GC

*Ajuste do risco calculado do FRAX® em 1,15 para fraturas osteoporóticas maiores e 1,2 para fratura de quadril, se a dose de glicocorticoides for > 7,5 mg/dia (p. ex., se o risco de fratura de quadril for 5%, aumenta para 6%).
**Fraturas maiores osteoporóticas incluem fraturas vertebrais (clínicas), quadril, punho e úmero.
Obs: para acessar a calculadora, consulte o link: https://www.sheffield.ac.uk/FRAX/tool.aspx?country=55
DMO: densidade mineral óssea; FRAX®: fracture risk assessment tool, GC: glicocorticoides.

necessário evitar e combater o tabagismo, o etilismo, manter peso corporal adequado, praticar atividade física e evitar quedas.[97] Buscar sempre o uso de glicocorticoides na menor dose e no menor tempo possíveis. A recomendação em geral, salvo exceções pontuais, é o acréscimo da terapia medicamentosa em pacientes com idade maior ou igual a 40 anos e risco moderado ou alto para fraturas osteoporóticas. Os bisfosfonatos orais são recomendados como terapia de primeira linha na maior parte dos casos, considerando seu potencial na prevenção de fraturas, sua segurança e seu menor custo. Contudo, situações de contraindicações à medicação (p. ex., insuficiência renal avançada), intolerância e baixa adesão indicam outras opções terapêuticas.[95] Alendronato e risedronato mostraram diminuição de fraturas vertebrais em ensaios clínicos randomizados de 24 meses de duração, entretanto, sem demonstrar o mesmo efeito em fraturas não vertebrais. Estudo randomizado de 12 meses com ibandronato evidenciou melhora da DMO em coluna e fêmur em mulheres na pós-menopausa e com doenças reumáticas tratadas com baixas doses de corticosteroide.[98]

Pacientes adultos com mais de 40 anos, em corticoterapia prolongada, que estejam em uso de bisfosfonatos orais por mais 5 anos e se mantenham nos grupos de risco moderado ou alto para fraturas deverão ser considerados para prolongar a terapia com bisfosfonatos orais por 7 a 10 anos ou trocar para bisfosfonato intravenoso, caso a absorção ou a adesão sejam um problema.

Outras opções terapêuticas são o denosumabe e a teriparatida. Estudos clínicos demonstraram que, em paciente de alto risco para fraturas, a teriparatida é mais eficaz em aumentar a DMO e prevenir fraturas vertebrais do que o alendronato (não foram diferentes em relação às fraturas não vertebrais). Além disso, a teriparatida diminuiu a dor lombar e melhorou a qualidade de vida relacionada à saúde.[99] O denosumabe demonstrou diminuir os marcadores de remodelação óssea em pacientes com artrite reumatoide em uso crônico de corticosteroides, mas ainda são necessários estudos para investigar seu potencial em diminuir incidência de fraturas.[100]

Prevenção de quedas em idosos

As quedas são mais frequentes em pessoas idosas, e a maioria ocorre no ambiente domiciliar. É muito importante evitar quedas e, em consequência, as fraturas de extremidades. Portanto, seja no lar ou fora de casa, devem ser evitadas as chamadas armadilhas arquitetônicas, facilitadoras de quedas, como pisos escorregadios ou desnivelados, iluminação deficiente e falta de apoio adequado (corrimãos, traves etc.). Outro fator de risco importante para quedas e que merece atenção é o uso de medicamentos para outras comorbidades (anti-hipertensivos, ansiolíticos, antidepressivos), que, ao interferirem nas funções cognitivas, podem comprometer a marcha e o equilíbrio do idoso.[101] Um programa de prevenção de quedas e fraturas é de fundamental importância.

Com o paciente:

- Fortalecimento muscular de membros inferiores
- Aumento da força de preensão
- Correção de déficit visual e distúrbios do equilíbrio
- Retirada ou redução de medicações psicoativas
- Teste para tendência a quedas
- Avaliação do grau de dificuldade para se levantar de uma cadeira
- Manutenção de atividades.

Ajustes domésticos:

- Usar apenas tapetes antiderrapantes
- Manter livres os trajetos dentro de casa
- Não encerar o piso
- Usar barras de apoio nos banheiros
- Usar luzes noturnas no quarto e no banheiro
- Usar corrimãos nas escadas
- Usar andadores, se necessário.

Tratamento da fratura

Se a fratura já é uma realidade, o esquema analgésico é fundamental, pois a dor é intensa. Analgésicos simples ou opioides, anti-inflamatórios não hormonais, relaxantes musculares e antidepressivos podem ser utilizados. Os coletes e as cintas ortopédicas devem ser usados ocasionalmente, por exemplo, quando a fratura for muito sintomática ou houver instabilidade da coluna vertebral. Nos casos de fraturas de extremidades, o tratamento cirúrgico deve sempre ser considerado e depende do tipo e da gravidade da fratura. Na fratura vertebral, a técnica de vertebroplastia com cimento ou balão é uma opção nos casos resistentes ao tratamento clínico, ou cirurgia descompressiva, quando há complicações e compressão de estruturas nobres. A reabilitação deve ser programada individualmente, respeitando-se a gravidade, os limites e a velocidade de recuperação de cada paciente. A fisioterapia deve ser com treinos de marcha e exercícios de extensão da coluna.[102]

Osteoporose em crianças

Antes considerada doença relacionada ao envelhecimento, a osteoporose vem sendo cada vez mais reconhecida na infância como consequência de distúrbios genéticos que afetam os ossos ou, mais frequentemente, relacionada a doenças crônicas ou a tratamentos medicamentosos. Uma vez que o pico de massa óssea se associa a menor risco futuro de osteoporose, qualquer fator capaz de alterar o dinâmico processo de formação óssea pode resultar em risco aumentado de fratura na infância ou, mais tarde, na vida adulta.

As causas de osteoporose na infância podem ser divididas em primárias ou secundárias. Dentre as primárias, citam-se os distúrbios genéticos, sendo a osteogênese imperfeita o mais estudado. Outras doenças monogênicas classicamente incluem a baixa massa óssea em suas manifestações e, nessas patologias, o prejuízo da saúde óssea é decorrente de desequilíbrio do metabolismo do cálcio e do fosfato (raquitismo hipofosfatêmico ligado ao X), de defeitos enzimáticos (hipofosfatasia e homocisteinúria), de transporte do cobre (doença de Wilson) ou do acúmulo de glicosilceramida (doença de Gaucher).

A osteoporose idiopática juvenil (OIJ) também faz parte do grupo primário de osteoporose, e essa definição se aplica ao conjunto heterogêneo de distúrbios sem um padrão claro de hereditariedade. Na falta de história familiar de doença da infância com manifestações ósseas ou em outros sítios, o diagnóstico da OIJ é clinicamente realizado pela presença de dor óssea de início súbito, marcha prejudicada, compressão vertebral e fraturas metafisárias em ossos longos.

O grupo de causas secundárias de osteoporose é formado por doenças crônicas e pelos medicamentos usados em seus tratamentos. Nessas crianças, o aumento da fragilidade óssea resulta de uma complexa ação envolvendo fatores prejudiciais ao osso ou à unidade musculoesquelética. Inflamação crônica, distúrbios alimentares, má nutrição ou má absorção, malignidade, doenças que afetam as funções renal, hepática ou pulmonar, doenças endócrinas e neuromusculares estão associadas a fraturas patológicas.

Independentemente da etiologia, o diagnóstico é estritamente baseado nas manifestações clínicas de fraturas por fragilidade. Achados isolados de DXA não podem ser usados para o diagnóstico de osteoporose em pacientes pediátricos.[103] História de fratura de uma ou mais vértebras ou duas ou mais fraturas de ossos longos até os 10 anos de idade, ou três ou mais fraturas de ossos longos em qualquer idade até os 19 anos deve ser considerada sugestiva de osteoporose. A DXA é ainda necessária para fazer um diagnóstico de osteoporose em crianças saudáveis com história de fraturas de ossos longos. Nessa população, o escore Z < –2 DP é um critério obrigatório para fazer um diagnóstico da osteoporose, em virtude da alta frequência de fratura de ossos longos em crianças saudáveis. Nesse caso, uma baixa pontuação de DMO deve ser indicativa de uma má saúde óssea, e essas crianças devem ser consideradas em maior risco de novas fraturas. No entanto, crianças com alto risco de fraturas podem apresentar fratura em ossos longos, mesmo com DMO normal para a idade. Essas crianças devem ter o diagnóstico de osteoporose considerado independentemente dos valores da DXA e devem ser tratadas como tal.[104]

O diagnóstico precoce da osteoporose é essencial para evitar dano permanente nesses pacientes, que decorre sobretudo de múltiplas fraturas vertebrais. Para definição de tratamento, vários fatores devem ser levados em consideração, como idade no diagnóstico da osteoporose, estado puberal, história prévia de fraturas, medicações concomitantes, além de avaliação do potencial de recuperação espontânea. Medidas gerais são importantes para prevenir a baixa massa óssea, e todos os fatores de risco para osteoporose devem ser removidos, na medida do possível. O monitoramento da saúde óssea deve fazer parte da rotina de crianças com fatores de risco para osteoporose, como os usuários crônicos de corticosteroide e os que apresentam doenças inflamatórias crônicas, distúrbios genéticos ou condições que favoreçam o desuso muscular.

A prevenção primária começa ainda na vida intrauterina, já que fatores maternos e ambientais (deficiência de vitamina D, tabagismo, sedentarismo, consumo de álcool e de cafeína, diabetes e crescimento intrauterino retardado) são capazes de influenciar a massa óssea no futuro. A primeira medida deve ser otimizar a nutrição materna, garantindo aporte adequado de cálcio e vitamina D e removendo os fatores de risco.

Em relação ao tratamento medicamentoso, o uso de bisfosfonatos foi instituído seguindo as evidências de efeitos benéficos no tratamento da osteoporose pós-menopausa e induzida por corticosteroides. Entretanto, nos pacientes em fase de crescimento, com alta atividade de metabolismo ósseo, a preocupação em relação aos efeitos deletérios dos bisfosfonatos no desenvolvimento ósseo ainda persiste, especialmente pela falta de dados de segurança no longo prazo.

Os regimes de tratamento com bisfosfonatos em crianças foram extrapolados de estudos em pacientes com osteogênese imperfeita e são os seguintes:

- Alendronato: 1 a 2 mg/kg/semana ou 5 mg/dia (< 20 kg) a 10 mg/dia (> 20 kg) VO
- Risedronato: 15 mg/semana (< 40 kg) a 30 mg/semana (> 40 kg) VO
- Pamidronato
  - Criança > 3 anos: 0,5 a 1 mg/kg/dia IV, por 3 dias, a cada 4 meses
  - Criança 2 a 3 anos: 0,375 a 0,75 mg/kg/dia IV, por 3 dias, a cada 3 meses
  - Criança 1 a 2 anos: 0,25 a 0,5 mg/kg/dia IV, por 3 dias, a cada 3 meses
  - Criança < 1 ano: 0,5 mg/kg a cada 2 meses
- Ácido zolendrônico: 0,0125 a 0,05 mg/kg IV, a cada 6 a 12 meses.[105,106]

DOENÇA DE PAGET ÓSSEA

Descrita por Sir James Paget, em 1877, a doença de Paget óssea (DPO) ou osteíte deformante é uma doença sistêmica, de causa desconhecida, que gera deformidades, alterações hemodinâmicas e fraturas. Trata-se do mais frequente distúrbio metabólico ósseo após a osteoporose.[107]

A doença é caracterizada por aumento da atividade dos OC, mas defeitos intrínsecos em outros tipos celulares do microambiente ósseo podem acontecer e contribuir para seu desencadeamento e gravidade. Nas áreas afetadas, a reabsorção óssea excessiva é acompanhada de neoformação óssea desorganizada, resultando em osso de qualidade inferior, com integridade mecânica diminuída.

A forma adulta da DPO é caracterizada pelo aumento focal no remodelamento ósseo, envolvendo um (forma monostótica) ou mais ossos do esqueleto (forma poliostótica). É rara antes dos 40 anos de idade, mas sua prevalência tende a dobrar a cada década a partir dos 50 anos, atingindo cerca de 10% após a nona década de vida. Na Inglaterra, a prevalência está em torno de 7%. No Brasil, a estimativa é de 150.000 casos em pacientes acima de 60 anos, especialmente naqueles de ascendência europeia. As causas da doença não são bem estabelecidas, sendo considerada doença multifatorial complexa resultante da interação entre fatores genéticos e ambientais. Há registros de 7 a 10% de DPO em familiares de pacientes com a doença, mostrando predisposição genética. Estudos nas últimas décadas revelaram que o sequestossomo-1 (*SQSTM1*), que codifica a proteína p62, é o gene mais comumente associado ao aumento do risco de DPO. Mutações nesse gene foram encontradas em 20 a 50% dos casos familiares da doença e em 5 a 10% dos casos esporádicos. No entanto, o papel que o gene representa na patogênese da doença ainda não está estabelecido.[108]

Os fatores ambientais podem contribuir para o aparecimento da DPO e, apesar de controversos, estudos mostraram a relação entre infecção viral e aumento da atividade dos OC. A proteína nucleocapsídio do vírus do sarampo é encontrada em inclusões nos OC, sugerindo reação cruzada, e a sequência gênica completa que codifica o vírus é encontrada na medula óssea dos pacientes. O vírus invade o osteoclasto, que se torna multinucleado e mais potente. Ocorre hiperatividade no sistema RANK/osteoprotegerina; o osteoblasto, ao tentar conter o desequilíbrio, promove neoformação óssea desorganizada, há aumento da celularidade com arranjo irregular e desordem arquitetônica. A histologia mostra aumento da vascularização, fibrose e separação nítida entre tecido doente e normal. O osso é frágil e apresenta áreas alternadas de osso destrutivo e reparador. Embora a maioria dos pacientes permaneça assintomática, a DPO sintomática está associada a dor e risco de deformidades ósseas, fraturas patológicas, osteoartrite e surdez. Também existe um risco pequeno, mas bem definido, de degeneração sarcomatosa do osso afetado.[109,110]

As regiões mais comprometidas são:

- Monostótica: compromete apenas uma região do esqueleto. Mais comum em mulheres
- Poliostótica: forma mais frequente, compromete mais de uma região do esqueleto, é mais comum em homens e nos membros inferiores.

As localizações mais acometidas incluem:

- Pelve: 58 a 60%
- Vértebra: 40%
- Crânio: 40%
- Fêmur: 32%
- Outros locais afetados: costelas, clavícula, omoplata, pés.[111]

Manifestações clínicas

A apresentação clínica mais comum é a dor óssea em 70 a 80% dos pacientes. Outras manifestações clínicas incluem:

- Achado radiológico: em 50% dos casos, o motivo da solicitação do exame não tem relação com as alterações encontradas, embora, quando questionados, os pacientes se queixem de dor nesses locais
- Deformidades ósseas: são comuns, especialmente em ossos longos e crânio, que pode apresentar fronte proeminente e face triangular, característica da doença
- Surdez: menos frequente, em torno de 4% dos casos, secundária à compressão neurológica provocada pelas deformidades ósseas no crânio
- Complicações neurológicas: mielopatia, radiculopatia, compressão medular, síndrome da cauda equina, hidrocefalia, neuropatia craniana, invaginação basilar, cefaleia, disfunção cerebelar, demência

- Outras manifestações: miopatia, osteoartrite secundária, osteoporose, hipocalciúria
- Evolução para sarcoma: 0,2 a 1%, classicamente acomete pacientes com a forma poliostótica.[112]

Diagnóstico

Aspectos relevantes da avaliação laboratorial da DPO:

- Laboratorial: avaliação dos marcadores bioquímicos do metabolismo ósseo. A fosfatase alcalina sérica (FAS) pode estar em níveis normais na doença monostótica. Fosfatase alcalina óssea (FAO): normal em 10 a 30% dos casos. CTX (beta): mais sensível, especialmente para monitoramento do tratamento. NTX: de preferência não iscmetrado
- Cintilografia: mostra aumento de captação nas regiões afetadas. Útil para diagnóstico, monitoramento da progressão da doença e avaliação da resposta terapêutica. Alterada em 2 a 23% dos casos. É o mais sensível dos métodos de imagem para avaliar atividade e extensão da doença[113]
- Exames de imagem: avaliação estrutural, alterações anatômicas e identificação de possíveis complicações
- Radiografias simples: características facilmente reconhecíveis à radiografia, anormais em 56 a 86%
- Tomografia computadorizada: se radiografias não conclusivas
- Ressonância magnética: na suspeita de transformação maligna
- Biopsia óssea: raramente utilizada, pode ser necessária para avaliar transformação maligna.

A DPO pode ser didaticamente dividida em fases:

- Fase inicial: osteolítica. Nos ossos longos, a aparência é descrita como lesões em "chama de vela"
- Fase intermediária: reabsorção e remodelação óssea excessivas, estágio em que a doença é comumente diagnosticada. Espessamento do osso cortical, expansão óssea, perda da diferenciação corticomedular e trabeculado grosseiro
- Fase tardia: aumento difuso da densidade óssea, esclerose medular e aumento acentuado do tamanho do osso.[114]

A atividade da doença reflete-se nos níveis séricos e urinários de marcadores bioquímicos do remodelamento ósseo. Graças a sua disponibilidade, baixa variabilidade e custo, a FAS é ainda o mais utilizado marcador bioquímico para o manejo clínico da doença. Estudo recente de metanálise sugeriu que os níveis séricos do P1NP seriam mais adequados para acompanhar a atividade da doença, sendo a FAS, a FAO e o CTX boas alternativas de marcadores de atividade em pacientes não tratados quando o P1NP não estiver disponível.[115]

Tratamento

O tratamento da dor óssea em locais acometidos pela doença é indicação indiscutível, pois confere benefícios clínicos. O tratamento de pacientes assintomáticos permanece controverso e, para pacientes sintomáticos, considera-se como remissão clínica a ausência de dor, de sinais inflamatórios e não evolução das deformidades. Considerando-se a taxa de crescimento das lesões de aproximadamente 1 cm/ano, especialistas recomendam o uso de bisfosfonatos em pacientes assintomáticos com lesões em sítios com maior risco de complicações, como: crânio, coluna, mandíbula, próximos a articulações ou em ossos longos em locais de carga. Outras indicações de tratamento em pacientes assintomáticos seriam a presença de hipercalcemia ou no pré-operatório de cirurgia envolvendo osso com doença ativa, com o intuito de reduzir a vascularização local ou o risco de sangramento. Com o tratamento, busca-se restaurar o metabolismo ósseo, prevenir complicações, deformidades e fraturas e aliviar a dor. O tratamento inclui:

- Sintomático: analgesia sempre, em qualquer fase da doença ou forma de apresentação, conforme a intensidade da dor de cada paciente. Analgésicos simples, anti-inflamatórios não hormonais e opiáceos, se necessário
- Bisfosfonatos: medicamentos de escolha, por apresentarem melhores resultados.[116]

De modo geral, os bisfosfonatos nitrogenados (ácido zolendrônico, alendronato, ibandronato, pamidronato e risedronato) demonstraram atingir altas taxas de remissão bioquímica que variam de 75 a 95% em 6 a 12 meses pós-tratamento. Pode-se tentar outro bisfosfonato em caso de falta de resposta, já que pequenos estudos comparativos mostraram resultados positivos. Atualmente, o tratamento mais efetivo para a doença óssea de Paget é a infusão venosa de ácido zolendrônico, dose única anual de 5 mg que demonstrou normalizar a FAS em mais de 90% dos casos em 6 meses e em cerca de 80% em 12 meses. Alguns pacientes, com doença mais refratária, devem ser tratados a cada 6 meses.

As doses terapêuticas dos bisfosfonatos nitrogenados são:

- Alendronato de sódio: 20 a 40 mg/dia VO, por 6 meses
- Ácido zolendrônico: 5 mg IV, dose única anual
- Pamidronato: 30 a 60 mg IV, por 3 dias
- Risedronato: 30 mg/dia VO, por 2 meses
- Ibandronato: 150 mg/mês VO, durante 6 meses, ou 2 mg IV.[117]

Controle da resposta terapêutica

Deve-se medir os marcadores bioquímicos, sobretudo fosfatase alcalina, inicialmente a cada 4 ou 6 semanas e, depois, a cada 6 meses. Esses marcadores devem mostrar redução gradativa e persistente. Na doença monostótica, a FAS pode estar dentro dos valores de referência, portanto, não deve ser usada no monitoramento.

A cada 3 ou 6 meses, recomenda-se fazer a cintilografia que deve mostrar captação reduzida ou normal na região afetada. Exames de imagem devem ser solicitados de acordo com cada caso, principalmente naqueles sintomáticos, porque pode ser útil para avaliar a evolução das lesões, a presença de osteoartrite ou complicações.

Indicar novo tratamento nos casos de sintomas persistentes ou que indicam aumento da FAS. Apesar da falta de ensaios clínicos para guiar a conduta, costuma ser aceito que uma elevação de 25% do nadir da FAS é indicativa de recidiva.

O tratamento de complicações como a osteoartrite secundária, decorrente das deformidades causadas pela DPO, deve ser cogitado na dependência do grau de incapacidade induzido, principalmente quando ocorrer estenose do canal vertebral.

Dependendo do caso, também são recomendadas correções cirúrgicas, como prótese, osteotomia da tíbia, placas, correções de fraturas e laminectomia descompressiva (mais em coluna dorsal). Vale lembrar que, atualmente, as complicações do ato cirúrgico, sobretudo as associadas à angiogênese, devem ser evitadas mediante a execução de infusão venosa prévia de ácido zolendrônico.[116,117]

HIPERCALCIÚRIA

A quantidade normal de cálcio eliminado pelos rins varia com a massa corporal e a dieta. Em geral, o limite superior para a excreção urinária de cálcio é 4 mg/kg/dia. Em dieta de 1.000 mg de cálcio/dia, a excreção é de 280 mg/dia em homens e de 240 mg/dia em mulheres. Nas dietas mais pobres em cálcio (400 mg/dia), observa-se redução da excreção urinária para 200 mg/dia. A reabsorção de cálcio no néfron proximal ocorre paralelamente à reabsorção de sódio. Portanto, altas taxas na excreção de sódio são acompanhadas de hipercalciúria.

Etiologia

São mecanismos que provocam hipercalcemia ou que alteram a reabsorção renal de cálcio:[118]

- Aumento da reabsorção intestinal: aumento na ingestão de cálcio via dieta. Excesso de $1,25(OH)_2$ vitamina D3
- Hiperexcreção renal: redução na reabsorção mineral de cálcio e fósforo por defeitos primários no transporte desses elementos, aumentando a excreção
- Aumento da reabsorção óssea: evolução da desmineralização
- Hipercalciúria por hipercalcemia:
  - Hiperparatireoidismo (produção exagerada de PTH):
    - Primário: geralmente por adenoma na paratireoide; 70 a 90% do excesso do cálcio é totalmente eliminado do organismo, gerando hipercalciúria
    - Secundário: insuficiência renal, neoplasias
  - Atrofia óssea por imobilização: repouso absoluto, fratura, paralisia
  - Produção elevada de calcitriol: o calcitriol sérico está elevado em metade dos pacientes com neoplasia e hipercalcemia
  - Neoplasias ósseas: carcinoma osteolítico metastático, sarcoma osteogênico, mieloma múltiplo (menos frequente). A hipercalcemia é mais frequente no câncer de mama com metástase óssea (20% dos casos), carcinoma escamoso de pulmão (25% dos casos) e no mieloma múltiplo (10% dos casos). No entanto, é rara no câncer de mama sem metástase óssea, no carcinoma pulmonar de pequenas células, no linfoma de células T, células B ou de Hodgkin[119]
  - Aumento da expressão da 1-alfa-hidroxilase por tecido neoplásico ou granulomatoso, que provoca aumento na produção de calcitriol: linfoma, sarcoidose, beriliose, tuberculose e infecções fúngicas. Ocorrem supressão dos níveis de PTH, fósforo sérico normal ou elevado, hipercalciúria
  - Osteodistrofias endócrinas: doença de Addison, hipertireoidismo, síndrome de Cushing, uso prolongado de glicocorticoide, acromegalia etc.
  - Doença de Paget: hipercalcemia é menos frequente
  - Hipercalcemia idiopática infantil
  - Dieta láctea excessiva: é necessária ingestão muito elevada para provocar hipercalcemia secundária à hiperabsorção de cálcio
  - Intoxicação por vitamina D: ocorre absorção excessiva de cálcio. A hipercalciúria sempre precede a hipercalcemia
- Hipercalciúria sem hipercalcemia:
  - Acidose tubular renal (nefrocalcinose hiperclorêmica) por insuficiência tubular da reabsorção de bicarbonato, com acidogênese e amoniopoese
  - Doença de Wilson (degeneração hepatolenticular)
  - Osteoporose primária ou secundária
  - Acidose metabólica sistêmica de qualquer etiologia
  - Hiperparatireoidismo primário normocalcêmico com hipercalciúria por defeito da ação do PTH em nível tubular. Também pode tratar-se de hiperparatireoidismo secundário com automatização à hipercalciúria renal

- Intoxicação por metais pesados: o cádmio provoca disfunção no túbulo proximal, onde se acumula por período prolongado, com meia-vida biológica em torno de 10 anos. Provoca doença tubulointersticial crônica, expressando-se com aminoacidúria, hipercalciúria, glicosúria, bicarbonatúria e uricosúria, levando a litíase em 25% dos casos
- Gestação normal: não se costuma observar formação de cálculos
- Nefrolitíase: deficiência enzimática da osteopontina urinária ou uropontina, o mais potente inibidor do crescimento dos cristais de oxalato de cálcio e da nefrocalcina, que adere à superfície desses cristais, inibindo seu crescimento. Apresentam 1,25-di-hidroxivitamina D elevada em 30 a 40% dos casos; em 30 a 40%, há hipocitratúria, por defeito na acidificação da urina, com forte associação a hipercalciúria. Nota-se associação entre hiperuricosúria e nefrolitíase, mas não se conhece a causa. Litíase por fosfato de amônia magnésio (estruvita) pode se relacionar a hipercalciúria idiopática, quando o cálculo de oxalato sofre infecção secundária e dá origem ao cálculo de estruvita
- Hipercalciúria idiopática (HI): é a anormalidade metabólica mais comum em pacientes com nefrolitíase, perfazendo 30 a 50% de formadores de cálculo de oxalato de cálcio.[120] As manifestações clínicas mais frequentes são hematúria, dor abdominal e em flancos, infecções do trato urinário, nefrolitíase, disúria, enurese noturna e baixa massa óssea. Diversos fatores estão envolvidos no mecanismo da HI: defeito congênito na reabsorção tubular de cálcio, hiper-reabsorção intestinal de cálcio, síntese excessiva ou hipersensibilidade ao 1,25-hidroxicolecalciferol e hipofosfatemia por defeito na reabsorção tubular renal. A hipercalciúria idiopática também está presente em até 20% das mulheres na pós-menopausa com osteoporose sem histórico de cálculos renais. Pacientes com cálculos renais que têm baixa massa óssea e hipercalciúria idiopática devem aumentar sua ingestão diária de líquidos, seguir uma dieta com pouco sal e baixo teor de proteína animal e tomar diuréticos tiazídicos para reduzir a incidência de cálculos adicionais de cálcio. Por outro lado, a restrição do cálcio dietético para prevenir a recidiva da nefrolitíase é um fator de risco para o balanço negativo de cálcio e desmineralização óssea, e não deve ser recomendada.[121] Ao prescrever diuréticos tiazídicos, deve-se também considerar a prescrição de citrato de potássio, pois esse agente não apenas previne a hipopotassemia, como também aumenta a excreção de citrato urinário, o que pode ajudar a inibir a cristalização dos sais de cálcio (nefrolitíase).[122]

Doenças genéticas que afetam o metabolismo cálcio-fósforo

Diversas doenças genéticas podem afetar o metabolismo do cálcio e do fósforo, como:

- Raquitismo hipofosfatêmico hereditário: produção elevada de 1,25 di-hidroxivitamina D e hipercalciúria; muito raro
- Raquitismo hipofosfatêmico autossômico dominante ligado ao X: ocorre perda renal de fosfato. Níveis séricos de PTH e 25(OH)D são normais, mas ocorre hipercalciúria
- Doenças de Dent e perdedora de proteinúria de baixo peso molecular: falha na reabsorção no túbulo proximal; apresentam hipercalciúria e nefrocalcinose

- Hipoparatireoidismo, com normocalcemia ou hipocalcemia: em virtude da falta do PTH, não há retenção renal do cálcio, que é excretado em excesso
- Osteopetrose: é uma displasia óssea causada por várias mutações genéticas, com pelo menos 10 genes identificados até o momento e representando 70% de todos os casos.[123] Quando se acompanha de hiperparatireoidismo secundário, é comum ocorrerem hipercalcemia e hipercalciúria, que podem ser evitadas com altas doses de vitamina D e dieta pobre em cálcio
- Hipofosfatasia (HPP): distúrbio ósseo metabólico hereditário raro, caracterizado por deficiência de produção e baixa atividade sérica de fosfatase alcalina e mineralização óssea prejudicada.[124] As manifestações clínicas e a gravidade dos sintomas variam amplamente, desde morte intrauterina a manifestações dentárias isoladas em adultos. Os pacientes são classificados em cinco formas principais de HPP com base na presença de doença esquelética e idade na apresentação: perinatal, infantil, adulto e odonto-HPP. O tratamento com terapia de reposição enzimática melhora os resultados nas formas perinatal, infantil e de HPP. A asfotase alfa demonstrou aumento da sobrevida, menor comprometimento respiratório e melhora na evidência radiográfica da mineralização do esqueleto nas formas perinatal e infantil graves.[125] Também foi demonstrada melhora significativa de manifestações esqueléticas, melhor estatura e melhor resistência e agilidade em crianças de 6 a 12 anos.

REFERÊNCIAS BIBLIOGRÁFICAS

1. National Institute of Health. NIH3 Consensus Development Panel on Osteoporosis Prevention, Diagnosis, and Therapy. JAMA. 2001;285:785-95.
2. Kanis J et al. The diagnosis of osteoporosis. Journal of Bone and Mineral Research. 1994;9:1137-41.
3. Wasnich R. Bone mass measurement: prediction of risk. Am J Med. 1993;95:65-105.
4. Mauck KF, Clarke BL. Diagnosis, screening, prevention, and treatment of osteoporosis. Mayo Clin Proc. 2006;81(5):662-72.
5. Pinheiro MM et al. Risk factors for osteoporotic fractures and low bone density in pre and postmenopausal women. Rev. Saúde Pública [on-line]. 2010;44(3):479-85.
6. Garcia R et al. Evolution of Brazilian elderly with hip fracture secondary to a fall. Clinics. 2006;61(6):539-44.
7. Vidal EI et al. Mortality within 1 year after hip fracture surgical repair in the elderly according to postoperative period: a probabilistic record linkage study in Brazil. Osteoporos Int. 2006;17(10):1569-76.
8. IBGE. Sinopse do Censo Demográfico de 2010. Disponível em: www.censo2010.ibge.gov.br/sinopse/index.php?dados=12&uf=00. Acesso em: 13/05/2013.
9. Melton 3rd LJ. How many women have osteoporosis now? J Bone Miner Res 1995;10:175-7.
10. Castro da Rocha FA, Ribeiro AR. Low incidence of hip fractures in an equatorial area. Osteoporos Int. 1993;14(6):496-9.
11. Silveira VA et al. Hip fracture incidence in an urban area in Northeast Brazil. Cad Saúde Pública. 2005;21(3):907-12.
12. Komatsu RS et al. Incidence of proximal femur fractures in Marilia, Brazil. J Nutr Health Aging. 2004;8(5):362-7.
13. Cummings SR, Melton LJ. Epidemiology and outcomes of osteoporosis fractures. Lancet. 2002;359(9319):1761-7.
14. Siris ES et al. Predictive value of low BMD for 1-year fracture outcomes is similar for postmenopausal women ages 50-64 and 65 and older: results from the National Osteoporosis Risk Assessment (NORA). J Bone Miner Res. 2004;19(8):1215-20.
15. Hochberg MC et al. Changes in bone density and turnover explain the reductions in incidence of nonvertebral

16. Augat P, Schorlemmer S. The role of cortical bone and its microstructure in bone strength. Age and Ageing. 2006;35-s2:ii27-31.

17. Seeman E. Bone modeling and remodeling. Crit Rev Eukaryot Gene Expr. 2009;19:219-33.

18. Boyce BB et al. The osteoclast, bone remodelling and treatment of metabolic bone disease. Eur J Clin Invest. 2012;42(12):1332-41.

19. Hofbauer LC, Schoppet M. Clinical implications of the osteoprotegerin/RANKL/RANK system for bone and vascular diseases. JAMA. 2004;292(4):490-5.

20. Boyce BF. Advances in osteoclast biology reveal potential new drug targets and new roles for osteoclasts. J Bone Miner Res. 2013;28(4):711-22.

21. Poolle KE et al. Sclerostin is a delayed secreted product of osteocytes that inhibits bone formation. Faseb J. 2005;19:1842-4.

22. Albright F et al. Postmenopausal osteoporosis. Trans Assoc Am Physicians. 1940;55:298-305.

23. Nelson ER et al. The molecular mechanisms underlying the pharmacological actions of estrogens, SERMs and oxysterols: implications for the treatment and prevention of osteoporosis. Bone. 2013;53:42-50.

24. D'Amelio P et al. Estrogen deficiency increases osteoclastogenesis up-regulating T cells activity: a key mechanism in osteoporosis. Bone. 2008;43:92-100.

25. Jamal SA et al. The effects of organic nitrates on osteoporosis: a systematic review. Osteoporos Int. 2013;24:763-70.

26. Kim JH et al. Wnt signaling in bone formation and its therapeutic potential for bone diseases. Ther Adv Musculoskelet Dis. 2013;5(1):13-31.

27. Krishnan V et al. Regulation of bone mass by Wnt signaling. J Clin Invest. 2006;116(5):1202-9.

28. Chen G et al. TGF-b and BMP signaling in osteoblast differentiation and bone formation. Int J Biol Sci. 2012; 8:272-88.

29. Luo Q et al. Connective tissue growth factor (CTGF) is regulated by Wnt and bone morphogenetic proteins signaling in osteoblast differentiation of mesenchymal stem cells. J Biol Chem. 2004;279:55958-68.

30. Marques Neto JF, Fillardi S. Osteoporose induzida por fármacos. In: Cossermelli W. Terapêutica em reumatologia. São Paulo: Lemos; 2000. pp. 1047-57.

31. Kanis JA. Bone mineral DXA as a fracture predictor fracture. Bone. 2002;30:251-8.

32. Rachner TD et al. Osteoporosis: now and the future. Lancet. 2011;377:1276-87.

33. Lewiecki EM et al. International Society for Clinical Densitometry 2007 adult and pediatric official positions. Bone. 2008;43:1115-21.

34. Brandão CMA et al. Posições oficiais 2008 da Sociedade Brasileira de Densitometria Clínica (SBDens). Arq Bras Endocrinol Metab. 2009;53(1):107-12.

35. Kanis JA, Gluer CC. An update on the diagnosis and assessment of osteoporosis with densitometry. Committee of Scientific Advisors, International Osteoporosis Foundation. Osteoporos Int. 2000;11(3):192-202.

36. Looker AC et al. Updated data on proximal femur bone mineral levels of US adults. Osteoporos Int. 1998;8:468-89.

37. Siris ES et al. Bone mineral density thresolds for pharmacological intervention to prevent fractures. Arch Intern Med. 2004;164(10):1108-12.

38. Sornay-Rendu E et al. Identification of osteopenic women at high risk of fracture: the OFELY study. J Bone Miner Res. 2005;20:1813-9.

39. ISCD. Official Positions 2015 Adult & Pediatric. Disponível em: https://iscd.app.box.com/v/OP-ISCD-2015-Adult. Acesso em: 07/11/2018.

40. Kolta S et al. TBS result is not affected by lumbar spine osteoarthritis. Osteoporos Int. 2014;25(6):1759-64.

41. Nassar K et al. Added value of trabecular bone score over bone mineral density for identification of vertebral fractures in patients with areal bone mineral density in the non-osteoporotic range. Osteoporos Int. 2014;25(1):243-9.

42. Shevroja E et al. Use of Trabecular Bone Score (TBS) as complementary approach to Dual-energy X-ray Absorptiometry (DXA) for fracture risk assessment in clinical practise. J Clin Densitom. 2017;(3):334-45.

43. Kanis JA et al. FRAX trade mark and the assessment of fracture probability in men and women from the UK. Osteoporos Int. 2008;19(4):385-97.

44. Schwartz AV et al. International variation in the incidence of hip fractures: cross-national project on osteoporosis for the World Health Organization Program for Research on Aging. Osteoporos Int. 1999;9(3):242-53.

45. Lindsay R et al. Risk of new vertebral fracture in the year following a fracture. JAMA. 2001;285(3):320-3.

46. Genant HK et al. Vertebral fractures in osteoporosis: a new method for clinical assessment. J Clin Densitom. 2000;3:281-90.

47. Tourinho T. Prevenção da osteoporose. In: Brandão A. Medicina interna. Rio de Janeiro: Revinter; 1999. pp. 277-84.

48. US Department of Health and Human Services. Bone health and osteoporosis: a report of the Surgeon General. Disponível em: www.surgeongeneral.gov/library/bonehealth. Acesso em: 29/05/2013.

49. Palombaro KM et al. Effectiveness of exercise for managing osteoporosis in women postmenopause. Phys Ther. 2013;93(8):1021-5.

50. Rizzoli R. Nutrition: its role in bone health. Best Pract Res Clin Endocrinol Metab. 2008;22:813-29.

51. Bultink IEM et al. Glucocorticoid-induced osteoporosis: an update on current pharmacotherapy and future directions. Expert Opin Pharmacother. 2013;14(2):185-97.

52. Kanis JA et al. European guidance for the diagnosis and management of osteoporosis in postmenopausal women. Osteoporos Int. 2013;24(1):23-57.

53. Bolland MJ et al. Calcium supplements with or without vitamin D and risk of cardiovascular events: reanalysis of the Women's Health Initiative limited access dataset and meta-analysis. BMJ. 2011;342:d2040.

54. Marques Neto JF. Vitamina D e metabólitos ativos. In: Szenjfeld VL. Osteoporose: diagnóstico e tratamento. São Paulo: Sarvier; 2000. pp. 321-35.

55. Adams JS, Hewison M. Update in vitamin D. J Clin Endocrinol Metab. 2010;95:471-8.

56. Greene-Finestone LS et al. 25-hydroxyvitamin D in Canadian adults: biological, environmental, and behavioral correlates. Osteoporos Int. 2011;22:1389-99.

57. Holick MF. High prevalence of vitamin D inadequacy and implications for health. Mayo Clin Proc. 2006;81:353-73.

58. Ferreira CES et al. Intervalos de referência da vitamina D – 25(OH)D. Disponível em: http://bibliotecasbpc.org.br/arcs/pdf/PosicionamentoOficial_SBPCML_SBEM_2018.pdf Acesso em: 01 jul 2018.

59. Holick MJ et al. Guidelines for preventing and treating vitamin D deficiency and insufficiency revisited. J Clin Endocrinol Metab. 2012;97(4):1153-8.

60. Autier P et al. Vitamin D supplementation and total mortality: a meta-analysis of randomized controlled trials. Arch Intern Med. 2007;167(16):1730-7.

61. Cauley JA et al. Effects of estrogen plus progestin on risk of fracture and bone mineral density: the Women's Health Initiative randomized trial. JAMA. 2003;290:1729-38.

62. Roussow JE et al. Risks and benefits of estrogen plus progestin in healthy postmenopausal women: principal results from the Women's Health Initiative randomized controlled trial. JAMA. 2002;288:321-33.

63. Khosla S et al. Benefits and risks of bisphosphonate therapy for osteoporosis. J Clin Endocrinol Metab. 2012;97(7):2272-82.

64. Shane E et al. Atypical subtrochanteric and diaphyseal femoral fractures: report of a task force of the American Society for Bone and Mineral Research. J Bone Miner Res. 2010;25:2267-94.

65. Cummings SR et al. Effect of alendronate on risk of fracture in women with low bone density but without vertebral fractures: results from the Fracture Intervention Trial. JAMA. 1998;280:2077-82.

66. Black DM et al. Randomised trial of effect of alendronate on risk of fracture in women with existing vertebral fractures. Lancet. 1996;348(9041):1535-41.

67. Harris ST et al. Effects of risedronate treatment on vertebral and nonvertebral fractures in women with postmenopausal osteoporosis: a randomized controlled trial. Vertebral Efficacy With Risedronate Therapy (VERT) Study Group. JAMA. 1999;282:1344-52.

68. Reginster J et al. Randomized trial of the effects of risedronate on vertebral fractures in women with established postmenopausal osteoporosis. Vertebral Efficacy with Risedronate Therapy (VERT) Study Group. Osteoporos Int. 2000;11:83-91.

69. McClung MR et al. Effect of risedronate on the risk of hip fracture in elderly women. N Engl J Med. 2001;344:333-40.

70. Chesnut IC et al. Effects of oral ibandronate administered daily or intermittently on fracture risk in postmenopausal osteoporosis. J Bone Miner Res. 2004;19:1241-9.

71. Reginster JY et al. Efficacy and tolerability of once-monthly oral ibandronate in postmenopausal osteoporosis: 2 year results from the MOBILE study. Ann Rheum Dis. 2006; 65:654-61.

72. Delmas PD et al. Intravenous ibandronate injections in postmenopausal women with osteoporosis: one-year results from the dosing intravenous administration study. Arthritis Rheum. 2006;54:1838-46.

73. Black DM et al. Once-yearly zoledronic acid for treatment of postmenopausal osteoporosis. N Engl J Med. 2007;356:1809-22.

74. Lyles KW et al. Zoledronic acid and clinical fractures and mortality after hip fracture. New Engl J Med. 2007;357:1-11.

75. Kanis JA et al. Effect of raloxifene on the risk of new vertebral fracture in postmenopausal women with osteopenia or osteoporosis: a reanalysis of the Multiple Outcomes of Raloxifene Evaluation trial. Bone. 2003;33:293-300.

76. Kanis JA et al. A metaanalysis of the efficacy of raloxifene on all clinical and vertebral fractures and its dependency on FRAX. Bone. 2010;47:729-35.

77. Cummings SR et al. Denosumab for prevention of fractures in postmenopausal women with osteoporosis. N Engl J Med. 2009;361:756-65.

78. von Keyserlingk C et al. Clinical efficacy and safety of denosumab in postmenopausal women with low bone mineral density and osteoporosis: a meta-analysis. Semin Arthritis Rheum. 2011;41:178-86.

79. Canalis E et al. Anabolic therapies in osteoporosis. N Engl J Med. 2007;357(9):916.

80. Neer RM et al. Effect of parathyroid hormone (1-34) on fractures and bone mineral density in postmenopausal women with osteoporosis. N Engl J Med. 2001;344:1434-41.

81. Prince R et al. Sustained nonverterbral fragility fracture risk reduction after discontinuation of teriparatide treatment. J Bone Miner Res. 2005;20:1507-13.

82. McClung MR. Emerging therapies for osteoporosis. Endocrinol Metab. 2015;30:2051-4.

83. Miller PD et al. Effect of abaloparatide vs placebo on new vertebral fractures in postmenopausal women with osteoporosis: a randomized clinical trial. JAMA. 2016;316(7):722-33.

84. Cosman F et al. Eighteen months of treatment with subcutaneous abaloparatide followed by 6 months of treatment with alendronate in postmenopausal women with osteoporosis: results of the ACTIVExtend Trial. Mayo Clin Proc. 2017;92(2):200-10.

85. Minisola G et al. Emerging therapies for osteoporosis. Reumatismo. 2014;66:112-24.

86. Baron R, Rawadi G. Targeting the Wnt/beta-catenin pathway to regulate bone formation in the adult skeleton. Endocrinology. 2007;148:2635-43.

87. Cosman F et al. Romosozumab treatment in postmenopausal women with osteoporosis. NEJM. 2016;375:15320-43.

88. Saag KG et al. Romosozumab or alendronate for fracture prevention in women with osteoprosis. NEJM. 2017;377(15):1417-7.

89. Rizzoli R, Biver E. Glucocorticoid-induced osteoporosis: who to treat with what agente? Nat Rev Rheumatol. 2015;11(2):98-109.

90. Curtis J et al. Population-based assessment of adverse events associated with long-term glucocorticoid use. Arthritis Rheum. 2006;55:420-6.

91. Angeli A et al. High prevalence of asymptomatic vertebral fractures in post-menopausal women receiving chronic glucocorticoid therapy: a cross-sectional outpatient study. Bone. 2006;39:253-9.

92. Laan RF et al. Low-dose prednisone induces rapid reversible axial bone loss in patients with rheumatoid arthritis: a randomized, controlled study. Ann Intern Med. 1993;119:963-8.

93. Van Staa TP et al. A simple score for estimating the long-term risk of fracture in patients using oral glucocorticoids. QJM. 2005;98:191-8.

94. De Vries F et al. Fracture risk with intermittent high-dose oral glucocorticoid therapy. Arthritis Rheum. 2007:56:208-14.

95. Buckley L et al. 2017 American College of Rheumatology Guideline for the prevention and treatment of glucocorticoid-induced osteoporosis. Arthritis Rhem. 2017;69;1521-37.

96. Pereira RM et al. Guidelines for the prevention and treatment of glucocorticoid-induced osteoporosis. Rev Bras Reumatol. 2012;52(4):580-93.

97. Tourinho TF et al. Physical activity prevents bone loss in premenopausal women with rheumatoid arthritis: a cohort study. Rheumatol Int. 2008;28(10):1001-7.

98. Hakala M et al. Once-monthly oral ibandronate provides significant improvement in bone mineral density in postmenopausal women treated with glucocorticoids for inflammatory rheumatic diseases: a 12-month, randomized, double-blind, placebo-controlled trial. Scand J Rheumatol. 2012;41(4):260-6.

99. Karras D et al. Effectiveness of teriparatide in postmenopausal women with osteoporosis and glucocorticoid use: 3-year results from the EFOS study. J Rheumatol. 2012;39:600-9.

100. Dore RK et al. Effects of denosumab on bone mineral density and bone turnover in patients with rheumatoid arthritis receiving concurrent glococorticoids or bisphosphonates. Ann Rheum Dis. 2010;69:872-5.

101. Karlsson MK et al. Prevention of falls in the elderly – a review. Osteoporos Int. 2013;24(3):747-62.

102. Giangregorio LM et al. Too Fit To Fracture: outcomes of a Delphi consensus process on physical activity and exercise recommendations for adults with osteoporosis with or without vertebral fractures. Osteoporos Int. 2015;26(3):891-910.

103. Alonso N et al. Clinical and genetic advances in Paget's disease of bone: a review. Clin Rev Bone Miner Metab. 2017;15(1):37-48.

104. Ralston SH, Albagha OM. Genetic determinants of Paget's disease of bone. Ann N Y Acad Sci. 2011;1240:53-60.

105. Numan MS et al. Paget's disease of bone: an osteoimmunological disorder? Drug Design, Development and Therapy. 2015;9:4695-707.

106. Whyte MP. Clinical practice. Paget's disease of bone. N Engl J Med. 2006;355:593-600.

107. Guma M et al. Paget's disease of bone: study of 314 patients. Med Clin. 2002;119(14):537-40.

108. Wermers RA et al. Morbidity and mortality associated with Paget's disease of bone: a population-based study. J Bone Miner Res. 2008;23:819-25.

109. Siris ES. Extensive personal experience: Paget's disease of bone. J Clin Endocrinol Metab. 1995;80:335-8.

110. Cortis K. Imaging Paget's disease of bone-from head to toe. Clinical Radiology. 2011;66:662-72.

111. Al Nofal AA et al. Bone turnover markers in Paget's disease of the bone: a systematic review and meta-analysis. Osteoporos Int. 2015;26(7):1875-91.

112. Michou L, Brown JP. Emerging strategies and therapies for treatment of Paget's disease of bone. Drug Des Devel Ther. 2011;5:225-39.

113. Reid IR. Pharmacotherapy of Paget's disease of bone. Expert Opin Pharmacother. 2012;13:637-46.
114. Saraff V, Högler W. Endocrinology and adolescence: osteoporosis in children: diagnosis and management. Eur J Endocrinol. 2015;173(6):R185-97.
115. Crabtree NJ et al. International Society for Clinical Densitometry. Dual-energy X-ray absorptiometry interpretation and reporting in children and adolescents: the revised 2013 ISCD Pediatric Official Positions. J Clin Densitom. 2014; 17(2):225-42.
116. Marrani E et al. Pediatric osteoporosis: diagnosis and treatment considerations. Drugs. 2017;77(6):679-95.
117. Bachrach LK. Diagnosis and treatment of pediatric osteoporosis. Curr Opin Endocrinol Diabetes Obes. 2014;21(6):454-60.
118. Ryan LE, Ing SW. Idiopathic hypercalciuria: can we prevent stones and protect bones? Cleve Clin J Med. 2018;85(1):47-54.
119. Martin LNC, Kayath MJ. Abordagem clínico-laboratorial no diagnóstico diferencial de hipercalcemia. Arq Bras Endocrinol Metab. 1999;43(6):472-9.
120. Santos Jr ACS et al. Bone disease and cytokines in idiopathic hypercalciuria: a review. J Ped Endocrinol Metab. 2011; 4(7-8):405-10.
121. Borghi L et al. Comparison of two diets for the prevention of recurrent stones in idiopathic hypercalciuria. N Engl J Med. 2002; 346:77-84.
122. Zerwekh JE. Bone disease and idiopathic hypercalciuria. Semin Nephrol. 2008;28:133-42.
123. Boulet C et al. Sclerosing bone dysplasias: genetic, clinical and radiology update of hereditary and non-hereditary disorders. Br J Radiol. 2016;89(1062):20150349.
124. Duffus S et al. Brief clinical report: hypophosphatasia – diagnostic considerations and treatment outcomes in an infant. Case Rep Pediatr. 2018;2018:5719761.
125. Whyte MP et al. Asfotase alfa treatment improves survival for perinatal and infantile hypophosphatasia. J Clin Endocrinol Metab. 2016;101(1):334-42.

Parte 5

Doenças Inflamatórias do Tecido Conjuntivo no Adulto

21 Artrite Reumatoide

Maria Raquel da Costa Pinto • Manoel Barros Bertolo • Adriana Maria Kakehasi • Marco Antonio P. Carvalho

INTRODUÇÃO

A artrite reumatoide (AR) é uma doença sistêmica autoimune do tecido conjuntivo cujas alterações predominantes ocorrem nas estruturas articulares, periarticulares e tendíneas. Manifesta-se por meio dos sinais cardinais de inflamação e seu substrato anatômico mais característico está sediado na membrana sinovial. Embora as manifestações articulares sejam típicas, por se tratar de uma doença sistêmica, outros órgãos podem ser envolvidos, sobretudo nos pacientes com doença articular mais grave. A despeito de se saber muito acerca de sua epidemiologia e seus aspectos genéticos e imunológicos, a AR continua sendo uma enfermidade de causa desconhecida, apesar da descoberta de alguns fatores que podem participar do desencadeamento e da perpetuação da doença. Existe grande variedade de manifestações, não somente em sua apresentação, mas também durante o curso clínico, variando desde desconforto que dura semanas a meses, chegando até mesmo a anos de profunda incapacidade. O impacto pessoal dessa doença em muitas áreas relevantes da vida de um indivíduo requer esforços especiais para preveni-la e tratá-la adequadamente. Recentes avanços no entendimento do processo inflamatório da AR permitiram o desenvolvimento de um arsenal terapêutico que propicia maior chance de remissão clínica, com consequente melhora da qualidade de vida, sobretudo quando a doença é diagnosticada e tratada logo ao início dos sintomas.

EPIDEMIOLOGIA

A AR é uma das doenças reumáticas mais frequentes, cuja prevalência é de cerca de 1% no mundo.[1] Tanto a prevalência quanto a incidência apresentam variações entre diferentes grupos étnicos e regiões geográficas, sendo influenciadas por fatores genéticos e ambientais. Na Europa e nos EUA, a AR ocorre em cerca de 0,5 a 1% da população caucasiana, com taxas mais baixas entre os descendentes de asiáticos e africanos. A incidência média anual nessas regiões varia entre 0,02 e 0,05%.[2-4] Um estudo no Reino Unido encontrou uma prevalência mínima de AR na população de 1,16% em mulheres e de 0,44% em homens.[5] Com base em estudos feitos em diferentes países da América Latina, pode-se estimar uma taxa de prevalência de 0,4% para todo o continente.[6] Estudo multicêntrico brasileiro, em amostras populacionais das macrorregiões do país, encontrou prevalência de até 1% da população adulta.[7]

Senna et al., em um estudo seccional com 3.038 pessoas residentes na cidade de Montes Claros, Minas Gerais, encontraram uma prevalência de 0,46%.[8]

A doença acomete ambos os sexos, mas há predomínio do feminino na proporção de 3:1, segundo estudos feitos na Europa e nos EUA. Na América Latina, essa proporção foi estimada em cerca de oito mulheres acometidas para cada homem.[6] Embora possa iniciar-se em qualquer idade, a AR ocorre mais frequentemente na faixa dos 30 aos 50 anos.[9] Na América Latina, a idade média de início da doença é por volta dos 40 anos, 10 anos mais cedo do que na população caucasiana da Europa e dos EUA.[6]

A prevalência da enfermidade é 2 a 10 vezes mais alta entre os parentes de primeiro grau de pacientes com AR. Foi demonstrado um risco 30 vezes maior para o desenvolvimento da doença entre gêmeos monozigóticos, enquanto entre dizigóticos e irmãos não gêmeos foi de 6 vezes em relação a grupos-controle. A existência de agregação familiar indica seu caráter hereditário, no entanto, a herança da AR é poligênica e não segue um padrão mendeliano.[10] Não obstante, o risco familiar de recorrência da AR é pequeno em comparação com outras doenças autoimunes.[9] Além disso, a AR é considerada uma doença multifatorial, resultando da interação de fatores genéticos e ambientais, como o tabagismo, que contribuem para sua ocorrência e expressão.[4]

A AR exerce um impacto significativo sobre os pacientes e a sociedade como um todo em razão de sua morbidade, mortalidade, efeitos adversos na qualidade de vida e custos econômicos, apesar dos tratamentos mais novos e efetivos.[4] As pessoas com AR são 30% mais propensas a precisar de ajuda em cuidados pessoais e apresentam limitações nas atividades diárias de modo duas vezes mais frequente que os indivíduos sem doença.[11] Por acometer pacientes em idade produtiva e determinar importante limitação na capacidade funcional e laboral, os custos indiretos, como a interrupção do trabalho, são elevados e devem ser também incorporados às análises de farmacoeconomia.[12] Nos EUA, na década de 1990, as taxas de incapacidade para o trabalho em diferentes grupos de pacientes com AR variavam entre 51 e 60%.[13] Pesquisadores suecos acompanharam funcionários com AR em estágio inicial e encontraram uma prevalência de 39% de incapacidade de trabalho após 10 anos do início da doença.[14] Em um estudo alemão, de 133 pacientes com 3 anos de seguimento desde o início da doença, 78 (59%) continuaram trabalhando, 23 (17%) foram aposentados em decorrência da AR, 12 (9%) perderam seus empregos e 20 (15%) estavam fora do mercado de trabalho por motivos diferentes da AR.[15] Na América Latina, há menos estudos sobre os custos na AR, mas os resultados encontrados geralmente são semelhantes aos citados.[1] Nessa região, em cerca de 2 anos após o início da doença, a maioria dos pacientes que realizavam trabalhos manuais interrompe as suas atividades.[6] Os gastos com os pacientes assumem maior impacto nos países em desenvolvimento, onde os recursos financeiros para a saúde são mais limitados.[2]

Além de ser uma condição com potencial para destruição articular, incapacidade funcional e redução da qualidade de vida, a AR constitui um fator de risco independente para mortalidade precoce, associada a maior risco de morte por doenças cardiovasculares (DCV).[16] Observa-se um aumento da mortalidade quando se comparam os pacientes com a população geral, havendo redução da expectativa de vida em 3 a 10 anos.[4] As DCV podem ser consideradas a principal causa de mortalidade na população com AR, totalizando aproximadamente metade das mortes observadas em coortes internacionais.[17,18]

Pelo exposto, conclui-se que o diagnóstico precoce e o tratamento adequado da AR são fatores que impactam positivamente na morbidade e na mortalidade das pessoas acometidas, sendo também importantes medidas em saúde pública.[6]

ETIOPATOGÊNESE

A AR é uma doença de patogênese complexa, com a participação de fatores genéticos, hormonais e ambientais. Trata-se de doença em que há, desde a fase inicial pré-articular, perda da autotolerância e consequente autoimunidade, traduzidas por ativação linfocitária e produção de autoanticorpos. Fatores neuroendócrinos, genéticos e ambientais determinam o aparecimento das manifestações articulares, fase caracterizada pelo desequilíbrio entre citocinas pró e anti-inflamatórias e recrutamento articular de macrófagos, neutrófilos, células T, B e *natural killers* (NK), além de ativação de fibroblastos, osteoclastos e condrócitos (Figura 21.1). Esse influxo celular é responsável por inflamação sinovial crônica, cujos mediadores principais são as citocinas interleucina (IL) 1,17 e o fator de necrose tumoral alfa (TNF-alfa), assim como prostaglandinas e metaloproteinases (MMP). Os resultados histopatológicos são a destruição da cartilagem articular e a erosão óssea mediadas por fibroblastos, condrócitos e osteoclastos, e o resultado clínico, por sua vez, se traduz pela ocorrência das deformidades e incapacidade funcional.

A predisposição genética explica 15% da suscetibilidade à AR. A concordância entre gêmeos monozigóticos é de 15 a 30% e em dizigóticos, de 5%. Vários genes estão relacionados com a AR, com evidências mais estabelecidas para a doença soropositiva [fator reumatoide (FR) ou anticorpos contra proteínas e peptídios citrulinados [CPA)].[19]

As moléculas do antígeno leucocitário humano relacionadas ao antígeno D (HLA-DR) são proteínas receptoras de superfície celular codificadas pelo complexo maior de histocompatibilidade de classe II (MHC-II) e que fazem parte da estrutura de ativação linfocitária durante a apresentação de antígenos pelas células apresentadoras (APC). Constituem-se em heterodímeros formadas por uma unidade alfa e uma unidade beta. A variação na unidade beta ocorre porque diferentes genes podem ser responsáveis por sua codificação e assim se tem: *HLA-DRB1*, *HLA-DRB3*, *HLA-DRB4* ou *HLA-DRB5*.

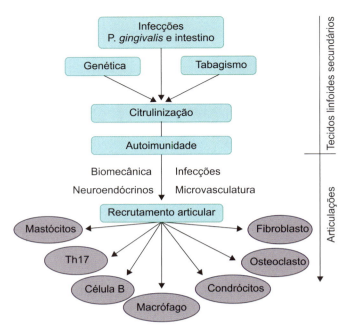

Figura 21.1 Etiopatogenia da artrite reumatoide: indivíduos portadores de alelos do *HLA-DRB1* ou polimorfismos genéticos recebem os efeitos de fatores ambientais como infecções e tabagismo. O resultado é a perda da autotolerância e a autoimunidade (primeiro sinal). Com um segundo sinal, ocorre o recrutamento articular de linfócitos T CD4+, previamente ativados, e consequente deflagração do processo inflamatório que caracteriza a sinovite da doença reumatoide.

O principal predisponente genético é o *HLA-DRB1*. Seus alelos relacionados à AR contêm uma sequência de cinco aminoácidos, QKRAA ou QQRAA ou KKRAA (Q: glutamina, K: lisina, R: arginina, A: alanina) na região 70 a 74, chamada epítopo compartilhado. A prevalência de dois alelos suscetíveis em um único indivíduo confere maior suscetibilidade genética à AR, além de marcar pacientes com doença de evolução grave, e esse fenômeno parece relacionar-se com seleção de linfócitos T, apresentação antigênica, alteração da afinidade peptídica, mímica molecular com antígenos microbianos e aceleração da apoptose linfocitária. Pacientes portadores do epítopo compartilhado *HLA-DRB1* são aqueles em que o tabagismo e a exposição à sílica, entre outros fatores ambientais, parecem determinar risco maior de aparecimento da AR, especificamente o subgrupo positivo para os anticorpos antipeptídio cíclico citrulinado. Os alelos associados à AR são: *HLA-DRB1*0101*, *HLA-DRB1*0401*, *HLA-DRB1*0404* e *HLA-DRB1*0405*, este último principalmente em asiáticos.

Em estudo realizado na Universidade Estadual de Campinas (Unicamp) em pacientes com AR, observou-se que o *HLA-DR1* (que codifica as variantes alélicas *HLA-DRB1*01*) foi o mais frequente, e a presença do *HLA-DR4* (que codifica as variantes alélicas *HLA-DRB1*04*) esteve associada aos casos mais graves, com títulos de FR mais elevados, maior número de erosões ósseas e pior grau na classificação funcional. Os *HLA-DRB1*0101*, *HLA-DRB1*0401* e **0404* foram os subtipos observados após a tipagem genômica.[20] Outro estudo brasileiro com 412 pacientes com AR e 215 controles também avaliou a genética relacionada com a doença e encontrou associação entre os alelos *HLA-DRB1*0401*, **0404*, **0405* e *DRB1*0901* e AR.[21]

Por outro lado, a presença do alelo *HLA-DRB1* que contém a sequência DERAA (D: ácido aspártico, E: ácido glutâmico, R: arginina, A: alanina), e que está expressa nos *HLA-DRB1*0103*, **0402*, **1102*, **1103*, **1301*, **1302* e **1304*, confere proteção ou determina doença reumatoide menos grave do que a dos indivíduos DERAA negativos.

Recentes descobertas têm mostrado que mesmo genes *HLA* maternos não herdados são capazes de exercer influência na suscetibilidade à AR. Indivíduos *HLA-DRB1* DERAA negativos cujas mães são *HLA-DRB1* contendo a sequência DERAA estariam menos suscetíveis à AR. As explicações para esse fenômeno envolvem a migração de células maternas para a corrente sanguínea do feto durante a gestação, as quais então induziriam uma alteração no repertório das células T da criança, resultando em indução de tolerância pelas células T e B.[22]

Além dos genes *HLA* que contribuem com uma importante parcela do risco genético, existe também a participação de um conjunto de múltiplos genes não *HLA*. Entre os mais de 30 diferentes genes não *HLA* relacionados com a AR, o *protein tyrosine phosphatase, non-receptor type 22* (*PTPN22*) e o *cytotoxic T-lymphocyte-associated antigen-4* (*CTLA4*) estão entre os mais importantes.

A epigenética define variações das expressões fenotípicas dos genes em razão de modificações no DNA decorrentes de outra que não a alteração em sua sequência. Essas modificações determinam estabilidade à cromatina, integridade genômica, modulação da expressão gênica, desenvolvimento embriônico e inativação do cromossomo X em mulheres. Diferentes mecanismos da epigenética, como metilação do DNA e acetilação e desacetilação de histonas, são descritos em AR, e seus resultados incluem aumento ou diminuição da transcrição genética. Recentemente, o papel dos sinoviócitos fibroblasto-símile (SFS) na AR tem sido esclarecido, mostrando que essas células ocupam lugar de destaque na destruição cartilaginosa articular ao produzirem MMP, quimiocinas e citocinas inflamatórias. Alterações epigenéticas (metilação do DNA) tornam os SFS resistentes a apoptose e aumentam sua expressão de MMP e IL-6, por exemplo.[23]

A relação entre tabagismo e AR tornou possível o reconhecimento de um fator de risco passível de intervenção.[24] Esse fator é importante não somente para o aparecimento da doença, mas também está relacionado com a gravidade, a concomitância de manifestação extra-articular e a presença do FR.

A exposição pulmonar a agentes tóxicos, entre eles fumaça do cigarro e partículas da sílica, bem como agentes microbianos ativam os receptores Toll, em particular TLR4 (*toll like receptor* – TLR). Isso induz a expressão da enzima peptidil-arginina deiminase tipo 4 (PAD4). Outro evento relacionado é a contribuição dos agentes nocivos ao pulmão para o acúmulo e ativação das APC no próprio pulmão, incluindo células dendríticas e células B. O resultado da ação dos agressores brônquicos seria a transformação de resíduos de arginina em citrulina, evento denominado citrulinização, mediado pela PAD4. Comportando-se como um neoepítopo, esse "novo" aminoácido, por perda de tolerância, favorece uma reação contra proteínas citrulinadas, dando origem aos anticorpos antiproteínas e peptídeos citrulinados (ACPA), que podem ser identificados pela pesquisa de anticorpos antipeptídio citrulinado (anti-CCP). Diferentes aminoácidos citrulinados, presentes em diferentes proteínas, como alfaenolase, fibrinogênio, colágeno, vimentina e fibronectina, podem ser detectados pelos ensaios anti-CCP. Estima-se que 43 a 63% dos indivíduos com AR anti-CCP positivos apresentem autorreatividade contra a alfaenolase citrulinada. Nos portadores do *HLA-DRB1*, há maior avidez do neoepítopo pela molécula do *HLA*, favorecendo a apresentação e a ativação das células T, o que aumenta significativamente o risco de evolução para AR (Figura 21.2). A ativação das células T tem como consequência a ativação das células B e a produção de anticorpos contra as proteínas com resíduos citrulinados. Esses anticorpos estão presentes por anos antes do início de sintomas de AR, evidenciando a autoimunidade que precede a doença clínica.[25]

Mais recentemente, tornou-se evidente que, à semelhança da resposta contra peptídios citrulinados, outro sistema de autoanticorpo direcionado a um determinante estrutural similar está presente na AR. Esses anticorpos reconhecem proteínas carbamiladas e, portanto, são chamados anticorpos antiproteínas carbamiladas (anti-CarP). Durante a carbamilação, resíduos de lisina são modificados pós-translacionalmente a homocitrulina, fonte do reconhecimento pelos anticorpos anti-CarP.[26] Estima-se que 16 a 30% dos pacientes anti-CCP negativos são anti-CarP positivos.

Bactérias e vírus também têm sido implicados na etiopatogênese da AR, entre eles os vírus parvovírus e Epstein-Barr, e o micoplasma *Mycobacterium*. Admite-se que, durante a infecção por esses agentes, a formação de imunocomplexos pode determinar o aparecimento do FR. Há também evidências indicando que pacientes com doença periodontal apresentam maior incidência de AR. A infecção pela bactéria *Porphyromonas gingivalis*, que expressa a enzima PAD4, faz citrulinização de proteínas, o que explicaria a presença de anticorpos contra o peptídio citrulinado e o desenvolvimento posterior da doença clínica nesses pacientes, em um fenômeno de mímica molecular. Outro sítio desencadeante da AR é possivelmente o intestino. As perturbações da microbiota intestinal e alterações na barreira intestinal, em modelos experimentais, têm contribuído para o desenvolvimento de artrite.

Não somente o sistema imune adaptativo, mas também o inato está envolvido na patogênese da AR. Os TLR das células do sistema inato podem ser estimulados por padrões moleculares associados a patógenos (PAMP), como também por padrões moleculares associados a dano endógeno (DAMP). Sua estimulação, seja por sequências proteicas bacterianas, ligantes virais ou fragmentos teciduais danificados, ativa os macrófagos, responsáveis pela produção de TNF-alfa, IL-1, 6, 12, 15, 18 e 23, apresentação de antígenos e fagocitose.

Outro mecanismo envolvido na AR e que se segue à ativação linfocitária nos órgãos linfoides é a presença de linfócitos T nas articulações. O *HLA* nas células apresentadoras, mediante o processamento de peptídios, ativa células T CD4+. Os

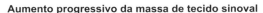
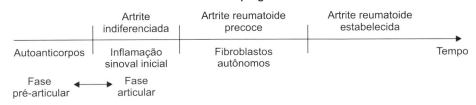

Figura 21.2 Evolução temporal da artrite reumatoide: fases pré-articular e articular.

linfócitos T continuariam a responder aos antígenos próprios, perpetuando o processo inflamatório, mesmo sem a persistência da exposição ao antígeno. As citocinas 6, 21, 23, a IL-1-beta e o fator beta de crescimento transformador (TGF-beta) produzidos pelos macrófagos estimulam a diferenciação do linfócito Th17. Este, por sua vez, produz as IL-17A, 17F, 21 e 22 e o TNF-alfa. A IL-17 e o TNF-alfa agem sinergicamente para ativar fibroblastos e condrócitos, ao mesmo tempo em que inibem a diferenciação dos linfócitos reguladores. Ativados, os linfócitos estimulam os monócitos, os macrófagos e os fibroblastos sinoviais a produzirem mais citocinas, como IL-1, IL-6 e TNF-alfa, fundamentais no processo de inflamação da AR, além de MMP. O TNF-alfa desempenha um papel importante ao proporcionar estímulo aos fibroblastos da sinóvia para a síntese da colagenase (enzima proteolítica) e estímulo à reabsorção óssea.

As erosões ósseas decorrem também da ação do ligante do RANK (RANKL), fator importante para a diferenciação dos osteoclastos. As evidências mostram que, na membrana sinovial inflamada da AR, há maior expressão de RANKL nos locais de erosões ósseas. De interesse é o fato de que osteoclastos e precursores de osteoclastos expressam peptídios citrulinados em sua superfície, em decorrência da ação da PAD. Essa ação ocorre como parte do processo normal de diferenciação dos osteoclastos, ou seja, a PAD tem função fisiológica nessa célula. Por outro lado, a presença de peptídios citrulinados torna os osteoclastos alvo dos anticorpos anti-CCP circulantes, capazes de promover a diferenciação dessas células e contribuir para a osteopenia e a erosão óssea.

Esses osteoclastos ativados expressam a quimiocina CXCL8 (também chamada de IL-8). A CXCL8 tem efeito autócrino para os osteoclastos e exacerba a diferenciação mediada pelos anti-CCP. A CXCL8 também estimula nociceptores articulares, podendo explicar o fenômeno de artralgia associada à presença do anti-CCP, condição sabidamente preditora de evolução para AR.

Além dos linfócitos T, estudos demonstram a importância dos linfócitos B presentes nos infiltrados inflamatórios sinoviais e nos centros germinais na AR. Os linfócitos T CD4+ estimulam células B a produzir imunoglobulinas, incluindo o FR, um autoanticorpo direcionado contra a porção Fc da imunoglobulina classe G (IgG). O FR promove a ativação do complemento por meio da formação de imunocomplexos estimulando a inflamação e a sinovite crônica. O FR pode ser de qualquer classe de imunoglobulina (IgM, IgG ou IgA), mas os testes comumente empregados detectam apenas a classe IgM. Embora não seja específico para AR, o FR ocorre no contexto de muitas outras doenças e condições crônicas, sua presença simultânea com o anti-CCP constitui forte preditor para o desenvolvimento da AR e títulos mais elevados de FR têm sido relacionados com doença mais grave.

Nesse contexto de autoimunidade sistêmica, o mecanismo da localização articular que se segue à perda de tolerância e resulta em doença clínica não está esclarecido. Acredita-se que alterações da biomecânica e distúrbios hormonais e neurais levem ao substrato anatômico da AR: a sinovite reumatoide. Seria de se imaginar que um antígeno articular pudesse explicar a resposta imunológica e a consequente migração celular inflamatória para a membrana sinovial, mas, apesar de inúmeros esforços, nenhum antígeno articular tem sido relacionado com a AR.[27] A sinovite, ao microscópio, pode ser caracterizada por uma fase de exsudação, uma de infiltração celular e, finalmente, pela formação de um tecido de granulação. Na fase de exsudação, a congestão e o edema são mais acentuados na superfície interna da membrana sinovial, particularmente próximo às bordas da cartilagem articular. Sua contrapartida é a formação de derrame no espaço articular. Na fase de infiltração, a célula predominante é o linfócito T, com predominância de auxiliares/indutores (células CD4+). A fase crônica é caracterizada por uma membrana sinovial hiperplasiada, com a formação de um tecido de granulação que recobre a cartilagem e o osso subcondral (*pannus*). O *pannus* é um tecido invasivo composto por células que produzem grandes quantidades de enzimas destrutivas que progressivamente substitui a cartilagem hialina. O novo tecido apresenta uma rica formação vascular, a angiogênese, que é fundamental para o desenvolvimento e a manutenção da fase crônica. O tecido conjuntivo recém-formado tem capacidade de maturação pluripotencial e pode apresentar metaplasia em tecido sinovial, cartilaginoso hialino, fibroso ou ósseo. O resultado final é a anquilose fibrosa ou óssea.

MANIFESTAÇÕES CLÍNICAS

Manifestações articulares e periarticulares

A AR instala-se de maneira insidiosa e progressiva na maioria das ocasiões, levando de semanas a meses até o seu estabelecimento completo. Os sintomas iniciais podem ser articulares e/ou sistêmicos. Em alguns pacientes, os sintomas iniciais consistem em astenia, fadiga, mal-estar, febre baixa ou dores musculoesqueléticas vagas antes do início das queixas articulares. Em outros pacientes, as queixas iniciais consistem em uma poliartrite aditiva, simétrica, associada a edema e rigidez articular. Tipicamente, as articulações metacarpofalângicas (MCF) e interfalângicas proximais (IFP) das mãos, interfalângicas dos polegares, os punhos e as articulações metatarsofalângicas (MTF) são as mais frequentemente acometidas na enfermidade precoce.[28,29]

Em aproximadamente 15 a 30% dos pacientes, o início da doença se dá de maneira aguda ou subaguda. Os sintomas articulares clássicos desenvolvem-se em um período de poucos dias a algumas semanas, e não é infrequente a presença de mialgia, fadiga, febre baixa, hiporexia, emagrecimento e depressão.[28-30]

Na AR, as articulações mais frequentemente envolvidas no início da enfermidade são os punhos, as MCF, as IFP, as MTF, os ombros e os joelhos. Com a evolução da doença, outras articulações costumam ser afetadas: tornozelos, cotovelos, IFP dos pés, coluna cervical, esternoclaviculares, temporomandibulares, coxofemorais, cricoaritenóideas e, com menos frequência, as articulações entre os ossículos dos ouvidos e as interfalângicas distais (IFD) de mãos e pés. Convém lembrar que esse acometimento articular se dá de maneira aditiva, sendo a forma simétrica de acometimento a regra na doença já estabelecida.[30]

A intensidade da dor depende, em parte, da fase evolutiva da doença, se muito ativa ou compensada; do psiquismo do paciente; da gravidade do acometimento articular e da presença de instabilidades articulares e deformidades. De modo geral, a dor é moderada e permite ao paciente realizar, pelo menos em parte, suas atividades da vida diária.[31]

Caracteristicamente, a dor é de ritmo inflamatório (pior pela manhã e à noite) e, em geral, o paciente se queixa de rigidez articular ao se levantar pela manhã e após períodos de imobilização prolongada. A duração dessa rigidez matinal constitui um bom parâmetro para se avaliar a atividade da enfermidade, isto é, o grau de inflamação e a eficácia do tratamento. Em geral, quanto maior a duração, maior é a atividade da doença. A rigidez matinal constitui também parâmetro importante para o diagnóstico, já que são pouco frequentes as moléstias reumáticas inflamatórias em que esse sintoma tenha duração maior que 60 min, como na AR.[28-30]

As alterações locais de inflamação articular são frequentes, em especial calor, edema com ou sem efusão (derrame articular), rubor (geralmente leve) e limitação de movimentos articulares. Nos casos de evolução mais longa ou quando o tratamento não se realizou de modo adequado, são comuns as instabilidades articulares e as deformidades.[28] A doença articular resulta, em última análise, de alterações locais e periarticulares, cujo aspecto é bastante peculiar. Em mãos e punhos, pode-se observar tumefação das articulações MCF, em especial da segunda e da terceira, bem como tumefação dos punhos. Essas alterações associam-se frequentemente a uma hipotrofia dos músculos interósseos do dorso das mãos (Figura 21.3). Esse conjunto de alterações denomina-se "mãos em dorso de camelo". Outra característica da mão reumatoide é a semiflexão dos punhos, com saliência da cabeça da ulna (Figura 21.4) e o desvio ulnar dos dedos, ligado a um afrouxamento dos meios de contenção das articulações MCF (Figura 21.5). Ocorre subluxação das articulações MCF e dos tendões extensores dos dedos nos espaços intermetacarpais. Outras deformidades dos dedos que podem ser vistas na AR estabelecida são:[31]

- Dedos em fuso: secundários à tumefação das articulações IFP (ver Figura 21.3)
- Dedos em pescoço de cisne: ocorrem pela hiperextensão das articulações IFP e flexão das IFD (ver Figura 21.5)
- Dedos em botoeira: caracterizados por uma flexão das articulações IFP e hiperextensão das IFD (Figura 21.6)
- Dedos em martelo: formados pela flexão permanente das articulações IFD
- O acometimento dos polegares ocorre em uma posição em Z (ver Figura 21.5), secundária à flexão das articulações MCF e à hiperextensão das articulações interfalângicas; o polegar em adução pela artrite trapeziometacarpal se deve à luxação para cima e para dentro do primeiro metacarpo.

Os cotovelos, tumefeitos e dolorosos pela presença de inflamação, podem apresentar-se em rigidez viciosa: semiflexão com semipronação de antebraços. Os ombros tendem a uma posição de adução e rotação interna, levando à dificuldade na execução de tarefas da vida diária, como usar o toalete, pentear os cabelos e vestir-se.

Nos pés e nos tornozelos, são inicialmente acometidas as articulações MTF e as do tarso. A retificação, ou desabamento, do arco anterior (metatarsal) cria um pé plano anterior seguido por calosidades localizadas nas regiões de apoio sob as cabeças metatarsais luxadas (Figura 21.7). Essas alterações levam à queixa de dor ao pisar e deambular, em que o paciente diz que se sente como "andando sobre pedregulhos". Podem ocorrer, ainda, hálux valgo e calos sobre as articulações IFP, que muitas vezes se encontram em hiperflexão. O acometimento dos tornozelos e das articulações subtalares pode levar à claudicação durante a marcha. O acometimento da articulação subtalar leva a redução da inversão e eversão do pé, precedendo e ocorrendo de modo mais frequente que o acometimento da articulação do tornozelo, responsável pelos movimentos de flexoextensão do pé. A sinovite das articulações subtalar e talonavicular causa dor e rigidez. À medida que ocorrem perda da cartilagem e erosão óssea, aparece a deformidade em valgo com progressivo achatamento do arco plantar longitudinal[28,30] (Figuras 21.8 e 21.9).

Os joelhos são acometidos precocemente e quase sempre apresentam efusões articulares de intensidade variável. A posição de repouso e alívio da dor é a semiflexão, tornando-se necessário impedi-la, por ser naturalmente incompatível com a marcha normal. A artrite ativa e persistente dessas articulações, somada às atitudes viciosas, pode resultar em relaxamento das formações ligamento-tendíneas e em deformidades do tipo valgo ou varo (Figura 21.10).

O acometimento das articulações coxofemorais é mais raro na AR. A artrite dessa articulação tende a levar a uma atitude de semiflexão e adução, muito incapacitante para a marcha, para a relação sexual e para o parto.[28]

O acometimento da *coluna vertebral* é, na maioria das vezes, limitado à coluna cervical, particularmente à sua porção superior. Pode haver envolvimento da articulação sinovial entre o ligamento transverso do atlas (C1) e o aspecto posterior do processo odontoide de C2. O ligamento transverso impede que

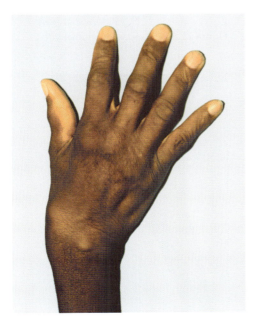

Figura 21.3 Mão reumatoide mostrando dedos em fuso, tumefação da segunda e da terceira articulação metacarpofalângica e hipotrofia de músculos interósseos dorsais.

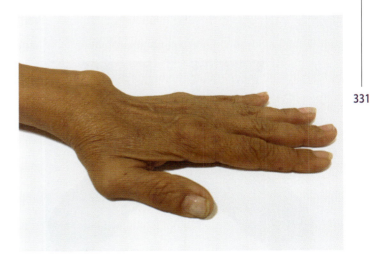

Figura 21.4 Mão reumatoide mostrando semiflexão e tumefação do punho com saliência da cabeça da ulna e hipotrofia da musculatura interóssea.

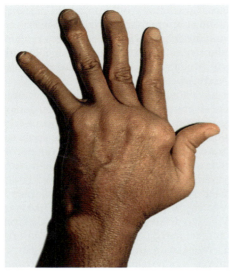

Figura 21.5 Mão reumatoide mostrando dedos em pescoço de cisne, polegar em Z e desvio ulnar dos dedos.

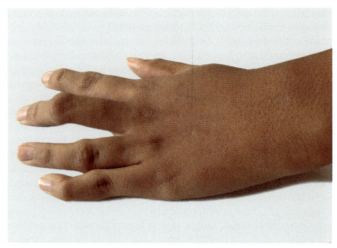

Figura 21.6 Mão reumatoide mostrando o terceiro e o quarto dedo em botoeira, e o segundo e o quinto em pescoço de cisne.

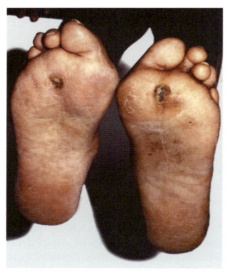

Figura 21.7 Pés reumatoides mostrando pé plano anterior, calosidades plantares e hálux valgo bilateral.

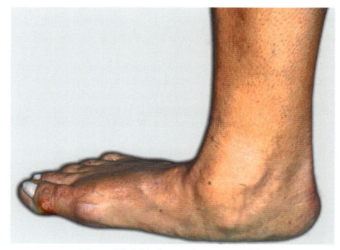

Figura 21.8 Pé plano valgo reumatoide.

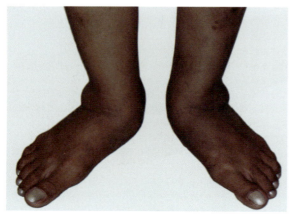

Figura 21.9 Pés planos valgos de paciente com artrite reumatoide.

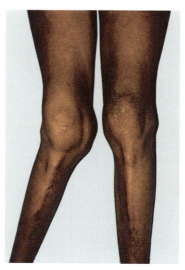

Figura 21.10 Paciente com artrite reumatoide apresentando aumento de volume dos joelhos, hipotrofia dos quadríceps e desvio em valgo.

ocorra o deslizamento anterior de C1 sobre C2, e a sinovite dessa articulação pode comprometê-lo, levando ao aparecimento de subluxação ou luxação. As manifestações clínicas dessas alterações são dores cervicais altas, rigidez do pescoço e, às vezes, sinais neurológicos de compressão medular. A compressão, dependendo do seu grau, pode ser potencialmente fatal. A presença de subluxação atlas-áxis pode ser avaliada na radiografia de coluna cervical em perfil com flexão máxima. Se a distância entre a apófise odontoide do áxis (C2) e o arco anterior do atlas (C1) for ≥ 3 mm, considera-se presente a subluxação. As articulações interapofisárias podem também ser acometidas, especialmente nas partes mais superiores.[28,30]

O acometimento das articulações temporomandibulares pode provocar dor local e dificuldades na mastigação. Ocasionalmente, a articulação cricoaritenóidea pode ser acometida, levando a rouquidão.[28]

As manifestações periarticulares são resultantes da extensão do processo inflamatório articular para outras estruturas do tecido conjuntivo. Como consequência, podem ocorrer:

- Tenossinovite estenosante estilorradial (tenossinovite de De Quervain): inflamação do tendão do extensor curto e abdutor longo do polegar e de suas respectivas bainhas
- Tenossinovite estenosante dos flexores dos dedos das mãos ("dedos em gatilho")
- Síndrome do túnel do carpo e do tarso
- Rupturas dos tendões extensores nas mãos, levando à impotência na extensão dos dedos
- Bursites e cistos sinoviais. Estes últimos, quando vistos na região posterior dos joelhos (fossa poplítea), são denominados cistos de Baker. Formam-se na porção medial dos músculos gastrocnêmio e semimembranoso e podem se comunicar com a articulação. Sua ruptura leva a uma invasão dolorosa das partes moles da panturrilha pelo líquido sinovial e, nesse caso, impõe-se o diagnóstico diferencial com tromboflebite ou trombose venosa profunda da panturrilha.

Uma forma menos frequente de apresentação da AR é o padrão *palindrômico*. A artrite é mono ou oligoarticular, e o início dos sintomas é súbito, habitualmente de forte intensidade e acompanhado por calor, edema e rubor. O quadro articular perdura, em média, de 12 h a alguns dias e evolui por crises, com períodos de remissão variando de dias a vários meses. Esse quadro pode ser semelhante à artrite gotosa aguda. Pacientes em remissão não apresentam sintomas e os níveis dos reagentes de fase aguda são normais.[28,32]

Manifestações extra-articulares e acometimento sistêmico

A frequência e a gravidade das manifestações extra-articulares (MEA) da AR variam muito com a duração da doença e sua intensidade de acometimento. As suas complicações podem, eventualmente, ser fatais. A presença de MEA está associada ao aumento da morbidade e à mortalidade prematura.[33]

No início da enfermidade, são frequentemente encontrados sintomas e sinais sistêmicos como astenia, hiporexia, ansiedade, mialgia e emagrecimento leve. Pode haver também, mais raramente, linfadenopatia e febre baixa a moderada. Esses sintomas podem preceder ou acompanhar o início das manifestações articulares.[28,34] A AR grave é frequentemente associada a anemia de doença crônica.[33]

A *pele* pode ser modificada por hipotrofias, eritemas, alterações secundárias a vasculites e, com menos frequência, fenômeno de Raynaud. As unhas podem se tornar quebradiças.[28,34]

Os *nódulos reumatoides (NR) subcutâneos* são, possivelmente, as manifestações extra-articulares mais frequentes, ocorrendo em 20 a 40% dos pacientes. Cerca de 90% dos indivíduos com AR e nódulos subcutâneos são positivos para o FR, e 40% de todos os pacientes com AR soropositiva apresentam nódulos subcutâneos. Sua identificação reveste-se de especial importância, já que são preditores clínicos de artrite mais grave e erosiva. Os pacientes nodulares apresentam comumente evolução mais tormentosa e maior índice de manifestações extra-articulares viscerais e vasculite. Os NR são firmes, não dolorosos e móveis no tecido subcutâneo; no entanto, eles também podem ser aderidos a estruturas subjacentes, como periósteo, fáscia e tendões. Apresentam-se de tamanho variado, de alguns milímetros a vários centímetros de diâmetro, são indolores e, muitas vezes, móveis nos planos superficiais. Podem aumentar ou regredir, recorrer ou persistir indefinidamente. A maioria dos nódulos subcutâneos é encontrada sobre proeminências ósseas, superfícies extensoras, áreas submetidas à pressão ou adjacentes a articulações. Eles são mais frequentemente encontrados nas superfícies extensoras da ulna proximal e olécrano, articulações IFP e MCF, tuberosidades isquiáticas, articulações no pé e sacro. Ocasionalmente, manifestam-se também em esclera, orelhas, coração, cordas vocais, pulmões, sistema nervoso, parede abdominal e músculos.[35] Seu aspecto histológico é considerado característico, apesar de não ser completamente patognomônico. Os NR apresentam-se como uma reação granulomatosa não caseosa em paliçada. Os nódulos maduros possuem uma estrutura clássica de três camadas de células e material acelular.[35,36] Pode ser identificado um foco de necrose fibrinoide central circundado por fibroblastos[34,37] (Figura 21.11). A etiologia exata dos NR é desconhecida. Acredita-se que sejam o resultado de vasculite de pequenos vasos.[34,37] Especula-se que uma série de eventos que começam com trauma vascular local e agrupamento de imunocomplexos contendo FR seria responsável pela sua formação, mas outros fatores podem estar envolvidos. Essa hipótese é consistente com os achados clínicos de maiores títulos de FR e vasculite relatados em pacientes com AR que possuem NR. Uma vez que os NR surgem mais comumente em áreas propensas ao trauma, uma reação tecidual local que cria um foco de tecido de granulação também pode contribuir para a formação inicial dessas lesões.[35,36]

A *vasculite reumatoide* (VR) é uma complicação temida da doença e sua expressão clínica é de natureza proteiforme. Felizmente, trata-se de manifestação menos comum e sua presença costuma estar associada à AR grave, ativa e com anos de evolução.[28,34] Trata-se de um processo inflamatório

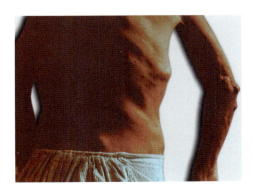

Figura 21.11 Nódulo reumatoide em superfície extensora de cotovelo, na região lombar e na parede lateral do tórax.

clinicamente heterogêneo que afeta sobretudo vasos sanguíneos de pequeno a médio calibre. Pode haver um envolvimento orgânico generalizado, e sua presença está associada a um prognóstico ruim. O curso da VR pode ser grave e associado a outras MEA, incluindo nódulos e fibrose pulmonar. É inegavelmente a complicação extra-articular mais grave da AR, com até 40% dos pacientes morrendo dentro dos 5 anos de início da manifestação. Uma série de fatores predisponentes para a VR foram reconhecidos, incluindo certos haplótipos de HLA, sexo masculino, tabagismo e doença erosiva nodular soropositiva de longa data. A vasculite cutânea e a neuropatia vasculítica são as formas mais comuns.[38] Um amplo espectro de manifestações cutâneas, com presença de arterite ou venulite, pode ocorrer e as lesões extensas tendem a estar associadas ao envolvimento simultâneo de outro órgão.[35] Em virtude do acometimento de artérias ou arteríolas de pequeno e médio calibre, pode haver ulceração cutânea (Figura 21.12), pioderma gangrenoso, formação de pequenos pontos hemorrágicos nos cantos das unhas, gangrena, osteólise digital, púrpura palpável, neuropatia periférica e acometimento de órgãos internos. A arterite visceral pode acometer coração, pulmões, intestinos, rins, fígado, baço, pâncreas, linfonodos e testículos. Os achados patológicos variam de uma vasculite leucocitoclástica a uma panarterite de artérias de pequeno e médio calibres, com os mesmos achados clínicos das poliarterites necrosantes.[28,34] A incidência da VR diminuiu nas últimas décadas, mas a apresentação clínica permaneceu inalterada.[38]

A *neuropatia* periférica, secundária à vasculite dos *vasa-nervorum*, varia de uma forma sensorial discreta a uma neuropatia mista (mononeurite múltipla) de grave evolução. As formas de acometimento do sistema nervoso incluem nódulos no sistema nervoso central, mielopatia cervical e compressões nervosas periféricas.[28,34]

Com o uso de métodos diagnósticos como a eletro e a ecocardiografia, detectam-se *in vivo* manifestações da AR em praticamente todas as *estruturas cardíacas*: pericardite, miocardite pela formação de granulomas ou vasculite, distúrbios do sistema de condução, endocardite e arterite coronariana. A pericardite e a miocardite habitualmente não provocam sintomatologia nos pacientes reumatoides. No entanto, por meio da ecocardiografia, podem-se observar efusão e/ou espessamento pericárdico em até 30% dos pacientes. O risco de cardiopatia isquêmica também se encontra aumentado nos pacientes reumatoides e pode ser causa de insuficiência cardíaca.[28,29,34]

Os *eventos cardiovasculares* isquêmicos ocorrem aproximadamente uma década mais cedo nos pacientes com AR[39], sugerindo que, assim como o diabetes melito, essa doença é um fator de risco independente e significativo para doença arterial coronariana (DAC). A causa da aterosclerose precoce e acelerada não está completamente elucidada, mas é provável que a combinação de fatores de risco tradicionais e não tradicionais para DAC, como a inflamação persistente, sejam importantes para o aparecimento e desenvolvimento da aterosclerose subclínica e clinicamente manifesta nos pacientes. Estudos têm demonstrado que indivíduos com AR possuem risco até 3 vezes maior de novo evento cardiovascular quando comparados com indivíduos sem doenças inflamatórias, mesmo após correção para fatores de risco tradicionais para DAC. Além disso, pacientes com manifestações extra-articulares, geralmente associadas a maior inflamação sistêmica, apresentam maior mortalidade por DCV.[16,40]

Variadas e frequentes, as *manifestações pulmonares* podem ser as iniciais da doença, sendo responsáveis por 10 a 20% das mortes dos pacientes com AR. Pode ocorrer o acometimento de qualquer um dos componentes do trato respiratório, principalmente na forma de pleurite com ou sem derrame, nódulos pulmonares, fibrose intersticial e pneumonite com ou sem vasculite.[41]

A pleurite e o derrame pleural são mais comuns em pacientes do sexo masculino, com FR em altos títulos e nódulos subcutâneos. Derrame pleural assintomático pode estar presente em até 70% dos pacientes, enquanto sintomas estão presentes somente em 5%. Frequentemente, o acometimento é unilateral. O derrame pleural da AR é um exsudato com pH baixo (< 7,3), glicose baixa (< 50% do nível sérico), desidrogenase láctica elevada (> 700 UI/ℓ) e dosagem do FR elevada.[41] A pleurite pode ocorrer isoladamente ou em associação com doença pulmonar intersticial.[33]

A prevalência da *doença pulmonar intersticial* (DPI) fibrosante relacionada à AR varia significativamente na dependência do método de detecção e da população estudada. Com o uso da tomografia computadorizada de alta resolução (TCAR), a DPI pode ser encontrada em 30 a 60% dos pacientes. Entretanto, a doença clinicamente significativa é menos comum, estimando-se que ocorra em cerca de 10% dos indivíduos, acometendo pacientes do sexo masculino com maior frequência.[41,42] A apresentação clínica da DPI em pacientes com AR é muitas vezes semelhante à da DPI idiopática.[33] Apesar de o padrão de pneumonia intersticial não específica (PINE) ser o mais comum nas doenças do tecido conjuntivo como um todo, na AR, a pneumonia intersticial usual (PIU) parece ser o padrão mais comum. Os padrões histológicos de pneumonia organizante, dano alveolar difuso, pneumonia intersticial linfocítica e pneumonia intersticial descamativa também já foram descritos.[41]

A doença das vias aéreas – incluindo pequenas e grandes vias aéreas – é comum na AR e pode ser a manifestação pulmonar mais precoce. Podem ocorrer bronquiectasias, bronquiolite constritiva (bronquiolite obliterante) e bronquiolite folicular.[42]

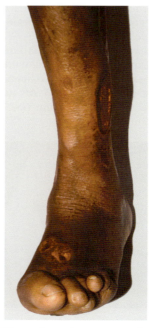

Figura 21.12 Ulceração cutânea em vasculite reumatoide.

Mais raramente, nódulos reumatoides podem acometer o parênquima pulmonar. Na tomografia, aparecem bem definidos como nódulos redondos que podem cavitar. Histologicamente, são semelhantes aos nódulos encontrados nos tecidos subcutâneos. Vale lembrar que é muito mais comum que as infecções atípicas (fúngicas, micobacterianas) causem nódulos pulmonares em pacientes reumatoides, por isso, devem estar no diagnóstico diferencial de nódulos necrobióticos.[42]

A *síndrome de Caplan* ocorre em pacientes com AR e pneumoconiose, sendo caracterizada pelo rápido desenvolvimento de múltiplos nódulos pulmonares.[31] Foi descrita pela primeira vez em 1953 por Caplan em mineiros de carvão com pneumoconiose e AR. Caracteriza-se pelo aparecimento, juntamente às anormalidades típicas da pneumoconiose, de nódulos pulmonares arredondados, localizados sobretudo na periferia, que podem cavitar. A patogênese dos nódulos não é bem conhecida, mas acredita-se que o material inorgânico possa ser o desencadeador de fenômenos imunológicos que favoreçam a sua formação, no contexto da AR.[43]

A amiloidose secundária e o uso de medicações nefrotóxicas são as principais causas de *doença renal* na AR. Nos países desenvolvidos, a AR é a causa mais comum de amiloidose secundária (AA), embora sua incidência tenha diminuído nas últimas décadas. O motivo dessa diminuição é provavelmente o maior nível de conscientização sobre o risco relacionado à persistência da inflamação sistêmica por períodos prolongados e a disponibilidade de tratamentos eficazes e mais agressivos para o controle da AR. As glomerulonefrites são muito raras; a presença de glomerulonefrite membranoproliferativa, membranosa ou mesmo crescêntica foi encontrada em estudos extensos de material de biopsias ou necropsias, mas com pouco significado clínico. A ocorrência de nefropatia por IgA também é possível, porém pouco frequente.[44]

Os *olhos* são acometidos em 15 a 25% dos casos de AR.[34] As complicações oculares afetam mais frequentemente o segmento anterior do que o segmento posterior dos olhos. O acometimento do segmento anterior inclui ceratoconjuntivite seca, ceratite ulcerativa periférica, episclerite e esclerite anterior. Já no segmento posterior pode haver esclerite posterior e, raramente, vasculite retiniana.[45]

A ceratoconjuntivite seca é a manifestação ocular mais comum da AR, afetando de 10 a 45% dos pacientes. É definida como uma doença multifatorial que reduz a produção e altera a composição das lágrimas, o que resulta em instabilidade do filme lacrimal, acompanhada de aumento da osmolaridade das lágrimas e inflamação da superfície ocular. Um ciclo vicioso de hiperosmolaridade e inflamação crônica leva ao aumento da fricção e ao eventual dano da superfície ocular. Os sintomas são variáveis e incluem desconforto, dor, coceira ou queimação, sensação de corpo estranho ou areia nos olhos, fotofobia, visão borrada intermitente, presença de resíduos aderidos aos cílios, cílios escassos ou quebradiços e secreção nos cantos dos olhos, secundárias à redução da camada aquosa média do filme lacrimal, secretada pelas glândulas lacrimais.[34,45] Quando, ao quadro ocular, associa-se um comprometimento inflamatório das glândulas salivares, cuja tradução mais comum é a xerostomia, tem-se a *síndrome de Sjögren secundária*. A AR é a doença mais comumente associada a essa síndrome. Frequentemente, encontram-se também ressecamento difuso das mucosas, evidências sorológicas de autorreatividade (positividade dos anticorpos fator antinuclear [FAN], anti-SSA/Ro e anti-SSB/La) e infiltração linfocitária tecidual.[34]

Outras alterações oculares também observadas em pacientes reumatoides, embora menos frequentes, são a esclerite, a episclerite, a ceratite em faixa, as paralisias transitórias de nervo oculomotor, a miosite orbitária e a paralisia transitória do músculo oblíquo superior (síndrome de Brown). A uveíte anterior, que eventualmente é encontrada em pacientes com AR, deve-se à extensão do processo inflamatório em casos de esclerite mais grave.[34] A ceratite ulcerativa periférica (CUP) é uma manifestação rara da AR que se caracteriza por um afilamento progressivo da córnea periférica. Isso leva à ceratólise, que pode ocorrer com ou sem ulceração. A CUP necrosante pode ocorrer em períodos em que as demais manifestações da AR se encontram controladas. A esclerite, ou inflamação da esclera, é uma condição ocular incomum, mas extremamente dolorosa, que potencialmente pode levar à perda da visão. Faz parte do diagnóstico diferencial do olho vermelho. A esclerite ocorre em 1 a 6% dos pacientes com AR e em até 14% dos pacientes com vasculite reumatoide. A esclerite associada à AR pode causar dor intensa e pode ser difusa ou nodular, anterior ou posterior e necrosante ou não necrosante. A esclerite anterior necrosante com inflamação observada no contexto da AR está associada ao aumento da mortalidade.[45]

Ressalte-se ainda que os olhos podem ser sede de complicações por uso de medicamentos comumente adotados no tratamento da AR. É possível citar os antimaláricos, que podem se depositar na retina e na córnea, e os corticosteroides, que podem provocar o aparecimento de catarata e glaucoma (Figuras 21.13 e 21.14).

Em estudos realizados em 109 pacientes com AR, nos Serviços de Reumatologia e Oftalmologia do Hospital das Clínicas da Universidade Federal de Minas Gerais (UFMG), encontraram-se as alterações relacionadas na Tabela 21.1.

A *síndrome de Felty* é definida como AR (poliartrite crônica) em combinação com esplenomegalia e leucopenia (neutropenia). No entanto, pacientes sem aumento esplênico podem ter características clínicas e imunológicas semelhantes. Essa síndrome ocorre caracteristicamente em pacientes com doença de anos de evolução, com FR em títulos elevados, nódulos e deformidades. Podem apresentar também positividade para outros autoanticorpos, bem como outras MEA, incluindo vasculite e síndrome seca. Alguns pacientes não apresentam sinovite ativa na época em que a síndrome de Felty se desenvolve. Em muitos, verifica-se a presença de úlceras em membros inferiores, hiperpigmentação cutânea e anticorpos antinucleares. O tamanho do baço é variável, podendo surgir esplenomegalia maciça. Do ponto de vista hematológico,

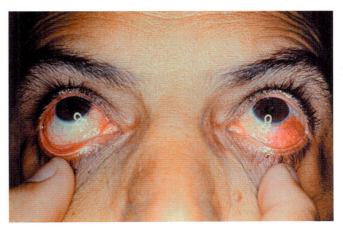

Figura 21.13 Esclerite bilateral em paciente reumatoide apresentando hiperemia ocular localizada à direita no quadrante inferior e à esquerda no aspecto temporal do olho.

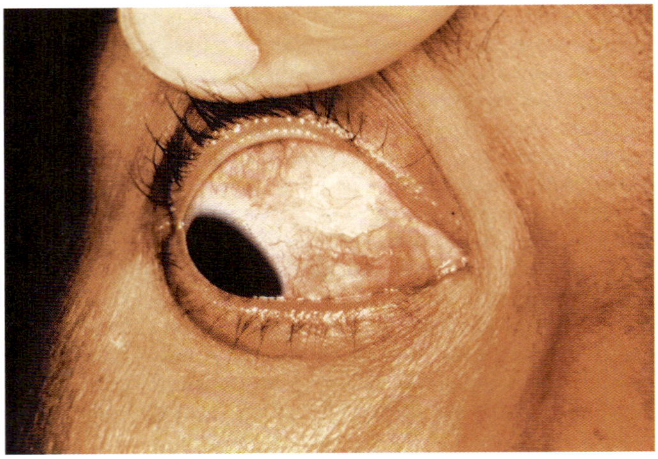

Figura 21.14 Hiperemia ocular difusa em portador de episclerite reumatoide.

aparecem leucopenia, principalmente à custa de granulocitopenia, anemia de intensidade variável e trombocitopenia.[33,34]

Os pacientes com AR apresentam um aumento no risco basal para *infecções* graves em comparação com a população em geral, sendo a presença de MEA um importante preditor da sua ocorrência. Os pacientes com MEA precisam ser amplamente investigados e monitorados quanto à presença de comorbidades, incluindo infecções. Isso é particularmente importante ao se iniciar medicações citotóxicas ou terapia de bloqueio de citocinas.[33]

Doença de Still do adulto

Descrita pela primeira vez em 1971, a doença de Still de início na idade adulta (DSA) é uma doença multissistêmica rara, considerada uma síndrome autoinflamatória complexa (multigênica). A etiologia é desconhecida e o diagnóstico é difícil, por causa da ampla gama de diagnósticos diferenciais. No entanto, um diagnóstico precoce pode melhorar o prognóstico dos pacientes.[46]

O quadro clínico da DSA inclui febre em 60 a 100% dos pacientes, habitualmente acima de 38,5°C, com um padrão cotidiano de 1 a 2 picos diários. As temperaturas mais altas geralmente ocorrem à noite. É comum a febre preceder o aparecimento das outras manifestações. Na Europa, a DSA representa 3 a 20% de febres de origem indeterminada.[46,47] Em 60 a 80% dos pacientes, pode ocorrer um eritema róseo evanescente, por vezes pruriginoso, macular ou maculopapular, que piora com a febre. O eritema é predominantemente encontrado na região proximal dos membros e no tronco.[46] Em geral, os pacientes não desenvolvem nódulos subcutâneos.[31,48]

A dor articular é o sintoma mais comum (70 a 100% dos pacientes). Artralgia e artrite envolvem sobretudo punhos, joelhos e tornozelos.[46] A coluna cervical é mais frequentemente acometida que nas formas iniciais da AR.[31,48] Embora a artrite seja inicialmente leve e transitória, ela pode evoluir para uma poliartrite simétrica erosiva crônica. Dor de garganta pode ser um sintoma inicial da DSA. Ocorre em cerca de 70% dos pacientes antes ou durante o primeiro mês de cada crise da doença. Foi associado a infecção viral, inflamação das articulações cricoaritenoides ou faringite asséptica não exsudativa.[46]

Outras manifestações típicas são mialgia (45%), linfadenopatia (50%), esplenomegalia (40%), hepatomegalia (30%), serosites (15 a 20%) e perda de peso (27%).[46]

Os testes de laboratório refletem a natureza inflamatória sistêmica não específica da doença. Aumentos na velocidade de hemossedimentação (VHS) e no nível de proteína C reativa (PCR) são comuns (90 a 100%). Uma marcante leucocitose neutrofílica (mais de 80% de polimorfonucleares) é encontrada em cerca de 80% dos casos. Como em outras doenças inflamatórias, anemia (50%) e trombocitose (26%) são achados comuns. Na DSA, os níveis séricos de ferritina habitualmente são mais altos do que em várias outras doenças autoimunes, inflamatórias, infecciosas ou neoplásicas. Um nível cinco vezes acima do valor normal é sugestivo de DSA. No entanto, a especificidade desse achado permanece fraca (41 a 46%), uma vez que níveis semelhantes podem ser encontrados durante infecções ou doenças neoplásicas. Sendo assim, a ferritina sérica é de valor limitado no diagnóstico da DSA, mas pode ser útil como marcador da atividade da doença.[46]

É comum (65%) a ocorrência de aumento leve a moderado de transaminases. Os estudos sorológicos para FR, anticorpos anti-CCP e anticorpos antinucleares são habitualmente negativos. Portanto, como nenhum teste clínico ou laboratorial é específico, o diagnóstico da DSA continua sendo de exclusão. Muitos pacientes são submetidos a extensa propedêutica, sobretudo para o diagnóstico diferencial com doenças infecciosas, neoplásicas e autoimunes, que devem ser descartadas antes de se considerar o diagnóstico de DSA.[31,46,48]

Atualmente, a maioria dos estudos sobre DSA inclui pacientes que atendem aos critérios classificatórios de Yamaguchi[49] (Quadro 21.1) e/ou Fautrel[50] (Quadro 21.2).

Tabela 21.1 Estudo das alterações oculares em 109 casos de artrite reumatoide.

Alterações oculares	N° de casos	%
Hipossecreção lacrimal	21	19,3
Ceratite	10	9,2
Esclerite	4	3,7
Episclerite	1	0,9
Uveíte anterior aguda	1	0,9
Sequela de uveíte anterior aguda	1	0,9
Ceratite em faixa	1	0,9

Fonte: Serviços de Reumatologia e Oftalmologia do Hospital das Clínicas da UFMG.

Quadro 21.1 Critérios de classificação de Yamaguchi para doença de Still do adulto.

Critérios maiores
- Febre acima de 39°C por pelo menos 1 semana
- Artralgia ou artrite por pelo menos 2 semanas
- Eritema típico
- Leucocitose acima de 10.000/mm³ com ≥ 80% de polimorfonucleares

Critérios menores
- Dor de garganta
- Aparecimento recente de linfadenomegalia significativa
- Hepatomegalia ou esplenomegalia
- Alteração laboratorial em exames hepáticos
- Fator antinuclear e fator reumatoide negativos

Critérios de exclusão
- Infecções
- Neoplasias (principalmente linfoma)
- Outras doenças reumáticas (principalmente vasculites)

São necessários cinco ou mais critérios, dos quais pelo menos dois devem ser maiores. Fonte: Yamaguchi et al., 1992.[49]

Quadro 21.2 Critérios de classificação de Fautrel para doença de Still do adulto.

Critérios maiores
• Febre em picos ≥ 39°C
• Artralgia
• Eritema transitório
• Faringite
• Polimorfonucleares ≥ 80%
• Ferritina glicosilada ≤ 20%

Critérios menores
• Eritema maculopapular
• Leucócitos ≥ 10.000/mm³

São necessários pelo menos quatro critérios maiores *ou* três critérios maiores mais dois critérios menores. Fonte: Fautrel et al., 2002.[50]

De acordo com a apresentação clínica da doença no diagnóstico, dois fenótipos podem ser observados:

- Acometimento altamente sintomático e febril, que evolui para um padrão sistêmico (mono ou policíclico)
- Acometimento mais indolente com artrite como principal manifestação e pouca sintomatologia sistêmica, que evolui para um padrão articular crônico.[48]

Apesar das complicações potencialmente fatais, como a linfo-histiocitose hemofagocítica, o prognóstico da DSA permanece bom e a taxa de mortalidade permanece muito baixa. A maioria das mortes está relacionada a efeitos colaterais de tratamentos a longo prazo.[46]

O tratamento é feito principalmente com corticosteroides (0,8 a 1 mg/kg/dia de prednisona ou equivalente) e metotrexato. Os casos refratários beneficiam-se de imunobiológicos, como os bloqueadores de TNF-alfa, tocilizumabe e anakinra.[46]

MANIFESTAÇÕES LABORATORIAIS

As alterações laboratoriais na AR carecem de especificidade, mas há habitualmente um conjunto de achados que – adicionados à história clínica, ao exame físico e aos dados de exames de imagem – auxiliam na formulação do diagnóstico.

Pode ser detectada no hemograma uma anemia moderada, normocítica e hipocrômica ou normocrômica, encontrada nas formas mais ativas da doença, e cujo mecanismo envolve a produção de hepicidina pelo fígado, que impede a utilização do ferro medular e dificulta a absorção do ferro pela mucosa intestinal. A concentração sérica do ferro pode estar baixa, enquanto a ferritina pode estar elevada por ser um reagente de fase aguda. É possível encontrar, ainda, leucocitose (correlação com atividade de doença, vasculite, infecção ou uso de corticosteroide), eosinofilia e trombocitose (correlação com atividade de doença e presença de manifestações clínicas extra-articulares).[28]

As provas de atividade inflamatória, embora desprovidas de especificidade, são os marcadores laboratoriais muito utilizados para avaliar a atividade da doença e a resposta terapêutica. As mais usadas são a velocidade de hemossedimentação (VHS) e a proteína C reativa (PCR). É importante lembrar que a PCR e a VHS variam também com a idade e o sexo, na presença de infecção, e a VHS pode sofrer a influência dos níveis de hemoglobina, gravidez e hipoalbuminemia.[2]

A pesquisa dos autoanticorpos no soro de pacientes com AR constitui instrumento de auxílio diagnóstico, entre eles o FR e o anti-CCP. O FR encontra-se positivo em 70 a 80% dos pacientes com AR e é constituído por autoanticorpos de diferentes classes de imunoglobulinas (IgM, IgG e IgA) dirigidos contra determinantes antigênicos do fragmento Fc das IgG. O método de pesquisa mais utilizado atualmente é a nefelometria. Individualmente, sua utilidade como teste diagnóstico é limitada, já que 30 a 50% dos pacientes, no início do quadro, podem ser soronegativos para esse autoanticorpo. Também é encontrado em cerca de 70% dos pacientes com síndrome de Sjögren; 20 a 30% dos pacientes com lúpus eritematoso sistêmico (LES); em pacientes com várias doenças infecciosas crônicas e infestações, como síndrome da imunodeficiência adquirida (AIDS), doença de Chagas, esquistossomose, endocardite bacteriana, leishmaniose, tuberculose, sífilis, hanseníase, hepatite crônica, sarcoidose; em outras doenças do tecido conjuntivo; e em 5 a 10% de pessoas saudáveis, sobretudo em idosos. Assim, a negatividade do FR não exclui o diagnóstico de AR, e sua positividade deve ser cuidadosamente interpretada de acordo com os achados clínicos. Níveis mais elevados associam-se a doença agressiva, presença de nódulos reumatoides e manifestações extra-articulares.[2,28]

Os anticorpos mais específicos para AR são os ACPA. Têm sensibilidade semelhante e especificidade superior à do FR. Os testes sorológicos para detecção desses anticorpos foram otimizados mediante o uso de peptídios citrulinados cíclicos (CCP) detectados pelo ensaio imunossorvente ligado à enzima (ELISA). Esses anticorpos podem ser detectados em aproximadamente 70 a 80% dos soros de pessoas com AR com especificidade de 90 a 98%. Raramente são detectados em outras doenças, embora já tenham sido descritos, em geral, em baixos títulos, em outras doenças reumáticas e até em quadros infecciosos. Podem aparecer precocemente durante a evolução da doença, sendo sua detecção útil no diagnóstico em fases iniciais da enfermidade, especialmente naqueles casos em que há dúvida diagnóstica e o FR é negativo. Existe evidência de que a presença de anticorpos anti-CCP tem correlação com evolução mais grave da AR, de modo que eles podem ser usados como indicadores de progressão e prognóstico.[51]

Outros exames sorológicos podem ser importantes para o diagnóstico diferencial. O estudo dos anticorpos antinucleares reveste-se de importância limitada, sendo mais utilizado como teste de exclusão diagnóstica (no caso de diagnóstico diferencial com LES), embora possa ser positivo em 30 a 40% dos pacientes com AR, em títulos habitualmente mais baixos. A presença desses anticorpos no paciente com AR não apresenta valor prognóstico, e os casos que se associam à síndrome de Sjögren cursam, com maior frequência, com positividade para os anticorpos antinucleares, e com a presença dos típicos marcadores imunológicos da síndrome: anti-SSA e anti-SSB.[28]

O derrame articular que pode ocorrer como manifestação de artrite corresponde ao filtrado de plasma, portanto, um exsudato rico em proteínas. O líquido articular pode ser retirado para análise por meio da artrocentese e pode ser útil para excluir diagnósticos como gota e infecção. Devem sempre ser solicitados: análise qualitativa e quantitativa (inclui a pesquisa de cristais), bioquímica, Gram e cultura. No líquido sinovial normal, as referências são: 0 a 200 células/mm³, 20% ou menos de polimorfonucleares (PMN), 80% de mononucleares, 1 a 3 g/dℓ de proteínas, glicose semelhante ao plasma (60 a 99 mg/dℓ), 232 a 430 U/ℓ de desidrogenase láctica (LDH) e ausência de cristais e bactérias. A análise do líquido sinovial na AR pode revelar redução de sua viscosidade, aspecto turvo e leucocitose em níveis inflamatórios, normalmente de 2 a 30 mil células/mm³, embora casos acima de 50 mil/mm³ não sejam raros, ocorrendo às custas de neutrofilia e/ou monocitose. A concentração de proteína pode estar elevada e a glicose, diminuída (40 mg/dℓ de diferença para o plasma).

EXAMES DE IMAGEM

Lesões estruturais decorrentes do processo inflamatório articular da AR podem ocorrer precocemente na doença, e seu acúmulo ao longo do tempo traduz-se clinicamente por incapacidade funcional. À radiografia convencional soma-se hoje a contribuição de outros métodos de imagem, como a ultrassonografia (US) e a ressonância magnética (RM).

A utilização correta dos métodos propedêuticos de imagem contribui para o diagnóstico, a identificação de dano estrutural, a avaliação prognóstica e o monitoramento do tratamento. O ideal é que cada mão e cada pé seja radiografado individualmente em posição posteroanterior, e que o feixe de raios X esteja posicionado na terceira MCF e terceira MTF, com os dedos estendidos (sem causar desconforto) e em repouso ao longo da superfície do aparelho. Alterações à radiografia convencional na AR repetem as características clínicas do acometimento simétrico das articulações sinoviais, embora possam, às vezes, acontecer em pacientes com LES e em síndromes de sobreposição. As modificações estruturais nas pequenas articulações das mãos e dos pés são as mais precoces e mais frequentes entre as do esqueleto apendicular (Figura 21.15) e constituem boa indicação de lesão articular em geral.[52] No esqueleto axial, o acometimento cervical (atlas-áxis) é o mais frequente, e a coluna toracolombar e as articulações sacroilíacas raramente são atingidas.

Na prática clínica, indica-se a realização de radiografias de mãos/punhos e antepés como avaliação básica e, depois do diagnóstico, 12 meses seria o período recomendado para o acompanhamento radiográfico. Entre as manifestações radiográficas na AR, citam-se:

- Simetria: constitui importante critério diagnóstico
- Osteopenia: alteração característica e precoce. No início, é periarticular e, com a evolução, torna-se mais difusa
- Aumento de partes moles: traduz acometimento periarticular ou efusões intra-articulares. É uma alteração precoce
- Redução do espaço articular: deve-se à destruição progressiva da cartilagem articular
- Erosões ósseas: indicam destruição da cartilagem articular e ocorrem em casos mais avançados da doença
- Cistos ósseos: são representados por áreas translúcidas subcondrais e devem-se à invasão da cartilagem e do osso pelo *pannus* reumatoide
- Deformidades e instabilidades: relacionam-se com as lesões tendíneas, como frouxidão e rupturas, e, às vezes, têm relação direta com destruição cartilaginosa ou óssea, como a protrusão acetabular.

Para relatar o acometimento radiológico, principalmente nos ensaios clínicos em AR, são utilizados escores de avaliação que levam em consideração alterações no espaço articular e a presença de erosões ósseas.[53] Para radiografias convencionais, os sistemas mais utilizados são o de Sharp e o de Larsen, com suas muitas modificações. O método de Sharp modificado por van der Heijde (SvH) detalha, em cada mão, 16 áreas para escores para erosão e 15 áreas para estreitamento articular e, nos pés, 6 áreas para erosão e 6 áreas para estreitamento articular. A soma total do escore de SvH perfaz 448 pontos, sendo 280 nas mãos e 168 nos pés. A progressão radiográfica nos ensaios clínicos é avaliada em intervalos não menores do que 6 meses e pode ser considerada presente quando há aumento de 0,5 ponto ou até mesmo qualquer aumento na pontuação basal. O sistema de Larsen é mais global, pode também ser aplicado para grandes articulações e baseia-se principalmente na presença de erosão óssea. Os dois escores são validados, factíveis e reprodutíveis, sendo que o escore de Sharp modificado é mais sensível do que o de Larsen.

A US é um método não invasivo e de custo acessível, capaz de detectar sinovite, acúmulo de fluido articular e erosão óssea na AR. Os transdutores de US de alta frequência permitem a avaliação de articulações pequenas e podem ser usados para visualizar outras estruturas, como cartilagem, superfície óssea, bainhas tendíneas e proliferação sinovial. Contudo, o diagnóstico por US não fornece informações úteis sobre o acometimento intraósseo (edema ósseo). A utilização do Doppler colorido permite avaliar a vascularização sinovial, cujos achados podem ser muito úteis no monitoramento terapêutico, visto que há hiperfluxo durante fase ativa da doença.[54] Existem sistemas de escores de avaliação ultrassonográfica propostos para relatar o acometimento articular da AR, mas seu uso ainda não está estabelecido na prática clínica diária.

A capacidade da RM para fornecer informações adicionais e mais sensíveis que o exame clínico ou a radiografia convencional é bem estabelecida, sendo mais sensível que a radiografia simples para identificar erosões cartilaginosas e ósseas.[55,56] Com a RM, também é possível identificar e estimar o volume de tecido sinovial hipertrofiado, que, por sua vez, correlaciona-se com o desenvolvimento futuro de dano cartilaginoso e erosões ósseas. Em pacientes com artrite inflamatória indiferenciada, os achados de sinovite, tenossinovite de flexores e erosão ou edema ósseos estão relacionados com maior risco de evolução para AR.

O edema ósseo, definido como lesão trabecular sem margens definidas e caracterizado por hiperintensidade de sinal em T2 e realce pelo contraste, representa infiltração inflamatória na medula óssea e, diferentemente das erosões, é um achado inicial na AR e que pode ser reversível quando abordado de maneira adequada e precoce.[57]

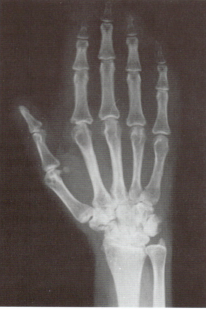

Figura 21.15 Radiografia de mão reumatoide em incidência posteroanterior (PA) em que se observam: osteopenia periarticular; redução dos espaços articulares das articulações interfalângicas proximais, das metacarpofalângicas, dos ossos do carpo e da articulação radiocarpal; erosão periarticular na segunda articulação metacarpofalângica, cistos ósseos na primeira, segunda e quarta articulações metacarpofalângicas.

Na RM, a sinovite é definida pelo espessamento sinovial com realce pelo meio de contraste e espessura > 1 mm, e a erosão óssea como uma lesão justarticular de margens regulares e visível em dois planos, com ruptura da cortical vista pelo menos em um plano.[58]

Preconiza-se a realização da RM em um lado somente, uma vez que isso reduz tempo, custo e desconforto para o paciente. O estudo do lado mais acometido é rotineiramente usado, e as áreas de interesse são punho e articulações MCF e IFP.[59] O uso do contraste intravenoso (gadolínio) é necessário para estimar o grau de inflamação sinovial e para auxiliar na diferenciação entre o aumento da sinóvia e o edema dos tecidos ao redor da articulação. Sistemas de pontuação também são utilizados em RM na AR. Sinovite, edema ósseo e erosão foram definidos pela força-tarefa Outcome MEAures in Rheumatoid Arthritis Clinical Trials (OMERACT), e um sistema de pontuação chamado Rheumatoid Arthritis Magnetic Resonance Image Scoring (RAMRIS) foi validado para uso longitudinal em AR, permitindo, inclusive, monitorar resposta terapêutica.[60] A Figura 21.16 ilustra os achados de uma RM do punho em um paciente com AR.

DIAGNÓSTICO

O diagnóstico da AR é basicamente clínico, não existindo exame complementar, seja laboratorial, de imagem ou histopatológico, que isoladamente possa confirmá-lo ou descartá-lo. O diagnóstico é estabelecido considerando-se as manifestações clínicas e os exames complementares. Quando a AR se apresenta em sua forma bem definida, com todos os achados típicos, o reconhecimento é facilitado. Contudo, na fase inicial da doença, o diagnóstico pode ser difícil, já que as alterações sorológicas e radiográficas características muitas vezes estão ausentes.[2] O paciente típico apresenta-se com uma poliartrite de início recente, rigidez matinal e testes laboratoriais alterados, como elevação da PCR e VHS. Infelizmente, essa apresentação não é específica para AR. Outras causas de artrite devem ser consideradas, como artrite reativa, osteoartrite, artrite psoriásica, artrite infecciosa (viral ou bacteriana, e doença de Lyme dependendo da região geográfica), ou outras condições autoimunes, como doenças do tecido conjuntivo, se estiverem presentes sinais ou sintomas adicionais sugestivos (p. ex., erupção cutânea, úlceras orais, alopecia, fenômeno de Raynaud, sintomas secos, anticorpos antinucleares, enzimas musculares elevadas). Na verdade, para muitos pacientes, nenhum diagnóstico específico pode ser feito logo na apresentação, situação que deve ser considerada como de artrite indiferenciada. Realizar tal diagnóstico preliminar, embora deixando em aberto a evolução futura para um diagnóstico distinto, é importante, porque o tratamento com medicamentos modificadores do curso da doença está indicado para qualquer tipo de artrite inflamatória crônica.[61]

Com propósitos de classificação, em 1987, o American College of Rheumatology (ACR) elaborou critérios para a AR. Um paciente é considerado reumatoide se apresentar pelo menos quatro dos sete critérios (Tabela 21.2).[62] Os critérios de 1 a 4 devem estar presentes por um período mínimo de 6 semanas, e pacientes com 3 ou 2 critérios clínicos não são excluídos (AR possível ou provável). Em virtude da natureza da coorte originalmente utilizada para o desenvolvimento desses critérios, sabe-se que seu melhor desempenho é observado em pacientes com doença de longa evolução, ou seja, na AR estabelecida. Nesse cenário, sua sensibilidade varia de 91 a 94% e a especificidade é cerca de 85%. No entanto, esses critérios incluem características menos frequentes na AR de início recente, como alterações radiográficas e nódulos, sendo considerados menos adequados para a identificação de indivíduos com AR inicial (sensibilidade de 40 a 90% e especificidade de 59 a 90%).[2]

Tendo em vista a menor sensibilidade para a doença precoce e a descoberta dos novos anticorpos anti-CCP, o ACR e a European League Against Rheumatism (EULAR), em 2010, desenvolveram em conjunto novos critérios de classificação (Tabela 21.3) com o objetivo de aumentar, principalmente, a sensibilidade do diagnóstico em fases mais precoces da doença. Os critérios propostos baseiam-se em um sistema de pontuação por um escore de soma direta. Pontuação ≥ 6 é necessária para a classificação definitiva da enfermidade de um paciente como AR. Somente devem ser avaliados pelos critérios de 2010 os indivíduos que apresentem pelo menos uma articulação com sinovite clínica definida (edema) que não seja mais bem explicada por outra doença. Os critérios podem ser preenchidos de modo prospectivo ou retrospectivo, se houver registro adequado. Se o paciente apresentar uma história compatível com AR, mesmo que não documentada, e erosões radiográficas típicas, pode-se proceder diretamente à classificação como AR, independentemente do preenchimento dos critérios.[2,63]

O domínio do acometimento articular refere-se a qualquer articulação dolorosa ou inchada (excluindo interfalângicas distais do pé ou mão, primeira metatarsofalângica e primeira

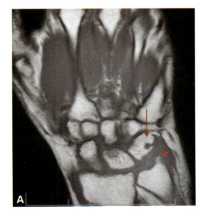
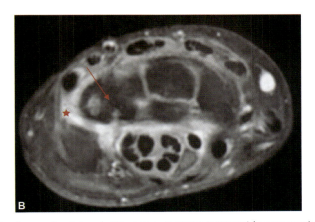

Figura 21.16 Imagem de ressonância magnética em paciente do sexo feminino de 54 anos com artrite reumatoide e acometimento de punho: imagem axial (**A**) e coronal (**B**) ponderada em T1 com supressão de gordura sem contraste mostra a erosão no osso piramidal. Sinovite é vista em punho (setas e ponto).

Tabela 21.2 Critérios do American College of Rheumatology para classificação da artrite reumatoide.

Critério	Definição
Rigidez matinal	Deve ter duração mínima de 60 min até a melhora máxima
Artrite de três ou mais áreas articulares	Pelo menos três articulações diferentes acometidas simultaneamente, com edema ou efusão vistos por médico
Artrite de articulações das mãos	Pelo menos uma articulação edemaciada, em punhos, MCF ou IFP
Artrite simétrica	Envolvimento bilateral simultâneo (acometimento das articulações IFP, MCF e MTF é aceitável sem simetria absoluta)
Nódulos reumatoides	Nódulos subcutâneos sobre proeminências ósseas ou superfícies extensoras ou em regiões justarticulares, observados por médico
Fator reumatoide	Demonstração do fator reumatoide por qualquer método que seja positivo em menos de 5% dos controles normais
Alterações radiográficas	Alterações típicas, vistas em radiografia em incidência PA de mãos e punhos e que incluem osteopenia periarticular e erosões ósseas

Obs.: são necessários pelo menos quatro critérios. Os critérios de 1 a 4 devem estar presentes por um período mínimo de 6 semanas. Fonte: Arnett et al., 1988.[62]
IFP: interfalângicas proximais; MCF: metacarpofalângicas; MTF: metatarsofalângicas; PA: posteroanterior.

Tabela 21.3 Critérios ACR/EULAR para classificação de artrite reumatoide.

Domínios	Pontos
Acometimento articular	
1 grande articulação	0
2 a 10 articulações grandes	1
1 a 3 articulações pequenas (grandes não contadas)	2
4 a 10 articulações pequenas (grandes não contadas)	3
> 10 articulações, pelo menos 1 pequena	5
Sorologia	
FR e ACPA negativos	0
FR e/ou ACPA em títulos baixos (≤ 3 vezes o limite superior da normalidade)	2
FR e/ou ACPA em títulos altos (> 3 vezes o limite superior da normalidade)	3
Duração da sinovite	
< 6 semanas	0
≥ 6 semanas	1
Provas de atividade inflamatória	
VHS e PCR normais	0
VHS e/ou PCR elevados	1

Obs.: pontuação ≥ 6 e necessária para a classificação definitiva da enfermidade de um paciente como AR. Fonte: Aletaha et al., 2010.[63]
ACR: American College of Rheumatology; EULAR: European League Against Rheumatism; FR: fator reumatoide; ACPA: anticorpos antiproteínas e peptídeos citrulinados; VHS: velocidade de hemossedimentação; PCR: proteína C reativa.

carpometacarpal). Evidência adicional obtida por exames de imagem, como US e RM, pode ser utilizada para confirmação dos achados clínicos. Consideram-se como pequenas articulações, para fins de classificação, as MCF, IFP, MTF (da segunda até a quinta), primeira interfalângica e punhos; e como grandes articulações, ombros, cotovelos, coxofemorais, joelhos e tornozelos. Articulações adicionais (temporomandibular, esternoclavicular, acromioclavicular) podem ser contadas na avaliação de "mais de 10 articulações", desde que ao menos 1 pequena articulação esteja acometida.[63] Características adicionais presentes nos critérios são marcadores sorológicos (RF e ACPA), longa duração dos sintomas e marcadores laboratoriais de inflamação sistêmica.

Não há recomendação para que se substituam os critérios de 1987 pelos de 2010, podendo ambos ser utilizados ou um dos dois para fins de classificação. É importante ressaltar que nenhum dos critérios é diagnóstico, mas, sim, classificatório, tendo sido desenvolvidos basicamente com a finalidade de definir populações homogêneas para inclusão em estudos clínicos. O diagnóstico da AR é complexo e inclui diversos aspectos que dificilmente poderiam ser resumidos na forma de escores. Eventualmente, esses critérios formais podem servir como guias para o estabelecimento do diagnóstico clínico.[2,63] Considerando que o diagnóstico tem o objetivo final de ser correto ao nível do paciente individual, a classificação visa a maximizar populações homogêneas para fins de estudo, mas pode ser usada para apoiar o diagnóstico.[61]

DIAGNÓSTICO DIFERENCIAL

Antes de se concluir por um diagnóstico de AR, deve-se excluir uma ampla gama de doenças que podem simular a enfermidade, por também cursarem com artrite. Entre as mais comuns, deve-se afastar a possibilidade de outras doenças difusas do tecido conjuntivo, o reumatismo palindrômico, as espondiloartrites, as artrites microcristalinas, a artrite séptica, a artrite por infecção viral, a osteoartrite e a polimialgia reumática.

Entre as moléstias do tecido conjuntivo, o *lúpus eritematoso sistêmico* (LES) é a doença que mais mimetiza AR, em especial nas suas formas evolutivas iniciais. O acometimento articular e periarticular no LES pode levar a deformidades semelhantes às observadas na AR, mas a radiologia das articulações envolvidas não mostra as erosões vistas na AR. O médico assistente deve ter sempre em mente as outras manifestações clínicas e sorológicas do LES quando estiver diante de um paciente com poliartrite crônica.[28]

O *reumatismo palindrômico* é uma enfermidade caracterizada por artrite de uma ou várias articulações acometidas de modo sequencial, em um espaço de algumas horas a vários dias, com período livre de sintomatologia, variando de alguns dias a vários meses. O termo palindrômico faz referência a este padrão episódico e recorrente de evolução clínica. Muitos pacientes apresentam a mesma predisposição genética que aqueles com AR típica e têm anticorpos anti-CCP positivos. Entretanto, somente a minoria (cerca de 30%) evolui para um quadro de AR ou outra doença definida.[32] O envolvimento das articulações IFP e punhos, sexo feminino e idade avançada conferem maior probabilidade de evolução para AR. As articulações mais comumente afetadas são as IFP, punhos e joelhos; no entanto, outras articulações geralmente estão também acometidas. Apesar da ocorrência de ataques frequentes, a artrite do reumatismo palindrômico caracteristicamente não é deformante. Critérios diagnósticos foram propostos por Hannonen et al.[64], que exigem o seguinte:

- Ataques recorrentes de mono ou poliartrite de início súbito ou de inflamação do tecido periarticular, com duração de algumas horas a 1 semana
- Verificação por um médico de pelo menos um ataque

- Ataques subsequentes em pelo menos três articulações diferentes
- Exclusão de outras formas de artrite.

O diagnóstico pode ser particularmente desafiador porque os sinais de inflamação articular ou periaricular podem ter diminuído completamente no momento da visita. Portanto, um alto nível de suspeita clínica é necessário para fazer um diagnóstico oportuno. Além disso, muitas outras doenças que causam artrite crônica, incluindo condições inflamatórias e infecciosas, podem mimetizar o reumatismo palindrômico.[65]

Nas *espondiloartrites*, é comum o acometimento das articulações sacroilíacas e da coluna lombar, diferindo-as da AR, que raramente acomete essas articulações e, quando o faz, é de maneira mais discreta e tardia. Outras manifestações mais típicas das espondiloartrites são o envolvimento articular assimétrico, a preferência por grandes articulações e a presença de entesites. Na artrite reativa, joelhos, tornozelos e articulações MTF são mais frequentemente acometidos, sendo que as articulações de mãos e punhos são mais raramente afetadas. Pode ser também difícil a diferenciação entre a artrite psoriásica e a AR, mas alguns aspectos, além das típicas lesões de pele e unhas, como o acometimento de IFD e sacroilíacas, a presença de entesites e lesões de osteoproliferação, são mais característicos da artrite psoriásica, auxiliando no diagnóstico.[28,66]

Episódios recorrentes autolimitados de inchaço agudo das articulações sugerem *artropatia por cristais*. Das artrites microcristalinas, a condrocalcinose articular difusa é a que mais simula AR, principalmente em pacientes mais idosos. A presença de calcificações articulares nas radiografias, de focos de calcificação na cartilagem articular à ultrassonografia e de cristais de pirofosfato de cálcio no líquido sinovial auxilia no diagnóstico diferencial.[28]

Nas *artrites sépticas*, a natureza habitualmente mono ou oligoarticular e a presença de acometimento sistêmico mais exuberante auxiliam o diagnóstico, assim como as alterações do líquido sinovial. Deve-se, contudo, ressaltar que não é infrequente quadro de artrite séptica sobreposto em articulações de pacientes reumatoides. Assim, em um paciente reumatoide que apresenta monoartrite persistente, com as demais articulações sem sinais de atividade, deve-se suspeitar de infecção articular.[31]

As *infecções virais*, sobretudo a rubéola, a parvovirose e as hepatites B e C, podem causar poliartrite aguda com duração variável de dias a meses. Estas infecções podem ainda cursar com positividade para FR e anticorpos antinucleares, geralmente em títulos baixos. Os reagentes de fase aguda, como proteína C reativa e hemossedimentação, podem encontrar-se alterados, embora por curtos períodos. As infecções virais podem ser diferenciadas da AR pela história clínica e pela presença de *rash* cutâneo, de anticorpos antivirais IgM e pelo curso tipicamente autolimitado.[30]

Quando ocorre em sua forma poliarticular, a *osteoartrite* constitui importante diagnóstico diferencial com a AR, mas, nesses casos, a localização do envolvimento articular não é o habitualmente visto na AR. São mais frequentemente acometidas na osteoartrite as articulações IFD, trapeziometacarpais, coluna lombar, coluna cervical e coxofemorais, além dos joelhos. Outro aspecto clínico que pode diferenciar as duas enfermidades é o acometimento das MCF e dos punhos, que são muito raramente envolvidos na osteoartrite, exceto nos casos associados à hemocromatose.[28]

A *polimialgia reumática* ocorre em pacientes mais idosos e caracteriza-se por dor e rigidez em cintura escapular, cintura pélvica e coluna cervical, podendo ou não haver acometimento de articulações periféricas, mais frequentemente de grandes articulações. A hemossedimentação encontra-se elevada em altos níveis e a positividade do FR ocorre em uma menor proporção dos casos. Em geral, há boa resposta à terapia com corticosteroides. A AR do idoso pode se iniciar com sintomas semelhantes, dificultando, por vezes, este diagnóstico diferencial.[28]

A síndrome sinovite simétrica seronegativa correta com síndrome de picada (RS$_3$PE, *remitting seronegative symmetric synovitis with pitting edema*) assemelha-se à AR soronegativa do idoso. O início é geralmente abrupto e grave. Ao exame físico, há importante edema das mãos e, por vezes, dos pés, sendo esse edema depressível. Geralmente, há boa resposta a doses baixas de corticosteroides, e a doença tem um curso autolimitado na maioria das vezes. Entretanto, alguns pacientes com RS$_3$PE apresentam, na verdade, uma condição paraneoplásica associada a tumores sólidos e doenças hematológicas.[67]

A presença de dores difusas articulares e extra-articulares, com numerosos pontos dolorosos sensíveis (*tender points*), pontos de gatilho miofascial (*trigger points*) e sintomas somáticos sugere o diagnóstico *fibromialgia*, que pode coexistir com a AR.[68]

Várias outras enfermidades, embora menos frequentes, incluem-se no diagnóstico diferencial da AR. Citam-se as doenças da tireoide, a endocardite bacteriana, a hemocromatose, as hemoglobinopatias, a hemofilia, as hiperproteinemias, a doença de Parkinson, as vasculites necrosantes, a febre reumática, a sarcoidose e as doenças dos tecidos moles periarticulares. A Tabela 21.4 resume em grupos as principais doenças que fazem diagnóstico diferencial com a artrite reumatoide.[2,29]

EVOLUÇÃO, PROGNÓSTICO E AVALIAÇÃO DA ATIVIDADE DA DOENÇA

A AR é uma enfermidade que apresenta expressão clínica variada. Essas variações ocorrem, por exemplo, em relação ao número de articulações envolvidas, bem como ao padrão desse envolvimento. Alguns pacientes podem apresentar acometimento predominante de pequenas articulações de mãos, punhos e pés; em outros, as grandes articulações são mais afetadas. Há pacientes em que a enfermidade predomina apenas em algumas articulações; em outros, praticamente todas são envolvidas. Finalmente, em alguns pacientes, a presença de manifestações viscerais é muito importante, enquanto outros

Tabela 21.4 Diagnóstico diferencial da artrite reumatoide.

Grupos de doenças	Doenças
Infecções	Virais (dengue, HIV, parvovírus, citomegalovírus, hepatite), bacterianas (*N. gonorrhoeae*, *S. aureus*), micobacterianas e fúngicas
Espondiloartrites	Artrites reativas, espondilite anquilosante, artrite psoriásica, artrites enteropáticas
Doenças difusas do tecido conjuntivo	Lúpus eritematoso sistêmico, polimiosite e dermatomiosite, esclerose sistêmica, síndrome de Sjögren, doença de Behçet, polimialgia reumática, vasculites sistêmicas
Artrites microcristalinas	Gota, doença por depósito de pirofosfato de cálcio
Neoplasias	Metástases, linfomas, síndromes paraneoplásicas
Outras	Doenças da tireoide, osteoartrite, hemocromatose, amiloidose, sarcoidose

HIV: vírus da imunodeficiência humana.
Adaptada de Mota et al., 2011[2] e Scott et al., 2010.[29]

podem não apresentar qualquer manifestação extra-articular. Há também padrões muito variáveis do curso clínico evolutivo. Mesmo em um paciente individual, essas mudanças acontecem e, na maioria deles, a moléstia evolui com atividade flutuante por períodos que variam de semanas a meses. Em outras palavras, a doença apresenta fases de aumento e de redução dos sintomas articulares.[69]

Em cerca de 10% das ocasiões, o paciente apresenta curso clínico persistente e, se não for submetido à terapia incisiva, poderá evoluir rapidamente para um quadro de extrema incapacitação. O Quadro 21.3 mostra os fatores de mau prognóstico durante o curso clínico da AR.[6]

Consideram-se características que se associam a melhor prognóstico e, portanto, com maior probabilidade de alcançar a remissão com a utilização de medicamento modificador do curso da doença (MMCD):[30,70]

- Doença com pequena atividade nos primeiros meses de evolução
- Menor incapacidade inicial
- Baixos níveis de reagentes de fase aguda
- Ausência de FR e de ACPA
- Pouco ou nenhum dano articular ao estudo radiográfico inicial
- Tratamento precoce com uso de MMCD.

A avaliação sistemática da atividade da doença e do dano articular facilita a avaliação da progressão da AR e da resposta ao tratamento. Os seguintes parâmetros podem ser empregados na avaliação e no acompanhamento dos pacientes, sendo inclusive úteis nas tomadas de decisões terapêuticas:[71,72]

- Dados subjetivos (sintomas de atividade da doença):
  - Presença e duração da rigidez matinal e da fadiga
  - Grau de dor articular relatada pelo paciente (pode ser avaliada por uma escala visual analógica [EVA])
- Exame físico (evidências objetivas de atividade da doença):
  - Número de articulações edemaciadas
  - Número de articulações dolorosas
  - Presença de manifestações viscerais: nódulos subcutâneos, episclerite, neuropatia sensorial, serosite, vasculite, síndrome de Felty, neuropatia motora, doença intersticial pulmonar
- Laboratório (evidências objetivas de atividade da doença ou presença de comorbidades e toxicidade por medicações):
  - VHS e PCR

Quadro 21.3 Fatores de mau prognóstico na evolução da artrite reumatoide.

Variáveis demográficas
• Sexo feminino
• Tabagismo
• Início da doença em idade precoce
• Baixo nível socioeconômico e de educação formal

Variáveis relacionadas com a doença
• Demora no diagnóstico e atraso no início do tratamento
• Níveis de atividade da doença: acometimento de mais de 20 articulações, VHS e/ou PCR persistentemente elevadas, ICAD elevados
• Presença de fadiga e perda rápida da capacidade funcional
• Proliferação sinovial de início rápido
• Presença de manifestações extra-articulares
• Alterações radiográficas ósseas precoces
• Fator reumatoide e anti-CCP em títulos altos
• Fatores genéticos: epítopo compartilhado

VHS: velocidade de hemossedimentação; PCR: proteína C reativa; ICAD: índices compostos da atividade de doença; anti-CCP: anticorpos antipeptídios cíclicos citrulinados.

- Hemograma (anemia na ausência de perda crônica ou hematúria, leucocitose e trombocitose são sinais de doença ativa)
  - Testes de funções hepática e renal
  - Análise do líquido sinovial (leucocitose acentuada e viscosidade alta são características do líquido inflamatório)
- Avaliação do estado funcional e da qualidade de vida (questionários padronizados):
  - Avaliação global, realizada pelo paciente e pelo médico, da atividade da doença (avaliada por EVA)
  - Grau de capacidade e de limitação funcional (Health Assessement Questionnaire [HAQ])
  - Índices de qualidade de vida (como o *short form* 36 [SF36])
- Imagem:
  - Radiografias de articulações acometidas (mãos, pés, outras)
  - US e RM articular em casos selecionados.

Para descrição mais detalhada da capacidade funcional na AR, o instrumento mais utilizado é o Health Assessment Questionnaire (HAQ)[73], que avalia a capacidade e o grau de dificuldade para a realização em oito componentes das atividades diárias pelo indivíduo divididos em quatro domínios e cujo valor pode variar de 0 a 3. Maiores valores têm pior significado funcional e estudos têm demonstrado que valores de progressão radiográfica se relacionam com piora do valor do HAQ.[74]

As variações da atividade da AR podem refletir o ritmo endógeno do próprio paciente, mas também são marcadas pela intervenção terapêutica pessoal do médico. Os danos estruturais secundários à enfermidade são cumulativos e irreversíveis. Em estágios avançados da moléstia, o paciente pode, a despeito de baixa atividade da doença inflamatória, apresentar-se muito sintomático como resultado das alterações degenerativas desenvolvidas ao longo dos anos.

Destaca-se a importância da avaliação rotineira das articulações no cuidado dos pacientes com AR, o que tem sido enfatizado em diversos estudos.[75,76] Além disso, como visto, ambos os critérios diagnósticos, ACR 1987 e ACR/EULAR 2010, envolvem a contagem cuidadosa das articulações quanto à presença de dor e edema. O número das articulações acometidas é também empregado no cálculo dos escores de atividade de doença, como o DAS28, o *Clinical Disease Activity Index* (CDAI) e o *Simplified Disease Activity Index* (SDAI).

Na AR, a atividade inflamatória não pode ser medida usando-se uma variável única.[77,78] Por essa razão, foram desenvolvidos e validados os índices compostos de atividade de doença (ICAD), como o *Disease Activity Score* (DAS) e o DAS28, seu derivado[79], que empregam mais de um dos parâmetros descritos.[69,77]

O escore DAS28 foi extensivamente validado e tem tido grande aplicação tanto em estudos clínicos de AR quanto no monitoramento de pacientes individualmente. No cálculo do DAS28, emprega-se a contagem de apenas 28 articulações (lados direito e esquerdo: ombros, cotovelos, punhos, MCF, IFP de mãos e joelhos) quanto à presença de dor e edema, a VHS e, de forma opcional, a avaliação da saúde geral pelo paciente por meio de uma EVA, cujos valores vão de 0 a 100. Considera-se dolorosa uma articulação que apresente qualquer grau de desconforto, desde leve a intenso, quando avaliada pela digitopressão de sua interlinha ou por sua mobilização passiva. O edema constitui-se na observação do aumento de volume articular, independentemente de parecer ao observador uma sinovite residual sem atividade inflamatória ativa. Não será considerado achado positivo quando for secundário a deformidade ou osteoartrite. Articulações que já sofreram procedimentos cirúrgicos (sinovectomia, artrodese, artroplastia) normalmente não são consideradas na contagem articular para o cálculo dos índices.[77-79]

Dois outros índices, SDAI e o CDAI, utilizam a contagem articular simplificada de 28 articulações e são também de grande utilidade para avaliação de atividade da AR na prática diária.[80] Na Tabela 21.5, estão listados os componentes dos índices CDAI e SDAI.

Um dos aspectos mais importantes dos escores de atividade da doença é a sua capacidade de discriminar estados de atividade leve e alta.[77,78] De acordo com seu valor, o nível de atividade pode ser interpretado, para os diferentes escores de atividade, da maneira mostrada na Tabela 21.6.

Os valores de CDAI variam de 0 a 76; os do SDAI, de 0,1 a 86, e os do DAS28, de 0,49 a 9,07. Para o DAS28, uma mudança de 1,2 em um paciente individual é considerada uma mudança significativa. Existe uma boa correlação entre os ICAD e qualquer um deles pode ser utilizado isoladamente.[77,78,80]

É importante salientar que os índices de atividade podem embasar as tomadas de decisões clínicas, mas não devem substituir a anamnese e o exame cuidadosos dos pacientes. O monitoramento sistemático da atividade inflamatória serve a vários objetivos na prática clínica: reconhecer se o tratamento escolhido é realmente necessário e se está sendo efetivo, avaliar se a inflamação permanece sob controle e ajustar a dose das medicações empregadas.[77,78]

A remissão da doença é alcançada quando sua atividade encontra-se ausente. Para se definir remissão clínica, de modo a se entender melhor a história natural da AR e os efeitos do tratamento, o ACR propôs os seguintes critérios:[81]

- Rigidez matinal inferior a 15 min
- Ausência de fadiga
- Ausência de dor articular

- Ausência de dor à mobilização articular
- Ausência de edema articular e das bainhas tendíneas
- VHS < 30 mm/h (mulheres) ou 20 mm/h (homens).

A doença é considerada em remissão quando o paciente apresentar pelo menos cinco desses seis critérios, com duração mínima de 2 meses consecutivos. Não deve também apresentar manifestações clínicas de vasculite ativa, serosite, miosite, febre e emagrecimento recente e inexplicável.

Em 2011, o ACR e a EULAR publicaram novos critérios de remissão com o objetivo de uniformizar os relatos de resultados de estudos clínicos.[82] Um paciente com AR é considerado em remissão quando tiver SDAI ≤ 3,3 ou quando apresentar, simultaneamente, todos os seguintes critérios:

- Número de articulações dolorosas (contagem de 28 articulações) ≤ 1
- Número de articulações edemaciadas (contagem de 28 articulações) ≤ 1
- PCR (em mg/dℓ) ≤ 1
- Avaliação global pelo paciente (escala de 0 a 10) ≤ 1.

TRATAMENTO

Doença crônica, de fisiopatologia complexa, a AR ocorre em pessoas imunogeneticamente suscetíveis. As incertezas acerca de sua patogênese, a variabilidade da doença em cada indivíduo e seus diferentes efeitos sobre o estilo de vida tornam a condução terapêutica um constante desafio para os médicos e os próprios pacientes. O seguimento dos enfermos e a terapia devem ser realizados de modo individual, caso a caso, já que a história natural da doença é, com frequência, imprevisível. O médico deve considerar o impacto da doença para o indivíduo dentro de sua comunidade, com as devidas implicações no seu ambiente familiar e de trabalho, além dos aspectos sociais e financeiros. Na avaliação inicial, devem-se determinar a atividade da AR, a intensidade da progressão da artrite e os fatores que poderiam influenciar o prognóstico, como manifestações viscerais e outras enfermidades associadas. É preciso ainda ter em mente que, em várias ocasiões durante a existência, os seres humanos têm medo de tentar e falhar. Sabe-se que, em muitos indivíduos, esses medos são exacerbados e que uma doença crônica como a AR talvez sirva de pretexto para evitar que eles se exponham nas diversas situações da vida. Embora a literatura não sustente a hipótese de uma personalidade artrítica, há crescentes evidências sugerindo a possibilidade de que as alterações comportamentais atuem como "mecanismo gatilho" no desenvolvimento de uma doença.

As últimas décadas trouxeram incremento substancial do arsenal terapêutico para o tratamento da AR, em razão do grande avanço no conhecimento dos mecanismos fisiopatológicos da doença, do desenvolvimento de novas classes terapêuticas e da implementação de estratégias de tratamento e acompanhamento dos pacientes, como o controle intensivo da doença e a intervenção na fase inicial dos sintomas.

Assim, antes de administrar qualquer tipo de tratamento, o paciente deve ser esclarecido sobre sua enfermidade e, particularmente, quanto às possibilidades evolutivas e de prognóstico.[83] Apesar de inexistir, até o momento, um tratamento específico para a cura, deve-se ressaltar que os recursos terapêuticos disponíveis possibilitam, de modo geral, o perfeito controle da doença. O objetivo principal do tratamento é a remissão ou a baixa atividade da doença.[84]

Convém ainda ressaltar que, com frequência, consegue-se a regressão total da enfermidade por tempo indeterminado,

Tabela 21.5 Índices CDAI e SDAI.

Medida	Variação do parâmetro	CDAI	SDAI
Nº de articulações dolorosas	0 a 28	+	+
Nº de articulações edemaciadas	0 a 28	+	+
Avaliação global paciente (EVA)	0 a 10	+	+
Avaliação global médico (EVA)	0 a 10	+	+
Proteína C reativa	0,1 a 10 mg/dℓ	–	+

CDAI: clinical disease activity index; SDAI: simplified disease activity index; EVA: escala visual analógica.

Tabela 21.6 Estado de atividade segundo os índices clínicos.

Estado de atividade	DAS28	SDAI	CDAI
Remissão	≤ 2,6	≤ 5	≤ 2,8
Atividade leve	≤ 3,2	≤ 20	≤ 10
Atividade moderada	≤ 5,1	≤ 40	≤ 22
Atividade alta	> 5,1	> 40	> 22

DAS28: disease activity score em 28 articulações; CDAI: clinical disease activity index; SDAI: simplified disease activity index.

considerada, por muitos, regressão espontânea. Na opinião dos autores, a regressão de doença não ocorre por acaso ou espontaneamente, mas apenas acontece o sucesso terapêutico de acordo com a vontade do paciente se curar. Evidentemente, os mecanismos para esta cura ainda estão por ser elucidados, mas acredita-se que a relação médico/paciente seja um importante pilar.

Embora o tratamento das pessoas com AR deva ser bastante individualizado, caso a caso, considera-se interessante o fluxograma para o tratamento medicamentoso da AR do Consenso da Sociedade Brasileira de Reumatologia, atualizado em 2017[85,86] (Figura 21.17). A Tabela 21.7 mostra as possibilidades de efeitos colaterais ao feto e ao lactente.

Os primeiros 12 meses da doença, considerada AR inicial, são referidos como uma janela de oportunidade terapêutica. É o momento em que a introdução de medicamentos de maneira rápida e efetiva pode mudar o curso da doença no longo prazo, o que pode resultar em melhor controle da enfermidade, com a possibilidade de remissão sustentada.[87,88]

A planificação terapêutica do paciente reumatoide objetiva vários parâmetros, que serão discutidos a seguir.

Amparo psicológico ao paciente

O primeiro objetivo é tornar o paciente feliz como indivíduo produtivo e em sintonia com o seu ambiente; que não seja uma pessoa que usa a enfermidade para ganhos secundários; que auxilie a sociedade, em vez de sobrecarregá-la; e que tenha uma vida normal, a despeito da doença.

Esse objetivo, mesmo considerado impossível por alguns, deve ser perseguido por médico e paciente. Imagina-se que um ponto fundamental para essas conquistas está na relação

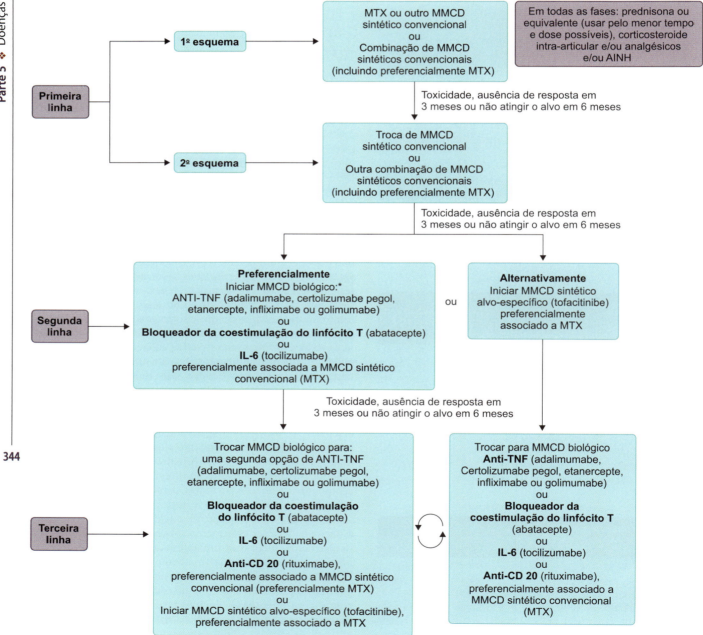

Figura 21.17 Fluxograma para o tratamento medicamentoso da artrite reumatoide.

Tabela 21.7 Efeitos dos medicamentos utilizados no tratamento de pacientes reumatoides em relação à gravidez e à lactação.

Medicamentos	Uso na gravidez	Toxicidade fetal	Lactação
Corticosteroides	B	CIUR	Compatíveis; aguardar 4 h, se dose > 20 mg
AINH	B; D no terceiro trimestre	Sim. Fechamento prematuro do ducto arterioso	São compatíveis segundo AAP
Metotrexato	X	Sim. Teratogênico	Contraindicado
Antimaláricos	C	Risco baixo. Compatível com uso na gravidez	Pouca excreção no leite. Compatível com amamentação
Sulfassalazina	B	Compatível com gravidez	Lactação segura
Sais de ouro	C	Um relato de anormalidade no SNC	AAP considera compatível. Efeitos colaterais potenciais para a criança
Azatioprina	D	CIUR e prematuridade	Excreção no leite
Ciclosporina	C	CIUR e prematuridade	Contraindicada
Ciclofosfamida	D	Anormalidades graves	Contraindicada
Leflunomida	X	Teratogênica	Contraindicada
Inibidores do TNF	E	Com base em série de casos e dados de registros, mostram segurança	Mínima excreção no leite materno Considerar risco-benefício

B: não há evidência de risco em humanos. Estudos em animais demonstraram risco, mas achados em humanos não demonstraram risco, ou, apesar de não haver estudos adequados em humanos, os achados em animais foram negativos.
C: risco não pode ser avaliado. Estudos em animais demonstraram risco. Os benefícios potenciais podem superar o risco.
D: evidência de risco positiva, embora o benefício potencial possa superar os riscos.
E: estudos em animais não demonstraram malformação. Considerar o risco-benefício.
X: contraindicados.
CIUR: crescimento intrauterino retardado; AINH: anti-inflamatórios não hormonais; AAP: American Academy of Pediatrics; SNC: sistema nervoso central.

médico/paciente e, quando necessário, o médico assistente deve ter a percepção suficiente para indicar, no momento oportuno, auxílio psicoterápico e/ou o uso de medicações antidepressivas.

Tratamento sintomático

O repouso é uma das medidas mais efetivas no combate à dor e à inflamação, sendo particularmente útil após o almoço e de duração variável, segundo a atividade da doença. A hospitalização é indicada para pacientes com comprometimento mais acentuado do estado geral, febre e complicações viscerais, ou quando suas condições clínicas não permitam terapia física em regime ambulatorial. O repouso articular é também de suma importância. As articulações inflamadas devem ser deixadas em repouso, evitando-se posições viciosas antálgicas, o que se consegue pelo uso de órteses, que, além de melhorarem o quadro doloroso, atuam na redução do espasmo muscular. Uma vez cessada a inflamação, desaparece a tendência às contraturas, e o uso das órteses pode ser suspenso.

Para o combate à dor e à inflamação por via sistêmica, são utilizados os medicamentos analgésicos e os anti-inflamatórios não hormonais (AINH) de modo extremamente individualizado. Os analgésicos comuns e opioides podem ser necessários para alguns pacientes, mas são administrados por curtos períodos. Os AINH são classificados pelos seus efeitos na inibição da ciclo-oxigenase 1 (COX -1) e 2 (COX-2), enzimas intermediárias na síntese de prostaglandinas. A COX-1 expressa-se em quase todos os tecidos de modo fisiológico, sendo responsável pela integridade da mucosa gástrica e da fisiologia renal.

Não existem estudos mostrando diferença na eficácia entre os diversos AINH disponíveis. Há necessidade de individualizar a escolha de acordo com os fatores de risco de cada paciente. Os inibidores seletivos de COX-2, de custo mais elevado, apresentam menos efeitos adversos gastrintestinais. Com relação aos efeitos cardiovasculares, os estudos demonstram risco aumentado tanto para os inibidores seletivos quanto para os AINH tradicionais, de modo que todos os AINH devem ser empregados em menor dose e tempo necessários.

Entre os AINH convencionais para utilização em pacientes com AR, entre outros, podem-se citar: indometacina (100 a 150 mg/dia), diclofenaco (100 a 150 mg/dia), naproxeno (1.000 mg/dia), cetoprofeno (100 a 150 mg/dia), piroxicam e tenoxicam (20 mg/dia). Entre os inibidores seletivos, são usados nimesulida (200 mg/dia) e meloxicam (15 mg/dia), e entre os inibidores específicos, o celecoxibe (200 mg/dia).

Na AR, os corticosteroides são utilizados sobretudo em duas situações: na primeira, podem ser usados para pacientes que principiam o uso de medicações remissivas, até que estas realizem sua atividade terapêutica, ou em períodos de piora da doença. Nesses casos, a dose da medicação não deve, idealmente, ultrapassar o equivalente a 10 mg/dia de prednisona.[86,89] Sempre que possível, e de maneira lenta, a dose do esteroide deve ser reduzida e suspensa, embora alguns pacientes necessitem de uma dose pequena de manutenção por período prolongado e variável. Alguns estudos sugerem que o uso dos corticosteroides retardaria a progressão de erosões articulares. A segunda eventualidade é a vigência de manifestações sistêmicas extra-articulares da doença, como as vasculites e o envolvimento pulmonar, administrados em dose diária oral ou na forma de pulsoterapia venosa de metilprednisolona.

Os pacientes que usarão glicocorticoides por tempo prolongado (mais de 3 meses) devem receber suplementação de cálcio (1.500 mg/dia de cálcio elementar) e vitamina D3 (400 a 800 UI/dia) e ser avaliados quanto à possibilidade de desenvolvimento de osteoporose. Se necessário, o uso de agentes antirreabsortivos deve ser considerado.

As punções articulares de alívio devem ser realizadas sempre que indicadas, e as infiltrações periarticulares e intra-articulares de esteroides devem obedecer aos preceitos estabelecidos nessa modalidade de terapia. As infiltrações com glicocorticoides estão indicadas para os casos de mono ou oligoartrites persistentes, com triancinolona hexacetonida.

Tratamento modificador do curso da doença

Historicamente, muitos pacientes com AR foram tratados com a abordagem sequencial, iniciando-se com anti-inflamatórios e observando-se a resposta e com os MMCD quando o dano articular era evidenciado. Esta estratégia mostrou-se falha, pois muitos doentes experimentaram declínio clínico e funcional, progressão das lesões à radiologia e incapacidade para o trabalho, já que o dano das estruturas articulares e as deformidades eram progressivos. Atingindo a remissão, de acordo com critérios estabelecidos, será prevenida a destruição ou ao menos progressão do dano articular. Obtenção rápida do alvo desejado é agora crítico, e atingir remissão ou, ao menos, baixa atividade de doença dentro de um prazo de 6 meses com ao menos 50% de melhora clínica dentro de 3 meses é desejável. Portanto, os MMCD devem ser indicados a partir do estabelecimento do diagnóstico. O Quadro 21.3 mostra os principais fatores utilizados como índice de mau prognóstico na AR.

Os MMCD dividem-se, hoje, em três categorias. Os medicamentos sintéticos convencionais (MMCDsc), os sintéticos alvo-específico (MMCDsae) e os biológicos (MMCDb). Metotrexato, leflunomida, antimaláricos (difosfato de cloroquina e sulfato de cloroquina) e sulfassalazina são MMCDsc, o tofacitinibe é MMCDsae. Adalimumabe, certolizumabe, etanercepte, golimumabe, infliximabe, abatacepte, rituximabe e tocilizumabe são MMCDb.

Metotrexato

O metotrexato (MTX) é um inibidor seletivo da enzima dihidrofolato redutase (DHFR) e de outras enzimas folato-dependentes, como a AICAR transformilase (AICAR T'ase). O mecanismo de ação do MTX na AR não é totalmente conhecido. A inibição das enzimas folato-dependentes, principalmente da AICAR T'ase, reduziria o acúmulo de leucócitos nos sítios inflamatórios e interferiria na síntese das interleucinas, principalmente IL-1 e IL-6, e do TNF-alfa.

Usado pela primeira vez há cinco décadas, o MTX é considerado, no momento, o MMCD de primeira escolha, principalmente na AR moderada a grave.[90] O MTX é considerado atualmente a medicação "âncora" para a associação dos demais MMCD.[91] Ele é capaz de reduzir sinais e sintomas de atividade da AR, melhorar o estado funcional, além de bloquear a progressão das lesões radiográficas. Pode ser usado isoladamente ou associado a outros medicamentos, como os antimaláricos, a sulfassalazina, a leflunomida e a ciclosporina A.

Recomenda-se que a dose inicial seja de 12,5 a 15 mg/semana por via oral (VO), subcutânea (SC) ou intramuscular (IM). Caso não se observe melhora ou controle da doença com a dose inicial, deve-se aumentar progressivamente a dose, após cada 2 a 4 semanas de tratamento, até se alcançar a dose máxima (20 a 30 mg). É administrado em 2 a 3 tomadas, com intervalos aproximados de 12 h. As vias subcutânea (SC) ou intramuscular podem ser indicadas àqueles com intolerância gastrintestinal ou resposta inadequada com a via oral. Bem tolerado no longo prazo, deve ser monitorado, principalmente, por sua toxicidade hepática, renal e hematológica, e seus efeitos terapêuticos são esperados em 4 a 12 semanas. Está contraindicado a pacientes hepatopatas ou alcoólatras, na presença de insuficiência renal e àqueles com supressão da medula óssea. Não deve ser administrado durante a gravidez, por ser teratogênico. As mulheres em idade fértil devem, portanto, realizar anticoncepção. Pacientes que referem astenia, fadiga ou outros eventos adversos com o uso do MTX terão esses efeitos minimizados com o uso de ácido fólico, 1 a 2 mg/dia ou 5 a 10 mg/semana, 24 a 48 h após a administração.

Antimaláricos

Medicamentos de baixo custo, seguros e efetivos, os antimaláricos têm seu uso recomendado como esquema inicial no tratamento da AR associados aos AINH e aos corticosteroides.[92] Apresentam efeitos anti-inflamatórios com a inibição da síntese de IL-1, a proliferação de linfócitos e a apresentação e o processamento de antígenos. Os antimaláricos inibiriam a ação de determinadas enzimas proteolíticas pela alteração do pH do interior de organelas lisossomais. As melhores respostas são obtidas nos pacientes em fase inicial da doença e cuja artrite é de leve intensidade, e os resultados são obtidos, em média, após 3 a 6 meses de uso.

A dose convencional deve ser de 3 a 4 mg/kg/dia para o difosfato de cloroquina (máximo de 250 mg/dia) e de 6 mg/kg/dia para a hidroxicloroquina (máximo de 400 mg/dia). Recomendações da American Academy of Ophthalmology indicam como mais seguras as doses de 2,3 mg/kg/dia para o difosfato de cloroquina e 5 mg/kg/dia para a hidroxicloroquina. Os antimaláricos podem ser administrados por longo período, dependendo da tolerância, especialmente a ocular. São contraindicados a pacientes que apresentem alterações retinianas e de campo visual. É obrigatória a avaliação oftalmológica antes da introdução dos antimaláricos, para descartar maculopatia preexistente. A triagem anual é recomendada após 5 anos de uso para pacientes em doses aceitáveis e sem fatores de risco, segundo as recomendações da American Academy of Ophthalmology (revisão de 2016). Os efeitos colaterais mais frequentes consistem em náuseas, dor epigástrica e *rash* cutâneo.

Embora cruzem a barreira placentária, parece não haver efeitos colaterais para o feto, podendo ser utilizada na gravidez. Não há contraindicação para a amamentação.

Sulfassalazina

Medicamento de uso regular nas doenças inflamatórias intestinais, a sulfassalazina tem importantes efeitos anti-inflamatórios e imunomoduladores, inibindo a síntese de IL-1-alfa e IL-1-beta e TNF-alfa, a proliferação de células B e a migração de leucócitos.

A sulfassalazina[93] é menos eficaz que o MTX e quase tão eficaz quanto os sais de ouro e a D penicilamina, e seus benefícios se fazem notar entre a 4ª e a 12ª semana do início de sua utilização.

A dose usada em pacientes com AR varia de 1 a 3 g/dia, habitualmente em 2 tomadas diárias, após as principais refeições. Parece que os seus efeitos terapêuticos persistem apenas enquanto a medicação é utilizada, e os efeitos colaterais gastrintestinais constituem um fator limitante ao seu uso em doses adequadas, em especial náuseas, vômitos, dor abdominal e diarreia. Está contraindicada a pacientes com história de hipersensibilidade a sulfas e salicilatos.

Pode também ser utilizada em associação ao MTX ou aos antimaláricos, e estudos mostram que essa associação tríplice apresenta melhores resultados do que quando as associações ocorrem isoladamente.[94] Pode ser utilizada durante a gravidez, contudo, não existem estudos controlados durante a gravidez. Deve ser utilizado pesando-se o risco e o benefício.

Leflunomida

É um inibidor de síntese de pirimidina que reduz a proliferação de células T por meio do seu metabólito ativo, a teriflunomida.

A leflunomida é bem absorvida VO, e a teriflunomida tem uma meia-vida de aproximadamente 15 dias. Ela é eliminada pela urina e pelo trato gastrintestinal em proporções semelhantes. Em razão da extensa recirculação ênterohepática da teriflunomida, ela pode persistir em níveis plasmáticos > 0,02 mg/ℓ por até 2 anos, razão pela qual as mulheres com potencial para engravidar devem fazer uso de contraceptivos por igual período.

A leflunomida está indicada na AR, pois melhora a atividade de doença e a qualidade de vida e reduz a progressão radiográfica.[95] A dose recomendada é 20 mg/dia, em uma única tomada. Doses de ataque ao início do tratamento não são mais indicadas. A dose de 20 mg em dias alternados pode ser empregada para pacientes que apresentam eventos adversos ou para a manutenção terapêutica. Pode ser usada na AR moderada e/ou grave, isoladamente, naqueles pacientes que não respondem ao tratamento com o MTX ou ainda podem ser utilizadas ambas as medicações em associação. Sabe-se que o MTX, em estudos *in vitro*, promoveria a apoptose das células T ativadas, ação que poderia ser complementada pelo efeito da leflunomida em limitar a proliferação celular.

Seus principais efeitos colaterais são *rash* cutâneo, alopecia reversível, náuseas, diarreia, hipertensão arterial, neuropatia periférica (habitualmente reversível), leucopenia e elevação de enzimas hepáticas. A maioria dos eventos adversos associados ao uso da leflunomida é leve e reversível. Quando associada ao MTX[96], a leflunomida pode potencializar os efeitos tóxicos dessa medicação sobre a medula óssea, podendo levar à pancitopenia. Portanto, quando essas medicações são utilizadas em associação, nos primeiros meses, seriam interessantes a realização de hemograma e o monitoramento dos níveis de albumina e das enzimas séricas hepáticas a cada 1 ou 2 meses. A leflunomida também pode potencializar o efeito anticoagulante da varfarina. Assim, a realização de razão de normalidade internacional (RNI) deve ser feita com maior frequência em pacientes que façam uso do anticoagulante e que principiam a leflunomida.

É absolutamente contraindicada na gravidez ou para mulheres com potencial de gravidez por sua teratogenicidade, importante fator limitante ao seu uso. Em caso de intoxicação, pode ser usada a colestiramina, na dose de 8 g, 3 vezes/dia, durante 11 dias. Como alternativa, pode-se administrar o carvão ativado (50 g, 4 vezes/dia) durante o mesmo período. Caso não se administre a colestiramina, pode ser necessário um período de até 2 anos para que se consiga um baixo nível da medicação no sangue. Outras contraindicações ao uso da leflunomida seriam a insuficiência renal e as hepatopatias.

Ciclosporina

Difunde-se pela membrana celular e, por mecanismos de inibição enzimática, reduz a síntese de IL-2 e outras citocinas com redução da proliferação de linfócitos T e da ativação de linfócitos B. Pode ser usada no tratamento de pacientes reumatoides isoladamente ou em associação ao MTX. A posologia habitual é de 2,5 a 5 mg/kg/dia, e o monitoramento é cuidadoso para nefrotoxicidade e mielossupressão.[97] Está contraindicada a pacientes com alteração da função renal, hipertensão não controlada e malignidade. Se houver o desenvolvimento de hipertensão e aumento de creatinina em 30% do valor basal, deve ser realizada redução de 25 a 50% da dose. Persistindo hipertensão e aumento de creatinina, o tratamento deve ser descontinuado. É um medicamento de alto custo e com importante potencial de efeitos colaterais, sendo utilizado como medicação de exceção em pacientes reumatoides.

Sais de ouro

Os sais de ouro no tratamento de pacientes com AR permanecem empíricos, apesar de vários trabalhos terem demonstrado seus efeitos benéficos. *In vitro*, inibe a quimiotaxia de neutrófilos e a proliferação de células sinoviais importantes para a formação do *pannus*. *In vivo*, reduz a síntese de interleucinas e do TNF-alfa.

Os preparados intramusculares, nas formas de aurotioglicose e aurotiomalato, são eficazes[98], mas o uso no Brasil é restrito por não se encontrar disponível no comércio, havendo a necessidade de importação do produto. Classicamente, são utilizados em esquemas semanais de 50 mg até uma dose total de 1.000 mg. Posteriormente, os intervalos entre as injeções vão aumentando gradualmente para cada 2 a 4 semanas, de acordo com a eficácia e a tolerância clínica.

Entre os efeitos colaterais, os mais comuns são: reações vasomotoras pós-injeção, dermatite (geralmente pruriginosa), paladar metálico, hematúria, proteinúria (leve e transitória), síndrome nefrótica (eventual), citopenias, eosinofilia, depósito corneano do ouro (benigno e dose-dependente) etc. Os sais de ouro não são recomendados para a mulher grávida ou em lactação, já que não se estabeleceu a segurança para o feto e o recém-nascido.

Azatioprina e ciclofosfamida

Seriam indicadas para pacientes que não respondem aos tratamentos anteriores e para os que apresentam vasculite sistêmica ou doença pulmonar intersticial.[99] *In vivo*, a azatioprina é convertida na 6-mercaptopurina (6-MP), seu princípio ativo. A 6-MP interfere na síntese do DNA, com redução da proliferação de linfócitos B e, talvez, linfócitos T. É utilizada na dose de 1,5 a 2,5 mg/kg/dia e seus efeitos terapêuticos são observados em 2 a 3 meses. Regularmente, os pacientes devem ser avaliados para supressão da medula óssea, sobretudo leucopenia e neutropenia. Na falta de estudos controlados, embora haja relatos de seu uso sem problemas, é interessante evitar a indicação da azatioprina durante a gravidez, contudo, se for importante para a manutenção da remissão da AR, pode ser utilizada.

A ciclofosfamida é um agente alquilante que atua cindindo o DNA e afetando as células em todas as fases de seu ciclo de crescimento. Isso leva à redução dos níveis circulantes de anticorpos e imunocomplexos. Pode ser usada VO na dose de 1 a 2 mg/kg/dia ou por via intravenosa (IV) na dose de 500 a 1.000 mg/m^2. Sua utilização VO tem sido decrescente, entretanto, é cada vez mais utilizada em pulsoterapia, na qual se observa menor incidência de efeitos colaterais; entre tais efeitos, os mais comumente observados são mielossupressão (particularmente neutropenia), disfunção gonadal (oligospermia e disfunção ovariana), hematúria, alopecia e intolerância gastrintestinal (sobretudo náuseas e vômitos).

Agentes biológicos

Como a AR é uma doença de fisiopatologia complexa em que estão envolvidos fatores genéticos, imunológicos e neuropsicológicos, seu tratamento tem mudado substancialmente nos últimos anos com o início precoce dos MMCD. Os agentes biológicos estão indicados para os pacientes que persistem com atividade da doença, apesar do tratamento com pelo menos 2 dos esquemas propostos anteriormente, incluindo MTX, com exceção do rituximabe que deve ser utilizado após falha de pelo menos um outro biológico. Os agentes biológicos devem ser utilizados em associação a um MMCD, preferencialmente com MTX. Em termos de eficácia, não existem dados que permitam afirmar a superioridade de qualquer dos agentes biológicos no tratamento da AR.[100]

Encontram-se disponíveis comercialmente no Brasil os seguintes agentes modificadores da resposta biológica:

- Bloqueadores de TNF: adalimumabe, etanercepte, infliximabe, certolizumabe e golimumabe
- Depletor de linfócito B: rituximabe
- Bloqueador da coestimulação do linfócito T: abatacepte
- Bloqueador do receptor de IL-6: tocilizumabe.

Bloqueadores de TNF

Adalimumabe. É um anticorpo monoclonal humano anti-TNF-alfa.[101] Administra-se por via SC, 1 vez a cada 2 semanas, na dose de 40 mg. Pode ser utilizado como monoterapia ou associado ao MTX. O uso combinado com o MTX é seguro e propicia rápido benefício no controle da atividade da doença, em comparação com o uso combinado de placebo e MTX. Quando necessário, pode ser utilizado com outros MMCD.

Etanercepte. É uma proteína de fusão recombinante de receptor solúvel de TNF-alfa, totalmente humana, ligada à porção Fc da IgG1 humana.[102] Liga-se ao TNF em excesso, regulando a cascata inflamatória. Pode ser administrado como monoterapia ou associado ao MTX. É utilizado por via SC, 50 mg 1 vez/semana. A associação ao MTX se mostra bem tolerada e resulta em benefício adicional em comparação com o uso de MTX isoladamente.

Infliximabe. É um anticorpo monoclonal quimérico camundongo/humano anti-TNF-alfa. Deve ser administrado na dose de 3 mg/kg IV, seguida da mesma dose na 2ª e 6ª semanas e, a seguir, a cada 8 semanas.[103] Deve, preferencialmente, ser utilizado com MTX (dose ≥ 12,5 mg/semana), podendo também ser associado a leflunomida ou azatioprina quando houver contraindicação ao uso de MTX. Caso ocorra falha na resposta ou diminuição da ação, a dose pode ser aumentada ou o período entre as aplicações pode ser diminuído.

Certolizumabe. O certolizumabe pegol é um fragmento Fab de um anticorpo anti-TNF humanizado, com alta afinidade ao TNF, conjugado com duas moléculas de polietilenoglicol.[104] É prescrito para aplicação subcutânea na dose de 400 mg a cada 2 semanas, nas semanas 0, 2 e 4, e, após isso, na dose de 200 mg a cada 2 semanas ou 400 mg a cada 4 semanas.

Golimumabe. É um anticorpo monoclonal humano anti-TNF. Deve ser administrado mensalmente na dose de 50 mg SC.[105]

Depletor de linfócito B

Rituximabe. Indicado a pacientes com AR em atividade moderada a grave que tiveram falha terapêutica ao agente anti-TNF[106], é administrado na dose de 1.000 mg em 2 infusões IV em um intervalo de 15 dias. Na AR, é utilizado preferencialmente em associação ao MTX, podendo ser usado em monoterapia. Os pacientes com boa resposta ao tratamento podem ser submetidos a novo curso de rituximabe, caso reativem a doença.

Bloqueador da coestimulação do linfócito T

Abatacepte. Age modulando seletivamente os sinais coestimulatórios do CD80 ou CD86-CD28 requeridos para a ativação total das células T, diminuindo, portanto, a resposta imune relacionada com o linfócito T. É indicado para pacientes com AR em atividade moderada a grave que tiveram falha terapêutica com os MMCDsc ou com os agentes anti-TNF.[107] Pode ser

utilizado associado aos MMCDsc ou como monoterapia. Os pacientes tratados com abatacepte podem apresentar efeitos adversos, como reações durante a infusão e infecções das vias aéreas superiores, geralmente de intensidade leve a moderada. O abatacepte deve ser administrado como infusão IV, durante 30 min, na dose de 500 mg aos pacientes com menos de 60 kg; 750 mg àqueles entre 60 e 100 kg; e 1.000 mg aos com mais de 100 kg. As doses seguintes devem ser administradas 2 e 4 semanas após a dose inicial e, depois, a cada 4 semanas.

Bloqueador do receptor de IL-6

Tocilizumabe. É um anticorpo monoclonal humanizado que se liga ao receptor de IL-6, inibindo o efeito da IL-6. Pode ser usado em monoterapia, associado ao MTX ou a outros MMCD.[108] É administrado na dose de 8 mg/kg IV, a cada 4 semanas. Estudos clínicos têm demonstrado que o tocilizumabe é efetivo em diminuir sinais e sintomas e diminuir a progressão radiográfica da AR.

Medicamento alvo-específico

Tofacitinibe. É um MMCD sintético, alvo específico (MMCDsae), inibidor preferencial das enzimas intracelulares Janus quinase (JAK1-JAK3), que fazem a transdução dos sinais mediados por citocinas pela via sinalizadora JAK-STAT. Indicada na AR não responsiva a pelo menos dois esquemas com MMCD sintéticos convencionais ou após falha de MMCD biológico, na dose de 5 mg 2 vezes/dia VO. Pode ser administrado como monoterapia ou associado a um MMCD sintético, preferencialmente com metotrexato.[109]

Contraindicações dos agentes biológicos

Em relação à gravidez, a impressão geral, baseada em série de casos e dados de registros, é de que o uso dos anti-TNF são seguros, sendo que o certulizumabe é o que apresenta menor transporte placentário no terceiro trimestre (ver Capítulo 50). Os outros agentes biológicos são contraindicados na gravidez e na amamentação, por falta de dados suficientes para conclusão.

Os agentes biológicos anti-TNF são contraindicados na insuficiência cardíaca congestiva classes III e IV, na vigência de infecção ativa ou para pacientes com alto risco para o desenvolvimento de infecções (úlcera crônica de membros inferiores, artrite séptica nos últimos 12 meses), infecções pulmonares recorrentes, esclerose múltipla e aqueles com doenças malignas atuais ou passadas (ocorridas há menos de 5 anos).

Em pacientes com suscetibilidade ou história prévia de tuberculose, os agentes biológicos devem ser utilizados com cautela, recomendando-se radiografia de tórax e teste tuberculínico (PPD) antes do início da terapêutica.[110] O risco é maior para os pacientes que farão uso de anti-TNF, em especial anticorpos monoclonais.[111] Aqueles que apresentem PPD ≥ 5 mm, alterações radiográficas compatíveis com tuberculose prévia ou que tiveram contato íntimo com indivíduos com tuberculose ativa devem fazer tratamento profilático com isoniazida na dose de 5 a 10 mg/kg/dia, até a dose máxima de 300 mg/dia, durante 9 a 12 meses. Nesses pacientes, o agente biológico pode ser introduzido após 1 mês de uso de isoniazida.

É obrigatória a pesquisa de hepatites virais B e C, além de HIV, antes do uso do agente biológico, devendo ser evitado na presença dessas infecções virais. O agente biológico pode ser utilizado em associação ao tratamento antiviral em casos excepcionais de hepatite C.

Ainda existe uma grande controvérsia no uso dos agentes biológicos nos pacientes com antecedentes de doenças malignas. A indicação do medicamento depende do tipo de doença que o paciente apresentou. Aos casos de doença maligna sólida ou câncer de pele não melanoma (carcinoma epidermoide ou escamocelular), recomenda-se qualquer um dos agentes biológicos se o tratamento ocorreu há mais de 5 anos. Caso o paciente tenha sido tratado há menos de 5 anos, o rituximabe é o biológico recomendado. Aos pacientes que tiveram melanoma de pele ou doença linfoproliferativa, previamente tratados, o rituximabe também é o biológico recomendado para o tratamento da AR.[112]

Estratégia terapêutica

Apesar do desenvolvimento de terapias inovadoras para a AR que vêm revolucionando o tratamento, ainda existem diversas dúvidas no que se pode considerar a melhor conduta durante as várias fases evolutivas dessa doença. É muito importante que o diagnóstico seja realizado nas fases iniciais da doença para introduzir o tratamento o mais rápido possível para que seja eficaz, evitando deformidades articulares com consequente incapacidade física. Deve-se ter como objetivo principal a remissão ou ao menos baixa atividade da doença.[113] Os MMCD devem ser indicados a partir da definição do diagnóstico. Podem-se utilizar também os AINH e os corticosteroides. Existem evidências de que o corticosteroide também participa da modificação do curso da doença, sendo que a prednisona ou a prednisolona devem ser utilizadas em baixas doses (≤ 15 mg/dia), pelo menor tempo possível. A estratégia terapêutica pode produzir melhores desfechos clínicos, com menos alterações radiológicas, e melhor capacidade funcional quando em comparação com tratamentos convencionais.[114] É importante, no tratamento, a avaliação periódica dos pacientes por meio dos ICAD, para que se possam aumentar as doses, trocar ou associar os medicamentos, evitando, com isso, a demora na mudança no tratamento quando se utilizam parâmetros subjetivos de avaliação.[2] Antes de se iniciar o tratamento, os pacientes devem ser avaliados em relação ao esquema de vacinação. Todos os pacientes devem tomar as vacinas necessárias para a faixa de idade e também aquelas necessárias para os imunossuprimidos.[86]

Os MMCDsc são medicamentos considerados de primeira linha, sendo o MTX o MMCD de primeira escolha.[86] Sulfassalazina ou leflunomida podem ser utilizadas em caso de contraindicação ao MTX ou na sua falha. A hidroxicloroquina (ou quando indisponível, a cloroquina) pode ser usada em monoterapia nos casos de artrite indiferenciada ou de baixo potencial erosivo. Quando não ocorre resposta adequada ao MTX com dose máxima por causa de eventos adversos, deve-se utilizar outro MMCD em monoterapia ou em combinação. Do ponto de vista prático, a associação de MMCD deveria ser a escolha, pois evita-se perda de tempo com trocas que podem ser ineficazes. Quando se associa e o paciente melhora, pode-se gradativamente diminuir até a suspensão do MTX, ficando o paciente em monoterapia posteriormente. Nessa situação, a associação da leflunomida com MTX é uma estratégia interessante, uma vez que pode evitar, ou ao menos adiar, a necessidade de uso de biológico, sendo, portanto, considerada uma estratégia custo-efetiva. Caso não melhore com a associação, já se pode partir para a utilização dos MMCDb, MMCDsae ou trocar por outros MMCD sintéticos. Essa troca é definida na ausência de resposta em um período de 3 meses ou quando não se atinge o alvo terapêutico em 6 meses. Analisando esse período, é importante ressaltar que alguns pacientes não apresentam resposta à introdução de determinados MMCD, e essa espera pode não ser adequada.

Os MMCDb e MMCDsae são considerados de segunda linha e devem ser indicados após a utilização de pelo menos dois dos esquemas propostos na primeira linha de tratamento.[113,115] Os MMCDb inseridos na segunda linha de tratamento são os anti-TNF (adalimumabe, certolizumabe, etanercepte, golimumabe ou infliximabe), o bloqueador da coestimulação de linfócitos T (abatacepte) e o bloqueador do receptor de IL-6 (tocilizumabe), sobretudo associados a MMCDsc (preferencialmente MTX). Tocilizumabe demonstrou eficácia semelhante em monoterapia quando comparado à sua associação com MTX. Adalimumabe, etanercepte, certolizumabe, golimumabe e abatacepte também podem ser utilizados em monoterapia, porém com menor expectativa de eficácia que a observada quando associados aos MMCDsc.[86] O rituximabe poderia ser utilizado após falha a MMCDsc, contudo, está formalmente aprovado, com indicação em bula, apenas para tratamento da AR após falha a anti-TNF, pelo que foi inserido na terceira linha de tratamento da presente estratégia. No entanto, o rituximabe pode ser considerado como primeira escolha dentre os MMCDb em pacientes soropositivos para FR ou anti-CCP, com contraindicação aos outros MMCDb ou que apresentem diagnóstico associado de linfoma.

O uso dos MMCDb ou MMCDsae como primeira linha não está indicado, pois não há evidências de custo-efetividade dessa indicação no Brasil. Deve-se lembrar dos trabalhos que demonstram que o mais importante no tratamento da AR é a estratégia terapêutica, com avaliações frequentes da atividade da doença por meio dos ICAD, levando a mudanças nas doses e na troca das medicações, baseadas nesses dados.

É considerado de terceira linha o MMCDb ou MMCDsae, utilizado após a falha do tratamento de segunda linha. Podem-se utilizar outro anti-TNF, abatacepte, rituximabe, tocilizumabe ou tofacitinibe.[116] A escolha da medicação fica a critério médico. É importante ressaltar que se deve ter um período de 3 a 6 meses para realizar a troca de esquema terapêutico.[117]

A Figura 21.17 mostra o fluxograma para o tratamento medicamentoso da AR de maneira resumida e de fácil acompanhamento na prática diária de consultório.[86] Nos casos em que se obtém remissão completa e sustentada (pelo menos 6 meses), as medicações podem ser retiradas, gradativamente. Retira-se primeiro o AINH, seguido dos corticosteroides e MMCDb ou MMCDsae, mantendo-se o uso de MMCDsc. Após a retirada do MMCDb, pode-se tentar a redução de dose do MMCDsc. Excepcionalmente, caso a remissão continue sustentada, pode-se considerar sua retirada. É importante comentar essa retirada gradativa, com manutenção do MMCDsc, pois manter o paciente sem medicamento após a remissão é correr um risco de rápido retorno da atividade da doença, além do menor custo de manutenção em relação aos MMCDb e MMCDsae.

Transplante autólogo de células-tronco

Essa técnica vem sendo utilizada em alguns estudos com grupos de pacientes com doença autoimune grave, incluindo aqueles com AR que não são responsivos a terapias convencionais. Utilizam-se altas doses de ciclofosfamida com posterior infusão de células-tronco. Observa-se uma redução de linfócitos T e células B. O sistema imune parece ser reajustado e os pacientes respondem bem, porém podem apresentar recidivas, com possibilidade de virem a responder a fármacos a que não respondiam anteriormente. Esses estudos ainda são experimentais e é importante levar em conta os riscos que esse procedimento pode acarretar.

PREVENÇÃO DE DEFORMIDADES ARTICULARES E TENDÍNEAS

Além das medidas já relatadas, como o uso de órteses, são indicadas, de acordo com as necessidades, medidas fisioterápicas, das quais a melhor é a cinesioterapia. A função dos exercícios é preservar a mobilidade articular, o comprimento e o tônus dos músculos, prevenindo e corrigindo as atrofias musculares, podendo ser precedidos de termoterapia superficial ou profunda, de acordo com as articulações envolvidas, como medida de relaxamento muscular. Em sinovite ativa, principalmente, pode-se usar a crioterapia.

CORREÇÃO DE DEFORMIDADES ARTICULARES E TENDÍNEAS

No caso de alterações articulares graves e que não respondem a tratamentos conservadores, é indicada a cirurgia ortopédica (sinovectomia, osteotomia, artrodese e artroplastia), mas essa decisão terapêutica, em benefício do paciente, deve ser tomada em conjunto e da maneira mais honesta, envolvendo o reumatologista, o ortopedista e o fisioterapeuta.

COMPLICAÇÕES EXTRA-ARTICULARES, IATROGENISMO, PREVENÇÃO E TRATAMENTO DE INFECÇÕES

Entre os fenômenos de iatrogênese, vale ressaltar as interações medicamentosas. Assim, pacientes em uso de MTX não devem fazer uso concomitante de salicilatos e fenilbutazona, pelo risco de elevação na concentração plasmática do MTX. A indometacina inibe o efeito hipotensor dos betabloqueadores, da prazosina, da hidralazina e do captopril. A leflunomida e os AINH potencializam a ação dos anticoagulantes.

Finalmente, convém ser prudente no manejo de novas medicações no tratamento da AR, buscando perfeito entendimento das propriedades terapêuticas e também dos efeitos colaterais em estudos controlados, antes de usá-los isoladamente e em ambientes nos quais a pesquisa não é prioridade.

REFERÊNCIAS BIBLIOGRÁFICAS

1. Ramírez LA et al. Burden of illness of rheumatoid arthritis in Latin America: a regional perspective. Clin Rheumatol. 2015;34(Suppl 1):S9-15.
2. Mota LMH et al. Consenso da Sociedade Brasileira de Reumatologia 2011 para o diagnóstico e avaliação inicial da artrite reumatoide. Revista Brasileira de Reumatologia. 2011;51(3):199-219.
3. Abdel-Nasser AM et al. Epidemiological and clinical aspects relating to the variability of rheumatoid arthritis. Semin Arthritis Rheum. 1997;27(2):123-40.
4. Alamanos Y, Drosos AA. Epidemiology of adult rheumatoid arthritis. Autoimmun Rev. 2005;4(3):130-6.
5. Symmons D et al. The prevalence of rheumatoid arthritis in the United Kingdom: new estimates for a new century. Rheumatology. 2002;41(7):793-800.
6. Cardiel MH et al. First Latin American position paper on the pharmacological treatment of rheumatoid arthritis. Rheumatology. 2006;45 Suppl 2:ii7-ii22.
7. Marques-Neto JF et al. Multicentric study of the prevalence of adult rheumatoid arthritis in Brazilian population samples. Revista Brasileira de Reumatologia. 1993;33:169-73.
8. Senna ER et al. Prevalence of rheumatic diseases in Brazil: a study using the COPCORD approach. J Rheumatol. 2004;31(3):594-7.
9. Silman AJ, Pearson JE. Epidemiology and genetics of rheumatoid arthritis. Arthritis Res. 2002;4(Suppl 3):S265-72.

10. Delgado-Vega AM et al. Genetic epidemiology of rheumatoid arthritis: what to expect from Latin America? Biomedica. 2006;26(4):562-84.
11. Dominick KL et al. Health-related quality of life among older adults with arthritis. Health Qual Life Outcomes. 2004;2:5.
12. Schoels M et al. Economic aspects of treatment options in rheumatoid arthritis: a systematic literature review informing the EULAR recommendations for the management of rheumatoid arthritis. Ann Rheum Dis. 2010;69(6):995-1003.
13. Yelin EH. Musculoskeletal conditions and employment. Arthritis Care Res. 1995;8(4):311-7.
14. Eberhardt K et al. Work disability in rheumatoid arthritis – development over 15 years and evaluation of predictive factors over time. J Rheumatol. 2007;34(3):481-7.
15. Merkesdal S et al. Indirect medical costs in early rheumatoid arthritis: composition of and changes in indirect costs within the first three years of disease. Arthritis Rheum. 2001;44(3):528-34.
16. Salmon JE, Roman MJ. Subclinical atherosclerosis in rheumatoid arthritis and systemic lupus erythematosus. Am J Med. 2008;121(10 Suppl 1):S3-8.
17. Wallberg-Jonsson S et al. Cardiovascular morbidity and mortality in patients with seropositive rheumatoid arthritis in Northern Sweden. J Rheumatol. 1997;24(3):445-51.
18. Myasoedova E, Gabriel SE. Cardiovascular disease in rheumatoid arthritis: a step forward. Curr Opin Rheumatol. 2010;22(3):342-7.
19. de Vries RR et al. Genetics of ACPA-positive rheumatoid arthritis: the beginning of the end? Ann Rheum Dis. 2011;70(Suppl 1):i51-4.
20. Bertolo MB et al. Alelos HLA-DRB1 e prognóstico da artrite reumatoide em pacientes brasileiros. Revista Brasileira de Reumatologia. 2001;41(3):151-6.
21. Gómez UMJ et al. Estudo da frequência dos alelos de HLA-DRB1 em pacientes brasileiros com artrite reumatoide. Revista Brasileira de Reumatologia. 2011;51(5):474-83.
22. Feitsma AL et al. Protective effect of noninherited maternal HLA-DR antigens on rheumatoid arthritis development. Proc Natl Acad Sci U S A. 2007;104(50):19966-70.
23. Klein K et al. Epigenetic contributions in the development of rheumatoid arthritis. Arthritis Res Ther. 2012;14(6):227.
24. Silman AJ et al. Cigarette smoking increases the risk of rheumatoid arthritis. Results from a nationwide study of disease-discordant twins. Arthritis Rheum. 1996;39(5):732-5.
25. Sokolove J et al. Autoantibody epitope spreading in the pre-clinical phase predicts progression to rheumatoid arthritis. PLoS One. 2012;7(5):e35296.
26. Trouw LA et al. Autoimmunity in rheumatoid arthritis: different antigens – common principles. Ann Rheum Dis. 2013;72(Suppl 2):ii132-6.
27. Pieringer H, Studnicka-Benke A. What is causing my arthritis, doctor? A glimpse beyond the usual suspects in the pathogenesis of rheumatoid arthritis. QJM. 2013;106(3):219-28.
28. Gerd-Rüdiger B et al. Rheumatoid arthritis: pathogenesis and clinical features. In: Johannes B et al. EULAR Textbook on Rheumatic Diseases. London: BMJ Group; 2012.
29. Scott DL et al. Rheumatoid arthritis. Lancet. 2010;376(9746):1094-108.
30. Brasington Jr. RD. Clinical features of rheumatoid arthritis. In: Hochberg MC et al. Rheumatology. 5.ed. Philadelphia: Elservier Mosby; 2011.
31. Carvalho MAP et al. Artrite reumatoide. In: Carvalho MAP, Lanna CCD, Bertolo MB. Reumatologia: diagnóstico e tratamento. 3.ed. Rio de Janeiro: Guanabara Koogan; 2008.
32. Russell AS et al. The role of anti-cyclic citrullinated peptide antibodies in predicting progression of palindromic rheumatism to rheumatoid arthritis. J Rheumatol. 2006;33(7):1240-2.
33. Turesson C et al. Management of extra-articular disease manifestations in rheumatoid arthritis. Curr Opin Rheumatol. 2004;16(3):206-11.

34. Turesson C, Matteson EL. Extra-articular features of rheumatoid arthritis and systemic involvement. In: Hochberg MC et al. Rheumatology. 5.ed. Philadelphia: Elsevier Mosby; 2011.

35. Ting PT, Barankin B. Dermacase. Rheumatoid nodules. Can Fam Physician. 2005;51:3,35,41.

36. Chan WF et al. Microchimerism in the rheumatoid nodules of patients with rheumatoid arthritis. Arthritis Rheum. 2012; 64(2):380-8.

37. Galarza-Delgado DA et al. Carotid atherosclerosis in patients with rheumatoid arthritis and rheumatoid nodules. Reumatol Clin. 2013;9(3):136-41.

38. Makol A et al. Rheumatoid vasculitis: an update. Curr Opin Rheumatol. 2015;27(1):63-70.

39. Gabriel SE. Cardiovascular morbidity and mortality in rheumatoid arthritis. Am J Med. 2008;121(10 Suppl 1):S9-14.

40. Frostegård J. Atherosclerosis in patients with autoimmune disorders. Arterioscler Thromb Vasc Biol. 2005;25(9):1776-85.

41. Olson AL et al. Connective tissue disease-associated lung disease. Immunol Allergy Clin North Am. 2012;32(4):513-36.

42. Jawad H et al. Cardiopulmonary manifestations of collagen vascular diseases. Curr Rheumatol Rep. 2017;19(11):71.

43. Gómez Carrera L et al. Pulmonary manifestations of collagen diseases. Arch Bronconeumol. 2013;49(6):249-60.

44. Horak P et al. Renal manifestations of rheumatic diseases. A review. Biomed Pap Med Fac Univ Palacky Olomouc Czech Repub. 2013;157(2):98-104.

45. Murray PI, Rauz S. The eye and inflammatory rheumatic diseases: the eye and rheumatoid arthritis, ankylosing spondylitis, psoriatic arthritis. Best Pract Res Clin Rheumatol. 2016;30(5):802-25.

46. Gerfaud-Valentin M et al. Adult-onset Still's disease. Autoimmun Rev. 2014;13(7):708-22.

47. Crispín JC et al. Adult-onset Still disease as the cause of fever of unknown origin. Medicine. 2005;84(6):331-7.

48. Pouchot J, Arlet JB. Biological treatment in adult-onset Still's disease. Best Pract Res Clin Rheumatol. 2012;26(4):477-87.

49. Yamaguchi M et al. Preliminary criteria for classification of adult Still's disease. J Rheumatol. 1992;19(3):424-30.

50. Fautrel B et al. Proposal for a new set of classification criteria for adult-onset still disease. Medicine. 2002;81(3):194-200.

51. Alarcon RT, Andrade LEC. Anticorpos antiproteínas citrulinadas e a artrite reumatoide. Revista Brasileira de Reumatologia. 2007;47(3):180-7.

52. van der Heijde DM. Assessment of radiographs in longitudinal observational studies. J Rheumatol Suppl. 2004;69:46-7.

53. van der Heijde DM. Plain X-rays in rheumatoid arthritis: overview of scoring methods, their reliability and applicability. Baillieres Clin Rheumatol. 1996;10(3):435-53.

54. Arend CF. Ultrassonografia em portadores de artrite reumatoide: o que o reumatologista clínico deve saber. Revista Brasileira de Reumatologia. 2013;53(1):88-100.

55. Østergaard M et al. New radiographic bone erosions in the wrists of patients with rheumatoid arthritis are detectable with magnetic resonance imaging a median of two years earlier. Arthritis Rheum. 2003;48(8):2128-31.

56. Ostendorf B et al. Diagnostic value of magnetic resonance imaging of the forefeet in early rheumatoid arthritis when findings on imaging of the metacarpophalangeal joints of the hands remain normal. Arthritis Rheum. 2004;50(7):2094-102.

57. Hetland ML et al. Radiographic progression and remission rates in early rheumatoid arthritis – MRI bone oedema and anti-CCP predicted radiographic progression in the 5-year extension of the double-blind randomised CIMESTRA trial. Ann Rheum Dis. 2010;69(10):1789-95.

58. Østergaard M et al. OMERACT Rheumatoid Arthritis Magnetic Resonance Imaging Studies. Core set of MRI acquisitions, joint pathology definitions, and the OMERACT RA-MRI scoring system. J Rheumatol. 2003;30(6):1385-6.

59. Tavarez Jr WC et al. Imagens de ressonância magnética na artrite reumatoide. Revista Brasileira de Reumatologia. 2011; 51(6):629-41.

60. Østergaard M et al. An introduction to the EULAR-OMERACT rheumatoid arthritis MRI reference image atlas. Ann Rheum Dis. 2005;64(Suppl 1):i3-7.

61. Smolen JS et al. Rheumatoid arthritis. Lancet. 2016;388(10055): 2023-38.

62. Arnett FC et al. The American Rheumatism Association 1987 revised criteria for the classification of rheumatoid arthritis. Arthritis Rheum. 1988;31(3):315-24.

63. Aletaha D et al. 2010 Rheumatoid arthritis classification criteria: an American College of Rheumatology/European League Against Rheumatism collaborative initiative. Arthritis Rheum. 2010;62(9):2569-81.

64. Hannonen P et al. Palindromic rheumatism. A clinical survey of sixty patients. Scand J Rheumatol. 1987;16(6):413-20.

65. Thapa S, Meysami A. Palindromic rheumatism: an unusual cause of chronic intermittent arthritis. Am J Med. 2015;128(12):e23-4.

66. Bruce IN. Clinical features of psoriatic arthritis. In: Hochberg MC et al. Rheumatology. 5.ed. Philadelphia: Elservier Mosby; 2011.

67. Olivieri I et al. RS3 PE syndrome: an overview. Clin Exp Rheumatol. 2000;18(4 Suppl 20):S53-5.

68. Wasserman AM. Diagnosis and management of rheumatoid arthritis. Am Fam Physician. 2011;84(11):1245-52.

69. Prevoo ML et al. Modified disease activity scores that include twenty-eight-joint counts. Development and validation in a prospective longitudinal study of patients with rheumatoid arthritis. Arthritis Rheum. 1995;38(1):44-8.

70. Gossec L et al. Prognostic factors for remission in early rheumatoid arthritis: a multiparameter prospective study. Ann Rheum Dis. 2004;63(6):675-80.

71. Felson DT et al. The American College of Rheumatology preliminary core set of disease activity. Measures for rheumatoid arthritis clinical trials. The Committee on Outcome Meaures in Rheumatoid Arthritis Clinical Trials. Arthritis Rheum. 1993;36(6):729-40.

72. Aletaha D et al. Reporting disease activity in clinical trials of patients with rheumatoid arthritis: EULAR/ACR collaborative recommendations. Ann Rheum Dis. 2008;67(10):1360-4.

73. Bruce B, Fries JF. The Stanford Health Assessment Questionnaire: dimensions and practical applications. Health Qual Life Outcomes. 2003;1:20.

74. Smolen JS et al. Estimation of a numerical value for joint damage-related physical disability in rheumatoid arthritis clinical trials. Ann Rheum Dis. 2010;69(6):1058-64.

75. Grigor C et al. Effect of a treatment strategy of tight control for rheumatoid arthritis (the TICORA study): a single-blind randomised controlled trial. Lancet. 2004;364(9430):263-9.

76. Jacobs JW. The CAMERA (Computer-Assisted Management in Early Rheumatoid Arthritis) studies. Clin Exp Rheumatol. 2012;30(4 Suppl 73):S39-43.

77. Fransen J, van Riel PL. The Disease Activity Score and the EULAR response criteria. Clin Exp Rheumatol. 2005;23(5 Suppl 39):S93-9.

78. Pinheiro GRC. Instrumentos de medida da atividade da artrite reumatoide – por que e como empregá-los. Revista Brasileira de Reumatologia. 2007;47(5):362-5.

79. Fuchs HA et al. A simplified twenty-eight-joint quantitative articular index in rheumatoid arthritis. Arthritis Rheum. 1989;32(5):531-7.

80. Aletaha D, Smolen J. The Simplified Disease Activity Index (SDAI) and the Clinical Disease Activity Index (CDAI): a review of their usefulness and validity in rheumatoid arthritis. Clin Exp Rheumatol. 2005;23(5 Suppl 39):S100-8.

81. Pinals RS et al. Preliminary criteria for clinical remission in rheumatoid arthritis. Arthritis Rheum. 1981;24(10):1308-15.

82. Felson DT et al. American College of Rheumatology/European League against Rheumatism provisional definition of remission in rheumatoid arthritis for clinical trials. Ann Rheum Dis. 2011;70(3):404-13.

83. Abourazzak F et al. Long-term effects of therapeutic education for patients with rheumatoid arthritis. Joint Bone Spine. 2009;76(6):648-53.

84. Smolen JS, Aletaha D. Rheumatoid arthritis therapy reappraisal: strategies, opportunities and challenges. Nat Rev Rheumatol. 2015;11(5):276-89.

85. da Mota LM et al. 2012 Brazilian Society of Rheumatology Consensus for the treatment of rheumatoid arthritis. Rev Bras Reumatol. 2012;52(2):152-74.

86. Mota LMH et al. 2017 recommendations of the Brazilian Society of Rheumatology for the pharmacological treatment of rheumatoid arthritis. Advances in Rheumatology. 2018;58:2.

87. McInnes IB, O'Dell JR. State-of-the-art: rheumatoid arthritis. Ann Rheum Dis. 2010;69(11):1898-906.

88. Klarenbeek NB et al. Recent advances in the management of rheumatoid arthritis. BMJ. 2010;341:c6942.

89. van Everdingen AA et al. Low-dose prednisone therapy for patients with early active rheumatoid arthritis: clinical efficacy, disease-modifying properties, and side effects: a randomized, double-blind, placebo-controlled clinical trial. Ann Intern Med. 2002;136(1):1-12.

90. Cronstein B. How does methotrexate suppress inflammation? Clin Exp Rheumatol. 2010;28(5 Suppl 61):S21-3.

91. Pincus T et al. Methotrexatethe anchor drug – an introduction. Clin Exp Rheumatol. 2010;28(5 Suppl 61):S1-2.

92. Suarez-Almazor ME et al. Antimalarials for treating rheumatoid arthritis. Cochrane Database Syst Rev. 2000(4):CD000959.

93. Suarez-Almazor ME et al. Sulfasalazine for rheumatoid arthritis. Cochrane Database Syst Rev. 2000(2):CD000958.

94. O'Dell JR. Triple therapy with methotrexate, sulfasalazine, and hydroxychloroquine in patients with rheumatoid arthritis. Rheum Dis Clin North Am. 1998;24(3):465-77.

95. Sharp JT et al. Treatment with leflunomide slows radiographic progression of rheumatoid arthritis: results from three randomized controlled trials of leflunomide in patients with active rheumatoid arthritis. Leflunomide Rheumatoid Arthritis Investigators Group. Arthritis Rheum. 2000;43(3):495-505.

96. Kremer JM et al. Concomitant leflunomide therapy in patients with active rheumatoid arthritis despite stable doses of methotrexate. A randomized, double-blind, placebo-controlled trial. Ann Intern Med. 2002;137(9):726-33.

97. Tugwell P et al. Low-dose cyclosporin *versus* placebo in patients with rheumatoid arthritis. Lancet. 1990;335(8697):1051-5.

98. Clark P et al. Meta-analysis of injectable gold in rheumatoid arthritis. J Rheumatol. 1989;16(4):442-7.

99. Suarez-Almazor ME et al. Azathioprine for rheumatoid arthritis. Cochrane Database Syst Rev. 2000(2):CD001461.

100. Hochberg MC et al. Comparison of the efficacy of the tumour necrosis factor alpha blocking agents adalimumab, etanercept, and infliximab when added to methotrexate in patients with active rheumatoid arthritis. Ann Rheum Dis. 2003;62 Suppl 2:ii13-6.

101. Breedveld FC et al. The PREMIER study: a multicenter, randomized, double-blind clinical trial of combination therapy with adalimumab plus methotrexate *versus* methotrexate alone or adalimumab alone in patients with early, aggressive rheumatoid arthritis who had not had previous methotrexate treatment. Arthritis Rheum. 2006;54(1):26-37.

102. Kekow J et al. Patient-reported outcomes improve with etanercept plus methotrexate in active early rheumatoid arthritis and the improvement is strongly associated with remission: the COMET trial. Ann Rheum Dis. 2010;69(1):222-5.

103. Maini R et al. Infliximab (chimeric anti-tumour necrosis factor alpha monoclonal antibody) *versus* placebo in rheumatoid arthritis patients receiving concomitant methotrexate: a randomised phase III trial. ATTRACT Study Group. Lancet. 1999;354(9194):1932-9.

104. Keystone E et al. Certolizumab pegol plus methotrexate is significantly more effective than placebo plus methotrexate in active rheumatoid arthritis: findings of a fifty-two-week, phase III, multicenter, randomized, double-blind, placebo-controlled, parallel-group study. Arthritis Rheum. 2008;58(11):3319-29.

105. Smolen JS et al. Golimumab in patients with active rheumatoid arthritis after treatment with tumour necrosis factor alpha inhibitors (GO-AFTER study): a multicentre, randomised, double-blind, placebo-controlled, phase III trial. Lancet. 2009;374(9685):210-21.

106. Cohen SB et al. Rituximab for rheumatoid arthritis refractory to anti-tumor necrosis factor therapy: results of a multicenter, randomized, double-blind, placebo-controlled, phase III trial evaluating primary efficacy and safety at twenty-four weeks. Arthritis Rheum. 2006;54(9):2793-806.

107. Genovese MC et al. Abatacept for rheumatoid arthritis refractory to tumor necrosis factor alpha inhibition. N Engl J Med. 2005;353(11):1114-23.

108. Emery P et al. IL-6 receptor inhibition with tocilizumab improves treatment outcomes in patients with rheumatoid arthritis refractory to anti-tumour necrosis factor biologicals: results from a 24-week multicentre randomised placebo-controlled trial. Ann Rheum Dis. 2008;67(11):1516-23.

109. Fleischmann R. A review of tofacitinib efficacy in rheumatoid arthritis patients who have had an inadequate response or intolerance to methotrexate. Expert Opin Pharmacother. 2017;18(14):1525-33.

110. Conde MB et al. III Brazilian Thoracic Association Guidelines on tuberculosis. J Bras Pneumol. 2009;35(10):1018-48.

111. Tubach F et al. Risk of tuberculosis is higher with anti-tumor necrosis factor monoclonal antibody therapy than with soluble tumor necrosis factor receptor therapy: the three-year prospective French Research Axed on Tolerance of Biotherapies registry. Arthritis Rheum. 2009;60(7):1884-94.

112. Daikh DI, St Clair EW. Updated recommendations for the treatment of rheumatoid arthritis: another step on a long road. Arthritis Care Res (Hoboken). 2012;64(5):648-51.

113. Smolen JS et al. EULAR recommendations for the management of rheumatoid arthritis with synthetic and biological disease-modifying antirheumatic drugs: 2016 update. Ann Rheum Dis. 2017;76(6):960-77.

114. Schoels M et al. Evidence for treating rheumatoid arthritis to target: results of a systematic literature search. Ann Rheum Dis. 2010;69(4):638-43.

115. Singh JA et al. 2012 update of the 2008 American College of Rheumatology recommendations for the use of disease-modifying antirheumatic drugs and biologic agents in the treatment of rheumatoid arthritis. Arthritis Care Res. 2012;64(5):625-39.

116. Villeneuve E, Haraoui B. Switching between TNF-alfa inhibitors in the treatment of rheumatoid arthritis. International Journal of Advances in Rheumatology. 2006;4(1):2-8.

117. Aletaha D et al. Optimisation of a treat-to-target approach in rheumatoid arthritis: strategies for the 3-month time point. Ann Rheum Dis. 2016;75(8):1479-85.

22 Síndrome de Sjögren

Valéria Valim • Leandro Augusto Tanure • Maria Carmen Lopes
Ferreira Silva Santos • Érica Vieira Serrano

INTRODUÇÃO

A síndrome de Sjögren (SS) é uma doença inflamatória crônica imunomediada, de evolução lenta e progressiva, caracterizada por infiltrado linfoplasmocitário focal nas glândulas exócrinas e em outros tecidos epiteliais, causando secura das mucosas e grande diversidade de manifestações clínicas sistêmicas.[1]

Essa doença acomete principalmente mulheres, em uma proporção de 13:1, entre a 5ª e a 6ª década de vida, com distribuição universal. A prevalência varia entre 0,05 e 0,4% da população geral. Prevalências maiores foram encontradas quando usados critérios mais antigos e menos específicos, aplicados a populações de idosos, mulheres ou a pacientes dos ambulatórios de reumatologia.[2] Estudos mais recentes verificaram prevalências menores específicos ou em populanvasculite edu231 e 234). eiros, foram inclu comorbidades e vice-versa (Chiara Baldini 2018)ho c No Brasil, em estudo populacional, encontrou-se 0,17%.[3]

A SS ocorre isoladamente ou em associação a outras doenças autoimunes, como artrite reumatoide (AR), lúpus eritematoso sistêmico (LES), polimiosite e doença mista do tecido conjuntivo (DMTC), tornando-a a doença do tecido conjuntivo mais comum. Em metanálise recente, observou-se que a SS está associada a 19% dos casos de AR e a 14% dos casos de LES. A associação com outras epitelites também é comum, como tireoidite de Hashimoto, hepatites autoimunes, cirrose biliar primária e colangite esclerosante primária.[4] Portanto, deve-se fazer busca ativa de SS nos pacientes com essas doenças e vice-versa.

As comorbidades mais frequentemente associadas à SS são a fibromialgia em 20 a 50%, hipertensão arterial sistêmica em 28 a 40%, diabetes melito em 10 a 27% e dislipidemia em 11 a 22% dos pacientes.[5-8]

ETIOPATOGÊNESE

A etiologia da SS ainda não está completamente definida (Figura 22.1). Há suscetibilidade genética para o seu desenvolvimento, pois se observa que indivíduos da mesma família têm maior frequência de SS e de outras doenças autoimunes. A SS está associada com *HLA-B8*, *HLA-Dw3* e *HLA-DR3*. Outros genes não HLA também estão relacionados a maior risco de desenvolvimento da SS, particularmente aqueles que determinam a ativação do sistema do interferon tipo I (IFN-I), como o fator regulador de interferon-5 (IRF-5, *interferon release*

factor-5) e o transdutor de sinal e ativador de transcrição-4 (STAT-4, *signal transducer and activators of transcription-4*). O modelo etiopatogênico atualmente aceito está baseado no desenvolvimento de epitelite autoimune caracterizada pela infiltração linfocítica das glândulas exócrinas. Estágios iniciais desse processo estão relacionados com a maior ativação do sistema do IFN-I.[1,9,10]

O infiltrado linfocitário das glândulas exócrinas na SS é composto por linfócito T (LT), linfócito B (LB), células dendríticas e, ocasionalmente, por agregados linfoides do tipo centro germinativo-*like* (CG). Os LT geralmente são do tipo *helper* (CD4+) e utilizam a via Th1. Outros LT como *helper* folicular (Tfh) e regulador (Treg), que utilizam a via Th17, também podem estar ativados e se relacionam com a formação do CG. Os LB estão relacionados com a formação do CG, que é local de intensa apoptose e produção de anticorpos.[1,9,10]

Células dendríticas, presentes no infiltrado linfocitário, são ativadas pelos autoantígenos resultantes da apoptose ou de partículas virais e iniciam a produção de interferon. Participam também da ativação de LT que proliferam e liberam outras citocinas pro-inflamatórias.[1,9,10]

Embora o gatilho para o desenvolvimento das lesões epiteliais não esteja completamente esclarecido, sabe-se que certos vírus podem desencadear SS em indivíduos geneticamente predispostos, como: o vírus Epstein-Barr, o vírus *Coxsackie*, o citomegalovírus, o *Human T Lymphotropic Virus 1* (HTLV1), o herpes-vírus humano tipo 6 (HHV6) e tipo 8 (HHV8). O baixo nível de citólise sugere infecção viral não citolítica persistente da célula epitelial. A persistência de material genético viral dentro das células epiteliais altera suas propriedades biológicas, dando início a uma resposta imune aberrante.[1,9,10]

A prevalência de SS em mulheres no período menopausal sugere a importância de fatores predisponentes hormonais. No epitélio das glândulas salivares, há receptores de estrogênio. Quando ativados, diminuem o recrutamento de LT, prevenindo a apoptose. Com a redução estrogênica na menopausa, há uma tendência a apoptose das células epiteliais glandulares.[1,9,10]

A célula epitelial das glândulas exócrinas tem função primordial no desencadeamento da resposta inflamatória na SS. Participa tanto da resposta imune inata como da adquirida. Expressa molécula de histocompatibilidade I (MHC-I) e de histocompatibilidade II (MHC-II), molécula B7, molécula CD 40 coestimuladora e moléculas de adesão. Produz citocinas

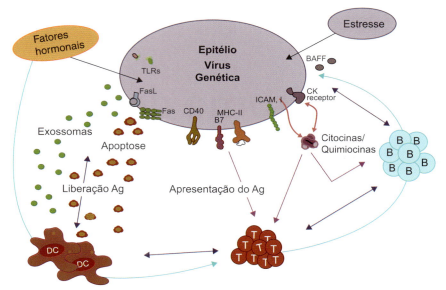

Figura 22.1 Modelo hipotético para a patogênese da SS, enfatizando o papel central da célula epitelial. Em indivíduos geneticamente predispostos, fatores hormonais e ambientais resultam na perda do equilíbrio da resposta autoimune. As células epiteliais são ativadas e passam a recrutar, ativar e promover diferenciação das células imunes. Essas células passam a produzir citocinas que retroativam as células epiteliais, alimentando um ciclo vicioso de ativação. As células epiteliais produzem exossomas e vesículas das células apoptóticas contendo autoantígenos. Essas vesículas podem ser capturadas pelas células apresentadoras de antígenos, em especial as células dendríticas, o que promove ativação da resposta imune específica. A ativação de células dendríticas induz à produção de INF-alfa, que estimula a produção de BAFF, e, junto com as células apresentadoras de antígenos, fomentam o sistema imune adaptativo.

inflamatórias envolvidas na diferenciação do LB, na ativação do LT e na formação do centro germinativo. Além disso, a apoptose exagerada dessas células é fonte importante de autoantígenos em pacientes com SS.[1,9,10]

Estudos *in vitro* têm demonstrado que a apoptose resulta na liberação de corpos apoptóticos contendo autoantígenos Ro52, Ro60 e La, que são os alvos da resposta imune adaptativa na SS. O aumento da expressão desses autoantígenos tem sido demonstrado em pacientes com SS. Aqueles com aumento do autoantígeno La têm proporcionalmente maior quantidade de anticorpo anti-La. Verificou-se também produção dos anticorpos anti-Ro e anti-La nos CG e pelos LB que infiltram a glândula salivar menor.[1,9,10]

Os fenótipos distintos da SS sugerem haver dois processos imunopatogênicos distintos e interligados: a infiltração linfocítica de tecidos epiteliais e a hiper-reatividade do linfócito B com produção de autoanticorpos e hipergamaglobulinemia.[11,12]

MANIFESTAÇÕES CLÍNICAS

Secura, fadiga e dor crônica não inflamatória são os sintomas mais frequentes na SS e podem se apresentar dissociados de atividade sistêmica. A patogênese da fadiga não está completamente compreendida e provavelmente é multifatorial. Quando relacionada com processo inflamatório crônico e ativo, é, em geral, acompanhada de elevação persistente de proteínas de fase aguda.

Há dois subgrupos de pacientes com manifestações clínicas, padrões histológicos, perfil de citocinas e prognósticos diferentes. Um com elevados níveis de sintomas (secura, fadiga e dor) e grande impacto sobre a qualidade de vida; e outro com manifestações mais graves acometendo órgãos-alvo, com maior morbidade e mortalidade e com alto risco de desenvolvimento de linfoma.

Cerca de 70% dos pacientes estão no polo benigno, 30% desenvolvem manifestações sistêmicas do tipo epitelite, 15% desenvolvem manifestações sistêmicas mediadas por LB e depósito de imunocomplexos, e 5 a 10% desenvolvem linfoma de células B. O aparecimento de manifestações sistêmicas é cumulativo, e o desenvolvimento de linfoma ocorre, em média, 7 anos após o diagnóstico. A presença de dor crônica não inflamatória é marcador do polo benigno, pois é fator de proteção para o aparecimento de manifestações sistêmicas.[8,11]

Manifestações clínicas glandulares

O acometimento glandular leva a manifestações clínicas de secura oral (xerostomia), ocular (xeroftalmia), cutânea (xerodermia), de vias aéreas (xerotraqueia) e vaginal.

A saliva protege os dentes e as partes moles da gengiva, auxilia na mastigação, na deglutição e na fala. Além da proteção mecânica, também oferece barreira imunológica. Portanto, na hipossalivação, ocorrem aumento e alteração da flora bacteriana, aparecimento de cárie e de candidíase. Pacientes com xerostomia podem se queixar de sensação de secura oral, aparecimento ou rápida progressão de cáries, disfagia de transferência e condução, diminuição do paladar, sensação de queimação em mucosa oral e halitose. A mucosa pode apresentar-se mais fina, avermelhada, dolorosa e com hipersensibilidade a alimentos picantes e ácidos.

A lágrima tem função:

- Metabólica de nutrir e levar oxigênio para a conjuntiva e a córnea avascular
- Óptica, ao formar uma superfície lisa e transparente auxiliando na refração da luz
- Protetora, eliminando partículas que podem causar irritação ou inflamação
- Antimicrobiana, cicatrizante e lubrificante.

A integridade da função lacrimal depende das glândulas lacrimais, das pálpebras e da superfície ocular (córnea, conjuntiva, glândulas meibomianas). O filme lacrimal é um gel contendo mucina hidratada recoberta por fina camada de lipídios que dá estabilidade ao filme e evita a evaporação da camada aquosa. A lágrima no olho seco por deficiência de produção, como acontece na SS, é hiperosmolar e, por isso, estimula a cascata da inflamação na superfície ocular. Pacientes com xeroftalmia podem apresentar prurido, hiperemia, irritação, sensação de corpo estranho, sensação de secura, lacrimejamento (reflexo, em fase mais inicial), borramento visual e diminuição da acuidade. A irritação crônica e a destruição do epitélio conjuntival bulbar e corneano caracterizam a ceratoconjuntivite seca.

A secura pode ocorrer em outros sistemas ou órgãos, como respiratório, geniturinário e na pele. A hipofunção de glândulas mucosas do trato respiratório superior e inferior ocasiona secura nasal, orofaríngea e traqueal, com tosse seca persistente. A secura genital é representada pela vaginite seca, com irritação, prurido e dor durante relação sexual (dispareunia). A diminuição das secreções das glândulas exócrinas da pele causa secura e, consequentemente, prurido cutâneo.[1]

MANIFESTAÇÕES SISTÊMICAS

A SS, no momento do diagnóstico, pode se apresentar como doença sistêmica na maioria dos casos, 50% em apenas um e 7% em múltiplos sistemas. Apenas 3% dos casos são diagnosticados na ausência de sintomas de secura. Esse grupo é mais jovem, com menor relação mulher:homem e menor frequência de caucasianos, maior frequência de autoanticorpos, sintomas constitucionais, citopenias, hipergamaglobulinemia e acometimento renal.[13]

Ao longo do tempo e com tratamento, os pacientes com SS evoluem com redução da atividade sistêmica, e cerca de 30% permanecem com manifestação devido a "epitelite" ou vasculite.[11,13] As Tabelas 22.1 e 22.2 ilustram a frequência e os tipos de manifestações sistêmicas.

A doença articular é comum na SS e é tipicamente uma poliartrite ou poliartralgia inflamatória, podendo ser simétrica ou assimétrica. A artropatia é característicamente não deformante, e o aparecimento de erosões sugere diagnóstico diferencial ou associação com artrite reumatoide. Uma frequência muito menor dos pacientes com SS apresenta miopatia inflamatória, que se associa com aumento de volume da parótida e linfadenomegalia.[13,15]

As manifestações cutâneas mais relacionadas à SS são púrpura, eritema nodoso, eritema polimorfo e lesões de fotossensibilidade do tipo lúpus cutâneo subagudo. Essas lesões de fotossensibilidade são indistinguíveis daquelas observadas no LES. A púrpura é mais frequente nos membros inferiores e está associada à vasculite mediada por imunocomplexo, hipergamaglobulinemia, presença de fator reumatoide, crioglobulinemia, manifestações sistêmicas mais graves e maior risco de linfoma.[13,15]

O acometimento respiratório inclui doença pulmonar intersticial (DPI), linfoma não Hodgkin, acometimento pleural e de pequenas vias aéreas. A tomografia pulmonar de alta resolução pode mostrar alterações em cerca de 30% dos casos. O padrão histológico mais frequente de DPI é a pneumonia intersticial não específica (PINE), que ocorre em cerca de 66% dos pacientes. Outros padrões como pneumonia intersticial usual (PIU), pneumonia organizante, pneumonia intersticial linfocítica, bronquiolite crônica e amiloidose intersticial também podem associar-se com a SS.

O acometimento pulmonar é cumulativo e o risco de morte é duas vezes maior. São fatores preditivos de envolvimento pulmonar: púrpura, hipocomplementenemia, hipergamaglobulinemia, linfopenia, sorologia positiva para o fator reumatoide (FR), anticorpo anti-Ro/SSA [*anti-Sjögren's syndrome related antigen A (Ro)*] e anticorpo anti-La/SSB [*anti-Sjögren's syndrome related antigen B (La)*]. A presença de cisto pulmonar está mais associada com anticorpo positivo e linfoma.[13,14]

As manifestações renais associadas à SS são a nefrite tubulointersticial (NI) e a glomerulonefrite (GN). Ocorrem em cerca de um terço dos casos, sendo clinicamente relevante em 5% e, quando presentes, estão associadas com maior mortalidade. A NI é mais frequente e pode se manifestar com acidose tubular renal completa ou incompleta. Geralmente, é silenciosa e assintomática, no entanto, paralisia periódica hipopotassêmica, osteomalacia, diabetes insípido, nefrocalcinose e perda da função renal têm sido observados em pacientes com SS. A GN é uma manifestação menos comum, mas, quando presente, pode ser grave e associada a deposição glomerular

Tabela 22.1 Características clínicas e imunológicas de pacientes com síndrome de Sjögren primária.

Características clínicas	Frequência (n = 3.314)
Alterações imunológicas (hipergamaglobulinemia, complemento baixo)	43,3%
Artrite/artralgia inflamatória	35,2%
Anormalidades hematológicas	24,7%
Aumento de glândulas salivares	19,3%
Linfadenomegalia	10,7%
Pele	9%
Sintomas constitucionais	8,4%
Pulmão	7,3%
Sistema nervoso periférico	5,2%
Rins	2,2%
Sistema nervoso central	1,7%
Miopatia	1,2%

Fonte: Brito-Zerón et al., 2017.[13]

Tabela 22.2 Frequência dos critérios de classificação na ocasião do diagnóstico.

Características clínicas	Frequência (n = 10.500)
Xerostomia	92%
Xeroftalmia	94%
Manifestação sistêmica sem secura	3%
Testes oculares alterados	83%
Testes orais alterados	78%
Biopsia salivar labial com escore focal ≥ 1	82%
Anticorpos anticélula Hep 2 (FAN)	79%
Fator reumatoide	49%
Anti-Ro/SSA	73%
Anti-La/SSB	45%
C3 baixo	13%
C4 baixo	14%

Fonte: Brito-Zerón et al., 2018.[14]

de imunocomplexos. As formas histológicas mais comuns são GN membranoproliferativa e GN proliferativa mensangial, seguidas por GN membranosa e podocitopatia.[13,15]

A doença neurológica é frequente na SS e pode afetar tanto o sistema nervoso central quanto o periférico. É interessante observar que as manifestações neurológicas podem preceder o aparecimento dos sintomas de secura. Predomina o padrão axonal sensorial, mas pode ocorrer o padrão axonal sensoriomotor, a polineuropatia inflamatória desmielinizante crônica (PIDC) e a gangliopatia com ataxia. As lesões neurológicas estão associadas a alterações na microvasculatura endoneural com ou sem vasculite crioglobulinêmica. Também pode surgir acometimento de par craniano, sendo os mais comuns o trigêmeo e o óptico. Pode ocorrer perda auditiva neurossensorial. Em relação ao sistema nervoso central, ocorrem lesões que podem assemelhar-se às da esclerose múltipla, além de vasculite, meningoencefalite e mielite transversa, que podem manifestar-se como rebaixamento do nível de consciência, déficit sensorial e motor, disfunção cognitiva e convulsões.[13,14]

As manifestações hematológicas caracterizam-se por leucopenia, linfopenia, neutropenia, plaquetopenia, anemia hemolítica, linfadenomegalia e pelo desenvolvimento de linfoma, que é a complicação mais grave da doença. Também podem ocorrer anemias normocrômica e normocítica, características de doença crônica, e anemia megaloblástica por deficiência de vitamina B12 associada a atrofia de mucosa gástrica.[13,14]

Do ponto de vista laboratorial, os pacientes com SS podem apresentar citopenias, provas inflamatórias elevadas, hipergamaglobulinemia policlonal, deficiência de complemento e elevação de imunoglobulinas.[13,15]

Os sistemas digestório e cardiovascular, embora frequentemente acometidos, não fazem parte do *EULAR Sjögren's Syndrome Disease Activity Index* (ESSDAI). Cerca de 30% dos pacientes apresentam pericardite e lesão valvar, geralmente de apresentação silenciosa. Miocardite e arritmias podem acontecer como apresentação inicial e em contexto de atividade em outros sistemas. A hipertensão pulmonar ocorre em cerca de 17% dos pacientes, associa-se com a presença de anticorpos antifosfolípidios e tem pior prognóstico, semelhante ao LES.[13,15]

Qualquer segmento do trato gastrintestinal pode ser afetado na SS. A frequência de dismotilidade esofágica é alta. Podem-se observar disfagia, hepatite, pancreatite e síndrome de má absorção decorrente de infiltrado linfocítico do jejuno. Deve-se pesquisar a presença de anticorpos anticentrômero, antimitocôndria, antimúsculo liso e anti-LKM e associação com esclerodermia, hepatite autoimune e cirrose biliar primária.[15]

AUTOANTICORPOS

A maioria das doenças autoimunes está associada a autoanticorpos circulantes, tendo como alvo proteínas *self*, que geralmente são positivos anos antes das manifestações clínicas. Esses anticorpos são usados como marcadores para classificação e diagnóstico da doença e podem ter papel na patogênese e no prognóstico. Existem vários autoanticorpos associados à SS, mas são considerados típicos o anti-SSA/Ro e o anti-SSB/La. Embora sejam marcadores da SS e tenham alta especificidade, podem ser encontrados em outras doenças.[16-18]

Os anticorpos anti-SSA/Ro e anti-SSB/La são dirigidos contra complexos de ribonucleoproteínas, compreendendo qualquer um de quatro pequenos RNA citoplasmáticos humanos, ricos em uridina, não ligados covalentemente a, pelo menos, três proteínas, a Ro 52 kDa, a Ro 60 kDa e a proteína La. A

calreticulina e a nucleolina também fazem parte desse complexo. Após a transcrição e o empacotamento, o RNP Ro/LA é rapidamente levado para fora do núcleo e, assim, a localização desse complexo é principalmente no citoplasma.

A Ro60 é uma proteína de 60,6 kDa, encontrada em praticamente todas as células vertebradas. Acredita-se que esteja envolvida na via de controle de qualidade da síntese de RNA ribossômico 5S e outros transcritos da RNA polimerase III. Pode ser importante para a prevenção de autoimunidade. A proteína Ro52 tem 475 aminoácidos e cerca de 52 kDa. Tem muitas funções diferentes e parece ter um papel na regulação negativa da síntese de interferon. Está implicada na redução da proliferação celular e no aumento da apoptose em pacientes com LES. Pode regular, de modo positivo ou negativo, a resposta imune inata.[16]

A La é uma fosfoproteína de 408 aminoácidos e massa molecular de 46,7 kDa. Ela age como reguladora de transcrição da RNA polimerase III, liga-se a precursores de RNA impedindo a ação de nucleases e participa da translação. Várias regiões antigênicas maiores dessas proteínas já foram identificadas. Como exemplo, o epítopo 169-190aa da proteína Ro60 tem sido associado ao LES, enquanto o 211-232aa à SS. A questão da especificidade da associação dos anticorpos anti-SSA/Ro 52 kDa e SSA/Ro 60 kDa com a SS ainda é um ponto de controvérsia. Alguns estudos demonstram que a maioria dos pacientes lúpicos com SS apresenta ambos os anticorpos, anti-SSA/Ro 52 kDa e 60 kDa. Entretanto, a presença de anticorpos contra a proteína Ro 52 kDa, sem a presença concomitante de anticorpos anti-SSA/Ro 60 kDa, foi vista apenas em pacientes com SS, enquanto anticorpos anti-SSA/Ro 60 kDa, sem a presença de anticorpos contra a Ro 52 kDa, foi encontrada apenas em pacientes com LES. Esses resultados indicam uma associação do anticorpo anti-SSA/Ro 52 kDa, com SS.[15]

Há aumento da expressão de mRNA das proteínas Ro 60 kDa e La em glândulas salivares menores de pacientes com a SS. Células produzindo anticorpos anti-SSA/Ro 52 kDa, anti-SSA/Ro 60 kDa e anti-SSB/La foram encontradas na saliva dos pacientes e têm forte correlação com os níveis sorológicos. Isso sugere que essas proteínas têm um papel em iniciar e manter a resposta autoimune glandular.

Existem vários métodos para a detecção dos anticorpos anti-SSA/Ro e anti-SSB/La. Podem ser por precipitação de RNA (que é o padrão-ouro), contraimunoeletroforese (CIE), *imunoblotting* e ELISA, com sensibilidade variando de 72 a 89%, e especificidade de 95 a 100%. Esses autoanticorpos estão presentes em cerca de 50 a 70% dos pacientes com a doença, dependendo do teste empregado.

Os autoanticorpos podem preceder a doença por anos. O tempo entre a positividade do anticorpo anticélula Hep-2 (FAN), anti-SSA/Ro 60 kDa, anti-SSA/Ro 52 kDa, anti-SSB/La e a manifestação clínica é de cerca de 6 anos. O perfil sorológico de anti-SSA/Ro e anti-SSB/La determinado no início da doença habitualmente permanece inalterado ao longo do tempo. No entanto, 8% dos pacientes da coorte de Fauchais *et al.*, cujos autoanticorpos eram negativos inicialmente, tornaram-se positivos durante o acompanhamento. Em alguns casos, os autoanticorpos desapareceram com o tempo.[17]

A presença de anticorpos anti-SSA/Ro e anti-SSB/La coincide com uma alta frequência de manifestações extraglandulares. Nos pacientes com SS, o anticorpo anti-SSA/Ro é detectado com mais frequência em soros de pacientes que manifestam a doença em idade mais precoce, com envolvimento da parótida ou de glândulas salivares maiores e intensa infiltração linfocitária das glândulas salivares menores. A presença dos autoanticorpos anti-SSA/Ro também se relaciona à presença de manifestações extraglandulares, como linfadenopatia, esplenomegalia e vasculite. Esses anticorpos podem ser rastreados pelo FAN. Entretanto, sua identificação definitiva deve ser feita por imunodifusão, contraimunoeletroforese, *Western blotting*, imunoprecipitação ou ELISA.[16]

Como regra, os anticorpos anti-SSA/Ro são encontrados sozinhos ou associados ao anti-SSB/La, no entanto, o anti-SSB/La raramente é visto sozinho.

O padrão mais comum de FAN na SS é o nuclear pontilhado fino pela presença de anti-SS-A/Ro e anti-SS-B/La. Entretanto, outros padrões nucleares e citoplasmáticos podem ser encontrados pela presença do antígeno Ro e La no citoplasma e de diferentes autoanticorpos não órgão-específicos, como anti-p80-coilina, anti-NuMA-1 e anti-Golgi.

Outros anticorpos característicos e até específicos de outras doenças reumáticas autoimunes podem ser encontrados na SS primária como antifosfolipídios (20%), anticentrômero (10%), ANCA (12%), ACA (8%), anti-CCP (6,6%), anti-DNA (4,7%), anti-RNP (4,3%), anti-Scl 70 (2,2%) e anti-Sm (1,7%).

Alguns autoanticorpos órgão-específicos, embora não sejam os mais frequentes, podem ocorrer nas formas primárias e associadas da doença. Anticorpos antitireoglobulina, antimicrossomo tireoidiano e antimitocôndria ocorrem mais na SS; anticélula parietal gástrica, antimúsculo liso e anti-hemácia são igualmente frequentes na SSp ou formas associadas.

Os receptores muscarínicos de acetilcolina tipo 3 (MR3) estão relacionados com controle parassimpático da salivação. Autoanticorpos contra MR3 parecem reduzir a secreção de saliva e o transporte de água intracelular. Sua frequência na SS é variável, depende da amostra e da metodologia utilizada, podendo ser desde indetectável até positivo em 90% dos casos. Por isso, o anti-MR3 ainda não é utilizado para fins diagnósticos.

ANÁLISE HISTOPATOLÓGICA

A análise histopatológica das glândulas salivares menores submucosas do lábio inferior é uma importante ferramenta de diagnóstico da SS. Essas glândulas são de fácil acesso (Figura 22.2) e exibem o mesmo processo patológico das glândulas maiores.[19]

A sialoadenite linfocítica focal com escore focal ≥ 1 (SLF) é o padrão histológico típico da SS (Figura 22.3). É caracterizada por um ou mais focos contendo densos agregados de 50 ou mais linfócitos (a maioria tem várias centenas ou mais) localizados geralmente nas regiões periductal ou perivascular, adjacentes a ácinos mucosos preservados, em lóbulos sem dilatação ductal ou fibrose e com discreto infiltrado plasmocitário associado. A SLF com escore focal ≥ 1 é consistente com SS. Define-se como escore focal igual a 1 um foco linfocitário ao redor de ácinos preservados a cada 4 mm² de tecido glandular. Ocorre destruição progressiva das células epiteliais pelo infiltrado linfocitário, dilatação e distorção dos ductos, resultando na substituição do tecido glandular por células mononucleares e cronicamente com atrofia acinar e substituição adiposa dos ácinos.[20]

Embora alguns lóbulos sejam completamente destruídos, outros lóbulos podem estar intactos e aparentemente normais. A composição do infiltrado inflamatório varia de acordo com a gravidade do processo. Nos casos em que o infiltrado inflamatório é discreto a moderado, predominam os LT e as células dendríticas; nos casos em que o infiltrado inflamatório é acentuado, predominam o LB e o macrófago.[20]

Em casos de escore focal ≥ 3, os CG e as lesões linfoepiteliais (LESA, do inglês *lymphoepithelial sialoadenitis*) têm valor prognóstico, maior associação com manifestações sistêmicas e com disfunção glandular e maior risco de desenvolvimento de linfoma. Os CG são encontrados em 17 a 25% das biopsias de glândula salivar labial dos pacientes com SS e se assemelham aos CG encontrados em órgãos linfoides secundários. Caracterizam-se por serem uma organização de LT e LB, por intensa proliferação e ativação de LB e pela presença de uma rede de células dendríticas foliculares. Na LESA, tem-se uma infiltração linfocítica dos ductos com hiperplasia de células

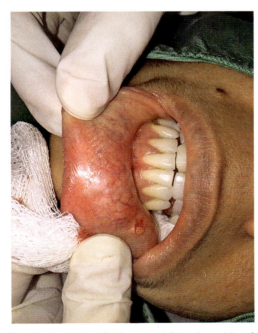

Figura 22.2 Técnica de incisão linear para biopsia excisional de glândulas salivares menores do lábio inferior. Esta técnica tem frequência de complicações < 1%. Recomenda-se coletar 4 a 6 glândulas ou, no mínimo, 8 mm². O material deve ser acondicionado em formol a 10% tamponado para coloração de hematoxilina e eosina. Colorações especiais para quantificação de fibrose, imunoistoquímica e imunofluorescência não são necessárias na rotina de diagnóstico morfológico, embora a imunoistoquímica seja necessária em casos em que se suspeite de linfoma ou síndrome de doença relacionada com IgG4.

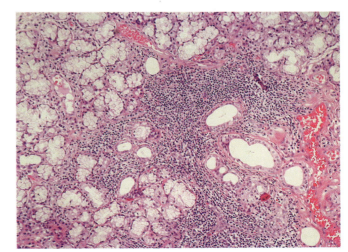

Figura 22.3 Corte histológico de glândula salivar menor exibindo agregado de linfócito periductal e lobular característico da sialoadenite linfocítica focal. Método H&E, aumento 100 ×.

basais que resulta em um epitélio estratificado, é mais comum nas parótidas, mas também pode ser encontrada nas glândulas salivares menores labiais.[20]

Nos pacientes com SS, os plasmócitos contendo IgG e IgM são a maioria, com diminuição na porcentagem de células produtoras de IgA. Anticorpos anti-SS-B/La e anti-SS-A/Ro são encontrados no citoplasma de plasmócitos das glândulas salivares labiais dos pacientes com SS. A saliva desses pacientes pode conter anticorpos anti-SS-B/La e anti-SS-A/Ro, independentemente de serem encontrados no soro. Isso reforça a possibilidade de que esses autoanticorpos sejam produzidos e secretados por plasmócitos presentes nas próprias glândulas salivares dos pacientes com SS.[20]

Atualmente, a análise histológica de glândula salivar é fundamental para o diagnóstico, mas acredita-se que também possa ser útil como marcadora de prognóstico e preditora de resposta ao tratamento.

DIAGNÓSTICO

A SS é ainda uma doença subdiagnosticada, pois casos com manifestações discretas não são investigados e casos sistêmicos são diagnosticados como AR e principalmente LES.[21-23] Há um atraso de 8 anos para o diagnóstico de SS em virtude, em parte, da diversidade das manifestações e da falta de marcadores específicos. Os novos critérios de classificação (Tabela 22.3) têm sensibilidade e especificidade > 95% e preconizam investigar SS em todos os pacientes com síndrome seca e/ou manifestações sistêmicas incluídas no ESSDAI. Deve-se fazer diagnóstico diferencial com linfoma, radioterapia prévia, síndrome de hiper-IgG4, doença do enxerto *versus* hospedeiro, sarcoidose e infecção por hepatite C, HIV e HTLV (Figura 22.4).[24]

A síndrome seca é muito comum, e a prevalência na população brasileira é de 18% em adultos com menos de 65 anos, podendo chegar a 30% na população de idosos.[3] A busca ativa pode ser feita por meio de perguntas estruturadas validadas, como:

- Sintomas oculares: resposta positiva a pelo menos uma das questões a seguir:
  - Você tem apresentado sensação diária e persistente de olho seco há mais de 3 meses?
  - Você tem apresentado sensação de areia ou corpo estranho nos olhos?
  - Você necessita usar colírio substituto de lágrima mais que 3 vezes/dia?

- Sintomas orais: resposta positiva a pelo menos uma das questões a seguir:
  - Você tem apresentado sensação diária de boca seca há mais de 3 meses?
  - Você tem apresentado aumento decorrente ou persistente de glândulas salivares após a idade adulta?
  - Você necessita beber líquidos para ajudar a deglutir alimentos mais secos?

As causas de secura são multifatoriais, incluindo medicamentos antidepressivos, anti-hipertensivos, distúrbios hormonais, clima e senilidade. Considerando a elevada frequência de síndrome seca na população em geral, há que se rastrear SS naqueles que apresentarem disfunção lacrimal ou salivar confirmada por testes objetivos, incluindo pelo menos fluxo salivar não estimulado, teste de Schirmer I e teste de coloração de superfície ocular (fluoresceína + lisamina verde). A quantificação dos testes de coloração da superfície ocular pode ser pontuada por uma das duas escalas: *Ocular Staining Score* (OSS) ≥ 5 (0 a 12) ou Van Bijsterveld ≥ 4 (0 a 9). O corante de Rosa-Bengala e a sialografia são métodos em desuso, pelos riscos e desconfortos que causam.[24]

MONITORAMENTO DA DOENÇA

O monitoramento da SS é feito por instrumentos validados internacionalmente e no Brasil. O ESSDAI, o *EULAR Sjögren's Syndrome Patient Report Index* (ESSPRI) e o *Sjögren's Syndrome Disease Damage Index* (SSDDI) são apresentados na Tabela 22.4.[25-28]

O ESSDAI é um índice composto que mede atividade sistêmica a partir da avaliação de sinais, sintomas e exames complementares dos sistemas articular, cutâneo, sistema nervoso periférico e central, renal, muscular, sistema respiratório,

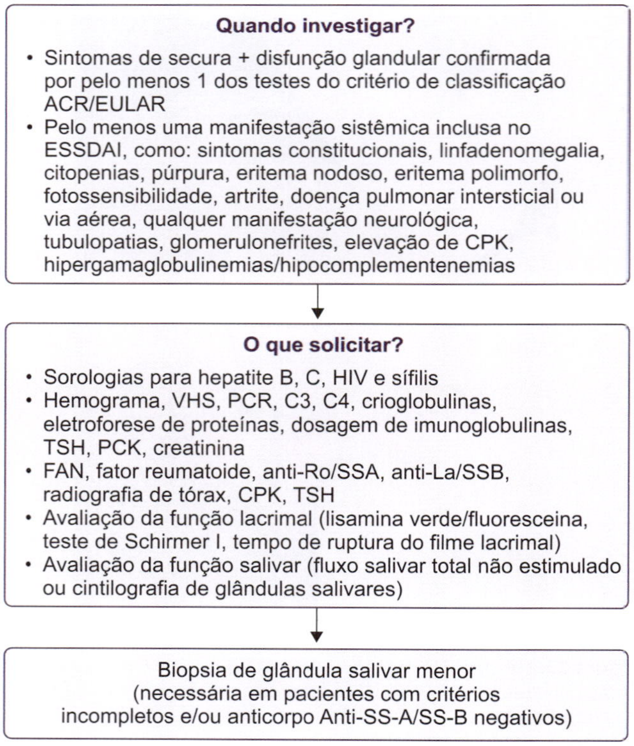

Tabela 22.3 Critérios de classificação ACR/EULAR 2016.

Critério	Ponto
Sialoadenite linfocítica focal com presença de escore focal ≥ 1 focus/4 mm²	3
Presença de anti-SSA-Ro	3
Teste de coloração de superfície ocular (fluoresceína + lisamina verde) pontuado de acordo com as escalas *Ocular Staining Score* ≥ 5 (ou van Bijsterveld ≥ 4)	1
Teste de Schirmer I ≤ 5 mm	1
Fluxo salivar não estimulado total ≤ 0,1 mℓ/min	1

Os critérios apresentados aplicam-se a indivíduos com sintomas de secura ou manifestações sistêmicas sugestivas de síndrome de Sjögren. São classificados com essa enfermidade pacientes que apresentarem pontuação ≥ 4.
Os seguintes diagnósticos devem ser excluídos nessa classificação: história de radioterapia de cabeça e pescoço, hepatite C, AIDS, sarcoidose, amiloidose, doença de enxerto *versus* hospedeiro, doença relacionada a IgG4.
Fonte: Shiboski C et al., 2017.[24]

Quando investigar?

- Sintomas de secura + disfunção glandular confirmada por pelo menos 1 dos testes do critério de classificação ACR/EULAR
- Pelo menos uma manifestação sistêmica inclusa no ESSDAI, como: sintomas constitucionais, linfadenomegalia, citopenias, púrpura, eritema nodoso, eritema polimorfo, fotossensibilidade, artrite, doença pulmonar intersticial ou via aérea, qualquer manifestação neurológica, tubulopatias, glomerulonefrites, elevação de CPK, hipergamaglobulinemias/hipocomplementenemias

↓

O que solicitar?

- Sorologias para hepatite B, C, HIV e sífilis
- Hemograma, VHS, PCR, C3, C4, crioglobulinas, eletroforese de proteínas, dosagem de imunoglobulinas, TSH, PCK, creatinina
- FAN, fator reumatoide, anti-Ro/SSA, anti-La/SSB, radiografia de tórax, CPK, TSH
- Avaliação da função lacrimal (lisamina verde/fluoresceina, teste de Schirmer I, tempo de ruptura do filme lacrimal)
- Avaliação da função salivar (fluxo salivar total não estimulado ou cintilografia de glândulas salivares)

↓

Biopsia de glândula salivar menor (necessária em pacientes com critérios incompletos e/ou anticorpo Anti-SS-A/SS-B negativos)

Figura 22.4 Algoritmo de investigação para diagnóstico da SS. HIV: vírus da imunodeficiência humana; VHS: velocidade de hemossedimentação; PCR: proteína C reativa; C3 e C4: frações C3 e C4 do complemento; TSH: hormônio estimulante da tireoide; CPK: creatinofosfoquinase; FAN: fator antinuclear.

Tabela 22.4 Instrumentos para avaliação dos sintomas, atividade de doença e índice de dano.

Índice	Sintomas (ESSRI)	Atividade (ESSDAI)	Dano (SSDDI)
Domínios	• Secura • Dor • Fadiga	• Constitucional: febre, emagrecimento • Glandular: aumento de parótidas ou submandibulares • Articular: artrite • Cutâneo: eritema polimorfo, eritema nodoso, lúpus cutâneo subagudo, púrpura • SNP: neuropatias periféricas • SNC: par craniano, meningoencefalite, esclerose múltipla-*like*, vasculite • Renal: tubulopatia, glomerulonefrite • Respiratório: brônquico ou parenquimatoso • Muscular: elevação de CPK • Hematológico: anemia imune, plaquetopenia, linfopenia, trombocitopenia, linfoma • Imunológico: IgG e gamaglobulina, complemento baixo	• Fluxo salivar baixo • Ausência de dentes • Schirmer I baixo • Catarata • Úlcera de córnea • Blefarite • Sequela neurológica • Sequela pulmonar • Redução do *clearance* de creatinina • Acidose tubular • Nefrocalcinose • Linfoma (linfoma de célula B, MM, macroglobulinemia de Waldeström
Cálculo	Média aritmética das escalas numéricas dos três domínios	Soma dos domínios	Soma dos domínios
Variação	0 a 10	0 a 123	0 a 17
Valores de referência	Aceitável se ESSPRI < 5	Atividade: • Baixa < 5 • Moderada ≥ 5 e ≤ 14 • Alta atividade > 14	–
Mediana	Med = 6	Med = 3	Med = 2
Média ± DP	5,62 ± 2,56	4,87 ± 5,79	2,7 ± 1,8

Valores médios e mediana obtidos da coorte de pacientes com síndrome de Sjögren do Hospital Universitário Cassiano Antônio Moraes, da Universidade Federal do Espírito Santo, N = 104. SNC: sistema nervoso central; SNP: sistema nervoso periférico; CPK: creatinofosfoquinase; ESSDAI: EULAR Sjögren's Syndrome Disease Activity Index; ESSPRI: EULAR Sjögren's Syndrome Patient Report Index; SSDDI: Sjögren's Syndrome Disease Damage Index; DP: desvio-padrão.

imunológico e linfo-hematopoiético. Considera-se doença com baixa atividade se ESSDAI < 5 e alta atividade se ESSDAI > 14.[26] O ESSPRI (ver Tabela 22.4) é a média aritmética de escalas de secura, dor e fadiga. Considera-se aceitável ESSPRI < 5.[26]

O SSDDI é um índice de dano que avalia fluxo salivar, ausência de dentes, teste de Schirmer I, catarata, úlcera de córnea, blefarite, sequela neurológica, dano pulmonar confirmado por imagem, queda da função pulmonar, redução do *clearance* de creatinina, acidose tubular, nefrocalcinose e doença linfoproliferativa (linfoma de célula B, mieloma múltiplo, macroglobulinemia de Waldeström). Não está estabelecido um valor de corte para o SSDDI, mas, em uma coorte de pacientes latino-americanos, incluindo México, Argentina e Brasil, o valor médio encontrado foi de 2,7 ± 1,8.[29,30] Para pontuação de ESSDAI, ESSPRI e SSDDI, o monitoramento inclui a avaliação clínica e exames laboratoriais, como:

• Hemograma completo
• VHS/PCR
• B2 microglobulinemia/C3/C4/CH50, fator reumatoide, crioglobulinas (para pacientes com manifestações sistêmicas e/ou fatores de risco para linfoma)
• TGO/TGP/FA, GGT (principalmente conforme medicações utilizadas)
• Ureia/creatinina/gasometria venosa
• EAS + proteinúria de 24 h ou Prot/Cr
• Eletroforese de proteínas/IgG/IgM
• Glicemia jejum/perfil lipídico.

PROGNÓSTICO

Pacientes com SS têm risco aumentado para neoplasias, incluindo hematológicas, de tireoide, mama, pulmão, estômago, ovário e cavidade oral. A neoplasia mais frequente é a hematológica, do tipo linfoma de célula B, predominantemente linfoma de zona marginal (LZM). Os subtipos de LZM mais frequentes são linfoma não Hodgkin tipo MALT (o local mais frequente é a parótida) e linfoma difuso de grandes células. Esses pacientes possuem um risco relativo de 9 a 44 vezes maior de desenvolver linfoma, quando comparados com a população geral. Essa complicação ocorre em aproximadamente 5 a 10% dos pacientes com SS. O espectro linfoproliferativo varia desde um acúmulo intraglandular de células linfoides passando por proliferação extraglandular (pulmões, linfonodos, baço, fígado e rins) e culmina com doença linfoproliferativa francamente maligna. A presença de púrpura, crioglobulinemia, aumento persistente de parótida, complemento baixo, presença de infiltrado inflamatório exuberante e CG em biopsias de glândula salivar labial são fatores de risco para transformação para linfoma.[12,31]

Pacientes com SS têm maior frequência de hipertensão arterial sistêmica, diabetes melito, dislipidemia, aterosclerose subclínica e maior risco para eventos cardiovasculares.[7,8]

Recomenda-se avaliação e tratamento de fatores de risco cardiovascular e atenção ao desenvolvimento de neoplasias em pacientes com SS.

TRATAMENTO

Orientações gerais

O tratamento deve considerar fatores associados que possam agravar a secura, como comorbidades e uso de medicamentos. Com base na boa prática clínica é recomendável: orientar atividade física para melhora da dor, fadiga e qualidade de vida; controlar fatores de risco cardiovasculares; orientar vacinação; fornecer orientações gerais para o controle dos sintomas de secura que possam auxiliar na hidratação da mucosa e boa higienização oral.

Tratamento dos sintomas de secura[31]

Embora promovam alívio temporário dos sintomas, substitutos (saliva e lágrima artificiais) e agonistas muscarínicos (pilocarpina, cevimelina) são importantes para controlar a síndrome seca. As contraindicações dos agonistas muscarínicos são hipertireoidismo, úlcera péptica, asma, bradicardia, hipotensão, coronariopatia, epilepsia, Parkinson, peritonite, vagotomia, obstrução intestinal ou urinária e glaucoma. Os principais eventos adversos são cólica abdominal, náuseas, diarreia, urgência miccional, cefaleia, hipotensão, eritema, broncospasmo, sudorese, tosse e miose. Os mucolíticos como a N-acetilcisteína são uma opção para os pacientes com intolerância aos agonistas muscarínicos e outras queixas de secura, como vagina e pele secas.

O tratamento sintomático do olho seco inclui colírios lubrificantes, oclusão do ponto lacrimal, suplementação oral com ômega 3 (p. ex., óleo de linhaça) e uso de medicamentos imunomoduladores tópicos, como ciclosporina ou tacrolimo.

O uso de imunossupressores ou agentes biológicos no tratamento de manifestações glandulares não está recomendado de rotina, mas pode ser considerado em casos específicos, mais graves e refratários.

Tratamento das manifestações sistêmicas[31]

Medicações imunomoduladoras são usadas empiricamente nas manifestações sistêmicas, pois não existe bom nível de evidência para nortear o seu uso. Por uma extrapolação das evidências em AR e LES e com base em relatos de casos, casos-controles e estudos não controlados, recomenda-se o uso de hidroxicloroquina e metotrexato para o controle das manifestações articulares.

O acometimento de vias aéreas pode responder ao uso de corticosteroide inalatório, mas o tratamento da doença pulmonar intersticial requer fármacos imunossupressores como azatioprina, micofenolato e ciclofosfamida, a depender da gravidade.

Pacientes com doença glomerular, doença pulmonar grave, acometimento de sistema nervoso central e mononeurite múltipla têm indicação de pulsoterapia com ciclofosfamida, associada ou não a metilprednisolona. Pacientes com polineuropatia sensitiva ou neuropatia atáxica têm indicação de imunoglobulina.

Apesar de a patogênese da SS não ser completamente compreendida, vários potenciais alvos terapêuticos estão sendo testados. Estudos clínicos cujo alvo são citocinas das famílias do interferon, interleucinas (1, 2, 6, 10 e 17), vias de sinalização intracelular, LT e agentes imunomoduladórios estão em andamento.

SITES PARA CONSULTA

A seguir, foram listados alguns sites de interesse para consulta e informações acerca da SS:

- Sociedade Brasileira de Reumatologia (www.reumatologia. org.br): tem *links* com informações sobre a doença e uma cartilha, disponível para *download*, com orientações ao paciente
- Sjögren Syndrome Foundation (www.sjogrens.org): traz muitas informações úteis sobre a doença e é voltada principalmente aos pacientes. Em inglês
- Sjögren's International Collaborative Clinical Alliance (https://sicca-online.ucsf.edu): tem vários artigos derivados dessa coorte disponíveis para *download*, além de detalhes

sobre as técnicas para biopsia de glândula salivar menor e avaliação da xeroftalmia pelo oftalmologista
- ClinicalTrials.gov: site desenvolvido pela US National Institutes of Health, contém informações acerca de estudos clínicos conduzidos nos EUA e em outros países.

REFERÊNCIAS BIBLIOGRÁFICAS

1. Mariette X, Criswell LA. Primary Sjögren's syndrome. N Engl J Med. 2018;378(10):931-9.
2. Qin B et al. Epidemiology of primary Sjögren's syndrome: a systematic review and meta-analysis. Ann Rheum Dis. 2015; 74(11):1983-9.
3. Valim V et al. Primary Sjögren's syndrome prevalence in a major metropolitan area in Brazil. Rev Bras Reumatol. 2013; 53(1):24-34.
4. Baldini C et al. The association of Sjögren syndrome and autoimmune thyroid disorders. Front Endocrinol (Lausanne). 2018;9:121.
5. Alani H et al. Systematic review and meta-analysis of the epidemiology of polyautoimmunity in Sjögren's syndrome (secondary Sjögren's syndrome) focusing on autoimmune rheumatic diseases. Scand J Rheumatol. 2018;47(2):141-54.
6. Balarini GM et al. Serum calprotectin is a biomarker of carotid atherosclerosis in patients with primary Sjögren's syndrome. Clin Exp Rheumatol. 2016;34(6):1006-12.
7. Valim V et al. Atherosclerosis in Sjögren's syndrome: evidence, possible mechanisms and knowledge gaps. Clin Exp Rheumatol. 2016;34(1):133-42.
8. Pérez-de-Lis M et al. Cardiovascular risk factors in primary Sjögren's syndrome: a case-control study in 624 patients. Lupus. 2010;19:941.
9. Goules AV et al. Insight into pathogenesis of Sjögren's syndrome: dissection on autoimmune infiltrates and epithelial cells. Clin Immunol. 2017;182:30-40.
10. TzioufasAG et al. Pathogenesis of Sjögren's syndrome: what we know and what we want to know. J Autoimm. 2012;39(1-2):4-8.
11. Ter Borg EJ, Kelder JC. Development of new extra-glandular manifestations or associated auto-immune diseases after establishing the diagnosis of primary Sjögren's syndrome: a long-term study of the Antonius Nieuwegein Sjögren (ANS) cohort. Rheumatol Int. 2017;37(7):1153-8.
12. Johnsen SJ et al. Risk of non-Hodgkin's lymphoma in primary Sjögren's syndrome: a population-based study. Arthritis Care Res. 2013;65(5):816-21.
13. Brito-Zerón P et al. EULAR-SS Task Force Big Data Consortium. Influence of geolocation and ethnicity on the phenotypic expression of primary Sjögren's syndrome at diagnosis in 8310 patients: a cross-sectional study from the Big Data Sjögren Project Consortium. Ann Rheum Dis. 2017;76(6):1042-50.
14. Brito-Zerón P et al. How immunological profile drives clinical phenotype of primary Sjögren's syndrome at diagnosis: analysis of 10.500 patients (Sjögren Big Data Project). Clin Exp Rheumatol. 2018;112:102-12.
15. Brito-Zerón P et al. Eular Sjögren Syndrome Task Force. Early diagnosis of primary Sjögren's syndrome: EULAR-SS task force clinical recommendations. Expert Rev Clin Immunol. 2016;12(2):137-56.
16. Bournia VK, Vlachoyiannopoulos PG. Subgroups of Sjögren syndrome patients according to serological profiles. J Autoimmun. 2012;39:15-26.
17. Fauchais AL et al. Immunological profile in primary Sjögen's syndrome: clinical significance, prognosis and long-term evolution to other auto-immune disease. Autoimmun Rev. 2010;9:595-9.
18. Bergum B et al. Antibodies against carbamylated proteins are present in primary Sjögren's syndrome and are associated with disease severity. Ann Rheum Dis. 2016;75(8):1494-500.
19. Giovelli RA et al. Clinical characteristics and biopsy accuracy in suspected cases of Sjögren's syndrome referred to labial salivary gland biopsy. BMC Musculoskelet Disord. 2015;16:30.

20. Fisher BA et al. Sjögren's histopathology workshop group (appendix) from ESSENTIAL (EULAR Sjögren's syndrome study group). Standardisation of labial salivary gland histopathology in clinical trials in primary Sjögren's syndrome. Ann Rheum Dis. 2017;76(7):1161-8.

21. Fischer A et al. Minor salivary gland biopsy to detect primary Sjögren syndrome in patients with interstitial lung disease. Chest. 2009;136(4):1072-8.

22. De Seze J et al. The prevalence of Sjögren syndrome in patients with primary progressive multiple sclerosis. Neurology. 2001; 57(8):1359-63.

23. Rasmussen A et al. Previous diagnosis of Sjögren's syndrome as rheumatoid arthritis or systemic lupus erythematosus. Rheumatology. 2016;55(7):1195-201.

24. Shiboski C et al. 2016 American College of Rheumatology/European League Against Rheumatism Classification Criteria for Primary Sjögren Syndrome. Ann Rheum Dis. 2017;76:9-17.

25. Seror R et al. EULAR Sjögren's syndrome disease activity index (ESSDAI): a user guide. RMD Open. 2015;1(1):e000022.

26. Seror R et al. EULAR Sjögren's Task Force. Defining disease activity states and clinically meaningful improvement in primary Sjögren's syndrome with EULAR primary Sjögren's syndrome disease activity (ESSDAI) and patient-reported indexes (ESSPRI). Ann Rheum Dis. 2016;75(2):382-9.

27. Paganotti MA et al. Validation and psychometric properties of the EULAR Sjögren's Syndrome Patient Reported Index (ESSPRI) into Brazilian Portuguese. Rev Bras Reumatol. 2015; 55(5):439-45.

28. Serrano EV et al. Transcultural adaptation of the "EULAR Sjögren's Syndrome Disease Activity Index (ESSDAI)" into Brazilian Portuguese. Rev Bras Reumatol. 2013;53(6):483-93.

29. Vitali C et al. Sjögren's Syndrome Disease Damage Index and Disease Activity Index: scoring systems for the assessment of disease damage and disease activity in Sjögren's syndrome, derived from an analysis of a cohort of Italian patients. Arthritis Rheum. 2007;56(7):2223-31.

30. Hernández-Molina G et al. Do antimalarials protect against damage accrual in primary Sjögren's syndrome? Results from a Latin-American retrospective cohort. Clin Exp Rheumatol. 2018;36 Suppl 112(3):182-5.

31. Brito-Zerón Kostov B et al. Characterization and risk estimate of cancer in patients with primary Sjögren syndrome. Journal of Hematology & Oncology. 2017;10:90.

32. Valim V et al. Recommendations for the treatment of Sjögren's syndrome. Rev Bras Reumatol. 2015;55(5):446-57.

23 Espondiloartrites

Marco Antonio P. Carvalho • Ricardo da Cruz Lage • Gustavo Gomes Resende

INTRODUÇÃO

O termo espondiloartrite (EpA) abrange um grupo inter-relacionado de doenças que apresentam peculiaridades epidemiológicas, clínicas, anatomopatológicas e imunogenéticas que permitiram, historicamente, sua caracterização como enfermidades diferentes. Pertencem a essa categoria e serão discutidas neste capítulo: a espondilite anquilosante (EA); a artrite psoriásica (AP); as artrites reativas; a artrite das doenças inflamatórias intestinais (DII), como doença de Crohn (DC) e retocolite ulcerativa (RCU); e, por fim, as espondiloartrites indiferenciadas (EI). As espondiloartrites juvenis (EpAJ), cujo início dos sintomas acontece antes dos 16 anos de idade, serão abordadas no capítulo sobre artrite idiopática juvenil, com as outras artrites da criança.

O conceito de grupo de doenças (relacionadas, mas distintas) tem sido, há algum tempo, questionado a dar lugar ao de doença única com expressão clínica heterogênea e distribuição espectral.[1,2] Esses questionamentos se devem, em parte, à incoerência do uso de diferentes parâmetros para distingui-las, como o exemplo a seguir: em um dado paciente que se suspeite de uma EpA, a presença de uma manifestação extra-articular específica (psoríase ou DII) sugere, respectivamente, os diagnósticos de AP ou enteropática. Por outro lado, indícios de um gatilho infeccioso (intestinal ou geniturinário) induzem ao diagnóstico de artrite reativa, enquanto a constatação (por radiografia simples) do dano estrutural nas articulações sacroilíacas (SII) permite o diagnóstico de EA.[1] Outra fragilidade desse modelo, que separa as EpA em diversas doenças, fica exposta pela marcante agregação familiar em parentes de afetados, inclusive de subtipos diferentes e também de outras doenças do espectro das EpA.[2,3] Um exemplo emblemático dessa miscelânea é o de uma família acompanhada no Serviço de Reumatologia do Hospital das Clínicas da Universidade Federal de Minas Gerais (HC-UFMG), em que dois irmãos têm EA, uma irmã tem EpA apenas periférica (oligoartrite assimétrica e entesites, sem sintomas ou imagens sugestivas de envolvimento axial), outra irmã tem psoríase (apenas na pele, sem envolvimento articular até o momento) e uma sobrinha tem doença de Crohn.

Controvérsias à parte, a subdivisão entre EpA predominantemente axial ou periférica é, sem dúvida, mais relevante (como será mais bem discutido adiante) do que sua divisão em fenótipos específicos. Até recentemente, usava-se o termo espondiloartropatias, e a mudança de nome teve a finalidade de reforçar a natureza inflamatória dessas afecções. Neste capítulo, optou-se por manter uma abordagem discriminada das doenças, por ser mais didática e tratar-se de tema ainda discutível. São características comuns a essas doenças:

- Acometimento tanto do esqueleto axial (articulações sacroilíacas e/ou coluna vertebral) quanto periférico (preferencialmente oligoarticular, assimétrico, de grandes articulações, em especial dos membros inferiores). Há de se ressaltar a possibilidade de quadros com predomínio ou até exclusividade de algum desses padrões, embora o achado mais comum, em nossa população (em comparação com casuísticas de países europeus), seja o de quadros mistos, com ambos os esqueletos acometidos[4]

- Frequente acometimento inflamatório dasênteses (do grego, *enthesis* significa inserção), que são sítios constituídos de um tecido de transição composto por fibrocartilagem ou tecido conjuntivo fibroso em que tendões, ligamentos, cápsulas articulares e fáscias se ligam aos ossos.[5] Essa inflamação costuma não se limitar ao tecido conjuntivo da êntese, envolvendo também cartilagem e osso adjacentes e resultando em periostite e osteíte, por vezes erosiva e com neoformação óssea chamada entesófito, muito frequente na inserção do tendão do calcâneo, no retrocalcâneo e na inserção da fáscia plantar na região subcalcânea. Quando essa inflamação acontece nas ênteses dentro de articulações diartrodiais, como as articulações coxofemorais (no nível da união do ligamento redondo ao acetábulo), ou em articulações fibrocartilaginosas – como as sacroilíacas e a manubrioesternal –, pode haver limitação articular e mesmo anquilose óssea desproporcional ao grau de artrite erosiva, resultante do acometimento sinovial. Nas entesites dos discos intervertebrais e ligamentos da coluna, pode haver erosões nas bordas vertebrais, e as neoformações ósseas nessa localização são denominadas sindesmófitos[6]

- Negatividade para a pesquisa do fator reumatoide (FR) e ausência de nódulos reumatoides subcutâneos. Há muitas décadas, a EA já foi considerada uma variante da artrite reumatoide, sendo então chamada de espondilite reumatoide. Anos depois, as EpA foram denominadas espondiloartropatias soronegativas, em alusão à frequente, mas não absoluta, ausência do FR

- Associação com o HLA-B27, uma molécula do complexo de histocompatibilidade (MHC) classe I. Os pacientes com EA podem, em algumas casuísticas, como em brancos do norte da Europa, apresentar 80 a 90% de positividade do HLA-B27.[7] Em outros grupos étnicos, como os africanos, mais da metade dos pacientes com EA são B27 negativos. As outras EpA apresentam frequência menor desse alelo, embora ocorra aumento significativo quando o envolvimento axial está presente.[8] No Brasil, possivelmente pela intensa miscigenação racial, sua frequência em pessoas com EA é inferior à da população caucasiana de outros países, inclusive com variação nos diversos estados da federação. Um estudo realizado por Bomtempo et al.[9] no Serviço de Reumatologia do HC-UFMG evidenciou uma positividade de 64% para o antígeno HLA-B27 em indivíduos com EA e de 53,85% considerando-se todos os espondiloartríticos. Resultados semelhantes foram observados por Ramalho et al. em Recife (positividade de 66,6%).[10] Por outro lado, Sampaio-Barros et al. encontraram em Campinas/SP uma positividade para o HLA-B27 de 78,2%, dentre pacientes com EA.[11] Ressalte-se que, na população avaliada por Sampaio-Barros, havia predomínio de pacientes brancos, e, na estudada por Bomtempo, o predomínio foi de pacientes não brancos

- Tendência à sobreposição clínica entre as diversas enfermidades. Eventualmente, durante sua evolução, um paciente pode mudar a forma de EpA, por exemplo, iniciar um quadro axial puro sugerindo uma EA "idiopática" e, após alguns anos, desenvolver outras manifestações, como psoríase ou DII, permitindo uma reclassificação no grupo (respectivamente para AP ou enteropática). Há de se compreender que não existe, nesse caso, uma verdadeira mudança de diagnóstico, mas sim a extensão da expressão clínica possível e até esperada nesses pacientes. Vale lembrar que toda classificação, humana por natureza, é sempre arbitrária e artificial.

A prevalência geral das EpA, comparável à da artrite reumatoide, é de cerca de 1%.[7,12] Dentre as enfermidades do grupo, a EA é a mais comumente observada segundo os vários estudos realizados. De 156 pacientes com EpA avaliados por Bomtempo et al.[9] no HC-UFMG, a EA foi observada em 75 doentes (48,1%), a EI em 32 (20,5%), a artrite reativa em 24 (15,4%), a AP em 22 (14,1%) e a artrite associada às enteropatias em 3 (1,9%). Constatou-se história familiar positiva em parentes de primeiro grau em 19 pacientes (12,18%), dos quais 13 apresentavam EA, quatro EI e dois outros, artrite reativa.

ETIOPATOGENIA

Nesta seção, serão abordados os principais construtos propostos para explicar a etiopatogênese das EpA, baseados tanto em estudos clínicos quanto em modelos animais. Serão discutidas as possíveis atribuições do HLA-B27, do estresse mecânico sobre o complexo sinovioentesal (CSE) e da microbiota intestinal, além da descrição das principais células e citocinas envolvidas na geração e na perpetuação da inflamação e remodelação teciduais, marcantes nesse grupo de doenças (Figura 23.1).

HLA-B27

O papel do HLA-B27 nas EpA tem sido estudado desde os primeiros relatos de sua associação com a EA há mais de 40 anos. O número de subtipos conhecidos continua a crescer, sendo, atualmente, reconhecidos mais de 100 deles.[13] Até o momento, nem todos os subtipos de HLA-B27 têm se mostrado relacionados à doença, inclusive alguns conferindo proteção.

Outras associações genéticas já foram descritas, principalmente com genes relacionados à via da interleucina 23 (IL-23) e ao seu receptor (IL-23R), ao processamento de antígenos [aminopeptidase 1 do retículo endoplasmático (ERAP1)], à diferenciação e à ativação de células imunes (IL-7R) e ao reconhecimento de patógenos no trato gastrintestinal (GPR, *G protein-coupled receptors*).[14] Sendo assim, a predisposição genética nas EpA representa um elemento causal indispensável e vai além do HLA-B27:

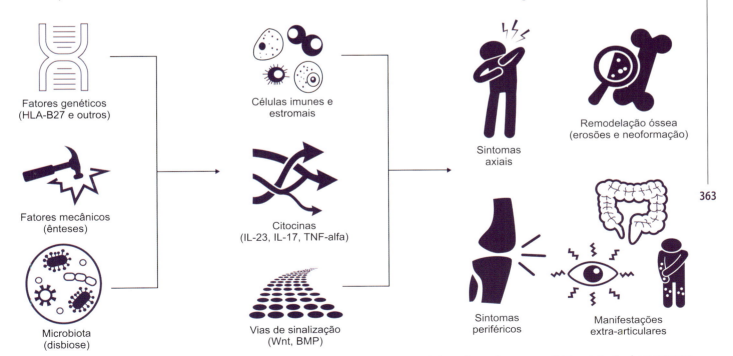

Figura 23.1 Fisiopatologia das espondiloartrites. Fatores ambientais, como estresse mecânico sobre as ênteses e a disbiose intestinal, em pessoas geneticamente predispostas (HLA-B27 e outros) levariam a uma inflamação mediada sobretudo pela imunidade inata, sem a devida regulação fisiológica, capaz de explicar os sintomas e as alterações estruturais tipicamente observadas.

a concordância entre gêmeos idênticos para EA é de cerca de 60% contra 15% entre gêmeos dizigóticos; o HLA-B27 responde, sozinho, por cerca de 40% do risco genético nas EpA; até 20% dos parentes de espondiloartríticos, positivos para o HLA-B27, desenvolverão uma EpA durante a vida, enquanto menos de 5% dos positivos na população geral o farão.[15,16]

Existem três principais hipóteses para explicar o papel patogênico do HLA-B27 no aparecimento das EpA. Esses modelos não são mutuamente excludentes, podendo talvez ocorrer de modo simultâneo.

Primeiramente, como molécula MHC (*major histocompatibility complex*) classe I, a principal função fisiológica esperada do HLA-B27 é a de apresentar antígenos a linfócitos CD8+, após formar um complexo com a beta-2-microglobulina (beta-2-m). Especulava-se, então, que a apresentação de peptídios microbianos específicos pudesse ativar linfócitos T capazes de uma reação cruzada com antígenos próprios.[17] Mesmo sem a identificação desse antígeno até o presente, essa hipótese ganhou força, especialmente com a descoberta da associação da EA com o gene *ERAP1* (uma protease responsável por processar peptídios, antes de serem apresentados).[15] Todavia, *importantes observações* vão *contra a teoria do "peptídio artritogênico"*:

- A demonstração de que linfócitos CD8+ não são indispensáveis para o desenvolvimento de doença articular em dois modelos animais (ratos transgênicos para HLA-B27/beta-2-m e camundongos TNF$^{\Delta ARE}$), que exibem fenótipo muito semelhante de artrite, sacroiliíte e/ou espondilite e inflamação intestinal Crohn-símile[18-20]
- O encontro de uma "assinatura genética" (superexpressão de determinados genes) específica para as EpA, independentemente do seu subtipo ou do tempo de evolução da doença, relacionada com a biologia dos miofibroblastos[21]
- O predomínio de macrófagos M2 CD163+ (um dos tipos de polarização, isto é, mudanças fenotípicas que ocorrem durante sua maturação), com atividade anti-inflamatória e envolvimento na reparação tecidual, sobre os M1 CD68+, os quais são a marca da artrite reumatoide com intensa atividade pró-inflamatória e alta capacidade de eliminação de patógenos intracelulares. Tal polarização está associada inclusive ao HLA-B27, com mais macrófagos M2 entre pacientes B27 positivos que nos negativos.[22] O pior desempenho dos macrófagos M2 de indivíduos B27 positivos em eliminar patógenos intracelulares pode explicar a persistência intracelular de *Chlamydia*, um conhecido patógeno causador de artrite reativa[23]
- A maior expressão de IL17 por células mieloides e linfoides inatas (ILC) do que por linfócitos Th17 na sinóvia de articulações periféricas e axiais das EpA[24-26]
- A pobre resposta à terapia anticélulas B e anticélulas T nas EpA, tanto axiais, quanto periféricas.[27]

Em conjunto, esses achados destacam as células mesenquimais (fibroblastos e as células estromais das ênteses) e mieloides (mastócitos e polimorfonucleares) com um papel ativo na fisiopatologia das EpA. Isso reforça a hipótese de que a imunidade inata, e não a adaptativa, tenha mais relevância na gênese das EpA. Dessa maneira, revela-se uma natureza mais autoinflamatória (inflamação desregulada gerada por fatores locais) do que autoimune (quebra da tolerância imunológica processada nos órgãos linfoides) nessas doenças.[27]

Outras duas teorias tentam explicar a influência do HLA-B27 (Figura 23.2), dando mais valor à imunidade inata que à adaptativa. A primeira trata da tendência dessas moléculas de formar homodímeros na membrana celular, que podem ser reconhecidos por receptores específicos de linfócitos (KIR, *killer cell immunoglobulin-like receptors*; e LILR, *leucocyte immunoglobulin-like receptors*), levando-os a ativação e produção de mediadores pró-inflamatórios.

A segunda aborda a chamada resposta a proteínas mal enoveladas (UPR, *unfolded protein response*), uma reação celular em resposta ao estresse no retículo endoplasmático causado pelo acúmulo de proteínas disfuncionais inadequadamente dobradas.[28] As cadeias pesadas do HLA-B27 tendem a esse dobramento falho ou inadequado. Sabe-se que essa reação aumenta acentuadamente a produção de IL-23, citocina pró-inflamatória da família da IL-12, considerada essencial na diferenciação dos linfócitos Th17, um subtipo celular implicado na gênese de doenças inflamatórias e autoimunes crônicas.

Estresse mecânico sobre o complexo sinovioentesial

A êntese têm sido apontada como o sítio onde se iniciam as alterações fisiopatológicas das EpA. Toda essa região de inserção de estruturas como ligamentos, tendões, bursas e cápsula articular ao osso é, hoje em dia, considerada um órgão.[29] O órgão êntese, por sua vez, está associado ao tecido sinovial das bursas, das bainhas tendíneas e das articulações adjacentes, formando o que se chama de complexo sinovioentesial[30] (Figura 23.3). Em contraste com a sinóvia, a êntese não é vascularizada e, em condições fisiológicas, não possui células apresentadoras de antígenos como macrófagos nem células dendríticas. É justamente essa intimidade entre um tecido propenso ao microdano mecânico (êntese) e outro suscetível à inflamação (sinóvia), que parece desempenhar papel importante na gênese das alterações articulares e periarticulares nas EpA.[30,31]

Evidências mais recentes reforçam a importância do estresse mecânico, nesse sítio, como iniciador de uma resposta inflamatória pouco propensa à resolução: uma prova desse conceito foi a demonstração de menor inflamação e também

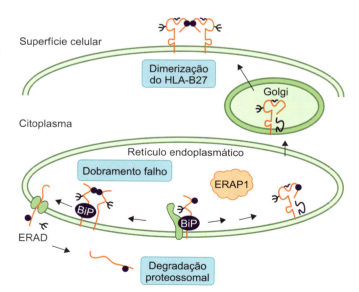

Figura 23.2 HLA-B27 e o retículo endoplasmático. As cadeias pesadas do HLA-B27 recém-sintetizadas que falharem em se dobrar corretamente devem ser eliminadas do retículo endoplasmático por meio do ERAD, um sistema que visa a manter a fidelidade das estruturas proteicas, eliminando moléculas dobradas erradamente dentro do retículo endoplasmático. O acúmulo de proteínas mal dobradas inicia a resposta UPR. As cadeias mal dobradas também formam homodímeros e são expressas na superfície celular.

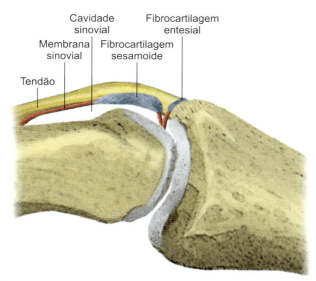

Figura 23.3 Complexo sinovioentesial. Destaca-se a intimidade entre as estruturas do órgão êntese (tendão, fibrocartilagem e osso) e a membrana sinovial adjacente. Adaptada de Wolf-Heidegger. Atlas de anatomia. 6.ed. Guanabara Koogan, 2006.

de osteoproliferação nas ênteses de membros suspensos (aliviados de carga) em dois modelos animais de EpA (camundongos TNF$^{\Delta ARE}$ e artrite induzida por colágeno – CIA – em camundongos DBA/1)[32]; outro resultado, em conformidade com essa teoria, foi a observação, após 12 anos de seguimento, de que o estilo de trabalho (trabalhadores sedentários vs. trabalhadores braçais) influenciou a progressão do dano estrutural espinal (neoformação óssea vertebral), favorecendo os trabalhadores sedentários (apresentaram menor progressão), de modo independente na coorte *Outcome in Ankylosing Spondylitis International Study* (OASIS).[33]

Inicialmente, acreditava-se que a formação óssea do entesófito fosse somente uma reparação exagerada após a lesão inflamatória e erosiva inicial, como descrito classicamente no trabalho de Ball.[34] Apesar de se tratar de tema ainda controverso, estudos mais recentes contestam esse modelo, como o interessante trabalho de McGonagle et al.[35] que, ao avaliar a inserção do tendão do calcâneo em pacientes com EpA, sugere que a formação de entesófitos se dê nas áreas da êntese sujeitas a forças de tensão (como a porção distal da êntese calcânea), enquanto as erosões ocorram nas áreas sujeitas a compressão (como a porção proximal e tuberosidade do calcâneo), dissociando-se um processo do outro. Outro grupo, estudando um modelo murino de entesite anquilosante (ANKENT – camundongos machos DBA, que apresentam espontaneamente artrite de curta duração seguida de neoformação óssea entesítica e anquilose articular), também sugere a dissociação entre inflamação e remodelação óssea, pela ausência de efeito modulador dessa osteoproliferação pela terapia anti-TNF-alfa.[36] Vários trabalhos, já em humanos, apontam para a ineficácia dos anti-TNF-alfa em impedir o dano estrutural osteoproliferativo (neoformação óssea, anquilose) tanto no esqueleto axial, quanto nas articulações periféricas nas EpA[37-41], pelo menos a curto prazo (2 a 4 anos), embora comprovadamente o façam com o dano osteolítico (erosões).[42-46] Estudos de imagem da coluna vertebral (por radiografia e por ressonância magnética – RM) revelaram que os cantos vertebrais inflamados, especialmente aqueles nos quais também se encontram lesões de substituição gordurosa, têm mais chance de desenvolver novos sindesmófitos no futuro. Contudo, mesmo em locais onde não se pôde observar nenhuma alteração inflamatória, houve neoformação óssea.[47-49] Esses dados, em conjunto, sugerem que a osteoproliferação possa estar associada, mas não de modo exclusivo ou dependente, a inflamação e osteólise iniciais. As proteínas morfogenéticas ósseas (BMP, *bone morphogenetic proteins*), os fatores de crescimento e as citocinas, pertencentes à família do TGF-beta, e a via de sinalização Wnt, uma das responsáveis pelo comprometimento da célula-tronco mesenquimal com a linhagem osteoblástica, são fortes candidatos a um papel-chave na osteoproliferação presente nas EpA.[50,51]

Microbiota

Microbiota é o nome dado ao conjunto de microrganismos que coabitam um organismo multicelular. Disbiose é qualquer perda do estado de equilíbrio microbiano em um dado ecossistema. Há mais de uma década, já se reconheciam diferenças na composição da flora intestinal entre pacientes com EA e controles saudáveis.[52] Mais recentemente, vários trabalhos convergem para a presença de disbiose intestinal no grupo das EpA, inclusive correlacionando a presença de determinadas espécies à atividade de doença.[53-57] Além disso, em diversos modelos animais de EpA (ratos HLA-B27tg, ANKENT, artrite induzida por *curdlan* em camundongos SKG), o alojamento em condições *germ-free* é capaz de suprimir ou pelo menos atenuar o fenótipo completo da doença.[58-62]

Hipoteticamente, o predomínio de espécies cuja modulação sobre o sistema imune do hospedeiro direcione mais à inflamação local, levando a alterações da permeabilidade da barreira intestinal, com maior translocação e acesso ao sistema imune central de bactérias e seus subprodutos, poderia explicar o papel da microbiota intestinal no desenvolvimento das EpA.[63] Alinhado a isso, observou-se que a inflamação (mesmo subclínica) do intestino, presente em uma porcentagem significativa de pacientes espondiloartríticos, correlaciona-se com a gravidade da inflamação da coluna vertebral.[64]

Todavia, permanece controverso se a disbiose é causa ou consequência dessas enfermidades (seu fenótipo microbiano), considerando que as relações entre microbiota e sistema imune são bidirecionais, ou seja, a microbiota poderia moldar o sistema imune e deixá-lo "doente", assim como um sistema imune já "doente" também poderia selecionar uma flora intestinal específica.

Por fim, outras possibilidades relacionadas ao aparecimento e ao agravamento da doença são as relacionadas ao comportamento. Sabe-se que as alterações comportamentais que acompanham a percepção e os esforços de adaptação a circunstâncias ambientais são marcadas por padrões complexos de alterações neuroendócrinas. Resumindo, as evidências disponíveis até o momento parecem mostrar que em um indivíduo geneticamente predisposto, portando não só o HLA-B27, as influências ambientais (comportamentais, biomecânicas e/ou provenientes de microrganismos) poderiam ser responsáveis pelo desencadeamento dessas enfermidades.

CRITÉRIOS DE CLASSIFICAÇÃO

Em 1991, um grupo multicêntrico de estudiosos denominado European Spondyloarthropathies Study Group (ESSG) estabeleceu critérios para inclusão de pacientes em estudos clínicos, na categoria das EpA (Tabela 23.1):

- Dor espinal inflamatória ou sinovite (assimétrica ou predominantemente em membros inferiores) e um ou mais dos seguintes:
    - História familiar positiva
    - Psoríase

- Doença inflamatória intestinal
- Uretrite, cervicite ou diarreia aguda (dentro de 1 mês, precedendo a artrite)
- Entesite
- Dor alternante nas nádegas
- Sacroiliíte.[65]

Esses critérios estabeleciam o conceito de EI, que compreendia aqueles pacientes que apresentavam os critérios de entrada (dor espinal inflamatória ou sinovite assimétrica ou de membros inferiores) e não pudessem ser classificados em uma das EpA definidas (EA, AP, reativa ou enteropática).

Em 2009, na tentativa de se criar um critério de classificação com melhor desempenho, principalmente para abranger pacientes com doença mais precoce, outro grupo, o Assessment of Spondyloarthritis International Society (ASAS), publicou novos critérios de classificação para EpA axial[66,67] e, em 2011, para EpA periférica[68] (Quadro 23.1). Nos estudos em que esses referidos critérios foram validados, a sensibilidade e a especificidade foram, respectivamente, 82,9% e 84,9% para o cenário axial (em que 649 pacientes com dor lombar crônica e menos de 45 anos foram incluídos); e 77,8% e 82,2% para o cenário periférico (que contou com 266 pacientes).

O termo *espondiloartrite indiferenciada*, hoje em dia menos utilizado que antes dos critérios ASAS de 2009, refere-se tanto aos casos de EpA periférica que não pertencem a outra classificação definida, quanto aos axiais sem sacroiliíte radiográfica. Entre estes últimos, incluem-se a fase precoce da EA (quando ainda não é possível observar dano estrutural nas articulações sacroilíacas à radiografia simples) e também um subgrupo que apresenta progressão muito lenta (ou não apresenta progressão) desse dano, que receberam a denominação *espondiloartrite axial não radiográfica* (EpA-ax-nr).

Como ocorre com todos os critérios de classificação, os que foram apresentados são úteis para guiar o raciocínio clínico do assistente, mas sua finalidade essencial é padronizar grupos de pacientes, para os quais já se fez o diagnóstico e que serão incluídos em estudos clínicos, garantindo maior homogeneidade entre diferentes amostras. Precisam, portanto, ter grande especificidade (perto de 100%), e os parâmetros que medem seu desempenho não consideram a prevalência real da doença. Já para critérios diagnósticos (que, de fato, não existem), o mais importante seria ter grande sensibilidade, para diagnosticar precocemente o maior número de pacientes; poderiam ser aplicados a indivíduos e não a grupos, e a prevalência de uma determinada enfermidade influenciaria substancialmente o valor de todos os seus índices (probabilidade pré-teste).[69] Concluindo, tanto não se deve diagnosticar EpA em um indivíduo apenas com base no "preenchimento" dos critérios de

Tabela 23.1 Especificação das variáveis do ESSG de 1991.

Variável	Definição
Dor espinhal inflamatória	História ou sintomas presentes de dor lombar, dorsal ou cervical, com, pelo menos, quatro dos seguintes: • Início antes dos 45 anos • Início insidioso • Melhora com exercício • Associada com rigidez matinal • Pelo menos 3 meses de duração
Sinovite	Passado ou presença de artrite assimétrica *ou* artrite predominante de membros inferiores
História familiar	Presença em parentes de primeiro ou segundo grau de um dos seguintes: • Espondilite anquilosante • Psoríase • Uveíte aguda • Artrite reativa • Doença inflamatória intestinal
Psoríase	Passado ou presença de psoríase diagnosticada por médico
Doença inflamatória intestinal	Passado ou presença de doença de Crohn ou retocolite ulcerativa (RCU), diagnosticadas por médico e confirmadas por exame radiográfico ou endoscopia
Dor alternante nas nádegas	Passado ou presença de dor alternante nas regiões glúteas
Entesopatia	Passado ou presença de dor espontânea ou à palpação da inserção do tendão do calcâneo ou da fáscia plantar
Diarreia aguda	Episódio de diarreia precedendo a artrite dentro de 1 mês
Uretrite ou cervicite	Uretrite não gonocócica ou cervicite dentro de 1 mês antes do início da artrite
Sacroiliíte	Graus 2 a 4 bilateral ou graus 3 e 4 unilateral, de acordo com os seguintes achados radiográficos: • 0: normal • 1: possível • 2: mínima • 3: moderada • 4: anquilose

Fonte: Dougados et al., 1991.[65]

Quadro 23.1 Critérios de classificação do ASAS para espondiloartrites axiais e periféricas.

Para pacientes com dor lombar há, pelo menos, 3 meses (com ou sem manifestações periféricas) e idade de início inferior a 45 anos

- Imagem de sacroiliíte* e uma das características de EpA a seguir ou HLA-B27 positivo e duas características de EpA:
  - Dor lombar inflamatória**
  - Artrite
  - Entesite (calcanhar)
  - Uveíte
  - Dactilite
  - Psoríase
  - Doença inflamatória intestinal
  - Boa resposta ao AINH
  - História familiar de EpA
  - HLA–B27 +
  - PCR elevada***

Para pacientes com manifestações exclusivamente periféricas

- Artrite****, entesite ou dactilite e:
  - Pelo menos uma das seguintes características:
    - Uveíte
    - Psoríase
    - Doença inflamatória intestinal (atual)
    - Infecção (urogenital ou intestinal)
    - HLA-B27
    - Imagem de sacroiliíte*
  - Ou, pelo menos, duas das seguintes características:
    - Artrite
    - Entesite
    - Dactilite
    - Passado de doença inflamatória intestinal
    - História familiar de EpA

EpA: espondiloartrite axial; AINH: anti-inflamatório não hormonal.
* Imagem de sacroiliíte: inflamação ativa (aguda) na RM altamente sugestiva de sacroiliíte associada com EpA ou sacroiliíte definida radiograficamente de acordo com os critérios de Nova York modificados.
** Dor lombar inflamatória: pelo menos quatro dos cinco critérios a seguir: idade < 40 anos; início insidioso; melhora com exercício; não melhora com repouso; dor noturna (melhora ao levantar).
*** Somente no contexto de dor lombar inflamatória.
**** Artrite periférica: geralmente assimétrica e/ou com predomínio em membros inferiores.
Adaptada de Rudwaleit et al., 2009[66], Rudwaleit et al., 2009[67] e Rudwaleit et al., 2011[68].

classificação (como um *checklist*), quanto não se deve omitir, pelo menos de modo presumível, esse diagnóstico se tais critérios não forem preenchidos.

ESPONDILITE ANQUILOSANTE

É considerada o protótipo das EpA e é a forma mais frequentemente observada em várias casuísticas. Foi caracterizada no início do século 20 e, hoje em dia, não se associam mais a ela os nomes dos três descritores iniciais da doença: o russo Vladmir Bechterew, o alemão Adolph Strumpell e o francês Pierre Marie. Acredita-se que esqueletos de múmias egípcias, com 5.000 anos de idade, exibam evidências de ossificação espinal, chamada de "coluna em bambu"[70], uma das reconhecidas marcas dessa enfermidade em sua fase avançada e sequelar.

Embora possa ser encontrada nos dois sexos (vale lembrar que o HLA-B27 incide igualmente entre homens e mulheres), há predileção pelo sexo masculino na proporção de 2 a 4:1. Essa diferença parece ser menor, até mesmo inexistente, para outras EpA.[71] A grande maioria dos pacientes desenvolve os primeiros sintomas entre os 20 e os 35 anos, sendo muito raro o início dos sintomas após os 45 anos, o que não impede que, infelizmente, ainda se faça o diagnóstico após essa idade em pacientes com sintomas há muitos anos. Estima-se um atraso médio de 8 a 11 anos entre o aparecimento dos sintomas e o diagnóstico de EA.[72] Acomete sobretudo indivíduos caucasianos, possivelmente, pela maior incidência de HLA-B27 nessa população, e é enfermidade relativamente comum, ocorrendo em cerca de 0,1 a 0,2% da população geral. Entretanto, se forem consideradas populações em que a incidência do HLA-B27 é mais alta, como no norte da Europa, a prevalência da doença chega a 0,5 a 1% da população geral. Observa-se também que a enfermidade é muito mais frequente entre parentes de primeiro grau HLA-B27 positivos de pacientes com EA, também positivos para o HLA-B27.[12,73]

Manifestações clínicas

Alterações clínicas articulares

A dor nas articulações sacroilíacas (nádegas) e/ou na coluna lombar é a manifestação clínica mais comum. No início, o paciente pode apresentar fases de melhora e de piora do quadro álgico, podendo ficar livre dos sintomas por dias e até meses, mas com a completa instalação da doença, a dor torna-se diária. Os sintomas, em geral, melhoram com o calor local e a mobilização articular e pioram com o repouso. Por isso, o paciente geralmente apresenta piora da dor pela manhã e à noite. Associa-se à dor uma rigidez matinal que será tanto mais intensa e duradoura quanto maior for a atividade da doença. A dor lombar pode irradiar pelos membros inferiores, em geral de forma bilateral ou unilateral alternante, sem sintomas parestésicos.[74]

Ao exame físico, pode-se observar redução e até retificação da lordose lombar, inicialmente por espasmo muscular doloroso e, posteriormente, por anquilose fibrosa e óssea (Figura 23.4). Há graus variáveis de redução da mobilidade lombar em todos os planos. O grau de restrição da flexão lombar anterior pode ser aferido medindo-se a variação da distância entre dois pontos predeterminados, após flexão lombar máxima: o ponto inferior no nível da junção lombossacral (espinha ilíaca posterossuperior) e o ponto superior 10 cm acima desse nível. Em um indivíduo normal, o desvio dessa linha é igual ou superior a 5 cm (teste de Schöber modificado). No plano lateral, a limitação pode ser avaliada com a medida das inclinações laterais.

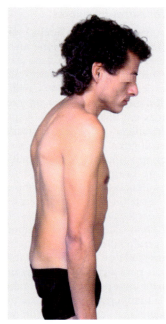

Figura 23.4 Retificação da lordose lombar, aumento da cifose torácica e retificação da lordose cervical com projeção da cabeça para a frente, em portador de espondilite anquilosante.

Para tanto, mede-se a distância dedo-chão com o paciente em pé, de preferência encostado na parede, antes e depois da inclinação máxima para cada um dos lados. Consideram-se normais inclinações iguais ou maiores que 18 cm.

A progressão da doença na coluna vertebral ocorre, mais frequentemente, de modo ascendente; na coluna torácica, além da dor, pode haver redução da expansibilidade e aumento da cifose. A redução da expansibilidade torácica pode ser medida entre a inspiração e a expiração máximas forçadas, no nível do quarto espaço intercostal. Considera-se alterada quando for igual ou inferior a 2,5 cm.

Na coluna cervical, pode ocorrer dor, limitação de movimentos, retificação e até perda da lordose fisiológica, alterações que, às vezes, levam a uma projeção da cabeça para frente ("sinal da flecha"). Nos casos mais avançados, em virtude da perda das curvaturas fisiológicas da coluna e do desvio do eixo gravitacional, o paciente apresenta também uma semiflexão dos quadris e adquire a chamada "postura do esquiador".

As complicações mais comuns do envolvimento vertebral consistem de deformidades vertebrais, síndrome da cauda equina e fraturas.

O acometimento articular periférico – traduzido por dor, edema, calor e limitação – é mais comum nas grandes articulações, como coxofemorais, joelhos, ombros e tornozelos, mas pode ocorrer, eventualmente, em qualquer articulação. Embora, de maneira prospectiva, possam ser observadas artralgias na maioria dos pacientes, registra-se a presença de artrite crônica em cerca de 30% dos casos.[73,75]

Entesites em atividade podem ser vistas em cerca de metade dos pacientes, e os sítios mais comuns são: inserções costoesternais e costovertebrais; inserção do tendão do calcâneo, no retrocalcâneo; inserção da fáscia plantar na região subcalcânea; sínfise púbica; e inserções musculares e ligamentares nas cristas ilíacas. A presença de entesite ativa associou-se a pior qualidade de vida e maior incapacidade laboral em uma grande coorte brasileira (1.505 pacientes) de EpA.[76]

Alterações clínicas extra-articulares

A EA, como as outras EpA, é uma doença sistêmica. Tem expressão clínica mais evidente no sistema musculoesquelético, mas, não raro, observa-se a extensão desse acometimento para vários órgãos de outros sistemas. Didaticamente, essas manifestações extra-articulares (MEA) são divididas em comuns (inflamação ocular, psoríase e inflamação intestinal, com prevalências estimadas em 25%, 9% e 7%, respectivamente, em uma recente metanálise)[77] e incomuns (cardíacas, pulmonares, renais e neurológicas, com prevalências entre 0,9 e 3%, estudadas no Registro Brasileiro de Espondiloartrites – RBE, uma grande coorte brasileira de EpA).[78] Outra metanálise comparou as prevalências de MEA entre pacientes com EA ou EpA-ax-nr e verificou que são similares, exceto a uveíte, mais comum em pessoas com EA (23% vs. 16%).[79] Sintomas constitucionais, como astenia, fadiga, hiporexia, emagrecimento e febre (geralmente baixa), ocorrem sobretudo nas fases de maior atividade ou nos períodos iniciais da doença. Além de contribuir para a carga de doença no indivíduo acometido (impacto de uma determinada condição sobre a saúde), a presença de manifestações extra-articulares e/ou de comorbidades (discutidas a seguir) frequentemente demandam tratamentos específicos e/ou impõem limitações às opções terapêuticas nesses pacientes.

MEA comuns

A psoríase e a inflamação intestinal serão abordadas adiante nas seções de AP e artrite enteropática.

Os olhos são acometidos em cerca de 20 a 40% dos pacientes com EA, sendo menos frequentemente envolvidos nas outras formas de EpA. Em 90% das vezes, ocorre uma uveíte anterior (iridociclite), aguda, unilateral, não granulomatosa (sem formação de nódulos ou precipitados ceráticos). Em 50% das vezes, há, pelo menos, uma recidiva no mesmo olho, no olho contralateral ou até de modo alternante.[80] Bem menos frequente (raro na EA, um pouco mais comum nas artrites psoriásica e enteropática) é o acometimento de outras estruturas oculares: úvea posterior (coroide), retina ou esclera.

Os sintomas da uveíte anterior aguda costumam ser hiperemia ocular intensa, visão borrada, dor, fotofobia e lacrimejamento, de início súbito (instalação em horas) e com duração de dias a semanas (Figura 23.5). Embora possa preceder os sintomas articulares da doença, a uveíte ocorre cerca de 2 a 10 anos, em média, após o início dos sintomas da EA. A gravidade da fase aguda pode ser caracterizada pela quantidade de fibrina e células na câmara anterior. As complicações da uveíte anterior incluem a formação de sinéquias anteriores (aderência da íris com a córnea) e posteriores (aderência da íris com o cristalino), edema cistoide da mácula, catarata e glaucoma. Quanto maior o número de recidivas, sobretudo as não tratadas adequadamente, pior o prognóstico. Carvalho et al. observaram complicações (redução da visão a cegueira) em 11,7% das uveítes em 51 pacientes com EA.[80,81]

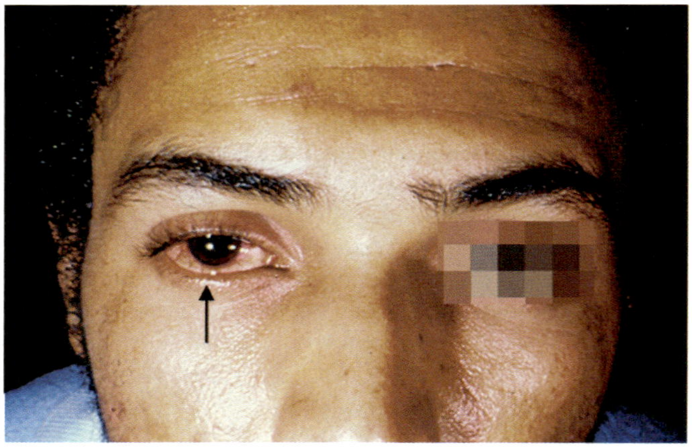

Manifestações extra-articulares incomuns

As manifestações cardiovasculares mais observadas são os distúrbios de condução do ritmo cardíaco (bloqueios de ramo e atrioventricular), aortite (com ou sem insuficiência aórtica), pericardite e miocardite. O envolvimento respiratório tem prevalência extremamente variável entre diferentes estudos com diferentes metodologias. Pode haver desde um espessamento pleural e apneia obstrutiva do sono (AOS) até a clássica fibrose pulmonar apical (Figura 23.6). Além da doença parenquimatosa, a restrição ventilatória vista em pacientes com EA deve-se também à redução da expansibilidade torácica, que ocorre sobretudo nos casos mais avançados, em decorrência da anquilose da caixa torácica e da coluna vertebral.[78,82-84]

No aparelho geniturinário, a manifestação mais comum, e talvez a mais subdiagnosticada, é a nefrolitíase. Um estudo recente estimou que a chance de um paciente com EA ter cálculo renal seja duas vezes maior que a da população geral.[85] Hipercalciúria, hiperpirofosfatúria e hiperoxalatúria são possíveis mecanismos formadores de cálculos.[86]

Outra manifestação associada é a nefropatia mesangial por depósitos de IgA. Essa forma de nefropatia é reconhecida como a causa mais comum de glomerulonefrite. Pode ser primária ou secundária a outras doenças, por exemplo, infecção pelo HIV, toxoplasmose, cirrose hepática e doença celíaca. Ocorre principalmente em pacientes entre 10 e 30 anos de idade, coincidindo com a faixa etária de acometimento das EpA. O diagnóstico é realizado por meio de biopsia renal, em

Figura 23.5 Uveíte anterior aguda, unilateral, em que se observa intensa hiperemia ocular.

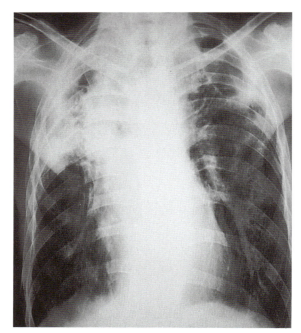

Figura 23.6 Fibrose pulmonar apical, unilateral, em terço superior esquerdo em paciente com EA de longa evolução.

que se observam, pela imunofluosrescência direta, depósitos de IgA (acompanhados ou não de IgG e C3) no mesângio e, em menor grau, na parede dos capilares glomerulares (Figura 23.7). Hematúria microscópica e às vezes macroscópica, com dismorfismo eritrocitário, podendo ou não ser acompanhada por proteinúria, são os achados mais comuns. Hoje, sabe-se que a nefropatia por IgA primária não tem curso evolutivo tão benigno quanto se acreditava. Estudos recentes mostram que 15 a 40% dos pacientes evoluirão para insuficiência renal crônica. Na nefropatia associada às EpA, não se sabe ainda qual a frequência e o prognóstico evolutivo dessas lesões. Os fatores de pior prognóstico são hipertensão arterial sistêmica, proteinúria persistente (sobretudo maior que 1 g/24 h) e declínio da função renal.[87] Pesquisa realizada no Serviço de Reumatologia do HC-UFMG sobre presença de glomerulopatia proliferativa mesangial com imunodepósitos de IgA mostrou que 4 (5,2%) entre 76 pacientes avaliados com EpA apresentavam essa forma de envolvimento renal. Três deles tinham EA, e o outro, ARe. Não se evidenciou correlação entre a presença de hematúria, habitualmente microscópica, e atividade da doença de base. A hematúria pode, muitas vezes, passar despercebida por apresentar evolução intermitente. Um dos pacientes diagnosticados com nefropatia por IgA evoluiu para insuficiência renal crônica de forma lenta e progressiva.[87]

A prostatite é outra manifestação clínica que acontece em pacientes espondiloartríticos, sobretudo naqueles com EA e ARe. Representada clinicamente por piúria estéril, deve ser suspeitada naqueles pacientes que apresentam piúria de repetição com urocultura negativa. Em um paciente do ambulatório do HC-UFMG, obteve-se remissão dessa piúria após início de anti-TNF para o tratamento das manifestações articulares da doença.

A amiloidose renal, complicação relacionada à inflamação crônica (tipo AA), é mais frequente quanto maiores forem a duração dos sintomas e a atividade da doença. Piora o prognóstico dos pacientes afetados, podendo levar a síndrome nefrótica, doença renal terminal e redução da sobrevida.[84]

O sistema nervoso também é sede de manifestações clínicas da EA. Embora raras, compressões causadas pela luxação atlantoaxial ou por fraturas são complicações neurológicas muito graves, com grande potencial para sequelas irreversíveis. Outra manifestação, também rara e grave, é a síndrome de cauda equina, possivelmente secundária a uma aracnoidite. Esta se manifesta por um quadro insidioso de dor e parestesia nas nádegas e nas faces internas das coxas e das pernas, "em sela de cavalo", podendo levar a alterações esfinctéricas e déficits motores nos membros inferiores.[82,84]

Comorbidades

Outras condições podem frequentemente se associar à EA (assim como a todas EpA). Por não se relacionarem diretamente com sua fisiopatologia, são chamadas de comorbidades. Podem, por sua vez, ter ou não relação com o estado de inflamação prolongado ou com os tratamentos habitualmente realizados. As comorbidades mais observadas nesses pacientes são: hipertensão, alterações do metabolismo glicídico e/ou lipídico, obesidade, doenças cárdio e cerebrovasculares (DCC), osteoporose e transtornos psiquiátricos, como ansiedade e depressão. Nas últimas décadas, ampliou-se o conhecimento das relações da inflamação (local e sistêmica) com as DCC. As doenças articulares inflamatórias (termo que agrupa as EpA, a artrite reumatoide e a gota) estão associadas a maior prevalência[88] e mortalidade[89] por DCC, especialmente nos pacientes com atividade inflamatória sem controle. Individualmente, as EpA parecem associar-se a um menor risco que a artrite reumatoide, embora demandem manejo igualmente consciente desse risco, por parte do médico assistente.

Manifestações laboratoriais

Os achados laboratoriais na EA são inespecíficos e consistem em alterações comuns às doenças inflamatórias crônicas. Podem ocorrer anemia normocítica e normocrômica ou hipocrômica, leucocitose leve, aumento da velocidade de hemossedimentação (VHS) e da proteína C reativa e elevações de fosfatase alcalina e de imunoglobulina A (IgA). Níveis normais de hemossedimentação e/ou da proteína C reativa não excluem atividade de doença. Esses marcadores inflamatórios estão aumentados em cerca de 50% dos pacientes com atividade axial e são um pouco mais frequentes (60%) na artrite periférica ativa.[9]

A pesquisa do HLA-B27 não deve ser utilizada como procedimento de triagem, já que a maioria das pessoas portadoras desse antígeno nunca desenvolverá uma EpA. Ademais, até um terço dos pacientes brasileiros com EA têm sua pesquisa negativa. Portanto, como regra, nem sua *positividade garante o diagnóstico*, nem sua *ausência o afasta*. Naquele paciente cuja história clínica sugere uma EpA (especialmente quando presentes sintomas axiais), a pesquisa do HLA-B27 está indicada como mais um elemento auxiliar no diagnóstico, além de indicador de pior prognóstico, já que manifestações extra-articulares, especialmente a uveíte anterior aguda, são mais frequente nos B27 positivos.[9]

Métodos de imagem

O marcador radiográfico comum a todas as EpA é a presença simultânea de dano osteolítico (reabsorção óssea), evidenciado por erosões e dano osteoproliferativo (neoformação óssea), o qual é, por sua vez, identificado por sindesmófitos e anquilose articular. Isso as difere, por exemplo, da artrite reumatoide, cujo padrão de remodelação articular predominante é o erosivo.

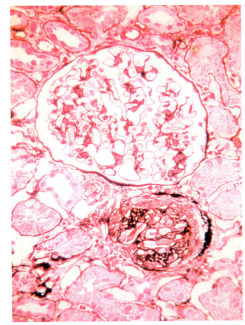

Figura 23.7 À coloração pelo PAS, observa-se espessamento mesangial difuso, e o glomérulo ao lado encontra-se em degeneração. Trata-se de nefropatia por depósitos mesangiais de IgA.

Radiografia simples

As articulações sacroilíacas estão entre as mais difíceis de se obter e interpretar imagens, dada a sua complexa anatomia e suas superfícies articulares onduladas e irregulares. Mesmo assim, devem-se considerar as radiografias convencionais como de eleição para o diagnóstico e o seguimento evolutivo das pessoas com EpA.

A melhor incidência para se radiografar as articulações sacroilíacas é a de Ferguson modificada, na qual o paciente é colocado em posição supina, com os joelhos e os quadris fletidos, o tubo de raios X centrado em L5-S1 e angulado a 25 a 30° em direção cranial (de modo a se obter um AP verdadeiro das articulações sacroilíacas). As incidências oblíquas também podem ser úteis.

As alterações radiográficas típicas da sacroiliíte são habitualmente simétricas, podendo-se encontrar, de maneira progressiva: perda da nitidez (borramento) dos contornos da articulação; esclerose óssea (hipotransparência mal definida) subcondral; erosões (irregularidades) nas bordas articulares, podendo levar a pseudoalargamentos; redução do espaço articular e fusão parcial (pontes ósseas) ou completa (anquilose) das articulações. As alterações da porção sinovial da articulação (os 2/3 inferiores à radiografia) são geralmente mais precoces e resultam de condrite e osteíte subcondral adjacente. Como a cartilagem de revestimento do lado ilíaco tem espessura menor que a do lado sacral, a esclerose subcondral e as erosões são tipicamente observadas, antes e de modo mais pronunciado na borda ilíaca das articulações sacroilíacas. Quando, após vários anos, ocorre a fusão das articulações sacroilíacas, as erosões tornam-se menos óbvias, e a esclerose óssea subcondral desaparece.

De acordo com os critérios de New York[90], a sacroiliíte radiográfica pode ser:

- Grau 0: normal (Figura 23.8)
- Grau 1: suspeita de alteração. Não há alterações definidas
- Grau 2: sacroiliíte mínima. Há perda de definição das bordas articulares, alguma esclerose, mínimas erosões sem alteração do espaço articular
- Grau 3: sacroiliíte moderada a avançada. Há esclerose bem definida em ambas as bordas da articulação, borramento e irregularidade das superfícies articulares, pontes ósseas ou inequívoca alteração do espaço articular, tanto por redução quanto por pseudoalargamentos (Figura 23.9)
- Grau 4: anquilose. Há fusão das superfícies articulares, com ou sem esclerose residual.

No diagnóstico diferencial da sacroiliíte das EpA, deve-se considerar, dentre outras, a osteíte condensante do ilíaco. Trata-se de alteração radiográfica, de causa desconhecida, caracterizada por esclerose óssea (exclusiva ou pelo menos predominante) do lado ilíaco da articulação sacroilíaca, geralmente de aspecto triangular, cuja base é voltada para a margem da articulação. Há nítida demarcação da margem articular, sem borramento da superfície articular ou erosões. O lado sacral é poupado ou pouco acometido (Figura 23.10).

Na coluna lombar, pode ser observada a quadratura vertebral (perda da concavidade normal da borda anterior do corpo vertebral), especialmente no segmento lombar. Podem ocorrer erosões nos ângulos superiores e inferiores dos corpos vertebrais (lesão de Romanus), sítio de inserção do anel fibroso dos discos intervertebrais. A reparação adjacente dos ângulos vertebrais leva a um aspecto denominado ângulo brilhante (*shining corner*). Essas alterações são seguidas por fibrose e ossificação das camadas externas do anel fibroso do disco intervertebral (fibras de Sharpey) e das camadas profundas dos ligamentos longitudinais (Figura 23.11). Na EA, os sindesmófitos geralmente apresentam distribuição simétrica, formato delicado, levando, em estágios avançados, a um aspecto de coluna em "bambu" (Figura 23.12). Com a redução da mobilidade da coluna, podem ocorrer calcificações dos discos intervertebrais, osteoporose e fraturas vertebrais, em especial se houver também anquilose das articulações interapofisárias. A ossificação do ligamento interespinhoso leva à anquilose dos processos espinhosos, que, na radiografia em visão anteroposterior, causa o aspecto chamado "trilho de bonde" (Figura 23.13).

Na coluna cervical, a articulação atlantoaxial também pode ser acometida na EA, podendo haver, inclusive, subluxação e luxação idênticas às observadas em pacientes de artrite reumatoide. O envolvimento das articulações interapofisárias pode levar à fusão dessas articulações.

As alterações radiográficas das articulações periféricas na EA ocorrem sobretudo nas articulações coxofemorais e nos ombros. Embora possam ser assimétricas no início da doença, com a evolução (por adição), tendem a ser bilaterais e simétricas, levando a uma redução do espaço articular com pouca ou nenhuma erosão óssea.[91]

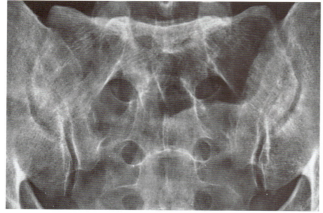

Figura 23.8 Radiografia das articulações sacroilíacas em Ferguson: espaços articulares preservados, bordas bem definidas, sem esclerose, erosões ou pontes ósseas. Compatível com sacroilíacas normais (grau 0 bilateral).

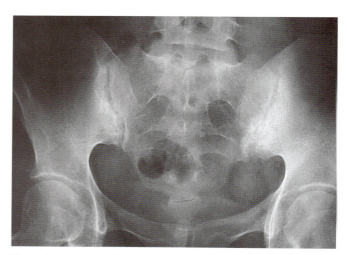

Figura 23.9 Radiografia em posição anteroposterior da bacia: esclerose difusa nas superfícies articulares, principalmente nas margens ilíacas, mais intensa à esquerda, redução dos espaços articulares e irregularidades grosseiras (erosões) das superfícies articulares. Compatível com sacroiliíte grau III bilateral.

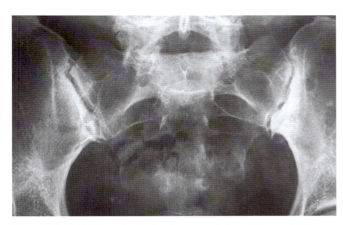

Figura 23.10 Radiografia de bacia em posição anteroposterior: nota-se esclerose acentuada, apenas dos ossos ilíacos (sacro poupado), sem acometimento articular (bordas bem definidas, sem erosões nem alterações do espaço), mas com osteófitos inferiores. Compatível com osteíte condensante do ilíaco.

O acometimento das ênteses pode levar à formação de erosões ósseas e, subsequentemente, de esporões, sobretudo na junção da fáscia plantar ao subcalcâneo e do tendão do calcâneo ao retrocalcâneo (Figura 23.14).

Tomografia computadorizada

A tomografia computadorizada (TC) das articulações sacroilíacas mostrou-se mais sensível do que a radiografia simples para a detecção de alterações estruturais, como a esclerose óssea subcondral e as erosões iniciais, mas proporciona ao paciente dose alta e desnecessária de radiação ionizante e, além disso, é mais onerosa do que a radiografia. A TC das articulações sacroilíacas tem ainda a desvantagem de não detectar as alterações inflamatórias (edema de medula óssea e osteíte subcondral) que podem ser vistas à RM.[92] Deve ser reservada a casos selecionados, como exame auxiliar no diagnóstico diferencial de fraturas, tumores ósseos e infecções.

Ressonância magnética

A ressonância magnética (RM) do tecido musculoesquelético tem como principal vantagem sobre a radiografia e a TC a capacidade de identificar lesões inflamatórias (agudas) tanto nas sacroilíacas quanto na coluna vertebral. Essas lesões podem preceder as lesões estruturais vistas à radiografia por 3 a 7 anos.[93]

Um protocolo básico exige cortes semicoronais e semiaxiais em ao menos uma sequência anatômica (T1) e uma sequência sensível a líquido (STIR ou T2 Fat-Sat), sendo dispensável, na maioria das vezes, o uso do contraste (gadolínio).[94,95]

Nas EpA axiais, as mais importantes alterações inflamatórias vistas à RM de articulações sacroilíacas são:

- Edema de medula óssea (EMO)/osteíte: é visualizado nas sequências sensíveis a líquido, com recurso de saturação de gordura. Aparece como áreas hiperintensas (brilhantes), sobretudo no osso subcondral. Para se definir sacroiliíte, é necessário observar o EMO em um quadrante da articulação em, pelo menos, dois cortes consecutivos ou, no mínimo, em dois quadrantes distintos no mesmo corte. Valoriza-se mais quando as duas bordas (ilíaca e sacral) e as porções cartilaginosas (sinoviais) estão acometidas. EMO exclusivo do sacro, apenas superior ou apenas das porções ligamentares deve ser visto com cautela, pois não é o mais comum em quadros inflamatórios[66,67,96]
- Sinovite: é bem visualizada em T1 com saturação de gordura e contraste com gadolínio, já que as imagens em STIR ou T2 Fat-Sat não consegue diferenciá-la do derrame articular. Aparece como uma linha hiperintensa (semelhante

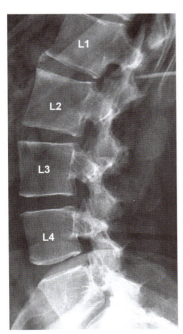

Figura 23.11 Radiografia de coluna lombar em perfil: perda da concavidade anterior (quadratura) de L2 a L4; escleroses ósseas nos cantos (ângulos brilhantes) anteroinferior de L1 e anterossuperior de L2; sindesmófito (ponte) entre L1-L2.

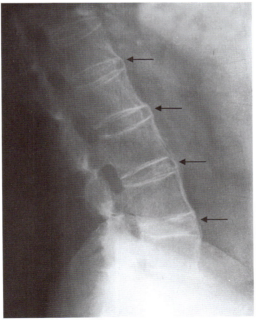

Figura 23.12 Radiografia da coluna lombar em perfil, mostrando delicados sindesmófitos anteriores e calcificação dos discos invertebrais.

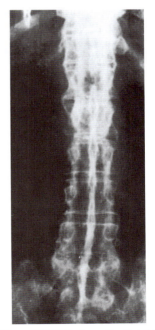

Figura 23.13 Radiografia da coluna lombar em posição anteroposterior, mostrando ossificação de ligamentos interespinhosos.

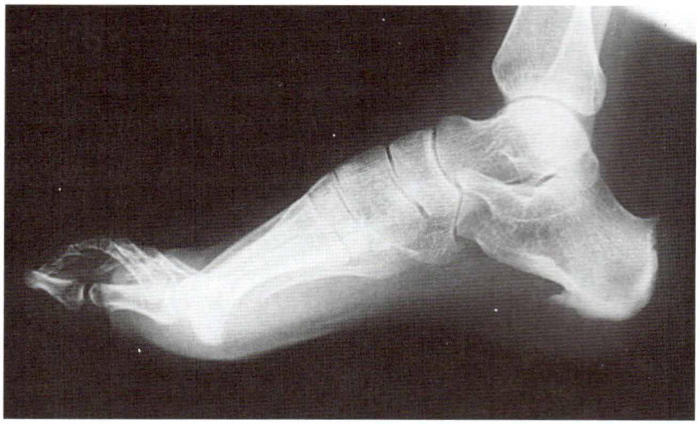

Figura 23.14 Esporões na inserção do tendão do calcâneo, no retrocalcâneo e na inserção da fáscia plantar na região subcutânea.

à intensidade dos vasos sanguíneos) intra-articular, na porção sinovial da articulação sacroilíaca
- Entesite: aparece como um sinal hiperintenso em qualquer sequência sensível a líquido, nas junções dos tendões e ligamentos com os ossos, inclusive nos ligamentos interósseos posteriormente
- Capsulite: também apresenta sinal hiperintenso em sequências sensíveis a líquido, envolvendo a cápsula anterior e posterior da articulação sacroilíaca. A capsulite pode se estender medial e lateralmente em torno do periósteo.

O achado isolado de sinovite, entesite e/ou capsulite na ausência de EMO não é suficiente para definir sacroiliíte secundária às EpA, mas quando associadas ao EMO, podem ajudar a definir atividade.

Os outros tipos de alterações detectáveis à RM das articulações sacroilíacas são as lesões estruturais (ou crônicas), como a *esclerose óssea subcondral*, as *erosões*, as *pontes ósseas* entre as margens articulares e a *substituição (metaplasia) gordurosa*. Normalmente, essas lesões são mais bem vistas nas sequências anatômicas (T1), com exceção das erosões que podem requerer imagens em T1 com saturação de gordura ou em T2 para serem identificadas. Ressalta-se que os depósitos de gordura aparecem como áreas hiperintensas em T1 e as erosões e a esclerose exibem sinal hipointenso tanto em T1 quanto em T2. As *lesões estruturais*, quando não discretas, geralmente já são visíveis à *radiografia simples*.[97] Apesar de haver evidência do valor das lesões crônicas em melhorar a especificidade da RM de articulações sacroilíacas[98], ainda não há um consenso sobre como usá-las para definição de sacroiliíte.[99] A Figura 23.15 ilustra as principais lesões (agudas e crônicas) em uma RM de SII de paciente com EpA axial.

Na coluna vertebral (CV), da mesma maneira, podem-se observar lesões agudas e crônicas nos cantos (*corner inflammatory lesions* – CIL e *corner fatty lesions* – CFL, respectivamente), além da espondilodiscite (lesão de Anderson) e das lesões nos elementos posteriores das vértebras, como a entesite de interespinhosos e a sinovite de costovertebrais e interapofisárias (Figura 23.16). Embora possa contribuir para a avaliação dos pacientes, a adição da RM de CV à de SII mostrou ter rendimento muito baixo para o diagnóstico de EpA axial (apenas 1 a 2% dos pacientes com EpA axial têm espondilite ativa na RM, sem sacroiliíte).[100,101]

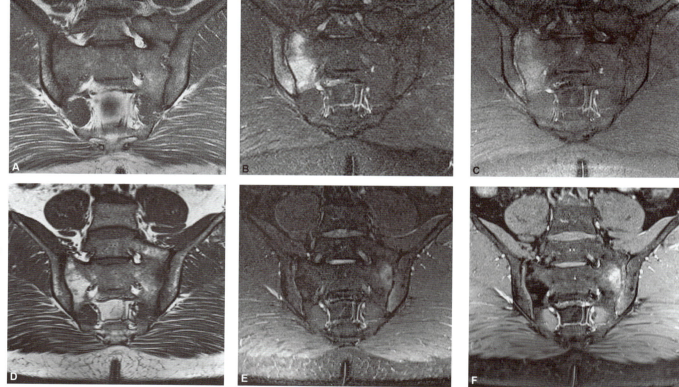

Figura 23.15 Ressonância magnética de articulações sacroilíacas. Cortes semicoronais nas sequências ponderadas em T1, STIR e T1 com saturação de gordura após gadolínio (respectivamente **A**, **B** e **C** no tempo zero e **D**, **E** e **F** após 5 anos). Nota-se extenso edema da medula óssea (EMO) em ambas as margens da sacroilíaca direita (**B**), com sinovite (**C**) e pouca esclerose em margem ilíaca direita (**A** e **B**). Após 5 anos, observam-se mais lesões crônicas à direita: substituição gordurosa e erosões ósseas (**D**), enquanto na sacroilíaca esquerda, que se mostrava normal no início do acompanhamento, evidenciam-se EMO e sinovite (**E** e **F**). Em todas as imagens, é possível identificar megapófise.

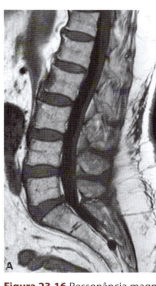 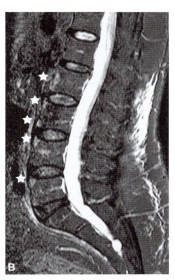 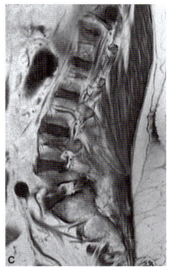 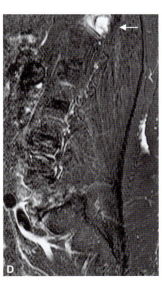

Figura 23.16 Ressonância magnética de coluna vertebral (CV). Cortes sagitais nas sequências ponderadas em T1 (**A** e **C**) e T2 Fat-Sat (**B** e **D**). **A** e **B.** Imagens centrais no nível do canal vertebral: notam-se lesões inflamatórias de cantos representadas por hipossinal em T1 e hipersinal em T2 Fat-Sat (estrelas), além de sindesmófitos anteriores em ponte (T12-L1 e L2-L3 e L3-L4). **C** e **D.** Imagens laterais no nível da articulação costotransversa: sinal hipointenso em T1 e hiperintenso em T2 Fat-Sat correspondente à artrite costotransversa. Paciente de 62 anos, com EA de longa data, persistindo com doença ativa na CV.

Embora a RM se apresente como excelente método de avaliação nas EpA, há também limitações. Trata-se de exame mais caro, o que torna o acesso a ele restrito em muitos serviços (mesmo universitários), especialmente naqueles integrantes do Sistema Único de Saúde (SUS). A capacidade da RM de predizer a sacroiliíte radiográfica no futuro ainda é bastante controversa. Em um estudo britânico, a especificidade da RM para prever a sacroiliíte radiográfica, após 8 anos de seguimento, foi de 33 a 56%, apesar de uma sensibilidade de 100%.[102]

A presença de edema ósseo no nível da articulação sacroilíaca não é específica da EA, pois pode acontecer, por exemplo, na presença de pequeno traumatismo local, em pessoas com doença articular degenerativa (sobrecarga mecânica), tumores, infecções e, ocasionalmente, em pessoas normais, muitas delas com lombalgia crônica por outro motivo.[103] Nas últimas duas décadas, o lançamento dos dispendiosos medicamentos biológicos despertou grande interesse econômico no manejo dessas doenças, e a imprudência em se ignorar os dados clínicos, que são sempre de maior valor, pode levar a se superdiagnosticar e supertratar pessoas sem indicação. Arnbak et al., por meio de revisão sistemática da literatura, consideraram de baixa qualidade a maioria das publicações sobre a utilidade da RM para o diagnóstico de EpA, seja por falta de grupos-controle, por casuísticas anedóticas, por resultados com apresentações insuficientes, seja por apresentarem critérios inadequados de diagnóstico, concluindo que é preciso cautela na interpretação de RM de pacientes com suspeita de EpA para evitar excessos diagnósticos.[104]

Pacientes com claustrofobia têm dificuldade em realizar o exame, muitas vezes exigindo sedação anestésica, mas isso não é contraindicação; pacientes com marca-passo têm contraindicação absoluta à realização do exame; pacientes com próteses articulares podem realizar o exame se as próteses forem em outros locais que não na zona de interesse, por gerarem artefatos. Pacientes que têm *clipe* de aneurisma cerebral e *stents* precisam mencionar o tipo de material usado nos procedimentos realizados.

Em suma, na opinião dos autores, a radiografia simples deve ser o exame de escolha para avaliar as articulações sacroilíacas na suspeita de EpA. A verdade é que, na maioria absoluta dos casos, *a história e o exame clínico*, quando bem feitos, *são as ferramentas mais úteis para diagnosticar e tratar o paciente*, e não o exame de imagem, de maneira isolada. A RM das articulações sacroilíacas deve ser realizada como auxílio ao diagnóstico, quando há forte suspeita clínica (alta probabilidade pré-teste) com radiografia normal ou duvidosa, ou em situações em que o diagnóstico já esteja definido, mas seu resultado realmente contribua para uma mudança de conduta.

Reforça-se o que diz a publicação do Conselho Federal de Medicina (CFM) e do Conselho Regional de Medicina (CRM) do Paraná: "os exames complementares devem ser usados para detalhar e/ou comprovar diagnósticos, nunca para gerá-los".[105]

Diagnóstico

Os critérios de New York (1966) e os critérios de New York modificados (1984) são, ao contrário do que pretendiam as publicações originais, critérios de classificação. Isso porque critérios diagnósticos, para serem úteis, devem ser altamente sensíveis em estágios iniciais de uma enfermidade.[90,106] Não é o caso, por exemplo, da redução da expansibilidade torácica, considerando-se 2,5 cm no nível do quarto espaço intercostal, já que se trata de um achado bastante tardio. Nas etapas iniciais da enfermidade, nem sempre há também redução da mobilidade lombar ou sacroiliíte radiográfica. Outra crítica a esses critérios é que não existem estudos populacionais relativos à expansibilidade torácica nem à mobilidade lombar, com correção para idade, sexo e estatura.

Mesmo assim, para se classificar alguém como acometido por EA, ainda ainda hoje se utilizam os critérios de New York modificados de 1984, que consideram EA definida quando ocorre sacroiliíte bilateral de graus 2 a 4 ou sacroiliíte unilateral graus 3 a 4, com pelo menos um dos seguintes critérios clínicos:[90]

- Dor lombossacral com pelo menos 3 meses de duração, que melhora com o exercício e não alivia com o repouso

- Limitação da mobilidade lombar nos planos anteroposterior e lateral
- Redução da expansibilidade torácica, medida no quarto espaço intercostal, relativa a valores normais para idade e sexo.

Instrumentos de avaliação

Diferentemente do que ocorre na artrite reumatoide, a elevação das provas inflamatórias (VHS e proteína C reativa) na EA apresenta uma menor correlação com a manifestação clínica da doença. Com o objetivo de quantificar a atividade inflamatória, o impacto funcional e a progressão radiográfica da doença, diversos instrumentos de avaliação foram criados. Esses índices permitem comparar objetivamente pacientes de diferentes centros e mensurar a resposta ao tratamento nos ensaios terapêuticos, além de auxiliar o médico na avaliação do paciente individual. Para avaliação de atividade inflamatória, destacam-se o BASDAI[107] (Quadro 23.2) e o ASDAS[108] (Quadro 23.3). Para a medida da capacidade funcional, o mais usado é o BASFI[109] (Quadro 23.4), e de mobilidade, o BASMI[110] (Tabela 23.2).

Todos os índices de atividade têm a função de produzir uma visão padronizada dos doentes com EpA axial e, assim, permitir a análise coletiva e a comparação entre os diversos centros especializados. No entanto, devem ser interpretados com muita cautela diante do caso individual e nunca devem sobrepujar a impressão do médico que examina o paciente.

Até o momento, não há consenso sobre qual dos escores de atividade (BASDAI ou ASDAS) é melhor e deve ser usado na prática clínica. Quando se considerou a inflamação vista pela RM como padrão-ouro de atividade, o ASDAS-PCR correlacionou-se melhor que o BASDAI.[111,112] Quando o estado aceitável de sintomas pelo paciente (*patient acceptable symptom state*, PASS) foi considerado equivalente à remissão (ausência de atividade) e, portanto, qualquer nível de sintomas acima dele era considerado atividade, o BASDAI mostrou maior área sob a curva ROC (melhor acurácia).[113,114] Já quando a remissão parcial ASAS (critério utilizado em ensaios clínicos) foi a referência de remissão, ambos (ASDAS e BASDAI) obtiveram desempenhos similares.[115,116] Contudo, sabe-se que ferramentas unicamente baseadas em autorrelato (*self-report*), como o BASDAI, tendem a superestimar a atividade, quando coexistem sintomas de depressão ou ansiedade, e também em pessoas com personalidade marcada por afetividade negativa (tendência para experimentar episódios depressivos) e inibição social (tendência a inibir a expressão de sentimentos ou comportamentos nas interações sociais, muitas vezes por medo da desaprovação).[117-121]

Quadro 23.3 Índice de atividade *Ankylosing Spondylitis Disease Activity Score* (ASDAS).

1. Dor na coluna global (questão 2 do BASDAI)
2. Avaliação global do paciente
3. Dor e inchaço nas articulações periféricas (questão 3 do BASDAI)
4. Duração da rigidez matinal (questão 6 do BASDAI)
5. PCR (mg/ℓ) ou VHS
Cálculo do escore: $ASDAS_{PCR}$: 0,121 × Questão 1 + 0,110 × Questão 2 + 0,073 × Questão 3 + 0,058 × Questão 4 + 0,579 × Ln(PCR + 1) $ASDAS_{VHS}$: 0,079 × Questão 1 + 0,113 × Questão 2 + 0,086 × Questão 3 + 0,069 × Questão 4 + 0,293 × $\sqrt{VHS}$ Quando o resultado da PCR (qualitativa) for negativa (menor que o limite de detecção) ou quando a PCR ultrassensível for < 2 mg/ℓ, o valor constante de 2 deve ser usado. Os valores de corte para separar os estados de atividade de doença são: menor que 1,3 (doença inativa); entre 1,3 e 2,1 (atividade moderada); entre 2,1 e 3,5 (atividade elevada); e maiores que 3,5 (atividade muito elevada)

Questões 1 a 4 mensuradas por escala visual numérica de 0 a 10. O cálculo do escore, apresentado no quadro, também pode ser feito em www.asas-group.org ou em diversos aplicativos disponíveis para *smartphones*.
Adaptada de Lukas et al., 2009.[108]

Quadro 23.4 *Bath Ankylosing Spondylitis Functional Index* (BASFI).

Faça uma marca em cada linha, abaixo de cada pergunta, indicando o seu grau de capacidade para realizar as seguintes atividades durante a última semana, considerando 0 como fácil e 10 impossível.
1. Vestir meias ou meia-calça sem ajuda ou auxílio de aparelhos. 0_____10 cm
2. Curvar o tronco para pegar uma caneta no chão sem o uso de um instrumento de auxílio. 0_____10 cm
3. Alcançar uma prateleira alta sem ajuda ou auxílio de um instrumento. 0_____10 cm
4. Levantar-se de uma cadeira sem braços da sala de jantar sem usar as mãos ou qualquer outro tipo de ajuda. 0_____10 cm
5. Levantar-se sem ajuda quando deitado de costas no chão. 0_____10 cm
6. Ficar em pé sem ajuda por 10 min sem desconforto. 0_____10 cm
7. Subir 12 a 15 degraus sem usar o corrimão ou outra forma de apoio (andador); um pé em cada degrau. 0_____10 cm
8. Olhar para trás, virando a cabeça sobre o ombro sem virar o corpo. 0_____10 cm
9. Fazer atividades que exijam esforço físico, isto é, fisioterapia, jardinagem ou esporte. 0_____10 cm
10. Ter 1 dia repleto de atividades, seja em casa ou no trabalho. 0_____10 cm

BASFI: a somatória dos valores em cm anotados nas escalas visuais analógicas é dividida por 10 e é dado o valor final.

Quadro 23.2 Índice de atividade *Bath Ankylosing Spondylitis Disease Activity Index* (BASDAI).

1. Como você descreveria o grau de fadiga ou cansaço que você tem tido?
2. Como você descreveria o grau total de dor no pescoço, nas costas e no quadril relacionada à sua doença?
3. Como você descreveria o grau total de dor e inchaço nas articulações, sem contar pescoço, costas e quadril?
4. Como você descreveria o grau total de desconforto que você teve ao toque ou à compressão de regiões do corpo doloridas?
5. Como você descreveria a intensidade da rigidez matinal que você tem tido a partir da hora em que acorda?
6. Quanto tempo dura a rigidez matinal que você tem tido a partir do momento em que acorda?

Questões 1 a 5 mensuradas por escala visual numérica de 0 a 10. Questão 6 mensurada por escala visual numérica em que: sem rigidez = 0 e duração maior ou igual a 2 h = 10 (valores intermediários devem ser distribuídos proporcionalmente na escala). O cálculo do escore é a soma dos valores das questões (1 + 2 + 3 + 4 + média de 5 e 6), dividido por 5.
Adaptada de Garrett et al., 1994.[107]

Tabela 23.2 *Bath Ankylosing Spondylitis Metrology Index* (BASMI).

Características	Escore		
	0	1	2
1. Distância trago-parede	< 15 cm	15 a 30 cm	> 30 cm
2. Flexão lombar	> 4 cm	2 a 4 cm	< 2 cm
3. Rotação cervical	> 70°	20 a 70°	< 20°
4. Inclinação lombar lateral	> 10 cm	5 a 10 cm	< 5 cm
5. Distância intermaleolar	> 100 cm	70 a 100 cm	< 70 cm

BASMI – 0: acometimento leve; 1: acometimento moderado; 2: acometimento grave. Os resultados da rotação cervical e da inclinação lombar lateral são as médias das medidas dos lados direito e esquerdo. O escore varia de 0 a 10.

Nesses casos, a adição de um componente objetivo como a PCR ou a VHS (p. ex., no ASDAS) mostrou melhorar a capacidade discriminativa do índice. Vale sempre lembrar que sintomas como fadiga, dor no pescoço, nas costas e à palpação de pontos do corpo fazem parte do espectro de manifestações clínicas das EpA, mas também da fibromialgia.

Com o intuito de se medir a progressão do dano estrutural axial (neoformação óssea espinal), prática de suma importância na pesquisa clínica, mas também realizável na assistência individual, o escore mais usado é o mSASSS.[122] Tem interpretação relativamente simples, porém com grande variabilidade intra e interobservador. São avaliados 24 cantos vertebrais, apenas os anteriores: do inferior de C2 ao superior de T1 na coluna cervical; e do inferior de T12 ao superior de S1 na coluna lombar. Marca-se 1 ponto em cada canto para quadratura, erosão ou esclerose óssea; 2 pontos para sindesmófitos evidentes; e 3 pontos para pontes ósseas totais. O escore máximo é 72 e, além das limitações já citadas, relacionadas à baixa reprodutibilidade de sua leitura, outras desvantagens dessa ferramenta são ignorar os elementos posteriores (muitas vezes, a causa da perda de mobilidade e função, muito mais que a anquilose anterior) e não avaliar o segmento torácico (pela superposição de imagens nessa parte da CV). Mesmo assim, já se correlacionou maior progressão por esse método com a persistência de atividade pelo ASDAS[123,124] (i. e., quanto mais e por mais tempo um paciente permanece inflamado, tanto maior é sua progressão de dano espinal) e com o BASMI[125] (quanto maior o dano estrutural acumulado, tanto maior tende a ser a limitação de movimento em um paciente). Esses dados em conjunto fundamentam o pensamento atual de que tratar a inflamação evita o dano estrutural e, consequentemente, a perda de mobilidade e funcionalidade, princípio que norteia a estratégia *treat to target* (tratar com um alvo) nas EpA.

Prognóstico e tratamento

A maioria das pessoas com EA, quando tratada corretamente, apresenta razoável controle da atividade inflamatória e dos sintomas, e consegue evitar o surgimento de sequelas graves e incapacidade (Figura 23.17). A existência prévia de sindesmófitos (marcador de uma subpopulação com maior tendência à osteoproliferação), o hábito do tabagismo, o sexo masculino e a elevação persistente de provas inflamatórias agudas como a PCR já foram indicados, em diferentes estudos, como preditores de mau prognóstico, associados a progressão radiográfica (dano espinal) mais rápida.[123,126-128] Amor et al., avaliando 328 pacientes com EpA, elencaram os seguintes preditores de pior prognóstico:[129]

- Artrite de articulação coxofemoral: *odds ratio* (OR) 23
- Dedos em salsicha: OR 8
- Resposta ruim a anti-inflamatórios não hormonais (AINH): OR 8
- Hemossedimentação acima de 30 mm/h: OR 7
- Limitação na mobilidade lombar: OR 7
- Oligoartrite periférica: OR 4
- Início antes dos 16 anos de idade: OR 3.

Pessoas com EA têm mortalidade maior que a da população geral, representada pela razão de mortalidade padronizada (SMR, *standardized mortality ratio* – quociente entre os óbitos observados/óbitos esperados) maior que 1. Um estudo norueguês calculou uma SMR de 1,63 para homens e 1,38 para mulheres com espondilite. Já um trabalho chinês calculou um SMR de 1,87, já ajustada para sexo e idade.

Outro fator importante para um prognóstico pior e frequentemente esquecido pelo médico e pela literatura é a falta de adesão do paciente ao tratamento, e várias são as possibilidades para que isso ocorra. Muitos doentes, embora conscientes de suas limitações e demandas, tomam atitudes frontalmente contrárias à orientação terapêutica, em uma postura de negação da enfermidade. Assim, assumem riscos ao recusar o tratamento ou fazê-lo de modo incorreto, minimizam ou omitem sintomas e exageram efeitos colaterais de medicações. Alguns transmitem otimismo irreal, outros são francamente hostis e desafiadores em relação ao médico, como a responsabilizá-lo por suas dificuldades e limitações. Ao atuarem na contramão de seus interesses, criam situações que ameaçam inviabilizar a relação terapêutica. Ao perceber tais atitudes, cumpre ao médico abordá-las ou, eventualmente, confrontá-las com o paciente, lembrando sempre que não se trata de um embate ou desafio de caráter pessoal, mas simples circunstância do exercício profissional, a lhe exigir equilíbrio e paciência, até mesmo para lidar com a própria irritação; ela pode ser legítima, mas a questão é o que fazer dela.

Há pacientes que, de outra maneira, transformam sua enfermidade em uma espécie de negócio, utilizando-a para obter algum tipo de benefício ou ganho, seja para receber carinho e atenção da família e do médico, seja para se eximir de responsabilidades com o trabalho e outras obrigações que lhe são impostas em seu dia a dia. Resistem ou abandonam tratamentos

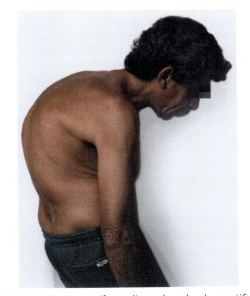

Figura 23.17 Exuberante cifoescoliose dorsolombar, retificação da lordose cervical e projeção da cabeça para a frente, em paciente com EA avançada.

e cuidados, às vezes de modo incompreensível, pois muitos o fazem após terem alcançado resultados iniciais satisfatórios com as medidas adotadas. Pode-se, de fato, perceber que há pacientes que parecem não querer melhorar ou se curar, o que iria desfazer este enredo em que se envolvem e permanecem. Podem tornar-se vítimas da sua opção que, se não for percebida e abordada, leva a escolhas de novos esquemas terapêuticos, por vezes igualmente ineficazes ou com mais efeitos colaterais a cada fracasso que relatam a seus médicos. Os mecanismos aí implicados são mais frequentemente inconscientes, mas podem chegar à verdadeira simulação, quando, por exemplo, objetivam de modo intencional licenças, aposentadorias ou indenizações.

A boa relação médico-paciente e o tratamento adequado dos períodos de depressão, que os portadores de doença crônica costumam apresentar, são de extrema importância. Sempre que houver queixas de dores difusas e, ao exame clínico, não forem observados efetivamente sinais de atividade inflamatória dignos de nota, as demais manifestações clínicas de fibromialgia devem ser rigorosamente investigadas, pois a associação desta ocorre com relativa frequência e sua correta abordagem é uma chave para o sucesso terapêutico.

Tratamento não farmacológico

Cuidados gerais

Entre os cuidados gerais, recomendam-se postura correta, colchão de densidade adequada, período de repouso na metade do dia e proscrição do fumo.

Exercícios físicos, fisioterapia e terapia ocupacional

Apesar das evidências do papel deletério do estresse biomecânico sobre as ênteses nas EpA (discutido na sessão de etiopatogenia deste capítulo), acumulam-se evidências de que programas de exercícios físicos que incluam treino aeróbico (caminhadas, bicicleta ou exercícios aquáticos), de fortalecimento muscular (com intensidade baixa a moderada) e, principalmente, alongamentos associam-se, no curto prazo, à melhora de vários desfechos como dor, rigidez, capacidade funcional e mobilidade espinhal.[130] Ainda não existem evidências, no longo prazo, que suportem essas intervenções, mas é consenso entre especialistas que sua prescrição deva ser rotina na assistência a pacientes com EpA.

A fisioterapia e, se for o caso, a terapia ocupacional, notadamente os programas de cinesioterapia, devem ser realizadas de maneira sistemática em todos os estágios da doença, já que os seus benefícios na prevenção de limitações funcionais e na restauração de adequada mobilidade articular, seja axial ou periférica, somente são observados no período em que o paciente os realiza. Além disso, uma revisão Cochrane concluiu que exercícios supervisionados são melhores que os domiciliares – que, por sua vez, são melhores que nenhum exercício – e que fisioterapia em *spa* (regime internado) seguida de fisioterapia de grupo (ambulatorial) é melhor que a fisioterapia de grupo apenas.[131]

Tratamento farmacológico

Anti-inflamatórios não hormonais

Os AINH tradicionais e os seletivos para COX-2 (coxibes) estão indicados como primeira linha de tratamento em pacientes com EA e outras EpA axiais, para melhora da dor (por escala visual, sem diferenças significativas entre as classes de AINH).[132,133] Os coxibes parecem representar boa opção em pacientes com risco aumentado de toxicidade gastrintestinal (idade acima de 60 anos, histórico de úlcera péptica e/ou uso associado de outras medicações potencialmente gastroenterotóxicas, como AAS em doses baixas, inibidores seletivos da recaptação de serotonina [ISRS], glicocorticoides e anticoagulantes).[134] Associar gastroprotetores aos pacientes de maior risco, não assumir que o menor risco visto com o uso dos coxibes signifique menor necessidade de monitoramento e avaliar bem de perto a atividade intestinal de pacientes com DII associada que porventura iniciem o uso de AINH são práticas recomendáveis para tornar mais seguro o uso dessas medicações por pacientes com EpA.

Algumas evidências apontam para um papel na redução da osteoproliferação espinal, embora também haja evidências em contrário. Wanders et al. observaram, em um ensaio clínico randomizado e controlado (n = 215), que o uso contínuo de AINH, em comparação com o uso sob demanda, reduziu a progressão radiográfica em pacientes com EA sintomáticos, sem aumentar substancialmente sua toxicidade.[135] Dez anos mais tarde, Sieper et al. também conduziram um ensaio randomizado e controlado (estudo ENRADAS n = 167) para comparar os usos contínuo e sob demanda de AINH na EA. Seus achados não confirmaram a capacidade do uso contínuo de AINH em desacelerar a progressão do dano espinhal. Outras duas publicações corroboram o conceito de "fármaco modificador" dos AINH, embora com nível de evidência mais baixo (uma análise *post-hoc* de 150 pacientes com EA incluídos no RCT citado e um estudo retrospectivo com 164 pacientes com EpA axial).[136,137] Em ambas, observou-se que os pacientes com níveis mais altos de proteínas de fase aguda obtiveram maior benefício com a forma contínua de tratamento. Anteriormente (1993), foram avaliados, no Ambulatório de Reumatologia do HC-UFMG, 36 pacientes com seguimento de 8 anos quanto ao uso de AINH.[138] Entre eles, 13 pacientes (grupo I) fizeram uso de AINH contínuo e outros 23 pacientes (grupo II), em igual período, não fizeram uso regular de anti-inflamatórios. Entre os pacientes do grupo I, observou-se: ausência de sindesmofitose, Schöber alterado em 15,4%, artrite crônica em 7,7% e fusão de articulações sacroilíacas em outros 7,7%. Por outro lado, dentre os pacientes do grupo II, encontrou-se: sindesmofitose em 65,2%, Schöber alterado em 91,3%, artrite crônica em 56,5% e fusão de articulações sacroilíacas em outros 56,5%.

Não se encontra ainda estabelecido por quanto tempo o AINH deve ser utilizado de forma contínua nos pacientes com EA, mas pode-se considerar que sua retirada seja lenta e gradual, após a completa remissão clínica e laboratorial da enfermidade. O grupo ASAS publicou uma tabela com a equivalência de doses entre diversos AINH usados no tratamento das EpA[139] (Tabela 23.3). A intenção original foi padronizar o informe sobre o uso de AINH em ensaios clínicos e estudos epidemiológicos envolvendo pacientes com EpA, embora também sirva como uma referência ao clínico assistente.

Corticosteroides

Faltam evidências de estudos bem desenhados sobre a eficácia dos corticosteroides sistêmicos, seja VO, IM ou IV, para tratar pessoas com EA e outras EpA axiais. Já seu uso intra-articular nas artrites e entesites periféricas, e até mesmo nas sacroilíacas (procedimento guiado por imagem), é indicado pelas principais recomendações existentes, desde que se evite a infiltração peritendão (calcâneo, patelar, quadríceps), pelo risco de ruptura destes. Contudo, pode ser razoável o uso de baixas doses (até 15 mg/dia), pelo menor tempo possível, em situações específicas como crises de atividade periférica, enquanto se aguarda o início ou o efeito de outras medicações, ou ainda

Tabela 23.3 Equivalência entre diversos AINH, segundo o grupo ASAS.

AINH	Dose máxima recomendada em mg/d (comparável a 150 mg de diclofenaco)
Diclofenaco	–
Aceclofenaco	200
Celecoxibe	400
Cetoprofeno	200
Etodolaco	600
Etoricoxibe	90
Fenilbutazona	400
Flurbiprofeno	200
Ibuprofeno	2.400
Indometacina	150
Meloxicam	15
Naproxeno	1.000
Nimesulida	200
Piroxicam	20
Tenoxicam	20

Adaptada de Dougados et al., 2011.[139]

na impossibilidade de se usar outras medicações.[140-142] Doses mais altas (até 1 mg/kg/dia) também estão indicadas na uveíte aguda com critérios de gravidade e nas exacerbações de inflamação intestinal, quando Crohn ou RCU estejam associadas.

Fármacos modificadores do curso da doença

As Tabelas 23.4 e 23.5 mostram os principais fármacos modificadores do curso da doença (FMCD) utilizadas nas EpA, com seus mecanismos de ação, doses recomendadas e esquemas posológicos.

Metotrexato

Apesar da escassez de evidências[143], com poucos estudos, amostras pequenas, uso de subdoses e alto risco de viés, o metotrexato (MTX) tem sido usado para tratar as manifestações periféricas (artrite, dactilite e entesite) da EA e de outras EpA, de acordo com as doses mostradas na Tabela 23.3. Já para a doença axial pura, a maioria das linhas atuais não recomenda seu uso ou o faz em situações de exceção, ou seja, quando nenhum outro tratamento for possível ou disponível.[140-142]

Ao usá-lo, aconselha-se a avaliação de sua resposta após pelo menos 3 meses. A suplementação de ácido fólico (5 mg/semana, geralmente no dia seguinte à administração do MTX) para todos os usuários e o monitoramento da função hepática e do hemograma, pelo risco de toxicidade ao fígado e à medula óssea, fazem-se necessários. Intolerância gastrintestinal (náuseas e vômitos) é causa de descontinuação e impede seu uso em cerca de 20% dos pacientes.

Sulfassalazina

Assim como o MTX, a sulfassalazina (SSZ) também está indicada no tratamento das manifestações periféricas das EpA.[140-142] Quanto à sua ação na doença axial, uma revisão Cochrane de 2014, que incluiu dados de 11 estudos e 895 participantes, concluiu não haver evidência de eficácia quanto à redução da dor espinhal, atividade de doença, progressão radiográfica nem melhora da função física ou da mobilidade espinhal em pacientes tratados com SSZ, quando comparados com o placebo. Ainda segundo essa revisão, a SSZ foi superior ao placebo apenas em reduzir rigidez espinhal, e VHS.[144] Recentemente, um novo RCT, embora pequeno (N = 67), publicou achados que favorecem a SSZ (diferença estatística nos desfechos de melhora clínica significante: ASAS, ΔASDAS, ΔBASDAI e ΔBASMI) em relação ao placebo. Todavia, a experiência dos autores converge para as recomendações atuais de que a SSZ não deva ser usada na doença axial pura.

Quando for usada, recomenda-se a avaliação de resposta em pelo menos 4 meses, com a suspensão da medicação no caso de insucesso após esse período. Exige controle laboratorial regular que inclua hemograma e função hepática, pelo risco de toxicidade.

Ainda, conforme nossa experiência e pela absoluta ausência de evidências, não há indicação, nem mesmo para as manifestações periféricas da EA, de se usar cloroquina, leflunomida (LEF), azatioprina ou ciclosporina.

FMCD biológicas

Os antagonistas do fator de necrose tumoral alfa (anti-TNF-alfa) foram os primeiros agentes biológicos aprovados para o tratamento de pessoas com EA, alguns anos depois de sua indicação para artrite reumatoide. Atualmente, existem cinco opções: adalimumabe, certolizumabe pegol, etanercepte, golimumabe e infliximabe. Estão indicados para os pacientes com atividade persistente (axial e/ou periférica) a despeito do tratamento de primeira linha citado (AINH, corticosteroides intra-articulares e SSZ/MTX, quando indicados). Não existem evidências de superioridade de um deles quanto aos desfechos

Tabela 23.4 Fármacos sintéticos modificadores do curso da doença usados no tratamento das espondiloartrites.

Medicação	Mecanismo de ação	Dose/via	Posologia
Metotrexato	Competidor direto das enzimas DHFR e TYMS. Reduz o *pool* de purinas e pirimidinas, levando à citotoxicidade de células com grande taxa de divisão celular (como os linfócitos)	10 a 25 mg/semana VO ou SC (comprimidos 2,5 mg e frascos com 25 mg/mℓ)	1 vez/semana. Doses orais > 17,5 mg devem ser fracionadas em, pelo menos, 2 tomadas com intervalo mínimo de 10 h
Sulfassalazina	5-ASA (anti-inflamatório) e sulfapiridina (antibiótico sulfonamida)	2 a 3 g/dia VO	Duas tomadas diárias
Ciclosporina	Inibidor de calcineurina (inibe principalmente a proliferação de linfócitos T)	3 a 5 mg/kg/dia VO	Duas tomadas diárias
Leflunomida	Inibidor da enzima DHODH. Reduz o *pool* de rUMP, causando citotoxicidade de células com grande taxa de divisão celular (como os linfócitos)	20 mg/dia VO	Uma tomada diária

DHFR: di-hidrofolato redutase; TYMS: timidilato sintetase; 5-ASA: ácido 5-aminossalicílico; DHODH: di-hidro-orato desidrogenase; rUMP: monofosfato de uridina.

Tabela 23.5 Fármacos modificadores do curso da doença biológicos e sintéticos alvo-específicos (pequenas moléculas) usados no tratamento das espondiloartrites.

Medicação	Mecanismo de ação	Dose/via	Posologia
Infliximabe	Anticorpo monoclonal quimérico humano-murino anti-TNF-alfa	5 mg/kg IV (frascos com 100 mg)	Indução (0, 2 e 6 semanas) e manutenção a cada 8 semanas
Etanercepte	Proteína recombinante da fusão do domínio de ligação extracelular do TNFR2/p75 ao domínio Fc da IgG1 humana. Atua como receptor solúvel não funcional, inibidor do TNF-alfa	50 mg SC	1 vez/semana
Adalimumabe	Anticorpo monoclonal humano anti-TNF-alfa	40 mg SC	1 vez a cada 2 semanas (a cada 14 dias)
Golimumabe	Anticorpo monoclonal humano anti-TNF-alfa	50 mg SC	1 vez/mês
Certolizumabe pegol	Fragmento Fab' de um anticorpo humanizado anti-TNF-alfa conjugado com PEG	200 mg SC	1 vez a cada 2 semanas (como alternativa, é possível dobrar a dose para usar 1 vez a cada 4 semanas)
Secuquinumabe	Anticorpo monoclonal humano anti-IL-17A	150 mg SC (300 mg para artrite psoriásica, se após anti-TNF) SC	Indução (semanas 0, 1, 2, 3) e manutenção (1 vez a cada 4 semanas)
Ustequinumabe	Anticorpo monoclonal humano anti-IL-12/IL-23 (unidade p40 compartilhada pelas duas citocinas)	45 mg (ou 90 mg para pacientes com > 100 kg) SC	Indução (semanas 0 e 4) e manutenção (a cada 12 semanas)
Abatacepte	Proteína recombinante da fusão da região Fc da IgG1 ao domínio extracelular de CTLA-4 (que é o receptor concorrente de CD28)	500 mg (< 60 kg), 750 mg (60 a 100 kg) e 1 g (> 100 kg) IV	Indução (semanas 0, 2 e 4) e manutenção (a cada 4 semanas)
		125 mg SC	1 vez/semana
Tofacitinibe	Pequena molécula inibidora da enzima JAK3	5 mg VO	2 vezes/dia
Apremilaste	Pequena molécula inibidora da PDE4	30 mg VO	2 vezes/dia

TNF: fator de necrose tumoral; TNFR2: receptor-2 do TNF humano; PEG: polietilenoglicol; JAK3: enzima quinase Janus 3; PDE4: fosfodiesterase 4.

relacionados à atividade axial e periférica.[145] Quanto às manifestações extra-articulares, existem evidências de diferenças que serão discutidas adiante.

Os pacientes que não respondem a um determinado agente anti-TNF-alfa podem responder a outro.[146] Naqueles pacientes que apresentam ótima resposta clínica, a interrupção abrupta geralmente leva à reativação da doença no primeiro ano após a suspensão.[147,148] Possivelmente, em um paciente que já tenha alcançado a remissão, a redução da dose ou o maior espaçamento entre as administrações possa mantê-lo em um estado aceitável de controle de atividade no longo prazo, mas ainda são necessários mais estudos nesse sentido.

Quanto à progressão radiográfica – no caso das EpA axiais, medida pela neoformação óssea espinhal –, o bloqueio de TNF-alfa não foi capaz de reduzi-la no curto prazo (2 anos) em diversos estudos. Salienta-se que a comparação desse desfecho, que requer seguimento de pelo menos 2 anos, pela baixa taxa de progressão geral, foi feita com coortes históricas sem uso de anti-TNF (i. e., populações diferentes, mas pareadas para algumas características clinicodemográficas).Os dados de mais longo prazo disponíveis são inconsistentes, mas é possível, embora ainda seja controverso, que, após 4 anos de uso, essas medicações sejam capazes de reduzir a osteoproliferação, em virtude do controle adequado e prolongado da inflamação.[149]

Vários são os efeitos colaterais relacionados com o uso dos agentes anti-TNF. As reações infusionais, presentes em 2 a 3% dos pacientes, podem ser desde cefaleia, opressão torácica e sudorese leves até reações anafiláticas graves, com obstrução de vias aéreas e choque circulatório. Reações cutâneas, como prurido e urticária, também podem ocorrer. Outros efeitos adversos estão relacionados à imunossupressão que causam. Uma revisão e metanálise incluindo dados de 71 estudos e mais de 22 mil pacientes com artrite reumatoide e EpA calculou um aumento da incidência de infecções em geral, infecções graves e tuberculose em 20%, 40% e 250%, respectivamente.[150] Para outras infecções oportunistas, como outras micobacterioses, micoses sistêmicas, listeriose, nocardiose e pneumocistose, os dados são muito escassos.[151,152] A detecção de qualquer infecção grave obriga a suspensão imediata do agente anti-TNF e o tratamento adequado dela. Após a certeza da cura da infecção, o tratamento pode ser reiniciado, medindo-se a relação risco-benefício dessa medida.

Quanto à possibilidade de maior incidência de malignidades em associação com o uso dessas medicações, outra revisão e metanálise, que também incluiu dados de 55 RCT e mais de 20 mil participantes com AR e EpA, não encontrou evidências de associação entre anti-TNF e risco de câncer.[153] Vale lembrar que são dados de ensaios clínicos agrupando muitos pacientes, mas com curto período de seguimento. De todo modo, história de neoplasia de órgão sólido há menos de 5 anos é uma contraindicação relativa.

O uso de agentes biológicos anti-TNF associa-se, ainda, a outros efeitos colaterais, como: agravamento ou desencadeamento de doenças desmielinizantes (história pessoal deve ser contraindicação absoluta); indução de síndromes autoimunes (como lúpus-*like*, vasculites sistêmicas); precipitação ou exacerbação de insuficiência cardíaca (seu uso deve ser evitado nas classes funcionais 3 e 4); reações imunomediadas paradoxais, como a exacerbação de psoríase, DII e/ou uveíte; e citopenias.[154-157]

O *secuquinumabe*, um anti-IL-17A, está aprovado para o tratamento da EA desde 2016 no Brasil. Seus estudos pivotais comprovaram sua eficácia, mesmo em pacientes que já falharam ao uso de anti-TNF (embora com níveis de resposta piores do que os pacientes *naïve*) e um razoável perfil de segurança. Sobre seu uso na EA, ainda faltam dados de longo prazo e de vida real (registros) e estudos cabeça a cabeça para comparar eficácia, segurança e outros desfechos entre os diferentes mecanismos de ação. Nos ensaios clínicos publicados até agora, demonstra eficácia comparável à dos anti-TNF (desfechos de atividade de doença), menor risco de tuberculose, maior incidência de infecções fúngicas (especialmente a candidíase, inerente ao bloqueio da IL-17, citocina fundamental na resposta a esses patógenos extracelulares) e ausência de resposta na DII.[158]

Outros mecanismos de ação já foram testados, mas não obtiveram sucesso terapêutico ou apenas mostraram resultados promissores em estudos pequenos, abertos ou não randomizados. Por isso, o uso de rituximabe (anti-CD20), tocilizumabe (anti-IL6R), abatacepte (CTLA4-Ig) e ustequinumabe (anti-IL12/23) não está indicado para o tratamento de EA. Estas duas últimas estão indicadas para tratar AP e serão discutidas adiante.

Tratamento das manifestações extra-articulares

Em relação ao tratamento das manifestações viscerais na EA, deve-se ter em mente que não há paralelismo entre essas manifestações clínicas e a atividade articular da doença. Diante da perspectiva de um quadro de uveíte anterior aguda, o paciente deve ser encaminhado ao oftalmologista com experiência no assunto. Na confirmação da crise de uveíte anterior, o oftalmologista habitualmente indica uso de midriáticos e cicloplégicos (para dilatar e paralisar a pupila), com o objetivo de evitar as complicações que as crises de uveíte anterior podem proporcionar, como a formação de sinéquias posteriores e anteriores, catarata, glaucoma e edema cistoide de mácula. Indicam-se também colírio de corticosteroide para reduzir a inflamação ocular e, nos casos mais graves e recorrentes, o uso de corticosteroide sistêmico. A redução e a retirada do corticosteroide oral deve ser feita de maneira lenta para evitar rebote da crise de uveíte.

Nos casos de uveíte com tendência à recidiva (três ou mais agudizações por ano) ou cronicidade, que dependa de corticosteroides sistêmicos, ou ainda, que seja resistente aos tratamentos anteriores e com risco potencial de perda visual, pode-se indicar o uso de imunossupressores, como MTX, azatioprina, micofenolato e ciclosporina, apesar da escassez de dados. A SSZ mostrou-se eficaz em reduzir o número de episódios de uveíte, em estudo aberto.[159] Outra opção são os agentes anti-TNF monoclonais (adalimumabe, infliximabe e golimumabe), que já demonstraram eficácia em tratar e prevenir recidivas de uveíte em pacientes com EA, embora o mesmo não valha para o receptor solúvel etanercepte e existam menos dados com certolizumabe.[160,161]

Para o tratamento da psoríase e das manifestações intestinais das DII, ver as sessões de AP e artrite enteropática, respectivamente.

Intervenções cirúrgicas em pacientes com EA são realizadas em casos bem selecionados. No acometimento grave das articulações coxofemorais, pode haver indicação de artroplastia total, mas sempre levando em consideração a atividade física e a idade do paciente. Nos pacientes muito jovens, na medida do possível, pesando-se o benefício e o risco de futuras revisões obrigatórias, deve-se retardar ao máximo a indicação de prótese. As complicações da coluna vertebral, como fraturas e deformidades graves, são também tratadas cirurgicamente, mas é preciso ter o cuidado de encaminhar o paciente a mãos experientes, já que são formas de tratamento de alto risco.

ARTRITE REATIVA

O termo *artrite reativa* refere-se a uma artrite secundária a uma infecção, na qual não se consegue cultivar o microrganismo causal a partir do líquido sinovial.[162] Reconhecem-se dois modelos epidemiológicos diferentes da síndrome, um dos quais se desenvolve após infecção intestinal e o outro, após infecção do trato urogenital, de transmissão sexual. No primeiro

tipo de artrite, têm sido incriminadas as infecções por *Shigella flexneri*, *Shigella sonnei*, *Salmonella typhimurium*, *Salmonella enteritidis*, *Campylobacter jejuni*, *Yersinia enterocolitica* e *Yersinia pseudotuberculosis*. Há estimativas de que 6 a 30% dos indivíduos com infecção intestinal desenvolvam a doença cerca de 2 a 4 semanas após o início dos sintomas gastrintestinais.[162] No segundo modelo epidemiológico, as infecções por *Chlamydia trachomatis* têm sido a causa encontrada.[163] A participação do *Ureaplasma urealyticum* e do *Mycoplasma hominis* na gênese da artrite reativa, até o momento, é incerta. Ocorre em cerca de 1 a 3% das pessoas com uretrite não gonocócica, e as manifestações clínicas articulares acontecem também após 2 a 4 semanas da infecção inicial. No entanto, a incidência da artrite reativa varia muito nas populações estudadas, em parte pelas variações na positividade do HLA-B27 nos diferentes grupos étnicos. Mais recentemente, outros patógenos têm sido implicados na gênese da artrite reativa, entre eles, o *Clostridium difficile* nas crianças, a *Escherichia coli* e a *Chlamydia pneumoniae*.[164,165]

Um dos avanços mais significativos dos últimos anos foi a demonstração da persistência de antígenos microbianos na membrana e no líquido sinovial de pacientes com artrite reativa, mas o microrganismo não foi, até o momento, cultivado a partir da articulação afetada. Mais recentemente, observou-se que não somente o DNA da *Chlamydia trachomatis* pode ser encontrado no material de biopsia sinovial, mas também o RNA mensageiro, o que sugere a presença de microrganismo vivo na articulação. Por outro lado, as dificuldades de detecção por PCR das enterobactérias levantam a hipótese de que estas não se encontrariam vivas na articulação, mas, talvez, em outros locais do organismo.[166]

A artrite reativa, com a mesma frequência, acomete indivíduos de ambos os sexos, quando a infecção incitante é de natureza gastrintestinal, e predomina no sexo masculino quando a transmissão da infecção é de natureza sexual. Tem um pico de incidência dos 20 aos 40 anos e é incomum em indivíduos abaixo dos 15 anos e nos idosos.

O termo *síndrome de Reiter*, homenagem ao médico que primeiro descreveu a doença em 1916, foi utilizado por anos como sinônimo de artrite reativa. Posteriormente, ficou restrito aos casos caracterizados pela tríade uretrite, conjuntivite e artrite, mas está praticamente em desuso.[167]

Manifestações clínicas

Como a artrite reativa é enfermidade sistêmica, podem ocorrer sintomas gerais como fadiga, mal-estar, hiporexia, emagrecimento e febrícula. As manifestações periféricas incluem artralgias, oligoartrite ou, menos comumente, poliartrite, de predomínio em membros inferiores e, com frequência, assimétricas. É comum o início das queixas articulares acontecer de modo agudo, podendo ocorrer rigidez articular, calor, edema e certo grau de rubor nas articulações afetadas. Os joelhos, os tornozelos, os quadris e as metatarsofalângicas são as articulações mais habitualmente envolvidas. Os cotovelos e os punhos, com alguma frequência, podem também ser acometidos.[168]

As entesites costumam ser encontradas em doentes de artrite reativa, sendo o tendão do calcâneo, em sua inserção no retrocalcâneo, e a fáscia plantar, em sua inserção na região subcalcânea, os locais mais comumente envolvidos.[169] Ao estudo radiográfico, podem ser vistos erosões e/ou esporões de aspecto grosseiro. Os chamados "dedos em salsicha" (dactilite) consistem em um edema difuso dos dedos das mãos ou dos pés, frequentemente de distribuição assimétrica, sendo também uma manifestação de entesite (Figura 23.18). As dactilites são tipicamente encontradas em enfermos acometidos por artrite reativa e AP, sendo o seu achado considerado de alto índice de suspeição desses diagnósticos.[170] Menos comumente, podem ocorrer manifestações de entesite na junção costocondral, na sínfise púbica e nas inserções tendíneas dos ombros, cotovelos, quadris e joelhos. Pode haver acometimento axial muito semelhante ao que ocorre na EA, mais frequente nos indivíduos HLA-B27 positivos. O envolvimento das articulações sacroilíacas acontece em cerca de 20 a 30% dos pacientes e tende a ser assimétrico, em especial nas fases iniciais da enfermidade (Figura 23.19).

É difícil avaliar a prevalência das manifestações clínicas extra-articulares, já que os cuidados são frequentemente fragmentados, pois os pacientes podem procurar médicos das mais diversas especialidades.[168] As queixas de uretrite são muito comuns em pacientes de artrite reativa e podem ocorrer, inclusive, naqueles cujo agente incitante fora originário de uma infecção intestinal. Geralmente, ocorrem de 1 a 3 semanas antes das manifestações clínicas articulares, e há queixas de queimação durante ou após o ato de urinar. Podem-se observar, ao exame clínico, hiperemia e edema do meato uretral. Pode ainda haver uma secreção mucoide no meato uretral, em geral, observada pelo paciente de manhã ao acordar. Nos pacientes do sexo masculino, pode acontecer uma prostatite manifesta clinicamente por piúria estéril. As mulheres podem apresentar uma "salpingite reativa", vulvovaginite e, também, piúria estéril. Manifestações mucocutâneas, como ulceração oral e balanite circinada, costumam ser autolimitadas e recidivantes. Esta última consiste em pequenas lesões superficiais na glande que podem passar despercebidas por serem, geralmente, indolores (Figura 23.20). A ceratodermia, que ocorre sobretudo em palmas, plantas e escroto, consiste em lesões hiperceratóticas autolimitadas que se curam sem deixar cicatriz. Inicialmente, ocorrem vesículas de base eritematosa, progredindo para a formação de maculopápulas e nódulos que podem permanecer isolados ou confluir (Figura 23.21).

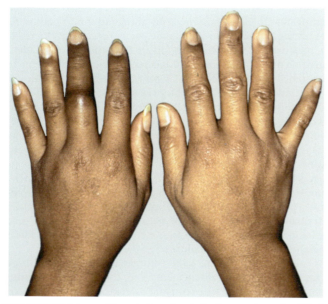

Figura 23.18 Edema difuso do terceiro dedo de uma das mãos ("dedo em salsicha").

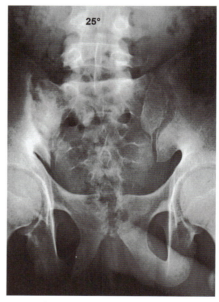

Figura 23.19 Sacroiliíte assimétrica mostrando esclerose óssea subcondral, redução do espaço articular e formação de pontes ósseas, à esquerda. À direita, observa-se articulação sacroilíaca normal, em paciente com síndrome de artrite reativa.

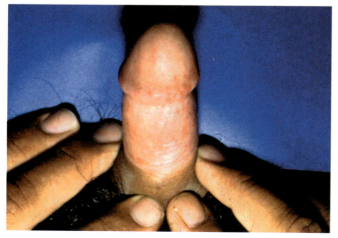

Figura 23.20 Balanite circinada em paciente com artrite reativa, mostrando aspecto eritematoso e moteado da glande.

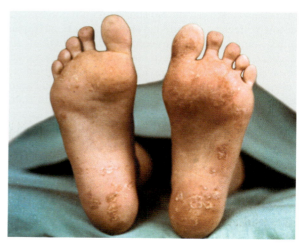

Figura 23.21 Ceratodermia blenorrágica em plantas, mostrando nódulos hiperceratóticos difusos.

As unhas podem tornar-se espessadas e endurecidas, levando a um diagnóstico diferencial difícil com o acometimento ungueal da AP e das onicomicoses.

Os olhos podem ser envolvidos por uma conjuntivite bulbar ou, às vezes, de manifestação apenas subtarsal, que, embora seja geralmente autolimitada, pode evoluir com episclerite, ceratite ou mesmo úlcera de córnea (Figura 23.22). Os sintomas da conjuntivite consistem em hiperemia da conjuntiva bulbar, dor em queimação e lacrimejamento. Pode ocorrer uma secreção mucopurulenta, tipicamente estéril, embora, às vezes, a *Chlamydia trachomatis* seja encontrada no raspado subconjuntival. Os sintomas de conjuntivite perduram, em média, 1 a 2 semanas.[80,81,171] A uveíte anterior aguda ocorre em cerca de 20 a 30% dos casos, sendo a sintomatologia, a presença de complicações e a evolução clínica semelhantes às observadas em pacientes com EA. Nos casos de processo inflamatório muito ativo, pode ocorrer uma formação de nível hídrico na câmara anterior secundária à presença de exsudato inflamatório (hipópio), conforme se observa na Figura 23.23.[81,171]

Manifestações laboratoriais

A natureza inflamatória da artrite reativa é traduzida por elevação da PCR e da VHS, sendo comuns valores acima de 60 mm na primeira hora, nas fases iniciais ou de maior atividade da doença. Entretanto, o encontro de marcadores inflamatórios normais não é incompatível com esse diagnóstico, especialmente nas fases de maior cronicidade. Pode haver, ainda, leucocitose e anemia de leve a moderada intensidade. O líquido sinovial é de natureza inflamatória, e não séptica. Em pacientes brancos, americanos e europeus com artrite reativa, a prevalência de HLA-B27 é de cerca de 70 a 95%, associada sobretudo à doença axial.

Diagnóstico

Não existem critérios diagnósticos validados para a artrite reativa. O diagnóstico deve ser feito a partir da manifestação clínica típica, como a presença de oligoartrite assimétrica e/ou predominante em membros inferiores, dactilite, entesite e lombalgia inflamatória, associada à evidência de infecção prévia ou atual por meio de história e/ou exame físico e/ou por exame laboratorial, excluindo-se outra enfermidade reumática. Conceitualmente, a infecção deve ter ocorrido no período de até 1 mês antes da manifestação articular.

Para a detecção do possível agente desencadeante, naqueles pacientes cujo evento inicial é de natureza gastrintestinal, deve-se preferencialmente realizar coprocultura antes de serem ministrados antimicrobianos. Entretanto, passada a fase aguda da sintomatologia gastrintestinal, quando já apareceram as manifestações articulares, a cultura das fezes apresenta menor sensibilidade. Os exames sorológicos não são úteis para identificar infecções por enterobactérias, pois, além de apresentarem baixa especificidade, não permitem concluir se a infecção é atual ou pregressa.

Nos pacientes com queixas geniturinárias, ou até mesmo naqueles com forte suspeita de artrite reativa cuja infecção inicial é inaparente, pode-se realizar a pesquisa de *Chlamydia trachomatis* mediante cultura do raspado endouretral ou endocervical, mas esta exige estrutura laboratorial onerosa. Uma alternativa é a visualização direta de antígenos de clamídia (p. ex., lipopolissacarídeos) após coloração com anticorpos fluorescentes (imunofluorescência direta). Entretanto, a necessidade de um profissional com conhecimento da técnica e a falta de padronização dificulta a sua realização em larga escala. Como a *Chlamydia trachomatis* é um parasita intracelular, é necessário pesquisá-la em células epiteliais da uretra ou do colo uterino, que são coletadas com *swab*. A sorologia não é recomendada para o diagnóstico das infecções urogenitais, em razão da alta positividade na população geral e da reação cruzada com outras espécies, como *Chlamydia pneumoniae*.

Atualmente, as técnicas de amplificação de ácidos nucleicos, incluindo a PCR (reação em cadeia de polimerase), substituíram a cultura como padrão-ouro na pesquisa de *Chlamydia trachomatis*. Entre outras vantagens, permite-se utilizar amostras menos invasivas, como *swab* vaginal nas mulheres e o primeiro jato de urina em homens, com boa acurácia.[172-174] A Tabela 23.6 traz sugestões de propedêutica para identificar microrganismos relacionados com a artrite reativa.

Dificuldades para estabelecer o diagnóstico

O quadro clínico relacionado com a infecção incitante inicial frequentemente passa despercebido. Em geral, o quadro diarreico é autolimitado e, às vezes, de leve intensidade, podendo não ser noticiado pelo paciente. De modo semelhante, as queixas de uretrite são, muitas vezes, discretas. No homem, a disúria pode ser leve, e a descarga uretral matinal, muito discreta

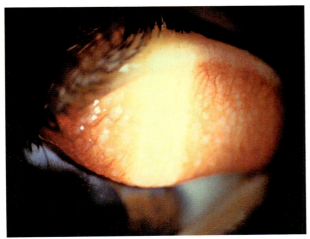

Figura 23.22 Conjuntivite subtarsal evidenciando folículos acinzentados difusos.

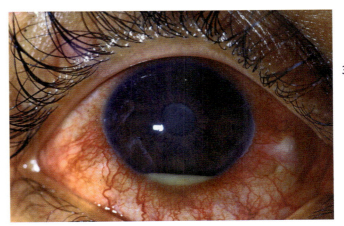

Figura 23.23 Uveíte anterior aguda caracterizada por hiperemia ocular difusa e nível hídrico na câmara anterior (hipópio) em paciente com artrite reativa.

Tabela 23.6 Sugestão de propedêutica para diagnóstico etiológico de artrite reativa.

Exame	Objetivo	Observação
Gram nas fezes	Identificar bactérias com morfologia sugestiva de *Campylobacter*	Como a coprocultura específica para *Campylobacter* não está disponível em todos os laboratórios, a visualização de germes com morfologia sugestiva pode apoiar o diagnóstico
Coprocultura	Identificar possíveis patógenos	A definição de espécie é feita por sorotipagem. O exame habitual é seletivo para *Shigella* spp, *Salmonella* spp e cepas patogênicas de *E. coli*
Cultura para *Yersinia enterocolitica*	Identificar *Yersinia enterocolitica*	A coprocultura comum não é a mais indicada, pois esse microrganismo demanda temperaturas menores para crescimento
Pesquisa de *Chlamydia trachomatis* por imunofluorescência direta	Identificar o agente em células epiteliais	O uso de anticorpos monoclonais permite sensibilidade de 80 a 90% com especificidade de 98 a 99%, quando comparado com a cultura. Útil para detecção de infecções conjuntival, uretral, retal e endocervical
Cultura para *Chlamydia trachomatis*	Identificar o agente em amostras de raspado endocervical e uretral	A *Chlamydia trachomatis* cresce e forma inclusões intracitoplasmáticas que são visualizadas 48 a 72 h após incubação. Sua especificidade é próxima a 100% com sensibilidade entre 70 e 90%. Necessário meio de transporte específico
PCR para *Chlamydia. trachomatis*	Identificar DNA de *Chlamydia trachomatis* em infecções sintomáticas ou assintomáticas	Considerado atualmente padrão-ouro. Amostras de urina ou de células epiteliais podem ser pesquisadas, sendo a sensibilidade ligeiramente inferior na urina. Pesquisa em líquido sinovial pode ser útil

Os autores agradecem ao Prof. Guenael Freire de Souza pela confecção da tabela. Fonte: Ministério da Saúde, 2005.[172]

ou até inexistir. Na mulher, ainda mais facilmente, a uretrite pode não ser notada.

Muitas vezes, o médico assistente tem o primeiro contato com os pacientes meses a anos após o quadro clínico inicial. Nesse ínterim, os pacientes já não se lembram da infecção inicial.

Em geral, a artrite reativa de transmissão sexual acontece em pessoas com maior índice de promiscuidade. Não é raro que pacientes façam uso preliminar de antibióticos e, assim, exames laboratoriais futuros, na pesquisa do agente etiológico da doença, sejam negativos. Centros menores, e até alguns grandes centros, não dispõem de exames complementares de rotina que propiciem o diagnóstico presente ou passado da infecção precedente. Diante das dificuldades relacionadas, possivelmente alguns pacientes com diagnóstico de EI tivessem, na verdade, artrite reativa.

Curso e prognóstico

A artrite reativa apresenta evolução variada após a instalação dos sintomas e pode-se, didaticamente, encontrar quatro tipos básicos de evolução:

- A artrite inicial é autolimitada, com duração de 6 a 12 meses e não mais recorre. Cerca de 35% dos pacientes têm essa evolução
- A doença entra em remissão, mas recorre de modo intermitente. Essa recorrência pode se manifestar por artrite, entesite ou uma manifestação extra-articular. Cerca de 35% dos pacientes têm essa evolução
- A enfermidade evolui com períodos de melhora e piora, mas não apresenta remissão completa durante seu curso evolutivo. Nessa categoria, encontram-se 25% dos enfermos
- Cerca de 5% dos pacientes apresentam doença inflamatória ativa e persistente ao longo dos anos e podem apresentar artrite destrutiva grave de múltiplas articulações periféricas e/ou alterações difusas da coluna vertebral.

Existem vários fatores de risco que influenciam o prognóstico dos pacientes em relação à cronificação:

- Falta de adesão do paciente ao tratamento
- Presença do HLA-B27
- Sexo masculino
- Presença de manifestações viscerais

- Identidade do agente agressor: a artrite reativa de etiologia urogenital, associada à *Chlamydia trachomatis*, costuma ter prognóstico pior do que a doença adquirida por transmissão pós-disentérica.

A Tabela 23.7 mostra o curso evolutivo de 32 pacientes com artrite reativa do Serviço de Reumatologia do HC-UFMG.

Tratamento

O tratamento das manifestações articulares e entesopáticas segue as mesmas diretrizes usadas para pacientes com EA no que tange aos cuidados gerais do paciente e à reabilitação. Além do tratamento não farmacológico, três tipos de terapia são usados no cuidado de pacientes com artrite reativa: a inflamação aguda é tratada com AINH e, eventualmente, corticosteroides; a infecção, com antibióticos; e a doença crônica, com FMCD.

Os AINH mostram-se eficazes para tratar a artrite e a entesite, sendo utilizados em doses máximas nas fases de maior atividade e enquanto houver sintomas inflamatórios. A sua suspensão deve ocorrer de maneira gradual, e não há evidências de que um determinado AINH seja superior a outro.[175]

Os corticosteroides, até o momento, não foram estudados no tratamento de pacientes com artrite reativa. Portanto, não há trabalhos randomizados que aprovem ou reprovem a sua indicação. São comuns, na literatura, expressões como "parece não ser efetivo". Normalmente, são utilizados na artrite e/ou na entesite muito ativa, em doses de 5 a 15 mg/dia, divididas em 2 ou 3 tomadas, associados aos AINH. Em nosso ponto de vista, os resultados têm sido compensadores. Uma vez que o

Tabela 23.7 Curso clinicoevolutivo de 32 pacientes com artrite reativa após 6,7 anos.

Evolução	Masculino (n = 20)	Feminino (n = 12)	Total (n = 32)
Atividade persistente	7	2	9
Atividade policíclica	9	6	15
Remissão superior a 2 anos	4	4	8

Serviço de Reumatologia, Hospital das Clínicas/UFMG.

paciente alcança a estabilidade, são retirados gradativamente, antes da redução e/ou suspensão do AINH.[175]

Em presença de mono ou oligoartrite periférica rebelde ao uso de AINH e/ou corticosteroides sistêmicos, a aspiração articular e a infiltração com esteroides podem proporcionar bons resultados. Na presença de entesite muito sintomática, como esporão do calcâneo, podem ser feitas de uma a três infiltrações com esteroides, com intervalo mínimo de 3 semanas entre elas. Não se devem infiltrar tendões, como o do calcâneo, pelo risco de ruptura.

A balanite circinada deve ser cuidada com higiene e cremes de corticosteroides, ao passo que a ceratodermia blenorrágica é tratada com o uso de agentes ceratolíticos e pomadas de corticosteroides. A uveíte anterior aguda tem, em seu tratamento, as mesmas condutas relacionadas com a uveíte que ocorre na EA.

Fármacos modificadores do curso da doença

Para os casos não responsivos a AINH e corticosteroides, recomenda-se o uso de FMCD sintéticos, sobretudo a SSZ e o MTX. Deve-se ressaltar que não existem estudos randomizados e controlados, com casuísticas adequadas, que mostrem o real valor do MTX; mesmo assim, essa é a medicação de uso corrente nos pacientes com artrite reativa, em doses de 10 a 25 mg/semana.

A SSZ, na dose de 2 g/dia, foi comparada ao placebo, em ensaio clínico de 36 semanas, em que se avaliaram 134 pacientes. Observou-se melhora em 62% dos pacientes que receberam SSZ e em 48% dos que receberam placebo.[176] Apesar do efeito modesto, é recomendada pela maioria dos especialistas em EpA.

Em relação aos agentes biológicos anti-TNF, há relatos de casos isolados e série de casos sugerindo bons resultados. Os autores têm pacientes que não responderam aos tratamentos anteriores e alcançaram ótimos resultados com o uso dos medicamentos biológicos. Como ainda não há estudos randomizados, duplo-cegos e com casuísticas adequadas, considera-se que esses medicamentos devam ser indicados, com prudência, a casos refratários aos tratamentos convencionais.

Caso seja necessário usar imunossupressores em pacientes com artrite reativa, sugere-se realizar antes a pesquisa de HIV, hepatite B e hepatite C, sobretudo na artrite de origem urogenital, que está associada a comportamento promíscuo. Essas infecções são uma contraindicação relativa ao uso dessas medicações e há que se avaliar a relação risco/benefício.[172,173]

Antibióticos

É consenso na literatura o tratamento da infecção inicial com o uso de antibióticos. Na fase aguda da diarreia infecciosa ou se o resultado da coprocultura for positivo, o tratamento da infecção intestinal deve ser feito com sulfametoxazol/trimetoprim 800 mg/160 mg, 2 vezes/dia, ou ciprofloxacino 500 mg VO, 2 vezes/dia, ambos durante 7 a 10 dias.[177] Geralmente, quando o paciente procura o reumatologista, já obteve a remissão da sintomatologia intestinal e, nessa situação, não há necessidade de terapia antibiótica.

Quando a *Chlamydia trachomatis* for o agente incitante inicial, seu tratamento deve ser realizado, durante 7 dias, com antibióticos do grupo das tetraciclinas, como a doxiciclina ou a minociclina, 100 mg 2 vezes/dia. A azitromicina também é indicada em dose única de 1 g.[177] É imprescindível o tratamento dos parceiros para se evitar reinfecções. As pessoas que têm história prévia de artrite reativa, mesmo que a doença tenha remitido, devem usar preservativos em suas relações sexuais

pelo risco de recidiva da artrite após reinfecção urogenital. Não existem evidências, até o momento, de que o tratamento prolongado com antibióticos seja capaz de melhorar os sintomas osteoarticulares, evitar a cronificação ou a recorrência da artrite reativa.[178,179]

ARTRITE PSORIÁSICA

É uma enfermidade sistêmica de natureza inflamatória que ocorre em pessoas com psoríase. A psoríase acontece em cerca de 1 a 3% da população geral adulta, e diversas estatísticas indicam que 6 a 42% dos indivíduos com psoríase desenvolvem AP. A idade na qual comumente aparecem os primeiros sintomas situa-se entre 20 e 45 anos, sendo infrequente o início da doença antes dos 20 e após os 50 anos. Não há predomínio significativo em relação ao sexo na maioria das estatísticas, embora a forma poliarticular simétrica pareça ser mais comum no sexo feminino, e a forma axial, no sexo masculino.[180]

Manifestações clínicas

Em aproximadamente 75% das ocasiões, as lesões cutâneas da psoríase precedem o aparecimento das queixas articulares, em um período de meses a vários anos. Em cerca de 15% dos casos, o início da artrite e da psoríase é concomitante e, em outros 10% dos pacientes, as manifestações articulares precedem o início das lesões cutâneas.[180] As manifestações articulares na AP apresentam amplo espectro clínico e foram divididas, didaticamente, segundo Moll e Wright, em cinco categorias:[181]

- Artrite oligoarticular assimétrica: envolve sobretudo joelhos e pequenas articulações dos pés e das mãos; frequentemente, associa-se à entesite e à dactilite ("dedos em salsicha"). A dactilite é uma característica clínica de pacientes de AP e de artrite reativa, embora possa ser observada em todas as enfermidades do grupo das EpA (Figura 23.24)
- Artrite poliarticular: pode ser simétrica ou assimétrica e frequentemente envolve as articulações interfalângicas distais
- Artrite distal: acomete exclusivamente as articulações interfalângicas distais, em geral associada ao envolvimento adjacente das unhas pela psoríase (Figura 23.25)
- Artrite mutilante: representa a forma mais grave de AP e ocorre na minoria dos pacientes. Manifesta-se por destruições ósseas (osteólise) que levam à reabsorção de falanges, além de anquilose óssea, cuja consequência é o aparecimento de deformidades graves (Figura 23.26)
- Espondilite (psoriásica): ocorre em cerca de 5% dos pacientes, caso seja computado o acometimento axial isolado. Nesses casos, as manifestações clínicas articulares assemelham-se às observadas na EA primária, mas vale lembrar que as manifestações axiais e a sacroiliíte são, com frequência, encontradas em outros subgrupos da AP, podendo ou não proporcionar sintomatologia. Sobretudo nos estágios iniciais, a sacroiliíte costuma ser unilateral ou, se bilateral, esse acometimento é assimétrico.

Deve-se ter em mente que há sobreposição entre as formas clínicas de apresentação da AP e, ao longo dos anos, muitos pacientes passam de uma forma para outra, sobretudo da oligoarticular para a poliarticular.[182] Além disso, as formas puramente entesíticas (Figura 23.27) e as dactilites isoladas não figuram nessa classificação.

As manifestações clínicas constitucionais e as viscerais são semelhantes às encontradas em indivíduos com EA.[180] Nos olhos, há predomínio de conjuntivite, geralmente crônica

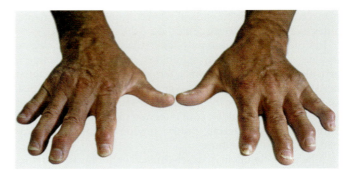

Figura 23.24 Lesões de psoríase, eritematoescamosas, e edema de joelho em paciente com artrite psoriásica.

Figura 23.25 Acometimento de articulações interfalângicas distais e lesões das unhas em pacientes com artrite psoriásica.

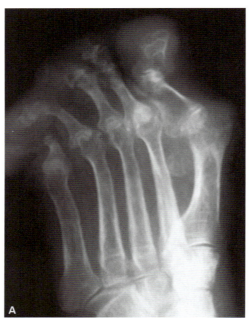
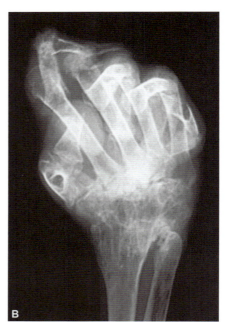

Figura 23.26 Radiografias de antepé em posição anteroposterior e mão em posição posteroanterior. Nota-se intensa destruição articular (por osteólise e anquilose) responsável por graves deformidades. A artrite mutilante habitualmente se associa a doença de longa duração e tem prevalência, na maioria das séries, de menos de 5%.

em evolução e com abundante secreção mucoide. A uveíte anterior em pacientes com AP pode ser aguda, como ocorre em pacientes com EA, ou ter evolução crônica. Pode preceder, ser concomitante ou suceder as manifestações cutâneas e articulares da doença. Além da conjuntivite e da uveíte, podem ocorrer também episclerite, esclerite e ceratoconjuntivite seca[81] (Figura 23.28).

A maioria dos pacientes com AP apresenta lesões cutâneas de psoríase vulgar e é menos frequente a associação com psoríase eritrodérmica ou pustular. Há relatos de que cerca de 35% dos pacientes observam associação entre a atividade da artrite e da psoríase.[183] No entanto, na prática clínica, não é comum haver correlação entre o tipo e a extensão do envolvimento cutâneo e a presença, tipo ou gravidade do acometimento articular. As lesões ungueais, caracterizadas por depressões puntiformes da lâmina ungueal (*pitting*), "manchas de óleo" e onicólise, ocorrem mais frequentemente nos pacientes com AP do que naqueles com psoríase sem artrite, sobretudo quando há acometimento das interfalângicas distais.[183]

Mais recentemente, assim como em outras doenças inflamatórias crônicas, incluindo o lúpus eritematoso sistêmico e a artrite reumatoide, tem sido associado maior risco de eventos cardiovasculares (infarto agudo do miocárdio, acidente vascular encefálico e morte súbita) aos pacientes com AP. Tal risco é independente para a presença de artrite, apesar de também já se ter encontrado associação da AP a outros fatores de risco historicamente reconhecidos, como hipertensão, intolerância aos carboidratos/diabetes, dislipidemia e obesidade.[184-186]

Manifestações laboratoriais

Não há alterações laboratoriais específicas da AP. Podem ocorrer leucocitose e aumento da VHS e da PCR em 30 a 40% dos pacientes. Anemia de doença crônica surge nas fases de maior atividade, em alguns casos.[187] O fator reumatoide pode ser encontrado em 2 a 10% e o anti-CCP em 8 a 16% dos indivíduos. O FAN, em títulos maiores que 1:80, é positivo em cerca de 14% dos casos. Pondera-se, no entanto, que esses autoanticorpos não têm papel diagnóstico ou prognóstico na AP, até o momento.[188-190]

Alterações radiográficas

Apesar de não serem específicas, algumas alterações radiográficas são bastante sugestivas de AP: predileção pelas articulações interfalângicas distais; afinamento de falanges terminais;

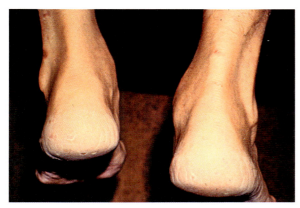

Figura 23.27 Lesões discretas de psoríase na face lateral da perna direita e espessamento bilateral dos tendões calcâneos em suas inserções no retrocalcâneo.

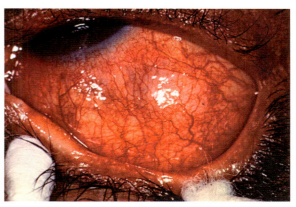

Figura 23.28 Episclerite gelatinosa, difusa, em paciente com artrite psoriásica.

ausência de osteopenia periarticular ou presença leve em contraponto à artrite reumatoide; artrite periférica mutilante, mostrando osteólise e anquilose; assimetria; destruição grosseira de pequenas articulações e proliferação periosteal; lesões típicas como *pencil in cup* (Figura 23.29). Em estudo recente, apenas a osteoproliferação justarticular foi capaz de diferenciar, à radiografia de mãos e pés, a AP da reumatoide, independentemente do FR.[191] A presença de dactilite associa-se a maior dano estrutural demonstrado à radiografia, quando em comparação com dedos sem inflamação.[192] Nos pacientes com acometimento axial, a sacroiliíte costuma ser assimétrica, assim como a distribuição dos sindesmófitos. Ao contrário do que se observa em pacientes com EA, os sindesmófitos são, com frequência, de aspecto mais grosseiro e, habitualmente, não acometem vértebras consecutivas (Figura 23.30).[182,193]

Diagnóstico e critérios de classificação

Moll e Wright estabeleceram os primeiros critérios de classificação em 1973[181], os quais foram os mais usados em estudos de AP por muito tempo. Um paciente é classificado como acometido por AP se apresentar os três seguintes: psoríase, artrite periférica e/ou sacroiliíte e/ou espondilite, e teste sorológico negativo para o fator reumatoide. Nas duas décadas seguintes à sua publicação, diversos autores experimentaram algumas modificações menores nos critérios originais, sem, contudo, alcançarem consenso.[194]

Em 2006, um grupo internacional de investigadores publicou os *Classification Criteria for Psoriatic Arthritis* (CASPAR) como resultado de um grande estudo multicêntrico envolvendo mais de mil pacientes, propondo novos critérios na tentativa de representar melhor todo o amplo espectro de pacientes com AP (Tabela 23.8).[195] Já se demonstrou um desempenho muito bom do CASPAR em algumas populações, inclusive para pacientes com menos de 1 ano de início dos sintomas (AP precoce).[196-199] Seu grande diferencial é valorizar a história familiar de psoríase e não dar importância absoluta à negatividade do FR, elevando, assim, sua sensibilidade. Podem-se incluir também pacientes sem psoríase cutânea, desde que tenham outras manifestações características.

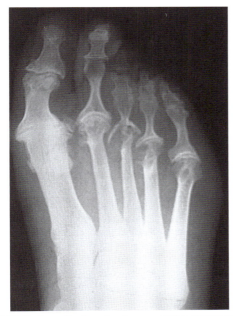

Figura 23.29 Radiografia de antepé em posição anteroposterior. Nota-se o padrão misto de remodelação articular presente na artrite psoriásica, marcado tanto por lesões osteolíticas como aquelas presentes nas cabeças dos metatarsais 3 a 5, como por lesões osteproliferativas, como as periarticulares na primeira e na segunda articulação metatarsofalângica. O adelgaçamento distal do terceiro metatarsal associado à erosão da base da falange proximal adjacente causa a clássica lesão em *pencil in cup*.

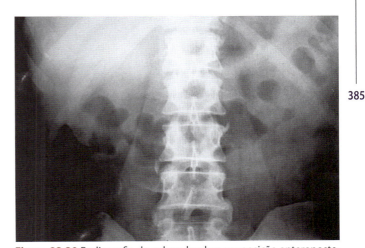

Figura 23.30 Radiografia de coluna lombar em posição anteroposterior em que se observam sindesmófito invertido em L3 (à direita) e sindesmófito marginal em L3-L4 (à esquerda) em paciente com artrite psoriásica.

Tabela 23.8 Critérios classificatórios de artrite psoriásica (CASPAR).	
Critérios	Pontuação
Psoríase cutânea atual	2
História de psoríase	1
História familiar de psoríase	1
Dactilite	1
Neoformação óssea justarticular	1
Fator reumatoide negativo	1
Distrofia ungueal	1

Diagnostica-se com artrite psoriásica pacientes com doença articular inflamatória estabelecida e, pelo menos, três pontos nos critérios apresentados. Adaptada de Taylor et al., 2006.[195]

Dificuldades em estabelecer diagnóstico de artrite psoriásica

Como não há correlação entre a extensão das lesões cutâneas e a gravidade da artrite, a presença de psoríase discreta pode passar despercebida ao paciente e ao médico. Em cerca de 10% dos pacientes com AP, as lesões cutâneas de psoríase podem suceder em anos o início dos sintomas articulares. Nesses casos, a presença de artrite inflamatória oligoarticular assimétrica, o envolvimento de articulações interfalângicas distais (sobretudo com envolvimento ungueal adjacente), a presença de dactilite, de sacroiliíte assimétrica ou de sindesmófitos assimétricos na coluna lombar, neoformação óssea justarticular ou história familiar positiva para psoríase sugerem a possibilidade de AP sem psoríase.

Da mesma maneira, um paciente com psoríase que desenvolva uma poliartrite simétrica com FR positivo deve ser classificado como AP se possuir as características clínicas ou radiográficas que sugiram tal diagnóstico, como concomitância de dactilite ou de entesite, envolvimento expressivo das interfalângicas distais com ou sem doença ungueal associada ou proliferação óssea à radiografia; do contrário, deve ser mais provável o diagnóstico de artrite reumatoide com psoríase. Há que se ter cuidado com a presença de distrofia ungueal por outras causas, como as secundárias a infecções por fungos e as distrofias traumáticas.

Prognóstico e tratamento

Embora a AP fosse considerada previamente uma enfermidade de curso tranquilo, estudos realizados nas últimas décadas mudaram esse conceito. Uma coorte canadense demonstrou uma incidência de deformidades articulares e de artrite erosiva em 40% dos pacientes, 11% deles com grave perda funcional.[187] Em outro estudo, observaram-se 47% de erosões articulares em mãos e pés após 2 anos de seguimento.[200] Além disso, dados sobre mortalidade têm demonstrado maiores taxas em pacientes com AP, inclusive sugerindo maior incidência de morte por doença cardiovascular.[201]

Consideram-se algumas alterações clínicas e fatores genéticos de risco para evolução ruim da doença:[202]

- Falta de adesão do paciente ao tratamento
- Atraso no diagnóstico e no início do tratamento e/ou resposta ruim ou incompleta ao tratamento
- Doença poliarticular, presença de efusões articulares e aumento dos marcadores inflamatórios sistêmicos, como PCR e VHS
- Presença de erosões à radiografia.

Entre as doenças reumáticas inflamatórias, a AP é uma das mais influenciadas pelo estresse emocional, sendo este importante fator desencadeante ou agravante da crise articular e/ou cutânea. Sendo assim, o suporte psicológico é indispensável, principalmente para assegurar aos pacientes que, na maioria dos casos, a doença é controlável.

O tratamento de pacientes com AP deve ser individualizado, necessitando ser avaliadas a presença e a extensão do comprometimento cutâneo em conjunto com o padrão e a gravidade das manifestações articulares. Se possível, o paciente deve ser conduzido pelo dermatologista e pelo reumatologista, já que alguns medicamentos usados por via sistêmica apresentam diferenças entre as respostas cutânea e articular.

As lesões cutâneas leves a moderadas são tratadas com aplicações tópicas ou fototerapia, dentre elas: agentes ceratolíticos, cremes de esteroides, pomadas de vitamina D3, derivados do ácido retinoico e xampus de coaltar. Nas lesões mais extensas e graves, utiliza-se medicação sistêmica, como MTX, LEF, derivados do ácido retinoico, ciclosporina A (CsA) e agentes biológicos.[203]

Anti-inflamatórios não hormonais e corticosteroides

Como na EA, os AINH são recomendados como primeira linha de tratamento em quadros axiais, incluindo os casos de entesite e dactilite, e como sintomáticos nos quadros periféricos (artrite). Essas medicações são usadas pelo tempo em que existir atividade de doença, e a retirada deve ser feita de modo gradual. Apenas dois ensaios randomizados que avaliaram os AINH para o tratamento da AP são dignos de nota: um utilizando celecoxibe (n = 608), que concluiu ser a medicação superior ao placebo após 2 semanas de tratamento, nas doses de 200 e 400 mg/dia. Entretanto, a diferença estatística não se manteve após 12 semanas, em razão da enorme resposta ao placebo nesse estudo (perto de 50%).[204] Outro ensaio clínico utilizando nimesulida (n = 80) destacou a eficiência e a segurança desta sobre o placebo, com seguimento de apenas 4 semanas.[205] Não existe anti-inflamatório que, comprovadamente, tenha efeito melhor que os demais. Há dúvidas se o ácido acetilsalicílico (AAS), a indometacina e os oxicanos poderiam exacerbar as lesões cutâneas.[206] Os autores não têm essa experiência negativa com o uso da indometacina e dos oxicanos.

A literatura habitualmente não indica, e há até os que contraindicam, o uso de corticosteroides sistêmicos em pacientes com AP. Entretanto, na experiência dos autores e de acordo duas revisões não sistemáticas da literatura[207,208], doses pequenas (≤ 10 mg/dia de prednisona ou equivalente) trazem benefícios aos pacientes, ocorrendo melhora significativa das lesões cutâneas e da artrite. O fenômeno de "rebote" ou de instabilização da placa cutânea de psoríase não tem acontecido quando a redução e a retirada dessas medicações se fazem bem lentamente. Assim, podem ser usados – com cautela e em pequenas doses – em pacientes com artrite ativa rebelde aos AINH e/ou aos FMCD, desde que respeitadas as condições para a sua retirada. Punções articulares de alívio e infiltrações com esteroides, quando indicadas, merecem também cuidados especiais. Sabe-se que há microrganismos em maior quantidade nas placas de psoríase, portanto, deve-se contraindicar a realização de punção articular em áreas onde existam essas lesões cutâneas.

FMCD sintéticos

Nos quadros periféricos, sobretudo se poliarticulares, quando houver elevação de provas inflamatórias sistêmicas ou quando algum dano estrutural já for evidente, deve-se considerar a introdução de agentes de ação lenta sintéticos e/ou biológicos. A literatura relaciona várias medicações sintéticas, destacando-se a SSZ, a CsA, a LEF e o MTX.

O MTX, apesar da falta de evidências provenientes de bons ensaios randomizados e controlados, é recomendado e usado universalmente. Em um pequeno ensaio controlado (n = 35), porém aberto, avaliando o tratamento de AP precoce (com menos de 12 meses de evolução), observou-se melhor resposta ao MTX associado ao AINH em relação ao AINH isolado nos primeiros 3 meses.[209] Outro estudo pequeno (n = 35), mas randomizado e controlado, comparando, cabeça a cabeça, MTX e CsA, concluiu que ambas as medicações são eficazes no tratamento da AP.[210] O único grande ensaio clínico randomizado, duplo-cego e controlado por placebo não demonstrou eficácia do MTX para tratar a AP, mas apresentou falhas metodológicas, como doses baixas de MTX e grande perda de seguimento dos pacientes. Por fim, a medicação é indicada como primeira opção de FMCD pelas principais recomendações (SBR, GRAPPA e EULAR).[211-213] Observa-se, com o seu uso, melhora das manifestações cutâneas e articulares em 4 a 6 semanas após o início do tratamento. Os pacientes que não respondem à administração do MTX, nas doses máximas preconizadas, por um período de 6 a 9 semanas, possivelmente não obterão melhora com períodos mais prolongados de administração. Por outro lado, a retirada do MTX nos pacientes respondedores é associada à recidiva das lesões cutâneas e da artrite. Por conseguinte, deve-se, nesses casos, retirar a medicação de modo bastante lento, por exemplo, 2,5 mg a cada 4 meses.

A LEF, na dose de ataque de 100 mg/dia durante 3 dias, seguida por dose de 20 mg/dia, foi avaliada no tratamento de pacientes com psoríase e com AP em apenas um grande ensaio clínico randomizado, em que foram incluídos 190 pacientes. Ao final de 24 semanas, 59% dos pacientes tratados com LEF foram considerados respondedores quanto à doença articular, quando comparados com 30% dos que receberam placebo. Na doença cutânea, 22% do grupo de tratamento melhorou, contra apenas 2,2% do placebo.[214] Mais recentemente, um grande estudo observacional (n = 514) também confirmou a eficácia de LEF no tratamento das manifestações cutâneas e articulares da AP.[215] Poderia, pois, ser reservada aos pacientes que não apresentam boa resposta ao MTX (em sua substituição ou uso combinado)[216,217] ou aos que não podem usá-lo, por intolerância ou toxicidade. Normalmente, a dose de ataque de 100 mg por 3 dias não é utilizada, em razão de uma maior incidência de efeitos adversos gastrintestinais.

A CsA, a despeito da escassez de ensaios randomizados e controlados, tem sido utilizada em doses de 2,5 a 5 mg/kg/dia divididas após as refeições. Em um pequeno ensaio clínico (n = 72), duplo-cego e controlado por placebo, encontrou-se melhor resposta cutânea e articular com a adição de CsA ao MTX após a falha deste.[218] Em estudos abertos e/ou não randomizados, tem se revelado um agente terapêutico eficaz.[219-223] A dificuldade no uso da CsA deve-se aos efeitos colaterais, como elevação da pressão arterial e piora da função renal em número considerável de doentes.

A SSA tem sido pouco utilizada na AP, pois demonstrou efeito modesto nos ensaios realizados tanto para a pele quanto para a articulação, com incidência considerável de intolerância e reações adversas.[224,225] O maior estudo randomizado incluiu 221 pacientes e mostrou melhora da artrite em 58% do grupo que tomou SSZ *vs.* 45% do grupo placebo. Houve apenas uma tendência estatística de melhora da pele.[176]

Outras medicações anteriormente utilizadas em pacientes com AP, como antimaláricos, sais de ouro, D-penicilamina e azatioprina, praticamente não têm sido prescritas, tanto por falta de eficácia quanto pelo risco de seus efeitos colaterais.

FMCD biológicos

Os cinco agentes biológicos anti-TNF-alfa – infliximabe, etanercepte, adalimumabe, golimumabe e certolizumabe pegol – demonstraram eficácia e segurança similares em ensaios clínicos randomizados e controlados no tratamento da AP, tanto das manifestações articulares quanto da psoríase cutânea. A resposta ACR20 (20% de melhora em diferentes parâmetros) foi de 51 a 58% contra 9 a 15% do grupo placebo.[221,226-230] Atualmente, são recomendados aos pacientes que apresentam insucesso terapêutico com o uso de AINH (atividade axial) e de FMCD não biológicos (atividade periférica).[212,231,232] Todos os anti-TNF podem ser usados associados ao MTX, a outro FMCD sintético ou como monoterapia.

Na falha do primeiro anti-TNF, pode-se tentar um segundo anti-TNF. Existe uma tendência em se trocar um anticorpo monoclonal por uma proteína de fusão (etanercepte) ou vice-versa, mas cabe aqui a experiência de cada serviço, pois não há estudos comparativos. Ainda na falha do primeiro anti-TNF ou do segundo, pode-se recorrer a um biológico com outro mecanismo de ação.

Bloqueio da IL-17

O secuquinumabe é um anticorpo monoclonal humano que bloqueia a IL-17A, interleucina essencial no processo inflamatório na psoríase cutânea e na AP. Ensaios clínicos randomizados demonstraram boa eficácia e bom perfil de segurança do secuquinumabe subcutâneo (SC) (150 mg nas semanas 0, 1, 2, 3 e 4 e, depois, a cada 4 semanas). A resposta articular foi semelhante à dos anti-TNF, e a resposta cutânea foi superior ao etanercepte e ao ustequinumabe em estudos comparativos.[233,234] Nos casos de falha do primeiro biológico e de doença cutânea grave, recomenda-se a dose de 300 mg no mesmo esquema de administração descrito. O secuquinumabe demonstrou ser capaz de inibir a progressão do dano articular à radiografia e também de reduzir a frequência e o número de sítios acometidos pela dactilite e pela entesite.[235,236] Mais recentemente, outro anti-IL-17 (ixekizumabe) foi registrado no Brasil e deverá ser comercializado em futuro próximo.[237,238]

Bloqueio da IL-12/23

O ustequinumabe, um anticorpo monoclonal que inibe a ação das IL-12 e IL-23 pelo bloqueio da subunidade compartilhada P40, também demonstrou eficácia no tratamento da psoríase cutânea e da AP. Administrado SC na dose de 45 mg (semanas 0 e 4, depois, a cada 12 semanas), recomenda-se o seu uso na falha do anti-TNF ou quando há intolerância/efeitos adversos com este. Pacientes com peso acima de 100 kg e psoríase em placa moderada a grave devem receber dose de 90 mg no mesmo esquema já descrito. O ustequinumabe também reduziu a progressão de dano articular radiográfico e melhorou a entesite e a dactilite na compilação dos ensaios clínicos publicados.[239-242]

Outra opção de imunobiológico que demonstrou algum benefício em número limitado de ensaios randomizados foi o abatacepte. Administrado por via SC ou intravenosa (IV) nas mesmas doses preconizadas para a artrite reumatoide, foi superior ao placebo para a doença articular psoriásica, mas com efeito aparentemente inferior aos biológicos anteriormente citados, apesar da ausência de estudos comparativos. Houve também uma resposta cutânea modesta. No entanto, o abatacepte pode ser uma alternativa na falha ou quando houver contraindicação aos outros esquemas terapêuticos.[243]

Outros mecanismos

O tofacitinibe é um medicamento oral que bloqueia a chamada Janus quinase (JAK), uma enzima que estimula as células do sistema imune por vias de sinalização intracelular. Ensaios randomizados demonstraram sua eficácia no tratamento da AP nas doses de 5 mg ou 10 mg 2 vezes/dia. A resposta ACR20 foi de 50 e 61%, respectivamente, *vs.* 52% do adalimumabe e 33% do placebo em um estudo clínico. Pode ser uma alternativa a pacientes que não responderam ou têm contraindicações aos esquemas terapêuticos disponíveis.[244,245]

O apremilaste é uma pequena molécula que bloqueia a fosfodiesterase 4 (PED4) e, assim, aumenta o AMP cíclico intracelular, responsável pela regulação de diversos mediadores inflamatórios (p. ex., reduz a expressão da sintetase de óxido nítrico, do TNF-alfa e da IL-23 e aumenta IL-10). Administrado VO, demonstrou superioridade em relação ao placebo em ensaios randomizados. Parece ter resposta articular e cutânea semelhante à do MTX, mas não foi feito estudo cabeça a cabeça. Foi aprovado para AP nos EUA, Canadá e Europa, sobretudo pelo ótimo perfil de segurança demonstrado nos estudos.[246,247] O apremilaste ainda não está disponível no Brasil.

Os principais medicamentos e os respectivos esquemas posológicos podem ser consultados nas Tabelas 23.4 e 23.5. O tratamento da doença axial psoriásica segue basicamente as mesmas diretrizes da EA.

Monitoramento e objetivo terapêutico

Existem escores utilizados, sobretudo em ensaios clínicos, para avaliar a atividade de doença na AP. A atividade articular é, em geral, medida pelo DAS28, herdado da artrite reumatoide, mas este é criticado por excluir as articulações interfalângicas distais, tornozelos e pés, mais frequentemente acometidos na AP.[231] Por isso, foi criado o *Disease Activity in Psoriatic Arthritis* (DAPSA), que abrange as referidas articulações (Tabela 23.9).[248] Como a AP envolve diversos domínios (esqueleto axial, êntese, dactilite e pele), índices compostos foram propostos para definir melhor os objetivos terapêuticos, entre eles o *Minimal Disease Activity* (MDA), que estabelece parâmetros em cada domínio, inclusive no escore de qualidade de vida, para se atingir um bom controle da doença.[249] O Quadro 23.5 mostra os domínios e os respectivos valores utilizados para definir o MDA, e a Figura 23.31 demonstra o *Psoriasis Area Severity Index* (PASI), o índice mais usado pelos dermatologistas para avaliar a extensão e a gravidade do acometimento cutâneo pela psoríase.[250]

Quadro 23.5 *Minimal Disease Activity* (MDA).

- Articulações dolorosas ≤ 1
- PASI ≤ 1 ou ASC ≤ 3
- AVG (paciente) ≤ 20
- Entesite ≤ 1
- Articulações edemaciadas ≤ 1
- EVA da dor (paciente) ≤ 15
- HAQ ≤ 0,5

Considera-se mínima atividade de doença quando cinco dos sete itens forem preenchidos. PASI: *Psoriasis Area Severity Index*; ASC: área de superfície corporal; EVA: esca a visual analógica; AVG: avaliação global da doença; HAQ: *Health Assessment Questionaire*. Adaptado de Coates et al., 2010.[249]

É importante comentar que esses escores são úteis para nortear a prática clínica, mas foram desenvolvidos para avaliar grupos de pacientes em ensaios clínicos. Não devem, de modo algum, substituir o bom senso e a decisão do médico assistente no cuidado do paciente individual. A relação médico-paciente e a decisão compartilhada são o meio ideal para se alcançar o maior objetivo, que é o bem-estar do paciente.

ARTRITE ENTEROPÁTICA

Na sua conceituação mais ampla, a DII corresponde a qualquer processo inflamatório, agudo ou crônico, envolvendo o trato gastrintestinal. A DC e a RCU representam as duas principais formas de apresentação da DII, ambas de causa desconhecida.[251] O curso clínico, cujas manifestações principais são diarreia, dor abdominal e sangramento retal, caracteriza-se por períodos de remissão e exacerbação e apresenta complicações das mais diversas. Associam-se, com certa frequência, manifestações extraintestinais articulares, cutâneas, oculares, hepatobiliares e vasculares, que podem preceder, ser concomitantes ou suceder a doença intestinal.[252,253]

Os sintomas articulares constituem a manifestação extraintestinal mais comum nesses pacientes. A frequência das manifestações articulares associadas à DC e à RCU tem grande variação – de 2,8 a 62% –, predominando os índices de 14,3 a 44%.[252-254]

O acometimento articular na DC e na RCU pode ser periférico, chamado de artrite enteropática, ou axial. Além disso, podem ocorrer manifestações periarticulares, como entesite, tendinite e periostite. Parece claro que a artrite periférica e o acometimento axial, em pacientes com DC e RCU, são formas clínicas distintas. Enquanto o envolvimento axial pode preceder o início da doença intestinal em anos, isso é raro na artrite periférica. O curso da espondilopatia não está relacionado com a atividade da doença intestinal, enquanto episódios de artrite periférica podem refletir períodos de atividade inflamatória intestinal.

A artrite periférica, em pacientes com DC e RCU, ocorre em uma frequência que varia de 2,8 a 31% nos diversos trabalhos publicados. Em geral, o curso clínico é autolimitado, não evolui com destruição articular e tende a ser recorrente de acordo com os períodos de exacerbação da atividade da doença intestinal. As articulações mais comumente afetadas são os joelhos e os tornozelos. A artrite periférica pode ser crônica e de natureza erosiva em 10% dos pacientes.[254]

Em 1998, foi sugerido por Orchard et al. que a artrite periférica poderia ser subdividida em dois padrões:

- Tipo I: oligoartrite assimétrica: afeta menos de 5 articulações, tem caráter agudo e autolimitado, dura menos de 10 semanas e acompanha a atividade inflamatória do intestino

Tabela 23.9 *Disease Activity in Psoriatic Arthritis* (DAPSA).

Critérios	Pontuação
Número de articulações inchadas	0 a 66
Número de articulações dolorosas	0 a 68
Intensidade da dor nas articulações	0 a 10
Avaliação global da doença pelo paciente	0 a 10
Proteína C reativa	mg/ℓ

Atividade de doença: 0 a 4, remissão; 5 a 14, baixa; 15 a 28, moderada; > 28, alta. Adaptada de Nell-Duxneuner et al., 2010.[248]

Índice de gravidade	Eritema (E)	Infiltração (I)	Descamação (D)
0	Nenhum	Nenhuma	Nenhuma
1	Leve	Leve	Leve
2	Moderado	Moderada	Moderada
3	Grave	Grave	Grave
4	Muito grave	Muito grave	Muito grave

Área (%)	Escore
0	0
≤ 10	1
11 a 30	2
31 a 50	3
51 a 70	4
71 a 90	5
91 a 100	6

$$\text{Cabeça} \quad (0,1) \times (\square + \square + \square) \times \square = T1 \;\square$$
$$\text{Tronco} \quad (0,2) \times (\square + \square + \square) \times \square = T2 \;\square$$
$$\text{Membros superiores} \quad (0,3) \times (\square + \square + \square) \times \square = T3 \;\square$$
$$\text{Membros inferiores} \quad (0,4) \times (\square + \square + \square) \times \square = T4 \;\square$$

E = Eritema
D = Descamação
I = Infiltração
A = Área

$$PASI = T1 + T2 + T3 + T4 = \square$$

Figura 23.31 *Psoriasis Area Severity Index* (PASI). O índice PASI varia de 0 a 72 pontos; e PASI ≥ 10 significa psoríase moderada a grave. E: eritema; D: descamação; I: infiltração; A: área. Adaptada de Fredriksson e Pettersson, 1978.[250]

- Tipo II: poliartrite simétrica: acomete 5 ou mais articulações, os sintomas podem durar meses ou anos, não reflete a atividade da doença intestinal e, eventualmente, precede o seu diagnóstico. Apesar do reconhecimento histórico da publicação, essa subdivisão não é muito utilizada na prática reumatológica.[253]

O envolvimento axial inclui a espondilite e a sacroiliíte, sendo mais comum em pacientes com DC (5 a 22%) do que naqueles com RCU (2 a 6%). A sintomatologia e o curso clínico da sacroiliíte e da espondilite independem da doença intestinal e apresentam um caráter crônico e progressivo. De maneira geral, a espondilite ocorre em 3 a 15% dos doentes com DC ou RCU. Os sintomas da espondilite associados à DC e à RCU são similares àqueles vistos na EA idiopática e há associação ao HLA-B27 (40 a 60% dos casos), o que não foi observado com a artrite periférica. As articulações sacroilíacas são afetadas de modo uni ou bilateral, com intensidade variando desde inflamação leve até anquilose, em frequência que varia de 6 a 43%. A evidência radiográfica de sacroiliíte em pacientes com DC e RCU é mais comum do que o envolvimento da coluna vertebral e pode ser assintomática, predominando o acometimento bilateral e simétrico.[252-254] Resende et al. observaram entre os pacientes do Registro Brasileiro de Espondiloartrites (RBE): prevalência de 3,2% do diagnóstico de artrite enteropática; predominância de mulheres; menor frequência de HLA-B27; e menor gravidade do envolvimento axial (tinham melhor mobilidade lombar, menos dano radiológico na coluna vertebral e nas sacroilíacas) entre os enteroartríticos, quando comparados aos demais espondiloartríticos.[255]

Lanna et al., no HC-UFMG, analisaram 130 pacientes com DII (DC [n = 71] e RCU [n = 59]) e identificaram frequência elevada de manifestações articulares – 41,5% no total. Artrite periférica ocorreu em 25,4% (29,6% com DC e 20,3% com RCU) e acometimento axial, em 15,6% (19,7% com DC e 8,5% com RCU). As articulações periféricas mais acometidas foram joelhos (56,1%), tornozelos (29,3%) e coxofemorais (29,3%). Predominaram os padrões de acometimento articular assimétrico (65,6%) e oligoarticular (84,6%). Dor lombar inflamatória ocorreu em 13 (10%) pacientes: 8 (11,3%) com DC e 5 (8,5%) com RCU. Oito dos 13 pacientes preencheram critérios de classificação para EA, todos com DC, sendo 6 do sexo masculino. Alterações radiográficas das articulações sacroilíacas ocorreram em 12/130 pacientes (9,2%); em 10 (14,1%) com DC e em 2 (3,4%) com RCU. Na maioria deles, era bilateral (91,7%; Tabela 23.10).[254]

Entre as manifestações clínicas extra-articulares, destacam-se: uveíte anterior, mais frequentemente bilateral e com tendência à cronicidade, eritema nodoso e pioderma gangrenoso.[254]

Manifestações laboratoriais e diagnóstico

Os pacientes com enteroartrites podem apresentar anemia de doença crônica ou anemia ferropriva, secundária a sangramentos intestinais. Pode haver leucocitose, trombocitose e elevação de provas inflamatórias (PCR e VHS).[256]

Tabela 23.10 Alterações radiográficas em articulações sacroilíacas de pacientes com doença inflamatória intestinal (total), doença de Crohn e colite ulcerativa.

Sacroiliíte radiográfica		DII total (n = 12)	Doença de Crohn (n = 10)	Colite ulcerativa (n = 2)
Homem/mulher		8/4	7/3	1/1
Unilateral		1	0	1
Bilateral	Grau II	1	1	0
	Grau III	8	7	1
	Grau IV	2	2	0
Assintomático		2	1	1

Lanna et al., 2008.[254]

Estudos de ileocolonoscopia e biopsia colônica revelaram que até dois terços dos pacientes com EA podem ter inflamação intestinal subclínica, e parte desses pacientes irá apresentar sintomas de DII no futuro. A calprotectina (S100 A8/A9) é uma proteína da família S100 que se constitui em um marcador de ativação de células fagocíticas. A elevação da calprotectina fecal tem surgido como biomarcador de inflamação intestinal nos pacientes com EpA axial e como um preditor de DII estabelecida no seguimento desses doentes. Alguns dados demonstraram uma correlação entre a calprotectina fecal e a atividade da doença axial e a uma melhor resposta ao anti-TNF-alfa monoclonal. São considerados alterados níveis acima de 50 mg/kg, mas valores acima de 100 mg/kg parecem apresentar melhor relação sensibilidade/especificidade. Os AINH são capazes de provocar elevação da calprotectina fecal e, idealmente, devem ser suspensos por 2 a 3 semanas antes da dosagem. Apesar de ainda não ser um exame de uso rotineiro para o reumatologista, especula-se que a calprotectina fará parte do dia a dia da especialidade em futuro próximo.[257-259]

O diagnóstico da RCU e da DC é realizado mediante critérios clínico, radiográfico, endoscópico e histológico. Não existem critérios diagnósticos estabelecidos para a artrite das DII. Atualmente, na prática, o diagnóstico é feito pelo médico assistente, norteado pelos critérios do grupo ASAS para classificação das EpA.[66-68]

Tratamento

Os AINH, pilares no tratamento de pacientes com EpA, devem ser usados com cautela na artrite das enteropatias, pela possibilidade de precipitarem exacerbações da doença intestinal, embora a magnitude desse risco não tenha sido verificada e de existirem evidências de que não exista tal risco.[260-264] Os AINH seletivos ou específicos para COX-2 parecem mais seguros, apesar de dados escassos.[262,265,266] Recomenda-se, portanto, usar a mínima dose necessária, pelos períodos mais curtos possíveis, desde que a doença intestinal esteja em remissão ou, de outra maneira, dar preferência ao corticosteroide em doses entre 5 e 15 mg/dia de prednisona ou seu equivalente.

Em caso de falha ou intolerância aos AINH, os FMCD convencionais podem ser utilizados. Aqui, a SSZ surge, em geral, como primeira opção, pelo seu efeito nas manifestações articulares e intestinais. No entanto, o metotrexato é opção com benefício em ambos os sítios.[250] Nos casos mais graves ou quando houver ineficácia ou intolerância aos esquemas anteriores, mas muito mais frequentemente indicados pelas manifestações intestinais, devem ser utilizados os agentes anti-TNF. Preferem-se os anticorpos monoclonais (infliximabe, adalimumabe, golimumabe e certolizumabe pegol) à proteína de fusão (etanercepte), pois esta não mostrou benefício no controle da manifestação intestinal.[267,268] Nos pacientes que não respondem ao primeiro anti-TNF, recomenda-se um segundo anti-TNF monoclonal. O ustequinumabe, bloqueador das IL-12/IL-23, demonstrou eficácia na DC mais recentemente e, apesar de ainda não estar indicado oficialmente para o tratamento das enteroartrites, poderá ser uma alternativa futura aos pacientes refratários ou intolerantes aos anti-TNF.[269]

ESPONDILOARTRITE INDIFERENCIADA

Faz referência a pacientes que apresentam alterações clínicas, laboratoriais e radiográficas típicas das EpA, mas que não se classificam dentro de uma das enfermidades estabelecidas do grupo. Os critérios de classificação do European Spondyoarthropathies Study Group, publicados em 1991, definiram e fortaleceram esse conceito.[65] No entanto, com a incorporação dos critérios de classificação do grupo ASAS, o termo "espondiloartrite indiferenciada" tem sido utilizado cada vez menos. As denominações "espondiloartrite axial não radiográfica" e "espondiloartrite periférica" têm sido preferidas nas publicações mais recentes.[66-68]

Na verdade, as EI constituem subgrupos heterogêneos de pacientes com manifestações e prognóstico ainda pouco esclarecidos. Elas podem representar:

- Um estágio precoce de doença estabelecida do grupo, tornando-se, posteriormente, diferenciada
- Uma forma frustra de EpA definida, que não irá desenvolver o quadro clássico da enfermidade no futuro
- Uma nova subcategoria de EpA, ainda indefinida dos pontos de vista clínico e etiológico
- Uma sobreposição de manifestações das EpA definidas.[204]

Na maioria das casuísticas publicadas, a EI foi a segunda síndrome clínica mais prevalente, superada apenas pela EA. Predomina em uma faixa etária semelhante à da EA, entre os 20 e 45 anos, mas as crianças e os mais velhos (acima de 50 anos) têm maior incidência de síndromes indiferenciadas do que os adultos jovens.[9,270] Predomina no sexo masculino, mas a prevalência do sexo feminino é aumentada em relação à EA.[81,271-273] O HLA-B27 é encontrado em 70 a 80% dos pacientes com EI, mas a positividade, nos diversos estudos, variou de 20 a 100% de acordo com os critérios de inclusão, a metodologia e o grupo étnico avaliado.[9,274-276]

A EI tem um amplo espectro de manifestações em que se observam sintomas puramente periféricos (artrite, entesite, dactilite), passando pelos quadros mistos, até os quadros somente axiais (dor lombar inflamatória e sacroiliíte de baixo grau). Manifestações extra-articulares, sobretudo a uveíte anterior aguda unilateral, também podem ocorrer entre 6 e 18% dos indivíduos.[80,272,273]

A evolução e o prognóstico da EI ao longo do tempo foram recentemente avaliados em uma metanálise que incluiu 16 estudos. Apesar da heterogeneidade dos trabalhos, a avaliação combinada dos dados demonstrou progressão para EA estabelecida em 22% dos pacientes após 5 anos, em 29% após 8 anos e em 40% após 10 anos de seguimento.[277] De 36 pacientes com EI acompanhados por 8 anos no HC-UFMG, nove (24%) progrediram para EA e um (2,7%) foi diagnosticado com AP.[272] Resultado semelhante foi observado em outro serviço de Reumatologia do Brasil, após 10 anos de seguimento.[278] Os principais fatores associados à progressão para EA foram: sacroiliíte radiográfica de baixo grau (< grau 2 bilateral ou < grau 3 unilateral), presença de dor na nádega e positividade do HLA-B27.[272,278-280] A Tabela 23.11 mostra as principais manifestações clínicas, radiográficas e laboratoriais observadas em pacientes com EI avaliados no HC-UFMG.

O tratamento dos doentes com EI segue as mesmas diretrizes utilizadas para a EA e a AP. Nos casos crônicos e de atividade persistente, sem resposta ao tratamento com AINH e corticosteroides em baixas doses, pode ser necessário o uso do MTX ou da SSZ. Reforça-se que os FMCD sintéticos parecem funcionar somente em pacientes com manifestações articulares periféricas. Existem trabalhos com pequena casuística que descrevem bons resultados com o uso dos bloqueadores de TNF-alfa, nos casos resistentes à terapia convencional.[281]

Tabela 23.11 Características clínicas, laboratoriais e radiográficas de 40 pacientes com EI no momento inicial e após 8 anos de seguimento.

Características	Basal		Após 8 anos	
	Nº	%	Nº	%
Sexo feminino	23	58	–	–
História familiar de EpA	4	10	–	–
HLA-B27 positivo	18	45	–	–
Artrite periférica	20	56	24	67
Entesite de calcâneo	13	36	34	94
Dor lombar inflamatória	8	22	26	72
Dor na nádega	3	8	14	39
Coxartrite	–	–	8	22
Dactilite	–	–	6	17
Uveíte anterior aguda	5	14	13	36
Sacroiliíte radiográfica	7	19	15	42

Adaptada de Lage, 2012.[273]

REFERÊNCIAS BIBLIOGRÁFICAS

1. Baeten D et al. Are spondylarthritides related but distinct conditions or a single disease with a heterogeneous phenotype? Arthritis and Rheumatism. 2013;65(1):12-20.
2. Said-Nahal R et al. Phenotypic diversity is not determined by independent genetic factors in familial spondylarthropathy. Arthritis and Rheumatism. 2001;45(6):478-84.
3. Dernis E et al. Recurrence of spondylarthropathy among first-degree relatives of patients: a systematic cross-sectional study. Annals of the Rheumatic Diseases. 2009;68(4):502-7.
4. Gallinaro AL et al. Spondyloarthritis: analysis of a Brazilian series compared with a large Ibero-American registry (RESPONDIA group). Revista Brasileira de Reumatologia. 2010; 50(5):581-9.
5. Standring S. Gray's anatomy: the anatomical basis of clinical practice. 40.ed. London: Churchill Livingstone; 2008.
6. Salonen D, Brower A. Seronegative spondyloarthropathies: imaging. In: Hochberg M et al. Rheumatology. 5.ed. St. Louis: Elsevier; 2013.
7. Dougados M, Baeten D. Spondyloarthritis. The Lancet. 2011; 377(9783):2127-37.
8. Wu Z et al. Clinical features of ankylosing spondylitis may correlate with HLA-B27 polymorphism. Rheumatology International. 2009;29(4):389-92.
9. Bomtempo CAS et al. Avaliação clínica, laboratorial e radiográfica de brasileiros com espondiloartropatias. Revista Brasileira de Reumatologia. 2006;46(4):238-45.
10. Ramalho ES et al. Espondilite anquilosante: estudo epidemiológico em trinta casos. Revista Brasileira de Reumatologia. 1989;28:1-2.
11. Sampaio-Barros PD et al. Primary ankylosing spondylitis: patterns of disease in a Brazilian population of 147 patients. The Journal of Rheumatology. 2001;28(3):560-5.
12. Reveille JD et al. Prevalence of axial spondylarthritis in the United States: estimates from a cross-sectional survey. Arthritis Care & Research. 2012;64(6):905-10.
13. Khan MA. Polymorphism of HLA-B27: 105 subtypes currently known. Current Rheumatology Reports. 2013;15(10):362.
14. Brown MA et al. Genetics of ankylosing spondylitis–insights into pathogenesis. Nature Reviews Rheumatology. 2016; 12(2):81-91.
15. Chandran V, Rahman P. Update on the genetics of spondyloarthritis–ankylosing spondylitis and psoriatic arthritis. Best Practice & Research Clinical Rheumatology. 2010;24(5):579-88.
16. Thomas GP, Brown MA. Genetics and genomics of ankylosing spondylitis. Immunological Reviews. 2010;233(1):162-80.
17. Hermann E et al. HLA-B27-restricted CD8 T cells derived from synovial fluids of patients with reactive arthritis and ankylosing spondylitis. Lancet. 1993;342(8872):646-50.
18. May E et al. CD8 alpha beta T cells are not essential to the pathogenesis of arthritis or colitis in HLA-B27 transgenic rats. Journal of Immunology. 2003;170(2):1099-105.
19. Armaka M et al. Mesenchymal cell targeting by TNF as a common pathogenic principle in chronic inflammatory joint and intestinal diseases. The Journal of Experimental Medicine. 2008;205(2):331-7.
20. Taurog JD et al. Spondylarthritis in HLA-B27/human beta-2-microglobulin-transgenic rats is not prevented by lack of CD8. Arthritis and Rheumatism. 2009;60(7):1977-84.
21. Yeremenko N et al. Disease-specific and inflammation-independent stromal alterations in spondylarthritis synovitis. Arthritis and Rheumatism. 2013;65(1):174-85.
22. Baeten D et al. Association of CD163+ macrophages and local production of soluble CD163 with decreased lymphocyte activation in spondylarthropathy synovitis. Arthritis and Rheumatism. 2004;50(5):1611-23.
23. Gracey E, Inman RD. Chlamydia-induced ReA: immune imbalances and persistent pathogens. Nature Reviews Rheumatology. 2012;8(1):55-9.
24. Noordenbos T et al. Interleukin-17-positive mast cells contribute to synovial inflammation in spondylarthritis. Arthritis and Rheumatism. 2012;64(1):99-109.
25. Appel H et al. Analysis of IL-17(+) cells in facet joints of patients with spondyloarthritis suggests that the innate immune pathway might be of greater relevance than the Th17-mediated adaptive immune response. Arthritis Research & Therapy. 2011;13(3):R95.
26. Moran EM et al. IL-17A expression is localised to both mononuclear and polymorphonuclear synovial cell infiltrates. PloS One. 2011;6(8):e24048.
27. Ambarus C et al. Pathogenesis of spondyloarthritis: autoimmune or autoinflammatory? Current Opinion in Rheumatology. 2012;24(4):351-8.
28. Colbert RA et al. From HLA-B27 to spondyloarthritis: a journey through the ER. Immunological reviews. 2010;233(1):181-202.
29. Benjamin M, McGonagle D. The anatomical basis for disease localisation in seronegative spondyloarthropathy at entheses and related sites. J Anat. 2001;199(Pt 5):503-26.
30. McGonagle D et al. The concept of a "synovio-entheseal complex" and its implications for understanding joint inflammation and damage in psoriatic arthritis and beyond. Arthritis and Rheumatism. 2007;56(8):2482-91.
31. McGonagle D et al. The synovio-entheseal complex and its role in tendon and capsular associated inflammation. The Journal of Rheumatology Supplement. 2012;89:11-4.
32. Jacques P et al. Proof of concept: enthesitis and new bone formation in spondyloarthritis are driven by mechanical strain and stromal cells. Annals of the Rheumatic Diseases. 2014;73(2):437-45.
33. Ramiro S et al. Lifestyle factors may modify the effect of disease activity on radiographic progression in patients with ankylosing spondylitis: a longitudinal analysis. RMD Open. 2015;1(1):e000153.
34. Ball J. Enthesopathy of rheumatoid and ankylosing spondylitis. Annals of the Rheumatic Diseases. 1971;30(3):213-23.
35. McGonagle D et al. Distinct topography of erosion and new bone formation in Achilles tendon enthesitis: implications for understanding the link between inflammation and bone formation in spondylarthritis. Arthritis and Rheumatism. 2008;58(9):2694-9.
36. Lories RJ et al. Evidence for uncoupling of inflammation and joint remodeling in a mouse model of spondylarthritis. Arthritis and Rheumatism. 2007;56(2):489-97.
37. Baraliakos X et al. Radiographic progression in patients with ankylosing spondylitis after 4 yrs of treatment with the

37. anti-TNF-alpha antibody infliximab. Rheumatology. 2007; 46(9):1450-3.

38. van der Heijde D et al. Radiographic findings following two years of infliximab therapy in patients with ankylosing spondylitis. Arthritis and Rheumatism. 2008;58(10):3063-70.

39. van der Heijde D et al. Radiographic progression of ankylosing spondylitis after up to two years of treatment with etanercept. Arthritis and Rheumatism. 2008;58(5):1324-31.

40. van der Heijde D et al. Assessment of radiographic progression in the spines of patients with ankylosing spondylitis treated with adalimumab for up to 2 years. Arthritis Research & Therapy. 2009;11(4):R127.

41. Finzel S et al. Bone anabolic changes progress in psoriatic arthritis patients despite treatment with methotrexate or tumour necrosis factor inhibitors. Ann Rheum Dis. 2013;72(7):1176-81.

42. Mease P et al. Continued inhibition of radiographic progression in patients with psoriatic arthritis following 2 years of treatment with etanercept. Journal of Rheumatology. 2006;33:712-21.

43. Kavanaugh A et al. The Infliximab Multinational Psoriatic Arthritis Controlled Trial (IMPACT): results of radiographic analyses after 1 year. Annals of the Rheumatic Diseases. 2006; 65(8):1038-43.

44. Kavanaugh A et al. Clinical efficacy, radiographic and safety findings through 2 years of golimumab treatment in patients with active psoriatic arthritis: results from a long-term extension of the randomised, placebo-controlled GO-REVEAL study. Ann Rheum Dis. 2013;72(11):1777-85.

45. van der Heijde D et al. Infliximab inhibits progression of radiographic damage in patients with active psoriatic arthritis through one year of treatment: results from the induction and maintenance psoriatic arthritis clinical trial 2. Arthritis and Rheumatism. 2007;56(8):2698-707.

46. Simon P et al. Swollen joint count in psoriatic arthritis is associated with progressive radiological damage in hands and feet. Clin Exp Rheum. 2012;30:45-50.

47. Maksymowych WP et al. Inflammatory lesions of the spine on magnetic resonance imaging predict the development of new syndesmophytes in ankylosing spondylitis: evidence of a relationship between inflammation and new bone formation. Arthritis and Rheumatism. 2009;60(1):93-102.

48. Chiowchanwisawakit P et al. Focal fat lesions at vertebral corners on magnetic resonance imaging predict the development of new syndesmophytes in ankylosing spondylitis. Arthritis and Rheumatism. 2011;63(8):2215-25.

49. Baraliakos X et al. The relationship between inflammation and new bone formation in patients with ankylosing spondylitis. Arthritis Research & Therapy. 2008;10(5):R104.

50. Carter S et al. The role of bone morphogenetic proteins in ankylosing spondylitis. Therapeutic advances in musculoskeletal disease. 2012;4(4):293-9.

51. Corr M. Wnt signaling in ankylosing spondylitis. Clinical Rheumatology. 2014;33(6):759-62.

52. Stebbings S et al. Comparison of the faecal microflora of patients with ankylosing spondylitis and controls using molecular methods of analysis. Rheumatology. 2002;41(12):1395-401.

53. Tito RY et al. Brief report: dialister as a microbial marker of disease activity in spondyloarthritis. Arthritis & Rheumatology. 2017;69(1):114-21.

54. Scher JU et al. Decreased bacterial diversity characterizes the altered gut microbiota in patients with psoriatic arthritis, resembling dysbiosis in inflammatory bowel disease. Arthritis & Rheumatology. 2015;67(1):128-39.

55. Costello ME et al. Brief report: intestinal dysbiosis in ankylosing spondylitis. Arthritis & Rheumatology. 2015;67(3):686-91.

56. Breban M et al. Faecal microbiota study reveals specific dysbiosis in spondyloarthritis. Annals of the Rheumatic Diseases. 2017;76(9):1614-22.

57. Wen C et al. Quantitative metagenomics reveals unique gut microbiome biomarkers in ankylosing spondylitis. Genome Biology. 2017;18(1):142.

58. Taurog JD et al. The germfree state prevents development of gut and joint inflammatory disease in HLA-B27 transgenic rats. J Exp Med. 1994;180:2359-64.

59. Rath HC et al. Normal luminal bacteria, especially Bacteroides species, mediate chronic colitis, gastritis, and arthritis in HLA-B27/human beta2 microglobulin transgenic rats. The Journal of Clinical Investigation. 1996;98(4):945-53.

60. Rehakova Z et al. Germ-free mice do not develop ankylosing enthesopathy, a spontaneous joint disease. Human Immunology. 2000;61(6):555-8.

61. Sinkorova Z et al. Commensal intestinal bacterial strains trigger ankylosing enthesopathy of the ankle in inbred B10.BR (H-2(k) male mice. Human Immunology. 2008;69(12):845-50.

62. Rehaume LM et al. ZAP-70 genotype disrupts the relationship between microbiota and host, leading to spondyloarthritis and ileitis in SKG mice. Arthritis & Rheumatology. 2014;66(10):2780-92.

63. Ciccia F et al. Dysbiosis and zonulin upregulation alter gut epithelial and vascular barriers in patients with ankylosing spondylitis. Annals of the Rheumatic Diseases. 2017;76(6):1123-32.

64. Van Praet L et al. Degree of bone marrow oedema in sacroiliac joints of patients with axial spondyloarthritis is linked to gut inflammation and male sex: results from the GIANT cohort. Annals of the Rheumatic Diseases. 2014;73(6):1186-9.

65. Dougados M et al. The European Spondylarthropathy Study Group preliminary criteria for the classification of spondylarthropathy. Arthritis and Rheumatism. 1991;34(10):1218-27.

66. Rudwaleit M et al. The development of Assessment of SpondyloArthritis International Society Classification Criteria for Axial Spondyloarthritis (part I): classification of paper patients by expert opinion including uncertainty appraisal. Annals of the Rheumatic Diseases. 2009;68(6):770-6.

67. Rudwaleit M et al. The development of Assessment of SpondyloArthritis international Society classification criteria for axial spondyloarthritis (part II): validation and final selection. Annals of the Rheumatic Diseases. 2009;68(6):777-83.

68. Rudwaleit M et al. The Assessment of SpondyloArthritis International Society classification criteria for peripheral spondyloarthritis and for spondyloarthritis in general. Annals of the Rheumatic Diseases. 2011;70(1):25-31.

69. Rudwaleit M et al. The challenge of diagnosis and classification in early ankylosing spondylitis: do we need new criteria? Arthritis and Rheumatism. 2005;52(4):1000-8.

70. Calin A. Ankylosing spondylitis. Clinics in Rheumatic Diseases. 1985;11(1):41-60.

71. de Carvalho HM et al. Gender characterization in a large series of Brazilian patients with spondyloarthritis. Clinical Rheumatology. 2012;31(4):687-95.

72. Feldtkeller E et al. Age at disease onset and diagnosis delay in HLA-B27 negative vs. positive patients with ankylosing spondylitis. Rheumatology International. 2003;23(2):61-6.

73. Braun J, Sieper J. Ankylosing spondylitis. Lancet. 2007; 369(9570):1379-90.

74. Sieper J et al. New criteria for inflammatory back pain in patients with chronic back pain: a real patient exercise by experts from the Assessment of SpondyloArthritis International Society (ASAS). Annals of the Rheumatic Diseases. 2009;68(6):784-8.

75. De Keyser F. Spondyloarthropathies. Current Opinion in Rheumatology. 2007;19(4):333-4.

76. Carneiro S et al. Effect of enthesitis on 1505 Brazilian patients with spondyloarthritis. The Journal of Rheumatology. 2013;40(10):1719-25.

77. Stolwijk C et al. Prevalence of extra-articular manifestations in patients with ankylosing spondylitis: a systematic review and meta-analysis. Annals of the Rheumatic Diseases. 2015;74(1):65-73.

78. Rodrigues CE et al. Low prevalence of renal, cardiac, pulmonary, and neurological extra-articular clinical manifestations in spondyloarthritis: analysis of the Brazilian Registry of Spondyloarthritis. Revista Brasileira de Reumatologia. 2012;52(3):375-83.

79. de Winter JJ et al. Prevalence of peripheral and extra-articular disease in ankylosing spondylitis *versus* non-radiographic axial spondyloarthritis: a meta-analysis. Arthritis Research & Therapy. 2016;18:196.

80. Zeboulon N et al. Prevalence and characteristics of uveitis in the spondyloarthropathies: a systematic literature review. Annals of the Rheumatic Diseases. 2008;67(7):955-9.

81. Carvalho MAP et al. Uveítes anteriores não granulomatosas, espondiloartropatias e HLA-B27. Revista Brasileira de Reumatologia. 1999;39(4):195-02.

82. El Maghraoui A. Extra-articular manifestations of ankylosing spondylitis: prevalence, characteristics and therapeutic implications. European Journal of Internal Medicine. 2011;22(6):554-60.

83. Vinsonneau U et al. Cardiovascular disease in patients with spondyloarthropathies. Revue du Rhumatisme. 2008;75(1):18-21.

84. Mercieca C et al. Pulmonary, renal and neurological comorbidities in patients with ankylosing spondylitis; implications for clinical practice. Current Rheumatology Reports. 2014; 16(8):434.

85. Jakobsen AK et al. Is nephrolithiasis an unrecognized extra-articular manifestation in ankylosing spondylitis? A prospective population-based Swedish national cohort study with matched general population comparator subjects. PloS One. 2014; 9(11):e113602.

86. Korkmaz C et al. Urolithiasis as an extraarticular manifestation of ankylosing spondylitis. Rheumatology International. 2017;37(12):1949-56.

87. Azevedo DC et al. IgA nephropathy in patients with spondyloarthritis followed-up at the Rheumatology Service of Hospital das Clínicas/UFMG. Revista Brasileira de Reumatologia. 2011;51(5):417-22.

88. Schieir O et al. Incident myocardial infarction associated with major types of arthritis in the general population: a systematic review and meta-analysis. Annals of the Rheumatic Diseases. 2017;76(8):1396-404.

89. Agca R et al. Atherosclerotic cardiovascular disease in patients with chronic inflammatory joint disorders. Heart. 2016; 102(10):790-5.

90. van der Linden S et al. Evaluation of diagnostic criteria for ankylosing spondylitis. A proposal for modification of the New York criteria. Arthritis and Rheumatism. 1984;27(4):361-8.

91. Vander Cruyssen B et al. Hip involvement in ankylosing spondylitis: epidemiology and risk factors associated with hip replacement surgery. Rheumatology. 2010;49(1):73-81.

92. Devauchelle-Pensec V et al. Computed tomography scanning facilitates the diagnosis of sacroiliitis in patients with suspected spondylarthritis: results of a prospective multicenter French cohort study. Arthritis and Rheumatism. 2012;64(5):1412-9.

93. Ahlstrom H et al. Magnetic resonance imaging of sacroiliac joint inflammation. Arthritis and Rheumatism. 1990;33(12):1763-9.

94. Althoff CE et al. Magnetic resonance imaging of active sacroiliitis: do we really need gadolinium? European Journal of Radiology. 2009;71(2):232-6.

95. Madsen KB et al. Grading of inflammatory disease activity in the sacroiliac joints with magnetic resonance imaging: comparison between short-tau inversion recovery and gadolinium contrast-enhanced sequences. The Journal of Rheumatology. 2010;37(2):393-400.

96. Battafarano DF et al. Comparison of bone scan, computed tomography, and magnetic resonance imaging in the diagnosis of active sacroiliitis. Seminars in Arthritis and Rheumatism. 1993; 23(3):161-76.

97. Rudwaleit M et al. Defining active sacroiliitis on magnetic resonance imaging (MRI) for classification of axial spondyloarthritis: a consensual approach by the ASAS/OMERACT MRI group. Annals of the Rheumatic Diseases. 2009;68(10):1520-7.

98. Weber U et al. Candidate lesion-based criteria for defining a positive sacroiliac joint MRI in two cohorts of patients with axial spondyloarthritis. Annals of the Rheumatic Diseases. 2015; 74(11):1976-82.

99. Lambert RG et al. Defining active sacroiliitis on MRI for classification of axial spondyloarthritis: update by the ASAS MRI working group. Annals of the Rheumatic Diseases. 2016; 75(11):1958-63.

100. Ez-Zaitouni Z et al. The yield of a positive MRI of the spine as imaging criterion in the ASAS classification criteria for axial spondyloarthritis: results from the SPACE and DESIR cohorts. Annals of the Rheumatic Diseases. 2017;76(10):1731-6.

101. Weber U et al. Does spinal MRI add incremental diagnostic value to MRI of the sacroiliac joints alone in patients with non-radiographic axial spondyloarthritis? Annals of the Rheumatic Diseases. 2015;74(6):985-92.

102. Aydin SZ et al. Validation of the ASAS criteria and definition of a positive MRI of the sacroiliac joint in an inception cohort of axial spondyloarthritis followed up for 8 years. Annals of the Rheumatic Diseases. 2012;71(1):56-60.

103. Aydingoz U et al. A critical overview of the imaging arm of the ASAS criteria for diagnosing axial spondyloarthritis: what the radiologist should know. Diagnostic and Interventional Radiology. 2012;18(6):555-65.

104. Arnbak et al. A systematic critical review on MRI in spondyloarthritis. Arthritis Research & Therapy. 2012;14(2):R55.

105. Martins JMC. Jaculatórias: sugestões para o dia a dia do médico. Curitiba: Conselho Federal de Medicina e Conselho Regional de Medicina do Paraná; 2009.

106. Moll JM, Wright V. New York clinical criteria for ankylosing spondylitis. A statistical evaluation. Annals of the Rheumatic Diseases. 1973;32(4):354-63.

107. Garrett S et al. A new approach to defining disease status in ankylosing spondylitis: the Bath Ankylosing Spondylitis Disease Activity Index. The Journal of Rheumatology. 1994;21(12):2286-91.

108. Lukas C et al. Development of an ASAS-endorsed disease activity score (ASDAS) in patients with ankylosing spondylitis. Annals of the Rheumatic Diseases. 2009;68(1):18-24.

109. Calin A et al. A new approach to defining functional ability in ankylosing spondylitis: the development of the Bath Ankylosing Spondylitis Functional Index. The Journal of Rheumatology. 1994;21(12):2281-5.

110. Jenkinson TR et al. Defining spinal mobility in ankylosing spondylitis (AS). The Bath AS Metrology Index. The Journal of Rheumatology. 1994;21(9):1694-8.

111. Tsang HHL, Chung HY. The discriminative values of the bath ankylosing spondylitis disease activity index, ankylosing spondylitis disease activity score, c-reactive protein, and erythrocyte sedimentation rate in spondyloarthritis-related axial arthritis. Journal of Clinical Rheumatology. 2017; 23(5):267-72.

112. MacKay JW et al. Correlation between clinical and MRI disease activity scores in axial spondyloarthritis. Clinical Rheumatology. 2015;34(9):1633-8.

113. Sellas IFA et al. Clinical utility of the ASDAS index in comparison with BASDAI in patients with ankylosing spondylitis (Axis Study). Rheumatology International. 2017;37(11):1817-23.

114. Godfrin-Valnet M et al. Evaluation of spondylarthritis activity by patients and physicians: ASDAS, BASDAI, PASS, and flares in 200 patients. Revue du Rhumatisme. 2013;80(4):393-8.

115. Kilic E et al. Discriminant validity of the Ankylosing Spondylitis Disease Activity Score (ASDAS) in patients with non-radiographic axial spondyloarthritis and ankylosing spondylitis: a cohort study. Rheumatology International. 2015;35(6):981-9.

116. Au YL et al. Disease activity assessment in ankylosing spondylitis in a Chinese cohort: BASDAI or ASDAS? Clinical Rheumatology. 2014;33(8):1127-34.

117. Erkol Inal E et al. Ankylosing spondylitis patients with type D personality have worse clinical status. Modern Rheumatology. 2016;26(1):138-45.

118. Salaffi F et al. Fibromyalgia in patients with axial spondyloarthritis: epidemiological profile and effect on measures of disease activity. Rheumatology International. 2014;34(8):1103-10.

119. Wach J et al. Fibromyalgia in spondyloarthritis: effect on disease activity assessment in clinical practice. The Journal of Rheumatology. 2016;43(11):2056-63.

120. Kilic G et al. Relationship between psychiatric status, self-reported outcome measures, and clinical parameters in axial spondyloarthritis. Medicine. 2014;93(29):e337.

121. Bello N et al. Evaluation of the impact of fibromyalgia in disease activity and treatment effect in spondyloarthritis. Arthritis Research & Therapy. 2016;18:42.

122. Creemers MC et al. Assessment of outcome in ankylosing spondylitis: an extended radiographic scoring system. Annals of the Rheumatic Diseases. 2005;64(1):127-9.

123. Ramiro S et al. Evolution of radiographic damage in ankylosing spondylitis: a 12 year prospective follow-up of the OASIS study. Annals of the Rheumatic Diseases. 2015;74(1):52-9.

124. Poddubnyy D et al. High disease activity according to the Ankylosing Spondylitis Disease Activity Score is associated with accelerated radiographic spinal progression in patients with early axial spondyloarthritis: results from the German Spondyloarthritis Inception Cohort. Annals of the Rheumatic Diseases. 2016;75(12):2114-8.

125. Machado P et al. Both structural damage and inflammation of the spine contribute to impairment of spinal mobility in patients with ankylosing spondylitis. Annals of the Rheumatic Diseases. 2010;69(8):1465-70.

126. Poddubnyy D et al. Baseline radiographic damage, elevated acute-phase reactant levels, and cigarette smoking status predict spinal radiographic progression in early axial spondylarthritis. Arthritis and Rheumatism. 2012;64(5):1388-98.

127. van Tubergen A et al. Development of new syndesmophytes and bridges in ankylosing spondylitis and their predictors: a longitudinal study. Annals of the Rheumatic Diseases. 2012; 71(4):518-23.

128. Braun J et al. Serum C-reactive protein levels demonstrate predictive value for radiographic and magnetic resonance imaging outcomes in patients with active ankylosing spondylitis treated with golimumab. The Journal of Rheumatology. 2016; 43(9):1704-12.

129. Porcellini MG et al. Optimization of the treatment of idiopathic nephrotic syndrome in children. Journal of Urology and Nephrology. 1994;46(4):233-7.

130. Sharan D, Rajkumar JS. Physiotherapy for ankylosing spondylitis: systematic review and a proposed rehabilitation protocol. Current Rheumatology Reviews. 2017;13(2):121-5.

131. Dagfinrud H et al. Physiotherapy interventions for ankylosing spondylitis. Cochrane Database of Systematic Reviews. 2008(1):CD002822.

132. Kroon FPB et al. Non-steroidal anti-inflammatory drugs (NSAIDs) for axial spondyloarthritis (ankylosing spondylitis and non-radiographic axial spondyloarthritis) (review). The Cochrane Library. 2015;(7):CD010952.

133. Wang R et al. Comparative efficacy of non-steroidal anti-inflammatory drugs in ankylosing spondylitis: a Bayesian network meta-analysis of clinical trials. Annals of the Rheumatic Diseases. 2016;75(6):1152-60.

134. Barkhuizen A et al. Celecoxib is efficacious and well tolerated in treating signs and symptoms of ankylosing spondylitis. The Journal of Rheumatology. 2006;33(9):1805-12.

135. Wanders A et al. Nonsteroidal antiinflammatory drugs reduce radiographic progression in patients with ankylosing spondylitis: a randomized clinical trial. Arthritis and Rheumatism. 2005;52(6):1756-65.

136. Kroon F et al. Continuous NSAID use reverts the effects of inflammation on radiographic progression in patients with ankylosing spondylitis. Annals of the Rheumatic Diseases. 2012; 71(10):1623-9.

137. Poddubnyy D et al. Effect of non-steroidal anti-inflammatory drugs on radiographic spinal progression in patients with axial spondyloarthritis: results from the German Spondyloarthritis Inception Cohort. Annals of the Rheumatic Diseases. 2012;71(10):1616-22.

138. Carvalho MAP et al. Significado do tratamento anti-inflamatório não hormonal continuado na evolução da espondilite anquilosante – seguimento de 107 pacientes. Revista Brasileira de Reumatologia. 1993;32(Supl.):TL126.

139. Dougados M et al. ASAS recommendations for collecting, analysing and reporting NSAID intake in clinical trials/epidemiological studies in axial spondyloarthritis. Annals of the Rheumatic Diseases. 2011;70(2):249-51.

140. Sampaio-Barros PD et al. Recommendations for the management and treatment of ankylosing spondylitis. Revista Brasileira de Reumatologia. 2013;53(3):242-57.

141. van der Heijde D et al. 2016 update of the ASAS-EULAR management recommendations for axial spondyloarthritis. Annals of the Rheumatic Diseases. 2017;76(6):978-91.

142. Ward MM et al. American College of Rheumatology/Spondylitis Association of America/Spondyloarthritis Research and Treatment Network 2015 recommendations for the treatment of ankylosing spondylitis and nonradiographic axial spondyloarthritis. Arthritis & Rheumatology. 2016;68(2):282-98.

143. Chen J et al. Methotrexate for ankylosing spondylitis. Cochrane Database of Systematic Reviews. 2013;2:CD004524.

144. Chen J et al. Sulfasalazine for ankylosing spondylitis. Cochrane Database of Systematic Reviews. 2014(11):CD004800.

145. Maxwell LJ et al. TNF-alpha inhibitors for ankylosing spondylitis. Cochrane Database of Systematic Reviews. 2015(4):CD005468.

146. Cantini F et al. Switching from infliximab to once-weekly administration of 50 mg etanercept in resistant or intolerant patients with ankylosing spondylitis: results of a fifty-four-week study. Arthritis and Rheumatism. 2006;55(5):812-6.

147. Baraliakos X et al. Clinical response to discontinuation of anti-TNF therapy in patients with ankylosing spondylitis after 3 years of continuous treatment with infliximab. Arthritis Research & Therapy. 2005;7(3):R439-44.

148. Heldmann F et al. The European ankylosing spondylitis infliximab cohort (EASIC): a European multicentre study of long term outcomes in patients with ankylosing spondylitis treated with infliximab. Clinical and Experimental Rheumatology. 2011;29(4):672-80.

149. Arends S et al. Clinical studies on bone-related outcome and the effect of TNF-alpha blocking therapy in ankylosing spondylitis. Current Opinion in Rheumatology. 2014;26(3):259-68.

150. Minozzi S et al. Risk of infections using anti-TNF agents in rheumatoid arthritis, psoriatic arthritis, and ankylosing spondylitis: a systematic review and meta-analysis. Expert Opinion on Drug Safety. 2016;15(sup1):11-34.

151. Fouque-Aubert A et al. Serious infections in patients with ankylosing spondylitis with and without TNF blockers: a systematic review and meta-analysis of randomised placebo-controlled trials. Annals of the Rheumatic Diseases. 2010;69(10): 1756-61.

152. Nacci F, Matucci-Cerinic M. Tuberculosis and other infections in the anti-tumour necrosis factor-alpha (anti-TNF-alpha) era. Best Practice & Research Clinical Rheumatology. 2011; 25(3):375-88.

153. Bonovas S et al. Risk of malignancies using anti-TNF agents in rheumatoid arthritis, psoriatic arthritis, and ankylosing spondylitis: a systematic review and meta-analysis. Expert Opinion on Drug Safety. 2016;15(sup1):35-54.

154. Joyau C et al. Anti-tumour necrosis factor alpha therapy and increased risk of de novo psoriasis: is it really a paradoxical side effect? Clinical and Experimental Rheumatology. 2012;30(5):700-6.

155. Le Blay P et al. Risk of malignancy including non-melanoma skin cancers with anti-tumor necrosis factor therapy in patients with rheumatoid arthritis: meta-analysis of registries and systematic review of long-term extension studies. Clinical and Experimental Rheumatology. 2012;30(5):756-64.

156. Bessissow T et al. Review article: non-malignant haematological complications of anti-tumour necrosis factor alpha therapy. Alimentary Pharmacology & Therapeutics. 2012;36(4):312-23.
157. Cruz Fernandez-Espartero M et al. Demyelinating disease in patients treated with TNF antagonists in rheumatology: data from BIOBADASER, a pharmacovigilance database, and a systematic review. Seminars in Arthritis and Rheumatism. 2011; 41(3):524-33.
158. Baeten D et al. Secukinumab, an interleukin-17A inhibitor, in ankylosing spondylitis. The New England Journal of Medicine. 2015;373(26):2534-48.
159. Muñoz-Fernández S et al. Sulfasalazine reduces the number of flares of acute anterior uveitis over a one-year period. J Rheumatol. 2003;30(6):1277-9.
160. Gomez-Gomez A et al. Efficacy and safety of immunomodulatory drugs in patients with anterior uveitis: a systematic literature review. Medicine. 2017;96(42):e8045.
161. Wu D et al. Efficacy of anti-tumor necrosis factor therapy for extra-articular manifestations in patients with ankylosing spondylitis: a meta-analysis. BMC musculoskeletal disorders. 2015; 16:19.
162. Hill Gaston JS, Lillicrap MS. Arthritis associated with enteric infection. Best Practice & Research Clinical Rheumatology. 2003; 17(2):219-39.
163. Zeidler H et al. Chlamydia-induced arthritis. Current Opinion in Rheumatology. 2004;16(4):380-92.
164. Hannu T. Reactive arthritis. Best Pract Res Clin Rheumatol. 2011;25(3):347-57.
165. Rohekar S, Pope J. Epidemiologic approaches to infection and immunity: the case of reactive arthritis. Curr Opin Rheumatol. 2009;21(4):386-90.
166. Rihl M et al. Persistent infection of *Chlamydia* in reactive arthritis. Annals of the Rheumatic Diseases. 2006;65(3):281-4.
167. Hamdulay SS et al. When is arthritis reactive? Postgraduate Medical Journal. 2006;82(969):446-53.
168. Carter JD, Hudson AP. Reactive arthritis: clinical aspects and medical management. Rheumatic Diseases Clinics of North America. 2009;35(1):21-44.
169. Leirisalo-Repo M. Reactive arthritis. Scandinavian Journal of Rheumatology. 2005;34(4):251-9.
170. Rothschild BM et al. Dactylitis: implications for clinical practice. Seminars in Arthritis and Rheumatism. 1998;28(1):41-7.
171. Carvalho MAP et al. Espondiloartropatias. In: Oréfice F. Uveíte clínica e cirúrgica. vol II. 2.ed. Rio de Janeiro: Cultura Médica; 2000. pp.761-76.
172. Brasil. Secretaria de Vigilância em Saúde. Manual de controle das doenças sexualmente transmissíveis. 4.ed. Brasília: Ministério da Saúde; 2005.
173. Center for Disease Control and Prevention (CDC). Sexually Transmitted Diseases Treatment Guidelines. United States, Atlanta: CDC; 2010.
174. Seadi C et al. Diagnóstico laboratorial da infecção pela *Chlamydia trachomatis*: vantagens e desvantagens das técnicas. Jornal Brasileiro de Patologia e Medicina Laboratorial. 2002; 38(2):125-33.
175. Palazzi C et al. Management of reactive arthritis. Expert Opinion on Pharmacotherapy. 2004;5(1):61-70.
176. Clegg DO et al. Comparison of sulfasalazine and placebo in the treatment of reactive arthritis (Reiter's syndrome). A Department of Veterans Affairs Cooperative Study. Arthritis Rheum. 1996;39(12):2021-7.
177. Sieper J, Braun J. Treatment of reactive arthritis with antibiotics. British Journal of Rheumatology. 1998;37(7):717-20.
178. Kvien TK et al. Three month treatment of reactive arthritis with azithromycin: a EULAR double blind, placebo controlled study. Ann Rheum Dis. 2004;63(9):1113-9.
179. Putschky N et al. Comparing 10-day and 4-month doxycycline courses for treatment of Chlamydia trachomatis-reactive arthritis: a prospective, double-blind trial. Ann Rheum Dis. 2006; 65(11):1521-4.

180. Gladman DD. Clinical, radiological, and functional assessment in psoriatic arthritis: is it different from other inflammatory joint diseases? Annals of the Rheumatic Diseases. 2006;65 Suppl 3:iii22-4.
181. Moll JM, Wright V. Psoriatic arthritis. Seminars in Arthritis and Rheumatism. 1973;3(1):55-78.
182. Bezerra S et al. Caracterização da artrite psoriásica em um ambulatório de doenças cutâneo-articulares. Boletim da SRRJ. 2010:8-11.
183. Gottlieb A et al. Guidelines of care for the management of psoriasis and psoriatic arthritis: Section 2. Psoriatic arthritis: overview and guidelines of care for treatment with an emphasis on the biologics. Journal of the American Academy of Dermatology. 2008;58(5):851-64.
184. Boehncke WH et al. Cardiovascular comorbidities in psoriasis and psoriatic arthritis: pathogenesis, consequences for patient management, and future research agenda: a report from the GRAPPA 2009 annual meeting. The Journal of Rheumatology. 2011;38(3):567-71.
185. Gladman DD et al. Cardiovascular morbidity in psoriatic arthritis. Annals of the Rheumatic Diseases. 2009;68(7):1131-5.
186. Gottlieb AB, Dann F. Comorbidities in patients with psoriasis. Am J Med. 2009;122(12):1150.e1-9.
187. Gladman DD et al. Psoriatic arthritis (PSA) – An analysis of 220 patients. Q J Med. 1987;62(238):127-41.
188. Johnson SR et al. Autoantibodies in biological agent naive patients with psoriatic arthritis. Ann Rheum Dis. 2005;64(5): 770-2.
189. Bogliolo L et al. Antibodies to cyclic citrullinated peptides in psoriatic arthritis. J Rheumatol. 2005;32(3):511-5.
190. Vander Cruyssen B et al. Anti-citrullinated peptide antibodies may occur in patients with psoriatic arthritis. Ann Rheum Dis. 2005;64(8):1145-9.
191. Ichikawa N et al. Performance of hands and feet radiographs in differentiation of psoriatic arthritis from rheumatoid arthritis. International Journal of Rheumatic Diseases. 2012;15(5):462-7.
192. Brockbank JE et al. Dactylitis in psoriatic arthritis: a marker for disease severity? Annals of the Rheumatic Diseases. 2005;64(2):188-90.
193. Ory PA et al. Psoriatic arthritis and imaging. Annals of the Rheumatic Diseases. 2005;64 Suppl 2:ii55-7.
194. Helliwell PS, Taylor WJ. Classification and diagnostic criteria for psoriatic arthritis. Annals of the Rheumatic Diseases. 2005;64 Suppl 2:ii3-8.
195. Taylor W et al. Classification criteria for psoriatic arthritis: development of new criteria from a large international study. Arthritis and Rheumatism. 2006;54(8):2665-73.
196. Coates LC et al. Sensitivity and specificity of the classification of psoriatic arthritis criteria in early psoriatic arthritis. Arthritis and Rheumatism. 2012;64(10):3150-5.
197. Tillett W et al. The ClASsification for Psoriatic ARthritis (CASPAR) criteria – A retrospective feasibility, sensitivity, and specificity study. The Journal of Rheumatology. 2012;39(1):154-6.
198. Leung YY et al. Evaluation of the CASPAR criteria for psoriatic arthritis in the Chinese population. Rheumatology. 2010; 49(1):112-5.
199. Congi L, Roussou E. Clinical application of the CASPAR criteria for psoriatic arthritis compared to other existing criteria. Clinical and Experimental Rheumatology. 2010;28(3):304-10.
200. Glintborg B et al. Treatment response, drug survival, and predictors thereof in 764 patients with psoriatic arthritis treated with anti-tumor necrosis factor alpha therapy: results from the nationwide Danish DANBIO registry. Arthritis Rheum. 2011; 63(2):382-90.
201. Arumugam R, McHugh NJ. Mortality and causes of death in psoriatic arthritis. The Journal of Rheumatology Supplement. 2012;89:32-5.
202. Cresswell L et al. Inflammation in an individual joint predicts damage to that joint in psoriatic arthritis. Annals of the Rheumatic Diseases. 2011;70(2):305-8.

203. Menter A et al. Guidelines of care for the management of psoriasis and psoriatic arthritis: Section 1. Overview of psoriasis and guidelines of care for the treatment of psoriasis with biologics. Journal of the American Academy of Dermatology. 2008;58(5):826-50.

204. Kivitz AJ et al. A comparison of the efficacy and safety of celecoxib 200 mg and celecoxib 400 mg once daily in treating the signs and symptoms of psoriatic arthritis. Seminars in Arthritis and Rheumatism. 2007;37(3):164-73.

205. Sarzi-Puttini P et al. The role of NSAIDs in psoriatic arthritis: evidence from a controlled study with nimesulide. Clinical and Experimental Rheumatology. 2001;19(1 Suppl 22):S17-20.

206. Tsankov N et al. Drugs in exacerbation and provocation of psoriasis. Clinics in Dermatology. 1998;16(3):333-51.

207. Fendler C et al. Glucocorticoid treatment in spondyloarthritis. Clinical and Experimental Rheumatology. 2011;29(5 Suppl 68):S139-42.

208. Mrowietz U, Domm S. Systemic steroids in the treatment of psoriasis: what is fact, what is fiction? Journal of the European Academy of Dermatology and Venereology. 2013;27(8):1022-5.

209. Scarpa R et al. The effectiveness of a traditional therapeutical approach in early psoriatic arthritis: results of a pilot randomised 6-month trial with methotrexate. Clinical Rheumatology. 2008;27(7):823-6.

210. Spadaro A et al. Comparison of cyclosporin A and methotrexate in the treatment of psoriatic arthritis: a one-year prospective study. Clinical and Experimental Rheumatology. 1995;13(5):589-93.

211. Carneiro S et al. Recomendações sobre diagnóstico e tratamento da artrite psoriásica. Revista Brasileira de Reumatologia. 2013;53:227-41.

212. Gossec L et al. European League Against Rheumatism (EULAR) recommendations for the management of psoriatic arthritis with pharmacological therapies: 2015 update. Ann Rheum Dis. 2016;75(3):499-510.

213. Coates LC et al. Group for Research and Assessment of Psoriasis and Psoriatic Arthritis 2015 Treatment Recommendations for Psoriatic Arthritis. Arthritis & Rheumatology. 2016;68(5):1060-71.

214. Kaltwasser JP et al. Efficacy and safety of leflunomide in the treatment of psoriatic arthritis and psoriasis: a multinational, double-blind, randomized, placebo-controlled clinical trial. Arthritis Rheum. 2004;50(6):1939-50.

215. Behrens F et al. Leflunomide in psoriatic arthritis: results from a large European prospective observational study. Arthritis Care & Research. 2013;65(3):464-70.

216. Sakellariou GT et al. Leflunomide addition in patients with articular manifestations of psoriatic arthritis resistant to methotrexate. Rheumatology International. 2013;33(11):2917-20.

217. Zhang GL et al. A clinical study of leflunomide and methotrexate therapy in psoriatic arthritis. Chinese Journal of Internal Medicine. 2009;48(7):570-4.

218. Fraser AD et al. A randomised, double blind, placebo controlled, multicentre trial of combination therapy with methotrexate plus ciclosporin in patients with active psoriatic arthritis. Annals of the Rheumatic Diseases. 2005;64(6):859-64.

219. Salvarani C et al. A comparison of cyclosporine, sulfasalazine, and symptomatic therapy in the treatment of psoriatic arthritis. The Journal of Rheumatology. 2001;28(10):2274-82.

220. D'Angelo S et al. Combination therapy with ciclosporin and etanercept in patients with psoriatic arthritis. Annals of the Rheumatic Diseases. 2010;69(5):934-5.

221. Antoni CE et al. Sustained benefits of infliximab therapy for dermatologic and articular manifestations of psoriatic arthritis: results from the infliximab multinational psoriatic arthritis controlled trial (IMPACT). Arthritis and Rheumatism. 2005;52(4):1227-36.

222. Atzeni F et al. Etanercept plus ciclosporin versus etanercept plus methotrexate for maintaining clinical control over psoriatic arthritis: a randomised pilot study. Annals of the Rheumatic Diseases. 2011;70(4):712-4.

223. Karanikolas GN et al. Adalimumab or cyclosporine as monotherapy and in combination in severe psoriatic arthritis: results from a prospective 12-month nonrandomized unblinded clinical trial. The Journal of Rheumatology. 2011;38(11):2466-74.

224. Gupta AK et al. Sulfasalazine therapy for psoriatic arthritis: a double blind, placebo controlled trial. J Rheumatol. 1995;22(5):894-8.

225. Rahman P et al. The use of sulfasalazine in psoriatic arthritis: a clinic experience. The Journal of Rheumatology. 1998;25(10):1957-61.

226. Mease PJ et al. Etanercept treatment of psoriatic arthritis: safety, efficacy, and effect on disease progression. Arthritis and Rheumatism. 2004;50(7):2264-72.

227. Mease PJ et al. Adalimumab for the treatment of patients with moderately to severely active psoriatic arthritis: results of a double-blind, randomized, placebo-controlled trial. Arthritis Rheum. 2005;52(10):3279-89.

228. Kavanaugh A et al. Golimumab, a new human tumor necrosis factor alpha antibody, administered every four weeks as a subcutaneous injection in psoriatic arthritis: twenty-four-week efficacy and safety results of a randomized, placebo-controlled study. Arthritis and Rheumatism. 2009;60(4):976-86.

229. Kavanaugh A et al. Golimumab in psoriatic arthritis: one-year clinical efficacy, radiographic, and safety results from a phase III, randomized, placebo-controlled trial. Arthritis and Rheumatism. 2012;64(8):2504-17.

230. Mease PJ et al. Effect of certolizumab pegol on signs and symptoms in patients with psoriatic arthritis: 24-week results of a Phase 3 double-blind randomised placebo-controlled study (RAPID-PsA). Annals of the Rheumatic Diseases. 2014;73(1):48-55.

231. Ritchlin CT et al. Treatment recommendations for psoriatic arthritis. Ann Rheum Dis. 2009;68(9):1387-94.

232. Sampaio-Barros PD et al. Consenso Brasileiro de Espondiloartropatias: Espondilite Anquilosante e Artrite Psoriásica. Diagnóstico e Tratamento – Primeira Revisão. Rev Bras Reumatol. 2007;47(4):233-42.

233. Langley RG et al. Secukinumab in plaque psoriasis – results of two phase 3 trials. N Engl J Med. 2014;371(4):326-38.

234. Thaçi D et al. Secukinumab is superior to ustekinumab in clearing skin of subjects with moderate to severe plaque psoriasis: CLEAR, a randomized controlled trial. J Am Acad Dermatol. 2015;73(3):400-9.

235. Mease PJ et al. Secukinumab inhibition of interleukin-17A in patients with psoriatic arthritis. N Engl J Med. 2015;373(14):1329-39.

236. McInnes IB et al. Secukinumab, a human anti-interleukin-17A monoclonal antibody, in patients with psoriatic arthritis (FUTURE 2): a randomised, double-blind, placebo-controlled, phase 3 trial. Lancet. 2015;386(9999):1137-46.

237. Mease PJ et al. Ixekizumab, an interleukin-17A specific monoclonal antibody, for the treatment of biologic-naive patients with active psoriatic arthritis: results from the 24-week randomised, double-blind, placebo-controlled and active (adalimumab)-controlled period of the phase III trial SPIRIT-P1. Ann Rheum Dis. 2017;76(1):79-87.

238. Nash P et al. Ixekizumab for the treatment of patients with active psoriatic arthritis and an inadequate response to tumour necrosis factor inhibitors: results from the 24-week randomised, double-blind, placebo-controlled period of the SPIRIT-P2 phase 3 trial. Lancet. 2017;389(10086):2317-27.

239. Gottlieb A et al. Ustekinumab, a human interleukin 12/23 monoclonal antibody, for psoriatic arthritis: randomised, double-blind, placebo-controlled, crossover trial. Lancet. 2009;373(9664):633-40.

240. Kavanaugh A et al. Ustekinumab, an anti-IL-12/23 p40 monoclonal antibody, inhibits radiographic progression in patients with active psoriatic arthritis: results of an integrated analysis of

240. radiographic data from the phase 3, multicentre, randomised, double-blind, placebo-controlled PSUMMIT-1 and PSUMMIT-2 trials. Ann Rheum Dis. 2014;73(6):1000-6.

241. McInnes IB et al. Efficacy and safety of ustekinumab in patients with active psoriatic arthritis: 1 year results of the phase 3, multicentre, double-blind, placebo-controlled PSUMMIT 1 trial. Lancet. 2013;382(9894):780-9.

242. Ritchlin C et al. Efficacy and safety of the anti-IL-12/23 p40 monoclonal antibody, ustekinumab, in patients with active psoriatic arthritis despite conventional non-biological and biological anti-tumour necrosis factor therapy: 6-month and 1-year results of the phase 3, multicentre, double-blind, placebo-controlled, randomised PSUMMIT 2 trial. Ann Rheum Dis. 2014;73(6):990-9.

243. Mease PJ et al. Efficacy and safety of abatacept, a T-cell modulator, in a randomised, double-blind, placebo-controlled, phase III study in psoriatic arthritis. Ann Rheum Dis. 2017;76(9):1550-8.

244. Mease P et al. Tofacitinib or adalimumab *versus* placebo for psoriatic arthritis. N Engl J Med. 2017;377(16):1537-50.

245. Gladman D et al. Tofacitinib for psoriatic arthritis in patients with an inadequate response to TNF inhibitors. N Engl J Med. 2017;377(16):1525-36.

246. Kavanaugh A et al. Treatment of psoriatic arthritis in a phase 3 randomised, placebo-controlled trial with apremilast, an oral phosphodiesterase 4 inhibitor. Annals of the Rheumatic Diseases. 2014;73(6):1020-6.

247. Edwards CJ et al. Apremilast, an oral phosphodiesterase 4 inhibitor, in patients with psoriatic arthritis and current skin involvement: a phase III, randomised, controlled trial (PALACE 3). Ann Rheum Dis. 2016;75(6):1065-73.

248. Nell-Duxneuner VP et al. Evaluation of the appropriateness of composite disease activity measures for assessment of psoriatic arthritis. Annals of the Rheumatic Diseases. 2010;69(3):546-9.

249. Coates LC et al. Defining minimal disease activity in psoriatic arthritis: a proposed objective target for treatment. Annals of the Rheumatic Diseases. 2010;69(1):48-53.

250. Fredriksson T, Pettersson U. Severe psoriasis – oral therapy with a new retinoid. Dermatologica. 1978;157(4):238-44.

251. Holden W et al. Enteropathic arthritis. Rheum Dis Clin North Am. 2003;29(3):513-30.

252. Baumgart DC, Sandborn WJ. Inflammatory bowel disease: clinical aspects and established and evolving therapies. Lancet. 2007; 369(9573):1641-57.

253. Orchard TR et al. Peripheral arthropathies in inflammatory bowel disease: their articular distribution and natural history. Gut. 1998;42(3):387-91.

254. Lanna CC et al. A cross-sectional study of 130 Brazilian patients with Crohn's disease and ulcerative colitis: analysis of articular and ophthalmologic manifestations. Clin Rheumatol. 2008; 27(4):503-9.

255. Resende GG et al. Enteropathic arthritis in Brazil: data from the Brazilian registry of spondyloarthritis. Revista Brasileira de Reumatologia (English Edition). 2013;53(6):452-9.

256. Azevedo VF. Enteroartrites. In: Cecin HA, Ximenes AC. Tratado brasileiro de reumatologia. São Paulo: Atheneu; 2015.

257. Cypers H et al. Elevated calprotectin levels reveal bowel inflammation in spondyloarthritis. Ann Rheum Dis. 2016; 75(7):1357-62.

258. Østgård RD et al. Faecal calprotectin detects subclinical bowel inflammation and may predict treatment response in spondyloarthritis. Scand J Rheumatol. 2018;47(1):48-55.

259. Klingberg E et al. A longitudinal study of fecal calprotectin and the development of inflammatory bowel disease in ankylosing spondylitis. Arthritis Res Ther. 2017;19(1):21.

260. Feagins LA, Cryer BL. Do non-steroidal anti-inflammatory drugs cause exacerbations of inflammatory bowel disease? Digestive Diseases and Sciences. 2010;55(2):226-32.

261. Meyer AM et al. Relapse of inflammatory bowel disease associated with use of nonsteroidal anti-inflammatory drugs. Digestive Diseases and Sciences. 2006;51(1):168-72.

262. Takeuchi K et al. Prevalence and mechanism of nonsteroidal anti-inflammatory drug-induced clinical relapse in patients with inflammatory bowel disease. Clin Gastroenterol Hepatol. 2006;4(2):196-202.

263. Bonner GF et al. A long-term cohort study of nonsteroidal anti-inflammatory drug use and disease activity in outpatients with inflammatory bowel disease. Inflammatory Bowel Diseases. 2004;10(6):751-7.

264. Bernstein CN et al. A prospective population-based study of triggers of symptomatic flares in IBD. The American Journal of Gastroenterology. 2010;105(9):1994-2002.

265. El Miedany Y et al. The gastrointestinal safety and effect on disease activity of etoricoxib, a selective cox-2 inhibitor in inflammatory bowel diseases. The American Journal of Gastroenterology. 2006;101(2):311-7.

266. Sandborn WJ et al. Safety of celecoxib in patients with ulcerative colitis in remission: a randomized, placebo-controlled, pilot study. Clin Gastroenterol Hepatol. 2006;4(2):203-11.

267. Ford AC et al. Efficacy of biological therapies in inflammatory bowel disease: systematic review and meta-analysis. Am J Gastroenterol. 2011;106(4):644-59.

268. Sandborn WJ et al. Etanercept for active Crohn's disease: a randomized, double-blind, placebo-controlled trial. Gastroenterology. 2001;121(5):1088-94.

269. Feagan BG et al. Ustekinumab as induction and maintenance therapy for Crohn's disease. N Engl J Med. 2016;375(20):1946-60.

270. Zeidler H et al. Undifferentiated spondyloarthritis. In: Weissman MH et al. Ankylosing spondylitis and the spondyloarthropathies. Philadelphia: Mosby Elsevier; 2006. pp. 75-93.

271. Khan MA. Update on spondyloarthropathies. Ann Intern Med. 2002;136(12):896-907.

272. da Cruz Lage R et al. Undifferentiated spondyloarthritis in a heterogeneous Brazilian population: an eight-year follow-up study. Rheumatol Int. 2014;34(7):1019-23.

273. Lage RC. Avaliação longitudinal de pacientes com espondiloartrite indiferenciada – oito anos de seguimento. Belo Horizonte: UFMG; 2012.

274. Collantes E et al. Can some cases of 'possible' spondyloarthropathy be classified as 'definite' or 'undifferentiated' spondyloarthropathy? Value of criteria for spondyloarthropathies. Revue du Rhumatisme. 2000;67(6):516-20.

275. Kumar A et al. Long-term outcome of undifferentiated spondylarthropathy. Rheumatology International. 2001;20(6):221-4.

276. Zeidler H et al. Undifferentiated arthritis and spondylarthropathy as a challenge for prospective follow-up. Clinical Rheumatology. 1987;6 Suppl 2:112-20.

277. Xia Q et al. Progression rate of ankylosing spondylitis in patients with undifferentiated spondyloarthritis: a systematic review and meta-analysis. Medicine. 2017;96(4):e5960.

278. Sampaio-Barros PD et al. Undifferentiated spondyloarthritis: a longterm followup. The Journal of Rheumatology. 2010;37(6):1195-9.

279. Huerta-Sil G et al. Low grade radiographic sacroiliitis as prognostic factor in patients with undifferentiated spondyloarthritis fulfilling diagnostic criteria for ankylosing spondylitis throughout follow up. Annals of the Rheumatic Diseases. 2006;65(5):642-6.

280. Mau W et al. Clinical features and prognosis of patients with possible ankylosing spondylitis. Results of a 10-year followup. The Journal of Rheumatology. 1988;15(7):1109-14.

281. Cruzat V et al. Undifferentiated spondyloarthritis: recent clinical and therapeutic advances. Current Rheumatology Reports. 2010;12(5):311-7.

24 Lúpus Eritematoso Sistêmico

Cristina Costa Duarte Lanna • Gilda Aparecida Ferreira • Rosa Weiss Telles

INTRODUÇÃO

O lúpus eritematoso sistêmico (LES) é uma doença inflamatória crônica pouco frequente que ocorre principalmente em mulheres jovens e acomete múltiplos órgãos e sistemas. Apresenta alterações da resposta imune, com presença de anticorpos dirigidos contra proteínas do próprio organismo. Sua evolução é crônica, caracterizada por períodos de atividade e remissão (sem manifestações). A gravidade da doença é variável: desde formas leves e intermitentes até quadros graves e fulminantes. As taxas de morbidade e mortalidade estão aumentadas em pacientes com LES quando comparadas com as da população geral. Os avanços terapêuticos ocorridos nas últimas décadas melhoraram significativamente a evolução da doença. Entretanto, remissão completa e permanente é rara.[1] Embora a causa do LES não seja conhecida, admite-se que a interação de fatores genéticos, hormonais e ambientais participe do desencadeamento dessa doença.

O termo *lúpus* (do latim, lobo) foi usado por Rogerius (Roggerio dei Frugardi, cirurgião da Escola de Salerno), no século XIII, para descrever lesões erosivas da face. A palavra *lúpus* passou da linguagem vulgar para a literatura médica, graças às investigações históricas de Virchow. Em 1846, Ferdinand von Hebra descreveu dois tipos de lesões no lúpus eritematoso (LE): – manchas em forma de disco e outras menores e confluentes – e introduziu a denominação "borboleta" para o eritema malar. O seu discípulo Moritz Kaposi (1837-1902) subdividiu o lúpus em formas discoides e formas disseminadas e introduziu o conceito de doença sistêmica com um prognóstico potencialmente fatal.[2]

EPIDEMIOLOGIA

O LES é uma doença rara, cujas taxas de incidência variam, aproximadamente, de 1 a 10 por 100.000 pessoas/ano, e as de prevalência de 20 a 70 por 100.000. Foi descrito nos cinco continentes (Europa, América, África, Ásia e Oceania), sendo raro na África, embora comum em afrodescendentes ao redor do mundo. No Brasil, na cidade de Natal, no Rio Grande do Norte, a incidência de LES foi de 8,7 casos por 100.000 pessoas/ano, em estudo realizado em 2000.[3] Em uma revisão sistemática da incidência e da prevalência mundial de LES, cinco principais resultados são apresentados:

- Há variação mundial na incidência e prevalência de LES
- Em todas as etnias, existe predomínio do sexo feminino
- O pico de idade de incidência ocorre em adultos de meia-idade (na mulher, entre a 3ª e a 7ª década de vida, e no homem, entre a 5ª e a 7ª)
- Grupos étnicos negros têm maior incidência e prevalência, e grupos de etnia branca têm as menores taxas
- Parece haver uma tendência de crescimento na prevalência de LES com o tempo.[4]

Nos EUA, além da incidência de LES ser mais elevada nos negros, as taxas de mortalidade são 3 a 4 vezes maiores nas mulheres negras do que nas brancas, a média de idade de início da doença é menor e o dano instala-se mais precocemente.[5] As taxas de incidência e de prevalência na infância são consideravelmente menores do que nos adultos. A incidência anual de LES em crianças (≤ 16 anos) foi inferior a 1 por 100.000 pessoas em estudos da Europa e da América do Norte.[6]

A doença tem predominância no sexo feminino, com frequência variável segundo a faixa etária. Entre 20 e 40 anos, a relação é de 9 a 12 mulheres para um homem, indicando um possível efeito do hormônio estrogênio. Antes da puberdade, em que o efeito desse hormônio é mínimo, a relação é de 2:1, e o mesmo ocorre nos idosos. O início da doença durante a adolescência está associado com evolução mais agressiva e desfechos mais graves do que o início mais tardio.[5]

Os dados da coorte Spanish Rheumatology Society SLE Registry (RELESSER) sobre as diferenças da doença entre os sexos em pacientes com LES mostraram que os homens eram diagnosticados em uma idade mais avançada que as mulheres, tinham mais comorbidades cardiovasculares e foram hospitalizados mais frequentemente. Ainda nos homens, a probabilidade era maior para perder peso, ter nefrite lúpica, linfadenopatia, esplenomegalia e fibrose pulmonar, e nas mulheres, a maior probabilidade era de ocorrerem lesões cutâneas, alopecia, fenômeno de Raynaud e artrite.[7]

O prognóstico dos pacientes com LES tem melhorado muito nos últimos anos. Considerado por anos uma doença fatal, atualmente os pacientes com LES vivem anos, senão décadas após o diagnóstico. A taxa de sobrevida em 5 anos entre 99 pacientes atendidos na Universidade Johns Hopkins, EUA, de 1949 a 1953, foi de 50%. Em contraste, desde meados da década de 1970, a maioria dos estudos na Europa, EUA, Canadá e América Latina demonstraram taxas de sobrevida de 5 anos superior a 90% entre pacientes recém-diagnosticados, e de sobrevida por 15 a 20 anos de cerca de 80%.[6] Apesar dos avanços no tratamento, as taxas de mortalidade no LES permanecem três vezes mais altas do que na população em geral. O risco de mortalidade é significativamente aumentado para mortalidade por insuficiência renal, doença cardiovascular e infecção. O risco cardiovascular varia de acordo com a etnia, e o maior risco é observado entre os afro-americanos.[7]

Dados inequívocos demonstram o aumento de prevalência, incidência e mortalidade de pacientes com LES em virtude de doença cardiovascular, principalmente em países desenvolvidos. Fatores de risco tradicionais e relacionados à doença e seu tratamento exercem papel importante na patogênese da aterosclerose no LES, interagindo de modo complexo e levando à aterosclerose precoce e acelerada. Nos países em desenvolvimento, os dados são mais escassos, possivelmente pela alta mortalidade por atividade e sequelas da doença e infecções nesses países, onde a doença cardiovascular ainda não aparece dentre as principais causas de morte.[8-10]

No Brasil, um estudo ecológico exploratório entre 2001 e 2011, de uma série temporal de 8.761 mortes em que o LES foi registrado (DATASUS) como a causa subjacente ou sequencial de morte, identificou que a taxa de mortalidade por LES foi de 4,76 mortes/100.000 habitantes. A média de idade ao óbito foi 40,7 ± 18 anos e 45,61% dos óbitos ocorreram entre 20 e 39 anos. A incidência foi maior nas mulheres (90,7%) e nos brancos (49,2%). O LES foi mencionado como a causa subjacente de óbito em 77% dos casos, sem diferença entre as regiões brasileiras. As principais causas de morte associadas ao LES foram, em ordem, doenças dos sistemas respiratório e circulatório e doenças infecciosas e parasitárias.[11]

ETIOPATOGENIA

A etiologia do LES permanece desconhecida, mas é provavelmente multifatorial. Diversos estudos sugerem o papel da interação de fatores genéticos, hormonais e ambientais no desenvolvimento das anormalidades imunológicas que caracterizam a patogênese do LES.[12]

Fatores genéticos

Estudos de associação do genoma humano identificaram 30 a 40 loci em genes com polimorfismo, ou raramente mutações, que predispõem ao LES. Cada gene provavelmente afeta algum aspecto da imunorregulação, da degradação de proteínas, do transporte de peptídios através de membranas celulares, complemento, fagocitose, imunoglobulinas e apoptose. As diferentes combinações dos defeitos dos genes podem causar respostas imunológicas e patológicas distintas, resultando em expressões clínicas diferentes.[13]

Evidências sugerem a importância do papel da genética na patogênese do LES: 5 a 12% dos parentes de pacientes com LES desenvolvem a doença, e há uma maior frequência de anticorpos anti-C1q e anticardiolipina e anormalidades de C3 e C4 nos familiares desses pacientes. Os gêmeos monozigóticos apresentam maior concordância da frequência de LES que os dizigóticos.[14]

Os fatores genéticos que conferem a maior taxa de risco (5 a 25%) para o desenvolvimento do LES são as deficiências dos componentes do complemento, como C1q (importante para o clearance das células apoptóticas), C4A e B, C2 ou a presença do gene que sofreu mutação, o TREX1. Diversos genes que determinam importante predisposição genética para o desenvolvimento do LES estão localizados no sistema principal de histocompatibilidade (MHC). O MHC contém genes para moléculas dos antígenos leucocitários humanos (HLA) classe II (HLA-DR, DQ e DP), moléculas apresentadoras de antígenos (HLA classe I), componentes do complemento, citocinas e paraproteínas de choque térmico.[15] Outros genes que possuem algumas variantes envolvidas na predisposição para o desenvolvimento do LES estão associados com a imunidade inata (IRF5, Stat4, IRAK1, TNFAIP3, SPP1), e muitos deles são controlados pelo interferon alfa. Cerca de 60% dos pacientes com LES apresentam expressão aumentada dos genes induzidos pelo interferon alfa nas células do sangue periférico.[16] Além disso, existem outros genes associados com predisposição, que estão envolvidos com a sinalização de linfócitos (PTPN22, OX40L, TP-1, 1-BANCO, LYN, BLK) e cada um deles desempenha um papel na ativação ou supressão das células T e B.[17]

Em resumo, com exceção da rara mutação para TREX1 ou as deficiências dos componentes iniciais do complemento, não há um único polimorfismo do gene responsável pelo alto risco para o desenvolvimento de LES. Assim, uma combinação de genes de suscetibilidade ou a presença de genes de suscetibilidade associada com a ausência de genes protetores (como TLR5 polimorfismo ou perda de função PTPN22 variante) é necessária para "atingir" suscetibilidade genética suficiente para permitir o desenvolvimento da doença.

Fatores ambientais

O meio ambiente provavelmente tem um papel na etiologia do LES, por meio dos seus efeitos sobre o sistema imune. As infecções podem intensificar respostas imunes indesejáveis. Os vírus, por exemplo, podem estimular células específicas do sistema imune. Pacientes com LES apresentam frequentemente altos títulos dos anticorpos antivírus Epstein-Barr, carga viral circulante desse vírus aumentada e produzem anticorpos antirretrovírus. Estudos em crianças com LES sugerem que a infecção pelo vírus Epstein-Barr pode ser o gatilho para a manifestação clínica do LES.[18] Infecções por micobactérias e tripanossoma podem induzir a formação de anticorpos anti-DNA ou mesmo sintomas lúpus-símile, e infecções bacterianas podem induzir ativação do LES.[19]

Cerca de 70% dos pacientes com LES apresentam ativação da doença após exposição à luz ultravioleta. Esta pode estimular queratinócitos a expressar mais RNP em suas células de superfície e a secretar mais IL-1, IL-3, IL-6, GM-CSF e TNF-alfa, que estimulam as células B a produzir mais anticorpos. A exposição à luz ultravioleta também induz apoptose dos queratinócitos, o que possibilita exposição de automoléculas no sistema imune.[20]

O pó de sílica, encontrado em material de limpeza, solo, materiais de cerâmica, cimento e fumaça de cigarro, pode aumentar o risco de LES, principalmente em mulheres afro-americanas.[21] Pacientes com LES recém-diagnosticados apresentam alergia a medicamentos, sobretudo aos antibióticos, com mais frequência do que os controles saudáveis.[12]

Fatores hormonais

Os hormônios possivelmente interferem na incidência e na gravidade do LES. Essa hipótese é baseada nas fortes evidências demonstradas na literatura de que o estradiol, a testosterona, a progesterona, a deidroepiandrosterona (DHEA) e a prolactina apresentam importantes funções imunorregulatórias.

Mulheres em uso de contraceptivo oral contendo estrogênio apresentam um aumento de 50% no risco de desenvolverem LES, enquanto o início precoce da menarca (≤ 10 anos de idade) ou a administração de estradiol em mulheres na pós-menopausa dobra o risco.[22] Mulheres com LES clinicamente estável e em uso de contraceptivos orais durante 1 ano não apresentaram aumento da atividade da doença no período estudado. No entanto, os estudos que avaliaram a associação do tratamento com reposição hormonal com maior atividade da doença em mulheres com LES na pós-menopausa apresentaram resultados controversos.[23,24]

Variações dos níveis plasmáticos dos hormônios sexuais podem predispor ao desenvolvimento do LES. No entanto, é importante salientar que os níveis hormonais permanecem dentro da variação fisiológica. Nas mulheres com LES, os níveis plasmáticos de testosterona, progesterona e DHEA estão diminuídos, e os níveis do estradiol e da prolactina estão aumentados, quando comparados com esses níveis em mulheres saudáveis. Nos homens, existem dados limitados que sugerem que o nível plasmático do DHEA é provavelmente diminuído e o da prolactina aumentado, enquanto os níveis da testosterona e do estradiol permanecem inalterados.[22]

O papel etiológico dos hormônios no LES pode estar relacionado a seus efeitos na resposta imune. O estrogênio estimula timócitos, células T CD4+ e CD8+, células B, macrófagos, a liberação de certas citocinas e a expressão do HLA e moléculas de adesão (VCAM e ICAM). Diferentemente, andrógenos tendem a ser imunossupressores. A progesterona suprime a proliferação de células T e aumenta o número de células CD8, enquanto a hiperprolactinemia está associada à ativação do LES. Apesar dos possíveis efeitos dos hormônios sexuais no LES, a expressão clínica da doença é a mesma no homem e na mulher.[25]

Anormalidades imunológicas

O LES é primariamente uma doença com deficiências na regulação do sistema imune. Essas anormalidades são secundárias à perda do mecanismo de autotolerância, portanto, pacientes com LES não toleram seus próprios autoantígenos e, consequentemente, desenvolvem uma resposta autoimune.[26] Os mediadores do LES são os autoanticorpos e os imunocomplexos patogênicos. Os anticorpos podem estar presentes anos antes que a doença se manifeste. Os autoantígenos que são reconhecidos pelo sistema imune estão presentes principalmente na superfície das células que estão ativadas ou em processo de apoptose. Os pacientes com LES apresentam um defeito genético na apoptose, o que resulta em programação anormal da morte celular.[27]

Nos pacientes com LES, a fagocitose e o *clearance* dos imunocomplexos e das células apoptóticas são deficientes, permitindo a persistência de antígenos e imunocomplexos. As células B plasmáticas, responsáveis pela produção dos autoanticorpos, são persistentemente ativadas e induzidas ao processo de maturação pelo fator de ativação das células B (BAFF), também conhecido como estimulador de linfócitos B (BLyS) e por células T *helper*, que também são persistentemente ativadas. Os níveis séricos do BAFF estão frequentemente aumentados nesses pacientes, promovendo a formação e a sobrevivência das células B de memória e plasmócitos. Esse aumento persistente dos autoanticorpos não é controlado adequadamente pelos anticorpos anti-idiotípicos, células T reguladoras CD4+ ou pelas células T supressoras CD8+.[28]

Alguns imunocomplexos, particularmente aqueles que contêm proteínas de DNA ou RNA, ativam o sistema imune inato via receptor *toll-like* 9 (TLR-9) ou TLR-7, respectivamente. Assim, as células dendríticas são ativadas e produzem interferon tipo 1 e o TNF-alfa, as células T produzem interferon-gama, IL-6 e IL-10, enquanto as células *natural killer* e T

não conseguem produzir quantidades adequadas de TGF-beta. Esses padrões de citocinas favorecem a formação de autoanticorpos continuamente. Assim, tanto a imunidade inata quanto a adaptativa conspiram para a produção contínua dos autoanticorpos. Essa resposta autoimune costuma ser controlada por alguns anos, mas quando falha, resulta em manifestação clínica da doença.[29]

Em resumo, a predisposição genética, associada a estímulos ambientais e hormonais, facilita a exposição de autoantígenos processados por células apresentadoras de antígenos e células B. Esses peptídios processados ativam células T e se ligam a receptores de células B, direcionando o processo para a produção de anticorpos patogênicos. Estes se ligam aos antígenos para formar imunocomplexos, que se depositam em órgãos-alvo. As células-alvo lesadas (glomérulos, células endoteliais, plaquetas e outras) liberam mais antígenos, que perpetuam o processo. Além disso, o mecanismo regulatório, que deveria interromper o processo e transformar a resposta imune em *self* (própria), não funciona adequadamente.

DIAGNÓSTICO

O diagnóstico do LES baseia-se em manifestações clínicas características e exames laboratoriais. Critérios para classificação dos indivíduos com lúpus foram estabelecidos pelo American College of Rheumatology (ACR) em 1971 e revisados em 1982[30] e 1997[31], e estão apresentados no Quadro 24.1 Qualquer combinação de quatro ou mais dos 11 critérios, bem documentada a qualquer momento da evolução da história do indivíduo, torna muito provável o diagnóstico de LES, com especificidade e sensibilidade de 95 e 75%, respectivamente.

A revisão de 1997, realizada por Hochberg, modificou os critérios: retirou-se a presença de células LE em virtude da dificuldade técnica para realização do exame e acrescentou-se a positividade para anticorpos antifosfolipídios, mantendo-se nesse item a reação sorológica falso-positiva para sífilis. Esses

Quadro 24.1 Critérios do American College of Rheumatology para classificação do lúpus eritematoso sistêmico, revisados em 1997.

1. Eritema malar
2. Lesão cutânea crônica (discoide)
3. Fotossensibilidade
4. Úlcera oral ou nasofaríngea
5. Artrite não erosiva acometendo duas ou mais articulações
6. Pleurite (dor, atrito, derrame) ou pericardite (dor, atrito, derrame, alterações no ecocardiograma)
7. Acometimento renal: proteinúria persistente (> 0,5 g/dia ou > 3+ no EUR) ou cilindros celulares
8. Convulsão ou psicose
9. Alterações hematológicas: anemia hemolítica com reticulocitose ou leucopenia < 4.000/mm³ ou linfopenia < 1.500/mm³ (em duas ou mais ocasiões) ou trombocitopenia < 100.000 mm³ (em duas ou mais ocasiões) sem uso de medicamentos trombocitopênicos
10. Alterações imunológicas: títulos elevados de anticorpos anti-DNAn ou presença do anticorpo anti-Sm ou presença de anticorpos antifosfolipídios baseada em:
- Positivo para o anticorpo anticoagulante lúpico usando método padrão
- Níveis elevados de anticorpos anticardiolipina IgM ou IgG
- Teste falso-positivo para *Treponema pallidum* por, pelo menos, 6 meses e confirmado por testes de imobilização ou fluorescência
11. Anticorpos antinucleares: título elevado de FAN pela IFI ou teste equivalente em qualquer época de investigação, sem o uso de medicamentos capazes de induzi-los

Um indivíduo poderá ser identificado como portador de LES se 4 ou mais desses 11 critérios estiverem presentes simultânea ou periodicamente durante qualquer intervalo de observação. Adaptado de Hochberg, 1997.[31]

critérios não são específicos do LES, e eles podem estar presentes em indivíduos com outras doenças, como sífilis, hanseníase, síndrome da imunodeficiência adquirida e síndrome do anticorpo antifosfolipídio. Eles foram definidos para identificar uma população relativamente homogênea e para permitir comparação entre grupos de pacientes em diferentes centros de pesquisa.[30,31]

Recentemente, um grupo internacional de pesquisadores especializados em atendimento de pacientes com lúpus [Systemic Lupus International Collaborating Clinics (SLICC)] publicou nova proposição para critérios de classificação de pacientes com lúpus. Foram incluídas manifestações do lúpus não contempladas no critério do ACR e enfatizou-se a necessidade de, pelo menos, um critério imunológico. Para um indivíduo ser classificado com lúpus sistêmico, são necessários, no mínimo, quatro critérios: pelo menos um clínico (dentre 11) e um imunológico (dentre 6) ou nefrite confirmada por biopsia com fator antinuclear positivo ou anticorpo anti-DNA nativo positivo (Quadro 24.2). O novo critério apresentou especificidade (92%) semelhante ao critério ACR (93%) para classificação de lúpus, com sensibilidade ligeiramente superior (94% para SLICC e 86% para ACR).[32]

No Brasil, o desempenho dos critérios foi avaliado em um trabalho no serviço de Reumatologia do Hospital das Clínicas da Universidade Federal de Pernambuco em pacientes diagnosticados com LES, inclusive naqueles considerados como LES incompleto (LESi). Tratou-se de um estudo retrospectivo (análise de prontuários), transversal, cujo padrão-ouro foi o diagnóstico de LES segundo a opinião de especialista, mas tendo como base os critérios do ACR. Foram incluídos 286 pacientes, 88 do grupo LES e 198 do grupo de comparação (99 com artrite reumatoide e 99 com esclerose sistêmica). A sensibilidade calculada para os critérios SLICC foi de 0,94 (95% CI 0,8751 a 0,9817) e a especificidade foi de 0,98 (95% CI 0,9559 a 0,9968); para os critérios ACR, a sensibilidade e a especificidade calculadas foram 0,98 (95% CI 0,9369 a 0,9997) e 0,98 (95% CI 0,9543 a 0,9967), respectivamente (dados não publicados).

Quadro clínico

Sinais e sintomas gerais ocorrem em qualquer fase da doença em 53 a 77% dos casos, caracterizados por adinamia, fadiga, perda de peso, diminuição de apetite, febre, poliadenopatias, mialgia e artralgia.[1] São inespecíficos e podem estar ligados à atividade da doença ou a fenômenos intercorrentes, como infecção ou fibromialgia (presente em cerca de 22% dos indivíduos com LES).[33] A febre merece atenção especial e deve ser cuidadosamente investigada, pois tanto pode ser resultado da atividade da doença como de um quadro infeccioso associado, situações que merecem abordagens diagnósticas e terapêuticas completamente diferentes.

Manifestações musculoesqueléticas

Constituem as manifestações clínicas mais frequentes. A maioria dos pacientes com lúpus sistêmico tem poliartrite intermitente, com sintomas que podem ser discretos ou incapacitantes. Predominam nas pequenas articulações de mãos, punhos e joelhos. O quadro geralmente regride quando outras manifestações do lúpus sistêmico respondem ao tratamento.[1,34]

Deformidades articulares desenvolvem-se em cerca de 10% dos indivíduos e são mais comuns nas mãos. Podem se apresentar como um quadro leve ou uma forma poliarticular, simétrica e erosiva, que se assemelha às deformidades da artrite reumatoide, conhecida como "rhupus", ou, ainda, como um quadro não erosivo conhecido como artropatia de Jaccoud, caracterizada por frouxidão das estruturas periarticulares que afeta todas as articulações, especialmente as das mãos. Desvio ulnar dos dedos e subluxação das articulações metacarpofalângicas é, em geral, o primeiro sinal, seguindo-se dedos em pescoço de cisne, em botoeira e polegar em "Z" (Figura 24.1). Nos pés, podem ocorrer hálux valgo, dedos em martelo e subluxação das articulações metatarsofalângicas. Deformidades semelhantes podem ser encontradas na artrite reumatoide, entretanto, erosões ósseas não são observadas no lúpus. No "rhupus", o estudo radiográfico mostra erosões em metacarpofalângicas. À ressonância magnética (RM), há edema da cápsula e tenossinovite nas deformidades de Jaccoud e sinovite ativa e erosões no "rhupus".[1]

Um quadro de miosite pode ocorrer caracterizado por fraqueza muscular e elevação da creatininofosfoquinase, acompanhada de inflamação e necrose à biopsia muscular, em 5 a 10% dos pacientes. Entretanto, a grande maioria dos pacientes tem mialgias sem miosite franca. Os corticosteroides e, mais raramente, os antimaláricos e as estatinas podem ser responsáveis por queixas de mialgia e até de miosite. Tais efeitos adversos, além de doença tireoidiana concomitante, devem ser diferenciados da doença em atividade.[1,34]

A persistência de dor, edema e calor em apenas uma articulação, principalmente o joelho, ombro ou quadril, levanta a suspeita de osteonecrose (ON) ou artrite séptica. Infecções

---

Quadro 24.2 Critérios do Systemic Lupus International Collaborating Clinics para classificação do lúpus eritematoso sistêmico.

Manifestação clínica
1. Lúpus cutâneo agudo com eritema malar (não discoide), lúpus bolhoso, necrólise epidérmica tóxica (variante lúpus) e eritemas maculopapular e fotossensível do lúpus *ou* lúpus cutâneo subagudo (psoriasiforme/anular)
2. Lúpus cutâneo crônico: lúpus discoide, hipertrófico/verrucoso, *profundus* (paniculite), túmido, mucoso, sobreposição líquen plano/lúpus discoide
3. Úlcera mucosa: palato, cavidade oral, língua ou úlcera nasal (sem outras causas)
4. Alopecia não cicatricial
5. Artrite/artralgia:
• Sinovite (edema/derrame articular) ≥ 2 articulações
• Artralgia (dor) em duas ou mais articulações, com rigidez matinal ≥ 30 min
6. Serosite:
• Pleurite (dor ≥ 1 dia/derrame pleural/atrito pleural)
• Pericardite (dor ≥ 1 dia/derrame/atrito/alteração no ECG)
7. Nefrite: proteinúria 24 h > 500 mg ou relação proteína/creatinina > 500 mcg/mg (mg/g), cilindro eritrocitário
8. Neurológica: convulsão, psicose, mononeurite múltipla, mielite, neuropatia periférica/craniana, estado confusional agudo (sem outras causas)
9. Anemia hemolítica
10. Leucopenia (< 4.000/mm³ em pelo menos uma ocasião) *ou* linfopenia (< 1.000/mm³ em pelo menos uma ocasião)
11. Plaquetopenia (< 100.000/mm³ em pelo menos uma ocasião)

Alteração imunológica
1. FAN Hep2 positivo
2. Anti-DNA positivo
3. Anti-Sm positivo
4. Anticorpo antifosfolipídio positivo: anticoagulante lúpico positivo, anticardiolipina positiva (título moderado/alto – IgA/IgM/IgG), VDRL falso-positivo, anti-beta-2 glicoproteína 1 positiva
5. Complemento baixo: C3 baixo, C4 baixo, CH50 baixo
6. Coombs direto positivo (na ausência de anemia hemolítica)

O paciente deverá preencher pelo menos quatro critérios (incluindo um clínico e um imunológico) ou ter nefrite lúpica comprovada por biopsia renal com FAN positivo ou anti-DNA positivo. Adaptada de Petri et al., 2012.[32]

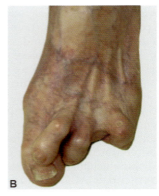

Figura 24.1 Deformidades da artropatia de Jaccoud. **A.** Mãos com desvio ulnar dos dedos, subluxação de metacarpofalângicas, polegar em "Z". **B.** Pé com subluxação das metatarsofalângicas.

musculoesqueléticas expressam-se como celulite, artrite séptica (ver Capítulo 42), osteomielite e piomiosite. Atenção para as causadas por micobactérias, que têm evolução crônica e podem acometer todas as estruturas citadas.[34]

Fibromialgia tem sido identificada em 22% dos indivíduos com LES, índice um pouco mais alto quando comparado com outras artropatias sistêmicas, e é responsável por escores mais baixos quando se avalia a qualidade de vida. Esses pacientes têm mais distúrbios de ansiedade e depressão.[1,33]

Manifestações cutâneas

O comprometimento cutâneo no LES é bastante comum, ocorrendo em 70 a 80% dos pacientes durante a evolução da doença e constituindo a manifestação inicial em cerca de 20% dos casos.[35]

Estudo norte-americano demonstrou que pacientes com lúpus cutâneo têm pior qualidade de vida do que indivíduos com outras afecções dermatológicas comuns, como acne, câncer de pele não melanoma e alopecia. Considerando o estado mental, eles têm escores semelhantes ou piores do que indivíduos com hipertensão arterial, diabetes tipo 2, infarto do miocárdio recente e insuficiência cardíaca congestiva.[36]

As lesões cutâneas são polimorfas e podem ser específicas ou inespecíficas, de acordo com os achados histopatológicos. Constituem 3 dos 11 critérios estabelecidos pelo ACR para a classificação do LES – lesões discoides, eritema ou *rash* malar e fotossensibilidade[31] – e 3 dos 17 itens discriminados pelos critérios do grupo SLICC: lesões de lúpus cutâneo agudo ou lúpus cutâneo subagudo, lesões de lúpus cutâneo crônico e alopecia não cicatricial.[32]

Fotossensibilidade, presente em cerca de 50% dos pacientes, pode ser precipitada pelos raios ultravioleta e acontece, geralmente, após exposição exagerada à luz solar ou até mesmo à lâmpada fluorescente. Além da reação cutânea, alguns pacientes desenvolvem exacerbação das manifestações sistêmicas ao se exporem aos raios ultravioleta.[1] Deve-se estar atento ao diagnóstico diferencial de lesões cutâneas de fotossensibilidade causadas por substâncias químicas, como:

- Anti-inflamatórios não hormonais (AINH): piroxicam, diclofenaco
- Diuréticos: tiazídicos, furosemida
- Antibióticos: tetraciclina, quinolonas, sulfonamidas, amoxicilina, cefalosporina
- Antiarrítmicos/anti-hipertensivos: amiodarona, inibidores da enzima conversora da angiotensina (IECA), betabloqueadores, inibidores do canal de cálcio
- Antagonistas da histamina: ranitidina, cimetidina, astemizol
- Antidepressivos: amitriptilina, fluoxetina, bupropiona
- Antifúngicos: griseofulvina, terbinafina
- Imunomoduladores: etanercepte, infliximabe, leflunomida
- Outros: sinvastatina, omeprazol, sulfonilureia, carmabazepina, tamoxifeno.

A expressão *lúpus eritematoso cutâneo* é aplicada a pacientes com lesões cutâneas produzidas pelo LE, independentemente de o comprometimento ser exclusivamente cutâneo ou uma manifestação da doença sistêmica. Segundo Gilliam e Sontheimer, as lesões foram classificadas em três formas:[37]

1. LE cutâneo agudo:
   - Eritema (malar) facial
   - Eritema maculopapuloso, difuso em face, couro cabeludo, pescoço, tórax, ombros, face extensora de braços e dorso das mãos
   - LE bolhoso
2. LE cutâneo subagudo:
   - Papuloescamoso (psoriasiforme)
   - Anular (policíclico)
3. LE cutâneo crônico:
   - LE discoide localizado (cabeça e pescoço)
   - LE discoide generalizado (disseminado)
   - LE verrucoso (ou hipertrófico)
   - LE profundo (paniculite lúpica)
   - LE mucoso
   - LE discoide-líquen plano
   - LE pérnio.

Em 2014, outra categoria foi criada, o LE intermitente, representada pela lesão lúpus túmido. Todavia, essa divisão não é universalmente aceita.[38] Vasculite e úlceras mucosas são consideradas lesões inespecíficas.

Lúpus eritematoso cutâneo agudo

A forma aguda do LE cutâneo (6,1% das lesões cutâneas) manifesta-se como eritema malar, lesões maculosas ou papulosas difusas e LE bolhoso, sendo a duração dessas lesões mais curta do que nas formas discoide e subaguda. Tipicamente, os pacientes têm a forma sistêmica da doença, em atividade, e apresentam manifestações em outros órgãos. A erupção malar, chamada eritema ou *rash* malar, eritema ou *rash* em asa de borboleta ou em vespertílio, apresenta-se como eritema na região malar e no dorso do nariz, transitório ou mais persistente. Pode ser precipitada pelo sol, e o edema local é frequente. Em geral, poupa o sulco nasolabial e cura sem deixar cicatriz (Figura 24.2).

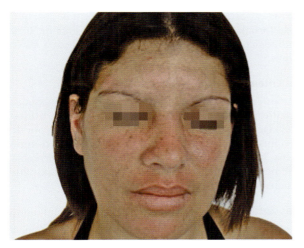

Figura 24.2 *Rash* malar.

Outros tipos de lesões agudas são máculas, pápulas ou placas eritematosas, algumas vezes com tonalidade violácea, que podem apresentar leve descamação. As lesões não são pruriginosas, simulam erupção causada por medicamentos e primariamente, ocorrem em áreas expostas ao sol, como face, tórax, ombros, face extensora dos braços e dorso das mãos, regredindo sem atrofia. Raramente, podem simular a necrólise epidérmica tóxica.[38,39]

Lúpus eritematoso cutâneo subagudo

Clínica e histologicamente, situa-se entre a forma mais agressiva, com tendência cicatricial do LE discoide e eritema malar de curta duração, sem caráter destrutivo, do LE agudo (Figura 24.3).

Clinicamente, observam-se duas variedades: papuloescamosa e anular. A erupção é frequentemente fotossensível, ou seja, desencadeada ou exacerbada pela exposição solar, podendo também ser induzida por pesticidas e inseticidas, metais pesados e outros elementos, tabaco, alimentos, fármacos (hidroclorotiazida, anti-histamínicos, bloqueadores de canal de cálcio, naproxeno, contraceptivos orais, estrogênios e infecções. No início, apresenta-se como uma pápula ou pequena placa eritematosa levemente descamativa. Na variante papuloescamosa, as lesões progridem e confluem formando placas psoriasiformes em arranjo muitas vezes reticulado; na variante anular, ocorre progressão periférica das lesões, com eritema e fina descamação na borda. Ocasionalmente, surgem hipopigmentação e telangiectasias no centro das lesões anulares.[38,39]

Histologicamente, as lesões do LE cutâneo subagudo e do LE discoide são qualitativamente idênticas, diferindo pela menor dilatação folicular, grau de hiperqueratose, intensidade do infiltrado inflamatório dérmico, presença de melanófagos na derme e maior grau de atrofia epidérmica no primeiro. A associação com anticorpos anti-Ro é comum, presente em 90% dos pacientes com esse tipo de lesão cutânea, além de apresentar melhor prognóstico com relação às manifestações sistêmicas mais graves.[35,37]

Lúpus eritematoso cutâneo crônico

A forma mais comum é o LE discoide, caracterizado por lesões maculosas ou papulosas, eritematosas, bem definidas, com escamas firmes e aderentes à superfície das lesões. Podem ocorrer na ausência de manifestações sistêmicas. Comumente, em sua evolução, essas lesões tornam-se mais infiltradas e confluentes, formando placas recobertas por escamas espessas e queratose que se estende para o interior do folículo piloso dilatado. Os locais mais acometidos são: couro cabeludo, pavilhão auricular, região torácica anterior e porção superior dos braços. Na face, as sobrancelhas, as pálpebras, o nariz e as regiões mentoniana e malar estão frequentemente envolvidos (Figura 24.4). Às vezes, encontra-se uma placa disposta sob a forma de "asa de borboleta", simetricamente localizada na região malar e no dorso nasal. As lesões cutâneas são crônicas, persistentes e podem regredir deixando áreas cicatriciais discrômicas, além de telangiectasias e alopecia cicatricial (Figura 24.5). Quando as lesões discoides ultrapassam a região abaixo do pescoço, são classificadas como LE discoide disseminado.[35] Histologicamente, as lesões discoides apresentam:

- Hiperqueratose com tamponamento folicular
- Adelgaçamento e achatamento do estrato malpighiano, menos intenso do que nas formas de LE subagudo
- Degeneração hidrópica basocelular
- Infiltrado predominantemente linfocítico disposto ao longo da junção dermoepidérmica, em torno dos folículos pilosos e ductos écrinos, e em padrão intersticial
- Edema, vasodilatação e extravasamento de hemácias na derme superior. À coloração pelo PAS, é muito frequente o

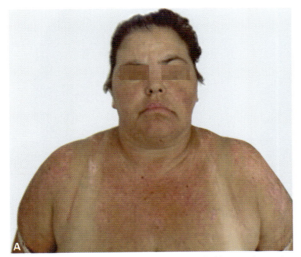 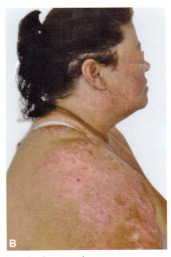

Figura 24.3 Lesões cutâneas de lúpus subagudo em área do decote e braços.

achado de espessamento da membrana basal. Observam-se eventualmente melanófagos contendo melanina, situados na derme superior.[38]

Na paniculite lúpica *(lupus profundus)*, são acometidos face, pescoço, ombros, braços e, eventualmente, quadris e regiões glúteas. Clinicamente, notam-se nódulos eritematosos subcutâneos, duros e bem definidos. A pele suprajacente pode apresentar lesões típicas de lúpus eritematoso discoide ou mesmo ulcerações. A frequência de ocorrência no lúpus sistêmico é de 2%, e a etiologia é incerta. Citocinas e imunocomplexos circulantes podem aumentar a inflamação e a necrose na hipoderme. À histologia, encontram-se atrofia focal da epiderme, dilatação do óstio folicular, hiperqueratose, degeneração vacuolar da junção dermoepidérmica, além de paniculite linfocítica trabecular e lobular acompanhada de infiltrado inflamatório na derme profunda e no tecido celular subcutâneo.[35]

Chilblains ou lúpus pérnio é uma forma rara de lesão cutânea, caracterizada por placas e nódulos purpúricos, dolorosos, em áreas expostas ao frio, principalmente em dedos, que podem se tornar hiperceratóticas ou ulcerar. Cerca de 20% dos indivíduos com esse quadro apresentarão a forma sistêmica do lúpus.[38]

Lúpus eritematoso cutâneo intermitente

As lesões conhecidas como lúpus túmido são fotossensíveis, urticariformes ou placas lisas, eritematovioláceas, brilhantes, localizadas na cabeça e no pescoço, muitas vezes com descamação fina na superfície e prurido eventual, mais comum em homens. Não deixam cicatrizes e, quando há recorrência, ela ocorre nos locais afetados originalmente. É raro que ocorram em pacientes com lúpus sistêmico.[38]

Outros sintomas

Alopecia é manifestação comum e pode ser difusa e localizada. A forma difusa costuma acompanhar os períodos de atividade inflamatória da doença, é transitória e não deixa retração cicatricial. O tipo localizado é produzido por lesões discoides no couro cabeludo, sendo, por isso, permanente. A alopecia transitória pode ser ainda decorrente de efeitos colaterais de medicamentos como corticosteroide e agentes citotóxicos.[38,39]

Existem ainda algumas manifestações cutâneas inespecíficas que representam formas de apresentação de vasculite, como a púrpura palpável, urticária, livedo *reticularis*, eritema periungueal, ulcerações digitais ou em membros inferiores e fenômeno de Raynaud (presente em até 50% dos pacientes), as quais indicam doença ativa (Figura 24.6).

A vasculite no LES afeta tipicamente vasos com menos de 100 mcm de diâmetro, caracterizada por necrose fibrinoide e espessamento da parede do vaso, com mínima infiltração de células inflamatórias. Ulcerações orais, vaginais, conjuntivais ou nasofaríngeas podem ocorrer como manifestação de vasculite. Em geral, são rasas, com base escura e bordas hiperemiadas e dolorosas. A perfuração do septo nasal é complicação rara.[35]

O *Cutaneous Lupus Erythematosus Disease Area and Severity Index* (CLASI) é uma ferramenta clínica que quantifica a atividade e o dano do lúpus cutâneo, proposta em 2005 e revista em 2010 (RCLASI, *revised* CLASI), utilizada atualmente em diversos ensaios clínicos em virtude de sua boa

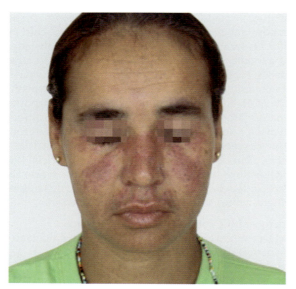

Figura 24.4 Lesões discoides ativas.

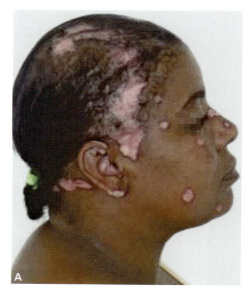
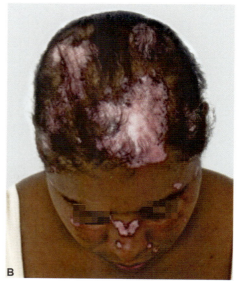

Figura 24.5 Lesões discoides cicatriciais.

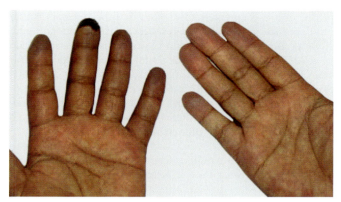

Figura 24.6 Lesões de vasculite com necrose em polpa no terceiro dedo da mão direita.

confiabilidade. O escore de atividade baseia-se na presença e na intensidade de eritema, edema/infiltração, descamação, além de lesões mucosas e alopecia não cicatricial, e o escore de dano avalia a presença e a intensidade de despigmentação e cicatriz, incluindo a alopecia cicatricial. Este índice analisa várias regiões anatômicas, como face, tórax e braços. O escore de atividade varia de 0 a 70, sendo os maiores escores associados com doença mais grave.[40]

Manifestações hematológicas

Anormalidades nos elementos formadores do sangue, da coagulação e do sistema fibrinolítico são comuns nos pacientes com LES, que podem ser ou não imunomediados. As principais manifestações são: anemia, leucopenia, trombocitopenia e síndrome do anticorpo antifosfolipídio. A medula óssea pode ser um alvo, e manifestações como mielofibrose, anemia aplásica e aplasia de série eritrocítica podem ocorrer.[1,41]

Em algum período da evolução da doença, 57 a 78% dos pacientes apresentam anemia. As causas são variadas e incluem mecanismos imunes, como hemólise, hiperesplenismo, mielofibrose, mielodisplasia e anemia aplásica, e não imunes, como inflamação crônica, insuficiência renal, perda de sangue, deficiência nutricional, uso de medicamentos e infecção. As causas mais frequentes são doença crônica e deficiência de ferro, seguida por hemólise autoimune (Quadro 24.3).[1,42]

A anemia da doença crônica caracteriza-se por ser leve, ocorrer em períodos de atividade inflamatória e apresentar níveis inadequados de eritropoetina sérica em proporção com a intensidade da anemia. Anemia hemolítica pode ser a manifestação inicial do LES e prevalecer como a única manifestação da doença por anos. O teste de Coombs direto é positivo em apenas 10% dos pacientes com lúpus e hemólise. Há relatos de anemia aplásica, perniciosa e megaloblástica. Anemia ferropriva pode resultar de menorragia ou perda pelo trato gastrintestinal.[42]

Leucopenia pode estar presente em até 50% dos doentes e linfopenia em 20 a 75%, especialmente relacionadas à atividade inflamatória da doença. Outro mecanismo frequente é por efeito colateral de medicamentos imunossupressores. A terapia com corticosteroide pode resultar em redução do número absoluto dos eosinófilos e monócitos. Leucocitose, quando presente, reflete processo infeccioso ou o uso de doses elevadas de corticosteroide, apesar de poder ocorrer em períodos de exacerbação aguda da atividade inflamatória.[43]

Trombocitopenia discreta (número de plaquetas entre 100.000 e 150.000/mm³) tem sido observada em 25 a 50% dos pacientes, porém, contagem inferior a 50.000/mm³ ocorre em apenas 10%. A causa principal é a destruição autoimune: as plaquetas ligadas a imunoglobulinas são fagocitadas no baço, como na púrpura trombocitopênica idiopática. Autoanticorpos contra antígenos específicos nas plaquetas podem ser os mediadores da destruição destas, como os anticorpos contra o receptor da trombopoetina (TPOR) e glicoproteína IIb/IIIa (GPIIb)IIa).[44] Podem-se distinguir dois grupos de indivíduos com lúpus e trombocitopenia: um quando associado à doença muito ativa com várias outras manifestações, e outro quando a manifestação é isolada. Nos casos de plaquetopenia refratária, deve-se suspeitar da síndrome antifosfolipídio (SAF).[1,45]

Trombocitopenia também pode ocorrer em outros contextos em LES, por exemplo, como uma complicação da terapêutica com imunossupressores (azatioprina) e, raramente, com a hidroxicloroquina. Outra situação possível é como manifestação da púrpura trombocitopênica trombótica (PTT), síndrome grave caracterizada por trombocitopenia, anemia hemolítica microangiopática, disfunção do SNC, insuficiência renal e febre, que pode ser uma complicação do LES. Não é um diagnóstico fácil nos indivíduos com LES, já que várias manifestações ocorrem em ambas as doenças.[41,42]

Nos pacientes lúpicos com pancitopenia, o material coletado por biopsia de medula óssea mostra hipocelularidade global, aumento da proliferação de reticulina, plasmocitose, diseritropoese, mielofibrose e necrose. Pode estar relacionada a efeito colateral dos imunossupressores, complicação de infecções ou manifestação da síndrome hemofagocítica.[46] Outras causas de citopenia no lúpus sistêmico incluem:[42]

- Trombocitopenia
    - Imunomediada
    - Síndrome antifosfolipídio
    - Infecção
    - Induzida por fármacos:
        - Comum: azatioprina, ciclofosfamida, metotrexato
        - Raras: hidroxicloroquina, micofenolato mofetil, ciclosporina, anti-inflamatórios naõ esteroides (INH, estatinas, IECA
    - Púrpura trombocitopênica trombótica
    - Coagulação intravascular disseminada
    - Trombocitopenia amegacariocítica
    - Mielodisplasia
    - Uremia
- Linfopenia
    - Imunomediada

Quadro 24.3 Causas de anemia no lúpus sistêmico.

Mecanismos não imunológicos
• Doença inflamatória crônica
• Insuficiência renal crônica
• Perdas de sangue
• Toxicidade medicamentosa
• Microangiopatia trombótica
• Síndrome de ativação macrofágica
• Anemia sideroblástica
• Síndromes proliferativas
• Pancitopenia central (vírus, outros mecanismos)
Mecanismos imunológicos
• Hemólise Coombs positivo
• Eritroblastopenia
• Hiperesplenismo
• Hemólise Coombs negativo
• Mecanismos imunoalérgicos (medicamentos)
• Anemia perniciosa (anticorpos anticélulas parietais)

- Infecção, particularmente viral
- Induzida por fármacos
- Neutropenia
  - Imunomediada
  - Infecção
  - Induzida por fármacos
    - Comum: azatioprina, ciclofosfamida, metotrexato
    - Raras: micofenolato mofetil, ciclosporina, hidroxicloroquina
  - Mielodisplasia
  - Mielofibrose.

Manifestações renais

O envolvimento renal constitui-se ainda em um dos principais determinantes da morbimortalidade nos indivíduos com LES. Manifesta-se clinicamente em 50 a 70% dos pacientes, mas praticamente 100% deles têm doença renal à microscopia eletrônica. As manifestações clínicas subestimam a verdadeira frequência do comprometimento renal, pois alterações histopatológicas significativas podem estar presentes na biopsia renal sem qualquer sinal clínico de envolvimento renal (nefrite lúpica silenciosa). Em geral, as manifestações renais surgem nos primeiros 2 a 5 anos da doença, e, quando se apresentam como a manifestação inicial do LES, pioram o prognóstico desses pacientes.[47] Dez a 30% dos indivíduos com glomerulonefrite lúpica, principalmente aqueles com a forma proliferativa, progridem para doença renal crônica estabelecida, com necessidade de terapia renal substitutiva.[48]

A maior incidência de nefrite lúpica entre os pacientes com LES nos EUA, em comparação com Europa, reflete, em parte, as diferenças étnica e racial. Nessas regiões, a incidência é maior em negros, hispânicos e asiáticos. Os negros e os hispânicos também apresentam doença mais grave, maiores níveis séricos de creatinina, maior proteinúria e pior prognóstico do que os brancos.[49,50] Polimorfismo do gene *APOL1*, encontrado quase exclusivamente em afro-americanos, tem sido associado com glomeruloesclerose e progressão da doença na nefrite lúpica.[51]

O padrão de lesão glomerular observado na nefrite lúpica está relacionado com os sítios de depósitos de imunocomplexos, que são primariamente compostos de anticorpos anti-DNA (anti-DNAds ou anti-DNA), dirigidos contra nucleossomas. Os imunocomplexos são constituídos também de cromatina (C1q), laminina (Sm), La (SS-B), Ro (SS-A), ubiquitina e ribossomos. Esses imunocomplexos ligam-se no mesângio, no compartimento subendotelial e/ou subepitelial dos glomérulos.[52] Estudos sugerem que os anticorpos anti-C1q, componentes do complemento, apresentam correlação com nefrite lúpica. A ligação do anti-C1q ao C1q ativa o complemento, com atração de células inflamatórias.[53,54] A subclasse imunoglobulina G (IgG) também pode ser um determinante da resposta inflamatória, que é induzida pela deposição de imunocomplexos.[55]

Os imunocomplexos localizados nas regiões mesangial e subendotelial ficam próximos da membrana basal glomerular e, portanto, comunicam-se com o espaço vascular. Consequentemente, ativam o complemento (tipicamente a via clássica) que estimula o recrutamento e a migração de neutrófilos e células mononucleares para as regiões afetadas por meio dos quimioatraentes C3a e C5a. Essas alterações manifestam-se histologicamente por glomerulonefrite mesangial ou proliferativa difusa ou focal, e clinicamente por um sedimento urinário alterado (hemácias, piócitos e cilindros granulosos e celulares),

proteinúria e, frequentemente, piora da função renal. Apesar dos depósitos imunes da região subepitelial também poderem ativar o complemento, não estão associados com a migração de células inflamatórias, pois os quimioatraentes estão separados da circulação pela membrana basal glomerular. Portanto, esse tipo de lesão é limitado às células epiteliais glomerulares e a manifestação clínica primária é proteinúria, que frequentemente é nefrótica. Os pacientes com esse tipo de envolvimento renal apresentam glomerulonefrite membranosa.[56]

Sintomas específicos relacionados aos rins não são relatados espontaneamente pelos pacientes com LES até que surja a síndrome nefrótica ou a insuficiência renal. Portanto, os médicos assistentes devem solicitar periodicamente o exame do sedimento urinário, dosagem sérica da ureia e creatinina, ritmo de filtração glomerular estimado, relação proteína-creatinina em amostra única de urina ou proteinúria em amostra de urina de 24 h. As concentrações séricas aumentada do anticorpo anti-DNA nativo e reduzida das frações do complemento (C3 e C4) frequentemente estão associadas com nefrite lúpica ativa.[1]

O estudo do sedimento urinário é um exame importante para auxiliar a hipótese clínica de acometimento renal no LES. Com frequência, não tem sido valorizado na prática clínica, infelizmente até por quem realiza o exame da urina. Além da presença ou ausência de hematúria, o estudo dos cilindros celulares revela-se de especial importância tanto na formulação de hipóteses de envolvimento renal como na evolução do tratamento realizado. Os cilindros hialinos, na nefropatia lúpica, têm pequeno valor diagnóstico e prognóstico, podendo ser evidenciados em qualquer classe de nefrite. Os cilindros granulosos são de aparecimento relativamente comum nas doenças glomerulares e tubulares, mas também estão presentes na doença tubulointersticial. Os cilindros gordurosos são indicativos de síndrome nefrótica e, em pacientes com LES, decorrem de nefropatia difusa, nefropatia membranosa ou sobreposição dos dois tipos de lesão. Os cilindros celulares mais importantes são os hemáticos, os leucocitários e os epiteliais tubulares. Os cilindros hemáticos indicam nefrite lúpica (habitualmente a classe difusa e em atividade), nefropatia mesangial por depósitos de IgA, endocardite bacteriana e infarto renal. Os cilindros de células epiteliais tubulares indicam necrose tubular aguda, doença por vírus (sobretudo infecção por citomegalovírus) e exposição a medicamentos.[57]

A biopsia renal deve ser realizada na maioria dos pacientes com LES que desenvolvem evidências de envolvimento renal, com a finalidade de confirmar o diagnóstico e a classe histológica da nefrite. Determinar a classe da nefrite lúpica é importante porque o tratamento é guiado pelo subtipo histológico da nefrite. É igualmente importante definir o grau de atividade e cronicidade e identificar complicações como nefrite intersticial e microangiopatia trombótica. Além disso, a apresentação clínica pode não refletir com precisão a gravidade dos achados histológicos. A forma proliferativa pode estar presente mesmo quando o paciente tem proteinúria mínima e creatinina sérica normal.[58]

Além de seu papel em pacientes com LES estabelecido, a biopsia renal pode auxiliar na confirmação diagnóstica em indivíduos com doença renal nos quais o LES é incerto, como naqueles com proteinúria sem sedimento urinário ativo e com leve ou nenhuma evidência de atividade sorológica.[59] Recomenda-se a biopsia renal sempre que houver elevação da creatinina sérica sem causa aparente e potencialmente associada ao LES, na proteinúria isolada ≥ 1 g/24 h (ou relação proteinúria/creatininúria ≥ 1) ou ≥ 0,5 g/24 h (ou relação proteinúria/creatininúria ≥ 0,5) associada à hematúria dismórfica glomerular e/ou cilindros celulares. Essas alterações devem ser confirmadas em um segundo exame.[60-62]

Todavia, nos centros que não possuem estrutura adequada para biopsia renal de acordo com a indicação atual, deve-se priorizar a realização desse procedimento nas seguintes situações: doença renal em que o diagnóstico de LES não está definido; doença renal refratária ao tratamento inicial com o objetivo de investigar doença tubulointersticial, doença vascular associada e/ou podocitopatia; e quando ocorre piora progressiva da função renal com sedimento urinário inativo ou pouco alterado para pesquisa de microangiopatia trombótica e de esclerose avançada.

Algumas alterações histopatológicas altamente características do acometimento renal do LES auxiliam a distinção da glomerulonefrite lúpica de outras glomerulonefrites mediadas por imunocomplexos. Na glomerulonefrite lúpica, o teste de imunofluorescência direta apresenta depósitos predominantes de IgG, além de IgA, IgM, C3, C1q, kappa e lambda, configurando o chamado "padrão *full house*". O padrão de imunofluorescência *full house* também pode ser observado em pacientes com endocardite, HIV, hepatite C e glomerulonefrite pós-estreptocócica. Outras alterações que auxiliam o diagnóstico são a presença de depósitos de imunocomplexos glomerulares vistos simultaneamente nas regiões mesangial, subendotelial e subepitelial e depósitos extraglomerulares dentro da membrana basal tubular, do interstício e dos vasos sanguíneos. Além disso, inclusões intracelulares tubulorreticulares vistas à microscopia eletrônica são alterações características de condições associadas com alta secreção de interferon, como o LES.[61]

A nefropatia lúpica pode ser classificada de acordo com os elementos primariamente acometidos, ou seja, os glomérulos (glomerulopatias), os túbulos (tubulopatias) e/ou o interstício (doenças tubulointersticiais e intersticiais) e os vasos sanguíneos. Na realidade, o envolvimento de um desses componentes acaba por lesar os demais. Em 2004, um grupo de patologistas, nefrologistas e reumatologistas desenvolveram uma classificação de nefrite lúpica baseada em correlações clinicopatológicas (Classificação da International Society of Nephrology; Quadro 24.4). Essa classificação divide os distúrbios glomerulares em seis diferentes classes baseadas na histopatologia da biopsia renal. Apesar de as diferentes classes apresentarem características histológicas, clínicas e prognósticas distintas,

há uma significativa sobreposição das classes, causada, em parte, pelas variações da amostra. Para uma amostra de tecido renal ser considerada ideal, deve conter pelo menos 25 glomérulos. Além disso, as lesões glomerulares apresentam, com alguma frequência, evolução de um tipo morfológico para outro, espontaneamente ou após o tratamento. A microscopia eletrônica revela depósitos eletrodensos mesangiais em todos os padrões histológicos e, em alguns casos, também subendoteliais. Quando os depósitos são abundantes, determinam espessamento acentuado da parede capilar, visto à microscopia óptica como "lesão em alça de arame", sinal de atividade e gravidade do acometimento renal.[63] Além da classificação da International Society of Nephrology, existe outra que estabelece índices de atividade e cronicidade do acometimento renal (Tabela 24.1).

O papel dos índices de atividade e cronicidade na definição do prognóstico da glomerulonefrite lúpica difusa é controverso. Alguns investigadores concluíram que altos níveis de cronicidade estão associados com insuficiência renal progressiva e menor resposta ao tratamento imunossupressor, enquanto outros investigadores observaram que o grau de atividade e cronicidade costuma ser semelhante em pacientes que progridem para a insuficiência renal e naqueles com função renal estável. A utilidade limitada dessa classificação decorre, em parte, da natureza subjetiva de sua avaliação e de possíveis erros de amostragem. Diversos serviços não utilizam esses índices para estratificar os pacientes de risco ou definir o tratamento.[63,64]

Glomerulonefrite mesangial mínima (classe I)

Esta classe de nefrite lúpica é raramente diagnosticada porque os pacientes com esse tipo de acometimento renal frequentemente têm um exame de urina normal, proteinúria ausente ou mínima e creatinina sérica normal. Nesses casos, a biopsia renal não é solicitada. Pacientes com doença classe I apresentam depósitos imunes mesangiais identificados somente pela técnica de imunofluorescência ou pela imunofluorescência e microscopia eletrônica, mas sem alterações à microscopia óptica.

Glomerulonefrite mesangial proliferativa (classe II)

A microscopia óptica caracteriza-se por hipercelularidade mesangial (discreta ou moderada) ou expansão da matriz mesangial. São visualizados poucos depósitos isolados subendoteliais ou subepiteliais de imunoglobulinas e complemento pelas técnicas de imunofluorescência e microscopia eletrônica. Clinicamente, manifesta-se com hematúria e/ou proteinúria discreta, geralmente aparecendo de modo intermitente. Hipertensão arterial é incomum, e os pacientes raramente evoluem com síndrome nefrótica e insuficiência renal. Em geral, a evolução é benigna, a não ser que, eventualmente, ocorra sobreposição de um tipo mais grave de envolvimento renal.

Quadro 24.4 Classificação da International Society of Nephrology para a glomerulonefrite lúpica.

- I GN mesangial mínima: normal à MO. Depósitos imunes à imunofluorescência
- II GN mesangial proliferativa: hipercelularidade mesangial ou expansão da matriz mesangial à MO
- III GN focal: menos de 50% dos glomérulos são acometidos de forma segmentar ou global à MO
- IV GN difusa: mais de 50% dos glomérulos são acometidos (endocapilar e/ou extracapilar e/ou mesangial) de forma segmentar ou global à MO
- V GN membranosa: espessamento difuso da parede capilar glomerular à MO e de depósitos imunes subepiteliais (tanto global quanto segmentar) à ME e imunofluorescência
- VI GN esclerosante avançada: mais de 90% dos glomérulos esclerosados globalmente

GN: glomerulonefrite; MO: microscopia óptica; ME: microscopia eletrônica. Adaptado de Weening et al., 2004.[63]

Tabela 24.1 Índices de atividade e cronicidade para nefrite lúpica.

Lesões	Atividade	Cronicidade
Glomerulares	1. Proliferação 2. Necrose/cariorrexe 3. Trombose hialina 4. Crescentes celulares 5. Exsudação leucocítica	1. Esclerose 2. Crescentes fibrosas
Tubulointersticiais	1. Infiltrado celular mononuclear	1. Atrofia tubular 2. Fibrose intersticial

Lesões individuais são graduadas de 0 a 3. Os índices são compostos de escores dos componentes individuais: o índice de atividade varia de 0 a 24 e o de cronicidade de 0 a 12. Adaptada de Weening et al., 2004.[63]

Glomerulonefrite focal (classe III)

É definida histologicamente pelo acometimento de menos de 50% dos glomérulos pela microscopia óptica, com envolvimento quase sempre segmentar (acomete menos de 50% do tofo glomerular). Entretanto, a técnica de imunofluorescência revela envolvimento quase difuso dos glomérulos.

O quadro clínico é caracterizado por hematúria recorrente e proteinúria leve a moderada. A evolução é habitualmente favorável, sem sequelas importantes. No entanto, há pacientes que apresentam evolução desfavorável em consequência de surtos repetidos de inflamação aguda ou de comprometimento glomerular progressivo ou que evoluem para forma mais grave de envolvimento renal, como a glomerulonefrite difusa. Características histológicas adicionais que definem o prognóstico são a proporção dos glomérulos afetados por necrose fibrinoide e crescentes e a presença ou ausência de acometimento tubulointersticial e vascular. A glomerulonefrite classe III é dividida em subclasses, que são determinadas pela presença de atividade inflamatória ou cronicidade das lesões:

- Classe III (A), que apresenta lesões ativas. Também chamada de glomerulonefrite proliferativa focal
- Classe III (A/C), associada a lesões ativas e crônicas
- Classe III (C), na qual se observam lesões crônicas inativas com cicatrizes. Também chamada de glomerulonefrite esclerosante focal.

Glomerulonefrite difusa (classe IV)

É a forma mais comum e mais grave de acometimento renal em pacientes com LES. É definida histologicamente pelo acometimento de mais de 50% dos glomérulos pela microscopia óptica. As lesões podem ser segmentares (acometimento de menos de 50% do tofo glomerular) ou globais (acometimento de mais de 50% do tofo glomerular). Os pacientes apresentam hematúria macro ou microscópica, proteinúria (que pode ser maciça e acompanhada de síndrome nefrótica), além de cilindrúria hemática e celular. A maioria dos pacientes evolui com hipertensão arterial e, naqueles não tratados adequadamente e em tempo hábil, insuficiência renal. Em geral, os pacientes com essa manifestação renal apresentam hipocomplementemia significativa (redução principalmente de C3) e níveis séricos elevados do anticorpo anti-DNA, sobretudo durante a doença ativa.[64]

A glomerulonefrite classe IV também é dividida em subclasses, que são determinadas pela extensão do envolvimento do glomérulo (segmentar ou global) e pela presença de atividade inflamatória ou cronicidade das lesões:

- Classe IV-S (A): caracteriza-se pelo acometimento segmentar com lesões ativas
- Classe IV-G (A): caracteriza-se pelo acometimento global com lesões ativas
- Classe IV-S (A/C): caracteriza-se pelo acometimento segmentar com lesões ativas e crônicas
- Classe IV-G (A/C): caracteriza-se pelo acometimento global com lesões ativas e crônicas
- Classe IV-S (C): caracteriza-se pelo acometimento segmentar com lesões crônicas
- Classe IV-G (C): caracteriza-se pelo acometimento global com lesões crônicas.

Os pacientes com a doença ativa podem apresentar lesões proliferativas e necrosantes e formação de crescentes. Aqueles com classe IV-G e com crescentes afetando mais de 50% dos glomérulos podem apresentar quadro de glomerulonefrite rapidamente progressiva e rápida perda da função renal. As amostras de biopsias com lesões classe IV-G com crescentes apresentam maior acometimento intersticial (inflamação e fibrose) e necrose que amostras classe IV-G sem crescentes.[65]

Glomerulonefrite membranosa (classe V)

É definida histologicamente por espessamento difuso da parede capilar glomerular à microscopia óptica e pela presença de depósitos imunes subepiteliais (tanto global quanto segmentar) à microscopia eletrônica e imunofluorescência. A manifestação clínica usual é a presença de proteinúria nefrótica (acima de 3,5 g/24 h), hipoproteinemia (especialmente hipoalbuminemia – albumina menor que 3 g/dℓ), edema e hiperlipidemia. Na apresentação do quadro, também podem ser vistos hematúria microscópica e hipertensão arterial, e a função renal, geralmente, é normal ou levemente alterada. A glomerulonefrite membranosa pode se apresentar sem nenhuma outra manifestação clínica ou sorológica de LES. Entretanto, existem dados na microscopia eletrônica e imunofluorescência, que, se presentes, sugerem fortemente nefropatia membranosa lúpica, e não a forma idiopática.[59]

Glomerulonefrite esclerosante avançada (classe VI)

É definida histologicamente por esclerose global de mais de 90% dos glomérulos. Representa o estágio avançado das glomerulonefrites classe III, IV ou V crônicas. Os pacientes evoluem com insuficiência renal progressiva em associação com proteinúria, e o sedimento urinário geralmente apresenta poucas alterações. A definição desse padrão pela biopsia renal é fundamental, porque a terapia imunossupressora nesses casos não apresenta benefícios.

Os pacientes com LES apresentam outras formas de acometimento renal, além das glomerulopatias já descritas: nefrite tubulointersticial, doença vascular, doença renal associada com LES induzido por medicamentos, podocitopatia e glomerulonefrite associada ao ANCA.

Nefrite tubulointersticial

A doença tubulointersticial é comum em pacientes com nefrite lúpica e, quase sempre, é diagnosticada com a doença glomerular, sobretudo a glomerulonefrite proliferativa difusa. A gravidade do envolvimento tubulointersticial é um importante sinal prognóstico e apresenta forte associação com hipertensão arterial, níveis séricos elevados de creatinina e piora clínica progressiva.[66]

Doença vascular

O envolvimento da vasculatura renal é frequente e afeta negativamente o prognóstico da doença. As manifestações mais frequentes são a deposição de imunocomplexos nos vasos (que é tipicamente associada com depósitos imunes nos glomérulos), microangiopatia trombótica levando a uma síndrome semelhante à PTT, vasculite e aterosclerose. A trombose de veia renal é uma complicação rara.[67] Recentemente, demonstrou-se que incluir a avaliação do comprometimento vascular na Classificação da Sociedade Internacional de Nefrologia aumenta o seu valor prognóstico.[68]

Aqueles com microangiopatia trombótica apresentam trombos glomerulares e vasculares, frequentemente em associação com os anticorpos antifosfolipídios ou anticorpos contra a enzima convertase do fator de von Willebrand (ADAMTS13). Evoluem com alteração da função renal e, geralmente, o sedimento urinário apresenta poucas alterações. Estudo retrospectivo que avaliou as alterações de biopsia renal de 114 indivíduos com LES e disfunção renal detectou trombos vasculares em aproximadamente um terço das biopsias e foi independente das alterações de nefrite lúpica tradicional.[69]

Podocitopatia

Na podocitopatia secundária ao LES, são identificadas, à microscopia eletrônica, alterações caracterizadas por fusão e apagamento difuso dos processos podocitários de células epiteliais glomerulares, sem depósitos eletrodensos de imunocomplexos mesangiais ou subendoteliais. Histologicamente, apresenta-se como doença por lesões mínimas, glomerulonefrite proliferativa mesangial ou glomeruloesclerose segmentar e focal. Os mecanismos propostos para explicar a lesão glomerular na ausência de depósitos de imunocomplexos são a produção de citocina ou linfocina tóxica para podócitos ou lesão podocitária causada por disfunção de células T. Diversos casos de podocitopatia foram associados com o uso de AINH. A principal manifestação clínica é a síndrome nefrótica, eventualmente com proteinúria maciça. Portanto, a presença de síndrome nefrótica em pacientes com LES, com histologia compatível com doença por lesões mínimas, glomerulonefrite proliferativa mesangial ou glomeruloesclerose segmentar e focal, na ausência de ou com escassez de depósitos de imunocomplexos mesangiais ou subendoteliais e fusão podocitária em mais de 50% dos podócitos à microscopia eletrônica, caracteriza uma podocitopatia lúpica.[70]

Sobreposição de LES e glomerulonefrite associada ao ANCA

Os anticorpos contra citoplasma de neutrófilos (ANCA) estão presentes em cerca de 20% dos pacientes com LES (imunofluorescência indireta). Alguns indivíduos com nefrite lúpica apresentam alterações histológicas compatíveis com sobreposição de uma glomerulonefrite associada ao ANCA, com formação de crescentes e necrose significativa, com mínima ou nenhuma proliferação endocapilar e depósitos subendoteliais.[71]

Manifestações pulmonares

Acometimento pulmonar, tanto do parênquima quanto da vasculatura, da pleura e do diafragma, pode ocorrer em 50 a 70% dos pacientes com LES. Dor torácica pode estar presente em até 50% dos doentes, relacionada a inflamação da pleura, envolvimento muscular, dos tecidos moles ou das articulações costocondrais (costocondrite). A inflamação da pleura pode causar dor torácica na ausência de atrito ou derrame pleural. Achados de envolvimento pleural por necropsia foram identificados em até 93% de indivíduos com LES. O derrame é, em geral, de volume pequeno a moderado, e bilateral. O derrame volumoso é exceção. É comumente um exsudato com concentração elevada de glicose, reduzida de desidrogenase lática e com presença de autoanticorpos como anti-DNA nativo e anticorpos antinucleares. No caso de dúvida quanto à sua etiologia, deve-se realizar a toracocentese para excluir infecção.[72]

Existem duas formas de acometimento pulmonar: a forma aguda caracterizada por inflamação alveolar e a forma crônica definida como doença pulmonar intersticial. A pneumonite aguda é incomum, ocorre em menos de 10% dos pacientes e assemelha-se a uma pneumonia, com febre, dispneia, tosse, algumas vezes com hemoptise e dor pleurítica. Está associada com a presença dos anticorpos anti-Ro.[1] A radiografia de tórax mostra infiltrado pulmonar alveolar difuso, com predomínio em bases, e cerca de metade dos pacientes apresenta derrame pleural associado. A tomografia computadorizada (TC) do tórax, o lavado broncoalveolar e o teste da difusão do monóxido de carbono podem ser necessários, pois determinam maior sensibilidade para o diagnóstico. É imprescindível descartar infecção associada. A forma crônica intersticial caracteriza-se por quadro insidioso de tosse seca, dispneia progressiva, crepitações pulmonares basais e infiltrado pulmonar intersticial bibasal, mais bem visualizado na TC do tórax de alta resolução. Da mesma maneira, é indispensável descartar infecção. O lavado broncoalveolar pode mostrar celularidade com predomínio de neutrófilos (indicativo de lesão ativa). A espirometria tem padrão restritivo, com prejuízo na difusão de monóxido de carbono.[1]

A hemorragia alveolar é uma manifestação pulmonar rara, porém com mortalidade entre 50 e 90%. O quadro clínico consiste em dispneia, tosse, hemoptise e hipoxia, evoluindo para insuficiência respiratória aguda e franca hemoptise. A rápida queda da hemoglobina e do hematócrito e o aparecimento de infiltrado alveolar bilateral e geralmente difuso caracterizam a hemorragia alveolar na sua fase de maior gravidade. Algumas vezes, a hemoptise pode não ser proeminente, retardando o diagnóstico. Nesse caso, a queda rápida do hematócrito em um paciente com LES, associada a um infiltrado alveolar difuso, deve alertar o clínico sobre a possibilidade de hemorragia alveolar. É necessário excluir outras causas, como infecção, insuficiência cardíaca congestiva, edema agudo de pulmão não cardiogênico e coagulação intravascular disseminada.[73,74]

A hipertensão pulmonar ocorre em até 14% em avaliação inicial e 43% no seguimento clínico dos pacientes lúpicos, tem desenvolvimento insidioso e é uma importante causa de morbidade. Assim como a forma idiopática, pode ocorrer isoladamente sem sinais e sintomas de atividade lúpica e até com provas sorológicas negativas. O quadro clínico consiste em dispneia, dor torácica, síncope, hipoxemia crônica, policitemia e sons cardíacos com desdobramento e hiperfonese de segunda bulha. O diagnóstico, geralmente difícil, é feito pelos métodos de rotina, como ausculta cardíaca, eletrocardiograma e radiografia de tórax, exigindo o Doppler e o cateterismo para sua confirmação. Tem sido associada aos anticorpos anti-RNP, fator reumatoide e anticorpos anticardiolipina. Fenômeno de Raynaud é referido em até 75% dos pacientes com hipertensão pulmonar e LES.[75] É importante afastar causas secundárias de hipertensão pulmonar, como embolia pulmonar – frequente no LES –, valvopatia crônica ou doença intersticial pulmonar.[1]

Na síndrome do "pulmão retraído", uma complicação rara no LES, o paciente costuma apresentar dispneia progressiva, e a radiografia de tórax mostra redução significativa dos campos pleuropulmonares sem acometimento do parênquima, diafragmas elevados e imagens de atelectasia nas bases. O teste funcional revela um importante distúrbio restritivo, com redução do volume pulmonar. A TC de alta resolução é importante para diferenciar a "síndrome do pulmão retraído" da doença pulmonar intersticial. A patogênese é desconhecida e provavelmente resulta de mecanismos respiratórios alterados, seja por comprometimento de função dos músculos respiratórios ou do diafragma. A "síndrome do pulmão retraído" não é comum no LES, responde mal ao tratamento (corticosteroides, imunossupressores) e tem prognóstico reservado.[76]

Manifestações cardiovasculares

O envolvimento cardiovascular em pacientes com LES inclui o pericárdio, o endocárdio, o miocárdio, as artérias coronárias e o sistema de condução, com significante morbidade e mortalidade. Embora raro como manifestação inicial da doença, o comprometimento cardíaco no LES tem sido descrito entre 50 e 89%, em vários estudos, ao longo da evolução da doença.[1]

Pericardite é considerada a manifestação cardíaca mais comum, precocemente observada no curso da doença, e mais frequentemente encontrada em necropsias que em estudos clínicos. Está presente em 37% dos pacientes ao ecocardiograma. Em geral, ocorre associada a outros sintomas e sinais de atividade da doença, apresentando-se como episódio agudo isolado ou recorrente. Clinicamente, apresenta-se com sintomas e sinais clássicos de pericardite – dor precordial e atrito pericárdico – ou evolui de modo indolor e silencioso (mais comum). O líquido pericárdico é um exsudato com células inflamatórias crônicas, pesquisa positiva para anticorpos antinucleares e anti-DNA nativo e complemento diminuído. As complicações da pericardite, como pericardite constritiva, pericardite purulenta e tamponamento cardíaco, são raras.[77] O tamponamento cardíaco é observado em cerca de 1% dos pacientes lúpicos em várias séries. Recomenda-se que não seja realizada a pericardiocentese, exceto em tamponamento cardíaco descompensado ou na necessidade de afastar o diagnóstico de pericardite purulenta, pois a inflamação pericárdica habitualmente regride com o uso de corticosteroide.[78]

A miocardite clinicamente manifesta é descrita em 7 a 10% dos pacientes com lúpus, e alterações secundárias à miocardite (vasculite de pequenos vasos, miocardite focal, fibrose e necrose miocárdica) são encontradas em até 50% das necropsias.[79] É um fator prognóstico ruim, associado à diminuição da sobrevida, apesar de até 80% dos pacientes apresentarem melhora com o tratamento medicamentoso incluindo corticosteroide e imunossupressores. O diagnóstico clínico baseia-se em dispneia, palpitações, febre, presença de sopros cardíacos com ritmo em galope, cardiomegalia e insuficiência cardíaca congestiva. No entanto, deve-se suspeitar de miocardite em pacientes que se apresentem apenas com taquicardia de causa não definida.[1]

Podem ser detectadas alterações eletrocardiográficas não específicas, taquicardia sinusal, arritmias supraventriculares e ventriculares e anormalidades de condução. A ecocardiografia pode identificar disfunção diastólica, hipocinesia ou acinesia global ou segmentar, cardiomegalia e diminuição da fração de ejeção.[77]

É importante lembrar que a disfunção miocárdica em pacientes com lúpus pode ser consequência de outras comorbidades, como isquemia miocárdica, hipertensão arterial sistêmica, doença renal crônica, valvulopatias ou até resultar de toxicidade aos medicamentos, como a ciclofosfamida e os antimaláricos. Outros métodos propedêuticos, como a cintilografia miocárdica e a RM, podem ser úteis na avaliação e no diagnóstico dos pacientes com suspeita de miocardite lúpica.[1]

As alterações valvares podem se manifestar como espessamento dos folhetos, massas ou vegetações, regurgitação e, raramente, estenose. Mais da metade dos pacientes com LES, quando avaliada por meio de ecoDopplercardiograma transesofágico, apresenta alterações valvares de pouca repercussão anatômica e funcional e clinicamente silenciosas. A despeito disso, esses pacientes apresentam uma incidência maior de acidente vascular encefálico (AVE), embolia periférica, insuficiência cardíaca, endocardite infecciosa e morte, quando comparados a indivíduos sem valvopatia. Assim, a profilaxia para endocardite bacteriana tem sido preconizada em pacientes com LES que irão se submeter aos procedimentos invasivos.[1] O diagnóstico de valvopatia deve ser suspeitado na presença de sopros cardíacos significativos, insuficiência cardíaca, tromboembolismo arterial periférico ou doença cerebrovascular. Deve ser feito o diagnóstico diferencial com endocardite bacteriana, especialmente na presença de febre.[80]

A frequência das vegetações conhecidas como endocardite de Libman-Sacks varia de 0 a 31%, contudo, essas taxas podem ser maiores se for usado o ecocardiograma transesofágico, método mais sensível para detectar vegetações do que o transtorácico. São acúmulos estéreis de imunocomplexos, células mononucleares, corpos de hematoxilina e trombos de fibrina e plaquetas. Podem se desenvolver em qualquer lugar da superfície endocárdica, porém são mais comumente encontradas nas valvas do coração esquerdo, particularmente na superfície atrial da valva mitral. Sua cicatrização leva à fibrose e, em alguns casos, à calcificação. Se as vegetações forem extensas, o processo cicatricial pode produzir deformidade valvar, possivelmente levando à regurgitação mitral ou aórtica.[80]

Diversos fatores podem estar envolvidos na doença valvar nos indivíduos com LES, sendo o preditor mais consistente a presença dos anticorpos antifosfolipídios. A ligação do anticorpo antifosfolipídio ao endotélio valvular pode ser causa de lesão endotelial, trombose superficial, inflamação subendocárdica, fibrose e calcificação. Outros fatores seriam duração da doença, história de pericardite e trombocitopenia.[79]

Distúrbios de condução podem ocorrer em pacientes com LES. O mais característico é o quadro de bloqueio congênito do lúpus neonatal. Em adultos, bloqueio atrioventricular e bloqueios de ramo são raros, geralmente assintomáticos ou se associam a sintomas leves como palpitações e fadiga. São secundários à miocardite ou miocardiopatia isquêmica.[77,79]

Manifestações neuropsiquiátricas

O lúpus neuropsiquiátrico (LNP) compreende diversas síndromes neurológicas, envolvendo os sistemas nervosos central, periférico e autonômico, além de síndromes psiquiátricas e psicofuncionais, e o seu diagnóstico e tratamento pode ser um desafio. A grande variação nas frequências encontradas em populações estudadas – de 19 a 91% – deve-se à ausência de métodos diagnósticos padronizados que tenham sensibilidade e especificidade amplamente comprovadas, e evidencia a dificuldade em atribuir, na prática diária, essas manifestações à atividade da doença.[81,82]

De acordo com a proposta do ACR para classificação do lúpus neuropsiquiátrico, são identificadas as síndromes:[83]

- Sistema nervoso central:
  - Estado confusional agudo
  - Distúrbios cognitivos
  - Psicose
  - Distúrbios de humor
  - Distúrbios de ansiedade
  - Cefaleia
  - Doença cerebrovascular
  - Mielopatia
  - Distúrbios do movimento
  - Síndromes desmielinizantes
  - Convulsões
  - Meningite asséptica
- Sistema nervoso periférico
  - Neuropatia craniana
  - Polineuropatia
  - Plexopatia
  - Mononeuropatia simples/múltipla
  - Polirradiculoneuropatia inflamatória aguda (Guillain-Barré)
  - Distúrbios autonômicos.

As manifestações neuropsiquiátricas podem preceder, ocorrer concomitantemente ou algum tempo após o início da doença, durante os períodos de atividade ou quando o LES se encontra inativo. Podem ser primárias, ou seja, decorrentes do dano imunológico ou de tromboembolismo, ou secundárias a diversas situações clínicas, como infecções, distúrbios metabólicos, diabetes, uso de alguns medicamentos e hipertensão arterial.[1] O principal achado histopatológico de LNP é uma microangiopatia discreta e não inflamatória em associação com microinfarto cerebral. Achados microscópicos em quadros fatais também incluem hiperplasia glial e perda neuronal e axonal difusa. A incidência de vasculite confirmada por exame histológico é surpreendentemente baixa.[81,84]

Entre os mecanismos patogênicos estão a formação de anticorpos antineuronais e antifosfolipídios, além da produção de citocinas. O cérebro deveria ser protegido da circulação de autoanticorpos pela barreira hematencefálica; no entanto, os anticorpos podem atingir o parênquima cerebral se a integridade da barreira for interrompida. Dessa maneira, os anticorpos antineuronais produzidos na periferia, em uma situação de ruptura desta barreira que pode ou não estar diretamente relacionada ao LES, levariam aos danos neuronais. Mediadores inflamatórios como fator de necrose tumoral, IL-6, IL-1 e interferon-gama podem ser reponsáveis pela ruptura da barreira hematencefálica. Além desses, já foi demonstrado que sepse, infecções bacterianas, trauma, isquemia cerebral e estresse podem modular e interromper a integridade da barreira hematencefálica, bem como agonistas específicos de receptores endoteliais, como a nicotina, a cafeína e a cocaína. Há ainda evidências de produção intratecal de citocinas, como IL-6, IL-2, IL-10 e inibidor 1 de ativador de plasminogênio em pacientes com LNP quando comparados com indivíduos com LES sem envolvimento NP. A fonte da produção de citoquinas intratecal poderia ser a micróglia ativada em resposta a anticorpos antineuronais.[81] Anticorpos antifosfolipídios têm sido associados principalmente com manifestações focais do LNP, como acidentes vasculares cerebrais, convulsões e mielite transversa. Eles estão associados à trombose, resultando em vasculopatia não inflamatória e microangiopatia, que provocam isquemia e morte celular neuronal. Foram, ainda, associados à disfunção cognitiva.[85]

As manifestações neurológicas mais comuns são cefaleia, distúrbios cognitivos e psiquiátricos. A cefaleia é refratária a analgésicos narcóticos e pode ser do tipo enxaqueca ou tensional. Pode estar associada com um alto escore de atividade da doença, fenômeno de Raynaud e com a presença dos anticorpos antifosfolipídios.[81]

Convulsão pode ocorrer em 10 a 20% dos pacientes, focal ou generalizada. É um dos critérios diagnósticos do LES e não oferece dificuldade diagnóstica. Entretanto, deve-se diferenciá-la entre primária e secundária, visto que várias situações podem causar episódios de convulsão nos indivíduos com lúpus, em especial uremia e infecções do SNC. Outros fatores podem contribuir para seu aparecimento, como acidente cerebrovascular, toxicidade por medicamentos como os antimaláricos (muito raro) e os derivados da mostarda nitrogenada. O risco de convulsão está aumentado nos pacientes com o lúpus muito ativo, doença neuropsiquiátrica prévia, anticorpos anti-Sm e anticardiolipina.[86]

Neuropatia periférica, presente em 10 a 15% dos pacientes, está provavelmente relacionada à vasculopatia dos *vasa nervorum*. É assimétrica, discreta e pode afetar um ou vários nervos (polineuropatia ou mononeurite múltipla). Predomina a neuropatia sensitiva mais do que a motora. As queixas relacionam-se a dormência e parestesias em dedos, bilaterais, piores à noite. Neuropatia autonômica também tem sido descrita em alguns pacientes resultando em múltiplas anormalidades gastrintestinais, vesicais, cardíacas, pupilares e da transpiração.[1]

Os distúrbios do movimento descritos no LES incluem hemibalismo, parkinsonismo e coreia. Esta última assemelha-se à coreia de Sydenham, ocorre em menos de 2% dos pacientes e pode ser a primeira manifestação da doença.[87] Bruyn e Padberg, em 1984, relataram que em 51 casos de coreia em indivíduos com lúpus, o distúrbio do movimento foi a primeira manifestação da doença em 22%.[88] Uma associação com anticorpos antifosfolipídios tem sido sugerida.[1,81,85]

Estima-se que 3 a 15% dos pacientes com LES terão um AVE durante a evolução da doença. O risco é maior do que na população geral. Entre os mecanismos fisiopatológicos estão tromboembolismo, aterosclerose acelerada, inflamação vascular e estados de hipercoagulabilidade. Anticorpos antifosfolipídios, alta atividade do lúpus e doença valvar, como a endocardite de Libman Sacks, são fatores associados com maior risco de AVE.[1,81]

Meningite asséptica é uma condição rara, associada com hipocomplementemia e títulos altos anti-DNA nativo no líquido cefalorraquidiano (LCR). Pode ser a primeira manifestação da doença, fator responsável pelo atraso no diagnóstico do LES em alguns casos. A RM é útil, pois indica acometimento cerebral secundário a vasculite e exclui lesões como o espessamento da meninge, característica da meningite bacteriana. O quadro de meningite viral é comum nesses doentes, principalmente naqueles imunossuprimidos, bem como a causada por agentes oportunistas que devem ser afastados exaustivamente. Outros diagnósticos diferenciais importantes a serem considerados são neoplasia e medicamentos.[1]

Mielite transversa ocorre em 1 a 2% dos indivíduos com LES, prevalência 1.000 vezes maior que na população geral, e caracteriza-se por início súbito de fraqueza e/ou perda da sensibilidade em membros inferiores, além de perda do controle dos esfíncteres urinário e anal. O mecanismo fisiopatológico é incerto e envolve vasculite e trombose arterial que provoca isquemia medular. Associação com anticorpos antifosfolipídios tem sido identificada. O diagnóstico deve ser rápido e preciso, pois, mesmo em situaçoes de diagnóstico precoce, a recuperação completa ocorre em apenas 50% dos pacientes, é parcial em 29% e há piora do quadro ou ausência de melhora em 21%. A análise do LCR identifica pleocitose e aumento das proteínas. A RM é o melhor método de imagem.[1,86]

As disfunções cognitivas estão presentes em 20 a 80% dos pacientes, índice maior do que a relatada em controles saudáveis. Todavia, não são específicas do LES, pois podem ocorrer em indivíduos com depressão e outras doenças crônicas. São definidas como "déficit significativo em qualquer ou todas as seguintes funções: atenção, habilidades executivas (p. ex., organização, sequenciamento, planejamento), memória, processamento visual-espacial, linguagem (p. ex., fluência verbal) e velocidade psicomotora".[81] A disfunção cognitiva tem sido associada com anticorpos anti-DNAn/NMDAr (anticorpo contra o receptor do N-metil-D-aspartate), um subconjunto de anticorpos anti-DNAn que tem reação cruzada com o NMDA, bem como com anticorpos antifosfolipídios.[89,90]

Com frequência, os pacientes obtêm resultados piores do que o esperado em testes de memória, habilidades visuoespaciais, atenção e função executiva. Em estudo realizado no Serviço de Reumatologia do Hospital das Clínicas da Universidade Federal de Minas Gerais (HC-UFMG), disfunção executiva, transtorno de déficit de atenção e hiperatividade (31,5%), transtorno obsessivo-compulsvo (27,8%) e disfunção cognitiva (72,2%) foram comuns em 54 pacientes com LES. A conclusão dos autores é de que essa descoberta sugere que existe uma disfunção frequente dos gânglios da base no LES.[91]

O diagnóstico do comprometimento cognitivo requer profissional especializado, tempo e custo elevado, o que pode dificultar sua identificação. Em geral, não é progressivo, exceto nos casos em que estão presentes anticorpos antifosfolipídios; nesses pacientes, evidenciou-se comprometimento mais acentuado da habilidade verbal.[92] O tratamento de outros fatores que podem afetar a cognição, como depressão, privação de sono e medicamentos, deve ser adequadamente avaliado e abordado.[81]

Manifestações psiquiátricas foram identificadas em 63% de 43 mulheres com lúpus ativo, em estudo realizado em São Paulo. Depressão, *delirium* e demência foram os mais frequentes e estavam associados com disfunção cognitiva (85%) e anormalidades neurológicas (85%).[1] Outros autores também identificaram que os pacientes com LES apresentam mais sintomas depressivos do que os indivíduos sadios, sendo a depressão maior a manifestação psiquiátrica mais frequente nesses indivíduos (8 a 44%).[93]

O estado confusional agudo é uma síndrome caracterizada por capacidade reduzida para se concentrar, manter ou deslocar a atenção, acompanhada de distúrbios cognitivos e/ou alterações de humor, comportamento ou afeto. Esse termo é equivalente ao termo *delirium*, como usado no Diagnostic and Statistical Manual of Mental Disorders (DSM- IV) e deve ser usado em vez de "síndrome cerebral orgânica". Desenvolve-se, geralmente, ao longo de um curto período, tende a flutuar no decorrer do dia e abrange um espectro de distúrbios leves da consciência ao coma.[81,83]

A psicose de origem orgânica, em virtude da doença, é bem mais frequente do que a induzida por corticosteroide. Ocorre em cerca de 2 a 11% dos pacientes, em geral, no primeiro ano da doença, e está associada a outras manifestações clínicas do lúpus. A resolução completa dos sintomas ocorre em 70% dos pacientes, e os episódios podem ser recorrentes.[86] Alguns autores demonstraram associação entre psicose e depressão com os autoanticorpos antiproteína P-ribossômica.[94] Os transtornos de personalidade, como hipocondria e esquizofrenia, parecem ocorrer em pacientes com LES com altos escores de depressão e ansiedade. Essa associação provavelmente está mais relacionada ao processo de adaptação do que à atividade de doença.[1]

Apesar do avanço nas pesquisas sobre a imunopatogenia do LES, persiste a procura por um marcador precoce de atividade da doença, na tentativa de tratar o paciente antes mesmo do aparecimento dos sintomas. Os fatores neurotróficos *brain-derived neurotrophic factor* (BDNF), o *neurotrophic factor-3* (NT-3), o *neurotrophic factor-4* (NT-4), o *nerve growth factor* (NGF) e o *glial cell line-derived neurotrophic factor* (GDNF) são responsáveis pelo crescimento, desenvolvimento e sobrevida de neurônios. Os níveis séricos do BDNF estão reduzidos em várias doenças neuropsiquiátricas, como esquizofrenia e depressão, e é considerado um marcador para a gravidade da depressão. Ikenouchi-Sugita et al. observaram que os níveis séricos do BDNF eram maiores em pacientes com LNP com sintomas psiquiátricos do que naqueles sem, todavia, correlação com atividade do LES avaliada pelo SLEDAI.[95]

Em estudo realizado no Serviço de Reumatologia do HC-UFMG, 34 pacientes com LES foram analisados segundo a presença de depressão, níveis de estresse e presença dos fatores neurotróficos. Os autores concluíram que os níveis séricos dos fatores neurotróficos foram menores nos pacientes com LES em relação aos indivíduos do grupo-controle (sem lúpus). Demonstrou-se que a atividade da doença estava associada com níveis séricos reduzidos do GDNF, NGF e BDNF. Apenas os níveis séricos do GDNF apresentaram associação com sintomas depressivos, e não houve associação dos sintomas depressivos nem dos eventos estressantes com atividade da doença.[96]

Síndrome da encefalopatia reversível posterior

Esta síndrome caracteriza-se por convulsões (75 a 100%), hipertensão acelerada (90 a 95%), insuficiência renal aguda (85 a 90%), cefaleia (70%), estado mental alterado e distúrbios visuais (45 a 50%). Os pacientes com LES estão em maior risco de síndrome da encefalopatia reversível posterior (PRES), entretanto, não é considerada uma manifestação verdadeira do LNP. A fisiopatologia de PRES não é bem compreendida, contudo, um mecanismo seria uma falha da autorregulação cerebral e hiperperfusão na presença de hipertensão, com uma possível contribuição adicional de lesão endotelial causada por outros fatores de risco. Estes incluem hipertensão, uremia, pré-eclâmpsia, eclâmpsia, LES, infecção pelo vírus da imunodeficiência humana, PTT, transplante de órgãos sólidos e uso de certos medicamentos (corticosteroides, tacrolimo, ciclosporina, interferon-alfa, imunoglobulina intravenosa e ciclofosfamida). A RM ajuda a confirmar o diagnóstico de PRES com achados característicos de sinais hiperintensos difusos sobretudo nos lobos parietais posteriores e occipitais em T2 – e recuperação de inversão atenuada por fluido em imagens ponderadas. O diagnóstico precoce de PRES é crucial, porque a maioria dos pacientes experimenta a resolução clínica e radiológica completas com o uso de anti-hipertensivo imediato e a retirada da medicação imunossupressora suspeita.[81,86]

Para o diagnóstico do LNP, além do exame físico, análise do LCR, eletroencefalograma e análise do potencial evocado podem ser úteis, mas não são específicos. É muito importante buscar por anormalidades metabólicas, infecção e uso de substâncias psicoativas em pacientes com confusão aguda, e por diabetes melito e deficiência de vitamina B12 naqueles com neuropatia periférica sensitiva.[85]

A avaliação da função e da estrutura cerebral por neuroimagem convencional e avançada ajuda a localizar anormalidades intracranianas, distinguir doença da substância branca ou cinzenta, avalia a atrofia cerebral e mudanças ao longo do tempo. A TC foi amplamente substituída por RM, exame mais sensível e que se mostra alterado na maioria dos indivíduos com LNP.[85] As lesões são mais comuns no córtex cerebral, gânglios basais, tálamo e cápsula interna.[97]

A tomografia por emissão de pósitrons (PET) é o estudo de neuroimagem mais objetivo da função cerebral, mas o acesso e o custo limitam sua aplicabilidade. A TC por emissão de fóton único (SPECT – do inglês *single photon emission computed tomography*) fornece análise semiquantitativa do fluxo de sangue e do metabolismo cerebral regional. É muito sensível e, em pacientes com LES, o SPECT identificou tanto déficits difusos quanto focais que podem ser fixos ou reversíveis. No entanto, as descobertas não são específicas para LES, nem sempre se correlacionam com manifestações clínicas de LNP e seu significado clínico não está claro.[85]

Manifestações gastrintestinais

Em contraste com outras doenças autoimunes, como esclerose sistêmica, a atividade da doença no sistema gastrintestinal

(GI) é rara entre os pacientes com LES. No entanto, para essa minoria de pacientes, as manifestações podem ser graves e até mesmo ameaçadoras da vida. O LES pode envolver todo o trato GI e o fígado. O tratamento com corticosteroides, agentes citotóxicos e/ou imunossupressores é frequentemente bem-sucedido.[98]

As manifestações ocorrem em 25 a 40% dos pacientes, sendo grande parte de queixas inespecíficas, como dor abdominal, náuseas e vômitos. Dor abdominal, presente em até 30% dos pacientes, indica um diagnóstico diferencial amplo: peritonite, vasculite mesentérica, infarto intestinal, pancreatite e enterite. Esta última ocorre em 0,2 a 5,8% dos indivíduos com LES, afeta principalmente jejuno e íleo e caracteriza-se por espessamento da parede intestinal e dilatação das alças. O mecanismo parece ser por vasculite. Anticorpos anticélulas endoteliais estão elevados nesses pacientes.[1,98]

A queixa de boca seca pode ser manifestação da síndrome de Sjögren secundária. As úlceras orais características do LES estão presentes em 25 a 50% dos pacientes, são indolores, localizadas no palato duro e não se relacionam com níveis séricos do complemento ou dos autoanticorpos. Disfagia relaciona-se com hipomotilidade esofágica, doença do refluxo e, raramente, com ulcerações por vasculite. Além disso, a colonização do esôfago por fungos (moniliáse) é comum, pelo uso de altas doses de corticosteroide e imunossupressores. Foram encontrados níveis elevados de transaminases em indivíduos com LES com uma frequência entre 15 e 55%, relacionados com atividade de doença e com vários medicamentos usados para a terapia do LES, como AINH, metotrexato, azatioprina, micofenolato e corticosteroide. Manifestações trombóticas das artérias ou veias hepáticas, geralmente associadas aos anticorpos antifosfolipídios, resultam em infarto hepático, síndrome de Budd-Chiari, hiperplasia nodular ou apenas elevação das transaminases. Raramente ocorre colecistite aguda como manifestação de vasculite.[98]

Ascite aguda e crônica pode ser resultante de peritonite lúpica ou de doenças associadas, como pancreatite, síndrome nefrótica, insuficiência cardíaca ou infecções. Peritonite, com ou sem ascite, identificada clinicamente em 11% dos pacientes, é subdiagnosticada.[1] Estudos de necropsia sugerem que 60 a 70% dos indivíduos com LES tiveram um episódio de peritonite em algum momento da evolução da doença.[99] Paracentese pode ser indicada para excluir infecção.

A enteropatia perdedora de proteínas, caracterizada por diarreia (em 50% dos casos), edema e hipoalbuminemia, e má absorção (10%) pode ser a apresentação inicial do LES. É mais comum em mulheres jovens, e a biopsia da parede do intestino delgado demonstra depósitos de C3 na parede dos capilares, o que provoca aumento da permeabilidade capilar.[98] O envolvimento do pâncreas ocorre em 5 a 10% dos pacientes, geralmente com aumento da amilase e quadro clínico semelhante ao observado nos indivíduos que não tem LES, apesar da mortalidade ser 27% mais elevada. A maioria (84%) tem a doença ativa no momento da pancreatite. Entretanto, o aumento da amilase pode ocorrer na ausência de pancreatite nos indivíduos com LES, exigindo atenção na correlação com o quadro clínico. Os mecanismos da pancreatite no LES são vasculite ou trombose. Outras causas são: doença hepatobiliar, alcoolismo, infecção, doenças metabólicas (dislipidemia) e medicamentos (anti-inflamatórios, corticosteroide, azatioprina).[100]

A hepatite autoimune tem semelhanças clínicas e sorológicas com o LES. Biopsia hepática e análise do quadro clínico-sorológico devem ser usadas para o diagnóstico diferencial. A presença dos autoanticorpos antimúsculo liso e antimitocôndria, raros no LES, sugere o diagnóstico de hepatite autoimune.[100] Ohira et al. identificaram alta prevalência de anticorpos antiproteína P-ribossômica em indivíduos com hepatite associada ao LES (68,8%), quando comparados com indivíduos com hepatite autoimune (0%).[101]

Manifestações oculares e auditivas

O paciente com lúpus pode ter comprometimento de qualquer região do olho, e as manifestações variam desde olho seco, ceratite, esclerite, episclerite, uveíte, vasculite da retina, neurite óptica e inflamação da órbita até redução da mobilidade ocular por comprometimento de par craniano ou miosite orbitária. Ceratoconjuntivite seca (60%) pela síndrome de Sjögren e vasculite retiniana resultando em infartos que se expressam como exsudatos algodonosos (7%) são as manifestações mais comuns. A vasculopatia oclusiva da retina, por sua vez, é bem mais rara (1%) e muito grave, levando a cegueira em 55% dos casos. A queixa é de perda súbita da visão, indolor. A maioria dos pacientes com envolvimento da retina tem lúpus ativo (88%) e há forte associação com anticorpos antifosfolipídios.[102]

A neurite óptica é rara (1%) e pode se apresentar como um quadro agudo, com dor retrobulbar de início agudo, que piora com os movimentos oculares, além de perda visual ou escotomas, e papila de nervo óptico normal ou edemaciada. Em outros casos, o quadro pode ser mais insidioso, com perda de visão gradual e indolor, e alteração do campo visual. A patogênese em ambos os casos é oclusão microvascular, que promove a desmielinização do nervo óptico ou infarto do nervo óptico nos casos graves. O prognóstico é ruim, pois a resposta ao tratamento não é boa (corticosteroide oral ou em pulsoterapia venosa). Há relatos isolados de melhor resposta com ciclofosfamida em pulsoterapia.[102]

Estudos histológicos revelam que a coroide pode apresentar-se infiltrada por leucócitos, e que tal infiltração pode ser muito grave e causar destruição das camadas retinianas profundas. Oclusão das grandes arteríolas por espasmo e trombose também é descrita e ocorre associada à vasculite, mas é mais difícil de ser reconhecida do que a doença vascular da retina. Resultam em múltiplos focos de descolamento seroso da retina que se resolvem com cicatrizes no epitélio pigmenter da retina e algum grau de comprometimento definitivo da acuidade visual.[102,103]

Episclerite e esclerite são manifestações raras, resultado de vasculite de pequenos vasos dessas estruturas. A episclerite é uma condição benigna que não ameaça a acuidade visual e é um processo autolimitado, após poucas semanas de desconforto e hiperemia ocular. Responde a corticosteroide tópico ou AINH orais. Já a esclerite é uma inflamação mais profunda e grave, de curso crônico, que pode resultar em afinamento da esclera (escleromalácia) com prolapso das estruturas intraoculares, glaucoma e descolamento seroso da retina. O paciente refere dor periocular, olho vermelho e dor à palpação do olho. Entre as doenças reumáticas, a esclerite é mais comum em indivíduos com artrite reumatoide ou policondrite recidivante.[102,103]

Uso de corticosteroide tópico ou sistêmico pode acelerar a formação de catarata e induzir glaucoma.

Uma retinopatia central serosa também pode estar associada a essa medicação. A maculopatia pela cloroquina é bem conhecida, e o sinal clássico é o chamado *bull's eye*, visível à fundoscopia. Nessa fase da maculopatia, alguns pacientes podem se queixar de escotomas paracentrais, outros são assintomáticos. A manutenção do medicamento provoca dano irreversível da retina, identificado por alterações pigmentares difusas e atenuação vascular. A toxicidade se relaciona ao tempo de uso e à dose diária. Recomendações da American Academy of Ophthalmology indicam dose diária máxima de 3 mg/kg de cloroquina e 6 a 6,5 mg/kg de hidroxicloroquina. O risco seria menor com doses de até 2,3 mg/kg/dia para cloroquina até 5 mg/kg/dia para hidroxicloroquina. Vale ressaltar que a presença de fatores como insuficiência renal, obesidade, idade acima de 60 anos e outras doenças da retina aumentam o risco de toxicidade. Ao final de 5 anos de uso, cerca de 1% dos indivíduos terão toxicidade retiniana. A recomendação é um exame de fundo de olho e campo visual na primeira avaliação, e se forem normais e não houver outros fatores de risco, repetir após 5 anos. A partir dessa segunda avaliação, indicam-se exames anuais de campo visual e tomografia de coerência óptica – OCT, do inglês *optical coherence tomography*). Córnea *verticillata* é uma alteração comum em indivíduos que usam cloroquina, mas raramente afeta a visão.[104]

Comprometimento da orelha interna pode acontecer em 15 a 67% dos pacientes lúpicos, uni ou bilateral, manifestando-se com hipoacusia, zumbido ou vertigem. Pode se instalar de maneira abrupta (horas ou dias), com progressão rápida (dias ou semanas) ou lenta (semanas a meses). A doença pode estar inativa, o que pode retardar a correlação do quadro auditivo com o LES. Essa pode ser a primeira manifestação do lúpus.[102]

Diagnóstico laboratorial

Não há um teste único que determina se uma pessoa tem lúpus, mas vários exames laboratoriais podem ajudar o médico a fazer o diagnóstico. Alguns testes são usados para monitorar a atividade inflamatória da doença uma vez diagnosticada.

Entre os achados laboratoriais gerais, é possível observar anemia normocrômica normocítica relacionada à doença crônica, anemia hemolítica com teste de Coombs positivo e reticulocitose, leucopenia, plaquetopenia, alterações do sedimento urinário, como proteinúria, hematúria e cilindrúria, bem como aumento das escórias renais. A velocidade de hemossedimentação (VHS) está frequentemente elevada, sobretudo nas fases agudas e, apesar de inespecífica, é muito útil para acompanhar a atividade da doença. O mesmo acontece com a proteína C reativa, cujo aumento pode ocorrer também com infecção. As análises da urina são muito importantes para determinar o envolvimento renal, tanto para o diagnóstico de LES quanto durante o acompanhamento. Devem ser efetuadas com intervalos regulares, mesmo quando a doença parece em remissão.[105,106]

Autoanticorpos contra antígenos nucleares e citoplasmáticos ocorrem com grande variedade no LES, e sua detecção tem significado não só para o diagnóstico, mas para definir subgrupos de pacientes. Durante algum tempo, utilizou-se a técnica de imunofluorescência indireta, com fígado de camundongo como substrato para antígenos nucleares, com a finalidade de determinar o anticorpo antinuclear, também chamado de fator antinuclear (FAN), com positividade de 90% para pacientes com LES. Atualmente, adota-se uma padronização mundial e utilizam-se células de linhagem humana provenientes da cultura celular de carcinoma de laringe (Hep-2), que se tornou o substrato mais empregado para detectar anticorpos antinucleares e citoplasmáticos, com positividade de 99%.

Nos raros casos da doença em que a pesquisa de FAN resulta negativa, principalmente com lesões cutâneas fotossensíveis,

recomenda-se a pesquisa de anticorpos anti-Ro/SSa.[107] Hoje, o teste FAN é conhecido como pesquisa de anticorpos contra antígenos celulares (PAAC) e é um excelente exame para rastrear autoanticorpos. Como, ao longo das últimas décadas, ele foi tecnicamente modificado para conferir sensibilidade progressivamente maior, passou a apresentar menor especificidade. Costuma ser solicitado com menos critério por grande variedade de especialistas que, obviamente, atendem uma clientela distinta, na qual o diagnóstico de doença reumática autoimune é menos prevalente. Portanto, a chance de resultados positivos em indivíduos saudáveis ou com apresentações clínicas pouco expressivas tornou-se maior. Por isso, alguns elementos são importantes para a valorização adequada do teste de PAAC-IFI em Hep-2. Primeiro, o exame deve ser solicitado apenas quando houver suspeita convincente de doença autoimune. Sua solicitação para um indivíduo com queixas vagas traz mais confusão ao raciocínio clínico, visto que um resultado positivo não implica necessariamente autoimunidade.[108,109]

Os cinco padrões básicos do FAN detectados em cortes de fígado de roedores (homogêneo, pontilhado, periférico, nucleolar e centromérico) deram lugar a mais de 20 padrões que podem ser identificados com o emprego das células Hep-2. Esse teste fornece três tipos básicos de informação:

1. Presença ou ausência de autoanticorpos
2. Concentração do autoanticorpo no soro, indicada pelo título, que representa a mais alta diluição do soro ainda com reação positiva
3. Padrão da imunofluorescência, que sugere algumas especificidades de autoanticorpos.

A alta positividade dessa técnica faz desse teste o mais sensível para o lúpus, porém não o mais específico, pois esses anticorpos podem ser detectados em outras doenças autoimunes, infecciosas ou mesmo em pessoas saudáveis, principalmente idosas. Um teste negativo para pesquisa de anticorpos antinucleares é forte evidência contra o diagnóstico de LES.[108]

Entretanto, no dia a dia do laboratório, o problema mais expressivo é a positividade do teste sem correlação clínica. Isso se deve, em grande parte, à utilização indiscriminada do exame como teste de triagem na população em geral e não em grupos selecionados de pacientes com clínica sugestiva de doença. Antes de interpretar um resultado, deve-se considerar que 5% da população normal e até 13% da população acima de 50 anos pode apresentar um teste positivo em título baixo.[110]

Esses autoanticorpos têm sido descritos em indivíduos em tratamento com infliximabe[111], etanercepte, minociclina e penicilamina. Além dos anticorpos, eles podem apresentar uma síndrome caracterizada por artrite/artalgias, vasculite cutânea e serosite, conhecida como lúpus induzido por medicamentos (medicamentos).[112]

O teste do FAN pode ser complementado pela pesquisa de autoanticorpos específicos, muitos dos quais apresentam grande utilidade clínica (Tabela 24.2). Assim, o anti-DNA nativo, presente em 70 a 80% dos indivíduos com LES, tem importância pela sua especificidade e pelo fato de altos títulos representarem atividade de doença, principalmente renal. A presença do anticorpo anti-Sm indica especificidade para o LES, apesar de ser positivo em cerca de 30% dos casos. O anti-Ro/SS-A pode estar presente no lúpus e na síndrome de Sjögren, geralmente associado ao anti-La/SS-B. É detectado em cerca de 80% dos pacientes com LE cutâneo subagudo e está relacionado com lúpus neonatal e bloqueio congênito em crianças nascidas de mães com esse autoanticorpo, mesmo

Tabela 24.2 Correlação entre autoanticorpos e achados clínicos no lúpus eritematoso sistêmico.

Anticorpo	Frequência (%)	Padrão de imunofluorescência	Subgrupo
dsDNA	60 a 90	Nuclear homogêneo	Nefrite, anemia hemolítica, febre, atividade da doença
ssDNA	90	Nuclear homogêneo	Lúpus idiopático
Histonas	50 a 70	Nuclear homogêneo	Lúpus idiopático e lúpus induzido por fármacos
Nucleossomo	70	Nuclear homogêneo	Diagnóstico do LES
Ro/SSA La/SSB	20 a 60 15 a 40	Nuclear pontilhado fino	Lúpus cutâneo subagudo, lúpus neonatal, síndrome seca, fotossensibilidade
Sm	10 a 30	Nuclear pontilhado grosso	Diagnóstico de LES
RNP	10 a 30	Nuclear pontilhado grosso	Doença mista do tecido conjuntivo, LES benigno
U1RNP	10	Nuclear pontilhado grosso	Lúpus neonatal com bloqueio cardíaco congênito, fenômeno de Raynaud, miosite, linfadenomegalia
P ribossômico	10 a 15	Citoplasmático pontilhado fino denso	Alterações neuropsiquiátricas
Anti-PCNA	1 a 5	Nuclear homogêneo	Diagnóstico de LES
Anti-Ku	10	–	LES, dermatopolimiosite, esclerose sistêmica

Adaptada de Reeves et al., 2015.[107]

que estas não tenham nenhuma doença evidente. Os anticorpos antiproteína P-ribossômica são marcadores específicos de LES, ocorrendo em 10 a 20% dos casos e, possivelmente, apresentando associação com manifestações neuropsiquiátricas da doença.[107,113]

Outros autoanticorpos também contribuíram para o diagnóstico e melhor compreensão da doença, como o anti-histona (lúpus induzido por medicamentos), o antinúcleo de célula em proliferação (PCNA), um raro marcador de LES (1 a 5%) e o anti-Ku, encontrado em 10% de indivíduos afro-americanos com LES e em casos de esclerose sistêmica, dermatopolimiosite e síndromes de superposição.[107]

Os anticorpos antinucleossomo são marcadores específicos do LES, têm maior sensibilidade e aparecem mais precocemente que os anticorpos anti-DNA nativo. Ademais, guardam correlação com a atividade de doença, especialmente com a nefrite. O nucleossomo representa a menor unidade da cromatina, sendo constituído por um trecho de DNA nativo envolvendo um octâmero de moléculas de histonas. Aparentemente, correspondem aos anticorpos anteriormente detectáveis pelo teste das células LE, com vantagens de maior sensibilidade e melhor padronização técnica. Diversos estudos da literatura evidenciam que a detecção de anticorpos antinucleossomo por ELISA confere uma sensibilidade de 60 a 70% e uma especificidade de 86 a 100% para o diagnóstico de LES. Ainda, são marcadores mais específicos para o diagnóstico do lúpus induzido por medicamentos que os anticorpos contra histonas desnaturadas isoladas.[107,114]

Outros anticorpos, os antifosfolípídios, são uma família de autoanticorpos – lúpus anticoagulante, anticorpos anticardiolipina e anticorpos anti-beta-2-glicoproteína-1 – dirigidos contra complexos de fosfolipídios combinados com proteínas plasmáticas (principalmente a B2 glicoproteína I), mas seu alvo principal são proteínas catiônicas intravasculares, provocando tromboses arteriais e venosas, plaquetopenia e abortos de repetição, além de insuficiência suprarrenal, pré-eclâmpsia, *livedo reticularis*, valvopatia, entre outras.

O termo *anticoagulante lúpico* é uma designação duplamente incorreta, pois muitos indivíduos com anticoagulante lúpico não apresentam LES e sua atividade anticoagulante somente é observada *in vitro*. A sua atividade *in vivo* é pró-coagulante. Anticorpos anticardiolipina reagem com fosfolipídios carregados negativamente, entre eles a cardiolipina. O diagnóstico laboratorial desses anticorpos é baseado na detecção realizada em imunoensaios e em testes funcionais de coagulação. Embora exista frequente concordância entre anticorpos anticoagulante lúpico e anticorpos anticardiolipina, ambos devem ser sempre realizados. Os anticorpos antifosfolípídios podem ser encontrados em 1 a 5% dos indivíduos aparentemente normais. Em indivíduos com LES, a prevalência desses anticorpos é muito mais alta – 20 a 40% –; no entanto, menos da metade dos pacientes tem as manifestações clínicas da SAF (ver Capítulo 32).[107]

Os níveis de complemento sérico (total, C3 e C4) estão geralmente reduzidos nas fases de atividade do LES, refletindo seu consumo na formação dos imunocomplexos, fenômeno que não é específico do LES. As flutuações nos níveis de C3 e C4 são um bom teste tanto para o diagnóstico quanto para o acompanhamento da atividade de doença. Entretanto, outras situações estão relacionadas à diminuição do complemento, como deficiências congênitas de seus componentes e estados que provocam perda de proteína sérica, como a síndrome nefrótica. Indivíduos com herança homozigótica para deficiência de componentes da via clássica – C1, C4 e C2 – têm maior risco de desenvolver LES.[115,116]

O diagnóstico das manifestações neuropsiquiátricas em pacientes com LES é clínico, excluindo-se sempre causas como sepse, uremia e hipertensão grave. Anormalidades inespecíficas no LCR, como o aumento do número de células e da concentração de proteínas e a redução da glicose, podem estar presentes em 33% dos pacientes. Alterações ao eletroencefalograma são comuns, mas inespecíficas. A TC cerebral e, principalmente, a RM com gadolínio auxiliam na detecção do envolvimento do sistema nervoso central e da medula espinal. Estudos comparando os dois métodos em pacientes com manifestações neuropsiquiátricas têm comprovado a superioridade da RM.[86]

A presença de depósitos de imunoglobulinas (IgG, IgM, IgA) e/ou complemento (especialmente C3) na junção dermoepidérmica, dispostos linearmente na membrana basal, é uma alteração histológica em indivíduos com LES e recebe o nome de *lupus band test*. O exame pode ser feito em pele coletada de local com ou sem lesão, e em pele exposta ou não a luz solar. Cerca de 70% dos pacientes com variados tipos de lesão cutânea apresentam esse teste positivo. Nos indivíduos com lúpus cutâneo crônico, esse teste é negativo na pele sem lesão, entretanto, é positivo em 80% deles, quando realizado em pele com lesão. Até o presente momento, existe ampla controvérsia sobre os valores diagnóstico e prognóstico do lupus band test; porém, se realizado em pele coletada de área sem lesão e totalmente protegida do sol, como regiões glúteas ou face interna da porção superior do braço, sua positividade com a presença de três ou mais classes de imunoglobulinas ou complemento teria alta especificidade para LES. O teste pode ser positivo em outras doenças: síndrome de Sjögren, artrite reumatoide, dermatomiosite, esclerose sistêmica.[35,117]

AVALIAÇÃO DA ATIVIDADE DE DOENÇA, RECAÍDA E REMISSÃO

A doença apresenta curso heterogêneo entre os pacientes e também no mesmo indivíduo, com diferentes padrões de atividade, descrito como curso monofásico, atividade crônica permanente e atividade cíclica de recaída e remissão.[118] Na prática clínica, a presença ou ausência de sintomas, o exame físico completo incluindo cuidadosa medida da pressão arterial e os achados laboratoriais rotineiros guiam a investigação da atividade da doença e a eficácia do tratamento instituído de morbidades importantes, como infecções, malignidade e aterosclerose, além das sequelas.[105]

Algumas alterações laboratoriais podem estar correlacionadas com atividade inflamatória da doença, entre elas: anemia, leucopenia, trombocitopenia, hipocomplementemia, aumento da VHS e aumento dos títulos de anticorpos anti-dsDNA, além da presença de hematúria, proteinúria, cilindrúria e queda do ritmo de filtração glomerular, que podem indicar atividade renal.[105] Pacientes com atividade importante, incluindo atividade renal, devem ser vistos a cada 2 a 4 semanas, podendo ser necessária avaliação laboratorial até a cada 1 a 2 semanas para monitoramento da doença e de efeitos colaterais das medicações utilizadas no tratamento. Para pacientes com nefrite lúpica, a consulta para o acompanhamento deve ocorrer a cada 3 meses mesmo quando aparentemente em remissão, sobretudo se a terapia imunossupressora estiver em redução, considerando que recaídas podem ser inicialmente assintomáticas. Aumento dos títulos de anti-DNA nativo e queda dos níveis séricos de complemento sugerem possibilidade de recaída, mesmo sendo difícil predizer quando isso irá ocorrer. Os pacientes com essas alterações devem ser monitorados mais frequentemente. Para aqueles com baixa atividade de doença ou em remissão, sem manifestação renal e sem alterações sorológicas, o monitoramento pode ser realizado a cada 3 a 6 meses.[119]

Além da avaliação clínica rotineira, índices têm sido desenvolvidos especialmente para utilização em estudos longitudinais observacionais e estudos experimentais de medicamentos. Tais índices têm sido incorporados à prática clínica para avaliação objetiva e sistemática da atividade da doença, dano permanente e qualidade de vida. Destacam-se as recomendações da European League Against Rheumatism (EULAR) de avaliação da atividade da doença em toda consulta, utilizando-se índices validados, além da avaliação do dano permanente secundário à atividade inflamatória ou o tratamento do LES anualmente. Ainda, a qualidade de vida deve ser avaliada pela história clínica, por escala visual analógica (avaliação global do paciente de 0 a 10) ou por questionários específicos também em todas as consultas.[120]

Dentre os índices para avaliação da atividade da doença, encontram-se o *British Isles Lupus Activity Gauge* (BILAG), o *Systemic Lupus Disease Activity Index* (SLEDAI), o *Systemic Lupus Activity Measure* (SLAM), o *European Consensus Lupus Activity Measure* (ECLAM) e suas revisões.[121] O SLEDAI-2 k, revisão do SLEDAI realizada no ano 2000, tem sido mais frequentemente utilizado, por suas facilidade e reprodutibilidade demonstradas na prática clínica (Tabela 24.3).[122] É um índice global que mede a atividade da doença nos últimos 10, 28 ou 30 dias. Inclui 24 medidas objetivas de manifestações clínicas e laboratoriais, com pesos diferentes a depender da gravidade da manifestação clínica. Apesar da pontuação máxima de 105 pontos, pacientes raramente ultrapassam os 20 pontos. Na prática, valores acima de 3 ou 4 tem sido utilizados como indicadores de atividade da doença em estudos transversais.[105] A versão modificada (SLEDAI-2 k*m*), excluindo as variáveis sorológicas (títulos altos de anti-DNA nativo e hipocomplementemia), além de igualmente reprodutível, apresenta a vantagem do custo mais baixo para sua realização.[123]

Além da avaliação pontual da atividade da doença, esses índices podem ser utilizados para identificar recaídas e avaliar remissão da doença. Recaída significa aumento mensurável da atividade da doença em um ou mais órgãos ou sistemas envolvendo aparecimento de manifestação clínica nova ou piora da manifestação já existente, seja ela clínica e/ou laboratorial. Essa manifestação deve ser considerada clinicamente significativa pelo médico assistente e, em geral, é acompanhada de, pelo menos, consideração a respeito de mudança ou aumento do tratamento instituído. Exemplos de definições de recaída incluem o *SELENA-SLEDAI Flare Index* (SFI; Tabela 24.4)[23], que incorpora o SELENA-SLEDAI, a avaliação global do médico utilizando a escala visual analógica (0 a 3), conhecido como *Physician's Global Assessment* (PGA), o uso de corticosteroide para definir a gravidade da recaída e uma definição mais pragmática que inclui o início ou o aumento da dose de imunossupressores ou de corticosteroide em dose ≥ 0,5 mg/kg/dia e a hospitalização ou morte decorrente da atividade da doença.[105]

Por outro lado, a definição de remissão e de baixa atividade de doença não é consensual. Segundo força-tarefa internacional, remissão é um estado duradouro de ausência de sinais e sintomas ou alterações em exames laboratoriais de rotina, excluindo anti-dsDNA e complemento (atividade sorológica isolada deve ser mencionada separadamente). No entanto, não se sabe qual seria o tempo necessário para se caracterizar o "estado duradouro". A remissão pode ser sem tratamento, sendo permitido uso apenas de antimaláricos, ou com tratamento, sendo permitida a utilização de doses estáveis de antimaláricos, dose baixa de prednisona ou equivalente (≤ 5 mg/dia) e doses de manutenção de imunossupressores e/ou biológicos.[124] No entanto, a remissão no LES, apesar de desejável, é raramente atingida. Estudo publicado pelo grupo da Universidade de Toronto identificou remissão prolongada (> 5 anos) sem uso de medicamentos em apenas 2,4% de 1.613 pacientes e remissão em uso de medicamento em outros 2,1% desses pacientes. Nenhuma característica clínica ou demográfica analisada, incluindo raça, sexo, idade ao diagnóstico do LES, SLEDAI inicial, manifestação renal, pulmonar ou cutânea foi capaz de identificar de forma inequívoca quais pacientes entrariam em remissão ao longo do acompanhamento.[118]

Além da frequência pequena da remissão no LES, tanto a remissão quanto a baixa atividade de doença estão associadas ao menor acúmulo de dano permanente e mortalidade.[125-127] A baixa atividade de doença parece ser a meta

Tabela 24.3 Medida de atividade do lúpus eritematoso sistêmico (SLEDAI-2 k).

Descrição	Definição	Pontos
Convulsão	Início recente (últimos 10 dias). Excluir causas metabólicas, infecciosas, drogas ou convulsão por causa de dano irreversível prévio do sistema nervoso central	8
Psicose	Alteração da capacidade para função em atividade normal decorrente de distúrbio grave na percepção da realidade. Inclui alucinação, incoerência, perda marcante de associações, empobrecimento do conteúdo do pensamento, pensamento ilógico marcante, comportamento bizarro, desorganizado ou catatônico. Excluir uremia e convulsão decorrente de medicamentos ou drogas	8
Síndrome cerebral orgânica	Função mental alterada, com prejuízo da orientação, memória ou outra função intelectual, com início rápido e características clínicas flutuantes. Inclui estado alterado da consciência com redução da capacidade de foco e incapacidade de manter a atenção no ambiente e, pelo menos, dois dos seguintes sintomas: distúrbio de percepção, fala incoerente, insônia ou sonolência durante o dia, aumento ou diminuição da atividade psicomotora. Excluir causas infecciosas, metabólicas ou por drogas/medicamentos	8
Distúrbio visual	Alterações retinianas ou dos olhos decorrentes de LES. Incluir corpos citoides, hemorragia retiniana, exsudato seroso ou hemorragia na coroide, neurite óptica, esclerite ou episclerite. Excluir hipertensão ou causas infecciosas ou por drogas/medicamentos	8
Distúrbio dos nervos cranianos	Novo episódio de neuropatia motora ou sensorial comprometendo nervos cranianos. Inclui vertigem decorrente de lúpus	8
Cefaleia lúpica	Dor de cabeça grave persistente: pode ser migrânea, mas não deve ser responsiva à analgesia narcótica	8
Acidente vascular encefálico	Novo(s) episódio(s) de acidente(s) vascular(es) encefálico(s). Excluir aterosclerose ou causas hipertensivas	8
Vasculite	Ulceração, gangrena, nódulos moles (tenros) nos dedos, infarto periungueal, hemorragia *splinter*, biopsia ou arteriografia de vasculite	8
Artrite*	≥ *2 articulações* com dor e sinais de inflamação (i. e., sensibilidade, inchaço e efusão)	4
Miosite	Dor ou fraqueza em músculo proximal associado a aldolase ou creatinofosfoquinase elevada, alterações de eletromiografia ou biopsia compatível com miosite	4
Cilindros urinários	Cilindros de hemácias ou heme granulares	4
Hematúria	> 5 hemácias por campo. Excluir cálculo, infecção ou outras causas	4
Proteinúria*	*Proteinúria* > 0,5 g/24 h ou aumento recente > 0,5 g/24 h	4
Piúria	> 5 leucócitos por campo. Excluir infecção	4
Rash (eritema)	Erupção cutânea lúpica inflamatória em curso	2
Alopecia	Perda anormal de cabelo, difusa ou em placa, decorrente de atividade lúpica em curso	2
Úlceras na mucosa	Ulcerações nasais ou orais decorrentes de atividade lúpica em curso	2
Pleurisia	Dor torácica pleurítica clássica intensa ou atrito pleural ou derrame pleural ou novo espessamento pleural decorrente de lúpus	2
Pericardite	Dor pericárdica clássica intensa ou atrito ou derrame pericárdico ou confirmação por eletrocardiograma	2
Baixo complemento	Diminuição no CH50, C3 ou C4 abaixo do limite mínimo do normal para o laboratório	2
Ligação ao DNA aumentada	Ligação > 25% pelo ensaio de Farr ou acima da faixa normal para o laboratório	2
Febre	> 38°C. Excluir causas infecciosas	1
Trombocitopenia	< 100.000 plaquetas/mm³	1
Leucopenia	< 3.000 leucócitos/mm³. Excluir causada por medicamento/drogas	1

*SELENA-SLEDAI: mais de duas articulações inflamadas. Proteinúria nova ou aumento recente > 0,5 g/24 h. Adaptada de Uribe et al., 2004.[123]

alcançada com mais frequência. Estudo recente demonstrou que aproximadamente 38,2% dos pacientes acompanhados por 3,9 anos permaneceram em baixa atividade da doença por mais de 50% do tempo de observação, segundo critério proposto pelo grupo *Asia-Pacific Lupus Collaboration* (Quadro 24.5).[128]

TRATAMENTO

Considerando os diversos desfechos no LES, o médico tem vários objetivos quando desenvolve um plano de tratamento para o paciente com LES: reduzir atividade da doença e tratá-la quando ocorre (indução da remissão), prevenir as recaídas e diminuir os danos aos órgãos e sistemas, bem como as complicações da doença e do tratamento, além de manter a qualidade de vida e a capacidade funcional dos indivíduos acometidos.

Nas últimas décadas, estratégias de tratamento de diferentes doenças crônicas inicialmente baseadas em controle de sintomas modificaram-se para estratégias em que se procura atingir alvos terapêuticos bem definidos e que estão associados a melhores desfechos (*treat-to-target*). Recentemente, o *treat-to-target* para o LES foi publicado e, além da definição de uma agenda para novas pesquisas no LES, inclui quatro recomendações gerais e 11 específicas:[129]

- Recomendações gerais:
  - O tratamento do LES deve basear-se em decisão compartilhada do paciente informado e do seu médico
  - O tratamento LES deve ter como objetivo sobrevida a longo prazo, prevenção de dano permanente de órgão-alvo e melhora da qualidade de vida, controlando a atividade da doença, minimizando morbidade e toxicidade de medicamentos

Tabela 24.4 Índice de recaída segundo o *SELENA-SLEDAI Flare Index*.

Recaída leve ou moderada	Recaída grave
SELENA-SLEDAI	
• Alteração no SELENA-SLEDAI > 3 pontos	• Alteração no SELENA-SLEDAI > 12
Início recente ou piora das manifestações	
• Lúpus discoide, fotossensibilidade, lúpus profundo, vasculite cutânea, lúpus bolhoso • Úlceras nasofaríngeas, pleurite, pericardite • Artrite, febre (LES)	• Manifestações no sistema nervoso central • Vasculite, nefrite, miosite, plaquetas < 60.000/mm³, anemia heme: Hb < 7% ou diminuição da Hb > 3% • *Necessário*: duplicar prednisona > 0,5 mg/kg/dia ou hospitalização
Tratamento/evolução	
• Aumentar dose da prednisona, mas não > 0,5 mg/kg/dia • Adicionar AINH ou hidroxicloroquina por atividade do LES	• Aumentar dose da prednisona para > 0,5 mg/kg/dia • Iniciar ciclofosfamida, azatioprina ou metotrexato a cada atividade do LES • *Necessário*: hospitalização em decorrência da atividade do LES
Avaliação global do médico (PGA)	
• Aumento ≥ 1, mas < 2,5	• Aumento > 2,5

- O tratamento do LES requer o conhecimento de seus muitos aspectos e manifestações, que podem demandar tratamento multidisciplinar
- Pacientes com LES requerem monitoramento regular e de longo prazo e revisão e/ou ajuste de seu tratamento
- Recomendações específicas:
  - A meta terapêutica do LES deve ser remissão dos sintomas sistêmicos e manifestações clínicas ou, quando não for possível, a menor atividade de doença possível, mensurada por índice de atividade validado ou por marcador específico do órgão acometido
  - Prevenção de recaídas (especialmente recaídas graves) é um alvo realista no LES e deveria ser uma meta do tratamento
  - Não está recomendado o escalonamento do tratamento em pacientes clinicamente assintomáticos baseado somente em atividade sorológica persistente ou estável
  - Como a presença de dano é fator preditivo para maior acúmulo de dano e morte, a prevenção do dano deve ser uma meta principal
  - Fatores que afetam negativamente a qualidade de vida relacionada à saúde, como fadiga, dor e depressão, devem ser abordados em conjunto com o controle da atividade e a prevenção de dano
  - O reconhecimento e o tratamento precoces do envolvimento renal do LES são fortemente recomendados
  - Para nefrite lúpica, após indução, recomenda-se pelo menos 3 anos de manutenção para melhora do prognóstico
  - Tratamento de manutenção do LES deve buscar a menor dose possível de corticosteroide necessária para controlar a doença e, se possível, o corticosteroide deve ser suspenso completamente
  - Prevenção e tratamento de morbidade associada à SAF é meta terapêutica no LES. Orientações não são diferentes dos pacientes com SAF primária
  - Independentemente do tratamento com outras medicações, consideração deve ser dada ao uso de antimaláricos

Quadro 24.5 Definição de baixa atividade da doença segundo o grupo Asia-Pacific Lupus Collaboration.

Atividade de doença
1. SLEDAI-2 K ≤ 4, sem atividade em órgãos e sistemas principais (renal, SNC, cardiopulmonar, vasculite, febre), além de ausência de anemia hemolítica ou atividade gastrintestinal 2. Ausência de novas evidências de atividade de doença comparada à avaliação anterior 3. PGA (0 a 3) ≤ 1
Imunossupressores
1. Dose atual de prednisona (ou equivalente) < 7,5 mg/dia 2. Boa tolerância às doses de manutenção dos imunossupressores e agentes biológicos aprovados (excluem-se os fármacos em investigação)

PGA: *Physician Global Assessment Scale* (SELENA-SLEDAI). Adaptado de Ugarte-Gil et al., 2017.[127]

- Tratamentos relevantes em associação com a imunomodulação devem ser considerados para o controle de morbidades.

A meta terapêutica para controle da atividade inflamatória da doença tem como alvo primário, e mais estrito, a remissão completa da doença, livre de tratamentos, além de antimaláricos. Alternativamente, a remissão clínica, sem corticosteroides ou com baixas doses (equivalentes a < 5 mg/dia de prednisona), ou o estado de baixa atividade da doença não demonstraram, até o momento, prognósticos significativamente diferentes.[130,131] Dessa maneira, a menor atividade da doença associada à menor dose possível de corticosteroide parece objetivo fundamental para melhora de desfechos, sendo o estado de baixa atividade da doença a meta mais realista.

Medidas gerais

Há medidas gerais tão importantes quanto o tratamento medicamentoso que, quando não são levadas em conta, podem contribuir para o insucesso na condução do caso. O paciente deve receber esclarecimentos sobre a doença:

- O que é o lúpus e suas causas
- Os vários tipos de evolução clínica e os diferentes tratamentos e prognósticos
- Como estresse, repouso, exercícios, tipo de trabalho e lazer, cirurgia, gravidez e exposição aos raios ultravioleta podem influir na evolução da doença
- Quais os sinais e os sintomas de atividade da doença
- Mitos sobre contágio
- Mudanças de atitude do paciente e da família diante da doença
- Importância da prevenção da osteoporose com dieta e vitamina D
- Importância de controlar a obesidade e a dislipidemia
- Razões para abolir o fumo e evitar o álcool.[133]

A seguir, são apresentadas algumas medidas gerais para tratamento do paciente com LES:

- Educação: informar paciente e familiares sobre o que é a doença, qual sua evolução, seus riscos e os recursos disponíveis para diagnóstico e tratamento, qual a necessidade de cumprir as medidas estabelecidas pelo médico
- Apoio psicológico: transmitir otimismo e motivação para o tratamento, além de estimular projetos de vida. O paciente, apesar da doença, deve ser capaz de levar sua vida social, profissional e afetiva de maneira normal

- Atividade física: repouso nos períodos de atividade sistêmica da doença e medidas visando à melhora do condicionamento físico (estimular atividade física regular)
- Dieta: não há evidência científica de que os alimentos possam influenciar o desencadeamento ou a evolução da doença. Recomenda-se a adoção de uma dieta balanceada, evitando-se excessos de sal, carboidratos e lipídios
- Proteção: contra luz solar e outros meios de irradiação ultravioleta
- Evitar: tabagismo, pois está implicado na patogenia da doença cardiovascular e nas exacerbações das lesões discoides.

Estudos sobre doenças crônicas evidenciam a importância da educação na adesão ao tratamento, com consequente melhora no prognóstico. Com o comportamento oscilante do LES, alternando períodos de acalmia e de exacerbação dos sinais e sintomas, os pacientes experimentam, muitas vezes, incertezas a respeito da progressão da doença e, consequentemente, de como isso afetará suas vidas. Conhecer as dúvidas e necessidades desses indivíduos e de seus familiares, bem como aprimorar o acesso ao conhecimento, devem ser metas de profissionais da saúde e das instituições que tratam de pacientes com LES, pois a informação torna o paciente membro ativo no tratamento e na prevenção de agravos, aumenta a adesão e pode melhorar a evolução da doença e o prognóstico, com benefícios para a qualidade de vida. A qualidade do atendimento prestado ao paciente e aos seus familiares com linguagem adequada, transmitindo confiança, atendimento acolhedor e maior tempo da consulta, são fatores que podem melhorar a adesão ao tratamento.[133]

Tratamento medicamentoso

O tratamento medicamentoso deve ser individualizado para cada paciente e dependerá dos órgãos ou sistemas acometidos e da gravidade das manifestações. A doença pode ser classificada em leve, moderada e grave. A forma "leve" incluiria sintomas constitucionais, articulares, lesões mucocutâneas e pleurite sem acometimentos sistêmicos que determinem risco à vida. Considera-se doença moderada os casos com gravidade "intermediária" como miosite, pericardite e trombocitopenia, enquanto os quadros graves incluiriam situações de risco à vida ou que determinem lesões permanentes de órgãos, como manifestações neurológicas, psiquiátricas, anemia hemolítica, nefrite proliferativa, miocardite, pneumonite, vasculite necrosante, pancreatite e outras.[106]

Independentemente do órgão ou sistema afetado, o uso contínuo de antimaláricos até 3 mg/kg/dia de difosfato de cloroquina ou até 6 mg/kg/dia de sulfato de hidroxicloroquina é indicado com a finalidade de reduzir atividade da doença e tentar poupar o uso de corticosteroide. A manutenção da medicação em pacientes controlados reduz a possibilidade de novo surto de atividade (flare). Melhora do perfil lipídico, principalmente diminuição do LDL-colesterol[134], melhora da glicemia e redução do risco de trombose são benefícios adicionais atribuídos ao uso de antimaláricos. Além disso, não aumenta risco de infecções, seu uso é seguro na gravidez e na amamentação (hidroxicloroquina) e há evidências de aumento da sobrevida em pacientes que usam antimaláricos.[135]

A toxicidade ocular, a principal preocupação, é dose-dependente e tempo de uso-dependente e, apesar das lesões não serem frequentes, deve-se exigir uma revisão oftalmológica anual, ou em intervalos menores se houver outros fatores de risco como disfunção renal, retinopatia prévia e uso concomitante de tamoxifeno. Doses superiores a 5 mg/kg de peso real/dia de hidroxicloroquina e acima de 2,3 mg/kg/dia de cloroquina estão associadas com maior risco de maculopatia, segundo a American Academy of Ophthalmology. A retinopatia é irreversível, por isso o reconhecimento da toxicidade em estágios precoces é tão importante. Contudo, exames oculares com resultados questionáveis devem ser repetidos ou confirmados por outros testes para evitar a suspensão desnecessária de uma medicação tão valiosa. A recomendação da American Academy of Ophthalmology, em 2016, para o rastreamento de toxicidade ocular é a campimetria e a OCT. Não se recomendam a tela de Amsler, fundoscopia (esta deve ser usada na primeira avaliação), angiofluoresceinografia, teste de visão de cores e eletro-oculograma.[104] Outros efeitos colaterais dos antimaláricos são náuseas, diarreia, rash, prurido cutâneo, hiperpigmentação da pele, miopatia e cefaleia.[136]

Além dos antimaláricos, os corticosteroides são a classe de medicamentos mais utilizada no tratamento. A dose indicada varia de acordo com a gravidade da manifestação. Estudos em diferentes contextos clínicos indicam que mesmo doses menores de corticosteroides podem se associar não só aos efeitos adversos estabelecidos, como também a dano orgânico e piores desfechos da doença de base. Em virtude dos múltiplos efeitos colaterais (catarata, osteoporose, diabetes, aterosclerose e infecção), corticosteroide deve ser utilizado na dose efetiva para o controle da atividade da doença e, assim que possível, deve haver redução gradual desta até sua suspensão, além de se buscar esquemas terapêuticos sem costicosteroide.[137] Nos pacientes que não conseguem atingir uma dose de manutenção menor que 7,5 mg/dia, está indicada a associação de outro medicamento. Entre esses, além dos antimaláricos já mencionados, indica-se metotrexato ou azatioprina ou ciclosporina ou micofenolato mofetil. Pulsoterapia venosa com ciclofosfamida, associada ou não com metilprednisolona, está indicada em alguns casos de nefrite, manifestações graves do SNC ou hematológicas. Recomenda-se pesquisa de infecções crônicas, como tuberculose, hepatites B e C, HPV e HIV, antes de iniciar o imunossupressor.[106,138]

Azatioprina é usada há mais de 40 anos em indivíduos com lúpus, em doses que variam de 1 a 2,5 mg/kg/dia, e pode demorar até 3 meses para promover efeito terapêutico. Está indicada em quadros leves e moderados e como terapêutica de manutenção após uso de ciclofosfamida. Não causa infertilidade, não é teratogênica e pode ser usada na gravidez (até 2 mg/kg/dia) e na amamentação. Os principais efeitos colaterais são náuseas, vômitos, diarreia, leucopenia e hepatotoxicidade. A excreção não é renal, portanto, pode ser usada na presença de disfunção renal.[106]

Metotrexato é especialmente benéfico para sintomas constitucionais, artrite, rashes, vasculite, serosite e miosite, de acordo com duas revisões sistemáticas que incluíram três estudos controlados randomizados e sete estudos de coorte. Atenção para os pacientes com disfunção renal, pelo maior risco de toxicidade pelo metotrexato. É teratogênico e deve ser suspenso ou substituído pelo menos 3 meses antes da concepção.[106] Estudos abertos com ciclosporina (até 2,5 mg/kg/dia) e tacrolimo indicam que há redução de atividade moderada da doença, além de poupar dose de corticosteroide. É particularmente indicado para tratamento de citopenias e em casos de nefrite e pode ser usado durante a gravidez e a amamentação. Efeitos colaterais da ciclosporina ocorrem com doses acima de 3 mg/kg/dia: hipertricose, hipertrofia de gengivas, hipertensão arterial, tremor, sintomas gastrintestinais e disfunção renal.[106]

Micofenolato mofetil, 2 a 3 g/dia, é bem indicado para artrite, vasculite, alterações hematológicas, cutâneas e renais, além de algumas manifestações neuropsiquiátricas. Os eventos adversos mais comuns são diarreia, leucopenia, pancreatite. É teratogênico e contraindicado na gravidez e na amamentação. Deve ser suspenso pelo menos 6 semanas antes da concepção. Ciclofosfamida, embora não licenciado para lúpus, tem sido usado para o tratamento de lúpus grave, particularmente nefrite e doença não renal com risco de morte, desde o final da década de 1960, com o primeiro ensaio aberto em nefrite relatado em 1971. A via oral está associada a um risco aumentado de câncer de bexiga e foi substituída pela via intravenosa em pulsoterapia para lúpus grave. É teratogênico e está contraindicado em mulheres tentando conceber, que estão grávidas ou amamentando. É gonadotóxica e pode causar infertilidade definitiva, e os homens não devem conceber enquanto estiverem em uso dessa medicação.[106]

Os imunobiológicos são uma classe terapêutica em que os alvos são moléculas específicas que participam da patogênese do LES. O belimumabe é o primeiro medicamento para tratamento do lúpus aprovado pelo Food and Drug Administration (FDA) em mais de 50 anos (março de 2011). É um anticorpo monoclonal recombinante, IgG, totalmente humano, que se liga com alta afinidade ao estimulador solúvel de linfócitos B (BLyS, *B lymphocyte stimulator*). Evita a ligação de BLyS com o seu receptor e, portanto, inibe a proliferação da célula B, a diferenciação e a secreção de imunoglobulinas. A dose recomendada é de 10 mg/kg a cada 2 semanas, nas primeiras três doses e, subsequentemente, a cada 4 semanas. Belimumabe é aprovado para tratar pacientes com autoanticorpos positivos, com moderada a alta atividade de doença, e que não responderam a terapias convencionais. Os dados dos ensaios clínicos, de análises *post-hoc* e de acompanhamento de longo prazo indicam que o medicamento tem eficácia em alterações sorológicas (normalização dos níveis de complemento, negativação do anti-DNA nativo), manifestações cutâneas e articulares, sem aumento significativo de efeitos adversos. No entanto, não induz benefício clínico rápido e muito pouco se sabe sobre a sua eficácia no tratamento de pacientes com doença renal, do SNC, cardíaca ou pulmonar. Há controvérsia em relação ao seu efeito poupador de corticosteroide, e ainda não há dados sobre a segurança na gravidez ou sobre a combinação com outras terapias biológicas.[139] A seguir, serão apresentadas as recomendações de tratamento para manifestações específicas.

Comprometimento cutâneo

O tratamento depende do tipo e da extensão das lesões de pele e da gravidade das manifestações extracutâneas. Vale lembrar que nem toda lesão cutânea é específica do lúpus, podendo decorrer de complicações do tratamento ou outras dermatoses concomitantes, requerendo condutas diagnósticas e terapêuticas diversas.

Existem poucos estudos randomizados e controlados sobre o tratamento do LE cutâneo. O esquema terapêutico é semelhante para os diversos tipos de lesão. Como primeira linha, indica-se interrupção do tabagismo, proteção solar e terapia tópica com corticosteroides ou inibidores de calcineurina. Na terapia sistêmica, os antimaláricos são a primeira escolha e, quando associados com medicação tópica, cerca de 75% dos pacientes respondem.[39]

Para os casos refratários, uma variedade de medicamentos está disponível, como imunossupressores, imunomoduladores e agentes biológicos.

A exposição à radiação ultravioleta e o tabagismo são hábitos de vida relacionados ao aparecimento e à piora das lesões cutâneas em indivíduos com lúpus. Estudos têm identificado menor resposta terapêutica aos antimaláricos. Substâncias presentes no cigarro ativam metaloproteinases, nocivas para os tecidos, e citocinas como a IL-6, envolvida na patogênese da doença. Portanto, a interrupção do tabagismo deve ser indicada de maneira enfática.[140] Considerando que a radiação ultravioleta B é a principal causadora de fotossensibilidade e desencadeante das lesões cutâneas, protetores solares com fator de proteção solar (FPS) variando de 30 a 50 devem ser utilizados em quantidade generosa pela manhã e reaplicados mais 1 vez/dia, em geral, no horário do almoço. O uso de bloqueadores solares de amplo espectro pode trazer benefício adicional, pela capacidade de proteção contra UVA em algumas lesões cutâneas, como as lesões subagudas. Infelizmente, nenhum creme com protetor solar bloqueia toda a radiação ultravioleta e, portanto, os pacientes devem ser orientados sobre a importância do uso de roupas, chapéus e sombrinhas, medidas de proteção tão importantes quanto os já citados cremes.[141]

Tratamento tópico

Nas lesões localizadas, está indicada terapia tópica com corticosteroides, que são classificados em fluorados ou não fluorados. Os últimos causam mais efeitos adversos, como atrofia, despigmentação, estrias, telangiectasias, acne e foliculite e, por isso, não devem ser usados por mais de 15 dias. Indica-se corticosteroide de baixa potência (p. ex., metilprednisolona) para face e áreas de flexão. Para tronco e membros, estão indicados os de média potência (valerato de betametasona, triancinolona). Em lesões mais hipertróficas, indicam-se os de alta potência associados ao ácido salicílico para obter efeito ceratolítico, além de poderem ser aplicados sob a forma oclusiva. Nas áreas com cabelos, indicam-se as soluções ou loções. Medicamentos tópicos podem ser associados se persistirem lesões, mesmo com a terapêutica sistêmica.[35,39,141]

Outra classe de medicação tópica é a dos inibidores da calcineurina (tacrolimo e pimecrolimo), cuja ação imunomoduladória impede a ativação de linfócitos T e a produção de citocinas. Os efeitos adversos mais comuns são prurido, queimação e eritema, que geralmente melhoram com a continuidade do uso. Promovem menos atrofia cutânea. Sua eficácia é semelhante ou até superior à dos corticosteroides, especialmente nas lesões de face ou em crianças, situações em que apenas os corticosteroides de baixa potência podem ser usados.[39]

As lesões agudas geralmente respondem ao tratamento indicado para outras manifestações do LES, como corticosteroide e imunossupressores. O uso de antimaláricos isolados ou em combinação com a prednisona é eficaz para tratar a lesão do lúpus cutâneo subagudo.[35]

Tratamento sistêmico

As lesões agudas geralmente respondem ao tratamento indicado para outras manifestações do LES, como corticosteroides e imunossupressores. Prednisona (0,5 a 1 mg/kg/dia) ou pulsoterapia com metilprednisolona são indicadas quando há doença sistêmica grave associada ao quadro cutâneo. Acredita-se que o corticosteroide sistêmico em dose baixa é pouco efetivo para o LE discoide.[39]

Os benefícios dos antimaláricos (sulfato de hidroxicloroquina, difosfato de cloroquina) no controle da atividade da doença são demonstrados em quatro estudos controlados randomizados, cinco coortes prospectivas e três retrospectivas, e dois estudos controlados, randomizados duplo-cegos, confirmaram a melhora de *rashes* cutâneos.[106] São considerados a primeira linha no tratamento sistêmico das lesões cutâneas desde 1950, com taxas de resposta entre 75 e 95%.[39] Os estudos de coorte mostraram que a melhora ocorre em 3 a 4 meses e que, aos 6 meses de tratamento, somente 60% dos indivíduos com lesões discoides tiveram alguma resposta.[106]

Em publicações recentes, os autores têm chamado atenção para a importância de monitoramento da concentração sérica da hidroxicloroquina como uma estratégia para compreender melhor a refratariedade a essa terapêutica. Estudo multicêntrico prospectivo francês identificou, em 300 pacientes com diferentes tipos de lúpus cutâneo, que a mediana da concentração sérica de hidroxicloroquina era significativamente mais alta naqueles com remissão completa do quadro cutâneo quando comparados com os de remissão parcial e aqueles com falha terapêutica.[142]

Alguns autores têm demonstrado que o tabagismo aumentaria o risco de lúpus discoide e que poderia diminuir a eficácia da hidroxicloroquina e da cloroquina no tratamento.[140] Merece atenção a recente metanálise em que foram analisados 10 estudos e 1.398 pacientes com LE cutâneo, em que a proporção de pacientes que responderam aos antimaláricos foi 2 vezes menor nos tabagistas.[143]

Nos indivíduos em que persistirem lesões cutâneas ativas, refratárias ao esquema terapêutico anterior, ou que tenham desenvolvido eventos adversos, indica-se a associação ou substituição por imunossupressores ou pelos imunomoduladores. Entre os imunossupressores, o metotrexato tem se mostrado eficaz em diferentes subtipos de lúpus cutâneo, especialmente o subagudo e o discoide. A dose varia de 7,5 a 25 mg/semana VO ou subcutânea, e os eventos adversos são náuseas, mielotoxicidade, hepatotoxicidade e, raramente, pneumonite intersticial.[106] O estudo controlado de Carneiro e Sato, prospectivo (6 meses), randomizado, duplo-cego, com 41 pacientes com LES em moderada atividade, demonstrou que a maior proporção de pacientes usando o metotrexato, quando comparados com placebo, reduziu o índice de atividade e dose de corticosteroide, especialmente os com artrite e lesões cutâneas.[144]

Estudos recentes não controlados demonstraram eficácia do micofenolato mofetil na regressão das lesões cutâneas que não responderam aos antimaláricos ou imunossupressores, em dose de 1.000 a 2.000 mg/dia. Diarreia, náuseas, pancreatite, infecções e leucopenia são efeitos colaterais possíveis. Assim como o metotrexato, ele é teratogênico e não deve ser usado na amamentação.[145] Azatioprina em dose de 1 a 2,5 mg/kg/dia é outra opção terapêutica para os casos refratários a antimalárico e metotrexato, especialmente se há comprometimento de outro órgão. Atenção para mielotoxicidade, hepatotoxicidade e náuseas. Pode ser usado na gravidez em dose até 2 mg/kg/dia.[141]

Entre os imunomoduladores, a talidomida na dose de 100 a 200 mg/dia com redução progressiva tem mostrado excelentes resultados para lúpus cutâneo grave em pequenas séries de casos. Deve ser indicada somente para indivíduos do sexo masculino ou para mulheres sem qualquer risco de gravidez, ou seja, na pós-menopausa ou com anticoncepção definitiva, pois tem efeito teratogênico. Sonolência e neuropatia periférica são os principais efeitos colaterais da medicação.[146,147]

Em recente metanálise, a taxa de resposta à talidomida foi de 90% (IC 95%, 85 a 94), com índices de resposta similares entre os diferentes subtipos de lúpus cutâneo grave. A taxa de suspensão da medicação relacionada a eventos adversos foi de 24% (IC 95%,14 a 35).[143]

A dapsona (50 a 100 mg/dia) é uma sulfona que inibe a enzima síntese do ácido di-hidrofólico, indicada principalmente para lúpus cutâneo bolhoso e paniculite, além de lesões refratárias do tipo discoide ou subagudo. Anemia hemolítica é o efeito colateral mais comum, entretanto, pode provocar erupção cutânea, toxicidade renal e hepática.[148]

Quanto aos imunobiológicos, em um estudo com cinco pacientes com LES e lesões cutâneas refratárias, após 16 semanas de uso do belimumabe e terapias convencionais, todos melhoraram em 8 a 12 semanas. Houve redução do SLEDAI [antes (2,2 a 6) versus depois (0,0 a 4); p = 0,025]; redução do PGA [antes (3,2 a 3) versus depois (1,0 a 1); p = 0,039]; o índice CLASI atividade melhorou significativamente [(17,9 a 31) versus (3,2 a 14); p = 0,043]; e houve redução da dose da prednisona [31 mg (+ 18,8 mg) versus 3 mg (+ 2,7 mg); p = 0,042].[149]

Outros medicamentos imunobiológicos, ainda não aprovados para o tratamento do LES, serão apresentados no tópico "Doença refratária e terapias experimentais", mais adiante.

Comprometimento articular

As artrites agudas, quando não acompanhadas de comprometimento sistêmico, podem ser tratadas com AINH, desde que não sejam contraindicados. Caso não haja melhora, pode-se substituir ou associar prednisona em dose baixa. Nas artrites com evolução crônica ou com recidivas frequentes, está indicado o uso de antimalárico. Nos casos não responsivos ou em que os antimaláricos sejam contraindicados, pode-se associar metotrexato 15 a 25 mg/semana.[106] Carneiro e Sato relataram que o metotrexato foi superior ao placebo e particularmente eficaz em pacientes com artrite e rash, em um estudo em que 37 pacientes foram avaliados por 6 meses.[144] Em situações de ausência de resposta ou intolerância, estão indicados micofenolato mofetil, azatioprina ou leflunomida.[150]

Comprometimento hematológico

O tratamento de escolha da anemia hemolítica autoimune é feito com prednisona em dose alta (1 mg/kg/dia), por 4 a 6 semanas com posterior redução, ou muito alta (pulsoterapia venosa com metilprednisolona 1 g, por 3 dias seguidos); 75% dos casos respondem satisfatoriamente a essa terapêutica. A pulsoterapia com metilprednisolona deve ser indicada para casos graves, em que se requer resposta mais rápida e a manutenção é feita com prednisona VO em dose baixa. Nos casos refratários a corticoterapia, ou se forem necessárias altas doses de manutenção, pode-se associar imunossupressores, como azatioprina, micofenolato mofetil, ciclosporina ou danazol.[43,151]

Em relação a leucopenia, o tratamento com prednisona deve ser instituído quando a contagem de leucócitos for inferior a 2.000/mm³. Em situações de grave neutropenia, pode ser prescrita pulsoterapia com metilprednisolona associada a fator-estimulador de colônia de granulócitos. A plaquetopenia leve (contagem maior que 50.000/mm³) geralmente não requer tratamento específico. Prednisona em dose alta é o tratamento de escolha para plaquetopenia sintomática, e pulsoterapia com metilprednisolona pode ser utilizada para plaquetopenia grave, quando se requer resposta mais rápida, embora sua superioridade em relação ao uso de corticosteroide oral não tenha sido confirmada.[43] Na falta de resposta ao corticosteroide, pode ser utilizado danazol, um esteroide androgênico com poucos efeitos virilizantes.[151] Ciclofosfamida, antimaláricos associados com prednisona, azatioprina, micofenolato mofetil e ciclosporina têm mostrado alguma eficácia em pequeno número de casos com trombocitopenia refratária.[43] Casos graves e refratários de anemia hemolítica autoimune e plaquetopenia podem se beneficiar do rituximabe.[152,153]

Imunoglobulina intravenosa mostrou ser eficaz em pacientes com anemia hemolítica autoimune com contraindicação ou toxicidade a outras terapias. Pode ser indicada associada à infusão de plaquetas nas plaquetopenias graves, com risco de morte. A resposta terapêutica não é sustentada.[43]

A efetividade da esplenectomia em trombocitopenia refratária a corticosteroides é controversa e só deve ser indicada depois da falha de outras terapias medicamentosas, pois a recorrência é relativamente comum. Entre os 14 pacientes com LES submetidos a esplenectomia ao longo de um período de 22 anos, 5 tinham persistentemente plaquetas baixas, recorrência ocorreu em 3 no prazo de 6 meses e em outros 3 após > 6 meses da cirurgia, e apenas 2 tiveram contagem normal de plaquetas sem terapia com glicocorticoide. Entre os 59 pacientes com plaquetopenia seguidos por Arnal et al., 65% dos 17 que foram esplenectomizados tiveram resposta sustentada com acompanhamento de 3 a 209 meses (média de 65 meses).[43]

Comprometimento cardiopulmonar

A maior parte das recomendações terapêuticas das manifestações cardiopulmonares é baseada em séries de casos e na experiência clínica. A hidroxicloroquina deve ser indicada para todos os pacientes. A intensidade do tratamento (corticosteroide e imunossupressores) está relacionada à gravidade do quadro. A pleuropericardite pode ser tratada com dose baixa a moderada de prednisona, ou até com pulsoterapia venosa com metilprednisolona, se houver derrame maciço pleural ou pericárdico. A pericardiocentese está indicada nos raros casos de tamponamento cardíaco. Nos casos de comprometimento pulmonar parenquimatoso, principalmente pneumonite aguda e hemorragia alveolar, está indicada a imunossupressão com corticosteroide e ciclofosfamida em pulsoterapia venosa.[106] A abordagem da doença cardiovascular aterosclerótica será apresentada no tópico "Aterosclerose", mais adiante.

Comprometimento neuropsiquiátrico

O tratamento das manifestações neuropsiquiátricas deve ser dirigido ao quadro clínico apresentado, que pode ser de etiologia inflamatória, tromboembólica ou neurotóxica. Medicamentos sintomáticos (anticonvulsivantes, antipsicóticos, antidepressivos), corticosteroide, imunossupressores e anticoagulantes, isolados ou em combinação, participam da estratégia terapêutica.[85] Os estudos clínicos controlados e randomizados são escassos, em razão da heterogeneidade das manifestações clínicas e da falta de padronização das medidas de desfechos. Em 2010, foram publicadas as recomendações da EULAR para o manejo das manifestações neuropsiquiátricas do paciente com LES. Com base em séries de caso, um estudo clínico não randomizado e vários relatos de caso, ciclofosfamida em pulsoterapia venosa foi considerada o tratamento de escolha para os quadros graves. Azatioprina e micofenolato mofetil são frequentemente usados na terapia de manutenção.[81,154,155]

Portanto, vasculite cerebral, meningite asséptica, neurite óptica, mielite transversa, convulsões refratárias, estado confusional agudo e psicose são manifestações graves, comumente desencadeadas por inflamação e devem ser tratadas com imunossupressor, preferencialmente a ciclofosfamida intravenosa em pulsoterapia, combinada com corticosteroide em pulsoterapia venosa ou em dose > 0,5 mg/kg/dia de prednisona ou equivalente. Nas manifestações cerebrovasculares decorrentes de fenômenos tromboembólicos, muitas vezes relacionados a anticorpos antifosfolipídios, os anticoagulantes e/ou antiagregantes plaquetários estão indicados.[156]

Os distúrbios do humor e os distúrbios cognitivos, como déficit de memória e de atenção, dificuldade no aprendizado e no raciocínio, dentre outros, podem se beneficiar de doses baixas a moderadas de corticosteroide. Mononeuropatia, polineuropatia periférica e neuropatia craniana geralmente respondem ao corticosteroide (1 mg/kg/dia de prednisona ou pulsoterapia venosa com metilprednisolona) e/ou imunossupressores. Aqueles com comprometimento neurológico grave que não responderam a corticoterapia, ciclofosfamida e/ou anticoagulação podem se beneficiar da plasmaférese ou de imunoglobulina intravenosa, apesar dos resultados na literatura serem controversos.[154] O rituximabe também pode ser uma opção para os casos refratários.[153]

Comprometimento renal

O tratamento da nefrite lúpica atualmente é baseado no padrão histológico da biopsia renal. Em geral, apresenta melhores resultados quando iniciado precocemente na evolução da doença. O atraso no início do tratamento em função de um quadro presumidamente leve, com hematúria leve e proteinúria subnefrótica, pode estar associado com fibrose tubulointersticial, glomeruloesclerose progressiva e pior resposta ao tratamento imunossupressor. Quando o diagnóstico é realizado rapidamente após o aparecimento de nefrite e o tratamento é iniciado logo, os resultados são melhores, independentemente da subclasse histológica. Entretanto, alguns pacientes com nefrite lúpica proliferativa evoluem com declínio progressivo da função renal, mesmo com o tratamento agressivo e precoce. Diversas condições clínicas são associadas com pior prognóstico da nefrite quando presentes na apresentação inicial do quadro, como aumento dos níveis séricos da creatinina, hipertensão arterial, proteinúria nefrótica, anemia com hematócrito abaixo de 26%, além da raça negra.[157]

O profissional que trata de pacientes com nefrite lúpica deve ter como meta atingir a remissão completa. As definições mais utilizadas de remissão completa e de remissão parcial estão descritas no Quadro 24.6, e são baseadas nas recomendações do EULAR, do ACR e no Consenso da Sociedade Brasileira de Reumatologia.[60-62] Os pacientes com nefrite lúpica que evoluem com remissão parcial apresentam maior risco de recidiva subsequente do que aqueles que evoluem com remissão completa.[60]

O tratamento ideal da nefrite lúpica ainda não está definido, pois menos de 50% dos pacientes apresentam remissão completa após os primeiros 6 meses de tratamento imunossupressor e o índice de casos refratários e de recidivas é alto usando-se o esquema atual.[48,158] O principal preditor de evolução

Quadro 24.6 Critérios de resposta do tratamento da nefrite lúpica.

Remissão completa
• Proteinúria < 0,5 g/24 h ou
• Relação proteinúria/creatininúria* < 0,5 e TFG normal ou
• Redução < 10% do valor prévio do paciente ou
• LSN do método (se o primeiro não estiver disponível)
• Urinálise normal

Remissão parcial
• Redução > 50% da proteinúria inicial com valor < 3 g/24 h ou
• Relação proteinúria/creatininúria* < 3 e TFG normal ou
• Redução < 10% do valor prévio do paciente ou
• LSN do método (se o primeiro não estiver disponível)
• Urinálise normal

*Em amostra isolada de urina. TFG: taxa de filtração glomerular; LSN: limite superior da normalidade. Adaptado de Klumb et al., 2015.[60]

desfavorável na nefrite lúpica é a frequência e a gravidade das recidivas. Recidiva da nefrite ocorre, principalmente, nos primeiros 5 anos após o tratamento de indução. A taxa média de recidiva, em geral, é de cerca de 8 em 100 pacientes/ano de acompanhamento, mas varia de acordo com o tratamento de manutenção e se remissão completa ou parcial foi obtida durante o tratamento de indução. Em relação especificamente aos pacientes com glomerulonefrite proliferativa que atingem a remissão com o tratamento, cerca de 50% evoluem com recidiva após redução ou interrupção da imunossupressão.[159]

A progressão da nefrite lúpica para doença renal terminal, como nas outras doenças renais crônicas, é causada, pelo menos parcialmente, pelos fatores não imunológicos, como a hipertensão intraglomerular. Além disso, a doença renal crônica está associada com aumento significativo da morbidade e mortalidade da doença arterial coronariana crônica. Consequentemente, os pacientes devem ser tratados com esquema anti-hipertensivo agressivo e com estatinas. Aqueles com proteinúria devem ser tratados preferencialmente com IECA ou bloqueadores do receptor da angiotensina II, com o objetivo de manter a pressão arterial abaixo de 130/80 mmHg e proteinúria inferior a 500 a 1.000 mg/dia ou redução de pelo menos 60% do valor basal. Indica-se restrição ao uso de AINH e outros medicamentos potencialmente nefrotóxicos.[158]

Para a maioria dos pacientes com glomerulonefrite mesangial, o tratamento indicado é apenas com corticosteroide e hidroxicloroquina. Todavia, para aqueles com proteinúria persistente maior que 1 g/24 h, deve-se considerar a associação de azatioprina ou micofenolato mofetil.[60]

Pacientes com nefrite focal leve evoluem para insuficiência renal avançada em 5 anos em menos de 5% dos casos, portanto, o tratamento imunossupressor específico geralmente não é necessário. Por outro lado, em casos de nefrite focal grave, principalmente se associada a áreas de necrose ou formação de crescentes, a incidência de morte por causa renal ou insuficência renal avançada em 5 anos é estimada em 15 a 25% dos casos. Nessas situações, está indicada terapêutica imunossupressora agressiva semelhante à descrita para a glomerulonefrite classe IV.[158,160]

O tratamento imunossupressor agressivo está indicado para pacientes com glomerulonefrite proliferativa focal e difusa ativa e para aqueles com a forma membranosa com a doença proliferativa associada. Nesses casos, o tratamento da nefrite é composto das fases de indução e manutenção.[158]

Tratamento de indução

O período de indução varia de 3 meses a 1 ano, em média, com duração de cerca de 6 meses. Em pacientes com doença renal ativa grave evoluindo com insuficiência renal aguda e manifestações extrarrenais importantes, está indicado o tratamento inicial com metilprednisolona em pulsoterapia (500 a 1.000 mg por 3 dias) para induzir uma rápida melhora. Em pacientes com função renal normal, recomenda-se prednisona 0,5 a 1 mg/kg/dia, por um período de 6 a 8 semanas, seguindo-se sua redução progressiva até 0,25 mg/kg/dia.

A orientação atual das diretrizes norte-americana e europeia para o tratamento de indução da nefrite lúpica grave é a associação de corticosteroides com ciclofosfamida ou micofenolato mofetil. Diversos estudos prospectivos concluíram que a eficácia do micofenolato mofetil é pelo menos equivalente, mas não superior, à da ciclofosfamida, com exceção em um subgrupo de pacientes negros e latinos, que apresentaram melhor resposta terapêutica com micofenolato mofetil.[62,158] Nos

pacientes com doença renal grave, considerar a ciclofosfamida como primeira opção, levando-se em conta a absorção, a tolerância aos medicamentos e a adesão ao tratamento.[60] A ciclofosfamida está indicada VO ou IV, esta última sob a forma de pulsos mensais durante cerca de 6 meses, na dose de 0,5 a 1 g/m² de superfície corporal. Estudos realizados pelo National Institutes of Health (NIH) demonstraram que a probabilidade de se prevenir insuficiência renal em um período de 10 a 12 anos foi de 90% com a ciclofosfamida, 60% com a azatioprina e 20% com a prednisona.[161]

Em função da alta toxicidade da ciclofosfamida, alguns ensaios clínicos avaliaram a eficácia de esquemas de tratamento menos agressivos. O estudo *Euro-Lupus*, em pacientes europeus brancos com insuficiência renal leve a moderada (creatinina sérica média 1,15 mg/dℓ), por exemplo, comparou um esquema com menor duração e menor dose da ciclofosfamida (500 mg IV a cada 2 semanas, total de 6 doses) com o esquema de maior duração e doses mais altas (0,5 a 1 g/m² de superfície corporal durante 6 meses – NIH) seguido por tratamento de manutenção com azatioprina. Os dois esquemas de tratamento mostraram resultados semelhantes em período médio de 41 meses. Diversos especialistas não indicam o esquema do *Euro-Lupus* para pacientes negros e hispânicos, considerando a falta de informações adequadas da eficácia da menor dosagem de ciclofosfamida nessa população.[162] Entretanto, o estudo ACCESS demonstrou que o esquema do *Euro-Lupus* também é eficaz para pacientes negros e hispânicos.[163]

O micofenolato mofetil é uma alternativa à ciclofosfamida para tratamento inicial dos pacientes com nefrite lúpica proliferativa. Estudos não demonstraram diferenças entre ciclofosfamida e micofenolato mofetil em relação a mortalidade, incidência de doença renal em estágio final e recidivas durante o tratamento de indução. A frequência de infecções mais graves foi semelhante com ambos os imunossupressores, mas os indivíduos que usaram micofenolato mofetil apresentaram menor frequência de insuficiência ovariana e alopecia. A dose inicial é de 500 mg 2 vezes/dia, com aumento de 500 mg/semana até a dose máxima de 3 g/dia durante 6 meses.[164]

Concluindo, até o momento, os estudos indicam que o tratamento de indução com micofenolato mofetil, quando comparado com a ciclofosfamida, apresenta eficácia semelhante e, possivelmente, menos efeitos colaterais. Entretanto, os ensaios com micofenolato mofetil apresentam diversas limitações, como curta duração do acompanhamento (6 a 12 meses) e a não inclusão de pacientes com doença renal grave.

A ausência de resposta ou o agravamento da doença renal após 3 meses de tratamento adequado sugerem a necessidade de considerar mudança precoce do protocolo de indução. Após 6 meses de tratamento nessa fase, se a remissão completa ou parcial não tiver sido alcançada, considera-se refratariedade na indução e recomenda-se uma nova terapia com metilprednisolona e substituição da ciclofosfamida por micofenolato mofetil ou deste pela ciclofosfamida.[60]

Ensaios clínicos chineses analisaram a eficácia do tacrolimo comparado com a ciclofosfamida IV e com o micofenolato mofetil, na terapia de indução da nefrite lúpica. As taxas de remissão (completa e parcial) da nefrite dos grupos que incluíram tacrolimo foram maiores ou semelhantes aos grupos comparativos, mas os estudos são limitados pela falta de acompanhamento de longo prazo da função renal e pelo fato de que o tacrolimo pode reduzir a proteinúria por outros meios não relacionados à recuperação imunológica, como ação hemodinâmica e nos podócitos. Em função dessas limitações, ainda não há segurança suficiente para indicação do tacrolimo como terapia de primeira escolha na indução da nefrite lúpica grave, exceto em pacientes grávidas e naqueles que não toleram nem a ciclofosfamida nem o micofenolato mofetil.[165,166]

Estudo multicêntrico (LUNAR) avaliou a eficácia do rituximabe associado com corticosteroide e micofenolato mofetil no tratamento de indução da nefrite lúpica proliferativa. A incidência de pacientes que entraram em remissão parcial ou completa foi numericamente maior com o rituximabe comparado com placebo, mas a diferença não foi estatisticamente significativa. Portanto, até o momento, não existem dados que sustentem a indicação do rituximabe como tratamento inicial da nefrite lúpica proliferativa.[167]

Tratamento de manutenção

Após o término do tratamento de indução, os pacientes devem receber, por um período prolongado, o tratamento de manutenção com imunossupressores menos tóxicos, com o objetivo de reduzir a frequência das recidivas.

Estudos evidenciaram que o tratamento de manutenção com micofenolato mofetil ou azatioprina é seguro e mais efetivo que o tratamento com ciclofosfamida IV e que, possivelmente, o micofenolato está associado a um menor número de recaídas. O tratamento de manutenção com ciclofosfamida está associado com maior frequência de infecções e amenorreia. O uso da ciclosporina pode ser tão efetivo quanto a azatioprina, mas é mais caro e apresenta maior risco de efeitos colaterais, como piora da função renal e hipertensão arterial. Recomenda-se que o tratamento de manutenção seja realizado por pelo menos 18 a 24 meses. Alguns especialistas sugerem que seja mantido por no mínimo 3 anos nos casos graves. O micofenolato mofetil deve ser priorizado para os pacientes que atingirem remissão após tratamento inicial com esse imunossupressor. A dose de manutenção habitual é 1 g 2 vezes/dia. A azatioprina deve ser o imunossupressor de escolha em mulheres nas quais a doença se encontra em remissão e que desejam engravidar. Nesse contexto, a ciclosporina é uma alternativa se a paciente não tolerar a azatioprina.[158]

De 10 a 20% dos pacientes com nefrite lúpica apresentam a classe membranosa, os quais devem receber o tratamento geral para síndrome nefrótica, como os inibidores da angiotensina, hipolipemiantes, diuréticos e, em pacientes selecionados, anticoagulação. Até recentemente, o tratamento imunossupressor era geralmente indicado somente para os indivíduos com uma ou mais das seguintes manifestações: síndrome nefrótica grave persistente e sintomática, níveis séricos de creatinina aumentados e concomitância de lesões proliferativas na biopsia. Contudo, essa conduta tem sido discutida, pois, mesmo nas formas isoladas da nefrite membranosa, 7 a 53% dos pacientes evoluem com doença renal crônica em 10 anos, o que contradiz o caráter brando da doença. Entretanto, não há ensaios randomizados em pacientes com nefropatia membranosa pura comparando diferentes terapias imunossupressoras ou comparando terapia imunossupressora com terapia não imunossupressora isolada. Assim, as decisões sobre quais pacientes devem receber terapia imunossupressora são feitas com base em dados de menor qualidade, incluindo a experiência clínica de especialistas. Diversos reumatologistas e nefrologistas sugerem que todos os pacientes com nefropatia membranosa pura lúpica devem receber terapia imunossupressora. Os pacientes com associação de lesões membranosas e proliferativas devem ser tratados com o mesmo esquema utilizado para a nefrite proliferativa focal e difusa.[168]

As recomendações feitas pela Kidney Disease Improving Global Outcomes (KDIGO) Clinical Practice Guidelines for Glomerulonephritis e pela Joint European League Against Rheumatism-European Dialysis and Transplant Association (EULAR/EDTA) para o tratamento de indução da nefropatia membranosa pura lúpica são: micofenolato mofetil em combinação com glicocorticosteroides deve ser a terapia de escolha no tratamento de indução. Para as situações de difícil disponibilidade ou para pacientes que não toleram o micofenolato mofetil, sugere-se tratamento com ciclofosfamida (VO ou IV) ou um inibidor de calcineurina (ciclosporina ou tacrolimo) em combinação com glicocorticoides.[62,158]

O ensaio clínico randomizado da NIH, que incluiu 42 pacientes com nefrite membranosa pura, comparou três esquemas de tratamento (monoterapia com prednisona, prednisona mais ciclofosfamida IV e prednisona mais ciclosporina). Após 1 ano de acompanhamento, a taxa de remissão foi significativamente maior nos grupos que receberam ciclosporina ou ciclofosfamida comparada com prednisona isoladamente. Os pacientes que evoluíram com remissão da proteinúria foram acompanhados durante 10 anos. A frequência de recidivas após suspensão do tratamento foi significativamente menor e mais tardia no grupo de pacientes que receberam ciclofosfamida quando comparado com ciclosporina.[169]

Na fase de manutenção, estão indicados a azatioprina ou o micofenolato mofetil para os que tenham alcançado remissão completa ou parcial na fase de indução. Para os que não obtiverem resposta favorável com azatioprina ou micofenolato mofetil, deve-se considerar a troca de um pelo outro ou a substituição por um inibidor da calcineurina ou rituximabe.[60]

Os pacientes com nefrite lúpica que não alcançam remissão completa ou parcial após 12 meses de tratamento adequado são classificados como refratários ao esquema instituído. Eles devem ainda ser avaliados em relação à presença de fatores associados à piora da função renal, como uso de medicamentos nefrotóxicos, trombose de veias/artérias renais, infecções, hipertensão arterial, diabetes melito ou lesão secundária à nefrite tubulointersticial. Nesse contexto, uma nova biopsia renal deve ser considerada para auxiliar na identificação da causa da refratariedade e na decisão terapêutica.[60]

A abordagem dos pacientes considerados refratários varia de acordo com o imunossupressor indicado para o tratamento de indução e com a gravidade da doença. Em geral, os refratários à ciclofosfamida devem ser tratados com micofenolato mofetil, e os refratários ao micofenolato mofetil devem ser tratados com ciclofosfamida.[62] Os indivíduos refratários aos dois imunossupressores podem ser tratados com rituximabe, apesar da sua eficácia e toxicidade no longo prazo não terem sido ainda completamente definidas. Revisão sistemática de estudos observacionais e relatos de casos demonstrou resultados favoráveis do tratamento com rituximabe em pacientes refratários a ciclofosfamida ou ao micofenolato mofetil. Os dados são limitados para pacientes que não responderam aos dois imunossupressores.[170] A associação do tacrolimo ao micofenolato mofetil pode ser eficaz em pacientes refratários a este último, apesar de essa associação ter sido avaliada em somente dois estudos observacionais com casuística pequena.[171,172]

O belimumabe ainda não foi estudado em pacientes com doença renal proliferativa grave, recidivante ou refratária, porque esses pacientes foram excluídos dos ensaios fase II e III. Não deve ser indicado para o tratamento de pacientes com nefrite lúpica recidivante ou refratária até que os estudos avaliem a eficácia desse biológico nessa população.[139]

Doença refratária e terapias experimentais

O rituximabe, anticorpo monoclonal quimérico dirigido contra antígeno CD 20 de linfócitos B, vem sendo usado em casos refratários. O benefício clínico e a tolerância satisfatória na terapêutica do LES têm sido observados em alguns estudos abertos ou retrospectivos e na prática diária. As indicações são citopenias e nefrite lúpica refratárias a micofenolato mofetil e ciclofosfamida e envolvimento articular ou cutâneo refratário a hidroxicloroquina e imunossupressores.[106] Não há consenso na literatura sobre o esquema de aplicação de rituximabe para pacientes com LES. Na maioria dos relatos, utilizou-se a dose de 375 mg/m² em intervalos semanais, por 4 vezes, e, em outros estudos, foram utilizadas doses de 1.000 mg em intervalos quinzenais com apenas duas aplicações. Ainda não está estabelecido o intervalo em que será necessária a reaplicação da medicação para um tratamento mais prolongado.

A dose de corticosteroide, assim como do imunossupressor utilizado concomitantemente com o rituximabe nos diferentes estudos, também é variável. Níveis de IgG e IgM podem diminuir nos 6 a 12 meses após a aplicação do rituximabe, mas geralmente não ficam abaixo do limite da normalidade. A IgA não se altera de modo significativo. Esses efeitos de depleção de células B parecem ter menor duração nos indivíduos com LES quando comparados com os pacientes com linfoma.[173]

Segundo análise de 136 pacientes com LES, dados do registro francês *Autoimmunity and Rituximabe* (AIR), houve melhora das manifestações articulares (72%), cutâneas (70%), renais (74%) e hematológicas (88%). Infecções graves ocorreram em 12 pacientes (9%), especialmente nos 3 meses pós-infusão. Cinco pacientes morreram, sendo três por infecção grave e dois por doença refratária.[177]

A imunoglobulina IV parece controlar algumas doenças autoimunes por diversos mecanismos de ação, incluindo modulação da liberação de citocinas, interferência na ativação do complemento e clareamento dos imunocomplexos.[175] Está indicada no lúpus sistêmico para anemia hemolítica e trombocitopenia refratárias, além de outras manifestações graves (geralmente associada à plasmaférese), como a PTT, a deterioração rápida no estado confusional agudo e a variante catastrófica da SAF. Todavia, a duração do tratamento ainda não foi estabelecida. Uma vantagem dessa terapia seria imunossuprimir a atividade inflamatória sem aumentar o risco de infecções. Insuficiência renal aguda pode ser uma consequência da terapêutica. É segura na gestante e no neonato.[106]

À medida que se conhece melhor a patogênese do lúpus, outras intervenções biológicas entram em desenvolvimento ou em estudos clínicos. Aproximadamente 30 agentes novos estão sendo avaliados em ensaios clínicos de fases II/III para o tratamento de LES, nefrite lúpica e lúpus cutâneo. Nos ensaios de fase III, os agentes incluem aqueles visando à via do interferon (IFN), a via BAFF-APRIL e a sinalização de células T e B. Além disso, combinações de agentes novos cujos alvos são diferentes mecanismos de ação estão sendo exploradas em testes de fase II, como o rituximabe e o belimumabe, em sequência, para lúpus sistêmico e nefrite lúpica.[156,176]

O transplante autólogo de medula óssea (TMO) é um procedimento complexo, caro e de risco. O mecanismo de ação proposto para essa terapêutica é que ela promove um período livre da influência das células T de memória, durante o qual poderá ocorrer a maturação de novos progenitores de linfócitos sem o recrutamento da atividade *antisself*. Os resultados do registro europeu de transplante autólogo de medula óssea para LES demonstraram sucesso na indução de remissão da atividade da doença em 29% de 28 pacientes, uma incidência de recidiva de 56 ± 11%, e cinco mortes em 2 anos pós-transplante (três por infecção, uma por doença autoimune secundária e uma por atividade de doença persistente progressiva). Estudos adicionais comparativos desse procedimento com outras terapêuticas, com desenhos randomizados e controlados, são necessários antes da recomendação do transplante de células da medula óssea como terapia para os indivíduos com LES.[177]

COMPLICAÇÕES

Agudas

Púrpura trombocitopênica trombótica

A PTT é uma microangiopatia trombótica descrita pela primeira vez em 1924 por Moskowitz, caracterizada por trombos plaquetários na microcirculação de vários órgãos. Os pacientes com PTT desenvolvem tipicamente anemia hemolítica microangiopática, trombocitopenia grave (< 50 000 mm³), febre, insuficiência renal, disfunção neurológica e falência de órgãos com gravidade variável. No LES, costuma ser fatal e, mesmo com terapia mais precoce e agressiva, a mortalidade é maior e o tempo para atingir a remissão é mais longo do que na PTT idiopática, sugerindo doença refratária e mais grave. A incidência estimada é de 2 a 3%, e geralmente ocorre em pacientes com atividade grave do lúpus e envolvimento renal.

Para o tratamento, recomenda-se a plasmaférese, que pode remover com sucesso os autoanticorpos e que, desde a sua introdução, mostrou redução drástica da mortalidade, de 90% para 25%. Por isso, é o tratamento de primeira linha na PTT. No entanto, os pacientes com LES parecem mais refratários a esse tratamento. No caso de uma resposta fraca à plasmaférese, outros tratamentos a ser considerados incluem doses altas de corticosteroide, ciclofosfamida e imunoglobulina IV. O rituximabe foi usado com sucesso em PTT refratária em indivíduos com LES.[41]

Síndrome de ativação macrofágica

A síndrome de ativação macrofágica (SAM) está incluída no grupo das formas secundárias de hemofagocitose linfo-histiocitária (HLH), sendo uma complicação das doenças inflamatórias sistêmicas.[178]

Trata-se de condição clinicopatológica rara, potencialmente fatal, caracterizada pela produção maciça de citocinas pró-inflamatórias que determinam as manifestações clínicas e que resulta, frequentemente, em falência de múltiplos órgãos. Pode também estar relacionada com neoplasias, imunodeficiências e com uma variedade de infecções por agentes virais, bacterianos e fúngicos. Caracteriza-se pela excessiva ativação dos macrófagos e histiócitos com intensa hemofagocitose na medula óssea e no sistema reticuloendotelial, acarretando a fagocitose de eritrócitos, leucócitos, plaquetas e de seus precursores. Apresenta-se como febre, hepatoesplenomegalia, linfadenomegalia, envolvimento neurológico, graus variáveis de citopenias, hiperferritinemia, anticorpos anti-DNA, hipocomplementemia, triglicerídios elevados, distúrbio hepático, coagulação intravascular e falência de múltiplos órgãos. Embora seja mais frequente em crianças, pode ocorrer em adultos, faixa etária em que o quadro clínico geralmente é mais grave.[41] O reconhecimento da SAM em pacientes com LES é frequentemente desafiador, pois o quadro se assemelha às características clínicas da doença subjacente ou pode ser confundido com complicação infecciosa.

Não há protocolo terapêutico padronizado, mas, para tratar essa síndrome de forma eficaz, é vital identificar a causa. Em pacientes com LES em que a SAM foi desencadeada pela atividade da doença na ausência de infecção óbvia, terapia imunossupressora é o principal tratamento, incluindo doses elevadas de corticosteroide por via parenteral, além de ciclofosfamida ou ciclosporina. Quando apropriado, tratar a infecção e/ou suspender medicamentos desencadeantes. Outras terapias relatadas (mais comumente utilizadas em conjunto com esteroides) incluem etoposide, imunoglobulina IV, plasmaférese e rituximabe (ver Capítulo 42).[41,178]

Infecções

As infecções são conhecidas como principais causas de morbidade, hospitalização e mortalidade no LES. Mais da metade dos casos é causada por vírus e cerca de 40% são bacterianos. As infecções por fungos e protozoários também são mais frequentes em indivíduos com LES. De acordo com diversos estudos, as principais infecções em pacientes com LES que necessitaram de hospitalização foram causadas pelos mesmos agentes patogênicos que na população geral. No entanto, as manifestações clínicas podem ser atípicas, em virtude da resposta imunológica anormal ou do tratamento em curso com imunossupresosores e/ou corticosteroide. As infecções mais frequentes incluíram pneumonia adquirida na comunidade, infecção do trato urinário e de pele. Inspeção cuidadosa e monitoramento, além de coleta dos espécimes para cultura bacteriana, são estratégias para evitar erros de diagnóstico.[1,179]

Pacientes com LES não têm uma incidência aumentada de HIV, infecção pelo vírus da hepatite B (VHB) ou do vírus da hepatite C (VHC). No entanto, tendo em vista os riscos de reativação da infecção após a terapia imunossupressora, particularmente os corticosteroides, os pacientes devem ser examinados para infecções pelo HIV[180], VHB e VHC antes de se administrar tais medicamentos. A frequência de tuberculose entre os pacientes com LES é maior do que o esperado, variando a taxa de incidência de 2,5 a 13,8% em países com tuberculose endêmica, e de 0 a 1,4% em países com baixa incidência de tuberculose. Infecção por citomegalovírus (CMV) é potencialmente fatal. Antigenemia para CMV foi relatada em 18 a 44% dos pacientes, sendo as concentrações de antígeno mais altas naqueles tratados com pulsoterapia de metilprednisolona e ciclofosfamida. Como as manifestações da infecção pelo CMV podem se assemelhar àquelas do LES ativo, o teste para CMV (antigenemia) deve ser considerado, sobretudo em pacientes com doença ativa submetidos a terapia com doses elevadas de corticosteroide.[120]

A infecção pelo herpes-zóster (HZ), que pode ser cutâneo localizado ou disseminado, é frequente no indivíduo com LES e pode complicar por infecção bacteriana secundária ou neuralgia pós-herpética. Estudos estimaram a incidência anual de HZ no LES entre 6,4 e 32,5/1.000 pessoas/ano, índice 2 a 10 vezes acima da taxa estimada na população geral, que é de 3,4 a 4,4/1.000 pessoas/ano. Os pacientes em tratamento com doses altas de corticosteroides ou com imunossupressores podem evoluir com envolvimento visceral, encefalite e mielite.[181]

O uso de glicocorticoides tem sido associado com o aparecimento de infecções de trato respiratório e geniturinário causadas por microrganismos Gram-negativos e infecções por micobactérias, criptococos, listeria e nocardia. Um estudo retrospectivo com 2.717 pacientes com LES comparou a população que usava corticosteroide (n = 989) com a que não o utilizava (n = 1.728). Esse estudo mostrou que os pacientes em uso desse medicamento em uma dose média diária acima de 7,5 mg de prednisona são mais suscetíveis ao desenvolvimento de pneumonia, herpes-zóster e infecção fúngica.[182]

As terapias imunossupressoras comumente utilizadas foram associadas com pneumonia por *Pneumocystis jirovecii* (PPJ), incluindo ciclofosfamida, metotrexato, corticosteroides, azatioprina, ciclosporina e os agentes biológicos mais recentes, incluindo os anti-CD20. Os corticosteroides parecem ser um fator de risco importante, pois até 90% dos pacientes receberam essa terapêutica antes do desenvolvimento de PPJ. A ciclofosfamida pode estar associada com redução prolongada e significativa na contagem de linfócitos. Embora o benefício direto do sulfametoxazol-trimetoprim (SMX-TMP) na prevenção de PPJ seja estabelecido em pacientes oncológicos pediátricos e naqueles com HIV, estudos semelhantes não foram realizados em pacientes com distúrbios reumáticos. Há ainda alguma preocupação de que os medicamentos à base de sulfa, como o SMX-TMP, poderiam desencadear recaídas. Há grande variação na conduta em relação à profilaxia da PPJ. Devem ser envidados esforços para desenvolver orientações de consenso enquanto se esperam evidências definitivas.[183] Em revisão de Gupta et al., a frequência de infecção pelo *Pneumocystis jiroveci* em pacientes com LES usando ciclofoafamida foi baixa (0,1588%). Não recomendam uso rotineiro de profilaxia com SMX-TMP nesses pacientes, exceto naqueles com risco elevado, como leucopenia e linfopenia graves, dose alta de corticosteroide, hipocomplementemia, doença renal ativa e índices de atividade elevados.[179]

Crônicas

Apesar do significativo aumento da sobrevida, os pacientes com LES ainda apresentam frequência alta de danos em órgãos-alvo (Figura 24.7), de morbidade e de mortalidade. Por dano permanente entende-se o desenvolvimento de sequelas em órgãos ou sistemas decorrentes da atividade inflamatória do LES ou do tratamento utilizado para seu controle, tendo se iniciado após o diagnóstico do LES e devendo estar presente por, pelo menos, 6 meses. Essas sequelas podem ser avaliadas de modo confiável pelo Systemic Lupus International Collaborating Clinics/American College of Rheumatology (SLICC/ACR) *Damage Index* (DI), sendo recomendação da EULAR uma avaliação anual. O DI avalia 12 sistemas e inclui

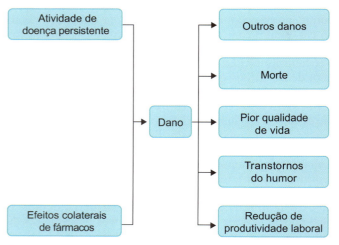

Figura 24.7 Causas e consequências do dano em pacientes com LES. Adaptada de Doria et al., 2014.[131]

morbidades associadas ao lúpus e à toxicidade medicamentosa. É considerado confiável e reprodutível, além de predizer prognóstico.[184] O dano permanente está associado a diversos desfechos adversos no LES, sendo importante sua identificação e prevenção, sempre que possível, utilizando avaliação correta da atividade da doença e tratamento adequado à atividade apresentada.[131] Entre as sequelas avaliadas rotineiramente pelo DI SLICC/ACR, encontram-se osteonecrose, insuficiência gonadal, aterosclerose, osteoporose e as neoplasias, que serão abordadas a seguir.

Osteonecrose

A prevalência de osteonecrose é aumentada em doentes com lúpus (5 a 30%). A cabeça do fêmur é o local mais frequentemente envolvido (Figura 24.8), seguido de joelhos (côndilo femoral/platô tibial), cabeça do úmero, ossos do carpo, cotovelos, pequenos ossos do pé e tornozelos. O risco de ocorrer osteonecrose no quadril contralateral varia de 31 a 55%. Essa condição não está associada com diminuição da sobrevida, mas promove incapacidade física. O sintoma mais frequente é a dor, que geralmente é desencadeada por movimento e piora bastante com sobrecarga de peso. À medida que a osteonecrose progride, a maioria dos pacientes relata dor em repouso, em muitos deles noturna e, frequentemente, evoluem com dor incapacitante que acarreta grande prejuízo funcional. Todavia, uma parcela de pacientes com osteonecrose é assintomática.[34]

Nos recentes estudos de metanálises em indivíduos com LES, o corticosteroide ainda é o principal fator associado ao desenvolvimento de osteonecrose. É dose-relacionado e ocorre geralmente em fase precoce da doença (no primeiro ano) e com terapêutica de longa duração.[186] Todavia, atividade persistente da doença também é um significativo e independente fator associado.[187] Outros fatores que estão associados com osteonecrose no LES, segundo diversos estudos, são vasculite, fenômeno de Raynaud, tratamento com citotóxicos, SAF e outros estados de hipergoagulabilidade.[34]

No Serviço de Reumatologia do HC-UFMG, foram avaliados 139 pacientes com LES, em um estudo caso-controle: 33 com osteonecrose sintomática, pareados por sexo e dose acumulada de corticosteroide com 106 pacientes controles, com LES e sem diagnóstico conhecido de osteonecrose.

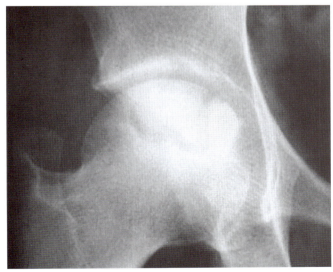

Figura 24.8 Alterações em cabeça do fêmur em radiografia simples: fratura subcondral (sinal da crescente). Estágio III da classificação da Association Research Circulation Osseous (ARCO).[185]

Na análise comparativa, aqueles com LES e osteonecrose eram mais jovens, apresentavam menor idade à época do diagnóstico de LES, maior frequência de livedo reticular e nefrite, maior escore do SLEDAI-2 k modificado medido nos 3 anos anteriores ao diagnóstico de osteonecrose e maior escore SLICC/ACR-DI (excluído o item osteonecrose). As articulações mais acometidas foram coxofemorais (78,8%) e joelhos (45,5%), sendo o acometimento bilateral em 48,5% e em múltiplos sítios, em 9%. A frequência de comprometimento grave (estágio IV da classificação de Arlet e Ficat)[188] foi elevada (48,5%).[189]

O diagnóstico de osteonecrose pode ser difícil em um grupo de pacientes em que a artralgia/artrite fazem parte do quadro clínico. O diagnóstico precoce é crucial para o sucesso da terapêutica, e será garantido por um alto índice de suspeição clínica. Na avaliação complementar, devem ser solicitados exames de imagem, sendo a RM o método adequado para o diagnóstico precoce dessa condição, e nas fases mais tardias, a radiografia simples.[34]

Insuficiência gonadal

De modo geral, a capacidade reprodutiva é adequada nos pacientes com lúpus sistêmico em ambos os sexos. No entanto, alguns fatores relacionados à doença ou ao tratamento podem ser causa de infertilidade ou subfertilidade transitória ou permanente.

Fecundidade é a probabilidade de alcançar a gravidez em cada ciclo ovulatório. Subfertilidade, um novo conceito, é definida como redução da eficiência reprodutiva, a qual pode retardar a ocorrência da gravidez. Por sua vez, infertilidade é a incapacidade de concepção após 1 ano de relações sexuais regulares, sem proteção. Disfunção sexual pode ocorrer na doença ativa por dor, artrite ou fadiga, e ser a principal causa de infertilidade. Além disso, a paridade é menor do que nas mulheres em geral, seja pelo comprometimento da função ovariana, seja por complicações da gravidez (abortamento, pré-eclâmpsia) ou morte neonatal ou perinatal ou, ainda, por decisões pessoais sobre o tamanho da família. No homem, a fertilidade está relacionada como o número de filhos.[190,191]

Embora os sintomas físicos associados à doença reumática contribuam para o prejuízo da sexualidade, as consequências psicológicas de doenças crônicas, muitas vezes, parecem ser de maior importância do que dor e incapacidade física. Depressão e ansiedade parecem ser os principais fatores que afetam o prazer sexual e a satisfação.[191]

Alterações menstruais são comuns nas pacientes com LES e podem variar desde o aumento do fluxo, associado a uso de anticoagulantes ou a plaquetopenia, até amenorreia temporária e menopausa precoce. Os principais fatores associados com a falência ovariana são atividade inflamatória do lúpus, anticorpos contra o corpo lúteo, agentes citotóxicos usados no tratamento, grau de dano orgânico do lúpus, hipogonadismo associado à doença renal crônica e/ou à presença de anticorpos antifosfolipídios. Doses elevadas de corticosteroide podem alterar a regularidade menstrual, porém de modo reversível.[191,192]

O fator mais comumente associado com a insuficiência/falência ovariana é a ciclofosfamida, imunossupressor de escolha para tratamento de várias manifestações do lúpus. A frequência desse efeito colateral é variável nos diferentes estudos (11 a 59%) e depende da dose acumulada usada, da idade da paciente e do meio de administração. Maior dose acumulada e maior duração do tratamento, maior idade da paciente e a administração oral, quando comparada com pulsos venenosos, são fatores que determinam maior taxa de falência ovariana transitória ou permanente.[191,193]

No homem com LES, a diminuição do volume dos testículos (exame por ultrassonografia) e o uso da ciclofosfamida e do metotrexato interferem na espermatogênese.[192,194] Ainda, a taxa de disfunção gonadal e sexual é aumentada em homens com LES. Libido reduzida, disfunção erétil, ejaculação precoce e/ou anorgasmia e insatisfação com a vida sexual foram relatados em 20% dos homens jovens com LES e em nenhum dos 25 homens saudáveis. Além disso, a porcentagem de parceiras grávidas foi significativamente menor em pacientes com LES comparados com indivíduos saudáveis.[191]

Telles et al., em 2008, avaliaram 165 mulheres com LES, atendidas no Ambulatório de Lúpus do Serviço de Reumatologia do HC-UFMG. A média (DP) da idade de menopausa foi 40,9 (7,2) anos, e de menopausa precoce foi 34,3 (4,1) anos. Menopausa associou-se a idade atual, idade ao diagnóstico, tempo de doença, índice de dano (SLICC/ACR-DI) e uso prévio de ciclofosfamida. A chance de as pacientes na menopausa terem usado ciclofosfamida durante a doença foi 1,9 vez maior que as mulheres sem menopausa.[195]

Malheiro et al. estudaram, em 27 mulheres com LES no mesmo ambulatório, os marcadores de reserva ovariana (dosagem de hormônio antimülleriano e de hormônio folículo-estimulante e contagem de folículos ovarianos) e compararam com 27 mulheres de um grupo-controle. Identificaram que os marcadores de reserva ovariana foram semelhantes nos dois grupos, que a reserva ovariana foi menor em pacientes com maiores doses acumuladas de ciclofosfamida e estava reduzida nas mulheres com maiores escores de dano orgânico (SLICC/ACR-DI).[196]

Estratégias para preservar a fertilidade nesses pacientes têm sido estudadas, como a terapia de indução da ovulação, a criopreservação de embriões ou oócitos (indução da ovulação) e a maturação de oócitos *in vivo*.[197,198]

Seja qual for a causa da infertilidade, esteja relacionada à doença ou não, os pacientes com LES podem precisar de técnicas de reprodução assistida. A mais frequentemente usada é a fertilização *in vitro* e a transferência de embrião (IVF-ET), que requer estimulação ovariana para captação de oócitos. A estimulação ovariana pode suscitar preocupação em mulheres com LES/SAF, pois o uso de estrogênios em doses elevadas pode induzir ativação da doença e aumentar o risco de trombose, especialmente na mulher com anticorpos antifosfolípídios, complicações que podem ser ameaçadoras à vida no caso da síndrome de hiperestimulação ovariana. Profilaxia antitrombótica deve ser realizada em mulheres com anticorpos antifosfolípídios, com particular atenção para as com trombose prévia. Como em uma gravidez natural, recomenda-se que as candidatas estejam com doença quiescente por pelo menos 6 meses antes de tentar engravidar, garantindo o melhor resultado possível para mãe e filho. A taxa de *flares* da doença parece estar de acordo com a registrada em gestações naturalmente obtidas e, em alguns casos, atinge 60%. A incidência observada de complicações trombóticas é baixa e sempre ligada à falta de um tratamento profilático adequado. O risco de síndrome de hiperestimulação ovariana também é comparável ao observado na população geral (3 e 8%), com uma incidência variando de 0 a 8,9%.[197,198]

Aterosclerose

A importância da doença cardiovascular aterosclerótica no LES é historicamente reconhecida a partir da descrição por Urowitz et al., em 1976, da curva bimodal de mortalidade no LES identificando morte tardia, em pacientes com mais de 5 anos de doença, decorrente a eventos cardiovasculares.[199] Desde então, a identificação de doença cardiovascular clínica e subclínica em pacientes com LES comprovou a presença de aterosclerose precoce e acelerada nesses pacientes.[200,201]

O risco de eventos cardiovasculares no LES, dentre eles infarto agudo do miocárdio, anginas estável e instável, insuficiência cardíaca e doença cerebrovascular, é maior que o da população geral, sendo o LES atualmente reconhecido como importante fator de risco para ocorrência de eventos, mesmo após controle para os fatores de risco tradicionais.[202,203] A magnitude do aumento desse risco varia de 2,26 vezes em coorte de base populacional até 50 vezes quando avaliadas mulheres entre 35 e 44 anos de idade.[202,203]

De modo geral, doença arterial coronariana afeta 5 a 8% dos pacientes na primeira década da doença e até 28% após 4 décadas. Ainda, pacientes com LES apresentam maior chance de morrer após o primeiro infarto agudo do miocárdio que pacientes com diabetes.[204] A prevalência de aterosclerose subclínica investigada por diferentes métodos é também consistente e significativamente maior em pacientes com LES quando comparada a grupos-controle.[205,206]

A fisiopatologia da doença cardiovascular aterosclerótica no LES não é completamente compreendida, envolvendo, de maneira complexa, a frequência aumentada de fatores de risco tradicionais e algumas características da própria doença e seu tratamento.[207,208] Dentre os fatores associados ao LES, os estudos apresentam resultados diversos, mas basicamente enfatizam a importância da inflamação e do uso de corticosteroide no desenvolvimento da aterosclerose e o efeito protetor da hidroxicloroquina.[207,209] Ainda, pelo menos duas importantes coortes internacionais identificaram que a proteína C reativa ultrassensível (PCR-hs), apesar de muito variável no LES, prediz a ocorrência de eventos cardiovasculares nesses pacientes.[210,211]

Quanto aos fatores de risco tradicionais, destacam-se hipertensão arterial sistêmica, idade avançada, tabagismo, sexo masculino e dislipidemia, incluindo níveis elevados de triglicerídios em mulheres.[207,212] Vale destacar a presença de maiores concentrações séricas de LDL-oxidado e HDL-pró-inflamatório em pacientes com LES, favorecendo ainda mais o desenvolvimento da placa aterosclerótica.[204,205] Apesar dos fatores de risco tradicionais não serem os responsáveis isolados pela aterosclerose no LES, a importância desses fatores de risco não deve ser subestimada, uma vez que a identificação e o manejo correto podem interferir positivamente no prognóstico dos pacientes.[213] No entanto, reumatologistas avaliam de maneira insuficiente o risco cardiovascular em doenças imunomediadas, e as metas terapêuticas frequentemente não são atingidas.[214,215]

Com o objetivo de avaliar o reconhecimento de fatores de risco tradicionais e seu manejo, no Serviço de Reumatologia do HC-UFMG foi conduzido estudo transversal que avaliou reconhecimento, prescrição para controle da morbidade e metas atingidas em 137 pacientes com LES atendidos no Serviço, demonstrando frequência de reconhecimento geral adequado da maioria dos fatores de risco tradicionais nessa coorte (DM: 67,9%; história familiar: 76,6%; sedentarismo: 91,2%; dislipidemia: 93,4%; tabagismo: 94,2%; HAS: 99,3%; obesidade: 97,8%). No entanto, as metas atingidas, apesar de superiores às descritas em diferentes estudos, está aquém do desejável para vários pacientes (Tabela 24.5). Ainda, apenas 59% das

Tabela 24.5 Prevalência, reconhecimento e controle de fatores de risco modificáveis para doença arterial coronariana no lúpus sistêmico, em pacientes do Serviço de Reumatologia do Hospital das Clínicas da UFMG.

LES (n = 137)	HAS n (%)	DM n (%)	Dislipidemia** n (%)
Frequência	70 (51,1)	16 (11,7)	63 (46)
Prescrição de medicamentos	66 (94,3)	14 (87,5)	43 (68,3)
Reconhecimento	60 (85,7)	14 (87,5)	43 (68,3)
Controle desejável	50 (71,4)	8 (50)	44 (69,8)*
Controle ideal	17 (24,3)	6 (37,5)	33 (52,4)*

*LDL-colesterol; **HDL > 50 mg/dℓ em 19 (30,2%) e TGL < 150 mg/dℓ em 35 (55,6%). Adaptada de Castro et al., 2016.[216]

pacientes reconheceram que o LES seria fator de risco para doença cardiovascular aterosclerótica, demonstrando desconhecimento sobre o próprio risco.[216]

Destaca-se a importância de pacientes e médicos reconhecerem o aumento do risco cardiovascular e de estarem atentos à presença dos fatores de risco modificáveis para aterosclerose no LES. A hipertensão arterial e a dislipidemia apresentam curso variável no decorrer da doença.[217] Dessa maneira, o monitoramento frequente, a cada 3 a 6 meses, tem sido recomendado.[204] A pesquisa de hábitos de vida relacionados à doença cardiovascular, como sedentarismo e tabagismo, assim como a presença de obesidade, obesidade central e síndrome metabólica, presentes em até 21,6%, 45,1% e 32,1% dos pacientes, respectivamente, precisam ser investigados e abordados.[218] Além disso, a atividade da doença, o dano permanente, a presença de doença renal crônica e os medicamentos precisam ser investigados também com o objetivo específico de reduzir morbidade e mortalidade cardiovascular.[213]

A investigação rotineira de aterosclerose subclínica não é preconizada. No entanto, pelo menos um grupo (da *University of Toronto Lupus Clinic*) indica a ultrassonografia de carótidas em pacientes com LES associado a, pelo menos, uma das seguintes condições: dois ou mais fatores de risco tradicionais para doença arterial coronariana, período pós-menopausa ou presença de doença renal crônica.[213] Tal recomendação baseia-se no fato de que a presença de placa aterosclerótica e a maior espessura da camada médio-intimal das artérias, além de associadas aos fatores de risco, são exames não invasivos e acessíveis, que podem avaliar progressão da aterosclerose longitudinalmente e predizem a ocorrência de eventos cardiovasculares no LES.[209,219] A identificação de aterosclerose subclínica poderia ser utilizada por reumatologista para identificar pacientes com LES candidatos ao tratamento mais agressivo dos fatores de risco, como hipertensão e dislipidemia, diminuindo o limiar para prescrição de estatinas e antiagregantes plaquetários.[204] No entanto, até a presente data, não existe evidência que confirme melhor desfecho para os pacientes submetidos a essa conduta.

Na população geral, algoritmos de avaliação e predição de risco cardiovascular são utilizados não só para estimar o risco de eventos futuros, geralmente nos 10 anos seguintes à avaliação, mas também para direcionar o tratamento medicamentoso dos fatores de risco, especialmente o uso de estatinas.[220-222] Recentemente, as doenças inflamatórias crônicas, incluindo o LES, têm sido reconhecidas como fatores de risco adicionais para eventos cardiovasculares em diversas diretrizes internacionais.[221-223] No entanto, a predição de risco em pacientes com LES, com consequente indicação de tratamento medicamentoso para redução desse risco, é falha e subestima a ocorrência de eventos. Tentativas de melhorar a predição têm sido propostas, como a multiplicação do Escore de Risco de Framingham por 2 e a criação de escore específico, que inclui a média do SLEDAI, a presença de anticoagulante lúpico e a hipocomplementemia, associado aos fatores de risco tradicionais.[224,225] Apesar da melhora da predição com tais ajustes, a validação dessas alternativas não é suficiente para recomendação formal de sua utilização.

Abordagem terapêutica

A diminuição da morbidade e da mortalidade por aterosclerose no LES envolve o reconhecimento por médicos e pacientes do risco aumentado de eventos cardiovasculares nesses pacientes. Considera-se fundamental o tratamento da doença ativa com menor dose possível de corticosteroide e uso de hidroxicloroquina por todos os pacientes, a menos que contraindicado.[207] Medidas que envolvam alteração dos hábitos de vida devem ser indicadas todas as vezes que fatores de risco modificáveis forem identificados. Apesar da ausência de consenso quanto às metas terapêuticas de cada fator de risco associado à doença cardiovascular, orientações têm sido propostas e estão dispostas no Quadro 24.7.[204,213,226-228]

Quanto ao tratamento da dislipidemia em pacientes com lúpus utilizando-se as estatinas, os dados na literatura ainda são controversos. As estatinas são amplamente utilizadas para profilaxia primária em indivíduos de risco cardiovascular moderado a alto e para profilaxia secundária.[221] Além do efeito hipolipemiante, têm efeitos pleiotrópicos que incluem inibição da trombose e da disfunção endotelial, estabilização da placa aterosclerótica e imunomodulação. Revisão recente identificou nove estudos que avaliaram o impacto do uso de estatinas na doença cardiovascular no LES: cinco ensaios

Quadro 24.7 Metas terapêuticas propostas para tratamento dos fatores de risco modificáveis para doença cardiovascular em pacientes com LES.

Meta terapêutica*

- Pressão arterial:
  - Sistólica < 140 mmHg e diastólica < 90 mmHg
  - Sistólica < 130 mmHg e diastólica < 80 mmHg**
- LDL-colesterol:
  - Desejável: < 130 mg/dℓ ou < 100 mg/dℓ
  - Ideal: < 70 mg/dℓ
- Triglicerídeos: < 150 mg/dℓ
- Diabetes melito:
- Glicemia de jejum < 126 mg/dℓ
- Glicemia aleatória < 200 mg/dℓ
- Glico-hemoglobina A1 c < 7
- Tabagismo***: interromper
- Obesidade***: índice de massa corporal ≤ 25 kg/m²

Medidas adicionais

- Administrar ácido acetilsalicílico se doença vascular conhecida ou se LES e pelo menos outro fator de risco
- Administrar IECA se doença cardiovascular, inclusive insuficiência cardíaca, hipertrofia ventricular esquerda, diabetes melito, uso de medicamento no tratamento da hipertensão arterial após hidroclorotiazida

* As metas terapêuticas podem mudar de acordo com o autor/estudo.
** Principalmente para pacientes com doença renal crônica, nefrite lúpica ou diabetes melito.
*** Utilizar estratégias comportamentais e farmacológicas, se necessário.
Adaptada de Schoenfeld et al., 2013[207], Keeling et al., 2011[214], Yousef Yengej et al., 2017[229], Ferreira et al., 2007[230].

clínicos randomizados placebo-controlados, três coortes e um retrospectivo.[229] Foi identificada melhora da disfunção endotelial e da rigidez das paredes arteriais (avaliada pela velocidade da onda de pulso), alterações estas precoces na patogênese da aterosclerose.[229,230] No entanto, não houve diminuição da progressão da espessura médio-intimal das artérias, do cálcio coronário ou da perfusão miocárdica, alterações subclínicas da aterosclerose já estabelecida.[229]

Apenas dois estudos avaliaram o uso de estatinas tendo como desfecho a mortalidade por doença cardiovascular. O primeiro, um ensaio clínico randomizado placebo-controlado em pacientes transplantados renais por nefrite lúpica, demonstrou que, apesar da redução expressiva no número absoluto de eventos em pacientes que usaram fluvastatina, não houve diminuição significativa da mortalidade, possivelmente por causa da pequena amostra incluída no estudo. O segundo, publicado em 2015, é um estudo de coorte retrospectiva que analisou os efeitos do uso da estatina em 4.095 pacientes com LES e diagnóstico de dislipidemia utilizando banco de dados do registro nacional de seguros de saúde em Taiwan, que engloba 98% da população daquele país.[231] A melhora dos desfechos associada ao uso de estatinas nesse estudo tem sido utilizada como justificativa para uso dessa classe de fármacos em pacientes com LES. Vale ressaltar o caráter observacional do estudo, a ausência de alguns ajustes importantes (tabagismo, consumo de álcool e peso) e a indicação da estatina apenas em pacientes com dislipidemia (LDL ≥ 190 mg/dℓ sem outros fatores de risco; colesterol total ≥ 240 mg/dℓ ou LDL ≥ 160 mg/dℓ e um fator de risco; colesterol total ≥ 200 mg/dℓ ou LDL ≥ 130 mg/dℓ e dois ou mais fatores de risco; colesterol total > 160 mg/dℓ ou LDL ≥ 100 mg/dℓ e evento cardiovascular ou diabetes melito).

Osteoporose

As taxas de prevalência de osteoporose e de fratura vertebral no LES variam, respectivamente, de 4 a 24% e de 7,6 a 37%. A incidência de fraturas sintomáticas em estudos realizados em hospitais universitários especializados no atendimento de indivíduos com lúpus está aumentada em 1,2 a 4,7 vezes, comparado com controles saudáveis pareados por sexo e idade. Vários fatores podem contribuir para a redução da densidade mineral óssea nesses indivíduos, incluindo doença persistentemente ativa e inflamação crônica, doença com longa evolução, uso de corticosteroide, atividade física reduzida, deficiência de vitamina D, insuficiência ovariana, insuficiência renal, tabagismo, ingestão de álcool, presença de anticoagulante lúpico e fenômeno de Raynaud. Chama a atenção o fato de que 1 em cada 3 pacientes com fratura vertebral, ao exame de densitometria óssea, tem densidade óssea na faixa normal ou de osteopenia, indicando alteração de qualidade óssea e a contribuição de outros fatores. Com isso em mente, todos os pacientes com LES devem ser avaliados quanto à ingestão adequada de cálcio e vitamina D e, se necessário, suplementados.[232]

Em indivíduos que estão em uso de prednisona em dose > 2,5 mg/dia durante mais de 3 meses, é recomendado e seguro o consumo de 1.000 a 1.200 mg de cálcio/dia, preferencialmente por meio da dieta, especialmente com o consumo de leite e derivados. Quando há impossibilidade de fazê-lo por meio de fontes nutricionais, é recomendável a administração de suplementos de cálcio, com avaliação de riscos e benefícios. Outras recomendações são manter o peso, cessar tabagismo, fazer exercícios regulares (3 vezes/semana) com carga ou de resistência, restringir ingestão de álcool para 1 a 2 doses/dia.

Concentrações séricas de 25(OH)D abaixo de 20 ng/mℓ (50 nmol/ℓ) são classificadas como deficientes para a população geral, mas valores entre 20 e 29 ng/mℓ (50 e 74 nmol/ℓ) são ainda considerados insuficientes para indivíduos com risco para osteoporose. As concentrações ideais (suficientes) estão entre 30 e 100 ng/mℓ (75 e 250 nmol/ℓ). Em adultos com deficiência de vitamina D (25[OH]D < 20 ng/mℓ), recomenda-se a administração de uma dose de ataque de 7.000 UI/dia ou 50.000 UI/semana por 8 semanas, seguida da dose de manutenção entre 1.000 e 2.000 UI/dia. A inadequação dos níveis de vitamina D é tida como uma das potenciais causas para falha do tratamento medicamentoso da osteoporose (perda significativa de densidade mineral óssea e fraturas).[231,233] Quanto às recomendações sobre o uso de tratamento farmacológico, ver Capítulo 20.

Neoplasias

Indivíduos com lúpus sistêmico têm maior incidência de neoplasias hematológicas, especialmente o linfoma não Hodgkin. O prognóstico é semelhante ao dos indivíduos sem lúpus. Outras neoplasias, como câncer de pulmão, hepatobiliar, de colo do útero e linfoma de Hodgkin, também têm incidência aumentada em indivíduos com lúpus.[1,234,235]

O aumento da sobrevida no LES pode favorecer o aparecimento desses tumores não só pelo envelhecimento gradual da população, mas também pelo fato de que tais pacientes, no caso do câncer de colo do útero, ficam expostas, por mais tempo, a um ambiente de desregulação imune. O aumento no perfil de citocinas Th2, principalmente da interleucina 10 (IL-10), o que é próprio do LES, favorece a tolerância do organismo a células epiteliais infectadas por papilomavírus humano (HPV), facilitando a progressão do câncer de colo do útero. Em um estudo que incluiu pacientes brasileiras com LES, foi observado que elas tinham uma prevalência de infecções por HPV superior à dos controles (20,2 versus 7,3%). Nesse mesmo estudo, os fatores de risco identificados foram o número de parceiros e o uso de imunossupressores, azatioprina e ciclofosfamida.[236] A vacinação contra o HPV pode ser uma opção protetora para esse grupo populacional. Ela é considerada segura para uso em indivíduos imunodeprimidos, uma vez que não contém organismos vivos.

LÚPUS INDUZIDO POR FÁRMACOS

Um quadro sindrômico lupus-like pode aparecer em indivíduo sem história prévia sugestiva de LES (10 a 20% dos casos), após uso ou contato com determinadas substâncias químicas que geram metabólitos ativos capazes de interferir com seu sistema imunológico. Vários mecanismos estão possivelmente envolvidos de modo complexo e incluem predisposição genética, up regulation da atividade das células T, redução da metilação do DNA e produção de vários metabólitos ativos dos fármacos capazes de formar ligações covalentes com o DNA. O quadro clínico é de instalação insidiosa e pode ser semelhante ao do LES e do LE cutâneo subagudo e crônico.[112]

O primeiro relato de lúpus induzido por medicamentos foi por sulfadiazina, em 1945. Hoje, mais de 100 medicamentos têm sido relacionados ao desencadeamento ou à piora do LES. Procainamida, hidralazina, sulfonamidas, isoniazida, beta-agonistas e anticonvulsivantes estão frequentemente implicados. Outros fármacos considerados como indutores do LES são: alopurinol, captopril, clorpromazina, clonidina, danazol, etosuximida, griseofulvina, lítio, lovastatina, mepenitoína, mesalazina, metildopa, minociclina, contraceptivos orais, ácido para-aminobenzoico, penicilamina, penicilina, fenotiazina, fenilbutazona, piroxicam, practolol, primidona, propiltiouracila, quinidina, estreptomicina, sulfassalazina, tetraciclina, tiamazol, trimetadiona e valproato.[112]

Os sintomas e os sinais clínicos e as alterações laboratoriais cessam ou diminuem progressivamente após o contato com a substância ser interrompido. Nem sempre é possível caracterizar a associação definitiva entre a substância e a síndrome; algumas associações estão comprovadas, mas outras são questionáveis. Como o período de incubação é variável e geralmente longo, a relação causal pode ser difícil de estabelecer, deixando muitos casos não reconhecidos. Muitos apresentam expressão clínica moderada e são autolimitados, embora outros possam ameaçar a vida do paciente e ter características clínicas indistinguíveis do LES idiopático. Como não há características clínicas patognomônicas que poderiam distinguir o lúpus induzido por medicamentos do quadro idiopático, o diagnóstico correto requer um nível considerável de conhecimento dos efeitos de medicamentos e suspeição.[237]

Outras substâncias químicas suspeitas de precipitar LES ou síndromes lúpus-símile estão estruturalmente relacionadas com hidrazinas e aminas aromáticas. As hidrazinas são encontradas em inseticidas, herbicidas, conservantes, tintas, plásticos, borracha, alimentos e tabaco, enquanto as aminas aromáticas estão presentes em corantes e alimentos. Além desses, mais recentemente, vários agentes terapêuticos da classe dos biológicos têm se mostrado fatores causais.[237,238]

Deve-se ainda ter em mente que o indivíduo com doença crônica usa medicamentos alternativos que podem, potencialmente, induzir o aparecimento de doenças autoimunes, incluindo o lúpus.[239]

Como critérios para auxiliar o diagnóstico de lúpus induzido por medicamentos, foram propostos:

- Presença de pelo menos um sintoma clínico de LES, além de pesquisa positiva para anticorpos antinucleares ou outro teste sorológico
- Uso de uma medicação suspeita no período entre 3 semanas e 2 anos antes do aparecimento dos sintomas sugestivos de lúpus
- Rápida melhora do quadro clínico após descontinuação da medicação
- Recorrência do quadro quando a medicação é reintroduzida.

Os pacientes com lúpus induzido por medicamentos, quando comparados aos pacientes com lúpus idiopático, apresentam menos manifestações renais, neuropsiquiátricas e cutâneas. Queixas pleuropulmonares são relativamente frequentes nas formas induzidas por procainamida. Mais de 90% dos pacientes com lúpus induzido por procainamida e hidralazina têm anticorpos anti-histonas e 20 a 40% têm fator reumatoide positivo. O padrão do FAN é, em geral, homogêneo, refletindo a reatividade contra histonas. A maioria dos anticorpos anti-histona, nos casos de LE induzido por medicamentos, é de caráter temporário e desaparece poucos meses após o término do tratamento com a medicação indutora.[112]

O tratamento baseia-se essencialmente no reconhecimento da condição clínica induzida pelo medicamento e imediata suspensão da substância. Nas formas mais graves, o uso de prednisona 0,5 mg a 1 mg/kg/dia pode ser necessário. Nas condições refratárias, o tratamento deve seguir as recomendações para o manejo do lúpus idiopático, inclusive podendo ser indicado o uso de imunossupressores.[112]

GRAVIDEZ, ANTICONCEPÇÃO E REPOSIÇÃO HORMONAL

A gravidez, embora não contraindicada, deve ser planejada, considerando-se a atividade e a gravidade da doença, além da toxicidade dos medicamentos em uso. A gestação nas pacientes com LES deve ser considerada de alto risco, necessitando acompanhamento multidisciplinar até o puerpério (6 semanas pós-parto), em razão da possibilidade de exacerbação da doença. Há maior incidência de crescimento intrauterino restrito, prematuridade, perdas fetais (aborto espontâneo e morte fetal intrauterina), síndrome HELLP (do inglês *hemolysis, elevated liver enzymes, low platelet count*), hipertensão induzida pela gravidez e diabetes. Os fatores de risco relacionados ao lúpus considerados fortemente associados com piores resultados gestacionais são: doença em atividade no período de 6 a 12 meses pré-concepção, nefrite ativa durante a gravidez ou história de nefrite e comprometimento grave de órgãos.[240]

Na gravidez, pode ocorrer eritema palmar e facial, artralgias e elevação da VHS, dificultando o diagnóstico diferencial com a atividade inflamatória do lúpus. A presença do anti-DNA nativo e/ou a elevação dos seus títulos, além de diminuir os níveis séricos do complemento, podem auxiliar na diferenciação entre atividade de doença e pré-eclâmpsia. Episódios de atividade de doença renal durante a gravidez podem simular pré-eclâmpsia, e a diferenciação entre essas duas condições pode ser difícil. A pesquisa dos anticorpos antifosfolipídios, anti-Ro/SS-A e anti-La/SSB e anti-U1 RNP é importante por causa da possível ocorrência de SAF e de lúpus neonatal, respectivamente.[240]

Se estiver sendo usada a prednisona em doses superiores a 20 mg/dia, o aleitamento materno pode determinar riscos para a criança, sendo recomendado um intervalo de 4 h entre o uso da medicação e a amamentação. Quando o uso de imunossupressores é inevitável, a opção é a azatioprina em doses de até 2 mg/kg/dia. O tratamento da atividade do LES é feito com corticosteroide na dose indicada segundo a manifestação, associado com a hidroxicloroquina. Ciclofosfamida, metotrexato e micofenolato mofetil são contraindicados.[240]

A contracepção em mulheres com lúpus é um desafio. Segundo as recomendações do EULAR (2017), elas devem ser aconselhadas sobre o uso de medidas contraceptivas efetivas (métodos de barreira, contraceptivos orais, implantes subcutâneos, DIU) com base na atividade de sua doença e no risco trombótico (particularmente se anticorpos antifosfolipídios forem positivos). Os métodos de barreira são um método eficaz e barato para prevenção de gravidez e doenças sexualmente transmissíveis. No entanto, a taxa de gravidez não intencional permanece em torno de 17% para preservativos e diafragmas. O DIU pode ser indicado para todas as pacientes com LES se não houver contraindicação ginecológica, contudo, o risco de infecções deve ser monitorado continuamente.[198] Portanto, pode ser preferível indicar o DIU em pacientes com um único parceiro sexual e que estejam em uso de tratamento leve (sem imunossupressores e prednisona < 10 mg/dia).[197] O DIU de cobre pode ser usado em qualquer paciente, enquanto o DIU com levonorgestrel deve ser considerado apenas se os benefícios da liberação do hormônio (como a redução do sangramento menstrual excessivo decorrente da anticoagulação) superam o risco de trombose.[198]

O uso de anticoncepcionais hormonais pode ser admitido para pacientes com doença inativa ou estabilizada como leve e anticorpos antifosfolipídios negativos, sem história prévia de tromboembolismo venoso ou arterial, sem diagnóstico de SAF, não fumantes e normotensas.[198] Para contraceptivos combinados, usar doses mínimas de etinilestradiol (< 35 mcg) e evitar pílulas de terceira geração contendo desogestrel ou gestodeno, que aumentam o risco de tromboembolismo venoso. Deve-se considerar a possibilidade de contraceptivo contendo apenas progestínicos. Uma grande preocupação com o uso da progesterona de depósito (acetato de medroxiprogesterona, administrado a cada 3 meses IM), é seu efeito sobre a saúde óssea. Todavia, a redução da densidade mineral óssea demonstrou ser reversível após a interrupção do tratamento.[197]

Preocupação semelhante ocorre em relação à terapia de reposição hormonal (TRH), que poderia estar indicada para controle das ondas de calor e do ressecamento vaginal com a doença estável/inativa e anticorpos antifosfolipídios negativos. O uso de TRH em pacientes com anticorpos antifosfolipídios positivos deve ser cuidadosamente analisado contra o risco de trombose e doença cardiovascular. Estudos controlados randomizados não identificaram reativação grave do lúpus com o uso de TRH em um período de acompanhamento de 1 ano[23] e de 2 anos.[24] Entretanto, houve um aparente aumento discreto do número de episódios de *flares* leves/moderados. Não foi possível analisar interferência no risco de trombose. Portanto, decisões sobre esse assunto exigem muita cautela e mais informações de estudos controlados. A duração ideal da TRH em pacientes com LES não é conhecida, mas parece razoável recomendá-lo pelo menor tempo possível.[198] Para mais informações, ver Capítulo 32.

LÚPUS NEONATAL

O lúpus neonatal (LNN) é uma síndrome caracterizada por lesões cutâneas, bloqueio cardíaco congênito (BCC) e por outras manifestações menos frequentes, como plaquetopenia e alterações de enzimas hepáticas, que ocorrem em fetos e recém-nascidos de mães com anticorpos anti-Ro/SS-A e/ou anti-La/SS-B e, muito raramente, com anticorpos anti-U1 RNP. Essas mulheres podem ser assintomáticas ou ter diagnóstico de LES, síndrome de Sjögren ou de doença indiferenciada do tecido conjuntivo. Acredita-se que os danos fetal e neonatal sejam causados pela passagem transplacentária de anticorpos maternos da classe IgG para a circulação fetal, com consequente lesão mediada por anticorpos.[241]

A incidência estimada de BCC na população geral é de cerca de 1/20.000 nascimentos (0,005%). A incidência em filhos de pacientes com LES com anticorpos anti-Ro/SS-A varia de 1,5 a 25%, em média em torno de 7,2%.[241] A taxa de recorrência é de 16 a 20% após o primeiro evento, e o BCC está associado a uma alta mortalidade fetal (20%). A maioria dos sobreviventes (até 70%) necessita de inserção de marca-passo. O desenvolvimento de BCC é geralmente precedido por curtos períodos de atrasos de condução (bradicardia), embora casos com rápido desenvolvimento, sem sinais de alerta, já tenham sido descritos. A maioria dos eventos ocorre entre a 16ª e 26ª semanas de gestação, mas os casos tardios também ocorrem, e até mesmo o desenvolvimento pós-parto já foi relatado. Várias ferramentas de monitoramento têm sido propostas para a detecção precoce de formas mais leves de defeitos de condução, incluindo ecocardiografia fetal com Doppler e eletrocardiograma fetal transabdominal, sendo o primeiro o mais utilizado.[242]

As lesões cutâneas são muito semelhantes às observadas no LE subagudo, e surgem entre 5 e 15 meses de vida em cerca de 50% dos pacientes. Apresentam-se, em áreas fotoexpostas, como máculas ou pápulas eritematosas anulares ou policíclicas e são transitórias. Regridem espontaneamente, em geral até os 6 meses de idade, época em que os anticorpos maternos transmitidos via transplacentária à criança são metabolizados. Essas lesões cutâneas não deixam cicatrizes, mas, por vezes, as telangiectasias persistem por vários anos.[241]

O tratamento do lúpus neonatal depende do tipo de lesão. O quadro cutâneo habitualmente é tratado com corticosteroide tópico e prevenção da exposição à luz solar. Se as lesões forem leves, não há necessidade de tratamento específico. Manifestações como trombocitopenia e anemia hemolítica podem ser tratadas com corticosteroide, dependendo de sua gravidade. No caso do BCC, para o tratamento do processo inflamatório no tecido fetal, embora os resultados não tenham sido consistentes, a administração materna de corticosteroides fluorados e beta-agonistas, como a betametasona ou a dexametasona, demonstrou benefício na sobrevida fetal em alguns estudos. Não há, na literatura, casos de reversão do BCC com o tratamento, mas há descrições de melhora de bloqueios incompletos e de miocardite. Na ausência de qualquer outra terapia com benefício conhecido, este continua a ser o tratamento de escolha, mas qualquer benefício esperado deve ser ponderado contra o risco de crescimento intrauterino restrito e parto prematuro. O tratamento de BCC estabelecido continua sendo uma questão não resolvida, com benefício mínimo com qualquer abordagem disponível.[241]

A hidroxicloroquina merece novamente uma menção especial. A terapia materna com hidroxicloroquina tem sido associada com redução do risco de bloqueio cardíaco. Um estudo recente, caso-controle, sugeriu um efeito protetor da hidroxicloroquina no desenvolvimento de manifestações em crianças nascidas de mães anti-Ro/La-positivas. Dados retrospectivos de três grandes registros internacionais foram avaliados para identificar mulheres com anticorpos anti-Ro/La que tiveram uma nova gravidez depois de uma criança com BCC. A taxa de recorrência foi de 7,5% no grupo que usou hidroxicloroquina em comparação com 21,2% no grupo que não usou.[243] Para mais informações, ver Capítulo 32.

VACINAÇÃO

Indivíduos com LES apresentam risco aumentado de infecção relacionado com as condições próprias da doença de base e também à terapêutica imunossupressora habitualmente necessária para o controle da enfermidade. Além disso, podem ocorrer suscetibilidades específicas, como a asplenia funcional observada em alguns pacientes, que resulta em maior risco de infecções causadas por bactérias encapsuladas, como pneumococos, meningococos e *Haemophilus influenzae* tipo B.

As vacinas *sem* organismos vivos (influenza IM), pneumocócica, tétano, difteria, coqueluche, hemófilos tipo B, hepatite viral A e B, poliomielite (inativada – VIP), meningocócica, HPV, febre tifoide (IM) e raiva são seguras em qualquer fase do tratamento e, geralmente, determinam imunogenicidade adequada. As vacinas *com* vírus vivos (sarampo, caxumba, rubéola, BCG, catapora) não devem ser prescritas a pacientes com LES.[60]

A vacina contra pneumococos (polissacarídica 23-valente) deve ser administrada a cada 5 anos, conforme recomendação do Programa Nacional de Imunizações (PNI) do Brasil. No entanto, a Sociedade Brasileira de Imunizações (SBIM), em concordância com o Centers for Disease Control and Prevention (CDC) norte-americano, já recomenda que a vacina para indivíduos em imunossupressão seja a conjugada antipneumocócica, seguida em 8 semanas da polissacarídica. A vacina contra influenza deve ser administrada anualmente, e a contra difteria e tétano (vacina dT), seguir o PNI.[60]

Em relação à terapia de depleção de células B, o ideal é administrar as vacinas antes de iniciar o tratamento, ou pelo menos 6 meses após, porém 4 semanas antes do próximo curso.[244]

Atualmente, a vacinação contra o HPV é oferecida aos adolescentes de ambos os sexos para prevenir lesões pré-cancerosas e câncer do colo do útero e da área genital. Há relatos de eventos venosos tromboembólicos (EVT) associados com a vacina quadrivalente contra o HPV. No entanto, dos 31 casos (0,2/100.000 doses de vacina) com EVT documentado, 90% tinham um fator de risco conhecido (SAF em dois casos). Alguns casos de erupções cutâneas graves após a vacinação contra o HPV já foram relatados. Estudos prospectivos demonstraram eficácia e segurança da vacina contra HPV em pacientes com LES, embora as taxas de soroconversão possam ser menores naqueles que recebem corticosteroide e imunossupressores. De acordo com as recomendações EULAR, a vacinação contra o HPV deve ser indicada para mulheres jovens com LES estável ou inativo e/ou SAF, de acordo com protocolos locais, com particular cuidado com aquelas cujo perfil para anticorpos antifosfolipídios é de alto risco. [244] Um estudo incluindo 50 mulheres com LES e 50 controles, que receberam a vacina quadrivalente, demonstrou que ela é segura e bem tolerada e que conseguiu causar conversão para os 4 sorotipos entre 78 e 95% nas lúpicas contra 80 a 98% nos controles. Outra pesquisa, com 20 pacientes lúpicas entre 12 e 26 anos usando a vacina quadrivalente, confirmou que essa vacina é bem tolerada e que não causa aumento de atividade do lúpus; a imunogenicidade demonstrada foi excelente, existindo soroconversão em 94% da amostra para os antígenos das quatro cepas presentes na vacina. [245]

REFERÊNCIAS BIBLIOGRÁFICAS

1. Dvorkina O, Ginzler EM. Clinical features of systemic lupus erythematosus. In: Hochberg MC et al. Rheumatology. 6.ed. St. Louis: Mosby; 2015. pp.1032-44.
2. Dutschmann LA. Lupus eritematoso sistémico: alguns aspectos históricos. Rev Soc Port Med Intern. 2006;13(2):133-40.
3. Vilar MJP et al. Incidência de lúpus sistêmico em Natal, RN-Brasil. Rev Bras Reumatol. 2003;43(6):347-51.
4. Rees F et al. The worldwide incidence and prevalence of systemic lupus erythematosus: a systematic review of epidemiological studies. Rheumatology. 2017;56:1945-61.
5. Simard JF, Costenbader KH. Epidemiology and classification of systemic lupus erythematosus. In: Hochberg MC et al. Rheumatology. 6.ed. St. Louis: Mosby; 2015. pp.1021-5.
6. Pons-Estel GJ et al. Understanding the epidemiology and progression of systemic lupus erythematosus. Semin Arthritis Rheum. 2010;39:257-68.
7. Stojan G, Petri M. Epidemiology of systemic lupus erythematosus: an update. Curr Opin Rheumatol. 2018;30:144-50.
8. Telles RW et al. Causes and predictors of death in Brazilian lupus patients. Rheumatol Int. 2013;33:467-73.
9. Souza DCC et al. Mortality profile related to systemic lupus erythematosus: a multiple cause-of-death analysis. Rheumatology. 2012;39:496-503.
10. Sharma A et al. Causes of mortality among inpatients with systemic lupus erythematosus in a tertiary care hospital in North India over a 10-year period. Lupus. 2013;22:216-22.
11. Costi LR et al. Mortalidade por lúpus eritematoso sistêmico no Brasil: avaliação das causas de acordo com o banco de dados de saúde do governo. Rev Bras Reumatol. 2017;57(6):574-82.
12. Cooper GS et al. Risk factors for development of systemic lupus erythematosus: allergies, infections, and family history. J Clin Epidemiol. 2002;55:982-9.

13. Moser KL et al. Recent insights into the genetic basis of systemic lupus erythematosus. Genes Immun. 2009;10:373.
14. Hunnangkul S et al. Familial clustering of non-nuclear autoantibodies and C3 and C4 complement components in systemic lupus erythematosus. Arthritis Rheum. 2008;58:1116.
15. Barcellos LF et al. High-density SNP screening of the major histocompatibility complex in systemic lupus erythematosus demonstrates strong evidence for independent susceptibility regions. PLoS Genet. 2009;5:e1000696.
16. Kariuki SN et al. Cutting edge: autoimmune disease risk variant of STAT4 confers increased sensitivity to IFN-alpha in lupus patients in vivo. J Immunol. 2009;182:34.
17. Yang Y et al. Gene copy-number variation and associated polymorphisms of complement component C4 in human systemic lupus erythematosus (SLE): low copy number is a risk factor for and high copy number is a protective factor against SLE susceptibility in European Americans. Am J Hum Genet. 2007;80:1037.
18. James JA et al. Epstein-Barr virus and systemic lupus erythematosus. Curr Opin Rheumatol. 2006;18:462.
19. Steinberg AD. Insights into the basis of systemic lupus. J Autoimmun. 1995;8:771.
20. Lehmann P et al. Experimental reproduction of skin lesions in lupus erythematosus by UVA and UVB radiation. J Am Acad Dermatol. 1990;22:181.
21. Finckh A et al. Occupational silica and solvent exposures and risk of systemic lupus erythematosus in urban women. Arthritis Rheum. 2006;54:3648.
22. McMurray RW, May W. Sex hormones and systemic lupus erythematosus: review and meta-analysis. Arthritis Rheum. 2003;48:2100.
23. Buyon JP et al. The effect of combined estrogen and progesterone hormone replacement therapy on disease activity in systemic lupus erythematosus: a randomized trial. Ann Intern Med. 2005;142:953.
24. Sánchez-Guerrero J et al. Menopause hormonal therapy in women with systemic lupus erythematosus. Arthritis Rheum. 2007;56:3070.
25. Cohen-Solal JF et al. Sex hormones and SLE: influencing the fate of autoreactive B cells. Curr Top Microbiol Immunol. 2006;305:67.
26. Hahn BH et al. Cellular and molecular mechanisms of regulation of autoantibody production in lupus. Ann N Y Acad Sci. 2005;1051:433.
27. Arbuckle MR et al. Development of autoantibodies before the clinical onset of systemic lupus erythematosus. N Engl J Med. 2003;349:1526.
28. Muñoz LE et al. Remnants of secondarily necrotic cells fuel inflammation in systemic lupus erythematosus. Arthritis Rheum. 2009;60:1733.
29. Gerl V et al. Blood dendritic cells in systemic lupus erythematosus exhibit altered activation state and chemokine receptor function. Ann Rheum Dis. 2010;69:1370.
30. Tan EM et al. The 1982 revised criteria for the classification of systemic lupus erythematosus. Arthr & Rheum. 1982;25:1271-7.
31. Hochberg MC. Updating the American College of Rheumatology revised criteria for the classification of systemic lupus erythematosus. Arthritis Rheum. 1997;40:1725.
32. Petri M et al. Derivation and validation of the Systemic Lupus International Collaborating Clinics classification criteria of systemic lupus erythematosus. Arthritis Rheum. 2012;64:2677-86.
33. Wolfe F et al. Fibromyalgia, systemic lupus erythematosus (SLE), and evaluation of SLE activity. J Rheumatol. 2009;36:82-8.
34. Navarra SV, Torralba TP. The musculoskeletal system and bone metabolism. In: Wallace DJ, Hahn BH. Dubois' Lupus erythematosus and related syndromes. 8.ed. Philadelphia: Elsevier Saunders; 2013. pp.333-40.
35. Uva L et al. Cutaneous manifestations of systemic lupus erythematosus. Autoimmune Dis. 2012;2012:834291.
36. Klein R et al. Quality of life in cutaneous lupus erythematosus. J Am Acad Dermatol. 2011;64(5):849-58.

37. Gilliam JN, Sontheimer RD. Skin manifestations of SLE. Clin Rheum Dis. 1982;8(1):207-18.
38. Kuhn A, Landmann A. The classification and diagnosis of cutaneous lupus erythematosus. J Autoimm. 2014;48(49):14-9.
39. Moura Filho JP et al. Lupus erythematosus: considerations about clinical, cutaneous and therapeutic aspects. An Bras Dermatol. 2014;89(1):118-25.
40. Klein R et al. Development of the CLASI as a tool to measure disease severity and responsiveness to therapy in cutaneous lupus erythematosus. Arch Dermatol. 2011;147(2):203-8.
41. Velo-García A et al. The diagnosis and management of the haematologic manifestations of lupus. J Autoimmun. 2016; 74:139e160.
42. Hepburn AL et al. The management of peripheral blood cytopenias in systemic lupus erythematosus. Rheumatology. 2010;49:2243-54.
43. Fayyaz A et al. Haematological manifestations of lupus. Lupus Sci Med. 2015;2(1):e000078.
44. Kuwana M et al. Concise report: two types of autoantibody-mediated thrombocytopenia in patients with systemic lupus erythematosus. Rheumatology. 2006;45:851-4.
45. Fernández M et al. Systemic lupus erythematosus in a multiethnic US cohort: XLIII. The significance of thrombocytopenia as a prognostic factor. Arthritis Rheum. 2007;56:614-21.
46. Pereira RM et al. Bone marrow findings in systemic lupus erythematosus patients with peripheral cytopenias. Clin Rheumatol. 1998;17:219-22.
47. Ortega LM et al. Review: lupus nephritis: pathologic features, epidemiology and a guide to therapeutic decisions. Lupus. 2010;19:557.
48. Nived O et al. An observational study of outcome in SLE patients with biopsy-verified glomerulonephritis between1986 and 2004 in a defined area of Southern Sweden: the clinical utility of the ACR renal response criteria and predictors for renal outcome. Scand J Rheumatol. 2013;42(5):383-9.
49. Seligman VA et al. Demographic differences in the development of lupus nephritis: a retrospective analysis. Am J Med. 2002;112:726.
50. Feldman CH et al. Epidemiology and sociodemographics of systemic lupus erythematosus and lupus nephritis among US adults with Medicaid coverage, 2000-2004. Arthritis Rheum. 2013;65:753.
51. Freedman BI et al. End-stage renal disease in African Americans with lupus nephritis is associated with APOL1. Arthritis Rheumatol. 2014;66:390.
52. Mannik M et al. Multiple autoantibodies form the glomerular immune deposits in patients with systemic lupus erythematosus. J Rheumatol. 2003;30:1495.
53. Seelen MA et al. Diagnostic and prognostic significance of anti-C1q antibodies in systemic lupus erythematosus. Curr Opin Nephrol Hypertens. 2003;12:619.
54. Marto N et al. Anti-C1q antibodies in nephritis: correlation between titres and renal disease activity and positive predictive value in systemic lupus erythematosus. Ann Rheum Dis. 2005;64:444.
55. Schur PH. IgG subclasses – a review. Ann Allergy. 1987;58:89.
56. Kashgarian M. Lupus nephritis: lessons from the path lab. Kidney Int. 1994;45:928.
57. McPherson RA, Ben-Ezra J. Basic examination of urine. In: McPherson RA, Pincus MR. Henry's clinical diagnosis and management by laboratory methods. 22.ed. Philadelphia: Saunders; 2012. pp.445-79.
58. Mittal B et al. The role of kidney biopsy in the management of lupus nephritis. Curr Opin Nephrol Hypertens. 2005;14:1.
59. Jennette JC et al. Pathologic differentiation between lupus and non lupus membranous glomerulopathy. Kidney Int. 1983; 24:377.
60. Klumb EM et al. Consensus of the Brazilian Society of Rheumatology for the diagnosis, management and treatment of lupus nephritis. Rev Bras Reumatol. 2015;55:1-21.

61. Hahn BH et al. American College of Rheumatology guidelines for screening, treatment, and management of lupus nephritis. Arthritis Care Res. 2012;64:797.
62. Bertsias GK et al. Joint European League Against Rheumatism and European Renal Association-European Dialysis and Transplant Association (Eular/ERA-EDTA) recommendations for the management of adult and paediatric lupus nephritis. Ann Rheum Dis. 2012;7:1771-82.
63. Weening JJ et al. The classification of glomerulonephritis in systemic lupus erythematosus revisited. J Am Soc Nephrol. 2004;15:241.
64. Schwartz MM et al. Irreproducibility of the activity and chronicity indices limits their utility in the management of lupus nephritis. Lupus Nephritis Collaborative Study Group. Am J Kidney Dis. 1993;21:374.
65. Yu F et al. Redefining lupus nephritis: clinical implications of pathophysiologic subtypes. Nat Rev Nephrol. 2017;13(8):483-95.
66. Yu F et al. Tubulointerstitial lesions of patients with lupus nephritis classified by the 2003 International Society of Nephrology and Renal Pathology Society system. Kidney Int. 2010;77:820.
67. Descombes E et al. Renal vascular lesions in lupus nephritis. Medicine. 1997;76:355.
68. Wu LH et al. Inclusion of renal vascular lesions in the 2003 ISN/RPS system for classifying lupus nephritis improves renal outcome predictions. Kidney Int. 2013;83:715.
69. Daugas E et al. Antiphospholipid syndrome nephropathy in systemic lupus erythematosus. J Am Soc Nephrol. 2002;13:42.
70. Hu W et al. Clinical-morphological features and outcomes of lupus podocytopathy. Clin J Am Soc Nephrol. 2016;11(4):585-92.
71. Hervier B et al. Systemic lupus erythematosus associated with ANCA-associated vasculitis: an overlapping syndrome? Rheumatol Int. 2012;32:3285.
72. Keane MP, Lynch III JP. Pleuropulmonary manifestations of systemic lupus erythematosus. Thorax. 2000;55:159-66.
73. Santos-Ocampo AS et al. Alveolar hemorrhage in systemic lupus erythematosus. Chest. 2000;118:1083-90.
74. Gomes GHM et al. Hemorragia alveolar difusa no lúpus sistêmico: adversário duro, não imbatível! Rev Med Minas Gerais. 2012;22(2):235-8.
75. Kasparian A et al. Raynaud's phenomenon is correlated with elevated systolic pulmonary arterial pressure in patients with systemic lupus erythematosus. Lupus. 2007;16:505-8.
76. Calderaro DC, Ferreira GA. Presentation and prognosis of shrinking lung syndrome in systemic lupus erythematosus: report of four cases. Rheumatol Int. 2012;32:1391-6.
77. Miner JJ, Kim AHJ. Cardiac manifestations of systemic lupus erythematosus. Rheum Dis Clin N Am. 2014;40:51-60.
78. Kakehasi AM et al. Tamponamento cardíaco causado por pericardite estafilocócica no lúpus eritematoso sistêmico. Rev Bras Reumatol. 2001;41(1):48-52.
79. Ruiz-Irastorza G, Kamashta M. Cardiopulmonary disease in SLE. In: Wallace DJ, Hahn BH. Dubois' lupus erythematosus and related syndromes. 8.ed. Philadelphia: Elsevier Saunders; 2013. pp.152-65.
80. Brito FA et al. Libman-Sacks endocarditis and oral anticoagulation. Arq Bras Cardiol. 2004;82(4):381-3.
81. Jafri J et al. Central nervous system manifestations of systemic lupus erythematosus. Rheum Dis Clin N Am. 2017;43:531-45.
82. Jarpa E et al. Common mental disorders and psychological distress in systemic lupus erythematosus are not associated with disease activity. Lupus. 2011;20:58-66.
83. American College of Rheumatology Ad Hoc Committee on Neuropsychiatric Lupus Nomenclature. The American College of Rheumatology nomenclature and case definitions for neuropsychiatric lupus syndromes. Arthritis Rheum. 1999;42:599-608.
84. Sibbitt WL Jr et al. Magnetic resonance imaging and brain histopathology in neuropsychiatric systemic lupus erythematosus. Semin Arthritis Rheum. 2010;40:32-52.
85. Hanly JG. Diagnosis and management of neuropsychiatric SLE. Nat Rev Rheumatol. 2014;10:338-47.

86. Kivity S et al. Neuropsychiatric lupus: a mosaic of clinical presentations. BMC Medicine. 2015;13:43-53.

87. Kakehasi AM et al. Movimentos involuntários anormais como primeira manifestação do lúpus eritematoso sistêmico. Arq Neuropsiquiatr. 2001;59(3A):609-12.

88. Bruyn GW, Padberg G. Chorea and systemic lupus erythematosus. Eur Neurol. 1984;23:278-90.

89. Butt BA et al. Cognitive dysfunction in patients with systemic lupus erythematosus. Pak J Med Sci. 2017;33(1):59-64.

90. Appenzeller S. NR2 antibodies in neuropsychiatric systemic lupus erythematosus. Rheumatology. 2011;50(9):1540-1.

91. Maciel ROM et al. Executive dysfunction, obsessive–compulsive symptoms, and attention deficit and hyperactivity disorder in systemic lupus erythematosus: evidence for basal ganglia dysfunction? J Neurol Sci. 2016;360:94-7.

92. Santos MC et al. Comprometimento da habilidade verbal no lúpus eritematoso sistêmico juvenil. Rev Bras Reumatol. 2010; 50(4):362-74.

93. Nery FG et al. Major depressive disorder and disease activity in systemic lupus erythematosus. Comprehensive Psychiatry. 2007;48:14-9.

94. Bonfa E et al. Association between lupus psychosis and antiribosomal P protein antibodies. N Engl J Med. 1987;31:265.

95. Ikenouchi-Sugita A et al. Serum brain-derived neurotrophic factor levels as a novel biological marker for the activities of psychiatric symptoms in systemic lupus erythematosus. W J Biol Psych. 2010;11:121-8.

96. Dias AFMP. Lúpus eritematoso sistêmico, depressão, ansiedade, estresse e fatores neurotróficos. [Dissertação de Mestrado] Belo Horizonte: Universidade Federal de Minas Gerais; 2012.

97. Appenzeller S et al. Magnetic resonance imaging in the evaluation of patients with aseptic meningoencephalitis and connective tissue disorders. Arq Neuropsiquiatr. 2000;58(1):45-51.

98. Brewer BN, Kamen DL. Gastrintestinal and hepatic disease in systemic lupus erythematosus. Rheum Dis Clin N Am. 2018; 44:165-75.

99. Schoshoe JT et al. Chronic lupus peritonitis with ascites: review of the literature with a case report. Semin Arthritis Rheum. 1988;18:121-6.

100. Ebert EC, Hagspiel KD. Gastrointestinal and hepatic manifestations of systemic lupus erythematosus. J Clin Gastroenterol. 2011;45(5):436-41.

101. Ohira H et al. High frequency of anti-ribosomal P antibody in patients with systemic lupus erythematosus-associated hepatitis. Hepatol Res. 2004;28:137-9.

102. Rosenbaum JT et al. Ocular, aural and oral manifestations. In: Wallace DJ, Hahn BH. Dubois' lupus erythematosus and related syndromes. 8.ed. Philadelphia: Elsevier Saunders; 2013. pp.393-400.

103. Davies JB, Rao PK. Ocular manifestations of systemic lupus erythematosus. Curr Opin Ophthalmol. 2008;19:512-8.

104. Marmor MF et al. Recommendations on screening for chloroquine and hydroxychloroquine retinopathy: a report by the American Academy of Ophthalmology. Ophthalmology. 2016;123:1386-94.

105. Strand V, Chu AD. Assessing disease activity and outcome in systemic lupus erythematosus. In: Hochberg MC et al. Rheumatology. 6.ed. St. Louis: Mosby; 2015. pp.1093-8.

106. Gordon C et al. The British Society for Rheumatology guideline for the management of systemic lupus erythematosus in adults. Rheumatology. 2018;57(1):e1-e45.

107. Reeves WH et al. Autoantibodies in systemic lupus erythematosus. In: Hochberg MC et al. Rheumatology. 6.ed. St. Louis: Mosby; 2015. pp.1074-81.

108. Dellavance A et al. 3º Consenso Brasileiro para pesquisa de autoanticorpos em células HEp-2 (FAN). Recomendações para padronização do ensaio de pesquisa de autoanticorpos em células HEp-2, controle de qualidade e associações clínicas. Rev Bras Reumatol. 2009;49(2):89-109.

109. Francescantonio PLC et al. IV Consenso Brasileiro para pesquisa de autoanticorpos em células HEp-2. Rev Bras Reumatol. 2014;54(1):44-50.

110. Mariz HA et al. Pattern on the antinuclear antibody-HEp-2 test is a critical parameter for discriminating antinuclear antibody-positive healthy individuals and patients with autoimmune rheumatic diseases. Arthritis Rheum. 2011;63(1):191-200.

111. Pereira Vaz JLP et al. Revisão sistemática da indução de autoanticorpos e lúpus eritematoso pelo infliximabe. Rev Bras Reumatol. 2013;53(4):358-64.

112. Patel DR, Richardson BC. Drug-induced lupus. In: Hochberg MC et al. Rheumatology. 6.ed. St. Louis: Mosby; 2015. pp.1088-92.

113. Elkon KB et al. Antiribosomal antibodies in systemic lupus erythematosus. Rheum Dis Clin North Am. 1992;18:377-90.

114. Cozzani E et al. Serology of lupus erythematosus: correlation between immunopathological features and clinical aspects. Autoimmune Dis. 2014;2014:321-59.

115. Liu C et al. Complement an SLE. In: Wallace DJ, Hahn BH. Dubois' lupus erythematosus and related syndromes. 8.ed. Philadelphia: Elsevier Saunders; 2013. pp.152-65.

116. Truedsson L et al. Complement deficiencies and systemic lupus erythematosus. Autoimmunity. 2007;40:560-6.

117. Reich A et al. The lupus band test in systemic lupus erythematosus patients. Ther Clin Risk Management. 2011;7:27-32.

118. Steiman AJ et al. Prolonged clinical remission in patients with systemic lupus erythematosus. J Rheumatol. 2014;41(9):1808-16.

119. Gordon C. Systemic lupus erythematosus – clinical features and aethiopathogenesis. In: Watts RA et al. Oxford Textbook of Rheumatology. 4.ed. Oxford: Oxford University Press; 2013. pp.923-37.

120. Mosca M et al. European League Against Rheumatism recommendations for monitoring patients with systemic lupus erythematosus in clinical practice and in observational studies. Ann Rheum Dis. 2010;69(7):1269-74.

121. Luijten KMAC et al. The Systemic Lupus Erythematosus Responder Index (SRI). A new SLE disease activity assessment. Autoimmunity Reviews. 2012;11(5):326-9.

122. Gladman DD et al. Systemic lupus erythematosus disease activity index 2000. J Rheumatol. 2002;29:288-91.

123. Uribe AG et al. The systemic lupus activity measure-revised, the Mexican Systemic Lupus Erythematosus Disease Activity Index (SLEDAI), and a modified SLEDAI-2 K are adequate instruments to measure disease activity in systemic lupus erythematosus. J Rheumatol. 2004;31(10):1934-40.

124. van Vollenhoven R et al. A framework for remission in SLE: consensus findings from a large international task force on definitions of remission in SLE (DORIS). Ann Rheum Dis. 2017;76:554-61.

125. Tsang-A-Sjoe MWP et al. Both prolonged remission and lupus low disease activity state are associated with reduced damage accrual in systemic lupus erythematosus. Rheumatology. 2017;56:121-8.

126. Zen M et al. Disease activity patterns in a monocentric cohort of SLE patients: a seven-year follow-up study. Clin Exp Reumatol. 2012;30:856-63.

127. Ugarte-Gil MF et al. Remission and Low Disease Activity Status (LDAS) protect lupus patients from damage occurrence: data from a multiethnic, multinational Latin American Lupus Cohort (GLADEL). Ann Rheum Dis. 2017;76:2071-4.

128. Franklyn K et al. Definition and initial validation of a Lupus Low Disease Activity State (LLDAS). Ann Rheum Dis. 2016;75:1615-21.

129. van Vollenhoven RF et al. Treat-to-target in systemic lupus erythematosus: recommendations from an international task force. Ann Rheum Dis. 2014;73(6):958-67.

130. Doria A et al. Value and goals of treat-to-target in systemic lupus erythematosus: knowledge and foresight. Lupus. 2015;24(4-5):507-15.

131. Doria A et al. Optimizing outcome in SLE: treating-to-target and definition of treatment goals. Autoimmun Rev. 2014;13:770-7.

132. Wallace DJ. Management of nonrenal and non-central nervous system lupus. In: Hochberg MC et al. Rheumatology. 6.ed. St. Louis: Mosby; 2015. pp.1099-106.

133. Corrêa RD et al. O que você sempre quis saber sobre lúpus e nunca teve coragem de perguntar: proposta de programa de educação do paciente. Rev Med Minas Gerais. 2015;25(3):387-92.

134. Sachet JC et al. Chloroquine increases low-density lipoprotein removal from plasma in systemic lupus patients. Lupus. 2007;16:273-8.

135. Alárcon GS et al. Effect of hidroxichloroquine on the survival of patients with systemic lúpus erythematosus data from LUMINA, a multiethinic US cohort. Ann Rheum Dis. 2007;66:1168-72.

136. Ruiz-Irastorza G et al. Clinical efficacy and side effects of antimalarials in systemic lupus erythematosus: a systematic review. Ann Rheum Dis. 2010;69:20-8.

137. Apostolopoulos D, Morand EF. It hasn't gone away: the problem of glucocorticoid use in lupus remains. Rheumatology. 2017;56:i114-22.

138. Touma Z et al. Systemic lupus erythematosus: an update on current pharmacotherapy and future directions. Expert Opin Biol Ther. 2013;13(5):723-37.

139. Castro SG, Isemberg DA. Belimumab in systemic lupus erythematosus (SLE): evidence-to-date and clinical usefulness. Ther Adv Musculoskel Dis. 2017;9(3):75-85.

140. Ezra N, Jorizzo J. Hydroxychloroquine and smoking in patients with cutaneous lupus erythematosus. Clin Exp Dermatol. 2012;37:327-34.

141. Winkelmann RR et al. Treatment of cutaneous lupus erythematosus: review and assessment of treatment benefits based on Oxford centre for evidence-based medicine criteria. J Clin Aesthet Dermatol. 2013;6(1):27-38.

142. Francès C et al. Low blood concentration of hydroxychloroquine in patients with refractory cutaneous lupus erythematosus. Arch Dermatol. 2012;148(4):479-84.

143. Chasset F et al. Influence of smoking on the efficacy of antimalarials in cutaneous lupus: a meta-analysis of the literature. J Am Acad Dermatol. 2015;72(4):634-9.

144. Carneiro JR, Sato EI. Double blind, randomized, placebo controlled clinical trial of methotrexate in systemic lupus erythematosus. J Rheumatol. 1999;26:1275-9.

145. Gammon B et al. Efficacy of mycophenolate mofetil in antimalarial-resistant cutaneous lupus erythematosus. J Am Acad Dermatol. 2011;65(4):717-72.

146. Coelho A et al. Long-term thalidomide use in refractory cutaneous lesions in systemic lupus erythematosus: a 65 series of Brazilian patients. Lupus. 2005;14:434-9.

147. Chen M et al. Innovative uses of thalidomide. Dermatol Clin. 2010;28(3):577-86.

148. Chang AY, Werth VP. Treatment of cutaneous lupus. Curr Rheumatol Rep. 2011;13(4):300-7.

149. Vashisht P et al. Belimumab for the treatment of recalcitrant cutaneous lupus. Lupus. 2017;26:857-64.

150. Artifoni M, Puéchal X. How to treat refractory arthritis in lupus? Joint Bone Spine. 2012;79(4):347-50.

151. Letchumanan P, Thumboo J. Danazol in the treatment of systemic lupus erythematosus: a qualitative systematic review. Semin Arthritis Rheum. 2011;40:298-306.

152. Schioppo T, Ingegnoli F. Current perspective on rituximab in rheumatic diseases. Drug Design, Development Ther. 2017;11:2891-904.

153. Cobo-Ibáñez T et al. Efficacy and safety of rituximab in non-renal systemic lupus erythematosus: a systematic review. Sem Arthritis and Rheum. 2014;44:75-185.

154. Bertsias GK et al. EULAR recommendations for the management of systemic lupus erythematosus with neuropsychiatric manifestations: report of a task force of the EULAR standing committee for clinical affairs. Ann Rheum Dis. 2010; 69(12):2074-82.

155. Trevisani VF et al. Cyclophosphamide *versus* methylprednisolone for treating neuropsychiatric involvement in systemic lupus erythematosus. Cochrane Database Syst Rev. 2013;2:CD002265.

156. Jordan N, D'Cruz D. Current and emerging treatment options in the management of lupus. Immuno Targets Ther. 2016;5:9-20.

157. Contreras G et al. Factors associated with poor outcomes in patients with lupus nephritis. Lupus. 2005;14:890.

158. KDIGO. KDIGO Clinical Practice Guideline for Glomerulonephritis. Kidney Int Suppl. 2012;2:209.

159. Parikh SV et al. Renal flare as a predictor of incident and progressive CKD in patients with lupus nephritis. Clin J Am Soc Nephrol. 2014;9:279.

160. Schwartz MM et al. The prognosis of segmental glomerulonephritis in systemic lupus erythematosus. Kidney Int. 1987;32:274.

161. Steinberg AD. The treatment of lupus nephritis. Kidney Int. 1986;30:769.

162. Houssiau FA et al. Immunosuppressive therapy in lupus nephritis: the Euro-Lupus Nephritis Trial, a randomized trial of low-dose *versus* high-dose intravenous cyclophosphamide. Arthritis Rheum. 2002;46:2121.

163. ACCESS Trial Group. Treatment of lupus nephritis with abatacept: the Abatacept and Cyclophosphamide Combination Efficacy and Safety Study. Arthritis Rheumatol. 2014;66:3096.

164. Henderson LK et al. Induction and maintenance treatment of proliferative lupus nephritis: a meta-analysis of randomized controlled trials. Am J Kidney Dis. 2013;61:74.

165. Liu Z et al. Multitarget therapy for induction treatment of lupus nephritis: a randomized trial. Ann Intern Med. 2015;162:18-26.

166. Chen W et al. Short-term outcomes of induction therapy with tacrolimus *versus* cyclophosphamide for active lupus nephritis: a multicenter randomized clinical trial. Am J Kidney Dis. 2011;57:235-44.

167. Rovin BH et al. Efficacy and safety of rituximab in patients with active proliferative lupus nephritis: the Lupus Nephritis Assessment with Rituximab Study. Arthritis Rheum. 2012;64:1215.

168. Mok CC. Membranous nephropathy in systemic lupus erythematosus: a therapeutic enigma. Nat Rev Nephrol. 2009;5:212-20.

169. Austin HA 3rd et al. Randomized, controlled trial of prednisone, cyclophosphamide, and cyclosporine in lupus membranous nephropathy. J Am Soc Nephrol. 2009;20:901-11.

170. Davies RJ et al. Rituximab in the treatment of resistant lupus nephritis: therapy failure in rapidly progressive crescentic lupus nephritis. Lupus. 2013;22:574-82.

171. Cortés-Hernández J et al. Long-term outcomes–mycophenolate mofetil treatment for lupus nephritis with addition of tacrolimus for resistant cases. Nephrol Dial Transplant. 2010;25:3939.

172. Lanata CM et al. Combination therapy of mycophenolate mofetil and tacrolimus in lupus nephritis. Lupus. 2010;19:935.

173. Ng KP et al. Repeated B cell depletion in treatment of refractory systemic lupus erythematosus. Ann Rheum Dis. 2006;65:942-5.

174. Terrier B et al. Safety and efficacy of rituximab in systemic lupus erythematosus. Arthritis Rheum. 2010;62(8):2458-66.

175. Zandman-Goddard G et al. Long-term therapy with intravenous immunoglobulin is beneficial in patients with autoimmune diseases. Clin Rev Allergy Immunol. 2012;42(2):247-55.

176. Touma Z, Gladman DD. Current and future therapies for SLE: obstacles and recommendations for the development of novel treatments. Lupus Science & Medicine. 2017;4:e000239.

177. Alchi B et al. EBMT Autoimmune Disease Working Party members. Autologous haematopoietic stem cell transplantation for systemic lupus erythematosus: data from the European Group for Blood and Marrow Transplantation registry. Lupus. 2013;22(3):245-53.

178. Deane S et al. Macrophage activation syndrome in autoimmune disease. Int Arch Allergy Immunol. 2010;153:109-20.

179. Sciascia S et al. Management of infection in systemic lupus erythematosus. Best Practice Res Clin Rheumatol. 2013;27:377-89.

180. Moyer VA. Screening for HIV: U.S. Preventive Services Task Force Recommendation Statement. Ann Intern Med. 2013; 159:51-60.

181. Chakravarty EF et al. Increased incidence of herpes zoster among patients with systemic lupus erythematosus. Lupus. 2013;22:238-44.

182. Skare TL et al. Infecções e lúpus eritematoso sistêmico. Einstein. 2016;14(1):47-51.

183. Stamp LK, Hurst M. Is there a role for consensus guidelines for *P. jiroveci* pneumonia prophylaxis in immunosuppressed patients with rheumatic diseases? J Rheumatol. 2010;37:4:686-8.

184. Gladman DD et al. The development and initial validation of the Systemic Lupus International Collaborating Clinics/American College of Rheumatology damage index for systemic lupus erythematosus. Arthritis Rheum. 1996;39(3):363-9.

185. Sody MS et al. Avascular necrosis of the femoral head: Inter and intraobserver variations of Ficat and ARCO classifications. Int Orthop. 2008;32:283-87.

186. Zhu KK et al. The risk factors of avascular necrosis in patients with systemic lupus erythematosus: a meta-analysis. Inflammation. 2014;37:1852-64.

187. Fialho SC et al. Disease activity as a major risk factor for osteonecrosis in early systemic lupus erythematosus. Lupus. 2007;16:239-44.

188. Ficat P, Arlet J. Pre-radiologic stage of femur head osteonecrosis: diagnostic and therapeutic possibilities. Rev Chir Orthop Reparatrice Appar Mot. 1973;59(1):26-38.

189. Santos YMA. Estudo dos fatores de exposição para o desenvolvimento da osteonecrose sintomática em pacientes com lúpus eritematoso sistêmico atendidos no Hospital das Clínicas da UFMG. [Dissertação de Mestrado], Universidade Federal de Minas Gerais; 2018.

190. Silva CAA. Subfertilidade e infertilidade em pacientes com doenças reumatológicas. Rev Paulista Med. 2016;15(2):12-24.

191. Østensen M. Sexual and reproductive health in rheumatic diseases. Nature Reviews. 2017;13:485-93.

192. Hickman RA, Gordon C. Causes and management of infertility in systemic lupus erythematosus. Rheumatol. 2011;50:1221-8.

193. Medeiros MMC et al. Risk factors for ovarian failure in patients with systemic lupus erythematosus. Braz J Med Biol Res. 2001;34:1561-8.

194. Suehiro RM et al. Testicular Sertoli cell function in male systemic lupus erythematosus. Rheumatology. 2008;47:1692-7.

195. Telles RW et al. Fatores associados à menopausa em pacientes com lúpus eritematoso sistêmico. Rev Bras Reumatol. 2008; 48:S281.

196. Malheiro OB et al. Regular menstrual cycles do not rule out ovarian damage in adult women with systemic lupus erythematosus. Gynecol Endocrinol. 2014:1-4.

197. Jesus GR et al. Understanding and managing pregnancy in patients with lupus. Autoimmune Dis. 2015;2015:943490.

198. Andreoli L et al. EULAR recommendations for women's health and the management of family planning, assisted reproduction, pregnancy and menopause in patients with systemic lupus erythematosus and/or antiphospholipid syndrome. Ann Rheum Dis. 2017;76:476-85.

199. Urowitz MB et al. The bimodal mortality pattern of systemic lupus erythematosus. Am J Med. 1976;60:221-5.

200. Esdaile JM et al. Traditional Framingham risk factors fail to fully account for accelerated atherosclerosis in systemic lupus erythematosus. Arthritis Rheum. 2001;44:2331-7.

201. Manzi S et al. Age-specific incidence rates of myocardial infarction and angina in women with systemic lupus erythematosus: comparison with the Framingham study. Am J Epidemiol. 1997;145:408-15.

202. Laurence S et al. Incidence of and risk factors for adverse cardiovascular events among patients with systemic lupus erythematosus. Am J Epidemiol. 2012;176(8):708-19.

203. Hak AE et al. Systemic lupus erythematosus and the risk of cardiovascular disease: results from the nurses' health study. Arthritis Rheum. 2009;61(10):1396-402.

204. Nikpour M et al. Premature coronary heart disease in systemic lupus erythematosus: what risk factors do we understand? Lupus. 2013;22(12):1243-50.

205. Croca S, Rahman A. Atherosclerosis in systemic lupus erythematosus. Best Pract Res Clin Rheumatol. 2017;31(3):364-72.

206. Wu GC et al. Subclinical atherosclerosis in patients with systemic lupus erythematosus: a systemic review and meta-analysis. Autoimmun Rev. 2016;15(1):22-37.

207. Schoenfeld SR et al. The epidemiology of atherosclerotic cardiovascular disease among patients with SLE: a systematic review. Semin Arthritis Rheum. 2013;43(1):77-95.

208. Telles RW et al. Carotid atherosclerotic alterations in systemic lupus erythematosus patients treated at a Brazilian university setting. Lupus. 2008;17:105-13.

209. Telles RW et al. Progression of carotid atherosclerosis in patients with systemic lupus erythematosus. Clin Rheumatol. 2013;32:1293-300.

210. Toloza SM et al. Systemic lupus erythematosus in a multiethnic US cohort (LUMINA). XXIII. Baseline predictors of vascular events. Arthritis Rheum. 2004;5012:3947-57.

211. Nikpour M et al. High-sensitivity C-reactive protein as a marker of cardiovascular risk in systemic lupus erythematosus. Arthritis Rheum. 2012;64:3052-3.

212. Telles RW et al. Frequency of atherosclerotic cardiovascular disease and its risk factors in patients with systemic lupus erythematosus. Rev Bras Reumatol. 2007;47(3):165-73.

213. Tselios K et al. Optimal monitoring for coronary heart disease risk in patients with systemic lupus erythematosus: a systematic review. J Rheumatol. 2016;43(1):54-65.

214. Keeling SO et al. Lack of cardiovascular risk assessment in inflammatory arthritis and systemic lupus erythematosus patients at a tertiary care center. Clin Rheumatol. 2011;30:1311-7.

215. Petri M et al. Coronary artery disease risk factors in the Johns Hopkins Lupus Cohort: prevalence, recognition by patients, and preventive practices. Medicine. 1992;71(5):291-302.

216. Castro LL et al. Avaliação do reconhecimento e controle de fatores de risco para doença arterial coronariana em pacientes com lúpus eritematoso sistêmico e artrite reumatoide. Braz J Rheumatol. 2016;56(Suppl 2):S69-70.

217. Monção C et al. Incidence and variability of cardiovascular risk factors in female systemic lupus patients – a 3-years follow up. Arthritis Rheumatol. 2017;69(Suppl 10).

218. Telles RW et al. Metabolic syndrome in patients with systemic lupus erythematosus: association with traditional risk factors for coronary heart disease and lupus characteristics. Lupus. 2010;19:803-9.

219. Kao AH et al. Relation of carotid intima-media thickness and plaque with incident cardiovascular events in women with systemic lupus erythematosus. Am J Cardiol. 2013;112:1025-32.

220. Xavier HT et al. Sociedade Brasileira de Cardiologia. V Diretriz Brasileira de Dislipidemias e Prevenção da Aterosclerose. Arq Bras Cardiol. 2013;101(4 supl. 1).

221. Stone NJ et al. 2013 ACC/AHA guideline on the treatment of blood cholesterol to reduce atherosclerotic cardiovascular risk in adults: a report of the American College of Cardiology/ American Heart Association Task Force on Practice Guidelines. Circulation. 2014;129:S1-45.

222. National Institute for Health and Care Excellence (NICE). Cardiovascular disease: risk assessment and reduction, including lipid modification. Clinical guideline published: 18/7/2014. Disponível em: http://nice.org.uk/guidance/cg181. Acesso em: 22/11/2018.

223. Mosca L et al. Effectiveness-based guidelines for the prevention of cardiovascular disease in women–2011 update. A guideline from the American Heart Association. Circulation. 2011;123(11):1243-62.

224. Urowitz MB et al. Adjusted framingham risk factor scoring for systemic lupus erythematosus. Arthritis Rheum. 2011;63 Suppl 10:2262.

225. Boulos D et al. Cardiovascular risk profiles in a lupus cohort: what do different calculators tell us? Lupus Science & Medicine. 2017;4.

226. Skamra C, Ramsey-Goldman R. Management of cardiovascular complications in systemic lupus erythematosus. Intern J Clin Rheumatol. 2010;5(1):75-100.

227. Wajed J et al. Prevention of cardiovascular disease in systemic lupus erythematosus–proposed guidelines for risk factor management. Rheumatology. 2004;43(1):7-12.

228. Salmon JE, Roman MJ. Accelerated atherosclerosis in systemic lupus erythematosus: implications for patient management. Curr Opin Rheumatol. 2001;13(5):341-4.

229. Yousef Yengej FA et al. Statins for prevention of cardiovascular disease in systemic lupus erythematosus. Neth J Med. 2017;75(3):99-105.

230. Ferreira GA et al. Atorvastatin improves endotelial-dependent vasodilatation in patients with systemic lupus erythematosus: an 8 weeks controlled trial. Rheumatol. 2007;46:1560-5.

231. Buckley L et al. 2017 American College of Rheumatology Guideline for the Prevention and Treatment of Glucocorticoid-Induced Osteoporosis. Arthritis Rheumatol. 2017;69(8):1521-37.

232. Bultink IEM, Lems W. Systemic lupus erythematosus and fractures. RMD Open. 2015;1(Suppl 1):e000069.

233. Radominski CS et al. Diretrizes brasileiras para o diagnóstico e tratamento da osteoporose em mulheres na pós-menopausa. Rev Bras Reumatol. 2017;57(S2):S452-66.

234. Machado RIL et al. Incidência de neoplasias nas doenças reumatológicas autoimunes mais prevalentes: uma revisão sistemática. Rev Bras Reumatol. 2014;54(2):131-9.

235. Bernatsky S et al. An international cohort study of cancer in systemic lupus erythematosus. Arthritis Rheum. 2005;52:1481-90.

236. Klumb EM et al. Are women with lupus at higher risk of HPV infection? Lupus. 2010;19(13):1485-91.

237. Szczech J et al. Trigger factors of cutaneous lupus erythematosus: a review of current literature. Lupus. 2017;26:791-807.

238. Almoallim H et al. Anti-tumor necrosis factor-α induced systemic lupus erythematosus. Open Rheumatol J. 2012;6:315-9.

239. Pretel M et al. Lupus eritematoso inducido por fármacos. Acta Dermo-Sifiliograficas. 2014;105(1):18-30.

240. Vagelli R et al. Pregnancy and menopause in patients with systemic lupus erythematosus and/or antiphospholipid syndrome. Pol Arch Intern Med. 2017;127(2):115-21.

241. Chaudhary P, Clowse MEB. Systemic lupus erythematosus in the pregnant patient and neonatal lupus. In: Hochberg MC et al. Rheumatology. 6.ed. St. Louis: Mosby; 2015. pp.1127-30.

242. Lateef A, Petri M. Systemic lupus erythematosus and pregnancy. Rheum Dis Clin North Am. 2017;43(2):215-26.

243. Izmirly PM et al. Maternal use of hydroxychloroquine is associated with a reduced risk of recurrent anti-SSA/Ro-antibody-associated cardiac manifestations of neonatal lupus. Circulation. 2012;126(1):76-82.

244. Sociedade Brasileira de Imunizações (SBIm) [homepage]. Disponível em: www.sbim.org.br. Acesso em: 22/11/2018.

245. Skare TL, Rocha BV. Câncer cervical e de mama em pacientes com lúpus eritematoso sistêmico. Rev Bras Ginecol Obstet. 2014;36(8):367-71.

25 Esclerose Sistêmica

Percival Sampaio-Barros • Cristiane Kayser •
Eduardo José do Rosário e Souza • João Francisco Marques Neto

CONCEITO E EPIDEMIOLOGIA

Apesar de já relatada por Hipócrates como "doentes que mumificavam em vida", foi apenas no século XVIII que a esclerodermia passou a ser mais bem caracterizada. A denominação "esclerodermia", a partir do reconhecimento de que há manifestação cutânea e doença generalizada, foi substituída mais recentemente por esclerose sistêmica (ES).

Trata-se de uma doença autoimune crônica, caracterizada por acometimento vascular principalmente da microcirculação e vasos de pequeno calibre, que evolui para endarterite proliferativa isquêmica, associada a fibrose cutânea e visceral.

É uma doença pouco frequente, com incidência que varia entre 0,6 e 122 casos/1.000.000 de habitantes/ano, de acordo com a população.[1] A prevalência varia de 7 casos a 489/1.000.000 de habitantes e sofre influência conforme a região geográfica estudada.[1,2]

No Brasil, um estudo encontrou uma taxa de incidência de 11,9/1.000.000 de habitantes e prevalência de 105/1.000.000 de habitantes.[3] Como observado em outras doenças autoimunes, a ES acomete sobretudo mulheres, em uma proporção de aproximadamente 3:1 (mulheres:homens), podendo chegar a 10:1 no período reprodutivo.[4] Apresenta curso clínico mais agressivo em homens, nos quais costuma se iniciar mais tardiamente. É pouco frequente em crianças e adolescentes, e sua gravidade está relacionada com o acometimento de órgãos internos. Costuma manifestar-se entre a 3ª e a 6ª década de vida.

ETIOPATOGÊNESE

A ES é uma doença reumática autoimune complexa, cuja patogênese envolve três alterações principais: ativação do sistema imune, alterações vasculares e aumento da deposição de matriz extracelular e colágeno na pele e em órgãos internos. Apesar de sua etiopatogênese não ser completamente compreendida, a doença ocorre em indivíduos geneticamente suscetíveis em associação com possíveis fatores desencadeantes ambientais ou outros estímulos não específicos.[5,6]

Suscetibilidade genética

A ES não é uma doença hereditária do modo mendeliano. No entanto, é influenciada pela interação de múltiplos genes que agem aumentando o risco individual de desenvolvimento da doença, além de interferir ou determinar sua progressão e expressão clínica.[4,7] Na ES, a predisposição genética pode ser sugerida por algumas evidências, como: agregação familiar, fatores étnicos, associação da doença com determinados alelos do antígeno leucocitário humano (HLA) e associação com polimorfismos gênicos.[8]

Fatores ambientais, como exposição a solventes orgânicos (tolueno, benzeno, cloreto de polivinil e tricloroetileno, entre outros) e a sílica, bem como o uso de inibidores do apetite, L-triptofano, pentazocina e bleomicina, podem estar associados a maior risco de desenvolvimento de ES.

Estudos epidemiológicos mostram um aumento no risco de desenvolvimento de ES de aproximadamente 1,6% em familiares de primeiro grau de pacientes com a doença, comparado a 0,026% na população geral.[9] Apesar de o risco ser baixo, a história familiar de ES é um dos maiores fatores de risco identificados para o desenvolvimento da doença.[8] Em um único estudo de gêmeos com ES, no qual 42 pares de gêmeos foram avaliados, sendo 24 monozigóticos, a concordância entre gêmeos idênticos foi de apenas 4,2%, e a de gêmeos dizigóticos foi de 5,6%. De modo interessante, os autores demonstraram 90% de concordância para a produção do fator antinuclear entre os gêmeos monozigóticos e 40% para os dizigóticos.[10] A ocorrência de outras doenças autoimunes (poliautoimunidade) também é mais frequente em pacientes com ES, assim como história de doenças autoimunes em seus familiares.

Características étnicas também estão associadas a diferenças na frequência e na apresentação da ES. Os índios Choctaw norte-americanos apresentam a maior prevalência de ES observada em uma população, com cerca de 4.690 casos por milhão.[11] Além disso, ao se comparar indivíduos afro-americanos e caucasianos, os afro-americanos apresentam maior incidência de ES com doença mais grave e precoce.[6]

Assim como para a maioria das doenças autoimunes, a ES tem associação com o *locus* do complexo HLA. O complexo principal de histocompatibilidade (MHC) localizado no braço curto do cromossomo 6 na região 6 p21.31 é caracterizado por alelos HLA extremamente polimórficos.[6]

Múltiplos estudos mostram associação entre alelos do HLA e suscetibilidade a ES, e muitos descrevem associação com determinados subtipos clínicos e positividade para determinados autoanticorpos.[12,13] Algumas dessas associações são comuns em diferentes etnias, enquanto outras ocorrem apenas em grupo populacional específico.[6] Os haplótipos HLADRB1*01–DQB1*0501 são associados com presença de anticorpo anticentrômero, enquanto os haplótipos

HLA-DRB1*11–DQB1*0301 são associados com presença de anticorpo antitopoisomerase I.[14] Já a região do gene *HLA-DQB1* está fortemente associada a suscetibilidade para ES em estudos de associação genômica ampla. Estudo em uma grande população norte-americana mostrou associação com os haplótipos DRB1*1104, DQA1*0501 e DQB1*0301 na população branca e hispânica. Em negros, a ES associou-se com DRB1*0804, DQA1*0501 e DQB1*0301.[14]

Sabe-se que a suscetibilidade genética em doenças complexas como a ES é baseada na combinação de polimorfismos em inúmeros genes. Esses polimorfismos podem ser encontrados em regiões codificadoras ou não codificadoras do DNA, sendo mais ou menos frequentes na população em geral. O tipo de variação mais frequente no DNA consiste em trocas individuais de um nucleotídio, chamadas de polimorfismos de nucleotídio único (SNP). Duas metodologias utilizadas mais recentemente em estudos de associação genética – o estudo de genes candidatos e o estudo de associação genômica ampla (GWAS) – têm identificado uma série de genes candidatos não ligados ao HLA incluindo genes relacionados ao sistema imune e as vias envolvidas em dano vascular e fibrose.[6,8] Diversos genes ou *loci* têm sido identificados em estudos GWAS, com ênfase em genes envolvidos na imunidade inata e nas vias de sinalização do interferon incluindo *STAT4* (transdutor de sinal e ativador de transcrição 4), IRF5 (fator regulador de interferon 5), além de genes envolvidos na ativação e na sinalização de linfócitos T e B, como *BANK1*, *PTPN22*, *BLK* e *CD 247*.[6,13,15] O *STAT4* é responsável por induzir a expressão das interleucinas (IL) 12 e 23 e do interferon (IFN) do tipo 1, além de estimular a síntese de IFN-gama e da IL-17. Já o IRF5 está relacionado com a ativação transcricional de genes do IFN tipo I e de genes de citocinas pró-inflamatórias como IL-12, IL-6 e TNF-alfa.

Vasculopatia

Anormalidades vasculares, principalmente da microcirculação, ativação das células endoteliais, hiper-reatividade vascular e ativação plaquetária estão entre os eventos iniciais da ES.[16]

Alterações no controle do tônus vascular e aumento da permeabilidade vascular são descritas em fases precoces da doença. O tônus vascular é controlado por uma complexa interação entre células endoteliais, musculatura lisa da parede vascular, estímulo neuronal e mediadores solúveis. Os receptores alfa-2 C-adrenérgicos são importantes mediadores da vasoconstrição induzida pelo frio na microcirculação cutânea.[17] O aumento da reatividade dos receptores alfa-2 C-adrenérgicos e das vias de sinalização Rho/Rho quinase leva a um aumento da resposta contrátil induzida pelo frio. O fenômeno de Raynaud (FRy) – vasospasmo reversível de extremidades que ocorre com exposição ao frio ou estresse emocional – é o sintoma inicial mais evidente e frequente em pacientes com ES.[18]

Adicionalmente, ativação e lesão endotelial são identificadas também em fases iniciais da doença. Uma série de mediadores envolvidos na regulação do tônus vascular, muitos deles produzidos pelas células endoteliais, exercem papel importante na patogênese da ES. Entre eles, há um desbalanço na produção de substâncias vasoconstritoras, como endotelina-1 (ET-1), angiotensina-II e tromboxano-A2, e de substâncias vasodilatadoras, como a prostaciclina e o óxido nítrico (NO). A ET-1, além de ter potente ação vasoconstritora, também está envolvida na inflamação, na fibrose vascular e no aumento da proliferação de células da musculatura lisa.[19] Os níveis séricos e a expressão dos receptores de ET-1 estão aumentados em pacientes com ES. Moléculas de adesão envolvidas na interação entre vasculatura, matriz extracelular e migração linfocitária, incluindo molécula de adesão intracelular (ICAM-1), molécula de adesão de células vasculares (VCAM-1) e E-selectina, também estão aumentadas na ES. Alterações tipo lesão-reperfusão e defeitos no reparo vascular e na angiogênese levam a progressão da vasculopatia com acúmulo de matriz extracelular na camada miointimal e a consequente endarterite obliterativa e estado de isquemia crônica. Em pacientes com ES, alterações microvasculares com redução do número de alças capilares, presença de áreas avasculares e desorganização da arquitetura capilar podem ser visualizadas em fases precoces da doença.[20]

Fibrose

A fibrose cutânea e de órgãos internos é patognomônica da ES e ocorre por ativação dos fibroblastos.[21] Na ES, uma resposta normal e autolimitada à lesão que normalmente leva a regeneração tecidual é substituída por fibrose e perda da arquitetura tecidual. No tecido fibrótico e pele de pacientes com ES, observa-se tecido acelular, rico em colágeno com deposição excessiva de colágenos tipos I, III, V e VII e outras proteínas da matriz extracelular. Adicionalmente, observa-se acúmulo de miofibroblastos expressando alfa-actina de músculo liso (alfa-SMA) associada a rarefação de vasos sanguíneos e linfáticos. Em cultura, fibroblastos de pacientes com ES caracterizam-se por ativação persistente que se mantém por várias passagens.[22]

Uma vez iniciada, a fibrose é amplificada e se mantém como consequência do dano tecidual e hipoxia progressiva, resultando em um ciclo vicioso. Uma série de citocinas e fatores de crescimento, como o fator transformador de crescimento beta (TGF-beta), fator de crescimento do tecido conjuntivo (CTGF), fator de crescimento derivado de plaquetas (PDGF), fator de crescimento vascular endotelial (VEGF) e ET-1, promove o acúmulo de colágeno, proteoglicanos, fibronectina e outros componentes da matriz extracelular. Adicionalmente, o TGF-beta induz a transdiferenciação de fibroblastos em miofibroblastos capazes de aumentar a rigidez da matriz extracelular, aumentar a produção de citocinas pró-fibróticas, além de serem relativamente resistentes a apoptose. Células epiteliais e células endoteliais também podem se diferenciar em miofibroblastos. A população de fibroblastos é também expandida por meio de células progenitoras mesenquimais provenientes da medula óssea, denominadas fibrócitos, que também contribuem para o acúmulo de tecido conjuntivo e fibrose.[22,23]

Alterações do sistema imune

Produção de autoanticorpos, ativação de linfócitos e infiltração de células mononucleares nos órgãos afetados são classicamente descritas na ES. Há evidências de envolvimento tanto da imunidade inata quanto da adaptativa. Infiltrado inflamatório composto principalmente por células mononucleares/macrófagos e linfócitos T é encontrado na pele e em órgãos internos.[24,25] Observa-se migração e ativação de células T CD4 e predomínio dessas células nos infiltrados linfocitários na pele e pulmão de pacientes com ES.[21]

Em particular, alterações no balanço entre linfócitos com perfil Th1/Th2, com polarização para o perfil Th2, são descritas principalmente nas fases iniciais da doença. Estudos demonstram aumento nos níveis séricos de IL-4, IL-6, IL-10 e IL-13 em pacientes com ES, cuja pele apresenta aumento na expressão de IL-4. A IL-4 estimula a produção de TGF-beta, de modo que ambas são consideradas citocinas altamente fibrogênicas. Adicionalmente, as células Th17 têm sido implicadas na patogênese da doença e no desenvolvimento da fibrose.[21,26] A IL-17, produzida por células Th17, encontra-se aumentada na pele e no sangue periférico de pacientes com ES. A IL-17 está envolvida na ativação de fibroblastos e também induz a produção de IL-1 e IL-6. Além disso, os níveis de células Th17 foram relacionados com a atividade da doença.[27] Também tem sido proposto que alterações na função ou no número de células T reguladoras, responsáveis pela manutenção da autotolerância, possam estar envolvidas na patogênese da ES.

Adicionalmente, autoanticorpos séricos são característicos de doenças autoimunes como a ES. Em torno de 95% dos pacientes com ES produzem anticorpos contra múltiplos antígenos intracelulares. A presença de determinados anticorpos é útil para o diagnóstico e está associada a subtipos clínicos distintos, acometimento de órgãos internos e prognóstico. Anticorpos considerados altamente específicos para ES incluem o anticorpo antitopoisomerase I (ou anti-Scl-70), anticentrômero e anti-RNA-polimerase III, fazendo parte dos critérios de classificação para ES do American College of Rheumatology e da European League Against Rheumatism (ACR/EULAR) de 2013. Outros autoanticorpos podem ser detectados, incluindo anti-U3-RNP/fibrilarina, anti-Th/To, anti-RNA-polimerase I e II e anti-U11/U12 RNP. Apesar de controverso, a maioria não parece ter ação direta na patogênese da doença. Mais recentemente, autoanticorpos com um possível papel patogênico têm sido descritos, incluindo anticorpos anticélulas endoteliais, antirreceptor do PDGF, antifibroblastos e antirreceptor da angiotensina tipo 1 (AT_1R) e da endotelina-1 tipo A.[28]

Estudos mais recentes têm demonstrado também que alterações na imunidade inata, principalmente relacionadas às vias dos receptores *toll-like* (TLR), podem estar envolvidas na patogênese da ES. Os TLR representam uma família dos receptores de reconhecimento padrão (PRR), responsáveis por controlar a resposta imune contra bactérias, vírus e fungos, e são também capazes de reconhecer moléculas endógenas liberadas mediante dano celular.[29] A ativação dos TLR em células dendríticas, macrófagos e células B estimula a produção de citocinas inflamatórias como IL-1, IL-6 e TNF-alfa, a apresentação de antígenos e a resposta imune adaptativa. A ativação desses mediadores inflamatórios via TLR parece contribuir para a fibrose tecidual. A expressão de TLR4 e de seus correceptores está aumentada em lesões de pele de pacientes com ES e parece estar envolvida na ativação de fibroblastos observada na doença.[30]

CLÍNICA

A ES é um dos maiores desafios dos reumatologistas na prática clínica. Com um curso agressivo em parte significativa dos pacientes, tem como principal característica patológica a remodelação tecidual anormal e a fibrose excessiva. A fibrose da pele (esclerodermia) é a manifestação clínica mais visível da doença já estabelecida. A disfunção vascular, traduzida precocemente pelo FRy, costuma ser a primeira manifestação da doença. A ES faz parte do grupo das doenças difusas do tecido conjuntivo (DDTC), em conjunto com a artrite reumatoide, a síndrome de Sjögren, o lúpus eritematoso sistêmico e as miopatias inflamatórias; tem um caráter heterogêneo e a gravidade está associada à extensão da fibrose da pele e do envolvimento dos órgãos internos.

Formas clínicas

Na prática clínica, é necessário identificar os pacientes que têm uma forma localizada da doença (esclerodermia localizada ou seja, restrita à pele), daqueles com a forma sistêmica cutânea limitada ou difusa (esclerose sistêmica), conforme a extensão do espessamento da pele e o padrão de envolvimento sistêmico e de autoanticorpos presentes. Portanto, esses pacientes podem ser classificados em:

- Esclerodermia localizada:
  - Morfeia
  - Esclerodermia linear
  - Esclerodermia em golpe de sabre
- Esclerose sistêmica:
  - Esclerose sistêmica cutânea limitada
  - Esclerose sistêmica cutânea difusa.

Na forma limitada, o espessamento cutâneo é restrito às extremidades dos membros e face; é tipicamente associada à presença de anticorpo anticentrômero e pode ocorrer hipertensão arterial pulmonar em fases tardias. Já na forma difusa, o espessamento cutâneo ocorre precocemente e se estende à região proximal dos membros e tronco; a fibrose pulmonar e a crise renal esclerodérmica são mais frequentes e os anticorpos predominantes são o anti-Scl70 e o anti-RNA polimerase III.[31]

CRITÉRIOS DE CLASSIFICAÇÃO

A utilização de critérios de classificação em reumatologia é uma prática comum e visa a facilitar o diagnóstico e reunir indivíduos do modo mais homogêneo possível em estudos de pesquisa. Os primeiros critérios preliminares de classificação foram propostos em 1980 pela American Rheumatology Association (ARA), atualmente denominada American College of Rheumatology (ACR), que foram úteis na distinção da ES das outras DDTC, entretanto, não foram capazes de reconhecer as formas precoces da doença.[32]

Nos últimos anos, esforços têm sido feitos para identificar pacientes em fases iniciais da doença, antes que ocorra dano irreversível de órgãos internos. Para tanto, novos critérios de classificação do ACR/EULAR 2013 para a esclerose sistêmica[33] foram desenvolvidos com o intuito de aumentar a sensibilidade e, consequentemente, o diagnóstico precoce, incluindo, além das manifestações clínicas, os achados da capilaroscopia periungueal e a presença de autoanticorpos, classificando como portador de ES aquele que obtiver nove ou mais pontos entre oito itens listados (Tabela 25.1).

QUADRO CLÍNICO

A ES é uma doença autoimune pertencente ao grupo das DDTC, podendo ocorrer isoladamente ou em sobreposição ("componente esclerodérmico") com as doenças desse grupo. Embora, na apresentação inicial, diferentes formas clínicas possam ocorrer, o diagnóstico deve ser considerado em pacientes, principalmente mulheres, com FRy, espessamento cutâneo, fadiga, artralgias, mialgias, disfagia e dispneia. Com frequência, o FRy é a manifestação isolada e inicial que, associada à presença de autoanticorpos e/ou capilaroscopia anormal, configura a fase precoce ou muito precoce da doença.

Manifestações vasculares

O FRy é a manifestação vascular mais frequente da ES, ocorrendo em mais de 95% dos pacientes. É definido como uma isquemia digital episódica, classicamente trifásica, provocada pelo frio. A fase inicial, de palidez, ocorre pelo vasospasmo; em seguida, ocorre a cianose, que resulta da remoção do oxigênio do sangue venoso estático e, finalmente, acontece o rubor, resultante da hiperemia reativa que acompanha o retorno do fluxo sanguíneo.[34]

Tabela 25.1 Critérios de classificação para esclerose sistêmica propostos por ACR/EULAR, 2013.

Item	Subitem	Valor
Espessamento cutâneo dos dedos das mãos, proximal às articulações metacarpofalângicas	–	9
Espessamento cutâneo dos dedos (só computar o maior escore)	Distal às articulações metacarpofalângicas	4
	Edema de mãos	2
Lesões de polpa digital (só computar o maior escore)	Úlceras digitais	2
	Microcicatrizes	3
Fenômeno de Raynaud	–	3
Autoanticorpos específicos para esclerose sistêmica (anticentrômero, anti-RNA polimerase III, antitopoisomerase I [anti-Scl70])	–	3
Telangiectasias	–	2
Capilaroscopia periungueal alterada	–	2
Hipertensão arterial pulmonar ou doença intersticial pulmonar	–	2

Classifica-se como portador de esclerose sistêmica pacientes que obtiveram nove ou mais pontos. Adaptada de van den Hoogen et al., 2013.[33]

Habitualmente, nas formas limitadas da doença, o FRy antecede em anos (mesmo em décadas) as manifestações cutâneas ou viscerais da doença; em contrapartida, nas formas difusas, surgem concomitantemente.[35]

Ao contrário do FRy primário, o associado a ES tem potencial para complicações, quais sejam cicatrizes de úlceras digitais (*digital pitting scars*), úlceras digitais, gangrena e amputação dos dedos[36] (Figura 25.1).

Os pacientes com ES apresentam anormalidades na microvasculatura, que podem ser observadas pela capilaroscopia periungueal, como dilatações capilares e áreas avasculares (Figura 25.2). A capilaroscopia é ferramenta útil no diagnóstico e no prognóstico de pacientes com FRy de início recente e atualmente faz parte dos critérios de classificação do ACR/EULAR para ES.[37]

Manifestações cutâneas

O espessamento da pele (esclerodermia) proximal às articulações metacarpofalângicas é o suficiente para classificar um paciente como portador de ES. Da mesma maneira, a extensão ou mesmo a ausência do acometimento cutâneo (*sine* escleroderma) é a base da classificação em subtipos clínicos[38] (Figura 25.3). Três fases de envolvimento cutâneo são descritas:

- Fase edematosa: é a fase inflamatória, caracterizada por edema difuso, depressível, inicialmente em mãos e pés (*puffy fingers*), que pode durar meses
- Fase indurativa: com a regressão do edema, começa a ocorrer endurecimento progressivo da pele, iniciando-se nas extremidades e progredindo em sentido proximal
- Fase atrófica: é o estágio final, quando a pele se torna atrófica, fina e aderida aos planos profundos, deixando aparente

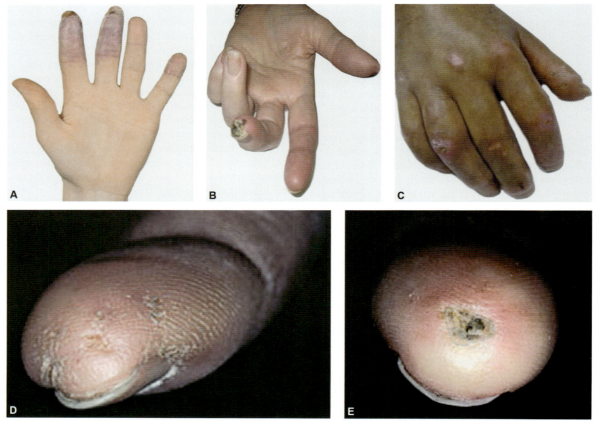

Figura 25.1 Manifestações vasculares na ES: fenômeno de Raynaud e úlceras digitais.

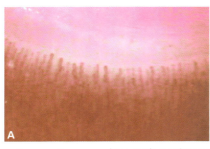 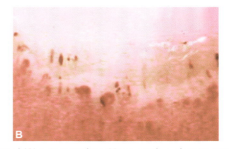

Figura 25.2 Imagens de capilaroscopia com padrão capilaroscópico normal (**A**) e com padrão SD no qual se observa presença de micro-hemorragias, capilares ectasiados, megacapilares e áreas avasculares (**B**).

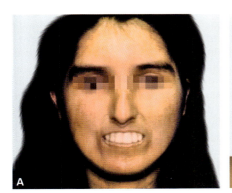 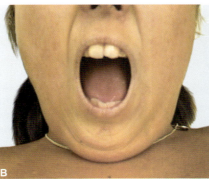 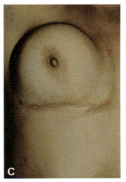 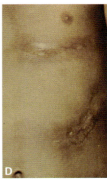

Figura 25.3 Formas de acometimento cutâneo na ES. **A** e **B.** Microstomia, telangiectasias e diminuição das marcas de expressão facial. **C** e **D.** Esclerodermia localizada: morfeia em placas.

os estigmas da doença, como a garra esclerodérmica, a microstomia, o afilamento do nariz e a perda progressiva dos anexos.

O método atualmente mais utilizado para avaliação periódica do espessamento cutâneo nos pacientes esclerodérmicos é o escore cutâneo de Rodnan modificado (Figura 25.4), que avalia o espessamento da pele em 17 áreas, graduando o envolvimento em 0 (pele normal), 1 (espessamento leve), 2 (espessamento moderado) e 3 (espessamento importante).[39] Outras manifestações cutâneas incluem calcinose, telangiectasias, úlceras, cicatrizes de úlceras digitais e prurido intenso nos primeiros anos de doença.[38]

Envolvimento gastrintestinal

O acometimento do trato gastrintestinal (TGI) é observado em mais de 90% dos pacientes com ES. Todo TGI pode ser envolvido desde a orofaringe até o ânus e decorre da atrofia da musculatura lisa secundária à lesão vascular e neurogênica. A dismotilidade esofágica está presente em praticamente todos os pacientes, mesmo quando assintomáticos. A disfagia resulta do dano da musculatura lisa nos terços médio e distal do esôfago (Figura 25.5). A peristalse anormal e o relaxamento do esfíncter esofágico inferior agravam a esofagite por refluxo, facilitando a metaplasia de Barrett.[40]

O envolvimento gástrico na ES é menos frequente e se manifesta por dor epigástrica em queimação, náuseas, saciedade precoce e empachamento. Perda de sangue pode ocorrer pela presença de telangiectasias, gastrite ou por ectasia vascular do antro gástrico, endoscopicamente descrita como "estômago em melancia". A dismotilidade do intestino (delgado e grosso) pode manifestar-se como síndrome de má absorção, decorrente da dilatação e da atonia das alças intestinais e consequente supercrescimento bacteriano, levando à alternância de períodos de diarreia e obstipação. Telangiectasias podem levar a perda de sangue oculto nas fezes e são de difícil localização por meios endoscópicos. Manifestações menos frequentes incluem a pseudo-obstrução intestinal e a pneumatose cística intestinal. A incompetência esfinctérica anal traz importante morbidade e comprometimento da qualidade de vida.[41]

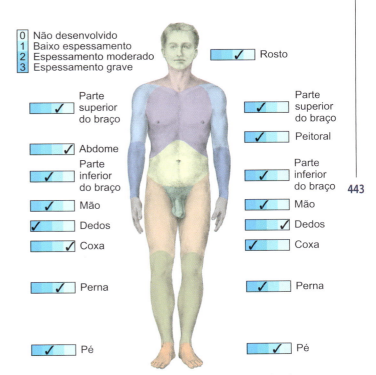

Figura 25.4 Escore cutâneo de Rodnan modificado.

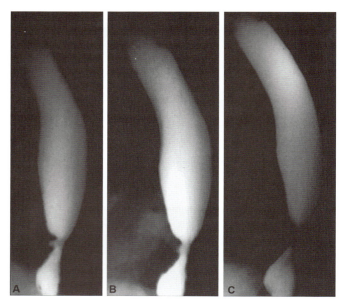

Figura 25.5 Esofagograma com dilatação esofágica.

Envolvimento pulmonar

A pneumopatia intersticial e a hipertensão arterial pulmonar são as principais causas de morte na ES. A pneumopatia intersticial é a forma de comprometimento pulmonar mais frequente, com prevalência de 60 a 90%, sendo mais comum nas formas cutâneas difusas. Inicialmente assintomática, pode evoluir com dispneia progressiva aos esforços e tosse seca. Ao exame físico, estertores crepitantes, principalmente em bases pulmonares, constituem achado usual. Anticorpos antitopoisomerase I (anti-Scl-70) estão associados a quadro cutâneo difuso e fibrose pulmonar grave, enquanto anticentrômero e anti-RNA polimerase III estão relacionados com um risco reduzido de doença intersticial pulmonar. A tomografia computadorizada de alta resolução é o exame de imagem que melhor caracteriza e determina a extensão do acometimento intersticial (Figura 25.6). As lesões geralmente são bilaterais e, dependendo da magnitude, há grande alteração da arquitetura pulmonar. É possível encontrar finas opacificações reticulares subpleurais ou septais, padrão em vidro fosco, faveolamento, bronquiectasias de tração, nódulos e cistos. A espirometria cursa com padrão restritivo, e a capacidade vital forçada (CVF) é a principal variável a ser acompanhada evolutivamente. A difusão de monóxido de carbono (DL_{CO}) avalia o grau de eficácia da troca gasosa entre os alvéolos e os capilares sanguíneos. Valores inferiores a 50% indicam um mau prognóstico. Na análise histopatológica, o tipo mais comum é a pneumonia intersticial não específica.[42]

A hipertensão pulmonar pode ocorrer como resultado de vasculopatia primária, ou seja, associada à própria ES (hipertensão arterial pulmonar), secundária à doença cardíaca, à hipoxemia pelo acometimento intersticial pulmonar ou a tromboembolismo crônico. A hipertensão arterial pulmonar (HAP) ocorre principalmente nas formas cutâneas limitadas, com prevalência de 5 a 50% após longo tempo de evolução, portanto, a presença de anticentrômero aumenta o risco para essa complicação.[43] O paciente pode permanecer assintomático, até se estabelecer uma hipertensão pulmonar grave, evoluindo com dispneia rapidamente progressiva aos esforços e insuficiência cardíaca direita.

O ecocardiograma bidimensional com Doppler é realizado como método de rastreamento, estimando a pressão sistólica da artéria pulmonar. O diagnóstico de hipertensão pulmonar é considerado quando a medida estimada da pressão sistólica da artéria pulmonar (PSAP) é > 40 mmHg. O cateterismo cardíaco de câmaras direitas é mandatório para confirmar os achados do ecocardiograma e definir a presença de HAP, uma vez que a hipertensão pulmonar pode ser por acometimento cardíaco, demandando uma abordagem terapêutica distinta. O diagnóstico de HAP é confirmado quando a medida da pressão arterial pulmonar média é ≥ 25 mmHg no repouso e a pressão capilar pulmonar em cunha é ≤ 15 mmHg.

Os índices de mortalidade são de 40 a 60% em 2 anos.[44] A dosagem do peptídeo natriurético cerebral (BNP), um marcador para todas as causas de envolvimento cardíaco, sugere o acometimento das câmaras cardíacas direitas em pacientes com ES, inferindo, assim, na presença de hipertensão pulmonar.[45] Mais raramente, é possível encontrar doença pleural, pneumonia aspirativa e neoplasia.

Envolvimento cardíaco

O envolvimento cardíaco indica mau prognóstico e pode acometer pericárdio e miocárdio. O derrame pericárdico pode ser observado em até 40% dos pacientes na ecocardiografia, sendo geralmente assintomático. Apenas 7 a 20% dos pacientes apresentam doença pericárdica sintomática, caracterizada por

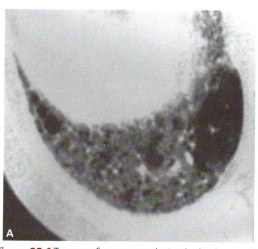
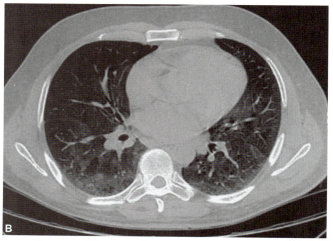

Figura 25.6 Tomografia computadorizada de alta resolução em paciente com ES, retratando o acometimento intersticial pulmonar.

pericardite (aguda ou crônica) ou pela presença de derrame pericárdico. Tamponamento cardíaco é raro. O derrame pericárdico é fator de risco para crise renal esclerodérmica e tem incidência aumentada na doença intersticial com evidência ecocardiográfica de hipertensão pulmonar.[46]

O acometimento miocárdico pode evoluir para insuficiência cardíaca sistólica ou diastólica geralmente em pacientes com forma cutânea difusa. O exame histopatológico revela miosite e fibrose. Taxa mais elevada de doença arterial coronariana tem sido descrita. A fibrose nas vias de condução leva a arritmias atriais e ventriculares.[47] O acometimento de valvas cardíacas é raro e de importância clínica incerta. Vegetações em valvas mitral, tricúspide e aórtica já foram descritas.[48]

A ressonância cardíaca e a tomografia computadorizada por emissão de fóton simples (SPECT) têm sido introduzidas na propedêutica das manifestações cardíacas, permitindo melhor avaliação das câmaras direitas e da disfunção diastólica em fases iniciais.[49,50]

Acometimento renal

A crise renal esclerodérmica (CRE) resulta da microangiopatia, semelhante ao observado em outros órgãos, e cursa com elevação significativa dos níveis de renina. Até o surgimento dos inibidores da enzima conversora da angiotensina (IECA), foi a principal causa de morte da ES, podendo ocorrer em aproximadamente 10% dos pacientes com ES cutânea difusa, nos primeiros 3 a 5 anos de doença. São considerados fatores de risco para CRE: extensão do acometimento cutâneo, presença de crepitação tendínea, positividade do anti-RNA polimerase III, anemia de início recente e derrame pericárdico.[51]

Sinais e sintomas de hipertensão arterial maligna dominam o quadro clínico, com dispneia, cefaleia, distúrbios visuais, congestão pulmonar e insuficiência renal rapidamente progressiva. Os pacientes apresentam anemia, presença de esquizócitos no sangue periférico, plaquetopenia, insuficiência renal, proteinúria e sedimento ativo. Raramente, pode ser a apresentação inicial da ES, antes mesmo do acometimento cutâneo. Quando a apresentação é clássica, a biopsia renal não é mandatória para o diagnóstico. Entretanto, quando há necessidade de diagnóstico diferencial com outras formas de acometimento renal (pacientes com sobreposição com lúpus, glomerulonefrite crescêntica associada ao ANCA ou nos casos de crise renal esclerodérmica normotensiva), a biopsia renal é imprescindível para a correta abordagem terapêutica. As alterações histológicas primárias no rim estão nas artérias arqueadas e interlobulares e nos glomérulos. Os trombos de fibrina e as áreas de necrose fibrinoide são observados agudamente.

Os principais fatores envolvidos na progressão da doença renal incluem acúmulo de matriz extracelular nos compartimentos glomerular e tubulointersticial, transformação epitelial a mesenquimatosa e alterações vasculares.[52-54]

Acometimento do sistema nervoso

O envolvimento do sistema nervoso central na ES é raro, com relatos prévios de cefaleia, convulsões e comprometimento cognitivo. A neuropatia trigeminal, a polineuropatia sensoriomotora periférica e a síndrome do túnel do carpo traduzem o envolvimento do sistema nervoso periférico.[55]

Envolvimento musculoesquelético

As queixas musculoesqueléticas são comuns e incluem fadiga, mialgia e artralgia. Alguns desenvolvem artropatia inflamatória crônica e outros, sobreposição com miopatia inflamatória. Com a evolução da doença, contraturas em flexão, principalmente dos dedos das mãos, podem ocorrer, configurando a garra esclerodérmica. O achado de crepitação tendínea, comum na ES cutânea difusa, é fator de mau prognóstico, associando-se aos acometimentos renal e cardíaco. A reabsorção óssea das extremidades (acrosteólise; Figura 25.7) pode ser observada na ES.[56]

Saúde mental e sexualidade

Sintomas depressivos leves estão presentes em metade dos pacientes, e em 17% são considerados moderados ou graves. Fadiga, dor crônica e mudanças na aparência contribuem para esses achados.[57] A disfunção erétil ocorre em 80% dos homens com ES e, nas mulheres, são descritas secura vaginal, dispareunia e ulcerações genitais.[58,59]

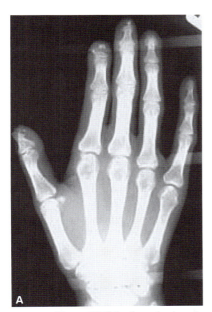 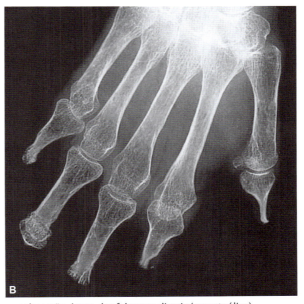

Figura 25.7 Radiografia de mãos com reabsorção óssea das falanges distais (acrosteólise).

Associação com neoplasias

A incidência de neoplasias é aumentada em pacientes com ES, principalmente de pulmão na presença de fibrose pulmonar e de esôfago, pelo desenvolvimento da metaplasia de Barret observada em alguns casos; por outro lado, a ES pode ocorrer na forma de síndrome paraneoplásica, quando assume um curso mais grave.[60,61]

PERFIL DE AUTOANTICORPOS

Como em outras doenças reumáticas autoimunes, a presença de autoanticorpos é marcante na ES, servindo como ferramenta para o diagnóstico, para a caracterização das formas clínicas e como fator prognóstico. A presença de anticorpos antinucleares (ANA ou FAN) é esperada na maioria dos pacientes, e sua ausência implica a necessidade de diagnóstico diferencial com doenças que simulam ES, como fasciíte eosinofílica, fibrose sistêmica nefrogênica e escleromixedema. O padrão de imunofluorescência do FAN mais comum na ES é o nucleolar. Nas formas cutâneas limitadas, o anticentrômero está presente em 20 a 40% dos casos e se relaciona com o risco de hipertensão arterial pulmonar. Já o antitopoisomerase I (anti-Scl-70) é fator de risco para doença intersticial pulmonar e ocorre mais frequentemente nas formas cutâneas difusas. A presença de anti-RNA polimerase III é marcador de doença cutânea grave e crise renal esclerodérmica.[28]

PROGNÓSTICO

Estudos recentes têm demonstrado um aumento na sobrevida dos pacientes com ES, embora as taxas sejam variáveis entre 51,1 e 76,8% em 10 anos. A mortalidade é maior quando ocorre o envolvimento renal, pulmonar e cardíaco, seja isoladamente ou em conjunto.[62-64] Elevação da velocidade de hemossedimentação, anemia, proteinúria e escores elevados de áreas avasculares na capilaroscopia periungueal também estão associadas a uma maior mortalidade.[65,66] Infelizmente, nem todos os estudos descrevem essa melhora na sobrevida. Metanálise que reuniu nove estudos sugeriu uma taxa de mortalidade inalterada nos últimos 40 anos.[67,68]

TRATAMENTO

O tratamento da ES depende diretamente da extensão do acometimento cutâneo e visceral de cada paciente, pois não existe um medicamento que seja eficiente para todas as manifestações da doença. Os avanços no tratamento da ES dependerão dos progressos no entendimento da doença, bem como da interação entre os processos imunológicos, vasculares e fibróticos.

Nos últimos anos, foram publicadas recomendações internacionais de tratamento da ES, pelo European Scleroderma Trials and Research Group (EUSTAR), em 2009, que foram atualizadas em 2017[69] com base em revisão sistemática da literatura e opinião de especialistas, de acordo com as manifestações da doença. Também foram publicadas recomendações sobre o tratamento da ES pela Sociedade Brasileira de Reumatologia em 2013.[70] A seguir, será apresentada a terapêutica para cada manifestação da ES, com base nessas recomendações e nas novidades terapêuticas atuais.

Acometimento cutâneo

Tradicionalmente, o tratamento antifibrótico é muito importante, sobretudo na fase cutânea inflamatória da ES, observada principalmente nos cinco primeiros anos de doença, e de maneira mais intensa na ES difusa. A partir do 4º ou 5º ano de doença, alguns pacientes podem apresentar melhora espontânea do espessamento cutâneo, nos casos mais leves. Nos casos de longa duração com atrofia cutânea de variada intensidade, a melhora clínica com uso de antifibróticos costuma ser pouco expressiva.

O *metotrexato*, em uma dose de 10 a 25 mg/semana por via oral (VO) ou intramuscular (IM), é a primeira opção terapêutica nos casos de espessamento cutâneo difuso precoce, em casos sem acometimento visceral significativo.[69-72] Estudos randomizados têm mostrado uma tendência de melhor resposta nos pacientes com metotrexato.[73,74]

Nos casos de acometimento cutâneo mais intenso ou associado à pneumopatia intersticial, a *ciclofosfamida*[69-71,75] ou o *micofenolato mofetil*[69-71,76] podem ser utilizados. A terapêutica com uso de depleção de células B por meio do *rituximabe*, um anticorpo anti-CD20, tem mostrado resultados favoráveis em estudos abertos, mas necessita ainda ser confirmada em estudos randomizados.[77,78] Trabalhos iniciais com inibidores da tirosinoquinase, como o *nilotinibe*[79], apontam resultados promissores.

A *calcinose* é uma complicação tardia que pode cursar com processos inflamatórios recorrentes na ES. Várias medicações, como a colchicina, o diltiazem e a varfarina, já foram utilizadas, com resultados pouco expressivos. Atualmente, infusões intravenosas de bisfosfonatos, como o ácido zoledrônico, têm sido preconizadas por alguns autores, para tentar estabilizar o processo de calcinose, com resultados ainda inconclusivos.

Fenômeno de Raynaud

O FRy está presente em mais de 95% dos pacientes esclerodérmicos, e seu tratamento consiste na adequação de hábitos de vida e no uso de medicações vasoativas. Entre as medidas não farmacológicas, evitar a exposição ao frio e a mudanças abruptas de temperatura, além de ações como minimizar o estresse emocional e parar de fumar, são fundamentais para o êxito do tratamento. No tratamento farmacológico, os bloqueadores de canais de cálcio devem ser considerados como medicações de primeira linha, pois se mostraram eficazes em reduzir tanto a frequência quanto a intensidade dos ataques.[69,70,80] O nifedipino, na dose de 20 a 60 mg/dia, diminui o número e a gravidade das crises de vasoespasmo visceral e de extremidades[81]; no entanto, apresenta frequentes efeitos colaterais, como hipotensão e piora do refluxo gastresofágico (RGE), em virtude do relaxamento do esfíncter esofágico inferior. O uso de diltiazem e anlodipino representa alternativa naqueles pacientes que não podem utilizar nifedipino.

Outras medicações também têm sido utilizadas, destacando-se os antagonistas dos receptores da angiotensina (como o losartan[82]), os inibidores da recaptação da serotonina (como a fluoxetina[83]), a pentoxifilina[84] e as estatinas[85], com bons resultados em alguns pacientes, mas ainda sem confirmação por estudos de longo prazo. Em casos específicos, o uso de nitroglicerina tópica[86] e toxina botulínica[87] foi indicado, com resultados controversos.

As principais complicações do FRy são as dolorosas úlceras digitais, que podem evoluir com gangrena, levando a significativa incapacidade funcional dos pacientes esclerodérmicos.[69,70] O tratamento que tem se mostrado mais eficaz na condução das úlceras digitais na ES ainda não está disponível no Brasil; o uso da iloprosta, um análogo da prostaciclina, em infusões contínuas por 3 a 5 dias na fase aguda e mensalmente na fase de manutenção, apresenta bons resultados no longo prazo.[88] Duas medicações orais que contribuem para reduzir o número e a intensidade das úlceras isquêmicas nos pacientes esclerodérmicos e estão disponíveis no Brasil[70] são os antagonistas da endotelina, como a *bosentana*[89], e os inibidores da 5-fosfodiesterase, como a *sildenafila*.[90] *Simpatectomia digital* costuma recorrer em mais de 25% dos casos após 2 anos. Atualmente, esse procedimento deve ser limitado a pacientes não responsivos ao tratamento clínico, com isquemia intensa que ameaça o dedo acometido.[91]

Acometimento pulmonar

Pneumopatia intersticial

A pneumopatia intersticial (PI) é considerada a principal causa de óbito na ES.[64,65,67,68] Os casos mais graves de PI na ES costumam se iniciar nos primeiros 5 anos de doença[51], razão pela qual sua avaliação é mandatória no diagnóstico inicial dos pacientes esclerodérmicos. O tratamento da PI associada à ES tem a *ciclofosfamida* como primeira opção terapêutica.[69,70] Pode ser utilizada na forma de pulsos IV mensais, na dose de 15 mg/kg ou 600 mg/m², por período de 12 meses, ou VO, na dose de 1 a 2 mg/kg/dia. Doses baixas de prednisona podem ser associadas nos pacientes com PI ativa. Os estudos *Scleroderma Lung Study* I e II comprovaram a boa resposta ao uso da ciclofosfamida, mas a interrupção do seu uso por mais de 6 meses pode causar perda dos bons resultados observados.[92-94] A *azatioprina* (na dose de 2 a 3 mg/kg/dia) é uma boa indicação para manutenção do tratamento nos casos responsivos ao uso de ciclofosfamida.[95]

Uma medicação que vem sendo cada mais utilizada no tratamento da PI é o *micofenolato mofetil* (na dose de 1 a 3 g/dia), conforme demonstrado por vários estudos recentes.[94,96] Uma recente compilação de casos de centros integrantes do EUSTAR revelou que o *rituximabe* parece ser eficaz na melhora tanto cutânea quanto pulmonar de pacientes com ES[97]; no entanto, estudos adequadamente controlados necessitam ser realizados para confirmar esses dados.

Dentre os potenciais tratamentos para a PI atualmente em fase de estudos, é possível citar o *fresolimumabe*[98], um anticorpo monoclonal anti-TGF-beta, e a *pirfenidona*.[99]

Hipertensão pulmonar

Conforme discutido na seção de Clínica, a hipertensão pulmonar (HP) na ES pode apresentar várias causas, como insuficiência cardíaca, tromboembolismo pulmonar ou ser secundária à PI. Por isso, o cateterismo cardíaco é imprescindível para que se consiga confirmar os casos de hipertensão arterial pulmonar (HAP) e, consequentemente, se possa iniciar o tratamento adequado.

Tradicionalmente, três classes terapêuticas são utilizadas no tratamento da HAP. Os *análogos da prostacilina*, como o *epoprostenol*[100], a *iloprosta*[101] e o *treprostinil*[102], são geralmente indicados nos casos mais graves da doença; de custo de manutenção considerado bastante alto, ainda não estão disponíveis comercialmente no Brasil.

No Brasil, o tratamento comumente se inicia como monoterapia, em geral com um *antagonista dos receptores da endotelina*, como a *bosentana*[103] (na dose de 62,5 mg, 2 vezes/dia, durante 4 semanas, seguido de 125 mg, 2 vezes/dia) ou a *ambrisentana*[104] (na dose de 5 mg/dia, que pode subir até 10 mg/dia). Outra opção é o uso de um *inibidor da 5-fosfodiesterase*, como a *sildenafila*[105], na dose de 20 mg, 3 vezes/dia. Terapia combinada[106] pode ser realizada se os objetivos do tratamento não

foram alcançados com cada medicação isoladamente. Em casos de insuficiência cardíaca direita presente, medidas de suporte, como uso de diuréticos e oxigenoterapia, devem ser associadas. Anticoagulação oral é uma possibilidade em casos graves.

Dentre as perspectivas terapêuticas, tem-se o *selexipag*[107], um agonista do receptor da prostaciclina VO, e o *riociguat*[108], um estimulador da guanilato ciclase.

Acometimento renal

A crise renal esclerodérmica (CRE) representou a principal causa de óbito na ES até os anos de 1970, quando a descoberta dos IECA contribuiu para uma significativa melhora do controle clínico desses pacientes. O diagnóstico precoce, com consequente tratamento precoce dos pacientes esclerodérmicos, notadamente aqueles com ES difusa, parece ser responsável pela significativa queda da frequência de CRE, que passou de 20% na década de 1970 para 2 a 6% dos pacientes com ES difusa nas primeiras décadas deste século.[109] Um importante fator de risco para a CRE é o uso de corticosteroide em doses altas, descrito em algumas importantes casuísticas internacionais[110,111]; por esse motivo, não é recomendável a prescrição de prednisona em dose maior que 15 mg/dia em pacientes com ES difusa nos primeiros 5 anos de doença.[110] Também é importante o reumatologista ter em mente que, embora raros, podem ocorrer casos de CRE normotensa.[54]

Na CRE, é indispensável o uso precoce dos IECA, objetivando controle rápido dos níveis de pressão arterial e de função renal.[112] A medicação comumente utilizada é o *captopril*, na dose de até 300 mg/dia, sendo, em alguns casos, utilizado o *enalapril*, na dose de 10 a 20 mg/dia. As vantagens do captopril estão no seu rápido início de ação e na sua meia-vida curta, que permitem um melhor controle da terapêutica. O sucesso da terapêutica anti-hipertensiva depende de seu início antes que ocorra dano renal irreversível.

Em casos de insuficiência renal instalada, a diálise deve ser realizada até a recuperação da função renal. Em pacientes sem melhora da função renal, considera-se a possibilidade de transplante renal.[113] Apesar de a sobrevida do enxerto ser menor em pacientes com ES, a mortalidade dos pacientes submetidos ao transplante é melhor do que a daqueles que permanecem em diálise. Os pacientes esclerodérmicos transplantados devem continuar evitando os fatores de risco para o desenvolvimento da CRE.[114]

Acometimento do tubo digestivo

Esôfago

É o órgão mais acometido na ES, em até 90% dos casos. O RGE e a hipomotilidade esofágica contribuem significativamente para piora da qualidade de vida dos pacientes esclerodérmicos e devem ser tratados desde o diagnóstico da doença.[115]

O *RGE*, decorrente do déficit de clareamento do suco gástrico refluído por conta da função peristáltica deficiente, pode evoluir com esofagite crônica e, tardiamente, com esôfago de Barrett, predispondo à neoplasia. As bases de seu tratamento seguem as práticas usuais do tratamento do RGE, iniciando com modificações do estilo de vida, como manter um peso adequado, fracionar as refeições, elevar a cabeceira da cama e evitar a posição supina nas 3 h após a alimentação, assim como interromper o tabagismo e reduzir a ingesta de álcool.

Embora existam poucos estudos específicos, preconiza-se o uso de *inibidores de bomba de prótons* para prevenção de RGE e úlceras de esôfago na ES.[69,70] A dose inicial preconizada de omeprazol é de 20 mg/dia, mas pode ser aumentada até 40 mg,

2 vezes/dia, com boa tolerância e poucos efeitos colaterais. Atualmente, protocolos com outros bloqueadores de bomba de prótons, como o lansoprazol, estão em andamento. Os *bloqueadores dos receptores H2*, embora também efetivos na redução das evidências endoscópicas de esofagite e na melhora sintomática do RGE, são considerados menos eficazes que os bloqueadores de bomba de prótons. No entanto, a combinação das duas medicações é frequentemente usada para manejo dos pacientes refratários.[115]

Medicações pró-cinéticas, como a *domperidona* e a *metoclopramida*, devem ser usadas principalmente em pacientes com distúrbios de motilidade esofágica sintomáticos (como disfagia, doença do refluxo e empachamento pós-prandial), mas também em pacientes assintomáticos com dismotilidade esofágica constatada.[69,70,115] Recentemente, foi descrito um acometimento intersticial pulmonar tipicamente associado ao comprometimento da motilidade esofágica.[116] A suspeita de estenose de esôfago deve ocorrer quando o paciente apresenta disfagia intensa e regurgitação de líquidos, e seu tratamento consiste em dilatações por meio de endoscopia, quando sintomáticas. A cirurgia para RGE é relativamente contraindicada nos pacientes com hipomotilidade, pois pode resultar em disfagia intensa no médio e longo prazos, sendo utilizada apenas em pacientes com RGE muito grave e incontrolável clinicamente.[117]

Estômago

Sensação de plenitude gástrica, associada à lentidão do esvaziamento esofágico, pode ser referida por um pequeno número de pacientes com ES.[69,70] O tratamento pró-cinético é semelhante àquele para o comprometimento esofágico.

A ocorrência de ectasia vascular gástrica, também conhecida como "estômago em melancia", é uma manifestação rara que cursa com anemia e sangramentos gástricos de repetição. Seu tratamento está associado ao uso endoscópico de plasma de argônio.[115]

Intestino delgado

Sua principal manifestação é uma diarreia crônica, associada à síndrome de má absorção que decorre do supercrescimento bacteriano associado à lentidão da motilidade intestinal. Nesses casos, *antibióticos em esquema de rotação* (geralmente metronidazol, amoxicilina-clavulanato, ciprofloxacino, sulfametoxazol-trimetoprim, tetraciclina) podem ser prescritos para erradicar a proliferação bacteriana. Em geral, cada antibiótico é utilizado pelo período de 4 semanas, alternadamente a períodos de 4 semanas sem antibióticos; os antibióticos mais prescritos são o metronidazol (na dose de 250 mg, 2 vezes/dia) e o ciprofloxacino (na dose de 250 mg, 2 vezes/dia).[115]

A pseudo-obstrução intestinal resulta da falência do intestino delgado, na ausência de uma obstrução específica do lúmen intestinal. Ao contrário do exposto para o esôfago e o estômago, não há comprovação de que a utilização de agentes pró-cinéticos seja efetiva no tratamento da pseudo-obstrução do intestino delgado.[115] A *octreotida*, na dose de 50 mcg na hora de deitar, é indicada nos casos refratários. Refeições fracionadas, suplementos de proteína de alto valor biológico e vitaminas devem ser orientados, e, naqueles casos graves de desnutrição, pode-se utilizar a *nutrição parenteral* prolongada.

Anorretal

O acometimento do cólon pode acarretar constipação intestinal, por causa do retardo da motilidade colônica. Enquanto o uso de dieta rica em fibras e de laxantes não vem apresentando resultados favoráveis, existem casos com boa resposta ao pró-cinético *prucaloprida*.[118]

Incontinência fecal, em intensidade variada, pode ocorrer em mais de 10% dos pacientes esclerodérmicos. Otimização da dieta, técnicas de *biofeedback* (treinamento de controle do esfíncter anal), cirurgia de reparo do esfíncter anal, assim como implantes estimuladores dos nervos sacrais nos casos mais intensos, têm sido indicados.[115]

Acometimento musculoesquelético

O acometimento articular é bastante frequente na ES.[119] A queixa de artralgia pode ser tratada com anti-inflamatórios não hormonais (AINH) por demanda. Já os casos de artrite periférica podem ser beneficiados com o uso de prednisona, em dose até 15 mg/dia, mantendo alerta para o desencadeamento de CRE nos pacientes com ES difusa em atividade. O uso do metotrexato nos casos de artrite na ES ainda não foi testado em ensaio clínico específico, mas é comumente prescrito. Nos casos de poliartrite com intensa sinovite, é importante avaliar a possibilidade de uma síndrome de superposição com artrite reumatoide. O uso de agentes biológicos para os casos mais agressivos de artrite na ES tem apresentado resultados inconclusivos.[120] Recentemente, foi publicado artigo sobre o uso do tocilizumabe, um anticorpo monoclonal anti-IL-6, na ES, com resultados promissores, porém não definitivos.[121]

Transplante de medula óssea

É uma das modalidades terapêuticas na ES que mais tem provocado discussões e expectativas na última década. Os resultados dos mais importantes grupos de pesquisa mostraram que o transplante de medula óssea (TMO), em geral, cursa com melhora do espessamento da pele e estabilização da função pulmonar.[122,123] Embora ainda restem dúvidas quanto ao estabelecimento dos critérios de inclusão dos pacientes, bem como da mortalidade por comprometimento cardíaco no primeiro ano pós-transplante, o TMO tem se consolidado como uma opção terapêutica para os casos potencialmente mais graves da ES.

REFERÊNCIAS BIBLIOGRÁFICAS

1. Chifflot H et al. Incidence and prevalence of systemic sclerosis: a systematic literature review. Semin Arthritis Rheum. 2008;37(4):223-35.
2. Ranque B, Mouthon L. Geoepidemiology of systemic sclerosis. Autoimmun Rev. 2010;9(5):A311-8.
3. Horimoto AMC et al. Incidence and prevalence of systemic sclerosis in Campo Grande, State of Mato Grosso do Sul, Brazil. Rev Bras Reumatol. 2017;57(2):107-14.
4. Manno RL et al. Late-age onset systemic sclerosis. J Rheumatol. 2011;38:1317-25.
5. Dieudé P et al. Immunogenetics of systemic sclerosis. Autoimmun Rev. 2011;10(5):282-90.
6. Salazar G, Mayes MD. Genetics, epigenetics, and genomics of systemic sclerosis. Rheum Dis Clin North Am. 2015;41(3):345-66.
7. Agarwal SK. The genetics of systemic sclerosis. Discov Med. 2010; 10(51):134-43.
8. Allanore Y et al. Genetic background of systemic sclerosis: autoimmune genes take centre stage. Rheumatology. 2010; 49(2):203-10.
9. Arnett FC et al. Familial occurrence frequencies and relative risks for systemic sclerosis (scleroderma) in three United States cohorts. Arthritis Rheum. 2001;44(6):1359-62.
10. Feghali-Bostwick C et al. Analysis of systemic sclerosis in twins reveals low concordance for disease and high concordance for the presence of antinuclear antibodies. Arthritis Rheum. 2003;48(7):1956-63.

11. Arnett FC et al. Increased prevalence of systemic sclerosis in a Native American tribe in Oklahoma. Association with an Amerindian HLA haplotype. Arthritis Rheum. 1996;39(8):1362-70.

12. Arnett FC. HLA and autoimmunity in scleroderma (systemic sclerosis). Int Rev Immunol. 1995;12(2-4):107-28.

13. Romano E et al. The genetics of systemic sclerosis: an update. Clin Exp Rheumatol. 2011;29(2 Suppl 65):S75-86.

14. Arnett FC et al. Major histocompatibility complex (MHC) class II alleles, haplotypes and epitopes which confer susceptibility or protection in systemic sclerosis: analyses in 1300 Caucasian, African-American and Hispanic cases and 1000 controls. Ann Rheum Dis. 2010;69(5):822-7.

15. Radstake TR et al. Genome-wide association study of systemic sclerosis identifies CD247 as a new susceptibility locus. Nat Genet. 2010;42(5):426-9.

16. Asano Y, Sato S. Vasculopathy in scleroderma. Semin Immunopathol. 2015;37(5):489-500.

17. Kahaleh B. Vascular disease in scleroderma: mechanisms of vascular injury. Rheum Dis Clin North Am. 2008;34(1):57-71.

18. Sunderkötter C, Riemekasten G. Pathophysiology and clinical consequences of Raynaud's phenomenon related to systemic sclerosis. Rheumatology. 2006; 45 Suppl 3:iii33-5.

19. Cantatore FP et al. Angiogenesis dysregulation in the pathogenesis of systemic sclerosis. Biomed Res Int. 2017;2017:5345673.

20. Manetti M et al. Mechanisms in the loss of capillaries in systemic sclerosis: angiogenesis versus vasculogenesis. J Cell Mol Med. 2010;14(6A):1241-54.

21. Stern EP, Denton CP. The pathogenesis of systemic sclerosis. Rheum Dis Clin North Am. 2015;41(3):367-82.

22. Bhattacharyya S et al. Understanding fibrosis in systemic sclerosis: shifting paradigms, emerging opportunities. Nat Rev Rheumatol. 2011;8(1):42-54.

23. Varga J, Abraham D. Systemic sclerosis: a prototypic multisystem fibrotic disorder. J Clin Invest. 2007;117(3):557-67.

24. Van Bon L et al. An update on an immune system that goes awry in systemic sclerosis. Curr Opin Rheumatol. 2011;23(6):505-10.

25. Fleischmajer R et al. Cellular infiltrates in scleroderma skin. Arthritis Rheum. 1977;20(4):975-84.

26. Varga J. Systemic sclerosis: an update. Bull NYU Hosp Jt Dis. 2008;66(3):198-202.

27. Brembilla NC, Chizzolini C. T cell abnormalities in systemic sclerosis with a focus on Th17 cells. Eur Cytokine Netw. 2012;23(4):128-39.

28. Kayser C, Fritzler MJ. Autoantibodies in systemic sclerosis: unanswered questions. Front Immunol. 2015;6:167.

29. Ciechomska M et al. Role of toll-like receptors in systemic sclerosis. Expert Rev Mol Med. 2013;15:e9.

30. Bhattacharyya S, Varga J. Emerging roles of innate immune signaling and toll-like receptors in fibrosis and systemic sclerosis. Curr Rheumatol Rep. 2015;17(1):474.

31. Pattanaik D et al. Pathogenesis of systemic sclerosis. Front Immunol. 2015;8:272.

32. Subcommittee for scleroderma criteria of the American Rheumatism Association Diagnostic and Therapeutic Criteria Committee. Preliminary criteria for the classification of systemic sclerosis (scleroderma). Arthritis Rheum. 1980;23:581-90.

33. van den Hoogen F et al. 2013 classification criteria for systemic sclerosis: an American College of Rheumatology/European League against Rheumatism collaborative initiative. Arthritis Rheum. 2013;65:2737-47.

34. Maricq HR, Weinrich MC. Diagnosis of Raynaud's phenomenon assisted by color charts. J Rheumatol. 1988;15:454-9.

35. Young EASV, Medsger TA Jr. Systemic sclerosis without Raynaud's phenomenon. Artrhitis Rheum. 1986;29:551.

36. Souza EJR et al. Geographic variation as a risk factor for digital ulcers in systemic sclerosis patients: a multicentre registry. Scandinavian J Rheumatol. 2017:46:288-95.

37. Souza EJR, Kayser C. Capilaroscopia periungueal: relevância para a prática reumatológica. Rev Bras Reumatol. 2015;55:264-71.

38. Bertazzi GR et al. Skin manifestation in systemic sclerosis. Acta Reumatol Port. 2010;35:184-90.

39. Clements PJ et al. Skin thickness score in systemic sclerosis: an assessment of interobserver variability in 3 independent studies. J Rheumatol. 1993;20:1892-6.

40. Recht MP et al. Barret's esophagus in scleroderma: increased prevalence and radiographic findings. Gastrointest Radiol. 1988;13:1-5.

41. Tian XP, Zhang X. Gastrointestinal complications of systemic sclerosis. World J Gastroenterol. 2013;19:7062-8.

42. McNearney TA et al. Pulmonary involvement in systemic sclerosis: associations with genetic, serologic, sociodemographic, and behavioral factors. Arthritis Rheum. 2007;57:318-26.

43. MacGregor AJ et al. Pulmonary hypertension in systemic sclerosis: risk factors for progression and consequences for survival. Rheumatology. 2001;40:453-9.

44. Badesch DB et al. Diagnosis and assessment of pulmonary arterial hypertension. J Am Coll Cardiol. 2009;54(Suppl. 1):S55-66.

45. Williams MH et al. Role of N-terminal brain natriuretic peptide (N-TproBNP) in scleroderma-associated pulmonary arterial hypertension. Eur Heart J. 2006;27:1485-94.

46. Fischer A et al. Pericardial abnormalities predict the presence of echocardiographically defined pulmonary arterial hypertension in systemic sclerosis-related interstitial lung disease. Chest. 2007;131:988-92.

47. Sevdalina L. Cardiac manifestations in systemic sclerosis. World J Cardiol. 2014;6:993-1005.

48. Champion HC. The heart in scleroderma. Rheum Dis Clin North Am. 2008;34:181-90.

49. Hachulla AL et al. Cardiac magnetic resonance imaging in systemic sclerosis: a cross-sectional observational study of 52 patients. Ann Rheum Dis. 2009;68:1878-84.

50. Nakajima K et al. Diastolic dysfunction in patients with systemic sclerosis detected by gated myocardial perfusion SPECT: an early sign of cardiac involvement. J Nucl Med. 2001;42:183-8.

51. Steen VD, Medsger TA Jr. Severe organ involvement in systemic sclerosis with diffuse scleroderma. Arthritis Rheum. 2000; 43:2437-44.

52. Woodworth TG et al. Scleroderma renal crisis and renal involvement in systemic sclerosis. Nat Rev Nephrol. 2016;12(11):678-91.

53. Denton CP. Renal manifestations of systemic sclerosis: clinical features and outcome assessment. Rheumatology. 2008;47:54-6.

54. Kobayashi CB et al. Kidney biopsy is mandatory in cases of 'silent' arterial hypertension in scleroderma renal crisis: a case report. Clin Exp Rheumatol. 2014;32(6 Suppl 86):S-233.

55. Amaral TN et al. Neurologic involvement in scleroderma: a systematic review. Semin Arthritis Rheum. 2013;43:335-47.

56. Pope JE. Musculoskeletal involvement in scleroderma. Rheum Dis Clin North Am. 2003;29:391-408.

57. Roca RP et al. Depressive symptoms associated with scleroderma. Arthritis Rheum. 1996;39:1035-40.

58. Foocharoen C et al. Erectile dysfunction is frequent in systemic sclerosis and associated with severe disease: a study of the EULAR Scleroderma Trial and Research group. Arthritis Res Ther. 2012;14(1):R37.

59. Bhadauria S et al. Genital tract abnormalities and female sexual function impairment in systemic sclerosis. Am J Obstet Gynecol. 1995;172:580-7.

60. Zeineddine N et al. Systemic sclerosis and malignancy: a review of current data. J Clin Med Res. 2016;8(9):625-32.

61. Chatterjee S et al. Risk of malignancy in scleroderma: a population-based cohort study. Arthritis Rheum. 2005;52:2415-24.

62. Mayes MD et al. Prevalence, incidence, survival, and disease characteristics of systemic sclerosis in a large U.S. population. Arthritis Rheum. 2003;48:2246-55.

63. Ferri C et al. Systemic sclerosis: demographic, clinical, and serologic features and survival in 1012 Italian patients. Medicine. 2002;81:139-53.

64. Sampaio-Barros PD et al. Survival, causes of death, and prognostic factors in systemic sclerosis: analysis of 947 Brazilian patients. J Rheumatol. 2012;39(10):1971-8.

65. Scussel-Lonzetti L et al. Predicting mortality in systemic sclerosis: analysis of a cohort of 309 French Canadian patients with emphasis on features at diagnosis as predictive factors for survival. Medicine. 2002;81:154-67.

66. Kayser C et al. Nailfold capillaroscopy abnormalities as predictors of mortality in patients with systemic sclerosis. Clin Exp Rheumatol. 2013;31:103-8.

67. Elhai M et al. Trends in mortality in patients with systemic sclerosis over 40 years: a systematic review and meta-analysis of cohort studies. Rheumatology. 2012;51:1017-26.

68. Rubio-Rivas M et al. Mortality and survival in systemic sclerosis: systematic review and meta-analysis. Semin Arthritis Rheum. 2014;44:208-19.

69. Kowal-Bielecka O et al. Update of EULAR recommendations for the treatment of systemic sclerosis. Ann Rheum Dis. 2017;76:1327-39.

70. Sampaio-Barros PD et al. Recomendações para o diagnóstico e tratamento da esclerose sistêmica. Rev Bras Reumatol. 2013;53:258-75.

71. Herrick AL et al. Treatment outcome in early cutaneous diffuse systemic sclerosis: the European Scleroderma Observational Study (ESOS). Ann Rheum Dis. 2017;76:1207-18.

72. Volkmann ER, Furst DE. Management of systemic sclerosis-related skin disease: a review of existing and experimental therapeutic approaches. Rheum Dis Clin North Am. 2015;41:399-417.

73. Pope JE et al. A randomized, controlled trial of methotrexate versus placebo in early diffuse scleroderma. Arthritis Rheum. 2001;44:1351-8.

74. Johnson SR et al. Shifting our thinking about uncommon disease trials: the case of methotrexate in diffuse scleroderma. J Rheumatol. 2009;36:323-9.

75. Tashkin DP et al. Scleroderma Lung Study Research Group. Effect of 1-year treatment with cyclophosphamide on outcomes at 2-years in scleroderma lung study. Am J Respir Crit Care Med. 2007;176:1026-34.

76. Boulos D et al. Long-term efficacy and tolerability of mycophenolate mophetil therapy in diffuse scleroderma skin disease. Int J Rheum Dis. 2017;20:481-8.

77. Smith V et al. Rituximab in diffuse cutaneous systemic sclerosis: an open-label clinical and histopathological study. Ann Rheum Dis. 2010;69:193-7.

78. Daoussis D et al. Experience with rituximab in scleroderma: results from a 1-year, proof-of-principle study. Rheumatology. 2010;49:271-80.

79. Gordon JK et al. Nilotinib in the treatment of early diffuse systemic sclerosis: an open label, pilot clinical trial. Arthritis Res Ther. 2015;17:213.

80. Thompson AE et al. Calcium-channel blockers for Raynaud's phenomenon in systemic sclerosis. Arthritis Rheum. 2001;44:1841-7.

81. Henness S, Wigley FM. Current drug therapy for scleroderma and secondary Raynaud's phenomenon: evidence-based review. Curr Opin Rheumatol. 2007;19:611-8.

82. Dziadzio M et al. Losartan therapy for Raynaud's phenomenon and scleroderma: clinical and biochemical findings in a fifteen-week, randomized, parallel-group, controlled trial. Arthritis Rheum. 1999;42:2646-55.

83. Coleiro B et al. Treatment of the Raynaud's phenomenon with the selective serotonin reuptake inhibitor fluoxetine. Rheumatol. 2001;40:1038-43.

84. Goldman MP. The use of pentoxyfiline in the treatment of systemic sclerosis and lipodermatosclerosis: a unifying hypothesis. J Am Acad Dermatol. 1994;31:135-6.

85. Ladak K, Pope JE. A review of the effects of statins in systemic sclerosis. Semin Arthritis Rheum. 2016;45:698-705.

86. Chung L et al. MQX-503, a novel formulation of nitroglycerin, improves the severity of Raynaud's phenomenon: a randomized, controlled trial. Arthritis Rheum. 2009;60:870-7.

87. Bello RJ et al. The therapeutic efficacy of botulinum toxin in treating scleroderma-related Raynaud's phenomenon: a randomized, double-blind, placebo-controlled clinical trial. Arthritis Rheumatol. 2017;69:1661-9.

88. Colaci M et al. Long-term treatment of scleroderma-related digital ulcers with iloprost: a cohort study. Clin Exp Rheumatol. 2017;35(Suppl 106):179-83.

89. Matucci-Cerinic M et al. Bosentan treatment of digital ulcers related to systemic sclerosis: results from the RAPIDS-2 randomised, double-blind, placebo-controlled trial. Ann Rheum Dis. 2011;70:32-8.

90. Hachulla E et al. Efficacy of sildenafil on ischaemic digital ulcer healing in systemic sclerosis: the placebo-controlled SEDUCE study. Ann Rheum Dis. 2016;75:1009-15.

91. Chiou G et al. Digital sympathectomy in patients with scleroderma: an overview of the practice and referral patterns and perceptions of rheumatologists. Ann Plast Surg. 2015;75:637-43.

92. Tashkin DP et al. Cyclophosphamide versus placebo in scleroderma lung disease. N Engl J Med. 2006;354:2655-66.

93. Goldin J et al. Treatment of scleroderma-interstitial lung disease with cyclophosphamide is associated with less progressive fibrosis on serial thoracic high-resolution CT scan than placebo: findings from the scleroderma lung study. Chest. 2009;136:1333-40.

94. Tashkin DP et al. Mycophenolate mofetil versus oral cyclophosphamide in scleroderma-related interstitial lung disease (SLS II): a randomized controlled, double-blind, parallel group trial. Lancet Respir Med. 2016;4:708-19.

95. Hoyles RK et al. A multicenter, prospective, randomized, double-blind, placebo-controlled trial of corticosteroids and intravenous cyclophosphamide followed by oral azathioprine for the treatment of pulmonary fibrosis in scleroderma. Arthritis Rheum. 2006;54:3962-70.

96. Owen C et al. Mycophenolate mofetil is an effective and safe option for the management of systemic sclerosis-associated interstitial lung disease: results from the Australian Scleroderma Cohort Study. Clin Exp Rheumatol. 2016;34(Suppl. 100):170-6.

97. Jordan S et al. Effects and safety of rituximab in systemic sclerosis: an analysis from the European Scleroderma Trial and Research (EUSTAR) group. Ann Rheum Dis. 2015;74:1188-94.

98. Rice LM et al. Fresolimumab treatment decreases biomarkers and improves clinical symptoms in systemic sclerosis patients. J Clin Invest. 2015;125:2795-807.

99. Khanna D et al. An open-label, phase II study, of the safety and tolerability of pirfenidone in patients with scleroderma-associated interstitial lung disease: the LOTUSS trial. J Rheumatol. 2016;43:1672-9.

100. Badesch DB et al. Long-term survival among patients with scleroderma-associated pulmonary arterial hypertension treated with intravenous epoprostenol. J Rheumatol. 2009;36:2244-9.

101. Olchewski H et al. Inhaled iloprost for severe pulmonary hypertension. N Engl J Med. 2002;347:322-9.

102. Oudiz RJ et al. Treprostinil, a prostacyclin analogue, in pulmonary arterial hypertension associated with connective tissue disease. Chest. 2004;126:420-7.

103. Denton CP et al. Long-term effects of bosentan on quality of life, survival, safety and tolerability in pulmonary arterial hypertension related to connective tissue diseases. Ann Rheum Dis. 2008;67:1222-8.

104. Galiè N et al. Ambrisentan for the treatment of pulmonary arterial hypertension: results of the ambrisentan in pulmonary arterial hypertension, randomized, double-blind, placebo-controlled, multicenter, efficacy (ARIES) study 1 and 2. Circulation. 2008;117:3010-9.

105. Badesch DB et al. Sildenafil for pulmonary arterial hypertension associated with connective tissue disease. J Rheumatol. 2007;34:2417-22.

106. Coghlan JG et al. Initial combination therapy with ambrisentan and tadalafil in connective tissue disease-associated pulmonary arterial hypertension (CTD-PAH): subgroup analysis from the AMBITION trial. Ann Rheum Dis. 2017;76:1219-27.

107. Gaine S et al. Selexipag for the treatment of connective tissue disease-associated pulmonary arterial hypertension. Eur Respir J. 2017;50(2).

108. Humbert M et al. Riociguat for the treatment of pulmonary arterial hypertension associated with connective tissue disease: results from PATENT-1 and PATENT-2. Ann Rheum Dis. 2017;76:422-6.

109. Guillevin L, Mouthon L. Scleroderma renal crisis. Rheum Dis Clin North Am. 2015;41:475-88.

110. Steen VD, Medsger TA Jr. Case-control study of corticosteroids and other drugs that either precipitate or protect from the development of scleroderma renal crisis. Arthritis Rheum. 1998;41:1613-9.

111. Teixeira L et al. Mortality and risk factors of scleroderma renal crisis: a French retrospective study of 50 patients. Ann Rheum Dis. 2008;67:110-6.

112. Steen VD, Medsger TA Jr. Long-term outcomes of scleroderma renal crisis. Ann Intern Med. 2000;133:600-3.

113. Gibney EM et al. Kidney transplantation for systemic sclerosis improves survival and may modulate disease activity. Am J Transplant. 2004;4:2027-31.

114. Pham PT et al. Predictors and risk factors for recurrent scleroderma renal crisis in the kidney allograft: case report and review of literature. Am J Transplant. 2005;5:2565-9.

115. Gyger G, Baron M. Systemic sclerosis: gastrointestinal disease and its management. Rheum Dis Clin North Am. 2015;41:459-73.

116. Christmann RB et al. Gastroesophageal reflux incites interstitial lung disease in systemic sclerosis: clinical, radiologic, histopathologic, and treatment evidence. Semin Arthritis Rheum. 2010;40:241-9.

117. Kent MS et al. Comparison of surgical approaches to recalcitrant gastroesophageal reflux disease in the patient with scleroderma. Ann Thorac Surg. 2007;84:1710-5.

118. Vigone B et al. Preliminary safety and efficacy profile of prucalopride in the treatment of systemic sclerosis (SSc)-related intestinal involvement: results from the open label cross-over PROGASS study. Arthritis Res Ther. 2017;19:145.

119. Morrisroe K et al. Musculoskeletal manifestations of systemic sclerosis. Rheum Dis Clin North Am. 2015;41:507-18.

120. Phumethum V et al. Biologic therapy for systemic sclerosis: a systematic review. J Rheumatol. 2011;38:289-96.

121. Khanna D et al. Safety and efficacy of subcutaneous tocilizumab in adults with systemic sclerosis (faSScinate): a phase 2, randomized, controlled trial. Lancet. 2016;387:2630-40.

122. Burt RK et al. Cardiac involvement and treatment-related mortality after non-myeloablative haemopoietic stem-cell transplantation with unselected autologous peripheral blood for patients with systemic sclerosis: a retrospective analysis. Lancet. 2013;381:1116-24.

123. Van Laar JM et al. Autologous hemopoietic stem cell transplantation vs. intravenous pulse cyclophosphamide in diffuse cutaneous systemic sclerosis: a randomized clinical trial. JAMA. 2014;311:2490-8.

26 Doenças Inflamatórias Musculares

Fernando Henrique Carlos de Souza • Samuel Katsuyuki Shinjo

INTRODUÇÃO

Doenças inflamatórias musculares (idiopáticas) ou miopatias autoimunes referem-se a um grupo heterogêneo de enfermidades autoimunes caracterizadas clinicamente por fraqueza muscular como consequência da inflamação dos músculos estriados. Conforme os dados demográficos, clínicos, laboratoriais, histológicos e evolutivos, subdividem-se em dermatomiosite, polimiosite (PM), miosite por corpos de inclusão (MCI), miopatia necrosante imunomediada (MNIM), síndrome antissintetase (SAS) etc.[1,2]

São doenças raras cuja estimativa de incidência anual varia de 0,5 a 8,4 casos por milhão de habitantes. No caso da dermatomiosite, a idade dos doentes no início da enfermidade segue uma distribuição bimodal, com um pico observado aos 10 a 15 anos e outro aos 40 a 55 anos de idade. No caso de PM, MNIM e SAS, o pico se dá aos 40 a 55 anos, enquanto, na MCI, geralmente com mais de 50 anos.[1-7] As mulheres são mais afetadas que os homens (2:1), exceto no caso da MCI (dois homens:uma mulher).[1-4,8] No Brasil, verificam-se, tanto na dermatomiosite quanto na PM e na SAS, média de idade de aproximadamente 40 anos e predomínio em mulheres.[5,9]

Para o diagnóstico classificatório de dermatomiosite e PM, utilizam-se os critérios de Bohan e Peter, de 1975[10,11], conforme demonstrado na Tabela 26.1. Para melhorar a especificidade desses critérios, tem-se proposto a inclusão da ressonância magnética (RM) dos músculos estriados e da identificação de autoanticorpos miosite-específicos (p. ex., anticorpos antissintetases, anti-Mi-2, anti-SRP, anti-HMGCoAR, anti-MDA-5).[12]

A MNIM é composta por dois grandes grupos: associada ao anticorpo anti-hidroximetil-glutaril-coenzima A redutase (anti-HMGCoAR), frequentemente relacionada com a exposição prévia a estatinas; e associada ao anticorpo anti-partícula reconhecedora de sinal (SRP, do inglês *signal recognition particle*).

FISIOPATOGÊNESE

Embora a causa das doenças musculares inflamatórias permaneça desconhecida, diversas vias patogênicas têm sido descritas. Uma possibilidade seria a agressão infecciosa ou, ainda, lesão microvascular na periferia da fibra muscular, levando à liberação de antígenos musculares. Outra possibilidade consiste no mimetismo molecular entre determinantes antigênicos de agressores externos e epítopos encontrados em autoantígenos musculares, os quais seriam apresentados às células T por macrófagos presentes no músculo após a infecção ou a lesão primária. A ativação e a proliferação dos linfócitos T resultam na produção de citocinas, como interleucina 2 (IL-2) e interferon gama (INF-γ), que, por sua vez, ampliariam a resposta para macrófagos, provocando a secreção da IL-1 e do fator de necrose tumoral alfa (TNF-α). Essas citocinas ativam novamente os linfócitos T, que passam a expressar moléculas de complexo de histocompatibilidade principal (MHC) classes I e II. Esse processo rapidamente se alastra, recrutando linfócitos B, produtores de anticorpos.

De modo geral, a PM se caracteriza por um infiltrado de linfócitos T CD8+ e macrófagos em fibras musculares, os quais, por sua vez, expressam altos níveis de antígenos MHC classe I

Tabela 26.1 Critérios classificatórios para dermatomiosite e polimiosite.	
Critérios	**Definição**
Fraqueza muscular	Proximal e simétrica dos membros (superiores/inferiores)
Aumento sérico de enzimas musculares	Creatinofosfoquinase (CPK), aldolase, desidrogenase láctica (DHL), aspartato aminotransferase (AST), alanina aminotransferase (ALT)
Evidência na eletromiografia	Tríade característica: • Aumento da atividade inserccional, fibrilações e ondas pontiagudas positivas • Descargas espontâneas e bizarras de alta frequência • Unidades motoras polifásicas de baixa amplitude e curta duração
Evidência histológica	Variação no tamanho das fibras musculares, necrose e/ou regeneração das fibras musculares, presença de infiltrado inflamatório, além de atrofia das fibras musculares perifasciculares (no caso de dermatomiosite)
Achados dermatológicos	Heliótropo (lesões violáceas na região peripalpebral) Sinal e pápulas de Gottron (eritema nas superfícies extensoras dos cotovelos e joelhos; pápulas eritematosas nas articulações interfalângicas proximais e metacarpofalângicas)

Diagnóstico definitivo: dermatomiosite – achados dermatológicos com pelo menos três dos quatro critérios; polimiosite – quatro dos quatro critérios.
Diagnóstico provável: dermatomiosite – achados dermatológicos com dois dos quatro critérios; polimiosite – três de quatro critérios.

e liberam grânulos de perforina, resultando na lise das próprias fibras musculares.[13] Na dermatomiosite, sugere-se um papel relevante dos linfócitos B na patogênese da doença, com base na detecção de autoanticorpos, na deposição de imunocomplexos em junção dermoepiderme das lesões cutâneas e na presença de linfócitos B, sobretudo em áreas perivasculares.[14,15]

QUADRO CLÍNICO

Sintomas constitucionais, como fadiga persistente, perda de peso, febre e mialgia, podem surgir em aproximadamente metade dos pacientes com dermatomiosite e PM no início da doença.[5,9] A queixa clínica predominante consiste em fraqueza muscular insidiosa (2 a 6 meses), progressiva, simétrica e proximal dos membros (superiores e/ou inferiores).

Na ocasião do diagnóstico, aproximadamente um quinto dos pacientes já se encontra acamado e quase metade apresenta algum grau de disfagia.[5,9] No caso da dermatomiosite, aproximadamente 15 a 20% dos pacientes podem mostrar ausência de ou discreto comprometimento muscular, ou seja, dermatomiosite clinicamente amiopática (anteriormente conhecida como dermatomiosite amiopática ou hipomiopática). Esses casos cursam com alterações cutâneas típicas (heliótropo ou sinal/pápula de Gottron), porém com alteração discreta ou simplesmente ausência do aumento de nível sérico de enzimas musculares. Além disso, a biopsia muscular e a eletromiografia podem estar dentro da normalidade.

Diferentemente de pacientes com dermatomiosite e PM, aqueles com MCI apresentam algumas peculiaridades. A MCI acomete mais homens em uma faixa etária maior que 50 anos de idade, evolui com fraqueza muscular tanto proximal quanto distal dos membros, de maneira assimétrica e insidiosa, e é tipicamente refratária ao tratamento com glicocorticoides e/ou imunossupressores habitualmente utilizados nos casos de dermatomiosite e PM. Classicamente, apresenta hipotrofia ou atrofia do antebraço associada à fraqueza dos músculos extensores e/ou flexores dos dedos, além de hipotrofia ou atrofia do quadríceps femoral. Embora a disfagia seja bastante frequente, costuma surgir mais tardiamente.

A fraqueza muscular em MNIM se instala de forma aguda/subaguda e se manifesta de maneira acentuada. Pode ser consequência de exposição prévia ao uso de hipolipemiantes, apresenta recidivas recorrentes, o que justifica reavaliações frequentes do tratamento medicamentoso[6,7], e pode acometer a musculatura faríngea, causando disfagia superior, manifestada como dificuldade de início de deglutição, regurgitação nasal ou disfonia. Disfunção cricofaríngea pode causar disfagia, mais comumente vista em pacientes com MCI.[16]

Manifestações extraesqueléticas podem se dar em doenças musculares inflamatórias idiopáticas, como as articulares, do trato gastrintestinal, cardíacas e pulmonares.[5,9,12] Até metade dos pacientes apresenta afecções articulares, na forma de artralgias e/ou artrites, porém de características não erosivas e/ou deformantes.[5,9]

O envolvimento pulmonar afeta 5 a 47% dos pacientes, variando desde um quadro de dispneia, tosse, dor torácica, diminuição da tolerância aos exercícios físicos até insuficiência respiratória, uma situação incomum.

Imagens radiológicas podem revelar doença pulmonar intersticial, achados em "vidro fosco", opacidades lineares, consolidações e/ou micronódulos pulmonares.[5,9]

Na evolução da doença, mais de 50% dos pacientes mostram algum grau de disfunção cardíaca, sendo o distúrbio de condução a principal alteração encontrada.

O comprometimento cutâneo é característico em dermatomiosite, sendo o heliótropo (Figura 26.1) e as pápulas/sinal de Gottron (Figura 26.2) as lesões típicas que o definem. O heliótropo se define pela ocorrência de manchas eritematosas ou violáceas peripalpebrais, podendo, ainda, cursar com edema palpebral.

As pápulas de Gottron se caracterizam por lesões hiperemiadas em regiões extensoras das articulações metacarpofalângicas e interfalângicas. O sinal de Gottron tem a mesma distribuição que as pápulas de Gottron, além de incluir lesões nos cotovelos e joelhos.

Além dessas lesões, pode haver hiperqueratose e fissuras da região radial dos dedos e da palma das mãos, lembrando as "mãos de mecânico" (Figura 26.3), rash em face, pescoço, tórax anterior (sinal do "V" de decote, Figura 26.4), ombros e dorso (sinal do "xale", Figura 26.5), fotossensibilidade, sinal de "holster", hipertrofia das cutículas e eritemas periungueais (Figura 26.6).

Outro achado é a calcinose, frequente em 40% das dermatomiosites juvenis, mas não nos casos adultos. Úlceras e vasculites cutâneas, além de possíveis sinais da gravidade da doença, são áreas de infecções secundárias. A calcinose pode ocorrer nas regiões subcutânea e intramuscular e na fáscia. O fenômeno de Raynaud pode se dar em 10 a 15% dos pacientes.

Acometimento articular (artrite) e pulmonar (intersticiopatia), febre no início da doença, fenômeno de Raynaud e "mãos

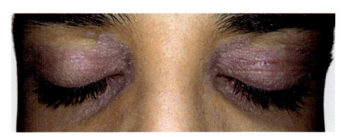

Figura 26.1 Heliótropo. Manchas eritematosas ou violáceas peripalpebrais, podendo cursar com edema local.

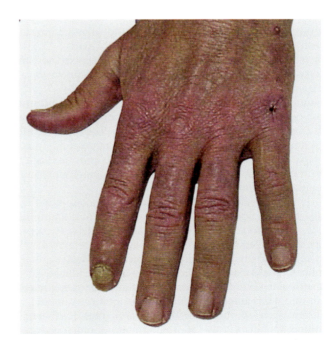

Figura 26.2 Pápulas de Gottron. Pápulas violáceas nas superfícies extensoras das articulações interfalângicas e metacarpofalângicas.

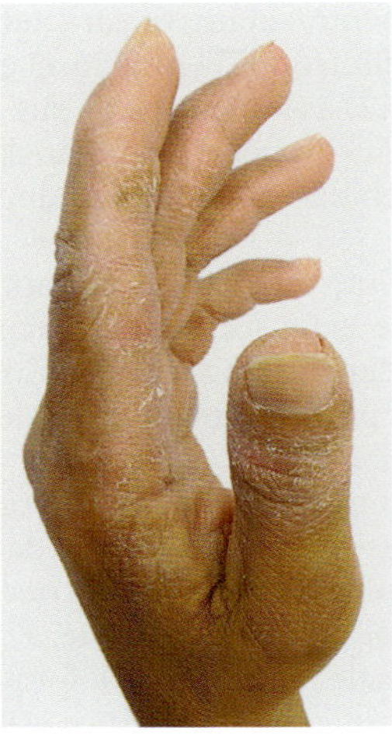

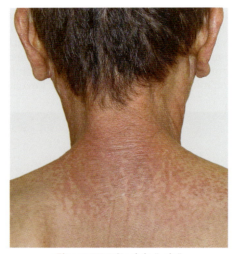

Figura 26.3 "Mãos de mecânico". Hiperqueratose associada a áreas de fissuras, principalmente na região palmolateral dos dedos.

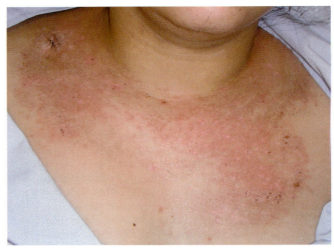

Figura 26.4 Sinal de "V" do decote.

Figura 26.5 Sinal do "xale".

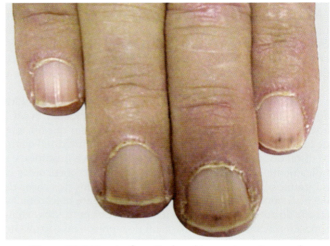

Figura 26.6 Hipertrofia cuticular e hiperemia periungueal.

de mecânico" (ver Figura 26.3), em miopatias autoimunes, constituem um grupo de pacientes com a chamada SAS. Além desses achados clínicos, esses pacientes apresentam autoanticorpos miosite-específicos denominados antissintetases, sendo o mais frequente o anti-Jo-1.

Alguns aspectos de história e exame clínico merecem ser ressaltados, uma vez que possibilitam o diagnóstico diferencial com outras enfermidades, bem como doenças associadas.

A idade do paciente compreende um dado fundamental, uma vez que doença com início após os 50 anos de idade sugere MCI ou, ainda, risco aumentado de neoplasias, principalmente em pacientes com dermatomiosite.[17]

Algumas medicações podem causar miopatias, como estatinas, fibratos, ácido nicotínico, zidovudina (AZT), antimaláricos, colchicina, D-penicilamina, antipsicóticos (clozapina, risperidona, olanzapina, haloperidol), etanol etc.

Com a melhora das condições técnicas hospitalares, os antibióticos para o controle de infecções e a introdução de glicocorticoides/imunossupressores, a sobrevida dos pacientes com miopatias autoimunes melhorou significativamente. Até a década de 1950, mais de 70% morriam antes dos 5 anos de evolução. Na década de 1980, as estimativas mostravam uma expectativa de sobrevida superior a 80% em 10 anos, tendência que tem sido confirmada em anos recentes.

Os fatores de mau prognóstico na ocasião do diagnóstico de miopatias autoimunes definirão a conduta terapêutica inicial:

- Idade tardia na ocasião do diagnóstico da doença
- Retardo no início do tratamento
- Acometimento cardíaco
- Acometimento pulmonar
- História pessoal ou familiar de neoplasia
- Pacientes em cadeira de rodas ou acamado
- Fraqueza proximal e distal dos membros
- Presença de autoanticorpos antissintetases
- Presença de vasculites cutâneas
- Associação com a neoplasia
- Presença de calcinose
- Disfagia grave
- SAS, MCI ou MNIM.

EXAMES COMPLEMENTARES

Exames laboratoriais

O hemograma pode demonstrar anemia de doença crônica. Entretanto, sobretudo na dermatomiosite, as anemias devem ser cuidadosamente investigadas, pois podem ser uma pista de neoplasia oculta. A velocidade de hemossedimentação (VHS) e a proteína C reativa não são bons indicadores de atividade de doença, exceto doenças musculares inflamatórias idiopáticas acompanhadas de quadro articular e/ou pulmonar, como acontece em casos de SAS.

Enzimas musculares

A creatinofosfoquinase (CPK) sérica é a enzima muscular mais sensível e específica, útil tanto no diagnóstico quanto no monitoramento do tratamento, uma vez que seus níveis diminuem antes da melhora clínica e, na reativação da doença, seu aumento precede, na maioria das vezes, a fraqueza muscular.[18] Em geral, atinge até 50 vezes o limite superior da normalidade. Entretanto, aumentos superiores a 100 vezes colocam o diagnóstico em questão, devendo-se fazer diagnóstico diferencial principalmente com rabdomiólise, hipotireoidismo e miopatia associada a estatinas. Na MCI, o aumento de CPK é mais discreto, normalmente menor que 10 vezes o limite superior da normalidade.[19]

A aldolase compreende também uma enzima utilizada e um pouco menos específica que a CPK, podendo estar elevada em doenças hepáticas e de outros órgãos.[18]

O nível sérico de desidrogenase láctica (DHL), aspartato aminotransferase (AST) e alanina aminotransferase (ALT) é ainda menos específico, mas pode auxiliar no monitoramento da atividade muscular em alguns pacientes com doenças musculares inflamatórias.[18]

Autoanticorpos

Podem ser divididos em dois grupos:

- Específicos para miosite: autoanticorpos antiaminoacil-tRNA sintetases [anti-Jo-1 (histidil-), anti-PL-7 (reonil-), anti-PL-12 (alanil-), anti-EJ (glicil-), anti-OJ (isoleucil-), entre outros], anti-SRP, anti-Mi-2, anti-MDA-5, NXP2, SAE, TIF1γ anti-HMGCoAR
- Associados à miosite: autoanticorpos anti-Ro/SSA, anti-Ku, anti PM/Scl.

Esses autoanticorpos ocorrem em 50 a 90% dos pacientes com doenças musculares inflamatórias idiopáticas, cuja possível associação ao quadro clínico está ilustrada na Tabela 26.2.[19-23] Entre os autoanticorpos, o mais frequente é o anti-Jo-1, presente em aproximadamente 20% dos pacientes com SAS.

Eletromiografia

Trata-se de uma técnica amplamente utilizada no estudo das doenças que acometem o sistema musculoesquelético, pois possibilita a classificação, a localização e a determinação de sua gravidade. Na investigação de uma fraqueza muscular, ajuda a diferenciar alterações neuropáticas de miopáticas e fornece subsídios para localizar as lesões neuropáticas: sistema nervoso central, medula espinal, células do corno anterior da medula, nervo periférico ou na junção neuromuscular.[23]

Nas doenças musculares inflamatórias, consegue mostrar padrão miopático característico: potenciais de unidade motora polifásicos de baixa amplitude e de curta duração; fibrilações, mesmo em repouso; e descargas de formato bizarro e repetitivas.

Ressonância magnética de músculos

De grande valor para a avaliação, pode auxiliar na verificação do grau de hipotrofia ou atrofia muscular, da substituição gordurosa, da cronicidade da doença e do grau de inflamação

Tabela 26.2 Autoanticorpos encontrados em doenças musculares inflamatórias idiopáticas e possíveis associações ao quadro clínico.

Autoanticorpos	Clínica
Anti-M-2	Dermatomiosite adulto e juvenil. Associação a quadro cutâneo como sinal de "xale" e prognóstico bom
Anti-Jo-1	Síndrome antissintetase
Antil-PL-7	Síndrome antissintetase
Antil-PL-12	Síndrome antissintetase
Antil-OJ	Síndrome antissintetase
Antil-EJ	Síndrome antissintetase
Anti-KS	Síndrome antissintetase
Anti-Zo	Síndrome antissintetase
Anti-PM-Scl	Polimiosite-esclerodermia
Anti-SRP	Miosite grave, miopatia necrosante, prognóstico ruim
Anti-Ku	Polimiosite-esclerodermia
Anti-Ro/SSA	Associação com anti-Jo-1, associação com intersticiopatia em dermatomiosite
Anti-MDA-5	Associação com neoplasias, acometimento articular e pulmonar
Anti-NXP2	Dermatomiosite juvenil e calcinose
Anti-SAE	Dermatomiosite e lesões cutâneas
Anti-TIF1γ	Neoplasias em miopatias autoimunes
Anti-HMGCoAR	Miopatia necrosante imunomediada e associação com uso prévio de estatinas

muscular.[24] A Figura 26.7 ilustra a RM da musculatura das coxas de um paciente com dermatomiosite. Nota-se uma área de edema/inflamação, além de local de substituição gordurosa.

Biopsia muscular

Essencial para definir o caráter inflamatório de uma miopatia, auxilia na interpretação dos dados clínicos dos pacientes[25] e na definição da PM, MCI e MNIM. Deve ser realizada precocemente em todos os pacientes com diagnóstico sugestivo, principalmente nos casos decorrentes de diagnósticos diferenciais (p. ex., distrofias musculares). Pode não ser necessária na dermatomiosite, sobretudo se houver lesões cutâneas típicas associadas a fraqueza muscular proximal dos membros, aumento sérico de enzimas musculares, fraqueza e eletromiografia que evidencie miopatia inflamatória.[25]

Quatro tipos de avaliação podem ser feitos em uma amostra de músculo – histológica, imuno-histoquímica, microscopia eletrônica e testes específicos para atividades enzimáticas ou presença de outras substâncias. O local da biopsia deve ser escolhido por meio da eletromiografia ou da RM dos músculos. Em geral, evita-se realizar a biopsia dos locais mais gravemente afetados, pois podem estar excessivamente necróticos ou fibróticos para a correta interpretação histopatológica.[25]

O principal achado histológico consiste em infiltrado de células linfomononucleares na região endomisial ou perimisial, invadindo as fibras musculares não necróticas. Há fibras musculares em degeneração, regeneração e necróticas. Em casos crônicos, costuma-se observar tecido conjuntivo fibroso endomisial ou perimisial, além de áreas de fibrose e substituição gordurosa.

De modo geral, verificam-se diferenças histológicas em biopsias musculares de pacientes com dermatomiosite e PM. No caso da PM, o infiltrado inflamatório tende a ser mais focal,

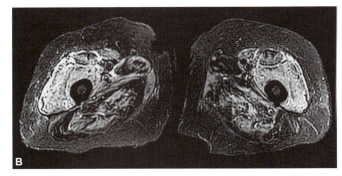

Figura 26.7 Ressonância magnética do terço médio das coxas em um corte transversal. **A.** Imagem em T1. **B.** Imagem em STIR ilustrando intensa área de inflamação/edema, principalmente dos quadríceps femorais.

com predomínio no endomísio e invasão de fibras musculares não necróticas por linfócitos T CD8+. Na dermatomiosite, em contraste, o infiltrado tende a ser constituído predominantemente por células B e T CD4+ nas regiões perimisial e perivascular.[25] Na MCI, são encontradas, além do infiltrado inflamatório, inclusões circulares avermelhadas e marginadas dentro de vacúolos subsarcolemais (*rimmed vacuoles*). A Figura 26.8 mostra os principais achados histológicos em doenças musculares inflamatórias idiopáticas. Em MNIM, verificam-se fibras musculares necróticas e em regeneração, na vigência de um infiltrado inflamatório escasso ou ausente.

Outros exames laboratoriais

Devem ser solicitados para o diagnóstico diferencial com miopatias infecciosas [sorologia para toxoplasmose, HIV, vírus linfotrópico de células T humanas tipo 1 (HTLV-1) e hepatites B e C] e metabólicas [hormônio tireoestimulante (TSH), tiroxina livre (T4), paratormônio (PTH) intacto quando cálcio sérico anormal].

Exames direcionados para acometimento de outros órgãos

Havendo a possibilidade de envolvimento cardiopulmonar, que pode ser inicialmente assintomático, sugerem-se, na abertura do quadro miopático para o diagnóstico precoce, tomografia de tórax de cortes finos, prova de função pulmonar completa, eletrocardiografia e ecocardiografia, devendo-se repeti-las a critério clínico.

Rastreamento de neoplasias

O risco de desenvolvimento de neoplasias em doenças musculares inflamatórias idiopáticas é maior que na população em geral, principalmente na dermatomiosite e nos primeiros anos após o diagnóstico da doença.[17] Os fatores de risco descritos na literatura são manifestações cutâneas atípicas, VHS persistentemente elevada, refratariedade ao tratamento em pacientes idosos, progressão rápida da fraqueza muscular, existência de autoanticorpos miosite-específicos (anti-MDA-5), necrose cutânea ou eritema periungueal, disfagia, ausência de acometimento pulmonar e idade tardia no momento do diagnóstico da doença.[17] No meio médico, na dermatomiosite recém-diagnosticada, a idade tardia ao diagnóstico foi um fator preditor de malignidade.[17] Para rastreamento de neoplasias em doenças musculares inflamatórias, sugerem-se:

- Investigação de acordo com sinais e sintomas de neoplasia
- Pacientes sem achados clínicos sugestivos: investigação para neoplasia oculta de acordo com o esperado para a idade
- Pacientes com alto risco de neoplasia associada (tempo de diagnóstico de miopatia inflamatória menor que 5 anos, idade avançada na ocasião do diagnóstico, sintomas constitucionais, antecedente familiar importante para neoplasias): ultrassonografia (US) transvaginal, mamografia, pesquisa de sangue oculto nas fezes, Ca-125, endoscopia digestiva alta, tomografia computadorizada (TC) de tórax e abdome.

DIAGNÓSTICOS DIFERENCIAIS

Os principais diagnósticos diferenciais são:

- Infecciosos: bacterianos, virais, fúngicos, protozoários
- Endocrinopatias: síndrome de Cushing e Addison, hipo/hipertireoidismo, hiperparatireoidismo, diabetes melito
- Distrofias musculares
- Miopatias metabólicas: doenças de depósitos de lipídios ou glicogênio, miopatias mitocondriais
- Miopatias induzidas por drogas (estatinas, fibratos, ácido nicotínico, azidotimidina, antimaláricos, colchicina, D-penicilamina, antipsicóticos, etanol, cocaína, L-triptofano etc.)
- Doenças de neurônio motor
- Neuropatias proximais (Guillain-Barré, polineuropatia autoimune, porfiria intermitente aguda)
- Nutricional
- Miastenia grave
- Doença reumáticas: fibromialgia, arterite de células gigantes, artrite reumatoide, polimialgia reumática, doença mista do tecido conjuntivo etc.

Em alguns casos, a história clínica e o exame físico direcionam para possíveis causas confirmadas por exames complementares simples. Entretanto, muitas vezes, apenas a biopsia muscular com técnicas e colorações especiais define o diagnóstico.

ABORDAGEM TERAPÊUTICA

Uma vez que as miopatias autoimunes são doenças raras, há poucos estudos controlados e randomizados, a maioria deles com poucos pacientes avaliados, de modo que ainda não está definida a melhor terapia. Portanto, propõe-se o tratamento descrito a seguir.

Corticoterapia

Medicamento de escolha no tratamento inicial de miopatias autoimunes (exceto em se tratando de MCI). Preconiza-se prednisona via oral (VO), 1 mg/kg/dia, cujo esquema de desmame é realizado caso a caso, considerando-se comorbidades, resposta ao tratamento medicamentoso inicial proposto e gravidade à abertura do quadro miopático.

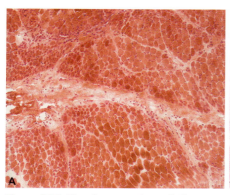 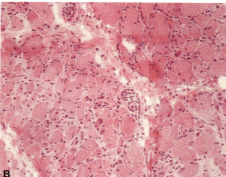 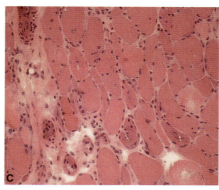

Figura 26.8 Biopsias musculares. **A.** Dermatomiosite: nota-se atrofia das fibras musculares perifasciculares. **B.** Polimiosite: presença de infiltrado inflamatório, além de fibras musculares necróticas e em regeneração. **C.** Miosite por corpos de inclusão: inclusões citoplasmáticas em fibras musculares.

Pacientes inicialmente graves (disfagia com risco de broncoaspiração, doença pulmonar, insuficiência respiratória, acamados, vasculite cutânea) devem receber pulsoterapia com metilprednisolona 1 g, 1 vez/dia, por 3 a 5 dias.

Imunossupressores

Estão indicados desde o início do tratamento para pacientes com fatores de mau prognóstico, quando da não resposta à corticoterapia e em casos de recidiva da doença quando de sua retirada. Sugere-se a seguinte dosagem:

- Metotrexato (MTX): inicia-se na dose de 7,5 a 10 mg/semana, podendo-se aumentar até 25 mg/semana. Recomenda-se associar ácido fólico (1 vez/semana) e monitorar enzimas hepáticas e hemograma
- Azatioprina: na dose de 2 a 3 mg/kg/dia. Também devem ser monitorados enzimas hepáticas e hemograma. A associação de azatioprina com MTX está indicada na falha ou recidiva quando usada apenas uma das medicações
- Ciclosporina: em casos resistentes a MTX e azatioprina, a ciclosporina pode substituir ou ser associada (dose máxima de 2 a 3 mg/kg/dia, em doses divididas). A pressão arterial sistêmica e o nível sérico de creatinina devem ser monitorados
- Ciclofosfamida: 0,5 a 1 g/m² de superfície corpórea, com dose mensal intravenosa por aproximadamente 6 meses reservada para casos de doença intersticial, como acontece na SAS
- Micofenolato de mofetila: 2 a 3 g/dia em doses divididas, com estudos mostrando boa resposta em casos refratários
- Leflunomida: 20 mg/dia, em casos refratários, principalmente quando de quadro articular ou cutâneo associado
- Imunoglobulina intravenosa humana: 2 g/kg, divididos em 2 a 5 dias, associada ou não à pulsoterapia de metilprednisolona 1 g/dia durante 3 dias, sobretudo em casos refratários e com fatores de mau prognóstico
- Imunobiológicos: os dados disponíveis na literatura são escassos, de estudos abertos, principalmente séries e relatos de casos. Os bloqueadores do TNF apresentam resultados conflitantes, sem evidência de boa resposta ao tratamento, com relatos de exacerbação de intersticiopatia incipiente. Recentemente, tem-se considerado, em casos de dermatomiosite e PM refratários, o uso de rituximabe, levando-se em conta o papel importante dos linfócitos B, bem como dos linfócitos T, na mediação da atividade das doenças musculares inflamatórias idiopáticas. Há, ainda, poucos relatos na literatura quanto ao uso de abatacepte e tocilizumabe, com descrições de boas respostas em doses e intervalos semelhantes aos utilizados na artrite reumatoide[26-30]
- Em caso de MNIM anti-SRP, fundamenta-se o uso de glicocorticoides (orais ou parenterais) ou, eventualmente, imunoglobulina intravenosa humana (IVIg), seguido de terapia de manutenção com imunossupressor oral e, em alguns casos, rituximabe.[31]

Outros tratamentos

Se houver infecção secundária em um doente inicialmente grave, para evitar a imunossupressão causada por pulsoterapia com glicocorticoide e conforme a refratariedade à terapia inicialmente instituída, recomenda-se administração precoce de imunoglobulina intravenosa humana, na dose de 1 g/kg/dia por 2 dias, se houver restrições em pacientes com deficiência seletiva de imunoglobulina classe A (IgA) e insuficiência renal.[30]

Naqueles com dermatomiosite, a calcinose é muito mais frequente na faixa pediátrica (10 a 70% dos casos). Nos adultos, sua incidência é de cerca de 20%, podendo preceder o diagnóstico da miopatia ou até surgir anos depois. Em geral, seu aparecimento é mais comum entre o primeiro e o terceiro ano da doença.

O tratamento da calcinose em doenças musculares inflamatórias idiopáticas, principalmente na dermatomiosite, continua um desafio, com poucas descrições na literatura e evidência científica. Até o momento, não há uma terapia altamente eficaz no combate e na resolução dessa comorbidade. Todavia, procedimentos cirúrgicos têm sido reservados às áreas extensas de calcificação, com incisão e drenagem local, mostrando resultados satisfatórios.

Tratamento de comorbidades

A reabilitação tem extrema importância e deve ser iniciada no diagnóstico para evitar retrações e atrofias musculares maiores. Atualmente, a recomendação é mobilização monitorada precoce do paciente e exercício com capacidade de exercer efeito anti-inflamatório sistêmico e local no musculoesquelético exercitado.[32]

Há alta prevalência de síndrome metabólica em pacientes com dermatomiosite, e hipertensão prévia ao diagnóstico de miopatia constitui um fator determinante para o seu desenvolvimento.[33,34] O tratamento precoce dessa comorbidade é imperativo para reduzir a morbimortalidade nesse grupo de pacientes.

A osteoporose deve ser prevenida com bisfosfonatos, carbonato de cálcio (1.000 a 1.500 mg/dia) e vitamina D (800 a 1.200 UI diariamente), principalmente nos usuários de glicocorticoides.

REFERÊNCIAS BIBLIOGRÁFICAS

1. Dalakas MC. Inflammatory muscle diseases: a critical review on pathogenesis and therapies. Curr Opin Pharmacol. 2010; 10(3):346-52.
2. Schmidt J, Dalakas MC. Pathomechanisms of inflammatory myopathies: recent advances and implications for diagnosis and therapies. Expert Opin Med Diagn. 2010;4(3):241-50.
3. Phillips B et al. Prevalence of sporadic inclusion body myositis in Western Australia. Muscle Nerve. 2000;23(6):970-2.
4. Badrising UA et al. Epidemiology of inclusion body myositis in the Netherlands: a nationwide study. Neurology. 2000;55(9):1385-7.
5. Souza FH et al. Adult dermatomyositis: experience of a Brazilian tertiary care center. Rev Bras Reumatol. 2012;52(6):897-902.
6. Mammen AL. Necrotizing myopathies: beyond statins. Curr Opin Rheumatol. 2014;26(6):679-83.
7. Mammen AL. Statin-associated autoimmune myopathy. N Engl J Med. 2016;374:664-9.
8. Levy-Neto M, Shinjo SK. Anti-Jo-1 antisynthetase syndrome. Rev Bras Reumatol. 2010;50(5):492-500.
9. Souza FH et al. Prevalence of clinical and laboratory manifestations and comorbidities in polymyositis according to gender. Rev Bras Reumatol. 2011;51(5):428-83.
10. Bohan A, Peter JB. Polymyositis and dermatomyositis. Pt I. N Engl J Med. 1975;292(7):344-7.
11. Bohan A, Peter JB. Polymyositis and dermatomyositis. Pt II. N Engl J Med. 1975;292(8):403-7.
12. Targoff IN et al. Classification criteria for the idiopathic inflammatory myopathies. Curr Opin Rheumatol. 1997;9(6):527-35.
13. Goebelsg N et al. Differential expression of perforin in muscle-infiltrating T cells in polymyositis and dermatomyositis. J Clin Invest. 1996;97(12):2905-10.
14. Botet JC et al. Characterization of mononuclear exudates in idiopathic inflammatory myopathies. Virchows Arch A Pathol Anat Histopathol. 1988;412(4):371-4.
15. Dalakas MC. The future prospects in the classification, diagnosis and therapies of inflammatory myopathies: a view to the future from the bench-to-bedside. J Neurol. 2004;251(6):651-7.
16. Langdon PC et al. Pharyngeal dysphagia in inflammatory muscle diseases resulting from impaired suprahyoid musculature. Dysphagia. 2012;27(3):408-1.
17. Souza FH, Shinjo SK. Newly diagnosed dermatomyositis in the elderly as predictor of malignancy. Rev Bras Reumatol. 2012;52(5):713-21.
18. Targoff IN. Laboratory testing in the diagnosis and management of idiopathic inflammatory myopathies. Rheum Dis Clin North Am. 2002;28(4):859-90.
19. Medsger TA, Oddis CV. Inflammatory muscle disease. Clinical features. In: Klippel JH, Dieppe PA. Rheumatology. London: Mosby; 1994.
20. Hengstman GJ et al. Myositis specific autoantibodies: changing insights in pathophysiology and clinical associations. Curr Opin Rheumatol. 2004;16(6):692-9.
21. Imbert-Masseau A et al. Antisynthetase syndrome. Joint Bone Spine. 2003;70(3):161-8.
22. Cruellas MGP et al. Myositis-specific and myositis-associated autoantibody profiles and their clinical association in a large series of patients with polymyositis and dermatomyositis. Clinics. 2013;68(7):909-14.
23. Hall JC et al. Anti-MDA5-associated dermatomyositis: expanding the clinical spectrum. Arthritis Care Res. 2013;65(8): 1307-15.
24. Mansukhani KA, Doshi BH. Interpretation of electroneuromyographic studies in diseases of neuromuscular junction and myopathies. Neurol India. 2008;56(3):339-47.
25. Tonon C et al. Magnetic resonance imaging and spectroscopy in the evaluation of neuromuscular disorders and fatigue. Neuromuscul Disord. 2012;22(Suppl 3):S187-91.
26. Gazeley DJ, Cronin ME. Diagnosis and treatment of the idiopathic inflammatory myopathies. Ther Adv Musculoskelet Dis. 2011;3(6):315-24.
27. Goebels N et al. Differential expression of perforin in muscle-infiltrating T cells in polymyositis and dermatomyositis. J Clin Invest. 1996;97(12):2905-10.
28. Mok CC et al. Rituximab for refractory polymyositis: an open-label prospective study. J Rheumatol. 2007;34(9):1864-8.
29. Narazaki M et al. Therapeutic effect of tocilizumab on two patients with polymyositis. Rheumatology. 2011;50(7):1344-6.
30. Musuruana JL, Cavallasca JA. Abatacept for treatment of refractory polymyositis. Joint Bone Spine. 2011;78(4):431-2.
31. Souza FHC et al. Necrotising myopathy associated with anti-signal recognition particle (anti-SRP) antibody. Clin Exp Rheumatol. 2017;35(5):766-71.
32. Baschung Pfister P et al. The relevance of applying exercise training principles when designing therapeutic interventions for patients with inflammatory myopathies: a systematic review. Rheumatol Int. 2015;35(10):1641-54.
33. de Souza FH, Shinjo SK. The high prevalence of metabolic syndrome in polymyositis. Clin Exp Rheumatol. 2014; 32(1): 82-7.
34. de Moraes MT et al. Analysis of metabolic syndrome in adult dermatomyositis with a focus on cardiovascular disease. Arthritis Care Res. 2013;65(5):793-9.

27 Síndromes Vasculíticas | Acometimento de Pequenos e Médios Vasos

Ana Luisa Calich • Isidio Calich

INTRODUÇÃO

Desde a última edição deste livro, houve grandes avanços no estudo das vasculites, como o refinamento da imunopatologia e da imunogenética, que contribuiu significativamente para a sua melhor compreensão. Assim, essas doenças puderam ser agrupadas de modo mais uniforme, possibilitando uma classificação mais moderna e atual. Como consequência direta, obteve-se um grande benefício no seguimento e no tratamento dos pacientes.

Os consensos realizados para estudo das vasculites, visando a definir com mais precisão cada uma das entidades, também favoreceram mudanças na nomenclatura das doenças. A Tabela 27.1 procura familiarizar os leitores com essa nova nomenclatura, visto que esses novos termos são utilizados no decorrer do capítulo. As siglas usadas são as mesmas da literatura internacional.

Tabela 27.1 Nomenclatura antiga, atual e abreviatura (sigla) das principais vasculites.

Nomenclatura antiga	Nomenclatura atual	Sigla
Síndrome de Churg-Strauss	Granulomatose eosinofílica com poliangiite	EGPA
Granulomatose de Wegener	Granulomatose com poliangiite	GPA
Poliangiite microscópica	Poliangiite microscópica (inalterada)	MPA
Púrpura de Henoch-Schöenlein	Vasculite por IgA	Vasculite por IgA
Síndrome de Goodpasture	Doença por anti-GBM (membrana basal glomerular)	anti-GBM
Poliarterite nodosa clássica	Poliarterite nodosa	PAN
Poliarterite nodosa cutânea	Poliarterite cutânea	CPAN
Arterite temporal	Arterite de células gigantes	GCA
Arterite de Takayasu	Arterite de Takayasu (inalterada)	TA

Entre os diferentes tópicos que compõem a Reumatologia, um dos mais enigmáticos e de maior complexidade, sem dúvida, refere-se às vasculites, de acordo com vários aspectos. A rede vascular, um emaranhado de vasos arteriais e venosos, atinge todos os pontos do organismo, levando tanto material nutritivo e fundamental quanto nocivo e danoso para o metabolismo celular, o que coloca em perigo a sobrevida do tecido. Além disso, no interior dos vasos, o material sanguíneo circula de maneira dinâmica e ininterrupta, com um número incontável de componentes que se relacionam permanentemente, interação da qual resultam os fenômenos fisiológicos e fisiopatológicos. Dois conjuntos importantes de elementos circulam no interior dos vasos: aqueles formados pelo próprio organismo, como as proteínas séricas (albumina, globulinas, fatores de coagulação, complemento, imunoglobulinas); e os que proveem do meio externo (proteínas alimentares, bactérias, vírus, medicações). Os agentes nocivos ao organismo absorvidos serão processados e eliminados pelo sistema de defesa.

Quando isso não ocorre, as consequências são danosas, resultando em doenças. Se os fenômenos patológicos ocorrerem dentro dos vasos, com agressão de suas paredes, as consequências serão as vasculites.

O conceito de vasculite baseia-se fundamentalmente em aspectos histopatológicos: ao microscópio, observa-se necrose da parede do vaso, acompanhada de proliferação endotelial e acúmulo de células inflamatórias (neutrófilos e/ou linfócitos) em torno da lesão (Figura 27.1). A existência desses achados confirma o diagnóstico de vasculite, contudo, como o processo é dinâmico e as lesões segmentares, muitas vezes são inconclusivos, caso em que se deve realizar o diagnóstico pelos dados clínicos e de exames subsidiários. Outras síndromes também consideradas primárias são:

- Doença de Behçet (BD)
- Síndrome de Cogan (CS)
- Urticária vasculítica hipocomplementêmica
- Angiite leucocitoclástica cutânea.

EPIDEMIOLOGIA

As vasculites primárias têm baixa incidência na população, mas não chegam a ser raridade. Como as casuísticas dos centros de referência são pequenas, os estudos sobre formas de

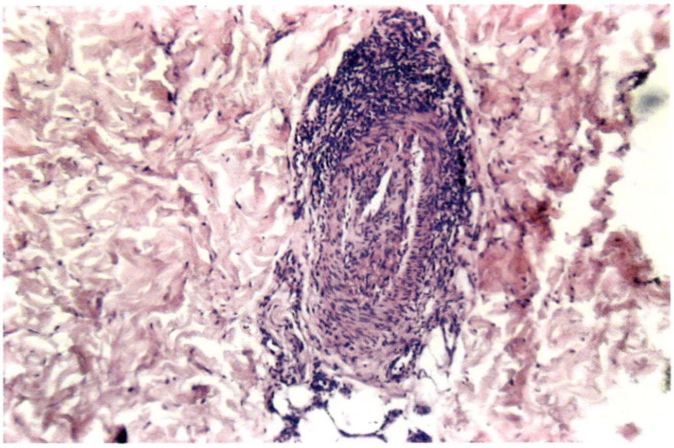

Figura 27.1 Arterite: aspecto histopatológico. Observam-se intensa proliferação endotelial, necrose fibrinoide da camada média muscular e proliferação da adventícia.

aparecimento, fatores desencadeantes e prognóstico são ainda bastante incompletos, fatores que impedem uma definição mais precisa de cada doença. Já houve inúmeras tentativas de agrupar as doenças de acordo com suas características, o calibre do vaso acometido e o tipo histológico, mas até hoje nenhuma classificação apresenta satisfação plena, todas admitindo críticas e correções.

A prevalência das vasculites varia de acordo com as observações feitas em diferentes países.[1] Na Europa, em um estudo comparativo na Espanha, a granulomatose com poliangiite (GPA) predomina na Noruega e na Alemanha, enquanto a MPA é mais prevalente na Espanha. Com relação à idade de apresentação, existe uma variação extensa conforme o tipo de vasculite sistêmica. A vasculite por IgA predomina em crianças, a arterite de Takayasu (TA) em adultos com menos de 50 anos, e a arterite de células gigantes (GCA) em adultos com mais de 50 anos. A Figura 27.2 mostra os limites (idades mínima e máxima), assim como a média de apresentação das principais vasculites sistêmicas primárias.

Nenhum fator etiológico comum foi identificado nas vasculites. Somente os vírus das hepatites B e C têm possibilitado uma correlação com a poliarterite nodosa (PAN) e a crioglobulinemia, respectivamente. Enquanto em uma população de 1 milhão de ingleses ocorrem 4,6 casos de PAN, em um mesmo número de esquimós do Alasca, em períodos hiperendêmicos de hepatite B, registram-se 77 casos. A correlação com a presença somente do anticorpo anti-HBsAg já não é tão significativa, fato que sinaliza para uma infecção recente para a instalação da vasculite. A doença de Behçet, descrita na Europa no começo do século 20, tem sido encontrada principalmente no Oriente Médio, na região do Mediterrâneo, na Coreia, no Japão e na China. Os pacientes da Coreia apresentam maior incidência de lesões oculares, enquanto os ocidentais têm baixa positividade no teste de patergia. Observa-se ainda que, em comparação aos ingleses, os doentes japoneses apresentam idade mais avançada e maior incidência de pan-uveíte. Com relação às lesões vasculares (tromboflebites, tromboses), tem sido verificada uma significativa associação com hiper-homocisteinemia.

Outros agentes microbianos ou ambientais – como citomegalovírus, estreptococos e anfetaminas – são ocasionalmente referidos como desencadeadores de vasculites. Observa-se também que a doença de Kawasaki tem caráter epidêmico em certas estações do ano; infecções pulmonares vêm sendo apontadas como responsáveis pelo aparecimento da GPA, granulomatose eosinofílica com poliangiite (EGPA) e da vasculite por IgA, enquanto a tuberculose e a TA têm sido associadas em vários trabalhos, não sendo infrequente observar tuberculose ativa pulmonar e TA.

Na vasculite por IgA, ocorrem certas alterações sorológicas que sugerem infecção por *Bartonella henselae* precedendo o quadro, contudo os estudos mostram não haver correlação da doença com parvovírus 19 e 9. Alguns ensaios terapêuticos mostram a participação de fatores ambientais e infecciosos no aparecimento das vasculites. O uso profilático de sulfametoxazol/trimetoprima na GPA diminuiu o número de recidivas, e o uso de penicilina reduz os episódios de artrite na doença de Behçet.

Nos últimos anos, o avanço nos métodos laboratoriais relacionados com os agentes infecciosos tornou possível identificar fragmentos de bactérias não observados pelos métodos convencionais de cultura e histopatologia. A biologia molecular, por meio da reação em cadeia de polimerase (PCR) e do uso de sondas, permitiu caracterizar a sequência do genoma de determinada bactéria, fungo ou vírus e evidenciar, assim, a participação desses agentes nos processos inflamatórios. Tenta-se correlacionar as vasculites com determinantes genéticos comuns, pelo sistema antígenos leucocitários

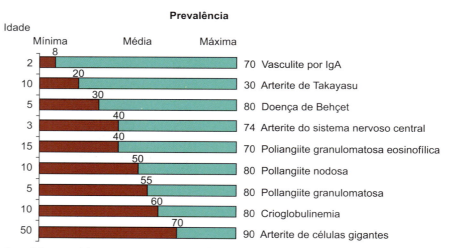

Figura 27.2 Idades mínima e máxima com a respectiva média de apresentação das principais vasculites sistêmicas primárias.

de histocompatibilidade (HLA). Poucos trabalhos mostram maior frequência de HLA B2 em GPA, HLA BW2, HLA B52 e HLA DR4 em TA e HLA B51 e B15 em doença de Behçet. Aspectos raciais e ligados ao sexo influem no aparecimento das vasculites. Enquanto PAN, EGPA e GPA predominam no sexo masculino (na DB ocorre com maior gravidade), no sexo feminino observa-se maior incidência de TA (80%) e GCA.[1] Além disso, o maior número de portadores de TA é encontrado entre os povos orientais, o que aponta para uma herança genética no aparecimento da doença. Apesar de certas evidências indicarem as infecções como agentes iniciadores das síndromes vasculíticas, fatores genéticos parecem determinar diretamente o aparecimento dessas doenças, pelos mecanismos imunopatogênicos.

A doença de Kawasaki é mais prevalente no Japão, seguido, pela ordem, de China, EUA e Inglaterra. Crianças do sexo masculino com menos de 4 anos são as mais afetadas, e as complicações coronarianas são mais frequentes quanto menor a faixa etária. Apesar de a importância clínica sugerir um processo infeccioso inicial, não se identificou ainda nenhum agente. A única correlação consistente até o momento é a existência de alelos secretores de fator de necrose tumoral alfa (TNF-alfa) e suscetibilidade à doença, sugerindo uma participação genética.[2]

FISIOPATOGENIA

Observações clínicas e dados laboratoriais têm sugerido que o processo inflamatório nas doenças autoimunes seja provocado por um antígeno exógeno, mais provavelmente infeccioso, e por medicações. A partir desse ponto, uma sequência de eventos imunológicos determina o aparecimento da vasculite. Vários elementos celulares participam do processo, como plaquetas, eosinófilos, mastócitos, neutrófilos, linfócitos, monócitos/macrófagos e certos mediadores da inflamação, como leucotrienos, prostaglandinas (tromboxano, prostaciclina), serotonina, bradicininas, interferon, TNF, fatores quimiotáticos, proteínas do sistema de coagulação, complemento sérico etc. A participação desses elementos se dá de maneira sequencial, dinâmica, e cada um poderá estar presente nas várias etapas do processo inflamatório que resulta em lesão vascular.

Avanços mais recentes sobre o comportamento da célula endotelial proporcionaram melhor compreensão sobre os fenômenos inflamatórios que resultam no aparecimento das vasculites. Essa célula tem um papel fisiológico ativo, além de servir como revestimento interno dos vasos sanguíneos. Ela sintetiza prostaciclina, óxido nítrico, *endothelium-derived relaxing fator* (EDRF) e moléculas de adesão. Sua ativação decorre de estimulação por citocinas (interleucina 1 [IL-1], interferon-gama [IFN-gama], TNF-alfa), endotoxinas, atrito celular e hipoxia, interagindo com células (leucócitos e plaquetas) e com o sistema de coagulação. As moléculas de adesão são proteínas de membrana cujo papel principal consiste em facilitar a ligação da célula endotelial a células que transitam pelo sangue, como leucócitos e plaquetas, as quais também apresentam moléculas semelhantes, chamadas de ligantes. Três tipos dessas moléculas são conhecidos: a família dos supergenes de imunoglobulinas (molécula de adesão intercelular [ICAM], molécula de adesão vascular [VCAM]); as integrinas (ligantes da membrana celular de leucócitos, linfócitos, macrófagos, fibroblastos e plaquetas); e as selectinas, encontradas tanto na célula endotelial quanto nos leucócitos e nas plaquetas.

A prostaciclina tem o papel de impedir a aderência de células (plaquetas) à membrana endotelial, além de atuar negativamente sobre os fatores de coagulação. Sua ação se opõe à do tromboxano plaquetário. O óxido nítrico resulta da ativação da enzima sintetase sobre o oxigênio e nitrogênio da L-arginina, e o processo é iniciado e ativado pela ação da IL-1 e do TNF-alfa. O EDRF atua mantendo o calibre do vaso e facilitando o fluxo sanguíneo. Mecanismos que interfiram em algum segmento do processo de ativação do endotélio podem ser suficientes para modificar o equilíbrio entre os territórios intravascular e endotelial, dando origem a uma série de eventos fisiopatológicos que caracterizam histologicamente as vasculites.

As alterações clínicas, laboratoriais e histopatológicas diferem entre as vasculites primárias. Desse modo, não é possível raciocinar de maneira uniforme quanto aos mecanismos imunológicos envolvidos no processo, assim como explicar claramente a ordem exata da participação dos elementos envolvidos, tanto celulares quanto plasmáticos. Entretanto, alguns dados de natureza laboratorial e tecidual tornam possível identificar a participação de certos mecanismos imunológicos, anteriormente chamados de hipersensibilidade (classificação de Gell e Coombs), que ocorrem nas vasculites.[3]

Mecanismo tipo I | Participação de eosinófilos e mastócitos e imunoglobulina IgE

A doença é deflagrada após a interação do antígeno (infeccioso, medicação, autoantígeno) com a IgE específica, provocando a degranulação de mastócitos, com consequente liberação de substâncias vasoativas, como histamina e serotonina. A vasculite primária mais relacionada com esse mecanismo é a granulomatose eosinofílica com poliangiite (EGPA). Ocorrem fenômenos alérgicos cutâneos e viscerais, e o pulmão é o órgão mais frequentemente acometido. A participação desse mecanismo nas vasculites é comprovada pela presença de intenso infiltrado eosinofílico no nível da lesão tecidual. A célula Th2 do sistema imune participa desse processo por meio da linfocina IL-5 e produz IL-4 e IL-10, que apresentam um papel inibidor sobre a célula Th1, de modo a desequilibrar ainda mais o sistema imune (Figura 27.3).

Mecanismo tipo II | Anticorpo contra antígenos de membrana ou citoplasma celular

A resposta imune se dá contra receptores de superfície da célula-alvo por meio de dois mecanismos. No primeiro, o anticorpo encontra-se ligado pela porção Fc à célula assassina (*killer cell*). Quando o receptor é reconhecido pelo anticorpo específico, a célula assassina é ativada e libera vários mediadores com ação citotóxica para a célula-alvo. No segundo, o anticorpo específico livre interage com o receptor da célula-alvo e ativa o sistema complemento, o qual, pelo complexo C5-C9, exerce um efeito tóxico-lítico contra a célula-alvo (Figura 27.4). A identificação de um anticorpo com essas características e função representou um grande avanço para a compreensão da fisiopatogênese das vasculites sistêmicas, em especial da GPA e da MPA. Esses anticorpos (c-ANCA e p-ANCA) reagem com antígenos de grânulos azurófilos citoplasmáticos de neutrófilos, proteinase-3 (PR3) e mieloperoxidase (MPO), que são translocados para a membrana dos neutrófilos após ativação celular por citocinas, principalmente pelo TNF-alfa.

Esses anticorpos podem ser identificados por imunofluorescência e por ELISA (Figura 27.5). Outros antígenos citoplasmáticos que interagem com anticorpo ANCA têm sido identificados, como elastase, catepsina G e ferritina, mas ainda não se conhece adequadamente seu papel nas doenças.

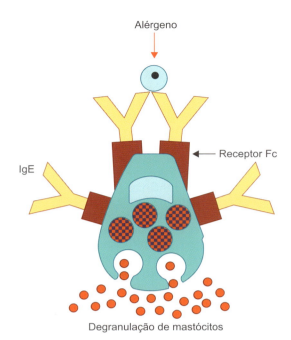

Figura 27.3 Mecanismo tipo 1. Participam o agente desencadeante, chamado alergênio, que interage com o anticorpo específico IgE, e o mastócito, cuja degranulação libera substâncias vasoativas (histamina e serotonina). Esse processo inflamatório atrai eosinófilos, que se acumulam ao redor da lesão. Além disso, tal mecanismo participa do processo inflamatório na EGPA.

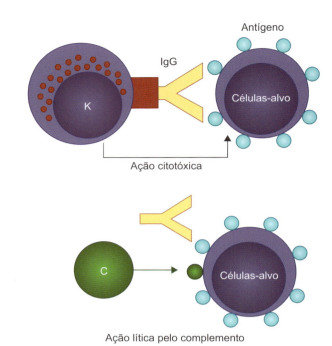

Figura 27.4 Mecanismo tipo II. Ocorrem duas formas de atuação do sistema imune contra a célula-alvo. Na primeira (acima), há a participação da célula assassina (K) e do anticorpo específico contra o receptor antigênico. Na outra (abaixo), participam o anticorpo específico contra o receptor da célula-alvo e o complemento ativado, cujo complexo C5-C9 exerce seu papel lítico.

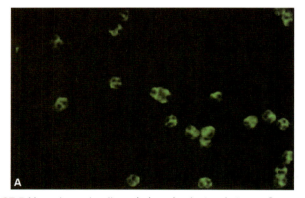
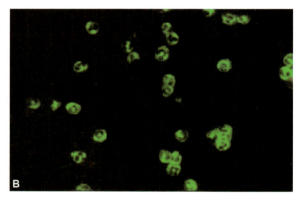

Figura 27.5 Mecanismo tipo II revelado pela técnica de imunofluorescência. **A.** p-ANCA (perinuclear). **B.** c-ANCA (citoplasmático). Cortesia do Dr. Carlos Alberto von Mühlen.

Admite-se que infecção e fatores genéticos funcionam como mecanismos desencadeantes da migração dos antígenos granulares para a membrana celular, estimulando a produção de anticorpos (ANCA).

A interação antígeno-anticorpo ativa neutrófilos, os quais liberam produtos (radicais livres de oxigênio, enzimas proteolíticas) e apresentam moléculas de adesão, resultando na ligação neutrófilo-endotélio. A ação desses elementos, mais as citocinas liberadas por linfócitos e monócitos, determina a lesão da célula endotelial (Figura 27.6). Por sua vez, a célula endotelial também é ativada, produzindo IL-8 e moléculas de superfície (ICAM), o que possibilita uma maior ligação com o neutrófilo (Figura 27.7). O processo pode ser ampliado pela ação inibitória do ANCA sobre enzimas como alfa-1-antitripsina e ceruloplasmina, favorecendo a destruição proteica.

A evidência de que o ANCA exerce um papel patogênico é verificada experimentalmente em animais, em que sua administração intravenosa induz o aparecimento de vasculite necrosante. Outro tipo de anticorpo antimembrana celular tem recebido especial atenção nos últimos anos: o anticorpo antiendotélio, encontrado no soro de certas vasculites, como GPA, doença de Kawasaki e MPA. Pode ser identificado por imunofluorescência, ELISA (radioimunoensaio) com antígeno de veia umbilical e fluorescência de células ativadas selecionadas (FACS). O antígeno não está ainda identificado, o que limita uma explicação clara quanto ao seu papel fisiopatogênico. Algumas vezes, é confundido com o anticorpo antifosfolipídio por reagir contra o cofator beta-2-glicoproteína I. Esse anticorpo pode ativar complemento pela sua porção Fc, produzir dano à célula endotelial e favorecer a formação de trombos. A produção desses anticorpos pode estar relacionada com o aparecimento de antígenos da célula endotelial, induzidos pela ação de certas citocinas, como TNF-alfa, IL-1 e IFN-gama.

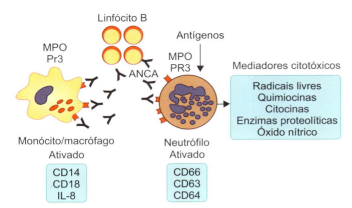

Figura 27.6 O linfócito B passa a produzir o ANCA após ser estimulado por fatores antigênicos desconhecidos (provavelmente exógenos). Esse anticorpo interage com receptores (PR3 e MPO) de neutrófilos e macrófagos sensibilizados. Essas células passam a liberar uma série de mediadores citotóxicos que favorecerão a lesão vascular. O macrófago e o monócito, quando ativados, apresentam várias moléculas (CD) de superfície.

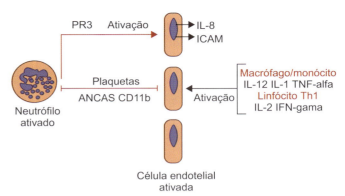

Figura 27.7 Ativação da célula endotelial mediada pelo ANCA. O neutrófilo ativado pelo ANCA fixa-se pela proteinase-3 à célula endotelial, a qual, após ativada, passa a apresentar moléculas em sua superfície IL-8 e ICAM. Essa ativação é também exercida pelas células ativadas macrófago/monócito e linfócito Th1 por suas interleucinas IL-12, IL-1, TNF-alfa e IL-2, IFN-gama, respectivamente. A ligação de ANCA e plaquetas a receptores CD11b favorece a ativação da célula endotelial.

Mecanismo tipo III | Mediado por imunocomplexos

O processo se inicia com a formação de imunocomplexos [antígeno (exógeno ou endógeno)-anticorpo], que ativam as plaquetas via mastócito, liberando serotonina e tromboxano, os quais facilitam a fixação do imunocomplexo à parede vascular. O processo é auxiliado pelo turbilhão e pelo impacto que o fluxo sanguíneo provoca no nível da bifurcação vascular dos vasos de médio calibre (fato que explica o motivo pelo qual as lesões da PAN são mais frequentes no nível das bifurcações), seguidos da ativação do complemento pela via clássica.

Algumas das frações ativadas têm papel quimiotático para polimorfonucleares, atraindo tais células ao local da lesão para fagocitar o imunocomplexo. A fixação do neutrófilo à membrana endotelial é facilitada pelas moléculas de adesão e seus ligantes, que se expressam na superfície dessas células. Nessa fase do processo, são liberadas enzimas proteolíticas, ampliando a lesão tecidual. Além disso, a produção de radicais livres de oxigênio e de moléculas de adesão tanto leucocitárias quanto endoteliais contribui para a agressão e a morte da célula endotelial, resultando em menor produção do fator derivado do endotélio relacionado com a relaxina (EDRF). Esse mecanismo de lesão vascular também se dá nas vasculites de pequenos vasos, como a de hipersensibilidade, poliangiite por IgA e crioglobulinemia. Outros mediadores podem participar do processo, havendo migração de linfócitos. Nesse momento, o processo inflamatório inicia sua resolução, com a participação de fibroblastos e a consequente formação cicatricial, resultando em estenoses e aneurismas (Figura 27.8). Ainda nesse mecanismo imunológico, podem participar os monócitos/macrófagos, os quais, ativados por imunocomplexos, se transformam em histiócitos, que se agrupam em torno da lesão, formando as células gigantes e constituindo os granulomas. Esses achados podem ser observados nas vasculites granulomatosas, como EGPA e GPA.

Mecanismo tipo IV | Participação importante do linfócito T por suas subpopulações Th1

As lesões histológicas decorrem da participação do linfócito T e do macrófago, com pouca participação da imunidade humoral (anticorpos). Ativada pelo antígeno, a célula Th1, por intermédio de seus mediadores IL-2 e IFN-alfa, ativa macrófagos que produzem as citocinas pró-inflamatórias IL-1, TNF-alfa e TGF-beta, ampliando a inflamação tecidual. O macrófago ativado sofre modificações que originam os histiócitos, as células epitelioides e, finalmente, os granulomas.

O acúmulo de Th1 ocorre no nível da membrana limitante externa das artérias, que se acredita ser o local inicial do processo inflamatório. É possível que um antígeno externo (infeccioso?) ou interno (autoantígeno) funcione como desencadeante da doença. Por meio da PCR, tem-se demonstrado que parte da cadeia beta do receptor da célula T apresenta uma sequência de aminoácidos constante, sugerindo uma especificidade antigênica como deflagradora da doença. As lesões provocadas por esse tipo de mecanismo imunológico são observadas na TA e na GCA. Por sua vez, a existência

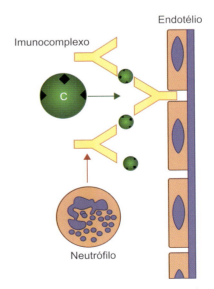

Figura 27.8 Mecanismo tipo III. Os imunocomplexos formados na corrente sanguínea ligam-se ao receptor da membrana endotelial e ativam o complemento, o qual, pela fração ativada C3a, atrai os neutrófilos, que passam a liberar suas enzimas citoplasmáticas com atividade proteolítica. Essas enzimas destroem as células endoteliais, ampliando o processo inflamatório.

de anticorpos observada no soro desses pacientes talvez seja secundária à exposição de antígenos ocultos expostos pela agressão tecidual (Figura 27.9).

Às vezes, há mais de um mecanismo nas doenças, o que explica possíveis alergia com IgE elevada, infiltrado de linfócito Th1 e imunocomplexos circulantes em um mesmo paciente com vasculite sistêmica. A participação conjunta dos mecanismos está evidenciada na Figura 27.10.

LABORATÓRIO

Apesar dos avanços nos últimos anos quanto ao estudo das vasculites primárias, após a identificação do ANCA, em 1985, nenhum outro exame laboratorial com especificidade diagnóstica foi desenvolvido, principalmente pela falta de provação de um agente etiológico. Além disso, ainda se encontra indefinido o papel do anticorpo antiendotélio nas vasculites. Alguns exames, entretanto, podem complementar o raciocínio clínico em um caso suspeito de vasculite sistêmica. O hemograma pode apresentar alterações, como a anemia. A plaquetose geralmente indica processo inflamatório ativo, enquanto plaquetopenia, poucas vezes observada, sugere um consumo decorrente de coagulação intravascular. As provas de fase aguda estão alteradas durante a atividade clínica da doença.[4]

Como descrito anteriormente no mecanismo tipo II, a identificação do anticorpo contra citoplasma de neutrófilos (ANCA) possibilitou importantes avanços no diagnóstico das vasculites. O c-ANCA (a-PR3) é encontrado no soro de pacientes com GPA e nas glomerulonefrites com crescentes chamadas pauci-imunes, isto é, glomérulos com depósito mínimo ou mesmo ausente de imunoglobulinas à imunofluorescência. O anticorpo anti-PR3 aparece em cerca de 90% dos pacientes com a forma completa (respiratória alta, pulmonar e renal) da GPA, cuja frequência se reduz nas formas mais localizadas. Além disso, os títulos desse anticorpo estão relacionados com a atividade da doença, negativando quando o paciente entra em remissão. O reaparecimento do c-ANCA, mesmo quando o paciente não apresenta manifestações clínicas, pode significar uma reativação da doença. Por sua vez, o anticorpo p-ANCA (anti-MPO) aparece em várias vasculites, como GPA, MPA e aquelas desencadeadas por medicações (p. ex., propiltiouracila), além de doenças não relacionadas com vasculites (doença de Crohn).[5]

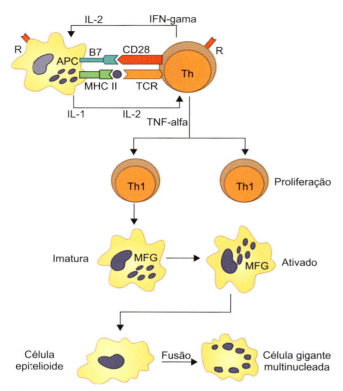

Figura 27.9 Mecanismo tipo IV. O antígeno (p. ex., micobactéria, fungo) é processado pela célula apresentadora, acionando o linfócito Th1 pelo complexo maior de histocompatibilidade (HLA classe II). A interação dessas células estimula a produção de citocinas que atuam em várias etapas do processo inflamatório. O macrófago é atraído e ativado, transformando-se na célula epitelioide, as quais se agrupam, constituindo os granulomas.

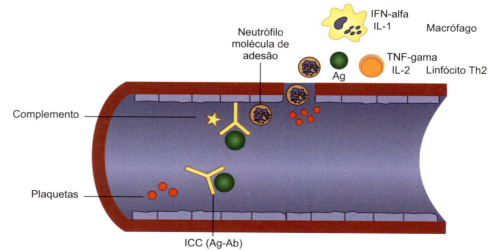

Figura 27.10 Associação de mecanismos imunológicos nas vasculites sistêmicas. Imunocomplexos ativam plaquetas que liberam substâncias vasoativas, como serotonina e histamina. Esses produtos facilitam a deposição de IC na membrana endotelial. Ocorre ativação do complemento, que, pelas frações C3a e C5a, atrai polimorfonucleares que expressam os ligantes às moléculas de adesão da membrana endotelial VCAM e ICAM. O aumento da permeabilidade endotelial facilita a passagem de células sanguíneas para o setor extravascular, onde estão os macrófagos e linfócitos sensibilizados pelo antígeno. A interação dessas células ocasiona a produção e liberação de citocinas que, na tentativa de eliminar o imunocomplexo, ocasionando intensa lesão tecidual, com necrose da parede do vaso e infiltrado celular que caracteriza a vasculite. Se a imunoglobulina IgE estiver envolvida na formação do imunocomplexo, haverá acúmulo de eosinófilos no nível da lesão. IC: imunocomplexos.

Estudos recentes na área genética têm mostrado diferenças quanto à origem de c-ANCA e p-ANCA, quando se avalia sua associação com o complexo maior de histocompatibilidade (MHC). Anti-PR3 ANCA tem sido relacionado com HLA-DP e com genes ligado à alfa-1antitripsina (SERPINA 1) proteinase 3 (PRTN3); e antimieloperoxidade (MPO) ANCA associado a HLA-DQ. Essa associação genética está relacionada diretamente com a presença do anticorpo, e não com as síndromes clínicas definidas como EGPA, GPA ou MPA.[6]

DIAGNÓSTICO CLÍNICO E EXAMES SUBSIDIÁRIOS

Como as vasculites podem acometer múltiplos territórios do organismo, o diagnóstico no primeiro contato com o paciente é muito difícil. Necessita-se de um conjunto de dados para que o raciocínio clínico seja dirigido nesse sentido (Figura 27.11).

A suspeita inicial se dá a partir dos dados clínicos obtidos da história e do exame físico. O acometimento de dois ou mais órgãos com alterações neurológicas periféricas (parestesias, sugerindo mononeurite multiplex) é muito importante para a suspeita clínica de vasculite sistêmica e para o direcionamento da investigação. Muitas vezes, a apresentação inicial é pobre, estando presentes apenas sintomas gerais de febre, emagrecimento, mialgias e artralgias. Nesses casos, podem ser necessários alguns meses para obter um diagnóstico definitivo. Em outras ocasiões, o paciente evolui com piora progressiva, sendo um tratamento imediato em virtude apenas da hipótese provável de vasculite.

A investigação é feita por exames laboratoriais, em que o ANCA tem um papel muito importante em algumas vasculites, e por métodos de imagem, quando a ultrassonografia (US) com Doppler colorido vascular (Figura 27.12), a arteriografia (Figura 27.13), a tomografia computadorizada (ângio-TC), a ressonância magnética (Figura 27.14), a angiorressonância e, mais recentemente, o exame de tomografia por emissão de pósitrons (PET-TC; Figura 27.15) definem muito bem as lesões de grandes vasos. Desses métodos, a US-Doppler colorido tem um valor especialmente prático, pois pode ser repetida várias vezes para acompanhar a evolução do tratamento. Além disso, não produz irradiação e, portanto, é feita sem prejuízo para o paciente. Isso é possível nos vasos mais facilmente visualizados pelo método, como as artérias subclávias, carótidas, vertebrais e umerais. Também são exames importantes para o diagnóstico das vasculites a eletroneuromiografia, que avalia as alterações musculares e neurológicas, e a biopsia de território acometido, fundamental para confirmar o diagnóstico.

Muitas vezes, as vasculites sistêmicas apresentam quadros clínicos sobreponíveis que impedem uma diferenciação entre si, necessitando muito dos avanços dos critérios diagnósticos e classificações permanentemente desenvolvidos no estudo das vasculites.[7]

Várias tentativas de classificação para facilitar o diagnóstico dessas doenças têm sido realizadas, o que tem realmente oferecido ao reumatologista uma visão mais holística, sem perder a objetividade do diagnóstico. Os congressos e os consensos vêm contribuindo para a melhor compreensão das vasculites.

CLASSIFICAÇÃO

Várias tentativas de classificação têm sido propostas desde a descrição dos primeiros casos de vasculite, uma das mais

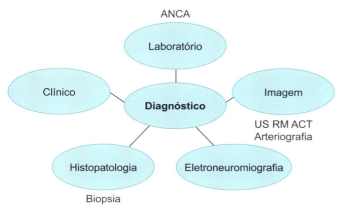

Figura 27.11 Elementos importantes para o diagnóstico das vasculites sistêmicas.

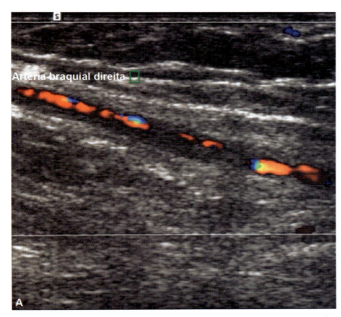
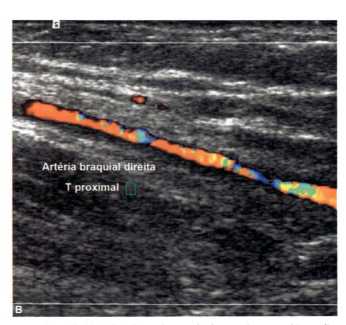

Figura 27.12 Ultrassonografia Doppler mostrando arterite de grandes vasos – artéria subclávia. **A.** Edema da parede do vaso (cor preta) impedindo a passagem normal do sangue (cor laranja). **B.** Após o tratamento, nota-se a normalização do fluxo sanguíneo.

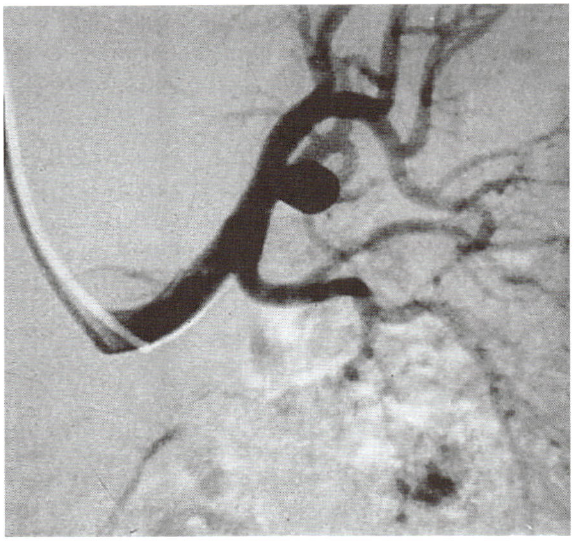

Figura 27.13 Investigação de um paciente com suspeita de vasculite sistêmica. A arteriografia revela aneurisma da artéria mesentérica superior.

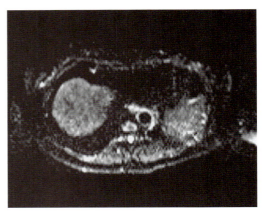

Figura 27.14 Aortite isolada à ressonância magnética. Hipersinal da parede da aorta abdominal.

importantes, e que ajuda muito na orientação diagnóstica, apresentada por Zeek em 1952.[8] As cinco categorias foram separadas pelos aspectos clínicos e patológicos, incluindo o calibre e o tipo de vaso envolvido (PAN, angiite de hipersensibilidade, angiite granulomatosa alérgica, arterite reumática e arterite temporal).

Essa classificação possibilitou um diagnóstico mais preciso e ajudou clínicos e patologistas a compreenderem melhor as vasculites. Com o tempo, entretanto, observou-se que muitas doenças não podiam ser enquadradas, tornando necessária uma classificação mais abrangente. Em 1978, Fauci et al. ampliaram a classificação para oito grupos, comportando um número maior de doenças. Para separá-los, os autores utilizaram o calibre dos vasos acometidos, o aspecto histopatológico e as associações clínicas, citando separadamente algumas doenças que não possibilitavam agrupamento.

O extenso número de grupos e doenças citadas evidenciou a grande dificuldade de uma classificação adequada, embora a citada, sem dúvida, tenha facilitado o trabalho dos clínicos. Em 1980, Alarcon-Segovia apresentou uma classificação[9] com base principalmente no calibre dos vasos, pois acreditava ser esta a melhor maneira para orientar o tratamento, mesmo que a apresentação clínica não fosse completa de uma das doenças conhecidas na época. Essa visão das vasculites ainda permanece nos dias de hoje, principalmente na orientação terapêutica.

Vários fatores são responsáveis pelas dificuldades encontradas, sendo o mais importante o desconhecimento dos aspectos etiopatogênicos dessas doenças. No amplo contexto que envolve as vasculites, a participação do vírus B da hepatite é muito limitada e insignificante para ter um espaço definido na classificação. Outro ponto a considerar refere-se às biopsias obtidas dos pacientes com suspeita de vasculite: de modo geral, os fragmentos recolhidos mostram os vasos de pequeno calibre apenas de uma área muito restrita. Com isso, a histopatologia, apesar de muito importante, não consegue sempre fornecer elementos definitivos para o diagnóstico. Por sua vez, a arteriografia consegue mostrar grandes extensões de acometimento vascular, mas somente dos vasos maiores, sem oferecer vantagens para aqueles de calibre menor, exceção feita para a GCA com acometimento da artéria temporal (Figura 27.16).

Outro aspecto importante consiste na avaliação das provas laboratoriais. Excluindo o ANCA (nem sempre presente), nenhum outro exame tem uma especificidade que direcione para o diagnóstico de vasculite. Assim, é necessário dispor de um conjunto de dados clínicos, laboratoriais, radiológicos e histopatológicos para definir com relativa precisão um quadro de vasculopatia. As lesões vasculares podem surgir em vasos de qualquer calibre, ou seja, desde a artéria aorta e seus ramos até o leito capilar, dando origem a diferentes manifestações clínicas, conforme o calibre do vaso acometido. Esses dados são empregados para compor uma das classificações (vasculites de grandes, médios e pequenos vasos).

Outro critério de classificação diferencia as vasculites em primárias e secundárias, sendo as últimas bem caracterizadas, sem vasculites. Entretanto, durante a evolução, apresentam um acometimento vascular importante (vasculite), ou seja, o processo inflamatório dos vasos participa como coadjuvante do quadro global. Apesar de bastante discutível do ponto de vista fisiopatológico, tal distinção é prática e didática, facilitando a compreensão dessas doenças. Ainda, pode-se observar outra forma de apresentação das vasculites. Um grande

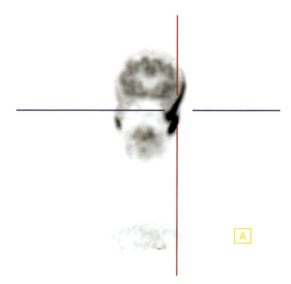

Figura 27.15 Arterite temporal esquerda à PET-TC. Além da artéria, visualiza-se o acometimento do músculo masseter esquerdo, responsável pelo sintoma de claudicação à mastigação apresentado pela paciente.

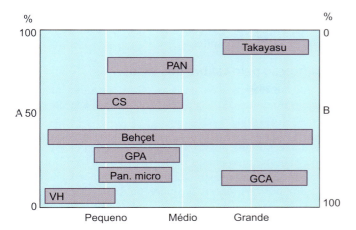

Figura 27.16 Valor da biopsia nas vasculites de pequenos vasos e da arteriografia nas de grandes vasos. Como exemplo, na TA o valor da biopsia tende a 0% e a arteriografia a 100%. O contrário é visto nas vasculites de pequenos vasos. Observa-se uma exceção na arterite de células gigantes: considerada de grandes artérias por envolver ramos grandes da aorta para a cabeça, além de uma artéria temporal de fácil abordagem, a biopsia tem alto valor diagnóstico. B: biopsia; A: arteriografia.

número de casos se apresenta de maneira confusa, com inflamação dos vasos e manifestações clínicas que mimetizam várias síndromes desse grupo ao mesmo tempo, circunstâncias que dificultam enquadrar o paciente em uma doença única, quando, então, é rotulado como portador de síndrome vasculítica indiferenciada ou de superposição.

Algumas outras doenças têm sido enquadradas nesse grupo, pois têm características próprias, com manifestações clínicas bem definidas, como arterite do sistema nervoso central (SNC), doença de Behçet, crioglobulinemia e síndrome de Cogan. Entretanto, para serem consideradas primárias, torna-se necessário um estudo com maior número de casos e que se disponha de uma avaliação mais completa dos aspectos clínicos, laboratoriais, angiográficos e de biopsia. A apresentação clínica das formas primárias pode ser extremamente variada, em geral de difícil caracterização no início das manifestações. Pode haver sintomas e sinais que possibilitem supor a presença de uma delas e que, após um curto tempo de observação, o diagnóstico definitivo seja de outra vasculopatia. A partir de 1990, novas classificações continuam sendo propostas, visando a definir e a facilitar a caracterização de cada uma das vasculites primárias.[10]

Classificação do American College of Rheumatology (1990)

Para esse estudo, foram incluídos 1.000 pacientes com diagnóstico confirmado de vasculite sistêmica, de 47 centros de referência, e analisados 500 itens que incluíam história, exame físico, exames laboratoriais, angiografias, biopsias, tratamento e necropsias. Os dados foram submetidos a estudo estatístico e valorizados de acordo com a sua sensibilidade e especificidade. Para cada uma das sete vasculopatias estudadas, constituiu-se o seguinte critério de classificação, de acordo com os dados selecionados que tiveram um valor significativo:

- PAN – dez alterações:
  - Perda de peso maior que 4 kg
  - Livedo reticular
  - Dor testicular
  - Mialgia
  - Mono/polineuropatia
  - Pressão arterial mínima maior que 100 mmHg
  - Creatinina/ureia elevadas
  - Sorologia para vírus B
  - Alterações arteriográficas
  - Biopsia arterial com infiltrado inflamatório
  - Positividade de três entre os dez itens; sensibilidade de 82,2%; especificidade de 86,6%
- EGPA – seis alterações:
  - Asma
  - Eosinofilia maior que 10%
  - Mono/polineuropatia
  - Infiltrado pulmonar não fixo
  - Anormalidade dos seios paranasais
  - Biopsia com eosinófilos de localização extravascular
  - Positividade de quatro entre os seis itens; sensibilidade de 85%; especificidade de 99,7%
- GPA – quatro alterações:
  - Sedimento urinário anormal
  - Radiografia pulmonar com nódulos ou cavidades ou infiltrado fixo
  - Úlcera oral/nasal
  - Biopsia vascular com granuloma
  - Positividade de dois entre os quatro itens; sensibilidade de 88,2%; especificidade de 92%
- Vasculite de hipersensibilidade – cinco alterações:
  - Idade maior que 16 anos (início)
  - Fator desencadeante conhecido ou muito provável
  - Púrpura palpável
  - Eritema maculopapular
  - Biopsia com granulócitos periarteriolar ou venular
  - Positividade de três entre os cinco itens; sensibilidade de 71%; especificidade de 83,9%
- Vasculite por IgA – quatro alterações:
  - Idade menor que 20 anos (início)
  - Púrpura palpável
  - Dor abdominal aguda
  - Biopsia com granulócitos na parede de arteríolas ou vênulas
  - Positividade de dois entre os quatro itens; sensibilidade de 87,1%; especificidade de 87,7%
- GCA – cinco alterações:
  - Idade maior que 50 anos (início)
  - Cefaleia localizada
  - Sensibilidade na artéria temporal
  - Hemossedimentação maior que 50 mmHg
  - Biopsia com arterite necrosante
  - Positividade de três entre os cinco itens; sensibilidade de 93,5%; especificidade de 91,2%
- TA – seis alterações:
  - Idade menor que 40 anos (início)
  - Claudicação de uma extremidade
  - Pulso arterial braquial diminuído
  - Diferença na pressão arterial braquial maior que 10 mmHg
  - Sopro na artéria subclávia ou na aorta
  - Estreitamento ou oclusão nas artérias de grande calibre
  - Positividade de três entre os seis itens; sensibilidade de 90,5%; especificidade de 97,8%.

Torna-se importante salientar que esse critério de classificação é essencial para definir uma das doenças do grupo quando já se diagnosticou o caso estudado, como vasculite sistêmica, isto é, já foram excluídas outras doenças, por exemplo, endocardite bacteriana, neoplasias etc. Essas últimas podem simular quadros de vasculites primárias, resultando em erro diagnóstico e terapêutico. Além disso, deve-se estar atento para a diferença entre critério diagnóstico e critérios de classificação de doenças. Apesar da importância dessa classificação, ela limita-se a apenas sete vasculites primárias, fato que motivou o estudo de outros critérios que abrangessem um número maior de vasculites definidas. É preciso salientar, novamente, que o termo "vasculite de hipersensibilidade" não deve ser mais utilizado e que o grupo de doenças relacionadas com esse grupo é bem mais complexo que o considerado na ocasião desse critério, de 1990. Pode-se fazer algumas considerações sobre a limitação desse critério (ACR-1990):

1. O grande fator limitante dessa classificação consiste na ausência do ANCA, pois ela foi criada antes de o exame ser difundido e utilizado para o diagnóstico das vasculites.
2. A positividade da biopsia temporal na GCA é importante, mas não obrigatória.
3. Apesar de não incluído no critério diagnóstico, o exame de PET-TC pode ter grande valia para o diagnóstico de TA.
4. O frequente acometimento cardíaco não consta no critério da EGPA.
5. A PAN e a MPA não eram discriminadas, sendo consideradas uma doença única.
6. A causa desconhecida da vasculite por IgA não foi considerada relevante.

As formas secundárias compreendem aquelas em que os vasos podem apresentar inflamação ao lado de um conjunto de manifestações principais que oferecem características próprias às doenças. É o caso da artrite reumatoide, na qual, ao lado das deformidades articulares características, podem surgir neuropatia periférica decorrente da vasculite dos *vasa nervorum* e necrose profunda da pele secundária à vasculite de vasos arteriais de médio calibre. Essas condições serão abordadas em outros capítulos.

Classificação pelo calibre dos vasos

Esse tipo de classificação das vasculites apresenta algumas vantagens do ponto de vista prático, quanto aos aspectos evolutivos e de tratamento. Uma doença de grandes vasos, como a TA, em geral tem evolução prolongada, com atividade inflamatória baixa, o que possibilita uma terapêutica cuidadosa e branda, sem prejuízo para o paciente. Do mesmo modo, nas doenças de pequenos vasos, como a vasculite por fármacos e a vasculite por IgA, ocorre frequentemente regressão espontânea, com cura sem uso de medicamentos. Diferentemente, nas doenças de vasos de médio calibre, como a poliarterite nodosa, há uma evolução agressiva e rápida, com lesões graves em vários órgãos, exigindo precocemente o uso de medicação imunossupressora. Evidentemente, tais aspectos não são de todo uniformes.

A GCA e a GPA podem apresentar complicações graves precocemente, tornando-se necessário o uso de corticosteroides e citostáticos em doses elevadas. Para efeito de classificação, consideram-se três calibres básicos – grande, médio e pequeno –, embora seja uma divisão apenas teórica, pois não existe uma área que os delimite. Consideram-se vasos de grande calibre a artéria aorta e seus ramos principais que partem para os membros superiores, inferiores e cabeça; de médio calibre, o vaso principal que se dirige para a víscera; e de pequeno calibre, os ramos arteriais intraviscerais, as arteríolas, o leito capilar e a vênula pós-capilar (Tabela 27.2). Assim, as vasculites de grandes vasos têm como exemplo a GCA e a TA; as de vasos com médio calibre, a PAN, a arterite do SNC e a doença de Kawasaki; e as de vasos com pequeno calibre, GPA, EGPA, MPA, vasculite por IgA, crioglobulinemia e angiite leucocitoclástica

Tabela 27.2 Vasculites e principais vasos acometidos.

Doenças	Vasos							
	Grandes	Médios		Pequenos				
		Extra e intraviscerais	Intraviscerais	Arteríola	Capilar	Vênula	Veia	
Takayasu	•	+						
GCA	•	+						
PAN		•	+					
Kawasaki		•	+					
RCVS		•	+					
PACNS		+	•					
EGPA		+	•	+	+	+		
GPA		+	•	+	+	+		
MPA		+	•	+	+	+		
Cogan			•	+	+	+		
Vasculite por IgA				+	•	+		
Crioglobulinemia				+	•	+		
CLA				+	•	+		
Behçet	+	+	+	+	•	+	+	

•: manifestação principal. +: manifestação secundária. Grandes vasos: aorta, ramos principais para membros e cabeça (extracranianos). Médios vasos: ramos principais da aorta, extra e intraviscerais (artéria coronária, renal, hepática, mesentérica e esplênica) e intracranianos. Pequenos vasos: ramos arteriais intraviscerais, arteríolas, capilares e vênulas. GCA: arterite de células gigantes; PAN: poliarterite nodosa; RCVS: arterite benigna do sistema nervoso central; PACNS: arterite primária do sistema nervoso central; EGPA: granulomatose eosinofílica com poliangiite; GPA: granulomatose com poliangiite; MPA: poliangiite microscópica.

cutânea (Tabela 27.3). Para maior compreensão e facilidade didática, cada uma dessas entidades será analisada separadamente neste capítulo.

Consenso internacional sobre vasculites sistêmicas

O primeiro consenso internacional para definição das vasculites sistêmicas, realizado em Chapel Hill, em 1994, trouxe avanços quanto à nomenclatura e à caracterização de algumas vasculites.[11] As artérias acometidas na PAN seriam apenas as de médio e pequeno calibre, excluindo os vasos mais finos, como arteríolas, vênulas e capilares. Quando somente esses pequenos vasos estivessem acometidos, a entidade passaria a ser chamada de MPA, cuja manifestação clínica atinge predominantemente rim, pulmão e músculos, sem a ocorrência de complexos imunes. A presença desses complexos nos pequenos vasos sinalizaria para as doenças crioglobulinemia ou vasculite por IgA. Quando há granulomas, a hipótese a ser considerada seria a "granulomatose com poliangiite". O termo "vasculite de hipersensibilidade" não seria mais utilizado, e a denominação "vasculite leucocitoclástica cutânea" corresponderia somente ao acometimento restrito à pele.

Os avanços obtidos no conhecimento das vasculites nos últimos 15 anos contribuíram para a realização do Segundo Consenso de Chapel Hill, em 2012. A proposta consistia em definir mais corretamente uma vasculite e constituir grupos definidos para uniformizar o tratamento.[12]

Os representantes das vasculites de grandes vasos continuaram os mesmos: TA (predominante em jovens) e GCA (em idade mais avançada). Ambas apresentam padrão histológico granulomatoso semelhante, sendo consideradas, atualmente, dentro de um mesmo espectro, porém com manifestação em faixas etárias diferentes, tendo como limite entre elas a idade de 50 anos. A denominação "arterite temporal" não deveria ser mais empregada, pois nem sempre essa artéria está acometida, e sim seus ramos menores intraoculares de artéria ciliar ou mesmo retinianas, e artérias maiores, como as emergentes do arco aórtico. Nessas condições, a biopsia da artéria temporal pode ser normal. Apesar de não estar referida no Consenso, existe a arterite isolada da aorta torácica ou abdominal, que tem sido considerada uma entidade independente das outras duas citadas como arterite de grandes vasos.

O Consenso inclui apenas duas doenças na categoria dos vasos de médio calibre: PAN e doença de Kawasaki, cujas artérias acometidas são a principal artéria visceral (derivada da aorta) e seus ramos secundários. No caso da doença de Kawasaki, a artéria derivada da aorta é a coronária. Nessas doenças, o processo inflamatório inicial é mais agudo que no grupo dos grandes vasos.

Na categoria de pequenos vasos, estariam incluídas as artérias de pequeno calibre intraparenquimatosas, arteríolas, capilares e vênulas.

Vários grupos distintos ou doenças isoladas foram considerados:

- Vasculite associada ao ANCA: apresenta como elemento comum o anticorpo anticitoplasma de neutrófilo c-ANCA (citoplasmático) antiproteinase-3 ou p-ANCA (perinuclear) antimieloperoxidade. As lesões da parede dos vasos são agudas necrosantes, podendo ser agressivas e de mal prognóstico se não tratadas precocemente. As doenças desse grupo são MPA, GPA e EGPA
- Vasculite com presença de imunocomplexo depositado na parede dos pequenos vasos: constituída por imunoglobulinas e complemento, e detectada pela técnica de imunofluorescência. Um antígeno pode ser identificado, como o vírus da hepatite C na crioglobulinemia, ou desconhecido, como na vasculite por IgA. Outra doença desse grupo é a vasculite hipocomplementêmica, que apresenta queda do complemento sérico, associada à urticária cutânea
- Vasculite por anticorpo antimembrana basal: agride os pequenos vasos capilares de rim e pulmão (síndrome de Goodpasture)
- Vasculite em vasos de calibre variável: corresponde a vasculites que podem acometer vasos de todos os calibres, com predomínio de um deles conforme o caso. Duas doenças pertencem a esse grupo:
  - Doença de Behçet: apesar de o dado clínico mais comum ser a ocorrência de úlceras orais e genitais e acometimentos de vênulas e capilares, observa-se também inflamação de grandes artérias, como aorta e pulmonar, inclusive com formação de aneurismas, cuja ruptura espontânea piora muito o prognóstico desses pacientes
  - Síndrome de Cogan: a característica principal reside no acometimento dos órgãos dos sentidos: olho – queratite intersticial, uveíte, episclerite e orelha interna – queda de audição e disfunção vestibular. Entretanto, ocorre também inflamação dos vasos de médio e grande calibres, como aortite e seus ramos principais
- Vasculite limitada a um território ou a um órgão: apesar de as doenças desse grupo evoluírem por longos períodos, com fases de atividade e remissão, a doença pode se estender para outros órgãos, caracterizando uma vasculite sistêmica. Somente um seguimento permanente e rigoroso desses pacientes poderá detectar esse tipo de evolução. Exemplos mais importantes dessas vasculites localizadas são vasculite cutânea isolada de pequenos vasos, arterite testicular, arterite do SNC, arterite de vasos da vesícula biliar e poliarterite nodosa cutânea
- Vasculites com etiologia identificada: aquelas cujo agente etiológico pode ser identificado. Os relatos dessas vasculites descrevem acometimento em vasos de todos os calibres: poliangiite microscópica desencadeada por fármacos (hidralazina), vasos de médio calibre com necrose de dedos e artelhos relacionados com medicações antitireoidianas (metimazol), vasculite por deposição de imunocomplexos e presença de crioglobulinas provocadas pelos vírus da hepatite C, poliarterite nodosa associada à hepatite B e arterite de grandes vasos de origem sifilítica
- Vasculites associadas a doenças sistêmicas: podem ser consideradas secundárias, pois as manifestações clínicas principais do paciente definem uma doença sistêmica autoimune e na qual se associa uma vasculite em vasos de grande e

Tabela 27.3 Vasculite: classificação pelo calibre dos vasos.

Calibres	Vasos acometidos

Grandes	Aorta/ramos para:
	• Cabeça (extracranianos)
	• Membros:
	  ▪ Superiores
	  ▪ Inferiores

Médios	Ramos da aorta para as vísceras (extra e intravisceral)
Pequenos	Artérias intravisceral Arteríolas Capilares Vênulas

Ramos para cabeça: carótida e ramos extracraniais. Ramos para as vísceras: artérias hepática, renal, esplênica, mesentérica e coronária e ramos intracraniais.

médio calibre. Essa associação pode ser observada em casos de lúpus eritematoso sistêmico, artrite reumatoide, esclerose sistêmica, poli/dermatomiosite e síndrome de Sjögren.

Apesar de as vasculites paraneoplásicas receberem pouco destaque no Consenso de 2012, elas têm enorme importância clínica. Muitas vezes, um paciente pode iniciar com quadro de vasculite de difícil caracterização e resistente ao tratamento, que evolui após meses ou anos com o aparecimento de uma neoplasia maligna, como carcinoma, linfoma, sarcoma, leucemia e vários outros tumores. Curiosamente, após a detecção do tumor e seu tratamento quimioterápico ou erradicação cirúrgica, a vasculite pode apresentar regressão completa.[13]

Características das principais vasculites definidas no Consenso

PAN. Inflamação de médias e pequenas artérias sem glomerulonefrite ou vasculite em arteríolas, capilares ou vênulas.

MPA. Vasculite necrosante com pouco ou nenhum imunodepósito afetando pequenos vasos (p. ex., capilares, vênulas e arteríolas). Arterite necrosante de pequenas e médias artérias pode estar presente. Glomerulonefrite necrosante é muito comum, bem como há frequência de capilarite pulmonar.

GPA. Consiste em inflamação do trato respiratório e vasculite necrosante afetando vasos de médio e pequeno calibres (p. ex., capilares, vênulas, arteríolas e artérias).

EGPA. Inflamação granulomatosa rica em eosinófilos acometendo o trato respiratório e vasculite necrosante de médios e pequenos vasos associada a asma e eosinofilia.

DIAGNÓSTICO DE ATIVIDADE DA DOENÇA

Em 1994, um grupo da Inglaterra elaborou um método (*Birmingham Vasculitis Activity Score*) para quantificar o grau de atividade da doença, a partir da avaliação de 129 pacientes.[14] A tabela era constituída de vários índices obtidos de nove órgãos de sistemas diferentes. De um escore total de 29, observaram: o escore 0 nos pacientes sem atividade clínica; o escore menor que 10 nos pacientes com atividade clínica antes e durante o tratamento; e o escore 20 nos pacientes que foram a óbito. Além disso, houve boa correlação com a proteína C reativa, ao contrário do observado com a hemossedimentação. Também constataram uma boa correlação entre os observadores que coletavam os dados dos pacientes. Atualmente, esse método é muito utilizado, sobretudo nos protocolos de estudo das vasculites.[15]

ARTERITE COM PREDOMÍNIO DOS VASOS DE MÉDIO CALIBRE

Poliarterite nodosa

A primeira vasculite identificada e descrita com precisão foi a PAN, que serviu de base para o reconhecimento e a identificação das demais vasculites sistêmicas. Em 1554, o Prof. Antoine Saporta de Montpelier descreveu os aneurismas sifilíticos nas artérias intra-abdominais, e, em 1815, o professor Joseph Hodgson complementou esses achados, mostrando as mesmas alterações em pacientes não sifilíticos. Ele estudou detalhadamente a parede dos vasos, identificando o processo inflamatório da musculatura das artérias. Em 1866, Kussmaul e Maier fizeram a descrição completa da doença, a que chamaram de periarterite nodosa.

O estudo microscópico foi extremamente minucioso, tornando possível concluir que as lesões na parede vascular predominavam na camada adventícia e, por extensão, afetavam a camada muscular, com pouco ou nenhum acometimento do endotélio. Esses achados são observados nos estudos atuais. Apesar de as lesões principais decorrerem do acometimento de vasos de médio calibre, vasos de menor calibre também podem estar envolvidos. A população mais acometida é a do sexo masculino (1,5/1,0), em uma faixa de idade cujo pico se dá entre 40 e 60 anos.

Os sintomas gerais são febre, emagrecimento, astenia e dores musculares, enquanto os sinais clínicos mais importantes são secundários a lesões vasculares, provocando isquemias e hemorragias em órgãos afetados. Os mais frequentemente acometidos são rins, sistema nervoso (central e periférico), coração e intestino (isquemia mesentérica). Os nódulos palpáveis em vasos subcutâneos são raros, assim como o comprometimento de vasos pulmonares e da pele. O acometimento renal decorre da inflamação da artéria renal ou de seus ramos intrarrenais até as arteríolas, provocando isquemia glomerular. Consequentemente, a isquemia renal ocasiona hipertensão arterial, favorecendo ainda mais a deterioração dos rins.[16]

Pacientes com glomerulonefrite (hematúria, proteinúria e leucocitúria) associada a sintomas gerais inespecíficos e na ausência de artérias maiores acometidas, de acordo com os consensos internacionais de 1994 e 2012, são classificados como portadores de MPA. As lesões dos nervos periféricos provocam grande desconforto aos pacientes. As alterações sensitivas (parestesia) promovem muito desconforto e as dores podem se tornar insuportáveis e de difícil controle pelos analgésicos. Quando a motricidade também está afetada, ocorre atrofia muscular, incapacitando a marcha.

O exame eletroneuromiográfico identifica as alterações, confirmando o diagnóstico de mononeurite múltipla. Quando há sintomas nos pés, a biopsia do nervo sural confirma o diagnóstico de vasculite em quase 80% dos casos, mas o valor desse procedimento cai para 20% quando da ausência de tais sintomas. As arterites intracranianas provocam isquemias transitórias ou verdadeiros acidentes vasculares cerebrais (isquêmicos e hemorrágicos) de graves consequências. A lesão coronariana se manifesta clinicamente por angina e infarto, porém é de difícil diagnóstico em vida, pois nos pacientes com mais de 45 anos a lesão é confundida, na arteriografia, com trombo aterosclerótico, e somente o exame histopatológico diferenciaria as duas entidades. O quadro doloroso abdominal decorre de lesões isquêmicas das artérias celíaca e mesentérica (superior e inferior). Complicações fatais acontecem mesmo quando a intervenção cirúrgica se dá no momento certo (Quadro 27.1).

Pode haver formas limitadas ou de órgão único da poliarterite, cujos locais preferenciais são mama, apêndice, vesícula e testículo (Figura 27.17). Os achados histopatológicos são idênticos aos da forma clássica, mas dela se diferenciam pela ausência de manifestações sistêmicas. O diagnóstico é feito após exploração

Quadro 27.1 Poliarterite nodosa.

- Predomínio do sexo masculino: 40 a 60 anos
- Sintomas gerais: febre, emagrecimento, astenia, dores musculares
- Órgãos acometidos: rim, sistema nervoso central (AVC) e periférico (mononeurite multiplex), coração e intestino
- Diagnóstico: arteriografia, biopsia (nervo sural, músculo, rim, testículo)
- Tratamento: corticosteroide, imunossupressor

AVC: acidente vascular encefálico.

cirúrgica em virtude do quadro agudo isquêmico do órgão afetado. Os exames laboratoriais na forma sistêmica da PAN não são suficientes para a confirmação diagnóstica, servindo apenas para comprovar a atividade inflamatória e lesões em determinados órgãos. Assim, podem ser observadas anemia normocítica normocrômica, leucocitose (atingindo, às vezes, 50.000/mm³), hemossedimentação elevada, eletroforese de proteínas com albumina diminuída e gamaglobulina discretamente aumentada. As provas imunológicas, como fator antinuclear, fator reumatoide, complemento sérico e imunocomplexos circulantes, são geralmente negativas. Mesmo comprovada a participação do sistema imune em cortes histológicos, as alterações parecem se processar de maneira lenta, possibilitando a normalização dos componentes séricos e, assim, impedindo que exames laboratoriais detectem as alterações.

O diagnóstico pode ser confirmado por arteriografia e biopsia. O exame contrastado das artérias revela aneurismas no nível da bifurcação dos vasos intraparenquimatosos, e sangramentos desses aneurismas também podem ser confirmados pela arteriografia, com incidência mais frequente em rins, fígado e intestino. A biopsia em território acometido tem alto grau de positividade, e os locais preferenciais são o nervo sural, o músculo, o testículo e os rins.

Deve-se ponderar sempre que a biopsia visceral, de importante valor diagnóstico, apresenta alto risco de hemorragia; assim, ela somente deve ser realizada quando for fundamental para o diagnóstico ou para orientar o tratamento a seguir. Os achados histológicos característicos são necrose fibrinoide, ruptura da lâmina elástica interna, proliferação endotelial e infiltrado inflamatório constituído por células polimorfonucleares e mononucleares. As lesões são vistas nas artérias musculares de médio calibre e no nível das bifurcações. Como a doença evolui em surtos, as lesões encontram-se em diferentes estágios de evolução histológica: no início, o infiltrado celular é predominantemente constituído por polimorfonucleares; posteriormente, essas células são substituídas por linfócitos e monócitos (Figura 27.18). Evoluindo para cicatrização e fibrose, as lesões provocam deformidade na luz dos vasos, o que favorece complicações tardias, como os acidentes vasculares isquêmicos e hemorrágicos.

O diagnóstico diferencial é extremamente amplo, sobretudo nas fases iniciais da doença, que pode ser confundida com doenças infecciosas, como a endocardite bacteriana. Além disso, a presença do vírus da hepatite B pode ter significado diagnóstico. Devem ser afastadas, ainda, doenças como outras vasculites sistêmicas, doenças neoplásicas (leucemia de células cabeludas, leucemia promielocítica) e abuso de drogas (anfetaminas).

O tratamento da PAN passou por profundas modificações quanto ao seu curso e prognóstico. Com a introdução dos corticosteroides, a sobrevida se elevou de 15 para 50% em 5 anos, estendida para 80% com a associação com medicamentos imunossupressores, principalmente ciclofosfamida. A dose de corticosteroide é de 1 mg/kg/dia (prednisona), dose única diária, ou pulso com metilprednisolona 1 g/dia intravenosa por 3 dias consecutivos, seguida de corticosteroide oral. A ciclofosfamida também pode ser utilizada sob a forma de pulso intravenoso (600 mg/m²) a cada 4 semanas, ou via oral na dose de 2 a 3 mg/kg/dia. Nas formas graves de apresentação da doença, recomenda-se o uso concomitante das duas medicações sob a forma de pulso descrita, seguido do emprego de corticosteroide via oral. Nos estudos feitos com associação de plasmaférese, não se observou superioridade na resposta terapêutica. As maiores complicações vistas com a medicação são de natureza infecciosa, tanto por bactérias quanto por fungos.

Doença de Kawasaki

Tomisaku Kawasaki, em 1961, observou o primeiro caso de uma doença até então desconhecida. Coletou 50 casos nos anos seguintes e acabou descrevendo a enfermidade que recebeu seu nome. Trata-se de uma doença aguda, autolimitada e de etiologia desconhecida, mas com características de ser pós-infecciosa. Manifesta-se em crianças abaixo de 4 anos e, raramente, acima dos 8 anos. Suas características clínicas consistem em acometimento cutâneo (principal manifestação) com lesões eritematodescamativas generalizadas, inclusive nas regiões palmar e plantar, e mucosa ocular intensamente hiperemiada. As demais manifestações clínicas são febre, adenomegalia cervical, língua e lábios avermelhados. A vasculite se manifesta na artéria

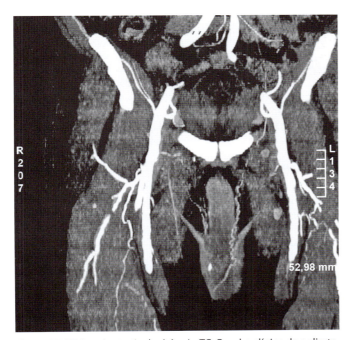

Figura 27.17 Arterite testicular à ângio-TC. Quadro clínico de poliarterite nodosa com sintomas testiculares.

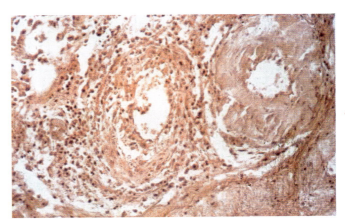

Figura 27.18 Poliarterite nodosa. O corte histológico mostra dois ramos arteriais no nível da bifurcação: um deles (à direita) apresenta proliferação endotelial e necrose da camada muscular, com intenso infiltrado celular na adventícia. O vaso da esquerda apresenta pouco infiltrado celular, camada muscular substituída por fibrose e com luz reduzida. Os ramos de um mesmo vaso encontram-se em estágios diferentes do processo inflamatório.

coronária em 10 a 68% dos casos, com sintomas isquêmicos miocárdicos que vão desde angina até infarto, podendo haver óbito em 2% dos casos. Muitas vezes, as lesões residuais da coronária evoluem com formação de aneurismas. O tratamento com ácido acetilsalicílico e corticosteroide não previne o aparecimento dessas graves complicações, enquanto o uso de gamaglobulina intravenosa parece mudar o curso da doença, diminuindo a incidência de lesões coronarianas.

Arterite primária do sistema nervoso central (PACNS)

Acomete principalmente as meninges, caracterizando-se clinicamente por cefaleia insidiosa associada a déficits neurológicos focais e difusos.[17] Também chamada de angiite granulomatosa do SNC (AGSNC), é mais frequente em homens de meia-idade. Quanto aos exames diagnósticos, o líquido cefalorraquidiano apresenta pleocitose de células mononucleares e os achados angiográficos são discretos com pequenas irregularidades ou ectasia nos vasos.[18] A biopsia cerebral, ultimamente realizada com maior frequência, traz informações de valor diagnóstico na forma granulomatosa e deve ser feita nos casos de suspeita clínica e em uma área em que a ressonância magnética indica alterações de sinal. Sempre que houver dúvida diagnóstica, devem ser excluídas as formas de envolvimento cerebral que ocorrem em doenças sistêmicas, como lúpus eritematoso sistêmico, doenças infecciosas, neoplasias, medicações, outras vasculites sistêmicas, doenças autoimunes e condições mais raras (sarcoidose, amiloidose). A doença pode ser fatal sem tratamento, por isso este deve se iniciar logo após o diagnóstico. Corticosteroide e citostático (ciclofosfamida) em altas doses podem induzir remissão da doença, aumentando a sobrevida. Os medicamentos podem ser retirados lentamente até a suspensão total, com avaliação periódica dos pacientes.

O principal diagnóstico diferencial é a síndrome vasoconstritiva cerebral reversível (RCVS), que acomete mais mulheres e cujo sintoma consiste em cefaleia intensa de início súbito, associada ou não a outros sintomas neurológicos. A angiotomografia ou angiorressonância revelam vasoconstrições focais segmentares de artérias cerebrais. O líquido cefalorraquidiano encontra-se normal, o que ajuda no diagnóstico diferencial da PACNS. Após 12 semanas, os sintomas e as alterações nos exames de imagens melhoram (Tabela 27.4).

ARTERITE COM PREDOMÍNIO DOS VASOS DE PEQUENO CALIBRE

Nesse grupo de vasculites, as lesões ocorrem a partir das pequenas artérias intravisceras, atingindo arteríolas, capilares e vênulas. O aspecto histológico, tanto à microscopia óptica quanto à imunofluorescência, diferencia as vasculites quanto à existência ou não de granulomas e depósitos de imunocomplexos. As manifestações clínicas também diferem, não somente na forma de apresentação, como também nos aspectos evolutivo e de prognóstico (Tabela 27.5). Após o Consenso de 2012, as vasculites de pequenos vasos passaram a ser agrupadas de modo diferente, de acordo com a presença ou não do anticorpo ANCA. As vasculites que apresentam esse anticorpo são chamadas de pauci-imunes, isto é, não apresentam imunocomplexos nas lesões quando submetidas a exame histopatológico. A característica principal desse grupo refere-se ao seu potencial de gravidade em razão do papel patogênico atribuído ao ANCA.

Angiites sem depósitos imunes (pauci-imunes)

Granulomatose eosinofílica com poliangiite

Doença rara no meio, acomete principalmente vasos pequenos, podendo, no entanto, atingir os de médio calibre. A EGPA apresenta alta incidência de lesões pulmonares com infiltrados migratórios, eosinofilia (> 10% no hemograma) e lesões granulomatosas com eosinófilos. A doença ocorre em ambos os sexos, com maior incidência na faixa dos 40 anos.

Rinite alérgica e asma brônquica podem preceder o quadro em vários anos ou mesmo surgir concomitantemente. Quando há rinite e lesões pulmonares, o quadro se assemelha a outro tipo de vasculite: a GPA. As lesões não destrutivas, tanto nasais quanto pulmonares, ao lado da eosinofilia, orientam no diagnóstico de EGPA. Acometimentos bastante comuns são mononeurite múltipla (50%), lesões de pele e sintomas constitucionais. O SNC, o coração e o trato gastrintestinal podem ser acometidos, o que implica um pior prognóstico. Os exames laboratoriais mostram anemia, leucocitose, eosinofilia e aumento das provas inflamatórias. O anticorpo p-ANCA (antimieloperoxidase) é encontrado em 40% dos pacientes, e, geralmente, a forma ANCA positivo apresenta quadro clínico diferente da forma ANCA negativo. Quando de lesão renal e ANCA positivo, o quadro pode ser confundido com MPA.

Com relação ao tratamento, pacientes sem manifestações graves podem ser tratados apenas com corticosteroides em uma fase inicial e, depois, com imunossupressores, como azatioprina, leflunomida ou metotrexato para poupar o uso do corticosteroide. Entretanto, quando há manifestações graves, deve ser prescrita a ciclofosfamida em ciclos mensais por 12 meses, seguida de manutenção com outro imunossupressor. Rituximabe (principalmente nos pacientes com ANCA positivo) e mepolizumabe (anti-IL5) são terapias que se mostraram eficazes recentemente em EGPA.[19]

Granulomatose com poliangiite

Acomete igualmente ambos os sexos e tem maior incidência na faixa dos 40 anos. A forma completa atinge seios da face, pulmão e rim, podendo afetar territórios como olhos, ouvidos, pele, coração e cérebro. As queixas iniciais podem ser bastante inespecíficas, como cefaleia, mialgias, artralgias, emagrecimento e febre persistente, e confundidas com inúmeras doenças. Sinusite e tosse crônicas sugerem a doença, em cuja evolução ocorrem lesões características da GPA, como destruição do seio e septo nasal e alveolite difusa com ou sem cavitações pulmonares (Figura 27.19).

A proptose ocular, muito característica, decorre do crescimento de granuloma retro-orbitário. As lesões no SNC podem ocorrer por extensão dos granulomas desenvolvidos nos seios

Tabela 27.4 Arterite do sistema nervoso central.		
Características	RCVS	PACNS
Início	Súbito	Insidioso
Clínica	Cefaleia intensa súbita	Cefaleia insidiosa e déficits neurológicos
Calibre dos vasos	Médio	Pequeno
Líquor	Normal	Alterado
Exames de imagens	Alterados	Pouco alterados
Biopsia	Alterada	Alterada
Prognóstico	Bom	Mau

RCVS: síndrome vasoconstritiva cerebral reversível; PACNS: angiite primária do sistema nervoso central.

Tabela 27.5 Estudo comparativo clínico, laboratorial e histológico entre vasculites de pequenos vasos.

Características	Vasculite por IgA	Crioglobulinemia	MPA	GPA	EGPA
Sinais e sintomas	Sim	Sim	Sim	Sim	Sim
Depósito de IgA	Sim	Não	Não	Não	Não
Crioglobulinas	Não	Sim	Não	Não	Não
ANCA	Não	Não	Sim	Sim	Sim
Granuloma necrosante	Não	Não	Não	Sim	Sim
Asma e eosinofilia	Não	Não	Não	Não	Sim

MPA: poliangiite microscópica; GPA: granulomatose com poliangiite; EGPA: granulomatose eosinofílica com poliangiite.

da face e retro-orbitário, provocando comprometimento dos pares cranianos, aracnoidite de base craniana e hemorragias. O rim é acometido sob a forma de glomerulonefrite rapidamente progressiva, levando à insuficiência renal. O achado mais sensível e precoce consiste em hematúria microscópica seguida de elevação dos níveis de ureia e creatinina. A demora no diagnóstico e no tratamento resulta em lesões irreversíveis e determina um pior prognóstico.

Até 1985, não havia exames laboratoriais específicos para GPA, quando era avaliada pela dosagem de provas de atividade inflamatória, anemia, leucocitose e plaquetose. A identificação de ANCA mostrou ser de grande importância e de alto valor diagnóstico nessa doença. O ANCA (antiproteinase 3) é altamente específico para GPA. Cerca de 80 a 100% dos pacientes com a forma completa de GPA apresentam anticorpo ANCA positivo; nas formas limitadas essa positividade cai para 50% e nos doentes em remissão para 35%. A biopsia do tecido acometido tem grande valor diagnóstico, entretanto a positividade dos achados específicos depende do local biopsiado, sendo baixa em mucosa nasal e seios da face e alta na biopsia via cirúrgica de nódulo pulmonar. Nos cortes histopatológicos, encontram-se artérias e veias de pequeno calibre com necrose fibrinoide cercada por um processo inflamatório com células polimorfonucleares, mononucleares e células gigantes formando granulomas. O tecido inflamado muitas vezes é tão extenso que a biopsia não revela o vaso central acometido.

Após o diagnóstico, o tratamento deve começar imediatamente.[20] Nas formas sistêmicas graves, realizar o tratamento de indução com corticosteroides com ciclofosfamida (VO ou pulso). O esquema-padrão utiliza pulso de corticosteroide IV (metilprednisolona na dose de 1 g por 3 dias consecutivos), seguido de corticosteroide diário (prednisona 1 mg/kg/dia) e ciclofosfamida IV (15 mg/kg) a cada 15 dias nos primeiros três pulsos e, depois, a cada 3 semanas ou ciclofosfamida oral (2 a 3 mg/kg/dia). Os usos intravenoso ou oral da ciclofosfamida mostraram-se equivalentes em termos de eficácia, entretanto o último apresenta maior taxa de eventos adversos e resulta em maior dose cumulativa. Recentemente, mostrou-se que o uso de rituximabe (375 mg/m^2, quatro aplicações com intervalo de 7 dias entre elas) associado a corticosteroides é equivalente, em termos de eficácia e eventos adversos a curto prazo, à ciclofosfamida. Além disso, essa medicação mostrou-se superior à ciclofosfamida no grupo de pacientes que já apresentavam recidiva da doença.

Após a fase de indução do tratamento (3 a 6 meses), deve-se introduzir um imunossupressor para a manutenção, sendo o metotrexato ou a azatioprina por pelo menos 24 meses. O rituximabe na dose de 500 mg a cada 6 meses também pode ser utilizado como medicação de manutenção, pois mostrou-se superior à azatioprina em um recente trabalho randomizado controlado. O emprego de micofenolato de mofetila mostrou-se inferior ao da azatioprina, apresentando maior taxa de recidiva. Nas formas ativas, mas menos graves, é possível iniciar o tratamento com metotrexato e, portanto, não fazer a indução com ciclofosfamida. Além disso, quando há sintomas em vias respiratórias superiores, tem sido associado antibiótico (sulfametoxazol/trimetroprim) em doses plenas, com resultados favoráveis (Quadro 27.2). Esse antibiótico também

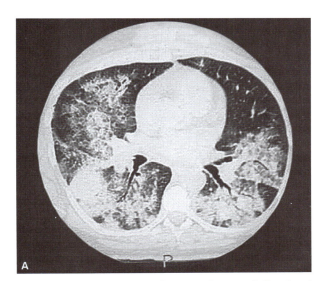
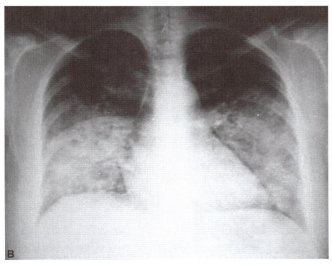

Figura 27.19 Poliangiite granulomatosa. Processo infiltrativo alveolar difuso em ambos os pulmões, associado a escarros sanguinolentos.

> **Quadro 27.2** Granulomatose com poliangiite.
>
> - Sexo: masculino, feminino
> - Idade média: 40 anos
> - Acometimento principal: septo e seios paranasais, pulmão, rim
> - Diagnóstico laboratorial: anticorpo c-ANCA
> - Histologia: infiltrado linfo/histiocitário perivascular com granulomas
> - Tratamento de indução: ciclofosfamida ou rituximabe associado a corticosteroides

é utilizado como profilaxia da pneumonia por *Pneumocystis jiroveciii* nos pacientes que recebem ciclofosfamida ou rituximabe. Apesar da gravidade da doença, na maioria dos casos (75%) obtém-se remissão total do quadro, com excelente evolução e aumento da sobrevida. Há recorrência da doença em 50% dos pacientes, principalmente naqueles que mantêm o ANCA positivo, tornando-se, portanto, extremamente necessários o seguimento desses pacientes e o uso das medicações de manutenção.

Poliangiite microscópica

Antigamente denominada poliarterite nodosa microscópica, trata-se de uma doença que ocupa um espaço de limites imprecisos entre a poliarterite nodosa e a GPA. Sua incidência é de 1/100.000 habitantes, mais frequente em homens e com início em torno de 50 anos. Apresenta-se inicialmente com sintomas gerais de febre, astenia e emagrecimento. Há acometimento renal em praticamente todos os pacientes no momento do diagnóstico, manifestado como glomerulonefrite necrosante (hematúria micro ou macroscópica, proteinúria e perda de função renal). O acometimento pulmonar ocorre em 25 a 50% dos pacientes e a manifestação clássica é a hemorragia alveolar em decorrência de capilarite. Outros sinais e sintomas incluem artralgia, mialgia, púrpura, dor abdominal e neuropatia periférica.

A histopatologia revela vasculite pauci-imune de pequenos vasos, entretanto diferencia-se da GPA pela ausência de granuloma e da EGPA pela ausência de eosinófilos na biopsia. A biopsia renal apresenta glomerulonefrite com necrose focal, formação de crescentes e ausência ou deposição mínima de imunoglobulinas (Figura 27.20). O ANCA está presente em 80 a 90% dos casos, sendo o mais frequente o p-ANCA (antimieloperoxidase). O tratamento deve obedecer aos mesmos princípios recomendados para o tratamento da GPA, já que a maioria dos estudos prospectivos de tratamento das vasculites ANCA-associadas incluiu pacientes com GPA e MPA.

Angiites com depósitos imunes (imunocomplexos)

Várias afecções podem ser agrupadas, pois apresentam algumas características comuns. Independentemente do estímulo que lhes dá origem, formam-se imunocomplexos circulantes que se depositarão nos vasos capilares, principalmente na vênula pós-capilar, dando origem à vasculite leucocitoclástica (fragmentos de neutrófilos agrupados junto à parede dos vasos).

Usa-se algumas vezes como sinônimo o termo "vasculite de hipersensibilidade" para designar certas doenças desse grupo, mas há uma tendência a abandoná-lo. O quadro histológico mostra necrose fibrinoide com infiltrado de polimorfonucleares e células mononucleares, enquanto a imunofluorescência revela depósito de imunoglobulinas e complemento. Assim, o que diferenciará a doença desse grupo é o quadro clínico, além de alguns exames laboratoriais, com exceção da púrpura de Henoch-Schönlein, na qual a imunoglobulina encontrada na biopsia tecidual é predominantemente IgA.

As principais doenças desse grupo são vasculite por IgA, vasculite desencadeada por fármacos (incluindo doença do soro), crioglobulinemia mista, vasculite urticariforme hipocomplementêmica, vasculite associada a neoplasias e vasculite das doenças sistêmicas autoimunes (lúpus eritematoso sistêmico, artrite reumatoide, dermato/polimiosite, esclerose sistêmica, síndrome de Sjögren). É incomum o acometimento de vasos de grande calibre nessas doenças autoimunes sistêmicas.

Vasculite por IgA

Acomete os vasos de pequeno calibre, principalmente em crianças em idade escolar (abaixo de 14 anos, com média de 5,5 anos), incidindo mais raramente em adultos; caracteriza-se clinicamente pelo aparecimento de púrpuras não trombocitopênicas nos membros inferiores, atingindo as nádegas, além de acometimento renal, gastrintestinal e articular (Figura 27.21).

A evolução pode ter um ou vários surtos, ocorrendo no outono e no inverno, e evolui infrequentemente com crises de glomerulite, resultando em insuficiência renal crônica. Em geral, surge após infecção das vias respiratórias superiores, mas outros agentes etiológicos também têm sido apontados – os antibióticos, particularmente a penicilina, e os antígenos alimentares (leite, ovos, peixes, nozes etc.). Há também relatos de casos após picada de insetos, vacinação e exposição ao frio.

Os exames laboratoriais pouco ajudam no diagnóstico: além das alterações nas provas de atividade inflamatória, observa-se aumento do nível de IgA sérica e de imunocomplexos circulantes com IgA, na fase aguda da doença. Nos tecidos (pele, rim e mucosa intestinal), observa-se uma vasculite

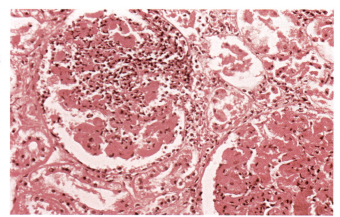

Figura 27.20 Poliangiite microscópica. Glomerulonefrite difusa com crescentes revelando material fibrinoide e infiltrado por polimorfonucleares.

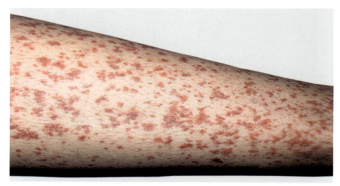

Figura 27.21 Vasculite por IgA nos membros inferiores.

leucocitoclástica com deposição de IgA e complemento C3 no nível dos vasos, dado que atribui fortemente a essa imunoglobulina um papel importante no aparecimento das lesões. Apesar de a forma clínica de apresentação poder se confundir com várias doenças de pequenos vasos, os achados histopatológicos possibilitam distingui-la das demais. O tratamento parece não influir de forma importante no prognóstico.

Como a doença pode regredir espontaneamente, as medidas de suporte são repouso, analgésicos e eliminação do antígeno (quando este for identificado). Quando em adultos, o prognóstico pode ser pior, com maior incidência de evolução para insuficiência renal. Os fatores indicativos dessa pior evolução são hipertensão arterial e síndrome nefrótica. Os corticosteroides, utilizados na fase aguda para melhora dos sintomas gastrintestinais, não influem na progressão da lesão renal, e, quando esta evolui com queda de função, os imunossupressores são empregados, com resultados contraditórios. Relatos de caso e estudos não controlados revelam resultados favoráveis com o uso de imunoglobulinas, micofenolato de mofetila, metotrexato, rituximabe e plasmaférese. Com base em estudos de genética e de patogênese da doença, no futuro possivelmente haverá um papel para a terapia biológica na vasculite por IgA, sobretudo terapias anticélula B e inibidores de IL-1 (fundamentando-se na importância do polimorfismo do gene relacionado com a IL-1 em doenças renais graves).

Síndrome de Cogan

Doença de incidência rara, foi descrita inicialmente por David G. Cogan em 1945. Ocorre em ambos os sexos igualmente com início próximo dos 30 anos. Acomete principalmente dois territórios na cabeça: ocular, manifestado por queratite intersticial (associado ou não à uveíte e retinite); e auditivo, associado a alterações vestibulares (semelhante à doença de Ménière), com apresentação clínica de tontura, queda de audição e evolução com surdez definitiva. As manifestações clínicas iniciais que sinalizam para a doença, relacionadas com os olhos, são surtos de fotofobia, lacrimejamento e conjuntiva hiperemiada, e, com o ouvido, surtos de vertigem, náuseas, vômitos, zumbido e flutuação da audição.

Do ponto de vista fisiopatológico, a síndrome de Cogan surge por lesões inflamatórias de pequenos vasos (vasculite), sem ainda se identificar um agente etiológico. Quanto ao estudo genético (HLA), algumas correlações obtidas não possibilitam direcionar para um especificamente. O principal diagnóstico diferencial se dá com a sífilis, cujo diagnóstico deve ser rapidamente excluído pela sorologia apropriada.

Estabelecido o diagnóstico, a investigação consiste em avaliar os grandes vasos, pois em cerca de 15% dos casos ocorrem alterações semelhantes às da TA. Valvulite aórtica com ou sem insuficiência surge em 10% dos casos. O acompanhamento e a avaliação da atividade da doença devem ser feitos por especialistas, oftalmologista e otorrinolaringologista, para que definam a estabilidade e o desaparecimento da flutuação dos sinais e sintomas. As provas inflamatórias séricas e o estudo angiográfico são úteis no acompanhamento dos casos de acometimento aórtico.

O tratamento deve ser feito precocemente, pois os resultados são frustrantes, quando já se passaram vários meses do início dos sintomas. Doses elevadas de corticosteroides devem ser utilizadas para obter um resultado satisfatório. Na ausência de resposta após 2 semanas, pode ser associado um imunossupressor (ciclofosfamida, azatioprina, metotrexato), apesar de os resultados apresentados não permitirem uma conclusão precisa, pelo pequeno número de casos em que foi usado.

Vasculite precipitada por fármacos/adjuvantes

Muitos agentes externos (medicamentos, inseticidas, corantes, alimentos etc.) podem provocar reações de hipersensibilidade após o contato com o sistema imune. Depois de absorvidos, eles interagem com o sistema imune, resultando na formação de imunocomplexos. Estes se depositam na parede das vênulas pós-capilares e, por mecanismos quimiotáticos, ativam principalmente linfócitos, que se acumulam em torno da lesão. Essa sequência de eventos caracteriza o mecanismo imunológico tipo III, no qual a principal imunoglobulina envolvida é a IgG.

Curiosamente, é pequeno o número de neutrófilos acumulados junto aos vasos, ao contrário do que ocorre nas vasculites leucocitoclásticas, nas quais essas células predominam nas primeiras 72 h e, posteriormente, são substituídas pelos linfócitos. Nas vasculites por fármacos, desde o início já se observa um grande número de linfócitos agrupando-se junto à parede dos pequenos vasos acometidos. Consequentemente, a agressão à parede do vaso é mínima. As lesões se localizam principalmente na pele (Figura 27.22), mas podem também ocorrer em pulmão, rim, coração e, mais raramente, nos demais órgãos, surgindo como equimose, petéquia, púrpura, eritema polimorfo e urticária. Muitos casos se assemelham à vasculite por IgA, como a provocada pelo anti-hipertensivo losartana. Às vezes, a agressão aos vasos pode ser de extrema gravidade, comprometendo intensamente a rede vascular e ocasionando necroses extensas, culminando em amputações nos membros acometidos (Figura 27.23). Inúmeras medicações podem desencadear vasculite de rápida evolução, obrigando o uso precoce de corticosteroide e plasmaférese para estancar a evolução das necroses. O tratamento resume-se a retirar o agente desencadeante nos casos leves, enquanto, nas formas mais intensas, pode-se utilizar corticosteroides e plasmaférese para deter o processo e diminuir a carga antigênica, acelerando a resolução do processo. O prognóstico é bom, com regressão das lesões na maioria dos casos.

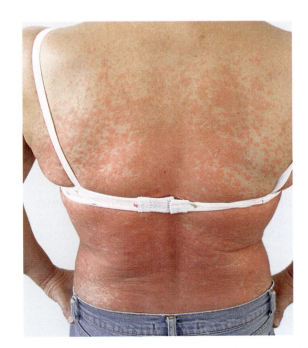

Figura 27.22 Vasculite cutânea – após 1 semana de uso de ranelato de estrôncio, 2 g/dia.

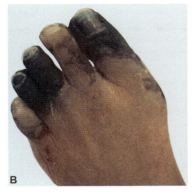
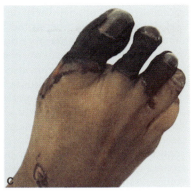

Figura 27.23 Vasculite por fármaco (metimazole). Após nova administração de metimazole para tratamento do hipertireoidismo, a paciente apresentou vasculite de extremidade dos quatro membros, quadro controlado com corticosteroide e plasmaférese, sem ter sido evitada, porém, a amputação de dedos e artelhos. A sorologia revelou p-ANCA e criofibrinogenemia (fator agravante da vasculite).

Vasculite crioglobulinêmica

Refere-se a doenças causadas pelo depósito de imunoglobulinas com a capacidade de se precipitar em baixa temperatura, heterogêneas em relação ao quadro clínico e aos fatores etiológicos. Além disso, as vasculites crioglobulinêmicas são classificadas em tipos I (monoclonais, associadas a doenças linfoproliferativas), II e III, que apresentam componentes policlonais (mista) e serão abordadas a seguir.

A infecção por hepatite C compreende o fator causal em 80% dos casos das mistas e, quando não é encontrado outro fator, denomina-se idiopática (20% dos casos). As manifestações clínicas mais comuns são alterações cutâneas (púrpura), artralgia, neuropatia (sendo a mais frequente a polineuropatia sensorial distal ou sensorial/motora) e glomerulonefrite. A crioglobulinemia é confirmada pela detecção de precipitados proteicos séricos, em soro de pacientes mantidos a 4°C por pelo menos 7 dias. Depois da detecção, o precipitado é caracterizado quanto à sua clonalidade a fim de definir o tipo de crioglobulinemia (I, II ou III).

A terapêutica da vasculite crioglobulinêmica deve ser individualizada conforme a etiologia e a gravidade das manifestações. Nos principais estudos de terapêutica, a maioria dos pacientes tinha infecção por hepatite C associada, havendo poucos trabalhos que avaliaram o tratamento da vasculite crioglobulinêmica idiopática. A infecção por hepatite C deve ser tratada sempre, a não ser que haja contraindicação, pois a sua eliminação cursa, na maioria dos casos, com resolução sustentada das manifestações da crioglobulinemia. Os pacientes com manifestações mais graves e risco de vida devem receber imunossupressores antes do tratamento do vírus, pois seu início pode piorar a vasculite. O imunossupressor de escolha para o tratamento é o rituximabe (Figura 27.24).

Vasculite urticariforme hipocomplementêmica

Vasculite de vaso de pequeno calibre caracterizada por lesões cutâneas urticariformes e complemento sérico baixo. As lesões cutâneas diferenciam-se da urticária comum por permanecerem na mesma área cutânea por mais de 24 h, serem dolorosas e não pruriginosas, e pela biopsia (vasculite leucocitoclástica com depósito de imunocomplexos na imunofluorescência). Há duas formas clínicas descritas – a primeira caracterizada apenas por lesões cutâneas e complemento sérico baixo, e a segunda por outras manifestações clínicas associadas (artrite, glomerulonefrite, uveíte, angioedema, doença pulmonar obstrutiva crônica e serosite).

O tratamento é feito com fármacos geralmente utilizados no tratamento do lúpus eritematoso sistêmico e varia conforme a manifestação clínica.

Vasculite associada à neoplasia

Casos de associação de neoplasias com vasculite têm sido relatados na literatura, e os tumores mais citados são doença de Hodgkin, outros linfomas, mieloma múltiplo, mielodisplasia, carcinoma de mama, tubo digestivo, pulmão e ovário. As vasculites relacionadas descritas podem ser de diferentes calibres, como TA, arterite com células gigantes, PAN e angiite leucocitoclástica cutânea, sendo esta última a mais comum. Às vezes, a vasculite tem um comportamento evanescente, surgindo e desaparecendo espontaneamente sem nenhum tratamento a ela dirigido (Figura 27.25). A vasculite pode anteceder o tumor em meses ou anos, o que dificulta muito o diagnóstico precoce do processo maligno. Acredita-se que se formem

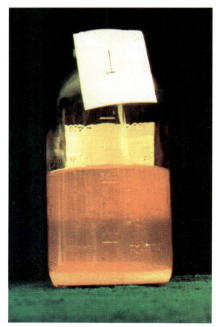

Figura 27.24 Crioglobulinemia. Crioprecipitado (cor branca) na base do frasco contendo plasma após plasmaférese. Recentemente, o uso do rituximabe como monoterapia ou associado aos antivirais mostrou-se eficaz no tratamento da vasculite crioglobulinêmica.

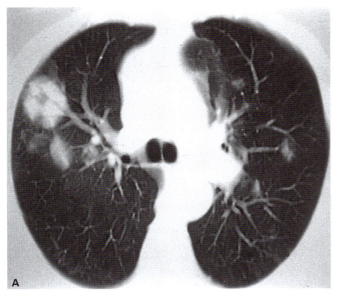 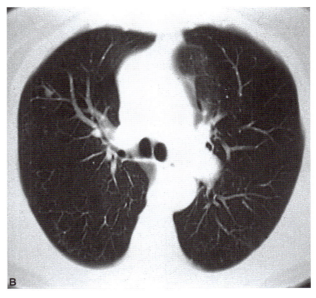

Figura 27.25 Nódulos pulmonares assintomáticos recorrentes sem tratamento, cuja biopsia revelou granulomatose com poliangiite. Após a retirada do tumor intestinal, os nódulos não foram mais visualizados.

imunocomplexos com anticorpo e antígenos tumorais e que as manifestações clínicas decorram da deposição desses imunocomplexos nos vasos. As lesões respondem muito mal à terapêutica, a não ser que o tumor seja detectado e tratado.

Vasculite em vasos de calibre variável

Doença de Behçet

A doença ou síndrome de Behçet foi descrita inicialmente por Hulusi Behçet, em 1937, após ter observado em três pacientes uma tríade clínica constituída de aftas orais, aftas genitais e uveíte.[21] A manifestação ocular (uveíte bilateral crônica de câmara anterior e posterior) deve ser sempre bem avaliada, pois ocorre em 50% dos pacientes e apresenta alta taxa de morbidade. As aftas orais aparecem em grande número e podem evoluir para úlceras profundas e de longa duração, apesar do tratamento (Figura 27.26).

Outras manifestações clínicas foram posteriormente descritas, constituindo-se em uma doença de grande potencial e extrema gravidade, como SNC (meningoencefalite), articulações (sinovite crônica recidivante), pele (pústulas, pápulas, eritema nodoso) e vasos (flebite, arterite). Entre as vasculites, representa a doença que pode acometer vasos de todos os calibres, desde os capilares até as maiores veias e artérias do corpo humano.[22] Após alguns anos de evolução de aparente benignidade, podem surgir complicações graves, como tromboflebite de cava e aneurismas da artéria pulmonar. Como complicação neurológica, pode ocorrer meningoencefalite progressiva, com lesão cerebelar e do trato corticospinal, paralisia pseudobulbar e ocular e surtos de meningite asséptica.

O diagnóstico diferencial mais importante, muitas vezes considerado a doença de Behçet, é a estomatite aftosa recorrente, cujas lesões orais são muito semelhantes, porém restritas à cavidade oral, não apresentando alterações sistêmicas, a não ser aquelas decorrentes do número e do tamanho das úlceras, como febre em decorrência de infecção bacteriana secundária. As demais doenças com lesões orais que podem ser confundidas com doença de Behçet apresentam quadro sistêmico característico, como síndrome de Sweet, neutropenia cíclica, vírus da imunodeficiência humana (HIV) e doença de Crohn.

O tratamento deve ser escolhido conforme o órgão acometido e a gravidade.[23] Para as manifestações mucocutâneas, utilizam-se corticosteroides (tópico e sistêmico) associados à colchicina. Para os casos mais importantes ou refratários, pode ser utilizada azatioprina ou talidomida, não se esquecendo da importante teratogenicidade da última medicação. Nos casos de uveítes, deve-se introduzir imunossupressores, como a azatioprina associada ou não à ciclosporina. Nos casos refratários, utilizar os anti-TNF, como o infliximabe ou adalimumabe em associação à azatioprina. Além disso, o emprego de interferon-alfa-2a mostrou remissão completa em 75% dos casos, estimulando outros estudos com essa medicação na doença de Behçet. Seu benefício é observado nas lesões oculares e diminui o tempo de duração das lesões orais e genitais. Deve-se ter cuidado com os efeitos adversos desse medicamento, pois têm sido observadas febre, artralgia, leucopenia, alopecia e depressão.

REFERÊNCIAS BIBLIOGRÁFICAS

1. Watts RA, Scott DG. Epidemiology of the vasculitis. Curr Opin Rheumatol. 2003;15(1):11-6.

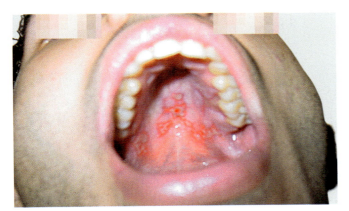

Figura 27.26 Doença de Behçet. Aftas confluentes localizadas no palato da cavidade oral.

2. Kobayashi S, Fugimoto S. Epidemiology of vasculitides: differences between Japan, Europe and North America. Clin Exp Nephrol. 2013;17(5):611-4.

3. Abbas AK, Lichtman AH. Diseases caused by immune responses: hypersensitivity and autoimmunity. In: Abbas AK, Lichtman AH. Cellular and molecular immunology. Philadelphia: Saunders; 2003. pp. 418-31.

4. Kallemberg CG. Antineutrophil cytoplasmic autoantibody-associated small vessel vasculitis. Curr Opin Rheumatol. 2007; 19(1):17-24.

5. Furuta S, Jayne DRW. Antineutrophil cytoplasm antibody-associated vasculitis: recent developments. Kidney International. 2013;84:244-9.

6. Lyons PA et al. Genetically distinct subsets within ANCA-associated vasculitis. The N Eng J Med. 2012;367(3):214-23.

7. Calich I, Calich ALG. Vasculites sistêmicas. Diagnóstico e tratamento. In: Medicina em ambulatório. São Paulo: Sarvier; 2006. p. 700-11.

8. Suresh E. Diagnostic approach to patient with suspected vasculitis. Posgr Med J. 2006;82(970):483-8.

9. Zeek PM. Periarteritis nodosa. A critical review. Am J Clin Path. 1952;22:777-90.

10. Hunder GG et al. The American College of Rheumatology 1990 criteria for the classification of vasculitis. Arth Rheum. 1990;32(8):1065-114.

11. Jennette JC et al. Nomeclature of systemic vasculitides: the proposal of an international consensus conference. Arthritis Rheum. 1994;37:187-92.

12. Jennette JC et al. Revised International Chapel Hill Consensus Conference Nomeclature of Vasculitides. Arthritis Rheum. 2012;65:1-11.

13. Waller R et al. Up to date on the classification of vasculitidis. Best Pract Res Clin Rheumatol. 2013;27:3-17.

14. Luqmani E. Birmingham vasculitis activity score (BVAS). Q J Med. 1994;87:671-8.

15. Stone JH et al. BVAS modification for Wegener granulomatosis. Arthritis Rheum. 2001;44(4):912-20.

16. Pagnoux C et al. Clinical features and outcomes in 348 patients with polyarteritis nodosa. Arthritis Rheum. 2010;62:616-26.

17. Calabrese LH, Mallek JA. Primary angiitis of the central nervous system. Medicine. 1987;67:20-39.

18. Berlit P. Diagnosis and treatment of cerebral vasculitis. Ther Adv Neurol Disord. 2012;3:29-42.

19. Groh M et al. Eosinophilic granulomatosis with polyangiitis (Churg-Strauss) (EGPA) Consensus Task Force recommendations for evaluation and management. Eur J Intern Med. 2015; 26:545-53.

20. Souza AWS et al. Recommendations of the Brazilian Society of Rheumatology for the induction therapy of ANCA-associated vasculitis. Rev Bras Reumatol. 2017;57:484-96.

21. Matteson E. Historic perspective of vasculitis. In: Hoffman G et al. Inflammatory diseases of blood vessels. 2.ed. Oxford: Wiley-Blackwell; 2012. p. 161-9.

22. Saadoun D, Wechsler B. Behçet disease review. Orphanet J Rare Dis. 2012;7:20-6.

23. Hatemi G et al. One year in review 2016: Behçet's syndrome. Clin Exp Rheumatol. 2016;34:10-22.

28 Síndromes Vasculíticas | Acometimento de Grandes Vasos

Manuella Lima Gomes Ochtrop • Alexandre W. S. de Souza

INTRODUÇÃO

Esse grupo de vasculites acomete predominantemente artérias de grande calibre, como a aorta e seus ramos primários, fazendo parte delas a arterite de células gigantes e a arterite de Takayasu.[1] Apesar de essas doenças apresentarem semelhanças quanto às artérias afetadas e semelhanças histopatológicas, distinguem-se em sua epidemiologia, genética e manifestações clínicas.[2]

ARTERITE DE CÉLULAS GIGANTES

Trata-se uma vasculite sistêmica crônica e granulomatosa que afeta artérias de grande calibre em indivíduos acima dos 50 anos de idade.[1] A primeira descrição dessa condição data de 1890, quando *Sir* Jonathan Hutchinson descreveu o caso de um homem de 80 anos chamado Rumbold e que apresentava dor, edema e hiperemia em artérias temporais superficiais.[3] Posteriormente, a arterite de células gigantes passou a ser reconhecida como uma doença nova, quando Horton descreveu detalhadamente casos de pacientes com cefaleia temporal, claudicação de mandíbula e febre.[4] Até hoje, a arterite de células gigantes já recebeu diversos nomes, como doença de Rumbold, cefaleia de Horton e arterite temporal; o último termo atribuído pela alta prevalência de envolvimento de artérias temporais superficiais.

Por muito tempo, acreditou-se que a arterite de células gigantes seria uma vasculite que envolvia principalmente artérias extracranianas, além da artéria oftálmica, das artérias ciliares e das artérias vertebrais, poupando outras artérias intracranianas. Todavia, a evolução dos métodos de imagem levou ao melhor conhecimento da extensão do envolvimento arterial na arterite de células gigantes.[5] Atualmente, sabe-se que outras artérias intracranianas, além daquelas previamente conhecidas, como as artérias carótida interna, temporal profunda e, ainda, meníngea média, são acometidas pelo processo inflamatório da arterite de células gigantes.[6] Além de artérias cranianas, a aorta e seus principais ramos são frequentemente acometidas nessa condição.[7] De fato, o termo "arterite de células gigantes" passou a ser adotado a partir de 1994 após o primeiro consenso de Chapel-Hill sobre classificação, nomenclatura e definição de vasculites, em substituição à "arterite temporal", pela natureza sistêmica da arterite de células gigantes.[8]

Nos EUA e na Europa, principalmente em países da Escandinávia, a arterite de células gigantes representa a vasculite sistêmica mais frequentemente encontrada. A incidência nesses países é superior a 17 casos por 100 mil habitantes por ano em indivíduos com mais de 50 anos de idade. Em países do sul da Europa, essa incidência cai para menos de 12 casos por 100 mil habitantes por ano em indivíduos com a mesma faixa etária.[5] A arterite de células gigantes é rara em outros grupos populacionais e não há dados epidemiológicos no Brasil sobre sua prevalência e incidência. Seu pico se dá entre os 70 e 80 anos de idade e a razão sexo feminino:masculino varia de 2 a 3:1.[9] No único estudo brasileiro que avaliou pacientes com arterite de células gigantes em centros terciários, a média de idade ao diagnóstico foi de 78 anos e a razão de sexo feminino:masculino de 1,8:1.[10]

Manifestações clínicas

Há um amplo espectro de manifestações clínicas que incluem sintomas constitucionais, manifestações cranianas, polimialgia reumática e o envolvimento de grandes artérias.[5,7] Cefaleia temporal compreende a sua manifestação clínica mais frequente, resistente a analgésicos e frequentemente associada à dor à palpação e a aumento de volume/ingurgitação de artérias temporais superficiais (Figura 28.1). A cefaleia na arterite de células gigantes também pode envolver outras áreas, como a região occipital.[11] Manifestações isquêmicas abrangem claudicação de mandíbula, manifestações neuro-oftalmológicas, acidente vascular encefálico (AVE), geralmente causado por arterite de artérias vertebrais, e necrose de língua ou de couro cabeludo. As manifestações neuro-oftalmológicas ocorrem em até 20% dos casos e podem resultar em perda visual indolor por vasculite em artérias ciliares posteriores. A neurite óptica isquêmica anterior é a alteração mais comum. Raramente, as manifestações neuro-oftalmológicas ocorrem em decorrência de neurite óptica isquêmica posterior, oclusão da artéria central da retina ou isquemia cortical. Amaurose fugaz e diplopia podem preceder as manifestações neuro-oftalmológicas da arterite de células gigantes.[5,12]

Polimialgia reumática é observada em 40 a 60% dos pacientes com arterite de células gigantes, enquanto a arterite de células gigantes se desenvolve em 18 a 21% dos pacientes com polimialgia reumática pura. Ela se manifesta por dor de

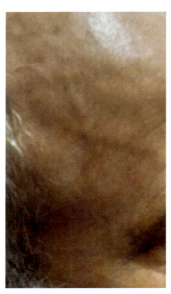

Figura 28.1 Artéria temporal superficial em paciente com arterite de células. Ramo frontal da artéria temporal superficial apresentando aumento de volume e dor à palpação em paciente com arterite de células gigantes.

caráter inflamatório e rigidez matinal prolongada em cintura pélvica, escapular e na região cervical. Artrite periférica também pode ser observada na polimialgia reumática em até 25% dos pacientes, envolvendo principalmente joelhos e punhos.[12] A síndrome RS3 PE (*remitting seronegative symmetrical synovitis with pitting edema*) pode ser observada em até 12% dos pacientes com polimialgia reumática e evolui com edema marcante em dorso da mão e punho, além de acometer o tornozelo e o dorso do pé.[5,11] Aproximadamente metade dos pacientes com arterite de células gigantes apresenta sintomas constitucionais em fases de atividade da doença, como febre baixa, anorexia, perda de peso, fadiga e sudorese noturna.[5]

O envolvimento de vasos de grande calibre, como a aorta e ramos principais, incluindo carótidas comuns, subclávias, axilares e outras grandes artérias, é observado em aproximadamente 70% dos pacientes com arterite de células gigantes ao diagnóstico.[13] Em geral, o acometimento de grandes artérias ao diagnóstico é silencioso, sob a forma de aortite e alterações inflamatórias na parede de diferentes artérias, detectado por exames de imagem. Ao longo da evolução da arterite de células gigantes, pode-se observar danos estruturais às artérias envolvidas, como estenoses e oclusões arteriais ou com o desenvolvimento de aneurismas de aorta torácica ou abdominal.[5]

Essas complicações são observadas a partir de 3 a 4 anos do diagnóstico em aproximadamente 25% dos pacientes com arterite de células gigantes e podem resultar em alterações vasculares, como claudicação de membros, redução de pulsos periféricos e diferença de pressão arterial entre membros.[14] Aneurisma e dissecção de aorta torácica compreendem complicações tardias da arterite de células gigantes, que levam a maior risco de óbito. Pacientes com arterite de células gigantes têm risco 17 vezes aumentado de desenvolver aneurismas de aorta torácica em relação à população geral.[14,15] Até 30% dos pacientes com polimialgia reumática apresentam alterações inflamatórias de grandes artérias, mesmo na ausência de sintomas.[16]

Diagnóstico

Pacientes com quadro suspeito de arterite de células gigantes precisam passar por avaliação para definir o diagnóstico e iniciar a terapia o mais breve possível, o que previne a perda visual permanente, pois, na maior parte das vezes, complicações isquêmicas se desenvolvem antes do início do tratamento com corticosteroides.[17,18]

Exames complementares podem ser realizados na avaliação basal do paciente para conhecer melhor seu perfil clínico e se há doenças associadas. Exames inicialmente solicitados incluem hemograma completo, reagentes de fase aguda (p. ex., velocidade de hemossedimentação [VHS] e proteína C reativa), creatinina, ureia, enzimas hepáticas (p. ex., aspartato aminotransferase [AST], alanino aminotransferase [ALT] e gama glutamil transpeptidase [gama-GT]), 25-OH vitamina D sérica, TSH, T4 livre, eletroforese de proteínas séricas, eletrólitos, glicemia de jejum, perfil lipídico e urina I. A avaliação da densidade mineral óssea também é importante, em virtude do uso crônico de corticosteroides pelos pacientes com arterite de células gigantes. Na suspeita de doenças reumáticas autoimunes e conforme o contexto clínico, deve-se solicitar a pesquisa de anticorpos antinucleares (FAN), fator reumatoide e/ou anti-CCP.[19] Reagentes de fase aguda como VHS e proteína C reativa estão alterados em mais de 95% dos pacientes com arterite de células gigantes ao diagnóstico e em fases de reativação de doença.[5]

O diagnóstico pode ser confirmado com a biopsia de artéria temporal superficial, com a ultrassonografia Doppler (USD) de artérias temporais superficiais, a ressonância magnética (RM), tomografia computadorizada (TC) ou o *positron emission tomography* (PET) com TC (PET-TC) utilizando o radioisótopo ^{18}flúor-desoxifluoro glicose (^{18}F-FDG).[19] Apesar de amplamente utilizados, os critérios de classificação para arterite de células gigantes do American College of Rheumatology (ACR) não são adequados para o diagnóstico do paciente individual na prática clínica (Quadro 28.1).[20] Na polimialgia reumática, o diagnóstico se baseia nas manifestações clínicas apresentadas pelo paciente. Contudo, exames de imagem, como a ultrassonografia ou o PET-TC, podem melhorar a acurácia diagnóstica. As principais alterações de imagem observadas na polimialgia reumática incluem bursite subacromial/subdeltóidea, bursite trocantérica e sinovite glenoumeral/de quadril.[19,21]

Biopsia de artéria temporal superficial

Padrão-ouro para o diagnóstico da arterite de células gigantes[11], deve ser realizada no lado com sintomas mais intensos e conter pelo menos 1 cm da artéria acometida.[19] A realização de biopsia de artéria temporal superficial contralateral aumenta a positividade para o diagnóstico de arterite de células

Quadro 28.1 Critérios de classificação de 1990 do American College of Rheumatology para arterite de células gigantes.

- Idade de início ≥ 50 anos
- Nova cefaleia
- Alterações de artérias temporais superficiais
- Elevação da velocidade de hemossedimentação ≥ 50 mm/h
- Biopsia de artéria temporal superficial alterada: vasculite caracterizada por infiltrado com células mononucleares ou inflamação granulomatosa, geralmente com células gigantes multinucleadas

O paciente é classificado como portador arterite de células gigantes se apresentar pelo menos três dos cinco critérios com sensibilidade de 93,5% e especificidade de 91,2%. Fonte: Hunder GG et al., 1990.[20]

gigantes em apenas 5% e deve ser evitada.[22] Mesmo em casos típicos de arterite de células gigantes, esse tipo de biopsia não apresenta alterações histológicas de vasculite em até 20% dos casos, uma alta frequência de resultados falso-negativos decorrente, em parte, da natureza focal do processo inflamatório na parede da artéria temporal superficial.[23,24]

Alterações histopatológicas típicas de arterite de células gigantes incluem infiltrado inflamatório transmural composto por linfócitos e macrófagos, frequentemente com células gigantes multinucleadas, mas a sua presença não é necessária para o diagnóstico. Além disso, pode-se observar fragmentação da camada elástica interna, destruição de fibras musculares lisas e hiperplasia da íntima. Necrose fibrinoide não é esperada na artéria temporal superficial e pode sinalizar diagnóstico alternativo. Eventualmente, encontram-se apenas infiltrado inflamatório em adventícia e *vasa vasorum*. Outra alteração histopatológica que pode ser observada em artérias temporais superficiais é a arterite curada (do inglês, *healed arteritis*), quando há fibrose na camada média e fragmentação da camada elástica interna na ausência de infiltrado inflamatório na parede da artéria temporal superficial.[25]

A biopsia de artéria temporal superficial deve ser realizada em até 2 semanas após o início de corticosteroides[11,12], período após o qual sua positividade para o diagnóstico de arterite de células gigantes se reduz na seguinte frequência: 78% de achados típicos quando a biopsia é realizada em menos de 2 semanas; 65% de positividade se realizada de 2 a 4 semanas; e 40% de positividade se realizada com mais de 4 semanas de tratamento com corticosteroides.[26] Também é importante mencionar que a positividade desse tipo de biopsia é relativamente baixa em pacientes que não apresentam sintomas cranianos, ou seja, fenótipo de envolvimento de grandes vasos, como a aorta e os ramos primários. Nesses casos, sua positividade chega a 42%.[5,7]

Ultrassonografia Doppler colorido

Pode ser empregada na arterite de células gigantes para avaliar inflamação vascular em grandes artérias e nas artérias temporais superficiais e occipitais. O sinal do halo (Figura 28.2) é mais característico da ocorrência de alterações inflamatórias em artérias temporais superficiais e em outras grandes artérias, definido por hipoecogenicidade circunferencial na parede da artéria. A USD tem alta resolução (0,1 mm) e as vantagens de não ser invasiva e não expor o paciente à radiação ionizante.[27]

A sensibilidade do sinal do halo para o diagnóstico de arterite de células gigantes varia bastante entre os estudos (de 55 a 100%), enquanto a especificidade é de 78 a 100%. Essa grande variabilidade se deve aos diferentes equipamentos de USD utilizados, vasos avaliados e diferentes padrões de diagnóstico empregados nos estudos. Outro sinal com alta especificidade para o diagnóstico de arterite de células gigantes é o sinal do halo não compressível, que se caracteriza pelo não desaparecimento da parede do vaso com a sua compressão pelo transdutor da US. A sensibilidade desse sinal varia de 75 a 79% e sua especificidade é de 100%. A contribuição de estenoses e oclusões, outras alterações passíveis de observar à USD, para o diagnóstico de arterite de células gigantes é bastante variável – sensibilidade de 8 a 80%, mas com especificidade alta (73 a 100%).[19] A avaliação evolutiva de alterações da USD e o impacto do tratamento com corticosteroides na arterite de células gigantes foram avaliados em alguns estudos. O sinal do halo desaparece totalmente na maioria dos pacientes em 2 a 9 semanas.[27-29]

Ressonância magnética

A RM de alta resolução com contraste pode revelar espessamento de parede arterial e captação de contraste. Método alternativo à USD, pode visualizar alterações inflamatórias em artérias extracranianas (p. ex., artérias temporais superficiais e occipitais) e intracranianas (p. ex., artéria carótida interna, oftálmica, meníngea média, temporal profunda).[30,31] A RM de alta resolução para o diagnóstico de arterite de células gigantes, visualizando artérias temporais superficiais e occipitais, tem sensibilidade de 68 a 89% e especificidade de 73 a 97%. A visualização de alterações inflamatórias em artérias intracranianas tem sensibilidade de 50% e especificidade de 100% para o diagnóstico de arterite de células gigantes. A detecção de alterações inflamatórias em artérias temporais profundas e em músculo temporal apresenta sensibilidade baixa (25%), mas especificidade de 95% para o diagnóstico de arterite de células gigantes.[19]

Avaliação de grandes artérias

É útil para o diagnóstico de arterite de células gigantes, especialmente em casos suspeitos quando de biopsia de artéria temporal superficial e USD inconclusivos. Os seguintes métodos podem ser utilizados para avaliar o envolvimento de grandes vasos na arterite de células gigantes: USD, ângio-RM, ângio-TC e PET-TC com ^{18}F-FDG.[5,12]

A USD já foi empregada para visualizar espessamento da parede arterial e hipoecogenicidade em artérias como as carótidas, vertebrais, subclávias e axilares. A avaliação combinada de artérias temporais superficiais, carótidas comuns e axilares pela USD tem sensibilidade de 100% para o diagnóstico de arterite de células gigantes e especificidade de 91%.[32] As alterações que indicam envolvimento de grandes artérias na arterite de células gigantes incluem espessamento concêntrico, estenoses, oclusões e aneurismas quando são utilizadas a ângio-TC ou a ângio-RM.[12] Contudo, poucos estudos avaliaram o uso desses métodos de imagem para o diagnóstico de arterite de células gigantes.[19] Em série de casos, a ângio-TC detectou alterações de grandes vasos em 67,5% dos pacientes recém-diagnosticados com arterite de células gigantes. As artérias mais acometidas foram aorta (65%), tronco braquiocefálico (47,5%), subclávias (42,5%), carótidas (35%) e axilares (17,5%), mas outras artérias, como renais, femorais e ilíacas, também foram envolvidas. É importante ressaltar que até 15% dos pacientes com arterite de células gigantes já apresentavam dilatação da aorta torácica ao diagnóstico.[13]

PET-TC com ^{18}F-FDG avalia a atividade metabólica em paredes arteriais, o que infere a presença de alterações

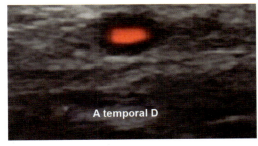

Figura 28.2 Ultrassonografia Doppler de artéria temporal superficial. Sinal do halo em paciente com arterite de células gigantes que apresentava cefaleia temporal.

inflamatórias. ^{18}F-FDG pode ser captado na parede arterial por diferentes métodos. O método semiquantitativo compara a intensidade de captação de ^{18}F-FDG na parede do vaso à captação hepática, variando da seguinte maneira:

- 0: ausência de captação de ^{18}F-FDG na parede do vaso
- 1: captação de ^{18}F-FDG na parede do vaso inferior à do fígado
- 2: captação de ^{18}F-FDG na parede arterial semelhante à do fígado
- 3: captação de ^{18}F-FDG na parede arterial superior à do fígado.

Outros modos de avaliar a captação de ^{18}F-FDG na parede do vaso utilizam o valor padronizado de captação (SUV, *standardized uptake value*), o valor máximo de SUV na parede arterial (SUVmáx), a relação SUVmáx vascular/SUVmáx hepático e SUVmáx vascular/SUV médio da veia cava inferior.[33] Um pequeno estudo avaliou o uso do PET-TC com ^{18}F-FDG para o diagnóstico de arterite de células gigantes – a sensibilidade foi de 80% e a especificidade de 79%.[34]

Tratamento

Não há instrumentos de avaliação validados para aferir atividade de doença em pacientes com arterite de células gigantes, considerada quando há manifestações clínicas típicas associadas à elevação de provas inflamatórias, como VHS acima de 40 mm na primeira hora e/ou proteína C reativa acima de 10 mg/ℓ.[35] Em caso de manifestações neuro-oftalmológicas, a avaliação pelo oftalmologista é mandatória para confirmar neurite óptica isquêmica anterior.[11,12]

O tratamento da arterite de células gigantes se baseia no uso de corticosteroides, que devem ser iniciados o mais rápido possível, logo quando do diagnóstico.[12] Formas não complicadas de arterite de células gigantes, ou seja, aquelas sem manifestações isquêmicas, podem ser tratadas com prednisona ou equivalente na dose de 40 mg/dia, enquanto as complicadas com doses mais elevadas de prednisona (60 mg/dia) geralmente em associação à pulsoterapia com metilprednisolona 500 a 1.000 mg/dia durante 3 dias.[19] A dose inicial deve ser mantida por 4 semanas e o desmame da prednisona realizado com redução de 10 mg a cada 2 a 4 semanas até 20 mg/dia. Depois, deve-se reduzir a dose de prednisona em 2,5 mg a cada 2 a 8 semanas até 10 mg/dia e, posteriormente, para 1 mg a cada 2 a 8 semanas até a retirada total.[19,35] A resposta ao uso de corticosteroides no tratamento da arterite de células gigantes é marcante, apesar de não haver ensaios clínicos que tenham avaliado essa modalidade terapêutica. Há um pequeno ensaio clínico controlado que avaliou o uso de metilprednisolona na forma de pulsoterapia (15 mg/kg/dia durante 3 dias) para o tratamento da arterite de células gigantes. Nesse estudo, pacientes que receberam pulsoterapia apresentaram maior frequência de desmame total da prednisona.[36] Entretanto, um estudo maior não observou diferenças com o uso de pulsoterapia de metilprednisolona na dose de 240 mg.[37]

Pacientes que apresentam apenas manifestações de polimialgia reumática são tratados com doses menores de prednisona (12,5 a 25 mg) e o desmame deve ser realizado de modo semelhante ao da arterite de células gigantes.[38] Metilprednisolona 120 mg IM a cada 3 semanas consiste em uma alternativa à prednisona oral no tratamento da polimialgia reumática.[39]

Pacientes com arterite de células gigantes que apresentam recidiva de doença e aqueles com maior risco de desenvolver complicações com o uso crônico de corticosteroides devem ser tratados com poupador de corticosteroides.[19] Os principais agentes que podem ser utilizados como poupadores de corticosteroides na arterite de células gigantes são o tocilizumabe, o abatacepte e o metotrexato.

Três ensaios clínicos controlados e randomizados avaliaram o uso de metotrexato (10 a 15 mg/semana) na arterite de células gigantes com resultados conflitantes. Porém, uma metanálise que avaliou diretamente o banco de dados dos três ensaios clínicos observou que o uso de metotrexato levou a menor risco de recidivas, maior chance de remissão livre de corticosteroides e menor dose cumulativa de prednisona.[40] Outro imunossupressor avaliado no tratamento da arterite de células gigantes com ensaio clínico controlado e randomizado foi a azatioprina. O uso da azatioprina levou a menor dose diária de prednisona ao final do estudo.[41] Não há evidências de benefícios para o tratamento da arterite de células gigantes com o uso de outros agentes imunossupressores.[19] Apenas estudos abertos avaliaram o uso de leflunomida e de ciclofosfamida no tratamento dessa condição.[42-44] Ciclosporina A e dapsona já foram avaliadas como agentes poupadores de corticosteroides na arterite de células gigantes, mas seu uso esteve associado a alta frequência de eventos adversos, não sendo recomendadas para o tratamento da doença.[45,46]

Quanto ao uso de agentes imunobiológicos, dois ensaios clínicos controlados e randomizados mostraram ótimos resultados com tocilizumabe e abatacepte para o tratamento da arterite de células gigantes. O primeiro foi avaliado em ensaio clínico multicêntrico que avaliou 251 pacientes com arterite de células gigantes e comparou a dose de 162 mg via subcutânea (SC) semanal com a dose de 162 mg SC a cada 2 semanas, e dois esquemas de placebo de tocilizumabe com prednisona em desmame por 6 meses e prednisona com desmame por 12 meses. Os grupos tocilizumabe receberam prednisona com desmame em 6 meses. Os dois regimes de tocilizumabe semanal e a cada 2 semanas foram significativamente superiores ao placebo na manutenção da remissão na semana 52. Não houve diferenças quanto ao desenvolvimento de eventos adversos sérios nos quatro grupos do estudo.[47] Em um pequeno ensaio clínico randomizado, o abatacepte na dose de 10 mg/kg IV foi superior ao placebo na prevenção de recidivas da arterite de células gigantes.[48] Ensaios clínicos controlados e randomizados demonstraram que o uso de agentes anti-TNF-alfa, ou seja, o infliximabe e o adalimumabe, não têm nenhuma eficácia no tratamento da arterite de células gigantes quando comparados ao placebo.[49,50]

O uso de antiagregantes plaquetários, como o ácido acetilsalicílico em dose profilática (80 a 100 mg/dia) na arterite de células gigantes, é controverso e não foi avaliado adequadamente. Dois estudos retrospectivos demonstraram redução da incidência de eventos isquêmicos.[51,52]

Prognóstico

A sobrevida de pacientes com arterite de células gigantes geralmente se assemelha à da população geral.[53] Contudo, essa condição está associada a maior risco de desenvolver aneurismas de aorta torácica e abdominal, os quais, especialmente o de aorta torácica, relacionam-se com maior risco de dissecção e de óbito.[14,54] Em outras palavras, a sobrevida na arterite de células gigantes sofre impacto significativo no subgrupo que desenvolve aneurismas de aorta torácica.[14] Recidivas da doença são observadas em aproximadamente 40 a 50% dos casos durante o desmame de corticosteroide ou depois de sua retirada completa. As manifestações mais observadas durante recidivas são cefaleia e sintomas de polimialgia reumática.[55] Perda irreversível da visão promove um grande impacto na funcionalidade de pacientes com arterite de células gigantes e ocorre em 15 a 20% dos casos, na maioria das vezes (94%) antes do início do uso de corticosteroides.[56,57] O risco de desenvolver doença cardiovascular (p. ex., acidente vascular cerebral isquêmico, infarto agudo do miocárdio e doença vascular periférica) aumenta em pacientes com arterite de células gigantes em relação à população geral.[58]

ARTERITE DE TAKAYASU

Vasculite crônica caracterizada por inflamação granulomatosa, afeta grandes vasos, predominantemente aorta e seus ramos. Mulheres jovens com menos de 40 anos são mais comumente afetadas, mas homens e crianças também são acometidos.[59] Em Israel e na Índia, homens e mulheres são quase igualmente afetados[60], enquanto no Brasil há um predomínio da doença nas mulheres; 70 a 80% dos pacientes são do sexo feminino tanto na idade adulta quanto na infância.[61,62] O início da doença tem seu pico na segunda e terceira décadas de vida, havendo, no entanto, descrição de início de doença após os 40 anos de idade.[63]

Em geral, a aorta é o vaso mais frequentemente atingido pela arterite de Takayasu, seguido das subclávias, carótidas comuns e artérias renais. Diferenças geográficas, no entanto, são observadas no que diz respeito ao envolvimento vascular; por exemplo, no Japão, há um envolvimento mais frequente da aorta ascendente e do arco aórtico com seus ramos, enquanto na Coreia, na Índia e em outros países orientais se destaca o envolvimento da aorta abdominal e artérias renais.[60] Estudos com a população europeia descrevem maior frequência de acometimento do arco aórtico e de seus ramos. Nas coortes brasileiras, o acometimento predominantemente descrito é difuso, incluindo aorta ascendente, arco aórtico, aorta descendente com seus ramos torácicos, aorta abdominal e artérias renais.[61]

Com base nos achados angiográficos, incluindo a localização e a extensão do envolvimento vascular, pode-se classificar a doença em cinco tipos diferentes (Tabela 28.1).[60] Apesar da suposição de que é mais prevalente em populações asiáticas, tem sido descrita mundialmente com incidências similares entre 1 e 2 por milhão de habitantes.[64] Ainda, a prevalência maior da arterite de Takayasu em determinadas populações sugere a presença de fatores genéticos de suscetibilidade à doença. A associação com o alelo HLA-B*52 foi inicialmente descrita na população japonesa e pôde ser demonstrada em diversas populações em estudos subsequentes.[65]

Tabela 28.1 Classificação angiográfica da arterite de Takayasu pela Conferência de Tóquio em 1994.

Tipos arteriográficos	Descrição
Tipo I	Envolvimento primário dos ramos do arco aórtico
Tipo IIa	Aorta ascendente, arco aórtico e seus ramos
Tipo IIb	Aorta ascendente, arco aórtico e seus ramos e aorta torácica descendente
Tipo III	Aorta descendente, aorta abdominal ou artéria renal
Tipo IV	Apenas a aorta abdominal ou artéria renal
Tipo V	Combinação de IIb e IV

O envolvimento das artérias coronárias ou pulmonares deve ser designado como C(+) e P(+), respectivamente. Fonte: Moriwaki et al., 1997.[60]

Patogênese

A inflamação arterial na arterite de Takayasu pode levar ao espessamento da parede vascular promovendo complicações como estenose arterial, oclusão progressiva com isquemia e regurgitação aórtica. Todas as camadas da parede vascular podem ser afetadas, e a destruição da lâmina elástica e da muscular média provoca a dilatação vascular com formação de aneurismas em um terço dos pacientes. Nos estágios iniciais, predomina a inflamação granulomatosa com infiltração de linfócitos e macrófagos, e nos mais avançados, fibrose da adventícia e proliferação das células musculares lisas intimais. Supõe-se que as lesões inflamatórias seriam originadas a partir da *vasa vasorum* na adventícia com a infiltração de células mononucleares na parede vascular recrutadas por citocinas e quimiocinas pró-inflamatórias. Células NK e linfócitos T gamadelta também causariam dano vascular agudo pela liberação de perforinas após o reconhecimento da histocompatibilidade principal de classe I relacionada com a cadeia A (MICA, *major histocompatibility class I chain-related A*) expresso nas células endoteliais induzido por um estímulo ainda não reconhecido. Estudos sugerem um papel crucial da imunidade mediada por células na patogênese da arterite de Takayasu.[66] Células dendríticas vasculares ativadas por determinados receptores *toll-like* (TLR) adquirem um fenótipo ativado capaz de estimular linfócitos T. A formação do granuloma e das células gigantes multinucleadas depende da produção de interferon-gama por linfócitos T CD4+ em um padrão T *helper* 1 (Th1) sob o estímulo da interleucina (IL)-12. O papel da IL-6 e das células Th17 na patogênese da doença vem sendo demonstrado em vários estudos, ratificado pelo uso do antagonista do receptor de IL-6 na prática clínica com bom controle da doença. Níveis aumentados de anticorpos anticélula endodelial (ativadores de complemento) são descritos na arterite de Takayasu, assim como de BAFF (*B cell activating fator*), sugerindo um papel de linfócitos B na patogênese da doença. Várias evidências sugerem uma ligação entre tuberculose e arterite de Takayasu, no entanto essa associação ainda permanece controversa.[67]

Manifestações clínicas

Em geral, a arterite de Takayasu tem evolução crônica ou natureza recidivante.[68] No entanto, os pacientes podem apresentar diferentes formas de evolução da doença, alguns sem sintomas sistêmicos e outros com doença monofásica, alcançando remissão sem necessitar de terapia.[69]

O achado mais característico consiste em pulsos periféricos diminuídos ou ausentes associados à claudicação intermitente de membros e a diferenças de pressão arterial entre esses. Sopros também são frequentes em artérias carótidas, subclávias e abdominais. A hipertensão arterial pode ser observada em 33 a 84% dos pacientes com arterite de Takayasu e resulta frequentemente do acometimento de artérias renais ou da aorta abdominal. Insuficiência aórtica em decorrência da dilatação da aorta ascendente, separação dos folhetos valvares e espessamento valvar estão presentes em até um quarto dos pacientes com arterite de Takayasu. A insuficiência cardíaca congestiva nesses pacientes é multifatorial e pode ser ocasionada como complicação da hipertensão arterial, do envolvimento de coronárias, da regurgitação aórtica e/ou da hipertensão arterial pulmonar, compreendendo uma importante causa de mortalidade.[70] O acometimento da artéria pulmonar é descrito com frequência bastante variável e o de coronárias pode ser observado em 9 a 10% dos pacientes com arterite de Takayasu, muitas vezes com lesões acometendo o óstio coronariano.[71]

A retinopatia de Takayasu, relatada em cerca de 30% dos pacientes e inicialmente descrita em 1905 por Mikito Takayasu, professor de Oftalmologia, caracteriza-se por anastomoses arteriovenosas em coroa em torno do disco óptico e se desenvolve por isquemia retiniana em decorrência de oclusão de carótidas internas.[72] As manifestações neurológicas da arterite de Takayasu também são bastante importantes no curso da doença, ocorrendo em cerca de 50% dos pacientes e incluem cefaleia, vertigem, distúrbios visuais, convulsões, AVE e síndrome de encefalopatia posterior reversível (PRES, *posterior reversible encephalopathy syndrome*). Esses sintomas são causados por hipertensão arterial ou isquemia cerebral. Manifestações sistêmicas da doença incluem febre, suores noturnos, perda de peso, fadiga, mialgia, artralgias e anemia. Outros sintomas abrangem dispneia, carotídinea, dor torácica, angina mesentérica e eritema nodoso.[69]

A apresentação clínica da arterite de Takayasu varia em razão do acometimento vascular; assim, em pacientes japoneses, nos quais a aorta ascendente e o arco aórtico são predominantemente acometidos, a regurgitação aórtica compreende um problema importante no acompanhamento desses pacientes. Enquanto isso, em pacientes da Coreia, da Índia e de outros países onde predomina o acometimento da aorta abdominal e artérias renais, hipertensão arterial, hipertrofia ventricular esquerda, cefaleia e acidentes cerebrovasculares se sobressaem como manifestações clínicas importantes.[60]

Ao exame físico de pacientes com arterite de Takayasu, pode-se notar diferença de pulsos e de pressão arterial entre os membros, assim como sopros vasculares. Dessa maneira, é importante medir a pressão arterial nos quatro membros, além de uma avaliação detalhada de pulsos periféricos, acompanhada de ausculta cardíaca e vascular de artérias carótidas, subclávias, axilares, aorta abdominal, renais e femorais.

Diagnóstico

Não há marcador sorológico específico para a arterite de Takayasu. Na prática clínica, os pacientes são seguidos com provas de atividade inflamatória, as quais incluem VHS e proteína C reativa, elevadas em metade a três quartos dos pacientes com doença ativa.[69] O diagnóstico da arterite de Takayasu se baseia em manifestações clínicas aliadas à confirmação das alterações vasculares, por algum método de imagem que demonstre o acometimento da aorta e de seus ramos primários, com exclusão prévia de outras causas de doença aórtica.

Por muitos anos, a angiografia digital foi utilizada como padrão-ouro para o diagnóstico da arterite de Takayasu. Esse método evidencia alterações do lúmen do vaso, sem, no entanto, mostrar as alterações da parede vascular em fase inicial, como a hipertrofia concêntrica. Em virtude do fato de a angiografia digital ser um método mais invasivo e que expõe o paciente à radiação ionizante e ao contraste iodado, ela vem caindo em desuso para diagnosticar a arterite de Takayasu, também pelo surgimento de novas modalidades de imagem.[73]

A ângio-TC consegue fazer uma excelente representação anatômica vascular e de sua parede, porém tem a desvantagem da exposição alta à radiação ionizante e ao contraste iodado, principalmente se utilizada na avaliação evolutiva dos pacientes com arterite de Takayasu (Figura 28.3). Já a ângio-RM é capaz de mostrar edema e espessamento da parede vascular que ajudam no diagnóstico, mas a associação entre esses achados e atividade de doença é questionável (Figura 28.4).[74]

O ^{18}F-FDG-PET/TC compreende uma nova ferramenta diagnóstica que mostra inflamação vascular antes do desenvolvimento

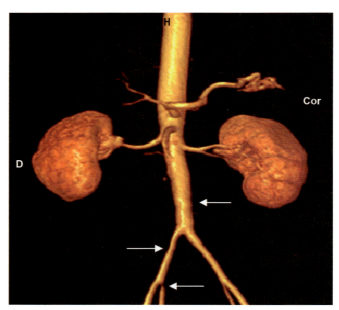

Figura 28.3 Ângio-TC arterial com estenose da aorta infrarrenal, artéria ilíaca comum e origem da ilíaca interna à direita. Estenose da aorta infrarrenal, de artéria ilíaca comum e na origem da ilíaca interna à direita em paciente com arterite de Takayasu. Cortesia do Dr. Romulo Varella.

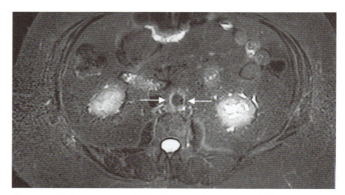

Figura 28.4 Imagem de ângio-RM ponderada em STIR e com corte axial demonstrando edema na parede da aorta abdominal em paciente com arterite de Takayasu em atividade. Cortesia do Dr. Romulo Varella.

de alterações estruturais na parede do vaso, como estenose/aneurisma. Tem a vantagem de mostrar toda a árvore vascular em um exame e de poder ser usado inclusive em pacientes com doença renal crônica. No entanto, trata-se de um método diagnóstico de alto custo, com alto grau de exposição do paciente à radiação e uso controverso no acompanhamento da doença.[75]

Quando em mãos experientes, a USD representa uma ferramenta sensível não invasiva, sem irradiação e de custo acessível para detectar o espessamento parietal característico da arterite de Takayasu, podendo ser empregada principalmente para visualizar artérias carótidas e vertebrais, além de segmentos proximais das artérias subclávias, renais e femorais, ainda que limitada para analisar vasos profundos e intratorácicos.[74]

Critérios de classificação da arterite de Takayasu

Os primeiros critérios para diagnóstico da arterite de Takayasu foram propostos por Ishikawa em 1988, avaliados em 96 pacientes japoneses com arterite de Takayasu que apresentaram sensibilidade de 84% e especificidade de 100%, pois nenhum dos 12 pacientes com outras doenças aórticas preencheram critérios para arterite de Takayasu.[76]

Em 1990, o ACR publicou critérios de classificação para arterite de Takayasu na tentativa de homogeneizar grupos de pacientes que pudessem ser incluídos em estudos clínicos e epidemiológicos (Quadro 28.2).[77] Esses critérios apresentam sensibilidade de 90,5% e especificidade de 97,8%, tornando-se necessário o cumprimento de pelo menos três dos seis critérios definidos. Quando aplicados em outras populações com acometimento predominantemente aórtico, como na Índia, a sensibilidade cai para 77,4%, mantendo ainda a especificidade maior que 95%. O mesmo ocorre nos critérios de Ishikawa com queda da sensibilidade para 60,4% em outras populações com essa característica. O corte de idade abaixo de 40 anos compreende uma limitação dos dois critérios. Outro ponto criticado nos critérios do ACR para arterite de Takayasu foi a comparação com outras vasculites, principalmente de pequenos vasos, não tendo sido comparados com outras doenças aórticas, como doença aterosclerótica ou doenças congênitas aórticas.[78]

Em 1995, Sharma et al. sugeriram modificações dos critérios diagnósticos de Ishikawa para uma melhor adaptação ao fenótipo de manifestações clínicas de pacientes indianos com arterite de Takayasu. Esses critérios modificados passaram a ter sensibilidade de 92,5% e especificidade de 95% para diagnosticar arterite de Takayasu. Nessa versão modificada, foram retirados o critério obrigatório da idade abaixo de 40 anos (que era incluído também no critério de hipertensão arterial) e a ausência de lesão aortoilíaca na definição de lesão aórtica abdominal. Foram ainda incluídos sinais e sintomas característicos de arterite de Takayasu nos critérios maiores e lesões coronarianas nos critérios menores. Alta probabilidade para diagnóstico é assumida quando há dois critérios maiores, ou um maior e dois menores, ou quatro critérios menores (Quadro 28.3).[79]

Em relação à arterite de Takayasu na infância, os critérios de European League Against Rheumatism/Pediatric Rheumatology European Society/Pediatric Rheumatology International Trials Organization (EULAR/PRINTO/PRES) foram publicados em 2005 e validados em 2008 para pacientes com arterite de Takayasu que apresentam manifestações que se iniciaram antes dos 18 anos. Os critérios para a arterite de Takayasu da infância têm sensibilidade de 100% e especificidade de 99,9%. Para cumprimento desses critérios, são necessários um critério obrigatório e, pelo menos, uma das cinco outras manifestações (Quadro 28.4).[80]

Diagnóstico diferencial

Inclui outras causas de doença vascular de grandes vasos, como aortites inflamatórias infecciosas (sífilis, tuberculose) e não infecciosas (periaorite crônica, doença relacionada a

Quadro 28.2 Critérios de classificação do American College of Rheumatology para arterite de Takayasu de 1990.

- Idade de início da doença < 40 anos
- Claudicação de extremidades
- Diminuição do pulso da artéria braquial
- Diferença de pressão arterial > 10 mmHg nos membros superiores
- Sopro na artéria subclávia ou na aorta
- Alterações arteriográficas típicas

Três ou mais critérios possibilitam classificar o paciente com arterite de Takayasu. Fonte: Arend et al., 1990.[77]

Quadro 28.3 Critérios diagnósticos de Ishikawa para arterite de Takayasu.

Três critérios maiores

- Lesão da porção média da artéria subclávia esquerda
- Lesão da porção média da artéria subclávia direita
- Sinais e sintomas característicos com, pelo menos, 1 mês de duração

Dez critérios menores

- Velocidade de hemossedimentação alta
- Carotidínea
- Hipertensão
- Regurgitação aórtica ou ectasia anuloaórtica
- Lesão de artéria pulmonar
- Lesão da porção média da carótida comum esquerda
- Lesão do tronco braquiocefálico distal
- Lesão da aorta torácica descendente
- Lesão da aorta abdominal
- Lesão de artéria coronariana

Dois critérios maiores ou um maior e dois menores ou quatro menores sugerem alta probabilidade de arterite de Takayasu. Adaptado de Sharma et al., 1996.[79]

Quadro 28.4 Critérios para arterite de Takayasu na infância do EULAR/PRINTO/PRES.

Critério mandatório

- Anormalidade angiográfica

Outras manifestações

- Claudicação ou déficit de pulso
- Discrepância de pressão arterial
- Sopros
- Hipertensão
- Reagentes de fase aguda

Critério mandatório mais uma das manifestações define arterite de Takayasu. Fonte: Ozen et al., 2010.[80]

IgG4, lúpus eritematoso sistêmico, artrite reumatoide, espondiloartrites, doença de Behçet, doença de Cogan, policondrite recidivante, doença de Kawasaki e arterite de células gigantes).[81]

Anormalidades do desenvolvimento vascular, como coarctação da aorta ou síndromes de Marfan, de Ehlers-Danlos e de Loeys-Dietz, e outras doenças vasculares, como displasia fibromuscular, aterosclerose, ergotismo e neurofibromatose, também devem ser lembradas e podem ser diferenciadas da arterite de Takayasu pela ausência de sintomas sistêmicos e laboratoriais inflamatórios.[81]

Tratamento

Tratamento medicamentoso

O uso de corticosteroides permanece a primeira linha de tratamento da arterite de Takayasu. De acordo com as recomendações do EULAR de 2009, a dose inicial de prednisolona ou equivalente deve ser de 1 mg/kg/dia, mantida por 4 semanas e seguida de desmame gradual.[82]

Em virtude da alta frequência de reativação da doença após o desmame do corticosteroide, faz-se necessário tratamento com um imunossupressor, como metotrexato, azatioprina, ciclofosfamida ou micofenolato de mofetila.[83]

Um estudo brasileiro de desenho aberto mostrou melhora da atividade de doença e de provas de atividade inflamatória com leflunomida em pacientes refratários ou intolerantes à terapia convencional, com dados de extensão mostrando permanência na terapia em 5/15 pacientes após um seguimento de cerca de 43 ± 8 meses.[84]

Agentes biológicos como agentes anti-TNF-alfa, tocilizumabe e mesmo rituximabe têm sido utilizados com sucesso em pacientes com doença refratária.[85] Um estudo observacional com 49 pacientes com arterite de Takayasu que usaram algum agente anti-TNF-alfa e tocilizumabe reportou uma melhora de 93% em 12 meses com bom nível de segurança e eficácia semelhante desses biológicos.[86]

Há evidências de que ácido acetilsalicílico em baixa dose (100 a 200 mg/dia) reduz o risco de eventos isquêmicos agudos, especialmente cerebrovasculares e cardiovasculares em pacientes com arterite de Takayasu.[87]

O critério de gravidade de Ishikawa pode ser usado para avaliação prognóstica e da necessidade de terapia mais agressiva com base na presença de uma das quatro maiores complicações da arterite de Takayasu – retinopatia de Takayasu, hipertensão secundária, regurgitação aórtica e formação de aneurisma –, cada um graduado como leve/moderado ou grave na ocasião do diagnóstico. A existência de uma ou mais complicações graves está associada a pior prognóstico.[88]

Tratamento cirúrgico

Procedimentos cirúrgicos invasivos, como angioplastia e cirurgia de revascularização, devem ser indicados criteriosamente em pacientes com arterite de Takayasu em virtude da frequência relativamente elevada de reestenose (15 a 30% após cirurgia aberta e 30 a 50% após angioplastia).[89] A necessidade de intervenção cirúrgica na arterite de Takayasu está relacionada principalmente com isquemia grave de órgãos e/ou sistemas, hipertensão renovascular e aneurismas. Dessa maneira, indica-se o tratamento cirúrgico nas seguintes situações: claudicação vascular incapacitante; hipertensão renovascular com estenose crítica de artéria renal (EAR); isquemia cerebrovascular com estenose crítica de vasos cerebrais; insuficiência aórtica com insuficiência cardíaca associada; doença cardíaca isquêmica com envolvimento coronariano; isquemia mesentérica por estenose de artérias mesentéricas e/ou tronco celíaco; estenose aórtica crítica; ou aneurismas.[89] O procedimento, quando indicado, deve ser realizado, se possível, em período de remissão, pois inflamação arterial no momento da intervenção pode aumentar em sete vezes o risco de complicações em 5 anos.[90]

Em geral, as cirurgias de revascularização arterial demonstraram melhor grau de patência do enxerto pós-cirúrgico, com menor taxa de reestenose a longo prazo, comparadas à angioplastia endoluminal percutânea. No caso específico da EAR, no entanto, muitos autores favorecem a indicação da angioplastia em virtude dos bons resultados. Esta é feita primariamente sem colocação de *stent* por questões técnicas que incluem a proximidade com a aorta envolvida, o risco aumentado de vasospasmo local etc. Nesses casos, o *stent* deve ser reservado para reestenose ou dissecção arterial pós-angioplastia. No caso das lesões coronarianas, em sua maioria ostiais, o procedimento preferido consiste em cirurgia de revascularização coronariana.[89] As complicações descritas dos procedimentos cirúrgicos vasculares envolvem reestenose, trombose, hemorragia, isquemia ou infecção.

Avaliação de atividade de doença

O acompanhamento evolutivo da arterite de Takayasu representa uma das situações mais desafiadoras da prática clínica, em virtude da dificuldade na diferenciação entre sintomas causados pela atividade e aqueles causados pelo dano vascular crônico da doença. A análise do perfil individual de cada paciente é importante na avaliação, tendo em vista que alguns pacientes com arterite de Takayasu apresentam aumento de provas de fase aguda durante atividade de doença, outros apresentam sintomas sistêmicos e alguns, ainda, mostram lesões cutâneas, como eritema nodoso como marcador de reativação de doença, ou outros sinais característicos, como carotidínea ou vertigem.

Uma das definições mais utilizadas para determinação de atividade de doença é a usada pelo National Institutes of Health (NIH); para atividade da arterite de Takayasu, são necessários dois ou mais dos seguintes critérios:

- Queixas sistêmicas incluindo febre e queixas musculoesqueléticas (na ausência de outras causas identificadas)
- Elevação da VHS
- Manifestações de isquemia ou inflamação vascular (claudicação, diminuição ou ausência de pulso, sopro, dor sobre grandes vasos, como a carotidínea, ou assimetria de pressão arterial nos membros superiores ou membros inferiores ou em ambos
- Novas alterações arteriográficas.[69]

Em 2004, os critérios de atividade de doença do NIH foram modificados para um estudo que avaliou o uso de agentes anti-TNF-alfa em pacientes refratários à terapia com imunossupressores. Os novos critérios definidos são:[91]

- Nova carotidínea ou dor em trajeto de grandes artérias
- Episódios transitórios de isquemia não atribuíveis a outras causas
- Novo sopro ou nova assimetria de pulso ou de pressão arterial
- Febre na ausência de infecção
- Elevação reprodutível da VHS pelo método de Westergren.

O *Birmingham Vasculitis Activity Score* (BVAS) compreende um instrumento de avaliação para atividade de doença em vasculites sistêmicas, mais usado para vasculites de pequenos vasos, como vasculites associadas ao ANCA, contudo sem encontrar boa aplicação para uso na arterite de Takayasu, pois a maioria dos 11 sistemas avaliados não acomete pacientes com essa doença.[92]

O *Indian Takayasu's Arteritis Activity Score* (ITAS2010) é uma versão do BVAS desenvolvida e validada para arterite de Takayasu que avalia apenas seis sistemas com peso maior nos itens vasculares.[93] Esse escore apresenta melhor concordância entre avaliadores que a avaliação global do médico (AGM). O ITAS2010-A incorpora as provas de fase aguda, como VHS e proteína C reativa, recomendando-se usar um corte de 4 pontos para definir atividade de doença por esse escore. Estudos sugerem uma melhor correlação do ITAS2010 com o escore NIH que com a AGM, sendo o primeiro superior ao NIH na avaliação evolutiva do paciente, o que mostra que as modificações do escore correspondem ao grau de atividade de doença.[93]

Enquanto o papel dos exames de imagem no diagnóstico da arterite de Takayasu é indiscutível, o mesmo não se pode dizer em relação à avaliação de atividade da doença. Alguns estudos sugerem associação entre o edema da parede vascular e realce pelo contraste visto na ângio-RM com atividade de doença na arterite de Takayasu; porém, outros estudos não foram capazes de detectar diferenças quanto aos achados da ângio-RM durante períodos de atividade e remissão da doença. O PET com ^{18}F-FDG mostrou uma sensibilidade de 87% e uma sensibilidade de 73% para detecção de atividade de doença em metanálise realizada com sete estudos. Entretanto, problemas metodológicos ainda precisam ser esclarecidos em relação a esse método. Muitos estudos utilizam o método semiquantitativo, que compara a captação de ^{18}F-FDG na parede vascular à captação de ^{18}F-FDG pelo fígado. Entretanto, a captação de ^{18}F-FDG pelo fígado pode variar na presença de esteatose ou com o uso de corticosteroides. Além disso, não está claro se o ponto de corte para considerar atividade de doença deve ser igual ou superior à captação de ^{18}F-FDG pelo fígado. Por fim, outra desvantagem do método consiste na captação de contraste também por placas ateroscleróticas e resultados falso-negativos causados pelo uso de corticosteroides. A USD com medida evolutiva do espessamento médio-intimal pode ser usada no acompanhamento da doença. Recentemente, a ultrassonografia com contraste de microbolhas tem sido avaliada como instrumento para verificar atividade de doença na arterite de Takayasu, pois nesse método a captação de contraste na parede vascular é sugestiva de neovascularização local e tem associação com a atividade metabólica na parede do vaso medida pela captação de ^{18}F-FDG.[94]

Dessa maneira, o uso da imagem no acompanhamento da arterite de Takayasu atua principalmente na detecção de lesões em novos sítios vasculares sugerindo progressão da doença, mesmo em pacientes assintomáticos. É importante ressaltar que a arterite de Takayasu compreende uma doença lentamente progressiva e que a definição de atividade de doença é, em geral, imprecisa. Até 50% dos pacientes considerados em remissão desenvolvem novas lesões arteriais, apesar de assintomáticos e de provas de atividade inflamatória inalteradas.[95]

Gestação

O risco de reativação de doença na arterite de Takayasu durante a gravidez é menor que 5%. Os maiores problemas compreendem exacerbação da hipertensão arterial (em até 75%), pré-eclâmpsia (em até 45%; alguns até 75%) e crescimento intrauterino retardado (CIUR) descrito em 10 a 50%, com altos índices de prematuridade (até 25%) e de perdas fetais (15 a 20%). Há a suposição de que níveis pressóricos normais no início da gestação se associam a melhor desfecho gestacional. Parece haver uma associação entre envolvimento da aorta abdominal e artéria renal com hipertensão arterial, pré-eclâmpsia e CIUR por déficit de fluxo placentário e exacerbação da hipertensão arterial. Dessa maneira, recomenda-se administrar ácido acetilsalicílico em dose baixa durante a gestação para prevenção de pré-eclâmpsia.[96,97]

Durante o parto, pode haver considerável aumento da pressão arterial, mas também instabilidade hemodinâmica com hipoperfusão em órgãos e sistemas irrigados por artérias que apresentam estenose vascular. Recomenda-se cesariana eletiva em caso de retinopatia grave, um critério de gravidade de doença, por redução do fluxo na artéria umbilical, pré-eclâmpsia, impossibilidade de monitoramento da pressão arterial e/ou monitoramento fetal que impossibilite o reconhecimento rápido de estresse agudo fetal.[98]

No puerpério, deve ser dada atenção especial ao controle da hipertensão arterial por risco de edema pulmonar, descompensação cardíaca, dissecção aórtica, insuficiência renal e hemorragia cerebral. Nessa fase a equipe assistencial deve ficar atenta também para o maior risco de eventos trombóticos.[99]

Em caso de doença valvar aórtica grave ou aneurisma de aorta, a gestação deve ser desaconselhada e, quando de gravidez inadvertida, considerar aborto terapêutico pelo alto risco de mortalidade materna.[98,100]

Prognóstico

O grau de morbidade da arterite de Takayasu depende principalmente da extensão da doença. Assim, manifestações como claudicação intensa, sequelas de isquemia vascular cerebral, perda de visão e doença cardíaca grave podem ser responsáveis por restrição das atividades diárias e da vida profissional dos pacientes. A mortalidade descrita nos estudos fica em torno de 3 a 21%, e a taxa de sobrevida em 10 anos é de cerca de 90%. As principais causas de morte descritas consistem em insuficiência cardíaca congestiva e AVE.[64]

REFERÊNCIAS BIBLIOGRÁFICAS

1. Jennette JC et al. 2012 revised International Chapel Hill Consensus Conference Nomenclature of Vasculitides. Arthritis Rheum. 2013;65(1):1-11.
2. Maksimowicz-McKinnon K et al. Takayasu arteritis and giant cell arteritis: a spectrum within the same disease? Medicine. 2009;88(4):221-6.
3. Hutchinson J. Diseases of the arteries. Arch Surg. 1890;1:32-9.
4. Horton BT et al. Arteritis of the temporal vessels: a previously undescribed form. Arch Intern Med. 1934;53:400-9.
5. Borchers AT, Gershwin ME. Giant cell arteritis: a review of classification, pathophysiology, geoepidemiology and treatment. Autoimmun Rev. 2012;11(6-7):A544-54.
6. Siemonsen S et al. 3T MRI reveals extra- and intracranial involvement in giant cell arteritis. AJNR Am J Neuroradiol. 2015;36(1):91-7.
7. Brack A et al. Disease pattern in cranial and large-vessel giant cell arteritis. Arthritis Rheum. 1999;42(2):311-7.
8. Jennette JC et al. Nomenclature of systemic vasculitides. Proposal of an international consensus conference. Arthritis Rheum. 1994;37(2):187-92.
9. Gonzalez-Gay MA et al. Epidemiology of giant cell arteritis and polymyalgia rheumatica. Arthritis Rheum. 2009;61(10):1454-61.
10. Souza AW et al. Giant cell arteritis: a multicenter observational study in Brazil. Clinics. 2013;68(3):317-22.
11. Salvarani C et al. Polymyalgia rheumatica and giant-cell arteritis. N Engl J Med. 2002;347(4):261-71.
12. Salvarani C et al. Clinical features of polymyalgia rheumatica and giant cell arteritis. Nat Rev Rheumatol. 2012;8(9):509-21.
13. Prieto-González S et al. Large vessel involvement in biopsy-proven giant cell arteritis: prospective study in 40 newly diagnosed patients using CT angiography. Ann Rheum Dis. 2012;71(7):1170-6.
14. Kermani TA et al. Large-vessel involvement in giant cell arteritis: a population-based cohort study of the incidence-trends and prognosis. Ann Rheum Dis. 2013;72(12):1989-94.
15. Evans JM et al. Increased incidence of aortic aneurysm and dissection in giant cell (temporal) arteritis. A population-based study. Ann Intern Med. 1995;122(7):502-7.
16. Blockmans D et al. Repetitive 18-fluorodeoxyglucose positron emission tomography in isolated polymyalgia rheumatica: a prospective study in 35 patients. Rheumatology. 2007;46(4):672-7.
17. Patil P et al. Fast track pathway reduces sight loss in giant cell arteritis: results of a longitudinal observational cohort study. Clin Exp Rheumatol. 2015;33(2 Suppl 89):S-103-6.
18. Salvarani C et al. Risk factors for visual loss in an Italian population-based cohort of patients with giant cell arteritis. Arthritis Rheum. 2005;53(2):293-7.
19. Buttgereit F et al. Polymyalgia rheumatica and giant cell arteritis: a systematic review. JAMA. 2016;315(22):2442-58.
20. Hunder GG et al. The American College of Rheumatology 1990 criteria for the classification of giant cell arteritis. Arthritis Rheum. 1990;33(8):1122-8.
21. Dasgupta B et al. 2012 provisional classification criteria for polymyalgia rheumatica: a European League Against Rheumatism/American College of Rheumatology collaborative initiative. Ann Rheum Dis. 2012;71(4):484-92.

22. Pless M et al. Concordance of bilateral temporal artery biopsy in giant cell arteritis. J Neuroophthalmol. 2000;20(3):216-8.
23. Ashton-Key MR, Gallagher PJ. False-negative temporal artery biopsy. Am J Surg Pathol. 1992;16(6):634-5.
24. Duhaut P et al. Biopsy proven and biopsy negative temporal arteritis: differences in clinical spectrum at the onset of the disease. Groupe de Recherche sur l'Artérite à Cellules Géantes. Ann Rheum Dis. 1999;58(6):335-41.
25. Jia L et al. Is all inflammation within temporal artery biopsies temporal arteritis? Hum Pathol. 2016;57:17-21.
26. Narváez J et al. Influence of previous corticosteroid therapy on temporal artery biopsy yield in giant cell arteritis. Semin Arthritis Rheum. 2007;37(1):13-9.
27. Schmidt WA et al. Color duplex ultrasonography in the diagnosis of temporal arteritis. N Engl J Med. 1997;337(19):1336-42.
28. Habib HM et al. Color duplex ultrasonography of temporal arteries: role in diagnosis and follow-up of suspected cases of temporal arteritis. Clin Rheumatol. 2012;31(2):231-7.
29. Karahaliou M et al. Colour duplex sonography of temporal arteries before decision for biopsy: a prospective study in 55 patients with suspected giant cell arteritis. Arthritis Res Ther. 2006;8(4):R116.
30. Bley TA et al. Diagnostic value of high-resolution MR imaging in giant cell arteritis. AJNR Am J Neuroradiol. 2007;28(9):1722-7.
31. Veldhoen S et al. MRI displays involvement of the temporalis muscle and the deep temporal artery in patients with giant cell arteritis. Eur Radiol. 2014;24(11):2971-9.
32. Diamantopoulos AP et al. Diagnostic value of color Doppler ultrasonography of temporal arteries and large vessels in giant cell arteritis: a consecutive case series. Arthritis Care Res. 2014; 66(1):113-9.
33. Prieto-González S et al. Imaging in systemic vasculitis. Curr Opin Rheumatol. 2015;27(1):53-62.
34. Prieto-González S et al. Positron emission tomography assessment of large vessel inflammation in patients with newly diagnosed, biopsy-proven giant cell arteritis: a prospective, case-control study. Ann Rheum Dis. 2014;73(7):1388-92.
35. Dasgupta B, Hassan N. Giant cell arteritis: recent advances and guidelines for management. Clin Exp Rheumatol. 2007;25(1 Suppl 44):S62-5.
36. Mazlumzadeh M et al. Treatment of giant cell arteritis using induction therapy with high-dose glucocorticoids: a double-blind, placebo-controlled, randomized prospective clinical trial. Arthritis Rheum. 2006;54(10):3310-8.
37. Chevalet P et al. A randomized, multicenter, controlled trial using intravenous pulses of methylprednisolone in the initial treatment of simple forms of giant cell arteritis: a one year followup study of 164 patients. J Rheumatol. 2000;27(6):1484-91.
38. Dejaco C et al. 2015 Recommendations for the management of polymyalgia rheumatica: a European League Against Rheumatism/American College of Rheumatology collaborative initiative. Ann Rheum Dis. 2015;74(10):1799-807.
39. Dasgupta B et al. An initially double-blind controlled 96 week trial of depot methylprednisolone against oral prednisolone in the treatment of polymyalgia rheumatica. Br J Rheumatol. 1998; 37(2):189-95.
40. Mahr AD et al. Adjunctive methotrexate for treatment of giant cell arteritis: an individual patient data meta-analysis. Arthritis Rheum. 2007;56(8):2789-97.
41. De Silva M, Hazleman BL. Azathioprine in giant cell arteritis/polymyalgia rheumatica: a double-blind study. Ann Rheum Dis. 1986;45(2):136-8.
42. Diamantopoulos AP et al. Leflunomide as a corticosteroid-sparing agent in giant cell arteritis and polymyalgia rheumatica: a case series. Biomed Res Int. 2013;2013:120638.
43. Adizie T et al. Efficacy and tolerability of leflunomide in difficult-to-treat polymyalgia rheumatica and giant cell arteritis: a case series. Int J Clin Pract. 2012;66(9):906-9.
44. de Boysson H et al. Is there a place for cyclophosphamide in the treatment of giant-cell arteritis? A case series and systematic review. Semin Arthritis Rheum. 2013;43(1):105-12.

45. Schaufelberger C et al. No additive effect of cyclosporin A compared with glucocorticoid treatment alone in giant cell arteritis: results of an open, controlled, randomized study. Br J Rheumatol. 1998;37(4):464-5.
46. Ly KH et al. Steroid-sparing effect and toxicity of dapsone treatment in giant cell arteritis: a single-center, retrospective study of 70 patients. Medicine. 2016;95(42):e4974.
47. Stone JH et al. Trial of tocilizumab in giant-cell arteritis. N Engl J Med. 2017;377(4):317-28.
48. Langford CA et al. Vasculitis clinical research consortium. A randomized, double-blind trial of abatacept (CTLA-4Ig) for the treatment of giant cell arteritis. Arthritis Rheumatol. 2017; 69(4):837-45.
49. Hoffman GS et al. Infliximab-GCA Study Group. Infliximab for maintenance of glucocorticosteroid-induced remission of giant cell arteritis: a randomized trial. Ann Intern Med. 2007; 146(9):621-30.
50. Seror R et al. Adalimumab for steroid sparing in patients with giant-cell arteritis: results of a multicentre randomized controlled trial. Ann Rheum Dis. 2014;73(12):2074-81.
51. Nesher G et al. Low-dose aspirin and prevention of cranial ischemic complications in giant cell arteritis. Arthritis Rheum. 2004;50(4):1332-7.
52. Lee MS et al. Antiplatelet and anticoagulant therapy in patients with giant cell arteritis. Arthritis Rheum. 2006;54(10):3306-9.
53. Matteson EL et al. Long-term survival of patients with giant cell arteritis in the American College of Rheumatology giant cell arteritis classification criteria cohort. Am J Med. 1996;100(2):193-6.
54. Evans JM et al. Increased incidence of aortic aneurysm and dissection in giant cell (temporal) arteritis. A population-based study. Ann Intern Med. 1995;122(7):502-7.
55. Martinez-Lado L et al. Relapses and recurrences in giant cell arteritis: a population-based study of patients with biopsy-proven disease from northwestern Spain. Medicine. 2011;90(3):186-93.
56. Liozon E et al. Risk factors for visual loss in giant cell (temporal) arteritis: a prospective study of 174 patients. Am J Med. 2001;111(3):211-7.
57. Aiello PD et al. Visual prognosis in giant cell arteritis. Ophthalmology. 1993;100(4):550-5.
58. Tomasson G et al. Risk for cardiovascular disease early and late after a diagnosis of giant-cell arteritis: a cohort study. Ann Intern Med. 2014;160(2):73-80.
59. Lupi-Herrera E et al. Takayasu's arteritis: clinical study of 107 cases. American Heart Journal. 1977;93:94-103.
60. Moriwaki R et al. Clinical manifestations of Takayasu arteritis in India and Japan new classification of angiographic findings. Angiology. 1997;48:369-79.
61. Sato EI et al. Demographic, clinical, and angiographic data of patients with Takayasu arteritis in Brazil. Int J Cardiol. 1998; 66 Suppl 1:S67-70.
62. Clemente G et al. Brazilian multicenter study of 71 patients with juvenile-onset Takayasu's arteritis: clinical and angiographic features. Rev Bras Reumatol Engl Ed. 2016;56(2):145-51.
63. Arnaud L et al. Takayasu arteritis in France a single-center retrospective study of 82 cases comparing white, North African, and black patients. Medicine. 2010;89:1-17.
64. Richards BL et al. Epidemiology of large-vessel vasculidities. Best Pract Res Clin Rheumatol. 2010;24(6):871-83.
65. Onen F, Akkoc N. Epidemiology of Takayasu arteritis. Presse Medicale. 2017;46(7-8 Pt 2):e197-e203.
66. Mirault T et al. Immune response in Takayasu arteritis. Presse Med. 2017;46(7-8 Pt 2):e189-e196.
67. Arnaud L et al. Pathogenesis of Takayasu's arteritis: a 2011 update. Autoimmun Rev. 2011;11(1):61-7.
68. Maksimowicz-McKinnon K, Hoffman GS. Takayasu arteritis: what is the long-term prognosis? Rheum Dis Clin N Am. 2007;33(4):777-86.
69. Kerr GS et al. Takayasu arteritis. Ann Intern Med. 1994; 120(11):919-29.

70. Onen F, Akkoc N. Epidemiology of Takayasu arteritis. Presse Medicale. 2017;46(7-8 Pt 2):e197-e203.
71. Makino N et al. Coronary arterial involvement in Takayasu's disease. Jpn Heart J. 1982;23(6):1007-13.
72. Takayasu M. A case with peculiar changes of the retinal central vessels. Acta of the Opthalmic Society of Japan. 1908;12:554-5.
73. Mason JC. Takayasu arteritis-advances in diagnosis and management. Nat Rev Rheumatol. 2010;6(7):406-15.
74. Alibaz-Oner F, Direskeneli H. Update on Takayasu's arteritis. Presse Med. 2015;44(6 Pt 2):e259-65.
75. Schmidt WA. Imaging in vasculitis. Best Pract Res Clin Rheumatol. 2013;27(1):107-18.
76. Ishikawa K. Diagnostic approach and proposed criteria for the clinical diagnosis of Takayasu's arteriopathy. J Am Coll Cardiol. 1988;12(4):964-72.
77. Arend WP et al. The American College of Rheumatology 1990 criteria for the classification of Takayasu arteritis. Arthritis Rheum. 1990;33(8):1129-34.
78. De Souza AW, de Carvalho JF. Diagnostic and classification criteria of Takayasu arteritis. Journal of Autoimmunity. 2014; 48-9:79-83.
79. Sharma BK et al. Diagnostic criteria for Takayasu arteritis. Int J Cardiol. 1996;54 (Suppl):141-7.
80. Ozen S et al. Paediatric Rheumatology International Trials Organisation (PRINTO). EULAR/PRINTO/PRES criteria for Henoch-Schönlein purpura, childhood polyarteritis nodosa, childhood Wegener granulomatosis and childhood Takayasu arteritis: Ankara 2008. Part II: final classification criteria. Ann Rheum Dis. 2010;69:798-806.
81. Johnston SL et al. Takayasu arteritis: a review. J Clin Pathol. 2002;55(7):481-6.
82. Mukhtyar C et al. EULAR recommendations for the management of large vessel vasculitis. Ann Rheum Dis. 2009;68(3):318-23.
83. Goel R et al. Mycophenolate mofetil in Takayasu's arteritis. Clin Rheumatol. 2010;29(3):329.
84. de Souza AWS et al. Short-term effect of leflunomide in patients with Takayasu arteritis: an observational study. Scand J Rheumatol. 2012;41(3):227-30.
85. Hoyer BF et al. Takayasu arteritis is characterised by disturbances of B cell homeostasis and responds to B cell depletion therapy with rituximab. Ann Rheum Dis. 2012;71:75-9.
86. Mekinian A et al. Efficacy of biological targeted treatments in Takayasu arteritis: multicenter, retrospective study of 49 patients. Circulation. 2015;132(18):1693-700.
87. de Souza AW et al. Antiplatelet therapy for the prevention of arterial ischemic events in Takayasu arteritis. Circ J. 2010; 74(6):1236-41.
88. Ishikawa K. Natural history and classification of occlusive thromboaortopathy (Takayasu's disease). Circulation. 1978; 57(1):27-35.
89. Mason JC. Takayasu arteritis: surgical interventions. Curr Opin Rheumatol. 2015;27(1):45-52.
90. Saadoun D et al. Retrospective analysis of surgery versus endovascular intervention in takayasu arteritis. Circulation. 2012;125(6):813-9.
91. Hoffman GS et al. Anti-tumor necrosis factor therapy in patients with difficult to treat Takayasu arteritis. Arthritis Rheum. 2004;50(7):2296-304.
92. Direskeneli H. Clinical assessment in Takayasu's arteritis: major challenges and controversies. Clin Exp Rheumatol. 2017;(35 Suppl.)103(1):189-93.
93. Misra R et al. Indian Rheumatology Vasculitis (IRAVAS) group. Development and initial validation of the Indian Takayasu Clinical Activity Score (ITAS2010). Rheumatology. 2013; 52(10):1795-801.
94. Germanò G et al. The role of ultrasound in the diagnosis and follow-up of large-vessel vasculitis: an update. Clin Exp Rheumatol. 2017;35 Suppl. 103(1):194-98.
95. Maksimowicz-McKinnon K et al. Limitations of therapy and a guarded prognosis in an American cohort of Takayasu arteritis patients. Arthritis Rheum. 2007;56(3):1000-9.
96. De Jesús GR et al. Pregnancy may aggravate arterial hypertension in women with Takayasu arteritis. IMAJ. 2012;14(12):724-8.
97. Alpay-Kanitez N et al. Favourable pregnancy outcome in Takayasu arteritis: a single-centre experience. Clin Exp Rheumatol. 2015;33(2 Suppl. 89):7-10.
98. Sammaritano LR. Pregnancy in rheumatic disease patients. Journal of Clinical Rheumatology. 2013;19(5):259-66.
99. Hauenstein E et al. Takayasu's arteritis in pregnancy: review of literature and discussion. J Perinat Med. 2010;38(1):55-62.
100. Doria A et al. Pre-pregnancy counselling of patients with vasculitis. Rheumatology. 2008;47 (Suppl. 3):iii13-5.

29 Doenças Indiferenciadas, Doença Mista do Tecido Conjuntivo e Síndrome de Superposição

Lilian Tereza Lavras Costallat

INTRODUÇÃO

Inúmeras manifestações clínicas podem ser comuns às doenças reumáticas, principalmente aquelas mediadas pela autoimunidade. São exemplos quadros de poliartrite, fenômeno de Raynaud, anemia, serosite, vasculite e pneumonia intersticial, observadas muitas vezes isoladamente. Diversas anormalidades sorológicas também podem ocorrer, sobretudo os autoanticorpos. Muitos doentes apresentam certas manifestações clínicas e sorológicas sem que, no entanto, seja possível identificar os elementos necessários para um diagnóstico definitivo.

Essa dificuldade se torna ainda maior pelo fato de não existirem testes diagnósticos específicos e também porque o espectro clínico das doenças difusas do tecido conjuntivo (DDTC) é muito amplo e heterogêneo. Estabelecer o diagnóstico definitivo nesses pacientes pode levar meses ou anos, e, não raro, perde-se o acompanhamento do paciente ou a sintomatologia desaparece sem que se tenha chegado a alguma conclusão.[1]

Para que diagnósticos das DDTC possam ser realizados de modo uniforme, o American College of Rheumatology (ACR) estabeleceu critérios classificatórios, que, embora não tenham sido desenvolvidos para diagnosticar pacientes, são utilizados mundialmente pelos especialistas como guias para esse fim.[2,3] No entanto, com frequência algumas doenças não preenchem os critérios classificatórios para qualquer DDTC – há, principalmente, três situações clínicas abordadas neste capítulo; porém, é importante ressaltar que não existe uma definição consensual sobre essas questões.

Existem pacientes cujas manifestações clínicas e/ou sorológicas não permitem a conclusão definitiva sobre o diagnóstico, seja por insuficiência do quadro apresentado, seja por sua inespecificidade. A esse grupo, atribui-se o nome de doenças indiferenciadas do tecido conjuntivo (DITC).

Quando um paciente apresenta algumas manifestações clínicas que acontecem no lúpus eritematoso sistêmico (LES), nas dermatopolimiosites (DPM) ou, ainda, na esclerose sistêmica (ES), quadro associado a altos títulos de anticorpos contra RNP ou U1RNP, considera-se o diagnóstico de doença mista do tecido conjuntivo (DMTC). Por fim, quando, em um mesmo paciente, podem ser identificadas duas ou mais DDTC bem definidas, o quadro é denominado síndrome de superposição ou *overlap syndrome*.

Contudo, para cogitar um desses diagnósticos é necessário um excelente conhecimento sobre como as DDTC se comportam (aquelas em que o diagnóstico está bem definido por meio de critérios preestabelecidos, haja vista a ampla gama de manifestações clínicas e laboratoriais possíveis, a qualquer momento, na evolução desses pacientes).[4]

A etiologia e a patogênese da DITC, da DMTC e da síndrome de superposição não estão bem elucidadas até o momento. A resposta autoimune às ribonucleoproteínas nucleares, como o anti-U1RNP, altamente característico da DMTC, tem reação cruzada com antígenos retrovirais, e a ocorrência simultânea de DMTC e HIV já foi observada.[4,5] Certas condições fibróticas relacionadas com a exposição a sílica, a solventes destilados do petróleo e a um eventual papel – ainda não esclarecido – de próteses mamárias de silicone no desenvolvimento da autoimunidade também se revestem de interesse no estudo da etiopatogênese dessas enfermidades.[4,6]

DOENÇA INDIFERENCIADA DO TECIDO CONJUNTIVO

Denominação que se refere aos pacientes que exibem sinais e sintomas de DDTC, mas que não preenchem os critérios existentes para qualquer uma dessas doenças.[3]

Uma boa parte dos pacientes que procuram o auxílio do especialista pode ser enquadrada como tendo doença indiferenciada, sobretudo aqueles no início da enfermidade. Evidentemente, o acompanhamento do caso poderá revelar o diagnóstico, já que há possibilidade de se tratar das queixas iniciais de uma doença que estará definida no futuro, principalmente LES e ES. Essa definição, quando ocorre, se dá em geral nos primeiros 5 anos de evolução, sobretudo no primeiro ano. Embora seja mais comum evoluir para LES e ES, já houve descrição de evoluções para síndrome de Sjögren (SS), DMTC, vasculites sistêmicas, DPM e artrite reumatoide (AR).[3,7]

Manifestações clínicas e laboratoriais

Um estudo que avaliou 184 pacientes com DITC mostrou que essa enfermidade é mais comum no sexo feminino (94,5%). As manifestações clínicas e laboratoriais mais observadas foram fator antinuclear (FAN) positivo (100%), artralgia (66%), artrite (32%), fenômeno de Raynaud (30%), sintomas de secura ocular e da boca (30%) e leucopenia (19%). Anti-SSA (anti-Ro) ocorreu em 20% dos pacientes, anti-dsDNA em 14% e anti-SSB (anti-La) em 7%. Pacientes com anticorpos anti-dsDNA/anti-Sm, anticentrômero/anti-Scl70 ou anti-SSA/anti-SSB apresentaram com mais frequência manifestações de LES, ES ou SS, respectivamente.[8]

Outro trabalho estudando 165 pacientes italianos observou mais em geral manifestações articulares, mucocutâneas e fenômeno de Raynaud.[9] De fato, uma das queixas mais frequentes dos pacientes em consultório é quanto ao fenômeno de Raynaud, e o desafio do especialista será saber se há ou não uma DDTC. O fenômeno de Raynaud é trifásico, secundário à vasoconstrição da microcirculação e caracterizado por palidez, cianose e rubor (Figura 29.1).

Pode apresentar-se isoladamente, sem alterações sorológicas, permanecendo sem ser rotulado como fenômeno de Raynaud primário, e, também, anteceder ou acompanhar o aparecimento de uma DDTC, principalmente a ES, como fenômeno de Raynaud secundário.

Em algumas situações, observa-se fenômeno de Raynaud acompanhado de poliartralgia ou poliartrite com FAN fracamente positivo, em um quadro clínico ainda indiferenciado.

Todavia, somente uma minoria de pacientes com fenômeno de Raynaud desenvolverá DDTC. Considerando que, na população normal, 8% das mulheres e 2 a 3% dos homens apresentam fenômeno de Raynaud, a anamnese e o exame clínico cuidadosos podem sugerir ou afastar DDTC. Para alguns autores, as alterações observadas à capilaroscopia ungueal são capazes de mostrar como esses pacientes evoluirão[10], mas outros acreditam que os achados da capilaroscopia na DITC são heterogêneos, que seu valor para avaliar o prognóstico da doença está indefinido e que o paciente deve ser acompanhado a longo prazo.[11]

A pesquisa do FAN tem grande utilidade, visto que a sua positividade, em altos títulos, indica um risco de desenvolver DDTC nos pacientes com fenômeno de Raynaud. Alguns autores acreditam que o FAN deveria estar sempre presente para a inclusão em casuísticas de pacientes com DITC.[3]

Um estudo epidemiológico em 665 pacientes húngaros revelou que apenas 18 dos 50 com fenômeno de Raynaud evoluíram para DITC.[12] Outro estudo demonstrou que os pacientes com DITC poderiam ter uma forma benigna do fenômeno de Raynaud, sem complicações cutâneas, com leve dano da microvasculatura e padrão estável de capilaroscopia periungueal.[13]

Outra situação frequentemente vista refere-se a um quadro de poliartrite inflamatória, não erosiva, com ou sem FAN positivo, sem fator reumatoide (FR) e outros autoanticorpos ou manifestações clínicas sugestivas de uma doença específica. Esses pacientes podem evoluir para AR, LES ou ES. Alguns doentes apresentam positividade de FAN ou FR muitos anos antes do desenvolvimento do LES ou da AR. No caso da AR, embora alguns doentes possam tornar-se soropositivos no decorrer de sua doença, o mais comum é que sejam positivos para o FR antes da expressão clínica da doença. Contudo, ressalta-se que 1% da população normal tem autoanticorpos positivos, o que não configura, *per se*, diagnóstico de DDTC. Portanto, esses pacientes não devem ser assim rotulados, e sim acompanhados, para um diagnóstico preciso e seguro. Um trabalho que analisou a evolução desses pacientes com poliartrite indiferenciada depois de 1 ano mostrou que 42% deles tinham doença progressiva, principalmente os mais velhos, com doença mais ativa e artrite de mãos no início da enfermidade.[14]

Autoanticorpos podem preceder o aparecimento de doença em alguns pacientes, o que pode significar que fazem parte do processo etiopatogênico de alguma forma e não são meramente secundários à lesão tecidual ou à expressão da doença. Além do FR, o anticorpo anticitrulinado cíclico (anti-CCP) em pacientes com artrite indiferenciada pode auxiliar no diagnóstico.

Uma situação clínica observada principalmente em serviços terciários consiste em pacientes com envolvimento intersticial pulmonar com achados clínicos que sugerem associação a uma DDTC, mas que não se consegue classificar de acordo com os critérios já estabelecidos para as DDTC. Sugere-se uma abordagem ampla e multidisciplinar para definir esses casos com doença do tecido conjuntivo com "pulmão predominante" e tentar encontrar abordagens diagnósticas e terapêuticas no futuro.[15-17]

A gravidez nas pacientes com DITC, se adequadamente acompanhada, tem, em geral, boa evolução, embora possa se tornar um risco para a atividade de doença ou definir uma das DDTC.[18]

Tratamento

Dependerá da sintomatologia apresentada. Os anti-inflamatórios não esteroides (AINE) e os analgésicos podem ser usados como sintomáticos no caso de poliartralgias e/ou poliartrites. Em alguns casos, pode se tornar necessário o emprego de corticosteroides orais (prednisona, 5 a 10 mg/dia). O metotrexato (MTX) em poliartrite indiferenciada pode ser eficaz para inibir sintomas, dano estrutural e progressão, mas é importante mencionar que 40 a 50% dos pacientes apresentam remissão espontânea. Assim, é importante tentar definir aqueles que evoluirão para AR para a correta tomada de decisão quanto ao uso da medicação adequada.

Para o fenômeno de Raynaud, recomenda-se evitar o esfriamento das extremidades e preconizam-se bloqueadores do canal de cálcio (nifedipino).

Evolução

Como já dito, a evolução dos doentes com DITC ocorre, de modo geral, ou para algumas das DDTC (LES, AR, ES, DPM), principalmente no primeiro ano da doença, ou para uma

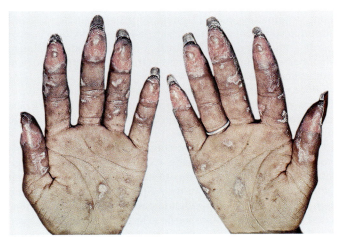

Figura 29.1 Fenômeno de Raynaud em mãos.

doença que permanece indiferenciada, ou mesmo para remissão, sem outras alterações clínicas ou sorológicas.

Um trabalho multicêntrico na Itália mostrou uma média baixa de evolução para doença definida, além de uso limitado de esteroides ou imunossupressores, bem como curso favorável nesses pacientes.[9] Um estudo húngaro prospectivo de 5 anos, com 665 pacientes, mostrou que a maioria não definiu a doença e que um terço progrediu para definir a DDTC.[12,19,20]

Outro estudo recente reportou que pacientes com suspeita de DITC com altos títulos de FAN, ENA positivo, citopenias e capilaroscopia alterada no início, bem como aqueles que mantiveram progressão dessa alteração no seguimento, foram os que apresentaram maior risco de desenvolver uma doença definida do tecido conjuntivo.[21]

DOENÇA MISTA DO TECIDO CONJUNTIVO

Em 1972, Sharp et al. identificaram um grupo de pacientes com características clínicas combinadas de LES, ES, AR ou DPM associadas a um anticorpo contra antígenos extraíveis do núcleo (ENA) em altos títulos.[22] Ficou demonstrado que esses anticorpos se dirigiam contra ribonuclease (anti-RNP), sabendo-se, atualmente, que se direcionam contra partículas U1RNP de 68 kD e denominam-se anti-U1RNP. Ocorrem geralmente na ausência de outros autoanticorpos (principalmente o SM, altamente sugestivo de LES), tornando-se, por isso, marcadores sorológicos do grupo de pacientes da DMTC.[23]

Visto que não apresentam quadros definidos de duas ou mais DDTC, não se trata de pacientes com a clássica síndrome de superposição, tampouco de DITC, já que apresentam marcador sorológico específico. Contudo, esses anticorpos anti-U1RNP podem ser encontrados em várias DDTC, principalmente LES e ES, e a sua simples ocorrência não permite o diagnóstico definitivo de DMTC.[23]

Por sua pouca frequência, os estudos epidemiológicos são restritos, e essa doença permanece polêmica, sendo constante alvo de discussões sobre o fato de se tratar ou não de síndrome ou doença e até mesmo de realmente existir como entidade nosológica.[24-30] Os conceitos de sua benignidade e de ausência de lesão renal também sofreram inúmeras discussões, haja vista que alguns pacientes podem apresentar lesões viscerais importantes, à semelhança do que se observa em outras DDTC. Alguns consideram a DMTC uma das DITC que podem evoluir para um dos componentes da doença (LES, DPM, AR ou ES), ainda que possa permanecer indefinida por um longo período. No entanto, a DMTC vem sendo aceita pela maioria dos centros de pesquisa como aquela proposta por Sharp et al. há 40 anos.[22]

Epidemiologia e etiopatogênese

É mais frequente no sexo feminino, como, aliás, todas as DDTC, em uma proporção média de nove mulheres para cada homem, sem predomínio de raça. A idade de início dessa enfermidade varia entre a 2ª e a 3ª década de vida. Seus fatores etiológicos permanecem obscuros, sem a implicação de um agente externo. Os antígenos de histocompatibilidade frequentemente encontrados são antígenos leucocitários humanos (HLA) DR4 e DR2, porém raramente DR3 ou DR5.

Quadro clínico

A DMTC costuma iniciar com fenômeno de Raynaud (85 a 90% dos casos), associado a edema em luva (70% dos casos), que muitas vezes precede em meses ou anos outras manifestações clínicas (Figura 29.2).[31-33]

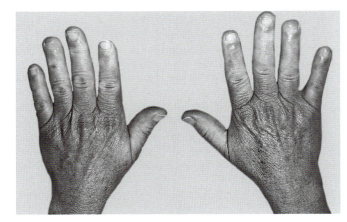

Figura 29.2 DMTC: edema de mãos em luva.

É importante ressaltar que esse também pode compreender o quadro inicial da ES, do LES e das DPM, a última principalmente nas formas associadas aos anticorpos anti-tRNA sintetase. Sintomas constitucionais, como febre, fadiga, artralgias e mialgias, são comuns.[33]

O envolvimento articular é bastante frequente, chegando a 95% dos casos, desde simples artralgia até artrite não erosiva, como aquela observada no LES, podendo-se observar artrite erosiva e deformante, idêntica àquela vista em pacientes com AR.

O comprometimento muscular, predominantemente proximal, se assemelha ao notado nas DPM e ocorre em cerca de 60% dos casos. A pele pode estar comprometida em 40% dos casos, desde esclerodactilia, calcinose e telangiectasias, comumente vistas na ES, até *rash* malar e fotossensibilidade, tão característicos do LES.

Edema de mãos em luva ou lembrando dedos em "salsicha" surgem em cerca de 70% dos casos.[33]

Há envolvimento do trato gastrintestinal no esôfago, com ocorrência de disfagia, dispepsia e refluxo gastresofágico em 70 a 80% dos casos, muito similar ao observado na ES, porém de modo menos grave.[33] Já o acometimento intestinal é pouco frequente.

Os pulmões e a pleura podem estar envolvidos em até 85% dos casos, com possibilidade de surgimento de pleurite assintomática, fibrose, doença intersticial e hipertensão pulmonar. A hipertensão pulmonar, associada à doença restritiva pulmonar, é a mais frequente causa de óbito na DMTC, além de infecções e da insuficiência cardíaca congestiva.[33] Instala-se com sintomatologia de dispneia de progressão rápida, com diminuição da capacidade de difusão grave e evidência ecocardiográfica de disfunção cardíaca direita. O quadro clínico da hipertensão pulmonar é, no entanto, menos grave que em outras condições clínicas.[31-33]

Pode haver manifestações cardíacas em 30% dos casos, variando de pericardite assintomática até mesmo insuficiência cardíaca, geralmente decorrente de *cor pulmonale* secundário à hipertensão pulmonar.

No passado, os rins foram considerados poupados de envolvimento nessa enfermidade. Contudo, a evolução a longo prazo mostra comprometimento em até 50% dos casos, com glomerulonefrite membranosa e síndrome nefrótica[34], como nos pacientes com LES, podendo ocorrer também insuficiência renal aguda com hipertensão arterial maligna, como visto em pacientes com ES. Em uma série de 47 pacientes avaliados a longo prazo, Burdt et al.[35] observaram, no entanto, doença renal em apenas cinco (11%), dois dos quais com glomerulonefrite classe III, dois com classe IV e um com classe V. Quatro desses pacientes não apresentavam alteração laboratorial a longo prazo, o que demonstra que, se a doença renal não é inexistente, como se supunha no passado, também não tem as características evolutivas e de prognóstico como no LES e na ES. De fato, a insuficiência renal grave é rara e a presença do anticorpo anti-U1-RNP pode ser protetora contra o desenvolvimento da glomerulonefrite proliferativa difusa. Interessantemente, a DMTC juvenil apresenta maior risco de nefrite que a dos adultos.[33]

As manifestações neurológicas são menos frequentes que o envolvimento em outros órgãos, observadas em cerca de 10% dos casos, embora estudos recentes apontem para uma frequência maior. Entre as manifestações do sistema nervoso periférico, destaca-se, principalmente, a neuralgia do trigêmeo, uma possível manifestação inicial da doença, mas outras neuropatias periféricas e cefaleia também têm sido relatadas.[33]

Quadro laboratorial

A presença do anticorpo anti-U1RNP > 1/1.600 representa uma condição obrigatória para o diagnóstico da DMTC, sendo as técnicas de hemaglutinação, imunodifusão dupla e *immunoblotting* as mais empregadas. O FAN está positivo em todos os casos, no padrão conferido pelo anticorpo anti-U1RNP – o pontilhado. O FR pode ser encontrado em 70% dos casos. Outros autoanticorpos, como anti-DNA, anti-Sm, anticentrômero e anti-Jo-1, devem estar negativos.

Quanto aos exames laboratoriais inespecíficos, o hemograma pode revelar anemia normocítica normocrômica, sendo rara a anemia hemolítica, e leucopenia com linfopenia e trombocitopenia. A velocidade de hemossedimentação (VHS) está elevada na doença ativa.

É comum hipergamaglobulinemia, e os níveis de complemento sérico estão normais.

Critérios diagnósticos

As dificuldades de diagnosticar a DMTC levaram ao surgimento de alguns critérios classificatórios/diagnósticos. O mais utilizado é o proposto por Alarcon-Segóvia[25], que inclui um critério sorológico, ou seja, a busca do anti-U1RNP por meio do teste de hemaglutinação (título > 1/1.600) e cinco critérios clínicos – edema de mãos, sinovite, miosite, fenômeno de Raynaud e acrosclerose. Para o diagnóstico de DMTC, são necessários, pelo menos, três critérios clínicos e mais o critério sorológico. Quando há associação de edema de mãos em luva, Raynaud e acrosclerose, torna-se obrigatório, no mínimo, mais um critério clínico. Esses critérios apresentam sensibilidade de 62,5% e especificidade de 86,2%.[25] Embora haja outros critérios, como os de Sharp, Kasukawa e Kahn, eles são menos utilizados.[33]

Tratamento

Dependerá do tipo e do grau de gravidade das manifestações apresentadas por cada paciente. A poliartralgia e a artrite não erosiva costumam responder a doses adequadas de AINE. Algumas vezes, é necessário associar baixas doses de corticosteroides, preferencialmente a prednisona (5 a 10 mg/dia).

Também podem se beneficiar desse esquema os casos de edema de mãos em luva e serosites de pequena monta. O paciente com fenômeno de Raynaud deve ser orientado a aquecer as extremidades com o uso constante de luvas e meias.

Nesses casos, pode-se preconizar substâncias vasoativas, como o nifedipino na dose de 20 a 90 mg/dia.

Antiácidos, bloqueadores H2, metoclopramida e estimuladores da motilidade, como a cisaprida, podem ser auxiliares nos casos em que há envolvimento do esôfago.

Como não existem protocolos-padrão para essa doença, em casos de maior gravidade, como naqueles com hipertensão pulmonar ou doença renal, podem ser empregados corticosteroides em altas doses (prednisona, 1 mg/kg/dia) e/ou citostáticos (azatioprina ou ciclofosfamida).

Evolução e prognóstico

Ainda que a DMTC não tenha evolução absolutamente benigna, como relatado por Sharp et al.[22], a maioria dos pacientes apresenta evolução favorável. A hipertensão pulmonar persiste como a maior causa de óbito e eventos cardiovasculares. Malignidade e eventos trombóticos também estão elevados durante a evolução da doença.[36]

Quanto à progressão para outra enfermidade difusa do tecido conjuntivo, segundo Burdt et al.[35], embora alguns doentes possam evoluir para LES ou ES, a maior parte preserva as características clínicas e laboratoriais da DMTC; porém, De Clerk et al.[29] acreditam que 75% evoluirão para LES ou ES.

SÍNDROME DE SUPERPOSIÇÃO

Caracterizada pela presença, em um mesmo indivíduo, de duas ou mais DDTC bem definidas, com manifestações clínicas e laboratoriais distintas. Essa síndrome é de grande interesse não somente clínico, mas também como possível chave para compreender a etiopatogênese das DDTC.

A associação observada com mais frequência é entre várias DDTC (p. ex., LES, AR, DPM e ES) e síndrome de Sjögren (SS). A relação entre SS e AR é conhecida desde a primeira descrição da síndrome, feita por Henrik Sjögren, em 1933. Já SS e LES apresentam muitas manifestações similares, como artralgias, *rash*, neuropatia periférica e glomerulonefrite.[37] Pacientes com SS têm frequentemente anticorpos anti-Ro (SS-A) e anti-La (SS-B) presentes no soro, o que ocorre também no LES.

A doença do tecido conjuntivo associada mais em geral a outra DDTC é a ES, inclusive a AR.[38] Quando a ES cursa com dermatopolimiosite, essa associação é denominada esclerodermatomiosite por muitos, e, em geral, mostra um anticorpo específico, o anti-PM-Scl.[39]

Segundo a casuística de Marguerie et al.[40], pacientes com anti-Pm-Scl apresentam fenômeno de Raynaud em 100% dos casos, artrite ou artralgia em 97%, miosite em 88% e fibrose pulmonar em 78% deles. Esclerodactilia ocorre em 97% dos pacientes, SS em 34%, *rash* típico da dermatopolimiosite em 38%, disfagia em 78% e calcinose em 47%. Portanto, existem várias manifestações semelhantes àquelas encontradas na DMTC. A dificuldade reside ainda na realização da pesquisa do anticorpo anti-Pm-Scl, disponível apenas em alguns centros de pesquisa. Importante ressaltar que todos os pacientes da casuística são HLA-DR3-positivos, possivelmente associados à resposta do anti-Pm-Scl, uma pista de que o anticorpo anti-Pm-Scl é FAN de padrão nucleolar, refletindo a localização de antígeno, com ressalva de que outros anticorpos podem mostrar o mesmo padrão à imunofluorescência.

É mais rara a associação com lúpus. O LES pode se associar também a AR[41] em uma entidade chamada "Rhupus". Todavia, não se deve deixar de considerar que no LES pode ocorrer uma artropatia deformante, diferentemente do que acontece na AR, por ser não erosiva (Figura 29.3). São considerados

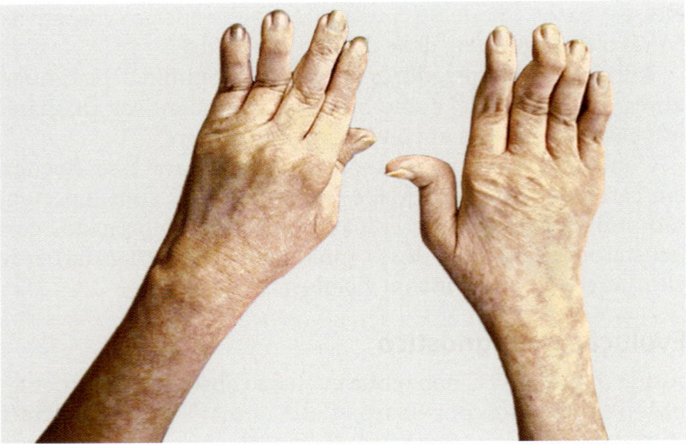

Figura 29.3 Artropatia do LES. Deformidades redutíveis em mãos.

Rhupus apenas os casos de LES com artrite erosiva que preenchem os critérios diagnósticos para AR.

Na classificação das miopatias inflamatórias, existe o subgrupo das DPM associadas a outras DDTC. Além da relação com ES, já comentada, as dermatopolimiosites podem se associar a LES e AR.

É interessante ressaltar, dentro do grupo das miopatias inflamatórias, a síndrome da tRNA sintetase, que se caracteriza por miosite, artrite, fenômeno de Raynaud, esclerodactilia e fibrose intersticial pulmonar. A série de Marguerie et al.[42] demonstrou Raynaud em 93% dos casos, artrite e/ou artralgia em 90%, miosite em 83%, fibrose pulmonar em 79%, esclerodactilia em 72%, SS em 59%, *rash* da dermatopolimiosite em 38%, telangiectasias em 31%, disfagia em 31%, calcinose em 24%, tendinites em 17% e baqueteamento de dedos em 14%. Por suas características clínicas, exige um diagnóstico diferencial com DMTC, sendo importante pesquisar o anticorpo anti-U1RNP, que, em altos títulos, sugere essa condição. Na síndrome da tRNA sintetase, o anti-Jo-1 é o marcador da doença, bem como outros anticorpos dirigidos contra tRNA sintetase.

Contudo, pacientes com anti-Jo-1 têm prognóstico pior quanto à alveolite quando comparados aos anti-U1RNP e pior resposta a corticosteroides e imunossupressores; já os últimos têm sintomas mais parecidos com os observados no LES. Pacientes com anti-Jo-1 também podem ter um quadro articular muito similar ao da AR, sendo, muitas vezes, diagnosticados equivocadamente como tal. Como se trata de um anticorpo dirigido contra constituinte citoplasmático, o FAN é negativo. Outra dificuldade reside no fato de que alguns pacientes com essa síndrome não apresentam de imediato o quadro de miosite. Deve-se suspeitar do diagnóstico nos casos em que há miosite, fibrose pulmonar e artrite, e o anti-Jo-1 positivo poderá confirmá-lo.

Tratamento

O tratamento da síndrome de superposição deve ser feito respeitando-se as manifestações clínicas das doenças envolvidas em cada caso, sem haver, portanto, protocolos definidos. Além do uso de corticosteroides e imunossupressores, tem-se procurado usar, em casos não responsivos e quando necessário, agentes biológicos.[43]

CONSIDERAÇÕES FINAIS

O manejo de pacientes com doença indiferenciada, mista do tecido conjuntivo e síndromes de superposição implica certa dificuldade para explicar aos doentes, principalmente aqueles classificados com DITC, que seu diagnóstico não está claro, o tratamento não segue protocolos bem estabelecidos e sua evolução é desconhecida. Para um paciente com síndrome de superposição, essa situação é delicada, mas torna-se importante explicar que ele tem não somente uma, mas duas ou mais DDTC.

O melhor caminho é a conversa franca sobre o que se sabe sobre a enfermidade, visando a obter a colaboração do paciente no tratamento e seguimento da doença.

REFERÊNCIAS BIBLIOGRÁFICAS

1. Bennett RM. Mixed connective tissue disease and other overlap syndromes. In: Kelley WN et al. Textbook of rheumatology. 5.ed. Philadelphia: WB Saunders; 1997. p. 1065-78.
2. Mosca M et al. Undifferentiated connective tissue diseases (UCTD): simplified systemic autoimmune diseases. Autoimmun Rev. 2011;10(5):256-8.
3. Mosca M et al. Undifferentiated CTD: A wide spectrum of autoimmune diseases. Best Pract Res Clin Rheumatol. 2012; 26(1):73-7.
4. Reichlin M. Undifferentiated connective tissue diseases, overlap syndromes and mixed connective tissue diseases. In: Koopman WJ (ed.). Arthritis and allied conditions: a textbook of rheumatology. 13.ed. Philadelphia: Williams and Wilkins; 1997. p. 1309-18.
5. Kallenberg CG. Overlapping syndromes, undifferentiated connective tissue disease and other fibrosing conditions. Curr Opin Rheumatol. 1995;7:568-73.
6. Lacey Jr JV et al. Petroleum distillate solvents as risk factors for undifferentiated connective tissue diseases (UCTD). Am J Epidemiol. 1999;149(8):761-70.
7. Danieli MG et al. Undifferentiated connective tissue disease: natural history and evolution into definite CTD assessed in 84 patients initially diagnosed as early UCTD. Clin Rheumatol. 1998;17(3):195-201.
8. Vaz CC et al. Undifferentiated connective tissue disease: a seven-center cross-sectional study of 184 patients. Clin Rheumatol. 2009;28(8):915-2.
9. Danieli MG et al. Five-year follow-up of 165 Italian patients with undifferentiated connective tissue diseases. Clin Exp Rheumatol. 1999;17(5):585-91.
10. Harper FE et al. A prospective study of Raynaud's phenomenon and early connective tissue disease. Am J Med. 1982;72:883-8.
11. Lambova SN, Müller-Ladner U. Capillaroscopic pattern in systemic lupus erythematosus and undifferentiated connective tissue disease: What we still have to learn? Rheumatol Int. 2013;33(3):689-95.
12. Bodolay E et al. Five-year follow-up of 665 Hungarian patients with undifferentiated connective tissue diseases. Clin Exp Rheumatol. 2003;21(3):313-20.
13. De Angelis R et al. Raynaud's phenomenon in undifferentiated connective tissue disease (UCTD). Clin Rheumatol. 2005;24(2):145-51.
14. Jansen LM et al. One year outcome of undifferentiated polyarthritis. Ann Rheum Dis. 2002;61(8):700-3.
15. Fischer A et al. Connective tissue disease-associated interstitial lung disease: a call for clarification. Chest. 2010;138(2):251-6.
16. Kim HC et al. Interstitial pneumonia related to undifferentiated connective tissue disease: pathologic pattern and prognosis. Chest. 2015;147(1):165-72.
17. Riccardi A et al. Lung involvment in 'stable' undifferentiated connective tissue diseases: a rheumatology perspective. Clin Rheumatol. 2017;36;1833-7.
18. Castellino G et al. Pregnancy in patients with undifferentiated connective tissue disease: a prospective case-control study. Lupus. 2011;20(12):1305-11.
19. Mosca A et al. Undifferentiated connective tissue diseases: the clinical and serological profiles of 91 patients followed at least 1 year. Lupus. 1998;7(2):95-100.

20. Mosca A et al. Undifferentiated connective tissue diseases (UCTD). Autoimmun Rev. 2006;6(1):1-4.

21. García-González M et al. Undifferentiated connective tissue disease: predictors of evolution into definite disease. Clin Exp Rheum. 2017;35(5):739-45.

22. Sharp GC et al. Mixed connective tissue disease: an apparently distinct rheumatic disease syndrome associated with a specific antibody to extractable nuclear antigen (ENA). Am J Med. 1972;52:148-59.

23. Sharp GC et al. Association of antibodies to ibonucleoprotein and SM antigens with mixed connective tissue diseases, systemic lupus erythematosus and other rheumatic diseases. N Engl J Med. 1976;295:1149-54.

24. Alarcón GS et al. Early undifferentiated connective tissue disease. I. Early clinical manifestations in a large cohort of patients with undifferentiated connective tissue diseases compared to cohorts of well established connective tissue diseases. J Rheumatol. 1991;18:1332-43.

25. Alarcón-Segovia D, Villareal M. Classification and diagnostic criteria for mixed connective tissue disease. In: Kasukawa R, Sharp GC. Mixed connective tissue disease and nuclear antibodies. Amsterdam: Elsevier; 1987. p. 41-7.

26. Aringer M et al. Does mixed connective tissue disease exist? Yes. Rheum Dis Clin North Am. 2005;31(3):411-20.

27. Black C, Isenberg D. Mixed connective tissue disease: goodbye to all that. Br J Rheumatol. 1993;32:348-9.

28. Smolen JS, Steiner G. Mixed connective tissue disease. To be or not to be? Arthritis Rheum. 1998;41:768-77.

29. De Clerk LS et al. Is MTCD a distinct entity? Comparison of clinical laboratory findings in mCTD, SLE, PSS, and RA patients. Clin Rheumatol. 1989; 8:29-36.

30. Capelli S et al. "To be or not to be." Ten years after: evidence for mixed connective tissue disease as a distinct entity. Sem Arthr. 2011;41:589-98.

31. Tani C et al. The diagnosis and classification of mixed connective tissue disease. J Autoimmunity. 2014;48-9:46-9.

32. Ciang NCO et al. Mixed connective tissue disease-enigma variations? Rheumatology. 2017;56:326-33.

33. Ortega-Hernandez OD, Shoenfeld Y. Mixed connective tissue disease: an overview of clinical manifestations, diagnosis and treatment. Best Pract Res Clin Rheumatol. 2012;26(1):61-72.

34. Kitridou R et al. Renal involvement in mixed connective tissue disease: a longitudinal clinicopathologic study. Sem Arthritis Rheum. 1986;16:135-45.

35. Burdt MA et al. Long-term outcome in mixed connective tissue disease. Longitudinal clinical and serologic findings. Arthritis Rheum. 1999;42:899-909.

36. Hajas A et al. Clinical course, prognosis, and causes of death in mixed connective tissue disease. J Rheumatol. 2013; 40:1134-42.

37. Graninger WB et al. Intersticial nephritis in patients with systemic lupus erythematosus: a manifestation of concomitant Sjögren's syndrome? Clin Exp Rheumatol. 1991;9:41-5.

38. Horiki T et al. The coexistence of systemic sclerosis and rheumatoid arthritis in five patients: clinical and immunogenetic features suggest a distinct entity. Arthritis Rheum. 1996;39:152-6.

39. Genth E et al. Immunogenetic association of scleroderma related antinuclear antibodies. Arthritis Rheum. 1990;33:657-65.

40. Marguerie C et al. The clinical and immunogenetic features of patients with autoantibodies to the nucleolar antigen PM-Scl. Medicine. 1992;71:327-36.

41. Brand CA et al. Coexistent rheumatoid arthritis and systemic lupus erythematosus: clinical, serological and phenotypic features. Ann Rheum Dis. 1992;51:173-6.

42. Marguerie C et al. Polymyositis, pulmonary fibrosis and autoantibodies to aminoacyl tRNA synthetases. Q J Med. 1990;77:1019-38.

43. Iaccarino L et al. Overlap connective tissue disease syndromes. Autoimmun Rev. 2013;12(3):363-73.

30 Síndrome Antifosfolipídica

Vinicius Domingues • Marcelo de Souza Pacheco • Roger Abramino Levy

INTRODUÇÃO

Originalmente chamada de síndrome de anticardiolipina, a síndrome do anticorpo antifosfolipídio (SAF), também conhecida como síndrome de Hughes[1], foi descrita pela primeira vez em 1983, quando se notou a relação dos anticorpos antifosfolipídios (aPL) com fenômenos trombóticos, perdas fetais recorrentes e trombocitopenia em pacientes com diagnóstico de lúpus eritematoso sistêmico (LES).[2] Atualmente, a SAF é a trombofilia adquirida mais comum, de manifestações clínicas heterogêneas e que refletem trombose, podendo surgir em vasos arteriais ou venosos de qualquer calibre e em qualquer órgão ou sistema, e se desenvolver de modo abrupto ou insidioso.[3] O prognóstico depende, portanto, da forma de apresentação, da detecção precoce e da instituição da terapia adequada.[1]

Os aPL constituem uma família de autoanticorpos dirigidos contra complexos de fosfolipídios combinados com proteínas plasmáticas. Sua existência está relacionada com a diátese trombótica, causando, na maioria dos casos, recorrentes tromboses venosas ou arteriais, além de perdas fetais.

HISTÓRICO

Em 1906, Wasserman et al. descreveram o primeiro aPL, detectado em soros de pacientes com sífilis que reagiam contra extratos de corações bovinos. Esse achado embasou o desenvolvimento do teste não treponêmico para a sífilis, a pesquisa laboratorial de doenças venéreas (VDRL), contendo, além da cardiolipina, colesterol e fosfatidilcolina como substratos da reação. Posteriormente, o uso em massa da VDRL para a triagem de sífilis deu origem aos primeiros relatos de pacientes com LES que apresentavam reação de VDRL positiva sem, no entanto, serem portadores de sífilis. Em 1952, Conley e Hartman relataram a presença de um anticoagulante circulante que bloqueava a conversão de protrombina em trombina em pacientes com doenças autoimunes do tecido conjuntivo. Essa anormalidade foi atribuída à ocorrência de um inibidor da coagulação. Ainda na década de 1950, verificou-se que a presença do inibidor estava associada a uma VDRL positiva sem teste treponêmico confirmando sífilis (falso-positivo).[2] Em 1972, Feinstein e Rappaport denominaram o inibidor da coagulação de lúpus anticoagulante.

Em 1983, Boey et al. demonstraram a ocorrência de tromboses nos pacientes portadores de lúpus anticoagulante e, no mesmo ano, Harris et al. desenvolveram uma reação de radioimunoensaio e, posteriormente, um ensaio imunossorvente ligado à enzima (ELISA) utilizando a cardiolipina como antígeno. O teste de anticardiolipina se mostrou mais sensível que a reação de VDRL para a detecção de anticorpos antifosfolipídios, correlacionando-se clinicamente com a ocorrência de trombose.

HETEROGENEIDADE E COFATORES

Na realidade, os aPL são uma família heterogênea de anticorpos passíveis de detectar pelo ELISA com cardiolipina ou, ainda, pela pesquisa funcional da coagulação nos testes do lúpus anticoagulante[1] (LAC).

Dois grupos de pesquisadores demonstraram de forma independente, em 1990, que os aPL em pacientes com LES requeriam plasma para reagirem positivamente nas placas de ELISA com cardiolipina.[4,5] Já os aPL em indivíduos com infecções como sífilis, HIV e hepatite, ou após exposição a fármacos, reagiam positivamente sem a presença de plasma. Depois, verificou-se que uma proteína do plasma era o cofator necessário para a ligação dos aPL na reação de anticardiolipina, identificada como a beta-2 glicoproteína I (beta-2 GPI).[5] Os aPL dependentes do cofator plasmático existem em pacientes com LES e outras colagenoses com manifestações trombóticas. A partir de então, esses anticorpos foram classificados como patogênicos. Já os aPL não dependentes do cofator e encontrados em indivíduos com infecções e após a exposição a determinadas medicações, na maioria dos casos, não estão associados a manifestações trombóticas e foram classificados como não patogênicos. Esses aPL relacionados (não patogênicos) com infecções geralmente são transitórios.

A beta-2 GPI foi o primeiro cofator plasmático identificado, tendo sido apontadas, mais tarde, diversas outras proteínas plasmáticas como cofatores. A B2 GPI, ou apolipoproteína H, é uma glicoproteína de 42 kD presente no plasma humano normal em concentrações constantes. A glicoproteína faz parte da superfamília de proteínas reguladoras do complemento. Cerca de 40% circulam ligados a lipoproteínas e quilomícrons, explicando a origem da denominação apolipoproteína H. A estrutura cristalizada da beta-2 GPI foi identificada, tornando-se bem conhecida nos tempos atuais. A molécula é formada por cinco porções conhecidas que lembram o formato de um *sushi* – as quatro primeiras conservam homologia e a quinta é estruturalmente aberrante, por meio da qual a molécula se liga a fosfolipídios. Postula-se que, mediante a ligação, os demais domínios se submetam às alterações conformacionais. De modo geral, a beta-2 GPI tem afinidade por superfícies negativamente carregadas, como DNA, molécula de heparina e os fosfolipídios aniônicos.

O conceito de que a beta-2 GPI é um importante antígeno para os aPL é reforçado por modelos animais. Gharavi et al.[6] induziram o surgimento de aPL em camundongos após a injeção de beta-2 GPI humana purificada. Em contraste ao amplo conhecimento sobre a estrutura desse cofator, pouco se sabe sobre sua função fisiológica normal. Animais transgênicos que não expressam beta-2 GPI não apresentaram maior tendência trombótica e estudos demonstraram que a glicoproteína é capaz de inibir o acúmulo de colesterol em macrófagos ativados, agindo na prevenção de aterosclerose. Em contrapartida, observações parecem indicar que se trata de um composto sem função bem definida.

Outro cofator identificado para os aPL é a protrombina. Os anticorpos que a utilizam como cofator raramente podem causar hipoprotrombinemia e sangramentos, sendo encontrados com maior frequência na população pediátrica e após sangramentos. Outras proteínas, como as C e S, além da anexina V, foram identificadas como cofatores de aPL.

PATOGENICIDADE

Alguns mecanismos foram propostos para explicar a patogênese da trombose em pacientes com aPL e o paradoxo da trombose *in vivo* em pacientes com o prolongamento do tempo de coagulação *in vitro*. Um deles está relacionado com a capacidade de ativação endotelial, na qual se demonstrou que os aPL, na ligação com o complexo cofator-fosfolipídio, aumentam a expressão de moléculas de adesão endoteliais, assim como a síntese de citocinas, além de interferirem na síntese de prostaglandinas. Esse estado de hiperativação celular promoveria a trombose.

Alguns estudos também demonstraram uma interferência no equilíbrio entre a síntese plaquetária de tromboxano A2 e a síntese endotelial de prostaciclina, favorecendo, assim, mecanismos pró-trombóticos. Ainda, mostrou-se que alguns aPL podem interferir em ações antitrombóticas das proteínas C e S, que monócitos de indivíduos com aPL conseguem expressar maiores quantidades de fator tecidual e que alguns aPL reagem cruzadamente contra a lipoproteína de baixa densidade oxidada (LDL-ox), podendo promover aterosclerose acelerada. Em relação às perdas fetais, acredita-se que o mecanismo principal consiste em trombose de vasos placentários. Em contrapartida, postulou-se um mecanismo alternativo com base no deslocamento de anexina V de seus sítios de ligação nos fosfolipídios placentários, já que a anexina V, classificada como um cofator placentário, é um anticoagulante natural presente na placenta e que exerce seu efeito pela ligação com fosfolipídios. Assim, a anexina V compete pela ligação com os aPL.

Possivelmente, mais de um mecanismo patogênico é responsável pela trombose e pelas demais manifestações da SAF, considerando a heterogeneidade dos aPL, tanto clínica quanto sorologicamente, e incluindo a natureza dos cofatores.

Assim, a origem dos aPL permanece obscura e aparentemente multifatorial. Em modelos experimentais, a inoculação de sequências de peptídeos de vírus (citomegalovírus e HIV) e de bactérias (*P. aeruginosa* e *N. gonorrhoeae*) com homologia com sequências da beta-2 GPI pôde induzir o surgimento de aPL, sugerindo um mecanismo de mimetismo molecular.

Estudos demonstraram também a existência de células T específicas para a beta-2 GPI, verificando um papel da imunidade celular na origem dos aPL.

TESTES LABORATORIAIS

O diagnóstico laboratorial da SAF se baseia na detecção de aPL por meio de testes de ELISA para anticorpos anticardiolipina (aCL) e para anticorpos antibeta-2 GPI ou mediante ensaios funcionais da coagulação para a detecção de anticorpos com atividade LAC.[1] Em geral, os ensaios imunoenzimáticos de fase sólida (ELISA) utilizam cardiolipina como antígeno, mas alguns laboratórios também usam fosfolipídios, como a fosfatidilserina e a fosfatidilcolina, em mistura com a cardiolipina. Os métodos que utilizam a beta-2 GPI purificada como antígeno em testes de ELISA entraram no mercado recentemente e podem detectar positividade em pacientes com aCL e LAC negativos.

O termo "LAC" é usado para denominar os ensaios voltados a detectar aPL com a capacidade de prolongar testes da coagulação em virtude da atividade inibitória. Já "anticorpo aCL" designa anticorpos que reagem positivamente em ensaios em fase sólida de ELISA contendo cardiolipina como antígeno, sendo outro tipo de aPL. Alguns pacientes com aPL podem apresentar VDRL falso-positiva, embora esta apresente baixa sensibilidade e especificidade para a detecção dos aPL e não deva ser utilizada rotineiramente na pesquisa diagnóstica de SAF. Na população de pacientes com SAF, 10 a 15% podem ter LAC positivo e aCL negativo, e vice-versa, e, em geral, o LAC é mais específico para as manifestações de SAF, ainda que os aCL sejam mais sensíveis. Atualmente, recomenda-se a investigação do diagnóstico da SAF com os ensaios em fase sólida convencionais de ELISA para cardiolipina e beta-2 GP1 e nos ensaios de coagulação para LAC.

Lúpus anticoagulante

A atividade LAC se dá quando um anticorpo se dirige contra proteínas plasmáticas como a beta-2 GPI, a protrombina ou a anexina V, quando estas estão ligadas a fosfolipídios aniônicos. Derivado de um antigo estudo em uma população de pacientes com LES e posteriormente consagrado pela literatura, o termo "lúpus anticoagulante" pode causar equívoco, pois, apesar de prolongar testes de coagulação *in vitro*, sua ocorrência no sangue é associada a um efeito pró-coagulante *in vivo*, além do fato de apenas 15% dos pacientes com LAC preencherem critérios para LES.

Mais de um tipo de anticorpo é relacionado com a atividade LAC (inclusive aCL e anticorpos antibeta-2 GPI), assim o LAC é detectado por meio de testes funcionais da coagulação, não por ELISA. O ensaio para LAC se baseia na detecção de um prolongamento no tempo de coagulação causado pela presença de um anticorpo inibitório. A persistência do prolongamento na coagulação após adição de plasma humano normal que contenha fatores de coagulação demonstra que a anormalidade é causada por um inibidor, e não pela deficiência de fatores da coagulação. Ao adicionar um macerado de plaquetas ao sistema, há oferta de fosfolipídios em altas concentrações, os quais servirão de substratos para o anticorpo inibitório e, então, levarão à normalização do prolongamento na coagulação. Convém lembrar que a anticoagulação oral em níveis altos (razão normalizada internacional [INR] > 3,5) pode alterar o resultado do LAC, acarretando falso-positivos. O teste é feito em três etapas:

- Triagem que demonstra prolongamento de um teste de coagulação dependente de fosfolipídio: isso pode ser feito pelo teste convencional do tempo de tromboplastina parcial (aPTT) ou com testes mais sensíveis, como o tempo de coagulação com kaolin (KCT) e com o veneno da víbora Russel (dRVVT). Por se tratar de um teste pouco sensível, o aPTT não é recomendado como triagem. O teste mais sensível é o dRVVT. Para casos em que há forte suspeita clínica de SAF e o primeiro teste de triagem é negativo, recomenda-se a realização de um segundo teste de triagem

- Demonstração da presença de um inibidor: após verificar que existe prolongamento em um teste da coagulação, adiciona-se plasma normal ao teste. Caso a anormalidade persista, constata-se que a anormalidade não é causada pela deficiência de fatores da coagulação, mas sim por um inibidor
- Demonstração da dependência de fosfolipídios. Adicionam-se fosfolipídios ao sistema, os quais serão, então, os substratos para o inibidor e causarão a normalização do prolongamento na coagulação. O LAC é um teste de difícil realização e requer técnico treinado e padronização.

Anticardiolipina, antibeta-2 GPI e novos anticorpos

Esses anticorpos são detectados em ensaios imunoenzimáticos de fase sólida para fosfolipídios, como o ELISA para anticardiolipina ou, mais recentemente, nos ensaios para a detecção de anticorpos contra a beta-2 GPI purificada. A reação de ELISA é mais simples de realizar do que os testes de coagulação, porém exige cuidados quanto à temperatura e à padronização de tampões. Na maioria dos testes, emprega cardiolipina como substrato antigênico, podendo ser positivo nos casos de aPL não patogênicos induzidos por medicações ou infecções agudas. Há, com isso, valor prognóstico com base na titulação do anticorpo nas quantidades baixa, moderada ou alta e, também, a caracterização do seu isótipo em IgG, IgM e IgA. Sabe-se amplamente que as manifestações trombóticas se correlacionam com maior frequência com os altos títulos e, ainda, que os anticorpos aCL e IgG são mais intrinsecamente ligados a trombose e perdas fetais. Em alguns estudos, os anticorpos aCL do isótipo IgM se correlacionam com anemia hemolítica. O teste de aCL também se encontra positivo na vigência de infecções bacterianas e virais agudas e crônicas. Esse anticorpo também foi detectado na infecção pelo vírus da dengue, mas sem relação com os achados clínicos de trombocitopenia e, assim como os outros anticorpos encontrados em doenças infecciosas, não requer a presença de cofator para a ligação, não sendo, portanto, patogênico.

Embora não sejam amplamente disponibilizados por não fazerem parte do atual critério diagnóstico, outros anticorpos têm sido relacionados com a trombose, como a antiprotrombina (aPT) e a antifosfatidilserina/protrombina (aPS/PT). Estes têm sido muito estudados e são utilizados em alguns centros como segunda linha na pesquisa de pacientes com história clínica muito sugestiva para SAF, mas que não apresentam positividade necessária dos anticorpos para o critério.

Outro campo promissor consiste na detecção de anticorpos dirigidos a domínios específicos da molécula beta-2 GPI. Sabe-se que sua estrutura apresenta cinco domínios e os anticorpos mais específicos para trombose são dirigidos ao domínio 1 (D1). Portanto, o ELISA, que detecta anticorpos contra a sequência do D1, apresentaria um antígeno mais conservado e seu resultado deveria ser de maior valor que o teste que utiliza a proteína completa, sujeita a mudanças de conformação estrutural na placa do teste.

Um resultado negativo logo após um evento trombótico não exclui a hipótese de diagnóstico de SAF, e o paciente deve repetir o exame pelo menos 2 meses após o evento e/ou quando se estiver considerando a suspensão da terapia anticoagulante.

CRITÉRIOS DIAGNÓSTICOS E DE CLASSIFICAÇÃO

A SAF deve ser considerada no diagnóstico diferencial de tromboses arteriais e venosas recorrentes, em perdas fetais de repetição e prematuridade por eclâmpsia/pré-eclâmpsia. Algumas manifestações clínicas consagradas não fazem parte de seu critério de classificação, embora estejam associadas à presença dos aPL, como as alterações hematológicas (p. ex., trombocitopenia e anemia hemolítica), neurológicas (p. ex., enxaqueca e convulsões), dermatológicas (p. ex., livedo reticular), as doenças valvares cardíacas etc.

De acordo com os critérios estabelecidos no Simpósio Internacional sobre Anticorpos Antifosfolipídios em 1998 e revisados em 2006 em Sydney/Austrália, pode-se classificar a SAF de maneira específica e definitiva quando há um critério clínico e um laboratorial. Os critérios para classificação estão relacionados no Quadro 30.1.[1]

A SAF pode ocorrer isoladamente (primária) ou em associação a outra doença autoimune (secundária), principalmente o LES. A SAF isolada vem sendo reconhecida como a mais prevalente, porém tanto a forma isolada quanto a associada a outras doenças autoimunes podem surgir em qualquer idade, com prevalência maior nas mulheres. Da população com LES, os aPL são encontrados em 30 a 40% dos casos, dos quais a metade pode apresentar eventos trombóticos, configurando o diagnóstico de SAF em um período de 10 anos.[4] Vale ressaltar que pacientes com SAF primário podem apresentar fator antinuclear (FAN) positivo, o que não configura o diagnóstico de LES, ainda que, de fato, em 9 anos de acompanhamento, cerca de 5% dos casos primários tenham apresentado LES.[7]

Quadro 30.1 Critérios para classificação da síndrome antifosfolipídica.

Critérios clínicos

- Trombose vascular: um ou mais episódios de trombose arterial, venosa ou de pequenos vasos em qualquer órgão ou tecido, confirmados por achados inequívocos de imagem ou exame histopatológico. A histopatologia deve excluir vasculite
- Morbidade gestacional:
  - Uma ou mais mortes de feto morfologicamente normal com mais de 10 semanas de idade gestacional, com morfologia fetal normal detectada por ultrassonografia ou exame direto do feto
  - Um ou mais nascimentos prematuros de feto morfologicamente normal com 34 semanas ou menos em virtude de eclâmpsia ou pré-eclâmpsia grave ou sinais reconhecidos de insuficiência placentária
  - Três ou mais abortamentos espontâneos antes de 10 semanas de idade gestacional com causas maternas anatômicas ou hormonais ou causas cromossômicas paternas ou maternas excluídas

Critérios laboratoriais

- Lúpus anticoagulante presente no plasma em duas ou mais ocasiões, com intervalo de no mínimo 12 semanas, detectado de acordo com as recomendações da International Society on Thrombosis and Haemostasis
- Anticorpo anticardiolipina IgG e/ou IgM em títulos moderados a altos (> 40 GPL ou MPL) em duas ou mais ocasiões, com intervalo de, no mínimo, 12 semanas. O teste deve ser ELISA padronizado
- Anticorpo antibeta-2 GPI IgG ou IgM detectado, presente no plasma em duas ou mais ocasiões com intervalo de, no mínimo, 12 semanas. O teste deve ser ELISA padronizado

MANIFESTAÇÕES CLÍNICAS

Amplamente variadas, refletem primariamente a localização das tromboses, sua recorrência, o calibre dos vasos e o caráter insidioso ou rápido dos fenômenos trombóticos e embólicos. Podem ser divididas em:

- Forma clássica (grandes vasos): trombose venosa profunda (TVP), tromboses arteriais, microangiopatia pela síndrome do anticorpo antifosfolipídio e síndrome antifosfolipídica catastrófica (pequenos vasos)
- Obstétricas
    - Complicações maternas: eclâmpsia, pré-eclâmpsia, síndrome HELLP, síndrome cardiopulmonar pós-parto, coreia gravídica, acidente vascular encefálico (AVE) pós-parto, morte materna
    - Complicações fetais: aborto e perda fetal, crescimento intrauterino retardado
- Cardíacas: insuficiência coronariana, insuficiência cardíaca, doença valvar, espessamento, disfunção (insuficiência e estenose), vegetações, trombo intracardíaco
- Neurológicas: AVE e ataque isquêmico transitório (AIT) trombóticos, síndrome de Sneddon, demência multi-infarto, AVE cardioembólico, trombose de seios venosos, amnésia global transitória, déficits cognitivos, esclerose múltipla-símile, distúrbios do movimento, coreia, hemibalismo, ataxia cerebelar, síndromes espinais, mielite longitudinal, Guillain-Barré, síndrome da artéria espinal anterior, enxaqueca, neuropatia periférica, neuropatia do trigêmeo
- Hepáticas: síndrome de Budd-Chiari, hipertensão porta, doença veno-oclusiva hepática, hiperplasia nodular regenerativa, infarto hepático
- Hematológicas: trombocitopenia, anemia hemolítica autoimune, necrose de medula óssea, ortopédicas, fraturas ósseas de metatarsos, necrose avascular
- Renais: microangiopatia trombótica, trombose de veia renal, trombose de artéria renal
- Pulmonares: embolia pulmonar e infarto, hipertensão arterial pulmonar, trombose arterial pulmonar, artéria pulmonar, microtrombose pulmonar, síndrome do desconforto respiratório do adulto, hemorragia alveolar difusa, alveolite fibrosante
- Gastrenterológicas: necrose de esôfago, úlcera gástrica, isquemia/angina mesentérica, pancreatite, colecistite, trombose de vasos esplênicos
- Dermatológicas: livedo reticular e racemoso, úlceras cutâneas, atrofia branca e vasculopatia livedoide, necrose cutânea, gangrena e necrose digital, anetoderma, pioderma gangrenoso-símile, máculas e nódulos, hemorragias subungueais, fenômeno de Raynaud, pseudovasculite, papulose atrófica maligna, melanoderma
- Oftalmológicas: trombose de vasos retinianos, neurite óptica aguda retrobulbar, atrofia óptica isquêmica, síndrome seca
- Endocrinológicas: trombose de veia adrenal com Addison, hipopituitarismo, hipogonadismo
- Otorrinolaringológicas: distúrbios vestibulares.

Tromboses arteriais e venosas

Apesar de poderem ocorrer em qualquer local, as tromboses tendem a acometer principalmente a circulação venosa dos membros inferiores e a circulação arterial cerebral. Vale ressaltar que qualquer combinação de eventos vasculares oclusivos pode surgir com forte tendência à recorrência.

Atualmente, a SAF faz parte da rotina diagnóstica de todas as especialidades clínicas. A TVP configura a principal manifestação da doença[1], principalmente dos membros inferiores, podendo algumas vezes ser acompanhada de embolia pulmonar. Pode ocorrer no período pós-parto, após repouso prolongado ou com o uso de estrogênios, em mulheres. Há forte tendência à recorrência – dados do estudo com maior número de pacientes com SAF, o *Euro-Phospholipid Project*, demonstraram a ocorrência de TVP em 39% dos pacientes[8] acompanhados por 5 anos em tratamento de acordo com as recomendações nos maiores centros acadêmicos da Europa.[8]

O acidente vascular cerebral isquêmico (AVCi) e o AIT representam as manifestações trombóticas arteriais mais comuns e também as principais manifestações neurológicas (30% dos casos). O AVE costuma se dar em pacientes mais jovens, inclusive crianças, que podem não apresentar hipertensão arterial ou outros fatores de risco tradicionais para aterosclerose. É importante comentar que a presença do LAC consiste no maior fator de risco para a ocorrência de doença cerebrovascular e que esses tipos de evento tendem à recorrência, sendo bem estabelecidos em adultos com SAF associado ao LES. A associação entre aPL e doença cerebrovascular foi sugerida nos primeiros estudos da SAF e confirmada em estudos mais recentes. O território vascular mais acometido é o da artéria cerebral média; no entanto, qualquer local pode ser envolvido.

As manifestações trombóticas compreendem critérios classificatórios da doença, porém uma série de outras manifestações consideradas critérios não clássicos pode surgir, demonstrando muito mais que uma coagulopatia autoimune, e sim uma doença sistêmica complexa e abrangente.[9]

Outras causas de tromboses venosas que devem ser investigadas quando da investigação para SAF persistentemente negativa são: síndrome nefrótica, insuficiência venosa, imobilidade prolongada, obstrução venosa, tumores liberadores de tromboplastina, mutação do fator V (de Leiden), mutação da protrombina (G20210A) e deficiências de proteínas S, C ou antitrombina III. Contudo, oclusões arteriais podem ocorrer em pacientes com púrpura trombocitopênica trombótica, êmbolos cardíacos estéreis e infecciosos, septicemia, hiper-homocisteinemia com ou sem a mutação do gene da MTHFR, mixoma atrial, arterite de Takayasu, poliarterite nodosa e síndrome de Raynaud grave.

Complicações obstétricas

A SAF é uma causa comum de morbidade gestacional, incluindo abortos, perdas fetais e partos prematuros. O evento mais específico consiste em perda fetal intrauterina, a qual ocorre a partir da 10ª semana de gestação.[10,11] Como abortos espontâneos (antes da 10ª semana) são também comuns na população geral, para sua atribuição à SAF são necessários três ou mais abortos consecutivos, excluindo-se anormalidades anatômicas e hormonais maternas, além de anormalidades cromossômicos materna e paterna, fazendo-se necessária, então, a morfologia fetal normal documentada por ultrassonografia ou exame direto do feto. Partos prematuros (definidos como antes da 34ª semana) por eclâmpsia, pré-eclâmpsia ou insuficiência placentária também fazem parte das manifestações obstétricas. Admite-se que a causa principal das morbidades obstétricas seja trombose de vasos placentários. Outros mecanismos postulados são: interferência em fosfolipídios placentários, deslocamento de anexina V e alterações hormonais. Os aPL podem também inibir a invasão trofoblástica e a produção hormonal, promovendo, ainda, insuficiência uteroplacentária. A insuficiência placentária deve ser documentada por exames para testar a vitalidade fetal ou por um Doppler com velocidade de fluxo anormal ou pela existência de pouco líquido amniótico (oligodramnia) ou, ainda, pelo peso abaixo do 10º percentil para idade gestacional.

Níveis da subunidade beta da gonadotrofina coriônica humana (beta HCG) devem dobrar a cada 2 dias no 1º mês de gravidez, determinando um prognóstico de uma gestação bem-sucedida em 80 a 90% dos casos. Contudo, aumentos desse hormônio em uma taxa de progressão menor são preditivos de pior prognóstico em 70 a 80% dos casos. Os resultados gestacionais melhoraram muito com a terapia antitrombótica, com taxas de sucesso em torno de 80%. Mesmo assim, 20% falham apesar de tratamento correto com ácido acetilsalicílico (ácido acetilsalicílico) combinado ou não com heparina, revelando outros mecanismos desconhecidos de perda gestacional.[10,11]

A prevalência de aPL em mulheres com perdas fetais recorrentes (> 3) gira em torno de 15%. As perdas fetais podem ocorrer em qualquer período da gestação, no entanto as tardias (no 2º e 3º trimestres) são mais específicas. As perdas fetais tendem a ser recorrentes, e admite-se que o risco de perda fetal em pacientes com SAF não tratada durante a gravidez está em torno de 80%.

Manifestações clínicas que não são critérios de classificação

Cardíacas

O segundo sítio de trombose arterial mais comum é o coração, com acometimento das artérias coronárias e valvar descrito em 30 a 50% dos casos e podendo se apresentar como espessamento valvar, disfunção (regurgitação ou estenose) e vegetações.[12] A válvula mais acometida é a mitral, seguida da aórtica. Em todos os casos, história de febre reumática e endocardite deve ser excluída. Para pacientes com SAF acometidos por trombose arterial (AVE ou TIA), recomenda-se a realização de ecocardiografia transesofágica para descartar fonte emboligênica. O acometimento coronariano se caracteriza por síndromes isquêmicas e aterosclerose acelerada, e a frequência de acometimento valvar na SAF parece ser alta, com 63% dos pacientes apresentando anormalidades valvares detectadas pela ecocardiografia.

Renais

A circulação renal compreende o terceiro sítio arterial mais acometido. O rim parece ser um órgão-alvo tanto na SAF primária quanto na forma secundária.[13] As manifestações resultam de isquemia do local da vasculatura renal acometida, podendo variar desde trombose nas artérias, arteríolas, vênulas e veias renais até microangiopatia trombótica glomerular. Hipertensão arterial, proteinúria (nefrótica ou não), hematúria ou perda da função renal devem levantar suspeitas de microangiopatia trombótica renal.[13] As lesões na biopsia renal podem ser agudas (trombose) ou crônicas (hiperplasia fibrosa da camada íntima do vaso, trombo organizado, oclusão fibrosa e atrofia cortical focal).[12] Pelo menos uma alteração aguda ou crônica na biopsia associada à exclusão de outras doenças, como vasculite, hipertensão maligna, púrpura trombocitopênica trombótica, síndrome hemolítico-urêmica e outras razões para isquemia renal, define nefropatia associada à SAF, além de diferenciá-la dos tipos histológicos conhecidos de nefrite lúpica nos pacientes com LES associado.

Pulmonares

O acometimento pulmonar pelos aPL pode refletir microêmbolos de repetição, *cor pulmonale* agudo ou crônico, embolia pulmonar aguda ou quadro clínico semelhante ao da síndrome da lesão pulmonar aguda. A hemorragia alveolar difusa foi descrita em casos graves de SAF.[14]

Hematológicas

Aproximadamente 30% dos pacientes com SAF apresentam trombocitopenia, possivelmente porque os aPL se ligam à membrana das plaquetas e causam sua agregação e/ou destruição. Em geral, não existe uma obrigatoriedade de iniciar terapêutica imediata, exceto em raros casos capazes de provocar sangramento.[15] A definição de plaquetopenia associada à SAF é de < 100.000 plaquetas/ml, confirmada em dois exames com pelo menos 12 semanas de intervalo e considerada grave, com frequência, quando de uma contagem < 50 mil plaquetas/ml.[15]

A anemia hemolítica autoimune é menos frequente (6 a 10%) e costuma se associar ao aCL do tipo IgM, podendo estar relacionada com trombocitopenia, caracterizando a chamada síndrome de Evans.

Dermatológicas

As manifestações dermatológicas na SAF são frequentes e variadas. A principal, porém, é o livedo reticular, encontrado em 25% dos pacientes (Figura 30.1). O livedo associado à SAF é uma alteração vasomotora violácea, vermelhada ou azulada, de aspecto reticular ou moteado, que não reverte com aquecimento, ocorrendo tanto em tronco quanto membros. São diferenciados em livedo reticular quando os círculos da trama são regulares e fechados e, em livedo racemoso, quando de círculos irregulares e quebrados.

Ulcerações são frequentes, podendo se dar por microtrombose cutânea, caracteristicamente dolorosas. A atrofia branca de Milian (Figura 30.2) configura ulcerações dolorosas em maléolo medial, principalmente em mulheres de meia-idade, com presença de telangiectasias na margem ulcerada. Podem persistir ou formar uma cicatriz branca circundada de

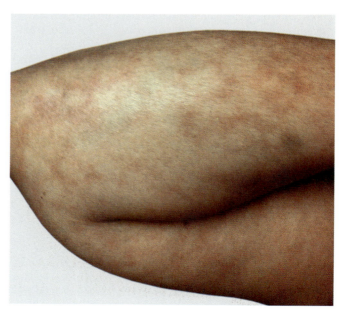

Figura 30.1 Livedo reticular.

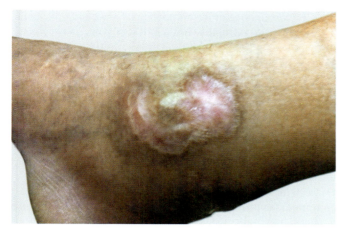

Figura 30.2 Atrofia branca de Milian.

telangiectasias. A vasculopatia livedoide compreende uma variante mais extensa da atrofia branca, associada a eritema reticular ou púrpura. As úlceras têm curso de exacerbações e recorrências e também podem ser pós-flebíticas (úlceras em uma perna com TVP prévia).

Outras manifestações raras, como anetoderma primário – uma doença rara da pele com perda das fibras elásticas –, gangrenas digitais, pioderma gangrenoso-símile e fenômeno de Raynaud etc. podem ser encontradas.

Neurológicas

O sistema nervoso central (SNC) pode ser acometido tanto por trombose quanto por lesão direta do tecido neuronal pelos aPL. A trombose arterial já foi comentada anteriormente nos critérios classificatórios. Cabe ressaltar que a síndrome de Sneddon, condição caracterizada por associação de doença cerebrovascular e livedo reticular, muitas vezes acompanhada de hipertensão arterial de difícil controle, é considerada uma arteriopatia oclusiva de pequenas e médias artérias da pele, do cérebro e do rim. A prevalência de aPL nessa síndrome é de 41%.

Déficits cognitivos, como perda de memória e dificuldade de concentração, são provavelmente relacionados com microangiopatia ou lesão neuronal direta pelos anticorpos no tecido cerebral, assim como convulsões são mais frequentes em pacientes com SAF e pelos mesmos mecanismos. Outras manifestações neurológicas associadas à SAF podem ter um amplo espectro e incluem desde enxaquecas e disfunção cognitiva até demência por múltiplos infartos, crises convulsivas, mielite e coreia.

Várias doenças de substância branca podem se manifestar, como mielite (não transversa, mas sim longitudinal), neurite óptica e lesões semelhantes à esclerose múltipla. Estudos mostram que a relação entre a esclerose múltipla e os aPL é controversa. Cuadrado et al.[16] avaliaram as características de 27 pacientes com diagnóstico de esclerose múltipla definitiva, ou provável, encaminhados em virtude de apresentação atípica ou achados sugestivos de superposição com doença do colágeno. A maioria deles tinha aPL positivo. Os autores então concluíram que a SAF e a esclerose múltipla podem ser difíceis de distinguir. Na ressonância magnética cerebral, em vez de lesões ovoides, periventriculares e dinâmicas típicas da esclerose múltipla, encontram-se lesões preferencialmente subcorticais e estáticas, e as sequências em T2 e FLAIR se alteram em esclerose múltipla, mas não em SAF. Distúrbios do movimento, como a coreia, são raros e representam uma das poucas situações em SAF nas quais está indicado o uso de corticosteroides.

A associação com enxaqueca tem sido descrita com frequência, no entanto a dificuldade dos estudos consistem na alta prevalência da cefaleia na população em geral. Cefaleia, principalmente do tipo enxaqueca, é um sintoma comum e debilitante na SAF, além de iniciada em geral na infância e podendo ser encontrada história familiar. Cuadrado et al.[16] relataram cinco pacientes com SAF e cefaleia intratável que melhoraram após o uso de heparina de baixo peso molecular, o que sugeriu um papel da trombose na patogênese da SAF. Tem-se observado que a SAF torna a enxaqueca refratária (não responsiva a anticonvulsivantes nem a antidepressivos) e crônica (crises de mais de 15 dias por mês em 3 meses), sendo a resposta com anticoagulantes em geral muito boa.

Síndrome antifosfolipídica catastrófica

A SAF catastrófica (síndrome de Asherson) compreende uma variante extremamente grave e rara (1%) que ocorre quando há tromboses em pelo menos três órgãos simultâneos ou com intervalo máximo de 1 semana para o diagnóstico definitivo da síndrome.[17] Em geral, identifica-se um fator precipitante em mais da metade dos casos, sobretudo as infecções, seguido de procedimentos cirúrgicos, retirada de terapia anticoagulante, neoplasias e o uso de medicações (p. ex., anticoncepcionais orais). A fisiopatologia da síndrome antifosfolipídica catastrófica (CAPS) difere da SAF clássica, uma vez que múltiplas tromboses levam à isquemia tecidual com necrose e consequente liberação de citocinas, ocasionando um quadro de síndrome da resposta inflamatória sistêmica (SIRS).[17]

A CAPS pode acometer vasos de grande ou médio calibre, entretanto o quadro mais típico consiste no acometimento de microcirculação afetando múltiplos órgãos. O rim é o órgão mais afetado, envolvido em 71% dos casos, principalmente sob a forma de microangiopatia trombótica. Em seguida, vêm os pulmões (64%), sendo a síndrome do desconforto respiratório agudo (SARA) a principal manifestação; porém, ainda podem ocorrer embolia pulmonar, hipertensão de artéria pulmonar, com o desenvolvimento de *cor pulmonale* agudo, e insuficiência ventricular direita grave. O terceiro órgão mais afetado é o cérebro (62%), principalmente na forma de tromboses que levam a múltiplos infartos, podendo promover quadros de coma e convulsões. Ainda, em ordem de frequência, há o acometimento do coração (51%) em decorrência de valvulopatia, seguido de infarto agudo do miocárdio (IAM), podendo atingir insuficiência cardíaca. A pele, em forma de livedo e necrose cutânea, aparece em 50% dos casos.

O diagnóstico diferencial entre púrpura trombocitopênica trombótica, síndrome hemolítico-urêmica ou coagulação intravascular disseminada pode ser difícil.

A mortalidade na CAPS é alta, previamente estimada em torno de 50%, com queda para 30% após um entendimento melhor da doença e tratamento agressivo combinado de anticoagulação, corticosteroides e plasmaférese ou imunoglobulina intravenosa, e, em alguns casos, também com rituximabe. Eculizumabe, inibidor da porção C5a do complemento, tem sido usado em casos refratários com bom resultado. A microangiopatia renal origina frequentemente a insuficiência renal rapidamente progressiva, necessitando de suporte dialítico de urgência, casos em que a hipertensão arterial maligna é frequente.[18,19] Apesar de o rim ser o órgão mais acometido, geralmente a *causa mortis* não é por uremia, e sim por falência de múltiplos órgãos.[19]

TRATAMENTO

Princípios gerais

Apesar dos muitos estudos clínicos e laboratoriais sobre a SAF, várias questões a respeito do tratamento permanecem sem resposta. Poucos estudos randomizados e prospectivos foram realizados até o momento sobre medidas profiláticas e terapêuticas. Todos os pacientes com SAF estabelecida por manifestações trombóticas ou apenas com aPL positivos sem manifestações clínicas devem receber medidas gerais para o controle de fatores de risco para trombose. Assim, recomenda-se controle de obesidade, dislipidemia, tabagismo, homocisteína sérica, hipertensão arterial e diabetes nesses pacientes. O uso de contraceptivos orais à base de estrogênio ou terapia de reposição hormonal é formalmente contraindicado a todas as mulheres com aPL positivo, independentemente se há ou não trombose. O tratamento de escolha para SAF consiste em anticoagulação. Varfarina ou heparina não fracionada e de baixo peso molecular, frequentemente em associação ao ácido acetilsalicílico, são utilizadas.[18]

A anticoagulação está indicada para indivíduos com SAF que apresentaram trombose e na SAF obstétrica para gestantes com trombose prévia ou quando o diagnóstico da gravidez surge em uma mulher soropositiva com história prévia de morbidade gestacional atribuída à SAF.[18] Cabe ressaltar que pacientes com LES devem receber hidroxicloroquina como terapia adjuvante, independentemente de apresentarem SAF trombótica, obstétrica ou apenas aPL. Corticosteroides não têm uma função estabelecida no tratamento da SAF primária, mas são utilizados para o tratamento de condições reumáticas associadas à SAF secundária, como no LES, na trombocitopenia, na mielite e na forma catastrófica.

A anticoagulação não está indicada no tratamento profilático de indivíduos assintomáticos soropositivos. Pelo potencial teratogênico da varfarina, somente a heparina não fracionada ou de baixo peso molecular tem sido utilizada no tratamento de gestantes nos EUA; na experiência dos autores, a conversão para varfarina após o 1º trimestre é feita com segurança.

Evento trombótico agudo

As tromboses arteriais e venosas no momento agudo são tratadas da mesma maneira que em pacientes sem aPL, ou seja, a TVP recebe heparina venosa e os casos de embolia pulmonar, fibrinolíticos, conforme as indicações para a tromboembolia pulmonar (TEP) comum. Da mesma maneira, as tromboses arteriais periféricas recebem heparina, e o AVE é tratado com anticoagulação conforme a fase da isquemia e os riscos de transformação hemorrágica.

A anticoagulação indicada para a trombose aguda é iniciada usualmente com heparina, seguida de manutenção a longo prazo com varfarina.[18] Alguns pacientes exigem doses maiores que as esperadas de heparina e de varfarina para atingir o nível de anticoagulação desejado. O tempo de anticoagulação, uma vez diagnosticada a SAF trombótica, deve ser para toda a vida. A maioria dos médicos que tratam pacientes com SAF na gestação prefere utilizar as heparinas de baixo peso molecular, pelo conforto da via de administração (subcutânea) e pelo menor risco de trombocitopenia e sangramento. As heparinas não fracionadas têm a vantagem do custo bem menor, da reversibilidade do efeito anticoagulante com protamina, além de serem facilmente monitoradas pela medida do tempo parcial de tromboplastina (PTT). O risco anual de sangramento grave com varfarina é de 2%. Novas medicações anticoagulantes orais inibidoras do fator Xa, como a apixabana e a rivaroxabana, ou inibidores da trombina, como a dabigatrana, não são recomendados para uso em SAF, uma vez que não existem estudos clínicos randomizados que demonstrem sua eficácia a longo prazo. Um estudo analisou a capacidade de anticoagulação da rivaroxabana em pacientes com SAF, mas a variável estudada foi promoção de trombina, e não de trombose.[19] Há vários relatos que mostram recorrência de trombose em pacientes que mudaram de varfarina para anticoagulantes orais diretos.[20]

Manifestações não trombóticas ou anticorpo antifosfolipídio positivo com evento clínico ambíguo

Os pacientes com fenômeno de Raynaud devem ser tratados com medidas protetoras, como aquecimento das mãos e uso de ácido acetilsalicílico. Conforme a gravidade do caso, pode-se associar vasodilatadores. Com base na possível ligação patogênica, alguns médicos prescrevem anticoagulação para pacientes com livedo, trombocitopenia, úlceras de perna, microangiopatia trombótica ou valvar, embora, em geral, essas manifestações não respondam a esse tratamento clássico. Rituximabe foi utilizado com sucesso em pacientes com úlceras cutâneas em um pequeno estudo. O tratamento da trombocitopenia varia conforme a gravidade. Em pacientes com contagem de plaquetas > 50.000, pode-se usar o ácido acetilsalicílico em dose antiagregante plaquetária (65 a 150 mg/dia). A diminuição da agregação plaquetária resulta em menor exposição de fosfolipídios aos anticorpos, o que melhora a trombocitopenia. Para pacientes com contagem < 50.000 plaquetas, contraindica-se o uso de ácido acetilsalicílico em virtude do risco de complicações hemorrágicas. Alguns estudos demonstram eficácia do tratamento com o androgênio fraco danazol para tratamento da trombocitopenia da SAF, o que se comprova com a experiência dos autores. Nos casos de sangramento ou de trombocitopenia < 30.000, é possível tratar com corticosteroides, imunoglobulina intravenosa e/ou rituximabe, assumindo que a patogenia é similar à da púrpura trombocitopênica idiopática.

A doença valvar é imprevisível, podendo progredir ou não. A troca valvar é necessária em cerca de 5% dos pacientes. Já para as úlceras de pele, várias modalidades terapêuticas já foram usadas com resultados diversos, como imunoglobulina, rituximabe e sildenafila.

Anticorpo antifosfolipídio positivo sem manifestações clínicas

A profilaxia primária em pacientes aPL positivos, que nunca desenvolveram complicações trombóticas, é alvo de intenso debate, porém se deve considerar dois contextos principais: se há perfil sorológico de alto risco para trombose e a presença ou ausência de LES concomitante. Um perfil sorológico de alto risco para trombose é definido em três situações: presença do anticoagulante lúpico, persistência isolada de aCL IgG em médios a altos títulos; tripla positividade (presença dos três anticorpos: LAC, aCL e antibeta-2 glicoproteína-I).

Para pacientes com perfil sorológico de alto risco e sem LES, recomenda-se o controle rigoroso dos fatores adicionais de risco e, apesar de não haver evidência, em muitos casos se lança mão do uso de ácido acetilsalicílico em baixas doses. Nos pacientes que, além desse perfil, apresentam LES, deve-se usar ácido acetilsalicílico em baixas doses e hidroxicloroquina.

Cabe lembrar que pacientes com aPL positivo e em situações de alto risco, como cirurgias, imobilizações prolongadas e voos de longa duração, devem receber profilaxia com heparina.

O papel do ácido acetilsalicílico infantil na prevenção de trombose em pacientes com aPL sem manifestações trombóticas é controverso. Em mulheres que tiveram apenas manifestações obstétricas (perdas fetais), esse medicamento reduziu, em uma análise retrospectiva, o risco de tromboses venosas e arteriais. Recomenda-se sua administração perene em mulheres soropositivas com passado de perdas fetais. A cloroquina e a hidroxicloroquina apresentam efeitos antiplaquetários e antitrombóticos comprovados em pacientes com LES, provavelmente tendo papel preventivo em pacientes com aPL positivo. No entanto, são necessários mais estudos para avaliar a questão. Um estudo prospectivo demonstrou que 52% dos pacientes com aPL desenvolverão ao menos um evento trombótico em 10 anos. Assim, medidas profiláticas são provavelmente necessárias. Um estudo prospectivo com 98 pacientes assintomáticos, com títulos moderados ou altos de aCL ou LAC, randomizados para receber ácido acetilsalicílico 81 mg ou placebo, não mostrou benefício no grupo tratado com ácido acetilsalicílico.

Anticorpo antifosfolipídio positivo e tromboses venosas

Pacientes com SAF e pelo menos um episódio de TVP com aPL positivos em duas ocasiões devem ser anticoagulados para manter a INR entre 2 e 3.[18] No caso de recorrência trombótica em vigência da anticoagulação adequada, deve-se considerar o aumento do alvo da INR entre 3 e 4. Existe, por sua vez, uma grande tendência de recorrência, uma vez que a anticoagulação é interrompida; por isso, recomenda-se anticoagulação oral bem controlada por toda a vida.

Anticorpo antifosfolipídio positivo e tromboses arteriais

Para pacientes com aPL positivo que apresentarem tromboses arteriais, como AVE, infarto do miocárdio e isquemia arterial periférica, recomenda-se o uso de anticoagulante oral com alvo de INR entre 3 e 4 ou, ainda, escolher o alvo entre 2 e 3 em associação a um antiagregante plaquetário. A negativação do LAC ou mesmo a queda do título de aCL não são os objetivos do tratamento e não constituem indicadores de melhora ou redução do risco de um novo evento trombótico. O tratamento não deve ser interrompido caso isso ocorra.

Gestação

O tratamento da SAF obstétrica continua sendo alvo de debates, porém sabe-se que as pacientes com SAF devem fazer um acompanhamento rigoroso na gestação. O protocolo utilizado inclui visitas a cada 4 semanas até a 26ª e 28ª semana de gestação e, a partir de então, a cada 1 a 2 semanas. A pressão arterial deve ser rigorosamente controlada, devendo ficar abaixo de 140 × 90 mmHg durante toda a gestação. Uma amostra urinária (*spot test*) deve ser solicitada mensalmente e, caso a relação proteína/creatinina seja > 0,3 ou haja aumento da pressão arterial, deverá ser pedida medida da proteína excretada na urina de 24 h. A avaliação com ultrassonografia obstétrica e velocimetria por Doppler deve ser feita a cada 3 a 4 semanas a partir da 18ª semana.[10]

O primeiro tratamento proposto consistiu no uso de prednisona, porém, em pouco tempo, um estudo bem controlado demonstrou a ineficácia dessa medicação no tratamento das comorbidades obstétricas associadas à SAF. Assim, os corticosteroides não demonstraram influenciar os níveis de aPL ou a hipercoagulabilidade da SAF, além de terem os já conhecidos efeitos adversos; portanto, não são indicados, exceto para situações específicas já comentadas. Concluiu-se

também que a imunossupressão não é eficaz no tratamento da SAF obstétrica e que a anticoagulação com heparina representa a melhor alternativa. Mais recentemente, dois estudos prospectivos demonstraram que a heparina associada ao ácido acetilsalicílico infantil é mais eficaz que o ácido acetilsalicílico isoladamente. Alguns autores sugeriram que, em determinados casos, quando as pacientes têm apenas história de manifestações obstétricas e sem trombose, usar somente ácido acetilsalicílico em baixa dose seria eficaz. Essa hipótese requer mais estudos e, hoje, o tratamento recomendado compreende heparina associada ao ácido acetilsalicílico infantil. Em relação às mulheres que nunca tiveram trombose fora da gestação, o tratamento é controverso, e alguns autores sugerem o uso apenas de dose profilática de heparina associada ao ácido acetilsalicílico infantil.

Em casos refratários ao tratamento com o esquema citado anteriormente, o uso da gamaglobulina intravenosa tem sido ponderado, sempre associado à terapia antiagregante e anticoagulante, embora os estudos sejam controversos.[11]

A gravidez deve ser desencorajada em mulheres com hipertensão arterial pulmonar importante, por risco de morte materna, e postergada naquelas com hipertensão arterial sistêmica descontrolada, nefropatia grave ou trombose recente (< 6 meses), especialmente no AVE.

Morte fetal prévia com mais de 10 semanas de gestação

O emprego de 5.000 U de heparina subcutânea 2 vezes/dia com ácido acetilsalicílico infantil aumentou a sobrevida fetal em 50 a 80% em mulheres com história de pelo menos duas perdas fetais e testes positivos para aPL. Recomenda-se o uso da heparina em doses anticoagulantes, com injeção subcutânea de 12 em 12 h, com dose suficiente para manter a relação do aPTT entre 1,5 e 2 vezes o valor basal da paciente, quando dosado 6 h após a administração da medicação. Em geral, com o decorrer da gestação, há a necessidade de aumentar as doses para manter as pacientes dentro desse alvo terapêutico. Em relação ao uso das heparinas de baixo peso molecular, existem relatos de uso de enoxaparina 40 mg/dia até 12 semanas, e, a partir de então, 40 mg de 12 em 12 h, ou dalteparina 5.000 UI, no mesmo esquema.[20] O tratamento deve ser iniciado após a confirmação da gestação e continuado até 48 h antes do parto programado (para possibilitar a ação da anestesia epidural), reiniciado 12 h após o parto e mantido por mais 6 semanas. Em relação ao ácido acetilsalicílico, vários centros interrompem sua administração 1 semana antes do parto. Na experiência dos autores, o ácido acetilsalicílico não é interrompido independentemente do tipo de parto. Terapia com corticosteroides não é indicada, exceto se a paciente apresentar LES ativo concomitante ou em casos raros de trombocitopenia grave ou SAF catastrófica.

Sem passado de perda fetal ou perda anterior a 10 semanas de gestação

Não há estudos que justifiquem o tratamento de mulheres com aPL na primeira gestação sem passado de perda fetal ou trombose ou daquelas que apresentaram somente perdas muito precoces (exceto se três ou mais perdas consecutivas) ou de mulheres com títulos de aPL baixos. Todavia, é comum oferecer ácido acetilsalicílico infantil para essas pacientes.

Trombose prévia à gestação

Mulheres que tiveram tromboses prévias devem ser plenamente anticoaguladas durante toda a gestação com ácido acetilsalicílico em doses baixas por causa do alto risco de novos eventos trombóticos durante a gravidez e o puerpério. A varfarina é teratogênica no início da gestação, podendo, dessa maneira, ser substituída por heparina não fracionada ou de baixo peso molecular durante toda a gestação; ainda, pode-se utilizar o seguinte protocolo: substituir pelo retorno da varfarina no período entre 14 e 36 semanas de gestação ou 2 semanas antes do parto planejado. O alvo da INR é o mesmo anterior à gestação, de acordo com a natureza do evento trombótico prévio. O alvo da heparina não fracionada é manter o tempo parcial de tromboplastina ativada (TTPa) em 1,5 a 2 vezes maior que o valor basal da paciente.

Terapia pós-parto

Pacientes com heparina profilática devem ser mantidos com esse tratamento até a 6ª semana após o parto. Em pacientes com anticoagulação plena, deve-se retornar com a varfarina para atingir o alvo terapêutico predeterminado e mantê-la indefinidamente. O tratamento das pacientes com SAF obstétrica após o parto é controverso, podendo ser oferecido ácido acetilsalicílico indefinidamente. Durante o aleitamento, nenhuma dessas medicações (ácido acetilsalicílico, heparina e varfarina) é contraindicada, apesar de serem minimamente excretadas no leite materno.

A osteoporose ocorre em até 2,2% das pacientes que usaram heparina não fracionada durante a gestação. Reposição de cálcio (1.000 mg/dia) e vitamina D (400 UI/dia) devem ser oferecidas a todas as pacientes que necessitaram de heparina não fracionada pelo menos nos dois primeiros trimestres da gravidez. A indução de osteoporose com heparina de baixo peso molecular é de apenas 0,5%. Densitometria deve ser realizada após a gravidez em mulheres que usaram heparina, principalmente após mais de duas gestações. Quando encontrada osteoporose, a lactação deve ser evitada pela perda adicional de massa óssea nesse período.

Síndrome antifosfolipídica catastrófica

O início da oclusão vascular catastrófica geralmente é súbito, e o diagnóstico muitas vezes confuso, com importante risco de vida imediato. Não existem estudos controlados em relação a essa síndrome, porém a revisão dos relatos conclui que a terapia mais efetiva combina anticoagulação plena (para a trombose) com altas doses de corticosteroides em forma de pulsos de metilprednisolona (para a SIRS instalada) e plasmaférese ou imunoglobulina intravenosa (para a retirada dos anticorpos). Casos refratários parecem ter um benefício adicional com a depleção de células B e o anticorpo monoclonal anti-CD20 (rituximabe). Dados recentes sugerem o uso de eculizumabe, anticorpo monoclonal contra a porção C5a do sistema complemento, como alternativa em casos de CAPS refratário.[21]

TESTES PARA APL NEGATIVOS EM VIGÊNCIA DE TROMBOSE

Os pacientes com suspeita clínica de SAF, mas com testes negativos para aCL, LAC e antibeta-2 GPI, devem ser investigados para outras causas de trombofilia, como mutação do fator V, do gene da protrombina e, ainda, da metiltetra-hidrofolatorredutase (MTHFR). É importante ressaltar que, próximo do evento trombótico, os anticorpos podem estar consumidos e o resultado ser falso-negativo.

Entretanto, uma nova entidade foi descrita recentemente: a síndrome do anticorpo antifosfolipídio soronegativo (SAFSN)

parece um paradoxo literal.[22] Na realidade, o que se acredita é que esses pacientes apresentam outros tipos de aPL, que não LAC, aCL ou antibeta-2 GPI, ainda não passíveis de detectar. Esses pacientes devem continuar sendo anticoagulados para evitar as complicações trombóticas.[23,24] Um recente estudo europeu comparou pacientes com clínica característica de SAF, porém sem anticorpos, e aqueles com SAF comprovada.[25]

Os resultados foram muito semelhantes nos números de AVE e TVP, o que comprova que ainda se tem muito a aprender sobre o diagnóstico de SAF.[26]

COMPLICAÇÕES E PROGNÓSTICO

O risco absoluto de encontrar o anticorpo ao acaso em uma pessoa assintomática é desconhecido. Em primíparas normais, o aPL duplica ou quadruplica o risco de perda fetal, mas a maioria das mulheres com anticorpos presentes tem gestações normais. Em estudos separados de pacientes com SAF obstétrica sem trombose prévia, a metade apresentou trombose durante os 3 a 10 anos de acompanhamento e 10% desenvolveram LES. Mesmo com a melhora dos resultados gestacionais com o tratamento adequado, complicações como prematuridade e restrição do crescimento fetal ainda ocorrem mais que em controles, com taxa de morbidade gestacional em 20%. Estudos de longo prazo para acompanhar filhos de pacientes com SAF ainda não estão disponíveis. Em muitos pacientes com SAF de longa duração, o desenvolvimento de doença valvular exige posterior necessidade de troca valvar, além de ocorrer aterosclerose e demência progressiva por múltiplos infartos. Cabe ressaltar que alguns estudos recentes sugerem que a SAF não eleva o risco de aterosclerose imputado ao LES.[27]

PERSPECTIVAS PARA O FUTURO

Atualmente, a comunidade científica se uniu para criar o APS Action, uma aliança internacional para desenvolver pesquisas sobre a SAF. Nos últimos anos, múltiplos centros coletaram dados, cujo objetivo principal foi juntar uma coorte de mil pacientes e acompanhá-los durante 10 anos.[26]

Novos tratamentos têm sido desenvolvidos e a grande pergunta que se faz é se anticoagulantes inibidores diretos orais terão sucesso nos ensaios clínicos em andamento. Com o melhor entendimento da doença, estudos *in vitro* foram realizados sugerindo novos alvos terapêuticos, como inibição das células B, inibidores da interação intracelular, inibidores do complemento, inibidores da cascata mTOR, hidroxicloroquina e antiagregantes plaquetários. Muitas dessas moléculas são apenas relatos de estudos *in vitro* ou, no máximo, relatos de caso ou pequenas séries de pacientes.[29]

REFERÊNCIAS BIBLIOGRÁFICAS

1. Miyakis S et al. International consensus statement on an update of the classification criteria for definite antiphospholipid syndrome (APS). J Thromb Haemostasis. 2006;4:295-306.
2. Haserick JR, Long R. Systemic lupus erythematosus preceded by false positive serologic tests for syphilis: presentation of five cases. Ann Intern Med. 1952;37:559-65.
3. Petri M. Antiphospholipid syndrome. In: Klippel JH et al. Primer on rheumatic diseases. 13.ed. New York: Springer; 2008. p. 337-40.
4. Gomez-Puerta JA et al. Long term follow up in 128 patients with primary antiphospholipid syndrome: do they develop lupus? Medicine. 2005;84:225-30.

5. Galli M et al. Anticardiolipin antibodies directed not to cardiolipin but to a plasma cofactor. Lancet. 1990;335:1544-7.
6. Gharavi AE et al. Viral origin of antiphospholipid antibodies: endothelial cell activation and thrombus enhancement by CMV peptide-induced APL antibodies. Immunobiology. 2003; 207(1):37-42.
7. Tincani A et al. Antiphospholipid antibody profile: implications for the evaluation and management of patients. Lupus. 2010;19:432-5.
8. Cervera R. Lessons from the "Euro-Phospholipid" project. Autoimmun Rev. 2008;7:174-8.
9. Taraborelli M et al. Much more than thrombosis and pregnancy loss: the antiphospholipid syndrome as a 'systemic disease'. Best Pract Res Clin Rheumatol. 2012;26:79-90.
10. Levy RA et al. Obstetric antiphospholipid syndrome: still a challenge. Lupus. 2010;19:457-9.
11. Jesus GRR et al. Management of obstetric antiphospholipid syndrome. Curr Rheumatol Rep. 2012;14:79-86.
12. Cervera R et al. Task force on catastrophic antiphospholipid syndrome (APS) and non-criteria APS manifestations (I): catastrophic APS, APS nephropathy and heart valve lesions. Lupus. 2011;20:165-73.
13. Erkan D, Lockshin MD. Non-criteria manifestations of antiphospholipid syndrome. Lupus. 2010;19:424-7.
14. Cervera R et al. Task Force on Catastrophic Antiphospholipid Syndrome (APS) and Non-criteria APS Manifestations (II): thrombocytopenia and skin manifestations. Lupus. 2011;20:174-81.
15. Uthman I et al. The hematologic manifestations of the antiphospholipid syndrome. Blood Rev. 2008;22:187-94.
16. Cuadrado MJ et al. Can neurologic manifestations of Hughes (antiphospholipid) syndrome be distinguished from multiple sclerosis? Analysis of 27 patients and review of the literature. Medicine. 2000;79(1):57-68.
17. Cervera R. Catastrofic antiphospholipid syndrome (CAPS): update from the 'CAPS Registry'. Lupus. 2010;19:412-8.
18. Ruiz-Irastorza G et al. Evidence-based recommendations for the prevention andlong-term management of thrombosis in antiphospholipid antibody-positive patients: report of a Task Force at the 13th International Congress on Antiphospholipids Antibodies. Lupus. 2011;20:206-18.
19. Cohen H et al. Rivaroxaban versus warfarin to treat patients with thrombotic antiphospholipid syndrome, with or without systemic lupus erythematosus (RAPS): a randomised, controlled, open-label, phase 2/3, non-inferiority trial. Lancet Haematol. 2016;3:426-36.
20. Signorelli F et al. Thrombotic events in patients with antiphospholipid syndrome treated with rivaroxaban: a series of eight cases. Clin Rheumatol. 2016;35:801-5.
21. Shapira I et al. Brief report: Induction of sustained remission in recurrent catastrophic antiphospholipid syndrome via inhibition of terminal complement with eculizumab. Arthritis Rheum. 2012;64(8):2719-23.
22. Erkan D et al. Catatstrofic antiphospholipid syndrome: updated diagnostic algorithms. Autoimmun Rev. 2010;10:74-9.
23. Ruiz-Irastorza G et al. Antiphospholipid syndrome. Lancet. 2010;376:1498-509.
24. Espinosa G et al. Management of refractory cases of catastrofic antiphospholipid syndrome. Autoimmun Rev. 2011;10:664-8.
25. Lee A, Crowther M. Practical issues with vitamin K antagonists: elevated INRs, low time-in-therapeutic range, and warfarin failure. J Tromb Thrombolysis. 2011;31:249-58.
26. Cervera R et al. Does seronegative antiphospholipid syndrome really exist? Autoimmun Rev. 2012;(8):581-4.
27. Hernandez-Molina G et al. The role of lupus anticoagulant and triple marker positivity as risk factors for rethrombosis in patients with primary antiphospholipid syndrome. Clin Exp Rheumatol. 2013;12:31-9.
28. Barbhaiya M et al. Antiphospholipid Syndrome Alliance for Clinical Trials and International Networking (APS ACTION): 5-year update. Curr Rheumatol Rep. 2016:18;60.
29. Andrade D, Tektonidou M. Emerging therapies in antiphospholipid syndrome. Curr Rheumatol Rep. 2016;18:22.

31 Doenças Reumáticas e Manifestações Oftálmicas

Wesley Ribeiro Campos • Anna Christina Higino Rocha •
Daniel Vítor de Vasconcelos Santos • Marco Antonio P. Carvalho

INTRODUÇÃO

O olho e a região periocular, incluindo a órbita, podem ser acometidos no contexto de doenças reumáticas/inflamatórias sistêmicas não reumáticas, constituindo alterações oculares/perioculares capazes de representar, em alguns casos, a primeira manifestação clínica dessas doenças.

Com frequência, compreender as várias formas de acometimento oftálmico (ocular e/ou orbitário) em associação a essas doenças é importante não apenas para o diagnóstico (compondo, em alguns casos, até mesmo seus critérios diagnósticos), como também para a orientação do tratamento adequado, minimizando o risco de perda da visão, entre outras possíveis sequelas. A priori, qualquer estrutura ocular ou periocular pode ser afetada pelo processo inflamatório – a superfície do olho, o compartimento intraocular ou mesmo a órbita. A inflamação da superfície ocular, formada pela córnea e a esclera e parcialmente recoberta pela conjuntiva, manifesta-se na forma de conjuntivites, ceratoconjuntivites, ceratites, esclerites e escleroceratites. A inflamação intraocular é representada pelas uveítes, que podem incluir o acometimento da íris, do corpo ciliar e/ou da coroide, da retina (retinites e vasculites retinianas) e mesmo do nervo óptico (neurites ópticas). Finalmente, estruturas orbitárias (incluindo a glândula lacrimal – dacrioadenites), também pode compreender um sítio do processo inflamatório.

Pelo exame oftalmológico completo, o especialista consegue frequentemente definir a existência, a natureza, a gravidade e a extensão do processo inflamatório ocular de maneira objetiva, mesmo em casos assintomáticos ou insuspeitos.

Este capítulo pretende resumir as principais manifestações oftálmicas das doenças reumáticas, caracterizando-as e correlacionando-as com as suas mais importantes associações sistêmicas. Para um maior aprofundamento, recomenda-se recorrer a textos específicos de inflamação ocular, ainda que estes promovam um detalhamento mais voltado ao oftalmologista que ao médico generalista, internista ou reumatologista.

EPISCLERITE

Condição autolimitada e relativamente benigna que afeta a camada externa da parede ocular, não oferece risco de comprometimento da visão e geralmente cursa com dor e/ou desconforto discretos, sem embaçamento visual e fotofobia.[1]

Manifesta-se com hiperemia leve a moderada e superficial (plexo episcleral superficial; Figura 31.1), geralmente melhorando com instilação de colírio de fenilefrina.

Pode ser classificada em simples, geralmente de início abrupto e com hiperemia episcleral difusa, e nodular, com área bem delimitada e elevada de inflamação do tecido episcleral, podendo assumir curso mais insidioso.[1,2]

A recorrência da episclerite é muito comum, acometendo até 60% dos casos nos primeiros 2 meses e tendendo a recorrer por 3 a 6 anos. Em adultos, a forma mais usual é a idiopática, e 26 a 36% podem apresentar associação com doenças sistêmicas, como:[2]

- Doenças do tecido conjuntivo e outras doenças inflamatórias:
  - Artrite reumatoide (AR)
  - Doença inflamatória intestinal (DII)
  - Artrite psoriásica
  - Lúpus eritematoso sistêmico (LES)
  - Artrite reativa

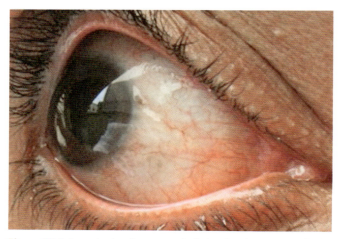

Figura 31.1 Aspecto de olho com episclerite simples, mostrando discreta hiperemia do plexo episcleral superficial.

- Policondrite recidivante
- Espondiloartrites
- Vasculites:
  - Poliarterite nodosa
  - Arterite temporal
  - Síndrome de Cogan
  - Granulomatose eosinofílica com poliangiite
  - Granulomatose com poliangiite (GPA)
  - Doença de Behçet
  - Doenças dermatológicas: rosácea, pioderma gangrenoso e síndrome de Sweet (dermatose febril aguda neutrofílica)
- Doença metabólica: gota
- Atopia
- Malignidade: leucemia de células T e linfomas de Hodgkin
- Corpo estranho: vegetal, animal ou mineral
- Lesão química
- Infecções: bactéria, micobactéria (tuberculose, micobactéria atípica, Hansen), espiroquetas (sífilis e Lyme), *Chlamydia*, *Actinomyces* (nocardiose), fungos (filamentosos e dimórficos), vírus (herpes-zóster, herpes simples, caxumba, *Chikungunya*), parasitas (acantameba, toxoplasmose, toxocaríase)
- Medicamentos: topiramato, pamidronato de sódio, erlotinibe, risedronato.

Dos pacientes com episclerite, 5 a 14% apresentam doenças do tecido conjuntivo, sendo a AR a associação mais comum. No caso da DII, a episclerite pode ser sinal de atividade da doença.[3-5] O tratamento é apenas sintomático, com lubrificantes oculares associados a anti-inflamatório tópico (não esteroide ou esteroide).

ESCLERITE

Caracteriza-se por um processo inflamatório da esclera, geralmente com dor intensa e que pode progredir para quadros destrutivos e de evolução rápida (esclerite necrosante), com risco de comprometimento da visão.[1,2]

A esclerite pode ocorrer em qualquer idade e raça, mas é mais frequente entre a 4ª e a 6ª década de vida, com pico na 5ª década. Afeta mais mulheres que homens em uma proporção de 1,6:1. É bilateral em cerca de metade dos pacientes.[6] Pode ser classificada em:[3]

- Anterior:
  - Difusa
  - Nodular
  - Necrosante com inflamação
  - Necrosante sem inflamação (aparente)
- Posterior:
  - Nodular
  - Difusa
  - Necrosante.

A esclerite anterior difusa é a forma mais comum e menos grave. Geralmente tem início insidioso, podendo se confundir com a episclerite na sua fase inicial. Todavia, na esclerite, a hiperemia é mais profunda (plexo episcleral profundo) e significativa, assumindo tonalidade violácea (Figura 31.2). Após a resolução do processo inflamatório, pode deixar área de remodelação do colágeno escleral, com aumento da sua transparência, dando a impressão de afilamento escleral (pseudoafilamento escleral). Pode progredir para a forma nodular ou para a necrosante, mas isso não é comum. Há associação sistêmica em 25 a 45% dos casos, mais comumente com AR. O risco de perda da visão é baixo.[7,8]

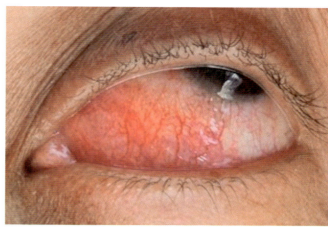

Figura 31.2 Aspecto de olho com esclerite anterior difusa, mostrando hiperemia do plexo episcleral profundo, causando tonalidade violácea.

A esclerite nodular anterior se apresenta como um ou mais nódulos inflamatórios firmes e imóveis, dolorosos à palpação (Figura 31.3). A exemplo da esclerite anterior difusa, pode evoluir com pseudoafilamento escleral, mas também com risco pequeno de perda da visão. Raramente progride para a forma necrosante. Doença sistêmica subjacente é encontrada em até 44 a 50% dos casos.[2,3]

A esclerite anterior necrosante é mais grave e apresenta risco maior de perda da visão. Em geral, o paciente se queixa de dor intensa que o acorda durante a noite e pode apresentar fácies de sofrimento. Ao exame, observam-se áreas avasculares na esclera, frequentemente circundadas por inflamação escleral (Figura 31.4). Evoluem com afilamento escleral, podendo haver exposição de tecido uveal (Figura 31.5). A perfuração escleral espontânea, entretanto, é rara. Se não controlado, o processo inflamatório pode se estender por toda a esclera e periferia da córnea. As complicações com risco para a visão incluem ceratite periférica, uveíte e glaucoma. A esclerite necrosante costuma ser bilateral e geralmente associada à exacerbação de vasculite sistêmica.[8] Cerca de 50 a 81% dos pacientes podem apresentar doença do tecido conjuntivo ou vasculite de base, mais comumente GPA (antiga granulomatose de Wegener), AR e policondrite recidivante.[7]

A esclerite necrosante *sem inflamação* (aparente), também chamada de *scleromalacia perforans*, é tipicamente assintomática. O paciente pode se queixar de baixa acuidade visual

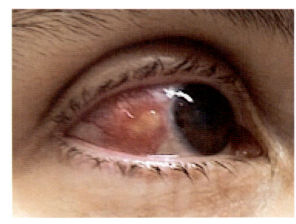

Figura 31.3 Aspecto de olho com esclerite anterior nodular, revelando processo inflamatório concêntrico a nódulo escleral.

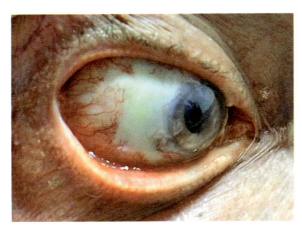

Figura 31.4 Aspecto de olho com esclerite anterior necrosante, revelando processo inflamatório adjacente à área avascular necrótica.

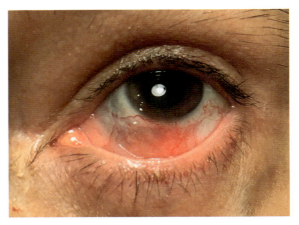

Figura 31.5 Aspecto de olho com esclerite anterior necrosante, mostrando foco de atividade inflamatória inferior, adjacente à área de afilamento escleral no setor nasal, pela qual se entrevê a pigmentação do trato uveal.

em virtude de astigmatismo induzido. Ao exame, apresenta área avascular e de afilamento escleral sem halo de inflamação aparente (Figura 31.6). Entretanto, histologicamente, costuma haver inflamação granulomatosa zonal na esclera, que causa necrose do tecido escleral, com exposição do uveal.[9] A esclerite necrosante ocorre mais comumente em mulheres idosas com AR de longa duração.[2,10]

A esclerite posterior pode ser de difícil diagnóstico, já que a porção posterior da esclera não é aparente ao exame clínico. Pode ser confundida com outras doenças, incluindo síndrome de Vogt-Koyanagi-Harada, oftalmia simpática, melanoma de coroide, linfoma orbitário, epiteliopatia placoide multifocal aguda e coroidite serpiginosa.[11-13] O paciente pode se queixar de dor, diplopia e baixa acuidade visual. Outros achados incluem quemose (edema) conjuntival, proptose, edema e/ou retração de pálpebra, restrição da motricidade ocular, câmara anterior mais rasa que no olho contralateral, descolamento seroso de retina, dobras de coroide, edema macular, descolamento do corpo ciliar e/ou da coroide. De todos os casos, 16 a 35% são bilaterais e até 29% têm associação sistêmica.[10,14,15]

Entre as doenças sistêmicas, a esclerite ocorre em: 14% dos pacientes com policondrite recidivante[16]; 10% com GPA[17,18]; 10% com DDI[6]; 6% com poliarterite nodosa[6]; e 6% com AR.[19] Em termos absolutos, a principal doença sistêmica associada à esclerite é a AR (até cerca de um terço dos pacientes com esclerite podem apresentar essa doença[19]), seguida de GPA e policondrite recidivante. Quando o paciente com AR evolui com esclerite, esta geralmente é considerada uma manifestação de vasculite reumatoide, indicando necessidade de terapia mais efetiva. Os pacientes com esclerite por AR costumam ser mais idosos e mais frequentemente apresentam acometimento bilateral se comparados àqueles com esclerite por causas não reumáticas. As vasculites primárias são causas frequentes de esclerite. Entre as vasculites primárias, a GPA é causa mais frequente de esclerite que as outras vasculites ligadas ao ANCA, como a poliangiite microscópica e a granulomatose eosinofílica com poliangiite. A esclerite associada à GPA tende a ser mais grave, podendo causar até mesmo cegueira. Aquela associada à AR e a policondrite recidivante têm gravidade intermediária. Costuma ser benigna e autolimitada a esclerite relacionada com LES e com as espondiloartrites.[20,21]

Dos pacientes com associação a doenças sistêmicas, 77,6% têm o diagnóstico de doença sistêmica antes do episódio da esclerite, 14% como resultado da investigação da esclerite e 8,4% desenvolverão doença sistêmica somente durante o acompanhamento.[2,3,6]

Tratamento

O tratamento inicial da esclerite não necrosante consiste no emprego de anti-inflamatório não hormonal (AINE). Caso não haja melhora da dor, deve-se iniciar corticosteroide oral. O tratamento da esclerite necrosante é feito com corticosteroide oral e imunossupressores, de acordo com a doença de base.[1,2]

CERATITE NAS DOENÇAS DO TECIDO CONJUNTIVO

Ceratites são inflamações da córnea e podem ser infecciosas ou não. As doenças do tecido conjuntivo representam causas importantes da enfermidade não infecciosa. A ceratite na AR costuma aparecer adjacente a uma área de esclerite, mas pode compreender um achado isolado e também ocorrer após episódios recorrentes de esclerite.[20] Pode ter a forma de ceratite esclerosante, ceratite estromal aguda, goteira límbica, ceratite

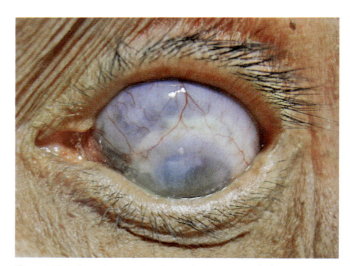

Figura 31.6 Aspecto de olho de paciente com esclerite necrosante associada à artrite reumatoide de longa data. Nota-se o afilamento escleral difuso, sem sinais inflamatórios marcantes.

ulcerativa periférica e ceratólise, que surgem em mais de 50% dos pacientes com esclerite.[6,22]

A ceratite esclerosante é mais frequente adjacente às áreas de esclerite ativa.[19] Na área de ceratite, a córnea se torna espessada e opacificada e tem a chance de desenvolver neovascularizarização. Essas mudanças podem se estender centripetamente com o tempo, causando opacificação total da córnea, principalmente quando o paciente não é tratado ou a doença é circunferencial.[2,7]

A ceratite estromal aguda manifesta-se como opacidades com edema estromal, capazes de coalescer se não tratadas ou ter afilamento corneano e neovascularização. Pode evoluir para ceratite ulcerativa periférica.[23] Muitos sinais melhoram com o tratamento da ceratite e da esclerite associada.

Ceratite ulcerativa periférica (PUK, do inglês *peripheral ulcerative keratitis*) com frequência é associada à esclerite necrosante e tem o mesmo prognóstico reservado. Cursa com oclusão dos vasos límbicos (vasculite dos vasos do limbo por deposição de imunocomplexos), produção de colagenase pela conjuntiva límbica e diminuição da expressão local de inibidores da colagenase.[24,25]

Ceratólise pode ocorrer associada à esclerite necrosante com ou sem inflamação aparente. Cursa com lise do estroma em área de córnea clara. Em geral, as cirurgias oculares, como as de catarata e estrabismo, podem desencadear PUK nos pacientes com AR.[26,27] Necrose de córnea ou esclera no pós-operatório de cirurgias oftalmológicas pode ser o primeiro sinal de vasculite sistêmica, de modo que o paciente deverá ser avaliado pelo reumatologista.

O tratamento da ceratite se assemelha ao da esclerite, acrescentando-se corticosteroides e ciclosporina ou tacrolimo tópicos. A ceratite é rara no LES, na esclerose sistêmica, na granulomatose eosinofílica com poliangiite e na doença mista do tecido conjuntivo.

O envolvimento da córnea é frequente na GPA. Infiltrados subepiteliais periféricos podem evoluir para opacidades granulares estromais anteriores. Outras manifestações consistem em esclerose e goteira periféricas. Ambas podem se estender centralmente, e a goteira também circunferencialmente (Figura 31.7). Ulceração corneana pode causar perfuração.

A poliarterite nodosa pode provocar PUK e uma ulceração corneana Mooren-*like* (goteira periférica). Ceratite estromal faz parte do quadro clínico da síndrome de Cogan. Na DII, ocorre uma ceratite com infiltrados subepiteliais grosseiros e polimórficos (Figura 31.8). Na artrite reativa, pode-se observar uma ceratite típica:[28] infiltrado epitelial ou subepitelial com elevação, de cor cinza, em pontos pálidos que evoluem para infiltrados subepiteliais nebulosos ou cicatrização.[24,25]

OLHO SECO/CERATOCONJUNTIVITE SECA

De acordo com o International Dry Eye Workshop (DEWS) de 2007, olho seco, também conhecido como ceratoconjuntivite seca e síndrome da disfunção lacrimal, é uma doença multifatorial da lágrima e da superfície ocular capaz de resultar em desconforto, borramento visual e instabilidade da lágrima e danificar a superfície ocular.[29] Vem acompanhado de aumento da osmolaridade do filme lacrimal e inflamação da superfície ocular.

Estima-se a sua prevalência entre 5 e 30% em pessoas de 50 anos ou mais, aumentando com a idade.[29-32] Cerca de 6,8% da população dos EUA (aproximadamente 16,4 milhões de pessoas) têm o diagnóstico de olho seco de acordo com o *National Health and Wellness Survey*.[33] Cerca de dois terços dos pacientes são mulheres.[32] Não há evidências de que etnia, educação ou local de residência influenciem na prevalência dessa enfermidade. Os fatores de risco para olho seco incluem:[30,34-36]

- Idade avançada
- Sexo feminino
- Mudanças hormonais (primariamente decréscimo de androgênios)
- Uso de lente de contato
- Medicamentos sistêmicos (anti-histamínicos, anticolinérgicos, estrogênios, isotretinoína, antagonistas seletivos dos receptores de serotonina, amiodarona, ácido nicotínico)

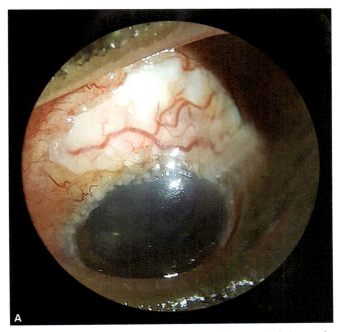 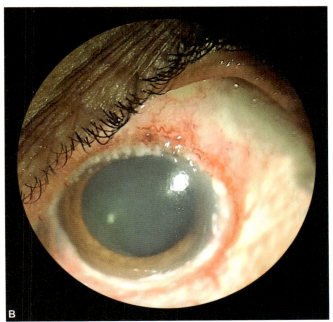

Figura 31.7 Olho de paciente com ceratoesclerite associada à granulomatose com poliangiite, notando-se área de necrose superior na esclera (**A**) e múltiplos infiltrados corneanos periféricos (aspecto de goteira; **B**).

Figura 31.8 Olho de paciente com síndrome de Cogan, mostrando esclerite anterior difusa associada à opacidade corneana paracentral (ceratite intersticial).

- Medicamentos oculares (especialmente os que contêm preservativos, um grupo importante são os hipotensores oculares)
- Deficiência nutricional (p. ex., deficiência de vitamina A)
- Diminuição da sensibilidade corneana
- Cirurgia oftálmica (principalmente cirurgia refrativa com *excimer laser*)
- Meio ambiente com pouca umidade.

Classificação

O DEWS classifica o olho seco em dois grupos de acordo com a etiologia:[29]

- Olho seco evaporativo:
  - Intrínseco: deficiência de produção de óleo pela glândula de Meibomius, distúrbios de abertura das pálpebras, baixa taxa de piscada
  - Extrínseco: deficiência de vitamina A, uso de medicamentos tópicos com preservativos, uso de lente de contato, doenças da superfície ocular (p. ex., alergias)
- Deficiência aquosa:
  - Síndrome de Sjögren: primária ou secundária
  - Olho seco não Sjögren: alacrimia congênita, destruição da glândula por radioterapia ou infiltração (p. ex., linfoma ou sarcoidose), alteração no reflexo de lacrimejamento (herpes, diabetes, cirurgia refrativa).

Neste capítulo, o foco será o olho seco na síndrome de Sjögren (SS), que se caracteriza pela infiltração linfocítica de glândulas exócrinas resultando em sua destruição e disfunção. As glândulas lacrimais e salivares são as mais atingidas, o que causa olho seco (xeroftalmia) e boca seca (xerostomia). Trata-se de uma enfermidade de manifestações clínicas proteiformes, além de manifestações sistêmicas variadas conforme a doença de base. A SS é associada a um risco aumentado de doença linfoide maligna. Há uma forte predileção pelo sexo feminino (95%). Ocorre em todas as idades com um pico de incidência na 4ª e 5ª décadas de vida.[37] Os critérios diagnósticos e de exclusão, segundo o DEWS, estão listados no Quadro 31.1.

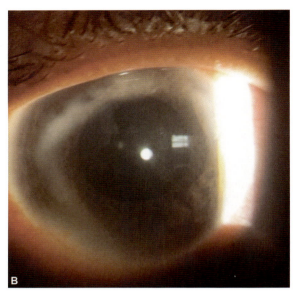

Quadro 31.1 Critérios diagnósticos para olho seco da síndrome de Sjögren primária e secundária segundo o DEWS.

1. Sintomas oculares; resposta positiva para, pelo menos, uma das seguintes perguntas:
- Você tem tido ressecamento ocular persistente por mais de 3 meses?
- Você tem sensação frequente de areia nos olhos?
- Você usa lágrimas artificiais mais que 3 vezes/dia?
2. Sintomas orais; ao menos, uma resposta positiva:
- Você tem sentido a boca seca diariamente por mais de 3 meses?
- Você tem aumento recorrente ou persistente das glândulas salivares?
- Você ingere líquidos com frequência para ajudar a engolir alimentos?
3. Sinais oculares; ao menos um dos testes positivo:
- Schirmer 1 (não anestesiado) ≤ 5 mm
- Rosa-bengala ou lisamina verde com escore ≥ 5
4. Histopatologia: de glândula salivar menor, sialadenite linfocítica focal com *focus score* ≥ 1 (definido como um número de focos de linfócitos superior a 50 por 4 mm² de tecido glandular)
5. Envolvimento da glândula salivar; um positivo entre as opções a seguir:
- Hipofluxo salivar não estimulado
- Sialografia parotídea mostrando a presença difusa de sialectasias, sem evidências de obstrução dos ductos salivares
- Cintilografia salivar mostrando retardo na captação, concentração diminuída ou excreção retardada do contraste
6. Autoanticorpos: anti-Ro e Anti-La

Critérios diagnósticos:
- SS primária: pacientes sem sinais de outra doença associada
- Positividade para 4 dos 6 critérios, desde que histologia ou sorologia sejam positivas
- Presença de 3 dos 4 critérios objetivos (3, 4, 5 e 6)
- SS secundária: pacientes com sinais de outra doença do tecido conjuntivo bem definida com um dos critérios subjetivos positivo (1 ou 2) mais dois dos 3 critérios objetivos (3,4 e 5)

Critérios de exclusão:
- Passado de tratamento com radioterapia na região da cabeça
- Infecção por hepatite C vírus
- AIDS
- Linfoma preexistente
- Sarcoidose
- Doença enxerto *versus* hospedeiro
- Uso de medicações anticolinérgicas

Adaptado de International Dry Eye WorkShop, 2007.[29]

Diagnóstico

Sintomas como sensação de corpo estranho, queimação, pontadas, coceira, ressecamento, desconforto, peso nas pálpebras, fotofobia e fadiga ocular são frequentes. O relato de piora dos sintomas ao ler ou assistir à televisão reforça a suspeita de olho seco porque essas atividades diminuem a taxa de piscadas.

Sintomas que pioram ao longo do dia são sugestivos de olho seco por hipossecreção lacrimal, enquanto os que pioram pela manhã indicam problemas das glândulas de Meibomius. A melhora dos sintomas com o uso de lágrimas artificiais reforça a suspeita de olho seco.[29] Além das queixas do paciente, é importante obter a história ocular pregressa completa e a história clínica geral, bem como conhecer possíveis medicamentos utilizados pelo paciente.

Exame físico

À ectoscopia, deve-se observar se há rosácea, mal posicionamento das pálpebras, piscada incompleta e taxa de piscada diminuída. Ao exame na lâmpada de fenda (biomicroscopia), pesquisam-se lagoftalmo, entrópio, ectrópio, triquíase, blefarite, meibomite, pinguécula, pterígio, cicatrizes na córnea, vascularização na córnea, ceratites, filamentos na córnea e perviedade dos pontos lacrimais.

Após instilação de colírio de fluoresceína, avalia-se o tempo de ruptura do filme lacrimal, considerado anormal quando inferior a 10 s (Figura 31.9). O padrão de coloração da superfície ocular com fluoresceína, rosa-bengala ou lisamina também pode ser avaliado, conforme os elementos a seguir:[38]

- Coloração com fluoresceína (apenas na córnea): serão 6 pontos no escore
  - Cora até 5 pontos: 1 ponto no escore
  - Cora de 6 a 30 pontos: 2 pontos no escore
  - Cora com mais de 30 pontos: 3 pontos no escore
  - Pontos adicionais: 1 ponto para áreas confluentes de coloração, 1 ponto para coloração na área pupilar, 1 ponto para presença de filamentos
- Coloração com rosa-bengala ou lisamina verde: apenas para conjuntiva bulbar exposta pela fenda palpebral. Somando um total de 6 pontos no escore (3 pontos para a conjuntiva temporal e 3 pontos para a nasal)
  - Cora de 10 a 30 pontos: 1 ponto no escore
  - Cora de 31 a 100 pontos: 2 pontos no escore
  - Mais de 100 pontos: 3 pontos no escore.

A osmolaridade da lágrima está normalmente aumentada no olho seco. Tomlinson et al.[39] encontraram um valor de corte de 316 mmol/ℓ e verificaram uma acurácia de 89% no diagnóstico de olho seco. A acurácia da osmolaridade é superior à de qualquer outro teste isolado para o diagnóstico do olho seco. É muito sensível e pouco específico, já que não consegue distinguir o olho seco evaporativo do olho seco por deficiência aquosa.[29]

A análise de proteínas da lágrima pode ser útil no diagnóstico do olho seco. A lisozima responde por 20 a 40% do teor de proteína da lágrima e sabidamente diminui com a idade e em pacientes com olho seco.[40] Contudo, também é um teste pouco específico, pois a lisozima da lágrima diminui em infecções herpéticas, ceratites bacterianas, irritação por poluição atmosférica e desnutrição.

Tratamento

O tratamento do olho seco consiste em:

- Oclusão do ponto lacrimal: diminui o escoamento da lágrima e mantém o olho úmido. Contudo, no caso da SS, pode intensificar os sintomas porque mantém as citocinas pró-inflamatórias da lágrima por mais tempo em contato com a superfície ocular
- Uso de lágrimas artificiais: medida principal, embora possa não ser suficiente
- Tratamento anti-inflamatório: os pacientes com olho seco, especialmente os com SS, entram em um ciclo vicioso de ressecamento que leva à inflamação e a mais ressecamento. Assim, torna-se imprescindível controlar a inflamação. Nas

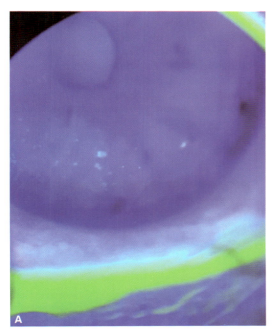 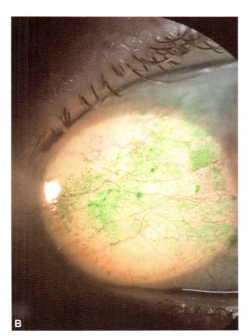

Figura 31.9 Aspecto de olhos com ceratoconjuntivite *sicca* corados pela fluoresceína, com erosões epiteliais puntiformes corneanas (**A**) e pela lisamina verde, com erosões mais numerosas e confluentes, localizadas na conjuntiva bulbar (**B**).

fases iniciais, usar os corticosteroides tópicos, como ciclosporina ou tacrolimo (os dois últimos como colírios poupadores de corticosteroide).[29,32,35,36]

UVEÍTE/INFLAMAÇÃO INTRAOCULAR

Caracteriza-se por um processo inflamatório do trato uveal (túnica vascular do olho), abrangendo a íris, o corpo ciliar e a coroide. Com frequência, as uveítes comprometem as estruturas intraoculares contíguas, como a retina (e seus vasos sanguíneos), o corpo vítreo e o nervo óptico.[41,42]

As uveítes são importante causa de cegueira em todo o mundo, associando-se com frequência a doenças sistêmicas, e sendo por vezes a sua primeira manifestação clínica.[43,44] Podem refletir reativação local e/ou distante dessas doenças autoinflamatórias e autoimunes, correlacionando-se em muitos casos com a gravidade da inflamação sistêmica.

Classificação

A principal classificação das uveítes é a anatômica, com base no sítio primário de inflamação intraocular.[41,42] De acordo com essa classificação, denomina-se *uveíte anterior* aquela que acomete primariamente a porção anterior do trato uveal (íris e parte anterior do corpo ciliar). No caso de a inflamação concentrar-se no corpo ciliar e no corpo vítreo, caracteriza-se a *uveíte intermediária*. Quando o processo inflamatório acomete primariamente a porção posterior do trato uveal (em especial a coroide e a retina adjacente), estabelece-se a uveíte posterior. Finalmente, quando todo o trato uveal é acometido de modo uniforme, define-se a panuveíte[41,42] ou uveíte difusa (Tabela 31.1).

A classificação anatômica das uveítes facilita o diagnóstico diferencial, uma vez que são conhecidas as principais etiologias de cada tipo.[41,44] Assim, as uveítes anteriores são com maior frequência idiopáticas (ou de causa indeterminada), muito embora algumas tenham associação sistêmica, como aquela relacionada com a artrite idiopática juvenil ou as espondiloartrites. As uveítes intermediárias podem ser idiopáticas, mas também se associar a uma larga gama de doenças não infecciosas (como DII, sarcoidose e esclerose múltipla)

e infecciosas (como a toxocaríase, a doença de Lyme e a infecção pelo HTLV). As uveítes posteriores, por sua vez, têm mais estreita relação com doenças infecciosas, como a toxoplasmose, a sífilis, a tuberculose e a bartonelose, entre outras. As panuveítes são menos comuns, citando-se, por exemplo, a relacionada com a doença de Behçet e a síndrome de Vogt-Koyanagi-Harada.

Após definido o tipo de uveíte, direcionam-se melhor o raciocínio clínico e os exames complementares a serem solicitados para investigação de cada caso, seja para confirmar, seja para afastar as etiologias possíveis.[41,44-46]

Outra classificação importante para as uveítes é a chamada classificação clínica ou etiológica, pela qual se dividem em infecciosas e não infecciosas.[47] As uveítes não infecciosas, por sua vez, podem ou não se associar à doença sistêmica conhecida. Essa classificação inclui também as chamadas síndromes mascaradas, entidades essencialmente não inflamatórias (neoplásicas ou não), que podem simular um processo inflamatório intraocular primário (Tabela 31.2).[44,47]

De acordo com o curso clínico, as uveítes podem também ser divididas em agudas, crônicas ou recorrentes.[42] As uveítes agudas são definidas como aquelas com início súbito e duração limitada, estendendo-se por até 3 meses, como aquela relacionada com as espondiloartrites (Figura 31.10). As uveítes com mais de 3 meses de duração podem ser classificadas como recorrentes ou crônicas. Nas recorrentes, há múltiplos episódios de atividade inflamatória intercalados por períodos de acalmia que duram mais de 3 meses na ausência de tratamento (p. ex., uveíte toxoplasma). Já nas uveítes crônicas, a inflamação intraocular é persistente e geralmente se reativa, em menos de 3 meses, quando se suspende o tratamento (padrão frequente, por exemplo, na doença de Behçet).[42,44]

Pode-se também classificar as uveítes em granulomatosas e não granulomatosas, tendo como base a natureza do processo inflamatório intraocular.[44,45,48,49] Toxoplasmose, tuberculose, sarcoidose e síndrome de Vogt-Koyanagi-Harada compreendem exemplos de uveítes granulomatosas, com alguns sinais típicos no exame biomicroscópico à lâmpada de fenda, com os precipitados ceráticos grandes (do tipo *mutton fat* ou em gordura de carneiro; Figura 36.11), nódulos de íris (ver Figura 36.11), precipitados no vítreo etc. As uveítes relacionadas com as espondiloartrites, a artrite idiopática juvenil e a doença de Behçet são, por sua vez, tipicamente não granulomatosas.[48,49] Entretanto, algumas uveítes classicamente granulomatosas podem não manifestar sinais de inflamação granulomatosa. O inverso também não se aplica para as uveítes essencialmente não granulomatosas, que invariavelmente não mostram qualquer sinal de inflamação granulomatosa ao exame clínico.[44,45] A Tabela 31.3 lista as principais etiologias para os vários tipos de uveíte.

Tabela 31.1 Classificação anatômica das uveítes.

Tipo	Localização da inflamação*	Subtipos
Uveíte anterior	Câmara anterior	Irite
		Iridociclite
		Ciclite anterior
		Pars planitis
Uveíte intermediária	Vítreo	Ciclite posterior
		Hialite
		Coroidite focal, multifocal ou difusa
Uveíte posterior	Retina e coroide	Coriorretinite
		Retinocoroidite
		Retinite
		Neurorretinite
Panuveíte (ou uveíte difusa)	Câmara anterior, vítreo e retina e/ou coroide	Panuveíte

*Definida ao exame clínico/biomicroscópico. Adaptada de Bloch-Michel e Nussenblatt, 1987[41] e Jabs e Rosenbaum, 2005.[42]

Tabela 31.2 Classificação etiológica das uveítes.

Tipo de uveíte	Etiologia
Infecciosa	Bacteriana Viral Fúngica Parasitária Outras
Não infecciosa	Com associação sistêmica conhecida Sem associação sistêmica conhecida
Síndrome mascarada	Neoplásica Não neoplásica

Adaptada de Deschenes et al., 2008.[47]

Sinais e sintomas

O exame biomicroscópico com a lâmpada de fenda e o exame de fundo de olho com o oftalmoscópio binocular indireto são essenciais para a confirmação e a caracterização das uveítes. Essa avaliação define a presença e a localização das células inflamatórias e outras alterações do compartimento intraocular (Figuras 31.10 a 31.16). Tais técnicas de exame exigem treinamento especializado e prática, sendo realizadas pelo oftalmologista.[44,45] No entanto, boa anamnese e ectoscopia cuidadosa podem detectar alguns sinais e sintomas importantes das uveítes, estabelecendo sua suspeita e motivando um encaminhamento mais rápido do paciente para avaliação oftalmológica.[50]

As uveítes podem se manifestar como *olho vermelho*. A hiperemia conjuntival reacional, nesses casos, pode ter padrão pericorneano, tendendo a se concentrar ao redor do limbo

Tabela 31.3 Principais etiologias das uveítes, de acordo com a classificação anatômica.

Tipo de uveíte	Causas mais comuns
Anterior aguda	Idiopática
	Espondiloartrites
	Herpes-vírus
	Doença de Behçet
Anterior crônica	Artrite idiopática juvenil
	Sarcoidose
Anterior intermediária	Idiopática (*pars planitis*)
	Sarcoidose
	Doença inflamatória intestinal
	Doença de Behçet
	Toxocaríase
	Sífilis
	Tuberculose
	Doença de Lyme
	HTLV I e II
	Hepatites B e C
	Esclerose múltipla
Posterior	Toxoplasmose
	Sífilis
	Toxocaríase
	Doença da arranhadura do gato
	Viral (HSV, VZV, CMV)
	Coroidites
	Tuberculose
	Doença de Behçet
	Vasculites
Panuveíte	Síndrome de Vogt-Koyanagi-Harada
	Doença de Behçet
	Oftalmia simpática
	Sífilis
	Tuberculose
	Sarcoidose

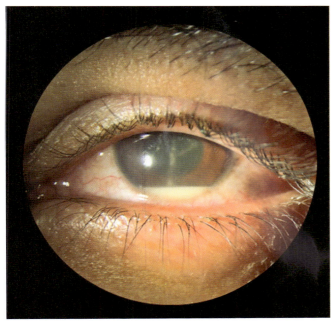

Figura 31.10 Aspecto do olho de paciente com uveíte anterior aguda associada à espondilite anquilosante (HLA-B27 positiva). Além da hiperemia, nota-se hipópio (depósito exsudato brancacento, contendo leucócitos formando nível hídrico na porção inferior da câmara anterior).

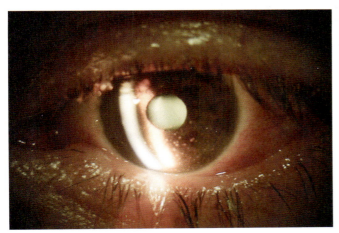

Figura 31.11 Aspecto do olho de paciente com uveíte anterior granulomatosa, observando-se, além da hiperemia conjuntival, múltiplos precipitados inflamatórios grosseiros na face posterior da córnea.

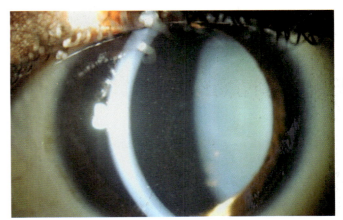

Figura 31.12 Detalhe da biomicroscopia de olho com uveíte anterior, notando-se células inflamatórias na câmara anterior do olho, representadas por múltiplos e diminutos pontos brancos entre a concavidade da faixa mais iluminada sobre a córnea (perfil anterior, à esquerda) e a face anterior e convexa do cristalino (perfil posterior, à direita).

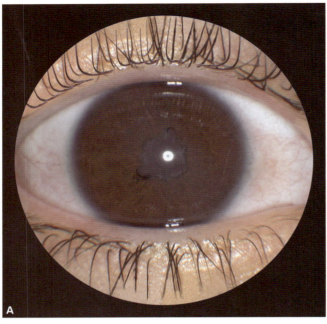
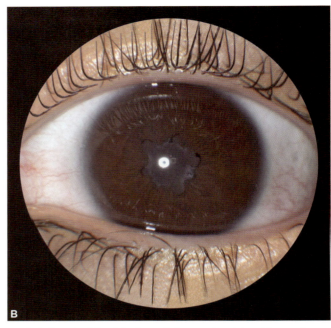

Figura 31.13 Aspecto de ambos os olhos de criança com uveíte anterior associada à artrite idiopática juvenil. Apesar da mínima hiperemia conjuntival, percebe-se irregularidade das pupilas, em razão da formação de sinéquias posteriores (aderências entre a íris e o cristalino). Coexistência de catarata bilateral.

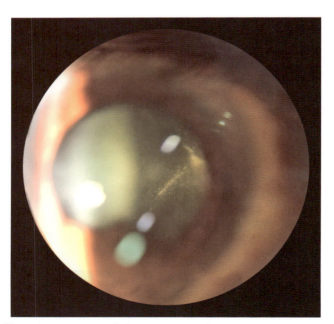

Figura 31.14 Aspecto da biomicroscopia do corpo vítreo de paciente com uveíte intermediária. Observam-se opacidades inflamatórias estendendo-se da esquerda para a direita e de baixo para cima. Notar que a técnica utilizada desfocaliza o restante da imagem.

(ver Figuras 31.10 e 31.11).[44,45,50] Alguns casos, entretanto, podem evoluir com hiperemia mínima (ou mesmo ausente), situação em que se usa o termo *uveíte branca*. Exemplos de *uveítes brancas* são a uveíte intermediária e a anterior associada à artrite idiopática juvenil (ver Figura 31.13).[44,45]

A dor ocular que acontece nas uveítes relaciona-se com espasmo do músculo ciliar. Quando do acometimento do nervo óptico ou da esclera, essa dor piora em geral quando o paciente movimenta o olho afetado.[1,44,45] A pupila frequentemente se altera nas uveítes, por miose, pela diminuição da reatividade pupilar à luz ou pela formação de sinéquias posteriores (adesões entre a íris e o cristalino), que culminam em irregularidade do contorno pupilar (ver Figura 31.13).[1,44,45,50]

Baixa de visão é um sintoma frequente e muito importante nos pacientes com uveíte. Pode se associar tanto à infiltração de células inflamatórias, com turvação do humor aquoso ou do corpo vítreo, quanto à formação de lesões inflamatórias ou mesmo de edema na retina e/ou no nervo óptico. Quando a inflamação é mais intensa, pode ser formado depósito de exsudato rico em fibrina e leucócitos na porção inferior da câmara anterior, formando um nível hídrico, constituindo o hipópio (ver Figura 31.10).[1,44,48] Opacidades inflamatórias no corpo vítreo (ver Figura 31.14) podem levar à percepção de moscas volantes (miidopsia), sintomas também muito importantes das uveítes, caracterizadas por pequenas manchas escuras que se movem/flutuam com o deslocamento dos olhos.[1,44]

Ainda, como complicações das uveítes, incluem-se as sinéquias anteriores periféricas, as sinéquias posteriores, o glaucoma secundário, o edema cistoide de mácula, o buraco de mácula, a membrana epirretiniana, a vitreíte, a hipotensão ocular e a formação de catarata (secundária ao processo inflamatório ou ao uso crônico de esteroide).

Principais características das uveítes em doenças reumáticas/inflamatórias sistêmicas

Espondilite anquilosante/HLA-B27

Entre 20 e 40% dos pacientes com a doença desenvolvem episódios de uveíte anterior unilateral, alternante e hiperaguda, podendo-se formar hipópio (ver Figura 31.10). Caracteristicamente, eles se apresentam com hiperemia ocular (geralmente intensa), visão borrada, dor, fotofobia e lacrimejamento, de início súbito, geralmente durando de dias a semanas.

Outras espondiloartrites

Outras espondiloartrites, inclusive artrite psoriásica, artrite reativa e espondiloartrite indiferenciada, podem cursar com

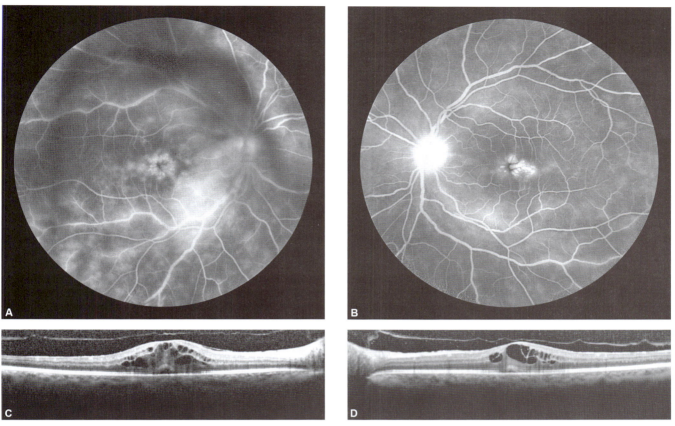

Figura 31.15 Aspecto angiográfico e tomográfico da retina de ambos os olhos de paciente com uveíte intermediária associada à doença de Crohn. As imagens da angiografia (**A** e **C**) revelam hiperfluorescência (vazamento do contraste) no disco óptico, na rede vascular retiniana e na região perifoveal (macular). As imagens da tomografia de coerência óptica (**B** e **D**) confirmam o edema macular, com formação de espaços cistoides na retina.

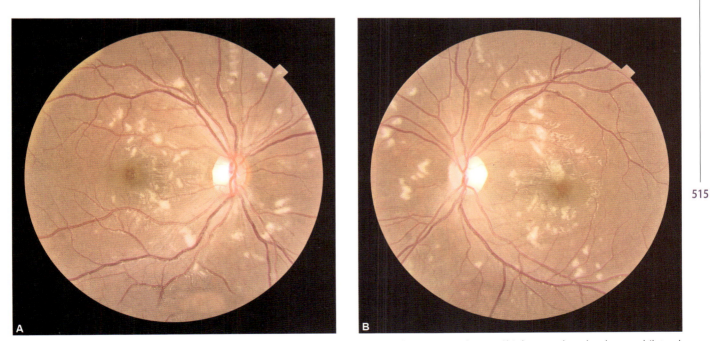

Figura 31.16 Aspecto do fundo de olho de paciente com microangiopatia retiniana lúpica, notando-se múltiplas manchas algodonosas bilateralmente, estendendo-se do polo posterior à periferia da retina.

uveíte anterior, tal qual os pacientes com espondilite anquilosante e aqueles com artrite das doenças inflamatórias intestinais podem evoluir com uveíte anterior aguda e, com menor frequência, com uveíte intermediária (ver Figuras 31.14 e 31.15).

Com o objetivo de estudar os pacientes com uveítes anteriores não granulomatosas, suas relações com as espondiloartrites e com os antígenos leucocitários humanos-B27 (HLA-B27), elaborou-se, nos Serviços de Reumatologia e de Oftalmologia do Hospital das Clínicas da Universidade Federal de Minas Gerais (UFMG), estudo em uma população de 100 pacientes com a oftalmopatia. Entre eles, 38 apresentaram uma enfermidade do grupo das espondiloartrites como doença de base: espondilite anquilosante (11 pacientes), artrite reativa (cinco pacientes), artrite psoriásica (uma paciente), espondiloartropatia indiferenciada (15 pacientes) e espondiloartropatia "inter-relacionada" (seis pacientes). Em relação aos últimos, àquela época não existiam os critérios da Assessment of Spondyloarthritis International Society (ASAS) para espondiloartrite axial e espondiloartrite periférica, motivo pelo qual os pacientes foram considerados como portadores de uma doença relacionada às espondiloartrites (ver Capítulo 23). Dos 100 pacientes avaliados, a pesquisa do HLA-B27 foi positiva em 26 (26%), ocorrendo em 10 (16,1%) dos que não apresentaram espondiloartrite e em 16 (42,1%) dos que mostraram uma espondiloartrite como doença de base. Assim, um paciente com uveíte anterior não granulomatosa e positivo para o antígeno HLA-B27 tem 3,8 vezes mais chances de cursar com uma espondiloartrite do que um indivíduo cujo HLA-B27 é negativo (p < 0,05).

A comparação de grupos de pacientes com uveíte anterior não granulomatosa caracterizados pela presença ou ausência de espondiloartrite e pela positividade ou negatividade para o HLA-B27 levou às seguintes conclusões: os homens têm 4,7 vezes mais chances de apresentar positividade para o HLA-B27 que as mulheres (p = 0,003); os pacientes do sexo masculino e com o HLA-B27 têm 8,4 vezes mais chances de ter uma espondiloartrite que os pacientes do sexo feminino (p = 0,02); independentemente da positividade do HLA-B27, os homens têm 3,1 vezes mais chances de desenvolver uma espondiloartrite que as mulheres (p = 0,01). Caracteristicamente, a uveíte anterior associada ao HLA-B27, independentemente da presença ou da ausência de espondiloartrite, é unilateral ou unilateral alternante (p < 0,05). Entre os 38 pacientes de espondiloartrites, a uveíte anterior mostrou ser a manifestação inicial da enfermidade em 28,9% das ocasiões.[51]

Artrite idiopática juvenil

É responsável por grande parte dos casos de uveíte em crianças, resultando em inflamação intraocular muitas vezes sem sintomas (uveíte branca; ver Figura 31.13), mas com consequências potencialmente desastrosas, inclusive catarata, glaucoma, ceratopatia em faixa, edema macular e mesmo cegueira.[44,45] A uveíte está relacionada quase invariavelmente com as formas pauciarticulares da doença, exigindo, entretanto, frequente monitoramento e efetivo tratamento sistêmico com corticosteroides e medicações ditas remissivas da doença.

Lúpus eritematoso sistêmico

Pacientes com LES podem apresentar doença ocular, acometendo o segmento anterior (ceratoconjuntivite seca, uveíte, esclerite) ou posterior do olho [microangiopatia retiniana (Figura 31.16), neurite óptica, neuropatia óptica isquêmica].

Doença de Behçet

Pode se manifestar sob a forma de uveíte anterior aguda (eventualmente com hipópio), mas também como panuveíte crônica associada à vasculite retiniana oclusiva grave e edema de mácula, com alto risco de perda definitiva da visão.

Sarcoidose

Até 30 a 60% dos pacientes desenvolvem doença ocular, principalmente na forma de uveíte bilateral crônica. A região periocular, inclusive órbita e anexos oculares, pode também ser acometida. A inflamação da glândula lacrimal promove um quadro de ceratoconjuntivite seca. Nódulos sarcoides palpebrais/conjuntivais são também frequentes, podendo ser biopsiados para a confirmação da doença.

Tratamento das uveítes

Tem como principais objetivos o controle da inflamação intraocular e a prevenção de sequelas oculares, muitas vezes graves e ameaçadoras da função visual. Para tanto, é muito importante a compreensão da história natural da doença, o que influencia na decisão de quando e como instituir o tratamento.

Em linhas gerais, o controle do processo inflamatório intraocular passa pelo combate ao agente infeccioso (nas uveítes infecciosas) e pela modulação da resposta inflamatória intraocular e, em alguns casos, sistêmica. A prevenção das sequelas oculares advém de um tratamento pronto e efetivo com corticosteroides tópicos e/ou sistêmicos, bem como do uso de importantes agentes adjuvantes (p. ex., midriáticos e os cicloplégicos tópicos). Deve-se considerar que, no caso do uso de esteroide sistêmico, sua retirada deve ser muito lenta com a finalidade de evitar rebote da uveíte.

Nos casos de uveíte com tendência à recidiva (três ou mais agudizações por ano) ou cronicidade, que dependa de corticosteroides sistêmicos, ou, ainda, que seja resistente aos tratamentos anteriores e com risco potencial de perda visual, pode-se indicar o uso de imunossupressores, como metotrexato, azatioprina, micofenolato de mofetila e ciclosporina, apesar da escassez de dados. Outra opção são os agentes anti-TNF monoclonais (adalimumabe, infliximabe e golimumabe) que já demonstraram eficácia em tratar e prevenir recidivas de uveíte em pacientes com EA, embora o mesmo não valha para o receptor solúvel etanercepte e existam menos dados com certolizumabe.[52] Mais recentemente, injeções peri ou intraoculares de corticosteroides de depósito, e mesmo dispositivos intraoculares de liberação lenta de corticosteroides, têm sido também utilizados no controle da inflamação intraocular, exigindo monitoramento da pressão intraocular e vigilância quanto ao possível desenvolvimento de catarata.[53]

ALTERAÇÕES ORBITÁRIAS NAS DOENÇAS REUMÁTICAS

As doenças reumáticas podem acometer a órbita e, com isso, produzir alterações no sistema visual. Algumas doenças que acometem a órbita, pela proximidade anatômica com a fossa craniana, os seios da face, as fossas temporal, infratemporal e pterigopalatina, as fissuras orbitárias superior e inferior, o canal óptico e vários outros forames, podem necessitar da atuação de múltiplos especialistas, como otorrinolaringologistas, cirurgiões de cabeça e pescoço e craniofaciais, oncologistas, reumatologistas, clínicos, infectologistas, radiologistas, neurocirurgiões e oftalmologistas, para sua avaliação, diagnóstico e tratamento. Por isso, torna-se importante ter uma noção básica da anatomia e da fisiologia orbitárias para compreender quais são o significado, a extensão, a gravidade, as possibilidades diagnósticas e terapêuticas das doenças inflamatórias na órbita, orientando o médico sobre como atuar nessas situações. Nesse sentido, exige-se um exame cuidadoso, que vai desde a anamnese, o exame físico e os exames laboratoriais e de imagem até mesmo intervenções cirúrgicas (biopsias e/ou ressecções de lesões) com a finalidade de possibilitar a melhor conduta diante das doenças orbitárias.[54-56]

Anatomia básica da órbita

A órbita é uma cavidade cônica, em forma de pirâmide, que tem uma base, um ápice e quatro paredes ósseas, constituídas por um teto, uma parede lateral, uma medial e um assoalho, de cuja construção participam sete ossos (Figura 31.17). Anteriormente, apresenta uma abertura mais larga e, posteriormente, é mais estreita e conhecida como ápice da órbita.[54-56]

No interior da cavidade orbitária, localizam-se o bulbo ocular, os músculos, os nervos motores, sensitivos e autonômicos, os vasos, a glândula lacrimal, o tecido conjuntivo e a gordura. Há seis músculos extraoculares no interior da órbita – quatro retos (superior, inferior, lateral e medial) e dois oblíquos (superior e inferior) –, que possibilitam a movimentação do bulbo ocular em todas as direções do olhar, além do levantador da pálpebra superior.[55,56]

A órbita contém um grande número de forames e fissuras na região do ápice (fissura orbitária superior, fissura orbitária inferior, forame ou canal óptico), por onde passam vasos e nervos, como o nervo óptico e os nervos do sistema nervoso autônomo, motores e sensitivos, possibilitando uma comunicação anatômica entre a órbita e o sistema nervoso central, que, em algumas situações, como inflamação e/ou infecção orbitárias, pode dar origem a um quadro de encefalite e meningoencefalite. A artéria oftálmica, primeiro ramo da artéria carótida interna, provê o principal suprimento arterial da órbita com contribuições das artérias meníngeas média e maxilar, que são ramos da artéria carótida externa. A drenagem venosa é feita principalmente pelas veias orbitárias superior e inferior que desembocarão no seio cavernoso, com destaque ao fato de que são veias sem válvulas, o que facilita a disseminação de infecções da face e órbita para o SNC.

Anteriormente, a órbita é limitada por uma estrutura fibrosa denominada septo orbitário, que serve como barreira anatômica e funcional, de tal modo que inflamações ou infecções anteriores a ela ficam isoladas e limitadas ao espaço extraorbitário, sem ter acesso ao interior da órbita. Essas inflamações anteriores ao septo orbitário são classificadas como celulites pré-septais e as que invadem a órbita como pós-septais. A órbita está intimamente relacionada com os seios paranasais e com a fossa craniana anterior e média. Consequentemente, as alterações patológicas dos seios paranasais e a doença intracraniana podem se disseminar para atingir a órbita, e o inverso também se aplica.[55-57]

Doença inflamatória da órbita

Os processos inflamatórios da órbita têm manifestações clínicas muito variadas, conforme o tecido orbitário acometido. Glândula lacrimal, nervo óptico, nervos autonômicos, motores, sensitivos, músculos extraoculares, gordura, ossos, bulbo ocular, pálpebras e outros anexos oculares podem estar envolvidos em conjunto ou isoladamente, o que justifica a apresentação clínica extremamente diversa e inespecífica.[58,59]

Dor, baixa de visão, limitação da movimentação ocular em todas ou em apenas uma direção do olhar, proptose, ptose, enoftalmia, alterações da sensibilidade cutânea e corneana, envolvimento dos tecidos moles, como edema palpebral e periorbitário, edema e quemose conjuntival, defeito pupilar aferente relativo compreendem algumas das alterações encontradas nessas doenças.[58,59]

A doença inflamatória da órbita tem grande potencial de causar dano para as estruturas orbitárias. Em alguns casos, pode ser a primeira manifestação de uma doença sistêmica. Aguda ou crônica, acomete pacientes de todas as idades, podendo estar associada a esclerite (posterior e/ou anterior), uveíte, descolamento exsudativo da retina, papilite, linfangiomas, hemangiomas, tumores intraoculares (p. ex., retinoblastoma e melanomas com extensão extraescleral) e tumores infraorbitários (p. ex., linfoma, rabdomiossarcoma, doenças linfoproliferativas e metástases), lesões congênitas (p. ex., coristoma, cistos dermoides, teratomas e anomalias ósseas congênitas etc.; Figura 31.18). Celulite pré-septal, celulite orbitária secundária à sinusite, periostite, trombose do seio cavernoso e várias doenças inflamatórias sistêmicas, como tireoidites autoimunes, sarcoidose, poliangiite granulomatosa, LES, doença de Crohn, poliangiite granulomatosa eosinofílica, arterite de células gigantes, doença de Takayassu, dermatopolimiosite, esclerose sistêmica e doença associada a Ig4 podem se apresentar com manifestações orbitárias.[54,58-60]

O exame do paciente deve ser cuidadoso, com a anamnese, o exame oftalmológico completo, o exame específico para a órbita, a solicitação de exames laboratoriais e de imagem e, em alguns casos, a biopsia diagnóstica possibilitando estabelecer uma suspeita diagnóstica e definir o melhor esquema terapêutico. O exame fundoscópico pode mostrar edema, hiperemia, hemorragia e atrofia do disco óptico, dobras de coroide e vasos opticociliares (em casos de tumor de órbita e glioma do nervo óptico).[54,58,59]

Os exames laboratoriais devem ser solicitados no caso de suspeita clínica de doença inflamatória da órbita. Exames de imagem também são importantes na propedêutica orbitária. O radiograma simples de crânio deve ser solicitado para estudo do canal óptico, por onde passa o nervo óptico na sua trajetória intraóssea, além dos seios da face, para avaliar se há inflamação e/ou infecção dos seios paranasais e fraturas dos ossos da órbita da face e corpos estranhos metálicos.

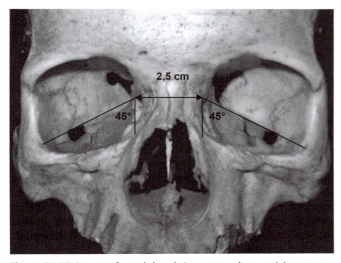

Figura 31.17 Aspecto frontal do crânio mostrando o posicionamento das órbitas.

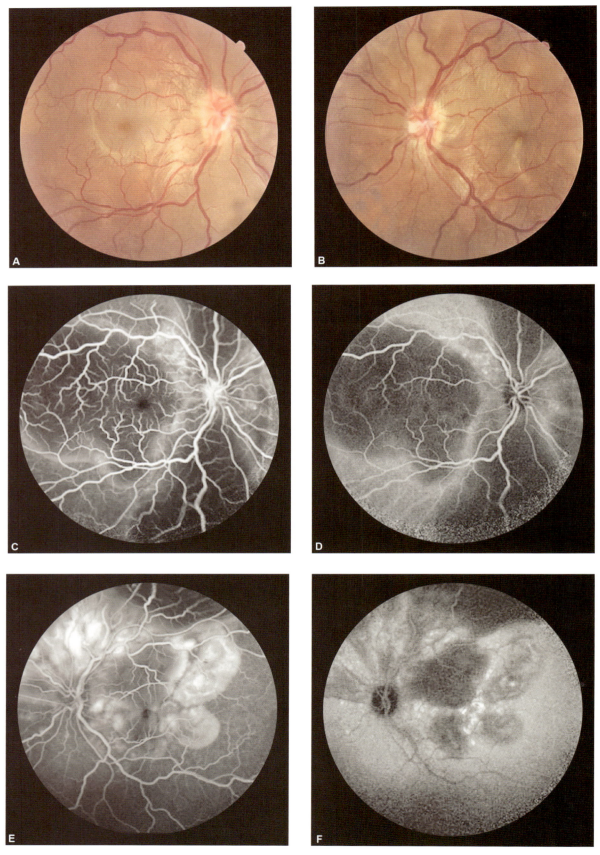

Figura 31.18 Aspecto da retina de paciente com inflamação idiopática da órbita. **A** e **B.** Retinografia revela descolamento exsudativo da retina e hiperemia/edema dos discos ópticos. Angiografias com fluoresceína (**C** e **E**) e com indocianina verde (**D** e **F**) mostram os pontos de vazamento do contraste. (*continua*)

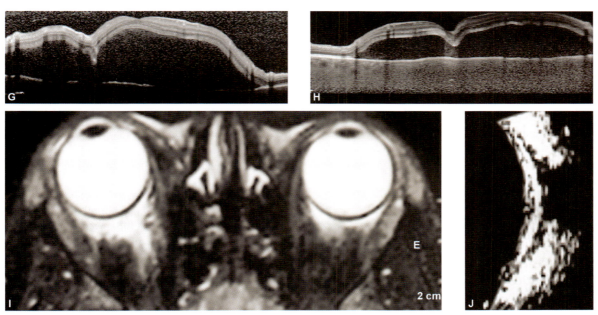

Figura 31.18 (*Continuação*) Aspecto da retina de paciente com inflamação idiopática da órbita. **G** e **H.** Tomografia de coerência óptica revela o descolamento seroso da mácula. **I.** Ressonância magnética das órbitas (em T2) mostra hipersinal pelo processo inflamatório, acometendo a gordura orbitária perineural, peribulbar e intraconal. **J.** Ecografia confirma esclerite posterior, com acúmulo de líquido subtenoniano, alargando a sombra do nervo óptico ("sinal do T").

A ecografia é empregada para avaliar as estruturas orbitárias, localizar as alterações e a morfologia das lesões orbitárias, estudar a relação entre o globo ocular, o nervo óptico e os músculos extraoculares, definir as características dos tecidos acometidos e alterações da vascularização, como nos casos de angiomas orbitários, e guiar as biopsias por punção. O Doppler tem sido utilizado cada vez mais na avaliação da perfusão das artérias oftálmica, central da retina e ciliares e das veias orbitárias superior e inferior.[54,58,59]

A tomografia computadorizada da órbita, com e sem contraste, é indicada no estudo de alterações ósseas, localização e tamanho de lesões expansivas, nos traumas para evidenciar a ocorrência de fraturas, corpos estranhos, sangue, hérnia de músculos extraoculares e enfisema palpebral e/ou intraorbitário, e no auxílio à biopsia com agulha fina. Entretanto, não consegue distinguir massas de tecidos oculares moles patologicamente radiologicamente isodensas.[54,58,59]

Indica-se a ressonância magnética de órbita e sistema nervoso central no estudo das lesões no ápice orbitário e dos tumores da órbita e naqueles com extensão intracraniana. Nos casos de tumores, lesões vasculares e infecções da órbita, além de trauma orbitário com suspeita de lesões vasculares traumáticas e fístula carótida cavernosa, o exame deve ser feito com contraste gadolínio. Normalmente, a biopsia de órbita é solicitada para elucidação diagnóstica, nos casos de diagnóstico indefinido e possíveis lesões neoplásicas.[54,58,59]

Faz-se o tratamento com os objetivos de reduzir a inflamação, preservar a visão e a função orbitária e diminuir ao máximo a instalação de complicações e danos locais e sistêmicos ao paciente. Nos casos de processos inflamatórios da órbita, altas doses de prednisona, como 1 mg/kg/dia, podem ser usadas nas fases agudas das doenças ou na forma de pulsoterapia. Esses medicamentos devem ser retirados lentamente em um período que varia de semanas a meses. Quando de falha da corticoterapia ou aparecimento de efeitos adversos indesejáveis, outras opções de tratamento devem ser usadas, como radioterapia, imunossupressão e cirurgia.[54,58,59]

Inflamação orbitária idiopática

Trata-se de uma doença inflamatória orbitária, não associada à doença sistêmica, e que se caracteriza, na fase inicial, por uma infiltração dos tecidos, e, nas fases finais, por fibrose e diminuição da função de órgãos, principalmente na glândula lacrimal. Entra no diagnóstico diferencial de inflamações orbitárias secundárias às doenças reumáticas.

Pode se manifestar como uma dacrioadenite idiopática – a manifestação mais comum –, uma miosite orbitária – quando acomete um ou mais músculos extraoculares –, uma forma difusa – menos frequente, quando a lesão acomete diversas estruturas da órbita – ou na forma de perineurite óptica orbitária – quando acomete a bainha do nervo óptico, manifestação também mais rara (Figura 31.18).[58–60]

A inflamação orbitária idiopática se dá em pessoas de todas as idades, sendo mais frequente entre 30 e 50 anos de idade e mais prevalente em mulheres, sem preferência racial. O início é agudo ou subagudo. Dor está presente na maioria dos casos de miosite, e ambas as órbitas podem ser acometidas. Inflamação dos músculos extraoculares pode se instalar em um ou mais músculos. A episclerite pode constituir o sinal de localização do músculo inflamado ao indicar uma inflamação na área de inserção daquele músculo. Quando está na fase aguda, a miosite pode resultar em uma diminuição da força do músculo acometido, podendo vir acompanhada de dor à movimentação no campo de ação daquele músculo.[58,59]

A inflamação aguda da glândula lacrimal ocasiona o aumento de seu parênquima, originando um efeito de massa dentro da órbita e consequente deformação da pálpebra superior, conhecida como pálpebra em S itálico, ocasionando frequentemente dor à palpação da região da glândula lacrimal.[58,59]

A ecografia pode demonstrar alterações na glândula lacrimal principal (dacrioadenite), nos músculos extraoculares (miosite), na gordura orbitária (celulite), na parede do bulbo ocular (retinocoroidite, esclerite), na retina (descolamento seroso), na fáscia bulbar (tenonite, caracterizada pelo alargamento do espaço subtenoniano) e no nervo óptico (neurite óptica, caracterizada, por vezes, pela acentuação da bainha neural, *sinal de Coleman*; Figuras 31.19 e 31.20).

Na tomografia computadorizada de órbita, nota-se o aumento difuso da glândula lacrimal envolvendo tanto a porção orbitária quanto a palpebral, podendo, em casos mais graves, levar ao deslocamento inferomedial do bulbo ocular.

Na ressonância magnética, a glândula lacrimal, na fase aguda da doença, está aumentada difusamente com acometimento da gordura-satélite, e os músculos extraoculares podem também estar espessados. Na fase crônica, a glândula pode exibir um grau variável de fibrose.[60]

A fase aguda é tratada com alta dose de corticosteroide sistêmico, oral ou intravenoso (pulsoterapia). Nos casos crônicos e recidivantes, imunossupressores de diversos mecanismos de ação podem ser empregados para controle da doença.

Doenças inflamatórias da órbita associadas a doenças reumáticas

Com frequência, as doenças inflamatórias da órbita estão associadas às doenças reumáticas. Aqui, optou-se por descrever tais alterações segundo a classificação de Chapel-Hill, de 2012.[61]

Vasculite de grandes vasos

Acomete grandes artérias mais comumente que outras vasculites, entre as quais as duas maiores variantes são a arterite de células gigantes e a de Takayasu.[61]

Os processos inflamatórios orbitários nessas doenças são muito pouco frequentes. Nassani et al.[62] relataram um caso semelhante de pseudotumor orbitário em paciente com arterite de células gigantes. Lee et al.[63] descreveram quatro casos de acometimento orbitário na arterite de células gigantes em pacientes idosos, e um caso de pseudotumor bilateral da órbita associado a arterite de Takayasu foi relatado por Taylan et al.[64]

Vasculite de médios vasos

Trata-se de vasculite que acomete predominantemente artérias de médio calibre, definidas como as artérias viscerais principais e seus ramos. Poucos casos foram descritos na literatura relacionando alterações inflamatórias na órbita e poliarterite nodosa. Entre eles, destacam-se dois casos de pseudotumor inflamatório: Walton em 1959 e Hope-Robertson posteriormente, e um relatado por Astrom e Lidholm em 1963, de lesão intracraniana extensa com granuloma inespecífico da órbita associado a poliarterite nodosa.[65-67]

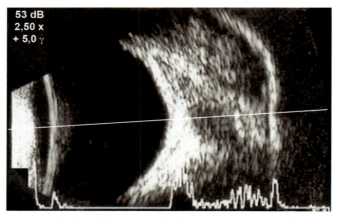
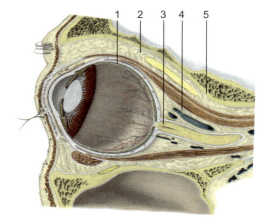

Figura 31.19 Pseudotumor orbitário. Ecografia mostrando espessamento da parede do bulbo ocular e acometimento do lobo orbitário da glândula lacrimal principal, celulite orbitária, edema do músculo reto lateral (linhas 1, 2, 3 e 4, respectivamente). A linha 5 indica a parede óssea orbitária. Cortesia do Dr. Breno T. Lino. Adaptada de Wolf-Heidegger. Atlas de Anatomia. 6.ed. Guanabara Koogan, 2006.

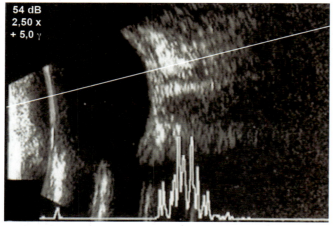
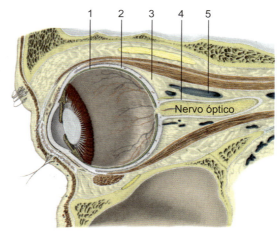

Figura 31.20 Pseudotumor orbitário. Ecografia mostrando espessamento da parede do bulbo ocular (1), alargamento do espaço subtenoniano (2), celulite orbitária (3), acentuação da bainha neural óptica (sinal de Coleman; 4) e tronco comunicante com a veia oftálmica inferior (5). Veia oftálmica superior evidente sugere a existência de hiperemia passiva. Cortesia do Dr. Breno T. Lino. Adaptada de Wolf-Heidegger. Atlas de Anatomia. 6.ed. Guanabara Koogan, 2006.

Na doença de Kawasaki, há também poucos casos descritos; um deles foi demonstrado por Sheard et al.[68], que se manifestou na forma de celulite orbitária, e outro por Felz et al.[69], na forma de vasculite periorbitária.

Vasculite de pequenos vasos

Granulomatose com poliangiite

A GPA consiste em uma vasculite multifocal, necrosante, granulomatosa, associada ao ANCA, que comumente acomete o trato respiratório superior e inferior e afeta os vasos de pequeno e médio calibres dos sistemas respiratório e renal.[58-60]

Entre as vasculites associadas ao ANCA, a GPA é mais frequentemente relacionada com granuloma retro-orbitário, que, algumas vezes, evolui para perda da visão e deformidades orbitárias e faciais.[58,59]

O acometimento ocular pode se dar em até 60% dos casos tanto nas formas generalizadas quanto nas limitadas da doença, podendo constituir a primeira apresentação da doença em cerca de 15% dos casos. O acometimento orbitário pode também ser a primeira manifestação da doença ou se apresentar mais tardiamente, quando a doença sistêmica já está estabelecida. O mecanismo mais comum de acometimento orbitário decorre da extensão da doença por seios paranasais e nasofaringe. Nos casos de doença orbitária, o ANCA está positivo em apenas 20% dos pacientes.[60] A doença orbitária pode se apresentar como uma massa orbitária extraconal acometendo os seios paranasais, como um infiltrado difuso preenchendo toda a órbita ou por massa envolvendo a glândula lacrimal.[58-60,68]

Nariz em sela pode surgir concomitantemente na época do aparecimento da doença orbitária. Proptose, dor, diplopia, baixa visual secundária à compressão e infiltração do nervo óptico, hiperemia conjuntival, limitação dos movimentos oculares, edema das estruturas perioculares, glândula lacrimal aumentada, dacrioadenite, ceratite ulcerativa periférica, episclerite, esclerite anterior e/ou posterior, uveíte, vasculite retiniana e neuropatia óptica isquêmica representam manifestações clínicas oculares da doença. A manifestação orbitária pode ser bilateral no início em até 50% dos casos e em quase 90% no decorrer da doença. Enoftalmo e estrabismo paralítico decorrente de miosite dos músculos extraoculares são duas complicações em potencial.[58,59,70]

As alterações são inespecíficas, tanto na tomografia quanto na ressonância magnética da órbita, e mostram uma infiltração orbitária mal definida, com ou sem envolvimento da glândula lacrimal. Esses exames podem evidenciar infiltração da glândula lacrimal, infiltração orbitária difusa, destruição da parede medial da cavidade nasal, turbinas e septo nasal, espessamento difuso dos músculos extraoculares, acometimento dos seios paranasais e massa orbitária intra ou extraconal. A lesão pode estar localizada no ápice da órbita, estender-se para o interior do crânio e causar alterações do campo visual em associação à grande perda visual.[71]

Os achados anatomopatológicos se caracterizam pela tríade vasculite, necrose e inflamação granulomatosa com ou sem células gigantes, encontrada, entretanto, somente em cerca de 50% dos casos na órbita.[70]

O tratamento da doença orbitária é o mesmo daquele empregado na doença sistêmica, por meio de corticoterapia oral ou em pulsoterapia na fase aguda, em associação à pulsoterapia com ciclofosfamida nos casos mais graves e rebeldes. A terapia de manutenção envolve corticosteroides relacionada com metotrexato, azatioprina, ciclofosfamida, micofenolato de mofetila ou rituximabe.

Poliangiite granulomatosa eosinofílica

Outra vasculite associada ao ANCA, essa doença sistêmica pode ocasionalmente acometer os tecidos orbitários.[61] O envolvimento orbitário nessa doença é raro e pode se apresentar como uma vasculite isquêmica ou como um pseudotumor orbitário inflamatório.

Bosch-Gil et al.[72] e Pradeep et al.[73] descreveram casos de poliangiite granulomatosa eosinofílica associados a pseudotumor orbitário inflamatório, e Billing et al.[74] relataram um caso de miosite orbitária. A patologia mostra massa inflamatória com granulomas eosinofílicos ou massa orbitária associada à vasculite necrosante com inflamação granulomatosa rica em eosinófilos; zonas de vasculite arteriolar podem ser encontradas em até 50% dos casos.

A doença orbitária pode compreender a primeira manifestação da doença e evoluir com proptose, diplopia, oftalmoplegia e perda visual secundária à compressão do nervo óptico.[58,59] A terapia de primeira linha se faz com o uso de corticosteroide via oral ou intravenosa frequentemente associando-se azatioprina ou ciclofosfamida.

Outras vasculites

Doença de Behçet

Raramente, apresenta-se como uma doença orbitária por lesão isquêmica no nervo óptico ou por inflamação das estruturas intraorbitárias. Poucos relatos de casos descrevem inflamação dos músculos extraoculares e da glândula lacrimal. Dursun et al.[75] descreveram um caso de doença de Behçet associada à miosite e à esclerite. Hammami et al.[76] descreveram um caso da enfermidade associada à inflamação orbitária, e Espinoza et al.[77] relataram doença orbitária relacionada com a vasculite. O diagnóstico baseou-se nas características clínicas da doença de Behçet e no acometimento orbitário.[75-77]

Síndrome de Cogan

Semelhantemente à doença de Behçet, o acometimento orbitário na síndrome de Cogan é incomum. Poucos casos foram relatados e os pacientes referiam alteração auditiva associada à vertigem, à exoftalmia, à miosite e à inflamação orbitária.[78-81]

Lúpus eritematoso sistêmico

Acometimento orbitário no LES é infrequente, podendo acontecer inflamação orbitária difusa. Infarto orbitário e miosite têm sido descritos. Arthurs et al.[82] descreveram um caso de exoftalmo secundário à massa orbitária, no qual a biopsia evidenciou um pseudotumor associado à inflamação vascular. O paciente evoluiu com infarto e necrose das estruturas orbitárias.

Artrite reumatoide

Alguns casos têm sido descritos de inflamação orbitária associada com AR com acometimento dos músculos extraoculares na forma de miosite. Nabili et al.[83] e Panfilio et al.[84] relataram casos de alargamento dos músculos extraoculares em pacientes com diagnóstico de AR.

Miosites

Na miosite orbitária, acontece um processo inflamatório que acomete os músculos extraoculares. Atualmente, é considerada parte das doenças inflamatórias da órbita, e não mais um subtipo do pseudotumor orbitário. Trata-se da causa mais comum de acometimento dos músculos extraoculares de causa não tireóidea, podendo ser idiopática ou secundária às doenças inflamatórias sistêmicas ou localizadas da órbita.[85]

Primariamente, acomete os músculos extraoculares, com preferência pelo sexo feminino e na terceira década de vida, e entre 15 e 29% dos casos em crianças.[85-87]

Sinais e sintomas incluem dor orbital e periorbitária, alteração na movimentação ocular, diplopia, proptose, edema da pálpebra e hiperemia conjuntival. Compreende uma doença aguda e unilateral na maioria dos casos, mas naqueles crônicos ambas as órbitas podem ser acometidas, sendo a visão geralmente não afetada. Os pacientes relatam aumento da dor com a movimentação ocular.

A maior parte das miosites orbitárias é idiopática, embora possa ser secundária a gravidez e doenças sistêmicas, como dermato/polimiosite, hipotireoidismo, AR, esclerose sistêmica, espondiloartrites e vasculites.[53,85,88,89]

Doenças infecciosas também podem estar relacionadas com miosite secundária a infecções virais – p. ex., vírus varicela-zoster –, bacterianas – como na tuberculose e na hanseníase – ou fúngicas – como na aspergilose. Em geral, a celulite orbitária é unilateral e, quando pós-septal, pode se disseminar para o seio cavernoso e para o sistema nervoso central.[85,88]

Sarcoidose

Doença granulomatosa multissistêmica, de etiologia desconhecida, que afeta pessoas em todo o mundo e se caracteriza por granulomas não caseosos nos órgãos envolvidos.

Sinais e sintomas de acometimento orbitário na sarcoidose se manifestam com queixas de dor, diminuição da visão, proptose e limitação dos movimentos oculares.[58-60] O acometimento orbitário pode se manifestar por olho seco e alterações na gordura orbitária, na bainha do nervo óptico (neurossarcoidose) e nos músculos extraoculares. O acometimento orbitário pode vir também associado à uveíte granulomatosa e a nódulos sarcoides na conjuntiva e na proptose.[60,90,91]

No diagnóstico por imagem, a ressonância magnética da órbita mostra frequentemente aumento difuso da glândula lacrimal uni ou bilateralmente, podendo estar infiltrada de modo homogêneo semelhantemente a doenças linfoproliferativas.[58-61,90]

Outra apresentação inclui uma massa mal definida de tecido mole, espessamento da bainha do nervo óptico ou infiltração difusa dos músculos extraoculares.[88,92]

Na histopatologia, as lesões mostram granulomas não necrosantes, formados por histiócitos epitelioides e células gigantes multinucleadas, cercados por linfócitos.[88,90,91] O diagnóstico diferencial deve incluir principalmente síndrome de Sjögren, tuberculose, doença orbitária associada ao IgG4, pseudotumor orbitário, síndrome de Mikulicz e poliangiite granulomatosa.[88,90,91]

O tratamento inicial das lesões orbitárias pela sarcoidose é feito com o uso de corticosteroides sistêmicos. Nos casos crônicos, resistentes à corticoterapia e mais graves, imunossupressores, como metotrexato, azatioprina, micofenolato de mofetila, são utilizados para controle da doença orbitária.[90,91]

REFERÊNCIAS BIBLIOGRÁFICAS

1. Vasconcelos-Santos DV, Pavesio CE. Scleritis and episcleritis. In: Copeland Jr RA, Afshari NA. Copeland and Afshari's principles and practice of cornea. New Delhi: Jaypee-Highlights; 2013. p. 417-29.
2. Foster CS, Sainz de La Maza M. The Sclera. New York: Springer-Verlag; 1994.
3. Watson PG, Hayreh SS. Scleritis and episcleritis. Br J Ophthalmol. 1976; 60:163-91.
4. Sainz de La Maza M JN, Foster CS. Severity of scleritis and episcleritis. Ophthalmology. 1994;101:339.
5. Akpek EK UH et al. Severity of episcleritis and systemic disease association. Ophthalmology. 1999;106:729.
6. Tuft SJ, Watson PG. Progression of scleral disease. Ophthalmology. 1991;98:467.
7. Foster CS FS, Wilson LA. Mortality rate in rheumatoid arthritis patients developing necrotizing scleritis or peripheral ulcerative keraites. Effects of systemic immunossupression. Ophthalmology. 1984;91:1253-63.
8. Hakin KM, Watson PG. Systemic associations os scleritis. Int Ophthalmol Clin. 1991;31:111-29.
9. Riono WP et al. Scleritis: a clinicopathologic study of 55 cases. Ophthalmology. 1999;106:1328-33.
10. Watson PG, Hazleman BL. Sclera and systemic disorders. Philadelphia: Saunders; 1976.
11. Dorey SE CB et al. Orbital lymphoma misdiagnosed as scleritis. Ophthalmology. 2002;109:2347-50.
12. Laghmari M BN et al. Posterior scleritis simulating acute posterior multifocal placoid pigment epitheliopathy. J Fr Ophthalmol. 2004:27:174-8.
13. Narang SKS et al. Posterior scleritis mimicking macular serpignous choroiditis. Indian J Ophthalmol. 2003;51:351-3.
14. Calthorpe CMWP, McCartney ACE. Posterior scleritis: a clinical and histopathological survey. Eye. 1988;2:267-77.
15. Benson WE. Posterior Scleritis. Surv Ophthalmol. 1988; 32:297-316.
16. Isaak BL LT, Michet CJ Jr. Ocular and systemic findings in relapsing polychondritis. Ophthalmology. 1986;681-9.
17. Bullen CLLT et al. Ocular complications of Wegener's granulomatosis. Ophthalmology. 1983;90:279-90.
18. Haynes BFFM et al. The ocular manifestations of Wegeners granulomatosis. Fifteen years' experience and review of the literature. Am J Med. 1977;63:131-41.
19. McGavin DDWJ et al. Episcleritis and scleritis: a study of their clinical manifestations and association with rheumatoid arthritis. Br J Ophthalmol. 1976;60:192-226.
20. Jabs DAMA et al. Episcleritis and scleritis: clinical features and treatment results. Am J Ophthalmol. 2000;130:469-76.
21. Sainz de La Maza MFC, Jabbur NS. Scleritis associated with systemic vasculitic disease. Ophthalmology. 1995;102:687-92.
22. Messner EM, Foster CS. Vasculitic peripheral ulcerative keratites. Surv Ophthalmol. 1999;43:379-96.
23. Dana MRQY, Hamrah P. Twenty-five years' panorama of corneal immunology: emerging concepts in the immunopathogenesis of microbial keratitis, peripheral ulcerative keratitis and corneal transplant rejection. Cornea. 2000;19:625-43.
24. Ormerod LDFL, Foster CS. Corneal infection in mucosal scarring disorders and Sjögren's syndrome. Am J Ophthalmol. 1988;105:512-8.
25. Hamideh F, Prete PE. Ophthalmologic manifestations of rheumatic diseases. Semin Arthritis Rheum. 2001;30:217-41.
26. Mamalis NJM et al. Corneal-scleral melt in association with cataract surgery and intraocular lenses: a reporto f four cases. J Cataract Refract Surg. 1990;16:108-15.
27. Glasser DB, Bellor J. Necrotising scleritis of scleral flaps of transscleral suture fixation of na intraocular lens. Am J Ophtahlmol. 1992;113:529-32.
28. Knox DLSR, Stark WJ. The keratophaty of Crohn's disease. Am J Ophthalmol. 1980;90:862-5.
29. The definition and classification of dry eye disease: report of the Definition and Classification Subcommittee of the International Dry Eye WorkShop (2007). Ocul Surf. 2007;5:75-92.
30. Paulsen AJCK et al. Dry Eye in the beaver dam offspring study: prevalence risk factors, and health-related quality of life. Am J Ophthalmol. 2014;157:799.
31. Moss SEKR, Klein BE. Prevalence of and the risk factors for dry eye syndrome. Arch Ophtahlmol. 2000;118:1264.
32. Ezuddin NSAK, Galor A. Therapeutic strategies to treat dry eye in an aging population. Drugs Aging. 2015;32:505.
33. Farrand KFFM et al. Prevalence of diagnosed dry eye disease in the united states among adults aged 18 years and older. Am J Ophthalmol. 2017;182:90.

34. Santaella RM, Fraunfelder FW. Ocular adverse effects associated with sistemic medications: recognition and management. Drugs. 2007;67:75.

35. Gilbard JP. The diagnosis and the management of dry eyes. Otolaryngol Clin North Am. 2005;38:871.

36. Latkany R. Dry eyes: etiology and management. Curr Opin Ophthalmol. 2008;19:287.

37. Thorne I, Sutcliffe N. Sjögren's syndrome. Br J Hosp Med. 2017;78(8):438.

38. Sjögren's International Collaborative Clinical Aliance (SICCA). Ocular Examination Standard Operating Procedure (SOP). Manual of Operations. 2012;9:1-8.

39. Tomlinson AKS et al. Tear film osmolarity: determination of a referent for dry eye diagnosis. Invest Ophthalmol Vis Sci. 2006; 47:4309-15.

40. Prause JUF-LK et al. Lacrimal and salivar secretion in Sjögren's Syndrome: the effect of systemic treatment with bromhexine. Acta Ophthalmol. 1984;62:489-97.

41. Bloch-Michel E, Nussenblatt RB. International uveitis study group recommendations for the evaluation of intraocular inflammatory disease. Am J Ophthalmol. 1987;103(2):234-5.

42. Jabs DANR, Rosenbaum JT. Standardization of uveitis nomenclature for reporting clinical data. Results of the First International Workshop. Am J Ophthalmol. 2005;140(3):509-16.

43. Henderly DEGA et al. Changing patterns of uveitis. Am J Ophthalmol. 1987;103(2):131-6.

44. Oréfice FV-SD, Oréfice J. Série Oftalmologia Brasileira – Uveítes. 2.ed. Rio de Janeiro: Cultura Médica/Guanabara Koogan; 2011.

45. Nussenblatt R, Whitcup SM. Uveitis: fundamentals and clinical practice. Philadelphia: WB Saunders; 2004.

46. Forster DJ. General approach to the uveitis patient and treatment strategies. In: Yanoff MDJ, Augsburger JJ. Ophthalmology. 2.ed. St Louis: Mosby; 2003.

47. Deschenes JMP et al. International Uveitis Study Group (IUSG): clinical classification of uveitis. Ocul Immunol Inflamm. 2008;16(1):1-2.

48. Miranda DPM, Vasconcelos-Santos DV. Patologia oftálmica. In: Brasileiro Filho G. Bogliolo patologia. 8.ed. Rio de Janeiro: Guanabara Koogan; 2011. p. 1299-44.

49. Spencer W. Ophthalmic pathology. An atlas and textbook. 4.ed. Philadelphia: WB Saunders; 1996.

50. Beaver HA, Lee AG. The management of the red eye for the generalist. Compr Ther. 2001;27(3):218-27.

51. Carvalho MAP et al. Uveítes anteriores não granulomatosas, espondiloartropatias e HLA-B27. Rev Bras Reumatol. 1999; 39(4):195-202.

52. Gomez-Gomez A et al. Efficacy and safety of immunomodulatory drugs in patients with anterior uveitis: a systematic literature review. Medicine. 2017;96(42):e8045.

53. Dick AD et al. Guidance on Noncorticosteroid Systemic Immunomodulatory Therapy in Noninfectious Uveitis: Fundamentals Of Care for UveitiS (FOCUS) Initiative. Ophthalmology. 2018;125:757-73.

54. Velasco e Cruz AA. Órbita – introdução. In: Filho JV et al. Órbita. Sistema lacrimal e oculoplástica. 3.ed. Rio de Janeiro: Guanabara Koogan; 2014. p. 3-4.

55. Dutton J. Applied anatomy of the orbit and orbital adnexa. In: Fay A, Dolman PJ. Diseases and disorders of the orbit and ocular adnexa. Edinburgh: Elsevier; 2017.

56. Rene C. Update on orbital anatomy. Eye (Lond) 2006;20:1119-29.

57. Hayreh SS. Orbital vascular anatomy. Eye (Lond) 2006;20: 1130-44.

58. Mombaerts I. Noninfectious orbital inflamation. In: Fay A, Dolman PJ. Diseases and disorders of the orbit and ocular adnexa. Edinburgh: Elsevier; 2017.

59. Gordon LK. Orbital inflammatory disease: a diagnostic and therapeutic challenge. Eye. 2006;20:1196-206.

60. Selvakumar ANV, Sundaram PM. Inflamatory lesions. In: Sankara Nethralaya Atlas of imaging in ophtalmology. New Delhi: Jaypee Brothers Medical; 2014.

61. Jennette JC et al. 2012 revised International Chapel Hill Consensus Conference Nomenclature of Vasculitides. Arthritis Rheum. 2013;65:1-11.

62. Nassani SCL et al. Orbital pseudotumor as a presenting sign of temporal arteritis. Clin Exp Rheumatol. 1995;13(3):367-9.

63. Lee AGEE et al. Optic nerve enhancement on magnetic resonance imaging in arteritic ischemic optic neuropathy. J Neuroophthalmol. 1999;19(4):235-7.

64. Taylan AKB et al. Bilateral orbital pseudotumor in a patient with Takayasu arteritis: a case report and review of the literature. Rheumatol Int. 2016;36(5):743-6.

65. Walton EW. Pseudo tumor of the orbit and polyarteritis nodosa. J Clin Pathol. 1959;12:419-26.

66. Hope-Robertson WJ. Pseudo-tumour of the orbit as a presenting sign in periarteritis nodosa. Trans Ophthalmol Soc N Z. 1955;8:56-66.

67. Astrom KE, Lidholm SO. Extensive intracranial lesions in a case of orbital non-specific granuloma combined with polyarteritis nodosa. J Clin Pathol. 1963;16:137-43.

68. Sheard RMPK et al. Kawasaki disease presenting as orbital cellulitis. J Pediatr Ophthalmol Strabismus. 2000;37(2):123-5.

69. Felz MWPA et al. Periorbital vasculitis complicating Kawasaki syndrome in an infant. Pediatrics. 1998;101(6):E9.

70. Muller K, Lin JH. Orbital granulomatosis with polyangiitis (Wegener granulomatosis): clinical and pathologic findings. Arch Pathol Lab Med. 2014;138(8):1110-4.

71. Yang BYZ et al. Imaging diagnosis of orbital Wegener granulomatosis: a rare case report. Medicine. 2017;96(23).

72. Bosch-Gil JA et al. Churg-Strauss syndrome with inflammatory orbital pseudotumour. Br J Rheumatol. 1995;34(5):485-6.

73. Pradeep TGPV et al. Diffuse bilateral orbital inflammation in Churg-Strauss syndrome. Ophthal Plast Reconstr Surg. 2010; 26(1):57-9.

74. Billing KMR et al. Orbital myositis in Churg-Strauss syndrome. Arch Ophthalmol. 2004;122(3):393-6.

75. Dursun DAY, Yücel E. Myositis and scleritis associated with Behcet's disease: an atypical presentation. Ocul Immunol Inflamm. 2004;12(4):329-32.

76. Hammami SYS et al. Orbital inflammation associated with Behçet's disease. Clin Exp Ophthalmol. 2006;34(2):188-90.

77. Espinoza GMDA, Akduman L. Ocular vasculitis. Curr Rheumatol Rep. 2013;15(9):355.

78. Shahid FLMR, Knapp C. Cogan's syndrome associated with orbital inflammation. Orbit. 2013;32(3):206-7.

79. Balayre SGJ et al. Atypical Cogan syndrome. J Fr Ophtalmol 2003;26:64-8.

80. Cobo LM, Haynes BF. Early corneal findings in Cogan's syndrome. Ophthalmology. 1984;91:903-7.

81. Gran JTNB, Storesund B. An overlap syndrome with features of atypical Cogan syndrome and Wegener's granulomatosis. Scand J Rheumatol. 1999;28:62-4.

82. Arthurs BPKM et al. Orbital infarction and melting in a patient with systemic lupus erythematosus. Ophthalmology. 1999;106(12):2387-90.

83. Nabili SMD et al. A case of orbital myositis associated with rheumatoid arthritis. Ann Rheum Dis. 2002;61(10):938-9.

84. Panfilio CBH-CO, Hernández-Fustes OJ. Orbital myositis and rheumatoid arthritis: case report. Arq Neuropsiquiatr. 2000; 58(1):174-7.

85. Costa RMS, Oana M. Orbital Myositis: Diagnosis and Management. Current Allergy and Asthma Reports. 2009;9:316-23.

86. Yazicioglu T, Kutluturk I. Idiopathic orbital myositis in a 9-year-old girl: a case report. Iran J Pediatr. 2015;25(3):e371.

87. Spindle JTS et al. Pediatric idiopathic orbital inflammation: clinical features of 30 cases. Ophthal Plast Reconstr Surg. 2016; 32:270-4.

88. Midyett FA, Mukherji SK. Lacrimal gland sarcoidosis. In: Orbital imaging. Philadelphia: Elsevier Saunders; 2015.

89. Vargason CW, Mawn LA. Orbital myositis as both a presenting and associated extraintestinal sign of Crohn's disease. Ophthalmic Plast Reconstr Surg. 2017;33:S158-60.

90. Kızıltunç PBÇF et al. Bilaterally diffuse lacrimal gland involvement: initial presentation of systemic sarcoidosis. Case report. Turk J Ophthalmol. 2017;47:165-8.

91. Gaspar BL et al. A rare case of eyelid sarcoidosis presenting as an orbital mass. Indian J Ophthalmol. 2016;64:244-5.

32 Doenças Reumáticas e Gravidez

Maria Vitoria Quintero • Cristina Costa Duarte Lanna

INTRODUÇÃO

As doenças reumáticas são síndromes inflamatórias de apresentação variada desencadeadas por alterações imunológicas. Algumas delas incidem mais no sexo feminino, durante a idade reprodutiva; portanto, a gravidez representa um desafio para os médicos que cuidam dessas pacientes.

De modo geral, a capacidade reprodutiva é adequada nos pacientes com doenças reumáticas em ambos os sexos. No entanto, alguns fatores relacionados com a doença ou o tratamento podem causar infertilidade ou subfertilidade transitória ou permanente. Em mulheres, fertilidade é definida como a capacidade de conceber dentro de 1 ano de relações sexuais desprotegidas. O número de filhos que uma mulher tem depende do resultado da gravidez e pode ser menor que o esperado pelas perdas gestacionais precoces e tardias ou mortes neonatais e perinatais. Nos homens, a fertilidade está relacionada com o número de filhos. Além disso, preocupações associadas a doenças, como efeitos dos fármacos na prole, capacidade de cuidar de crianças pequenas ou medo de transmitir a doença para as crianças, contribuem para limitar o tamanho da família naquelas em tratamento para alguma doença reumática.[1]

Em uma gravidez normal, diversas alterações imunológicas ocorrem para promover a tolerância a um enxerto imunogênico – o feto. Percebem-se variações na população de linfócitos, no perfil de citocinas, na produção de inibidores de complementos pela placenta e na regulação das moléculas HLA-G expressas pelas células do trofoblasto. O efeito imunomodulatório dos estrogênios envolve a polarização das células T *helper* tipo 2 (Th2) na resposta imune materna sistêmica e na superfície materno-fetal. Há um desvio na maturação para as células Th2 sobrepondo-se às células Th1. O aumento progressivo dos níveis de estrogênio, progesterona, corticosteroide e prolactina contribui para a mudança no balanço das citocinas. Ainda se pode observar um incremento dos componentes do sistema de complemento, redução da atividade das células *natural killer*, aumento dos receptores para os fatores de necrose tumoral alfa (TNF-alfa) e dos antagonistas da interleucina 1 (IL1). O equilíbrio hormonal, bioquímico e imunológico materno se alterará de acordo com o avançar da gestação.[2] Em um organismo imunologicamente comprometido, essas alterações serão mais acentuadas, promovendo risco para ambos: mãe e concepto. De acordo com os mecanismos patogênicos de cada doença, os sintomas variam, podendo melhorar, permanecer estável ou entrar em atividade. Desse modo, o acompanhamento será diferente de acordo com o diagnóstico materno e com a gravidade e a extensão da doença. Nem sempre o prognóstico é sombrio e muitas mulheres com doenças reumáticas terão uma gravidez segura com boa evolução.[1]

Entre os desfechos desfavoráveis observados, estão os abortos recorrentes, a morte fetal, a pré-eclâmpsia (PE), o crescimento intrauterino restrito (CIUR), a prematuridade e o bebê pequeno para a idade gestacional (PIG). No entanto, é inegável a grande melhoria nas últimas décadas na abordagem da gravidez, possibilitando que um número progressivamente crescente de mulheres e homens com doenças reumáticas concretize seu plano familiar. Um ótimo controle da doença, preferencialmente com remissão ou baixa atividade, compreende um pré-requisito para uma boa evolução gestacional. Complicações em uma gravidez prévia, doença renal ou disfunção irreversível de algum órgão, anticorpo anti-Ro ou de anticorpos antifosfolipídios, uso de altas doses de corticosteroide, podem ser indicativos de uma gestação tumultuada.[3,4]

Durante a gravidez, queixas musculoesqueléticas são comuns. Muitas mulheres apresentarão lombalgia postural, provocada pelo aumento do peso corporal ou pelo relaxamento das articulações sacroilíacas, em decorrência das variações hormonais. A redistribuição de líquidos pode causar neuropatias compressivas, e o desenvolvimento de tendinites e bursites não é raro. A gravidez deve ser contraindicada quando de hipertensão pulmonar sintomática, insuficiência cardíaca, doença pulmonar restritiva grave, trombose arterial recente e doença com alto grau de atividade clínica.[5]

Quando se lida com uma situação de gravidez que se sobrepõe a uma doença materna autoimune, é preciso considerar quais são os efeitos da doença materna sobre a gravidez, os efeitos da gravidez sobre a doença materna e os efeitos esperados após o fim da gestação sobre a saúde materna e do recém-nascido. O acompanhamento e a abordagem dessas pacientes no período gestacional representam um desafio para toda a equipe envolvida no processo – reumatologista, obstetra e pediatra.

Este capítulo resume complicações maternas e fetais da gravidez, enfatizando problemas que ocorrem quando a mãe tem diagnóstico de lúpus eritematoso sistêmico (LES), síndrome do anticorpo antifosfolipídio (SAF), artrite reumatoide (AR), esclerose sistêmica, poli ou dermatomiosite, síndrome de Sjögren, vasculite e espondiloartrite. Além disso, discorre a respeito dos medicamentos mais empregados dentro do ciclo gravídico-puerperal.

LÚPUS ERITEMATOSO SISTÊMICO

Trata-se de uma doença inflamatória crônica do sistema autoimune, que acomete múltiplos órgãos e afeta predominantemente mulheres em idade fértil. Embora os resultados gestacionais tenham melhorado ao longo do tempo e, atualmente, na maioria dos casos sejam bem-sucedidos, a gravidez continua a ser uma situação de alto risco. A mortalidade e a morbidade materna e fetal são significativamente aumentadas quando comparadas a gestações de mulheres sem LES.[5]

O índice de fertilidade nessas pacientes é considerado normal. Entretanto, há fatores que podem interferir negativamente, como insuficiência renal grave, altas doses de corticosteroide, tratamento prévio com agentes alquilantes (ciclofosfamida) e presença de anticorpos antifosfolipídios. A incidência de insuficiência ovariana relacionada com a ciclofosfamida depende da idade do paciente no início do tratamento, da duração do tratamento e da dose total acumulada. Adolescentes e mulheres com menos de 30 anos de idade tendem a apresentar menos disfunção ovariana.[1,6]

Em um estudo que avaliou a admissão hospitalar relacionada com a gravidez, identificou-se que na concepção as pacientes com LES tinham mais comorbidades que mulheres saudáveis (sem LES). As gestantes com LES tinham mais diabetes, hipertensão arterial, hipertensão pulmonar, insuficiência renal e trombofilia. Além disso, as mulheres com LES tendem a engravidar em uma idade mais avançada em comparação à população em geral. Todavia, após o ajuste para idade, o risco de complicações maternas em mulheres com LES permaneceu maior que em grávidas saudáveis.[7]

Efeitos da atividade da doença na gravidez

São várias complicações obstétricas e neonatais nas mulheres com lúpus. A frequência de abortos espontâneos está aumentada e a taxa de morte fetal intrauterina é cinco vezes maior. Prematuridade poderá ocorrer em até 33% das gestações e PE em mais de 20%. O CIUR é mais comum em mulheres com lúpus, especialmente naquelas com doença renal preexistente. Prematuridade está associada à hipertensão arterial, ao uso e à dose de corticosteroide à época da concepção e durante a gravidez, ao índice de atividade da doença, à presença de proteinúria nefrótica e à positividade do anticorpo antifosfolipídio. Um controle inadequado da doença antes da concepção prevê uma evolução conturbada e está associado a abortamentos. São fatores de risco independentes para perda gestacional proteinúria, trombocitopenia, hipocomplementemia e hipertensão arterial no 1º trimestre.[7,8]

O prognóstico gestacional também sofre interferência da atividade da doença, aumentando o risco de complicações no parto. A positividade ou a elevação dos títulos do anticorpo anti-DNA nativo (anti-DNAn), principalmente se associado à queda de complementos, indica aumento de risco para perda gestacional e prematuridade. Hipertensão arterial e associação a doença tireoidiana também pioram o prognóstico da gravidez. Trombocitopenia e doença renal preexistente são considerados fatores predisponentes para o desenvolvimento de PE.[6,7,9]

Em uma metanálise incluindo estudos publicados entre 2001 e 2016, desfechos maternos e fetais em gestantes com LES foram comparados com aqueles de gestantes sem LES. Nas gestantes com LES, observou-se um aumento significativo na frequência de cesariana (RR: 1,85), PE (RR: 1,91), hipertensão (RR: 1,99), aborto espontâneo (RR: 1,51), fenômenos tromboembólicos (RR: 11,29) e infecção pós-parto (RR: 4,35).

O número de nascidos vivos foi significativamente maior em mulheres sem LES (RR: 1,38) e de nascimentos prematuros em mulheres com LES (RR: 3,05). Além disso, a frequência de nascimento de bebês PIG, com peso ao nascer inferior a 2.500 g, a necessidade de unidade de terapia intensiva neonatal, a ocorrência de defeitos congênitos e de APGAR em 1 min menor que 7 foram significativamente maiores entre os recém-nascidos de mães com LES.[9] A Tabela 32.1 mostra as terminologias para desfecho desfavorável gestacional.

Efeitos da gravidez na atividade da doença

O reconhecimento da atividade e da exacerbação da doença na gravidez pode ser difícil porque as alterações fisiológicas da gravidez podem sobrepor-se às características da doença ativa. Durante a gravidez normal, o aumento do estrogênio desencadeia alterações fisiológicas e imunológicas, induzindo ao aparecimento de sinais e sintomas similares ao LES ativo, como astenia, mialgia, artralgia, edema facial, de mãos e pés, eritema palmar e plantar, queda de cabelos, taquidispneia, síndrome do túnel do carpo, fator antinuclear (FAN) positivo, aumento da velocidade de hemossedimentação, anemia, trombocitopenia e proteinúria. Além disso, há alterações nos mecanismos de controle da coagulação que mantêm a mulher em estado de hipercoagulabilidade. Ainda, a gravidez pode exacerbar doenças maternas preexistentes. Doença pulmonar obstrutiva crônica pode piorar em consequência da compressão torácica promovida pelo crescimento uterino. As mulheres com insuficiência cardíaca podem evoluir para congestão provocada pela sobrecarga de volume.[5,7]

Diversos estudos têm mostrado que o risco de exacerbação do LES é alto na gravidez (Quadro 32.1). As taxas de *flare* estão entre 25 e 65%, variação atribuível, provavelmente, a diferentes desenhos de estudos, populações de pacientes e dos instrumentos usados. Os fatores preditores identificados foram atividade da doença no momento da concepção, nefrite lúpica e descontinuação de medicamentos, como a hidroxicloroquina. A maioria dessas crises é leve a moderada em gravidade e envolve manifestações cutâneas, renais, musculoesqueléticas e hematológicas. Pode surgir a qualquer momento da gravidez, inclusive no período pós-parto imediato ou tardio (até 6 semanas).[7,8]

Pré-eclâmpsia

Em uma gravidez normal, há aumento do ritmo de filtração glomerular com consequente aumento do *clearance* de

Tabela 32.1 Desfecho gestacional desfavorável.

Termo	Definição
Aborto	Perda gestacional antes de 20 semanas
Abortamento habitual	≥ 3 abortos espontâneos
Perda fetal	Interrupção da gravidez após 20 semanas
Morte fetal intrauterina	Morte fetal ≥ 20 semanas
Perda gestacional	Soma dos abortos espontâneos e morte fetal intrauterina
Prematuridade	Parto com idade gestacional ≤ 37 semanas
Pequeno para a idade gestacional (PIG)	Peso ao nascimento ≤ percentil 10, considerando a idade gestacional
Baixo peso ao nascimento	Peso ≤ 2.500 g (2,5 kg)
Muito baixo peso ao nascimento	Peso ≤ 1.500 g (1,5 kg)

Quadro 32.1 Impacto da gestação na atividade do LES.

Gestação provavelmente aumenta atividade do LES
• 25 a 65% terão doença ativa durante a gravidez
• 15 a 30% terão o LES muito ativo durante a gravidez
Manifestações de atividade mais frequentes durante a gestação
• Cutâneas
• Articulares
• Hematológicas
Fatores de risco para aumento de atividade do LES durante a gestação
• Doença ativa nos 6 meses que antecedem a concepção
• Vários períodos de ativação da doença nos anos que antecedem a concepção
• Descontinuação da hidroxicloroquina

Adaptado de Lateef e Petri, 2017.[5]

creatinina que chega a > 100 mℓ/min, levando a uma redução da creatinina sérica. Há diminuição na reabsorção de proteínas nos túbulos, aumentando a proteinúria de 24 h, mas somente níveis acima de 300 mg/24 h serão considerados patológicos. Um quadro de nefrite na gravidez pode ser a primeira apresentação do lúpus, e a glomerulonefrite está associada ao desenvolvimento de hipertensão durante a gestação, a PE e a prematuridade. Além disso, a gravidez pode agravar de modo definitivo a função renal materna.[5,10]

A PE ocorre em 16 a 30% das gestações com LES, em comparação a 5 a 7% nas mulheres saudáveis. Além dos fatores predisponentes gerais (idade materna avançada, antecedentes pessoais ou familiares de PE, hipertensão ou diabetes melito preexistente, obesidade), os preditores específicos de PE para LES incluem nefrite lúpica ativa ou prévia, anticorpos antifosfolipídios, trombocitopenia, redução do complemento e mutações em proteínas reguladoras do complemento.[5]

Quando o médico se depara com uma paciente lúpica grávida que se apresenta com hipertensão arterial, proteinúria, trombocitopenia e deterioração da função renal, surge a dificuldade para diferenciar entre atividade do LES e PE, que podem coexistir na mesma paciente (Tabelas 32.2 e 32.3). Essa distinção é crítica porque as duas condições são conduzidas de maneiras opostas: a nefrite requer imunossupressão, ao passo que, para a PE grave ou a eclâmpsia, o parto, mesmo que muito prematuro, deve ser indicado. Uma avaliação detalhada de outros biomarcadores da atividade do LES pode ser útil, como títulos elevados de anti-DNAn, baixo nível sérico de complemento e sedimento urinário ativo (cilindros hemáticos e celulares), além de manifestações extrarrenais do LES. Dessa maneira, o surgimento ou piora de *rash* cutâneo, linfadenomegalia, artrite ou febre compreendem fortes razões para considerar as alterações urinárias e hematológicas secundárias à atividade do LES. A gravidez é, essencialmente, um estado da resposta de fase aguda, devendo a concentração sérica do complemento ser normal ou alta. Complemento em queda, mesmo dentro da faixa normal, levanta a suspeita de que o lúpus está se tornando mais ativo.[10,11]

Há pesquisas que buscam definir marcadores angiogênicos placentários envolvidos na disfunção endotelial capazes de prever uma evolução para PE. São detectados no soro materno, várias semanas antes do início de qualquer sintoma da PE. O sinciotrofoblasto produz fatores de crescimento vascular endotelial (VEGF, do inglês *vascular endothelial growth factor*) liberados pela placenta na circulação materna. São diversas proteínas com ação vasodilatadora direta sobre as artérias espiraladas, entre elas endoglina solúvel (sEng) e fator de crescimento placentário (PIGF, do inglês *placental growth factor*). Os valores dessas proteínas no sangue materno sofrem variações durante o curso da gravidez e se mostram sensivelmente alteradas na vigência de hipoxia. Outra proteína que varia com a ocorrência de sofrimento gestacional é o receptor 1 solúvel de VEGF (sVEGF1), um receptor antiangiogênico liberado em maiores concentrações nas situações de isquemia.

Tabela 32.2 Diagnóstico diferencial entre alterações fisiológicas da gravidez, atividade do LES, pré-eclâmpsia e síndrome HELLP.

Sinais e sintomas	Gravidez normal	Atividade do LES	Pré-eclâmpsia	Síndrome HELLP
Sintomas constitucionais	Fadiga, eritema palmar, melasma, queda de cabelos, dispneia e taquipneia, lombalgia, derrame articular não inflamatório, cefaleia	Fadiga, *rash* cutâneo associado ao LES, linfadenomegalia, serosite, artrite inflamatória, cefaleia	Cefaleia, confusão mental, alterações visuais, convulsão	Raros
Anemia	Observada em 50% das gestações normais. Anemia hemolítica não é usual	Anemia hemolítica pode estar presente. Aumento do LDH, Coombs direto positivo, alterações no esfregaço do sangue periférico	Normalmente sem anemia	Anemia hemolítica microangiopática. LDH ≥ 600 UI/mℓ Esquizócitos no sangue periférico
Trombocitopenia	Em até 8% das gestações normais. Geralmente valores ≥ 100.000	Plaquetas em número normal ou reduzido	Normal, ou reduzida na pré-eclâmpsia grave	Geralmente ≤ 100.000
Creatinina sérica	Reduzida	Normal ou aumentada	Normal ou aumentada	Normal
Proteinúria	≤ 300 mg/24 h	Normal ou aumentada	≥ 300 mg/24 h, ≥ 5.000 mg/24 h na pré-eclâmpsia grave	Normal ou aumentada
Pressão arterial	Reduzida	Normal ou aumentada	≥ 160/110 na pré-eclâmpsia grave	Normal ou aumentada
Função hepática	Normal	Normal ou elevada	Normal ou aumentada	TGO e TGP geralmente ≥ 1.000 UI/mℓ
Complemento sérico	Aumentado	Normal ou reduzido	Normal	Aumentado
Anticorpos anti-DNAn	Negativos	Elevados	Negativos ou estáveis	Negativos ou estáveis

HELLP: hemólise, enzimas hepáticas elevadas, baixa contagem de plaquetas; LDH: de-hidrogenase láctica; TGO: transaminase oxalacética; TGP: transaminase pirúvica. Adaptada de Andreoli et al., 2017.[9]

Em situações de risco, essas proteínas podem ser acompanhadas no soro materno e, conforme a idade gestacional e os valores obtidos, pode-se prever um desfecho gestacional desfavorável.[12-14]

Os marcadores angiogênicos têm papel importante e devem ser incluídos na estratificação de risco. O valor varia com a idade gestacional, e uma única medida não deve orientar a decisão terapêutica. Entre a 18ª e a 37ª semana de gestação, uma gravidez fisiológica cursa com queda dos níveis de PIGF e elevação dos níveis de sVGRF1, sugerindo um aumento da angiogênese placentária. O caminho inverso se dará na vigência de isquemia na placenta. Os sVGRF1 e PIGF são mais usados para prognóstico gestacional no período de 16ª e 19ª semanas de gravidez. Apesar de pouco utilizados na prática diária, a combinação desses marcadores tem valor adicional para avaliação de risco gestacional em fetos com CIUR, com maior acurácia que os parâmetros da avaliação clínica e Doppler, e poderá ser incluída nas rotinas médicas. A fração sVGRF1/PIGF < 38 apresenta excelente valor preditivo negativo para excluir PE em gravidez entre 24ª e 36ª semanas, até 7 dias após o teste.[13,14]

Abordagem da lúpica grávida

O acompanhamento das pacientes tem início antes da concepção. O momento adequado para engravidar é quando a doença se encontra bem controlada, quiescente, por pelo menos 6 meses. Nessa fase, inclui-se uma avaliação epidemiológica relevante em qualquer gravidez: idade, tabagismo, hipertensão arterial preexistente, diabetes, história obstétrica prévia, trombose anterior, doença renal prévia, história familiar de PE e obesidade, dislipidemia, síndrome metabólica, outras doenças inflamatórias crônicas e autoimunes. É hora de ajustar os medicamentos, substituindo aqueles com efeitos teratogênicos, e avaliar os possíveis riscos para mãe e feto, o que inclui a análise da presença dos anticorpos antifosfolipídios (associados à perda fetal) e do anti-Ro e anti-La e anti-U1 RNP (associados ao lúpus neonatal).[5,11]

O plano de seguimento da gestante com diagnóstico de LES inclui inicialmente uma abordagem multidisciplinar em ambiente de gravidez de alto risco (Tabela 32.4). A frequência das visitas cresce à medida que a gestação avança. Em cada uma delas, tornam-se obrigatórias a aferição da pressão arterial, a pesquisa de edema e a valorização de possíveis sinais e sintomas relacionados com a atividade lúpica. É obrigatório acompanhar a proteinúria, que pode ser o primeiro sinal de PE ou de atividade de doença. Deve-se fazer um controle laboratorial periódico (hemograma, função hepática, hormônios tireoidianos, frações do complemento e anti-DNAn). Os exames ultrassonográficos rotineiros são importantes para estabelecer a idade gestacional, o risco de cromossomopatias e a avaliação da morfologia e do ritmo de crescimento fetal.[8]

A Dopplerfluxometria possibilita a avaliação da circulação materna (artérias uterinas), fetoplacentária (artérias umbilicais) e fetal (artéria cerebral média, aorta abdominal, renais, ducto venoso, seio transverso), analisando a função placentária e a resposta fetal à hipoxia em gestações de alto risco. O Doppler das artérias uterinas é utilizado como preditor de PE ou de sofrimento fetal. Recomenda-se sua realização entre a

---

Tabela 32.3 Complicações hipertensivas na gravidez.

Nomenclatura	Definição
Pré-eclâmpsia	Critérios mínimos: • PA ≥ 140/90 mmHg após 20 semanas de gestação • Proteinúria ≥ 300 mg/24 h ou 1+ em uma amostra • PA retorna aos valores normais 12 semanas do pós-parto Diagnóstico provável: • PA ≥ 160/110 mmHg • Proteinúria 2 g/24 h ou 2+ em uma amostra • Creatinina sérica > 1,2 mg/dℓ (recente) • Plaquetas ≤ 100.000/mm³ • Hemólise microangiopática (aumento LDH) • Elevação de transaminases • Cefaleia persistente, distúrbio cerebral ou visual • Dor epigástrica persistente
Eclâmpsia	Pré-eclâmpsia associada à convulsão
Superposição de pré-eclâmpsia (em hipertensão crônica)	Início recente de proteinúria ≥ 300 mg/24 h em hipertensa prévia e proteinúria ausente até a 20ª semana. Aumento súbito da proteinúria ou da PA ou queda de plaquetas ≤ 100.000/mm³ em mulheres com hipertensão e proteinúria antes da 20ª semana de gestação
Síndrome HELLP	Hemólise, enzimas hepáticas elevadas, plaquetas baixas
Hipertensão arterial crônica	PA ≥ 140/90 mmHg antes da gestação ou diagnosticada antes da 20ª semana de gravidez e não atribuível à doença trofoblástica da gestação ou hipertensão diagnosticada após a 20ª semana de gravidez e persistente por mais de 12 semanas pós-parto

PA: pressão arterial; LDH: de-hidrogenase láctica. Fonte: Lateef e Petri, 2017[5]; Andreoli et al., 2017[9]; Lateef e Petri, 2012.[12]

Tabela 32.4 Protocolo de acompanhamento da paciente lúpica grávida.

Avaliação	Frequência
Revisão clínica	Visita mensal ao reumatologista. Se houver *flare*, reduzir os intervalos entre as visitas Visita mensal ao obstetra até a 20ª semana. A partir de então, a cada 2 semanas até a 28ª semana, e, depois, semanalmente até o parto
Investigação laboratorial	• Inicial: hemograma completo, anticorpos anticardiolipina, anticoagulante lúpico, anticorpos anti-Ro e anti-La, anticorpo anti-DNAn, complementos, creatinina, função tireoidiana, função hepática, urina rotina, *clearance* de creatinina, proteinúria de 24 h • Mensal ou a cada 2 meses: hemograma, ureia, creatinina, eletrólitos, testes de função hepática, urina rotina e proteinúria, complementos e anti-DNA
Ultrassonografia	Entre 7ª e 13ª semana de idade gestacional Mensalmente a partir da 16ª semana para avaliar anormalidades fetais e monitorar o crescimento Mais frequentemente se for observada pré-eclâmpsia ou restrição de crescimento intrauterino
Doppler de artéria umbilical e fluxometria	Semanalmente a partir da 26ª semana
Testes de avaliação de vitalidade fetal (biometria e perfil biofísico fetal)	Semanalmente a partir da 26ª semana
Ecocardiografia fetal (para as pacientes com anti-Ro positivo)	Semanalmente entre 16ª e 26ª semana, e quinzenalmente até o parto

Fonte: Jesus et al., 2015[7]; Lateef e Petri, 2012.[12]

18ª e a 26ª semana. Embora com valor preditivo positivo relativamente baixo, índices de resistência elevados e associados à persistência de incisuras (*noch*) na onda de fluxo identificam grupo de maior risco para PE e insuficiência placentária, que se manifesta como CIUR. Diferentemente, o Doppler da artéria umbilical tem uma acurácia maior para avaliação da função placentária. Identifica sinais de gravidade, como resistência aumentada, fluxo diastólico ausente ou até mesmo o fluxo diastólico reverso, que confirmam insuficiência placentária e sofrimento fetal crônico. O Doppler umbilical deve ser realizado a partir da 24ª semana. O Doppler uterino e umbilical tem valor preditivo negativo elevado. Desse modo, a normalidade seriada desses exames está associada a baixa incidência de complicações obstétricas.[15,16]

O tratamento da reativação da doença durante a gravidez – artralgia, artrite, serosite, *rash* cutâneo ou anemia – pode ser feito com prednisona em doses de até 20 mg/dia, lembrando que o risco de hipertensão arterial, hiperglicemia e retenção de líquido maternas aumenta com doses acima de 10 mg/dia. Anti-inflamatórios podem ser usados de modo intermitente, na menor dose possível, no final do 1º trimestre e durante o 2º trimestre na ausência de doença renal aguda ou crônica. Sugere-se dar preferência àqueles com meia-vida mais curta. Deverão ser descontinuados após 32 semanas pelo risco de fechamento prematuro do ducto arterioso. Um episódio de atividade mais grave pode ser tratado com doses altas de corticosteroide oral ou em pulsoterapia intravenosa. A pulsoterapia com metilprednisolona tem um perfil de segurança diferente do corticosteroide oral. Pode alcançar o feto e causar vasospasmo e hipertensão súbita com potencial isquemia da placenta. O uso de imunossupressores é restrito, e leva em consideração o risco fetal e o benefício materno. A azatioprina é o imunossupressor mais seguro para uso na gravidez, em dose de até 2 mg//kg/dia. Ciclosporina e tacrolimo e/ou imunoglobulina intravenosa podem ser usados. Para os casos mais graves, ciclofosfamida poderá ser considerada nos 2º e 3º trimestres. Anemia (hemoglobina ≤ 8 g/dℓ), febre (persistente ≥ 38,5°C) e hipoalbuminemia (albumina ≤ 3 g/dℓ) merecem tratamento mais incisivo na paciente grávida que na não grávida porque essas anormalidades interferirão no crescimento fetal.[5,17]

O controle da pressão arterial poderá ser um desafio, pois a maioria dos anti-hipertensivos é contraindicada durante a gestação. Os medicamentos seguros são a hidralazina, alfa metildopa, nifedipino e labetalol. O uso de betabloqueadores tem sido associado a CIUR e bradicardia fetal, indicando cautela quando de sua prescrição. Os inibidores da enzima conversora de angiotensina e os bloqueadores dos receptores de angiotensina II devem ser evitados, pois estão relacionados com malformação, hipotensão arterial no neonato e insuficiência renal.[5]

O papel protetor do ácido acetilsalicílico em baixa dose na prevenção de PE em indivíduos de alto risco sem doenças autoimunes já foi demonstrado.[18] Seu efeito se dá pela modulação da relação do tromboxano A2/prostaciclina, que melhoraria o fluxo sanguíneo placentário prevenindo trombose. Apesar da ausência de evidências por ensaios clínicos controlados para o uso de ácido acetilsalicílico em baixa dose em gestantes com LES, recomenda-se a sua administração, iniciando antes da 16ª semana de gestação até o parto, para diminuir o risco de PE, especialmente em pacientes com nefrite lúpica.[8,19] O cuidado com a gestante lúpica se estende até o período pós-parto, pelo menos no transcurso das 6 semanas seguintes, quando ainda podem ocorrer trombose e reativação da doença. Todas as pacientes com LES, especialmente aquelas recebendo corticosteroide e heparina, devem receber suplementação de cálcio e de vitamina D até o fim da lactação.[5]

A atividade do LES por si só não indica a interrupção da gravidez. As complicações maternas que definirão o término da gestação, a despeito da imaturidade fetal, estão mais fortemente relacionadas com as complicações da gravidez que a atividade lúpica – PE grave, síndrome HELLP e trombocitopenia isolada grave. A gravidez pode continuar diante de insuficiência renal grave (inclusive sob diálise), trombocitopenia leve ou tratada e doença neurológica materna, embora o prognóstico dessas gestações não seja bom.[9] Hipertensão pulmonar grave (PSAP estimada ≥ 50 mmHg) ou sintomática é considerada contraindicação absoluta à gravidez. O índice de mortalidade materno-fetal é bastante elevado nesses casos. Deve-se, ainda, avaliar a contraindicação da gravidez quando há doença pulmonar restritiva grave, doença cardíaca grave, doença renal moderada/grave (creatinina ≥ 2,8 mg/dℓ), história prévia de PE grave ou síndrome HELLP (Quadro 32.2).[7]

O uso de anticoncepcionais hormonais pode ser admitido para aquelas com doença inativa ou com atividade leve e anticorpos antifosfolipídios negativos, sem história prévia de tromboembolismo venoso ou arterial, sem diagnóstico de síndrome antifosfolipídio, as não fumantes e as normotensas. Para contraceptivos combinados, usar doses mínimas de etinilestradiol (< 35 µg) e evitar pílulas de terceira geração contendo desogestrel ou gestodene, que aumentam o risco de tromboembolismo venoso. Deve-se considerar a possibilidade de contraceptivo contendo apenas progestínicos.[7,20] O dispositivo intrauterino (DIU) pode ser indicado para todas as pacientes com LES se não houver contraindicação ginecológica, contudo o risco de infecções deve ser monitorado continuamente. Seria mais seguro em pacientes com um único parceiro sexual e tratamento leve (sem imunossupressores, prednisona < 10 mg/dia).[8]

LÚPUS NEONATAL

Doença do feto e do neonato considerada modelo de autoimunidade adquirida passivamente, na qual anticorpos contra ribonucleoproteínas SSA/Ro e SSB/La, e mais raramente contra U1-RNP, podem provocar alguma lesão fetal após cruzarem a barreira placentária. Manifestações cardíacas, cutâneas e hematológicas compreendem as formas mais frequentes de apresentação dessa síndrome e podem ocorrer juntas ou isoladamente. São descritas, ainda, alterações hepáticas e neurológicas. A denominação "lúpus neonatal" se baseia na semelhança das lesões cutâneas nos neonatos com aquelas observadas em pacientes com lúpus cutâneo subagudo. O lúpus neonatal (LNN) é responsável por aproximadamente 80% de todos os casos de bloqueio cardíaco congênito (BCC), cuja incidência

---

Quadro 32.2 Situações de risco para a gravidez em pacientes com LES.

- Hipertensão pulmonar grave: PSAP estimada em ≥ 50 mmHg ou sintomática
- Insuficiência cardíaca
- Doença pulmonar obstrutiva grave
- Insuficiência renal crônica moderada ou grave: *clearance* de creatinina ≤ 50 mℓ/min
- Atividade da doença nos últimos 6 meses
- História prévia de pré-eclâmpsia grave ou síndrome HELLP, apesar da terapia com ácido acetilsalicílico e heparina

PSAP: pressão sistólica da artéria pulmonar.

é de 1:20.000 dos nascidos vivos (0,005%). Em filhos de pacientes com LES, a incidência varia de 0,6 a 2,7% e, se estas têm anticorpos anti-Ro/SSA, está entre 1,5 e 25%, em torno de 7,2%.[5,21] Autoanticorpos anti-Ro e anti-La estão presentes em 20 a 30% dos pacientes com LES, em até 90% dos pacientes com síndrome de Sjögren (SS), em 3% daquelas com AR e em 0,1 a 1,5% de grávidas saudáveis.[21] Entre as mães com filhos com bloqueio atrioventricular (BAV), 33 a 50% são assintomáticas no momento do diagnóstico do LNN. Outro grupo dessas mães apresenta alguma doença autoimune: SS primária (20%), LES (18%), síndrome de superposição LES/Sjögren (7%), doença indiferenciada do tecido conjuntivo (18%) e AR em menos de 1% dos casos. Eventualmente, as manifestações da doença materna surgirão tardiamente.[22]

As alterações hematológicas no recém-nascido (anemia hemolítica, leucopenia e trombocitopenia) são transitórias e, quase sempre, benignas. Regridem em alguns meses mesmo sem tratamento. A dermatite, presente em cerca de 34% dos neonatos, tem também características benignas, e surge poucas semanas após o parto, geralmente coincidindo com o início da exposição solar. Todavia, pode estar presente ao nascimento, como um *rash* eritematodescamativo semelhante à lesão de lúpus cutâneo subagudo. Acomete face e couro cabeludo, mas pode se estender por todo o corpo. Desaparece até o final do 1º ano de vida, espontaneamente, com o *clearance* dos anticorpos maternos, ou com uso de corticosteroide tópico, sem deixar cicatrizes. Por apresentarem fotossensibilidade, devem ser protegidas da exposição à luz ultravioleta. Alterações histopatológicas mostram lesões vacuolares na superfície dermoepidérmica e nas estruturas anexiais, além de infiltrado linfocítico perivascular superficial e profundo e perianexiais. Alguns bebês apresentam uma lesão urticariforme.[23]

Doença hepatobiliar, geralmente associada a alterações cutâneas ou cardíacas, está presente em até 10% das crianças com LNN. Manifesta-se com insuficiência hepática intraútero ou imediatamente após o parto. Colestase com hiperbilirrubinemia conjugada, alterações das transaminases, discretas e transitórias e hepatoesplenomegalia leve podem surgir algumas semanas até meses após o parto. Alterações neurológicas são descritas no LNN, mas a associação com a presença dos anticorpos anti-Ro e anti-La é incerta. Apresentam-se com hidrocefalia, macrocefalia e disfunção neuropsiquiátrica.[21,24,25]

Cerca de 2 a 5% das pacientes com anticorpos anti-Ro geram filhos com bloqueio cardíaco congênito (BCC), independentemente de terem uma doença reumática ou serem assintomáticas. Naquelas mulheres que tiveram filhos com BCC ou dermatite isolada, esse risco aumenta em até cinco vezes em uma gravidez subsequente. A patogenia envolve um anticorpo do tipo IgG que pode ser encontrado no tecido de condução cardíaca. Esses anticorpos podem reagir também contra o músculo cardíaco, provocando uma miocardite. Os anticorpos maternos inibem o *clearance* celular, promovem um acúmulo de células apoptóticas, desencadeando um processo inflamatório local com subsequente lesão cicatricial. A fibrose do nó atrioventricular (AV) é a manifestação clínica mais evidente, mas outras alterações no sistema de condução, ou fora dele, têm sido identificadas.[26] Necropsias realizadas em 18 bebês de 17 gestações de mães com anticorpos anti-Ro e/ou anti-La demonstraram que a principal alteração encontrada foi lesão do nó AV, incluindo calcificação e depósito de colágeno.[27] A doença pode se estender a outras áreas do sistema de condução, como nó sinoatrial (SA) e feixe de His. As descrições de lesões valvares são raras e incluem fibrose e calcificação dos músculos papilares, dano no aparato valvar e subvalvar que provocam estenose ou insuficiência valvar. Miocardiopatia foi evidente em grande número dos casos, nem sempre associada a distúrbio de condução. Observou-se um infiltrado inflamatório mononuclear no endocárdio, no miocárdio e no pericárdio. Muitas dessas alterações histológicas são consistentes com o quadro de fibroelastose endocárdica, já descrita anteriormente como parte do espectro do LNN, mesmo na ausência de defeito de condução.[28]

Os dados não sustentam a hipótese de que a lesão segue uma ordem de progressão ao longo do tempo, que se iniciaria com o bloqueio de 1º grau, seguindo para bloqueio avançado, miocardiopatia e culminando na fibroelastose. O processo inflamatório pode evoluir rapidamente para o bloqueio atrioventricular total (BAVT) sem necessariamente se apresentar como bloqueio atrioventricular (BAV) incompleto.[29] O BAVT se desenvolve no 2º trimestre da gravidez e se traduz semiologicamente por bradicardia estável, que pode ser detectada por métodos não invasivos, como ultrassonografia, Doppler, ecocardiografia e cardiotocografia. Aproximadamente 10 a 30% dos bebês com BAVT morrem antes do nascimento ou durante o trabalho de parto; do restante, a maioria exigirá marca-passo. O risco da recorrência de BAV em uma gravidez subsequente é de 12 a 16%.[7]

Está claro que os anticorpos maternos são necessários para o desenvolvimento da doença fetal, mas não o suficiente para promoverem isoladamente a lesão cardíaca. Há fatores genéticos, maternos e fetais que contribuem para o desenvolvimento do LNN. Mães com anticorpos anti-Ro e/ou anti-La positivos devem fazer ecocardiografia fetal seriada, principalmente entre a 16ª e a 26ª semana de gestação. Nesse período, o exame deverá ser feito em intervalo semanal e, depois, quinzenal até a 32ª semana. O objetivo desse exame consiste em detectar, o mais precocemente possível, anormalidades fetais como contrações atriais prematuras, regurgitação tricúspide moderada/grave ou derrame pericárdico, que podem preceder o BAVT. Entretanto, há autores que mostram que a ecocardiografia fetal pode ser normal mesmo quando há doença valvular ou bloqueio cardíaco.[21]

A passagem transplacentária de anti-Ro/anti-La inicia uma cascata pró-inflamatória e pró-fibrótica responsável pela lesão cardíaca no LNN. Alguns marcadores de inflamação, fibrose e disfunção cardíaca podem auxiliar na identificação e na avaliação de progressão e gravidade do LNN cardíaco. A proteína C reativa, um marcador sensível para inflamação, está relacionada com doença coronariana no adulto e se eleva no feto em situações de hipoxia e sepse. Não há passagem transplacentária. Proteína C reativa no sangue de cordão é secundária a uma produção fetal e sugere resposta inflamatória a uma autoimunidade passivamente adquirida. O nível da proteína C reativa no cordão é proporcional à gravidade do acometimento cardíaco fetal. Não há associação com os níveis de proteína C reativa materna. O fragmento N-terminal do peptídeo natriurético tipo B (NT-proBNP) é usado na avaliação e no diagnóstico de insuficiência cardíaca congestiva em adultos e tem sido associado a disfunção cardíaca fetal, quando dosado no sangue de cordão ou no líquido amniótico. A dosagem do NT-proBNP no líquido amniótico associada a exame ecocardiográfico já tem sido proposta como marcador de saúde cardíaca fetal, sugerida como guia de diagnóstico e monitoramento terapêutico na possibilidade de LNN ainda com ecocardiograma normal. A metaloproteinase de matriz-2 (MMP2) é uma endopeptidase com efeito pró-inflamatório e pró-fibrótico que ativa e transforma fatores de crescimento TGF-beta, tendo sido associada a falência cardíaca em adultos.

A MMP2 é estimulada por outros fatores – ativador de plasminogênio tipo uroquinase (uPA) e seu receptor (uPAR) –, que dependem da ativação do plasminogênio e já foram associados à doença do nó AV no LNN. São moléculas grandes que não atravessam a barreira placentária e têm títulos significativamente mais elevados no líquido amniótico que no sangue materno, estando associadas à ocorrência e gravidade da lesão cardíaca, e podendo ser consideradas alvo terapêutico no futuro, regulando a inflamação e a fibrose desenvolvidas por anticorpos no LNN.[30]

A vitamina D tem se tornado um tópico de interesse na autoimunidade e na doença cardíaca. A vitamina D fetal é completamente dependente dos estoques maternos. Cruza livremente a placenta, e os níveis no cordão, no líquido amniótico e no sangue materno estão correlacionados. Não se observa variação dos níveis de vitamina D materno ou fetal entre bebês saudáveis e acometidos com LNN, mas títulos mais elevados de vitamina D no sangue materno durante a gravidez foram associados à implantação de marca-passo mais tardiamente nos bebês com bloqueio cardíaco. O papel da vitamina D é incerto, mas pode ser observado como um potencial fator de risco modificável para morbidade cardíaca. Corrigir o estoque materno pode compreender um cuidado a ser tomado em todas as mães com anticorpos anti Ro/La positivos.[30]

Há poucas evidências de prevenção do BAVT pelo uso materno de corticosteroides fluorados que atravessam a barreira placentária (dexametasona e betametasona). A abordagem terapêutica pelo uso de dexametasona na mãe não se mostrou eficaz para reverter o BAVT, e há inconsistências sobre a reversão do bloqueio incompleto.[31] Apesar de controverso, há quem considere que a inflamação do nó AV não evolui subitamente para BAVT, mas representa uma condição capaz de progredir para o bloqueio de 1º ou 2º grau, e, a partir de então, para o BAVT. Desse modo, sugere-se o tratamento transplacentário com esteroides ou beta-agonistas com a intenção de reduzir a miocardite e aumentar o ritmo ventricular, o que parece ter contribuído para melhorar o resultado fetal da lesão cardíaca no LNN. Esse tratamento deve ser restrito aos fetos com BAV progressivo ou com fibroelastose e/ou serosite. O corticosteroide fluorado melhora a serosite (derrame pleural, pericárdico e ascite), diminuindo o risco e a evolução para hidropisia fetal. Pode-se lançar mão da prescrição de dexametasona na dose mínima de 4 mg/dia ou betametasona na dose de 3 mg/dia, iniciando-se o mais precocemente possível, tão logo seja identificado o BCC, e mantendo-o por toda a gravidez. Deve ser descontinuado se houver BAVT sem sinais de miocardite. Os efeitos colaterais dos corticosteroides sobre o feto incluem restrição do crescimento e oligo-hidrâmnio, que podem ser parcialmente evitados com a redução da dose de dexametasona de 4 para 2 mg/dia após 2 a 4 semanas de tratamento. Bradicardia fetal pode ocorrer em decorrência do uso prolongado dos corticosteroides pela mãe.[32]

O uso de imunoglobulina intravenosa ou plasmaférese não melhora o prognóstico fetal. Izmirly et al. realizaram um estudo controlado no qual mostraram que a exposição materna à hidroxicloroquina durante a gravidez pode reduzir o risco do LNN cardíaco. Sugere-se o uso de hidroxicloroquina para as gestantes que tiveram um filho com alterações cardíacas do LNN e para aquelas com anti-Ro presente, independentemente do estado de saúde materna. Deve ser iniciado entre a 6ª e a 10ª semana de gravidez para aquelas que ainda não estiverem fazendo uso do medicamento e mantido por toda a gravidez.[33]

A administração de prednisona à mãe com anti-Ro e/ou anti-La no início da gravidez não previne o desenvolvimento do bloqueio cardíaco e não há justificativa para qualquer tipo de terapia profilática. As mães com anticorpos anti-Ro/anti-La positivos podem amamentar, pois a passagem para o leite materno é insignificante e sem expressão clínica.[21,34]

SÍNDROME DO ANTICORPO ANTIFOSFOLIPÍDIO

Causa tratável de perda gestacional (fetal, no período embrionário ou pré-embrionário), está relacionada com a presença de anticorpos antifosfolipídios. O termo "antifosfolipídio" reúne um grupo heterogêneo de anticorpos detectados como lúpus anticoagulante, anticorpos anticardiolipina e anticorpos antibeta-2-glicoproteína-1. Constituem uma família de autoanticorpos dirigidos contra complexos de fosfolipídios combinados com proteínas plasmáticas, embora seu alvo principal sejam as proteínas catiônicas intravasculares, com quem reagirão de modo isolado ou formando imunocomplexos com fosfolipídios aniônicos. O mecanismo patogênico se inicia com a ativação da cadeia de complementos na placenta, que interage com proteinases. Os neutrófilos são ativados, culminando em um processo inflamatório local.[35]

A SAF se caracteriza por trombose venosa ou arterial recorrente, perdas fetais, trombocitopenia, anemia hemolítica e lesões cutâneas (p. ex., livedo reticular). Na gravidez, os anticorpos antifosfolipídios estão associados a abortamento recorrente, pré-eclâmpsia grave, CIUR, sofrimento fetal, morte fetal intrauterina, síndrome HELLP e parto prematuro. O diagnóstico é definido pela presença de pelo menos um dos anticorpos – anticardiolipina (aCL) isótipo IgG e/ou IgM e/ou IgA, antibeta-2-glicoproteína-1 (antibeta-2 GP1) isótipo IgG e/ou IgM e anticoagulante lúpico (LA) – confirmados em pelo menos duas ocasiões, com intervalo mínimo de 12 semanas, na presença de pelo menos um critério clínico, trombose vascular ou morbidade gestacional.[36,37]

As complicações da gravidez na SAF são causadas por insuficiência uteroplacentária, resultado de trombose placentária múltipla, infartos e vasculopatia de arteríolas espiraladas induzidas pelos anticorpos antifosfolipídios, podendo ocorrer mesmo em um estágio precoce da gravidez. O risco de perdas fetais em gestações que sucedem uma perda anterior aumenta em 5 a 20 vezes. PE nas pacientes com SAF primária ou secundária surge de modo súbito, precoce e grave. Enquanto a perda gestacional ao final da gravidez é mais característica da SAF, no 1º trimestre é mais frequente. O risco de abortamento não está significativamente associado ao risco de trombose, mas a história de doença vascular constitui um fator de risco para perdas gestacionais subsequentes.[38-40]

A prevalência da SAF na população geral é estimada em 0,5%. Os anticorpos antifosfolipídios podem ser detectados em 1 a 7,5% de mulheres saudáveis em idade reprodutiva. Cerca de 40% das mulheres com diagnóstico de LES têm anticorpos antifosfolipídios, e estima-se que menos de 40% desse grupo desenvolverá fenômeno trombótico. As grávidas com diagnóstico de SAF têm idade maior que a população geral. Ressalta-se que anticorpos aCL positivos em baixos títulos podem ser encontrados em cerca de 7,5% da população normal, achado que não está associado necessariamente a efeitos deletérios maternos ou fetais.[35,41] Há três tipos de interrupção da gravidez definidos como critério clínico de SAF:[36]

1. Uma ou mais perdas inexplicáveis de feto morfologicamente normal com 10 semanas ou mais de gestação.
2. Um ou mais partos prematuros abaixo de 24 semanas, em consequência de PE grave ou insuficiência uteroplacentária.

3. Três ou mais abortos espontâneos com menos de 10 semanas de gestação, excluídas causas anatômicas, hormonais ou cromossômicas.

A existência de anticorpos antifosfolipídios parece ser necessária, mas não suficiente para a produção do trombo. Sua função trombogênica envolve interação com células que participam da regulação da homeostase. Estimulam a agregação plaquetária e ativam as células do endotélio, os mecanismos de coagulação e as vias fibrinolíticas. Exercem um efeito local no trofoblasto e nas células vilosas, onde são capazes de romper a ligação da anexina V, reduzindo sua produção e sua função anticoagulante protetora. Esses anticorpos podem interferir na produção de prostaglandinas e em sua liberação na parede dos vasos, onde estimulam a produção de substâncias pró-coagulantes. O anticorpo aCL, *in vitro*, prolonga a etapa da coagulação dependente de fosfolipídios, competindo com os fatores da coagulação que se ligam ao fosfolipídio: proteína C, proteína S, protrombina e anexina V. A proteína beta-2 GP1, um potente anticoagulante natural, é expressa no trofoblasto a partir da 7ª semana de gestação e está presente na membrana placentária, na qual modulará diversas ações celulares. A ligação dessa proteína com os autoanticorpos específicos (antibeta-2 GP1) interfere nessa regulação e ativa a cascata do complemento, promovendo um estado de inflamação aguda nas células deciduais. A ativação da cascata de complemento é uma etapa necessária e parece ter papel importante no mecanismo patogênico da perda gestacional. Esses anticorpos ainda modulam a função de células pró-coagulantes e células trofoblásticas ou deciduais, com envolvimento direto na produção de trombose. Promovem ativação de células endoteliais, iniciando um processo inflamatório local, com consequente lesão tecidual. Interferem na proliferação e implantação do trofoblasto.[40] A associação com hipocomplementemia tem sido relacionada com pior prognóstico gestacional.[42,43]

São três os isótipos da aCL: IgG, IgM e IgA. Baixos títulos de anticorpos aCL não aumentam o risco de eventos quando comparados a testes negativos. Contudo, a presença do anticorpo do isótipo IgG, em títulos médios a altos, ou do LA está associada a um elevado risco de trombose e perdas fetais. Em alguns estudos, os anticorpos aCL do isótipo IgM se correlacionam com anemia hemolítica. De modo isolado, a presença do anticorpo LA é considerada melhor preditor de complicações gestacionais que a de aCL. A positividade para os três anticorpos tem associação com maior risco gestacional. O anticorpo antibeta-2 GP1 tem valor preditivo positivo, especialmente para a ocorrência de eclâmpsia ou PE. Os níveis de anticorpos podem flutuar, apresentando variações espontâneas entre períodos grávidos e não grávidos, e durante uma mesma gravidez.[36]

Fisiopatologia da placenta

Não há um quadro histopatológico específico e patognomônico de SAF. Em algumas situações, apesar da presença de anticorpos antifosfolipídios, não se observa trombose na placenta nem na decídua, mas apenas sinais inflamatórios, sugerindo que a trombose placentária isolada não é suficiente para explicar completamente o mecanismo de perda fetal.[42] O endotélio e a membrana basal do trofoblasto são alvos importantes dos anticorpos antifosfolipídios. Ligam-se diretamente às células endoteliais do endométrio, interferem no crescimento e na diferenciação do trofoblasto, promovem uma invasão trofoblástica inadequada e inibem a placentação fisiológica. Ainda, reduzem o número e o comprimento dos capilares formados,

interferindo negativamente no território venoso e arterial. As artérias da decídua apresentam diâmetro reduzido com espessamento da íntima, necrose fibrinoide, infiltrado mononuclear e trombose intraluminal. Trata-se de uma vasculopatia que envolve os ramos terminais das arteríolas espiraladas que nutrem o espaço interviloso da placenta. Há restrição para o fluxo sanguíneo materno para o espaço interviloso limitando a troca gasosa e de nutrientes entre os compartimentos materno e fetal. A consequência é a insuficiência uteroplacentária, que se apresentará com CIUR, oligo-hidrâmnio e sinais de hipoxia fetal. Não há evidência de trombose intravascular no feto.[42,43]

São fatores de pior prognóstico gestacional na SAF: associação com outra doença autoimune (em especial LES); história prévia de trombose e morbidade gestacional; positividade para os três anticorpos antifosfolipídios (aCL, LA, antibeta-2 GP1); e queda dos níveis séricos de complementos. Já os fatores que aumentam o risco de trombose consistem em idade materna > 35 anos, obesidade, tabagismo, multiparidade, gestação múltipla, existência de grandes veias varicosas e trombofilias associadas.[35,43,44]

O acompanhamento das gestantes com SAF inclui estudo ultrassonográfico e Dopplervelocimetria a cada 3 a 4 semanas, com início entre a 18ª e a 20ª semana da gravidez, com o objetivo de avaliar o bem-estar e o ritmo de crescimento fetal, além do volume do líquido amniótico. Todas as pacientes devem ser submetidas ao exame de ultrassonografia em torno da 30ª à 32ª semana para avaliar o crescimento fetal. [35,44]

Há evidências da passagem transplacentária do anticorpo antifosfolipídio e alterações cerebrais em crianças de mães com SAF, sugerindo que a exposição a esses anticorpos *in utero* pode afetar o desenvolvimento cerebral induzindo a problemas de comportamento e cognição que surgirão mais tardiamente, após o nascimento. Foi demonstrado que o antibeta-2 GP1, nas primeiras semanas de gravidez, passa rapidamente pela placenta, atinge o saco gestacional, antes do desenvolvimento da barreira hematencefálica, e se liga ao tecido cerebral.[45] São descritos distúrbios de sono, déficit de aprendizado, epilepsia, distúrbio de comportamento. O desenvolvimento dos filhos de mães com anticorpos antifosfolipídios deve ser acompanhado a longo prazo com o objetivo de detectar e corrigir precocemente qualquer anormalidade neurológica.[46]

Abordagem terapêutica

Os objetivos do tratamento durante a gravidez consistem em reduzir ou eliminar o risco de fenômeno tromboembólico e melhorar o fluxo placentário e o resultado gestacional para mãe e feto. O aconselhamento do casal com relação a riscos clínicos e obstétricos é importante, informando que o tratamento adequado da SAF durante a gravidez pode melhorar significativamente a evolução tanto para a mãe quanto para o feto. O risco de perda fetal em pacientes com SAF não tratadas durante a gravidez pode chegar a 80%.[35,37] A seguir, são apresentadas sugestões terapêuticas, resumidas na Tabela 32.5.

- Mulheres com antecedentes de abortamento de repetição no 1º trimestre: indica-se o ácido acetilsalicílico (AAS) 100 mg/dia isoladamente para as pacientes que não preenchem estritamente o critério de abortamento de repetição (três ou mais perdas consecutivas de 1ª trimestre). Se a gestante tiver antecedentes de abortamento mesmo em uso de AAS em baixa dose, indica-se AAS associado a heparina. Sugere-se heparina não fracionada na dose de 5.000 UI, via subcutânea, a cada 12 h, diariamente, a partir do teste

Tabela 32.5 Sugestões terapêuticas para grávidas com anticorpo antifosfolipídio.

Características da paciente	Presença de anticorpos	Tratamento indicado
Mulheres com antecedentes de abortamento de repetição no 1º trimestre	Negativa	AAS 100 mg/dia Se houver história de abortamento mesmo em uso de AAS, recomenda-se associar heparina
Mulheres com antecedentes de perda fetal de 2º ou 3º trimestre ou gestações de evolução adversa (prematuridade, pré-eclâmpsia, CIUR, ruptura prematura de membranas)	Positiva	AAS 100 mg/dia + heparina
Mulheres com antecedentes de tromboembolismo	Positiva	AAS 100 mg/dia + heparina Para aquelas com AVE prévio e que apresentam sinais ou sintomas em uso de AAS e heparina, considerar dobrar a dose da heparina
Assintomáticas	Positiva	Não deve haver tratamento farmacológico, embora se possa usar hidroxicloroquina
Prevenção primária do primeiro evento trombótico	Positiva	Heparina em dose profilática nas 6 semanas pós-parto Avaliar fatores de risco associados

AAS: ácido acetilsalicílico; CIUR: crescimento intrauterino restrito; AVE: acidente vascular encefálico.

de gravidez positivo, até pelo menos o fim do 1º trimestre. Pode-se substituí-la por heparina de baixo peso molecular (HPBM): enoxaparina 1 a 1,5 mg/kg/dia ou dalteparina 5.000 UI dia, duplicando a dose após a 16ª semana. Há redução do risco de novo evento tromboembólico em até 100%[35,37,38]

- Mulheres com anticorpo positivo, antecedentes de perda fetal de 2º ou 3º trimestre ou gestações com evolução adversa (prematuridade fetal ≤ 34 semanas por PE, PE, CIUR ou ruptura prematura de membrana): indica-se AAS 100 mg/dia em associação à heparina (5.000 UI da heparina não fracionada, subcutânea, a cada 12 h ou HBPM enoxaparina 1 mg/kg/dia ou dalteparina 5.000 UI/dia, duplicando a dose após a 16ª semana), durante todo o período gestacional[35,37,38]
- Mulheres com antecedentes de tromboembolismos e anticorpo positivo: para todas as gestantes com antecedentes prévios de fenômenos tromboembólicos, indica-se o uso de AAS 100 mg/dia e heparina (5.000 UI de heparina não fracionada, subcutânea, a cada 12 h ou HBPM enoxaparina 1 mg/kg/dia ou dalteparina 5.000 UI/dia, duplicando a dose após a 16ª semana) até o parto. As mulheres com acidente vascular encefálico prévio e que apresentem sinais ou sintomas durante o período de uso de heparina devem receber dose dobrada[35,37,38]
- Mulheres assintomáticas com anticorpos antifosfolipídios circulantes: para aquelas que nunca apresentaram evento trombótico, primíparas ou com um aborto espontâneo prévio, não há indicação para anticoagulação. As diretrizes da Sociedade Brasileira de Reumatologia[37] recomendam que não deve haver tratamento farmacológico. O uso de AAS em baixa dose para essas pacientes não interfere no risco de tromboembolismo.[35,37] A hidroxicloroquina deve ser recomendada às pacientes com SAF. Tem efeito na redução de eventos trombóticos e nos níveis de colesterol LDL.[35,44] Exerce um papel protetor sobre a fusão e a diferenciação do trofoblasto, promovendo a placentação fisiológica. Inibe a ativação da cascata de complemento *in vitro* e *in vivo*, prevenindo, assim, a insuficiência placentária, e há relatos de que reduz o dano cerebral produzido pelos anticorpos antifosfolipídios.[45] A hidroxicloroquina representa uma terapia eficaz para prevenir morte fetal e insuficiência placentária, protegendo o tecido cerebral fetal[45-47]
- Prevenção primária do primeiro evento trombótico: mulheres com SAF obstétrica isolada ou com anticorpo

antifosfolipídio e assintomáticas devem ser protegidas contra o primeiro evento trombótico. Pelo fato de o puerpério constituir uma época de risco aumentado, recomenda-se heparina em dose profilática por 6 semanas após o parto. Além disso, as mulheres devem ser investigadas sobre fatores de risco associados – hipertensão, dislipidemia, diabetes, tabagismo, sedentarismo e uso de contraceptivos contendo estrogênio. Apesar do tratamento instituído durante a gravidez, 20% das gestações de mulheres com SAF definida evoluem com desfecho desfavorável. O tratamento dos casos refratários não é padronizado. Pode-se considerar aumentar a dose do anticoagulante ou associar imunomoduladores (corticosteroide, hidroxicloroquina, imunoglobulina intravenosa, plasmaférese). Qualquer opção de tratamento deve ser feita sempre em associação à terapia antiagregante e anticoagulante.[35,44]

A heparina tem propriedades anti-inflamatórias e imunomediadoras. No leito placentário, estimula a invasão trofoblástica e consegue bloquear a ativação da cadeia de complemento na mesma medida em que inibe a coagulação. Em modelos animais, é capaz de competir com a beta-2-GP1 ligando-se ao trofoblasto e reduzindo a ativação de complemento. AAS em baixa dose parece inibir a ativação das células endoteliais e aumentar a produção de interleucina 3 (IL-3) pelos leucócitos, estimulando o crescimento normal do trofoblasto e prevenindo a perda gestacional.[35,41]

Em substituição à heparina não fracionada, pode-se usar HBPM com vantagens sobre a primeira: menor risco de sangramento epidural durante o procedimento anestésico, menor perda de massa óssea e menos trombocitopenia. Em mulheres que por algum motivo estiverem em uso de varfarina, substituir essa medicação pela heparina até o parto, para, depois, retornarem à sua medicação habitual. A varfarina, um medicamento teratogênico, restrito a situações especiais, com o consentimento da família, considerando-se os riscos, poderá ser utilizada entre a 12ª e a 34ª semana da gravidez. Novos agentes anticoagulantes (rivaroxabana, dabigatrana, apixabana) ainda não apresentam estudos conclusivos em pacientes com SAF, e não têm recomendação para uso durante a gravidez.[48]

No período pós-parto, é prudente manter a anticoagulação por 6 a 12 semanas. A conversão da heparina para varfarina pode ser feita 1 a 2 semanas após o parto. O aleitamento é permitido durante o uso de AAS, heparina ou varfarina.[37]

Sobre o uso de anestesia peridural nas pacientes que usam HBPM, aquelas com doses profiláticas podem se submeter ao procedimento 12 h após a última dose. Para aquelas em uso de dose plena do anticoagulante, o procedimento está autorizado 24 h após a última dose. O tratamento não deve ser reiniciado antes de passadas 4 h da retirada do cateter epidural. O uso de antiagregante plaquetário não é contraindicado na anestesia.[49]

ARTRITE REUMATOIDE

Doença inflamatória que se apresenta com dor, edema e rigidez das articulações sinoviais geralmente de modo simétrico. Qualquer articulação sinovial pode ser comprometida. As manifestações extra-articulares estão associadas a um pior prognóstico da doença – nódulos subcutâneos, serosite, doença intersticial pulmonar, vasculite e comprometimento ocular. A doença vem relacionada com manifestações sistêmicas (queda do estado geral, fadiga, adinamia) que surgem nas fases de maior atividade inflamatória.

Até há muito pouco tempo, acreditava-se que a maioria das mulheres com AR melhorava durante a gravidez. Hoje, reconhece-se que esse índice não é tão elevado. Mais da metade de todas as pacientes grávidas com AR, incluindo aquelas que engravidam em remissão ou baixa atividade de doença, mostram maiores índices de atividade inflamatória no 3º trimestre, e apenas 27% se mantêm em remissão. A presença do fator reumatoide e do anticorpo anticitrulinado (anti-CCP) pode estar relacionada com um pior prognóstico gestacional, promovendo a atividade de doença e interferindo no desenvolvimento e no crescimento do concepto. Erosões ósseas prévias ao período gestacional não estão associadas à evolução da gravidez.[50,51] Em geral, o período pós-parto é marcado por piora da atividade inflamatória.[51,52]

O mecanismo exato de melhora da AR durante a gravidez não é completamente conhecido, mas certamente é multifatorial, envolvendo variações hormonais e imunológicas. Pode estar relacionado com o aumento da concentração sérica de estradiol, 17-alfa-hidroxiprogesterona e de 11-desoxicortisol, que apresentam efeitos anti-inflamatórios e imunossupressores.[52-54] A supressão do sistema imune materno pelo antígeno de histocompatibilidade HLA, a elevação dos níveis de alfa-2-glicoproteína, o aumento na glicosilação da IgG e o desvio da maturação das células Th1 e Th2, com preponderância das células Th2, também foram relacionados com melhora da doença.[52,53]

A evolução obstétrica nas pacientes com AR é levemente pior que a observada na população geral. Há maior incidência de parto prematuro, crianças com baixo peso ao nascer e aumento do risco de morte fetal perinatal.[50,51]

A AR não interfere na fertilidade. E a prevenção de uma gravidez não planejada constitui etapa importante para a boa evolução da gravidez nas mulheres jovens com AR. Nessa fase, deve-se investigar se há anticorpos anti-Ro e anti-La, anticardiolipina, anticoagulante lúpico e antibeta-2 GP1. Uma boa orientação sobre planejamento familiar inclui também a avaliação dos medicamentos que podem ser mantidos ou substituídos. Apesar de o índice de cesarianas nesse grupo ser maior que na população geral, não há contraindicação formal para parto normal, exceto nos casos com grave acometimento de articulações coxofemorais e manifestações sistêmicas maternas comprometendo função respiratória ou cardíaca. O envolvimento da coluna cervical pode limitar o procedimento de entubação no caso de anestesia geral.[51,52,55]

ESCLEROSE SISTÊMICA

Doença do tecido conjuntivo caracterizada por fibrose cutânea e visceral, além de uma vasculopatia obstrutiva de pequenos vasos. Não se observam alterações da fertilidade dessas pacientes em comparação à população geral. Pode haver uma tendência à restrição do número da prole, conforme a gravidade da doença, o que compromete seriamente a qualidade de vida das pacientes.[55-57]

Antes de ocorrer a concepção, deve-se efetuar uma ampla investigação dos órgãos potencialmente envolvidos pela doença e dos anticorpos maternos circulantes, além de analisar os medicamentos em uso. As pacientes cuja doença tem menos de 4 anos de duração, com envolvimento cutâneo difuso e anticorpos circulantes antitopoisomerase têm maior risco de apresentar uma forma de doença mais ativa e agressiva e, consequentemente, maiores complicações na gravidez que aquelas com doença de longa duração, forma cutânea limitada e anticorpos circulantes anticentrômero. Pacientes com cardiomiopatia grave, doença pulmonar restritiva, hipertensão pulmonar, insuficiência renal ou síndrome de má absorção intestinal têm pior prognóstico materno-fetal e devem ser desencorajadas a engravidar.[56,57]

Durante a gestação, a complicação materna mais frequente se refere à piora do refluxo gastresofágico, e as mais graves são crise renal e reativação ou agravamento da hipertensão pulmonar. As complicações obstétricas estão relacionadas com a qualidade da troca materno-fetal via placentária. A vasculopatia inerente à ES pode ser adicionalmente comprometida pela presença de anticorpos antifosfolipídios. A gestação cursa com uma placentação anômala, evolui com o comprometimento da invasão e remodelação das artérias espiraladas no trofoblasto, levando às consequências da isquemia crônica: parto prematuro, CIUR, abortamento espontâneo e PE.[57]

A evolução do acometimento cutâneo não muda com a gravidez. O fenômeno de Raynaud pode melhorar pelo aumento fisiológico do débito cardíaco, enquanto a artralgia e os sintomas decorrentes do refluxo gastresofágico tendem a piorar. Vômitos recorrentes podem causar úlceras de Mallory-Weiss quando há esofagite e fibrose com risco de sangramentos volumosos. Espirometria tende a se manter estável. As crises renais, uma complicação séria da esclerose sistêmica (ES), podem provocar óbito materno; contudo, é habitual observá-las durante a gravidez. Essa complicação é mais frequente em pacientes com quadro cutâneo difuso, anticorpos antitopoisomerase e anti-RNA-polimerase III, e em uso de doses elevadas de corticosteroide.[56,57]

Deve-se fazer o diagnóstico diferencial da crise renal com PE, condição pouco comum na ES. A crise renal se caracteriza pelo surgimento abrupto de hipertensão arterial grave, proteinúria e aumento da creatinina sérica, por volta do 3º trimestre da gravidez. A medida da atividade da renina plasmática consiste em uma das melhores maneiras de diferenciar a PE da crise renal. Geralmente aumentada na ES, deve estar normal ou reduzida na PE primária. Por isso, deve haver, desde o início do pré-natal, um monitoramento da pressão arterial, exames do *clearance* de creatinina, rotina de urina e proteinúria de 24 h.[56,57]

Para o tratamento do refluxo gastroesofágico, estão indicadas medidas posturais, dietéticas e inibidores da bomba de prótons. Para o tratamento do fenômeno de Raynaud e hipertensão pulmonar, o uso de nifedipino é seguro durante a gravidez. Nos casos de crise renal com risco de vida para a mãe, os inibidores de enzima conversora da angiotensina, apesar dos riscos, são os medicamentos indicados.

As alterações cutâneas de fibrose e vasoconstrição dificultarão o manejo da paciente grávida e também do feto. Uma parede abdominal fibrosada tem reduzida sua capacidade de expansão. A fibrose de estruturas da pelve compromete a realização adequada do exame de toque. O médico encontrará dificuldades para fazer a palpação abdominal, o acesso venoso e aferir a pressão arterial. Podem surgir sinais e sintomas de compressão de órgãos internos. A atrofia do aparelho genital pode resultar em constrição vaginal, interferindo na viabilidade do parto normal. Pacientes com história prévia de insuficiência placentária ou com fatores de risco de pior prognóstico podem se beneficiar do tratamento com AAS, anticoagulação profilática e mesmo derivados de nitrato. Nesses casos, é necessário acompanhar a evolução com Doppler de artérias uterinas.[56,57]

A anestesia peridural é preferível à geral, sobretudo naquelas pacientes com déficit na reserva cardíaca, pulmonar e renal. Há, ainda, dificuldade de entubação (pela microstomia) e risco de aspiração (pela dismotilidade esofágica). É bom ter um acesso em vaso de bom calibre preparado para possíveis complicações. Preferencialmente, o ambiente cirúrgico e os líquidos de perfusão devem ser aquecidos, em especial naquelas com fenômeno de Raynaud grave.[56,57]

A gravidez em uma mulher com ES deve ser acompanhada pelo grupo obstétrico de alto risco e por um reumatologista com experiência nessa doença, visando a identificar e a tratar rapidamente as mais sérias complicações.[57]

SÍNDROME DE SJÖGREN

Não são comuns na literatura os relatos dos efeitos da gravidez sobre a SS, e vice-versa; talvez porque a SS primária seja mais frequente após a 4ª década de vida, portanto em mulheres no período pós-menopausa. A doença pode se apresentar como SS primária ou secundária a outra doença, geralmente LES ou AR.

De modo geral, não afeta a fertilidade, e a gravidez tende a transcorrer de modo seguro. A literatura é controversa, mas parece haver um aumento de 1,7 vez no risco de morte fetal e neonatal.[58] As gestantes com anticorpos circulantes anti-Ro e/ou anti-La, independentemente de suas características clínicas, apresentam risco aumentado de gerar crianças com manifestações de LNN. Seu acompanhamento segue a orientação dada para o seguimento da gestação no item "Lúpus neonatal". Se a SS estiver associada à presença de anticorpos antifosfolipídios, a conduta segue as orientações para SAF (ver "Síndrome do anticorpo antifosfolipídio").

A secura da mucosa vaginal compreende uma queixa frequente entre as mulheres com SS. Esse dado pode interferir negativamente na vida sexual em virtude da dispareunia, tornando-se fator decisivo sobre o número de filhos e, também, sendo responsável pelo aumento do índice de infecções do aparelho geniturinário.[59]

POLIMIOSITE E DERMATOMIOSITE

Existem poucas informações na literatura sobre o comportamento dessas síndromes durante a gravidez. A prematuridade e a morte fetal são mais frequentes que na população geral (50% de prematuridade e 55% de perda fetal). As pacientes com doença em remissão que requerem terapêutica mínima, assim como aquelas que obedecem a um rigoroso acompanhamento pré-natal, têm maior chance de uma gestação sem intercorrências. Aparentemente, os autoanticorpos maternos não são transferidos para o feto, e não há relato de alterações neonatais em filhos nascidos de mães com dermatopolimiosite.[55,59,60]

No caso de gravidez em paciente com doença ativa, indica-se corticosteroide, preferencialmente prednisona ou prednisolona, para o controle da atividade inflamatória. Os anti-inflamatórios não hormonais devem ser evitados. Se houver necessidade de uma imunossupressão mais efetiva, está autorizado o uso de azatioprina ou ciclosporina.[59,60]

VASCULITE

Até recentemente, o prognóstico das várias formas de vasculites primárias era sombrio. Os avanços no diagnóstico e no tratamento têm possibilitado uma maior atenção aos aspectos relacionados com a qualidade de vida, assim como a fertilidade, a concepção e a gravidez nas mulheres com vasculite. Como se trata de doenças raras, várias questões importantes permanecem sem resposta. Os dados sobre gravidez em pacientes com diagnóstico de vasculite são escassos. Compreendem síndromes mais frequentes em homens de incidência maior após o período reprodutivo. Apesar de as estratégias terapêuticas atuais se mostrarem efetivas no controle da atividade inflamatória, em muitos casos a remissão é transitória, com vários períodos de recidiva, inclusive durante a gravidez, e a necessidade de terapia imunossupressora crônica costuma ser habitual. Os pacientes sofrem, então, as consequências da doença e da toxicidade dos medicamentos. Isso é importante, especialmente em relação à fertilidade, considerando que a terapêutica das vasculites pode promover falência ovariana e azospermia.[55,61-63]

Idealmente, a gravidez da paciente com vasculite deverá ocorrer em um período de remissão prolongada da doença. Como não existem critérios para estabelecer o risco de recidivas, a decisão de suspender a terapêutica imunossupressora crônica em pacientes com a doença inativa é individual, e o desejo de engravidar pode constituir o fator determinante. O diagnóstico e o acompanhamento da vasculite primária durante a gravidez representam um desafio. Os reagentes de fase aguda não são confiáveis como marcadores de atividade, pois estão fisiologicamente alterados na gestação, independentemente se há ou não processos inflamatórios. A avaliação por métodos de imagem é limitada pela necessidade de proteger o feto da exposição à radiação.[62,63]

Pacientes com doença ativa na concepção ou aquelas que entram em atividade durante a gravidez são consideradas de alto risco para o desenvolvimento de complicações obstétricas. A gravidade das manifestações das vasculites à época do diagnóstico não prediz um pior prognóstico gestacional. Os episódios de reativação no período gestacional ou no pós-parto podem ocorrer mesmo nas pacientes que engravidaram durante período de quiescência.[62,63]

A nova classificação das vasculites as renomeia de acordo com a fisiopatologia. Entre as vasculites primárias de pequenos vasos, estão vasculite associada ao ANCA (anticorpo anticitoplasma de neutrófilos), poliangiite microscópica, poliangiite granulomatosa (granulomatose de Wegener) e poliangiite granulomatosa eosinofílica (vasculite de Churg-Strauss).[64]

A poliangiite microscópica evolui com episódios agudos em uma distribuição bimodal: nos 1º e 2º trimestres ou no 1º mês após o parto. Mais rara ainda é a descrição do comportamento da poliarterite nodosa na gravidez, com maior associação com a morte materna.[22] A poliangiite granulomatosa eosinofílica pode evoluir com agravamento do acometimento cardíaco e pulmonar. É mais frequente observar piora da asma, mas as alterações cardíacas tendem a ser mais graves e irreversíveis. Na arterite de Takayasu, a doença grave de valva aórtica ou aneurismas estão associados a maiores morbidade e mortalidade materna, sendo raramente descritas insuficiência cardíaca, insuficiência renal e hemorragia cerebral. A doença de Behçet tende a melhorar durante a gravidez e apresenta pouco risco de complicações obstétricas e parto prematuro. Para todas essas condições, o controle rigoroso durante a gravidez e pós-parto torna-se obrigatório.[55,61-63]

Apesar dos avanços da farmacoterapia, os corticosteroides continuam sendo a pedra fundamental da terapêutica das vasculites primárias, usados para manter o controle da atividade da doença quando da contraindicação de outros medicamentos. Entretanto, podem ser pouco eficazes diante de uma doença grave, quando a melhor terapia seria aquela combinada com imunossupressão. A dificuldade se instala na escolha do imunossupressor. Os medicamentos permitidos na gravidez são azatioprina, ciclosporina e tacrolimo, que apresentam respostas melhores nas doenças menos graves. Essa abordagem pode ser adotada nas formas graves de doença, mas exige doses mais altas de corticosteroide e retirada mais lenta. A ciclofosfamida e o rituximabe podem ser considerados em situações selecionadas, no 2º ou 3º trimestre de gestação, quando a organegênese está completa.[63]

ESPONDILOARTRITE

Refere-se a um grupo de doenças que se apresenta com dor e rigidez da coluna vertebral, podendo estar associado a entesites e artrite periférica. Acomete principalmente adultos jovens com maior prevalência no sexo masculino.

A espondiloartrite (EA) não interfere na fertilidade. A gravidez de mulheres com essa condição geralmente evolui como na população geral, e ela não altera o prognóstico gestacional. Não há aumento da frequência de aborto espontâneo, de parto prematuro ou de natimortalidade.[65,66] Muitas mulheres iniciam a gravidez em fase de atividade de doença. A gravidez não traz efeito benéfico e não piora a atividade inflamatória, e não há necessidade de ajustes de medicações imunomoduladoras. Pode-se observar uma melhora dos escores de dor no 1º trimestre, com piora significativa nas etapas finais, principalmente em virtude de alterações biomecânicas. As exacerbações mais importantes acontecem no período até 6 meses após o parto. A doença ativa na época da concepção é um preditor de exacerbação da doença no pós-parto. Não é raro, ao final da gestação, a paciente se queixar de dor lombar, rigidez matinal, dor noturna e aumento da necessidade de medidas analgésicas. Dor lombar e aumento da velocidade de hemossedimentação em grávidas devem ser interpretados com cuidado, pois podem fazer parte das alterações fisiológicas da gravidez. A doença tende a melhorar na gravidez quando está relacionada com artrite periférica e feto feminino.[66]

A anquilose articular nas articulações sacroilíacas e as próteses dos quadris, não raras na EA, podem tornar o parto vaginal inviável. O envolvimento da coluna cervical pode interferir na entubação endotraqueal, e a anestesia peridural estará dificultada se a coluna lombar for retificada ou se houver calcificação de ligamentos. Trata-se de aspectos que devem ser lembrados ao anestesista e ao cirurgião, por ocasião do acompanhamento pré-parto. As multíparas com EA podem apresentar instabilidade das articulações sacroilíacas com subluxação durante a gravidez e o parto.

O tratamento visa à redução da dor e à manutenção da expansibilidade torácica e da mobilidade da coluna lombar. Para isso, lança-se mão de medidas físicas e medicamentos analgésicos.[65,66]

FUNÇÃO SEXUAL E CONTRACEPÇÃO

As doenças reumáticas afetam a saúde sexual como um todo em razão de seus aspectos físicos e psíquicos. Os problemas são comuns entre os diversos diagnósticos e em ambos os sexos. A disfunção sexual está relacionada com a gravidade da doença, dor e limitação articular e muscular, depressão, fadiga, ansiedade, redução de autoestima e, também, os efeitos colaterais dos medicamentos utilizados; o último aspecto dificulta a possibilidade de gravidez. Uma piora da função testicular e sexual em homens com diagnóstico de LES já foi constatada.[1,4] De maneira geral, a infertilidade afeta 10 a 15% de todos os casais, mas é mais elevada quando há alguma doença reumática; assim, é importante oferecer possibilidades de contracepção adequada para cada paciente individualmente. O aconselhamento das pacientes em idade reprodutiva, em especial daquelas com diagnóstico de LES e SAF, na presença de maior atividade de doença e durante o uso de medicamentos teratogênicos, interferirá de maneira positiva na evolução e no desfecho da gravidez.[1,9]

A variedade disponível de métodos contraceptivos torna possível que a maioria das pacientes com doenças reumáticas escolha um eficiente e seguro. Os possíveis efeitos colaterais do método contraceptivo sobre a doença ou as interações com outros medicamentos exigem do reumatologista um conhecimento básico das vantagens e desvantagens de cada método.[20]

Os contraceptivos de barreira têm elevado índice de falha e, se usados isoladamente, podem não ser suficientes para pacientes com doença em atividade. A eficácia aumenta quando utilizados em associação a espermicida. E têm a vantagem de proteger contra doenças sexualmente transmissíveis (DST).[7,20]

Os contraceptivos hormonais incluem os combinados (estrogênio + progestágeno) e aqueles com progestágenos isolados. A dose e o tipo de cada componente hormonal e a via de administração interferem na eficácia e no risco de efeitos colaterais. Não estão associados a aumento de atividade de doença. Contraceptivos hormonais combinados (CHC) são oferecidos por via oral, adesivos transdérmicos e anel intravaginal. Podem ser utilizados pela maioria das pacientes com doenças reumatológicas, inclusive por pacientes lúpicas com doença bem controlada e anticorpos antifosfolipídios negativos. Nesses casos, não estão associados a aumento de atividade de doença. Devem ser evitados naquelas com LES em atividade ou com risco de trombose, com positividade para anticorpo antifosfolipídios, com ou sem diagnóstico definido de SAF, pacientes com história pregressa de trombose, com síndrome nefrótica ou vasculite ativa.[7,20] Contraceptivos com estrogênios são contraindicados nas pacientes com diagnóstico de SAF.[8,35] Contraceptivos hormonais progestínicos (CHP), oferecidos via oral ou intramuscular, DIU ou implantes subdérmicos compreendem uma opção eficaz para aquelas que apresentam contraindicação ao estrógeno. Não aumentam o risco de trombose e são seguros para as pacientes com trombofilia e na presença de anticorpos antifosfolipídios. Uma vantagem do acetato de progesterona consiste na suspensão do ciclo menstrual para as mulheres que fazem uso de varfarina e/ou plaquetopenia. A medroxiprogesterona está relacionada com perda de massa óssea, especialmente nas pacientes em uso de corticosteroide. O uso de contracepção de longa duração (DIU e implantes subdérmicos) e progestágeno de depósito apresentam um benefício adicional nas pacientes com baixa adesão ao tratamento.[7,20]

O DIU é efetivo, podendo-se recomendá-lo a todas as pacientes, inclusive adolescentes e nulíparas, desde que não haja alguma contraindicação ginecológica. O dispositivo de cobre pode permanecer na cavidade uterina por 10 anos, mas com o desconforto de provocar dismenorreia e aumento do fluxo menstrual. O DIU contendo progestínico deve ser trocado a cada 3 a 5 anos. Geralmente reduz a dismenorreia e o sangramento menstrual. O efeito progestínico é local, muito raramente associado a efeitos colaterais sistêmicos, e a fertilidade rapidamente volta ao normal após sua retirada. Não há risco aumentado de infecções pélvicas em pacientes imunossuprimidas. Existe contraindicação para pacientes em situação de risco elevado para DST. As pílulas com progestínico isolado e DIU têm eficácia similar à dos contraceptivos hormonais combinados. Métodos contraceptivos de emergência com progestínicos não são contraindicados, mesmo nas pacientes com diagnóstico de LES ou SAF.[7,20]

Há um potencial de interação medicamentosa entre os CHC e medicamentos utilizados em Reumatologia. Micofenolato mofetila, ciclosporina, corticosteroides e varfarina podem sofrer alterações de eficácia e eliminação quando usados com estrogênios. No caso de pacientes submetidas a imobilização prolongada, por atividade de doença ou não, deve-se suspender, se possível, os CHC e iniciar profilaxia para tromboembolismo.[8,20]

Poucos são os reumatologistas que prescrevem métodos contraceptivos às suas pacientes com doenças reumáticas, especialmente LES. Normalmente, sugerem que outro médico o faça. Independentemente da situação clínica ou social, a discussão entre a paciente, seu reumatologista e seu ginecologista deve garantir o uso de um método contraceptivo seguro, eficaz e de acordo com o desejo da paciente.[1,8,12,20]

MEDICAMENTOS NA GRAVIDEZ E AMAMENTAÇÃO

O uso de medicamentos antirreumáticos durante a gravidez pode ser essencial, embora seja preciso considerar os seus efeitos adversos sobre a mãe, o potencial teratogênico, os efeitos sobre o desenvolvimento fetal e, na fase de aleitamento, os efeitos imediatos e tardios sobre o bebê. As últimas décadas vêm mudando a visão sobre o tratamento de doenças autoimunes no momento de gravidez e lactação, porém esse campo ainda necessita de estudos clínicos randomizados. Com as novas opções terapêuticas, as mulheres estão convivendo com as doenças por mais tempo, com menos incapacidade e melhores condições de vida, podendo, assim, programar melhor o momento e o número de gestações desejadas.[67-69]

Quando se planeja uma gestação, é mandatório observar quais são os medicamentos em uso e considerar sua suspensão ou manutenção. Os medicamentos chamados agentes modificadores de doença (DMARD) podem ser separados em convencionais e biológicos. Segundo sugestão da European League Against Rheumatism (EULAR)[67], são considerados medicamentos compatíveis com a gravidez e lactação sulfassalazina, hidroxicloroquina, azatioprina, ciclosporina, tacrolimo, colchicina, imunoglobulinas e glucocorticoides. Metotrexato, micofenolato mofetila e ciclofosfamida requerem suspensão antes da concepção por seus efeitos sabidamente teratogênicos.

Agentes biológicos inibidores de fator de necrose tumoral têm sido bem estudados, com razoável segurança para uso nos 1º e 2º trimestres.[67] Dados insuficientes relacionados com a segurança fetal sugerem suspensão de leflunomida, tofacitinibe, abatacepte, rituximabe, belimumabe, tocilizumabe, ustequinumabe, canaquinumabe e anakinra. Fármacos citotóxicos podem ser utilizados no tratamento de complicações da doença materna com risco de vida após o 1º trimestre. Mulheres usando heparina devem tomar as medidas necessárias para prevenção de perda de massa óssea.[67,68] Atualmente, é possível o tratamento das doenças reumáticas inflamatórias, com relativa segurança para o feto e o recém-nascido durante a gravidez e a lactação. A seguir, são apresentadas algumas informações sobre medicamentos, resumidas na Tabela 32.6. A Figura 32.1 apresenta opções terapêuticas para uso antes da concepção e durante a gravidez.

Analgésicos convencionais

Paracetamol

Analgésico sem efeito anti-inflamatório, cruza a placenta livremente e, em doses terapêuticas, não há evidências de que promova alterações fetais. Pode ser usado desde a periconcepção até o período de amamentação. Sugere-se uso intermitente. O uso prolongado e continuado durante a gravidez pode desencadear asma e broncospasmo no recém-nascido.[69]

Codeína

Com efeito analgésico e sem efeito anti-inflamatório, pode ser usado durante o período de periconcepção e por toda a gravidez. Recomenda-se reduzir a dose no momento pré-parto e ter cuidado com o uso durante a amamentação. O medicamento fica presente em pequena quantidade no leite materno, podendo provocar alguma depressão do sistema nervoso central no bebê.[69]

Tramadol

Analgésico não anti-inflamatório. Os dados para uso durante a gravidez são limitados. Pode ser usado por nutrizes por curtos períodos.[69]

Anti-inflamatórios

Anti-inflamatórios não hormonais

O uso de anti-inflamatórios não hormonais (AINH) de modo contínuo antes da concepção está associado ao aumento do intervalo de tempo para engravidar. A inibição de prostaglandinas na fase pré-ovulatória inibe a ruptura do folículo e a liberação do oócito em incidência que varia de 50 a 100%. Observam-se uma dificuldade de implantação do embrião e alteração no fluxo placentário. Estudos de grandes populações revelam um baixo risco para malformação fetal com o uso de AINH não seletivos no 1º trimestre da gravidez.[69,70] Com os inibidores de COX2, verifica-se um aumento discreto no risco de malformação e abortamento, especialmente se utilizados no momento da concepção até por mais de 1 semana.[68]

Para o uso de AINH na gravidez, deve-se dar preferência aos de meia-vida curta (derivados do ácido propiônico – ibuprofeno, naproxeno, cetoprofeno), procurar usar a menor dose efetiva, pelo menor tempo possível e de modo intermitente, e interrompê-los no 3º trimestre. Durante a gravidez, os AINH estão associados a hemorragia gastrintestinal do bebê, hiperbilirrubinemia e insuficiência renal transitória, fechamento prematuro de ducto arterioso, hipertensão pulmonar primária e oligo-hidrâmnio. A função renal do feto e do neonato deve ser controlada. A indometacina pode ser usada como inibidor

Tabela 32.6 Compatibilidade de medicamentos usados para o controle de doenças reumáticas com gravidez e lactação.

Medicamento	Sugestão para o período gestacional	Sugestão para o período de lactação
Paracetamol	Permitido	Permitido
Codeína	Permitida	Permitida com restrições
Tramadol	Pode ser usado durante a gravidez	Permitido em doses baixas e por um curto período
Prednisona Prednisolona	Podem ser usadas durante a gravidez, preferencialmente em doses menores que 20 mg/dia	Permitidas Aguardar 4 h se a dose for maior que 20 mg/dia
Dexametasona Betametasona	Permitidas durante a gravidez para tratar dano fetal provocado por anticorpos anti-Ro/anti-La ou para acelerar o amadurecimento pulmonar	Permitidas
Ácido acetilsalicílico	Nos casos indicados, é permitido durante toda a gravidez. Suspender 1 semana antes do parto	Permitido com critério
Anti-inflamatórios não hormonais	Permitidos, mas evitar no 3º trimestre. Preferir os de meia-vida curta	Permitidos
Hidroxicloroquina	Pode ser usada durante toda a gravidez	Permitida
Azatioprina	Pode ser usada durante a gravidez, em dose até 2 mg/kg/dia	Permitida
Ciclosporina	Pode ser usada durante a gravidez, em dose até 2,5 mg/kg/dia	Permitida
Tacrolimo	Permitido	Permitido
Sulfassalazina	Pode ser usada durante a gravidez. Requer suplementação de ácido fólico	Permitida para bebê a termo e saudável
Metotrexato	Interromper 3 a 6 meses antes de planejar a gravidez. Aguardar pelo menos um ciclo menstrual	Evitar
Leflunomida	Interromper 2 anos antes de planejar a gravidez, ou usar o procedimento de *wash out* com colestiramina	Evitar
Ciclofosfamida	Interromper pelo menos 3 meses antes da gravidez	Evitar
Micofenolato mofetila	Interromper 6 semanas antes da concepção	Evitar
Varfarina cumarínica	Interromper quando confirmada a gravidez. Permitida na segunda metade da gestação, após completar a organogênese, apenas se o benefício for maior que o risco	Permitida
Heparina de baixo peso molecular	Permitida	Permitida
Imunoglobulina intravenosa	Permitida	Permitida
Infliximabe	Interromper antes da gravidez	Evitar
Etanercepte	Interromper antes da gravidez	Evitar
Adalimumabe	Interromper antes da gravidez	Evitar
Golimumabe	Interromper 6 meses antes da concepção	Evitar
Certolizumabe	Interromper 10 semanas antes da concepção	Evitar
Rituximabe	Interromper 6 a 12 meses antes da gravidez	Evitar
Abatacepte	Interromper 10 semanas antes da gravidez	Evitar
Belimumabe	Interromper 4 meses antes da gravidez	Evitar
Tocilizumabe	Interromper 3 meses antes da concepção	Evitar
Ustequinumabe	Interromper 15 semanas antes da concepção	Evitar
Canaquinumabe e anakinra	Sem dados suficientes. Parecem ser seguros no 1º trimestre	Evitar
Tofacitinibe	Interromper 4 semanas antes da concepção	Evitar
Secuquinumabe	Interromper na gravidez	Evitar

de PG1 para prevenção do trabalho de parto prematuro. Por cruzar a placenta com grande facilidade, não se sabe até onde é segura para uso no 1º trimestre.[1,70]

Na fase de amamentação, quantidades muito pequenas desses anti-inflamatórios são encontradas no leite materno, o que sugere sua segurança nesse período. Isso não vale para a indometacina, que atinge níveis elevados no leite materno e não deve ser usada nessa fase. Amamentar a criança imediatamente antes da dose do AINH pode ajudar a minimizar os efeitos colaterais sobre o bebê.[1,70]

Salicilatos

Nas doses anti-inflamatórias (3 a 4 g/dia), seu efeito antiprostaglandina, principalmente sobre PGE2, provoca no concepto vasodilatação pulmonar e sistêmica e constrição e estenose do ducto arterioso. Pode desencadear hipertensão pulmonar no feto e no

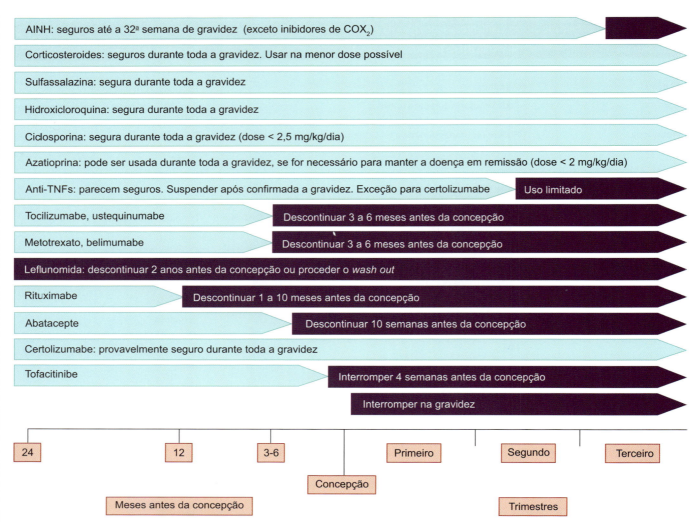

Figura 32.1 Opções terapêuticas: antes da concepção e durante a gravidez.

recém-nascido. Leva à redução do fluxo plasmático renal com consequente oligo-hidrâmnio. A inibição da síntese de prostaglandinas E2 e F2 pode ser responsável por retardar ou prolongar a duração do trabalho de parto, aumentando o sangramento por deficiência de agregação plaquetária, que perdura por mais de 1 semana após a última dose. Também o uso de AAS pela mãe pode estar associado à redução do peso do bebê e à hemorragia intracraniana neonatal. Deve ser mantido na menor dose possível, preferencialmente menor que a dose anti-inflamatória e suspensa na 32ª semana, no máximo 4 semanas antes do parto. Nessa dose, deve ser evitada durante a amamentação. Essas recomendações não incluem aquelas gestantes com diagnóstico de SAF.[69]

Anti-inflamatório esteroide | Corticosteroide

Na pré-concepção, o uso prolongado de corticosteroide pode inibir a liberação do LH e do FSH, necessários para a ovulação, além de provocar distúrbios menstruais. Durante a gravidez, os corticosteroides não fluorados (prednisona e prednisolona) são inativados pelas hidroxilases placentárias, diminuindo a exposição fetal.

Não há aumento de malformação fetal relacionado com o uso de corticosteroide, entretanto altas doses durante a gravidez estão associadas a um risco aumentado de complicações para a gestante, como diabetes, hipertensão, PE, ruptura prematura de membrana e CIUR.

É prudente usar a menor dose possível, preferencialmente menor que 20 mg/dia. A pulsoterapia venosa com metilprednisolona estará indicada em situações graves, em atividade, como na nefrite e em manifestações do sistema nervoso central ou periférico. Os compostos fluorados (dexametasona e betametasona) não são completamente desativados na placenta e não são recomendados para tratamento da mãe. Os efeitos adversos sobre a gravidez e o feto incluem parto prematuro, CIUR, resposta imunológica inadequada por supressão do timo, masculinização de feto feminino e supressão adrenal.[67,70,71]

O nível sérico de cortisol pode estar baixo nos filhos de mães que usaram corticosteroide durante a gravidez, mas a resposta ao ACTH é normal. Mesmo assim, o bebê deve ser observado para insuficiência de suprarrenal. Doses de estresse de corticosteroide devem ser oferecidas durante o trabalho de parto, ou no momento da cesariana, a todas as pacientes que estiveram em uso crônico desse medicamento (por mais de 1 mês). Corticosteroide intra-articular pode ser utilizado em qualquer momento da gravidez. O nível sérico de corticosteroide após injeção intra-articular parece não ser lesivo ao feto. Recomenda-se dar preferência aos não fluorados.[70]

Menos de 0,1% da dose oral de 5 mg de prednisolona é encontrada no leite materno. Se for necessário usar prednisona em doses superiores a 20 mg/dia, recomenda-se um intervalo de 4 h entre o uso da medicação e a amamentação.[22] Quando doses de prednisona maiores que 30 mg/dia são recomendadas à mãe, sugere-se a observação atenta do lactente.

Agentes modificadores da doença

Agentes convencionais

Sulfassalazina

Os metabólitos da sulfassalazina cruzam a placenta sem descrição de anormalidades fetais. Teoricamente, o componente sulfa pode se ligar às proteínas plasmáticas, competindo com bilirrubinas e levando à icterícia, mas não se torna um problema clínico significativo. Trata-se de um antagonista do folato, exigindo suplementação com ácido fólico desde o período pré-concepção e durante toda a gravidez. Nos bebês nascidos a termo e saudáveis, seu uso é compatível com a amamentação, mas deve ser evitado quando o bebê for prematuro, com hiperbilirrubinemia ou com deficiência de glicose-6-fosfato desidrogenase.[60,64,67] Não interfere na fertilidade em mulheres, mas o metabólito sulfapiridina pode promover alterações da espermatogênese, causando oligospermia transitória. Esse período de infertilidade reversível normaliza-se em torno de 1 a 3 meses após a suspensão do medicamento.[67,71]

Hidroxicloroquina

Segura para o feto, deve ser mantida no período pré-concepcional e durante toda a gestação. A suspensão desse medicamento está associada à reativação da doença. Pequenas quantidades do medicamento são transferidas ao leite materno, mas tem sido considerado seguro nessa fase.[67,70,71]

Metotrexato

Medicamento embriotóxico, não interfere na reserva ovariana e o uso semanal em doses menores que 25 mg não afeta a fertilidade masculina. Doses mais elevadas podem provocar infertilidade transitória por interferência na espermatogênese e oogênese. Não deve ser usado durante a gravidez. Causa malformação craniovertebral, induz ao aborto e deve ser descontinuado pelo menos 3 meses antes de planejar a gravidez. Os trabalhos não são claros em relação à necessidade de suspensão do medicamento pelo pai. Por segurança, pode-se sugerir a mesma conduta oferecida às mães. Há relatos não confirmados de que a malformação fetal está associada somente a doses mais altas do medicamento (> 10 mg/semana). É excretado no leite materno e contraindicado nessa fase.[67,70,71]

Azatioprina

Antimetabólito análogo às purinas, compreende um agente citotóxico considerado seguro durante a gravidez. Não está associada a efeito mutagênico. Pode ser utilizada desde o período pré-concepção até o fim da gravidez. Recomenda-se dose máxima de 2 mg/kg/dia. É extensamente desativada na placenta para 6-tioguanina. Há secreção do medicamento e seus metabólitos no leite materno, sem evidências de relação com alterações hematológicas e do crescimento dos recém-nascidos. O uso na amamentação está autorizado.[67,71]

Ciclofosfamida

Agente alquilante e imunossupressor, é tóxico sobre o sistema gonadal, efeito que é proporcional à dose cumulativa. Nas mulheres, o risco de causar insuficiência ovariana é correspondente conforme a idade, sendo mais intenso a partir dos 25 anos. Teratogênico e mutagênico, deve ser evitado no período de 3 meses antes da concepção. O risco do uso no 1º trimestre é associado a alterações esqueléticas, palatinas, oculares e malformação de membros, que reduz significativamente quando usado nos 2º e 3º trimestres, quando pode induzir pancitopenia e comprometimento do crescimento fetal. É encontrada em concentração substancial no leite materno, o que contraindica seu uso nessa fase.[67,71] Por se tratar de um medicação gonadotóxica, recomenda-se sua suspensão por 3 meses antes da concepção quando utilizada pelo pai.

Micofenolato mofetila

Tem evidência de dano fetal, devendo ser suspenso pelo menos 6 semanas antes da concepção. Está relacionado com aumento de abortamento e malformações congênitas no 1º trimestre de gestação, especialmente as da orelha externa, anormalidades faciais – incluindo lábio leporino e fenda palatina – e anomalias nos membros, no coração, no esôfago e no rim. Recomenda-se que as mulheres com potencial para engravidar e as puberais realizem teste de gravidez ao iniciar o tratamento. Métodos contraceptivos devem ser recomendados, e as pacientes precisam estar cientes de que aqueles reduzem os níveis séricos hormonais dos contraceptivos orais, podendo, teoricamente, reduzir sua eficácia. Aleitamento em pacientes usando MMF não é aconselhável. Há poucos dados na literatura sobre o assunto, mas podem aumentar o risco de infecções e linfoma no lactente.[67,71]

Ciclosporina

Alternativa viável à terapia imunossupressora mais incisiva, pode ser utilizada durante toda a gravidez. Há descrição de restrição ao crescimento intrauterino e parto prematuro, porém sem associação comprovada com o medicamento. Hipertensão arterial materna pode compreender um efeito colateral, entretanto os efeitos colaterais podem ser superados pelos potenciais benefícios maternos. A amamentação não deve ser desestimulada.[67,71]

Tacrolimo

Compatível com a gravidez em qualquer período, na menor dose possível, pode ser mantido durante a amamentação. Não há evidências de que a exposição paterna seja danosa para o bebê.[71]

Leflunomida

Antagonista da pirimidina com ação antiproliferativa. A recomendação de bula consiste em evitá-la durante toda a gravidez, estando relacionada com teratogenicidade, mutagenicidade e óbito fetal. A gravidez é evitada durante o uso do medicamento e até 2 anos após sua suspensão.

A mulher em uso de leflunomida que engravida ou deseja engravidar deve interromper o medicamento e se submeter a um procedimento que acelera a eliminação do metabólito ativo: usar colestiramina, 8 g 3 vezes/dia, por 11 dias, ou até que os níveis plasmáticos se encontrem em valores seguros (< 0,02 mg/mℓ). Se não for utilizada a colestiramina, deve-se manter a contracepção por 2 anos após a suspensão do medicamento. Evitá-la durante a amamentação.[70] A British Society for Rheumatology[71] e a EULAR[67], em estudos de metanálise, afirmam que o uso inadvertido da leflunomida por grávidas não incorreu em morbidade fetal ou gestacional e que não foi observada a presença do medicamento no leite materno. De qualquer modo, seguem a regulamentação de bula. A mesma conduta é sugerida aos homens que queiram se tornar pais e estejam em uso de leflunomida. Apesar do número muito reduzido de publicações sobre o assunto, sem confirmação da interferência do medicamento usado pelos pais no momento da concepção, sugere-se utilizar a colestiramina na mesma dose oferecida às mulheres, ou suspender o medicamento por pelo menos 3 meses antes da concepção.[67,70,71]

Agentes biológicos

A questão de segurança na gestação com relação ao uso dos medicamentos biológicos ainda é tema de debates em virtude da experiência limitada e da inexistência de trabalhos controlados. Os efeitos a curto e longo prazos da exposição fetal a esses medicamentos ainda não foram satisfatoriamente estudados. Não se pode descartar o risco de comprometimento da resposta imune e aumento de suscetibilidade a infecções. Atualmente, não se recomenda o uso de agentes biológicos durante a gravidez.

Inibidores de fator de necrose tumoral alfa

Diferenças na estrutura molecular dos inibidores de fator de necrose tumoral alfa (TNF-alfa) podem favorecer o uso de agentes que não sejam anticorpos monoclonais em mulheres que estejam considerando uma gravidez. Todos os agentes biológicos que contêm a região do fragmento cristalizável Fc, que faz parte da IgG, são diretamente transferidos pela placenta, por receptores Fc, ao trofoblasto. A exposição fetal à IgG é baixa durante a organogênese. A transferência placentária começa no início do 2º trimestre, aumentando até o termo, quando os níveis séricos materno e fetal se tornam iguais.[72]

São agentes anti-TNF-alfa: infliximabe, etanercepte, adalimumabe, golimumabe e certolizumabe. Com exceção do etanercepte e certolizumabe, todos são anticorpos monoclonais. Há diferença na passagem transplacentária dos inibidores de TNF-alfa. Os anticorpos monoclonais (infliximabe, adalimumabe e golimumabe) mostram crescente passagem transplacentária durante a gestação com concentrações no sangue do cordão similares ou superiores aos níveis maternos no termo. Essa passagem é menos extensa com as proteínas de fusão (etanercepte) e mínima com os agentes que não dispõem da porção Fc da IgG (certolizumabe). O impacto sobre o sistema imune do bebê lactente provavelmente é desprezível, entretanto, para evitar o comprometimento da resposta imunológica e o risco de infecção no neonato e no bebê, recomenda-se a suspensão dos anti-TNF-alfa durante o curso da gravidez. Infliximabe e adalimumabe devem preferencialmente ser suspensos em torno da 20ª semana. Etanercepte pode ser mantido até as semanas 30ª e 32ª, e o certolizumabe durante toda a gravidez. O grupo EULAR sugere que não há motivo para desencorajar o aleitamento nas mulheres em uso de anti-TNF.[69,71] Naqueles casos em que foi mantido o bloqueador de TNF-alfa para controlar a doença até o final da gravidez, deve-se evitar as vacinas até o 7º mês de vida do bebê. Não foi observada alteração da fertilidade em homens.

Há relatos do uso de adalimumabe ou etanercepte, em associação a imunoglobulina intravenosa, em mulheres com insucesso à fertilização in vitro, que obtiveram uma evolução satisfatória da gravidez.[72,73]

Infliximabe

Testes em soro nas mães e nos recém-nascidos, logo após o parto, mostram níveis séricos indetectáveis nas amostras dos recém-nascidos, assim como no leite materno. Entretanto, o TNF-alfa participa do sistema imune em desenvolvimento, e a meia-vida prolongada do infliximabe nos recém-nascidos poderia resultar em imunossupressão no bebê.[67,70,71]

Etanercepte

Foram encontrados baixos níveis do medicamento no sangue do cordão e no leite materno. A baixa afinidade entre o etanercepte e o transportador neonatal de IgG pode explicar a limitada transferência placentária dessa proteína de fusão.[67,70,71]

Adalimumabe

As descrições e a sugestão das organizações são de que não há quantidade detectada de adalimumabe no soro dos bebês e no leite materno. Os níveis do medicamento no leite materno mostraram aumento após o 6º dia da injeção. A recomendação do fabricante refere-se à suspensão do medicamento antes da concepção.[67,70,71]

Certolizumabe

Difere dos outros anti-TNF-alfa por não apresentar a fração Fc. Os estudos mostram níveis no soro do bebê indetectáveis ou menores que os observados no soro materno. A pesquisa no leite materno também resultou em níveis indetectáveis do medicamento.[67,70,71]

Golimumabe

Anticorpo monoclonal, não parece prejudicial no 1º trimestre de gravidez, mas ainda não há dados consistentes sobre os riscos à gravidez e lactação. Não se observou aumento significativo de malformações nas gestações expostas, comparadas às não expostas. Pode afetar as respostas imunes do recém-nascido. Deve ser suspenso pelo menos 6 meses antes da concepção. Não se sabe se é excretado pelo leite materno.[67,70,71]

Abatacepte

Proteína de fusão do CTLA-4 e da imunoglobulina humana, inibe a ativação dos linfócitos T e cruza a barreira placentária. Não há dados disponíveis sobre danos à gravidez e níveis no leite materno. O fabricante desaconselha a gravidez durante o tratamento e até 10 semanas após a sua suspensão. Não deve ser utilizado durante a amamentação. [67,70,71]

Rituximabe

Anticorpo monoclonal que induz a depleção dos linfócitos B. Cruza a barreira placentária. Ainda não ficou claro se a exposição fetal ao rituximabe no 1º trimestre da gestação resulta em risco, mas até o momento os dados de crianças expostas ao medicamento no início da gestação são tranquilizadores. Entretanto, a exposição nos 2º e 3º trimestres causa depleção de linfócitos B no feto. A recomendação consiste na descontinuação do medicamento pelo menos 6 meses antes da concepção. Não é recomendado no período de amamentação.[67,70,71]

Tocilizumabe

Inibe as vias de sinalização do receptor da interleucina 6 (IL6). Recomenda-se a suspensão do medicamento 3 meses antes da concepção para as mulheres que queiram engravidar. Não há dados sobre a exposição dos pais ao medicamento, mas não parece determinar risco fetal. Deve ser evitado durante a fase de aleitamento.[67,70,71]

Belimumabe

Anticorpo monoclonal humano inibidor do estimulador do linfócito B (BLyS). Não há registros sobre o uso durante a gravidez. A recomendação consiste em suspendê-lo 4 meses antes da concepção e durante a amamentação.[67,71]

Tofacitinibe

Inibidor seletivo da família das JAK quinases com consequente bloqueio da sinalização de diversas citocinas, incluindo IL2, 4, 7, 9, 15, e 21, e, em menor escala, IL-6 e interferons. Esse bloqueio resulta na modulação de múltiplos aspectos da resposta imune. É indicado para o tratamento de pacientes adultos com artrite reumatoide ativa moderada a grave que apresentaram uma resposta inadequada a um ou mais DMARD. Não há dados para o uso desse medicamento durante a gravidez e a lactação. Sugere-se sua suspensão 4 semanas antes da interrupção de métodos contraceptivos e que seja evitado durante toda a gravidez e lactação.[67]

Secuquinumabe

Inibidor da interleucina IL17A, tem indicação para uso em psoríase, artrite psoriásica e espondiloartrite. Não há dados sobre o uso do medicamento durante gravidez e lactação. Sugere-se suspender o medicamento nesse período.[69,72]

Ustequinumabe

Inibe a expressão de interleucinas IL12 e IL23, com indicação precisa para psoríase, artrite psoriásica e entesite. Não há dados em humanos sobre o uso no período de gravidez e lactação. Deve ser desestimulado nesse período. Por sugestão do fabricante, a mulher em risco de engravidar deve utilizar um método contraceptivo durante o tratamento e até 15 semanas após a suspensão do medicamento.[67]

Anakinra e canaquinumabe

Ambos são bloqueadores de IL1. As evidências sobre o uso em grávidas e nutrizes é limitada, havendo relatos de exposição acidental durante o 1º trimestre da gestação, e parece ser seguro.[71]

Antitrombóticos e antiagregantes plaquetários

AAS em baixa dose é seguro durante a gravidez e pode ser continuado, inclusive na fase de aleitamento. Clopidogrel pode ser mantido durante a gravidez, considerando os riscos de exposição fetal.[12,74] Dabigatrana é um antitrombótico, inibidor da trombina. Não há dados disponíveis de segurança em gestantes. A recomendação é evitar a gravidez durante o uso do medicamento. Deve ser interrompido durante o período de amamentação.[69] Rivaroxabana é um antitrombótico que inibe a ação do fator de coagulação Xa. É contraindicado pelo fabricante durante a gravidez e o aleitamento.[69]

Anti-hipertensivos

Diversos medicamentos anti-hipertensivos são contraindicados na gravidez, em especial no 2º e no 3º trimestres. Os inibidores de enzima conversora da angiotensina (ECA) e bloqueadores dos receptores de angiotensina II estão associados à patologia fetal e neonatal, incluindo hipotensão, hipoplasia do crânio, anúria, insuficiência renal reversível ou irreversível e morte. Oligo-hidrâmnio, provavelmente causado por insuficiência da função renal fetal, desenvolvimento de pulmão hipoplásico, prematuridade, CIUR e persistência do *ductus arteriosus* também foram descritos.[12,69] Há poucas evidências sobre o uso do medicamento durante a amamentação. Os bloqueadores beta-adrenérgicos são permitidos, mas pode haver uma associação com CIUR e bradicardia fetal, além de potencial agravamento do fenômeno de Raynaud. Diuréticos podem ser utilizados, mas deve-se ficar atento à depleção de volume com consequente redução do fluxo uteroplacentário.

O tratamento da hipertensão durante a gravidez fica restrito aos bloqueadores dos canais de cálcio (nifedipino/anlodipino/isradipino), bloqueadores beta-adrenérgicos (labetalol/atenolol/pindolol), hidralazina e metildopa.[69]

REFERÊNCIAS BIBLIOGRÁFICAS

1. Østensen M. Sexual and reproductive health in rheumatic diseases. Nature Reviews. 2017;13:485-93.
2. Pereira AC et al. Imunidade na gestação normal e na paciente com lúpus eritematoso sistêmico. Rev Bras Reumatol. 2005;45(3):134-40.
3. Tincani A et al. Pregnancy in patients with autoimmune disease: a reality in 2016. Autoimmun Rev. 2016;15:975-7.
4. Silva CA et al. Reproductive health in male systemic lupus erythematosus. Braz J Reumatol. 2009;49:207-22.
5. Lateef A, Petri M. Systemic lupus erythematosus and pregnancy. Rheum Dis Clin N Am. 2017;43:215-26.
6. Silva CAA et al. Pregnancy outcome in juvenile systemic lupus erythematosus: a brazilian multicenter cohort study. J Rheumatol. 2008;35(7):1414-8.
7. Jesus GR et al. Understanding and managing pregnancy in patients with lupus. Autoimmune Diseases. 2015;2015:943490.
8. Andreoli L et al. EULAR recommendations for women's health and the management of family planning, assisted reproduction, pregnancy and menopause in patients with systemic lupus erythematosus and/or antiphospholipid syndrome. Ann Rheum Dis. 2017;76:476-85.
9. Andreoli L et al. Pregnancy and reproductive aspects of systemic lupus erythematosus. Curr Opin Rheumatol. 2017;29:473-9.
10. Lightstone L, Hladunewich MA. Lupus Nephritis and pregnancy: concerns and management. Semin Nephrol. 2017;37:347-53.
11. Lazzaroni MG et al. A comprehensive review of the clinical approach to pregnancy and systemic lupus erythematosus. J Autoimm. 2016;74:106-17.
12. Lateef A, Petri M. Management of pregnancy in systemic lupus erythematosus. Nat Rev Rheumatol. 2012;8(12):710-8.
13. Soh MC, Nelson-Piercy C. Biomarkers for adverse pregnancy outcomes in rheumatic diseases. Rheum Dis Clin N Am. 2017;43:201-14.
14. Sliwa K, Hilfiker-Kleiner D. Cord blood samples. A less explored tool in early diagnosis of neonatal cardiovascular disease. JACC. 2015;66(8):940-2.
15. Cnossen JS et al. Use of uterine artery Doppler ultrasonography to predict pre-eclampsia and intrauterine growth restriction: a systematic review and bivariable meta-analysis. CMAJ. 2008;11:701-11.
16. Correa PJ et al. Etiopathogenesis, prediction, and prevention of pre-eclampsia. Hypertension in Pregnancy. 2016;35(3):280-94.
17. Götestam Skorpen C et al. The EULAR points to consider for use of antirheumatic drugs before pregnancy, and during pregnancy and lactation. Ann Rheum Dis. 2016;0:1-16.
18. Atallah A et al. Aspirin for prevention of preeclampsia. Drugs. 2017;77:1819-31.
19. Schramm AM, Clowse MEB. Aspirin for prevention of preeclampsia in lupus pregnancy. Autoimmune Dis. 2014;920467:1-8.
20. Samaritano L. Contraception in patients with rheumatic disease. Rheum Dis Clin N Am. 2017;43:173-88.
21. Vanoni F et al. Neonatal systemic lupus erythematosus syndrome: a comprehensive review. Clinic Rev Allerg Immunol. 2017;53:469-76.
22. Izmirly PM et al. Neonatal lupus syndromes. Rheum Dis Clin N Am. 2007;33:267-85.
23. Peñate Y et al. Histopathologic characteristics of neonatal cutaneous lupus erythematosus: description of five cases and literature review. J Cutan Pathol. 2009;36(6):660-7.
24. Boros CA et al. Hydrocephalus and macrocephaly: new manifestations of neonatal lupus erythematosus. Arthritis Rheum. 2007;57(2):261-6.
25. Chen C et al. Central nervous system manifestations of neonatal lupus: a systematic review. Lupus. 2013; 22(14):1484-8.

26. Jaeggi ET et al. The importance of maternal anti-Ro/SSA antibodies as prognostic markers of the development of cardiac neonatal lupus erythematosus: a prospective study of 186 antibody-exposed fetuses and infants. J Am Coll Cardiol. 2010;55:2778-84.
27. Llanos C et al. Anatomical and pathological findings in hearts from fetuses and infants with cardiac manifestations of neonatal lupus. Rheumatology. 2012;51:1086-92.
28. Clancy RM et al. Immunohistologic evidence supports apoptosis, IgG deposition, and novel macrophage/fibrobalst crosstalk in the pathologic cascade leading to congenital heart block. Arthritis Rheum. 2004;50(1):173-82.
29. Ambrosi A et al. Development of heart block in children of SSA/SSB-autoantibody-positive women is associated with maternal age and displays a season-of-birth pattern. Ann Rheum Dis. 2012;71(3):334-40.
30. Saxena A et al. Serum biomarkers of inflammation, fibrosis and cardiac function in facilitating diagnosis, prognosis and treatment of anti SSA/Ro- associated cardiac neonatal lupus. JACC. 2015;66(8):930-9.
31. Izmirly PM et al. Assessment of fluorinated steroids to avert progression and mortality in anti-SSA/Ro-associated cardiac injury limited to the fetal conduction system. Ann Rheum Dis. 2016;75(6):1161-5.
32. Hutter D et al. The benefits of transplacental treatment of isolated congenital complete heart block associated with maternal anti Ro/SSA antibodies: a review. Scand J Immunol. 2010;72:235-41.
33. Izmirly PM et al. Maternal use of hydroxychloroquine is associated with areduced risk of recurrent anti-SSA/Ro-antibody-associated cardiac manifestations of neonatal lupus. Circulation. 2012;126:76-82.
34. Martínez-Sánchez N et al. Obstetric and perinatal outcome in anti-Ro/SSA-positive pregnant women: a prospective cohort study. Immunol Res. 2017;65:487-94.
35. Pons-Estel GJ et al. The antiphospholipid syndrome in patients with systemic lupus erythematosus. J Autoimmunity. 2017;76:10-20.
36. Miyakis S et al. International consensus statement on an update of the classification criteria for definite antiphospholipid syndrome (APS). J Thromb Haemost. 2006;4(2):295-306.
37. Danowski A et al. Diretrizes para o tratamento da síndrome do anticorpo antifosfolípideo. Rev Bras Reumatol. 2013;53(2):184-92.
38. Cervera R et al. Morbidity and mortality in the antiphospholipid syndrome during a 5-year period: a multicenter prospective study of 1000 patients. Ann Rheum Dis. 2009;68(9):1428-32.
39. Ruffatti A et al. Risk-based secondary prevention of obstetric antiphospholipid syndrome. Lupus. 2012;21:741-3.
40. Ruffatti A et al. Risk factors for a first thrombotic event in antiphospholipid antibody carriers: a prospective multicenter follow-up study. Ann Rheum Dis. 2011;70(6):1083-6.
41. Chighizola CB et al. The treatment of anti-phospholipid syndrome: a comprehensive clinical approach. J Autoimmunity. 2018;90:1-27.
42. Oku K et al. Pathophysiology of thrombosis and pregnancy morbidity in the antiphospholipid syndrome. Eur J Clin Invest. 2012;42(10):1126-35.
43. De Carolis S et al. Complementemia and obstetric outcome in pregnancy with antiphospholipid syndrome. Lupus. 2012;21:776-8.
44. Levy RA et al. Obstetric antiphospholipid syndrome: still a challenge. Lupus. 2010;19:457-9.
45. Bertolaccini ML et al. Complement inhibition by hydroxychloroquine prevents placental and fetal brain abnbormalities in antiphospholipid syndrome. J Autoimmunity. 2016;75:30-8.
46. Nalli C et al. Long-term neurodevelopmental outcome of children born to prospectively followed pregnancies of women with systemic lupus erythematosus and/or antiphospholpid syndrome. Lupus. 2017;26:552-8.
47. Meroni PL. Prevention & treatment of obstetrical complications in APS: is hydroxychloroquine the Holy Grail we are looking for? J Autoimmunity. 2016;75: 1-5.
48. Basu S et al. Low dose maternal warfarin intake resulting in fetal warfarin syndrome: in search for a safe anticoagulant regimen during pregnancy. Birth Defects Research. 2016;106:142-7.

49. Horlocker TT et al. Executive summary: regional anesthesia in the patient receiving antithrombotic or thrombolytic therapy: American Society of Regional Anesthesia and Pain Medicine Evidence-Based Guidelines (Third Edition). Reg Anesth Pain Med. 2010;35:102-5.
50. Vela P. Pregnancy in chronic arthritis: only a matter of planning. MJ Rheumatology. 2015;2(1):66-74.
51. de Jong PHP, Dolhain RJEM. Fertility, pregnancy, and lactation in rheumatoid arthritis. Rheum Dis Clin N Am. 2017;227-37.
52. de Man YA et al. Disease activity of rheumatoid arthritis during pregnancy: results from a nationwide prospective study. Arthritis Rheum. 2008;59(9):1241-8.
53. Munoz-Suano A et al. Regulatory T cells protect from autoimmune arthritis during pregnancy. J Autoimmun. 2012;38(2-3):J103-8.
54. de Man YA et al. Association of higher rheumatoid arthritis disease activity during pregnancy with lower birth weight: results of a national prospective study. Arthritis Rheum. 2009;60(11):3196-206.
55. Jain V, Gordon C. Managing pregnancy in inflammatory rheumatological diseases. Arthritis Res Ther. 2011;13:206.
56. Lidar M, Langevitz P. Pregnancy issues in scleroderma. Autoimmun Rev. 2012;11(6-7):A515-9.
57. Josselin-Mahr L et al. Systemic sclerosis and pregnancy. La Revue de Medecine Interne. 2011;32:363-8.
58. Upala S et al. Association between primary Sjogren syndrome and pregnancy complications: a systemac review and meta-analysis. Clin Rheumatol. 2016;35:1945-9.
59. Missumi LS et al. Desfechos da gestação em pacientes com dermatomiosite e polimiosite. Rev Bras Reumatol. 2015;55(2):95-102.
60. Chen JS et al. Pregnancy outcomes in women with rare autoimune diseases. Arthritis Rheum. 2015:17(12):3314-23.
61. Østensen M et al. Pregnancy and reproduction in autoimmune rheumatic diseases. Rheumatology. 2011;50:657-64.
62. Merkel PA. Overview of and aprooach to the vasculitides in adults. UpToDate 2018; topic 8226.
63. Machen L, Clowse MEB. Vasculitis and pregnancy. Rhem Dis Clin N Am. 2017;43:239-47.
64. Jennette JC et al. 2012 revised international Chapel Hill consensus conference nomenclature of vaculitides. Arthritis Rheum. 2013;65:1-11.
65. Sampaio-Barros PD et al. Perfil gestacional na espondilite anquilosante. Rev Bras Reumatol. 2005;45(3):103-6.
66. Timur H et al. Pregnancy outcome in patients with ankylosing spondylitis. J Matern Fetal Neonatal Med. 2016;29(15):2470-4.
67. Skorpen CG et al. The EULAR points to consider for use of antirheumatic drugs before pregnancy, and during pregnancy and lactation. Ann Rheum Dis. 2016;0:1-16.
68. Østensen M et al. Anti-inflammatory and immunossupressive drugs and reproduction. Arthritis Res Ther. 2006;8(3):209.
69. Flint J et al. BSR and BHPR guideline on prescribing drugs in pregnancy and breastfeeding – part II: analgesics and other drugs used in rheumatology practice. Rheumatology. 2016;55:1-5.
70. Ngian GS et al. Safety of anti-rheumatic drugs for rheumatoid arthritis in pregnancy and lactation. Int J Rheum Dis. 2016;19:834-43.
71. Flint J et al. BSR and BHPR guideline on prescribing drugs in pregnancy and breastfeeding – part I: Standard and biologic disease modifying anti- rheumatic drugs and corticosteroids. Rheumatology. 2016;55(9):1693-7.
72. Østensen M, Förger F. Treatment with biologicals of pregnant patients with rheumatic diseases. Curr Opin Rheumatol. 2011;23(3):293-8.
73. Winger EE et al. Treatment with adalimumab (Humira) and intravenous immunoglobulin improves pregnancy rates in women undergoing IVF. Am J Reprod Immunol. 2009;61(2):113-20.

BIBLIOGRAFIA

Ghanem FA, Movahed A. Use of antihypertensive drugs during pregnancy and lactation. Cardiovasc Ther. 2008;26(1):38-49.

Gordon C et al. Clinical approaches for young women with autoimmune rheumatic diseases during pregnancy. New York: PeerVoice; 2010-2013.

Parte 6

Doenças Inflamatórias do Tecido Conjuntivo na Infância

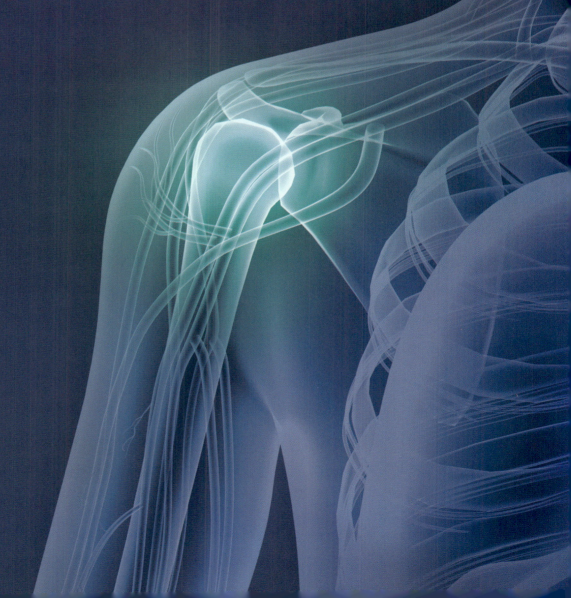

33 Febre Reumática

Cristina Costa Duarte Lanna • Maria Vitoria Quintero

INTRODUÇÃO

Febre reumática (FR) compreende uma doença autoimune e inflamatória que se apresenta como sequela tardia de uma faringoamigdalite causada pelo estreptococo beta-hemolítico do grupo A em indivíduos geneticamente predispostos. Acomete as articulações, o coração, o sistema nervoso central (SNC), a pele e o tecido subcutâneo. O diagnóstico é feito por combinações de suas várias manifestações.[1]

As primeiras descrições médicas dos componentes clínicos da FR aguda (FRA) se deram na Europa, no começo do século 16. No início, foi confundida com a gota e outras formas de doença articular. O médico francês Guillaume de Bouillaud foi quem primeiro a distinguiu de outros tipos de reumatismo, chamando-a de "reumatismo articular agudo".

Em 1684, o médico inglês Thomas Sydenham descreveu a poliartrite da FR de forma completa. Relatou também a coreia, que tem seu nome (coreia de Sydenham), mas não a relacionou com o reumatismo agudo, fato identificado por Copland em 1821. William Charles Well, em 1812, associou definitivamente a cardite ao quadro da FRA. A primeira descrição histológica ampla e clara da cardite reumática foi feita por Samuel West em 1878, e as lesões intersticiais características da cardite reumática, hoje conhecidas como nódulos de Aschoff, foram descritas, em 1904, pelo médico alemão Ludwig Aschoff. Após mais de dois séculos, em 1889, Cheadle descreveu o espectro clínico completo da FRA – da amigdalite à cardite. A etiologia infecciosa já era há muito tempo suspeitada, especialmente pela variação sazonal dos surtos, e, em 1900, Poynton e Paine isolaram um diplococo de um paciente com FRA, afirmando ser este o agente causal.[2]

A importância da FR está relacionada com o acometimento cardíaco, que pode ser fatal nos estágios agudos da doença ou produzir uma cardiopatia crônica secundária a deformidades nas valvas cardíacas. Trata-se da principal causa de doença cardíaca adquirida em crianças e adultos jovens em todo o mundo. Embora seja de fácil prevenção, exige vigilância constante por parte do paciente, dos familiares e dos serviços de saúde.[3,4]

Ao longo dos anos, a FR vem sendo considerada uma "doença negligenciada". A Organização Mundial da Saúde (OMS) se preocupa em desenvolver programas multidisciplinares de prevenção e controle da doença com o objetivo especial de promover o tratamento adequado das faringoamigdalites (profilaxia primária), a perfeita adesão à profilaxia secundária, o controle das lesões residuais e os cuidados relacionados com o bem-estar físico e mental desses pacientes.[3-5]

EPIDEMIOLOGIA

A faringoamigdalite e o impetigo representam as infecções mais frequentemente causadas pelo estreptococo beta-hemolítico do grupo A (EBGA), responsável por 15 a 20% das faringoamigdalites e pela quase totalidade daquelas de origem bacteriana.[4] Infecções causadas por EBGA ocorrem em centenas de milhões de pessoas, resultando em mais de 500.000 mortes/ano e contribuindo para problemas de saúde pública em todo o mundo.[2-4,6,7]

A FR tem uma distribuição universal e desproporcional, com marcada diferença nas taxas de incidência e prevalência entre os países em desenvolvimento e os desenvolvidos. Nas últimas décadas, os países desenvolvidos vêm apresentando uma redução tanto na incidência da FRA quanto na prevalência da cardite reumática crônica (CRC), em virtude de melhores condições de vida e do diagnóstico e tratamento precoce das amigdalites. Entretanto, vê-se outra realidade nos países em desenvolvimento, onde a incidência e a prevalência da FRA e CRC se revelam persistentemente elevadas. Mesmo nesses países ainda se observa diferença marcante entre determinadas regiões geográficas, grupos étnicos e socioeconômicos específicos.[3-7] No Brasil, a incidência de FR é de 100/100.000 crianças/ano[3,7] e, entre os aborígenes da Austrália, de 500/100.000. Essa discrepância levou a uma reconsideração sobre a sensibilidade dos critérios de Jones, que passaram a ser classificados de acordo com a avaliação de risco epidemiológico de cada população. Para isso, houve a contribuição da ecodopplercardiografia feita de modo sistematizado na população escolar, detectando um índice muito mais elevado de cardite do que se podia supor.[1,6,8]

Apesar da reconhecida importância do problema e da existência de estratégias comprovadamente eficazes de prevenção e tratamento da faringoamigdalite estreptocócica, as ações de saúde desenvolvidas até hoje têm se mostrado insuficientes para o adequado controle da FR no Brasil. A despeito de iniciativas regionais de programas visando à prevenção da doença nas últimas décadas, a inexistência de um programa de âmbito nacional contribui para taxas de prevalência ainda elevadas. Estudos realizados na população de escolares em algumas capitais brasileiras estimaram a prevalência de CRC em 1 a 7 casos/1.000 escolares[9,10], número significativamente maior que o de países desenvolvidos, como os EUA, onde varia entre 0,1 e 0,4 casos/1.000 escolares[6], o que classifica os brasileiros, conforme os critérios atuais, como população de risco elevado para o desenvolvimento da doença e suas sequelas.[1,5,9,10]

Estima-se que no Brasil ocorram cerca de 10 milhões de faringoamigdalites estreptocócicas, em um total de 30 mil novos casos de FR por ano, dos quais aproximadamente 15 mil podem evoluir com acometimento cardíaco.[11]

A grave recessão econômica em que se encontraram diversos países nos últimos anos e os grandes movimentos de migração pelo mundo revelam uma ressurgência da doença, preocupando os órgãos mundiais[12,13] e fazendo surgir grandes grupos de estudos e novas lideranças oriundas dos países com maior incidência da doença. Novas pesquisas envolvendo centros em todo o mundo vêm sendo realizadas com o objetivo de alcançar um melhor controle das doenças negligenciadas. No que diz respeito à FR, algumas conclusões apresentadas chamam a atenção:

- Indivíduos com CRC receberam o diagnóstico já em fase crônica e avançada
- O acesso ao tratamento cirúrgico pode ser considerado um luxo nos países em desenvolvimento
- Muitos dos pacientes com CRC não recebem profilaxia secundária adequada
- O uso e o monitoramento de anticoagulantes são inadequados, aumentando o risco de trombose e sangramento
- A CRC na mulher é subdiagnosticada, causando elevado índice de mortalidade materno-fetal.[14]

O alcoolismo também compreende um agente agravante no espectro da FRA e CRC, visto que o uso de bebida alcoólica aumenta duas vezes o risco de óbito entre homens com CRC mesmo quando outras comorbidades já foram controladas. O alcoolismo piora o prognóstico da doença e não pode ser considerado apenas um fator de risco.[14,15]

ETIOPATOGENIA

Para que a FR surja, é preciso haver uma faringoamigdalite pelo EBGA. Todavia, novos estudos de epidemiologia molecular revelam diversidade de cadeias de estreptococo tipo A em comunidades indígenas do Pacífico, onde há risco elevado para o desenvolvimento da FR. Nessas populações, o impetigo se sobrepõe à amigdalite, sugerindo a participação da infecção de pele no desenvolvimento da FR.[16,17] Fatores ambientais e socioeconômicos contribuem para o aparecimento da doença, uma vez que alimentação inadequada, habitação em aglomerados e ausência ou carência de atendimento médico constituem condições importantes para o desenvolvimento da faringoamigdalite estreptocócica e do impetigo. Paralelamente, aspectos genéticos de suscetibilidade à doença estão diretamente relacionados com o desenvolvimento da FR e de suas sequelas.[18]

Estreptococo

O *Streptococcus pyogenes*, um patógeno Gram-positivo que infecta estritamente humanos, é o agente causador de faringoamigdalite, impetigo e doenças graves, como fasciíte necrosante. Pode se adaptar a diversos nichos do corpo humano para obter os nutrientes necessários, aderir aos tecidos, evadir do sistema imune e se replicar. Essa adaptação ao hospedeiro se dá em virtude das alterações no transcriptoma desses microrganismos em resposta aos diversos ambientes encontrados *in vivo* durante uma infecção.[19-21] O estreptococo pode ser encontrado como colonizador do trato respiratório superior sem manifestar doença. Em crianças na faixa etária de 5 a 15 anos, as taxas de colonização por esse microrganismo podem exceder 30%.[19-21]

A bactéria apresenta uma estrutura bem definida associada à sua virulência e à sua capacidade de desenvolver o mimetismo molecular (Figura 33.1). Sua parte mais externa consiste em uma cápsula de ácido hialurônico, que pode não estar presente. Impede a fagocitose e é mais frequente em cepas "epidêmicas". Confere uma aparência mucoide às colônias na placa de cultura. Junto à cápsula, podem ser encontradas fímbrias, flagelos imóveis responsáveis pela aderência do estreptococo às células epiteliais da faringe e um pré-requisito para que haja infecção. A virulência relacionada com as fímbrias é determinada pela presença de ácido lipoteocoico e proteína M em sua estrutura.[19-23] Abaixo da cápsula de ácido hialurônico há uma parede celular rígida formada por três camadas:

- Camada externa: o componente mais importante é a proteína M, uma proteína fibrilar com desenho helicoidal e estrutura homóloga à das proteínas humanas (miosina cardíaca, tropomiosina, queratina, laminina, vimentina). Funcionalmente antifagocítica, trata-se do principal antígeno implicado na patogênese da FR. Tem propriedades de superantígeno, sendo capaz de provocar uma reação imunológica exagerada. As toxinas produzidas pela proteína M ativam uma grande quantidade de células T, resultando em uma produção maciça de citocinas pró-inflamatórias. A proteína M está ancorada na parede celular e estende-se para a superfície celular. Inibe a deposição de complementos, contribui para adesão às mucosas[23-25] e é codificada pelo gene *emm*. A diferença antigênica da proteína M é a responsável pela classificação do estreptococo do grupo A em mais de 200 subtipos. Cerca de um quarto deles é reumatogênico. Há cinco padrões de diferentes arquiteturas cromossômicas do gene *emm* que classificam a proteína M em A, B, C, D e E, com base na existência e no arranjo dos genes *emm* e *emm-like* presentes no genoma de *S. pyogenes*. Múltiplos tipos de proteína M indicam que reinfecções são inevitáveis. Os estreptococos com proteína M de padrões A, B e C estão normalmente associados a infecções de orofaringe; aqueles com o padrão D são principalmente recuperados de lesões superficiais de pele (impetigo) e o padrão E representa um grupo "generalista" relacionado com ambos os sítios de isolamento[18-26]
- Camada média: formada por um carboidrato que possibilitou a classificação sorológica dos estreptococos de A até

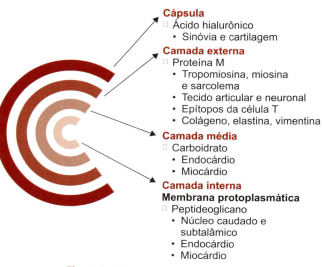

Figura 33.1 Estrutura do estreptococo.

O. Mais de 90% dos estreptococos beta-hemolíticos patogênicos para o homem pertencem ao grupo A. Somente os estreptococos do grupo A e G conseguem sintetizar a proteína M
- Camada interna: composta por um peptideoglicano formado por unidades básicas repetitivas de N-acetilglicosamina e ácido N-acetilmurâmico. Confere rigidez e dá forma ao microrganismo como se fosse sua estrutura esquelética. A penicilina exerce sua ação letal contra o estreptococo, bloqueando metabolicamente a síntese desse peptideoglicano.

Seguem-se a membrana citoplasmática e o citoplasma, que contêm antígenos implicados na patogênese da coreia e da cardite.[19-23]

Suscetibilidade genética

Há mais de 100 anos, suspeita-se da existência de uma predisposição genética nos indivíduos que desenvolvem FR, fundamentada em observações de maior incidência da enfermidade em grupos familiares; de que apenas alguns indivíduos com infecção estreptocócica desenvolverão a doença; da identificação de padrões similares da doença em irmãos e em gêmeos idênticos; e, mais recentemente, de resultados de estudos de correlação com os genes do antígeno leucocitário humano (HLA).[26] Provavelmente, a suscetibilidade genética é poligênica. Genes polimórficos podem codificar proteínas imunológicas associadas à suscetibilidade para FRA. Contudo, há diversos genes que codificam citocinas pró-inflamatórias e regulam a fibrose e calcificação, estando relacionados com o desenvolvimento da cardite.[26,27]

O primeiro marcador identificado como fator de suscetibilidade foi chamado de antígeno 883 (descrito em 1979 por Patarroyo)[28] e estaria presente em até 75% dos indivíduos com FR. O risco relativo de pessoas com esse marcador apresentarem a FR seria doze vezes maior que aquelas que não o apresentam. Estudos subsequentes demonstraram três sítios antigênicos identificados por anticorpos monoclonais. Os chamados 83S19.23 (quase idêntico ao aloantígeno 883) e 56S10 (identifica a maioria dos indivíduos 883 negativos) estão presentes em 95% dos pacientes com FR.[29] Um terceiro sítio identificado pelo anticorpo dirigido especificamente contra antígenos do linfócito B é chamado D8/17[16], estando presente em 90 a 100% dos pacientes com FR e em apenas 13,9% dos controles sem FR.[22,29]

Inicialmente, apenas os antígenos do tipo HLA classe II estariam associados à FR. Várias etnias foram estudadas mostrando participação de diferentes alelos dos antígenos HLA-DR (DR1, DR2, DR3, DR4, Drw6, DR7, Drw53, DRB1), com destaque para a participação dos antígenos DR7 e DRw53 como marcadores de suscetibilidade para a população brasileira.[16,27] Mais tarde, observou-se a participação de HLA de classe III.[26] O polimorfismo do gene *TNFA* que codifica o fator de necrose tumoral alfa (TNF-alfa) pode estar envolvido no risco de desenvolvimento da cardite. Dois alelos do gene *TNFA* (308A e 238A) são identificados como fatores de suscetibilidade – o primeiro associado à lesão mitral mais grave e o segundo à cardite leve e lesão de valva aórtica. Alelos do sistema HLA-DQ também estão relacionados com o desenvolvimento de cardite nos pacientes com FR.[19] O alelo HLA DR7 e o gene *HLA* classe II são os mais consistentemente associados à suscetibilidade para CRC.[22-27]

Resposta autoimune e autoinflamatória

A doença é mediada por resposta imune celular e humoral e o comportamento clínico e evolutivo se baseia em mecanismos de hipersensibilidade. A evolução se processa em três fases distintas: infecção estreptocócica; fase intermediária assintomática; e a fase que surge como uma complicação tardia ligada à formação de anticorpos e à ativação da cascata inflamatória.[20-23]

A infecção estreptocócica ativa inicialmente o sistema imune inato, responsável pela defesa imediata contra a infecção, recrutando células imunes para o local da agressão e promovendo a apresentação dos antígenos estreptocócicos para as células T. As células B respondem produzindo anticorpos do tipo IgG e IgM e ativam as células T que incrementarão a produção de citocinas e influenciarão decisivamente o tipo de resposta clínica nos pacientes com FR. O número aumentado de linfócitos T CD4+ no sangue periférico de pacientes com cardite está ligado ao aumento de interleucina 1 (IL1), TNF-alfa e IL2 no soro. No tecido cardíaco de pacientes com cardiopatia reumática grave, predominam células mononucleares secretoras de TNF-alfa e interferon gama (IFN-gama, padrão Th1), enquanto raras células mononucleares infiltrantes das valvas produzem IL4. Portanto, a baixa produção de IL4 está associada à progressão das lesões valvares na CRC, enquanto, no miocárdio, onde há grande número de células produtoras de IL4, a miocardite é curada após algumas semanas.[19-25,29-31]

O sistema imune adaptativo desempenha um papel importante na manutenção e na expansão da inflamação que leva ao dano tecidual. A resposta imune nos pacientes com FR é mais grave e duradoura.[20,21,25] Essa reação exacerbada, reconhecendo antígenos humanos como antígenos estreptocócicos (mecanismos de mimetismo antigênico e reação cruzada), representa a essência da resposta imune na FR e é responsável pelas manifestações clínicas. Assim, o ácido hialurônico da cápsula da bactéria tem reação cruzada com a sinóvia e a cartilagem articular. A artrite surge por depósito de imunocomplexos na membrana sinovial. O carboidrato da camada média reage com o miocárdio e as valvas, a membrana celular do estreptococo com o sarcolema miocárdico e com antígenos do citoplasma de neurônios dos núcleos caudado e subtalâmico. A cardite se dá por infiltração de células T nos tecidos cardíacos e a coreia em consequência de anticorpos que se ligam aos núcleos da base. Dessa maneira, além da reação cruzada inicial, há apresentação continuada de antígenos no sítio da lesão, o que amplifica a resposta imune e a ativação de grande número de clones autorreativos de linfócitos T.[18-21,23]

Ainda, a patogênese da CRC tem características próprias bem marcantes. O anticorpo antiestreptocócico é citotóxico para as células endoteliais (principalmente o endotélio que reveste as válvulas) e para a camada da membrana basal. A lesão endotelial consiste no primeiro evento relacionado com o desenvolvimento da CRC. As valvas cardíacas são revestidas por tecido endocárdico, uma camada formada por tecido conjuntivo (colágeno, proteoglicanos e fibras elásticas) com aspecto mixomatoso na face atrial.

A valvulite aguda evolui de uma endocardite verrucosa na região mais áspera do folheto, havendo, histologicamente, edema e inflamação da membrana basal do endocárdio. Nessa fase, os folhetos exibem infiltração de células imunológicas, fibrose, neoangiogênese e posterior calcificação. As áreas de angiogênese estão associadas à expressão do fator de crescimento endotelial vascular e à calcificação com presença de células osteoblasto *like*. O endotélio valvular e as áreas perivasculares expressam linfócitos T CD4+ e CD8+ e macrófagos, promovendo um círculo vicioso de neovascularização, cura e cicatrização com consequente proliferação exsudativa. Em seu estágio final, a valva mostra folhetos firmes e fibróticos com sinais de espessamento pós-inflamatório evoluindo para cicatrização, fibrose, fusão e encurtamento de comissuras, além de encurtamento das cordoalhas. Esses pacientes apresentam estenose potencialmente grave. A valva assume uma forma de funil, cujo orifício lembra uma boca de peixe. Essa é a descrição clássica da anatomia da estenose mitral.[5]

A busca de marcadores de prognóstico vem sendo intensificada ao redor do mundo, visando ao controle mais intenso e à melhor vigilância da doença. Um grupo de autores indianos reconheceu anticorpos antipeptídeo (PARF) e antipró-colágeno tipo I (PICP) liberados na circulação na vigência de um processo de remodelamento do colágeno. Os títulos desses anticorpos podem estar relacionados com o grau de dano tecidual, sugerindo risco de progressão para lesão valvular. Progridem em curva ascendente na FRA e alcançam maiores títulos na CRC.[32,33] A Figura 33.2 apresenta um esquema da fisiopatologia da FR.

DIAGNÓSTICO

A faringoamigdalite é mais frequente entre os 5 e 15 anos de idade, com um período de incubação que varia de 1 a 5 semanas, em média 3 semanas após a infecção pelo estreptococo. Em 30% dos pacientes, é assintomática. O risco de um segundo surto aumenta para 50% naqueles que já tiveram um surto prévio da doença.[5]

O diagnóstico da FR é clínico. Em 1944, o Dr. T. Duckett Jones[34] elaborou critérios para orientar o diagnóstico, que sofreram revisões pela American Heart Association (AHA) em 1965, 1984 e 1992 e, mais recentemente, em 2015.[1] Esses critérios foram criados para evitar um excesso de diagnósticos de FR e continuam sendo considerados o padrão-ouro para o diagnóstico do primeiro surto da doença e de surtos subsequentes.

A divisão dos critérios em maiores e menores baseia-se na especificidade, e não na frequência da manifestação. Outros sinais e sintomas, como epistaxe, dor abdominal, dor precordial, anorexia, fadiga, perda de peso, anemia e leucocitose, podem surgir, mas não estão incluídos entre as manifestações dos critérios de Jones.[1,25] A última revisão dos critérios de Jones propõe mudanças importantes em relação àqueles adotados em 1992. Os pacientes foram estratificados em graus de risco baixo ou moderado/elevado com base em dados epidemiológicos. Considera-se grupo de baixo risco aquela população na qual a incidência de FR é menor que 2/100.000 escolares (entre 5 e 14 anos de idade) por ano ou com uma prevalência da CRC em qualquer grupo etário menor ou igual a 1/1.000 habitantes por ano. Crianças oriundas de comunidades com índices superiores a esses são consideradas de risco moderado ou elevado para o desenvolvimento da FR. A população brasileira se encaixa no grupo de risco elevado para o desenvolvimento da FR. A segunda alteração importante referiu-se à possibilidade de considerar os critérios de Jones (Quadro 33.1) para o diagnóstico de recidivas da FR, visto que, até então, eram usados apenas para o diagnóstico do primeiro surto. Por fim, a ecodopplercardiografia passou a ser uma ferramenta fundamental para o diagnóstico de cardite reumática subclínica (formas de cardite sem alteração na ausculta), incluindo-se como critério maior, independentemente do grupo de risco.[1]

Para o diagnóstico do primeiro surto, conforme os critérios de Jones atuais, consideram-se os critérios a seguir:

- Para o grupo de indivíduos de baixo risco, dois critérios maiores ou um critério maior e dois menores, na evidência de infecção prévia pelo EBGA
- Para os indivíduos de risco moderado/elevado, a poliartralgia e a monoartrite passam a ser critério maior, e não apenas a poliartrite, como antes instituído; ainda, nesse grupo, considera-se monoartralgia um critério menor
- Para o diagnóstico de recidiva de FR, consideram-se dois critérios maiores ou um critério maior e dois critérios menores, ou, ainda, três critérios menores independentemente do grupo de risco a que a criança pertença.[1,35]

Há três situações nas quais os critérios de Jones não são obrigatórios:

1. Coreia de Sydenham: pode ocorrer depois de meses da infecção aguda, quando da normalização das provas inflamatórias e da ASLO.
2. Cardite insidiosa confirmada na ecocardiografia.
3. Cardiopatia reumática crônica percebida apenas na fase tardia da doença, já sem sinais ou sintomas da fase aguda.

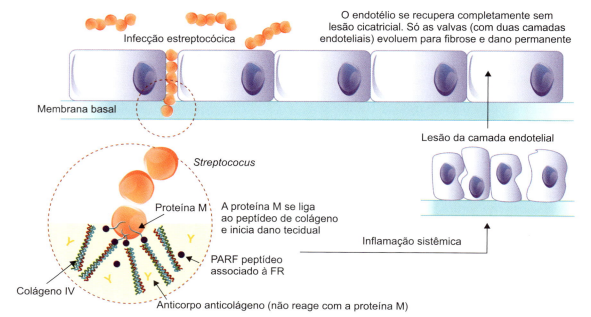

Figura 33.2 Fisiopatologia da febre reumática. Adaptada de Tandon et al.[22]

Quadro 33.1 Critérios de Jones para o diagnóstico de febre reumática – revisão 2015.

Primeiro surto de febre reumática
• 2 critérios maiores ou
• 1 critério maior + 2 critérios menores

Recidiva de febre reumática (recorrente)
• 2 critérios maiores ou
• 1 critério maior + 2 critérios menores ou
• 3 critérios menores

Critérios
População de baixo risco:
• Critérios maiores:
■ Cardite (clínica ou subclínica)
■ Artrite (apenas poliartrite)
■ Coreia
■ Eritema marginado
■ Nódulo subcutâneo
• Critérios menores
■ Poliartralgia
■ Febre (temperatura ≥ 38,5°C)
■ Elevação de VHS (≥ 60 mm/h ou proteína C reativa ≥ 3 mg/dℓ ou maior que o valor de referência indicado)
■ Intervalo PR na ECG prolongado corrigido para a idade (somente quando não houver cardite)
População de risco moderado/elevado:
• Critérios maiores
■ Cardite (clínica ou subclínica)
■ Artrite (poliartrite, poliartralgia e/ou monoartrite)
■ Coreia
■ Eritema marginado
■ Nódulo subcutâneo
• Critérios menores
■ Monoartralgia
■ Febre (temperatura > 38°C)
■ Elevação de VHS (> 30 mm/h ou proteína C reativa > 3 mg/dℓ ou maior que o valor de referência indicado)
■ Intervalo PR na ECG prolongado corrigido para a idade (somente quando não houver cardite)

Comprovada evidência de infecção prévia pelo estreptococo beta-hemolítico do grupo A (cultura de orofaringe, positividade em teste rápido de detecção de antígenos estreptocócicos, títulos elevados de anticorpos antiestreptocócicos). ECG: eletrocardiografia. Fonte: Gewitz et al., 2015.[1]

O surto agudo da FR raramente dura mais de 3 meses. Quando a cardite se mantém por 6 meses ou mais, é classificada como CRC.[1,35]

Critérios maiores

Artrite

Manifestação clínica mais frequente da FRA, ocorre em 75% dos pacientes. Quando típica, acomete as grandes articulações (joelhos, tornozelos, punhos, cotovelos) de forma migratória, surgindo em novas regiões à medida que outras vão se normalizando, sem qualquer orientação definida de progressão centrífuga ou centrípeta. Atualmente, observa-se com menor frequência esse padrão de comportamento, principalmente pela introdução precoce dos anti-inflamatórios. As pequenas articulações de mãos e pés, as coxofemorais e a coluna cervical podem ser afetadas, sendo o último segmento relatado com frequência maior.[36-38]

A dor é de grande intensidade e desproporcional aos demais achados da inflamação, levando à incapacidade funcional, uma das características que a diferencia da AIJ. A artrite costuma ser mais comum e mais intensa em adultos jovens (100% no primeiro surto), quando comparada a adolescentes (82%) e crianças (66%). É mais sintomática na 1ª semana, podendo persistir de forma leve por mais 1 ou 2 semanas. A duração em cada articulação em geral é de 1 a 5 dias.[36] O uso de anti-inflamatórios em quadros articulares iniciais prejudica a observação evolutiva da artrite como poliarticular e migratória. Seria interessante, dentro do possível, aguardar 72 h do início do quadro articular para definir essas características com clareza. Manifestações articulares atípicas podem ser observadas em até 47% dos casos, com duração do surto e padrão de resposta aos anti-inflamatórios não hormonais similares aos das artrites crônicas, o que dificulta o diagnóstico diferencial. É possível observar monoartrite crônica, com duração de mais de 3 meses e comportamento aditivo em lugar de migratório.[36-38] A monoartrite representa uma manifestação importante de FRA em população de risco moderado/elevado, sendo considerada um critério maior.

A artrite reativa pós-estreptocócica compreende um quadro agudo que ocorre após uma infecção pelo EBGA, sem cardite, nódulos ou eritema no surto inicial. Sua descrição difere daquela da artrite da FR pelo menor período de latência após a infecção estreptocócica (1 a 10 dias), pela maior duração das manifestações articulares (em média 2 meses) e pela má resposta aos anti-inflamatórios não hormonais. A artrite reativa pós-estreptocócica deve ser tratada como FR, com indicação de profilaxia secundária, especialmente em países onde a prevalência da FR é alta, pois já se observaram manifestações cardíacas tardias nesse grupo.[39,40]

A artrite, na apresentação clássica da FR ou na forma das artrites reativas, evolui para cura em períodos variáveis, sem deixar sequelas. Entretanto, em 5% dessas crianças, a artropatia pode evoluir com deformidade e, eventualmente, até mesmo restrição de movimentos. Recebe o nome de artropatia de Jaccoud e é considerada uma sequela rara de surtos repetidos de FR. Caracteriza-se por desvio ulnar, subluxação e deformidade em flexão das articulações metacarpofalângicas e hiperextensão das interfalângicas proximais. Não é uma verdadeira sinovite, mas uma fibrosite periarticular. Não há erosões ao estudo radiográfico.[41]

Histórias mal definidas de quadros articulares pregressos, artralgias inespecíficas e dores não articulares nos membros são, por vezes, valorizadas indevidamente, em especial quando acompanhadas de alterações das provas de fase aguda e/ou evidência de estreptococcia anterior. Queixas osteoarticulares benignas são frequentes na infância e podem se confundir com sinais clínicos (artrite/artralgia) dos critérios de Jones. A análise do líquido sinovial, raramente solicitada, revela um líquido inflamatório, tornando-se útil para excluir artrite séptica, quando for o caso.

Cardite

A mais importante manifestação da FRA é a única que pode provocar a morte na fase aguda e deixar sequelas. Ocorre em cerca de 50% dos pacientes. Trata-se de uma pancardite na fase aguda, mas a lesão primária da CRC é a valvulite que acomete principalmente as valvas mitral e aórtica. Os principais sinais clínicos consistem em taquicardia, sopros, cardiomegalia, insuficiência cardíaca congestiva e atrito pericárdico. O uso sistematizado da ecodopplercardiografia mostrou que a incidência de cardite é dez vezes maior que aquela considerada anteriormente.[42,43]

No miocárdio, a lesão se apresenta na forma de granuloma focal, os nódulos de Aschoff e patognomônicos da CRC.

São descritos como uma lesão intersticial fibroinflamatória contendo linfócitos, macrófagos, células B, células gigantes e necrose de colágeno. A disfunção do miocárdio (miocardite protraída, miocardiopatia dilatada) e a pericardite constritiva são raras. A cardiomegalia indica miocardite e/ou endocardite. Os sinais clínicos consistem em taquicardia e desvio do *ictus*, confirmados pelo estudo radiográfico do tórax e pela ecocardiografia. A miocardite, na ausência de envolvimento valvar, não deve ser considerada de origem reumática. A insuficiência cardíaca congestiva pode ocorrer em crianças pequenas com FRA ou naquelas com recidiva da doença que já apresentam lesões valvares hemodinamicamente significativas. As queixas compreendem dispneia, tosse, dor torácica e anorexia. Ao exame físico, observam-se taquicardia, hepatomegalia, ritmo de galope, edema e crepitações pulmonares basais.[36] Aproximadamente 60% dos pacientes que desenvolvem ICC no primeiro surto de FRA apresentarão alguma sequela valvar nos próximos 10 anos.[6,24]

Pericardite é uma manifestação mais rara, quase nunca de forma isolada e que, quando surge, corresponde a uma pericardite fibrinosa; se houver algum derrame pericárdico, tende a ser autolimitado.[5] Diagnostica-se por atrito e/ou efusão pericárdica.[36]

Endocardite (valvulite) é comum e ocorre em quase todos os pacientes que apresentam cardite. Sopro cardíaco é o achado mais frequente. As valvas mais acometidas são a mitral e a aórtica, e, durante o surto agudo, a lesão é de regurgitação. A estenose leva anos para se desenvolver. A regurgitação mitral representa a sequela mais comum da FR, pela dilatação do anel valvar e pelo relaxamento das cordoalhas tendíneas.[5,22] Produz um sopro holossistólico, mais audível no ápice, com irradiação para a axila e abafamento da primeira bulha. De alta frequência, não muda com a respiração ou a posição do paciente. Pode estar acompanhada do sopro de Carey-Coombs, apical, mesodiastólico, de baixa frequência e resultado do fluxo sanguíneo aumentado pela valva mitral durante a fase de enchimento ventricular. O sopro da regurgitação aórtica é protodiastólico, de alta frequência, decrescente e mais bem audível na borda esternal esquerda. Insuficiência mitral e aórtica em indivíduo previamente sadio é fortemente sugestiva de FR.[36]

Cardite subclínica refere-se à circunstância em que os achados auscultatórios clássicos de disfunção valvar estão ausentes ou não são reconhecidos pelo examinador, mas a ecodopplercardiografia revela valvulite mitral ou aórtica.[44-46] Cardite subclínica, mesmo com lesão valvar discreta, aumenta o risco para lesões mais graves. O prognóstico da CRC é proporcional à gravidade do surto inicial e ao número ou à gravidade dos ataques recorrentes.[6,24]

Coreia

Sua ocorrência indica o envolvimento do SNC pela FR. Incide entre 10 e 30% dos casos, afetando as meninas com maior frequência. O período de incubação é mais longo que o das demais manifestações da FR, variando de 1 a 6 meses. Pode ocorrer de modo isolado, caso no qual os pacientes não apresentam alterações dos exames laboratoriais, mas permanecem com risco de desenvolver lesão cardíaca, e devem receber profilaxia primária para erradicar o estreptococo e a secundária para prevenir recorrências. Cerca de 30% dos pacientes com coreia evoluem com cardite crônica[8,36], caracterizada por movimentos não coordenados e involuntários, fraqueza muscular e labilidade emocional. Os músculos das extremidades e da face são os mais acometidos. A escrita costuma tornar-se confusa (um modo aconselhável de observar a evolução do paciente é pedir-lhe que desenhe uma espiral ou o próprio nome em uma folha de papel a cada consulta) e a fala fica incompreensível. Os movimentos involuntários são exacerbados por estresse, esforço e cansaço e desaparecem durante o sono. Trata-se de uma condição autolimitada, de duração variável e que melhora com 1 a 2 semanas, embora a cura completa possa levar meses. Raramente, os sintomas reaparecem e a intercorrência de outras doenças causa exacerbações da coreia.[8,36] Em um estudo realizado na Clínica de Movimentos Anormais do Hospital das Clínicas, da Universidade Federal de Minas Gerais, demonstrou-se que todos os pacientes com coreia de Sydenham ativa apresentavam anticorpos antinúcleos da base.[47] Esses anticorpos antineuronais cruzam a barreira hematencefálica, desencadeiam uma reação inflamatória perivascular no putame, no núcleo caudado e no cerebelo, onde levam à liberação de dopamina responsável pelos movimentos anormais.[47,48]

Em 1998, investigadores propuseram a hipótese de que distúrbios obsessivo-compulsivos e/ou tiques em crianças poderiam ocorrer por um processo autoimune pós-estreptocócico, sugerindo o acrônimo PANDAS (*pediatric autoimmune neuropsychiatric disease associated with streptococcal infections*) para esses casos. Caracterizam-se por manifestações neuropsiquiátricas semelhantes àquelas que ocorrem na coreia reumática, porém de modo isolado, com início abrupto e período de latência muito menor, poucos dias a 1 semana após a colonização da orofaringe pelo EBGA. Diferentemente da coreia, esses pacientes apresentam-se com tiques, síndrome de Tourette, comportamento obsessivo-compulsivo, movimentos atípicos em dedos das mãos e face e sem qualquer outra manifestação clínica própria da FR. Para PANDAS, não há indicação de profilaxia secundária. FR e PANDAS são consideradas doenças distintas com mesma etiologia e diferentes apresentações clínicas.[49-51]

Eritema marginado

De incidência variável de 5 a 13%, é bastante específico da FRA, com maior frequência nos pacientes com cardite e nódulos subcutâneos e nos estágios iniciais da doença. Trata-se de lesões maculares, eritematosas, que tomam um aspecto rendilhado com o centro mais claro, não pruriginosas, não enduradas, indolores, de duração transitória e caráter recidivante (Figura 33.3). Os locais mais comumente acometidos são o tronco e a região proximal dos membros. Não surge na face.[1,36]

Nódulos subcutâneos

Raros, com frequência de cerca de 8%, ocorrem tardiamente e quase exclusivamente nos pacientes com cardite grave.

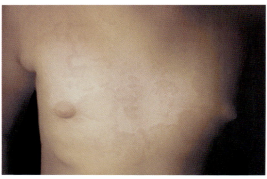

Figura 33.3 Eritema marginado.

Firmes, indolores e móveis, seu tamanho varia de alguns milímetros até 1 ou 2 cm. São encontrados nas superfícies extensoras próximas às proeminências ósseas em cotovelos (Figura 33.4), joelhos, tornozelos, processos espinhosos vertebrais, couro cabeludo e fronte. Duram 1 ou 2 semanas, e raramente mais de 1 mês.[1,36]

Critérios menores

Febre

Geralmente presente no início da doença, diminui com o passar dos dias. Pode durar até 3 semanas e desaparece mesmo sem tratamento. Níveis maiores de 38°C podem ser considerados para população de risco elevado e maiores de 38,5°C para população de baixo risco.

A artralgia pode vir isolada sem os demais sinais inflamatórios, com dor de grande intensidade e potencialmente resultando em incapacidade funcional. Não pode ser usada como critério menor quando houver artrite.[1,36]

Provas inflamatórias

Também chamadas de provas de fase aguda, são inespecíficas e revelam apenas a existência de uma atividade inflamatória no organismo. A velocidade de hemossedimentação (VHS) tem aumento precoce e acentuado. Sofre interferência de complicações da FRA, como ICC e anemia, e não é útil para seguir a atividade da doença. Pode diminuir com o uso de anti-inflamatórios ou persistir elevada, apesar do controle do surto. Consideram-se normais os valores de até 20 mm na primeira hora. Como critério menor, o valor do VHS deve ser maior que 60 mm/h nos pacientes de baixo risco e maior ou igual a 30 mm/h naqueles de risco moderado/elevado. A proteína C reativa eleva-se no início do processo reumático em todos os pacientes nas 2 primeiras semanas. Se estiver normal nesse período, deve-se pensar em outro diagnóstico. Normaliza-se precocemente, mas pode voltar a se elevar durante o processo de melhora, caso no qual se deve aventar a possibilidade de redução prematura da terapêutica, exacerbação da atividade da doença ou existência de outra enfermidade associada. Não representa uma medida útil para avaliar a atividade e acompanhar a evolução da doença. Alfa-1 glicoproteína ácida, principal componente das mucoproteínas, compreende uma proteína induzida por processo inflamatório agudo. Eleva-se precocemente já no final da 1ª semana e seus desvios permanecem enquanto a doença se mantém. Não sofre influência dos anti-inflamatórios não esteroides, e representa um bom exame para acompanhar o período de atividade da doença. Pode aumentar após a injeção de penicilina benzatina, devendo-se ter o cuidado de não a dosar logo depois da administração do medicamento. Raramente seus valores podem se manter elevados por longos períodos sem causa aparente. Qualquer combinação das provas laboratoriais de fase aguda deve ser considerada apenas uma manifestação menor dos critérios de Jones para FR.[1,35,36]

Eletrocardiografia

Não apresenta alterações específicas ou patognomônicas na FRA, e a única alteração pode ser uma taquicardia sinusal. O exame normal não exclui cardite ativa. O alongamento do intervalo PR compreende a anormalidade mais importante, considerado inclusive um critério menor para o diagnóstico de cardite. Esse intervalo varia com a idade do paciente e a frequência cardíaca. Sua avaliação deve ser feita de acordo com tabelas específicas. Podem ser considerados anormais os valores que ultrapassam o tempo de 0,18 s em crianças e 0,20 s em adultos. A frequência dessa alteração é muito variável (22,6 a 33%) e, provavelmente, a incidência é maior nos casos submetidos a exames repetidos e seriados.[36] O aumento do intervalo QT corrigido pela frequência cardíaca (QTc) se dá em 40% dos casos de FRA, anormalidade que merece atenção porque identifica doença ativa com presença de cardite. Alterações difusas e inespecíficas de repolarização (retificação do segmento ST, inversão de onda T) são frequentes. Ocorrem quando há miocardite, embora, mesmo nessas condições, possam ser transitórias ou estar ausentes. Arritmias são vistas ocasionalmente. Têm caráter benigno e autolimitado, sendo a mais frequente a extrassistolia ventricular e supraventricular. O supradesnivelamento do segmento ST de mais de 1,5 mm nas derivações precordiais sugere o diagnóstico de pericardite.[36,52] A eletrocardiografia deve ser solicitada em todos os pacientes com suspeita de FR e repetida para registrar o retorno à normalidade.[36]

Evidência de infecção estreptocócica

A dosagem do anticorpo anti estreptolisina O (ASLO) mede a habilidade do soro em neutralizar essa enzima. O resultado identifica a mais alta diluição na qual o soro do paciente inibe a lise das hemácias. Os valores normais da ASLO podem variar de acordo com idade, época do ano, localização geográfica e prevalência de infecções estreptocócicas. Observa-se que crianças com idade inferior a 4 anos não apresentam elevações dos títulos de ASTO. No meio médico, considera-se limite normal a cifra de 333 UTodd (método látex) ou 200 UI/mℓ (imunoturbidimetria) para crianças abaixo de 5 anos de idade, e de 500 UTodd ou 250 UI/mℓ para indivíduos acima dessa idade. A resposta tende a ser mais intensa naqueles indivíduos que já apresentaram maior número de exposições ao agente bacteriano.[36]

Na vigência de uma estreptococcia complicada com FRA, a elevação dos títulos surge dentro de 7 a 12 dias após a infecção inicial e atinge o máximo ao fim de 4 a 6 semanas. Depois, declinam lentamente em 1 a 2 meses, podendo demorar até 12 meses para se normalizarem. Cerca de 80% dos pacientes com FRA têm ASLO elevada. A dosagem seriada ou "curva" da ASLO é uma estratégia interessante. Dosa-se a ASLO em

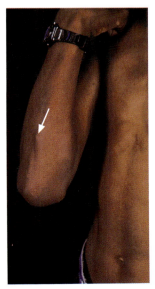

Figura 33.4 Nódulo subcutâneo.

intervalos de 2 a 3 semanas acompanhando sua elevação, que pode aumentar em duas diluições ou mais. Os títulos da ASLO tendem a ser mais elevados e podem se manter assim por mais tempo nos indivíduos com FRA, diferentemente de seu comportamento nas amigdalites não complicadas. Entretanto, não podem ser considerados diagnóstico de FRA nem configuram medidas de gravidade ou atividade da doença, apontando apenas a ocorrência de uma infecção estreptocócica prévia, mesmo que assintomática.[20,36,43]

Outro exame que evidencia infecção estreptocócica prévia consiste na cultura de orofaringe para o EBGA, embora positivo apenas em cerca de 30% dos pacientes no momento do diagnóstico de FRA, pois durante o período de latência, os mecanismos de defesa do hospedeiro normalmente conseguem erradicar o microrganismo da orofaringe. Além disso, vários pacientes recebem antibiótico antes de o diagnóstico de FR ser considerado, o que torna o isolamento da bactéria menos provável. Deve-se lembrar que na vigência de um teste positivo há crianças saudáveis, portadoras do agente bacteriano, que se comportam como hospedeiro. Os testes rápidos para a detecção do estreptococo na orofaringe são bastante úteis quando de um resultado positivo, com sensibilidade maior que 95%. Entretanto, um teste negativo não exclui a presença do estreptococo, podendo tornar-se necessário confirmar com a cultura.[36]

EcoDopplercardiografia

Seu surgimento contribuiu muito para avaliação da cardite reumática, promovendo seu diagnóstico inclusive naqueles pacientes sem qualquer sintoma ou sinal clínico. Trata-se de um exame importante no seguimento dos pacientes para definição de sequelas e útil no momento da definição da interrupção da profilaxia secundária. A ecocardiografia bidimensional avalia a anatomia cardíaca (Quadro 33.2) e o Doppler define de maneira acurada as características do fluxo sanguíneo (Quadro 33.3). Pelo exame ecodopplercardiográfico, avaliam-se:[53,54]

- Tamanho das câmaras cardíacas
- Textura (espessamentos e nódulos) e mobilidade dos folhetos valvares
- Ocorrência e grau da miocardite pela contratilidade miocárdica e a fração de ejeção
- Presença e gravidade da regurgitação mitral, aórtica e tricúspide
- Pericardite e volume do derrame pericárdico
- Presença de vegetações em valva mitral que poderiam sugerir o diagnóstico de endocardite bacteriana.

A grande sensibilidade da técnica Doppler tem demonstrado regurgitação mitral e tricúspide em crianças sem qualquer outra evidência de doença cardíaca, denominada regurgitação fisiológica, cujas características diferem da regurgitação que resulta da FR. Em crianças, as valvas que mais frequentemente mostram regurgitação fisiológica são a tricúspide e a mitral. A regurgitação aórtica é sempre patológica.[55]

O exame ecodopplercardiográfico é fundamental na identificação da cardite subclínica, quando há lesão valvar de regurgitação em pacientes com FR com ausculta cardíaca normal. Esse diagnóstico indica que o coração estaria acometido precocemente, ainda na fase aguda do primeiro surto de FR, mesmo na ausência de manifestações clínicas.[56,57] Contudo, como a ecodopplercardiografia não possibilita a definição da etiologia da lesão, para o diagnóstico de lesão valvar reumática, seu resultado deve ser interpretado em conjunto com a avaliação dos aspectos

Quadro 33.2 Alterações morfológicas à ecocardiografia para diagnóstico de valvulite reumática.

Alterações agudas de valva mitral
- Dilatação anular
- Alongamento de cordoalhas tendíneas
- Ruptura de cordoalha
- Prolapso anterior de folheto (mais raramente prolapso posterior)
- Espessamento ou nódulos no folheto

Alterações crônicas de valva mitral
- Espessamento de folheto
- Espessamento e/ou fusão de cordoalhas
- Restrição de movimento de folheto
- Calcificação

Alterações em valva aórtica, em cardite aguda ou crônica
- Espessamento de folheto focal ou irregular
- Defeito de coaptação
- Restrição de movimento de folheto
- Prolapso de folheto

Adaptada de Reményi et al., 2012.[58]

do quadro clínico, das alterações laboratoriais e da evolução.[58] Estudos com acompanhamento a longo prazo de pacientes com cardite subclínica mostram que esses quadros podem evoluir para formas crônicas e sintomáticas.[44-46] O diagnóstico de cardite determinará a duração da profilaxia secundária.

Na fase aguda da doença, a regurgitação mitral compreende a alteração mais frequente. Para uma maior especificidade do diagnóstico ecocardiográfico da regurgitação mitral, alterações valvulares morfológicas também precisam estar presentes. A regurgitação mitral é causada por dilatação do anel valvar, prolapso mitral e afrouxamento das cordoalhas. Ruptura de cordoalha envolvendo o folheto anterior pode ocorrer excepcionalmente. A regurgitação aórtica representa a segunda lesão mais frequente, e lesões valvares obstrutivas não ocorrem nos episódios iniciais da FR. Espessamento valvular é frequente, e nódulos valvulares focais que desaparecem durante a evolução podem ser observados. O diagnóstico da valvite não deve se basear em lesões isoladas do lado direito do coração.[45,58]

Exames de imagem

O estudo radiológico do tórax é útil na avaliação do tamanho da área cardíaca, entretanto o exame normal não exclui a presença de cardite. Exames seriados auxiliam na determinação da ocorrência de aumento cardíaco e de pericardite. Os casos de cardite com valvulite pura (endocardite) cursam com área cardíaca normal ou aumento discreto e isolado das cavidades esquerdas. Miocardite leve associada não altera substancialmente a imagem radiográfica. Casos de cardite grave evoluem

Quadro 33.3 Alterações ao Doppler para diagnóstico de valvite.

Regurgitação mitral
- Jato regurgitante holossistólico para o átrio esquerdo identificado em, pelo menos, dois planos
- Pico de velocidade > 3 mm/s
- Extensão do jato > 2 cm identificado em, pelo menos, um plano

Regurgitação aórtica
- Jato regurgitante holodiastólico para o ventrículo esquerdo identificado em, pelo menos, dois planos
- Pico de velocidade > 3 mm/s
- Extensão do jato > 1 cm identificado em, pelo menos, um plano

O espessamento dos folhetos valvares aumenta a especificidade dos achados. Adaptada de Reményi et al., 2012.[58]

com aumento acentuado e incaracterístico da área cardíaca, notando-se crescimento predominante das cavidades esquerdas e aumento variável das direitas, este último conforme a presença e gravidade da hipertensão pulmonar, identificada, por sua vez, pela clássica inversão vascular pulmonar. Sinais de congestão pulmonar, como aumento do leito vascular e edema interstical confirmam a existência de insuficiência cardíaca.[36]

Em pacientes com coreia de Sydenham, a ressonância magnética do encéfalo, em geral, é normal. Há descrição de aumento da intensidade de sinal no núcleo caudado que parece se relacionar com alterações patológicas já descritas em séries de pacientes, como inflamação, oclusão dos vasos e necrose nas fases precoces da doença, além de lesões degenerativas nas formas crônicas.[3]

Febre reumática recorrente

Quadro reconhecido pela AHA desde 1992. Pacientes com história prévia de FRA ou CRC têm risco elevado de surtos recorrentes de FR quando infectados pelo EBGA. Cada surto deve ser considerado um novo quadro de FRA. Diante de uma infecção documentada pelo EBGA, dois critérios maiores ou um critério maior mais dois menores, ou três critérios menores podem ser suficientes para o diagnóstico presuntivo. Quando há apenas manifestações menores, devem ser excluídos outros diagnósticos para pensar em FR recorrente.[1]

Febre reumática possível

Esse diagnóstico pode ser considerado diante de um quadro clínico que não preenche os critérios de Jones, mas há boa razão para suspeitar de FRA, sendo aceito nas populações de risco elevado. Mesmo na ausência da certeza do diagnóstico, é razoável considerar a prescrição de profilaxia secundária por 12 meses, quando deverá haver uma reavaliação cuidadosa, inclusive com nova ecodopplercardiografia.[1] Em pacientes com sintomas recorrentes, especialmente se envolvem articulações, com boa aderência à profilaxia secundária, mas falha em comprovar a infecção pelo estreptococo e sem evidências de valvite, é razoável concluir que os sintomas articulares não se devem ao diagnóstico de FR, sugerindo-se suspender a profilaxia secundária.[1]

DIAGNÓSTICO DIFERENCIAL

O diagnóstico diferencial da artrite da FR é extenso, incluindo artrite idiopática juvenil, lúpus eritematoso sistêmico, artropatias soronegativas, artrite pós-estreptocócica, doença de Lyme, infecções virais e bacterianas, septicemia, endocardite bacteriana, anemia falciforme, leucemia linfoblástica aguda e linfoma. Quando há cardite ou pericardite, deve-se considerar miocardite viral, endocardite bacteriana, lúpus eritematoso sistêmico, artrite idiopática juvenil na forma sistêmica e cardiopatia congênita.[1] A seguir, estão listadas as principais enfermidades no diagnóstico diferencial da FR:[1,8]

- Artrite:
  - Viral: rubéola, caxumba, hepatite
  - Bacteriana: gonococos, meningococos, endocardite bacteriana, doença de Lyme
  - Reativa: após enterites e/ou infecções urinárias
  - Hematológica: anemia falciforme
  - Neoplásica: leucemia linfoblástica aguda
- Cardite:
  - Infecciosa: pericardite e perimiocardite virais
  - Reumática: artrite idiopática juvenil, lúpus eritematoso sistêmico, síndrome do anticorpo antifosfolipídio
  - Outros: sopro inocente, sopro anêmico, aorta bicúspide, prolapso de valva mitral, valva mitral mixomatosa, fibroelastoma, doença de Kawasaki
- Coreia:
  - Infecciosas: encefalites virais
  - Reumática: lúpus eritematoso sistêmico, síndrome do anticorpo antifosfolipídio, vasculite, sarcoidose
  - Outros: coreia familiar benigna, intoxicação medicamentosa, doença de Wilson, tumor intracraniano, hipertireoidismo
- Nódulos subcutâneos:
  - Reumáticos: artrite idiopática juvenil, lúpus eritematoso sistêmico
  - Outros: nódulos subcutâneos benignos
- Eritema marginado:
  - Infeccioso: septicemias
  - Reações a drogas
  - Doenças reumáticas
  - Idiopático.

Na presença de cardite com coreia, aventar a possibilidade de síndrome do anticorpo antifosfolipídio (SAF). Há semelhanças que ligam as duas doenças e sugerem que os anticorpos antifosfolipídios podem ter um papel importante na patogênese de algumas manifestações da FR. Ambas acometem o coração e o SNC, e nas duas ocorre a ativação de células endoteliais nas valvas cardíacas, alguns pacientes com CRC têm anticorpos antifosfolipídios, a SAF também pode ser desencadeada por infecção estreptocócica e o mecanismo de mimetismo molecular pode estar presente na patogênese da SAF. O anticorpo anti-β2-glicoproteína 1 está presente em 24,4% dos pacientes com FRA. Já se observaram anticorpos antifosfolipídios do tipo IgM em crianças com valvulite.[59] Nos pacientes com coreia de difícil controle terapêutico, de manifestação isolada ou associada a artrite, é importante o diagnóstico diferencial com lúpus eritematoso sistêmico e SAF.

TRATAMENTO

O melhor tratamento da FR consiste na profilaxia primária, que se baseia no diagnóstico precoce e no tratamento adequado das infecções estreptocócicas de orofaringe, idealmente nos primeiros 8 a 10 dias, pois sua persistência por mais de 1 semana desencadeará, nos indivíduos suscetíveis, um processo imunológico com formação de autoanticorpos, responsável pelo quadro agudo da FR. A amigdalectomia não altera o curso natural da doença, não devendo, portanto, ser sugerida como conduta de rotina.[60] O tratamento da FRA tem três objetivos básicos: erradicação do estreptococo, alívio dos sintomas e profilaxia contra novos surtos de infecção estreptocócica.

Profilaxia primária

Os pacientes com qualquer manifestação da FR (incluindo a coreia isolada) devem ser tratados com agentes antimicrobianos bactericidas para erradicar o estreptococo, mesmo que este não tenha sido isolado pela cultura (Tabela 33.1). O antibiótico de escolha consiste em penicilina benzatina em dose única, via intramuscular profunda, em dose de 600.000 UI para crianças até 20 kg de peso e 1.200.000 UI para pacientes acima desse peso. Outras opções para a profilaxia primária estão descritas na Tabela 33.1. O tratamento oral deve ser mantido por, no mínimo, 10 dias. Sulfa, tetraciclina e cloranfenicol

Tabela 33.1 Profilaxia primária: erradicação do estreptococo.

Medicamento	Dose	Dose máxima	Posologia	Duração do tratamento
Penicilina V	25.000 a 50.000 UI/kg/dia	2.000.000 UI/dia	3 a 4 doses/dia	10 dias
Amoxicilina	25 a 50 mg/kg/dia	3 g/dia	2 a 3 doses/dia	10 dias
Amoxicilina/clavulanato	25 a 50 mg/kg/dia	3 g/dia	2 a 3 doses/dia	10 dias
Ampicilina/sulbactan (oral)	25 a 50 mg/kg/dia	1.500 mg/dia	2 doses/dia	10 dias
Cefalexina	25 a 100 mg/kg/dia	2 g/dia	4 doses/dia	10 dias
Cefadroxila	30 mg/kg/dia	2 g/dia	2 doses/dia	10 dias
Cefaclor	20 a 40 mg/kg/dia	4 g/dia	3 doses/dia	10 dias
Claritromicina	15 mg/kg/dia	1 g/dia	2 doses/dia	10 dias
Azitromicina	12 mg/kg/dia	500 mg/dia	Dose única/dia	5 dias
Eritromicina	30 a 50 mg/kg/dia	2 g/dia	4 doses/dia	10 dias

Adaptada de Yanagawa et al., 2016.[5]

não são recomendados para a erradicação do estreptococo. A amigdalectomia não representa uma medida recomendada para profilaxia primária da FR.[8,36,60]

Alívio dos sintomas

Repouso no leito

Quando há poliartrite ou artralgia, o repouso alivia a dor das articulações acometidas. Na coreia, o repouso em local calmo diminui os movimentos incoordenados. Quando de envolvimento do coração, o repouso no leito reduz o trabalho cardíaco, ajuda no controle da insuficiência cardíaca e diminui as sequelas do envolvimento valvar e miocárdico. Sua duração varia com a gravidade das manifestações e a resolução do surto agudo. Para os pacientes com coreia, deve-se manter o repouso enquanto durarem os movimentos anormais.[8,36] As orientações para repouso no tratamento da FR aguda são:[5]

- Sem cardite ou somente artrite:
  - Enquanto durarem os sintomas
  - 2 a 4 semanas, com liberação gradual em 2 semanas
- Cardite leve/moderada: repouso no leito por 4 a 6 semanas, com liberação gradual nas 2 a 4 semanas seguintes
- Cardite grave: repouso no leito até a resolução dos sinais de insuficiência cardíaca, com liberação gradual nas 4 a 6 semanas seguintes
- Coreia: repouso em local tranquilo, com pouca luz, enquanto durarem os sintomas
- O retorno às atividades é feito gradualmente. Se houver recidiva, manter por mais tempo.

Artrite

Para o tratamento da artrite ou artralgia é preconizado o uso de anti-inflamatórios não hormonais (AINH) que podem ser prescritos na fase aguda visando melhora da dor e da função. Os medicamentos mais usados são naproxeno, nimesulida, diclofenaco, meloxicam, ibuprofeno e cetoprofeno.[60]

Cardite

Exceto nas formas subclínicas, deverá sempre ser tratada. Para isso, a prednisona consiste no medicamento de escolha por produzir menor retenção de sódio e perda de potássio, com dose recomendada de 1 a 2 mg/kg/dia, máximo de 60 mg/dia, por 12 semanas. Propõem-se esquemas diferentes, como dose única pela manhã ou divisão da dose total em dois terços pela manhã e um terço à tarde, para respeitar o ciclo circadiano fisiológico do cortisol liberado pelas adrenais. Os esquemas de tratamento seguem a gravidade da cardite:

- Cardite leve: 10 dias de dose plena, com redução de 20% da dose a cada semana
- Cardite moderada: 15 dias de dose plena, com redução semanal de 20% da dose
- Cardite grave: 21 dias de dose plena, com redução semanal de 20% da dose.

Em situações graves, pode-se usar corticosteroide em pulsoterapia. Recomenda-se metilprednisolona na dose de 30 mg/kg/dose, até o máximo de 1 g, 1 vez/dia, durante 3 dias consecutivos. Novas doses poderão ser administradas de acordo com a resposta clínica. É preciso ficar atento ao aumento da pressão arterial, principalmente durante a infusão do medicamento. Os efeitos adversos mais comuns dos corticosteroides incluem acne, fácies cushingoide, ganho de peso e retenção hídrica, que desaparecem dentro de poucas semanas após a retirada do medicamento. Estrias podem surgir e são definitivas. A recaída pode ser minimizada ou evitada introduzindo-se AINH ao iniciar a redução do corticosteroide ou imediatamente antes de interrompê-lo. A maior parte dos casos de recaída ocorre nas 2 primeiras semanas, mais frequentemente poucos dias após a redução ou a interrupção do corticosteroide. Os casos leves caracterizam-se por febre e artralgia ou artrite leve e alguns pacientes apresentarão somente evidência laboratorial de atividade inflamatória. Sopros que haviam desaparecido podem reaparecer e, eventualmente, a recaída pode ser mais grave que o episódio inicial. As formas leves podem melhorar espontaneamente em 1 ou 2 semanas e não exigem tratamento.

Coreia

Haloperidol. Bloqueador dos receptores dopaminérgicos, é um medicamento frequentemente utilizado. Inicia-se com 1 mg/dia, em uma ou duas tomadas diárias, aumentando-se 0,5 mg a cada 3 dias até a remissão dos sintomas (dose máxima 5 mg/dia). Após 3 semanas sem sintomas, iniciar a retirada (0,5 a 1 mg/semana) e observar. Se o paciente se mantém assintomático por mais 2 semanas após a retirada da medicação, liberar para retorno à escola e às demais atividades. O haloperidol pode provocar hipercinesia tardia.

Ácido valproico. Agonista gabaérgico, preconiza-se a dose de 20 a 30 mg/kg/dia até o máximo de 60 mg/kg/dia, dividido em duas ou três tomadas. Sua ação é mais lenta, pouco perceptível nos primeiros dias, com eficácia semelhante à do haloperidol e geralmente mais bem tolerado. Redução lenta deve ser iniciada após 3 semanas sem sintomas.[36,47]

Risperidona. Bloqueador de receptor D2 de dopamina. A dose inicial é de 1 mg VO, 2 vezes/dia, com aumento de dose até 2 mg 2 vezes/dia se não houver resposta em 2 semanas. Pode-se prescrever em dose única diária pela manhã ou à noite.

Pimozida. Neuroléptico e antipsicótico de ação prolongada, bloqueia receptores dopaminérgicos nos neurônios do SNC. Está indicado especialmente em casos refratários e pode ser associado ao ácido valproico. A dose inicial é de 1 a 2 mg/dia, em tomada única diária, aumentando-se a cada 2 dias até o máximo de 0,2 mg/kg/dia. A redução gradativa da dose será baseada na melhora dos sinais e sintomas, devendo-se prolongá-la por um período de 3 meses após a remissão. Pode causar discinesia tardia.[47]

Corticosteroide. Para quadros de coreia grave e refratária, o uso de corticosteroide oral (prednisona 1 mg/kg/dia) ou venoso em pulsoterapia pode auxiliar no tratamento.[61]

Profilaxia secundária

A profilaxia secundária com aplicação continuada de antibióticos bactericidas ou bacteriostáticos tem como objetivo evitar novas infecções, prevenindo, assim, novos surtos de FRA que poderiam provocar lesões valvares ou agravar as sequelas cardíacas já existentes. A incidência de CRC é 10 vezes maior na recorrência da FRA no ano após o primeiro surto. O risco de recorrência da FRA diminui a cada ano após o primeiro surto, chegando a próximo de zero após 10 anos. A medicação de escolha é a penicilina benzatina, via intramuscular, em intervalos de 21 dias. A AHA não recomenda profilaxia secundária com doses de 600.000 UI, pois não promove proteção adequada pelo tempo desejado.[62] Na prática, usam-se 1.200.000 UI para todas as crianças/adultos. As opções terapêuticas para a profilaxia secundária consiste em:[5]

- Penicilina benzatina: 1.200.000 UI IM, a cada 21 dias
- Penicilina V: 250.000 UI VO, de 12/12 h. Uso contínuo
- Sulfadiazina:
  - Crianças menores de 25 kg: 500 mg/dia VO, em 1 ou 2 doses. Uso contínuo
  - Crianças com mais de 25 kg: 1 g/dia VO, em 1 ou 2 doses. Uso contínuo
- Eritromicina: 250 mg VO, 2 vezes/dia. Uso contínuo.

A eritromicina não é recomendada para profilaxia secundária, em virtude de intolerância gástrica frequente, o que dificulta a adesão ao tratamento, porém pode sê-lo nos pacientes alérgicos à penicilina. Outra opção nesses casos consiste no uso de sulfadiazina na dose de 250 mg, 2 vezes/dia, continuamente.[1]

A baixa adesão à profilaxia secundária compreende a principal causa de recorrência de FR. Algumas situações relacionadas são adolescência, data do último surto (quanto maior o intervalo de tempo do último surto agudo, menor a adesão à profilaxia secundária), baixos níveis socioeconômico e cultural, ausência de hospitalização no surto agudo e comparecimento às consultas médicas desacompanhado dos pais ou responsáveis.[1]

A duração da profilaxia secundária depende do número de surtos agudos, da data do último surto, da idade do paciente, de suas condições socioeconômicas e de suas características clínicas particulares. Pode ser adaptada a cada caso, mas geralmente segue alguns princípios. Os critérios para a suspensão

da profilaxia descritos nas diretrizes da AHA publicados em 2009[60], com aprovação da American Academy of Pediatrics, e nas Diretrizes Brasileiras para diagnóstico, tratamento e prevenção da FR, são:[36]

- Sem doença cardíaca: até os 21 anos de idade ou 5 anos após o último surto. Respeitar o período mais longo
- Cardite documentada sem sequela: até os 25 anos de idade ou 10 anos após o último surto
- Cardite crônica: por toda a vida
- Valva artificial: por toda a vida.

A opção pela profilaxia oral inclui penicilina V, sulfadiazina e macrolídeos. O risco de recorrência é maior que naqueles em uso de penicilina benzatina intramuscular. O sucesso da profilaxia secundária oral depende de uma clara informação sobre a importância da profilaxia, bem como da adequada adesão ao tratamento. Isso foi bem ilustrado por Soumya, que acompanhou 405 pacientes com diagnóstico de FR, designados para receber penicilina benzatina IM a cada 4 semanas, comparando-se com um grupo que recebeu penicilina oral e outro que usou sulfadiazina oral. Ao fim de 2 anos de acompanhamento, infecções estreptocócicas ocorreram em 7, 20 e 24% dos pacientes e a FR recorreu em 0, 4,8% e 2,7%, respectivamente.[62] A profilaxia parenteral é preferível para os pacientes de risco elevado para a FR. Pode-se lançar mão de agentes orais na população de baixo risco. Naqueles pacientes que atingem a idade de adulto jovem, que têm se mantido sem novos surtos de infecção ou recidivas da FR, é aceitável a troca do agente parenteral pelo antibiótico oral.[1,8]

FEBRE REUMÁTICA NO ADULTO

Com o avançar da idade, as faringoamigdalites estreptocócicas se tornam menos frequentes e a produção de anticorpos antiestreptocócicos também diminui. Portanto, não deve surpreender o fato de o diagnóstico de FR ser menos comum nos adultos. É notória a mudança do padrão de manifestação da doença. À medida que a criança cresce, a artrite fica mais frequente e o coração menos suscetível à inflamação. A coreia, os nódulos subcutâneos e o eritema marginado também são raros nos adultos.

PROFILAXIA DA ENDOCARDITE BACTERIANA

Apesar de autores sugerirem que a instituição da profilaxia da endocardite bacteriana com antimicrobianos não reduziu a incidência desse diagnóstico, ainda se recomenda seu uso em indivíduos predispostos especialmente na população de alto risco. Está indicada quando houver manipulação dentária com sangramento, cirurgia ou instrumentação de vias urinárias, trato respiratório ou gastrintestinal.

Estão indicadas doses suplementares de antibiótico diferente daquele usado na profilaxia secundária. Recomenda-se amoxicilina 50 mg/kg, dose máxima de 2 g, em única tomada VO, 30 a 60 min antes do procedimento. Pode-se utilizar também ampicilina intravenosa, 50 mg/kg até o máximo de 2 g + gentamicina (IV), 1,5 mg/kg, máximo de 120 mg. Administram-se uma dose 30 min antes do procedimento e uma segunda dose 6 h após. Para aqueles alérgicos à penicilina, sugerem-se:

- Clindamicina 20 mg/kg, dose máxima de 600 mg VO ou IV, 1 h antes do procedimento

- Claritromicina 15 mg/kg, dose máxima de 500 mg VO, 1 h antes do procedimento
- Azitromicina 15 mg/kg, dose máxima de 500 mg VO, 1 h antes do procedimento
- Vancomicina 20 mg/kg + gentamicina 1,5 mg/kg, dose máxima de vancomicina 120 mg IV. Administrar em 1 ou 2 h e terminar a infusão 30 min antes do procedimento.

Não está recomendada a profilaxia para procedimentos como colocação de *piercing*, tatuagem, histerectomia e parto via vaginal.[63] É importante ressaltar que a principal medida de profilaxia contra endocardite bacteriana consiste na manutenção de uma saúde oral ótima.[63,64]

Alergia à penicilina

Penicilinas têm extrema utilidade na terapia e na prevenção da FR. A possibilidade de benefício com sua utilização na profilaxia primária e secundária supera, em muito, os riscos de reações alérgicas. É fundamental a realização de anamnese específica a respeito de reações alérgicas prévias à penicilina e/ou a outros antibióticos betalactâmicos. Estudos em pacientes tratados a longo prazo com penicilina mostram que somente 3,2% apresentam algum tipo de alergia. As reações anafiláticas graves têm uma incidência da ordem de 0,04 a 0,2% e as reações potencialmente fatais são extremamente raras, da ordem de 0,001%, cifras ainda menores na faixa etária pediátrica. Na ausência de reações após a primeira aplicação de penicilina benzatina, reações à segunda dose são extremamente baixas, quando esta for administrada 1 a 2 meses após a dose anterior. Testes cutâneos para detecção de alergia à penicilina costumam ser insatisfatórios pela não utilização dos determinantes antigênicos apropriados e por erros técnicos na sua execução e interpretação. A utilização prévia de penicilina pelo paciente e a ausência de alergia nos familiares consistem em dados importantes na caracterização da provável alergia.[15,65]

Estatinas

Há linhas de estudo que sugerem acrescentar estatina ao tratamento dos pacientes com CRC, iniciados tão logo a cardite seja detectada. As estatinas têm propriedades anti-inflamatórias e antitrombóticas, estabilizando a membrana do endotélio e a placa de ateroma, e protegendo contra o estresse oxidativo. O tratamento com estatinas teria um efeito protetor retardando a progressão para calcificação da valva aórtica e estaria associado a menor progressão do gradiente transmitral e velocidade transaórtica. Esses dados, inicialmente otimistas, precisam de confirmação em estudos a longo prazo.[5]

VACINA ANTIESTREPTOCÓCICA

Há 90 anos, foram iniciados os estudos para a elaboração de uma vacina contra o EBGA. O desenvolvimento clínico inicial foi muito lento, e avançou à medida que crescia a compreensão da patogênese molecular da infecção. Há uma série de antígenos identificados como candidatos à vacina, comprovadamente eficazes, mas ainda em modelos animais. Não existe ainda uma vacina liberada para uso clínico. Atualmente, a maioria das vacinas em pesquisa se baseia nos antígenos da proteína M. A complexidade dessa tarefa está relacionada com a alta variabilidade na proteína M, visto haver mais de 200 tipos identificados.[3]

A vacina é derivada da região N-terminal dessa proteína e sorotipo específico, multivalente. Em razão dessas diferenças na epidemiologia dos estreptococos ao redor do mundo, essa vacina pode obter resultados pouco efetivos em algumas regiões. O objetivo consiste em produzir uma vacina capaz de afetar de modo significativo a carga global de doença, prevenindo contra as faringoamigdalites, o impetigo e as infecções invasivas.[66-68]

Nos EUA, a vacina inclui 26 sorotipos de *S. pyogenes*, os mais prevalentes, licenciada como StreptAvax. A vacina de origem brasileira contém 55 resíduos de aminoácidos da região C-terminal, correspondente aos epítopos indutores de resposta imune T e B, importante para a indução de anticorpos protetores dependentes de linfócitos T. Recebeu o nome de StrepInCor. Testes *in vitro* com linfócitos T infiltrantes de lesões cardíacas de pacientes com CRC sugerem que o epítopo vacinal é seguro. O epítopo da StrepInCor tem características imunogênicas universais, pois sua sequência de aminoácidos pode ser reconhecida no contexto de qualquer molécula de classe II do MHC, o que significa que qualquer indivíduo será capaz de desenvolver uma resposta imune após a vacinação.[5]

ABORDAGEM CIRÚRGICA NA CARDITE REUMÁTICA CRÔNICA

A valvuloplastia mitral percutânea (comissurotomia) consiste no procedimento sugerido para os casos de estenose mitral leve, devendo ser indicado e realizado precocemente, para evitar a colocação de prótese, oferecendo sobrevida longa e segura, livre de nova intervenção. A estenose mitral é classificada em diferentes estágios, com base na anatomia, na hemodinâmica, no efeito ventricular e nos sintomas. Trata-se da lesão mais frequente, e a decisão sobre qualquer abordagem cirúrgica levará em consideração fatores anatômicos, funcionais e sintomas.[69]

Recomenda-se a valvuloplastia mitral percutânea nas seguintes situações:

- Pacientes sintomáticos, com estenose mitral grave e morfologia favorável, na ausência de sinais de trombo em átrio esquerdo ou regurgitação moderada/grave
- Pacientes com estenose grave assintomáticos, com área valvar ≤ 1 cm²
- Pacientes com estenose mitral grave, com fibrilação atrial de início recente e pacientes assintomáticos com área de valva > 1,5 cm² e PSAP > 25 mmHg ou gradiente mitral > 15 mmHg durante esforço
- Pacientes com estenose grave, sintomáticos, de risco elevado para a cirurgia de troca valvar.
  A troca valvar é recomendada para pacientes com:
- Estenose grave, com sintomas, não candidatos ou que falharam à valvuloplastia
- Dupla lesão (estenose grave e regurgitação moderada).

Prótese valvar e excisão de aurícula atrial são indicadas para os pacientes com estenose grave e fenômenos embólicos recorrentes.[69]

REFERÊNCIAS BIBLIOGRÁFICAS

1. Gewitz MH et al. Revision of the Jones criteria for the diagnosis of acute rheumatic fever in the era of Doppler echocardiography. Circulation. 2015;131:1806-18.
2. Steer AC. Historical aspects of rheumatic fever. J Pediatrics and Child Helth. 2015;51:21-7.
3. Seckeler MD, Hoke TR. The worldwide epidemiology of acute rheumatic fever and rheumatic heart disease. Clin Epidemiol. 2011;3:67-84.

4. Lennon D et al. Meta-analysis of trials of streptococcal throat treatment programs to prevent rheumatic fever. Pediatr Infect Dis J. 2009;28(7):e259-64.
5. Yanagawa B et al. Update on rheumatic heart disease. Curr Opin Cardiol. 2016;31(2):162-8.
6. Branco CEB et al. Febre reumática: doença negligenciada e sub-diagnosticada. Novas perspectivas no diagnóstico e prevenção. Arq Bras Cardiol. 2016;107(5):482-4.
7. Steer A, Gibofsky A. Acute rheumatic fever: epidemiology and pathogenesis. Up to Date. 2017.
8. RHD Australia (ARF/RHD Writing Group), National Heart Foundation of Australia and Cardiac Society of Australia and New Zealand. The Australian guideline for prevention, diagnosis and management of acute rheumatic fever and rheumatic heart disease (2nd edition), 2012 (online).
9. Meira ZMA et al. Prevalência da febre reumática em crianças de uma escola da rede pública em Belo Horizonte. Arq Bras Cardiol. 1995;65(4):331-4.
10. Terreri MT et al. Utilização de recursos e custos de pacientes com febre reumática. Rev Bras Reumatol. 2002;42(4):211-7.
11. Brasil. Ministério da Saúde. Sistema de Informações Hospitalares do SUS (SIH/SUS). Disponível em: http://www2.datasus.gov.br/DATASUS/index.php?area=060502. Acesso em: 5 dez. 2018.
12. Watson G et al. Acute rheumatic fever and rheumatic heart disease in resource. Limited settings. Arch Dis Child. 2015; 100(26):370-5.
13. Yacoub M et al. Eliminating acute rheumatic fever and rheumatic heart disease. The Lancet. 2017;390(15):212-3.
14. Carapetis JR. The stark reality of rheumatic heart disease. Eur Heart J. 2015;36:1070-3.
15. He VYF et al. Long term outcome from acute rheumatic fever and rheumatic heart disease. A data-linkage and survival analysis approach. Circulation. 2016;134(19):222-32.
16. Carreño-Manjarrez R et al. Immunogenic and genetic factors in rheumatic fever. Curr Infect Dis Rep. 2000;2(4):302-7.
17. Parks T et al. Streptococal skin infecction and rheumatic heart disease. Curr Opin Inf Dis. 2012;25(2):145-53.
18. Stollerman GH. Rheumatic fever in the 21 st century. Clin Infect Dis. 2001;33(6):801-6.
19. Cunningham MW. Pathogenesis of group A streptococcal infections. Clin Microbiol Rev. 2000;13(3):470-511.
20. Cunningham MW. Streptococcus and rheumatic fever. Curr Opin Rheumatol. 2012;24(4):408-16.
21. Cunningham MW. Rheumatic fever, autoimmunity, and molecular mimicry: the streptococcal connection. Int Rev Immunol. 2014;33:314-29.
22. Tandon R et al. Revisiting the pathogenesis of rheumatic fever and carditis. Nat Rev Cardiol. 2013;10(3):171-7.
23. Azevedo PM et al. Understanding rheumatic fever. Rheumatol Int. 2012;32(5):1113-20.
24. Essop MR, Peters F. Contemporary issues in Rheumatic Fever and Chronic Rheumatic heart disease. Circulation. 2014;130:2181-8.
25. Perricone C et al. The autoimmune side of rheumatic fever. IMAJ. 2014;16:654-5.
26. Guilherme L et al. Rheumatic fever and rheumatic heart disease: genetics and pathogenesis. Scand J Immunol. 2007;66(2-3): 199-207.
27. Guilherme L et al. Association of human leukocyte class II antigens with rheumatic fever or rheumatic heart disease in a Brazilian population. Circulation. 1991;83(6):1995-8.
28. Patarroyo ME et al. Association of a B-cell alloantigen with susceptibility to rheumatic fever. Nature. 1979;278(5700):173-4.
29. Ramasawmy R et al. Association of polymorphisms within the promoter region of the tumor necrosis factor-alpha with clinical outcomes of rheumatic fever. Mol Immunol. 2007;44(8):1873-8.
30. Azevedo PM et al. Association study involving polymorfisms em IL-6, IL-1RA, and CTLA4 genes and rheumatic heart disease em New Zealand population of Maori and Pacific ancestry. Cytocyne. 2016;85:201-6.

31. Chakravarty SD et al. The quintessential pathogenic trigger of autoimmunity. Clin Rheumatol. 2014;33:893-901.
32. Sarkar S et al. Association of rheumatic fever and rheumatic heart disease with plausuble erarly and late-stage disease markers. Indian J Med Res. 2017;145:758-66.
33. Dessel JL et al. Controlling acute reumatic fever and rheumatic hearth disease in developing countries: are we getting closer? Curr Opin Pediatr. 2015;27:116-23.
34. Jones TD. The diagnosis of rheumatic fever. JAMA. 1944; 126:481-4.
35. Pereira BA et al. Febre reumática: atualização dos critérios de Jones à luz da revisão da American Heart Association – 2015. Rev Bras Reumatolol. 2017;57(4):364-8.
36. Barbosa PJB et al. Diretrizes Brasileiras para Diagnóstico, Tratamento e Prevenção da Febre Reumática da Sociedade Brasileira de Cardiologia, da Sociedade Brasileira de Pediatria e da Sociedade Brasileira de Reumatologia. Arq Bras Cardiol. 2009;93(3 Suppl. 4):1-18.
37. Pillegi GCS, Ferriani VPL. Manifestações articulares atípicas em crianças com febre reumática. J Pediatr. 2000;76(1):49-54.
38. Robazzi TCMV et al. Manifestações articulares atípicas em pacientes com febre reumática. Rev Bras Reumatol. 2014;54(4): 268-72.
39. Hilário MO, Terreri MT. Rheumatic fever and post-streptococcal arthritis. Best Pract Res Clin Rheumatol. 2002;16(3):481-94.
40. Barash J et al. Pediatric rheumatology study group of Israel. Differentiation of post-Streptococcal reactive arthritis from acute rheumatic fever. J Pediatr. 2008;15(3):696-699.
41. Santiago MB. Jaccoud's arthropathy: proper classification criteria and treatment are still needed. Rheumatol Int. 2013; 33(11):2953-4.
42. Meira ZMA et al. Estudo comparativo das avaliações clínica e ecocardiográfica Doppler na evolução das lesões valvares em crianças e adolescentes portadores de febre reumática. Arq Bras Cardiol. 2006;86(1):32-8.
43. Ferrieri P. Jones Criteria Working Group. Proceedings of the Jones Criteria Workshop. Circulation. 2002;106(19):2521-3.
44. Lanna CCD et al. Subclinical rheumatic valvitis: a long term follow up. Cardiol Young. 2003;13(5):431-8.
45. Meira ZM et al. Long term follow up of rheumatic fever and predictors of severe rheumatic valvar disease in brazilian children and adolescents. Heart. 2005;91(8):1019-22.
46. Rémond M et al. Are minor echocardiographic changes associated with an increased risk of cute rheumatic fever or progression to rhematic heart disease? Int J Cardiol. 2015;198:117-22.
47. Cardoso F. Sydenham's chorea. Curr Treat Options Neurol. 2008;10(3):230-5.
48. Church AJ et al. Anti-basal ganglia antibodies in acute and persistent Sydenham's chorea. Neurology. 2002;59(2):227-31.
49. van Toorn R et al. Distinguishing PANDAS from Sydenham's chorea: case report and review of the literature. Eur J Paediatr Neurol. 2004;8(4):211-6.
50. Kurlan R. The PANDAS hypothesis: losing its bite? Mov Disord. 2004;19(4):371-4.
51. Oliveira SK. PANDAS: a new disease? J Pediatr. 2007;83(3):201-8.
52. Karacan M et al. Asymptomatic rhythm and conduction abnormalities in children with acute rheumatic fever: 24-hour electrocardiography study. Cardiol Young. 2010;20(6):620-30.
53. Vasan RS et al. Echocardiographic evaluation of patients with acute rheumatic fever and rheumatic carditis. Circulation. 1996;94(1):73-82.
54. Narula J et al. Diagnosis of active rheumatic carditis: the echoes of change. Circulation. 1999;100(14):1576-81.
55. Brand A et al. The prevalence of valvular regurgitation in children with structurally normal hearts: a color echocardiographic study. Am Heart J. 1992;123(1):177-80.
56. Vijayalakshimi IB et al. The role of echocardiography in diagnosing carditis in the setting of acute rheumatic fever. Cardiol Young. 2005;15(6):583-8.

57. Caldas AM et al. The case for utilizing more strict quantitative Doppler echocardiographic criterions for diagnosis of subclinical rheumatic carditis. Cardiol Young. 2007;17(1):42-7.

58. Reményi B et al. Jones World Heart Federation criteria for echocardiographic diagnosis of rheumatic heart disease: an evidence-based guideline. Nat Rev Cardiol. 2012;9(5):297-309.

59. Appenzeller S et al. Chorea in primary antiphospholipid syndrome is associated with rheumatic fever. Rheumatolol Int. 2012;32(9):2857-61.

60. Gerber MA et al. American Academy of Pediatrics. Prevention of rheumatic fever and diagnosis and treatment of acute streptococcal pharyngitis: a scientific statement from the American Heart Association Rheumatic Fever, Endocarditis, and Kawasaki Disease Committee of the Council on Cardiovascular Disease in the Young, the Interdisciplinary Council on Functional Genomics and Translational Biology, and the Interdisciplinary Council on Quality of Care and Outcomes Research. Circulation. 2009;119(11):1541-51.

61. Teixeira Jr AL et al. Treatment of acute Sydenham's chorea with methyl-prednisolone pulsetherapy. Parkinsonism Related Disord. 2005;11(5):327-30.

62. Meira ZM et al. Evaluation of secundary prophylatics schemes based on benzatine penicillin G for rheumatic fever in children. J Pediatr. 1993;123(1):156-7.

63. Gould FK et al. Working Party of the British Society for Antimicrobial Chemotherapy. Guidelines for the prevention of endocarditis: report of the working party of British Society for Antimicrobial Chemotherapy. J Antimicrob Chemother. 2006;57(6):1035-42.

64. Ashrafian H, Bogle RG. Antimicrobial prophylaxis for endocarditis: emotion or science? Heart. 2007;93(1):5-6.

65. International Rheumatic Fever Study Group. Allergic reactions to long-term benzathine penicillin prophylaxis for rheumatic fever. Lancet. 1991;337(8753):1308-10.

66. U.S. Department of Health and Human Services, National Institutes of Health, National Institute of Allergy and Infectious Diseases (USA) [Internet]. Jordan Reporter 2007: accelerated development of vaccines. Disponível em: http://www3.niaid.nih.gov/about/organization/dmid/PDF/Jordan2007.pdf.

67. Guilherme L et al. Towards a vaccine against rheumatic fever. Clin Dev Immunol. 2006;13(2-4):125-32.

68. Guilherme L et al. A vaccine against streptococcus pyogenes. the potential to prevent rheumatic fever and rheumatic heart disease. Am J Cardiovasc Drugs. 2013;13(1):1-4.

69. Nishimura RA et al. 2017 AHA/ACC focused update of the 2104 AHA/ACC guideline for the management of patientes with valvular heart disease. A reporto f the American College of CArdiology/American Heart Association task force on clinical practice guidelines. Circulation. 2017 Jun 20;135(25):e1159-95.

34 Artrite Idiopática Juvenil

Flávia Patrícia Sena Teixeira Santos • Maria Teresa Terreri • Maria Vitoria Quintero

INTRODUÇÃO

Artrite idiopática juvenil (AIJ) denomina um grupo de doenças distintas que ocorre em crianças com menos de 16 anos e se manifesta principalmente por artrite persistente, durante 6 ou mais semanas, descartadas outras doenças que levam ao acometimento articular. Sua etiologia não é totalmente compreendida, mas parece haver interação entre fatores genéticos e ambientais. Apesar de nenhum dos medicamentos disponíveis até o momento apresentar potencial curativo, o prognóstico tem melhorado significativamente nos últimos anos, em especial após a introdução dos agentes biológicos.

CLASSIFICAÇÃO

As artrites crônicas da infância compreendem uma área de estudo e investigação complexa, em parte justificada por definições e terminologias confusas.[1] Nos anos 1970, duas classificações foram propostas: artrite reumatoide juvenil (ARJ), pelo American College of Rheumatology (ACR), e doença artrite crônica juvenil (ACJ), pela European League Against Rheumatism (EULAR). Similares, as definições se diferenciavam apenas pela duração da artrite: para o ACR deveria ter duração mínima de 6 semanas, enquanto, para a EULAR, 3 meses. Em ambas, a idade de início seria igual ou inferior a 16 anos e haveria necessidade de exclusão de outras doenças.[2]

Na tentativa de unificar a nomenclatura, a International League of Associations for Rheumatology (ILAR) propôs, nos anos 1990, uma nova classificação, sem pretender abranger todas as artropatias juvenis, mas evitando a superposição das categorias.[3,4] Os critérios, inicialmente propostos em 1995 e revisados em 1997 e 2002, recomendam a expressão artrite idiopática juvenil (AIJ) para todo o grupo, reconhecendo a origem ainda não determinada dessas doenças e evitando termos como "crônica" e "reumatoide", ambíguos e não específicos, para facilitar a comunicação entre os profissionais, tanto clínicos quanto pesquisadores, com consequente melhora nos cuidados aos pacientes.[4] Essa nomenclatura deve ser considerada um "trabalho em construção", a ser refinada a partir do melhor conhecimento da genética e da fisiopatologia da doença.[5] São sete as categorias propostas:

1. Artrite sistêmica.
2. Poliartrite fator reumatoide positivo.
3. Poliartrite fator reumatoide negativo.
4. Oligoartrite.

5. Artrite associada à entesite.
6. Artrite psoriásica.
7. Outros: não preenche os critérios de 1 a 6 ou preenche para mais de uma categoria.

A classificação do ILAR evita o termo "espondiloartropatia", mas reconhece a artrite relacionada com a entesite (que inclui a maioria das crianças com diagnóstico de espondilite anquilosante juvenil pelas classificações anteriores) e a artrite psoriásica. As artrites reativas não estão incluídas, pois, na maioria das vezes, têm causa conhecida, não sendo, assim, idiopáticas. As artrites associadas às doenças inflamatórias intestinais são descritas no grupo das artrites relacionadas com a entesite.

EPIDEMIOLOGIA

Nos países desenvolvidos, a AIJ é a doença reumática mais comum na infância e uma das doenças crônicas mais frequentes nessa faixa etária. A prevalência é de 16 a 400/100.000 crianças e a incidência geral de 0,83 a 86/100.000 crianças por ano. Há uma ligeira predominância no sexo feminino com uma relação de uma a três meninas para um menino. Torna-se mais difícil definir a incidência de cada uma das formas de apresentação pela relativa escassez de cada uma delas na população em geral e pelo uso das diferentes classificações.[6-8]

No Brasil, um estudo realizado no interior do estado de São Paulo em crianças entre 6 e 12 anos evidenciou uma prevalência de 1/2.880 (34/100.000). Trata-se da segunda doença reumática em incidência na infância após a febre reumática.[8,9]

QUADRO CLÍNICO

Define-se artrite como o aumento de volume de pelo menos uma articulação periférica ou duas das seguintes manifestações: redução da amplitude do movimento articular, dor à movimentação ou aumento da temperatura da pele sobrejacente (Figura 34.1).

Em processos inflamatórios articulares, rigidez após períodos de repouso, principalmente matinal, e dor noturna são frequentemente encontradas. As crianças, em especial aquelas de baixa idade, no entanto, não comunicam esses sintomas diretamente, e sua ocorrência é apenas suspeitada pela observação dos pais ou cuidadores – irritabilidade excessiva, posições antálgicas ou recusa ao andar. Fadiga, anorexia, febre baixa, regressão psicológica e retardo do crescimento também são

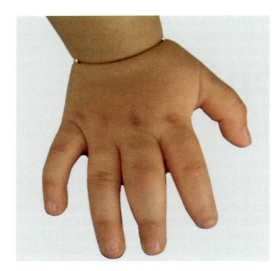

Figura 34.1 Artrite.

observados. As formas de apresentação da doença são definidas pelo modo de início e por sua evolução nos 6 primeiros meses.[4,8,10,11]

Início sistêmico

A AIJ sistêmica, também chamada de "doença de Still", compreende 4 a 17% de todos os casos, sem predomínio de sexo, podendo surgir durante qualquer período da infância. Difere bastante das demais formas de apresentação da doença, tanto em relação às manifestações clínicas quanto à imunopatogênese e à resposta ao tratamento, aproximando-se das síndromes autoinflamatórias.[12]

Em geral, crianças com AIJ estão sistemicamente doentes, com fadiga, anemia, febre, emagrecimento e dolorimento difuso, especialmente no início do quadro, quando a artrite pode ainda não ser identificada. Sua característica fundamental consiste em febre (vespertina, intermitente, com um ou dois picos diários). Com o aumento da temperatura, há uma acentuada queda do estado geral, revertida com a sua normalização. A febre é geralmente acompanhada de *rash* cutâneo macular ou maculopapular de cor rosa-claro, evanescente e raramente pruriginoso. Localiza-se em tronco, extremidades proximais dos membros superiores e inferiores e, mais raramente, face e regiões palmoplantares. As lesões costumam ter menos de 2 a 5 mm de diâmetro, com as maiores podendo apresentar o centro mais claro. O *rash* pode ser precipitado por banho quente ou estresse psicossocial. Ao contrário da artralgia e da mialgia, a artrite está em geral ausente nas primeiras semanas ou meses da doença. As grandes articulações, como joelhos, tornozelos, punhos, cotovelos e ombros, são as mais frequentemente envolvidas, mas as pequenas articulações das mãos e dos pés podem também ser afetadas.[8]

Ainda, podem surgir manifestações extra-articulares, como hepatomegalia, esplenomegalia, linfadenopatia generalizada, pericardite, dor abdominal e dor pleurítica com ou sem derrame pleural. A linfadenomegalia generalizada, que ocorre em 50 a 75% dos pacientes, caracteriza-se por linfonodos móveis, indolores e bem delimitados nas regiões axilar, cervical e inguinal.

A esplenomegalia é observada em 10 a 15% dos pacientes. Na Europa, onde a AIJ vem acompanhada muitas vezes de amiloidose, a esplenomegalia acentuada é sugestiva dessa condição. Dor abdominal pode decorrer de linfadenomegalia mesentérica, vasculite abdominal, serosite e efeitos adversos dos fármacos utilizados no tratamento. A pericardite constitui um evento relativamente comum, detectada em até 36% dos pacientes submetidos a exame ecocardiográfico, sendo em geral subclínica e raramente produzindo tamponamento cardíaco. A miocardite, menos frequente, embora mais grave, pode levar à insuficiência cardíaca, que deve ser sempre suspeitada quando de taquipneia, taquicardia desproporcional à febre, pericardite e pneumonite. O acometimento valvar é bastante raro.

Há acentuada elevação das provas de atividade inflamatória, entre elas a velocidade de hemossedimentação (VHS) e a proteína C reativa, além da ferritina, aumento de fibrinogênio e hipergamaglobulinemia policlonal, leucocitose acentuada com neutrofilia, plaquetose e anemia de doença crônica. Há elevação dos níveis séricos do complemento. O fator antinuclear (FAN) e o fator reumatoide (FR) são em geral negativos.[13] Os critérios da ILAR para diagnóstico da AIJ estão descritos no Quadro 34.1.

O diagnóstico diferencial dessa forma de apresentação pode ser particularmente difícil e inclui infecções bacterianas ou virais, malignidades e outras doenças reumáticas (p. ex., lúpus eritematoso sistêmico) e vasculites primárias (p. ex., doença de Kawasaki). Nos pacientes em que o quadro sistêmico precede as manifestações articulares, apenas se pode definir o diagnóstico da forma sistêmica da doença após o aparecimento dos sinais e sintomas articulares (Quadro 34.2).

As manifestações agudas da doença têm duração variável (de semanas a anos) e podem recorrer em exacerbações do quadro articular. Cerca de 40% dos pacientes têm o chamado curso monocíclico, recuperando-se totalmente do quadro. Uma pequena parcela apresenta curso policíclico, ou seja, episódios recorrentes de atividade inflamatória, entremeados por períodos de remissão, sem medicação. Cerca de 50% dos pacientes evoluem com doença poliarticular, potencialmente grave.[13]

Entre 5 e 40% dos pacientes acometidos pela AIJ evoluem com a síndrome de ativação macrofágica, uma complicação potencialmente fatal, em diversas categorias de gravidade.[14]

Forma poliarticular

A artrite crônica da infância, que acomete cinco ou mais articulações nos primeiros 6 meses de doença, é definida como poliarticular. Subdivide-se pela positividade persistente ou

Quadro 34.1 Artrite idiopática juvenil sistêmica.

Artrite em qualquer número de articulações associada à febre durante ao menos 2 semanas, documentada como diária (cotidiana) por, pelo menos, 3 dias, acompanhada de um ou mais dos seguintes sintomas
• *Rash* evanescente • Linfoadenomegalia generalizada • Hepato ou esplenomegalia • Serosite
Critérios de exclusão
• Psoríase ou história de psoríase no paciente ou em parente de primeiro grau • Artrite em paciente HLA B27 do sexo masculino, iniciada após o 6º aniversário, artrite relacionada com a entesite, sacroileíte associada à doença inflamatória intestinal, artrites reativas, uveíte anterior aguda no paciente ou história de uma dessas condições em parente de primeiro grau • Positividade na pesquisa do fator reumatoide em, pelo menos, duas ocasiões, em um intervalo de 3 meses

Quadro 34.2 Diagnóstico diferencial da AIJ sistêmica.

- Infecções:
  - Sepse
  - Endocardite bacteriana
  - Brucelose
  - Febre tifoide
  - Leihsmaniose
  - Infecções virais
  - Doença da arranhadura do gato
- Malignidades:
  - Leucemias
  - Linfomas
  - Neuroblastoma
  - Febre reumática
- Doenças do tecido conjuntivo:
  - Lúpus eritematoso sistêmico
  - Dermatomiosite
  - Doença de Kawasaki
  - Sarcoidose
  - Poliarterite nodosa
- Doença inflamatória intestinal
- Doença de Castelman
- Síndromes autoinflamatórias:
  - Febre familiar do Mediterrâneo
  - Deficiênica de mevalonato-quinase ou síndrome de hiperimunoglobulinemia D
  - Febre periódica, estomatite aftosa, faringite e adenite
  - Síndrome periódica associada ao receptor de necrose tumoral
  - Síndrome autoinflamatória associada ao frio
  - Doença autoinflamatória multissistêmica de início neonatal ou síndrome articular cutânea neurológica infantil crônica

Fonte: Ravelli e Martini, 2007[8]; Benedetti, 2016.[13]

não do fator reumatoide em AIJ poliarticular fator reumatoide positivo (soropositiva) e AIJ poliarticular fator reumatoide negativo.

Fator reumatoide positivo

Forma de apresentação que acomete predominantemente meninas entre 9 e 11 anos, em uma proporção de 4 a 13:1 meninos, e que representa de 2 a 7% das artrites crônicas da infância. Para enquadrar a criança nesse subtipo, o FR deve ser identificado ao menos duas vezes, em um intervalo mínimo de 3 meses (Quadro 34.3).

Apresenta-se, tipicamente, com poliartrite dos membros superiores e inferiores, assim como da coluna cervical. As articulações mais acometidas são punhos, metacarpofalângicas (MCF), interfalângicas proximais (IFP), interfalângicas distais (IFD) e metatarsofalângicas (MTF), seguidas de joelhos, cotovelos, tornozelos e quadris, com evolução similar à da artrite reumatoide (AR) do adulto.

Além das manifestações gerais, como anorexia, fadiga, febre baixa, redução da velocidade de crescimento, emagrecimento, hepatoesplenomegalia, linfadenomegalia, podem ocorrer manifestações extra-articulares semelhantes às da AR, como nódulos subcutâneos, vasculites, regurgitação aórtica, fibrose pulmonar, vasculites, síndromes de Sjögren e de Felty.

O diagnóstico diferencial inclui outras doenças reumáticas, especialmente lúpus eritematoso sistêmico e doença mista do tecido conjuntivo, infecções, malignidades, doenças metabólicas e genéticas, doenças inflamatórias intestinais, sarcoidose, mucopolissacaridoses, hemoglobinopatias etc.

Essas crianças apresentam moderada elevação das provas de atividade inflamatória, como VHS e proteína C reativa. Leucocitose, plaquetose e anemia de doença crônica podem estar presentes. Por definição, 100% dos pacientes apresentarão pesquisa do FR positiva. O anticorpo antipeptídeo citrulinado (anti-CCP) não apresenta, assim como na população

Quadro 34.3 Critérios de classificação da artrite idiopática juvenil poliarticular pela International League of Association for Rheumatology.

Artrite idiopática juvenil poliarticular soronegativa

- Artrite afetando cinco ou mais articulações durante os 6 primeiros meses de doença, com pesquisa do fator reumatoide persistentemente negativo
- Exclusões:
  - Psoríase ou história de psoríase no paciente ou em parente de primeiro grau
  - Artrite em paciente do sexo masculino, HLA-B27 positivo, iniciada após o 6º aniversário
  - Espondilite anquilosante, artrite relacionada com a entesite, sacroileíte associada à doença inflamatória intestinal, artrites reativas, uveíte anterior aguda no paciente ou história de uma dessas condições em parente de primeiro grau
  - Positividade na pesquisa do fator reumatoide em pelo menos duas ocasiões em um intervalo de 3 meses
  - AIJ sistêmica

Artrite idiopática juvenil poliarticular soropositiva

- Artrite afetando cinco ou mais articulações durante os 6 primeiros meses de doença, com positividade na pesquisa do fator reumatoide em pelo menos duas ocasiões em intervalo de 3 meses
- Exclusões:
  - Psoríase ou história de psoríase no paciente ou em parente de primeiro grau
  - Artrite em paciente do sexo masculino, HLA-B27 positivo, iniciada após o 6º aniversário, artrite relacionada com a entesite, sacroileíte associada a doença inflamatória intestinal, artrites reativas, uveíte anterior aguda no paciente ou história de uma dessas condições em parente de primeiro grau
  - AIJ sistêmica

HLA: antígeno leucocitário humano.

adulta, concordância total com a presença do FR, positivo em 57 a 90% dessas crianças. O FAN pode existir em cerca de 80% das crianças com AIJ fator reumatoide positivo[8,15], as quais, entre aquelas com AIJ, apresentam a menor taxa de remissão e, historicamente, a maior frequência de limitação funcional.

Fator reumatoide negativo

Entre 11 e 28% das crianças com AIJ se encontram nesse subgrupo com comprometimento crônico de cinco ou mais articulações e pesquisa do fator reumatoide persistentemente negativa. A doença, predominante em meninas (10:1), ocorre em qualquer período da infância com um pico de incidência entre 1 e 3 anos e outro na infância tardia e adolescência.

Em geral de início insidioso e aditivo, a poliartrite acomete as pequenas articulações de mãos e pés, joelhos, punhos, tornozelos e cotovelos com rigidez matinal ou após períodos de repouso. Em geral, não há hiperemia articular ou dolorimento, apesar do aumento de volume e da temperatura local. As articulações interfalângicas distais raramente são acometidas. Já as articulações temporomandibulares (ATM) são frequentemente envolvidas, com consequente hipodesenvolvimento da mandíbula, provocando micrognatia. O acometimento das articulações do quadril (em 20% das crianças) e dos ombros é tardio, assim como ocorre na coluna cervical.

Manifestações sistêmicas são pouco frequentes. Fadiga e retardo no crescimento são os mais relatados. Nódulos reumatoides surgem em menos de 1% das crianças. Uveíte crônica assintomática compreende a manifestação extra-articular mais comum no grupo, acometendo em torno de 15% dos pacientes, que tendem a ser mais jovens e com pesquisa do fator antinuclear positiva.

Por definição, a pesquisa do FR é persistentemente negativa. O FAN, no entanto, pode estar presente em cerca de 50%

dos pacientes. Há moderada elevação das provas de atividade inflamatória – VHS e proteína C reativa –, além de leucocitose, plaquetose e anemia de doença crônica.

Os diagnósticos diferenciais incluem outras doenças reumáticas, infecções, malignidades, doenças inflamatórias intestinais, sarcoidose, hemoglobinopatias, mucopolissacaridoses etc.

A AIJ poliarticular fator reumatoide negativo compreende uma doença crônica de duração prolongada, com tendência à recidiva na vida adulta e estando associada a altas taxas de morbidade e limitação funcional.[8,15]

Início oligoarticular

Comprometimento de quatro ou menos articulações iniciado antes dos 16 anos e com duração de mais de 6 semanas representa a forma mais frequente e ocorre em 27 a 56% das crianças com AIJ. Manifesta-se predominantemente em meninas, em uma proporção de 3:1, e em menores de 6 anos de idade, especialmente no 1º e no 2º ano de vida. Os critérios de classificação da AIJ oligoarticular estão listados no Quadro 34.4.

Caracteriza-se por artrite assimétrica, em geral nos membros inferiores, com frequente comprometimento de joelhos e tornozelos uni ou bilateral. Em 30 a 50% das vezes, apenas uma articulação é afetada. Artrite nas pequenas articulações dos pés e mãos surge em cerca de 6% dos pacientes, enquanto o processo inflamatório de cotovelos, quadris, punhos e articulações temporomandibulares está presente em apenas 3% dos casos.

Essas crianças não se apresentam sistemicamente doentes e, à exceção da iridociclite, as manifestações extra-articulares são bastante incomuns. Muitas vezes, o diagnóstico da AIJ oligoarticular é de exclusão. Os diagnósticos diferenciais incluem traumas, infecções, tumores, outras doenças reumáticas etc. (Quadro 34.5). A AIJ oligoarticular representa a causa mais comum de oligoartrite, principalmente nas meninas com menos de 6 anos.

Em geral, os exames laboratoriais evidenciam apenas leves ou moderados aumentos nas provas de atividade inflamatória, não havendo, comumente, anemia ou alteração nas contagens leucocitárias ou das plaquetas. A pesquisa do FR raras vezes é positiva, ao contrário da pesquisa de FAN, positiva entre 65 e 85% dessas crianças, que apresentam alto risco de iridociclite.

O prognóstico da doença tem melhorado bastante nos últimos 10 a 15 anos, particularmente em relação às contraturas articulares e às diferenças de comprimento entre os membros, provavelmente pelos novos tratamentos instituídos. As sequelas das uveítes também compreendem complicações

importantes nesse grupo, mas estudos sugerem queda na incidência da complicação, atribuível também à terapêutica medicamentosa.[8,16]

Artrite relacionada com a entesite

Ocorre entre 3 e 11% dos pacientes, afeta principalmente crianças do sexo masculino (7:1) e maiores de 6 anos de idade, e se caracteriza por inflamação das ênteses, local de inserção de ligamentos e tendões no osso, especialmente na inserção do tendão de Aquiles, fáscia plantar e região tarsal, além de artrite predominante em membros inferiores, com comprometimento precoce do quadril (Figura 34.2).[17]

A oligoartrite de membros inferiores, muitas vezes leve e autolimitada, progride em alguns casos com o acometimento das articulações sacroilíacas e da coluna vertebral.

Apesar de a artrite relacionada com a entesite na criança ser caracterizada por uma grande incidência de manifestações extra-axiais, quando comparada à dos adultos, pertence ao grupo das espondiloartrites. Esse termo abrange algumas crianças com diagnóstico de espondilite anquilosante juvenil (aquelas que preenchem os critérios para espondilite anquilosante do adulto), e a maioria, com o diagnóstico de espondiloartrite indiferenciada que se manifesta por artrite, entesite, tendinite e dactilite. Os critérios da ILAR têm sido criticados com relação a esse subtipo, uma vez que a artrite psoriásica e as artrites reativas não são incluídas como parte das espondiloartrites juvenis, e a artrite das doenças inflamatórias intestinais está apenas entre os descritores da doença.[8] Os critérios classificatórios da ILAR para a artrite relacionada com a entesite estão descritos no Quadro 34.6.

Entre as manifestações extra-articulares, estão presentes a uveíte aguda, menos frequente que no adulto com espondiloartropatia e, raramente, insuficiência aórtica e mitral, bloqueio da condução cardíaca, pneumopatia intersticial, luxação atlantoaxial e nefropatia por IgA.

Quadro 34.4 Critérios para classificação da artrite idiopática juvenil oligoarticular pela International League of Association for Rheumatology.

- Oligoartrite persistente: nunca mais de quatro articulações afetadas
- Oligoartrite estendida: mais de quatro articulações acometidas após os primeiros 6 meses de doença
- Critérios de exclusão:
  - Psoríase ou história de psoríase no paciente ou em parente de primeiro grau
  - Artrite em paciente do sexo masculino, HLA-B27 positivo, iniciada após o 6º aniversário, artrite relacionada com a entesite, sacroileíte associada à doença inflamatória intestinal, artrites reativas, uveíte anterior aguda no paciente ou história de uma dessas condições em parente de primeiro grau
  - Pesquisa negativa do fator reumatoide em pelo menos duas ocasiões, em um período de 3 meses
  - Presença de AIJ sistêmica

Quadro 34.5 Diagnóstico diferencial das monoartrites.

Monoartrite aguda

- Doença reumática precoce:
  - Oligoartrite
  - Artrite relacionada com a entesite
  - Artrite psoriásica
- Artrite relacionada com a infecção:
  - Artrite séptica
  - Artrite reativa
- Malignidades:
  - Leucemias
  - Neuroblastoma
- Hemofilia
- Traumas
- Febre familiar do Mediterrâneo

Monoartrite crônica

- Artrite idiopática juvenil:
  - Oligoartrite
  - Artrite relacionada com a entesite
  - Artrite psoriásica
- Sinovite vilonodular
- Sarcoidose, síndrome de Blau
- Tuberculose
- Hemofilia
- Pseudoartrites: hemangiomas, lipoma arborescente, condromatose sinovial
- Algumas síndromes febris periódicas:
  - Deficiência de mevalonato quinase, síndrome neonatal inflamatória multissistêmica

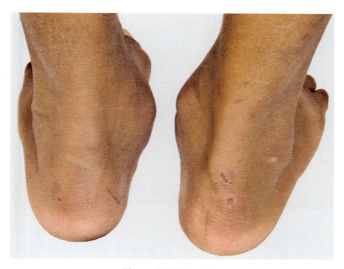

Figura 34.2 Entesite.

Quadro 34.7 Critérios para classificação da artrite psoriásica juvenil pela International League of Association for Rheumatology.

Artrite e psoríase ou artrite e pelo menos dois dos sintomas a seguir
• Dactilite • *Pitting nail* ou onicólise • História familiar de psoríase em parente de primeiro grau
Critérios de exclusão
• Fator reumatoide • AIJ sistêmica • História familiar de doença relacionada ao HLA-B27 • Artrite em criança do sexo masculino com HLA-B27 positivo iniciada após os 6 anos de idade

HLA: antígeno leucocitário humano. *Pitting nail*: múltiplas depressões puntiformes na superfície ungueal que podem ocorrer em pessoas normais, crianças com psoríase, infecção fúngica, eczema e naquelas que mordem as unhas. Onicólise ou unha de Plummer: separação da lâmina ungueal de seu leito, encontrada na psoríase, no hipertireoidismo, em traumas e na exposição a produtos químicos. Dactilite ou "dedo em salsicha": define-se como edema de uma articulação digital e do tecido periarticular, estendendo-se à margem da articulação.

Na fase inicial, o principal diagnóstico diferencial se dá com a AIJ oligoarticular. Artrites associadas à doença inflamatória intestinal, traumas que simulam entesite e osteocondromatoses também devem ser lembrados.

As alterações laboratoriais são discretas, como anemia leve de doença crônica, sem alteração dos leucócitos, plaquetose e elevação das provas de atividade inflamatória (p. ex., VHS e proteína C reativa), elevação das imunoglobulinas séricas, deficiência seletiva de IgA e elevação do complemento. Caracteristicamente, as pesquisas do FR e do FAN são negativas. O HLA B27 está presente em 90% das crianças com AIJ associada à entesite. Na fase precoce da doença, a taxa de remissão é alta, mas, naquelas crianças em que a doença persiste, seu curso tende a ser mais grave que na espondilite anquilosante do adulto.[17]

Artrite psoriásica juvenil

Pela classificação do ILAR, define-se artrite psoriásica juvenil (APsJ) como artrite de início antes dos 16 anos, que dura pelo menos 6 semanas e associada a psoríase ou, pelo menos, dois dos seguintes critérios – dactilite, depressões ungueais, onicólise ou psoríase em parente de primeiro grau –, respeitados os critérios de exclusão (Quadro 34.7). O diagnóstico de psoríase, que acomete 0,5 a 1% das crianças, pode ser difícil, pois, às vezes, a doença se manifesta súbita e transitoriamente, com aspecto atípico, sugerindo o diagnóstico de eczema, o que muitas vezes retarda o diagnóstico dessa forma de apresentação em uma década ou mais.[18]

Estima-se a incidência da APsJ entre 2 e 11% dos pacientes com AIJ, acometendo mais meninas (60%) que meninos e apresentando pico de distribuição bifásico: um precoce, entre 2 e 4 anos, e outro tardio, entre 9 e 11 anos. O comprometimento articular varia de acometimento simétrico das pequenas articulações a acometimento assimétrico de grandes articulações, podendo haver progressão para poliartrite que simula artrite reumatoide soropositiva, embora as crianças com APsJ tendam a apresentar maior incidência de artrite em punhos e pequenas articulações em geral. O acometimento das articulações interfalângicas distais e a presença de dactilite sugerem o diagnóstico.

Além das manifestações cutâneas e ungueais da psoríase, as crianças acometidas podem apresentar sinais de doença inflamatória crônica que incluem anorexia, anemia e redução da velocidade de crescimento. A febre é incomum e a amiloidose compreende uma rara complicação da doença.

As provas de atividade inflamatória (VHS e proteína C reativa) podem apresentar-se moderadamente elevadas em alguns casos, mas são, na maioria, normais. Plaquetose pode estar presente nos mais jovens. O FAN está positivo em baixos títulos em 60% dos pacientes mais jovens e em 30% dos mais velhos. O fator reumatoide e o anticorpo antipeptídio citrulinado são tipicamente negativos: sua positividade exclui o diagnóstico.[19] O prognóstico a longo prazo dessas crianças não é muito claro. Alguns estudos indicam que a doença persiste, com prejuízo funcional progressivo ao longo dos anos, enquanto outros evidenciam remissão completa de até 60% dos acometidos.[18]

Quadro 34.6 Critérios para classificação da artrite idiopática juvenil associada à entesite pela International League of Association for Rheumatology.

Artrite e entesite ou artrite/entesite com pelo menos dois dos seguintes sintomas
• Dolorimento de sacroilíacas e/ou dor lombar inflamatória • Presença de HLA-B27 • História familiar em pelo menos um parente de primeiro ou segundo grau com doença associada ao HLA-B27 confirmada • Uveíte anterior, em geral associada a dor, hiperemia ou fotofobia • Doença de início posterior a 6 anos de idade em criança do sexo masculino
Critérios de exclusão
• Psoríase ou história de psoríase no paciente ou em parente de primeiro grau • Presença de artrite sistêmica

HLA: antígeno leucocitário humano.

Artrite indiferenciada

Não representa uma classificação separadamente, mas inclui aquelas crianças que não preenchem critérios para uma categoria ou preenchem critérios para mais de uma categoria. Revisões dos critérios da ILAR propõem a redução do número de pacientes incluídos nessa categoria.

COMPLICAÇÕES/MANIFESTAÇÕES EXTRA-ARTICULARES

Síndrome de ativação macrofágica

Síndrome de ativação macrofágica (SAM) é um termo utilizado para descrever uma condição que complica doenças inflamatórias sistêmicas, como AIJ, doença de Still do adulto, lúpus eritematoso sistêmico, doença de Kawasaki e outras síndromes periódicas febris, sendo potencialmente fatal. Caracteriza-se por uma acentuada resposta inflamatória secundária a uma resposta imune descontrolada e disfuncional, com contínuas ativação e expansão dos linfócitos T e macrófagos, o que resulta em massiva secreção de citocinas pró-inflamatórias.

A SAM apresenta-se com febre alta persistente, hepatoesplenomegalia, linfoadenomegalia generalizada, disfunção do sistema nervoso central e manifestações hemorrágicas. As manifestações laboratoriais típicas incluem pancitopenia, elevação da ferritina sérica, das enzimas hepáticas, da lactato desidrogenase, dos triglicerídeos, do D dímero e do alfarreceptor solúvel da interleucina 2 (IL2), também conhecido como CD 25 solúvel, redução do fibrinogênio e queda da VHS. A imagem histopatológica típica consiste no acúmulo de macrófagos bem diferenciados exibindo atividade hemofagocítica na medula óssea.

A SAM pode resultar em progressiva falência de diversos órgãos e sistemas, com mortalidade de cerca de 8%. O diagnóstico precoce e o rápido início do tratamento são mandatórios para uma evolução satisfatória. No entanto, a identificação da condição é desafiadora, uma vez que não existem sinais patognomônicos e os achados histopatológicos muitas vezes não estão presentes nas fases iniciais da doença, além de apresentarem baixa especificidade para a SAM. Ainda, os sinais e sintomas da SAM são dificilmente distinguíveis de sinais e sintomas de atividade das doenças associadas a ela.[14]

Em 2016, após esforços do EULAR, da ACR e da Paediatric Rheumatology International Trials Organisation (PRINTO), foram desenvolvidos critérios de classificação para a SAM associada à AIJ[20]:

- Ferritina > 684 ng/mℓ e qualquer dos seguintes sintomas:
  - Plaquetas ≤ 180 × 10³/ℓ
  - Triglicerídeos > 156 UI/ℓ
  - Fibrinogênio ≤ 360 mg/dℓ
  - Aspartato aminotransferase ≥ 48 UI/ℓ.

Espera-se que esses critérios consigam contribuir para o diagnóstico da doença, sua melhor compreensão e, por consequência, um tratamento mais eficaz.

Uveíte

Grave complicação da AIJ, pode ser crônica (duração de mais de 3 meses), insidiosa, inicialmente assintomática e não granulomatosa ou aguda (duração menor que 3 meses). Envolve comumente o seguimento anterior dos olhos e pode causar queda da acuidade visual e/ou cegueira. Sua incidência varia entre 12 e 38% das crianças com AIJ, conforme a forma de início e o perfil sorológico. Em cerca de 10% dos casos, o comprometimento ocular ocorre antes do quadro articular, detectado em exames oculares de rotina. Em outras vezes, surge nos primeiros 7 anos de doença, sem relação com a atividade inflamatória articular.[21]

Uveíte crônica

Insidiosa, não granulomatosa e bilateral em 70 a 80% dos casos, a uveíte crônica (Figura 34.3) é característica da oligoartrite (persistente ou estendida) em sua maior parte, e, em menor proporção, das crianças com APsJ ou com poliartrite FR negativo. Em seu início, é inteiramente assintomática em cerca de 50% dos acometidos. Os demais casos podem apresentar dor e hiperemia oculares, cefaleia, fotofobia e queda da

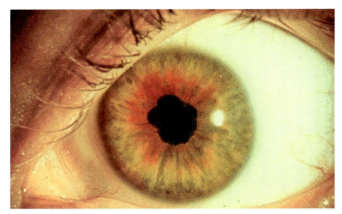

Figura 34.3 Uveíte crônica.

acuidade visual. Ocorre em 15 a 20% das crianças com oligoartrite, 10% das com APsJ e 14% daquelas com poliartrite FR negativo, sendo muito incomum nas crianças com doença poliarticular FR positivo ou doença sistêmica. É especialmente comum nas meninas com AIJ oligoarticular menores de 6 anos de idade com a pesquisa do FAN positiva.

Seu diagnóstico requer o exame de biomicroscopia com lâmpada de fenda, que identifica se há células inflamatórias na câmara anterior dos olhos. A frequência do exame ocular preconizada pela American Academy of Pediatrics, de acordo com a faixa etária, a sorologia e a forma de apresentação da doença, está descrita na Tabela 34.1.[22]

As complicações são frequentes, aumentam com o maior tempo de doença ativa e incluem sinéquias posteriores, catarata, ceratopatia em faixa e glaucoma, com consequente cegueira.[23]

Uveíte aguda

Muito mais comum em meninos, é na maioria das vezes unilateral e bastante sintomática, associada a hiperemia, dor e fotofobia, o que facilita o diagnóstico (Figura 34.4). Está fortemente associada à artrite relacionada com a entesite e à presença do HLA-B27. As sequelas de médio e longo prazo são incomuns, uma vez que o tratamento se inicia precocemente em virtude dos sintomas.[23]

ETIOPATOGENIA

A patogênese e a etiologia da AIJ são incertas. Assim como na maioria das desordens autoimunes, atribui-se a gênese da doença à interação entre fatores genéticos e ambientais. A elevada incidência de autoimunidade entre os parentes de primeiro grau das crianças com o diagnóstico de AIJ, a alta agregação familiar e a concordância da doença em pares de gêmeos monozigóticos sugerem que fatores genéticos exercem um papel de destaque na imunopatogênese da AIJ e, apesar da grande heterogeneidade apresentada pelas diversas formas de apresentação da doença, deve existir uma superposição genética, uma vez que a característica mais proeminente da doença consiste no processo inflamatório articular, comum a todas elas.

Estudos indicam que a suscetibilidade genética à doença está associada tanto a genes relacionados com o antígeno leucocitário humano (HLA) quanto a genes não relacionados com o HLA. Entre os primeiros, pode-se citar os HLA de classe I (*HLA-A2*, *HLA-B27*) os de classe II (*HLA-DRB1* e *HLA-DP*), e, entre os segundos, estão os implicados na síntese das citocinas.

Tabela 34.1 Critérios para avaliação ocular na criança com AIJ.

Tipo	Categoria de risco	Idade de início	Duração da doença	FAN	Frequência da avaliação
Oligo ou poliartrite	Alto	≤ 6 anos	≤ 4 anos	Positivo	3/3 meses
	Moderado	≤ 6 anos	> 4 anos	Positivo	6/6 meses
		> 6 anos	≤ 4 anos	Positivo	
		≤ 6 anos	≤ 4 anos	Negativo	
	Baixo	≤ 6 anos	> 7 anos	Positivo	12/12 meses
		> 6 anos	> 4 anos	Positivo	
		≤ 6 anos	> 4 anos	Negativo	
		> 6 anos	NA	Negativo	
Sistêmica		NA	NA	NA	

FAN: fator antinuclear; NA: não se aplica.

Em indivíduos geneticamente predispostos, a exposição a fatores ambientais pode promover uma resposta deletéria e incontrolada contra antígenos próprios que se perpetua ativando os sistemas imunes inato e adaptativo, causando dano tecidual.

A possibilidade da etiologia infecciosa por diversos agentes etiológicos, como vírus (parvovírus B19, rubéola, Epstein-Barr, influenza) e bactérias (*Chlamydia, Mycoplasma pneumonia*) foi aventada, mas nunca confirmada. Alguns estudos associam o uso de antibióticos ao desenvolvimento da AIJ: o potencial mecanismo subjacente seria a alteração da microbiota intestinal e consequente desregulação imune; outra explicação para o fato seria que pacientes que desenvolvem mais infecções por anormalidades intrínsecas ao sistema imune estariam mais predispostos ao desenvolvimento da AIJ. Outras hipóteses ambientais aventadas e não confirmadas tentaram correlacionar o tabagismo materno durante a gestação e o aleitamento materno.[5,24-26]

O evento patogênico primário na AIJ oligo ou poliarticular consiste na infiltração da membrana sinovial por linfócitos, plasmócitos e macrófagos, além da proliferação de fibroblastos, que leva ao seu crescimento descontrolado, promovendo o *pannus,* com consequente dano articular. No entanto, o mecanismo exato ainda permanece desconhecido. O perfil de anormalidades imunológicas indica uma desregulação das citocinas pró e anti-inflamatórias e a ativação do sistema imune adaptativo, sugerindo uma interação das respostas do sistema imune inato e adaptativo para o desenvolvimento da doença. Além disso, múltiplos autoanticorpos, imunocomplexos e a detecção de complemento ativado comprovam a participação do sistema imune humoral no processo.[5]

A fisiopatologia da AIJ mostra a participação dos mediadores do sistema imune inato à semelhança das doenças autoinflamatórias. Interleucinas (IL) pró-inflamatórias IL1, IL6, IL18 têm participação ativa nas manifestações clínicas, estão relacionadas com a manutenção da atividade sistêmica da doença e são fundamentais na perpetuação do processo inflamatório.[27,28] O fator de necrose tumoral está envolvido na patogenia da AIJ poliarticular e oligoarticular.

O estresse psicológico é particularmente comum nas famílias de crianças com AIJ. Não se pode determinar, no entanto, se o estresse é prévio ou secundário à doença. Alguns estudos evidenciam que fatores estressantes inerentes às famílias das crianças afetam sua adaptação à doença crônica, mas não podem ser apontados como seus causadores. Outros grupos, no entanto, demonstraram que a AIJ estaria associada à desregulação do sistema nervoso autônomo, o que provocaria uma resposta inapropriada do sistema imunológico ao estímulo.[10]

A AIJ tem sido relatada como consequência de um trauma, o qual pode servir como fator localizador (simplesmente chamar a atenção de pais ou cuidadores para a existência de uma articulação previamente inflamada) e não pode ser definido como causa da doença.[10]

As grandes diferenças na incidência entre os sexos, além dos diferentes picos da doença em pré-adolescentes e pós-adolescentes, sugerem que os hormônios reprodutivos estejam relacionados com a patogenia da AIJ.[29] Estudos apontam que baixos níveis séricos de hormônios androgênicos em crianças com AIJ podem contribuir para a patogênese da doença. Níveis séricos de prolactina foram identificados em crianças com AIJ com positividade para o FAN e estariam associados à produção de IL6 e ao curso crônico das doenças.[30]

DIAGNÓSTICO

Embora a radiologia convencional represente o método de imagem mais comumente usado, a ultrassonografia e a ressonância magnética (RM) são importantes para o diagnóstico precoce das erosões associadas à sinovite crônica, que podem levar a alterações estruturais articulares.

Radiologia

As alterações são mínimas nas fases iniciais da doença e consistem em osteopenia justarticular, edema de partes moles, alargamento do espaço articular e neoformação óssea periosteal (periostite), que ocorrem mais comumente em falanges, ossos metacarpianos e metatarsianos. Geralmente, alterações

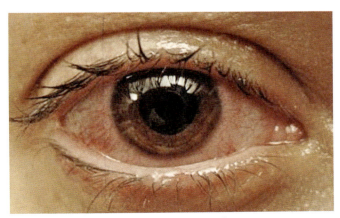

Figura 34.4 Uveíte aguda.

radiográficas tardias, como erosões marginais, cistos e redução do espaço articular, não ocorrem antes de 2 anos de atividade da doença. A anquilose óssea surge mais comumente em crianças que em adultos e pode ser particularmente importante nas articulações do carpo e do tarso. Especial ênfase deve ser dada ao acometimento da coluna cervical, com alterações que predominam nos segmentos cervicais superiores. A fusão das articulações apofisárias é frequente, principalmente no nível de C2 e C3. Pode-se identificar hipodesenvolvimento de alguns corpos vertebrais. Subluxação atlantoaxial não compreende um achado raro e pode ter graves consequências. Seu diagnóstico é feito a partir do estudo da coluna cervical na incidência lateral em flexão, medindo-se a distância entre o arco anterior do atlas e o processo odontoide do áxis – na criança, é de aproximadamente 4 mm; distâncias maiores indicam subluxação.[10]

A imagem radiográfica da articulação da criança não pode ser comparada à do adulto, uma vez que há aspectos relacionados com idade, como a espessura da cartilagem articular, a ossificação incompleta e as alterações no crescimento ósseo, secundários à própria doença. Sabe-se que os métodos usados para quantificar o dano articular em adultos não se aplicam aos pacientes pediátricos, mas o escore de Sharp e Larsen modificado, que avalia e quantifica a redução do espaço articular e o surgimento de erosões, pode ser útil na determinação do dano articular na faixa pediátrica.[31]

Ultrassonografia

Sua utilização vem crescendo progressivamente na Reumatologia. Útil na identificação da sinovite subclínica e na diferenciação entre o comprometimento tendinoso e articular, a ultrassonografia pode ser empregada para avaliar a espessura da cartilagem nas diferentes faixas etárias, apesar de mais estudos ainda serem necessários para a normatização dessa medida na Pediatria.[12]

Ressonância magnética

Ferramenta útil na detecção precoce da sinovite, do dano cartilaginoso e das lesões ósseas nos pacientes com AIJ, é muito mais sensível que a radiologia convencional e a ultrassonografia. Pode ser bastante útil na avaliação da mudança e na avaliação da terapia em pacientes selecionados.[32]

TRATAMENTO

O tratamento da AIJ tem sofrido frequentes modificações fundamentadas nos trabalhos que comprovam a persistência da atividade de doença em muitos pacientes no decorrer da evolução. Embora seu principal objetivo seja a remissão da doença, com o mínimo de comprometimento do crescimento e do desenvolvimento, ainda não se dispõe da terapia ideal. Entretanto, o prognóstico da doença vem melhorando muito nos últimos anos em virtude dos progressos no manuseio das medicações.[33-35]

O controle da AIJ se baseia no tratamento farmacológico, nas terapias física e ocupacional e no suporte psicológico. Deve ser cuidadoso, a longo prazo, com monitoramento periódico das medicações, da atividade da doença e dos possíveis danos que ela causa. Uma vez que a AIJ não compreende uma doença única, a abordagem terapêutica varia entre os subtipos e não deve ser rígida, uma vez que no início da doença não há como saber quem evoluirá para a remissão ou manterá a atividade prolongada, com risco de apresentar destruição articular e incapacidade permanente.

Reabilitação

A fisioterapia e a terapia ocupacional são tão importantes quanto o tratamento medicamentoso, devendo ser iniciadas o mais precocemente possível. É preciso estimular a utilização de órteses, quando necessárias, para prevenir contraturas, melhorar a amplitude do movimento e estimular a proteção aos danos articulares com medidas simples, como utilização de adaptadores para aumentar o diâmetro de ferramentas e objetos de uso diário (p. ex., colheres, pentes, canetas etc.).

Mesmo nos casos mais avançados, justifica-se o encaminhamento para a reabilitação. Profissionais qualificados auxiliarão o paciente a resgatar a função e melhorar o fortalecimento muscular. Outros profissionais da equipe multiprofissional são importantes, como psicólogos, assistente social, dentista e nutricionista.[36]

Anti-inflamatórios não hormonais

Os anti-inflamatórios não hormonais (AINH) apresentam propriedades antipirética, anti-inflamatória e analgésica, agindo no alívio da dor. Em paciente assintomático, não há necessidade de usá-los. A efetividade de cada um dos medicamentos pode variar de paciente para paciente, e os efeitos adversos são, em geral, menos frequentes que nos adultos. São poucos os AINH liberados pela Food and Drug Administration (FDA) para administração em crianças. A experiência com os inibidores seletivos da ciclo-oxigenase 2 (COX2) é pequena nessa faixa etária. A Tabela 34.2 mostra os AINH utilizados na infância e suas respectivas doses.[37,38]

Tabela 34.2 Medicações anti-inflamatórias não hormonais na infância.

Medicamento	Dose (mg/kg/dia)	Número de tomadas por dia	Dose máxima (mg/dia)
Ácido acetilsalicílico*	80 a 100	4	4.800
Ibuprofeno*	30 a 50	3 a 4	2.400
Naproxeno*	10 a 20	2	1.000
Indometacina	1,5 a 3	3	150
Tolmetina*	15 a 30	3	1.600
Diclofenaco	2 a 3	3	150
Piroxene	0,2 a 0,3	1	20
Meloxicam*	0,125	1	15

*Aprovadas pela Food and Drug Administration para uso em crianças.

Glicocorticoides

Agentes anti-inflamatórios potentes, ainda que com indicações restritas na AIJ, são administrados pelas vias tópica, sistêmica ou intra-articular. Colírios são prescritos por oftalmologistas para crianças com uveíte. Infiltração articular com triancinolona hexacetonida (1 a 2 mg/kg por articulação) é frequentemente indicada em oligo ou monoartrites. É rapidamente eficaz e embora não curativo, seu efeito pode ser prolongado. Eventualmente, essa articulação pode ser novamente infiltrada por até três vezes com intervalo de, no mínimo, 1 a 2 meses.[10] A infiltração articular pode ser utilizada em associação com metotrexato (MTX) sistêmico, o que pode prolongar e potencializar o efeito anti-inflamatório da infiltração, sem piora da toxicidade, devendo ser considerada rotina nas crianças com oligoartrites, em especial naquelas com títulos elevados de VHS.[39]

O uso oral está formalmente indicado apenas para os pacientes com AIJ que apresentam anemia intensa, pericardite ou miocardite graves ou febre não responsiva aos AINH, casos de síndrome de ativação macrofágica e uveíte anterior crônica não controlada com corticoterapia local. Nesses casos, utiliza-se a prednisona ou a prednisolona na dose inicial de 1 a 2 mg/kg/dia, com retirada lenta e progressiva. Quando a artrite é grave e incapacitante e o paciente tem muita dor na fase em que se aguarda a ação do fármaco modificador de doença, os glicocorticoides sistêmicos estão indicados, porém em pequenas doses (0,1 a 0,2 mg/kg/dia) e pelo menor período possível (até ocorrer a ação da medicação antirreumática modificadora de doença).[37]

A pulsoterapia intravenosa com metilprednisolona representa a terapêutica indicada para os casos graves ou que necessitam de corticosteroide oral em doses altas, a fim de poupar essas medicações e diminuir os efeitos adversos. A metilprednisolona é usada na dose de 30 mg/kg/dose, até o máximo de 1 g/dose, por 3 dias consecutivos, a intervalos mensais. Durante o período da infusão, realizar o monitoramento com medida de pressão arterial e da glicemia.

Tratamento específico

O tratamento medicamentoso vem mudando muito, principalmente nas últimas décadas. A introdução das medicações antirreumáticas modificadoras de doença ocorria após um período prolongado de observação de ausência de melhora. O metotrexato (MTX), fármaco de primeira escolha, era iniciado tardiamente. Atualmente, a tendência consiste em iniciar a terapia específica mais precocemente.[40]

O MTX é considerado o agente de segunda linha de primeira escolha para os pacientes com artrite ativa, por sua efetividade e toxicidade aceitáveis. Os pacientes com os subtipos poliarticular e oligoarticular estendido apresentam boa resposta a essa medicação, entretanto a eficácia para o subtipo artrite relacionada com a entesite é menor. A melhora costuma ocorrer em 6 a 8 semanas de dose efetiva, mas pode levar até 6 meses. A dose estabelecida é de 0,4 a 1 mg/kg/semana (até no máximo de 40 mg), e pode ser administrada via oral (de preferência em jejum) ou subcutânea (nos casos de má resposta ou intolerância à medicação oral, ou quando doses maiores que 20 mg/semana são necessárias). O MTX é bem tolerado na faixa etária pediátrica, porém podem ocorrer desconforto abdominal, náuseas e aumento de transaminases, que costumam regredir com a suspensão da medicação ou redução da dose. Exames de hemograma e de enzimas hepáticas deverão ser realizados a cada 4 a 12 semanas. O uso concomitante de ácido fólico na dose de 1 mg/dia ou 5 mg/semana 24 h após a administração do MTX está indicado para evitar anemia megaloblástica, mucosite, úlceras orais e alguns dos efeitos adversos da medicação sobre o trato gastrintestinal, em especial náuseas. Infecções são raras e o aparecimento de neoplasias permanece controverso.[40,41]

O leflunomide tem sido usado na AIJ poliarticular ou oligoarticular estendida nos casos de falha ou intolerância ao MTX.[40] Os principais efeitos adversos compreendem diarreia, anorexia, dor abdominal, gastrite, aumento de transaminases, *rash* e reações alérgicas, alopecia e teratogenia. A dose é de 10 mg em dias alternados para pacientes até 20 kg, 20 mg em dias alternados para pacientes de 20 a 40 kg ou 20 mg/dia para pacientes com mais de 40 kg.

A sulfassalazina é indicada nos casos de artrite relacionada com a entesite e na doença inflamatória intestinal, na dose de 40 a 60 mg/kg/dia (máximo de 2 g), em duas tomadas diárias.[42] *Rash*, anorexia, sintomas gastrintestinais e leucopenia consistem nos efeitos adversos mais frequentes. Recomenda-se avaliação hematológica periódica.

A ciclosporina inibe a atividade da calcineurina e tem função imunomoduladora. Suprime parte da imunidade humoral, mas é mais eficaz contra os mecanismos dependentes de células T. Inibe a transdução de sinal iniciada pelo antígeno na célula T dificultando a expressão de algumas citocinas pró-inflamatórias (IL2, receptor de IL2, IL3, IL4, interferon gama). A dose é de 3 a 5 mg/kg/dia, em duas tomadas diárias, podendo atingir doses mais altas em situações especiais. Tem se mostrado eficaz no controle das manifestações sistêmicas resistentes à corticoterapia, nas uveítes e na SAM. Pode ser utilizada de modo isolado ou associado ao MTX. Hipertensão arterial, alteração da função renal, hipertricose e hipertrofia gengival são importantes efeitos adversos.[43,44]

Alguns fatores de risco orientam para uma maior rapidez de instalação de novas terapêuticas, como acometimento de punhos e quadris, cistos ou erosões ósseas, FR e ausência de resposta à terapia convencional – metotrexato em altas doses.[40] Atualmente, cerca de 25% dos pacientes recebem agentes biológicos.[45] A Figura 34.5 mostra o algoritmo de tratamento da AIJ.

Agentes biológicos

A terapia biológica representa um grande avanço no tratamento dos pacientes com AIJ. Nas últimas décadas, tem aumentado a compreensão do papel importante das citocinas pró-inflamatórias, como IL1, IL6 e TNF, na patogênese da AIJ. Enquanto o fator de necrose tumoral (TNF) compreende a citocina mais envolvida na doença poliarticular e oligoarticular, a IL1 e a IL6 são as citocinas primariamente envolvidas na AIJ sistêmica. A terapia com agentes biológicos compreende uma importante opção para os pacientes cuja doença é refratária ao tratamento convencional.

Os agentes biológicos têm indicação na AIJ poliarticular, apesar do uso de doses máximas de metotrexato (até 1 mg/kg/semana ou 40 mg/semana) durante pelo menos 3 meses ou outra medicação antirreumática modificadora de doença ou quando essas medicações forem contraindicadas ou não toleradas; na AIJ, quando houver corticorresistência ou corticodependência; nos casos de uveíte ativa resistente a corticosteroides e a medicações antirreumáticas modificadoras de doença; e nos casos de comprometimento axial no subtipo artrite relacionada à entesite.

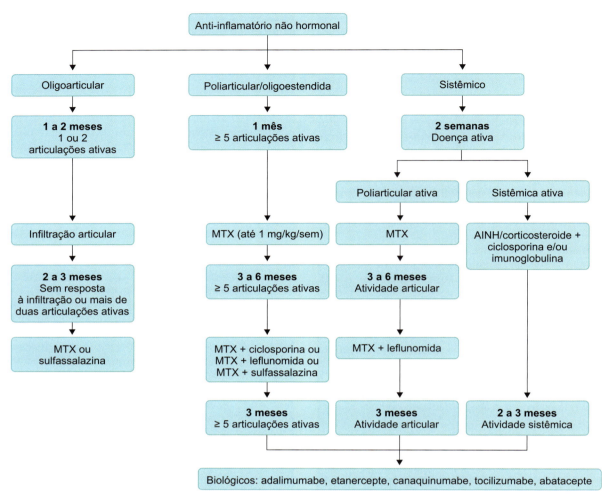

Figura 34.5 Algoritmo para o tratamento da AIJ. AIJ: artrite idiopática juvenil; MTX: metotrexato; AINH: anti-inflamatório não hormonal.

Os antifatores de necrose tumoral alfa (anti-TNF-alfa), como etanercepte, adalimumabe e infliximabe, foram a primeira classe de biológicos disponível para o tratamento da AIJ, seguidos dos anti-IL1 (anakinra, rilonacepte e canaquinumabe), anti-IL6 (tocilizumabe) e bloqueador da coestimulação (abatacepte).[35,36]

As preocupações relacionadas com a sua administração, principalmente na faixa etária pediátrica, estão associadas ao maior risco de infecções, como proceder em relação à imunização, aos efeitos a longo prazo e à possibilidade do desenvolvimento de neoplasia ou desmielinização do sistema nervoso central. Os custos consideráveis também precisam ser levados em conta na indicação desses agentes.

De maneira geral, as contraindicações para o uso de agente biológico consistem em infecções agudas, infecções crônicas ou recorrentes, história de tuberculose ou teste de Mantoux positivo (em paciente não tratado), gravidez, uso de vacina de vírus vivos no período de 3 meses e neoplasia no período de 5 anos.

Em caso de cirurgia, esses agentes devem ser suspensos e reintroduzidos apenas na certeza de ausência de infecção e após cicatrização completa da ferida. A infecção ativa contraindica a terapia, suspendida até o controle desta.

Antifator de necrose tumoral alfa

Tem sido usado no tratamento da AIJ com boa eficácia e representa um grande avanço no manejo desses pacientes. Geralmente, é empregado em associação com o metotrexato.[46] Efeitos adversos descritos consistem em infecções como tuberculose, aparecimento de doenças autoimunes, doença desmielinizante, neoplasias e reações no local da injeção. Os pacientes podem desenvolver FAN e anti-DNA. Todos os pacientes devem ser submetidos a uma triagem para tuberculose.[36,37,45,47] Atualmente, os produtos disponíveis no mercado são etanercepte, adalimumabe e infliximabe. O certolizumabe e o golimumabe são agentes anti-TNF, alvos de estudos clínicos e ainda foram aprovados na infância.

Etanercepte é uma proteína de fusão dimérica que liga o receptor de TNF p75 humano à porção Fc da IgG1 humana, impedindo a interação do TNF com os receptores da superfície celular. É utilizado a partir dos 2 anos de idade em dose única semanal de 0,8 mg/kg/dose SC (máximo de 50 mg). O etanercepte tem se mostrado eficaz no tratamento da AIJ poliarticular, da oligoarticular estendida e no comprometimento articular da AIJ sistêmica. Há também evidências de que retarda a progressão radiográfica da doença. Os efeitos adversos mais frequentes são as reações locais e as infecções do trato respiratório superior.[36,37,45,47,48]

Adalimumabe é um anticorpo monoclonal humano recombinante IgG1 anti-TNF aplicado SC a cada 2 semanas, na dose de 24 mg/m² (de meia até uma ampola de 40 mg a cada 2 semanas para pacientes com peso menor ou maior ou igual a 30 kg, respectivamente). Esse medicamento é indicado na AIJ poliarticular, oligoarticular estendida, na artrite relacionada com a entesite e nas uveítes para pacientes a partir de 2 anos de idade.[49,50] Surgimento de anticorpos contra o medicamento pode ocorrer em 3% dos casos, o que pode levar a uma diminuição da ação e da falência secundária ao tratamento.[51,52] Os efeitos adversos mais frequentes são as reações locais e as infecções.

Infliximabe consiste em um anticorpo monoclonal quimérico anti-TNF-alfa, que se liga ao TNF-alfa e bloqueia sua ligação aos receptores da superfície celular. Recomenda-se utilizá-lo na dose de 5 mg/kg/dose IV nos dias 0, 15, 42 e a cada 6 a 8 semanas. Seu uso está indicado em pacientes a partir dos 6 anos de idade, para tratamento das doenças inflamatórias intestinais. Nas AIJ poliarticulares e oligoarticulares estendidas, na artrite relacionada com a entesite e nas uveítes, vem sendo empregado mesmo sem a indicação em bula. Por se tratar de uma molécula quimérica, o infliximabe pode estar associado ao desenvolvimento de anticorpo humano antiquimérico. Para evitar esses efeitos, preconiza-se o uso de MTX concomitante.[53] Reações de hipersensibilidade com febre, tremores, urticária, dispneia, hipertensão arterial e anafilaxia podem ocorrer durante ou imediatamente após a infusão, possivelmente evitadas ou minimizadas com o uso prévio de anti-histamínico, paracetamol e metilprednisolona. Os pacientes podem apresentar infecções e desenvolver anticorpos, como FAN e anti-DNA.

Anti-interleucina 1

A associação da IL1 com atividade da AIJ tem sido descrita em vários estudos, levando à indicação de agentes terapêuticos inibidores de IL1 ou do seu receptor. *Anakinra* é um antagonista recombinante humano do receptor da IL1, que bloqueia a ligação da IL1 ao seu receptor. A dose preconizada em crianças é de 1 a 2 mg/kg/dia SC diariamente. O principal efeito adverso consiste em reação local de dor e queimação.[43] Essa medicação não está disponível no Brasil, assim como o rilonacepte, um bloqueador do receptor de IL1.

Canaquinumabe, um anticorpo monoclonal humano contra a IL1, também tem indicação na AIJ a partir dos 4 anos de idade e é usado na dose de 2 a 4 mg/kg/dose mensalmente SC.[37,54] Seus eventos adversos consistem em reações no local da injeção, infecções respiratórias ou gastrintestinais, dor musculoesquelética e aumento de peso.

Anti-interleucina 6

A IL6 tem um efeito nos linfócitos T e B, assim como em macrófagos, megacariócitos e osteoclastos. Inibição de IL6 tem se mostrado uma terapia efetiva na AIJ sistêmica e na poliarticular.

Tocilizumabe é um anticorpo monoclonal humanizado anti-IL6 recomendado na dose de 8 mg/kg/dose (para pacientes com peso igual ou maior que 30 kg) ou 12 mg/kg/dose (para aqueles com peso menor que 30 kg) a intervalos quinzenais para a apresentação sistêmica e mensais para a apresentação poliarticular. Pode ser usado em pacientes a partir dos 2 anos de idade. Os principais efeitos adversos consistem em neutropenia, aumento de transaminases e alteração de colesterol.[55,56]

Anti-CD-20

Os linfócitos B têm um papel importante na apresentação de antígenos, na formação de autoanticorpos e na produção de citocinas. *Rituximabe* é um anticorpo monoclonal humanizado que depleta células B CD20+, o principal marcador antigênico das células B maduras. A dose é de 750 mg/m² (até 1 g),

duas doses a intervalo quinzenal e, depois, a cada 6 meses. Seu uso se restringe a pacientes com mais de 18 anos e tem melhor resposta nos pacientes com AIJ com positividade do FR.[57]

Bloqueador da coestimulação

Abatacepte (CTLA4 Ig) é uma proteína de fusão recombinante totalmente humana que atua como bloqueador da coestimulação, interferindo na interação do CD80/86 com CD28 na superfície de células T ativadas. Indicado na AIJ poliarticular com ou sem FR positivo, é administrado mensalmente IV na dose de 10 mg/kg. As reações às infusões são geralmente leves e incluem vertigens, náuseas ou cefaleia, raramente observadas hipotensão e hipersensibilidade. Os efeitos adversos mais frequentes são infecções leves. Pode ser usado em pacientes acima de 6 anos de idade.[58]

Outras medicações

A imunoglobulina intravenosa mostrou-se eficaz em casos isolados de AIJ de difícil controle, porém de modo transitório. Seu uso também fica limitado por seu alto custo.[43]

Transplante de medula óssea

O transplante de medula óssea tem sido realizado excepcionalmente em crianças com AIJ refratária à terapêutica habitual.[59]

Tratamento da uveíte anterior crônica

Uma grande parte dos pacientes com AIJ e uveíte anterior crônica pode evoluir com sequelas e, consequentemente, cegueira. Por essas razões, deve-se atentar para a necessidade de intervenção, com modificação das doses e substituição das medicações nos casos refratários. Se houver falha no tratamento com a medicação tópica, indica-se a introdução de corticosteroide oral e medicamentos de segunda linha, como o MTX e a ciclosporina, nas doses habitualmente utilizadas. Entretanto, alguns podem não responder a essas medicações, tornando-se necessária a introdução de um agente anti-TNF (de preferência adalimumabe ou infliximabe). O contato contínuo com o oftalmologista é fundamental para a boa condução desses pacientes.[60]

Tratamento da osteoporose

Recomenda-se o uso de cálcio em todos os pacientes que não apresentem sua ingestão adequada. Nos casos de uso crônico de glicocorticoide, a associação de cálcio com vitamina D está indicada quando não há ganho de massa óssea ou na presença de escore Z menor que –2 DP. Quando houver fratura ou não resposta ou intolerância ao cálcio associado à vitamina D, está indicado o bisfosfonato (alendronato – 35 mg/semana para crianças com até 30 kg e 70 mg/semana para aquelas com peso superior – ou pamidronato de 1 a 2 mg/kg/dose a cada 3 meses) com reavaliação anual da densitometria óssea.[61]

Controle da doença inativa e da remissão clínica

Wallace et al. definiram doença inativa com base nos seguintes critérios: nenhuma articulação com artrite ativa, ausência de febre, *rash*, serosite, esplenomegalia ou linfadenomegalia generalizadas atribuídas à AIJ, ausência de uveíte ativa, VHS e proteína C reativa dentro da normalidade ou se elevadas não atribuíveis à AIJ, avaliação global do médico indicando doença inativa e rigidez matinal com duração menor de 15 min. Seis meses de doença inativa em uso de medicação definem remissão com medicação e 12 meses de doença inativa sem medicação, remissão sem medicação.[33]

Não há consenso entre os diversos autores sobre o tempo de manutenção da medicação após a obtenção da remissão clínica. As recomendações variam de 6 a 24 meses de remissão antes de iniciar a redução da medicação de segunda linha. Há evidências de que crianças em uso de MTX tendem a continuar em remissão se a medicação for mantida por pelo menos 1 ano após a constatação da inatividade clínica e laboratorial.[37,40,62]

CURSO E PROGNÓSTICO

Uma considerável parte dos pacientes atingirá a fase adulta com sinais de atividade inflamatória articular e diminuição da capacidade funcional. Somente 40 a 60% apresentam doença inativa ou remissão clínica na evolução. Apesar disso, a proporção de pacientes com limitações funcionais graves não tem sido muito alta, ficando em torno de 2,5 a 10%.[63,64] A AIJ é uma doença heterogênea, de prognóstico e curso variáveis que dependem basicamente do seu subtipo de início.

Diversos indicadores de pior prognóstico têm sido identificados, inclusive a idade de aparecimento precoce, a presença de artrite simétrica, o envolvimento precoce de punhos e quadris, a artrite persistentemente ativa, a intensidade do processo inflamatório em seu início, a detecção do FR e as alterações radiográficas precoces (ocorrência de erosões).[65]

A artrite sistêmica tem curso variável. Em cerca de 50% dos pacientes, a doença se caracteriza por curso monocíclico ou intermitente, com recidivas seguidas de períodos de remissão. Nesses casos, a artrite é acompanhada por períodos de febre e remite quando do controle da inflamação sistêmica. Em geral, o prognóstico a longo prazo é bom. Na outra metade dos pacientes, a doença segue um curso crônico, sem episódios de remissão. Em muitos casos, os sintomas sistêmicos se resolvem e a criança segue com artrite crônica. Essa forma de doença sistêmica que evolui com artrite crônica é, provavelmente, o subtipo mais grave da AIJ, podendo promover acentuada destruição articular.

A SAM persiste como a complicação mais séria e potencialmente fatal e deve ser precocemente reconhecida e tratada. Infecções, amiloidose, tamponamento cardíaco e complicações pleuropulmonares também podem levar a óbito.

Pacientes com oligoartrite têm, em geral, melhor prognóstico com taxa de remissão em até 70%. Crianças com iridociclite estão sob o risco de sérias complicações, entre as quais se incluem sinéquias posteriores, ceratopatia em faixa, catarata, glaucoma e até mesmo amaurose. O bom prognóstico do paciente com iridociclite reside no diagnóstico e no tratamento precoces.

O curso da forma poliarticular FR positivo se caracteriza, assim como entre os adultos, por envolvimento articular difuso e progressivo. A poliartrite soronegativa tem prognóstico variável, o que mostra, mais uma vez, a heterogeneidade do subtipo. Em geral, os pacientes com artrite psoriásica têm prognóstico pior, com frequente comprometimento de pequenas articulações. O curso daqueles com artrite relacionada com a entesite também é variável; alguns desenvolvem o comprometimento do esqueleto axial e espondilite anquilosante.

A principal característica da artrite crônica na infância consiste no efeito que a doença exerce em ossos e articulações em desenvolvimento. Distúrbios de crescimento em locais cronicamente inflamados resultam em hiperdesenvolvimento (possivelmente relacionado com a hipervascularização promovida pelo processo inflamatório) ou hipodesenvolvimento (secundário à lesão do centro de crescimento ou à fusão prematura das placas epifisárias) do osso justarticular. Anormalidades no crescimento e na morfogênese de segmentos do esqueleto podem também resultar em trações irregulares nas estruturas de crescimento. Micrognatia (Figura 34.6), desenvolvimento anormal dos quadris e alteração no comprimento dos membros inferiores são exemplos possíveis desse processo.[36,66] A osteoporose e o desenvolvimento de fraturas compreendem outras causas de morbidade da AIJ.

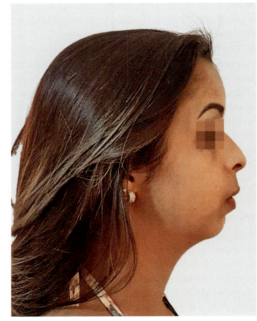

Figura 34.6 Micrognatia.

REFERÊNCIAS BIBLIOGRÁFICAS

1. Cassidy JT. Juvenile rheumatoid arthritis. In: Ruddy SSC et al. Kelley's textbook of rheumatology. 2. 6.ed. Philadelphia: Elsevier Saunders; 2001. p. 1297-313.
2. Cassidy JT. Juvenile rheumatoid arthritis. In: Harris EDBR et al. Kelley's texbook of rheumatotology. 2. 7.ed. Philadelphia: Elsevier Saunders; 2005. pp. 1579-96.
3. Fink CW. Proposal for the development of classification criteria for idiopathic arthritides of childhood. The Journal of Rheumatology. 1995;22(8):1566-9.
4. Petty RE et al. Revision of the proposed classification criteria for juvenile idiopathic arthritis: Durban, 1997. The Journal of Rheumatology. 1998;25(10):1991-4.
5. Grom A. Juvenile idiopathic arthritis: epidemiology and immunopathogenesis. Wolters Kluwer; 2017.
6. Manners PJ, Bower C. Worldwide prevalence of juvenile arthritis why does it vary so much? The Journal of Rheumatology. 2002;29(7):1520-30.
7. Oen K. Comparative epidemiology of the rheumatic diseases in children. Current Opinion in Rheumatology. 2000;12(5):410-4.
8. Ravelli A, Martini A. Juvenile idiopathic arthritis. Lancet. 2007;369(9563):767-78.
9. Yamashita E et al. Prevalence of juvenile idiopathic arthritis in children aged 6 to 12 years in Embu das Artes, state of Sao Paulo, Brazil. Revista Brasileira de Reumatologia. 2013;53(6):542-5.
10. Petty RE et al. Juvenile idiopathic arthritis. In: Petty RE et al. Textbook of pediatric rheumatology. 7. ed. Philadelphia: Elsevier Saunders; 2016. pp. 188-204.

11. Santos FCM et al. Artrite idiopática juvenil em um serviço de reumatologia: Belo Horizonte, Minas Gerais/Juvenile idiopathic arthritis in a department of rheumatology: Belo Horizonte, Minas Gerais. Rev Med Minas Gerais. 2010;20(1):48-53.

12. Prakken B et al. Juvenile idiopathic arthritis. Lancet. 2011; 377(9783):2138-49.

13. De Benedetti F et al. Systemic juvenile idiophatic arthritis. In: Petty RE et al. Textbook of pediatric rheumatology. 7.ed. Philadelphia: Elsevier Saunders; 2016. p. 205-16.

14. Behrens EM et al. Occult macrophage activation syndrome in patients with systemic juvenile idiopathic arthritis. The Journal of Rheumatology. 2007;34(5):1133-8.

15. Rosenberg AM, Oen KG. Polyarthicular juvenile idiophatic arthritis. In: Petty RE et al. Textbook of pediatric rheumatology. 7.ed. Philadelphia: Elsevier Saunders; 2016. p. 217-28.

16. Petty RE, Lindsley CB. Oligoarticular juvenile idiophatic arthritis. In: Petty RE et al. Textbook of pediatric rheumatology. 7.ed. Philadelphia: Elsevier Saunders; 2016. p. 229-37.

17. Tse SML, Petty RE. Enthesitis related arthritis. In: Petty RE et al. Textbook of pediatric rheumatology. 7.ed. Philadelphia: Elsevier Saunders; 2016. pp. 238-55.

18. Nigrovic PA, Sundel RP. Juvenile psoriatic arthritis. In: Petty RE et al. Textbook of pediatric rheumatology. 7.ed. Philadelphia: Elsevier Saunders; 2016. p. 256-67.

19. Stoll ML et al. Clinical comparison of early-onset psoriatic and non-psoriatic oligoarticular juvenile idiopathic arthritis. Clinical and Experimental Rheumatology. 2011;29(3):582-8.

20. Ravelli A et al. 2016 Classification Criteria for Macrophage Activation Syndrome Complicating Systemic Juvenile Idiopathic Arthritis: A European League Against Rheumatism/American College of Rheumatology/Paediatric Rheumatology International Trials Organisation Collaborative Initiative. Annals of the Rheumatic Diseases. 2016;75(3):481-9.

21. Cosickic A et al. Uveitis associated with juvenile idiopathic arthritis, our observations. Medical Archives. 2017;71(1):52-5.

22. Cassidy J et al. Ophthalmologic examinations in children with juvenile rheumatoid arthritis. Pediatrics. 2006;117(5):1843-5.

23. Petty RE, Rosenbaum JT. Uveitis in juvenile idiophatic arthritis. In: Cassidy JTPR et al. Textbook of pediatric rheumatology. 6.ed. Saunders-Elsevier; 2011. p. 305-14.

24. Giancane G et al. Update on the pathogenesis and treatment of juvenile idiopathic arthritis. Current Opinion in Rheumatology. 2017;29(5):523-9.

25. Hersh AO, Prahalad S. Immunogenetics of juvenile idiopathic arthritis: a comprehensive review. Journal of Autoimmunity. 2015;64:113-24.

26. Ellis JA et al. Possible environmental determinants of juvenile idiopathic arthritis. Rheumatology. 2010;49(3):411-25.

27. Shimizu M et al. Distinct subsets of patients with systemic juvenile idiopathic arthritis based on their cytokine profiles. Cytokine. 2013;61(2):345-8.

28. Hay AD, Ilowite NT. Systemic juvenile idiopathic arthritis: a review. Pediatric Annals. 2012;41(11).

29. Neeck G, Michels H. Endocrine aspects of paediatric rheumatic diseases. Bailliere's Clinical Rheumatology. 1996;10(2):349-63.

30. Chikanza IC et al. The influence of the hormonal system on pediatric rheumatic diseases. Rheumatic Diseases Clinics of North America. 2000;26(4):911-25.

31. Ravelli A et al. Adapted versions of the Sharp/van der Heijde score are reliable and valid for assessment of radiographic progression in juvenile idiopathic arthritis. Arthritis and Rheumatism. 2007;56(9):3087-95.

32. Malattia C et al. Magnetic resonance imaging, ultrasonography, and conventional radiography in the assessment of bone erosions in juvenile idiopathic arthritis. Arthritis and Rheumatism. 2008;59(12):1764-72.

33. Wallace CA et al. American College of Rheumatology provisional criteria for defining clinical inactive disease in select categories of juvenile idiopathic arthritis. Arthritis Care & Research. 2011;63(7):929-36.

34. Colbert RATS, Glass DN. Integrative genomics. In: Cassidy JTPR et al. Textbook of Pediatric Rheumatology. 6.ed. Philadelphia: Elsevier Saunders; 2011. p. 60-70.

35. Kahn P. Juvenile idiopathic arthritis: an update for the clinician. Bulletin of the NYU Hospital for Joint Diseases. 2012;70(3):152-66.

36. Ruth NM, Passo MH. Juvenile idiopathic arthritis: management and therapeutic options. Therapeutic Advances in Musculoskeletal Disease. 2012;4(2):99-110.

37. Ruperto N, Martini A. Current medical treatments for juvenile idiopathic arthritis. Frontiers in Pharmacology. 2011;2:60.

38. Hilario MOTM, Len CA. Anti-inflamatórios não hormonais inibidores da ciclooxigenase-2. J Pediatr. 2006;82(5 Suppl.):S206-12.

39. Ravelli A et al. Intra-articular corticosteroids versus intra-articular corticosteroids plus methotrexate in oligoarticular juvenile idiopathic arthritis: a multicentre, prospective, randomised, open-label trial. Lancet. 2017;389(10072):909-16.

40. Giannini EH et al. Methotrexate in resistant juvenile rheumatoid arthritis. Results of the U.S.A. U.S.S.R. double-blind, placebo-controlled trial. The Pediatric Rheumatology Collaborative Study Group and The Cooperative Children's Study Group. The New England Journal of Medicine. 1992;326(16):1043-9.

41. Klein A et al. Efficacy and safety of oral and parenteral methotrexate therapy in children with juvenile idiopathic arthritis: an observational study with patients from the German Methotrexate Registry. Arthritis Care & Research. 2012;64(9):1349-56.

42. Burgos-Vargas R et al. A 26 week randomised, double blind, placebo controlled exploratory study of sulfasalazine in juvenile onset spondyloarthropathies. Annals of the Rheumatic Diseases. 2002;61(10):941-2.

43. Beukelman T et al. 2011 American College of Rheumatology recommendations for the treatment of juvenile idiopathic arthritis: initiation and safety monitoring of therapeutic agents for the treatment of arthritis and systemic features. Arthritis Care & Research. 2011;63(4):465-82.

44. Chighizola CB et al. The use of cyclosporine A in rheumatol: a 2016 Comprehensive Review. Clinical Reviews in Allergy & Immunology. 2017;52(3):401-23.

45. Lovell DJ et al. Long-term safety and efficacy of etanercept in children with polyarticular-course juvenile rheumatoid arthritis. Arthritis and Rheumatism. 2006;54(6):1987-94.

46. Jani M et al. The role of DMARDs in reducing the immunogenicity of TNF inhibitors in chronic inflammatory diseases. Rheumatology. 2014;53(2):213-22.

47. Horneff G et al. The German etanercept registry for treatment of juvenile idiopathic arthritis. Annals of the Rheumatic Diseases. 2004;63(12):1638-44.

48. Horneff G et al. Efficacy and safety of open-label etanercept on extended oligoarticular juvenile idiopathic arthritis, enthesitis-related arthritis and psoriatic arthritis: part 1 (week 12) of the CLIPPER study. Annals of the Rheumatic Diseases. 2014;73(6):1114-22.

49. Lovell DJ et al. Adalimumab with or without methotrexate in juvenile rheumatoid arthritis. The New England Journal of Medicine. 2008;359(8):810-20.

50. Ramanan AV et al. A randomised controlled trial of the clinical effectiveness, safety and cost-effectiveness of adalimumab in combination with methotrexate for the treatment of juvenile idiopathic arthritis associated uveitis (SYCAMORE Trial). Trials. 2014;15:14.

51. Vincent FB et al. Antidrug antibodies (ADAb) to tumour necrosis factor (TNF)-specific neutralising agents in chronic inflammatory diseases: a real issue, a clinical perspective. Annals of the Rheumatic Diseases. 2013;72(2):165-78.

52. Garces S et al. The immunogenicity of anti-TNF therapy in immune-mediated inflammatory diseases: a systematic review of the literature with a meta-analysis. Annals of the Rheumatic Diseases. 2013;72(12):1947-55.

53. Lahdenne P et al. Infliximab or etanercept in the treatment of children with refractory juvenile idiopathic arthritis: an open label study. Annals of the Rheumatic Diseases. 2003;62(3):245-7.

54. Ruperto N et al. Two randomized trials of canakinumab in systemic juvenile idiopathic arthritis. The New England Journal of Medicine. 2012;367(25):2396-406.
55. De Benedetti F et al. Randomized trial of tocilizumab in systemic juvenile idiopathic arthritis. The New England Journal of Medicine. 2012;367(25):2385-95.
56. Brunner HI et al. Efficacy and safety of tocilizumab in patients with polyarticular-course juvenile idiopathic arthritis: results from a phase 3, randomised, double-blind withdrawal trial. Annals of the Rheumatic Diseases. 2015;74(6):1110-7.
57. Alexeeva EI et al. Efficacy and safety of repeat courses of rituximab treatment in patients with severe refractory juvenile idiopathic arthritis. Clinical Rheumatology. 2011;30(9):1163-72.
58. Ruperto N et al. Long-term safety and efficacy of abatacept in children with juvenile idiopathic arthritis. Arthritis and Rheumatism. 2010;62(6):1792-802.
59. Delemarre E et al. Restoration of the immune balance by autologous bone marrow transplantation in juvenile idiopathic arthritis. Current Stem Cell Research & Therapy. 2011;6(1):3-9.
60. Reiff A. Long-term outcome of etanercept therapy in children with treatment-refractory uveitis. Arthritis and Rheumatism. 2003;48(7):2079-80.
61. Pereira RM et al. Guidelines for the prevention and treatment of glucocorticoid-induced osteoporosis. Revista Brasileira de Reumatologia. 2012;52(4):580-93.
62. Broughton T, Armon K. Defining juvenile idiopathic arthritis remission and optimum time for disease-modifying anti-rheumatic drug withdrawal: why we need a consensus. Paediatric Drugs. 2012;14(1):7-12.
63. Fantini F et al. Remission in juvenile chronic arthritis: a cohort study of 683 consecutive cases with a mean 10 year followup. The Journal of Rheumatology. 2003;30(3):579-84.
64. Minden K. Adult outcomes of patients with juvenile idiopathic arthritis. Hormone Research. 2009;72 Suppl 1:20-5.
65. Ravelli A, Martini A. Early predictors of outcome in juvenile idiopathic arthritis. Clinical and Experimental Rheumatology. 2003;21(5 Suppl 31):S89-93.
66. Jordan A, McDonagh JE. Juvenile idiopathic arthritis: the paediatric perspective. Pediatric Radiology. 2006;36(8):734-42.

35 Lúpus Eritematoso Sistêmico Juvenil

Clovis Artur Almeida da Silva • Adriana Maluf Elias Sallum • Lúcia Maria de Arruda Campos

DIAGNÓSTICO

O diagnóstico do lúpus eritematoso sistêmico juvenil (LESJ) é bastante desafiador, uma vez que os pacientes podem manifestar muitos sintomas e sinais, apresentados de forma aguda ou insidiosa.

Atualmente, baseia-se nos Critérios de Classificação do Lúpus Eritematoso Sistêmico estabelecidos e validados em 1982 pelo American College of Rheumatology (ACR), para a população de adultos, revisados pela última vez em 1997.[1] Trata-se de uma lista que inclui 11 manifestações clínicas e laboratoriais:

1. Eritema malar.
2. Eritema discoide.
3. Fotossensibilidade.
4. Úlcera de mucosa oral ou nasal.
5. Artrite não erosiva.
6. Serosites (pleurite e/ou pericardite).
7. Alterações renais (proteinúria superior a 500 mg/dia e/ou cilindrúria).
8. Alterações neurológicas (convulsão e/ou psicose na ausência de distúrbios metabólicos, hipertensão arterial ou infecções).
9. Alterações hematológicas: anemia hemolítica com reticulocitose e/ou leucopenia (menos que 4.000/mm^3) e/ou linfopenia (menos que 1.500/mm^3) e/ou plaquetopenia (menos que 100.000/mm^3) em duas ou mais ocasiões.
10. Alterações imunológicas: anticorpos antifosfolipídios (anticardiolipina IgM ou IgG e/ou anticoagulante lúpico e/ou reações sorológicas falsamente positivas para sífilis) e/ou anticorpo anti-DNA e/ou anticorpo anti-Sm.
11. Fator antinúcleo (FAN) positivo.

Para o diagnóstico do LESJ, são necessárias, ao menos, quatro manifestações de forma concomitante ou evolutiva. Na faixa etária pediátrica, os pacientes demoram, em média, 4 meses para preencher os critérios.

Um recente critério do Systemic Lupus International Collaborating Clinics (SLICC) foi proposto e validado para adultos[2] e, também, na população de LESJ:[3] segundo ele, para o diagnóstico de LESJ, seriam necessários quatro ou mais dos 17 critérios, simultânea ou evolutivamente, durante qualquer intervalo de tempo. Além disso, exige pelo menos um critério clínico e um imunológico:

- Critérios clínicos:
  - Lúpus cutâneo agudo – inclui um dos seguintes: eritema malar, lúpus bolhoso, necrólise epidérmica tóxica, eritema maculopapular, fotossensibilidade (na ausência de dermatomiosite), lúpus cutâneo subagudo (lesões psoriasiformes não enduradas ou lesões anulares policíclicas que resolvem sem deixar cicatriz, apesar de ocasionalmente ocorrer despigmentação pós-inflamatória ou telangiectasias)
  - Lúpus cutâneo crônico – inclui um dos seguintes: lúpus discoide clássico localizado (acima do pescoço) e generalizado (acima e abaixo do pescoço), lúpus hipertrófico (verrucoso), paniculite lúpica (lúpus profundo), lúpus mucoso, lúpus túmido, lúpus pérnio, lúpus discoide/superposição com líquen plano
  - Úlceras orais – localizadas no palato, boca, língua ou narinas na ausência de outras causas, como vasculite, doença de Behçet, infecções (como herpes), doença inflamatória intestinal, artrite reativa e alimentos ácidos
  - Alopecia – afilamento difuso ou fragilidade capilar com cabelos quebradiços visíveis na ausência de outras causas, como alopecia areata, fármacos, deficiência de ferro e alopecia androgênica
  - Artrite – envolve duas ou mais articulações (edema ou derrame articular) ou artralgia em duas ou mais articulações e rigidez matinal de 30 min ou mais
  - Serosite – dor pleurítica por mais de 1 dia ou derrame pleural ou atrito pleural, dor pericárdica típica (dor em posição deitada que melhora ao se sentar com o tronco para a frente) por mais de 1 dia ou efusão pericárdica ou atrito pericárdico ou eletrocardiograma com sinais de pericardite na ausência de outras causas, como infecções, uremia ou pericardite de Dressler
  - Problema renal – elevação da relação entre proteína e creatinina urinárias ou proteinúria de 24 h com mais de 500 mg de proteína em 24 h ou presença de cilindros hemáticos
  - Problema neuropsiquiátrico – inclui um dos seguintes: convulsão, psicose, mielite, mononeurite múltipla (na ausência de outras causas, como vasculite primária), neuropatia periférica ou de nervos cranianos (na ausência de outras causas, como vasculite primária, infecção e diabetes melito), estado confusional agudo (na ausência de outras causas, como toxicometabólicas, uremia e drogas)

- Anemia hemolítica
- Leucopenia < 4.000/mm³ ou linfopenia < 1.000/mm³
  - Leucopenia: na ausência de outras causas conhecidas, como síndrome de Felty, drogas ou hipertensão
  - Linfopenia: na ausência de outras causas conhecidas, como glicocorticosteroides, drogas e infecções
- Trombocitopenia < 100.000/mm³
  - Trombocitopenia: na ausência de outras causas conhecidas, como drogas, hipertensão portal e púrpura trombocitopênica trombótica
- Critérios imunológicos:
  - Fator antinuclear (FAN) – acima dos valores de referência
  - Anticorpo anti-DNA dupla-hélice – acima dos valores de referência, exceto se utilizada a técnica de ensaio imuno-enzimático (ELISA), quando o resultado deve estar acima de duas vezes o valor de referência
  - Anticorpo anti-Sm
  - Anticorpo antifosfolipídio – qualquer um dos seguintes autoanticorpos:
    - Anticoagulante lúpico
    - VDRL falso-positivo
    - Anticardiolipina em médios ou altos títulos (IgA, IgG ou IgM)
    - Antibeta-2 glicoproteína I (IgA, IgG ou IgM)
  - Redução dos valores do complemento:
    - C3 baixo
    - C4 baixo
    - CH50 baixo
  - Teste de Coombs direto positivo:
    - Na ausência de anemia hemolítica.

Um aspecto relevante e exclusivo desse novo critério refere-se ao fato de o paciente poder ser classificado como LESJ se apresentar nefrite isolada com um dos autoanticorpos: FAN ou anticorpo anti-DNA de dupla-hélice positivo.[2,3]

EPIDEMIOLOGIA

A incidência e a prevalência reais do LESJ são desconhecidas. Estudos norte-americanos sugerem uma prevalência de 5 a 10 casos para cada 100 mil crianças. Gênero feminino, idade e etnia constituem fortes influências quando da avaliação da incidência entre crianças no período pré e pós-puberal.[3]

No sexo masculino, entre crianças de 1 a 9 anos, a frequência de LESJ é de 1 para cada 100 mil, e na idade de 10 a 19 anos, 1,61 para cada 100 mil.[3]

No entanto, no sexo feminino, em indivíduos de pele branca, o aumento na puberdade vai de 1,27 a 4,40 por 100 mil; nas afro-americanas, de 3,72 a 19,86 por 100 mil e nas asiáticas, de 6,16 a 31,14 por 100 mil; e nas hispânicas, de 4,62 a 13 por 100 mil.[3]

MANIFESTAÇÕES CLÍNICAS

Em aproximadamente 15% dos pacientes, o LES se inicia antes dos 18 anos de idade, caracterizando o LESJ. Nas crianças com menos de 5 anos, a doença é muito rara e a idade de início pode contribuir para uma diferenciação tanto no curso da doença quanto na apresentação clínica, no envolvimento de órgãos e na positividade de autoanticorpos.[4] O LES de início na infância apresenta maior gravidade quando comparado ao de início na vida adulta, e a menor idade de início correlaciona-se com o pior prognóstico.

Define-se pelo acometimento de múltiplos órgãos e sistemas, podendo se manifestar de modo extremamente variável em cada caso. Pode se apresentar de maneira insidiosa, com o surgimento gradual dos sintomas durante vários meses, mas, na infância, costuma ter forma mais aguda, com o comprometimento de vários órgãos simultaneamente e gravidade variável, em questão de poucas semanas.

Sintomas constitucionais

Febre, perda de peso, astenia e anorexia são fatores comuns no lúpus pediátrico. A febre, que ocorre em até 60% dos casos, pode assumir diferentes padrões de frequência e intensidade, estando relacionada com os períodos de ativação da doença. Por vezes, compreende o sintoma inicial do LESJ, o que faz com que essa enfermidade seja lembrada no diagnóstico diferencial de casos de febre de origem indeterminada. Perda de peso (até 40% dos casos) também está associada à atividade da doença.

Comprometimento reticuloendotelial

Adenomegalia localizada ou generalizada (50%) e hepatoesplenomegalia (20 a 30%) podem ser observadas em pacientes lúpicos como manifestações inespecíficas de uma doença inflamatória sistêmica. Esse tipo de comprometimento, especialmente se associado à febre, inclui o LESJ no diagnóstico diferencial de processos infecciosos e neoplásicos. A elevação de enzimas hepáticas pode ser explicada pela atividade da doença, pelo uso de medicamentos hepatotóxicos, pelas alterações metabólicas, pelas hepatites virais e pela esteatose hepática secundária ao uso de corticosteroides, mas raramente se observa comprometimento autoimune do fígado. A associação de LESJ com hepatite autoimune tipo 1, caracterizada por elevação das enzimas hepáticas, hipergamaglobulinemia, presença de FAN e anticorpo antimúsculo liso e biopsia hepática compatível, ocorre em menos de 2% dos pacientes.[5] A asplenia funcional tem sido descrita em crianças com lúpus no decorrer do curso da doença, aumentando o risco de infecções por agentes capsulados.

Manifestações gastrintestinais

Os sintomas gastrintestinais são mais frequentemente relacionados com o tratamento medicamentoso e as infecções oportunistas. A dor abdominal observada em pacientes com LESJ em decorrência da doença em si pode ser atribuída a diversas causas, como gastrite autoimune, vasculite mesentérica, infarto esplênico e peritonite. A pancreatite aguda representa um acometimento raro (4,2%), mas muito grave em pacientes com LESJ, estando associada à intensa atividade da doença e à síndrome de ativação macrofágica.[6]

Comprometimento mucocutâneo

Surgem manifestações mucocutâneas em até 86% dos casos de LESJ, apresentando-se de diversas maneiras, como vasculites, púrpura palpável, urticária[7], eritema polimorfo, eritema palmoplantar, pequenos infartos digitais, úlceras, livedo reticular, fenômeno de Raynaud, nódulos subcutâneos, paniculite lúpica[8] e até mesmo lesões bolhosas.

O eritema malar em asa de borboleta está presente em cerca de 45% dos casos e não é específico de lúpus, podendo ser observado em situações como reações a medicamentos, dermatomiosite juvenil e dermatite seborreica. Os quadros cutâneos podem ser desencadeados ou exacerbados pela exposição solar, fenômeno conhecido como fotossensibilidade (50%), o que explica a maior distribuição das lesões cutâneas em áreas expostas, como face, pescoço e membros superiores.

Lesões subagudas e crônicas são raras na infância. O lúpus discoide, que ocorre em 20% dos casos, inicia-se como uma placa ou pápula eritematodescamativa aderida e que evoluiu para lesão hipo ou hipercrômica cicatricial. A alopecia, por sua vez, é observada com frequência nesses pacientes (40%), geralmente consistindo em uma perda difusa e podendo se concentrar na região frontal.

A alopecia está relacionada com a atividade de doença, sendo reversível em períodos de remissão. Quando de lesões discoides no couro cabeludo, as lesões são irreversíveis. As mucosas estão envolvidas em 20 a 50% dos pacientes, caracterizando-se por lesões de bordas eritematosas, com centro claro e habitualmente indolores que afetam lábios, palato duro, palato mole, gengiva e septo nasal.

Comprometimento musculoesquelético

Trata-se de um dos comprometimentos mais comuns no lúpus juvenil, atingindo até 88% dos casos. Artrite e artralgia representam as manifestações mais frequentes e podem afetar grandes e pequenas articulações, habitualmente de modo simétrico, com caráter agudo e recorrente e que, em geral, melhoram sem deformidades. Excepcionalmente (2,6%), podem evoluir para cronicidade, com erosões.

A sobreposição de LESJ com um quadro de poliartrite crônica, com limitação do movimento articular, presença de fator reumatoide e alterações radiológicas foi descrita como uma nova entidade ou subtipo de lúpus conhecido como *rhupus*, observado em menos de 1% dos casos e que apresenta pior resposta terapêutica.[9]

Em outras ocasiões, artrite crônica em pequenas articulações das mãos pode evoluir para deformidades em pescoço de cisne e desvio ulnar dos dedos, conhecida como artropatia de Jaccoud. Pode-se observar osteonecrose avascular (40%) na epífise de ossos longos, especialmente nas regiões de joelhos e quadris, secundária à vasculite, ao uso crônico de corticosteroides ou, ainda, à existência de anticorpos antifosfolipídios. Pode ser extremamente dolorosa e incapacitante. A musculatura também pode ser afetada, com mialgia e fraqueza muscular, podendo estar relacionada com a atividade do lúpus ou o uso de corticosteroides.

Comprometimento hematológico

Todas as séries hematológicas podem estar comprometidas no paciente com lúpus. A anemia, com níveis de hemoglobina menores que 10 g/dℓ, afeta 50% dos casos, podendo estar relacionada com a baixa produção ou a destruição periférica causada pela presença de autoanticorpos, caracterizando a anemia hemolítica autoimune, que pode preceder em anos os demais sintomas da doença.

A leucopenia abaixo de 4.000 leucócitos/mm³ também é frequente (30 a 55%), caracterizada especialmente por linfopenia (níveis menores que 1.500 linfócitos/mm³), predispondo a processos infecciosos. A trombocitopenia autoimune, com plaquetas abaixo de 100.000/mm³, é encontrada em 10 a 30% dos pacientes e, assim como a anemia hemolítica autoimune, pode se tornar a primeira manifestação da doença.

Comprometimento cardíaco

As manifestações cardíacas do lúpus são frequentemente subclínicas, detectadas por exames ecocardiográficos de rotina ou estudos em necropsias. Todos os folhetos cardíacos podem ser acometidos.

O pericárdio representa a estrutura mais frequentemente afetada (25%), mas raramente cursa com tamponamento cardíaco. A miocardite pode ser a causa de insuficiência cardíaca congestiva. Por fim, as válvulas cardíacas são capazes de apresentar alterações como espessamento de folhetos, lesões verrucosas não infecciosas ou mesmo perfurações, caracterizando a endocardite de Liebman-Sacks. Pode-se observar endocardite em 11 a 28% dos pacientes, chegando a 50% dos casos em estudos por necropsia. Valvulopatia de Liebman-Sacks está fortemente associada à presença de anticorpos antifosfolípídios, por meio de mecanismos ainda controversos.[10]

Raramente visto na faixa etária pediátrica, o infarto agudo do miocárdio é considerado uma importante causa de morbimortalidade a longo prazo nos pacientes com LESJ, tendo em vista o grande número de fatores de risco para aterosclerose precoce observado nesses pacientes.

Comprometimento pulmonar

Assim como no comprometimento cardíaco, o quadro pulmonar costuma ser oligossintomático. A manifestação mais comum consiste em pleurite (10 a 37%), com ou sem derrame pleural, que pode se manifestar com dor torácica.

Pneumonite intersticial pode ser observada na radiografia de tórax como infiltrados parenquimatosos, que devem ser diferenciados de processos infecciosos. Outras manifestações incluem hipertensão pulmonar, fenômenos tromboembólicos e disfunção diafragmática.

Alterações subclínicas podem ser evidenciadas em 37 a 87% dos pacientes com LESJ pela realização de provas de função pulmonar, com doença restritiva ou defeito de difusão. Apesar de rara, a hemorragia pulmonar constitui uma manifestação de extrema gravidade, potencialmente fatal, que se apresenta com tosse, dispneia com insuficiência respiratória aguda, hemoptise e queda abrupta do hematócrito.[11]

Comprometimento renal

A nefrite é mais frequentemente observada no LESJ quando comparada aos pacientes adultos com LES, tornando-se a principal responsável pela maior morbimortalidade observada na faixa etária pediátrica. Surge em até 70% dos casos de LESJ, manifestando-se em geral nos primeiros 2 anos de doença. Pode se apresentar com hematúria, leucocitúria, proteinúria, cilindrúria, edema, hipertensão ou alteração da função renal, podendo evoluir para insuficiência renal aguda ou crônica. Sugere-se sempre realizar biopsia renal nos pacientes com evidência de comprometimento renal, pois torna possível classificar as alterações histológicas em classes de I a VI[12] e avaliar o índice de atividade e cronicidade das lesões, informações que auxiliam no direcionamento da escolha terapêutica e na determinação do prognóstico da doença.

Aproximadamente 50% dos pacientes com nefrite lúpica na faixa etária pediátrica apresentam classes proliferativas (III ou IV), as classes histológicas com maior gravidade e relacionadas com o pior prognóstico. A apresentação clínica da nefrite lúpica varia, com alterações urinárias leves, síndrome nefrítica ou nefrótica e insuficiência renal dialítica. Após o tratamento, pode entrar em remissão, mas também apresentar recidiva a qualquer momento. Cerca de um terço dos pacientes apresentam recidiva renal no período de 8 anos.[13]

Envolvimento neuropsiquiátrico

Sua prevalência no LESJ varia de 22 a 95%, de acordo com diferentes casuísticas. Pode compreender a primeira manifestação da doença, mas aparece com maior frequência durante a evolução. Existem 19 síndromes neuropsiquiátricas relacionadas com o lúpus, de acordo com a proposta do ACR[14], sendo 12 associadas ao sistema nervoso central e 7 ao sistema nervoso periférico, identificadas por alterações clínicas, laboratoriais e exames de imagem.

As alterações mais frequentemente observadas incluem cefaleia, distúrbios do humor (especialmente a depressão), convulsão, alterações cognitivas, estado confusional agudo, psicose e acidente vascular encefálico. Mielite transversa é rara, e a coreia, quando representa a primeira manifestação do lúpus, deve ser diferenciada daquela que surge na febre reumática. Alterações neuropsiquiátricas precisam ser sempre diferenciadas de distúrbios metabólicos, eventos adversos de medicações e processos infecciosos, como meningite viral ou bacteriana, tuberculose ou infecções fúngicas, que apresentam maior prevalência em pacientes lúpicos, dada a imunossupressão própria da doença ou secundária à terapêutica imunossupressora.

Comprometimento ocular

Todos os componentes do sistema visual podem ser afetados por isquemia e/ou processos inflamatórios no LES, secundários a síndrome antifosfolípídio, atividade da doença ou infecções. Perda visual pode resultar de retinopatia com microangiopatia, doença vasoclusiva da retina, neurite óptica, uveíte, esclerite, catarata e glaucoma, variando de transitória, perda visual leve até cegueira irreversível.[15]

Com maior frequência, pode-se observar ceratoconjuntivite seca e vasculite retiniana. Outras manifestações mais raras incluem coroidite, episclerite, esclerite, ceratite, conjuntivite, neurite óptica e oftalmoplegia.

Manifestações endócrinas

Tireoidite e diabetes autoimune podem estar associados ao LESJ.[16] Podem ocorrer irregularidades menstruais decorrentes da atividade da doença, do uso de altas doses de corticosteroides e da ciclofosfamida.[17]

Síndrome de ativação macrofágica

Trata-se de uma entidade caracterizada pela proliferação de linfócitos T e macrófagos na medula óssea e em outros órgãos do sistema reticuloendotelial, com hipersecreção de citocinas inflamatórias e fagocitose das células hematopoéticas. Está associada a doenças neoplásicas, infecciosas e autoimunes, podendo surgir em 0,9 a 4,6% dos pacientes com LESJ. No entanto, acredita-se que seja uma manifestação subdiagnosticada, pelo fato de sua apresentação ser muitas vezes difícil de diferenciar de processos infecciosos e da atividade do lúpus.

Clinicamente, observam-se febre, hepatoesplenomegalia, manifestações hemorrágicas, alterações neurológicas, citopenias, alteração da função hepática, hipertrigliceridemia e hiperferritinemia. Recentemente, foram publicados critérios preliminares para a sua detecção no LESJ a fim de auxiliar em seu diagnóstico.[18]

Deve-se realizar o aspirado de medula óssea para evidenciar a hemofagocitose (critério histológico) com o objetivo de confirmá-la nos casos duvidosos.

Síndrome antifosfolípídio

Define-se pela existência de pelo menos um evento trombótico em vasos de qualquer calibre em qualquer sítio do organismo ou perdas fetais recorrentes, em associação a anticorpos antifosfolípídios (anticardiolipina IgG ou IgM, anticoagulante lúpico ou antibeta-2 glicoproteína 1 IgG ou IgM) positivos em duas ou mais ocasiões com ao menos 12 semanas de intervalo.[19]

Em aproximadamente metade dos pacientes que desenvolvem SAF na infância, a doença está associada a outra condição autoimune (SAF secundária), sendo 83% dos casos associados ao LESJ. Os pacientes com SAF secundária desenvolvem a doença em uma idade mais avançada (em média 12,8 anos) e, com maior frequência, eventos trombóticos venosos associados a manifestações hematológicas e cutâneas[20], quando comparados a crianças e adolescentes com SAF primária.

Os anticorpos antifosfolípídios têm frequência elevada no LESJ (até 75% dos casos), o que piora o prognóstico desses pacientes, visto aumentar o risco de eventos trombóticos, já elevado em virtude da vasculite, do uso de corticosteroides, da dislipidemia, da hipertensão e da uremia, muitas vezes presentes nesses casos. De acordo com a literatura, apesar da alta frequência desses anticorpos no LESJ, manifestações clínicas da SAF são observadas em 14% dos pacientes.[21]

MANIFESTAÇÕES LABORATORIAIS

Fator antinúcleo

Também conhecido como anticorpos antinucleares (ANA), foi mais recentemente denominado como pesquisa de anticorpos contra antígenos celulares. É realizado pela técnica de imunofluorescência indireta (PAAC-IFI) em células tumorais derivadas de carcinoma laríngeo humano (HEp-2).

Trata-se de um exame de rastreamento na pesquisa de autoanticorpos em pacientes com suspeita de doenças autoimunes, fazendo parte dos critérios de classificação para o diagnóstico de LES. Considera-se que praticamente todos os pacientes lúpicos apresentem fator antinúcleo (FAN) positivo, uma vez que as técnicas atuais aumentaram a sensibilidade do exame, contudo diminuíram sua especificidade, podendo-se encontrá-lo mesmo em alguns indivíduos sem evidência de doença autoimune.

Recentemente, foi publicado o III Consenso Brasileiro para Pesquisa de Autoanticorpos em Células HEp-2[22], que teve como objetivos uniformizar o método da pesquisa do FAN e a descrição de seus padrões, associar esses padrões a um ou mais antígenos celulares e determinar suas possíveis associações clínicas. Os padrões mais frequentemente associados ao LES são o nuclear homogêneo e os pontilhados fino e grosso. O único padrão específico de LES é o padrão nuclear pontilhado pleomórfico sugestivo de anticorpos anti-PCNA. No entanto, é observado apenas em 1 a 3% dos pacientes com LES.

Anticorpo anti-DNA de dupla-hélice

Apesar de apenas metade dos pacientes com LESJ ser positiva para esse anticorpo, o anticorpo anti-DNA é considerado um marcador de LES, uma vez que sua especificidade é de cerca de 96%. Além de sua importância diagnóstica, fazendo parte dos critérios de classificação da doença, o anticorpo anti-DNA tem importância prognóstica por sua associação com o comprometimento renal desses pacientes e também é útil para o seguimento, uma vez que sua ocorrência está associada à atividade da doença, estando incluído no escore SLEDAI (*Systemic Lupus Erythematosus Disease Activity Index*). É pesquisado pela técnica de imunofluorescência indireta, que utiliza a *Crithidia luciliae* como substrato, com maior especificidade, ou pela técnica do ensaio imunoenzimático (ELISA), com maior sensibilidade em detrimento da especificidade.

Anticorpo anti-Sm

Também considerado um marcador do diagnóstico do LES, é um dos critérios laboratoriais da doença. No entanto, sua positividade é observada em apenas 30% dos casos. À imunofluorescência, na pesquisa do FAN, o padrão é nuclear pontilhado grosso. Existem controvérsias sobre a associação desse anticorpo com determinadas manifestações clínicas, sugerindo que a positividade do anti-Sm em pacientes de etnia não branca esteja associada a um curso de doença mais grave.[23]

Anticorpos antifosfolipídios

Constituem uma ampla família de autoanticorpos direcionados contra fosfolipídios, embora apenas os anticorpos anticardiolipina e anticoagulante lúpico façam parte dos critérios diagnósticos do LES pelos critérios do ACR. Estudos longitudinais observam 75% de positividade desses anticorpos no LESJ.

A positividade dos anticorpos antifosfolipídios (aPL) varia durante a evolução dos pacientes com LES – ela é maior quanto maiores o tempo de seguimento e a frequência de sua pesquisa. Os anticorpos anticardiolipina são os mais comumente encontrados, mas os fenômenos trombóticos são mais frequentes naqueles pacientes positivos para o anticorpo anticoagulante lúpico.[20,21]

Anticorpos antiproteína P ribossômico

Esses anticorpos também são altamente específicos do LES, porém com baixa sensibilidade (12 a 28%). Sua existência é classicamente associada ao comprometimento neuropsiquiátrico (29%), especialmente psicose (45%) e depressão (88%). O título oscila com a atividade psiquiátrica, sem relação com a atividade da doença sistêmica. Mais recentemente, o anticorpo anti-P foi associado à proteinúria e à classe histológica renal tipo V (glomerulonefrite membranosa).[24]

Anticorpos antinucleossomo

Trata-se de anticorpos relacionados com a etiopatogenia da doença. Acredita-se que sejam os primeiros a se formarem no desenvolvimento do lúpus, até mesmo anos antes do estabelecimento do seu diagnóstico. Apresentam sensibilidade e especificidade (57,2 e 98,4%, respectivamente), semelhantes àquelas observadas para o anticorpo anti-DNA. De acordo com alguns autores, sua presença também se correlaciona com a atividade da doença, medida pelo escore de SLEDAI e com a ocorrência de comprometimento renal.

Complemento sérico

Níveis séricos diminuídos de C3 e C4 estão relacionados com comprometimento renal, recidiva e atividade do LESJ, podendo, ainda, auxiliar na diferenciação da glomerulonefrite lúpica de outras doenças renais.[25] Outro aspecto relevante consiste no fato de que a deficiência de C1q é um fator genético relacionado com LESJ de início precoce. Pacientes que desenvolvem LESJ associado à presença de C1q têm doença mais grave, com predomínio de comprometimento renal e cutâneo. Elevação dos títulos de autoanticorpos anti-C1q (encontrados em 20% dos casos) está fortemente associada ao envolvimento renal no LESJ. A sensibilidade do anti-C1q como marcador de atividade da doença renal é de 40 a 60%, com uma especificidade maior que 80%.[26,27]

Proteinúria

Rotineiramente usada como marcador na prática clínica para o envolvimento renal, sua quantificação está incorporada nas ferramentas utilizadas para avaliação de atividade da doença, pelos escores de SLEDAI e do British Isles Lupus Assessment Group (BILAG).[28-31]

Biomarcadores urinários

Biomarcadores urinários, como *urinary neutrophil gelatinase associated lipocalin*, *monocyte chemoattractant protein 1* e *transforming growth factor-beta*, têm sido estudados em pacientes com LESJ. Trata-se de marcadores da detecção da nefrite lúpica usados como preditores de recidiva, resposta ao tratamento e prognóstico.[32] No futuro, serão ainda necessários estudos prospectivos e multicêntricos para avaliar sua sensibilidade, especificidade e valor preditivo positivo em uma expressiva população de pacientes com LESJ, assim como estabelecer os valores de normalidade para sua utilização na prática clínica do reumatologista e do nefrologista pediátricos.

Vitamina D

Deficiência de vitamina D nos pacientes com LESJ está associada à atividade da doença com maiores valores de SLEDAI e menores valores de C4, bem como à diminuição da densidade mineral óssea.[29]

TRATAMENTO

Corticosteroides (prednisona ou prednisolona) na dose de 1 a 2 mg/kg/dia ou pulsoterapia com metilprednisolona (30 mg/kg/dose) por 3 a 5 dias consecutivos consistem no tratamento inicial preconizado para o paciente com LESJ. As doses de prednisona ou prednisolona devem ser progressivamente reduzidas até sua suspensão completa, minimizando seus eventos adversos.

Hidroxicloroquina é também utilizada para todos os pacientes (independentemente do órgão ou do sistema acometido) na dose de 3 a 5 mg/kg/dia, visando à redução precoce da corticoterapia e à diminuição das recidivas, já que esse medicamento reduz a mortalidade, a dislipidemia e os anticorpos antifosfolipídios.[33,34] A cloroquina pode ser utilizada se a hidroxicloroquina não estiver disponível.

No LESJ, em especial nas glomerulonefrites classes III e IV, emprega-se a ciclofosfamida intravenosa como medicação para indução. No esquema proposto pelo National Institute of Health (NIH), utiliza-se a indução com ciclofosfamida intravenosa por 6 meses consecutivos com doses entre 500 mg e 1 g/m², mensalmente. Na Europa, têm sido utilizadas seis doses fixas de 500 mg de ciclofosfamida intravenosa, com intervalo de 15 dias. Para manutenção da remissão, as opções incluem azatioprina (1 a 3 mg/kg/dia) ou micofenolato mofetila (50 a 60 mg/kg/dia). Nos casos refratários às terapêuticas anteriores, rituximabe compreende uma alternativa, embora o alto custo muitas vezes impossibilite seu uso.[33,34] Novas terapias biológicas, como belimumabe, também são promissoras para o LESJ.

Apesar do tratamento com imunossupressores, 10 a 30% dos pacientes ainda podem evoluir para doença renal terminal. Pacientes com LESJ podem ser candidatos a transplante renal, preferencialmente quando estão em remissão clínica e sorológica por pelo menos 3 a 6 meses.[35]

Para o LESJ com envolvimento neuropsiquiátrico, o tratamento inclui terapia sintomática e imunossupressores. Terapia sintomática consiste em psicotrópicos (antidepressivos e antipsicóticos), que desempenham um papel importante, possibilitando o controle das manifestações de distúrbios afetivos e psicóticos. O tratamento de primeira linha é a corticoterapia. Apesar de não existirem estudos controlados no LESJ, em adultos a ciclofosfamida mostrou se tratar de uma boa opção terapêutica, com controle das manifestações neuropsiquiátricas graves ou refratárias. Nos casos resistentes, ou que apresentam recorrência ou, ainda, como medicação de manutenção, a azatioprina e o micofenolato mofetila representam alternativas terapêuticas.[36]

Para o comprometimento articular do LESJ, o tratamento inicial se dá com corticosteroides em baixas doses ou anti-inflamatório não hormonal (preferencialmente naproxeno), uma vez que o uso de ibuprofeno em pacientes com LESJ pode estar associado à meningite asséptica. Em casos de nefrite, deve-se evitar os anti-inflamatórios não hormonais. O metotrexato é indicado nos casos refratários ou com evolução para artrite crônica.[9]

Manifestações pulmonares graves, como hemorragia alveolar, precisam ser prontamente tratadas com altas doses de corticosteroides e ciclofosfamida. Outras opções incluem imunoglobulina intravenosa e plasmaférese.[11]

Para todos os pacientes, deve ser orientado o uso de protetor solar com fator de proteção acima de 15. Para os que fazem uso de corticosteroides por longos períodos, indicam-se cálcio e vitamina D na prevenção da perda de massa óssea. Anti-hipertensivos também são necessários em pacientes com hipertensão arterial. Nutrição adequada e atividade física devem ser sempre enfatizadas.[37]

O tratamento inicial mais agressivo, realizado em aproximadamente 40% dos pacientes, relacionado com o comprometimento renal e neuropsiquiátrico pode resultar em supressão da atividade inflamatória, diminuição da progressão e até mesmo remissão da doença.[23] Pode-se avaliar a resposta terapêutica por meio de cinco variáveis:

1. Escala visual analógica (0 a 10 cm) realizada pelo médico sobre atividade global da doença do paciente.
2. Escala visual analógica (0 a 10 cm) realizada pelo pai ou responsável sobre bem-estar global do paciente.
3. Comprometimento-renal (proteinúria 24 h).
4. Instrumentos de atividade da doença, como *European Consensus Lupus Activity Measurement* (ECLAM), SLEDAI ou *Systemic Lupus Activity Measure* (SLAM).
5. Avaliação da qualidade de vida relacionada com a saúde (QVRS).

A melhora será definida quando o paciente apresentar 50% de melhora em pelo menos duas das variáveis; já a piora de 30% é aceitável em no máximo uma das variáveis.[38]

EVOLUÇÃO E PROGNÓSTICO

O prognóstico do LESJ melhorou nas últimas décadas, com taxas de sobrevida em 10 anos acima de 90%. As causas mais importantes de mortalidade são doença renal, graves recidivas da doença e infecção.[38] A maioria das infecções é causada por vírus e bactérias e, menos frequentemente, por agentes oportunistas, como fungos.[39]

Dados preliminares de um estudo norte-americano que avaliou 797 crianças com LES identificaram um aumento no risco de desenvolver malignidade semelhante ao observado na população em geral.[40]

Durante as últimas décadas, a diminuição da mortalidade do LESJ direcionou o foco para a prevenção de danos permanentes. Concomitantemente, o objetivo do tratamento desses pacientes não consiste apenas em sobreviver, mas crescer e se desenvolver, com perda mínima do potencial físico, emocional e genético.

Redução do Z escore de altura, elevação do Z escore de massa corpórea e atraso da puberdade foram observados nos pacientes com LESJ, especialmente naqueles de gênero masculino, menor idade de início da doença e dose cumulativa de corticosteroide acima de 400 mg/kg.[41] Outros fatores que contribuem para diminuição da densidade mineral óssea nesses pacientes são a maior atividade da doença, que resulta no uso de altas doses de corticosteroides por tempo prolongado, e, ainda, diagnóstico de LESJ anterior à puberdade.[42]

A reserva ovariana e a espermatogênese dos pacientes com LESJ também são prejudicadas após o tratamento com ciclofosfamida, o que deve ser comunicado aos pacientes e seus responsáveis, com respectiva apresentação de outras alternativas de tratamento.[43] Têm sido realizados estudos visando à proteção gonadal durante o uso desses agentes alquilantes.

Contudo, pacientes com LESJ que engravidam também apresentam risco se forem expostas à ciclofosfamida intravenosa, com altas taxas de perda fetal. Apesar do melhor entendimento da doença, das novas estratégias terapêuticas e dos avanços na medicina neonatal e obstétrica, a gravidez no lúpus é ainda considerada de alto risco. Muitos fatores têm sido identificados em associação ao menor sucesso na evolução materna, incluindo nefrite, hipertensão arterial e síndrome antifosfolipídio.[44]

Vários órgãos e sistemas podem ter atividade recorrente e determinar dano cumulativo da doença, conforme evidenciado nas publicações do Grupo Brasileiro de LESJ.[45-50] A avaliação dos danos irreversíveis decorrentes do LESJ pode ser realizada pelo *Systemic Lupus International Collaborating Clinics/American College of Rheumatology damage index for systemic lupus erythematosus* (SLICC/ACR-DI), índice que tem valor prognóstico e define os danos permanentes provocados pelo LESJ e pelos medicamentos utilizados ou comorbidades associadas. Ele avalia 12 órgãos e sistemas: ocular, neuropsiquiátrico, renal, pulmonar, cardiovascular, vascular periférico, gastrintestinal, musculoesquelético, cutâneo, endócrino, gonadal e malignidades.[45]

A evolução e o prognóstico desses pacientes dependerão da adesão ao tratamento. A melhor adesão nos pacientes com LESJ é observada quando o cuidador é o pai, a mãe ou outro familiar da criança, e a má adesão quando do uso de mais de três medicamentos por dia, esquecimento, recusa, dose incorreta, falta de medicamentos, problemas pessoais e dificuldades financeiras.[33]

REFERÊNCIAS BIBLIOGRÁFICAS

1. Hochberg MC. Updating the American College of Rheumatology revised criteria for the classification of systemic lupus erythematosus. Arthritis Rheum. 1997;40(9):1725.
2. Petri M et al. Derivation and validation of the Systemic Lupus International Collaborating Clinics classification criteria for systemic lupus erythematosus. Arthritis Rheum. 2012;64(8):2677-86.
3. Fonseca AR et al. Comparison between three systems of classification criteria in juvenile systemic lupus erythematous. Rheumatology. 2015;54(2):241-7.
4. Silva CA. Childhood-onset systemic lupus erythematosus: early disease manifestations that the paediatrician must know. Expert Rev Clin Immunol. 2016;12(9):907-10.
5. Deen ME et al. Autoimmune hepatitis and juvenile systemic lupus erythematosus. Lupus. 2009;18(8):747-51.
6. Campos LM et al. Acute pancreatitis in juvenile systemic lupus erythematosus: a manifestation of macrophage activation syndrome? Lupus. 2010;19(14):1654-8.
7. Spadoni M et al. Chronic autoimmune urticaria as the first manifestation of juvenile systemic lupus erythematosus. Lupus. 2011;20(7):763-6.

8. Guissa VR et al. Lupus erythematosus panniculitis in children and adolescents. Acta Reumatol Port. 2012;37(1):82-5.

9. Cavalcante EG et al. Chronic polyarthritis as the first manifestation of juvenile systemic lupus erythematosus patients. Lupus. 2011;20(9):960-4.

10. Ferreira E et al. Valvular lesions in patients with systemic lupus erythematosus and antiphospholipid syndrome: an old disease but a persistent challenge. Rev Port Cardiol. 2012;31(4):295-9.

11. Araujo DB et al. Alveolar hemorrhage: distinct features of juvenile and adult onset systemic lupus eythematosus. Lupus. 2012;21(8):872-7.

12. Weening JJ et al. The classification of glomerulonephritis in systemic lupus erythematosus revisited. Kidney Int. 2004;65(2):521-30.

13. Hiraki LT et al. End-stage renal disease due to lupus nephritis among children in the US, 1995-2006. Arthritis Rheum. 2011;63(7):1988-97.

14. ACR AD HOC Committee on Neuropsychiatric Lupus Nomenclature. The American College of Rheumatology nomenclature and case definitions for neuropsychiatric lupus syndromes. Arthritis Rheum. 1999;42(4):599-608.

15. Almeida RT et al. Irreversible blindness in juvenile systemic lupus erythematosus. Lupus. 2011;20(1):95-7.

16. Aikawa NE et al. Organ-specific autoantibodies and autoimmune diseases in juvenile systemic lupus erythematosus and juvenile dermatomyositis patients. Clin Exp Rheumatol. 2012; 30(1):126-31.

17. Medeiros PB et al. Menstrual and hormonal alterations in juvenile systemic lupus erythematosus. Lupus. 2009;18(1):38-43.

18. Parodi A et al. Macrophage activation syndrome in juvenile systemic lupus erythematosus: a multinational multicenter study of thirty-eight patients. Arthritis Rheum. 2009; 60(11):3388-99.

19. Miyakis S et al. International consensus statement on an update of the classification criteria for definite antiphospholipid syndrome (APS). J Thromb Haemost. 2006;4(2):295-306.

20. Avcin T et al. Pediatric antiphospholipid syndrome: clinical and immunologic features of 121 patients in an international registry. Pediatrics. 2008;122(15):1100-7.

21. Campos LM et al. Antiphospholipid antibodies and antiphospholipid syndrome in 57 children and adolescents with systemic lupus erythematosus. Lupus. 2003;12(11):820-6.

22. Francescantonio PLC et al. III Consenso Brasileiro para Pesquisa de Autoanticorpos em Células HEp-2: perspectiva histórica, controle de qualidade e associações clínicas. Bras Patol Med Lab. 2009;45(6):185-99.

23. Otten MH et al. Disease activity patterns in juvenile systemic lupus erythematosus and its relation to early aggressive treatment. Lupus. 2010;19(13):1550-6.

24. do Nascimento AP et al. Antibodies to ribosomal P proteins: a potential serologic marker for lupus membranous glomerulonephritis. Arthritis Rheum. 2006;54(5):1568-72.

25. Jesus AA et al. Complement and antibody primary immunodeficiency in juvenile systemic lupus erythematosus patients. Lupus. 2011;20(12):1275-84.

26. Jesus AA et al. Anti-C1q antibodies in juvenile-onset systemic lupus erythematosus. Ann NY Acad Sci. 2009;1173:235-8.

27. Jesus AA et al. Anti-C1q, anti-chromatin/nucleosome, and anti-dsDNA antibodies in juvenile systemic lupus erythematosus patients. Rev Bras Reumatol. 2012;52(6):976-81.

28. Isenberg DA et al. BILAG 2004. Development and initial validation of an updated version of the British Isles Lupus Assessment Group's disease activity index for patients with systemic lupus erythematosus. Rheumatology. 2005;44(7):902-6.

29. Gladman DD et al. Systemic lupus erythematosus disease activity index 2000. J Rheumatol. 2002;29(2):288-91.

30. Ayodele OE et al. Predictors of poor renal outcome in patients with biopsy-proven lupus nephritis. Nephrology. 2010; 15(4):482-90.

31. Watson L, Beresford MW. Urine biomarkers in juvenile-onset SLE nephritis. Pediatr Nephrol. 2013;28(3):363-74.

32. Casella CB et al. Juvenile onset systemic lupus erythematosus: a possible role for vitamin D in disease status and bone health. Lupus. 2012;21(12):1335-42.

33. Silva CA et al. Management considerations for childhood-onset systemic lupus erythematosus patients and implications on therapy. Expert Rev Clin Immunol. 2016;12(3):301-13.

34. Brunner HI et al. Pediatric SLE-towards a comprehensive management plan. Nat Rev Rheumatol. 2011;7(4):225-33.

35. Bertsias GK et al. (EULAR/ERA-EDTA) recommendations for the management of adult and pediatric lupus nephritis. Ann Rheum Dis. 2012;71(11):1771-82.

36. Ferraria N et al. Juvenile systemic lupus erythematosus with primary neuropsychiatric presentation. BMJ Case Rep. 2013 Jan 25;2013.

37. Habibi S et al. Juvenile systemic lupus erythematosus: review of clinical features and management. Indian Pediatr. 2011; 48(11):879-87.

38. Ruperto N et al. The Pediatric Rheumatology International Trials Organization/American College of Rheumatology provisional criteria for the evaluation of response to therapy in juvenile systemic lupus erythematosus: prospective validation of the definition of improvement. Arthritis Rheum. 2006;55(3):355-63.

39. Silva MF et al. Invasive aspergillosis: a severe infection in juvenile systemic lupus erythematosus patients. Lupus. 2012; 21(9):1011-6.

40. Mannion ML, Beukelman T. What is the background incidence of malignancy in children with rheumatic disease. Curr Rheumatol Rep. 2013;15(3):310.

41. Rygg M et al. A longitudinal PRINTO study on growth and puberty in juvenile systemic lupus erythematosus. Ann Rheum Dis. 2012;71(4):511-7.

42. Barsalou J et al. An update on childhood-onset systemic lupus erythematosus. Curr Opin Rheumatol. 2013;25(5):1-7.

43. Aikawa NE et al. Subclinical impairment of ovarian reserve in juvenile systemic lupus erythematosus after cyclophosphamide therapy. Clin Exp Rheumatol. 2012;30(3):445-9.

44. Silva CA et al. Pregnancy outcome in juvenile systemic lupus erythematosus: a Brazilian multicenter cohort study. J Rheumatol. 2008;35(7):1414-8.

45. Gomes RC et al. Features of 847 childhood-onset systemic lupus erythematousus patients in three age groups at diagnosis: a Brazilian multicenter study. Arthritis Care Res. 2016;68(11):1736-41.

46. Ferriani MP et al. Chronic spontaneous urticaria: a survey of 852 cases of childhood-onset systemic lupus erythematosus. Int Arch Allergy Immunol. 2015;167(3):186-92.

47. Marques VL et al. Pancreatitis subtypes survey in 852 childhood-onset systemic lupus erythematosus patients. J Pediatr Gastroenterol Nutr. 2016;62(2):328-34.

48. Lube GE et al. Evans syndrome at childhood-onset systemic lupus erythematosus diagnosis: a large multicenter study. Pediatr Blood Cancer. 2016;63(7):1238.

49. Lopes SRM et al. Outcomes of 847 childhood-onset systemic lupus erythematosus patients in three age groups. Lupus. 2017;26(9):996-1001.

50. Anuardo P et al. Subclinical pulmonary hypertension in childhood ystemic lupus erythematosus associated with minor disease manifestations. Pediatr Cardiol. 2017;38(2):234-9.

36 Esclerose Sistêmica Juvenil

Sheila Knupp Feitosa de Oliveira

INTRODUÇÃO

A esclerose sistêmica se caracteriza pelo espessamento e endurecimento progressivo da pele, decorrentes do acúmulo do colágeno. A participação dos três componentes (autoimunidade, vasculopatia e fibrose) resulta em diferentes expressões clínicas em órgãos e tecidos. Trata-se de uma doença autoimune muito rara em crianças e potencialmente fatal.

CLASSIFICAÇÃO

Os critérios de classificação da esclerose sistêmica juvenil propostos em 2007 consideravam que, além da presença da esclerose e endurecimento da pele da região proximal das articulações metacarpofalângicas e metatarsofalângicas, era necessário identificar 2 de 20 critérios menores (Quadro 36.1).[1] Entretanto, tendo em vista que a esclerose sistêmica é idêntica à observada em adultos, muitos utilizam a classificação proposta para adultos em 2013, em que apenas o critério maior que tem peso nove é suficiente para o diagnóstico e, na ausência deste, sete critérios alternativos com diferentes pesos poderão ser considerados, e o diagnóstico estabelecido se a soma de pontos for igual ou superior a nove.[2]

A extensão do envolvimento cutâneo na esclerose sistêmica torna possível diferenciar dois grupos: esclerose sistêmica limitada e esclerose sistêmica difusa. Diferentemente do que é observado em adultos, a esclerose sistêmica difusa é a mais frequente (90%), acomete o tronco e a região distal e proximal dos membros e está associada a envolvimento visceral precoce sobretudo de pulmões, coração e rins. A esclerose sistêmica limitada caracteriza-se pelo envolvimento distal dos membros sem acometer o tronco, e o envolvimento visceral costuma ser tardio e representado principalmente por hipertensão pulmonar e má absorção. O termo "esclerose sistêmica limitada" tem sido preferido à "síndrome CREST", visto que as manifestações cutâneas geralmente se estendem além da esclerodactilia, além do fato de a calcinose poder ser radiologicamente visível apenas em fases tardias. As síndromes de sobreposição são representadas pelas formas de esclerodermia limitada ou difusa e outra doença do tecido conjuntivo, como dermatomiosite e lúpus eritematoso sistêmico. As formas com sobreposição são mais comuns em crianças que em adultos (29% versus 9%).[3] O perfil de autoanticorpos também ajuda a diferenciar essas três formas: antitopoisomerase-1 (Anti-Scl70), presente em 20 a 34% dos pacientes e mais frequente na forma difusa;

Quadro 36.1 Critérios de classificação da esclerose sistêmica juvenil e em adultos.

Esclerose sistêmica juvenil
Critério maior: • Esclerose/endurecimento da pele proximal das MCF e MTF
Critérios menores: • Esclerodactilia   • Fenômeno de Raynaud   • Anormalidades em capilares periungueais   • Ulcerações na ponta dos dedos   • Disfagia   • Refluxo gastresofágico   • Crise renal   • Hipertensão arterial recente   • Arritmia cardíaca   • Insuficiência cardíaca   • Fibrose pulmonar   • Teste de difusão de monóxido de carbono   • Hipertensão pulmonar   • Ruído de atrito em tendões   • Artrite   • Miosite   • Neuropatia   • Síndrome do túnel do carpo   • Anticorpos antinucleares   • Anticorpos de esclerose sistêmica: anticentrômero, antitopoisomerase I, antifibrilarina, anti-PM/Scl, antifibrilina ou anti-RNA polimerase I ou III
Critérios para esclerose sistêmica de adultos

• Espessamento da pele dos dedos de ambas as mãos sobre a área proximal das MCF (critério suficiente)
  ▪ Dedos inchados
  ▪ Esclerodactilia (distal às MCF, mas proximal às IFP): 2
 • Espessamento da pele dos dedos (somente conta o maior escore):
  ▪ Úlceras nas pontas
  ▪ Cicatrizes nas pontas dos dedos
 • Lesões nas pontas dos dedos (conta o maior escore)
 • Telangiectasia
 • Capilares periungueais anormais
  ▪ Hipertensão arterial pulmonar
  ▪ Doença intersticial pulmonar
 • Hipertensão arterial pulmonar e/ou doença intersticial pulmonar (escore máximo de 2)
 • Fenômeno de Raynaud
 • Anticorpos relacionados com a esclerose sistêmica (escore máximo de 3): anticentrômero, antitopoisomerase, anticentrômero 3 I [anti-Sd-70], anti-RNA polimerase III) (escore máximo de 3)
  ▪ Antitopoisomerase I
  ▪ Anti-RNA polimerase III

MCF: articulação metacarpofalângica; MTF: articulação metatarsofalângica; IFP: articulação interfalângica proximal.

anticentrômero, menos frequente (2 a 16%) e associado à forma limitada; e anti-RNP e anti-PM/Scl, comumente encontrados nas formas de sobreposição (Quadro 36.2).[3,4]

EPIDEMIOLOGIA

A esclerodermia sistêmica é muito rara em crianças, com incidência anual estimada de 1 por 1 milhão de crianças, e representando apenas 3% de todos os casos de esclerose sistêmica. O sexo feminino é o mais acometido (4:1), com mediana de idade de início entre 7 e 8 anos. Não há evidências de predileção racial.[3]

ETIOPATOGENIA

São identificados três mecanismos que explicam as manifestações da esclerodermia: ativação imunológica; dano do endotélio vascular; e síntese excessiva de matriz extracelular com aumento de deposição de colágeno estruturalmente normal. A imunidade parece ter um papel importante no início da esclerodermia, já que as lesões iniciais mostram infiltrados mononucleares que liberam citocinas e quimocinas, as quais, provavelmente, são os estimuladores da fibrose tecidual e do dano da célula endotelial. Fatores genéticos parecem aumentar a predisposição ao desenvolvimento da esclerose sistêmica.

MANIFESTAÇÕES CLÍNICAS

Em geral, o início é insidioso e o diagnóstico tardio. Em geral, as manifestações iniciais são percebidas na pele das mãos e no sistema musculoesquelético, tornando-se necessário buscar na anamnese e nos exames complementares evidências de acometimento de órgãos internos. Os órgãos mais frequentemente acometidos são os pulmões e o trato gastrintestinal, enquanto manifestações nos rins, no coração e no sistema nervoso são raras.[3-7]

Fenômeno de Raynaud

Na maior parte das vezes, trata-se da manifestação inicial e está presente em 70 a 95% dos pacientes, podendo preceder em anos o aparecimento da esclerodermia (Figura 36.1). Na sua evolução, o fenômeno promove pequenas lesões ulceradas na ponta dos dedos que evoluem para perda de tecido com afinamento das falanges distais e necrose isquêmica, que pode ser extensa e responsável por autoamputação da falange (Figura 36.2). Apesar de ser frequentemente notado nos dedos, o fenômeno de Raynaud pode existir em lóbulos das orelhas, ponta do nariz, lábios e língua, estando associado a anormalidades na capilaroscopia da região periungueal.

Pele

As anormalidades cutâneas começam com a fase edematosa, que não forma cacifo, evoluindo para esclerose e, finalmente,

Quadro 36.2 Classificação da esclerose sistêmica e autoanticorpos associados.

Subtipos de esclerose sistêmica
• Difusa
• Limitada (previamente denominada CREST)
• Síndrome de sobreposição
Autoanticorpos
• Antitopoisomerase-1 (Anti-Scl70)
• Anticentrômero
• Anti-U1 RNP e anti-PM/Scl

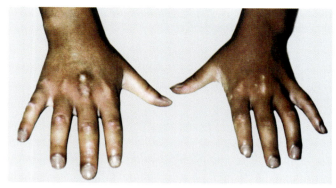

Figura 36.1 Fenômeno de Raynaud e esclerodactilia. Observam-se a coloração da ponta dos dedos e o início de perda tecidual na falange distal do segundo dedo.

para atrofia. Além do edema, as alterações vasculares podem ser percebidas como eritema e calor. O espessamento e o endurecimento da pele podem ser avaliados pela palpação. Na esclerose difusa, as lesões esclerodérmicas se estendem das áreas distais para face, tronco e região proximal dos membros. Nas mãos, é notada principalmente na face dorsal dos dedos, progredindo com perda dos movimentos de flexão e extensão e, em casos mais graves, para "mãos em garra". Na face, a esclerose é responsável pelo aspecto característico, sem pregas, sem pelos, nariz afilado, olhos amendoados, dentes proeminentes e dificuldade em abrir ou fechar totalmente a boca (Figuras 36.3 e 36.4). Na fase atrófica, a pele assume um aspecto brilhante com áreas de hipo e hiperpigmentação (Figura 36.5).

As telangiectasias compreendem pequenas dilatações vasculares na pele e em membranas mucosas, identificadas como pequenas máculas vermelhas localizadas principalmente na face, nos membros superiores e na mucosa da boca. Predominam na forma limitada da esclerose sistêmica.

A calcinose consiste em depósitos subcutâneos de sais de cálcio localizados principalmente em superfícies extensoras das articulações dos cotovelos, articulações metacarpofalângicas, interfalângicas e dos joelhos. Costumam ser pequenos, mas há casos de lesões extensas que levam à redução do movimento articular. Às vezes, evoluem com dor e ulceração da pele que os recobre.

Tubo digestivo

O acometimento do tubo digestivo é menos frequente que em adultos. O esôfago está envolvido em sua porção distal, com dilatação e redução da peristalse, levando a queixas de disfagia e esofagite.

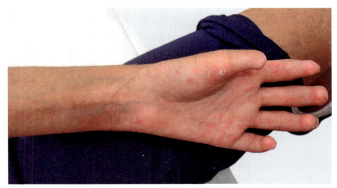

Figura 36.2 Fase tardia de esclerose sistêmica e perda de falange distal.

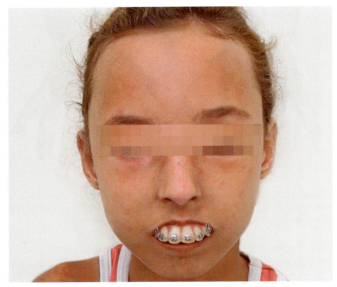

Figura 36.3 Face típica de paciente com esclerodermia sistêmica.

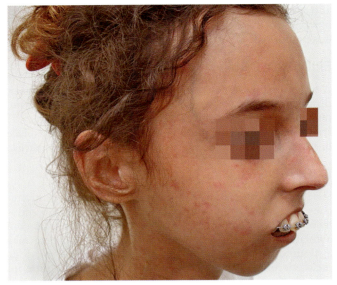

Figura 36.4 Telangiectasias na face esclerodérmica.

A gastroparesia retarda o esvaziamento gástrico e, com as alterações esofágicas, promove dispepsia pelo refluxo facilitado pela incontinência do esfíncter. A disfunção peristáltica do intestino delgado causa cólicas, diarreia, constipação intestinal e pseudo-obstrução. Raramente, há crescimento excessivo de bactéria decorrente de alterações funcionais do duodeno e do intestino grosso, capazes de causar diarreia crônica, má absorção e desnutrição.

Pulmão

O envolvimento pulmonar é uma das principais causas de óbito. Existem dois tipos de doença pulmonar: a doença intersticial pulmonar, mais frequente na esclerodermia difusa, e a hipertensão arterial pulmonar, mais comum na esclerodermia limitada. Em geral, a doença parenquimatosa é assintomática em virtude da reduzida atividade física do paciente, mas posteriormente surgem dispneia, taquipneia, tosse seca e, ao exame físico, observam-se crepitações secas e atrito pleural.

Complementa-se o diagnóstico com imagens que revelam envolvimento intersticial pulmonar predominante nas bases e alterações restritivas na espirometria com redução da capacidade vital forçada. Hipertensão pulmonar pode ser secundária à fibrose pulmonar ou independer desta, resultando da vasculopatia e com um pior prognóstico.

Sintomas musculoesqueléticos

As manifestações musculoesqueléticas costumam ocorrer na fase inicial da doença e em cerca de um terço dos casos, envolvendo articulações, tendões, músculos e ossos.

Poliartrite simétrica de pequenas articulações com rigidez matinal não costuma apresentar expressivos sinais inflamatórios, o que ajuda a diferenciá-la da artrite idiopática juvenil. Artralgia tende a ser discreta e transitória. Alterações tendinosas são percebidas como ruídos audíveis com um estetoscópio ou mais facilmente palpados e percebidos como um atrito semelhante ao "ranger de couro".

A miopatia, suspeitada clinicamente por dor e fraqueza muscular simétrica de músculos proximais, pode ser confirmada pelo aumento dos níveis de enzimas musculares séricas, eletromiografia, ressonância magnética e histologia. A isquemia óssea nas falanges terminais dos dedos leva à absorção óssea (acrosteólise) sem grande repercussão clínica (Figura 36.6).

Coração

As manifestações cardíacas, apesar de pouco frequentes, compreendem a principal causa de óbito em crianças. Em geral, as manifestações iniciais são sutis e, por isso, detectadas em fases mais tardias da doença, incluindo palpitações, dispneia ao esforço e desconforto precordial.

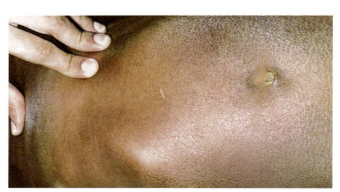

Figura 36.5 Lesões da esclerodermia em tronco. Observa-se o aspecto misto da coloração em "sal e pimenta".

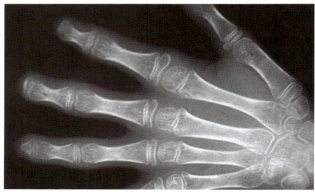

Figura 36.6 Acrosteólise – absorção de falanges distais.

Sugere-se que a cardiomiopatia possa ter origem no dano vascular, mas também decorrer de miocardite autoimune. Pequenos derrames pericárdicos podem ser assintomáticos e detectados em 30 a 40% dos casos.

Rim

Apesar de rara em crianças (menos de 5%), a manifestação clínica mais importante é a crise renal esclerodérmica, caracterizada por hipertensão arterial maligna, perda progressiva da função renal e proteinúria. Mais comum no primeiro ano de doença, tem relação com altas doses de corticosteroides e surge por vasospasmo renal e hiperatividade do sistema renina-angiotensina-aldosterona. O laboratório mostra aumento da creatinina sérica, proteinúria leve (0,5 a 2,5 g/ℓ) e hematúria microscópica. Pode haver microangiopatia trombótica (anemia hemolítica e trombocitopebia).

Sistema nervoso

O envolvimento do sistema nervoso é raríssimo na faixa pediátrica. As anormalidades mais relatadas são neuropatia do trigêmeo e distúrbios psiquiátricos, como depressão e ansiedade.

EXAMES COMPLEMENTARES

Hemograma e reações de fase aguda

Esses exames mostram alterações inespecíficas de uma doença inflamatória crônica. Cerca de 25% dos exames podem apresentar anemia de diversas etiologias, como doença crônica, má absorção, hemólise microangiopática, deficiência de vitamina B_{12} ou de folato. Leucocitose não é significativa e eosinofilia surge em 15%.

A velocidade de hemossedimentação e a proteína C reativa podem estar elevadas.

Alterações imunológicas

Anticorpo antinuclear (FAN ou ANA) está presente em mais de 80% dos casos de esclerose sistêmica juvenil, principalmente com padrão pontilhado e nucleolar. O antitopoisomerase-1 (anti-Scl 70) existe em cerca de 30% dos pacientes, associado à forma difusa da doença e ao risco de fibrose intersticial pulmonar. O anticentrômero está presente principalmente na forma limitada da doença, indicando risco de hipertensão pulmonar. Anti-PM-Slc e anti-U1RNP podem ser positivos em casos de síndromes de sobreposição da esclerose sistêmica. O fator reumatoide pode ser encontrado em 20% dos pacientes e os antifosfolipídios em 10 a 15%.

Outros exames

As diferentes manifestações clínicas da doença determinam os exames a ser solicitados.[8]

Pele

O escore cutâneo modificado de Rodnan (mRSS) foi criado para possibilitar a análise da espessura da pele em 17 áreas do corpo, quantificando-as em uma escala de 0 a 3. O examinador palpa a pele com dois dedos: se estiver normal, atribui 0 ponto; se parecer levemente espessada, mas capaz de ser pinçada, e mantém algumas rugas, receberá 1 ponto; se estiver moderadamente espessada com dificuldade de ser pinçada, receberá 2 pontos; e, se estiver muito espessada e incapaz de ser pinçada, 3 pontos (escore total máximo = 51).[8,9]

Fenômeno de Raynaud

Dois exames podem ser úteis: capilaroscopia e radiografia. O primeiro, nos casos de fenômeno de Raynaud, revela alterações típicas da doença (perda de capilares ao lado de alças dilatadas e tortuosas), diferenciando-se do fenômeno de Raynaud primário, no qual não existe dano vascular subjacente. As radiografias do envolvimento crônico das falanges podem mostrar acrosteólise.

Esôfago

Na pesquisa da disfunção motora do esôfago e do refluxo, são úteis os exames de imagem (esofagograma, cintilografia do esôfago), endoscopia, manometria e pHmetria.

Pulmão

Radiografia, tomografia computadorizada de alta resolução e testes de função pulmonar avaliando os volumes pulmonares e a capacidade de difusão de monóxido de carbono (CO) conseguem detectar alterações precoces mesmo quando o pulmão está clinicamente silencioso; por isso, devem ser repetidos anualmente. O lavado broncoalveolar pode detectar alveolite ativa.

Coração

A eletrocardiografia é capaz de mostrar arritmias, principalmente de origem supraventricular. A ecocardiografia é útil para pesquisar pericardite, hipertensão pulmonar e disfunção cardíaca. A cintilografia do miocárdio evidencia precocemente sinais de hipoperfusão. Cateterismo cardíaco direito compreende o exame mais acurado quando da suspeita de hipertensão pulmonar.

Rim

O exame sumário de urina para investigar proteinúria e o controle da pressão arterial são importantes para o diagnóstico precoce de envolvimento renal.

Enzimas musculares

Aumento de enzimas musculares confirma miopatia associada às síndromes esclerodérmicas.

DIAGNÓSTICO DIFERENCIAL

O diagnóstico diferencial da esclerose sistêmica deve considerar outras variantes esclerodérmicas, como as síndromes de sobreposição, as pseudoesclerodermias e as síndromes esclerodérmicas que exibem esclerose cutânea causada por agentes ambientais ou ocupacionais e que, após transplante de medula óssea, são excepcionais na infância.

Em adultos, a esclerose sistêmica sem esclerodermia tem sido considerada uma variante da esclerose sistêmica limitada que, exceto pela falta de manifestações cutâneas, não apresenta diferenças no envolvimento dos órgãos, laboratório e evolução.[5]

TRATAMENTO

A maioria das recomendações válidas para o tratamento da esclerose sistêmica em adultos é utilizada na população pediátrica, embora faltem estudos controlados nessa faixa etária. Como medidas gerais, a família e o paciente devem ser instruídos quanto aos cuidados com a pele, à proteção vascular contra o frio e traumas, aos programas de medicina física e ao apoio psicológico.

Os fármacos recomendados recentemente pela European League Against Rheumatism (EULAR) para o tratamento das manifestações clínicas da esclerose sistêmica têm quatro objetivos: controlar o comprometimento vascular; reduzir o comprometimento inflamatório; diminuir o processo fibrótico; e controlar os sintomas sistêmicos.[5,6]

Fenômeno de Raynaud e úlceras digitais

Além dos cuidados para evitar o frio e manter os pés e mãos aquecidos, os pacientes com fenômeno de Raynaud devem receber vasodilatadores, como o nifedipino ou outros bloqueadores do canal de cálcio. Casos mais graves, com necrose, dor e isquemia acentuadas, úlceras digitais ou que não responderam aos bloqueadores de canal de cálcio, podem necessitar de tratamento mais agressivo, com inibidores da fosfodiesterase 5. Se não houver resposta, podem ser necessários hospitalização e tratamento com anticoagulantes, prostanoides intravenosos e outras medidas.

Pele

A pele seca e pruriginosa pode ser tratada com cremes hidratantes e anti-histamínicos. O metotrexato parece atuar no comprometimento cutâneo, mas não em órgãos internos.[3,8] O micofenolato mofetila tem sido usado com sucesso na fase inicial da esclerose sistêmica difusa.[10]

Miosite, artrite e tenossinovite

Doses baixas de corticosteroides (0,3 a 0,5 mg/kg/dia) podem ser necessárias nos casos de miosite, mas, sabendo-se que esse medicamento aumenta o risco de crise renal, torna-se necessário monitorar a pressão arterial e a função renal do paciente durante o tratamento.

Tubo digestivo

Nos casos de envolvimento do esôfago, medidas como elevação da cabeceira, refeições pequenas e a curtos intervalos, associadas ao uso de medicações procinéticas e os inibidores de bomba de prótons (omeprazol), aliviam os sintomas.

Doença intersticial pulmonar

Como o sistema imune pode estar envolvido precocemente, empregam-se agentes imunomoduladores e imunossupressores. Na miocardite e na fase inicial da alveolite fibrosante, a prednisona associada à ciclofosfamida em pulsos intravenosos consiste no composto de preferência. O micofenolato mofetila VO pode ser usado na fase de manutenção da doença pulmonar. A experiência com rituximabe é limitada.

Hipertensão pulmonar

Estudos realizados em adultos demonstram a eficácia dos análogos da prostaciclina, sildenafila e inibidores da endotelina (bosentana) para reduzir a hipertensão pulmonar.[11]

Rim

Os inibidores da enzima conversora da angiotensina (iECA), como o captopril e o enalapril, têm o objetivo de reverter a hiper-reninemia característica da hipertensão arterial da crise renal.[5]

Diarreia e distensão abdominal

Frequentemente causadas por um número excessivo de bactérias no intestino, podem ser tratadas com antibióticos em esquema de rodízio a cada 21 dias (p. ex., amoxicilina com clavulanato ou cefalosporina oral).

Transplante autólogo de célula-tronco

Tem sido empregado com algum sucesso em casos graves e potencialmente fatais, mas deve-se considerar a alta mortalidade a ele associada (17%) e o momento certo de fazê-lo, isto é, antes de surgirem danos irreversíveis. A eficácia é percebida na melhora do espessamento cutâneo, da função pulmonar e da qualidade de vida.[12]

CURSO E PROGNÓSTICO

O prognóstico depende do órgão envolvido e do grau de disfunção.

A pele espessada e inelástica leva a contraturas articulares que, além de esteticamente inaceitáveis, são responsáveis por restrição de movimentos e prejuízo da qualidade de vida. O envolvimento do tubo digestivo pode causar desnutrição. O envolvimento de órgãos como pulmões, rins e coração pode ser fatal.

As crianças têm melhor prognóstico que os adultos, já que a sobrevida em 5 anos é maior que 90%; em adultos, é de 75%. Um grande estudo multicêntrico internacional mostrou oito óbitos em um grupo de 135 pacientes (cinco com insuficiência cardíaca, um com insuficiência renal, um com sepse, um de causa desconhecida).[13]

REFERÊNCIAS BIBLIOGRÁFICAS

1. Zulian F et al. The Pediatric Rheumatology European Society/American College of Rheumatology/European League against Rheumatism provisional classification criteria for juvenile systemic sclerosis. Arthritis Rheum. 2007;57(2):203-12.
2. van den Hoogen F et al. Classification criteria for systemic sclerosis: an American College of Rheumatology/European League Against Rheumatism collaborative initiative. Ann Rheum Dis. 2013;72(11):1747-55.
3. Torok KS. Pediatric scleroderma: systemic or localized forms. Pediatr Clin North Am. 2012;59(2):381-405.
4. Scalapino K et al. Childhood onset systemic sclerosis: classification, clinical and serologic features, and survival in comparison with adult onset disease. J Rheumatol. 2006; 33(5):1004-13.
5. Petty R et al. Textbook of pediatrics rheumatology. 7.ed. Philadelphia: Elsevier; 2016.
6. Oliveira SKF. Reumatologia para pediatras. 2.ed. Rio de Janeiro: Revinter; 2014.
7. Martini G et al. Juvenile Scleroderma Working Group of the Pediatric Rheumatology European Society. Systemic sclerosis in childhood: clinical and immunologic features of 153 patients in an international database. Arthritis Rheum. 2006;54(12):3971-8.
8. Foeldvari I. New developments in juvenile systemic and localized scleroderma. Rheum Dis Clin N Am. 2013; 39:905-20.
9. Khanna D et al. Standardization of the modified Rodnan skin score for use in clinical trials of systemic sclerosis. J Scleroderma Relat Disord. 2017;2(1):11-8.
10. Mendoza FA et al. A prospective observational study of mycophenolate mofetil treatment in progressive diffuse cutaneous systemic sclerosis of recent onset. J Rheumatol. 2012;39(6):1241-7.
11. Hislop AA et al. Long-term efficacy of bosentan in treatment of pulmonary arterial hypertension in children. Eur Respir J. 2011;38(1):70-7.
12. Martini A et al. Marked and sustained improvement two years after autologous stem cell transplantation in a girl with systemic sclerosis. Arthritis Rheum. 1999;42(4):807-11.
13. Foeldvari I et al. Favourable outcome in 135 children with juvenile systemic sclerosis: results of a multi-national survey. Rheumatology (Oxford). 2000;39(5):556-9.

37 Miopatia Inflamatória Idiopática Juvenil

Sheila Knupp Feitosa de Oliveira

INTRODUÇÃO

A dermatomiosite juvenil (DMJ) representa a principal miopatia inflamatória idiopática (MII) em crianças. Outras menos frequentes e que contribuem com 10 a 15% dos casos são a polimiosite e as síndromes de sobreposição de miosite com outras doenças do tecido conjuntivo. Apenas 1% pode ser denominada dermatomiosite amiopática/hipomiopática.

Diferentemente das MII em adultos, são excepcionais os casos associados a neoplasias e à miosite por corpo de inclusão. Formas raras de MII têm sido descritas e incluem miosite focal, orbital, eosinofílica, granulomatosa e miofascite macrofágica.

EPIDEMIOLOGIA

A maioria dos estudos sobre incidência da DMJ aponta dois a três casos a cada 1.000.000 de crianças, com predomínio no sexo feminino (2:1 a 3:1) e média de idade de início em torno de 4 a 9 anos. A miosite com sobreposição e a polimiosite também predominam no sexo feminino, mas têm início mais tardio, em torno dos 10 a 12 anos.[1]

ETIOPATOGENIA

A DMJ é uma doença autoimune de etiologia desconhecida, embora se suspeite que um fator externo, talvez um agente infeccioso, desencadeie uma disfunção imune e resposta tecidual específica em indivíduos geneticamente suscetíveis. Entretanto, faltam evidências que comprovem essa relação.[2]

Dermatomiosite em mais de um membro da família é esporádica, mas o relato de casos em gêmeos monozigóticos, 2 semanas após uma infecção respiratória superior, chama a atenção para uma possível influência genética na suscetibilidade do hospedeiro.[3]

Atualmente, a maior facilidade para realizar estudos genéticos tem possibilitado identificar várias associações de risco com diferentes HLA (HLA-B*08, DRB1*0301 e DQA1*0501) e a presença de polimorfismos de genes de citocinas pró-inflamatórias, como fator de necrose tumoral alfa (TNF-alfa) e interleucina 1 (IL1).[4] Componentes celulares e humorais da imunidade inata e adaptativa contribuem para a patogenia, sendo proeminentes na DMJ a vasculopatia imunomediada, a resposta do tipo INF-1 e o aumento de expressão de MHC de classe I. A existência de autoanticorpos em cerca de 70% dos pacientes constitui mais um dado a favor da participação do sistema imune.[1,5,6]

MANIFESTAÇÕES CLÍNICAS

Dermatomiosite juvenil

A maioria dos casos de DMJ tem início insidioso com queixas inespecíficas de mal-estar, fadiga, mialgia, anorexia, perda de peso e, às vezes, febre, sendo comum o atraso no diagnóstico nos primeiros 3 a 6 meses.[6]

Envolvimento musculoesquelético

A pista diagnóstica de envolvimento muscular consiste em fraqueza muscular proximal simétrica, poucas vezes associada à mialgia, observada principalmente nas cinturas pélvica e escapular, que resulta em quedas frequentes, dificuldade na marcha, incapacidade para subir escadas, dificuldade para agachar-se ou sentar no chão, levantar-se de uma cadeira ou do chão, alcançar um objeto, vestir-se, pentear os cabelos etc. Casos mais graves podem envolver o tronco e o pescoço, incapacitando a criança de se levantar da cama, sentar-se, erguer a cabeça etc. ou causando insuficiência respiratória. O tecido subcutâneo que recobre os músculos inflamados pode estar edemaciado e endurecido.[6]

Em um terço dos pacientes, os músculos acometidos no palato, na faringe e na porção inicial do esôfago causam disfonia (voz anasalada) e disfagia alta manifestada por dificuldade para engolir e fazendo o alimento retornar, principalmente líquidos pelo nariz, trazendo riscos de aspiração.[6]

No exame físico, devem ser utilizados instrumentos desenvolvidos para quantificar a intensidade da fraqueza muscular e a capacidade funcional por meio de um escore, com o objetivo de melhor avaliar a melhora e/ou piora nas consultas seguintes. No serviço em que os autores atuam, o *Childhood Myositis Assessment Scale* (CMAS) e o *Manual Muscle Testing* (MMT) são os preferidos.[7,8]

Algumas crianças apresentam artralgia ou artrite, geralmente transitória e não deformante, às vezes acompanhada de tenossinovite em nódulos flexores. Com frequência, contraturas em flexão de grandes articulações de membros inferiores e superiores decorrem do envolvimento muscular. Artrite persistente sugere miosite com sobreposição com outra doença do tecido conjuntivo.

Envolvimento cutâneo

Há um amplo espectro de lesões cutâneas de gravidade variável, desde áreas eritematosas discretas até um exantema difuso ou úlceras profundas. As lesões cutâneas podem indicar atividade da doença ou dano, conforme apresentado no Quadro 37.1.[9]

As manifestações cutâneas consideradas típicas da DMJ (em 75% dos pacientes por ocasião do diagnóstico) são o heliotropo e as pápulas de Gottron. O edema eritematovioláceo peripalpebral (heliotropo) pode se estender sobre o dorso do nariz e as regiões malares (Figura 37.1). Sobre as superfícies extensoras das articulações metacarpofalângicas e interfalângicas, localizam-se pápulas avermelhadas, lisas ou escamosas (denominadas pápulas de Gottron), que, posteriormente, podem evoluir para pequenas zonas despigmentadas e atrofiadas (Figuras 37.2 e 37.3). Alterações eritematosas nas superfícies extensoras dos joelhos, cotovelos, maléolos, tórax e coxas são comuns (Figura 37.4).

Também são descritas eritrodermia difusa ou exantema envolvendo áreas como a parte superior do tórax anterior (área em V do decote), a nuca e a parte posterior do tórax (sinal do xale; Figura 37.5). Posteriormente, a pele se atrofia, tornando-se comumente hipo ou hiperpigmentada.

Uma dermatite em couro cabeludo pode ser confundida com eczema seborreico ou psoríase. A vasculopatia pode ser evidenciada clinicamente como hiperemia periungueal. A amplificação das imagens dos capilares no bordo periungueal com o auxílio das lentes de um oftalmoscópio, dermatoscópio ou capilaroscópio torna possível notar capilares tortuosos, dilatados e áreas sem capilares. A região da pálpebra superior, junto aos cílios, compreende outra área na qual comumente se observam telangiectasias.

Nos casos mais graves, a vasculite difusa se manifesta por ulcerações cutâneas mais generalizadas, envolvendo principalmente as dobras cutâneas, como as axilas, a virilha e a pele do canto interno dos olhos. Outras manifestações vasculares, como o fenômeno de Raynaud e o livedo reticular, ocorrem em uma pequena porcentagem dos casos e não têm relação com o prognóstico.

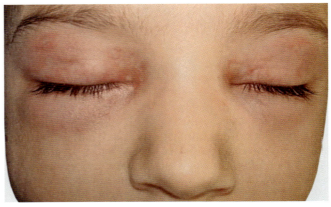

Figura 37.1 Heliotropo: edema palpebral eritematovioláceo.

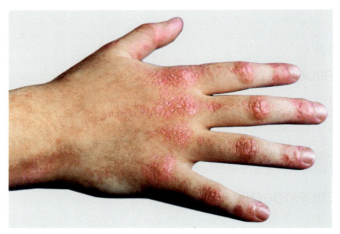

Figura 37.2 Pápulas de Gottron.

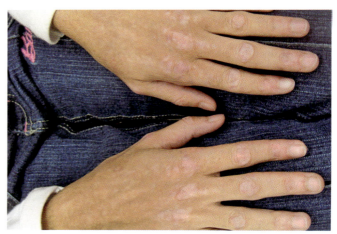

Figura 37.3 Sinal de Gottron em fase tardia: despigmentação e atrofia.

Quadro 37.1 Lesões cutâneas na dermatomiosite.[9]

Lesões cutâneas ativas
Lesões características: • Pápulas de Gottron (ou sinal de Gottron) • Heliotropo
Lesões eritematosas: • Eritema malar ou facial • Eritema linear extensor • Sinal do V • Sinal do xale • Eritema em área não exposta ao sol • Eritrodermia
Lesões vasculares: • Livedo reticular • Ulceração • Lesão de membrana mucosa • Lesão em capilares periungueais
Lesões em mãos: • "Mãos de mecânico" • Crescimento exagerado das cutículas
Outras lesões ativas: • Edema subcutâneo • Paniculite • Alopecia
Lesões cutâneas resultantes de dano
• Atrofia ou despigmentação sem eritema que branqueia, em distribuição de lesão anterior • Poiquiloderma vascular atrófico • Calcinose • Lipoatrofia • Cicatriz com depressão

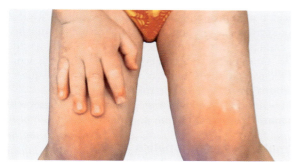

Figura 37.4 Hiperemia em face extensora de joelhos e periungueal.

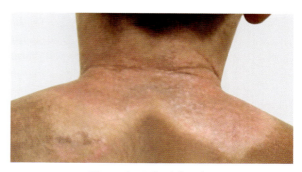

Figura 37.5 Sinal do xale.

A mucosa oral pode apresentar eritema, ulceração e gengivite causando dor à deglutição, de duração transitória e resolvendo-se precocemente no início da doença.

A calcinose consiste em uma manifestação que surge em 20 a 60% das crianças, geralmente após os 6 primeiros meses ou depois de vários anos do quadro inicial. Localiza-se principalmente em áreas expostas a traumas, como joelhos, cotovelos, nádegas e maléolos (Figura 37.6). Geralmente, começa com dor e reação inflamatória local, evoluindo para deixar depósitos de formas variadas, que podem ulcerar e drenar espontaneamente um material semelhante a um giz molhado ou sofrer infecção secundária. Existem vários padrões de calcificação – massas superficiais ou profundas na pele, depósitos lineares profundos e uma deposição subcutânea reticular, às vezes funcionando como um exoesqueleto –, sendo os grandes depósitos nodulares em joelhos e cotovelos os mais comuns, capazes de apresentar uma grande extensão. Em geral, os depósitos cutâneos superficiais são múltiplos e pequenos. A deposição interfascial interfere nos movimentos e pode ser mais prejudicial que a miopatia precedente.

A lipodistrofia, que surge em média após 4 a 6 anos de doença, pode ser generalizada, parcial ou focal, conforme o padrão de distribuição e da perda da gordura. Hipertricose, hiperpigmentação, aumento do clitóris, acantose nigricante, esteatose hepática, resistência à insulina e hipertrigliceridemia constituem manifestações clínicas frequentemente associadas (Figura 37.7). Os pacientes com maior risco de lipodistrofia são aqueles com doença grave, prolongada, alta frequência de calcinose e presença do anticorpo antip155/140.[1,10]

Outros órgãos

Outros órgãos podem estar envolvidos na DMJ (Tabela 37.1).

A vasculite visceral, rara e extremamente grave, caracteriza-se principalmente pelo envolvimento da mucosa do tubo digestivo, podendo causar dor abdominal, infarto, perfuração e sangramento. O envolvimento vascular pode ser notado em outras estruturas, como vesícula, bexiga, útero, vagina, testículos e retina.

Em geral, o envolvimento do aparelho cardiovascular é expresso com taquicardia sinusal que regride com o controle da inflamação, enquanto manifestações como pericardite e miocardite são raras.

Uma doença pulmonar restritiva, sem queixas respiratórias, é frequente, em decorrência, presumivelmente, de fraqueza muscular. Infiltrados pulmonares podem ser consequência de aspiração, infecção ou doença intersticial pulmonar relacionada com a própria dermatomiosite. A diminuição da capacidade de difusão pode compreender uma

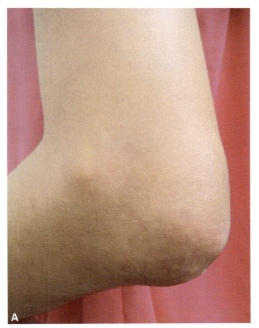
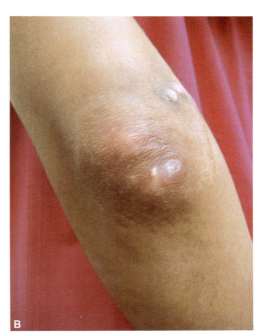

Figura 37.6 Calcinose: vários depósitos em cotovelos.

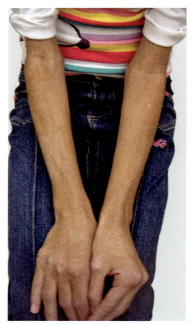

Figura 37.7 Atrofia muscular e lipodistrofia.

Tabela 37.1 Envolvimento de outros órgãos.

Órgãos	Envolvimento
Artrite	23 a 58%
Tubo digestivo	22 a 37%
Pulmões (doença intersticial pulmonar)	Raro
Coração (cardiomiopatia)	Raro

manifestação precoce dessa complicação. Há casos de pneumotórax e pneumomediastino espontâneos.

A principal complicação do aparelho urinário consiste em insuficiência renal aguda, que é rara e pode surgir por causa da mioglobinúria maciça, exigindo uma terapêutica adequada com um bom aporte hídrico.

Polimiosite juvenil

A polimiosite juvenil (PMJ) representa apenas 4 a 8% das MIIJ e tem como característica a ocorrência de miosite proximal e distal. Comparando-a com a DMJ, observam-se semelhante distribuição entre os gêneros, idade de início mais elevada (em torno dos 10 anos), acometimento muscular mais intenso, maior elevação da creatinofosfoquinase (CPK), ausência de manifestações cutâneas típicas e maior frequência de acometimento pulmonar e cardíaco. Podem existir alterações na capilaroscopia e a calcinose é menos frequente. A biopsia muscular é necessária para o correto diagnóstico.

Miosite com sobreposição

A sobreposição da dermatomiosite ou polimiosite com outras doenças do tecido conjuntivo representa 6 a 11% das MIIJ. As principais doenças associadas são doença mista do tecido conjuntivo, esclerodermia sistêmica, lúpus eritematoso sistêmico e artrite idiopática juvenil.

A DMTC pode exibir todas as alterações cutâneas características da DMJ, assim como o comprometimento muscular proximal, mas será diferenciada por outras manifestações clínicas e pela positividade do anticorpo anti-U$_1$RNP. A esclerodermia pode também ser acompanhada de miosite, mas suas características cutâneas se diferem, ajudando na diferenciação. O eritema facial da DMJ, que muitas vezes lembra o do LES, exige um diagnóstico diferencial que busque outras características clínicas, laboratoriais e histológicas.

A mortalidade é maior nesse grupo e está frequentemente relacionada com o envolvimento pulmonar.

Dermatomiosite amiopática

Apenas 1% dos pacientes têm dermatomiosite amiopática/hipomiopática, cuja característica principal consiste em manifestações cutâneas típicas de DMJ, mas sem evidência clínica de envolvimento muscular. Alguns deles podem mostrar elevações discretas das enzimas musculares, mas raramente a biopsia muscular e a eletromiografia são positivas. Entretanto, cerca de 26% evoluem para um quadro de DMJ típica após anos, devendo, por isso, ser acompanhados continuamente.

Outras miopatias inflamatórias idiopáticas juvenis

A associação de MII com neoplasia é raríssima em crianças, mas pode ser suspeitada quando de exantemas atípicos de DMJ, principalmente se acompanhados de linfonodomegalia, hepatoesplenomegalia e massas palpáveis.

EXAMES COMPLEMENTARES

Hemograma e reação de fase aguda

Na maioria dos casos, o hemograma está normal; muitas vezes, as provas que avaliam a resposta inflamatória, como a velocidade de hemossedimentação e a proteína C reativa, não se alteram, apesar de um envolvimento generalizado.

Enzimas musculares

O aumento dos níveis séricos das enzimas musculares, como creatinofosfoquinase (CK), desidrogenase láctica (LDH), aldolase e transaminases, é importante para o diagnóstico e a avaliação do tratamento, embora alguns pacientes não mostrem aumento de enzimas por ocasião do diagnóstico, e outros, já com músculos bastante atrofiados, tenham níveis enzimáticos normais mesmo durante um período de exacerbação da doença. É necessário dosar todas as enzimas, pois não existe uma elevação uniforme e apenas uma pode estar elevada.

Durante o tratamento, os níveis séricos podem ser normalizados, apesar de uma ainda evidente fraqueza muscular. De modo geral, a CK cai primeiro e as últimas enzimas a se normalizar são a LDH e a aldolase. A elevação combinada de aspartato aminotransferase e da LDH deve alertar para a possibilidade de recidiva.

Outros biomarcadores

A busca de novos biomarcadores para avaliar a atividade da doença é contínua, como o fator de von Willebrand, mais utilizado, e que frequentemente está aumentado quando há vasculite ativa, refletindo o dano da célula endotelial. Contudo, sua real eficácia ainda não foi determinada.[11] A mioglobinúria nos casos de DMJ não costuma ser significativa a ponto de causar lesão renal. Outros testes não disponíveis rotineiramente são os marcadores de ativação de monócitos e macrófago, como a neopterina, níveis séricos de proteínas que regulam a via de INF tipo I e a dosagem de citocinas IL-6 e TNF.

Autoanticorpos

Presentes em cerca de 70% das MIIJ, podem ser classificados em anticorpos miosite-específicos (MSA), relativamente específicos da miosite, e anticorpos associados à miosite (MMA), encontrados em outras doenças autoimunes. Em alguns casos, verifica-se uma associação clínica específica com determinados autoanticorpos, fator possivelmente útil para classificar os pacientes em grupos mais homogêneos, prever complicações durante o curso da doença e selecionar o tratamento (Tabela 37.2).[1,6]

Anticorpos miosite-específicos

Antip155/140

MSA mais frequente nas MIIJ (cerca de 30% dos casos), principalmente na DMJ, o antip155/140 está muito ligado à ocorrência de doença cutânea: fotossensibilidade, *rash* malar, sinal do V, sinal do xale, eritrodermia, alterações capilaroscópicas, ulcerações cutâneas e lipodistrofia. Está associado a doença de curso crônico e, diferentemente do observado em adultos com esse anticorpo, não há associação com neoplasias.

Anti-MJ

Encontrado em 20 a 30% dos casos, está associado a cãibras musculares, contraturas, menor frequência de erupções cutâneas no tronco, disfonia, calcinose e ulcerações gastrintestinais. Geralmente, a doença é mais grave.

Anticorpos antissintetase

Entre esses anticorpos, que estão presentes em menos de 5% das crianças com MIIJ, principalmente na polimiosite e na miosite com sobreposição, o mais comum é o anti-Jo1, associado à doença intersticial pulmonar, importante causa de mortalidade. Outras manifestações características da síndrome antissintetase são artrite, febre, fenômeno de Raynaud, miosite geralmente grave e lesões cutâneas com hiperqueratose e rachaduras em palmas e laterais dos dedos, denominadas "mãos de mecânico".

Anti-SRP

É identificado em 1% dos casos, principalmente quando há polimiosite grave e aguda de musculatura próxima e distal, complicações cardíacas, fenômeno de Raynaud e refratariedade ao tratamento.

Anti-Mi2

Descrito em 2 a 13% dos casos, está associado a DMJ e manifestações cutâneas caraterísticas.

Anti-CADM-140 ou anti-MDA5

Está associado a DMJ amiopática, doença intersticial pulmonar com enfisema de mediatino ou pneumotórax, ulcerações cutâneas frequentes e pápulas palmares.

Anticorpos associados à miosite

Anti-Ro, anti-U1RNP, anti-PM/Scl e anti-Ku são encontrados em 15% dos pacientes, principalmente nos casos de sobreposição com outra doença do tecido conjuntivo.

Eletromiografia

A eletromiografia (EMG) deve ser realizada preferencialmente nos músculos proximais de um lado do corpo, mas os resultados denunciam apenas a existência de miopatia, não sendo específicos de DMJ. A EMG tem perdido a importância para indicar o músculo a ser biopsiado, já que a ressonância magnética compreende um método não invasivo que possibilita localizar os músculos envolvidos.

Tabela 37.2 Principais associações entre manifestações clínicas da DMJ e autoanticorpos miosite-específicos e autoanticorpos associados à miosite.

Autoanticorpos	Características clínicas associadas
MAS	**Anticorpo miosite-específico**
Anti-p155/140	Presente em 23 a 30% das MIIJ, principalmente na DMJ e na sobreposição com miosite, mas não na polimiosite Associações em crianças: doença cutânea mais grave, fotossensível, úlceras cutâneas, edema subcutâneo, eritrodermia, sinal do xale, eritema em face extensora de membros, lipodistrofia generalizada
Anti-MJ	Presente em 12 a 23% das MIIJ, principalmente na DMJ, mas também na polimiosite e na miosite com sobreposição Cãibras, atrofia muscular, contraturas articulares, disfonia, ausência de erupções cutâneas no tronco Ulcerações gastrintestinais em 6 a 8%, calcinose em 43% Curso crônico e pior estado funcional em crianças
Anti-MDA5	Doença pulmonar intersticial, doença muscular discreta, febre, creatinofosfoquinase baixa, úlceras orais e cutâneas, artrite
Anti-Mi-2	Presente em 15 a 20% das crianças com DMJ Exantemas clássicos de DMJ (heliotropo, pápulas de Gottron), curso monocíclico e bom prognóstico
Anti-Jo1 (antissintetase)	Ocorre em menos de 5% das DMJ Artrite, doença intersticial pulmonar, febre, fenômeno de Raynaud, lesões cutâneas do tipo "mãos de mecânico". Alta mortalidade
Anti-SRP	Raro. Polimiosite grave, refratária, fenômeno de Raynaud, níveis muito altos de creatinofosfoquinase, doença de curso crônico, possibilidade de doença cardíaca, pouca resposta ao tratamento
Anti-PM-Scl	Raro. Artrite, fenômeno de Raynaud, doença intersticial pulmonar. Pode evoluir com doença semelhante à esclerodermia
MAA	**Anticorpo associado à miosite**
Anti-U1-RNP	Esclerodactilia
Anti-PM-Scl	Artrite, fenômeno de Raynaud, doença intersticial pulmonar, alteração da coordenação esofágica
Anti-Ku	Artrite, fenômeno de Raynaud, alteração da coordenação esofágica
Anti-Ro/SSA	Em adultos e isolado mostra boa resposta clínica. Pode estar associado ao anti-Jo1

Adaptada de Wedderburn e Rider, 2009.[6]

Biopsia muscular

Nos casos em que o diagnóstico não está claro ou existe apenas polimiosite, faz-se necessária a comprovação histológica da miopatia inflamatória, de modo a afastar a possibilidade de outras doenças musculares. Atualmente, procura-se realizar a biopsia em área muscular seguramente acometida, identificada pela ressonância magnética, para evitar resultados falso-negativos.

A biopsia mostra alterações resultantes da vasculopatia imunomediada e se caracteriza por quatro elementos: inflamatório, vascular/endotelial, fibras musculares e tecido conjuntivo. A lesão se inicia na célula endotelial, que se oblitera resultando em perda de capilares e consequente diminuição do índice capilar/fibra muscular. O infiltrado inflamatório perivascular é composto principalmente por linfócitos T e B, células dendríticas e macrófagos; os vasos exibem depósitos de imunoglobulinas e de complemento (C5-C9); existem fibras musculares com aumento da expressão do MHC de classe I, fibras necróticas ou em regeneração e fibras atróficas.[6] Em fases tardias da doença, as alterações histopatológicas podem não ser específicas.

Exames de imagem

O principal exame de imagem no diagnóstico das MIIJ compreende a ressonância magnética, pois possibilita detectar lesão inflamatória no músculo, localizando o sítio adequado à biopsia e auxiliando no acompanhamento da involução dessa alteração.[12] Edema subcutâneo no exame inicial tem sido considerado um marcador de curso crônico.

As radiografias são usadas principalmente para mostrar a localização da calcinose e acompanhar sua evolução (Figura 37.8). A densitometria óssea é útil na avaliação da densidade mineral óssea, costumeiramente comprometida na DMJ.

Capilaroscopia

Alterada na maioria dos pacientes, exibe lesões capilares na área periungueal. São observados vasos dilatados, tortuosos, formando megacapilares, trombose, hemorragia capilar e áreas desertas de vasos.

CRITÉRIOS DIAGNÓSTICOS

Há mais de 40 anos, Bohan e Peter[13] propuseram os critérios diagnósticos para dermatomiosite (Quadro 37.2). As manifestações clínicas representadas por queixas de fraqueza muscular simétrica em membros, quando de lesões cutâneas típicas, associadas à elevação de enzimas musculares, geralmente tornam desnecessários outros exames complementares, como a eletromiografia e a biopsia muscular.

Atualmente, a disponibilidade da ressonância magnética complementa bem a investigação, exceto nos casos de polimiosite, nos quais a biopsia é sempre necessária. Os autoanticorpos auxiliam na classificação dos subgrupos de MIIJ e a capilaroscopia representa mais um instrumento a ser considerado no diagnóstico dessas doenças.

Quadro 37.2 Critérios de Bohan e Peter para dermatomiosite/polimiosite.[13]

1. Fraqueza muscular simétrica, geralmente progressiva, dos músculos das cinturas pélvica e escapular.
2. Biopsia muscular evidenciando miosite.
3. Necrose de fibras musculares tipos I e II, fagocitose, degeneração e regeneração de fibras musculares com variação do tamanho das fibras mononucleares no endomísio, perimísio, perivascular e interstício.
4. Elevação dos níveis séricos das enzimas musculares: creatinofosfoquinase, aldolase, desidrogenase, transaminases.
5. Eletromiografia demonstrando a tríade de miopatia; potenciais de unidades motoras polifásicos curtos, pequenos e de baixa amplitude; potenciais de fibrilação, mesmo em repouso; descargas repetitivas bizarras de alta frequência; pele com erupção cutânea característica de dermatomiosite; pápulas de Gottron na superfície extensora das articulações interfalângicas e metacarpofalângicas; e heliotropo nas pálpebras.

Diagnóstico diferencial

Na ausência de alterações cutâneas características de DMJ, deve-se investigar outras possibilidades de doença muscular.

Miosites infecciosas

As miosites virais, bacterianas e parasitárias devem ser consideradas no diagnóstico diferencial.

Infecções pelo vírus da influenza A e B podem causar dor intensa em panturrilhas e dificuldade para andar, elevação importante de enzimas musculares (p. ex., CK), leve aumento da velocidade de hemossedimentação, moderada leucopenia e linfocitose. O quadro é benigno e se resolve com tratamento de suporte em poucos dias ou semanas. A infecção pelo Coxsackie B manifesta-se por febre e dor nos músculos do tórax e abdome, solucionada em 3 a 5 dias.

Infecção por estafilococos pode causar piomiosite, que se caracteriza por abscessos dentro dos músculos localizados principalmente em coxas, panturrilhas, glúteos, braços, áreas escapulares e parede torácica. O exame de ultrassonografia das áreas doloridas ajuda a localizar a lesão.

Outras causas de miosite são toxoplasmose, triquinose, doença da arranhadura do gato, micoplasma, esquistossomose, tripanossomíase, bacteriemia.

Outras doenças

Distrofias musculares, miopatias metabólicas, doenças da junção neuromuscular, endocrinopatias e miopatia induzida por glicocorticosteroide devem ser consideradas no diagnóstico diferencial nos casos de MIIJ sem manifestações cutâneas.

TRATAMENTO

O tratamento, multidisciplinar, deve ser conduzido em centros com experiência nesse tipo de doença, rara e grave. Uma abordagem atual mais agressiva tem por objetivos induzir precocemente a remissão, reduzir o uso de esteroides e prevenir a incapacidade física e outras complicações. A Figura 37.9 mostra as atuais recomendações europeias para o tratamento da dermatomiosite juvenil.[14]

Cuidados gerais

A hospitalização é necessária quando há comprometimento da função respiratória, lesões graves de vasculite ou disfagia grave.

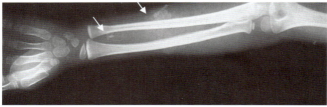

Figura 37.8 Radiografia mostrando algumas calcinoses.

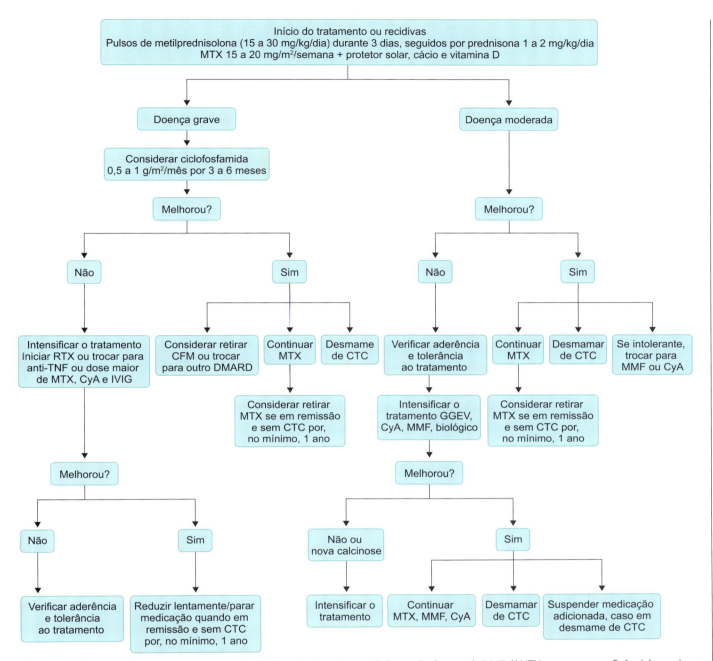

Figura 37.9 Recomendações para o tratamento da dermatomiosite juvenil. Fonte: Enders et al., 2017.[14] MTX: metotrexato; CyA: ciclosporina; MMF: micofenolato mofetila; CTC: corticosteroide; GGEV: gamaglobulina intravenosa.

Durante a fase aguda de quadros graves, deve-se mover os membros 2 a 3 vezes/dia e manter os joelhos e quadris em extensão e os pés a 90° para evitar o aparecimento de contraturas. Posteriormente, com a melhora do quadro, inicia-se um programa escalonado de fisioterapia, que visa a aumentar a força muscular e a movimentação das articulações e a impedir o desenvolvimento de contraturas.

A dieta precisa ser adequada às condições do paciente: na presença de disfagia, recomenda-se o uso de alimentos líquidos através de sonda nasogástrica; naqueles com doença ulcerativa grave do tubo digestivo, faz-se necessária, às vezes, nutrição parenteral.

Assistência ventilatória pode estar indicada nos raros casos de intenso movimento dos músculos respiratórios.

Tratamento farmacológico

Glicocorticosteroides

Os corticosteroides são sempre utilizados no tratamento das MIIJ, variando a medicação, a dose e a via de administração segundo a gravidade da doença.

Atualmente, a maioria dos reumatologistas pediatras prefere iniciar o tratamento com metilprednisolona sob a forma de pulsos intravenosos na dose de 10 a 30 mg/kg/dia durante 3 dias (máximo de 1 g/dia) e, se necessário, repeti-la a cada semana, não somente em casos graves, mas também como uma terapia de absorção mais garantida e de melhor eficácia no controle das manifestações clínicas, sugerindo-se inclusive um papel preventivo da calcinose. O tratamento é continuado preferencialmente com prednisona ou prednisolona VO, em dose imunossupressora, cerca de 2 mg/kg/dia nas primeiras 4 semanas e reduzida em 20% da dose total se o paciente está estável e evoluindo bem. Durante o tratamento, exacerbações clínicas, como perda objetiva da força muscular, podem estar relacionadas com reduções muito rápidas dos esteroides ou a progressão da doença, apesar do tratamento adequado. Nessas condições, pode-se recomendar um retorno a uma dose maior, até que uma melhora. A partir de então, as reduções serão mais lentas e sempre baseadas no progresso clínico e nas dosagens enzimáticas. Às vezes, será necessário manter algumas crianças com doses baixas de glicocorticosteoides por mais de 2 anos após o controle clínico da miosite.[14,15]

Imunossupressores

Atualmente, imunossupressores são introduzidos desde o início do tratamento com esteroides, em qualquer estágio de gravidade da miosite, pois é possível alcançar o estado de doença inativa mais precocemente com menor toxicidade dos esteroides. As medicações mais utilizadas são o metotrexato (15 mg/m²/semana ou 1 mg/kg – máximo de 40 mg), de preferência SC, e a ciclosporina (2,5 a 5 mg/kg/dia em duas doses) VO.[15-17] Um estudo mostrou a superioridade do metotrexato, visto causar menos efeitos adversos que a ciclosporina.[17]

Outros imunossupressores estão reservados para doenças graves ou refratárias ao esquema inicial. Na presença de vasculite grave, com ulcerações cutâneas ou do tubo digestivo, a ciclofosfamida administrada sob a forma de pulsos intravenosos (500 a 1.000 mg/m²/mês) associada à metilprednisolona pode constituir a opção mais confiável.[14,18] Há relatos de resposta da miopatia e do envolvimento cutâneo com o micofenolato mofetila (30 a 40 mg/kg/dia em duas doses), azatioprina e o tacrolimo (0,1 a 0,25 mg/kg em duas doses).[14,19]

Imunoglobulina intravenosa

Nos últimos anos, a gamaglobulina intravenosa em doses mensais de 1 a 2 g/kg/mês (máximo de 100 a 120 g) vem sendo utilizada em pacientes que não responderam à terapêutica convencional ou que apresentam doença cutânea grave, podendo ser adicionada aos esquemas de glicocorticosteoides e imunossupressores em pacientes graves.[20]

Agentes biológicos e outras formas de terapia

Um estudo com rituximabe que incluiu 48 pacientes com DMJ refratária mostrou que o rituximabe foi eficaz, com densidade possível para reduzir a dose de corticosteroide. As experiências com outros agentes biológicos no tratamento das MIIJ, como as medicações anti-TNF alfa, tocilizumabe ou abatacepte, ainda são muito pequenas.[21-23]

Plasmaférese e mesmo transplante de célula-tronco constituem terapias de exceção em casos graves, refratários e em risco de vida.

Tratamento da pele

A resposta terapêutica da pele é imprevisível, mas a maioria melhora com o tratamento convencional com esteroides, imunossupressores e imunoglobulina intravenosa.

O uso de fotoprotetores está indicado em virtude da fotossensibilidade da dermatite. Cremes de corticosteroides têm valor questionável, já que contribuem para a atrofia cutânea. Tacrolimo e pimecrolimo, de uso tópico, podem ser úteis.[24] A hidroxicloroquina em doses de 5 a 6 mg/dia tem sido benéfica no exantema fotossensível, na opinião de alguns pesquisadores; entretanto, há casos de ausência de resposta e, inclusive, de piora das lesões.

Tratamento da calcinose

Alguns pacientes mostram regressão espontânea da calcinose, após anos de evolução, quando a doença se torna inativa e o paciente se mobiliza. Nos casos de calcinose grave, com problemas cosméticos ou funcionais, principalmente se localizada em áreas críticas, que suportam pressão ou restringem movimentos, ou se ulceram e se infectam secundariamente, os procedimentos cirúrgicos podem trazer alívio.

As várias medicações já usadas no tratamento da calcinose não mostraram eficácia comprovada, entre elas hidróxido de alumínio, diltiazem, probenecide, alendronato, pamidronato, tiossulfato de sódio e varfarina. Excisão cirúrgica pode se tornar uma opção em casos nos quais os depósitos interferem na função.

Tratamento da lipodistrofia

Pacientes que evoluem com lipodistrofia podem necessitar de terapia para as alterações metabólicas associadas, como diabetes, resistência à insulina e hiperlipidemia.

Prevenção da osteoporose

A osteoporose compreende uma complicação frequente da dermatomiosite e que pode ser agravada pelo uso de esteroides, tornando-se necessária, portanto, a suplementação de cálcio e vitamina D nos pacientes em tratamento. O uso de bifosfonatos está reservado apenas para casos com fraturas recorrentes ou fraturas vertebrais, já que a segurança dessas medicações não foi avaliada em crianças.

Avaliação de atividade e resposta ao tratamento

A avaliação da atividade e/ou o dano causado pela DMJ inclui um conjunto de instrumentos que avaliam desde a percepção global do médico e/ou do paciente (ou responsável) por meio de escalas visuais analógicas, dosagens laboratoriais (enzimas musculares – creatinoquinase, desidrogease láctica, transaminases, aldolase) até escores aplicados a comprometimento cutâneo, muscular, capacidade funcional e qualidade de vida.[25,26]

CURSO E PROGNÓSTICO

Em 30% dos casos, o início é agudo, mas a maioria exibe um início e evolução subaguda ou crônica, levando ao retardo do diagnóstico por meses ou anos, pelo não reconhecimento das características clínicas iniciais.

Não existe um padrão único de evolução das manifestações clínicas, e as lesões cutâneas podem ou não preceder as musculares e ser mais ou menos proeminentes que as primeiras. Quando as manifestações cutâneas precedem o início das musculares ou são muito mais sintomáticas que elas, frequentemente são confundidas com outras doenças. Mais raramente, as manifestações clínicas iniciais de envolvimento cutâneo e muscular podem não ter sido percebidas, e a primeira manifestação da doença ser notada sob a forma de calcinose, manifestação tardia da doença. Nesses casos, a história e o exame cuidadoso com frequência serão capazes de detectar alguns sinais do envolvimento cutâneo; além disso, na história, pode-se detectar períodos em que há queixa de cansaço ou dificuldade em realizar algumas tarefas, o que pode demonstrar fraqueza muscular e maior tendência para quedas.

A doença pode seguir um curso: monocíclico, observado em cerca de um terço dos pacientes e que se caracteriza por remissão dentro de um período de 2 anos e não retorno à atividade após a suspensão da terapia; policíclico, definido por remissões prolongadas, mas com doença recidiva uma ou mais vezes após a suspensão da terapia; e crônico, com persistência da sintomatologia por mais de 2 anos de evolução.

O atraso no diagnóstico pelo não reconhecimento da doença, o tratamento insuficiente e a persistência da atividade discreta por vários anos são os grandes responsáveis por sequelas. As principais manifestações de dano na DMJ consistem em perda de função e de massa muscular, contraturas articulares, cicatrizes cutâneas, calcinose, lipodistrofia e envolvimento extramuscular.[27]

Atualmente, a mortalidade na DMJ é menor que 2% e tem como causas habituais insuficiência respiratória, doença intersticial pulmonar, perfuração ou sangramento gastrintestinal e acometimento vascular do tubo digestivo.

REFERÊNCIAS BIBLIOGRÁFICAS

1. Rider LG, Nistala K. The juvenile idiopathic inflammatory myopathies: pathogenesis, clinical and autoantibody phenotypes, and outcomes. J Intern Med. 2016;280(1):24-38.
2. Pachman LH et al. Lack of detection of enteroviral, RNA or bacterial DNA in magnetic resonance imaging directed muscle biopsies from twenty children with active untreated juvenile dermatomyositis. Arthritis Rheum. 1995;38(10):1513-8.
3. Harati Y et al. Childhood dermatomyositis in monozygotic twins. Neurology. 1986; 36(5):721-3.
4. Reed AM et al. Molecular genetic studies of major histocompatibility complex genes in children with dermatomyositis: increased risk associated with HLA-DQA1 *0501. Human Immunol. 1991;32(4):235-40.
5. Pachman LM. Juvenile dermatomyositis: pathophysiology and disease expression. Ped Clin North Amer. 1995;42(5):1071-98.
6. Wedderburn LR, Rider LG. Juvenile dermatomyositis: new developments in pathogenesis, assessment and treatment. Best Pract Res Clin Rheumatol. 2009;23(5):665-78.
7. Lovell DJ et al. Development of validated disease activity and damage indices for the juvenile idiopathic inflammatory myopathies: II. The childhood myositis assessment scale (CMAS): a quantitative tool for the evaluation of muscle function. Arthritis Rheum. 1999;42(10):2213-9.
8. Rider LG et al. Validation of manual muscle testing and a subset of eight muscles (MMT8) for adult and juvenile idiopathic inflammatory myopathies. Arthritis Care Res (Hoboken). 2010;62(4):465-72.
9. Huber AM et al. Juvenile Dermatomyositis Disease Activity Collaborative Study Group. Preliminary validation and clinical meaning of the Cutaneous Assessment Tool in juvenile dermatomyositis. Arthritis Rheum. 2008;59(2):214-21.
10. Bingham A et al. Predictors of acquired lipodystrophy in juvenile-onset dermatomyositis and a gradient of severity. Medicine (Baltimore). 2008;87(2):70-86.
11. Bloom BJ et al. von Willebrand factor in juvenile dermatomyositis. J Rheumatol. 1995;22(2):320-5.
12. Hernandez RJ et al. MR imaging in children with dermatomyositis: musculoskeletal findings and correlation with clinical and laboratory findings. Am J Roentgenol. 1993;161(2):359-66.
13. Bohan A, Peter JB. Polymyositis and dermatomyositis. N Engl J Med. 1975;292(8):344-403.
14. Enders FB et al. Consensus-based recommendations for the management of juvenile dermatomyositis. Ann Rheum Dis. 2017;76(2):329-40.
15. Hasija R et al. Therapeutic approaches in the treatment of juvenile dermatomyositis inpatients with recent-onset disease and in those experiencing disease flare: an international multicenter PRINTO study. Arthritis Rheum. 2011;63(10):3142-52.
16. Huber AM et al. Juvenile Dermatomyositis Subcommittee of the Childhood Arthritis and Rheumatology Research Alliance et al. Consensus treatments for moderate Juvenile Dermatomyositis: beyond the first two months. Results of the Second Childhood Arthritis and Rheumatology Research Alliance consensus conference. Arthritis Care Res (Hoboken). 2012; 64(4):546-53.
17. Ruperto N et al. Prednisone versus prednisone plus ciclosporin versus prednisone plus methotrexate in new-onset juvenile dermatomyositis: a randomised trial. Lancet. 2016;387(10019):671-8.
18. Riley P et al. Intravenous cyclophosphamide pulse therapy in juvenile dermatomyositis. A review of efficacy and safety. Rheumatology. 2004;43(4):491-6.
19. Rouster-Stevens KA et al. Mycophenolate mofetil: a possible therapeutic agent for children with juvenile dermatomyositis. Arthritis Care Res (Hoboken). 2010;62(10):1446-51.
20. Lam CG et al. Efficacy of intravenous Ig therapy in juvenile dermatomyositis. Ann Rheum Dis. 2011;70(12):2089-94.
21. Moghadam-Kia S et al. Modern therapies for idiopathic inflammatory myopathies (IIMs): role of biologics. Clin Rev Allergy Immunol. 2017;52(1):81-7.
22. Oddis CV et al. RIM Study Group. Rituximabe in the treatment of refractory adult and juvenile dermatomyositis and adult polymyositis: a randomized, placebo-phase trial. Arthritis Rheum. 2013;65(2):314-24.
23. Spencer CH et al. Pediatric Rheumatologist Collaborators. Biologic therapies for refractory juvenile dermatomyositis: five years of experience of the Childhood Arthritis and Rheumatology Research Alliance in North America. Pediatr Rheumatol Online J. 2017;15(1):50.
24. Kim JE et al. Successful treatment of cutaneous lesions of dermatomyositis with topical pimecrolimus. Ann Dermatol. 2011;23(3):348-51.
25. Ruperto N et al. The Pediatric Rheumatology International Trials Organization provisional criteria for the evaluation of response to therapy in juvenile dermatomyositis. Arthritis Care Res (Hoboken). 2010;62(11):1533-41.
26. Rider LG et al. International Myositis Assessment and Clinical Studies Group and the Paediatric Rheumatology International Trials Organisation. 2016 American College of Rheumatology/European League Against Rheumatism Criteria for Minimal, Moderate, and Major Clinical Response in Juvenile Dermatomyositis: an international myositis assessment and clinical studies group/paediatric rheumatology international trials organisation collaborative initiative. Ann Rheum Dis. 2017 May;76(5):782-91.
27. Rider LG et al. Damage extent and predictors in adult and juvenile dermatomyositis and polymyositis using the myositis damage index. Arthritis Rheum. 2009; 60(11):3425-35.

38 Síndromes Vasculíticas na Infância

Blanca Elena R. G. Bica • Cynthia Torres França da Silva

INTRODUÇÃO

As vasculites compõem um grupo de doenças caracterizadas pela inflamação da parede vascular. Em virtude da grande diversidade dos vasos acometidos, grandes ou pequenos, arteriais ou venosos, as queixas clínicas podem variar de dormência a dor, trombose a sangramento, formação de aneurismas até necrose. O desconhecimento das causas nosológicas, etiológicas e patogenéticas dessas entidades dificulta as tentativas de classificação, a quantificação do prognóstico e a racionalização da terapêutica.[1]

Em geral, as alterações iniciais das vasculites são inespecíficas, refletindo a inflamação sistêmica (febre, mal-estar, fadiga, elevação dos reagentes de fase aguda). Com a progressão do dano vascular, aparecem as anormalidades mais características, incluindo a evidência do comprometimento vascular observado ao exame físico, a elevação dos marcadores de lesão vascular (p. ex., fator de von Willebrand) e a detecção de autoanticorpos, como anticorpos citoplasmáticos antineutrófilos (ANCA) e anticorpo antiendotélio.

Embora exista uma enorme variabilidade de manifestações de vasculites, alguns sintomas específicos são particularmente sugestivos de inflamação vascular. Assim, o envolvimento de artérias musculares de grande e médio calibre inicialmente causa sintomas relacionados com a intensidade da resposta inflamatória. Com a progressão do comprometimento vascular, os sintomas de insuficiência vascular passam a predominar, com o surgimento de claudicação vascular. O envolvimento de vasos viscerais pode causar hipertensão (vasos renais), dor abdominal (vasos mesentéricos e tronco celíaco), dor torácica (comprometimento aórtico e/ou coronariano) ou sintomas neurológicos (déficits focais neurológicos ou dor neuropática).

A inflamação de artérias de pequeno calibre e arteríolas provocará sintomas em órgãos altamente vascularizados. O envolvimento da pele pode se apresentar pelo aparecimento de livedo reticular, lesões purpúricas geralmente palpáveis e *rashes* palmoplantares.

Pulmões, rins e artérias do trato gastrintestinal são frequentemente acometidos nas síndromes vasculíticas. Por consequência, pode-se observar na clínica a ocorrência de hemoptise, hematúria, hipertensão, dor abdominal ou melena.

História clínica minuciosa e cuidadoso exame físico são fundamentais para a avaliação desses pacientes. História de doenças recentes, particularmente infecções, uso de medicamentos, viagens e história familiar pode constituir pistas diagnósticas.

No exame físico, não se deve esquecer a palpação de todos os pulsos e a ausculta de sopros no pescoço, no abdome e nas extremidades proximais. O exame cuidadoso da pele e a avaliação do fundo de olho e dos leitos capilares ungueais são importantes.

A investigação laboratorial deve incluir hemograma completo e pesquisa dos reagentes de fase aguda (velocidade de hemossedimentação [VHS] e proteína C reativa) para evidenciar a inflamação sistêmica. Muitos se apresentam hipergamaglobulinêmicos, o que traduz a ativação imune associada ao quadro.

Algumas vasculites de pequenos vasos se caracterizam pela presença de ANCA e, também, pela elevação do fator de von Willebrand liberada pelo endotélio vascular lesado. Deve-se solicitar exames de imagem para auxiliar na confirmação dessa suspeita clínica de vasculite, evitando-se aqueles realizados sem achados clínicos associados.

Portanto, quando de um envolvimento pulmonar, estão indicados provas de função pulmonar e exames de imagem dos pulmões [radiografia ou tomografia computadorizada (TC)]. As imagens vasculares devem ser interpretadas à luz dos dados clínicos e laboratoriais.

O exame mais fiel para demonstrar vasculite ainda compreende o estudo histopatológico que comprova a inflamação vascular, embora amostras de tecido não possam ser obtidas em todos os casos, seja por inacessibilidade das estruturas, seja por problemas técnicos.

PÚRPURA DE HENOCH-SCHÖNLEIN (PÚRPURA ANAFILACTOIDE)

A vasculite mais comum na faixa etária pediátrica é a púrpura de Henoch-Schönlein (PHS), uma vasculite leucocitoclástica de pequenos vasos mediada por IgA. Classicamente, a PHS é uma vasculite primária apresentada pela tríade púrpura não trombocitopênica palpável, dor abdominal em cólica e artrite. O envolvimento renal representa a principal causa de morbidade e, embora seja leve na maioria dos pacientes, pode progredir para insuficiência renal crônica (IRC) em 1% dos casos.

A PHS é mais prevalente em crianças menores de 10 anos, e estudos sugerem que adolescentes e adultos tendem a apresentar propensão a dano renal significativo.[2] Apesar de compreender uma doença predominantemente pediátrica, pode ocorrer em adultos. Tem-se acreditado ser mais grave nos pacientes de maior idade e com pior prognóstico renal, embora não haja comprovação a respeito.[3] Comparativamente, a maioria dos adultos apresenta lesões purpúricas como primeira manifestação clínica e, com pouca frequência, dor abdominal, ainda que bastante frequente de modo inicial em crianças. O acometimento articular é mais usual nos adultos, mas não há diferença significativa quanto ao envolvimento renal e gastrintestinal entre essas faixas etárias.[3]

Raramente pode ocorrer acometimento respiratório e do sistema nervoso central (SNC), provocando quadros de hemorragia nesses órgãos.[4] Vários agentes podem desencadear a PHS, como o estreptococo beta-hemolítico do grupo A (um terço dos casos). Outros agentes, como *Bartonella*, *Hemophilus parainfluenza*, além de vacinação e medicamentos, podem preceder um episódio de PHS.[5]

A PHS é ligeiramente mais frequente em homens, mais comum no inverno e na primavera. Em adultos, a incidência é maior no verão, o que sugere diferentes fatores predisponentes.

O envolvimento cutâneo da PHS pode começar com urticária, progredindo para lesões purpúricas distribuídas em membros inferiores, nádegas, região sacral, orelhas e face extensora dos cotovelos (Figura 38.1). A doença parece ser mediada por imunocomplexos contendo IgA que ativam a via alternativa do complemento.[6]

Em geral transitória, a artrite não provoca alterações articulares crônicas ou sequela permanente. O envolvimento gastrintestinal varia desde cólica abdominal até sangramento abundante, e de intussuscepção ileoileal a perfuração intestinal (Figura 38.2). Podem ocorrer pancreatite e colecistite, além de enteropatia perdedora de proteína.[7] Quando o envolvimento intestinal precede o quadro purpúrico, pode haver confusão diagnóstica com um quadro de abdome agudo.

O envolvimento renal é geralmente observado durante os primeiros dias ou semanas da doença. Sano et al.[8] verificaram que a nefrite ocorria no 1º e no 3º mês de doença em 97% dos pacientes e que os fatores de risco para envolvimento renal foram idade > 47 anos, sangramento gastrintestinal, púrpura com mais de 1 mês de duração, atividade do fator XIII < 80% do normal e tratamento com concentrado de fator XIII.

A PHS pode recorrer em um terço dos pacientes, nos primeiros 4 a 6 meses, especialmente naqueles com nefrite. Em geral, o prognóstico a longo prazo é bom. A PHS deve ser diferenciada na infância de outras duas condições purpúricas: edema hemorrágico agudo da infância (EHAI) e vasculite de hipersensibilidade (HS).

O EHAI se apresenta com febre, grandes sufusões hemorrágicas na pele e edema.[9] Por se tratar de uma condição autolimitada, devem ser excluídas as causas infecciosas e não infecciosas. O quadro agudo se resolve em algumas semanas.

A vasculite de HS refere-se a uma inflamação de pequenos vasos após a exposição a medicamentos ou infecções ou idiopática.[10] O exame histológico mostra vasculite leucocitoclástica envolvendo primariamente as vênulas pós-capilares. Em geral, há imunocomplexos e infiltrado mono/polimorfonuclear. O quadro clínico inclui febre, urticária, linfadenopatia, artralgia, níveis diminuídos de complemento e VHS elevada. As frações C3 e C4 do complemento estão diminuídas, e a ausência de IgA na parede dos vasos ajuda a distinguir essa entidade da PHS, que apresenta níveis normais de complemento.

O tratamento da PHS é inicialmente sintomático para aliviar a artrite e a dor abdominal. Analgésicos e anti-inflamatórios não hormonais (AINH) são eficazes na maioria dos casos. Não há evidências de maior risco de hemorragia gastrintestinal com o uso desses agentes. Crianças que não respondem a AINH podem ser tratadas com corticosteroide na dose de 2 mg/kg/dia com retirada gradual. Fármacos imunossupressores são reservados a crianças com glomerulonefrite crescêntica confirmada por biopsia renal ou outras complicações, como hemorragia cerebral ou pulmonar.[11]

DOENÇA DE KAWASAKI

A doença de Kawasaki (DK) é a segunda vasculite mais comum da infância, foi descrita inicialmente por Tomisaku Kawasaki em 1967, no Japão, e, depois, identificada em todo o mundo.[12] A primeira publicação a respeito dessa condição em língua inglesa se deu em 1974, e o relato do primeiro caso nos EUA em 1976. Em 2017, vários artigos sobre a evolução da doença, seu tratamento e complicações após 50 anos decorridos da descrição original de Kawasaki foram publicados.[13-15]

Mais prevalente no Oriente, principalmente no Japão e em seus descendentes (incidência anual de 112/100.000 crianças com menos de 5 anos de idade), também é muito comum nos EUA (varia de 9,1 a 32,5/100.000) e frequente no Brasil atualmente, sendo de ocorrência universal.[16] Acomete sobretudo lactentes e pré-escolares, atingindo crianças de 6 meses a 5 anos de idade em cerca de 80% dos casos, com idade média de diagnóstico entre 2 e 3 anos[17], conforme dados europeus, com leve predomínio no sexo masculino (1,5:1) e rara após os 12 anos de idade.[18] O índice de recorrência da DK no Japão é de 3% e na América do Norte, de 1%.[19,20]

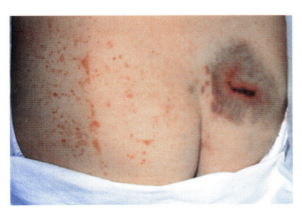

Figura 38.1 Púrpura de Henoch-Schönlein.

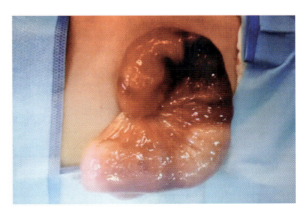

Figura 38.2 Perfuração intestinal secundária à vasculite.

Trata-se de uma doença febril caracterizada por vasculite de vasos médios, tendo como complicação mais grave o aneurisma de coronária.[12] É a principal causa de doença cardiovascular adquirida no período da infância na América do Norte, no Japão e nos países desenvolvidos.[20] Como atinge os vasos de médio calibre, pode se estender para todo o organismo, constituindo uma doença de acometimento sistêmico. Os aneurismas, em alguns casos, podem atingir outros vasos, como subclávias, axilares, braquiais, ilíacas, femorais, aorta abdominal e renais.[19]

O diagnóstico é feito quando a criança apresenta pelo menos cinco de seis critérios clínicos existentes (Quadro 38.1), tornando-se sempre necessário descartar outros diagnósticos, principalmente infecções, como escarlatina, endocardite infecciosa, meningite e infecções virais.[21]

Por compreender uma doença febril, em que 100% dos pacientes apresentam febre como critério clínico principal e sempre presente, uma grande porcentagem faz uso de antibioticoterapia sem melhora, tornando-se uma pista valiosa para pensar em outro diagnóstico além dos quadros infecciosos.

Ainda, é uma doença que apresenta febre e *rash* cutâneo, com sazonalidade, sendo mais prevalente no inverno e na primavera[22], com ocorrência de alguns surtos epidêmicos descritos mundialmente (houve três grandes epidemias no Japão, em 1979, 1982 e 1986)[18], comportando-se do ponto de vista epidemiológico como um quadro infeccioso. Existem relatos que tentam correlacionar gatilhos infecciosos com a DK, como infecções pelo vírus Epstein-Barr[22], e outros que descrevem o aparecimento da doença após episódios de vacinação.[23] Estudos posteriores, entretanto, não conseguiram confirmar essas hipóteses nem descrever nenhum agente etiológico responsável pela eclosão desse quadro inflamatório, sendo descrito, então, como poliarterite clássica da infância. Há relatos de associação de quadros alérgicos e aumento de IgE.[24,25]

A hipótese mais aceitável sobre a etiopatogenia da DK consiste no fato de que seja causada por algum agente infeccioso ainda não identificado, o que determina aspectos clínicos em indivíduos geneticamente suscetíveis, sobretudo os asiáticos e seus descendentes.

A doença apresenta um componente altamente inflamatório, com reagentes de fase aguda muito elevados[26], como VHS maior que 100 mm, proteína C reativa de até 300 mg/dℓ, aumento de alfa-2-globulina e trombocitose importante, chegando a valores acima de 1 milhão de plaquetas na 2ª semana de evolução da doença (fase subaguda). Como ocorre vasculite endotelial com endotelite sistêmica, pode-se encontrar valores elevados de D-dímero de até 10.000 μg/ℓ, servindo como controle laboratorial do estado inflamatório e também do risco de trombose vascular, principalmente trombose arterial coronariana.[22,25]

Clinicamente, o paciente apresenta febre, que pode chegar a 39 e 40°C, associada à irritabilidade intensa, sendo o 1º dia de febre considerado o 1º dia de doença.[25] Em média, a febre dura 1 a 2 semanas, mas, sem tratamento, pode chegar a 3 a 4 semanas, não cessando com antibióticos; responde parcialmente aos antitérmicos e cessa em 24 a 48 h com a administração de imunoglobulina intravenosa (IGIV).[20,27]

O exantema cutâneo é polimórfico e atípico (Figura 38.3), geralmente maculopapular, surgindo até o 5º dia de febre, exceto o de características vesicobolhosas, com distribuição corporal que se confunde com a escarlatina, pois tem predileção por regiões inguinal e perineal, podendo evoluir com descamação.[20]

Há acometimento de mucosas e cavidade oral, com lábios vermelhos, fissurados e sangrantes, enantema e língua "em morango" ou "em framboesa". Não apresenta exsudato nem ulcerações na orofaringe. O envolvimento cutâneo se caracteriza por edema e/ou hiperemia de mãos e pés, dolorosos, com descamação periungueal posteriormente, na fase subaguda da doença, atingindo palmas e plantas.[21,22] Depois de 1 ou 2 meses podem aparecer linhas de Beau nas unhas acometidas.[20]

O acometimento ocular se apresenta com hiperemia conjuntival sem secreção purulenta, geralmente assintomático e indolor, na fase aguda da doença.[16,19,20,23]

Com frequência, a adenomegalia é unilateral com localização cervical anterior de no mínimo 1,5 cm de diâmetro, sendo este último sinal o menos comum, aparecendo apenas em cerca de 50% das crianças[12], enquanto os outros sintomas clínicos surgem em cerca de 90% dos pacientes. Geralmente são indolores, com mais de um linfonodo. A DK também é chamada de "síndrome mucocutânea linfonodal".

Caso o paciente apresente 5 a 6 critérios, afastando-se outras patologias, faz-se o diagnóstico de DK; se apresentar quatro critérios, é chamado de DK provável; e, se houver apenas três, trata-se possivelmente de Kawasaki.[20] As crianças muito pequenas, menores de 1 ano, podem apresentar a DK com poucos critérios clínicos presentes, sendo definida como Kawasaki incompleta. Não existiria o quadro de Kawasaki atípico, sendo o nome mais apropriado DK incompleta, o que atrapalha fortemente o diagnóstico, constituindo um fator a mais

Quadro 38.1 Critérios diagnósticos da doença de Kawasaki.

Doença de Kawasaki completa
• Alterações das extremidades – edema e hiperemia de mãos e pés, descamação periungueal
• Exantema polimorfo, morbiliforme ou escarlatiniforme, maculopapular, exceto vesicobolhoso
• Conjuntivite bilateral não purulenta
• Alterações das mucosas – enantema, eritema labial e fissuras; língua "em framboesa" ou "em morango"
• Linfadenomegalia cervical anterior, podendo ser unilateral
• > 1,5 cm de diâmetro
Doença de Kawasaki incompleta
• Febre por pelo menos 5 dias e menos de 4 critérios associados a alterações características no ecocardiograma

Adaptada de Newburger et al., 2004.[20]

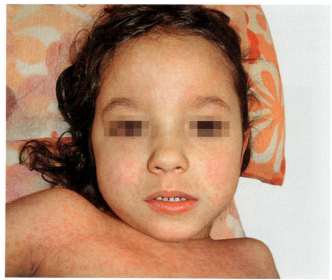

Figura 38.3 Exantema da doença de Kawasaki.

para transformar os lactentes com menos de 1 ano de idade em pacientes de pior prognóstico.[20] Os critérios diagnósticos clássicos propostos pela American Heart Association (AHA) são falhos em reconhecer essas formas incompletas da doença.[28]

Muitas vezes, as manifestações clínicas da DK não são simultâneas, fato somente investigado e valorizado caso o médico pense no diagnóstico e recupere esses dados com anamnese dirigida mais minuciosa, construindo uma linha temporal cujos sinais e sintomas podem ter existido e desaparecido antes daquele momento de avaliação, o que dificulta muito o diagnóstico.

Divide-se a DK em três fases clínicas: aguda, que dura cerca de 1 a 2 semanas, com febre e sinais clínicos; subaguda, com extensão por mais 2 semanas, quando a maioria dos sinais clínicos desaparece, surgindo trombocitose por volta do 14º dia de doença e descamação dos dedos, podendo-se manter a irritabilidade e a conjuntivite; e de convalescença, que dura 3 a 4 semanas, desde o desaparecimento do acometimento clínico até a normalização das provas de atividade inflamatória, o que somente acontece em torno da 6ª à 8ª semana de doença.

Além dos sinais e dos sintomas usados como critérios, existem outros acometimentos clínicos nesses pacientes[29], os quais ajudam a corroborar o diagnóstico e também explicam a variedade clínica descrita. Esses pacientes são extremamente irritados, praticamente em 100% dos casos, refletindo um estado de inflamação do sistema nervoso central; daí a necessidade do diagnóstico diferencial com meningite, com descrição inclusive da meningite asséptica. Pode ocorrer também piúria estéril. O paciente pode apresentar desconforto ou dor abdominal com hidropsia vesicular, além de envolvimento hepático, com elevação das transaminases e da gamaglutamil transferase, artrite e/ou artralgia, pneumonite, otite média e uveíte. Há relatos na literatura de complicações tardias com aparecimento de surdez neurossensorial.[30] Os pacientes podem apresentar reativação da cicatriz do BCG quando de vacinação recente, constituindo um sinal quase específico da DK.[23]

Lactentes do sexo masculino, menores de 1 ano de idade, leucocitose inicial, anemia com hemoglobina reduzida, elevação de enzimas hepáticas, hipoalbuminemia, hiponatremia e trombocitopenia constituem fatores que configuram pior prognóstico, contribuindo para maior risco de aparecimento do aneurisma de coronárias, mesmo com o uso de IGIV (Quadro 38.2).[27] Outros fatores que também sugerem pior prognóstico para a formação de aneurismas são febre por mais de 2 semanas, recorrência da febre após 48 h afebril, arritmias e cardiomegalia.[24]

Alguns pacientes apresentam dilatação transitória das coronárias durante as fases aguda e subaguda da doença, que não evolui para aneurismas verdadeiros. Os aneurismas podem se apresentar apenas como dilatação do óstio coronariano, fusiformes ou saculares. Podem desaparecer ou reduzir com o tempo e o tratamento, mas persistir por toda a vida, eventualmente causando infarto agudo do miocárdio em qualquer faixa etária, como em crianças, adolescentes ou adultos jovens, e se tornar causa importante de morte súbita da infância em crianças que retrospectivamente tiveram quadros febris prolongados não diagnosticados. Os aneurismas associados à trombocitose configuram um estado de hipercoagulabilidade e podem ser complicados com quadros de trombose coronariana, provocando os quadros de IAM e morte citados.[31] Esses pacientes precisam ser anticoagulados. Outras artérias das extremidades também podem ser acometidas causando gangrena periférica (Figura 38.4).

O tratamento nos casos que não apresentam aneurismas de coronária é feito apenas com antiagregante plaquetário, como ácido acetilsalicílico na dose de 3 a 5 mg/kg/dia, por cerca de 30 a 60 dias, ou até se normalizarem os marcadores de inflamação e a trombocitose. Nos pacientes com aneurisma, usar agentes anticoagulantes orais, como os cumarínicos nas doses adequadas e controle de INR com regularidade. Como se está falando de crianças pequenas, lactentes, pré-escolares e escolares, ainda em crescimento e em período em que acidentes, quedas e traumatismos são muito comuns, a anticoagulação se torna um aspecto de extremo risco de desenvolvimento de hematomas e sangramentos, transformando qualquer queda infantil em preocupação pelo risco de sangramento grave.

Os aneurismas ocorrem por volta do 10º dia de doença, com pico em torno de 4 semanas, sendo a coronária esquerda mais comumente afetada que a direita.[32] Pode-se classificar os aneurismas em pequenos (< 5 mm de diâmetro), médios (5 a 8 mm) e gigantes (> 8 mm), segundo a AHA. Os pequenos e fusiformes podem regredir, mas os gigantes e saculares evoluir com estenose e risco de trombose.[32,33]

O tratamento dessa vasculite deve ser instituído precocemente, ainda na fase aguda, nos primeiros 10 dias de doença, para reduzir o risco de aneurismas. Usa-se gamaglobulina intravenosa na dose de 2 g/kg/dia em infusão de 12 h, dose única, ou dividida em 1 g/kg/dia em 2 dias nos casos de pacientes com peso acima de 30 kg, pelo grande volume de infusão, com risco de sobrecarga hídrica.

A imunoglobulina deve ser prescrita imediatamente após a hipótese diagnóstica ser aventada, pelo risco do desenvolvimento de aneurismas que reduzem em 20% sem tratamento, para 3 a 4% com o uso de gamaglobulina, conforme a série em questão.[32] Mesmo após o 10º dia de início da doença, se o paciente ainda for sintomático e febril, deve-se instituir a terapêutica, pelo elevado risco de aneurisma. A criança costuma

Quadro 38.2 Alterações laboratoriais na DK.

- Leucocitose com neutrofilia e desvio para a esquerda
- Anemia normocítica e normocrômica
- Aumento da velocidade de hemossedimentação
- Aumento da proteína C reativa
- Trombocitose de 1.000.000/mm³ ou mais
- Elevação moderada das transaminases
- Hipoalbuminemia
- Piúria estéril
- Liquor com pleocitose com predomínio de mononucleares
- Hiponatremia
- Líquido sinovial com leucocitose

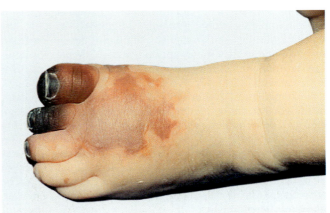

Figura 38.4 Gangrena em paciente com doença de Kawasaki.

ficar assintomática imediatamente após o uso da medicação. A febre cede em lise e não retorna, o *rash* e os gânglios desaparecem, ela deixa de ter um estado toxêmico e a irritabilidade, que pode permanecer por até 2 a 3 semanas pós-doença, começa a reduzir. Caso o paciente apresente retorno do quadro febril dentro de 72 h após a infusão da gamaglobulina – o que pode acontecer em 10 a 15% dos casos, com maior tendência a desenvolver aneurismas de coronárias[20-28,32] –, pode-se repeti-la na mesma dose.[34]

Existem recomendações para a associação, nos pacientes que retornam ao quadro febril e necessitam de nova dose da gamaglobulina, de uma dose de corticosteroide relativamente alta, em forma de pulsoterapia, usando a metilprednisolona na dose de 10 a 30 mg/kg/dose IV, em dose única ou por 3 dias, para melhor controle do quadro inflamatório[31,32], reduzindo a duração da febre e o tempo requerido para retorno da proteína C reativa à normalidade[17], mas não a VHS. Ou, então, pode-se usar o corticosteroide após a segunda dose de gamaglobulina, caso a febre persista ou retorne. Há cerca de 20 anos, o uso do corticosteroide era proscrito na DK, pois pensava-se que ele aumentava o risco de aparecimento dos aneurismas[31]; contudo, esse conceito ainda não foi confirmado, inclusive em estudos de metanálise. Portanto, está recomendado em casos de recorrência precoce do quadro inflamatório.

Recentemente, têm sido usados agentes biológicos em pacientes com DK refratária ao tratamento, como o infliximabe (agente anti-TNF-alfa)[12,35] ou o abciximabe, inibidor do receptor de glicoproteína IIb/IIIa plaquetário capaz de promover remodelamento vascular.[20,36]

Hoje, utiliza-se ácido acetilsalicílico em doses moderadas, 30 a 50 mg/kg/dia em 2 a 4 doses diárias, com posterior redução para 3 a 5 mg/kg/dia (dose antiagregante plaquetária), que pode permanecer por tempo variável caso haja ou não aneurismas.[13-15,34] Inicialmente, eram usadas doses anti-inflamatórias – 80 a 100 mg/kg/dia –, mas com maiores riscos de efeitos adversos e sem benefícios quanto ao menor risco de desenvolvimento dos aneurismas de coronárias.[34]

O tempo de uso da dose antiagregante plaquetária é de 6 a 8 semanas nos pacientes sem anormalidades coronarianas e indefinidamente naqueles com aneurismas.[19,20] Publicações recentes vêm questionando o uso do ácido acetilsalicílico em doses anti-inflamatórias pelo maior risco de efeitos adversos e, também, por aparentemente não mostrar benefícios em reduzir o risco dos aneurismas, recomendando-se doses mais baixas – apenas 3 a 5 mg/kg/dia nos tempos recomendados para cada complicação, com ou sem aneurismas.[37-39] Outros agentes antiplaquetários, como clopidogrel, ticlopidina, dipiridamol ou varfarina, associados a ácido acetilsalicílico podem ser necessários nos casos de pacientes com aneurismas gigantes (1% dos casos) para manter o INR entre 2 e 2,5.[19,20]

As vacinações com vírus vivos atenuados devem ser retardadas por cerca de 9 meses após o uso da IGIV pela diminuição da imunogenicidade em virtude dos anticorpos passivos do tratamento.[27]

Todo pediatra deve ter em mente a possibilidade do diagnóstico de DK como diferencial de qualquer quadro febril em crianças, pelo risco que a falta de diagnóstico e de tratamento pode causar nesses pacientes. O reumatologista e o cardiologista pediátricos precisam acompanhá-los, principalmente se tiverem apresentado aneurisma de coronárias, com realização de ecocardiografias seriadas[40] e, em alguns casos mais graves, até mesmo teste de esforço, cateterismo coronariano e exames de perfusão miocárdica (situações de aneurismas gigantes e dilatações saculares).

ARTERITE DE TAKAYASU

A arterite de Takayasu (AT) é uma vasculite crônica rara de grandes vasos que afeta a aorta, seus principais ramos e as artérias pulmonares. Seu diagnóstico na infância permanece um desafio em virtude dos sintomas inespecíficos. Predomina em adultos jovens, do sexo feminino e asiáticos, na 2ª e na 3ª décadas de vida, e é rara na infância.[41-43]

Embora compreenda a terceira vasculite mais comum em todo o mundo, sua etiologia permanece desconhecida. Há associação com infecção por tuberculose. Existem relatos também de casos familiares, a maioria no Japão[44], implicando a necessidade de um *screening* familiar. O acometimento da aorta é extenso e predominantemente estenótico. Em 1994, Kerr, em um estudo com 30% de crianças, relatou incidência de 2,6/1.000.000 em todas as idades.[42,43]

A inespecificidade dos sintomas infantis dificulta o diagnóstico, podendo retardar em muito tempo o seu reconhecimento. Podem ocorrer febre, fadiga, perda de peso, cefaleia, hipertensão e artrite, com provas de atividade inflamatória persistentemente elevadas, como VHS e proteína C reativa.[45]

Em geral, são reconhecidas duas fases: uma inflamatória aguda inicial e a crônica fibrótica. Na histopatologia, ocorre panarterite com inflamação granulomatosa das paredes arteriais, caracterizada por infiltrado linfocitário com células gigantes ocasionais na camada média e proliferação fibroblástica, provocando espessamento concêntrico da íntima dos grandes vasos, tendo como consequências estenose arterial, fibrose e formação de aneurismas e trombos, produzindo sintomas isquêmicos variáveis, de acordo com os órgãos envolvidos.

O tecido elástico da parede vascular é substituído por colágeno, resultando em espessamento de todas as três camadas da parede vascular. A camada íntima pode se tornar rígida, e os aneurismas podem ser formados secundariamente ao estresse mural da parede do vaso.[46,47]

Embora a patogênese exata da AT não seja completamente entendida, várias linhas de evidência suportam um papel importante da autoimunidade celular.[44,46,47] O infiltrado celular se caracteriza por uma mistura de linfócitos (Ly), predominantemente linfócitos T CD4[+], células dendríticas, macrófagos, células gigantes e linfócitos B.[47] Citocinas pró-inflamatórias derivadas das células T, como fator de necrose tumoral (TNF) alfa, interleucina (IL) 6 e interferon (IFN) gama, foram identificadas na circulação periférica dos pacientes com AT, todas expressas nos mononucleares séricos e do sangue periférico.[48]

O diagnóstico se baseia na história de sintomas constitucionais sugestivos de doença sistêmica, achados clínicos inespecíficos, incluindo suores noturnos, anorexia, mialgia, fadiga e artrite, seguidos de hipertensão sem explicação, alterações laboratoriais compatíveis com inflamação sistêmica, anormalidades angiográficas da aorta e seus principais ramos, e diagnóstico diferencial de outras patologias que podem cursar com aortite, sustentando, portanto, o diagnóstico de vasculite sistêmica. Em 2008, foi publicada a proposta final de validação para os critérios de classificação das vasculites primárias da infância (Quadro 38.3), documento produzido pela conferência de Ankara constituída por participantes do EULAR/PRINTO/PRES.[1,49]

A apresentação da doença na infância se caracteriza por hipertensão, seguida por cefaleia, febre, dispneia, perda de peso, vômitos, dor abdominal e sintomas musculoesqueléticos, enquanto os adultos apresentam principalmente hipertensão e sopros arteriais.[42,45,50] Enquanto as crianças apresentam artrite ou artralgia, os adultos raramente o fazem. Aspectos

Quadro 38.3 Critérios diagnósticos para arterite de Takayasu.

Alterações angiográficas (angiografia convencional, tomografia computadorizada ou ressonância magnética) da aorta ou ramos primários e artérias pulmonares (estenose, oclusão, dilatação/aneurisma geralmente focal ou segmentar) e, pelo menos, um dos seguintes critérios:
- Redução dos pulsos arteriais periféricos e/ou claudicação de membros
- Pressão arterial diferencial > 10 mmHg nos quatro membros
- Sopros na aorta ou ramos primários
- Hipertensão arterial (pressão arterial > percentil 95 para sexo, idade e estatura)
- Aumento dos reagentes de fase aguda (velocidade de hemossedimentação > 20 mmHg; proteína C reativa elevada)

Adaptada de Ozen et al., 2008.[49]

comuns são anormalidades angiográficas, reagentes de fase aguda elevados, pulso arterial periférico reduzido, hipertensão, discrepância nas medidas das pressões arteriais nos quatro membros, sopros arteriais e claudicação vascular.[44,46,50] A combinação de sintomas inespecíficos com diminuição/ausência dos pulsos deve levantar fortemente a suspeita diagnóstica sobre a doença de Takayasu, levando à alcunha de "doença sem pulso".

Exames de imagens que mostrem as anormalidades vasculares são necessários, como ultrassonografia, ecocardiografia com Doppler, ângio-TC, angiorressonância ou arteriografia com contraste (Figura 38.5). Os vasos mais afetados são a aorta abdominal e torácica[49,50] e a lesão mais comumente encontrada consiste na estenose.[50] Pode acometer também as artérias coronárias em 10 a 20% dos casos de todos os pacientes com AT, com base em dados de necropsias e séries de casos[44,48,51], mas poucos casos foram relatados em crianças com AT.[52]

O tratamento consiste em controle da inflamação, sendo o corticosteroide o principal medicamento utilizado[45], assim como outros agentes imunossupressores (p. ex., azatioprina, metotrexato e micofenolato de mofetil)[43,44], caso o paciente seja não responsivo apenas aos corticosteroides, já que pode haver recaída no momento da redução do esteroide ou como poupadores de corticoide.

Também são utilizados ciclofosfamida e agentes biológicos, como o infliximabe, nos casos mais graves e refratários aos tratamentos usuais[53], com relatos de casos de regressão de lesões arteriais múltiplas após 1 ano de tratamento com infliximabe (10 mg/kg).[54] Pode ser necessária cirurgia das lesões aneurismáticas ou estenóticas, com possíveis benefícios, apesar da gravidade e da extensão das lesões, o que inclui desvios cirúrgicos, interposição de enxertos ou angioplastia percutânea e dilatação por balão.[42,45,50]

O prognóstico da AT depende do envolvimento vascular e da gravidade da hipertensão, com altas taxas de mortalidade, de até 35 a 40% em 5 anos.[41]

POLIARTERITE NODOSA

A poliarterite nodosa (PAN) é uma vasculite necrosante sistêmica que acomete artérias de pequeno e médio calibre, está comumente associada à infecção pelos vírus da hepatite B ou C no adulto. Contudo, como essas infecções são relativamente infrequentes na infância, a PAN na faixa etária pediátrica é muito rara, sendo a PAN infantil uma doença com curso mais benigno que nos adultos (com menos lesões renais e neurológicas e menor duração de tratamento).[55] O pico de incidência se dá entre 9 e 10 anos de idade, levemente mais comum no sexo masculino. Alguns autores sugerem associação com febre familiar do Mediterrâneo (FFM). Até 1% dos pacientes com FFM desenvolvem PAN e parecem apresentar doença mais leve que a doença idiopática, estando associada a melhor prognóstico.[56]

Um terço das crianças apresenta uma forma limitada denominada PAN cutânea, com envolvimento restrito à pele e ao sistema musculoesquelético. Ocorre, em geral, após dor de garganta associada à infecção estreptocócica. Achados comuns na PAN cutânea compreendem livedo reticular, *rash* maculopapular, nódulos cutâneos dolorosos, paniculite, edema muscular e artrite, principalmente de joelhos e tornozelos (Figura 38.6). Os sintomas constitucionais são leves ou ausentes. A doença pode persistir ou recair, requerendo uso de metotrexato ou outros imunossupressores. Inibidores do TNF-alfa têm se mostrado eficazes. A profilaxia com penicilina, nos moldes daquela realizada com a febre reumática, pode prevenir os ataques da doença causados por infecções estreptocócicas recorrentes.[56]

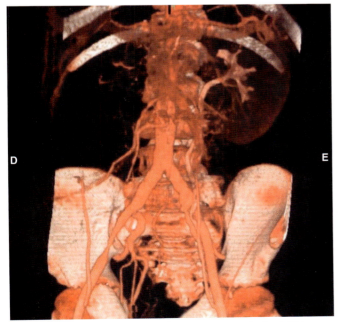

Figura 38.5 Ângio-TC de criança de 11 anos com arterite de Takayasu. Lesões estenóticas com exclusão renal D.

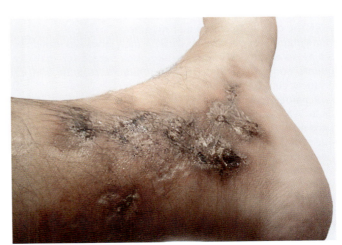

Figura 38.6 Poliarterite nodosa cutânea.

POLIARTERITE MICROSCÓPICA

A poliarterite microscópica (PAM) ou poliangiite microscópica compreende uma vasculite necrosante de pequenos vasos, sem formação de granulomas, muito rara na infância. Os órgãos-alvo são os rins e os pulmões, especialmente manifestando-se por glomerulonefrite segmentar e focal e hemorragia pulmonar.

Apresenta como marcador o ANCA-p, com reatividade para mieloperoxidase, embora esse anticorpo possa ser encontrado em várias outras condições, como a colangite esclerosante e a doença inflamatória intestinal. A biopsia renal permanece como padrão-ouro para o diagnóstico. O tratamento de indução, extrapolado de estudos com adultos, se baseia na utilização de corticosteroides, imunossupressores (ciclofosfamida micofenolato de mofetila) e até mesmo anti-TNF alfa e rituximabe. Pode ser necessária a realização de plasmaférese para a remoção de ANCA circulante nos quadros graves e refratários. Azatioprina pode ser usada na terapia de manutenção.[57]

DOENÇA DE BEHÇET

A doença de Behçet (DB) é um distúrbio inflamatório multissistêmico com manifestações semelhantes às das espondiloartrites e da vasculite de vasos de tamanhos variáveis. Caracteriza-se pela tríade úlceras orais, úlceras genitais e uveíte, mas qualquer órgão pode ser acometido, inclusive pele, articulações, SNC e trato gastrintestinal. Tanto as artérias quanto as veias podem ser sítios da doença, mas existe uma especial predileção pelas vênulas. A DB tem propensão ao desenvolvimento de tromboses (trombose venosa profunda e tromboflebites). Aneurismas arteriais também podem ocorrer e os aneurismas pulmonares se apresentam como significativa causa de mortalidade.[58]

A passagem transplacentária de anticorpos de mãe afetada pode provocar o quadro de DB neonatal. O tratamento se baseia em agentes imunomoduladores, corticosteroides, imunossupressores e agentes biológicos para os casos refratários. O prognóstico é pior em pacientes jovens do sexo masculino.[58]

GRANULOMATOSE COM POLIANGIITE

A granulomatose com poliangiite (GPA) é uma afecção extremamente rara na infância, acomete vasos de pequeno e médio calibre, envolvendo primariamente o rim e o trato respiratório superior e inferior. Assim como as outras vasculites associadas ao ANCA, a biopsia das lesões ativas revela poliangiite microscópica pauci-imune. O teste sorológico positivo para ANCA-c é dirigido contra a proteinase-3.[59]

As manifestações clínicas da GPA na criança são semelhantes às do adulto. A estenose subglótica parece ser mais frequente no grupo pediátrico, observada em mais de 50% das crianças com GPA.

A patogênese, embora não totalmente conhecida, está ligada ao ANCA, promovendo a ativação de neutrófilos e monócitos no endotélio vascular com ativação de células fagocíticas que causam aumento da expressão de citocinas pró-inflamatórias com resultante citotoxicidade endotelial.

A maioria das crianças com GPA apresenta sintomas da árvore respiratória alta, como epistaxe, sinusite, otite média ou perda auditiva. Pode haver lesões graves, perfurantes em cartilagens nasais (Figura 38.7). Tosse, sibilos, dispneia e hemoptise ocorrem quando há envolvimento do trato respiratório inferior. Como os sintomas respiratórios são muito comuns em crianças, muitas vezes o diagnóstico é retardado, sendo tratadas como portadoras de infecção de repetição e de alergias. O envolvimento renal também pode ser assintomático inicialmente.

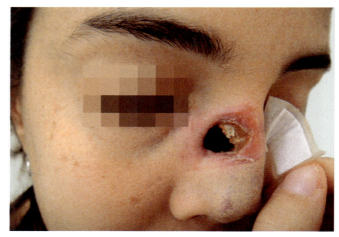

Figura 38.7 Granulomatose com poliangiite.

A confirmação do diagnóstico se fundamenta nos achados histopatológicos. Inflamação vascular granulomatosa necrosante é fortemente sugestiva em crianças com quadro clínico compatível. ANCA-c está presente na maioria dos casos. Embora esse anticorpo seja altamente específico, pode ser encontrado em outras situações observadas na infância, como a fibrose cística. Por isso, um título positivo de ANCA não substitui a biopsia tecidual para confirmação do diagnóstico de GPA nem substitui a história detalhada e o exame físico minucioso.

Sem tratamento, a GPA é rapidamente progressiva e fatal. O tratamento será dirigido de acordo com a gravidade da doença, podendo-se utilizar corticosteroides, ciclofosfamida, azatioprina, metotrexato, micofenolato mofetila e até mesmo agentes biológicos.[57] A estenose subglótica requer tratamento cirúrgico com dilatação em associação a injeções locais de esteroide. Em pacientes com doença limitada ao trato respiratório superior, o uso de sulfametoxazol + trimetoprima pode ser benéfico, reduzindo as infecções capazes de ativar a inflamação vascular.[59]

GRANULOMATOSE ALÉRGICA OU EOSINOFÍLICA COM POLIANGIITE

A granulomatose eosinofílica com poliangiite (GEP) compreende uma vasculite primária de pequenos e médios vasos, de etiologia desconhecida, que envolve qualquer órgão em potencial e está associada aos anticorpos anticitoplasma de neutrófilos (ANCA) em mais de um terço dos pacientes.[60-62] Geralmente, eles apresentam história de asma, rinite alérgica e eosinofilia sérica, sendo os sintomas alérgicos graves o suficiente para exigir o uso intermitente de corticosteroide oral. A tríade histológica se configura com vasculite necrosante, eosinofilia extravascular na biopsia e formação de granulomas. O diagnóstico tardio e o grave envolvimento de vários órgãos determinam o prognóstico, muitas vezes fatal. O principal tratamento é feito com corticosteroides, mas também se usam agentes citotóxicos nos casos refratários ao tratamento inicial, com piores fatores prognósticos.[57,62]

As vasculites de pequenos vasos associadas ao ANCA são doenças extremamente raras na infância, não havendo critérios clínicos exclusivos e validados para a faixa etária pediátrica.[63,64]

A incidência anual desse tipo de vasculite é de 0,24/100.000 crianças, sendo a granulomatose com poliangiite (ex-granulomatose de Wegener) mais frequentemente diagnosticada. Muito pouco se sabe sobre a GEP na infância, tornando-se mais comum nos indivíduos de meia-idade com asma.

Para comparar adultos e crianças, foram levantados 33 casos publicados na literatura[60] e combinados com dois grandes coortes em adultos para realizar a análise estatística. O ANCA pode ser encontrado em 25% das crianças contra 38% dos adultos.[65,66] Asma e sinusite são comuns em todos os pacientes, mas outros sintomas se diferenciam segundo a faixa etária. O infiltrado pulmonar foi mais comum em crianças (88%) que em adultos (55%, p = 0,001), assim como o acometimento cardíaco (55 × 26%, p = 0,003). O acometimento cardíaco decorreu da miocardiopatia, e não de alterações pericárdicas. As mononeurites e mialgias foram menos frequentes em crianças.[60] As alterações laboratoriais, como eosinofilia e níveis séricos de IgE, não são muito diferentes entre adultos e crianças. O ANCA é encontrado em um terço dos adultos e um quarto das crianças com SCS.[60]

VASCULITE PRIMÁRIA DO SISTEMA NERVOSO CENTRAL

A vasculite primária do sistema nervoso central (VPSNC) consiste em um dos diagnósticos de abordagem terapêutica mais desafiadores do clínico, não apenas pela pobreza de manifestações sistêmicas e a escassez de provas inflamatórias associadas, mas também pela baixa suspeição desse diagnóstico. Até mesmo o exame do líquido cefalorraquidiano pode ser indefinido, e somente a necropsia, em alguns casos, revela o local da inflamação. Cefaleia e déficits focais neurológicos são os sintomas mais comumente associados a esse quadro, seguidos de hemiparesias. Quando não são encontradas causas tóxicas, infecciosas ou vasculares, exames de imagem do cérebro e vasos são fundamentais. Ressonância magnética de encéfalo associada a exame do líquido cefalorraquidiano normalmente tem alto valor preditivo negativo para o diagnóstico de VPSNC. Por vezes, apenas a biopsia cerebral consegue confirmar a existência de vasculite do SNC, podendo até mesmo ser falso-negativa pela natureza não homogênea do envolvimento cerebral quando da realização da biopsia às cegas, sem procedimento guiado.[13]

A VPSNC pode ser rapidamente progressiva e devastadora para o SNC, tornando-se necessária pronta investigação diagnóstica a fim de iniciar a terapêutica específica ou descartar quadros infecciosos obscuros. O tratamento inclui, necessariamente, corticoterapia e potentes agentes imunossupressores, em geral a ciclofosfamida. O diagnóstico precoce e a instituição do tratamento podem melhorar o prognóstico desse grave acometimento do SNC.[13]

VASCULITES SECUNDÁRIAS

Várias condições clínicas podem se associar ao aparecimento de vasculites, como infecções virais (parvovírus B19, HIV[9], varicela, o vírus da Zika[67]), riquetsioses, doenças bacterianas, fungos, micobactérias, outras doenças sistêmicas (lúpus eritematoso sistêmico, artrite idiopática juvenil, dermatomiosite, sarcoidose, doença inflamatória intestinal), tumores e medicamentos (leflunomida, inibidores do TNF-alfa, agentes antitireoidianos). Pode ocorrer vasculite leucocitoclástica ou mesmo necrosante (Figura 38.8). Na maioria dos casos, a remoção do agente desencadeante ou o controle da condição associada é suficiente para a remissão da vasculite.

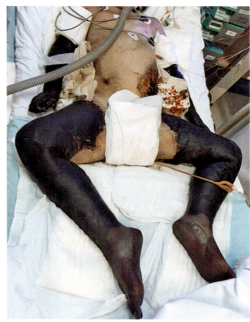

Figura 38.8 Vasculite secundária (uso de anti-inflamatório).

REFERÊNCIAS BIBLIOGRÁFICAS

1. Okazaki T et al. Vasculitis syndrome – diagnosis and therapy. J Gen Fam Med. 2017;18:72-8.
2. Blanco R et al. Henoch-Schonlein purpura in adulthood and childhood: two different expressions of the same syndrome. Arthritis Rheum. 1997;40:859.
3. Gupta V et al. Differences between adult and pediatric onset Henoch-Schonlein purpura from North India. Int J Rheum Dis. 2018;21(1):292-8.
4. Dengler LD et al. Cerebrospinal fluid profile in patients with Kawasaki disease. Pediatr Infect Dis J. 1998;17:478.
5. Coppo R et al. Clinical features of Henoch-Schonlein purpura. Italian Group of Renal Immunopathology. Ann Med Interne (Paris). 1999;150:143.
6. Robson WL, Leung AK. Henoch-Schonlein purpura. Adv Pediatr. 1994;41:163.
7. Chang WL et al. Gastrointestinal manifestations in Henoch-Schonlein purpura: a review of 261 patients. Acta Pediatr. 2004;93:1427.
8. Sano H et al. Risk factors of renal involvement and significant proteinuria in Henoch-Schonlein purpura. Eur J Pediatr. 2002;161:196.
9. Saraclar Y et al. Acute hemorrhagic edema of infancy (AHEI) – a variant of Henoch-Schonlein purpura or a distinct clinical entity? J Allergy Clin Immunol. 1990;86:473.
10. Calabrese LH et al. The American College of Rheumatology 1990 criteria for the classification of hypersensitivity vasculitis. Arthritis Rhem. 1990;33:1108.
11. Flynn JT et al. Treatment of Henoch-Schonlein purpura glomerulonephritis in children with high dose corticosteroids plus oral cyclophosphamide. Am J Nephrol. 2001;21:128.
12. Kawasaki T et al. A new infantile acute febrile mucocutaneous lymph node syndrome (MCLS) prevailing in Japan. Pediatrics. 1974;54:271-6.
13. Dietz SM et al. Dissecting Kawasaki disease: a state-of-the-art review. Eur J Pediatr. 2017;176(8):995-1009.
14. American Heart Association, Inc. Diagnosis, treatment, and management of Kawasaki disease. Circulation. 2017;135:e927-99.
15. Cohen E, Sundel R. Kawasaki disease at 50 years. JAMA Pediatrics. 2016 Sep 26.

16. Satou GM et al. Diagnosis, management, and long-term implications. Cardiol Rev. 2007;15:163-9.
17. Gerding R. Kawasaki disease: a review. J Pediatr Health Care. 2011;25:379-87.
18. Uehara R, Belay ED. Epidemiology of Kawasaki disease in Asia, Europe, and the United States. J Epidemiol. 2012;22(2):79-85.
19. Kim DS. Kawasaki disease. Yonsei Med J. 2006;47:759-72.
20. Newburger JW et al. Diagnosis, treatment, and long-term management of Kawasaki disease: a statement for health professionals from the Committee on Rheumatic Fever, Endocarditis and Kawasaki Disease, Council on Cardiovascular Disease in the Young, American Heart Association. Circulation. 2004, 110(17):2747-71/Pediatrics. 2004;114:1708-33.
21. Wallace CA et al. Initial intravenous gammaglobulin treatment failure in Kawasaki disease. Pediatrics. 2000;105:e78.
22. Shulman ST, Rowley AH. Advances in Kawasaki disease. Eur J Pediatr. 2004;163:285-91.
23. Edelman K, Korvenranta H. Local skin redness and irritation five months after bacillus Calmette Guerin (BCG) vaccination as a sign for Kawasaki's disease. Duodecim. 1996;112:698-700.
24. Koo CM et al. Relation between Kawasaki disease and immunoglobulin E. Int J Rheum Dis. 2013;20(1):4.
25. Kuo H-C et al. Kawasaki disease and subsequent risk of allergic diseases: a population-based matched cohort study. BMC Pediatrics. 2013;13(1):38.
26. Oliveira TA et al. Kawasaki e fatores de risco para pior prognóstico. Resid Pediatr. 2017;7(2):73-6.
27. Yanagana H et al. Use of intravenous gamma-globulin for Kawasaki disease: effects on cardiac sequelae. Pediatr Cardiol. 1997; 18:19-20.
28. Cassidy JT, Petty RE. Vasculitis. In: Cassidy JT, Petty RE (ed.). Textbook of pediatric rheumatology. 3.ed. Philadelphia: W.B. Saunders Company; 1995. p. 365-422.
29. Stapp J, Marshall GS. Fulfillment of diagnostic criteria in Kawasaki disease. South Med J. 2000;93:44-7.
30. Sundel RP et al. Sensorineural hearing loss associated with Kawasaki disease. J Pediatr. 1990;117:371-7.
31. Zhu B-H et al. A meta-analysis on the effect of corticosteroid therapy in Kawasaki disease. Eur J Pediatr. 2012;171:571-8.
32. Kato H et al. Long-term consequences of Kawasaki disease: a 10 to 21 year follow-up study of 594 patients. Circulation. 1996; 94:1379-85.
33. Benseler SM et al. Primary central nervous system vasculitis in children. Arthritis Rheum. 2006;54:1291-7.
34. Pereira N, Amaro C. Vasculites na infância. Revista SPDV. 2012; 70(2):173-80.
35. Oishi T et al. Infliximab treatment for refractory Kawasaki disease with coronary artery aneurysm. Circ J. 2008;72:850-2.
36. Williams RV et al. Does abciximab enhance regression of coronary aneurysms resulting from Kawasaki disease? Pediatrics. 2002;109:109-14.
37. Dallaire F et al. Aspirin dose and prevention of coronary abnormalities in Kawasaki disease. Pediatrics. 2017 Jun;139(6). pii:e20170098.
38. Amarilyo G et al. High-dose aspirin for Kawasaki disease: outdated myth or effective aid? Clin Exp Rheumatol. 2017; 35(Suppl. 103)(1):209-12.
39. Dallaire F et al. Aspirin dose and prevention of coronary abnormalities in Kawasaki disease. Pediatrics. 2017;139(6):e20170098.
40. Liu MY et al. Risk factors and implications of progressive coronary dilatation in children with Kawasaki disease. BMC Pediatrics. 2017;17:139.
41. Morales E et al. Takayasu's arteritis in children. J Rheumatol. 1991;18:1081-4.
42. Kerr GS et al. Takayasu arteritis. Ann Intern Med. 1994; 120:919-29.

43. Aeschlimann FA et al. Childhood Takayasu arteritis: disease course and response to therapy. Arthritis Res Ther. 2017; 19(11):255.
44. Matsubara O et al. Coronary artery lesions in Takayasu arteritis: pathological considerations. Heart Vessels. 1992;7(Suppl.):26-31.
45. Brunner J et al. Takayasu arteritis in children and adolescents. Rheumatology (Oxford). 2010;49:1806-14.
46. Hoffman GS et al. Anti-tumor necrosis factor therapy in patients with difficult to treat Takayasu arteritis. Arthritis Rheum. 2004;50(7):2296-304.
47. Pereira N, Amaro C. Vasculites na infância. Revista SPDV. 2012; 70(2):173-80.
48. Ozen S et al. Paediatric Rheumatology International Trials Organisation (PRINTO). EULAR/PRINTO/PRES criteria for Henoch-Schönlein purpura, childhood polyarteritis nodosa, childhood Wegener granulomatosis and childhood Takayasu arteritis: Ankara 2008. Part II: Final classification criteria. Ann Rheum Dis. 2010;69:798-806.
49. Tann OR et al. Takayasu's disease: a review. Cardiol Young. 2008; 18(3):250-9.
50. Buonuomo PS et al. Infliximab therapy in pediatric Takayasu's arteritis: report of two cases. Rheumatol Int. 2011;31(1):93-5.
51. Cakar N et al. Takayasu arteritis in children. J Rheumatol. 2008; 35(5):913-9.
52. Molloy ES et al. Anti-tumour necrosis factor therapy in patients with refractory Takayasu arteritis: long-term follow-up. Ann Rheum Dis. 2008;67(11):1567-9.
53. N. Pipitone et al. Biologic agents in large-vessel vasculitis. Clin Exp Rheumatol. 2012;30(Suppl. 70):S139-61.
54. Ozen S et al. Diagnostic criteria of polyarteritis nodosa in childhood. J Pediatr. 1992;120:206.
55. Erden A et al. Comparing polyarteritis nodosa in children and adults: a single center study. Int J Rheum Dis. 2017;20:1016-22.
56. Koné-Paut et al. Clinical features of Behçet's disease in children: An international collaborative study of 86 cases. J Pediatr. 1998;132(4):721-5.
57. Plumb LA et al. Paediatric anti-neutrophil cytoplasmic antibody (ANCA)-associated vasculitis: an update on renal management. Pediatr Nephrol. 2018;33:25-39.
58. Rottem M et al. Wegener granulomatosis in children and adolescents: clinical presentation and outcome. J Pediatr. 1993; 122(1):26-31.
59. Zwerina J et al. Churg-Strauss syndrome in childhood: a systematic literature review and clinical comparison with adult patients. Semin Arthritis Rheum. 2009;39:108-11.
60. Churg J, Strauss L. Allergic granulomatosis, allergic angiitis, and periarteritis nodosa. Am J Pathol. 1951;27:277-301.
61. Jennette JC et al. Nomenclature of systemic vasculitides. Proposal of an international consensus conference. Arthritis Rheum. 1994;37:187-92.
62. Ozen S et al. Paediatric Rheumatology International Trials Organisation (PRINTO). EULAR/PRINTO/PRES criteria for Henoch-Schönlein purpura, childhood polyarteritis nodosa, childhood Wegener granulomatosis and childhood Takayasu arteritis: Ankara 2008. Part II: Final classification criteria. Ann Rheum Dis. 2010;69:798-806.
63. Pereira N, Amaro C. Vasculites na infância. Revista SPDV. 2012; 70(2):173-80.
64. Tomac N et al. Churg-Strauss syndrome: a patient report in infancy. Clin Pediatr (Phila). 2003;42:367-70.
65. Sinico RA et al. Prevalence and clinical significance of antineutrophil cytoplasmic antibodies in Churg-Strauss syndrome. Arthritis Rheum. 2005;52:2926-35.
66. Masi AT et al. The American College of Rheumatology 1990 criteria for the classification of Churg-Strauss syndrome (allergic granulomatosis and angiitis). Arthritis Rheum. 1990;33:1094-100.
67. Landais A et al. ZIKA vasculitis: a new cause of stroke in children? J Neurol Sci. 2017;383:211-3.

Síndromes Autoinflamatórias

Anna Carolina F. M. Gomes Tavares • Luciano Junqueira Guimarães • Maria Teresa Terreri

INTRODUÇÃO

As síndromes autoinflamatórias referem-se a um grupo heterogêneo de doenças raras, causadas por defeitos na produção de proteínas envolvidas na imunidade inata, resultante de diversas mutações em genes que codificam essas proteínas. Já foram descritos mais de 20 genes comprometidos na patogênese dessas doenças, a maioria deles codificando proteínas reguladoras de sinal para citocinas pró-inflamatórias, predominantemente interleucina-1 (IL1), mas também interferon do tipo I (IFN-I) e fator de necrose tumoral (TNF).[1]

A primeira síndrome reconhecida foi a febre familiar do Mediterrâneo (FFM), em 1997, seguida da síndrome periódica associada ao receptor do fator de necrose tumoral (TRAPS), em 1999. A maior parte delas manifesta-se por episódios de inflamação sistêmica exuberante de periodicidade variável. Diferentemente do que ocorre nas doenças autoimunes, não há evidências de envolvimento do sistema imune adaptativo e, por consequência, não se observam autoanticorpos circulantes ou células T autorreativas.[2,3] Com frequência, acometem crianças na primeira infância, mas há casos diagnosticados apenas na idade adulta.

Torna-se mandatório considerar essas doenças ao se deparar com quadros crônicos ou recorrentes de inflamação sistêmica, na ausência de infecções ou malignidades com história familiar e associação a diversas etnias. Episódios repetidos das mesmas manifestações, acompanhados por febre e sinais e sintomas diversos, que envolvem múltiplos órgãos e sistemas (articulações, serosas, pele, olhos, sistema nervoso central, trato gastrintestinal etc.), fazem pensar em síndrome autoinflamatória. Entretanto, diversas síndromes autoinflamatórias não apresentam febre. O diagnóstico precoce é crucial para o tratamento oportuno, antes dos danos irreversíveis promovidos pela inflamação crônica. Embora o atraso diagnóstico seja cada vez menos frequente, o tempo médio entre o início dos sintomas e o diagnóstico é, ainda, de 1 a 2 anos.[4]

A interpretação dos testes genéticos, atualmente o padrão-ouro para o diagnóstico, pode ser desafiadora, uma vez que existem inúmeras mutações descritas para um mesmo gene. Além disso, trata-se de testes de custo elevado e indisponíveis corriqueiramente no meio médico.

O objetivo deste capítulo é descrever as principais síndromes autoinflamatórias já conhecidas, bem como suas bases genéticas, principais manifestações clínicas, complicações e tratamentos.

SÍNDROMES AUTOINFLAMATÓRIAS FEBRIS

As síndromes autoinflamatórias febris monogênicas são doenças raras, caracterizadas por episódios recorrentes ou contínuos de febre associados a sintomas inflamatórios sistêmicos. A maioria das doenças desse grupo apresenta como manifestações variadas artrite, serosite, inflamação ocular, inflamação no sistema nervoso central e *rash* cutâneo.[5-8] Ainda, há febre, cujos episódios variam de acordo com a doença, podendo durar de dias a semanas, com intervalo de tempo entre os episódios de semanas a meses ou ser contínua.

Muitas dessas patologias podem promover complicações graves, como amiloidose secundária, sequelas articulares, oculares e neurológicas, quando não diagnosticadas e tratadas precoce e adequadamente.[9] Crises febris com manifestações constantes, que se repetem, associadas a história familiar semelhante, podem sugerir síndrome autoinflamatória.

O inflamassomo é um complexo de proteínas intracelulares que reconhece patógenos ou dano celular e regula a transformação das formas inativas de IL1-beta e IL18 em suas formas ativas, modulando a resposta inflamatória. Mutações em componentes do inflamassomo, como *NOD* (*nucleotide oligomerization domain*) e *NALP* (*pyrin domain-containing protein*), levam à sua ativação aumentada e a consequentes manifestações clínicas.[10] Mutações no gene que codifica NALP3, também chamada de criopirina, provocam doenças do grupo de criopirinopatias.[10] A mutação genética do *NOD* determina a síndrome de Blau e a doença de Crohn.[10] Além do inflamassomo, outros componentes da imunidade inata podem ser afetados nas síndromes autoinflamatórias, como mutações no receptor tipo I do TNF, que levam à TRAPS.[10]

Síndromes febris recorrentes

Febre periódica associada à estomatite aftosa, faringite e adenite

Síndrome autoinflamatória mais comum na infância, pertencente ao grupo das síndromes febris recorrentes, embora sua prevalência exata não seja conhecida. De causa desconhecida, encontrou-se, entretanto, expressão aumentada de genes relacionados com IL1-beta, interferon e quimiocinas.[11] Ainda não foi identificada uma mutação, embora esteja frequentemente presente uma história familiar positiva de casos febris recorrentes.

Ocorre quase sempre em crianças com menos de 5 anos com predomínio no sexo masculino.[9] Geralmente, resolve-se espontaneamente até os 10 ou 12 anos de idade.

Trata-se de uma doença autolimitada caracterizada por episódios recorrentes repentinos de febre elevada acompanhada por úlceras aftosas, faringite (às vezes com exsudato) e linfadenomegalia da cadeia cervical anterior. A febre, a manifestação mais importante, dura de 2 a 7 dias e os episódios se repetem a cada 2 a 12 semanas, podendo chegar a 40°C. Ocorre estomatite aftosa em mais da metade dos casos, desaparecendo em 5 a 10 dias sem deixar cicatrizes. A faringite caracterizada por eritema da faringe e das amígdalas, com ou sem exsudato, e a adenite cervical são menos específicas, mas surgem em quase todos os casos.[12] Outros sintomas associados são dor abdominal, artralgia, cefaleia, náuseas ou vômitos.[12] Os pacientes permanecem assintomáticos entre os ataques.[13]

Os achados laboratoriais são inespecíficos, entretanto deve-se solicitar exames complementares para excluir outros diagnósticos diferenciais. As crises estão frequentemente associadas à leucocitose com neutrofilia moderada e, às vezes, discreta plaquetose, além de elevação na velocidade de hemossedimentação (VHS) e proteína C reativa, que se normalizam nos intervalos entre as crises. A cultura de orofaringe para estreptococos ou outras bactérias apresenta-se negativa.

Para o diagnóstico dessa doença, não são necessários todos os sintomas, devendo-se afastar a possibilidade de episódio de infecção do trato respiratório superior e imunodeficiências. O diagnóstico de febre periódica associada à estomatite aftosa, faringite e adenite (PFAPA) é clínico e de exclusão. A suspeita deve ser considerada em crianças que apresentam episódios febris de origem indeterminada, recorrentes e periódicos ou amigdalites de repetição, intercalados com períodos assintomáticos, sobretudo em crianças em bom estado geral e com desenvolvimento ponderoestatural mantido. Linfadenomegalia generalizada ou hepatoesplenomegalia importante devem levar a outros diagnósticos diferenciais (entre eles a síndrome de hiperimunoglobulinemia D).

Geralmente, há boa resposta ao corticosteroide e os episódios tendem a desaparecer com o tempo. Relatos e séries de casos têm demonstrado resolução da febre em menos de 6 h e dos outros sintomas em menos de 48 h, com dose de prednisona 1 a 2 mg/kg/dose no início do quadro. Pode-se repetir uma segunda dose de 0,5 a 1 mg/kg se a febre não tiver cessado em 48 a 72 h.[14,15] Vários estudos têm apresentado bons resultados, com relato da completa resolução dos sintomas em pacientes com diagnóstico de PFAPA submetidos ao tratamento cirúrgico (amigdalectomia/adenoidectomia).[16-18] Contudo, trata-se de um assunto controverso, com estudos mostrando completa resolução dos sintomas e outros que não identificaram melhora clínica.[19]

Em virtude dos riscos cirúrgicos relacionados com a amigdalectomia, o procedimento cirúrgico deve ser considerado naqueles pacientes em que os sintomas da PFAPA influenciam a qualidade de vida ou naqueles que apresentam má resposta ao tratamento com corticosteroide. Apesar de os resultados obtidos com inibidores de IL-1-beta serem promissores, os estudos são limitados a poucos relatos de casos. São necessários ensaios clínicos randomizados para definir o papel dos inibidores de IL-1-beta no manejo da PFAPA.[11]

Febre familiar do Mediterrâneo

Segunda doença autoinflamatória febril periódica mais frequente, apresenta-se como uma enfermidade autossômica recessiva que afeta predominantemente povos ou descendentes da região do Mediterrâneo, como judeus, árabes, turcos e armênios. Ocorre uma mutação no gene *MEFV* (*Mediterranean fever gene*) localizado no braço curto do cromossomo 16, que codifica uma proteína denominada pirina ou marenostrina A, a qual parece ter papel fundamental na regulação do processo inflamatório (controle de produção de citocinas) e na apoptose. Essa proteína se liga à procaspase-1 e ativa a caspase-1, que cliva a pró-IL1 para sua forma biologicamente ativa.[10,20,21]

Em 90% dos pacientes, o primeiro episódio se inicia antes dos 20 anos. A FFM caracteriza-se por uma tríade clássica de ataques febris recorrentes com serosite (geralmente peritonite) e artrite que duram de 2 a 3 dias. Dor abdominal é a manifestação mais frequente e ocorre em 95% dos pacientes. Pode ser difusa ou localizada e varia de intensidade leve a grave, levando à laparotomia exploratória.

A artrite costuma acometer grandes articulações de membros inferiores. Em 75% dos casos, a monoartrite pode ser a única manifestação da crise.[22] A artrite é aguda, mas pode durar mais que as outras manifestações. Também podem ocorrer artrite crônica e sacroileíte.[23]

Dor torácica causada por pleurite acomete 30% dos pacientes, e a pericardite menos de 1%. Dor e edema testicular podem ser manifestações em meninos pré-escolares. As lesões cutâneas em pés e região pré-tibial se assemelham a erisipela (eritema erisipeloide) e desaparecem espontaneamente. Embora inespecíficas, estão presentes em 7 a 40% dos casos.

Alguns pacientes podem ter vasculites sistêmicas, como púrpura de Henoch-Schönlein e poliarterite nodosa associadas.[23] Episódios de início súbito de febre isolada com resolução espontânea sem sinais de serosite ou artrite são descritos principalmente nos primeiros anos de vida[24], durando de 1 a 3 dias e desaparecendo mesmo sem tratamento – a periodicidade é irregular e pode ocorrer até mesmo anualmente. No período intercrise, os pacientes permanecem assintomáticos.

Os pacientes com FFM podem apresentar sinais e sintomas inespecíficos, mascarar quadros infecciosos ou levar à suspeita de apendicite aguda ou colecistite, eventualmente atrasando o diagnóstico definitivo. A complicação mais importante a longo prazo é a amiloidose secundária (tipo AA).[24]

Não há teste laboratorial específico. Achados incluem o aumento das provas de atividade inflamatória (como VHS, proteína C reativa e fibrinogênio) e leucocitose durante o período de crise. Em pacientes com doença grave ou não controlada, os reagentes de fase aguda podem permanecer alterados mesmo no período entre crises.[25]

A proteína sérica amiloide A (SAA) está aumentada e seus níveis são úteis no monitoramento do tratamento. Níveis persistentemente elevados indicam maior risco de amiloidose. É importante o monitoramento da proteinúria como indicativo de amiloidose renal. Até o momento, já foram descritas pelo menos 299 mutações, a maioria no braço curto do cromossomo 16 no éxon 10, no qual se identificam as quatro principais mutações dos pacientes com FFM: M694V, V726A, M680I e M694I11.[26] A mutação M694V está associada ao desenvolvimento de amiloidose.[27] Não é infrequente haver duas mutações, e em 10% dos pacientes não foi identificada nenhuma mutação.[28]

Quanto ao tratamento, a colchicina na dose inicial de 1 a 2 mg/dia (0,01 a 0,03 mg/kg/dia) compreende a medicação de escolha, já que previne o aparecimento das crises em 60% dos casos, diminui a sua frequência nos outros 20 a 30% e reduz a chance de amiloidose secundária.[29,30] Antagonistas de interleucina 1 (IL1) estão indicados em pacientes com controle incompleto da atividade da doença, mesmo em tratamento com colchicina (5 a 10% dos casos), com níveis séricos elevados de SAA, no caso de intolerância ou outros eventos adversos à colchicina, impossibilitando seu uso, ou quando a doença está associada a vasculites.[31,32] Não existem estudos controlados com essas medicações, mas análogo recombinante humano do antagonista do receptor da IL-1 [anakinra (1 mg/kg/dia)] ou anticorpo monoclonal humano contra a IL-1 [canaquinumabe (2 mg/kg/dose a cada 8 semanas)] parecem benéficos.[33-35] Agentes anti-TNF são descritos em relatos de casos em pacientes com artrite crônica com ou sem sacroileíte que não respondem ao tratamento com colchicina.[36]

Síndrome de hiperimunoglobulinemia D

Também conhecida como deficiência de mevalonatoquinase (HIDS), trata-se de uma doença de herança autossômica recessiva que afeta predominantemente países da Europa, como Alemanha, Holanda e França.[10] Mutações no gene da mevalonatoquinase, localizado no braço longo do cromossomo 12, ocasionam uma deficiência da enzima mevalonato quinase envolvida na via de biossíntese de isoprenoide.[37] Diferentemente das outras síndromes autoinflamatórias, essa doença pode ter desencadeantes como vacinação, pequenos traumas, cirurgia ou estresse.

A atividade residual da enzima mevalonatoquinase está associada a uma maior ou menor gravidade da doença. A enfermidade se inicia nos primeiros meses até 1 ano de vida. Clinicamente, caracteriza-se por crises recorrentes de febre que duram de 4 a 7 dias. Manifesta-se por linfadenomegalia cervical dolorosa, e sintomas gastrintestinais, como dor abdominal, vômitos e diarreia, quase sempre acompanham o quadro. Podem ainda estar presentes hepatoesplenomegalia, cefaleia, artralgia ou artrite de grandes articulações, e lesões cutâneas, como máculas e pápulas eritematosas ou urticariformes, e até mesmo petéquias e púrpuras.

Esporadicamente, podem ocorrer úlceras aftosas dolorosas em boca e genitais. Os sintomas desaparecem no período intercrise; porém, as alterações cutâneas e articulares podem persistir por mais tempo. O intervalo entre as crises pode variar, sendo geralmente de 4 a 6 semanas.

A suspeita diagnóstica se baseia nas características clínicas e nos valores altos da imunoglobulina (Ig) D (maiores que 100 UI/mℓ), além da confirmação da mutação do gene. Entretanto, nas crianças menores de 3 anos, os níveis de IgD podem ser normais. Mais de 80% dos pacientes apresentam elevação da IgA associada ao aumento da IgD. Os achados laboratoriais, como leucocitose e alteração das provas de atividade inflamatória, são inespecíficos e observados durante as crises.[38] O ácido mevalônico está aumentado na urina durante as crises e normaliza no período assintomático. O diagnóstico se confirma com a detecção de atividade enzimática da mevalonato quinase diminuída e a detecção da mutação do gene.

Não há um tratamento bem estabelecido para esses pacientes. Tem-se utilizado corticosteroides e outros imunossupressores, mas eles não são eficazes em todos os pacientes.[39] Agentes biológicos anti-TNF e anti-interleucina 1 podem se tornar opções de tratamento.

A doença pode persistir até a idade adulta, e os pacientes podem apresentar amiloidose na evolução.

Síndrome periódica associada ao receptor do fator de necrose tumoral

Doença autossômica dominante relacionada com mutações na superfamília 1A do receptor solúvel do TNF-alfa.[10,40] Esse gene codifica o receptor p55TNF.

Ocorre principalmente na infância e raramente na idade adulta, o que pode dificultar o diagnóstico nessa faixa etária.

Os pacientes apresentam febre, mialgia e edema periorbitário. Os episódios febris recorrentes são mais longos que nas outras síndromes febris recorrentes, com duração de 1 a 4 semanas com intervalos variáveis intercrises.

Uveíte, conjuntivite e edema periorbitário compreendem manifestações oculares observadas em 50% dos casos. Dor torácica decorrente de pleurite e dor abdominal com diarreia ou obstipação, náuseas e vômitos são frequentes. Durante os picos febris, podem aparecer lesões cutâneas eritematomaculares ou serpiginosas migratórias no tronco e nos membros com mialgia local. Artralgia e, mais raramente, artrite de grandes articulações, cistos sinoviais, linfadenomegalia e dor testicular são outras manifestações da doença.[41]

Os exames laboratoriais mostram neutrofilia, elevação da IgA sérica, discreta elevação da IgD e alterações das provas de atividade inflamatória, principalmente na fase aguda. A mutação R92Q é a mais frequentemente encontrada e está associada à doença mais leve e tardia. Amiloidose pode ocorrer em 25% dos casos.[42]

Os corticosteroides em altas doses, o agente anti-TNF-alfa etanercepte (e não os anticorpos monoclonais anti-TNF-alfa) e a anti-interleucina 1 são as medicações de escolha no tratamento desses pacientes.[43]

Síndromes periódicas associadas à criopirina (criopirinopatias)

As criopirinopatias (CAPS) são doenças autossômicas dominantes causadas por mutações no *CIAS1* (*cold induced autoinflammatory syndrome*), também chamado de *NLRP3* ou *NALP3*. O gene *CIAS1* está localizado no cromossomo 1q44 e codifica a proteína criopirina relacionada com a regulação da caspase-1. Sua concentração alterada causa a superexpressão da IL-1 beta, cuja produção elevada desencadeia episódios recorrentes de inflamação sistêmica.

A criopirina também está envolvida na regulação da via da apoptose e da ativação do fator nuclear kappa B.[44,45] O mecanismo pelo qual as mutações no gene *CIAS1* causam doenças inflamatórias ainda não é totalmente compreendido; contudo, estudos *in vitro* sugerem que essas mutações apresentam efeito de ganho de função, provavelmente pela perda de mecanismos reguladores associados à ativação.[46]

Essas síndromes vêm sendo consideradas uma entidade clínica única, mas com graus variados de gravidade. A síndrome periódica familiar associada ao frio (FCAS) é a forma mais leve de apresentação; a síndrome neurológica, cutânea e articular crônica infantil (CINCA), também conhecida como doença inflamatória multissistêmica de início neonatal (NOMID), é a mais grave; e a síndrome de Muckle-Wells (MWS), a intermediária. Pode também haver sobreposição entre as três doenças, todas com possibilidade de evoluir para amiloidose sistêmica.

As CAPS se caracterizam por episódios recorrentes de inflamação sistêmica, que envolvem inúmeros tecidos, inclusive articulações, pele, sistema nervoso central, olhos e ouvidos. Muitas vezes, os pacientes apresentam-se com episódios recorrentes de febre e erupção cutânea pseudourticariforme. A erupção cutânea está presente em todas as três doenças, compreendendo, em geral, a primeira manifestação após o nascimento ou na primeira infância. Ela apresenta caráter migratório, urticariforme, maculopapular e está com frequência associada ao prurido.

O diagnóstico das CAPS se baseia na anamnese e nas manifestações clínicas, sendo posteriormente confirmado por estudo genético. Avaliações neurológica, oftalmológica, otorrinolaringológica e radiológica podem ser úteis para distinguir as três doenças.

Mutações diferentes no gene *CIAS1* (mais de 170) têm sido associadas à CAPS, algumas delas exclusivamente relacionadas com uma das síndromes (FCAS, MWS e/ou CINCA).[47] Reconhece-se que cerca de 50% dos pacientes com diagnóstico de CINCA e de 25 a 33% daqueles com MWS têm mutações no *CIAS1* não identificadas.[48]

O diagnóstico genético com análise do gene *CIAS1* deve ser conduzido nos casos suspeitos de CAPS, isto é, pacientes antes dos 20 anos com episódios recorrentes de inflamação manifestada por urticária e febre. Níveis séricos de proteínas de fase aguda, como proteína C reativa e SAA, normalmente estão elevados. Leucocitose e neutrofilia também são observadas. Para a pesquisa de amiloidose renal secundária, deve-se fazer rotineiramente exames de função renal e de proteinúria. Já o exame do líquido cefalorraquidiano deve ser realizado nos casos suspeitos de CINCA e MWS, quando se observam número elevado de leucócitos polimorfonucleares, elevação de proteína e aumento na pressão intracraniana.[49] Exames de imagem, como tomografia computadorizada de crânio ou ressonância magnética do cérebro, podem identificar dilatação ventricular com sulco proeminente e atrofia cerebral.[50]

A radiografia simples consegue identificar acometimento ósseo e articular, caso haja osteopatia metafiseal e comprometimento da placa de crescimento.[51] Audiometria é importante para o diagnóstico precoce e o seguimento da surdez neurossensorial, assim como para a avaliação oftalmológica e neurológica.

O tratamento das CAPS baseia-se no bloqueio da via de ativação de IL1. Três tipos diferentes de antagonista do receptor de IL-1estão disponíveis: anakinra; proteína de fusão composta pelo receptor do tipo I da IL-1 e pela proteína acessória do receptor da IL-1 e pela fração Fc da IgG1 humana (rilonacepte); e canaquinumabe.

O tratamento com anakinra, em dose diária subcutânea de 100 mg/dia ou 1 mg/kg, tem se mostrado benéfico em várias publicações da literatura.[52-55] Os efeitos adversos mais comumente relatados foram reações no local da aplicação e infecção do trato respiratório superior.

O canaquinumabe, em dose subcutânea de 150 mg/dose ou 2 mg/kg a cada 8 semanas, dirige-se para o tratamento de crianças com idade superior a 4 anos e adultos com diagnóstico de FCAS e MWS. A literatura mostra bons resultados e segurança.[56] Os efeitos adversos mais relatados foram faringite, rinite, náuseas, diarreia e vertigem.

O uso de agentes anti-IL1 é associado a rápida remissão dos sintomas na maioria dos pacientes com diagnóstico de CAPS. Ainda não está claro se o rilonacepte e o canaquinumabe oferecem opção terapêutica para tratamento da meningite asséptica, comprometimento ocular ou perda auditiva. Nenhuma das três medicações anti-IL1 evita a progressão das lesões ósseas.[57] Mundialmente, o alto custo desses medicamentos, empregados cronicamente em todos os pacientes, ainda representa o principal limitante para o seu uso.

Síndrome neurológica, cutânea e articular crônica infantil

A CINCA (crônico-infantil-neurológica-cutânea-articular) está associada ao fenótipo mais grave desse espectro de doenças.[58] Os primeiros sintomas ocorrem ainda nas primeiras semanas de vida ou na primeira infância.

Clinicamente, caracteriza-se por febre intermitente ou contínua, além de *rash* cutâneo não pruriginoso e migratório presente em todos os pacientes, geralmente na 1ª semana de vida. Há comprometimento articular simétrico (joelhos, tornozelos e cotovelos) em metade dos casos no 1º ano de vida, em geral de grandes articulações e limitado a artralgia e edema transitório. Em um terço dos pacientes, pode ocorrer artropatia incapacitante.[59]

Pacientes com CINCA também podem apresentar crescimento excessivo da cartilagem epimetafisária de ossos longos com aumento endurecido da articulação, ainda que sem espessamento sinovial. Eventualmente, pode causar deformidades e promove discrepância no comprimento de membros, contraturas articulares e artropatia degenerativa (Figura 39.1).[51] Surgem alterações do sistema nervoso central em quase todos os pacientes, causadas por meningite asséptica crônica por infiltração leucocitária.[59] Aumento da pressão intracraniana leva a sintomas como cefaleia, vômitos e convulsões, atraso do desenvolvimento neuropsicomotor e espasticidade de membros inferiores. O comprometimento ocular caracteriza-se principalmente por atrofia e neurite óptica, papiledema, conjuntivite, ceratite e uveíte, podendo evoluir para cegueira.[60] A uveíte anterior ocorre em aproximadamente 50% dos pacientes e uveíte posterior em 20%.[60] Surdez neurossensorial e rouquidão representam outras manifestações. Amiloidose surge em até 80% dos casos.[61]

As alterações laboratoriais são inespecíficas e, geralmente, de leve intensidade. Na radiografia, pode-se encontrar aumento do crânio e da relação crânio/face e atraso no fechamento da fontanela anterior, além de alterações epifisárias e metafisárias dos ossos longos (Figura 39.2).

Quanto ao tratamento, os anti-inflamatórios não hormonais (AINH) podem aliviar os sintomas, mas não influenciam o processo inflamatório. Agentes biológicos anti-IL1, como anakinra e canaquinumabe, vêm sendo utilizados com sucesso no controle das manifestações clínicas e laboratoriais.[52,62] A evolução da doença é crônica, com surtos recorrentes e piora progressiva com deformidades importantes.

Síndrome de Muckle-Wells

Mais tardia (2ª década de vida), caracteriza-se por episódios recorrentes de febre e *rash* urticariforme, alterações articulares (artralgia ou artrite), surdez e conjuntivite. A febre dura de 1 a

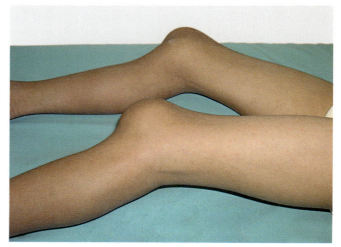

Figura 39.1 Aumento de volume de joelhos, sem sinais inflamatórios, em um paciente com CINCA.

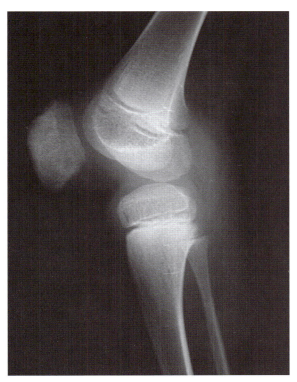

Figura 39.2 Radiografia dos joelhos do paciente mostrando aumento do tamanho da patela, sem erosões ou diminuição do espaço articular, em um paciente com CINCA.

3 dias, embora nem sempre esteja presente.[63] Comprometimento neurológico não é frequentemente descrito, mas podem ocorrer cefaleia e papiledema. Amiloidose secundária compreende a complicação mais grave e desenvolve-se na vida adulta em cerca de 30% dos casos.[63] Observa-se perda auditiva neurossensorial em 70% dos pacientes.[64]

Urticária familiar ao frio

Em geral iniciada na primeira infância, define-se por episódios recorrentes e autolimitados de febre baixa e erupção urticariforme não pruriginosa algumas horas após a exposição a baixas temperaturas.[65] Isso a diferencia da urticária induzida pelo frio, na qual o contato com superfícies frias é o desencadeante.

Os episódios febris duram 24 h e são, geralmente, acompanhados por calafrios, conjuntivite, artrite ou artralgia, mialgia, cefaleia e náuseas, parecendo um quadro de gripe. Entre as manifestações cutâneas, estão máculas, placas eritematosas e petéquias. A duração dos ataques é geralmente curta.[66] Surdez e amiloidose não são observadas com frequência nessa síndrome, embora a segunda possa ocorrer tardiamente. Muitos pacientes com FCAS são seguidos por anos e até mesmo décadas, como se tivessem atopia com resposta refratária ao tratamento; entretanto, a existência de dermatite neutrofílica orienta o diagnóstico.

SÍNDROMES AUTOINFLAMATÓRIAS NÃO FEBRIS

Artrite granulomatosa pediátrica

Em 1985, a síndrome de Blau foi descrita simultaneamente por Blau e Jabs como uma doença inflamatória granulomatosa familiar de herança autossômica dominante causada por mutações no gene *NOD2*.[67-69] Outra doença com mesmo fenótipo clínico e também causada por mutações no gene *NOD2*, mas de causa esporádica, foi denominada sarcoidose de início precoce, sendo ambas conhecidas como artrite granulomatosa pediátrica (AGP).[70,71]

O *NOD2*, também conhecido como *CARD15*, localizado no cromossomo 16, é considerado um sensor citoplasmático para componentes patogênicos, de forma semelhante aos *toll-like receptors* (TLR), e o estímulo do NOD2 pode resultar na ativação das vias do *nuclear fator kappa-light-chain-enhancer of activated B cells* (NF-kappa B) e *mitogen-activated protein kinase* (MAPK), determinando a produção de citocinas envolvidas na resposta imune inata, como IL1-beta e defensinas.[8]

A AGP é uma doença rara. Em um estudo multicêntrico realizado em 2015, foram recrutados 31 pacientes com inflamação granulomatosa crônica, principalmente de pele, articulações e olhos, com início da doença antes dos 4 anos de idade.[67,72] Ao contrário da sarcoidose em adultos, o acometimento do parênquima pulmonar e a adenomegalia mediastinal não são manifestações predominantes.

Em geral, o acometimento cutâneo é o primeiro a aparecer, no 1º ano de vida, em aproximadamente 80% dos pacientes. Clinicamente, manifesta-se com maior frequência como *rash* eritematoso com finas escamas micromaculopapulares, no tronco e nas extremidades, fazendo diagnóstico diferencial com dermatite atópica (Figura 39.3), ou, quando de descamação intensa e de coloração marrom, com ictiose vulgar. Eritema nodoso também foi descrito em alguns casos.[72,73] Biopsia cutânea realizada nesses pacientes evidencia infiltrado inflamatório granulomatoso não caseoso em mais de 90% dos casos.[74]

As manifestações articulares surgem mais comumente entre os 2 e 4 anos de vida, em praticamente 100% dos casos, em sua maioria poliarticulares e simétricas. Punhos, joelhos, tornozelos e interfalângicas proximais das mãos são as articulações mais acometidas. Uma característica marcante consiste em uma sinovite exuberante (*boggy synovitis*), mas sem erosões (aproximadamente 75% dos casos).[74]

Em geral, com pouco tempo de doença, ocorre uma deformidade em contratura dos dedos das mãos chamada camptodactilia (Figura 39.4). A tenossinovite também é uma

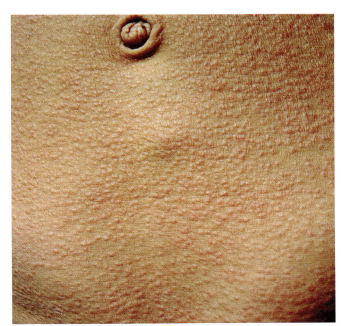

Figura 39.3 Exantema elevado.

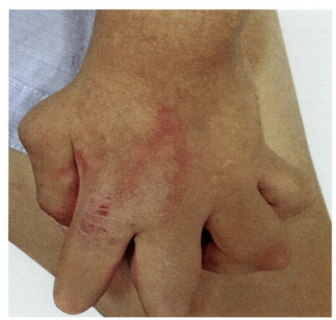

Figura 39.4 Camptodactilia e *boggy synovitis*.

característica da AGP, acometendo principalmente os tendões dos tornozelos.[73] A radiografia de mãos e punhos apresenta algumas características bem sugestivas de AGP, como camptodactilia, displasia dos ossos do carpo, epífise radial bicôncava e alargamento da cabeça da ulna (Figura 39.5).[72]

Há envolvimento ocular em média a partir do 4º ano de vida, acometendo cerca de 60 a 80% dos pacientes.[74] Na maioria dos casos, é bilateral, apresentando-se como uma iridociclite insidiosa com uveíte posterior e potencial de evoluir para uma grave panuveíte com coroidite multifocal.[73] Com a evolução da doença, a maior parte dos pacientes apresenta complicações como sinéquias, catarata, glaucoma e baixa acuidade visual, podendo chegar a amaurose total.[72]

Além da tríade clássica composta por dermatite, artrite e uveíte, Rosé et al. encontraram outras manifestações clínicas em 52% dos pacientes, sendo as mais comuns febre recorrente, paralisia facial transitória, adenomegalia generalizada, hepatomegalia, esplenomegalia, doença pulmonar intersticial e alguns casos de nefrite intersticial.[72]

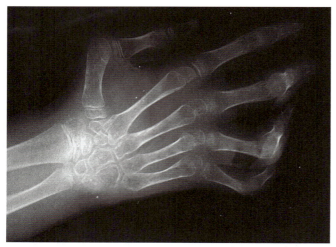

Figura 39.5 Camptodactilia e displasia dos ossos do carpo, sem erosões.

Os exames laboratoriais podem evidenciar leucocitose persistente, plaquetose e elevação de VHS e proteína C reativa.[74] O diagnóstico somente é firmado pelo encontro de mutação no gene *NOD2*.[26]

Para o tratamento das lesões cutâneas, não há agentes específicos; em geral, as lesões melhoram com o passar dos anos. Para o quadro articular, utilizam-se AINH, corticosteroides e metotrexato, conforme a gravidade de cada caso.[21] Para os refratários, podem ser empregados os agentes anti-TNF, de preferência o infliximabe na dose 5 a 10 mg/kg a cada 4 a 6 semanas. Adalimumabe e etanercepte não parecem ter o mesmo efeito.[73,74] Yasui et al. descreveram dois casos de pacientes refratários aos medicamentos descritos anteriormente que obtiveram grande melhora articular e ocular após iniciar a talidomida com dose inicial de 2 mg/kg/dia.[75] Os bloqueadores da IL1 podem ser utilizados nos casos de uveíte grave, não responsiva a outros medicamentos. Simonini et al. descreveram um caso de um menino de 4 anos com uveíte grave, refratária a vários medicamentos, que obteve grande melhora com dose mensal de canaquinumabe 2 mg/kg.[76]

Síndromes ósseas piogênicas assépticas

Englobam um grupo de doenças autoinflamatórias, como: osteomielite multifocal recorrente (CRMO); osteomielite crônica não bacteriana (CNO); artrite piogênica, pioderma gangrenoso e acne (PAPA); síndrome da deficiência do antagonista do receptor da IL-1 (DIRA); osteomielite multifocal recorrente familiar (Majeed); e sinovite, acne e pustulose, hiperostose e osteíte (SAPHO). Em comum, além da inflamação óssea asséptica, essas síndromes apresentam inflamação cutânea (pustulose palmoplantar, psoríase, acne, síndrome de Sweet) e intestinal (doença de Crohn, retocolite ulcerativa e doença celíaca). A febre, ao contrário das outras doenças autoinflamatórias, não constitui um sinal predominante.[77,78]

Osteomielite multifocal recorrente e crônica não bacteriana

Descritas em 1972 por Giedion como uma forma não usual de osteomielite, subaguda e crônica, ocorrem primariamente em crianças e adolescentes, sendo de caráter não familiar e de etiologia desconhecida. A CRMO faz referência aos casos recorrentes e com lesões multifocais, enquanto a CNO, aos casos com foco único ou poucos focos de inflamação óssea.[79] Até 2016, tinham sido descritos em torno de 400 casos na literatura médica.[80]

A fisiopatologia permanece desconhecida, mas parece haver uma falta de equilíbrio entre as citocinas pró e anti-inflamatórias com aumento de IL6, TNF-alfa e redução da IL10.[31] O principal sintoma da CRMO consiste em dor de início insidioso associada ao aumento de volume local e exacerbação dolorosa à compressão sobre as áreas ósseas afetadas. Envolvimento da clavícula é o sinal clássico, mas as metáfises e epífises do fêmur, tíbia e úmero são frequentemente afetadas. As lesões podem acometer qualquer osso, com exceção do neurocrânio.[80,82,83]

Um estudo realizado por Roderick et al. descreveu 41 casos, sendo 31 mulheres e 10 homens, com média de início dos sintomas aos 9 anos e diagnóstico aos 11 anos de idade (média de tempo até o diagnóstico de 15 meses). Os ossos mais acometidos foram tíbia, vértebras torácicas, fêmur, pelve e clavícula, sendo o acometimento assimétrico na maioria dos casos. Apenas 15% apresentaram febre, 17% artrite e e 27% lesões cutâneas, como pustulose e psoríase.[80]

Fraturas e compressão vertebral podem constituir os primeiros sinais da CRMO, entretanto o acometimento vertebral pode ser inicialmente silencioso. Dessa maneira, deve-se realizar ressonância magnética de coluna em todos os pacientes com suspeita de CRMO, a qual pode demonstrar precocemente edema medular, expansão óssea, áreas líticas e reação periosteal.[82]

Não há exame laboratorial específico, e a VHS e a proteína C reativa podem estar pouco elevadas ou no limite superior da referência. O diagnóstico definitivo é de exclusão, devendo-se descartar doenças como infecções, neoplasias ósseas e histiocitose das células de Langerhans.[82]

Em virtude da dificuldade diagnóstica, Roderick et al. propuseram critérios para o diagnóstico da doença (Quadro 39.1), embora não validados até o momento. Dos 41 casos analisados retrospectivamente, 34 preencheram o critério 1, e seis foram submetidos à biopsia (critério 2). O atraso no diagnóstico e, consequentemente, no tratamento podem levar a fraturas ósseas de repetição, hipercifose e uso prolongado e desnecessário de antibióticos, além de biopsias ósseas de repetição.[80]

Para o tratamento, os AINH são medicamentos de primeira linha, com preferência para o naproxeno. Aproximadamente dois terços dos pacientes apresentam boa resposta aos AINH, embora pareçam ser mais eficazes naqueles com CNO.[84] Os AINH podem induzir melhora da atividade inflamatória por longos períodos, mas não são suficientes para levar à remissão na maioria dos pacientes.[85] Naqueles que não respondem aos AINH, ou apresentam reativação frequente, podem ser utilizados corticosteroides, metotrexato, sulfassalazina (principalmente nos poucos pacientes que apresentam HLA B27 positivo) e agentes anti-TNF.[86] O pamidronato 1 mg/kg/dia durante 3 dias consecutivos pode ser usado nos pacientes com fratura vertebral e nos pacientes refratários aos medicamentos anteriores, mostrando boa eficácia e melhora em mais de 80% dos casos. Alguns pacientes necessitam de 3 a 4 cursos com intervalo de 4 semanas entre eles.[87]

Sinovite, acne e pustulose, hiperostose e osteíte

O termo SAPHO foi cunhado em 1987 por Chamot et al., que coletaram 85 casos com manifestações dermatológicas, incluindo acne grave e pustulose palmoplantar, associadas a sinais radiográficos de hiperostose e osteíte.[88,89]

A prevalência estimada é de 1/10.000, mais comumente em europeus, mulheres, crianças e adultos jovens, embora possa ocorrer em qualquer idade.[90,91] A fisiopatologia é multifatorial e não totalmente conhecida. Alguns sugerem um gatilho infeccioso de baixa virulência, como o *Propionibacterium acnes*, pela relação da síndrome com a acne. Também existe uma teoria sobre a predisposição genética para desenvolver a doença. O HLA B27 tem sido descrito como um potencial fator genético de risco, em razão da semelhança entre os sinais clínicos da SAPHO com as espondiloartrites, mas a prevalência do HLA B27 nos pacientes com SAPHO é de aproximadamente 13%.[92-94]

Com frequência, as manifestações cutâneas são graves e desfigurantes – a pustulose palmoplantar compreende a forma mais comum e mais da metade dos pacientes as apresentarão em algum momento da doença. Outras manifestações cutâneas incluem a psoríase pustular e a psoríase vulgar.[95,95,96] Hidroadenite supurativa consiste em outra manifestação comum, estando associada, na maioria dos casos, à artrite erosiva.[97] Acne conglobata ou *fulminans* (Figura 39.6) acomete cerca de 25% dos pacientes. As lesões cutâneas podem preceder, ser simultâneas ou surgir após o quadro musculoesquelético.[92,95]

As manifestações articulares mais frequentes são oligoartrite erosiva ou não, que acomete principalmente joelhos, tornozelos, metacarpo e metatarsofalângicas, entesites, esclerose de sacroilíaca, osteíte na parede torácica anterior (esterno, clavícula, costelas), esqueleto axial e pelve. A dor e o aumento de volume das articulações da parede torácica anterior são causados por hiperostose e osteíte. O acometimento articular é intermitente com períodos de exacerbação e remissão, sem se correlacionar com os períodos de atividade cutânea.[90]

Os exames de imagem são extremamente importantes para o diagnóstico. O aspecto das lesões dependerá do estágio da doença e do método de imagem realizado. As alterações na coluna podem facilitar o diagnóstico precoce e evitar biopsias desnecessárias. A radiografia pode mostrar lesões osteolíticas nos estágios iniciais, com ou sem esclerose marginal. As lesões crônicas são predominantemente escleróticas. Ao contrário dos adultos, o acometimento da parede torácica anterior nas crianças se dá apenas na clavícula. O acometimento da coluna pode ter várias formas, incluindo hiperostose vertebral, lesões osteolíticas com colapso vertebral, espondilite com ou sem discite, ossificação paravertebral e, com o passar dos anos, sindesmófitos e sacroiliíte.[97-100]

A ultrassonografia pode ser indicada para investigar entesites, mais comumente nos tendões do calcâneo e patelar. A cintilografia óssea é capaz de evidenciar uma alteração bastante característica da doença na articulação esternoclavicular chamada sinal da cabeça de boi.[101] A ressonância compreende o método mais sensível para evidenciar lesões em estágio inicial, podendo mostrar erosões nos ângulos vertebrais.[102]

A frequente apresentação atípica ou incompleta da doença pode retardar o diagnóstico. Em 1988, Benhamou et al. propuseram critérios para inclusão e exclusão de pacientes com SAPHO (Quadro 39.2), que, embora não validados, ainda são utilizados nos dias atuais para auxiliar o diagnóstico.[103]

A existência de um dos quatro itens do critério de inclusão é suficiente para o diagnóstico de SAPHO.[103] Ainda não está bem definido se CRMO e SAPHO são a mesma doença, que se apresenta em idades distintas, assim como se a SAPHO é uma espondiloartrite.[78,79]

O tratamento da SAPHO segue os mesmos princípios da CRMO com algumas ressalvas. A isotretinoína é indicada nos pacientes que apresentam acne grave, e a associação com pamidronato mostrou bons resultados.[104,105] Antibióticos como a doxiciclina, azitromicina e clindamicina podem ser indicados, mas sua eficácia foi demonstrada apenas em alguns casos.[106]

Quadro 39.1 Critérios de Bristol para diagnóstico de CRMO.

- Sinais clínicos típicos: dor óssea, edema localizado, sem sinais locais ou sistêmicos de inflamação ou infecção
- Sinais radiológicos típicos: radiografia (combinação de lesões líticas, esclerose e neoformação óssea) ou preferencialmente ressonância magnética com STIR (edema de medula óssea +/−, expansão óssea, áreas líticas e reação periosteal)
- Critério 1: acometimento de mais de 1 osso (ou somente clavícula) com proteína C reativa < 30 g/ℓ
- Critério 2: doença unifocal (outra além da clavícula) ou proteína C reativa > 30 g/ℓ com biopsia óssea demonstrando alterações inflamatórias (células plasmáticas, osteoclastos, fibrose ou esclerose), sem crescimento bacteriano em paciente que não está usando antibióticos

Fonte: Roderick et al., *2016*.[80]

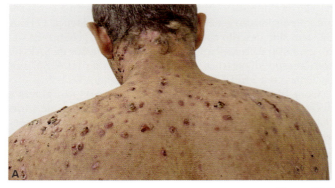 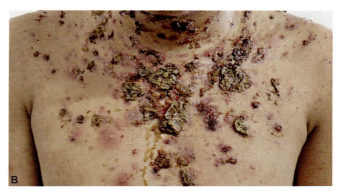

Figura 39.6 Acne *fulminans*.

Síndrome de artrite piogênica asséptica, pioderma gangrenoso e acne

Descrita pela primeira vez em 1997, a síndrome PAPA é uma doença rara de herança autossômica dominante causada por mutações no gene que codifica a proteína *proline-serine-threonine phosphatase interacting protein 1* (PSTPIP1). Acredita-se que mutações na PSTPIP1 ativem consequentemente a produção de IL1-beta.[107-109]

Os pacientes apresentam, mais comumente, monoartrite estéril, com dor intensa, acometendo principalmente cotovelos, joelhos e tornozelos, com início na infância. Os episódios de artrite podem ser precipitados por trauma, mas são possíveis recorrências sem fatores desencadeantes. Recidivas podem levar à artrite erosiva, embora os sintomas articulares tendam a melhorar na idade adulta. O acometimento cutâneo varia, a patergia é frequente e podem surgir pústulas seguidas de ulceração na primeira infância, após um pequeno trauma. Acne facial grave com formação cística nodular e pioderma gangrenoso (Figura 39.7) localizado principalmente em membros inferiores em geral se manifestam durante a puberdade e podem persistir na idade adulta. Exames laboratoriais mostram leucocitose e níveis elevados de VHS e proteína C reativa.[110]

Uma síndrome semelhante e também causada por mutações no gene que codifica a PSTPIP1 foi denominada PASH. Os pacientes apresentam pioderma gangrenoso, acne e hidroadenite supurativa (Figura 39.8). Essa síndrome se caracteriza por ser recorrente, crônica e debilitante, iniciando-se geralmente na puberdade com pico nos adultos jovens. Ao contrário da PAPA, não apresenta acometimento articular.[111-113]

Dois pesquisadores independentes descobriram uma nova síndrome também associada a mutações no gene que codifica a PSTPIP1 denominada PAPASH, com ocorrência de artrite piogênica, pioderma gangrenoso, hidroadenite supurativa e acne.[114,115]

Saraceno et al. sugeriram que a concomitância de artrite psoriásica, pioderma gangrenoso, acne e hidroadenite supurativa, descrita em um homem de 58 anos, representava uma nova doença autoinflamatória chamada PsAPASH.[116]

O diagnóstico de certeza dessas síndromes somente é confirmado pelas alterações clínicas associadas ao encontro de mutações no cromossomo 15q, que codifica a PSTPIP1.[117]

O tratamento se baseia nos agentes anti-TNF e anti-IL1 com melhores respostas com os anti-TNF. As manifestações articulares podem responder aos corticosteroides, mas frequentemente exacerbam a acne. Os retinoides tópicos e sistêmicos mostram boa eficácia no tratamento das formas graves de acne.[110]

A hiperexpressão da IL17 nas lesões de pele de pacientes com pioderma gangrenoso e nas síndromes relatadas possibilita o uso futuro dos antagonistas da IL17, como o secuquinumabe, nesses pacientes.[118]

Quadro 39.2 Critérios para inclusão e exclusão de pacientes com SAPHO.

Critérios de inclusão
• Manifestações osteoarticulares com acne conglobata, acne *fulminans* ou hidroadenite supurativa
• Manifestações osteoarticulares com pustulose palmoplantar
• Hiperostose (parede torácica anterior, membros ou coluna) com ou sem dermatose
• CRMO envolvendo o esqueleto axial ou periaxial com ou sem dermatose
• Algumas vezes relatados:
▪ Possível associação com psoríase vulgar
▪ Possível associação com doença inflamatória intestinal
▪ Sinais de espondilite anquilosante
▪ Infecção por bactérias de baixa virulência

Critérios de exclusão
• Osteomielite séptica
• Artrite infecciosa da parede torácica
• Pustulose palmoplantar infecciosa
• Ceratoderma palmoplantar
• Hiperostose esquelética idiopática difusa, exceto por associação fortuita
• Manifestação osteoarticular de terapia por retinoides

Fonte: Benhamou et al., 1988.[103]

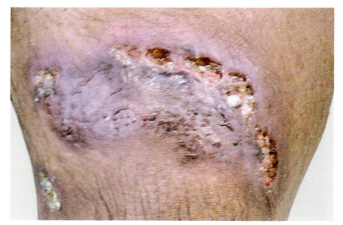

Figura 39.7 Pioderma gangrenoso.

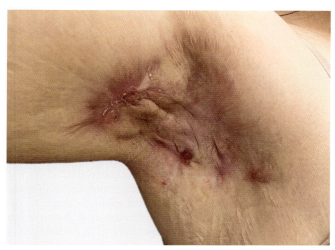
Figura 39.8 Hidroadenite supurativa.

Síndrome de Majeed

Doença rara de herança autossômica recessiva, é causada por mutações no gene que codifica a proteína LPIN2, localizado no cromossomo 18.[119-121]

Os pacientes com síndrome de Majeed apresentam osteomielite multifocal recorrente crônica, anemia diseritropoética congênita e dermatite neutrofílica de início precoce, principalmente no período neonatal. Alguns pacientes podem apresentar febre elevada.[122] A osteomielite é capaz de acometer clavículas, esterno, ossos longos e, menos comumente, mandíbula ou corpos vertebrais. O quadro cutâneo, caracterizado por dermatite pustulosa, se dá na minoria dos pacientes; porém, lesões psoriásicas e síndrome de Sweet já foram descritas. O diagnóstico de certeza apenas é firmado pelo encontro de mutação no gene *LPIN2*.[122,123]

O tratamento também é baseado no uso de AINH, corticosteroides e agentes anti-TNF.[124] Os pacientes refratários apresentaram ótima resposta com uso dos anti-IL1.[124,125]

Deficiência do antagonista do receptor de IL1

Em 2009, Goldbach-Mansky et al. descreveram uma doença de herança autossômica recessiva, causada por mutações em IL1RN, gene que codifica o antagonista do receptor da IL1, sendo denominada deficiência do antagonista do receptor de IL1 (DIRA). A doença se caracteriza por início precoce dos sintomas, mais frequentemente no período neonatal. Os pacientes apresentam dermatite pustulosa e osteomielite multifocal asséptica.[126-128]

As lesões cutâneas podem variar de lesões pustulosas esparsas a dermatite pustulosa generalizada grave ou lesões ictisiosiformes. Podem surgir lesões ungueais, como *pitting* e onicólise. A biopsia de pele consegue evidenciar infiltrado inflamatório neutrofílico em epiderme e derme, pústulas córneas, acantose e hiperqueratose. A osteomielite, caracterizada clinicamente por dor à manipulação e edema periarticular, ocorre em todos os pacientes. Os achados radiológicos mais frequentes são alargamento de arcos costais, elevação periosteal de ossos longos e lesões osteolíticas multifocais. A febre, assim como nas outras síndromes ósseas piogênicas, não representa uma característica marcante. Alguns pacientes podem apresentar sintomas similares aos da síndrome CINCA, como pneumopatia intersticial, úlceras orais, refluxo gastrintestinal, hepatoesplenomegalia, vasculopatia, fusão de vértebras cervicais e trombose. Exames laboratoriais evidenciam elevação acentuada de provas inflamatórias.[128-130]

O diagnóstico se baseia no quadro clínico e na pesquisa da mutação do gene que codifica IL1RN.[130] O tratamento de escolha para DIRA consiste na administração de anakinra na dose de 1 a 5 mg/kg/dia, que determina melhora significativa dos sintomas cutâneos e ósseos e da qualidade de vida quando iniciado precocemente.[126,131] Se o diagnóstico e tratamento não forem precoces, pode haver óbito por disfunção orgânica múltipla.[127]

Síndromes autoinflamatórias raras

Síndromes associadas ao PLCG2

Deficiência de anticorpo associado a *PLCG2* e desregulação imune

Também chamada de urticária familiar atípica associada ao frio (FACU) ou síndrome autoinflamatória familiar associada ao frio 3 (FCAS 3). A eficiência de anticorpo associado a *PLCG2* e desregulação imune (PLAID) tem herança autossômica dominante, rara e envolve deleções no gene *PLCG2*, com casos mais frequentemente relatados em europeus. Fosfolipase C gama 2 catalisa a hidrólise de PIP2 em IP3. IP3 funciona como um sinalizador para a liberação de cálcio do retículo endoplasmático para a ativação celular. As deleções nesse gene levam a um influxo pobre de cálcio, formação deficitária de células B de memória e redução da produção de imunoglobulinas.[132] Tem início antes dos primeiros 6 meses de idade, mas podem ser feitos diagnósticos na idade adulta, em casos menos graves. As manifestações clínicas mais importantes são urticária após exposição ao frio (menos de 5 min)[132,133] – podendo estar associada ou não ao angioedema –, infecções respiratórias recorrentes (sinusites ou sinusotraqueobronquites) e dermatite granulomatosa difusa.[132] Há associação com fenômenos alérgicos em mais de 50% dos casos e pode estar relacionada com doenças autoimunes.[132,134] Os níveis de IgE séricos estão elevados, há redução dos níveis de outras imunoglobulinas circulantes e o fator antinuclear se encontra positivo em mais de 60% dos casos.[132,133] A recomendação atual de tratamento refere-se à crioproteção (com orientação de rápido aquecimento após exposição ao frio); o uso de anti-histamínicos parece efetivo.[132]

Autoinflamação, deficiência do anticorpo associado a *PLCG2* e desregulação imune

Também conhecida pela sigla APLAID, tem herança autossômica dominante, rara (com frequência desconhecida), que se manifesta após mutações (*missense point mutation*[5]) no gene *PLCG2*, de início na infância. Caracteriza-se por lesões cutâneas recorrentes do tipo placas eritematosas e vesicopustulares (podem mimetizar celulite), artralgia, inflamação ocular (erosões corneanas, uveíte), pneumonite intersticial com bronquiolite[132] e infecções recorrentes.[132-134] As lesões cutâneas se intensificam com o calor ou a exposição solar.

Diferentemente da PLAID, não se observa urticária induzida pelo frio nesses pacientes.[132] Estes podem apresentar ainda sintomas abdominais, como crises de dor e diarreia sanguinolenta, além de colite ulcerativa.[134] Amiloidose é rara. Ao laboratório, verificam-se níveis séricos reduzidos de imunoglobulinas circulantes e também das células B de memória. Em ambas as situações, a resposta a doses altas de corticosteroides e anakinra não foi satisfatória.[133]

Síndrome associada à deficiência de ADA2 | Deficiência de adenosina deaminase 2

Também chamada de febre com acidente vascular encefálico de início precoce, tem herança autossômica recessiva, que envolve mutações de perda de função no gene *CECR1*, implicado na produção de adenosina deaminase 2 (ADA2), que parece compreender um fator de crescimento endotelial e de diferenciação leucocitária. Apesar de não serem expressas nas células endoteliais, as mutações em ADA2 comprometem a integridade endotelial. Além disso, estão presentes nas células mieloides, e sua deficiência compromete a diferenciação de macrófagos.[135]

A real frequência da deficiência de adenosina deaminase 2 (DADA2) e os grupos étnicos mais acometidos são desconhecidos. Os sintomas, que iniciam logo na primeira infância, compreendem febre recorrente, *rash* livedoide, acidentes vasculares encefálicos lacunares recorrentes e hepatoesplenomegalia. Ocorrem elevação de provas de fase aguda e hipogamaglobulinemia[135], além de vasculopatia difusa, com comprometimento da integridade do endotélio, e ativação de células endoteliais.

A histologia das biopsias das lesões cutâneas mostra um intenso infiltrado mononuclear perivascular, sem vasculite.[133,135] Não há relatos de trombofilia associada. Em virtude da hipogamaglobulinemia observada nesses pacientes, as infecções bacterianas, virais e fúngicas ocorrem com frequência elevada. Os pacientes apresentam redução dos níveis de ADA2 no sangue periférico. Não há tratamento específico. O tratamento com corticosteroides em altas doses ou outros medicamentos imunossupressores não preveniu o aparecimento de novos eventos neurológicos. Alternativamente, como a ADA2 está presente no plasma e é produzida pelas células mieloides, a hemotransfusão de plasma fresco congelado e o transplante de medula óssea parecem constituir opções de tratamento, mas são necessários mais estudos que fundamentem tais condutas.[135]

Síndromes piogênicas

Psoríase mediada por *CARD14*

Também conhecida como psoríase familiar (PSORS2), a psoríase mediada por *CARD14* (CAMPS) tem herança autossômica dominante, rara, com mutações por ganho de função no gene *CARD14* (familiares ou esporádicas).

O *CARD14* é encontrado quase exclusivamente nos queratinócitos da pele, mais especificamente na lâmina basal; na pele psoriásica, pobremente na lâmina basal e de modo mais abundante nas camadas superiores. Após estímulo inflamatório, queratinócitos que carreiam mutações em *CARD14* potencializam a ativação celular via NF-kappa-beta e iniciam o recrutamento de células inflamatórias para a pele psoriásica.[136] A maioria dos pacientes acometidos tem origem europeia ou asiática e pode ocorrer agregação familiar. Os sintomas iniciam na infância, na adolescência ou em adultos jovens, caracterizando-se por psoríase pustular generalizada ou em placas, de gravidade variável, associada ou não à artrite psoriásica e doença ungueal.[136] Febre e outros sintomas sistêmicos geralmente não estão presentes. As alterações laboratoriais são discretas (leucocitose, elevação de provas de fase aguda). O tratamento inclui medicações normalmente utilizadas para o tratamento de psoríase, como metotrexato, ciclosporina ou agentes biológicos anti-TNF-alfa, bem como os inibidores de IL17 e IL23.[135]

Deficiência do antagonista do receptor de IL-36

Em 2011, Marrakchi et al. descreveram uma doença de herança autossômica recessiva, causada por mutações no gene que codifica o antagonista do receptor da IL36, em nove famílias tunisianas que apresentavam psoríase pustular generalizada, sendo denominada deficiência do antagonista do receptor de IL36 (DITRA).[137]

Essa doença se caracteriza pelo início súbito e recorrente de psoríase pustular generalizada, febre alta, astenia, neutropenia e elevação de provas inflamatórias. Na maioria das vezes, tem início na infância, podendo levar a sepse grave e óbito, mas pode manifestar os primeiros sintomas em adultos.[137]

Acitretina tópica, fototerapia, corticosteroides e adalimumabe foram utilizados com variável grau de resposta nos pacientes com DITRA.[137] Rossi-Semerano et al. descreveram um caso de um recém-nascido que iniciou os sintomas com 2 semanas de vida, sem melhorar com corticosteroides tópicos e retinoides. Aos 6 meses de idade, foi iniciado anakinra com melhora importante dos sintomas.[138]

Interferonopatias do tipo I

Interferonopatias são doenças nas quais ocorre uma regulação defeituosa da produção de interferons do tipo I (IFN-I). Os interferons representam moléculas secretadas na primeira linha de defesa do organismo contra patógenos. Patógenos virais e bacterianos induzem a liberação de IFN-I pelos endossomas das células infectadas, após a ligação destes a receptores de reconhecimento, como TLR, *NOD-like receptors* (NLR), entre outros.[139] Ácidos nucleicos citoplasmáticos, ditos sinalizadores, como dsDNA, cGAMP, STING, TBK1 e IRF3, parecem estar intimamente relacionados com a patogênese das interferonopatias do tipo I. Ativação exacerbada desses sinalizadores leva à produção excessiva de interferons e inflamação desordenada.[139] A maioria das mutações gênicas envolvidas nas interferonopatias está implicada no metabolismo desses ácidos nucleicos ou em seu maquinário de reconhecimento.

Até o momento, foram descritas as seguintes síndromes relacionadas com a secreção inapropriada de interferons:

- Síndrome de Aicardi-Gutierrez ou Aicardi-Goutières (AGS)
- *Familial Chilblain Lupus*
- *Spondyloenchondrodysplasia with immune disregulation* (SPENCDI)
- Formas monogênicas de lúpus eritematoso sistêmico (LES)
- Síndromes associadas ao proteassoma (PRAAS)
- *IFN-stimulated gene 15 deficiency* (ISG15)
- Síndrome de Singleton-Merten (SMS)
- Vasculopatia associada a STING de início na infância (SAVI).

Contudo, a seguir, serão apresentadas somente as principais síndromes autoinflamatórias que cursam com defeitos na regulação de IFN-I.

Síndrome de Aicardi-Gutierrez ou Aicardi-Goutières

Também chamada de encefalopatia infantil familiar, são duas as formas de apresentação: a de início neonatal, mais grave e com alta mortalidade, que envolve mutações nos genes *TREX1* (AGS1), *RNASEH2A* (AGS4) e *RNASEH2C* (AGS3); e a de início tardio, com mortalidade menor, com envolvimento dos genes *IFIH1* (AGS7), *DSRAD* (AGS6), *SAMHD1* (AGS5) e *RNASEH2B* (AGS2).[133]

A patogênese da maioria das formas de AGS resulta do acúmulo de ácidos nucleicos que não podem ser completamente metabolizados, aumentando a concentração citoplasmática desses ácidos, levando à hipersinalização intracelular, que culmina em maior produção de interferons.[140]

A AGS tem herança autossômica recessiva, caracterizada por início precoce de síndrome congênita TORCHS-*like* (toxoplasmose, rubéola, citomegalovirose, herpes e sífilis), que resulta em encefalopatia com microcefalia, distonia, calcificações de gânglios da base, anormalidades em substância branca e atrofia cortical.[140] Os sintomas neurológicos são acompanhados de febre (que pode durar dias a semanas) e irritabilidade.[133] A análise do líquido cefalorraquidiano mostra linfocitose crônica e níveis elevados de IFN alfa.[133,140] Úlceras de extremidades ocorrem em até 40% dos pacientes, normalmente após exposição ao frio, e podem decorrer de vasculite de pequenos vasos. Paniculite é rara (< 1%).[11] Entre as manifestações hematológicas, são encontradas plaquetopenia, linfopenia e leucopenia, possivelmente por mielossupressão induzida por interferon.[140] As provas de fase aguda estão normais, há elevação de enzimas hepáticas e níveis elevados de interferon circulante no sangue. O tratamento ainda não está bem estabelecido.

Dermatose neutrofílica atípica crônica com lipodistrofia e temperaturas elevadas

Uma das síndromes associadas ao proteassoma, também é conhecida como síndrome de Nakajo-Nishimura (NNS), síndrome de contraturas articulares, atrofia muscular, anemia microcítica e lipodistrofia induzida por paniculite (JMP) e síndrome autoinflamatória japonesa com lipodistrofia (JASL). Trata-se de enfermidade com herança autossômica recessiva rara, que envolve mutações no gene da subunidade tipo beta 8 do proteassoma (*PSMB8*), evidenciando fenótipos diferentes em um mesmo espectro de doença.[134] O proteassoma é um sistema de degradação de proteínas intracelulares, cuja atividade proteolítica é reduzida por mutações.[140] Acomete, de modo mais prevalente, caucasianos, hispânicos e japoneses.[134] Os sintomas iniciam antes de os pacientes completarem 6 meses de idade e se manifestam mais frequentemente por febre recorrente, *rash* cutâneo violáceo nodular ou em placas (pernio-*like*), paniculite com evolução para lipodistrofia, artrite ou artralgia (com contraturas articulares[139,140]) e miosite, distúrbios metabólicos, como obesidade central, elevação de proteínas de fase aguda, dislipidemia, resistência à insulina e acantose *nigricans*. Recentemente, foram descritos dois casos de CANDLE com hipertensão arterial pulmonar.[140] Os sintomas neurológicos não são habitualmente vistos, mas alguns pacientes podem apresentar cefaleia com linfocitose discreta no líquido cefalorraquidiano (LCR), sugestiva de meningite linfocítica intermitente.[140] A maioria dos pacientes responde parcialmente ao uso de doses elevadas de glicocorticoides (1 a 2 mg/kg/dia).[134] AINH, colchicina, metotrexato, tacrolimo, ciclosporina e azatioprina parecem não ser efetivos. O uso de medicações biológicas, como os anti-TNF, os inibidores de IL1 e de IL6 e os anti-CD20, também não foi eficaz em induzir remissão completa.[133,140] A lipodistrofia progride, a despeito da terapêutica instituída. Inibidores de Janus quinase (JAK), como tofacitinibe, ruxolitinibe e baricitinibe, parecem ser terapias promissoras e as únicas possíveis até o momento para tratamento de CANDLE.[134,140]

Vasculopatia associada à STING de início na infância

Tem herança autossômica dominante, rara, secundária a mutações de ganho de função esporádicas ou familiares[133,134,139] no gene *TMEM173*, que codifica estimuladores de genes produtores de interferon (STING). A STING é uma proteína do retículo endoplasmático fundamental para a indução de IFN-beta.[140] Os sintomas mais característicos da doença são os sistêmicos (febre, anemia, elevação de proteínas de fase aguda), nos primeiros 6 meses de idade, em conjunto com lesões de pele, como eritema malar recorrente até úlceras cutâneas, passando por placas e nódulos eritematovioláceos, mais proeminentes com o frio[133,140] e doença intersticial pulmonar.

À biopsia cutânea, é possível observar sinais de infiltrado inflamatório neutrofílico na derme e na parede vascular, sem vasculite [10] e microangiopatia trombótica. A doença intersticial pulmonar fibrosante é, muitas vezes, fatal.[7] Podem surgir poliartrite e miosite. À capilaroscopia, há tortuosidade dos capilares e deleção.[133,139] Anticorpo antinúcleo, anticorpos anticardiolipinas e anticorpos antibeta-2 glicoproteína I podem estar positivos em baixos títulos, e a frequente positividade de anticorpos anticitoplasma de neutrófilos (ANCA) leva a um diagnóstico equivocado de granulomatose com poliangiite.[139] Trombocitose é comum.[140] A mortalidade é alta, principalmente em virtude da doença intersticial pulmonar associada à infecção. Agentes imunossupressores, como corticosteroides em altas doses, azatioprina, colchicina, metotrexato, micofenolato de mofetila, ciclofosfamida, agentes anti-TNF, bloqueadores de IL1 e IL6 e medicações anti-CD20, não trouxeram respostas sustentadas a longo prazo. Inibidores de *JAK* parecem ser as terapias disponíveis com melhores resultados, até o momento, para tratamento de SAVI (tofacitinibe, ruxolitinibe, baricitinibe).[140]

DOENÇAS AUTOINFLAMATÓRIAS AINDA NÃO CLASSIFICADAS

Haploinsuficiência A20

A haploinsuficiência A20 (HA20) tem herança autossômica dominante, com alta penetrância, expressa por mutação no gene *TNFAIP3*, comprometendo a produção de uma proteína potente inibidora de NF-kappa-beta (proteína A20). Subunidades ativas de NF-kappa-beta promovem a transcrição de genes que codificam citocinas pró-inflamatórias (IL1, IL6 e TNF), além de facilitarem a diferenciação de diversas linhagens de linfócitos, perpetuando a inflamação crônica. Trata-se de uma herança rara, com casos descritos entre turcos, europeus e japoneses. Alguns pacientes foram inicialmente diagnosticados com doença de Behçet em virtude da similaridade clínica.[133,134] A maioria dos casos se manifesta na infância com úlceras orais e genitais, além de uveíte (anterior, uni ou bilateral). Pode ocorrer poliartrite (de pequenas articulações é a mais prevalente) e a minoria se apresenta com febre. Abscessos cutâneos podem estar presentes e o teste de patergia estar positivo. O trato gastrintestinal é acometido por úlceras da orofaringe até o cólon. Durante as crises, há elevação das provas de fase aguda. Os autoanticorpos, normalmente, estão ausentes. Acredita-se que as medicações bloqueadoras de IL1, IL6 e TNF-alfa sejam eficazes no tratamento dessa patologia.

Mutações no *HOIL*

De herança autossômica recessiva, é causada por mutação no gene que codifica *HOIL-1L*, um componente do *LUBAC* (*linear ubiquination chain assembly complex*), com *HOIP* e *Sharpin*, que leva a uma resposta celular exacerbada a IL1, pela ativação da via de NF-kappa-beta[141], principalmente dos monócitos.

Recentemente, foi descrita uma nova função de *HOIL-1L* como regulador essencial da ativação do inflamassoma na medula óssea, independentemente da ativação de

NF-kappa-beta.[141] Acredita-se que pacientes com hipofunção de *HOIL-1L* possam sofrer de imunodeficiência, cursando com infecções bacterianas piogênicas recorrentes. Os sintomas são variados. Há poucos relatos de caso na literatura, e os pacientes apresentaram febre recorrente, hepatoesplenomegalia, diarreia sanguinolenta, eritrodermia difusa, além das infecções bacterianas e fúngicas profundas, já mencionadas anteriormente, com desfechos fatais. Ocorre elevação de reagentes de fase aguda. Os pacientes deficientes de *HOIL-1L* não cursam com amiloidose, mas apresentam inclusões intracelulares musculares de glicogênico (amilopectinose).[142]

A resposta a glicocorticoides, colchicina, agentes anti-TNF e inibidores de IL1 foi parcial e não há medicações, até o momento, que induzam remissão completa.

CONSIDERAÇÕES FINAIS

As síndromes autoinflamatórias vêm sendo reconhecidas com maior frequência nos últimos anos. As publicações sobre o diagnóstico genético e o tratamento com medicamentos altamente específicos ganham um espaço cada vez maior na literatura médica. Em parte, esse fato decorre de uma necessidade da prática diária, uma vez que o conhecimento da base genética já possibilita a confirmação de muitas dessas doenças.

Como lembrete, deve-se alertar para as seguintes situações, nas quais se suspeita das síndromes autoinflamatórias:

- Febre persistente ou periódica sem outra causa aparente com duração maior que 6 meses
- Início e término dos sintomas abruptos com intervalo assintomático entre as crises
- *Rash* sem explicação/biopsia de pele com dermatite neutrofílica
- Curso semelhante em cada episódio
- Uveíte na suspeita de artrite idiopática juvenil sistêmica ou edema periorbitário
- Serosites ou dor abdominal, linfadenomegalia com febre recorrente
- Artropatias, aumento de volume ósseo e mialgias localizadas recorrentes
- Estomatite, faringite ou adenites de repetição com febre
- Episódios recorrentes de artrite asséptica ou osteomielite crônica
- Surdez, meningite asséptica ou atraso do desenvolvimento neuropsicomotor
- História familiar ou alterações fenotípicas
- Aumento das provas de atividade inflamatória, anemia, leucocitose e plaquetose
- Ausência de autoanticorpos
- Crescimento ponderoestatural normais (exceção: CINCA).

Na maioria dos casos, o diagnóstico deve ser confirmado pelo estudo genético, embora nem sempre esteja disponível em todos os centros.

REFERÊNCIAS BIBLIOGRÁFICAS

1. Zhou Q et al. Loss-of-function mutations in TNFAIP3 leading to A20 haploinsufficiency cause an early onset autoinflammatory syndrome. Nat Genet. 2016;48(1):67-73.
2. Jesus AA et al. Síndromes autoinflamatórias hereditárias na faixa etária pediátrica. J Pediatr. 2010;86(5):353-66.
3. Federici S, Gattorno M. A practical approach to the diagnosis of autoinflammatory diseases in childhood. Best Practice Res Clin Rheumatol. 2014;28:263-76.
4. ter Haar NM et al. Recommendations for the management of autoinflammatory diseases. Ann Rheum Dis. 2015;74:1636-44.

5. Stojanov S, Kastner DL. Familial autoinflammatory diseases: genetics, pathogenesis and treatment. Curr Opin Rheumatol. 2005;17:586-99.
6. Gattorno M et al. Diagnosis and management of autoinflammatory diseases in childhood. J Clin Immunol. 2008;28(Suppl. 1):S73-83.
7. Masters SL et al. Recent advances in the molecular pathogenesis of hereditary recurrent fevers. Curr Opin Allergy Clin Immunol. 2006;6:428-33.
8. Simon A, van der Meer JW. Pathogenesis of familial periodic fever syndromes or hereditary autoinflammatory syndromes. Am J Physiol Regul Integr Comp Physiol. 2007;292:R86-98.
9. Samuels J, Ozen S. Familial Mediterranean fever and the other autoinflammatory syndromes: evaluation of the patient with recurrent fever. Curr Opinion Rheumatol. 2006;18:108-17.
10. Russo RA, Brogan PA. Monogenic autoinflammatory diseases. Rheumatology. 2014;53:1927-39.
11. Stojanov S et al. Periodic fever, aphthous stomatitis, pharyngitis, and adenitis (PFAPA) is a disorder of innate immunity and Th1 activation responsive to IL-1 blockade. Proc Natl Acad Sci USA. 2011;108(17):7148-53.
12. Thomas KT et al. Periodic fever syndrome in children. J Pediatr. 1999;135(1):15-21.
13. Hofer M et al. A child with a systemic febrile illness – differential diagnosis and management. Best Pract Res Clin Rheumatol. 2006;20(4):627-40.
14. Padeh S et al. Periodic fever, aphthous stomatitis, pharyngitis, and adenopathy syndrome: clinical characteristics and outcome. J Pediatr. 1999;135(1):98-101.
15. Król P et al. PFAPA syndrome: clinical characteristics and treatment outcomes in a large single-centre cohort. Clin Exp Rheumatol. 2013;31(6):980-7.
16. Wong KK et al. Role of tonsillectomy in PFAPA syndrome. Arch Otolaryngol Head Neck Surg. 2008;134(1):16-9.
17. Licameli G et al. Effect of adenotonsillectomy in PFAPA syndrome. Arch Otolaryngol Head Neck Surg. 2008;134(2):136-40.
18. Licameli G et al. Long-term surgical outcomes of adenotonsillectomy for PFAPA syndrome. Arch Otolaryngol Head Neck Surg. 2012;138(10):902-6.
19. Parikh SR et al. Utility of tonsillectomy in 2 patients with the syndrome of periodic fever, aphthous stomatitis, pharyngitis, and cervical adenitis. Arch Otolaryngol Head Neck Surg. 2003;129(6):670-3.
20. Gumucio DL et al. The role of pyrin domain-containing proteins in inflammation and apoptosis. Clin Exp Rheumatol. 2002; 20(Suppl. 26):S45-53.
21. Glaser RL, Goldbach-Mansky R. The spectrum of monogenic autoinflammatory syndromes: understanding disease mechanisms and use of targeted therapies. Curr Allergy Asthma Rep. 2008;8(4):288-98.
22. Samuels J, Ozen S. Familial Mediterranean fever and the other autoinflammatory syndromes: evaluation of the patient with recurrent fever. Curr Opinion Rheumatol. 2006;18:108-17.
23. Özçakar ZB et al. Familial Mediterranean fever-associated diseases in children. QMJ. 2017;110(5):287-90.
24. Majeed HA et al. Recurrent episodic fever. A presenting feature of familial Mediterranean fever. J Med Liban. 1998;46(1):12-5.
25. Korkmaz C et al. Acute phase response in familial Mediterranean fever. Ann Rheum Dis. 2002;61(1):79-81.
26. Touitou I. Infevers: an online database for autoinflammatory mutations. Disponível em: https://onlinelibrary.wiley.com/doi/abs/10.1002/humu.20720. Acesso em: 03/01/2019.
27. Shinar Y et al. Genotype-phenotype assessment of common genotypes among patients with familial Mediterranean fever. J Rheumatol. 2000;27(7):1703-7.
28. Padeh S et al. Familial Mediterranean fever in children presenting with attacks of fever alone. J Rheumatol. 2010;37(4):865-9.
29. Zemer D et al. Colchicine in the prevention and treatment of the amyloidosis of familial Mediterranean fever. N Engl J Med. 1986;314(16):1001-5.

30. Ben-Chetrit E, Levy M. Colchicine prophylaxis in familial Mediterranean fever: reappraisal after 15 years. Semin Arthritis Rheum. 1991;20(4):241-6.
31. Moser C et al. Successful treatment of familial Mediterranean fever with Anakinra and outcome after renal transplantation. Nephrol Dial Transplant. 2009;24(2):676-8.
32. Meinzer U et al. Interleukin-1 targeting drugs in familial Mediterranean fever: a case series and a review of the literature. Semin Arthritis Rheum. 2011;41(2):265-71.
33. Petropoulou AD et al. Transmission of familial Mediterranean fever mutation after bone marrow transplantation and successful treatment with anakinra. Transplantation. 2010;90(1):102-3.
34. Hacihamdioglu DO, Ozen S. Canakinumab induces remission in a patient with resistant familial Mediterranean fever. Rheumatology. 2012;51(6):1041.
35. Stojanovic K et al. Dramatic beneficial effect of interleukin-1 inhibitor treatment in patients with familial Mediterranean fever complicated with amyloidosis and renal failure. Nephrol Dial Transplant. 2012;27(5):1898-901.
36. Bilgen SA et al. Effects of anti-tumor necrosis factor agents for familial Mediterranean fever patients with chronic arthritis and/or sacroiliitis who were resistant to colchicine treatment. J Clin Rheumatol. 2011;17(7):358-62.
37. Ter Haar NM et al. Pediatric Rheumatology International Trials Organisation and Eurofever Project. The phenotype and genotype of Mevalonate Kinase Deficiency: a series of 114 cases from the Eurofever Registry. Arthritis Rheumatol. 2016; 68(11):2795-805.
38. Tchernitchko D et al. MEFV analysis is of particular weak diagnostic value for recurrent fevers in Western European Caucasian patients. Arthritis Rheum. 2005;52:3603-5.
39. Arostegui JI et al. Open-Label, Phase II Study to Assess the Efficacy and Safety of Canakinumab Treatment in Active Hyperimmunoglobulinemia D with periodic fever syndrome. Arthritis Rheumatol. 2017;69(8):1679-88.
40. Borghini S et al. Gene expression profile in TNF receptor-associated periodic syndrome reveals constitutively enhanced pathways and new players in the underlying inflammation. Clin Exp Rheumatol. 2016;34(6 Suppl. 102):S121-8.
41. Ozen S et al. International retrospective chart review of treatment patterns in severe familial mediterranean fever, tumor necrosis factor receptor-associated periodic syndrome, and mevalonate kinase deficiency/hyperimmunoglobulinemia d syndrome. Arthritis Care Res. 2017;69(4):578-86.
42. Hull KM et al. The TNF receptor-associated periodic fever syndrome (TRAPS): emerging concepts of an autoinflammatory disorder. Medicine. 2002;81:349-68.
43. Torene R et al. Canakinumab reverses overexpression of inflammatory response genes in tumor necrosis factor receptor-associated periodic syndrome. Ann Rheum Dis. 2017;76(1):303-9.
44. Mariathasan S et al. Cryopyrin activates the inflammasome in response to toxins and ATP. Nature. 2006;440(7081):228-32.
45. Manji GA et al. PYPAF1, a PYRIN-containing Apaf1-like protein that assembles with ASC and regulates activation of NF-kappa B. J Biol Chem. 2002;277(13):11570-5.
46. Dowds TA et al. Cryopyrin-induced interleukin 1 beta secretion in monocytic cells: enhanced activity of disease-associated mutants and requirement for ASC. J Biol Chem. 2004; 279(21):21924-8.
47. Neven B et al. Molecular basis of the spectral expression of CIAS1 mutations associated with phagocytic cell-mediated autoinflammatory disorders Cinca/Nomid, MWS, and FCU. Blood. 2004;103(7):2809-15.
48. Aksentijevich I et al. The clinical continuum of cryopyrinopathies: novel CIAS1 mutations in North American patients and a new cryopyrin model. Arthritis Rheum. 2007;56(4):1273-85.
49. Serrano M et al. Cerebrospinal fluid neopterin and cryopyrin-associated periodic syndrome. Pediatr Neurol. 2009;41(6):448-50.
50. Dutra LA et al. Cryopyrin associated periodic syndrome with neurological involvement in a 50-year-old patient. Eur J Neurol. 2014;21(3):e27-8.

51. Kaufman RA, Lovell DJ. Infantile-onset multisystem inflammatory disease: radiologic findings. Radiology. 1986;160(3):741-6.
52. Leslie KS et al. Phenotype, genotype, and sustained response to anakinra in 22 patients with autoinflammatory disease associated with CIAS-1/NALP3 mutations. Arch Dermatol. 2006;142(12):1591-7.
53. Caorsi R et al. Biologic drugs in autoinflammatory syndromes. Autoimmun Rev. 2012;12(1):81-6.
54. Koné-Paut I, Galeotti C. Anakinra for cryopyrin-associated periodic syndrome. Expert Rev Clin Immunol. 2014;10(1):7-18.
55. Neven B et al. Long-term efficacy of the interleukin-1receptor antagonist anakinra in ten patients with neonatal-onset multisystem inflammatory disease/Chronic infantile neurologic, cutaneous, articular syndrome. Arthritis Rheum. 2010;62(1):258-67.
56. Kuemmerle-Deschner JB et al. Two-year results from an open-label, multicentre, phase III study evaluating the safety and efficacy of canakinumab in patients with cryopyrin-associated periodic syndrome across diferent severity phenotypes. Ann Rheum Dis. 2011;70(12):2095-102.
57. Sibley CH et al. Sustained response and prevention of damage progression in patients with neonatal-onset multisystem inflammatory disease treated with anakinra. Arthritis Rheum. 2012;64(7):2375-86.
58. Hashkes PJ, Lovell DJ. Recognition of infantile-onset multisystem inflammatory disease as a unique entity. J Pediatr. 1997;130(4):513-5.
59. de Boeck H et al. The Cinca syndrome: a rare cause of chronic arthritis and multisystem inflammatory disorders. Acta Orthop Belg. 2000;66(5):433-7.
60. Dollfus H et al. Chronic infantile neurological cutaneous and articular/neonatal onset multisystem inflammatory disease syndrome: ocular manifestations in a recently recognized chronic inflammatory disease of childhood. Arch Ophthalmol. 2000;118(10):1386-92.
61. Muckle TJ et al. Urticaria, deafness, and amyloidosis: a new heredo-familial syndrome. Q J Med. 1962;31:235-48.
62. Lepore L et al. Urticaria, deafness, and amyloidosis: a new heredo-familial syndrome. Q J Med. 1962;31:235-48.
63. Watts RA et al. The arthropathy of the Muckle-Wells syndrome. Br J Rheumatol. 1994;33(12):1184-7.
64. Hoffman HM et al. Mutation of a new gene encoding a putative pyrin-like protein causes familial cold autoinflammatory syndrome and Muckle-Wells syndrome. Nat Genet. 2001;29(3):301-5.
65. Johnstone RF et al. A large kindred with familial cold autoinflammatory syndrome. Ann Allergy Asthma Immunol. 2003;90(2):233-7.
66. Stych B, Dobrovolny D. Familial cold auto-inflammatory syndrome (FCAS): characterization of symptomatology and impact on patients' lives. Curr Med Res Opin. 2008;24(6):1577-82.
67. Blau EB. Familial granulomatous arthritis, iritis, and rash. J Pediatr. 1985;107:689-93.
68. Jabs DA et al. Familial granulomatous synovitis, uveitis, and cranial neuropathies. Am J Med. 1985;78:801-4.
69. Miceli-Richard C et al. CARD15 mutations in Blau syndrome. Nat Genet. 2001;29:19-20.
70. Kanazawa N et al. Presence of a sporadic case of systemic granulomatosis syndrome with a CARD15 mutation. J Invest Dermatol. 2004;122:851-2.
71. Rosé CD et al. Blau syndrome mutation of CARD15/NOD2 in sporadic early onset granulomatous arthritis. J Rheumatol. 2005;32:373-5.
72. Rosé CD et al. Blau syndrome: cross-sectional data from a multicentre study of clinical, radiological and functional outcome. Rheumatol. 2015;54:1008-16.
73. Wouters C et al. Blau syndrome, the prototypic auto-inflammatory granulomatous disease. Ped Rheumatol. 2014;12:1-9.
74. Rosé CD et al. Pediatric granulomatous arthritis: an international registry. Arthritis Rheum. 2006;54:3337-44.

75. Yasui K et al. Thalidomide dramatically improves the symptoms of early-onset sarcoidosis/Blau syndrome. Arthritis Rheum. 2010;62:250-7.

76. Simonini G et al. Clinical and transcriptomic response to the long-acting IL-1 blocker canakinumab in Blau syndrome-related uveitis. Arthritis Rheum. 2013;65:513-8.

77. Hofmann SR et al. Update: cytokine dysregulation in chronic nonbacterial osteomyelitis (CNO). Int J Rheumatol. 2012;2012:310206.

78. Ferguson PJ, Sandu M. Current understanding of the pathogenesis and management of chronic recurrent multifocal osteomyelitis. Curr Rheumatol Rep. 2012;14:130-41.

79. Giedion A et al. Subacute and chronic "symmetrical" osteomyelitis. Ann Radiol. 1972;15:329-42.

80. Roderick M et al. Chronic recurrent multifocal osteomyelitis (CRMO) – advancing the diagnosis. Ped Rheumatol. 2016;14:47.

81. Hofmann SR et al. Chronic non-bacterial osteomyelitis is associated with impaired Sp1 signaling, reduced IL10 promoter phosphorylation, and reduced myeloid IL-10 expression. Clin Immunol. 2011;141:317-27.

82. Catalano-Pons C et al. Clinical outcome in children with chronic recurrent multifocal osteomyelitis. Rheumatology. 2008;47:1397-9.

83. Manson D et al. Physeal involvement in chronic recurrent multifocal osteomyelitis. Pediatr Radiol. 1989;20:76-9.

84. Hofmann S et al. Treatment strategies chronic nonbacterial osteomyelitis: pathophysiological concepts and current treatment strategies. J Rheumatol. 2016;43;1956-64.

85. Beck C et al. Chronic nonbacterial osteomyelitis in childhood: prospective follow-up during the first year of anti inflammatory treatment. Arthritis Res Ther. 2010;12:R74.

86. Hedrich CM et al. Autoinflammatory bone disorders with special focus on chronic recurrent multifocal osteomyelitis (CRMO). Pediatr Rheumatol Online J. 2013;11:47.

87. Simm PJ et al. Bisphosphonate treatment in chronic recurrent multifocal osteomyelitis. J Pediatr. 2008;152:571-5.

88. Chamot AM et al. Acne-pustulosis hyperostosis-osteitis syndrome. Results of a national survey. 85 cases. Rev Rheum Mal Osteoartic. 1987;54(3):187-96.

89. Carneiro S, Sampaio-Barros PD. SAPHO syndrome. Rheum Dis Clin North Am. 2013;39(2):401-18.

90. Li C et al. Synovitis, acne, pustulosis, hyperostosis and osteitis syndrome: a single centre study of a cohort of 164 patients. Rheumatology. 2016;55(6):1023-30.

91. Colina M et al. Clinical and radiologic evolution of synovitis, acne, pustulosis, hyperostosis, and osteitis syndrome: a single center study of a cohort of 71 subjects. Arthritis Rheum. 2009;61(6):813-21.

92. Edlund E et al. Palmoplantar pustulosis and sternocostoclavicular arthro-osteitis. Ann Rheum Dis. 1988;47(10):809-15.

93. Kay J, Bardin T. Miscellaneous arthropathies. In: Hochberg MC et al. Rheumatology. 6.ed. Philadelphia: Elsevier Mosby; 2015. p. 1420-31.

94. Hayem G et al. SAPHO syndrome: a long-term follow-up study of 120 cases. Semin Arthritis Rheum. 1999;29(3):159-71.

95. Zuo RC et al. Palmoplantar pustules and osteoarticular pain in a 42-year-old woman. J Am Acad Dermatol. 2015;72(3):550-3.

96. Steinhoff JP et al. A study of musculoskeletal manifestation in 12 patients with SAPHO syndrome. J Clin Rheumatol. 2002;8(1):13-22.

97. Salle's M et al. The SAPHO syndrome: a clinical and imaging study. Clin Rheumatol. 2011;30(2):245-9.

98. Earwaker JW, Cotten A. SAPHO: syndrome or concept? Imaging findings. Skeletal Radiol. 2003;32(6):311-27.

99. Akisue T et al. Lumbar spondylodiscitis in SAPHO syndrome: multimodality imaging findings. J Rheumatol. 2002; 29(5):1100-1.

100. Tohme-Noun C et al. Cervical involvement in SAPHO syndrome: imaging findings with 10-year follow-up. Skeletal Radiol. 2003;32(2):103-6.

101. Freyschmidt J, Sternberg A. The bullhead sign: scintigraphic pattern of sternocostoclavicular hyperostosis and pustulotic arthroosteitis. Eur Radiol. 1998;8:807-12.

102. Laredo JV et al. SAPHO syndrome: MR appearance of vertebral involvement. Radiology. 2007;242(3):825-31.

103. Benhamou CL et al. Synovitis-acne-pustulosis-hyperostosis osteomyelitis syndrome (SAPHO): a new syndrome among the spondyloarthropathies? Clin Exp Rheumatol. 1988;6(2):109-12.

104. Beretta-Picolli BC et al. Synovitis, acne, pustulosis, hyperostosis, osteitis (SAPHO) syndrome: a report of ten cases and review of the literature. Eur J Pediatr. 2000;159(8):594-601.

105. Galadari H et al. Synovitis, acne, pustulosis, hyperostosis, and osteitis syndrome treated with a combination of isotretinoin and pamidronate. J Am Acad Dermatol. 2009;61(1):123-5.

106. Assmann G et al. Efficacy of antibiotic therapy for SAPHO syndrome is lost after its discontinuation: an interventional study. Arthritis Res Ther. 2009;11(5):R140.

107. Lindor NM et al. A new autosomal dominant disorder of pycgenic sterile arthritis, pyoderma gangrenosum and acne: PAPA syndrome. Mayo Clin Proc. 1997;72:611-5.

108. Demidowich AP et al. Brief report: genotype, phenotype, and clinical course in five patients with PAPA syndrome (pyogenic sterile arthritis, pyoderma gangrenosum, and acne). Arthritis Rheum. 2012;64:2022-7.

109. Smith EJ et al. Clinical, molecular, and genetic characteristics of PAPA: a review. Curr Genom. 2010;11(7):519-27.

110. Cugno M et al. PAPA, PASH and PAPASH syndromes: pathophysiology, presentation and treatment. Am J Clin Dermatol. 2017;18(4):555-62.

111. Braun-Falco M et al. Pyoderma gangrenosum, acne, and suppurative hidradenitis (PASH) – a new autoinflammatory syndrome distinct from PAPA syndrome. J Am Acad Dermatol. 2012;66(3):409-15.

112. Dessinioti C et al. Hidradenitis suppurativa (acne inversa) as a systemic disease. Clin Dermatol. 2014;32:397-408.

113. Jemec GB. Clinical practice. Hidradenitis suppurativa. N Engl J Med. 2012;366:158-64.

114. Marzano AV et al. Pyogenic arthritis, pyoderma gangrenosum, acne, and hidradenitis suppurativa (PAPASH): a new autoinflammatory syndrome associated with a novel mutation of the PSTPIP1 gene. JAMA Dermatol. 2013;149(6):762-4.

115. Garzorz N et al. Pyoderma gangrenosum, acne, psoriasis, arthritis and suppurative hidradenitis (PAPASH) – syndrome: a new entity within the spectrum of autoinflammatory syndromes? J Eur Acad Dermatol Venereol. 2016;30:141-3.

116. Saraceno R et al. PsAPASH: a new syndrome associated with hidradenitis suppurativa with response to tumor necrosis factor inhibition. J Am Acad Dermatol. 2015;72:e42-4.

117. Marzano AV et al. Association of pyoderma gangrenosum, acne, and suppurative hidradenitis (PASH) shares genetic and cytokine profiles with other autoinflammatory diseases. Medicine. 2014;93(27):e187.

118. Marzano AV et al. Expression of cytokines, chemokines and other effector molecules in two prototypic autoinflammatory skin diseases, pyoderma gangrenosum and Sweet's syndrome. Clin Exp Immunol. 2014;178(1):48-56.

119. Majeed HA et al. Congenital dyserythropoietic anemia and chronic recurrent multifocal osteomyelitis in three related children and the association with Sweet syndrome in two siblings. J Pediatr. 1989;115:730-4.

120. Majeed HA et al. The syndrome of chronic recurrent multifocal osteomyelitis and congenital dyserythropoietic anaemia. Report of a new family and a review. Eur J Pediatr. 2001;160:705-10.

121. Al-Mosawi ZS et al. A splice site mutation confirms the role of LPIN2 in Majeed syndrome. Arthritis Rheum. 2007;56:960-4.

122. Ferguson PJ, El-Shanti HI. Autoinflammatory bone disorders. Curr Opin Rheumatol. 2007;19:492-8.

123. Reue K. The lipin family: mutations and metabolism. Curr Opin Lipidol. 2009;20:165-70.

124. Herlin T et al. Efficacy of anti-IL-1 treatment in Majeed syndrome. Ann Rheum Dis. 2013;72:410-3.

125. Pinto-Fernández C, Seoane-Reula ME. Efficacy of treatment with IL-1RA in Majeed syndrome. Allergol Immunopathol. 2017;45:99-101.

126. Aksentijevich I et al. An autoinflammatory disease with deficiency of the interleukin-1-receptor antagonist. N Engl J Med. 2009;360:2426-37.

127. Jesus AA et al. A novel mutation of IL1RN in the deficiency of interleukin-1 receptor antagonist syndrome: description of two unrelated cases from Brazil. Arthritis Rheum. 2011;63:4007-17.

128. Rubartelli A. Autoinflammatory diseases. Immunol Lett. 2014;161(2):226-30.

129. Sanchez GA et al. Monogenic autoinflammatory diseases: disorders of amplified danger sensing and cytokine dysregulation. Rheum Dis Clin North Am. 2013;39(4):701-34.

130. Altiok E et al. A novel mutation in the interleukin-1 receptor antagonist associated with intrauterine disease onset. Clin Immunol. 2012;145(1):77-81.

131. Brau-Javier CN et al. Chronic cutaneous pustulosis due to a 175-kb deletion on chromosome 2q13: excellent response to anakinra. Arch Dermatol. 2012;148:301-4.

132. Milner JD. PLAID: a syndrome of complex patterns of disease and unique phenotypes. J Clin Immunol. 2015;35(6):527-30.

133. Jesus AA, Mansky-Goldbach R. Monogenic autoinflammatory diseases: concept and clinical manifestations. Clin Immunol. 2013;147(3):155-74.

134. Autoinflammatory Alliance. Comparison Chart. Disponível em: http://www.autoinflammatory-search.org/diseases. Acesso em: 03/01/2019.

135. Zhou Q et al. Early-onset stroke and vasculopathy associated with mutations in ADA2. N Engl J Med. 2014;370(10): 911-20.

136. Jordan CT et al. PSORS2 is due to mutations in CARD14. Am J Hum Gene. 2012;90:784-95.

137. Marrakchi S et al. Interleukin-36-receptor antagonist deficiency and generalized pustular psoriasis. N Engl J Med. 2011;365(7):620-28.

138. Rossi-Semerano L et al. First clinical description of an infant with interleukin-36-receptor antagonist deficiency successfully treated with anakinra. Pediatrics. 2013;132(4):e1043-7.

139. Volpi S et al. Type I interferonopathies in pediatric rheumatology. Ped Rheumatol. 2016;14:35.

140. Kim H et al. Insights from Mendelian interferonopathies: comparison of CANDLE, SAVI with AGS, monogenic lupus. J Mol Med. 2016;94:1111-27.

141. Rodgers MA et al. The linear ubiquitin assembly complex (LUBAC) is essential for NLRP3 inflamassome activation. J Exp Med. 2014; 211(7):1333-47.

142. Boisson B et al. Immunodeficiency, auto-inflammation and amylopectinosis in humans with inherited HOIL-1 and LUBAC deficiency. Nat Immunol. 2012;13(12):1178-86.

Parte 7

Infecções no Paciente Reumático

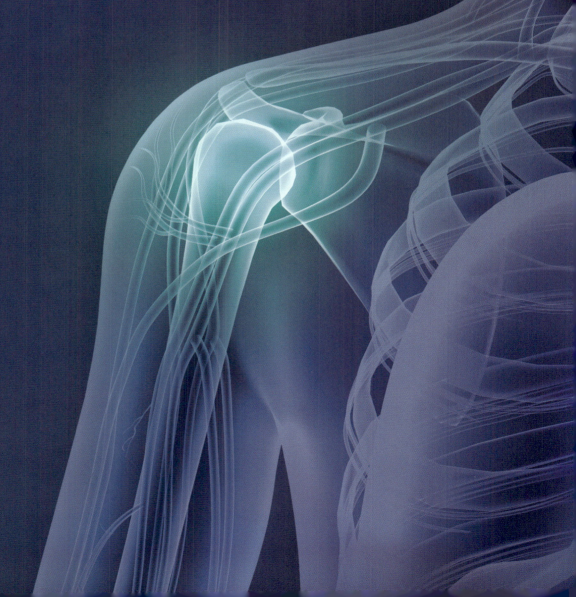

40 Artrites Infecciosas

Nilzio Antonio da Silva • Antônio Carlos Ximenes • Rubens Bonfiglioli • Jozelia Rêgo

INTRODUÇÃO

Diferentes tipos de microrganismos causam artropatias inflamatórias, com maior ou menor intensidade, e mesmo as mais benignas, que se curam espontaneamente, sem deixar sequelas, têm de ser bem conhecidas para que não sejam confundidas com outros tipos de doenças articulares.

As manifestações reumáticas provocadas pelos microrganismos têm como possíveis mecanismos:[1]

- Ação direta
- Reação cruzada
- Reação imune, com formação de imunocomplexos circulantes
- Mecanismo misto.

A seguir, são apresentadas as manifestações reumáticas das principais doenças causadas por vírus, fungos, micobactérias, espiroquetas e bactérias.

ARTRITES CAUSADAS POR VÍRUS

Infecções virais são causas bem reconhecidas de artrites e artralgias agudas, com um grande número de agentes etiológicos relatados.[2]

O diagnóstico de uma artrite viral pode ser difícil de confirmar e deve ser considerado em todos os pacientes que se apresentarem com sintomas poliarticulares de início agudo.[2]

O curso clínico da artrite é tipicamente autolimitado, transitório e com duração de poucas semanas. Ocasionalmente, pode tornar-se prolongado ou crônico.[3]

A poliartropatia é uma manifestação comum, e as mulheres são mais comumente afetadas do que os homens ou as crianças.[3]

Em geral, as viroses não causam dano articular permanente.[3]

Patogenia

A artrite desenvolve-se como resultado de vários mecanismos, incluindo a infecção viral direta e a indução ou amplificação de autoimunidade pelo vírus.[4]

Quando um patógeno invade uma articulação, pode causar uma reação inflamatória no tecido do hospedeiro por diferentes mecanismos: por efeitos líticos, formação de imunocomplexos ou liberação de citocinas inflamatórias.[4]

Como alternativa, os vírus podem provocar autoimunidade e inflamação por outros mecanismos, como mimetismo molecular ou expansão de epítopos.[4]

Causas

Diversos vírus têm sido associados a manifestações de artralgia e/ou artrite, incluindo: togavírus (Ross River, Barmah Forest, Chikungunya, O'nyong-nyong, Rubella), parvovírus (B19), flavivírus (dengue, vírus da hepatite C), hepadnavírus (vírus da hepatite B), retrovírus (HIV, HTVL-1), herpes-vírus (Epstein-Barr, citomegalovírus, herpes simples, varicela, herpes-vírus humano 8), *Paramyxovirus* (caxumba), vírus Coxsackie B, ecovírus, influenza, adenovírus e vaccínia vírus (Tabela 40.1).[5,6]

Togavírus

Os membros da família *Togaviridae* associados com artrite incluem as espécies *Alphavirus* (Chikungunya, Ross River, Barmah Forest, O'nyong-nyong, Mayaro e Sindbis) e a espécie *Rubivirus* (vírus da rubéola). São vírus envelopados e possuem genoma RNA.[5]

Tabela 40.1 Principais vírus causadores de artrite.	
Vírus	**Ocorrência**
Arbovírus (alfavírus)	
Ross River, Sindbis	Sudeste asiático
Ockelbo, Pogosta	Suécia e Finlândia
Chikungunya, O'nyong-nyong	África, Ásia
Mayaro	Caribe, América do Sul
Retrovírus	
HIV	Em todas as partes
Hepadnavírus	
A, B e C	Em todas as partes
Togavírus	
Rubéola	Em todas as partes
Parvovírus	
B19 e RA-I	Em todas as partes
Herpesvírus	
Epstein-Barr, citomegalovírus varicela, herpes simples Herpes-zóster	Em todas as partes
Paramixovírus	
Caxumba	Em todas as partes

Os vírus da espécie *Alphavirus* causam infecções zoonóticas e são transmitidos por artrópodes (geralmente, mosquitos). A incidência varia com a estação do ano e está relacionada a densidade do vetor, reservatórios vertebrados não humanos e número de indivíduos suscetíveis. Infecções subclínicas ou assintomáticas são comuns.[5]

A patogênese da artrite nas alfaviroses não está completamente esclarecida. Supõe-se que a infecção direta das células sinoviais ocasione o dano tecidual, mas efeitos inflamatórios associados à infecção ou à persistência de partículas virais no interior dos macrófagos articulares podem ser os mecanismos predominantes.[5]

Os sintomas articulares na fase aguda da infecção podem ser intensos. Poliartralgia migratória ou artrite são vistas em pequenas articulações de mãos e pés, em punhos e tornozelos. Mialgia difusa e dor nos ombros e na coluna podem estar presentes. Rigidez matinal pode ser observada nas infecções por Chikungunya e Ross River.[3] Os sintomas articulares são comuns em ambos os sexos e, embora durem alguns meses, observa-se a resolução.[3]

A infecção por alfavírus deve ser considerada no diagnóstico diferencial de qualquer quadro de artrite e febre em paciente que vive/visita áreas endêmicas. Assim, histórico de viagens e possível exposição a mosquitos devem ser investigados.[3]

O diagnóstico da infecção requer a identificação de anticorpos IgM específicos e/ou isolamento do vírus por métodos de neutralização ou proteína C reativa (PCR).[4]

O tratamento é, principalmente, sintomático. Os anti-inflamatórios não hormonais (AINH) são frequentemente efetivos. O ácido acetilsalicílico deve ser evitado enquanto não se excluir a possibilidade de dengue, pelo risco de exacerbação das manifestações hemorrágicas. O paracetamol também é efetivo.[3]

O vírus da rubéola é o único membro da espécie *Rubivirus*. A contaminação ocorre horizontalmente por inalação de gotículas do ar ou verticalmente da mãe para o feto. A viremia aparece 8 a 14 dias após a infecção e está associada com a difusão do vírus nas secreções nasofaríngeas.[3]

Artrite ou artralgia, embora incomum em homens e meninas pré-púberes, ocorre em cerca de 50% das mulheres adultas, aparecendo pouco depois do início da erupção cutânea. A artrite é frequentemente simétrica, poliarticular e atinge as articulações metacarpofalângicas (MCF) e interfalângicas (IFP) das mãos, punhos, joelhos, tornozelos e cotovelos. Costuma ser autolimitada e raramente dura mais de 3 semanas. Entretanto, sintomas articulares prolongados ou recorrentes podem acompanhar a exposição ao vírus ou à vacina.[3]

A detecção de anticorpos antirrubéola (IgM e IgG) é o método diagnóstico de escolha.[3]

O quadro articular é aliviado com AINH. O uso de imunoglobulina intravenosa tem indicação e é benéfico na artropatia crônica.[3]

Parvovírus B19

É um membro da espécie *Erytrovirus*, não encapsulado, com genoma DNA. É transmitido entre os seres humanos por via respiratória, e o período de incubação varia de 13 a 18 dias.[5]

A apresentação clássica da infecção é a "quinta doença", na infância, caracterizada por febre e erupção cutânea facial, conhecida como "sinal da bofetada".[4] Pode causar também crise aplásica transitória, hidropisia fetal, supressão da medula óssea em indivíduos imunocomprometidos e artrite.[4,7]

No Brasil, estima-se que a taxa de infecção seja elevada, sendo descrita a presença de anticorpos da classe IgG em 86% dos pacientes com artrite reumatoide (AR), 84,4% dos com lúpus eritematoso sistêmico e em 61,5% dos controles.[8]

As manifestações clínicas associadas com a infecção dependem da idade e dos estados imune e hematológico do hospedeiro. A história natural da infecção é caracterizada por manifestações clínicas distintas acompanhando a "fase virêmica" e a "fase de resposta anticórpica".[9]

Erupção cutânea, artralgias e artrites podem ocorrer durante a fase de resposta anticórpica, em torno de 15 a 18 dias após a infecção, e os sintomas são associados com o desenvolvimento de anticorpos anti-B19 IgM.[9]

Artralgia ocorre em torno de 5% das crianças infectadas e em até 80% dos adultos. O envolvimento articular é mais comum em mulheres.[9] O padrão da artropatia difere entre crianças e adultos. Em crianças, é frequentemente assimétrica e poliarticular, comumente afeta os joelhos e precede ou acompanha a erupção cutânea.[9] Em adultos, essa erupção é menos frequente (50%), durando em torno de 3 a 4 dias. Outros sintomas incluem indisposição, pirexia e sintomas gastrintestinais.[9]

A artrite é, geralmente, aguda, poliarticular, simétrica e acomete as articulações de mãos (75%), joelhos (65%), punhos (55%) e tornozelos (40%). Dura em torno de 1 a 3 semanas e é autolimitada, embora 20% dos casos evoluam para cronicidade. Metade dos pacientes preenche os critérios para AR não erosiva.[7]

Alguns pacientes apresentam expressão transitória de baixos a moderados títulos de autoanticorpos durante a infecção aguda, como fator reumatoide (FR), anti-DNA, ANCA e antifosfolipídios.[9] Os indivíduos imunocomprometidos podem não apresentar resposta imune antiviral, sendo o diagnóstico baseado na demonstração direta do vírus.[3]

Na maioria dos casos, o eritema infeccioso não requer tratamento, mas alguns pacientes com artralgia podem necessitar de AINH.[3]

Em casos de infecção persistente, o uso de imunoglobulina intravenosa tem se mostrado eficaz, assim como nos sintomas articulares de infecção crônica.[3]

Flavivírus

A febre amarela é uma doença infecciosa aguda que se encontra em expansão no Brasil. É um importante problema de saúde pública no país, porque causa dezenas de casos graves anualmente, muitos deles fatais.[10]

É uma zoonose cujo ciclo de manutenção primária envolve primatas não humanos e mosquitos *Haemagogus* da floresta, sendo denominado ciclo silvestre. O ciclo urbano, cujo único hospedeiro virêmico é o homem, tem como vetor o mosquito *Aedes aegypti*, de hábitos peridomiciliares.[10]

Manifestações musculares, como mialgia generalizada, e comprometimento do eixo vertebral (lombalgia) são observados durante a fase inicial (período de infecção) da doença.[1]

A dengue é causada por qualquer um dos sorotipos do vírus da dengue, que são transmitidos ao homem pela picada das fêmeas dos mosquitos do gênero *Aedes*.[11] É considerada a mais importante virose transmitida por artrópodes que acomete o ser humano, em termos de morbidade e mortalidade.[11]

A Organização Mundial de Saúde (OMS) relata que, anualmente, mais de 100 milhões de pessoas sejam infectadas com os vírus da dengue.[11] Os principais vetores são mosquitos *Aedes* das espécies *aegypti* e *albopictus*. O *Aedes aegypti* é um mosquito urbano, facilmente encontrado em domicílios e áreas peridomiciliares, e ocorre sobretudo nas regiões tropicais e subtropicais. O *Aedes albopictus* dispersa-se com facilidade nos ambientes rural, semissilvestre e silvestre.[11]

A infecção pode acometer músculos, tendões, articulações e ossos. A artrite ocorre como parte de uma síndrome caracterizada por febre, cefaleia e erupção macular nas regiões palmares e plantares. Essa síndrome ocorre após o período de incubação, que dura de 4 a 7 dias após a exposição, e um segundo pico pode ocorrer após o período de convalescença. A patogênese da artrite não está bem esclarecida.[5]

Na dengue clássica, está indicado o tratamento sintomático de febre, cefaleia, mialgias e artralgias; contudo, deve-se evitar o uso de salicilatos, pelo risco de hemorragia digestiva alta e acidose. Prefere-se utilizar o paracetamol ou a dipirona.[11]

A hepatite crônica pelo vírus C (HCV) representa um significativo problema de saúde pública, com prevalência mundial de aproximadamente 170 milhões de pessoas infectadas.[12] A infecção por HCV está associada a inúmeros distúrbios hematológicos, renais, dermatológicos, reumáticos e autoimunes.[13]

As manifestações reumatológicas incluem artralgia, mialgia, artrite, vasculite, sintomas secos, crioglobulinemia mista e fibromialgia.[13] Manifestações extra-hepáticas, como glomerulonefrite, líquen plano, linfoma de células B e porfiria cutânea tarda, também são descritas.[12]

O envolvimento articular é a manifestação extra-hepática mais frequente. A artrite pode apresentar dois subtipos clínicos: poliartrite simétrica e mono/oligoartrite intermitente. A poliartrite simétrica assemelha-se à AR, porém é de caráter menos agressivo. É o subtipo mais frequente e acomete principalmente pequenas articulações. Em 50 a 80% dos casos, observa-se rigidez matinal e FR positivo. Nódulos reumatoides não são observados.[12]

O subtipo de mono/oligoartrite intermitente relaciona-se com a crioglobulinemia mista sintomática. As articulações acometidas são as de médio e grande tamanho. Raramente apresenta curso crônico.[12]

A administração de AINH, baixas doses de corticosteroides e hidroxicloroquina é eficaz em alguns casos de poliartrite simétrica. O subtipo mono/oligoartrite intermitente é responsivo a baixas doses de corticosteroides, com ou sem hidroxicloroquina concomitante.[12] O uso de AINH deve ser evitado em pacientes cirróticos, com varizes de esôfago, em razão do alto risco de sangramento fatal.[12]

A ciclosporina tornou-se uma medicação promissora para o tratamento da artrite, após a demonstração de suas propriedades antivirais.[12]

O uso de terapia combinada antiviral (interferon alfa e ribavirina) deve ser avaliado com cautela, pois o interferon alfa pode induzir o desenvolvimento ou a piora de distúrbios autoimunes envolvendo articulações, nervos periféricos, pele e rins.[12] O impacto dos novos agentes antivirais de ação direta sobre as manifestações reumáticas de artralgias, mialgias e síndrome seca é desconhecido.[14]

Hepadnavírus

Estima-se que 350 milhões de pessoas no mundo estejam infectadas com o vírus da hepatite B (HBV), cuja transmissão ocorre verticalmente, sexualmente ou pelo sangue (uso de substâncias intravenosas e transfusões sanguíneas).[5]

Aproximadamente 20% dos pacientes desenvolvem manifestações extra-hepáticas, sendo as mais descritas e graves a poliarterite nodosa (PAN) e a glomerulonefrite.[15]

A artrite pode ser observada sob duas formas: poliartrite aguda, autolimitada, semelhante à AR, descrita na fase pré-sintomática; ou, raramente, artrite ocorrendo no contexto da PAN. Em ambos os casos, a patogênese é atribuída à deposição de imunocomplexos contendo antígenos virais (HBsAg ou HbeAg) e seus respectivos anticorpos (anti-HBs e anti-HBe).[4]

A poliartrite observada na fase pré-ictérica apresenta características típicas de AR, acometendo as IFP, os joelhos e os tornozelos. O FR é positivo em cerca de ¼ dos pacientes. Em aproximadamente 40% dos pacientes, há diminuição dos níveis séricos de C3 e C4, sugerindo um processo mediado por imunocomplexos. A detecção de HBsAg, enzimas hepáticas elevadas (TGO e TGP) e anti-HBc IgM proporciona a definição diagnóstica de poliartrite associada ao HBV. Nenhum tratamento é necessário, pois a artrite resolve-se espontaneamente após 2 a 3 semanas.[4]

Retrovírus

O HIV é uma partícula esférica, pertencente ao gênero *Lentivirus* e família *Retroviridae*, que apresenta em seu núcleo duas cópias de RNA de cadeia simples, encapsuladas por uma camada proteica ou nucleocapsídio, capsídio e um envelope externo composto por uma bicamada fosfolipídica.[16]

Cerca de 33 milhões de pessoas no mundo são portadoras do vírus, e 25 milhões já morreram por causa da infecção.[5]

Enquanto, globalmente, é uma pandemia, no Ocidente industrializado tem-se observado uma doença crônica, complexa, mas tratável para aqueles com acesso às medicações antivirais e que toleram a HAART (terapia antiviral altamente ativa).[4]

As manifestações reumáticas associadas ao HIV podem ser divididas em dois tempos cronológicos: antes e depois da terapia HAART. Anteriormente à era HAART, as manifestações reumáticas descritas eram: artrite associada ao HIV, artralgia, mialgia, artrite séptica, entesite, síndrome da linfocitose infiltrativa difusa e espondiloartrites (artrite reativa, artrite psoriásica e espondiloartrite indiferenciada).[5]

Na era pós-HAART, as manifestações descritas são: síndrome inflamatória da reconstituição imune (SIRI), artrite séptica piogênica, neoplasias (linfoma não Hodgkin e sarcoma de Kaposi), hiperuricemia, rabdomiólise e osteonecrose (particularmente do quadril).[5]

Artralgia é comum em pacientes com HIV, com prevalência variando entre 1 e 79%. Costuma ser intermitente, mais comum nos joelhos, cotovelos e ombros. É mais comumente poliarticular, mas pode acometer apenas uma articulação.[17]

A síndrome articular dolorosa foi descrita inicialmente em 1988 em pacientes nos estágios finais da doença, e caracteriza-se por dor articular intensa, de curta duração, variando entre 2 e 24 h, na ausência de sinovite ou outros sinais de inflamação. As grandes articulações são frequentemente acometidas, embora as articulações MCF possam ser afetadas.[17]

Artrite associada ao HIV é relatada, na maioria dos casos, em homens, com uma média de idade de 35 anos, no estágio IV da infecção. A apresentação mais comum é de uma artrite moderada, embora manifestações graves e incapacitantes possam ser observadas. É autolimitada e apresenta boa resposta ao uso intra-articular de AINH ou corticosteroides. Há poucas evidências de sequelas destrutivas ou doença erosiva.[17]

Tem-se aventado a hipótese de que a "artrite do HIV" seja um tipo de artrite reativa, talvez desencadeada pelo próprio vírus.[17]

O HTLV-1 (vírus linfotrópico de células T humano tipo 1) é um retrovírus, descrito inicialmente como agente causal da leucemia de células T do adulto. Foi o primeiro vírus demonstrado como oncogênico em seres humanos.[18] É endêmico no

Caribe e sudeste do Japão. Entretanto, está presente também na África, América do Sul, Ásia e outras áreas tropicais e subtropicais.[18]

Além da leucemia de células T do adulto, o vírus é definido como agente causal de outros distúrbios, como mielopatia associada ao HTLV-1, paraparesia espástica tropical, síndrome de Sjögren, uveíte e broncopneumonia.[18]

A artropatia associada ao HTLV-1 é semelhante à AR. Os pacientes apresentam edema em múltiplas articulações, acompanhado de destruição óssea e cartilaginosa de gravidade variável. Acomete sobretudo mulheres idosas, provenientes de áreas endêmicas ou com histórico familiar de infecção por HTLV-1 ou transfusão sanguínea.[18]

Os sintomas iniciam-se de modo agudo, em uma ou mais articulações, principalmente em grandes articulações como joelhos e ombros, e nos punhos. Após um curso de sintomas palindrômicos, a doença estabelece-se como artrite crônica.[18]

Apesar da sintomatologia de longa evolução, a radiografia demonstra destruição óssea moderada, quando comparada à AR. Os achados laboratoriais também são semelhantes àqueles da AR: níveis elevados de velocidade de hemossedimentação (VHS) e proteína C reativa (PCR), hipergamaglobulinemia e autoanticorpos (FR e FAN) são frequentemente observados.[18]

Anticorpos contra HTLV-1 estão presentes no soro e no líquido sinovial. Altos títulos de anticorpos anti-HTLV-1 IgM no líquido sinovial sugerem resposta imune ativa contra produtos do HTLV-1 na cavidade articular.[18]

Os AINH devem ser administrados para o alívio da dor. Corticosteroide (prednisolona) em baixas doses pode ser usado nos casos de artrite grave. Os fármacos antirreumáticos modificadores da doença (*disease-modifying antirheumatic drugs – DMARD*), como metotrexato, e os agentes anticitocinas, como o antagonista do receptor de IL-1 e anti-TNF, podem ser efetivos na artropatia associada ao vírus.[18]

ARTRITES CAUSADAS POR FUNGOS

As micoses humanas podem ser causadas por fungos patogênicos primários ou por fungos patogênicos oportunistas. Os fungos patogênicos penetram no organismo por via inalatória ou por implantação transtegumentar.[19]

As doenças por fungos patogênicos primários podem ser classificadas em quatro grupos naturais:

- Micoses superficiais (pitiríase *versicolor*, tinha negra)
- Micoses cutâneas (candidose)
- Micoses subcutâneas (esporotricose, micetomas)
- Micoses sistêmicas (blastomicose, coccidioidomicose, histoplasmose, paracoccidioidomicose).

Em pacientes imunossuprimidos, podem se instalar as micoses oportunísticas (aspergilose, candidose, criptococose).[19]

Os fungos não representam causa comum de infecção musculoesquelética. Os pacientes, em geral, apresentam sinais moderados ou manifestações subclínicas. A doença geralmente se manifesta como monoartrite crônica, osteomielite (muitas vezes, com envolvimento vertebral) ou tenossinovite, e é comum o atraso no diagnóstico.[20]

Esporotricose

Afecção causada pelo fungo dimórfico *Sporothrix schenckii*, que, em geral, é inoculado por ocasião de um traumatismo, determinando micose subcutânea, porém, ocasionalmente, propágulos do fungo podem ser inalados causando a forma sistêmica.[19]

Acomete ambos os sexos, em todas as faixas etárias, tanto na zona urbana quanto na zona rural, principalmente trabalhadores em contato com vegetais ou animais.[1]

Na forma extracutânea, o sistema osteoarticular é o mais comumente envolvido.[21] A forma osteoarticular se apresenta como artrite, por vezes resultante de inoculação por fragmentos de madeira, podendo, porém, resultar de disseminação hematogênica.[19] O acometimento pode ser mono/poliarticular, sendo mãos, cotovelos, tornozelos e joelhos as articulações mais atingidas.[1]

Na maioria dos casos, observa-se monoartrite de início insidioso. A articulação mostra-se dolorosa aos movimentos, com aumento de volume e derrame.[1] Tenossinovite ou bursite podem acompanhar a artrite ou ocorrer independentemente. O envolvimento ósseo e periosteal pode ocorrer, isolado ou em conjunto com o envolvimento articular ou sistêmico.[21]

Osteoporose, aumento das partes moles, erosão da cartilagem articular e edema são os achados radiológicos mais comuns.[22]

Os achados patológicos em geral demonstram sinovite granulomatosa, não caseosa, crônica, inflamatória e inespecífica.[22] Repetidas culturas do líquido sinovial e da membrana sinovial são necessárias para confirmação diagnóstica.[1]

O tratamento depende da forma clínica da doença e do estado imunológico do paciente. O envolvimento osteoarticular pode ser tratado com cetoconazol e anfotericina B. O itraconazol também tem se mostrado eficaz, devendo ser usado durante 12 meses, nos casos de artrite. A fistulização é uma complicação comum, necessitando de procedimento cirúrgico.[22]

Micetomas

São infecções crônicas causadas por bactérias (actinomicetomas) ou por fungos (eumicetomas), que acometem pele e subcutâneo, podendo se estender a musculatura e ossos.[23] México, Venezuela, Brasil e Argentina apresentam alta endemia. A *Nocardia brasiliensis* é o agente mais frequente na América Latina.[19]

Clinicamente, o micetoma se apresenta como tumefação granulomatosa, na qual se formam abscessos contendo grãos que são expulsos com o pus drenado por fístulas.[19]

Em geral, a micose localiza-se nos membros, em especial os inferiores, e inicia-se como nódulo ou abscesso. A progressão da infecção se faz por contiguidade. A micose evolui por períodos de remissão e recidiva, havendo dor nos períodos de exacerbação. A infecção pode se estender em profundidade, comprometendo músculos, fáscias, ossos e tendões. Os grãos eliminados podem ser grandes ou pequenos e de cor branca, negra ou vermelha.[19]

Na actinomicose endógena, causada pelo *Actinomyces israelli*, bactéria saprófita da boca, das criptas tonsilares e dos dentes e cáries, a lesão óssea é observada tardiamente e podem ser encontradas periostites e osteomielites.[23]

Na actinomicose exógena, causada comumente pela *Nocardia brasiliensis* (80 a 90% dos casos), as lesões evoluem lentamente e invadem tecidos contíguos: músculos, tendões, ligamentos e tecido ósseo, com lesões que vão de periostite a osteólise.[23]

O tratamento consiste na associação de cirurgia e quimioterapia, sendo descrito o uso de cetoconazol, itraconazol, voriconazol, anfotericina B lipossômica, estreptomicina e clotrimazol. Nos casos de *Nocardia*, a associação de sulfametoxazol e trimetoprima está indicada, por meses ou anos.[19]

Blastomicose

A blastomicose tem distribuição limitada na América do Norte e África. É uma micose de distribuição universal, predominando no continente americano, especialmente no sudeste dos EUA.[19] É causada pelo fungo dimórfico *Blastomyces dermatitidis*, e a infecção é descrita em pessoas que têm contato com a terra.[20]

O acometimento osteoarticular é observado em 60% dos casos e, frequentemente, acompanhado de envolvimento sistêmico ou pulmonar. Tem início agudo e geralmente é monoarticular, mas pode ocorrer envolvimento poliarticular. Os joelhos são as articulações mais acometidas, seguidos por tornozelos, cotovelos, punhos e mãos.[20]

A osteomielite pode ocorrer em qualquer osso, inclusive no crânio, sendo mais frequente na coluna vertebral e nas costelas. Na coluna, a infecção tem início no corpo vertebral e pode se estender ao disco intervertebral. Abscessos paravertebrais e do músculo psoas podem ser encontrados. As lesões são dolorosas ou assintomáticas e podem se manifestar agudamente, com dor, eritema e edema local. Pode ser localizado (dactilite), difuso ou com periostite.[20] Dentre os ossos longos, a tíbia é a mais afetada e, dentre os ossos pequenos, tornozelo e punho são os mais afetados.[24]

Coccidioidomicose

Também conhecida como doença de Posadas-Wernicke, reumatismo do deserto e febre do Vale São Joaquim, é uma micose sistêmica causada pelo *Coccidioides immitis*, fungo prevalente em regiões áridas e semiáridas do continente americano. No Brasil, a região semiárida do Nordeste é descrita como uma área endêmica, e o agente etiológico é o *Coccidioides posadasii*.[25]

Artralgia e artrite podem ser observadas. A artrite é poliarticular, geralmente migratória, sem derrame, com a articulação sensível à pressão e dolorosa à movimentação. Pode acometer qualquer articulação, preferencialmente tornozelos e joelhos. A remissão ocorre em 2 a 4 semanas, sem danos residuais.[20]

As manifestações musculoesqueléticas podem ser observadas em 10 a 50% dos casos durante a forma disseminada da doença. A infecção produz um processo granulomatoso e crônico em ossos, articulações e tecidos periarticulares. A osteomielite da coluna, com ou sem envolvimento do disco, é comum; os ossos de mãos e pés, principalmente em crianças, também podem ser acometidos. A tenossinovite das mãos, com ruptura tendínea, é relatada.[20]

O líquido sinovial é turvo, com viscosidade diminuída, e a contagem de leucócitos está moderadamente elevada, com predomínio de linfócitos.[20]

Os achados radiológicos incluem múltiplos sítios de envolvimento ósseo, com lesões osteolíticas, reação cortical e periosteal, edema articular, osteopenia, diminuição do espaço articular, destruição óssea e, em alguns casos, anquilose.[20]

O diagnóstico é estabelecido por culturas e análise histopatológica.[20]

Histoplasmose

Considerada uma zoonose pela OMS, ocorre após a inalação de esporos do fungo *Histoplasma capsulatum*. Doença de distribuição mundial, endêmica nas Américas, África, Austrália e partes da Ásia, particularmente China, Índia, Malásia e Tailândia.[26]

Apresenta maior incidência entre a 3ª e 5ª década de vida, com evolução aguda e benigna, ou progressiva e grave, podendo levar ao óbito. Na grande maioria dos casos, a infecção é assintomática e autolimitada.[1]

As manifestações reumáticas ocorrem durante a infecção primária, na forma de poliartrite migratória, em cerca de 10% dos casos. Artrite ou artralgia, aditiva, simétrica e poliarticular, acomete preferencialmente joelhos, tornozelos, punhos e mãos. O envolvimento articular é autolimitado e não deixa sequelas.[20]

Uma apresentação incomum de histoplasmose disseminada é a infecção óssea, que pode se apresentar como mielodisplasia. A forma isolada osteoarticular também é pouco frequente, mas pode acometer tendões e se apresentar como síndrome do túnel do carpo ou artrite séptica. A osteomielite é raramente observada.[26] O acometimento ósseo é mais comum em crianças e indivíduos imunodeficientes.[1]

De acordo com as recomendações do comitê de especialistas da Infectious Diseases Society of America (IDSA), o tratamento das manifestações reumatológicas deve ser realizado com AINH. Os corticosteroides são raramente necessários.[26]

Paracoccidioidomicose

Micose profunda, sistêmica e granulomatosa, causada pelo fungo dimorfo *Paracoccidioides brasiliensis*. Acomete principalmente homens. A via de contaminação preferencial é inalatória, e desconhece-se sua transmissão pessoa a pessoa. Manifesta-se em formas pulmonares, mucocutâneas, linfáticas e mistas.[23]

É a infecção fúngica sistêmica de maior prevalência na América Latina. Tem distribuição endêmica no Brasil, Venezuela e Colômbia. No Brasil, os maiores números de casos estão nos estados de São Paulo, Rio de Janeiro, Minas Gerais, Paraná, Rio Grande do Sul, Espírito Santo, Goiás e Mato Grosso do Sul.[27]

A artrite, quando presente, é causada por ação direta do fungo, que atinge a articulação por contiguidade, a partir da infecção metafisária do osso adjacente ou por disseminação hematogênica. Em 80% dos casos, o envolvimento é monoarticular, de evolução crônica (Figura 40.1). A artrite responde ao tratamento antifúngico básico, com evolução sem sequelas e sem deformidades.[1]

A prevalência do acometimento osteoarticular é variável, podendo ser o primeiro ou o único sistema acometido nessa doença.[28]

As lesões ósseas se iniciam pela camada medular, atingem a cortical e, finalmente, o periósteo (Figura 40.2). Em geral, o

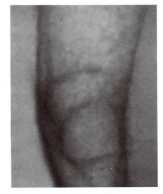

Figura 40.1 Monoartrite aguda do joelho por *Paracoccidioides brasiliensis* (blastomicose sul-americana).

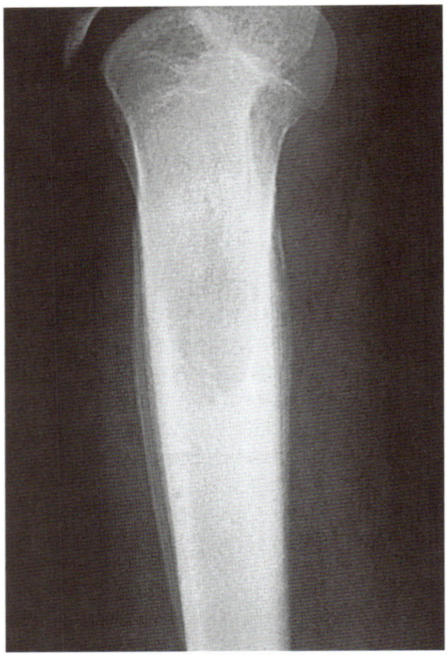

Figura 40.2 Periostite – *Paracoccidioides brasiliensis*.

acometimento ósseo é assintomático, em alguns casos constituindo um achado radiológico.[29] As alterações radiológicas caracterizam-se por lesões osteolíticas nítidas, sem esclerose marginal e sem reação periosteal.[28] As lesões predominam no tórax (costelas e esterno), cintura escapular (clavícula e escápula) e membros superiores.[29]

O envolvimento articular é acompanhado de manifestações clínicas exuberantes, caracterizadas por dor e impotência funcional. O exame físico revela articulações com aumento de volume e de temperatura.[29]

O líquido sinovial, inflamatório tipo II, apresenta cultura positiva (Figura 40.3) e, à histopatologia, observa-se sinovite granulomatosa, com visualização do fungo (Figura 40.4).[1]

Aspergilose

Termo empregado para designar um grupo de doenças causadas por espécies de *Aspergillus*.[30]

Os *Aspergillus* são fungos filamentosos ubiquitários na natureza e encontrados no ar, no solo, em plantas, na água, em superfícies inanimadas e em alimentos.[30]

São considerados pacientes de risco para aspergilose invasiva aqueles com leucemia mieloide aguda, síndrome mielodisplásica, pacientes submetidos a transplante de células-tronco hematopoéticas, transplante de órgãos sólidos e pacientes com imunossupressão prolongada.[31]

Em geral, o *Aspergillus* causa infecções pulmonares, sinonasais e cerebrais. Infecções do sistema musculoesquelético são raras e, quando ocorrem, a osteomielite é a mais frequente, observada sobretudo em vértebras, espaços discais, costelas e esterno.[20,31] A infiltração articular com corticosteroide também pode causar artrite por *Aspergillus fumigatus*. Os joelhos são as articulações mais acometidas, seguidos pelos ombros.[32]

O diagnóstico é estabelecido por isolamento do fungo no tecido afetado ou no líquido sinovial.[20] O líquido sinovial mostra alta celularidade, com predomínio de polimorfonucleares neutrófilos.[32] Os achados radiológicos incluem edema difuso de partes moles e alterações típicas de osteomielite.[20]

Anfotericina B e equinocandinas não apresentam boa penetração no tecido ósseo e articular, devendo ser empregadas em associação com um segundo agente antifúngico. Diferentemente, os agentes triazólicos podem ser usados como monoterapia, por sua atividade anti-*Aspergillus* no osso e na articulação.[31]

Candidíase

As leveduras do gênero *Candida* são consideradas um dos principais agentes causadores de infecção sistêmica de origem hospitalar e representam o principal fungo causador de infecção da corrente sanguínea. São encontradas no tubo gastrintestinal de mais de 60% da população adulta sadia, e em torno de 20 a 30% das mulheres podem albergar essa levedura na vagina.[33]

Artrite por *Candida* deve ser incluída no diagnóstico diferencial de sintomas osteoarticulares em pacientes imunossuprimidos, incluindo aqueles com neoplasias hematológicas, transplantados ou em uso de corticoterapia. Do mesmo modo, cirurgia e trauma, particularmente em pacientes em uso de antibióticos de amplo espectro e com cateter venoso central, constituem outras condições clínicas propícias para o surgimento de artrite por *Candida*.[34]

A artrite pode ocorrer como uma manifestação tardia de uma candidíase disseminada por via hematogênica. Joelhos, quadris e ombros são os locais mais frequentemente acometidos.[34]

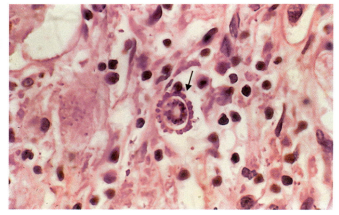

Figura 40.3 Esfregaço de líquido sinovial evidenciando o *Paracoccidioides brasiliensis*, com aspecto de dupla hélice em leme (seta).

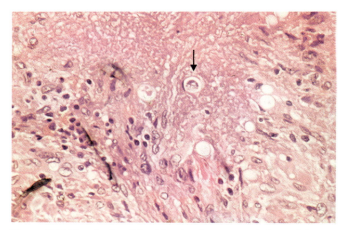

Figura 40.4 Biopsia sinovial evidenciando processo inflamatório com granulomas e presença do fungo *Paracoccidioides brasiliensis* (seta).

As provas de atividade inflamatória (VHS e PCR) encontram-se moderadamente elevadas. Os achados radiológicos de destruição óssea e edema articular são descritos, mas não são específicos.[34]

O tratamento tem como objetivos o alívio dos sintomas, a erradicação da infecção, a prevenção da lesão articular e o restabelecimento funcional. Diretrizes atuais recomendam terapêutica antifúngica inicial com anfotericina B ou fluconazol, combinada com desbridamento cirúrgico.[34]

Criptococose

É uma micose profunda cosmopolita, de comportamento oportunista, causada por fungos pertencentes ao gênero *Cryptococcus*. Ocorre mais frequentemente em homens (70% dos casos) e em adultos, a maioria entre 30 e 60 anos de idade. É rara no grupo pediátrico.[35]

A manifestação musculoesquelética mais frequente é a osteomielite, a qual ocorre em 5 a 10% dos pacientes com infecção sistêmica. Os sintomas surgem semanas a 3 meses antes do diagnóstico. Qualquer osso pode ser acometido. As alterações radiográficas são inespecíficas, porém lesões osteolíticas, de margens irregulares, e pequena reação periosteal podem ser observadas. As lesões podem mimetizar tuberculose, blastomicose, coccidioidomicose ou sarcoma.[20]

A artrite é uma manifestação rara e, geralmente, secundária à extensão da osteomielite adjacente. A monoartrite é a apresentação mais comum, embora oligoartrite e poliartrite possam ocorrer. Joelhos, cotovelos, articulações esternoclaviculares, sacroilíacas e tornozelos são atingidos. O curso é subagudo ou crônico. Os achados radiológicos incluem edema sinovial e lesões líticas, indicativas de osteomielite do osso contíguo. Os achados histopatológicos incluem sinovite, aguda ou crônica. O diagnóstico é feito por isolamento do fungo na biopsia ou no líquido sinovial.[20]

ARTRITES CAUSADAS POR MICOBACTÉRIAS

Hanseníase

É uma moléstia infectocontagiosa, causada pelo *Mycobacterium leprae*, o qual acomete inicialmente o sistema nervoso periférico e, posteriormente, a pele. Na maioria dos doentes brasileiros, também acomete outros órgãos e sistemas, exceto o sistema nervoso central.[36]

Continua sendo um sério problema de saúde pública e é endêmica em várias áreas do globo. Ocorre em qualquer faixa social, porém predomina nas camadas socioeconômicas mais desfavorecidas.[36]

As manifestações reumatológicas (Quadro 40.1) são observadas em ¾ dos pacientes e consideradas a terceira manifestação mais frequente da doença, após as dermatológicas e neurológicas.[37-39]

Quadro 40.1 Hanseníase: síndromes reumáticas.

- Poliartrite aguda, com eritema nodoso
- Poliartrite aguda reumatoide-símile, sem eritema nodoso
- Monoartrite aguda
- Oligoartrite aguda
- Mão edematosa ou "suculenta"
- Vasculite cutânea, com ou sem fenômeno de Lúcio
- Junta de Charcot
- Artrite séptica/osteomielite

Adaptado de Pernambuco, 1993.[37]

Na prática clínica, a diferenciação entre hanseníase e AR e outras doenças reumatológicas é difícil, principalmente quando a poliartrite é a manifestação inicial, em locais não endêmicos da doença.[37]

Na literatura, a frequência de artrite apresenta grande variabilidade, entre 1 e 77%, provavelmente por causa de diferenças metodológicas.[39]

A patogênese do envolvimento articular ainda não está bem esclarecida. Os mecanismos propostos incluem estados reacionais (tipo I e tipo II), infiltração direta da sinóvia e neuropatia periférica sensitiva, ocasionando a destruição articular.[40]

O envolvimento articular pode ser dividido em quatro grupos: artropatia de Charcot, artrite séptica, poliartrite aguda do estado reacional e artrite crônica.[40]

A artropatia de Charcot, também conhecida como artropatia neuropática, aparece em 10% dos pacientes e é caracterizada por deslocamento articular, fraturas patológicas e deformidades, geralmente das articulações de tornozelos e joelhos.[40]

A artrite do estado reacional tem início agudo, é poliarticular, simétrica e acomete pequenas articulações das mãos e pés, assemelhando-se à AR. Raramente, joelhos, tornozelos, ombros e cotovelos são afetados.[40] A artrite associada ao eritema nodoso (reação tipo 2) pode preceder, acompanhar ou suceder a reação; tem início abrupto e é acompanhada de dor importante, rigidez matinal e imobilidade funcional. Frequentemente evolui sem sequelas, exceto quando ocorre fratura.[37]

Edema doloroso, de início agudo, sobre o dorso das mãos, acompanhado de restrição dos movimentos e nódulos ao longo dos tendões extensores, pode ser observado.[40]

Poliartrite simétrica, crônica, semelhante à AR, não associada ao estado reacional, também é descrita. Além da similaridade da inflamação articular entre as duas doenças, deformidades articulares podem mimetizar AR, como a deformidade em pescoço de cisne, a atrofia interóssea e o desvio ulnar. As partes moles das mãos e dos pés podem inflamar agudamente, apresentando edema. Quando associado ao ombro doloroso, o quadro mimetiza a síndrome ombro-mão.[38]

A sacroileíte, embora rara, também é descrita.[38] Tenossinovite, com ou sem parestesia ou espessamento de nervos, acompanhada de artrite, é altamente sugestiva de doença hansênica.[40]

As alterações radiológicas são consequência de lesões específicas e inespecíficas. Lesões bacilíferas podem ocasionar periostite, osteíte e osteomielite, principalmente nas mãos e nos pés. As lesões iniciais incluem erosões superficiais da falange distal, áreas de rarefação e edema fusiforme de partes moles. A osteoporose pode ser difusa, localizada ou periarticular e pode se complicar com fraturas.[37]

Vários autoanticorpos podem ser detectados no soro de pacientes hansênicos, dentre os quais FR, FAN, antitireoglobulina, anti-DNA nativo, crioglobulinas e imunocomplexos circulantes. A presença desses autoanticorpos parece, na maioria das vezes, acontecer apenas como parafenômeno da doença, não exercendo um papel na autoimunidade.[38]

O tratamento inclui, além da poliquimioterapia, o uso de analgésicos e AINH. Os corticosteroides em altas doses estão indicados em casos de lesões ósseas, lesões cutâneas ulceradas e quando houver concomitância de osteoartrite com neurite, orquiepididimite ou comprometimento ocular. O uso concomitante de talidomida é excelente no controle das lesões cutâneas reacionais, mas tem pouca utilidade isoladamente para a artrite.[41]

No Brasil, destaca-se o trabalho do Dr. J. C. A. Pernambuco, o qual caracterizou os aspectos clínicos, evolutivos, laboratoriais e radiográficos de 43 pacientes com hanseníase em estado reacional. Por sua importância, registram-se a seguir algumas de suas conclusões:[42]

- A artropatia inflamatória só ocorre nas fases reacionais, podendo ser verificada em todas as formas clínicas, exceto no grupo indeterminado e tuberculoide tórpido
- As artrites com eritema nodoso e das reações dimorfas são as mais frequentes
- A artropatia inflamatória, na reação hansênica virchoviana e na forma tuberculoide reacional, é muito rara
- A artropatia inflamatória pode ser mono/oligo/poliarticular, geralmente acompanhada de manifestações cutâneas do tipo eritema nodoso ou polimorfo, que podem preceder ou surgir concomitantes ao quadro articular
- As alterações laboratoriais são inespecíficas. As provas de atividade inflamatória estão elevadas, como a VHS e a PCR. As reações imunológicas humorais, do tipo fator antinuclear (FAN) e reumatoide (látex), podem ser positivas em 30%, e a pesquisa de célula LE é sempre negativa. O estudo radiológico também é incaracterístico, podendo-se evidenciar alterações como aumento de partes moles, osteopenia justarticular, lise óssea periarticular e periostite
- O tratamento com AINH, corticosteroide em doses baixas e talidomida é o ideal. A utilização de corticosteroide em doses altas só está indicada quando houver concomitância clínica de neurite grave, orquiepididimite, envolvimento ocular e não "reacional"
- O prognóstico e a evolução são favoráveis, com cura sem sequelas, exceto se houver fraturas patológicas. Embora as recidivas sejam frequentes, não são observadas formas crônicas.

Tuberculose

Segundo a OMS, 10,4 milhões de pessoas adoeceram com tuberculose em 2015; e 1,5 milhão de homens, mulheres e crianças morreram de tuberculose em 2014.[43]

Estima-se que um terço da população mundial esteja infectada pelo bacilo de Koch. Seis países foram responsáveis por 60% dos novos casos no mundo, em 2015: Índia, Indonésia, China, Nigéria, Paquistão e África do Sul.[43]

No Brasil, segundo dados do Ministério da Saúde, no ano de 2015, 69 mil pessoas adoeceram com tuberculose; e 4,5 mil homens, mulheres e crianças morreram da doença.[43]

Cerca de 10 a 11% dos casos extrapulmonares envolvem ossos e articulações. A prevalência global de tuberculose osteoarticular latente é de 19 a 38 milhões. O acometimento é, principalmente, vertebral (50% dos casos) ou articular. Pode também causar osteomielite e doença de partes moles.[44]

O acometimento de articulações periféricas e tendões é infrequente e, se não tratado adequadamente, pode causar destruição articular e tendínea, assim como disseminação da infecção para bursas, músculos e outras partes. O acometimento pulmonar ativo é observado em menos de 50% dos casos.[45]

A infecção óssea e articular é, quase sempre, resultante de disseminação hematogênica, através de canais vasculares, a partir de um foco primário, principalmente pulmões, linfonodos ou outras vísceras. O curso da sinovite tuberculosa é insidioso, e a progressão para dano articular é mais lenta do que em uma infecção piogênica, em virtude de o *Mycobacterium* não produzir colagenase.[44]

São considerados fatores de risco para o acometimento osteoarticular:[44]

- Nível socioeconômico: em regiões endêmicas, a doença acomete crianças, jovens e adultos de meia-idade. Em regiões não endêmicas, acomete idosos, moradores de rua, presidiários, alcoólatras e imigrantes
- Indivíduos imunocomprometidos: nesse grupo, estão incluídos os indivíduos com infecção pelo HIV, com diabetes melito, má nutrição, alcoolismo, doenças debilitantes (insuficiência renal crônica, diálise, pneumoconiose, cirrose hepática e neoplasia), pacientes em uso de corticosteroides, em hemodiálise e em uso de substâncias citotóxicas ou imunossupressoras
- Fatores locais: trauma cirúrgico, uso de substâncias intravenosas e doença óssea ou articular preexistente, como AR, LES, Sjögren, gota, uso de próteses e osteonecrose do quadril em pacientes com leucemia.

Apresentações clínicas

Vertebral

O acometimento vertebral foi descrito em 1779 por Percival Pott e é observado em menos de 1% dos pacientes com tuberculose.[46]

A região toracolombar é o local mais comum de envolvimento, mas qualquer parte da coluna pode ser afetada. A incidência de complicações neurológicas varia de 10 a 43%.[46]

Existem duas formas de tuberculose vertebral: a forma clássica de espondilodiscite e a forma atípica de espondilite sem envolvimento discal.[46]

Nos adultos, o envolvimento do disco intervertebral é secundário à disseminação da infecção adjacente, enquanto, nas crianças, o envolvimento pode ser primário, decorrente da vascularização natural do disco.[46]

A lesão básica na doença de Pott é uma combinação de osteomielite e artrite, geralmente afetando mais de uma vértebra.[46]

A tuberculose vertebral pode ocasionar destruição óssea progressiva, levando a colapso vertebral e cifose; formação de abscesso por extensão da infecção aos ligamentos adjacentes e partes moles; estreitamento do canal vertebral, por abscesso ou tecido de granulação; e invasão dural direta, resultando em compressão medular e déficits neurológicos.[46]

As manifestações clínicas típicas incluem dor local, rigidez e espasmo muscular, abscesso frio, gibosidade (Figura 40.5) e deformidade proeminente. O abscesso frio desenvolve-se lentamente e é caracterizado por ausência de dor e outros sinais inflamatórios.[47]

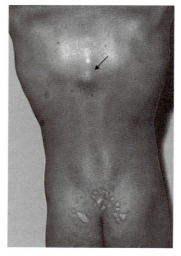

Figura 40.5 Gibosidade angular na doença de Pott. Coluna dorsal.

A progressão da doença é lenta e insidiosa, com duração de meses a anos, em média 4 a 11 meses.[47]

Os sintomas constitucionais estão presentes em 20 a 30% dos casos e constituem-se de fraqueza, perda de peso, inapetência, sudorese noturna, febre vespertina, dor generalizada e fadiga.[47]

A dor é o sintoma mais frequente, variando de intensidade e localizando-se no sítio envolvido, mais comumente na região torácica. Pode ser agravada por movimentos, tosse e suporte de peso, em razão de ruptura do disco, instabilidade, compressão neurológica ou fratura patológica. Dor crônica pode ser observada em 61% dos pacientes.[47]

Os déficits neurológicos são comuns com o envolvimento torácico e cervical, e, se não tratados, podem evoluir para paraplegia ou tetraplegia. A incidência varia de 23 a 76%. O nível de envolvimento da medula determina a extensão das manifestações neurológicas.[47]

A formação de um abscesso frio, em volta da lesão vertebral, é comum e pode atingir grandes dimensões (Figura 40.6). Sua localização depende da região da coluna afetada e pode atingir regiões extravertebrais.[47]

A cifose vertebral é a deformidade mais comum e ocorre quando as lesões envolvem a coluna torácica. Sua gravidade depende do número de vértebras acometidas. O acometimento da região atlantoaxial pode se manifestar como torcicolo.[47]

Artrite periférica

Tuberculose osteoarticular periférica é o termo usado para o acometimento das articulações e dos ossos. Ossos longos costumam ser afetados, artrite de joelho e quadril é relativamente comum e doença femoral (incluindo bursite trocantérica) pode ocorrer.[48]

A apresentação clínica característica é de monoartrite crônica, de grandes ou médias articulações, principalmente joelho (Figura 40.7) e quadril. Articulações sacroilíacas, ombros, cotovelos, tornozelos, carpo e tarso também podem ser envolvidos.[44]

Em áreas não endêmicas, a doença é descrita principalmente em homens não brancos, na 4ª ou 5ª década de vida, e atinge as articulações dos membros superiores.[44]

O quadril é acometido em 15% de todos os casos. A idade comum de apresentação é na 2ª e na 3ª décadas de vida. O paciente se queixa de dor na virilha, joelho ou coxa, com limitação aos movimentos. Atrofia da musculatura glútea é comum.[44]

O joelho é o terceiro sítio mais comum de envolvimento. Observa-se predominantemente doença sinovial, mas muitos pacientes desenvolvem doença sinovial e óssea. A dor, de caráter insidioso, é a apresentação comum. Inchaço articular é descrito em 10%. Claudicação e limitação dos movimentos também são comuns. O espasmo muscular e a efusão sinovial resultam em deformidade de flexão da articulação.[44]

O envolvimento da articulação sacroilíaca é observado em 4 a 9,5% dos pacientes com doença musculoesquelética (Figura 40.8).[48] Em geral, é unilateral e manifesta-se clinicamente com dor na nádega e na região lombar, podendo apresentar curta duração ou durar mais de 1 ano. A dor é contínua e pode ocasionar distúrbios no sono. Muitos pacientes têm sintomas constitucionais.[44]

Em 8 a 10% dos pacientes, observa-se o envolvimento de pés ou tornozelos. Cotovelos e punhos também podem ser acometidos. O abscesso frio pode ser encontrado na doença tardia. Os sintomas constitucionais podem estar presentes. O dano articular frequente resulta em instabilidade.[44]

O acometimento do esterno é raramente relatado e representa 1,5% dos casos. O diagnóstico deve ser aventado nos casos de culturas negativas recorrentes de lesões do esterno e confirmado por exame histopatológico e cultura específica. A duração do tratamento, nesses casos, não está bem definida, e a cirurgia está indicada para confirmação diagnóstica, em casos refratários, ou para remoção dos abscessos.[48]

Osteomielite/dactilite

A osteomielite compreende 2 a 3% da tuberculose osteoarticular. É frequentemente observada nos ossos curtos, como metacarpos, metatarsos e falanges.[44]

A infecção inicia-se insidiosamente na diáfise, causando edema fusiforme e doloroso. A pele sobrejacente torna-se lisa e brilhante.[44] A tuberculose é uma das causas mais comuns de osteomielite de costelas.[48] A dactilite pode ser observada em crianças debilitadas.[44]

Doença de Poncet

Caracteriza-se por poliartrite associada à tuberculose extrapulmonar, sem evidência de envolvimento bacteriano dentro

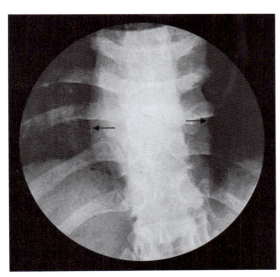

Figura 40.6 Aumento de partes moles na coluna dorsal, com formação do abscesso paravertebral, visto na doença de Pott.

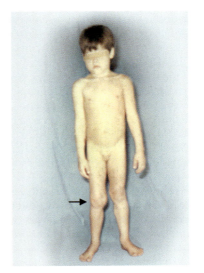

Figura 40.7 Artrite crônica por tuberculose. Observa-se o aumento de volume.

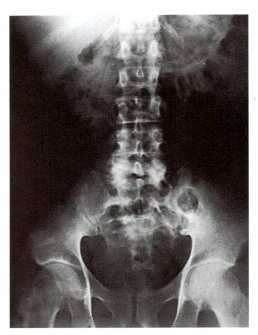

Figura 40.8 Lesão lítica na articulação sacroilíaca.

da articulação. A doença predomina em adolescentes e adultos jovens, sobretudo em mulheres. Clinicamente, manifesta-se com febre, sintomas constitucionais e artrite aguda ou subaguda de grandes articulações.[44]

Geralmente, o sítio extrapulmonar da doença é representado pelos linfonodos, descrevendo-se o acometimento cervical, supraclavicular, axilar, mediastinal, hilar, paratraqueal e retroperitoneal.[44]

Entesite

O envolvimento dos tendões e das ênteses também ocorre na tuberculose.[49] Não se sabe se a infecção da êntese tem início pelo osso ou pelo tendão. Sugere-se a possibilidade de acometimento inicial do osso e disseminação secundária para o tendão.[49]

A lesão inicia-se como entesite (estágio 1), progride para êntese-osteíte (estágio 2) e para êntese-osteomielite (estágio 3).[49] No começo, o paciente apresenta-se com dor e edema local. Posteriormente, observam-se erosão e formação de sequestro ósseo.[49]

Bursite

Bursas, como a olecraniana e a trocantérica, podem ser afetadas pela tuberculose e por micobactérias atípicas.[50] A bursite trocantérica ocorre em menos de 2% dos casos. A patogênese não está bem definida e é incerto se o osso ou a bursa é primeiramente afetada por infecção hematogênica.[48]

Traumas recentes, imunossupressão ou infiltração local com corticosteroide podem contribuir para a expansão da doença.[48]

Embora tenha sido observada em pacientes de todas as idades, a média de idade é de 57 anos. Dor moderada, edema e rigidez na face lateral da coxa, sem limitação funcional, estão presentes por meses antes do diagnóstico. Febre e sintomas gerais estão ausentes.[48]

O diagnóstico é realizado nas fases avançadas, com o aparecimento dos abscessos frios ou das fístulas, não responsivos ao tratamento antibiótico convencional.[48]

Diagnóstico

Nenhum marcador parece útil para o diagnóstico da tuberculose com comprometimento articular. A biopsia aberta da sinóvia é o método mais sensível para obtenção do material para estudo histológico. O quadro é o do granuloma clássico (Figura 40.9). O diagnóstico é definitivo apenas com o encontro do bacilo (Quadro 40.2).[51]

A análise do líquido sinovial mostra aumento das proteínas e diminuição da glicose. A citologia revela, nas fases iniciais, baixa celularidade, com predomínio linfocitário. A bacteriologia é positiva na bacterioscopia direta, em aproximadamente 20% dos casos, e na cultura do líquido sinovial, em torno de 90% dos casos.[51]

Radiologicamente, a artrite tuberculosa caracteriza-se pela tríade de Phemister: osteoporose periarticular, erosões ósseas localizadas perifericamente e diminuição gradual do espaço articular (Figura 40.10). Nas regiões metatarsais, metacarpais, falanges, tíbia e ulna, observa-se formação óssea subperiosteal circundando as áreas líticas.[44]

Na tuberculose vertebral, a ressonância magnética (RM) é o método de imagem de escolha, sendo mais sensível do que a radiografia simples e mais específica do que a tomografia computadorizada (TC). A RM demonstra facilmente envolvimento dos corpos vertebrais, destruição do disco, abscesso frio, colapso vertebral e deformidades vertebrais (Figura 40.11). Nas fases iniciais, observa-se somente degeneração do disco e alteração da intensidade do sinal da vértebra, alterações estas que não são suficientemente diagnósticas. A formação de abscessos e a expansão do tecido de granulação adjacente para o corpo vertebral são altamente sugestivas de tuberculose vertebral.[47]

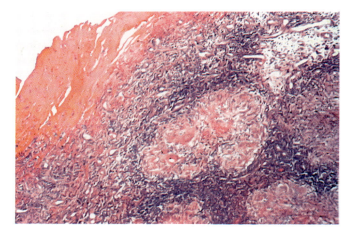

Figura 40.9 Sinovite granulomatosa tuberculosa.

Quadro 40.2 Exames subsidiários no diagnóstico da artrite tuberculosa.

- Hemograma: pode ocorrer linfomonocitose
- Provas de atividade inflamatória: geralmente alteradas
- Teste tuberculínico: reator forte, na grande maioria dos casos
- Sinoviograma: líquido sinovial tipo II inflamatório. Coloração e/ou cultura para BK
- Imagem
- Biopsia sinovial e/ou óssea: histologia convencional, coloração e cultura para BK

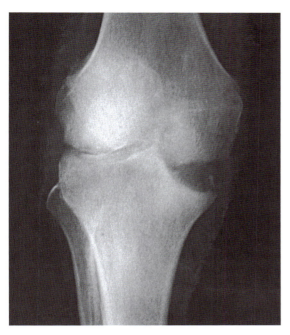

Figura 40.10 Aspecto radiológico característico da tuberculose osteoarticular no joelho: lise óssea epifisária lateral; pinçamento intra-articular; osteopenia justarticular (tríade de Phemister).

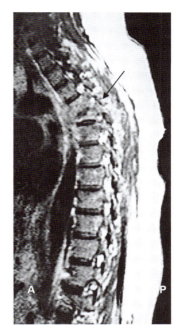

Figura 40.11 Ressonância magnética em T1 da coluna dorsal em doença de Pott mostrando abscesso paravertebral e lesões líticas em corpos vertebrais.

Tratamento

As bases para a terapêutica da tuberculose extrapulmonar são as mesmas já definidas para a tuberculose pulmonar. O tratamento medicamentoso utiliza os esquemas normatizados no Brasil, com pequenas variações quanto a sua duração.[51]

Os fármacos usados nos esquemas padronizados para a tuberculose sensível são a rifampicina (R), a isoniazida (H), a pirazinamida (Z) e o etambutol (E). Para pacientes com 10 anos de idade ou mais, esses fármacos apresentam-se em comprimidos de doses fixas combinadas (RHZE e RH). Para crianças menores de 10 anos de idade, o etambutol não está indicado, e a apresentação dos fármacos varia de acordo com as diferentes faixas de peso.[52]

O esquema básico para tratamento da tuberculose em pacientes com 10 anos de idade ou mais compreende o uso de RHZE, na fase intensiva, durante 2 meses, seguido do uso de RH, na fase de manutenção, durante 4 meses.[52]

Em casos cuja evolução clínica inicial não tenha sido satisfatória, o tratamento poderá ser prolongado na sua fase de manutenção por mais 3 meses, com o parecer emitido por um serviço de referência para tratamento da tuberculose.[52]

Cirurgia

Na tuberculose vertebral, há controvérsias sobre o real papel da cirurgia no tratamento. Aproximadamente 40% dos casos com paraplegia apresentam recuperação com tratamento antituberculoso, repouso e/ou tração. A cirurgia está indicada nos casos de lesões panvertebrais, doença refratária, cifose grave, com evolução para déficit neurológico, deterioração ou ausência de melhora clínica.[47]

Na tuberculose articular, a presença de resposta insatisfatória ao tratamento pode indicar sinoviectomia subtotal associada ao desbridamento do tecido infectado. Drenagem ou lavagem artroscópica pode ser necessária para a remoção do material purulento. O desbridamento ósseo é indicado somente quando o envolvimento ósseo periarticular é extenso.

O abscesso frio pode necessitar de repetidas aspirações ou drenagem.[44]

Tuberculose e anti-TNF

O *Mycobacterium tuberculosis* pode persistir dentro do hospedeiro humano por anos ou até por toda a vida sem causar doença, como infecção latente.[53]

Em 2008, a OMS relatou que cerca de um terço da população mundial apresenta infecção tuberculosa latente, e aproximadamente 10% das pessoas imunocompetentes com infecção latente vão desenvolver tuberculose ativa.[53]

Os tratamentos com anti-TNF-alfa são reconhecidos como fator de risco para reativação de tuberculose latente. Os estudos de farmacovigilância têm confirmado que o anti-TNF-alfa aumenta o risco de tuberculose e que o infliximabe e o adalimumabe apresentam maior risco do que o etanercepte. Isso pode ser explicado, em parte, por diferenças no mecanismo de ação, biologia e cinética entre as medicações.[53]

As manifestações clínicas de tuberculose ativa em pacientes tratados com anti-TNF-alfa assemelham-se às relatadas em pacientes imunocomprometidos.[53] Antes da prescrição de qualquer anti-TNF-alfa, é obrigatória uma avaliação clínica e epidemiológica criteriosa, investigando-se os riscos de existência de tuberculose, bem como a realização de testes que denunciem a presença de tuberculose latente, como radiografia do tórax e PPD. Uma vez diagnosticada tuberculose latente, o tratamento específico deve ser instituído (isoniazida na dose de 5 a 10 mg/kg/dia, máximo de 300 mg/dia, por 6 meses), e somente depois de 30 dias é que se pode iniciar o tratamento biológico.[54,55]

ARTRITE CAUSADA POR ESPIROQUETAS

Sífilis

A sífilis, também denominada *lues*, é uma doença infectocontagiosa, com manifestações cutâneas e sistêmicas, evolução crônica e transmissão predominantemente sexual. A transmissão congênita ocorre por via transplacentária ou hematogênica. O agente etiológico é o *Treponema pallidum*.[56]

É mais frequente em adultos sexualmente ativos. A doença não tem predileção racial ou por gênero, associando-se a fatores socioeconômicos, condições higiênicas precárias e, principalmente, comportamento sexual de risco.[56]

As manifestações da doença são classicamente divididas em estágios de ocorrência, com cada estágio tendo sinais e sintomas peculiares e relacionados ao tempo de ocorrência e resposta antígeno-anticorpo. Os estágios são: primário, secundário, latente, terciário e congênito.[57]

O estágio primário representa a infecção no local da inoculação do organismo, com aparecimento de uma pápula local. A ulceração dessa pápula produz o clássico cancro da sífilis. Os cancros podem ser encontrados na genitália, no ânus, nos lábios e na boca. Linfadenomegalia regional geralmente está presente. Os cancros resolvem-se espontaneamente dentro de 3 a 6 semanas.[57]

Cerca de 25% dos pacientes com infecção não tratada desenvolvem sífilis secundária, dentro de 4 a 6 semanas após a lesão primária. Os sintomas da fase secundária incluem erupção cutânea generalizada, febre, linfadenomegalia generalizada, fraqueza, alopecia, meningite asséptica, uveíte e outros.[57]

No terceiro estágio, denominado latente, os pacientes infectados não apresentam sintomas, mas a sorologia é positiva.[57]

O quarto estágio, denominado terciário, pode ocorrer após sífilis primária, secundária ou latente. Surge 1 ano após a infecção inicial ou até 25 a 30 anos mais tarde. Pode acometer o sistema nervoso central (SNC), o sistema cardiovascular, a pele ou as mucosas. A goma (lesão ulcerativa nodular) é a lesão clássica da fase terciária. As manifestações neurológicas incluem *tabes dorsalis*, paralisias ou demência. As manifestações cardiovasculares incluem aortite, aneurisma e regurgitação aórtica.[57]

As manifestações musculoesqueléticas descritas na sífilis são:[58]

- Congênita:
  - Osteocondrite
  - Osteíte diafisária
  - Periostite
  - Dactilite
  - Goma óssea
- Secundária:
  - Poliartralgia
  - Poliartrite
  - Tenossinovite
  - Lombalgia com espondilite e sacroileíte
  - Osteíte
  - Periostite
- Terciária:
  - Artrite crônica
  - Artrite com goma
  - Neuroartropatia.

Na sífilis congênita precoce, a lesão mais frequente é a osteocondrite (Figura 40.12), que geralmente é justaepifisária e provoca edema periarticular, principalmente nos membros superiores. Pode ocorrer fratura ou completa separação epifisária.[59,60] A outra forma de sífilis congênita precoce, a dactilite, ocorre entre o 1º e o 3º ano de idade e atinge dedos da mão e do pé, simulando artrite idiopática juvenil (AIJ).[59,60]

Na sífilis congênita tardia, pode-se observar sinovite, de evolução insidiosa, acompanhada de derrame e que aparece

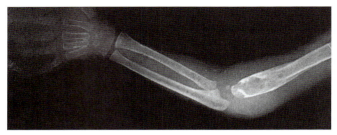
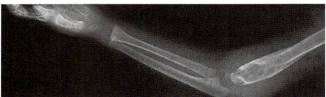

Figura 40.12 Osteíte em metáfise distal do úmero na sífilis congênita. Nota-se aumento de partes moles do cotovelo.

nos joelhos, às vezes em cotovelos e até poliarticular. Nessa fase, também é possível observar alterações semelhantes à sífilis terciária, como necrose asséptica, artropatia de Charcot e espondilite.[59,60]

Poliartralgia é observada em 10% dos casos de sífilis secundária. Raramente se observa artrite simétrica de punhos, tornozelos, joelhos, MCF e IFP, simulando AR (Figura 40.13). Febrícula é descrita em 40% dos casos.[58] Quadro migratório e monoarticular pode ser encontrado.[61] A tenossinovite é uma manifestação frequente, ocasionando confusão diagnóstica com outras artrites subagudas, principalmente AR.[59,60]

Nessa fase, observam-se lesões extra-articulares, como as lesões cutâneas maculopapulares, localizadas em tronco, regiões palmares e plantares, imprescindíveis para o diagnóstico.[59,60]

A osteíte está presente em 1 a 9% dos casos de sífilis secundária e pode atingir os ossos do crânio, principalmente frontal e parietal, as clavículas e o esterno. O acometimento dos ossos longos é raro.[58] As lesões ósseas associam-se a dor localizada ou à palpação de nódulos elásticos sobre a superfície óssea.[58]

Na forma terciária, podem ocorrer sinovite crônica gomosa, espondilite ou neuroartropatia (Charcot). A artrite gomosa é a forma mais comum, com aumento de volume difuso ou localizado, em grandes articulações, com ou sem dor, e que pode supurar.[59,60]

Na coluna vertebral, a predileção das lesões, como osteíte e periostite, é para a região cervical, mas podem ser encontradas em todos os segmentos.[59,60]

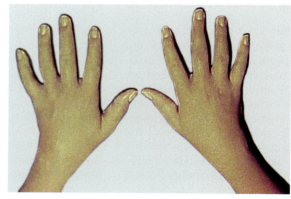

Figura 40.13 Sinovite dos punhos e IFP e descamação cutânea de alguns dedos, no secundarismo sifilítico.

A desmielinização tabética leva à degeneração, principalmente dos joelhos, e é mais comum no sexo masculino.[59,60]

Diagnóstico

Os testes utilizados para o diagnóstico da sífilis são divididos em duas categorias: exames diretos e testes imunológicos. No momento da escolha dos testes, é importante considerar não somente os testes disponíveis, mas também o provável estágio da doença.[62]

- Exames diretos: a pesquisa direta do *T. pallidum*, na sífilis recente primária e na sífilis secundária, pode ser feita pela microscopia de campo escuro (sensibilidade de 74 a 86%). Quando isso não é possível, a pesquisa pode ser realizada por imunofluorescência direta, exame do material corado e biopsia
- Testes imunológicos: na prática, são os mais utilizados. Dividem-se em testes treponêmicos e testes não treponêmicos
  - Testes treponêmicos: detectam anticorpos específicos produzidos contra os antígenos do *T. pallidum*. São os primeiros a se tornarem reagentes, sendo importantes para a confirmação diagnóstica. Não são indicados para o monitoramento da resposta ao tratamento. Compreendem os seguintes testes: teste de imunofluorescência indireta (FTA-Abs), testes de hemaglutinação e aglutinação passiva (TPHA), quimioluminescência, ELISA e testes rápidos (imunocromatográficos)
  - Testes não treponêmicos: detectam anticorpos não específicos anticardiolipina para os antígenos do *T. pallidum*. Tornam-se reagentes cerca de 1 a 3 semanas após o aparecimento do cancro duro. O teste quantitativo é importante para o diagnóstico e o monitoramento da resposta ao tratamento, uma vez que a queda do título indica sucesso terapêutico. Compreendem os seguintes testes: VDRL (Venereal Disease Research Laboratory), RPR (reagina plasmática rápida) e TRUST (teste sorológico de vermelho de toluidina).

Tratamento

A penicilina é o medicamento de escolha para o tratamento da sífilis.[62]

- Sífilis primária, sífilis secundária e sífilis latente recente:[62]
  - Penicilina G benzatina – 2,4 milhões UI, IM, dose única (1,2 milhão em cada glúteo)
  - Alternativa:
    - Doxiciclina – 100 mg VO, 2 vezes/dia, por 15 dias (exceto gestantes)
    - Ceftriaxona – 1 g IV ou IM, 1 vez/dia, por 8 a 10 dias, para gestantes e não gestantes
- Sífilis latente tardia ou latente com duração ignorada e sífilis terciária:[62]
  - Penicilina G benzatina – 2,4 milhões UI IM (1,2 milhão em cada glúteo), semanal, por 3 semanas. Dose total de 7,2 milhões UI
  - Alternativa:
    - Doxiciclina – 100 mg VO, 2 vezes/dia, por 30 dias (exceto gestantes)
    - Ceftriaxona – 1 g IV ou IM, 1 vez/dia, por 8 a 10 dias, para gestantes e não gestantes.

Doença de Lyme

A borreliose de Lyme, também conhecida como doença de Lyme, é uma zoonose causada pela *Borrelia burgdorferi*.[63]

A doença de Lyme foi descoberta em 1975 na comunidade de Old Lyme, nos EUA. É uma zoonose encontrada nos EUA e Eurásia.[64]

A infecção é transmitida por carrapatos da espécie *Ixodes ricinus*, os quais são encontrados em roedores e veados, principais reservatórios para a doença.[63] De acordo com a definição europeia, a borreliose de Lyme é diagnosticada em paciente que tenha sido previamente exposto a carrapatos e que, subsequentemente, desenvolveu sinais e sintomas típicos da doença, afetando pele, sistema nervoso, sistema musculoesquelético e coração.[63]

No estágio inicial da doença, o envolvimento do sistema musculoesquelético é relatado e desenvolve-se, em geral, após 6 meses da picada do carrapato. Alguns pacientes relatam dor recorrente nos ossos, articulações ou partes moles periarticulares.[63]

A manifestação típica é representada pela artrite, geralmente simétrica, que atinge grandes articulações (sobretudo joelhos). É acompanhada de edema articular, sem eritema, em geral com semanas de remissão e recorrências, as quais podem causar disfunção articular.[63]

Na borreliose de Lyme crônica, o envolvimento articular é caracterizado por edema articular persistente ou episódios inflamatórios recorrentes. Distúrbios imunológicos e predisposição genética têm importante papel da patogênese da doença. Os pacientes HLA-DR4 e HLA-DR2 positivos têm maior predisposição para artrite crônica. A persistência da artrite pode ser observada mesmo com a erradicação da espiroqueta.[63]

A confirmação diagnóstica da doença, no hemisfério norte, é basicamente sorológica, já que a cultura é um procedimento demorado e improdutivo e a PCR é pouco empregada.[64]

No Brasil, não existem relatos conclusivos da ocorrência da doença de Lyme com as características clínicas e laboratoriais encontradas no hemisfério norte.[64] Contudo, são diagnosticados casos de doença Lyme-símile, com características imunomoleculares distintas da doença clássica. Em homenagem aos pioneiros estudiosos que identificaram esse quadro, passou a ser denominada síndrome de Baggio-Yoshinari, enfermidade infecciosa, transmitida por carrapatos do gênero *Amblyomma* e/ou *Rhipicephalus*, causada por espiroquetas do complexo *Borrelia burgdorferi sensu lato*, que determina complicações sistêmicas e recorrentes.[64]

Quando o tratamento convencional com antibióticos não é iniciado até dias ou semanas após o contágio inicial, complicações secundárias, como as recidivas cutâneas, neurológicas, articulares e cardíacas, podem se desenvolver. No Brasil, as complicações articulares e neurológicas ocorrem em aproximadamente 35% dos casos. A artrite é geralmente de grandes articulações, sobretudo de joelhos, com padrão de oligoartrite. O surto inflamatório dura de semanas a meses, a biopsia sinovial revela inflamação inespecífica e o fluido sinovial exibe elevado número de leucócitos. Os surtos iniciais de artrite tendem a regredir espontaneamente, mas nas fases de recidivas existe tendência ao desenvolvimento de poliartrite de caráter contínuo, sem períodos de melhora, lembrando a AR.[64]

Além da artrite, são descritas manifestações de artralgia, miosite e síndrome da fadiga crônica.[64]

O diagnóstico da síndrome de Baggio-Yoshinari é essencialmente clínico e baseia-se em parâmetros maiores e menores:[64]

- Maiores:
  - Epidemiologia compatível no início da infecção: picada, visita a áreas de risco, visualização de carrapatos no ambiente ou em animais, animais doentes no local

- Sorologia positiva para *Borrelia burgdorferi* (ELISA ou WB) nos padrões adotados no laboratório do Hospital das Clínicas de São Paulo (LIM-17)
- Clínica pertinente: eritema migratório ou complicação sistêmica (articular, neurológica, cardíaca ou ocular)
• Menores:
- Episódios de recorrência
- Visualização de espiroquetídeos à microscopia de campo escuro
- Síndrome da fadiga crônica.

Considera-se positivo quando o paciente apresenta os três parâmetros maiores ou dois maiores e dois menores.

A infecção primária da síndrome de Baggio-Yoshinari é tratada com doxiciclina 100 mg, 2 vezes/dia, pelo prazo mínimo de 30 dias. As crianças podem receber amoxicilina ou azitromicina, pelo mesmo período. Os surtos recorrentes iniciais podem ser tratados por período prolongado de 3 meses.[64]

Na vigência de artrite recorrente, pode-se empregar ceftriaxona 2 g/dia IV, por 30 dias, seguida de 2 meses adicionais de doxiciclina 100 mg, 2 vezes/dia. Nessa fase, costuma-se associar hidroxicloroquina 400 mg/dia, por tempo prolongado.[64]

ARTRITES CAUSADAS POR BACTÉRIAS

As artrites piogênicas são emergências médicas, pois o atraso no tratamento adequado pode, em poucos dias, levar à destruição irreparável das estruturas articulares.[65]

Trata-se de um processo inflamatório da membrana sinovial de caráter supurativo. Na literatura, é referida também como artrite bacteriana, purulenta, séptica ou infecciosa. A virulência e o tropismo dos microrganismos, combinados com a resistência ou a suscetibilidade da membrana sinovial à invasão do agente infeccioso, são determinantes no desenvolvimento de uma artrite piogênica. Lesão cutânea recente em área próxima a uma articulação pode servir como porta de entrada para um agente bacteriano. Outras vezes, a infecção pode ocorrer por via hematogênica de um foco a distância. Indivíduos com história de uso de substâncias intravenosas apresentam risco particular na inoculação de um agente infeccioso pelo sangue, podendo desenvolver simultaneamente endocardite e infecção articular (Figura 40.14).[65]

Os portadores de doenças que comprometem o sistema imune, bem como os usuários de substâncias imunossupressoras, apresentam grande risco para infecções em geral. As artrites piogênicas geralmente são divididas em gonocócicas e não gonocócicas, com aspectos clínicos e terapêuticos distintos. O início dos sintomas deve ser considerado, pois algumas artrites sépticas podem se desenvolver em 1 a 2 dias, dependendo do local de infecção e do agente. História anterior de artrite crônica ou episódios de artrite não estão, em geral, associados à infecção articular.[66-68]

As alterações nas estruturas intra-articulares decorrentes de doença reumática inflamatória, como a AR, ou degenerativa, como a osteoartrite, tornam o ambiente favorável à proliferação de um agente infeccioso. Pacientes com próteses são suscetíveis, e deve-se suspeitar de infecção nesses indivíduos até prova em contrário.[69]

Frequência

A incidência de artrite séptica é de aproximadamente 2 a 10 casos por 100 mil pessoas na população geral. Nos indivíduos com distúrbios imunológicos e nos que possuem próteses articulares, a ocorrência se eleva para 30 a 70 casos em 100 mil pessoas.[65,66]

Etiologia

Virtualmente, qualquer organismo pode infectar uma articulação, mas observam-se com mais frequência: *Staphylococcus aureus* (60%), *Neisseria gonorrheae* (a mais frequente nos adultos jovens) e *Streptococcus* beta-hemolíticos (15%), entre outros de menor incidência (Tabela 40.2).[70,71] Essas bactérias têm alta seletividade para a membrana sinovial, provavelmente relacionada à aderência e à produção de toxinas.[72,73]

Em neonatos e crianças até 6 meses de idade, *S. aureus* e Gram-negativos anaeróbios são os mais frequentes. A incidência de *Haemophilus* vem diminuindo, em razão dos programas de vacinação.[74] A partir de 6 meses de idade, o *S. aureus* predomina, até a idade em que inicia a atividade sexual.[72]

Fisiopatologia

Após colonização da articulação, a bactéria rapidamente prolifera e ativa uma resposta imune do hospedeiro. Inicialmente, citocinas como IL-6 e IL-1-beta surgem no líquido sinovial. Elas ativam as proteínas de fase aguda (p. ex., PCR) para promover a opsonização e a ativação do sistema complemento

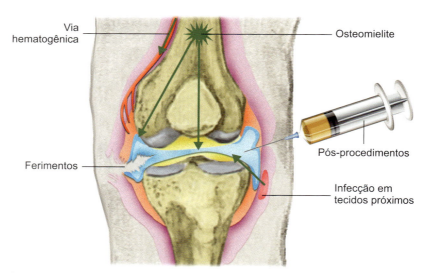

Figura 40.14 Vias de contaminação articular. Adaptada de Wolf-Heidegger. Atlas de anatomia. 6.ed. Guanabara Koogan, 2006.

Tabela 40.2 Agentes causadores de artrite bacteriana.[74,75]	
Microrganismo	**Características**
Staphylococcus aureus	Adultos sadios, lesões cutâneas, articulações lesadas (artrite reumatoide), próteses
Streptococcus	Adultos sadios, disfunção esplênica. Segunda causa mais comum
Neisseria gonorrheae	Adultos sadios (sobretudo jovens sexualmente ativos), tenossinovite, pústulas, frequentemente cultura negativa no líquido sinovial
Bactérias aeróbicas Gram-negativas	Imunossuprimidos, infecções gastrintestinais
Bactérias anaeróbicas Gram-negativas	Imunossuprimidos, infecções gastrintestinais
Micobactérias	Imunossuprimidos, indivíduos provenientes de áreas endêmicas
Fungos (esporotricose, criptococose, blastomicose)	Imunossuprimidos
Haemophilus	Mais comum em crianças

Esse processo induz um fluxo de células inflamatórias, na tentativa de fagocitose da bactéria, macrófagos, sinoviócitos e polimorfonucleares. Outras citocinas, como o fator de necrose tumoral alfa (TNF-alfa), a IL-8 e o fator de estimulação de crescimento dos macrófagos e granulócitos, também surgem no foco infeccioso.[73]

A resposta adaptativa de células T é encontrada. A presença já pode ser notada em poucos dias após o início da infecção. O CD4+ é especificamente ativado por antígenos bacterianos em associação com células apresentadoras de antígeno do hospedeiro. O interferon gama (IFN-gama) produzido pela ativação dos linfócitos T pode aumentar a frequência e a gravidade da artrite séptica, em modelos animais. Quando a resposta inflamatória não é suficientemente rápida para debelar o agente infeccioso, a potente ativação do sistema imune e os altos níveis de citocinas levam à destruição articular. Os níveis de metaloproteinases (estromelisina, gelatinases e colagenases) estão aumentados e iniciam o processo de degradação da cartilagem, em associação a toxinas bacterianas.[73,76]

Quadro clínico

As articulações mais envolvidas, de maneira geral, são as dos joelhos (40 a 50%) e coxofemorais (20 a 25%, sendo as mais comuns nas crianças). Ombros, tornozelos e cotovelos respondem por 10 a 15% das infecções. O punho é acometido em 10% dos casos.[77]

O acometimento da articulação pela *Neisseria gonorrhoeae* ocorre em pessoas sexualmente ativas, sendo a mais frequente infecção articular, tanto em homens quanto em mulheres nessa fase da população.[65] A disseminação é hematogênica, após transmissão sexual, e acompanha a doença venérea, que pode não ser clinicamente aparente. A artrite por *Neisseria* surge conjuntamente com tenossinovite e pequenas pústulas não dolorosas na pele (Figura 40.15). A artrite acomete, preferencialmente, joelhos, quadris, cotovelos e punhos. O antecedente de contato sexual suspeito é o fator de risco mais importante a ser investigado. Sua virulência está associada a várias estruturas de superfície. A fixação inicial no epitélio do hospedeiro é mediada por finas proteínas (semelhantes a fios de cabelo).

São as proteínas principais da membrana e expressas em duas formas diferentes: a proteína variante IA, que é quase sempre associada com infecções disseminadas, e uma proteína variante IB associada a infecções localizadas. A proteína IA reduz a eficácia do sistema complemento por desativar o C3b e o iC3b.[78] Essa proteína também pode ser capaz de impedir a fusão em fagolisossomo dos leucócitos polimorfonucleares, que reduzem sua capacidade oxidativa, propiciando a sobrevivência no interior dessas células.[73] Outra proteína é a extracelular gonocócica II, capaz de anexar lipo-oligossacarídeos de outros microrganismos de *N. gonorrhoeae*, possibilitando a formação de microcolônias.[79]

A artrite piogênica por *Staphylococcus* pode ocorrer em qualquer idade, mais frequentemente precedida por história de infecção de pele. Essas bactérias possuem uma variedade de receptores de superfície que reconhecem moléculas de adesão na matriz cartilaginosa, como fibronectina, elastina, colágeno e ácido hialurônico. Estudos evidenciam que esses componentes de superfície são primordiais na virulência determinada pela colonização inicial desse microrganismo.[73]

O processo infeccioso induz o derrame articular com aumento da pressão local e redução na nutrição da articulação, o que pode levar à destruição da sinóvia e da cartilagem em poucos dias; pela proximidade da cartilagem de crescimento, o seu envolvimento é um problema em crianças e adolescentes.[73]

O espaço articular é destruído, e a infecção pode envolver osso e tecidos moles adjacentes, em alguns casos ocorrendo destruição ligamentar e tendínea, se não corretamente tratada.[73]

Qualquer articulação pode ser infectada; o padrão de envolvimento pode orientar o diagnóstico, porém a maioria é monoarticular. Quando mais de uma articulação está envolvida, a possibilidade de artrite piogênica é reduzida e, nesse caso, a infecção deve ser confirmada mais do que suspeitada; porém, em pacientes com septicemia ou comprometimento imunológico grave, a possibilidade de poliartrite séptica fica mais evidente.[75]

O envolvimento de algumas articulações pode auxiliar no diagnóstico. As articulações acromioclavicular, condrocostal e sacroilíaca são sítios frequentes em usuários de substâncias ilícitas. Os casos de infecção articular tendem a envolver grandes articulações que suportam peso.[76]

As próteses articulares proporcionam um nicho fisiológico para microrganismos e podem se tornar locais de infecção. Infecções associadas com próteses podem representar uma complicação devastadora.[75] Em pacientes com substituição da

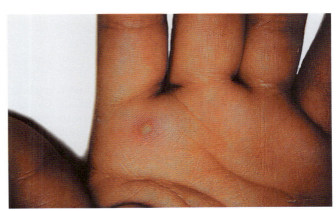

Figura 40.15 Pústula na região palmar secundária a infecção por *Neisseria*.

articulação, a taxa de infecção nos primeiros 2 anos é de 1% no quadril e articulações do ombro, 2% nos joelhos e 9% nos cotovelos.[73,80]

Diagnóstico

Na avaliação clínica de uma artrite séptica, os sinais inflamatórios estão presentes. Exame acurado de todas as articulações e dos tecidos periarticulares é importante para definir o padrão e a extensão do processo. Presença de febre, com ou sem calafrios, é achado importante nos processos infecciosos, mas pode não estar presente em imunossuprimidos ou ser de pouca intensidade na crise de gota. Avaliação especial deve ser dada às regiões cutâneas periarticulares, na procura de alguma porta de entrada.[73]

Em crianças, o diagnóstico pode ser muito difícil, pois os sinais inflamatórios são menos intensos, principalmente em neonatos. Febre, inapetência e irritabilidade, sem muita alteração no exame articular, podem confundir o diagnóstico. É importante procurar infecção a distância, principalmente de ouvido e garganta. Outros sintomas podem estar presentes, como vômito, dor abdominal e cefaleia.

A avaliação laboratorial é relativamente simples. O hemograma pode mostrar aumento periférico das células brancas, particularmente os neutrófilos, observados nas infecções bacterianas. A elevação da PCR e da VHS é observada na maioria dos casos. A cultura sanguínea é indicada, principalmente na presença de febre. Quando possível, coletar material para cultura em orofaringe, uretra e reto, pois a positividade para gonococos nesses locais é maior que no líquido sinovial. Caso existam pústulas, também deve ser coletado material de seu interior.[73]

As provas de função renal, hepática e bioquímica básica devem sempre ser solicitadas para avaliação clínica do paciente. Outros exames laboratoriais podem indicar diagnósticos alternativos, como o ácido úrico, no caso de gota.

O exame complementar mais importante é a análise do líquido sinovial, que se revela turvo, com baixa viscosidade e contagem de leucócitos acima de 50.000/mm³. Em alguns casos de artrites reativas e por cristais, esse valor também pode ser encontrado. No envolvimento não gonocócico, os polimorfonucleares aparecem em 90% das células. A cultura nesses casos pode ser positiva em 90%, e o teste de Gram, em 50%. Nas artrites gonocócicas, a cultura auxilia em apenas 50% dos casos, e o teste de Gram é pouco fidedigno.[81]

No início do quadro, as alterações radiológicas são raras, porém a solicitação de exame de imagem é útil para o acompanhamento da evolução do caso. As radiografias devem ser solicitadas simetricamente, para melhor definição das alterações na articulação infectada.[73,81]

Tratamento

Artrite piogênica não gonocócica

As artrites sépticas não gonocócicas são emergências médicas que podem significar alta morbidade e mortalidade. O reconhecimento imediato e o rápido e agressivo tratamento são critérios para um bom prognóstico, e a terapia antibiótica e a drenagem articular são as armas utilizadas.[73,76,81]

A maioria dos casos de artrite piogênica responde clinicamente aos antimicrobianos, após o diagnóstico feito por punção articular. A escolha do antibiótico baseia-se na apresentação clínica, na história detalhada e na análise do líquido sinovial. O objetivo é diferenciar a infecção gonocócica da não gonocócica ou granulomatosa.[73]

O resultado da cultura é tardio e, portanto, não determina a escolha do antibiótico em um primeiro momento, podendo ser útil para ajustar a terapia e, se necessário, a troca do medicamento.[81]

A antibioticoterapia empírica IV deve basear-se no organismo encontrado na coloração pelo Gram ou na apresentação clínica do paciente. Nos casos de infecção por *H. influenzae*, deve ser mantida por 2 a 3 semanas, e nos casos de infecção por *S. aureus* e por germes Gram-negativos, deve ser mantida por 3 a 4 semanas (Tabela 40.3).[81]

A punção articular é a primeira conduta, como já referido, obviamente se a articulação for acessível. O material purulento deve ser removido. As punções repetidas têm sido usadas com sucesso durante os primeiros 7 dias de tratamento. Se o volume do líquido sinovial, a contagem de células e a porcentagem de polimorfonucleares diminuírem, a combinação de drenagem e antibiótico está adequada. A persistência do derrame sem significativa mudança na celularidade e a indicação de artroscopia ou drenagem aberta são prioridades.

A irrigação contínua é efetiva, bem como a artroscopia com lavagem, que são realizadas principalmente nos joelhos. A irrigação pode não ser vantajosa quando há necessidade de descompressão urgente, quando existe doença articular, osteomielite, difícil acesso articular ou se há infecção por *Pseudomonas*; neste último caso, deve-se melhorar os níveis de oxigênio local e o pH, estando indicada a artrotomia.[73,76,81]

Nos casos de infecções de próteses, é necessária a retirada destas, em muitos casos, e a antibioticoterapia é contínua até a esterilização local e a avaliação de uma nova artroplastia.[75,80]

Vários fatores podem contribuir para a indicação de tratamento cirúrgico, como: longa duração entre os sintomas iniciais e o tratamento; complicações locais; idade; presença de comorbidades; uso de medicações imunossupressoras; osteomielite; falência do tratamento conservador; e manutenção de culturas positivas.[81]

Na fase aguda, o repouso é necessário, e a prevenção de deformidades e contraturas em flexão com *splints* e fisioterapia é imediata. O quadril deve ser mantido em rotação neutra e pouca abdução; os joelhos, em extensão total; o cotovelo, em flexão em 90°, entre outras.

Artrite piogênica gonocócica

A eficácia no tratamento da artrite gonocócica está ligada à escolha apropriada do antibiótico. O procedimento cirúrgico é raramente indicado.

Tabela 40.3 Antibioticoterapia nas artrites piogênicas.	
Bactéria	**Antibiótico**
Cocos Gram-positivos ou sem risco de bactérias atípicas	Oxacilina ou gentamicina intravenosa, clindamicina ou cefalosporina de 3ª geração
Gram-negativos Idoso, infecção do trato urinário de repetição ou cirurgia abdominal recente	Cefalosporina de 3ª geração
Gonococos	Ceftriaxona 2 g IM, 4 a 7 dias, seguida de ciprofloxacino 500 mg a cada 12 h, por 7 dias
Gram-negativos resistentes	Vancomicina associada à cefalosporina de 3ª geração

Adaptada de Mathews et al., 2010.[81]

O paciente pode ser inicialmente internado por 1 a 2 dias, dependendo dos sintomas ou se não puder completar adequadamente o tratamento. A reavaliação, tanto clínica quanto de análise do líquido sinovial, pode ser feita em 1 semana.

Nos EUA, 30% dos casos de *Neisseria gonorrheae* são resistentes à penicilina, tetraciclina ou ambas. O Centers for Disease Control and Prevention (CDC) sugere que pacientes com artrite gonocócica sejam inicialmente tratados com ceftriaxona 1 g, IM, a cada 24 h.

As tetraciclinas e as penicilinas são úteis em pacientes infectados com bactérias sensíveis, porém as tetraciclinas estão contraindicadas nas pacientes gestantes.[78,79]

Prognóstico

A perda da função articular é descrita em aproximadamente 40% dos pacientes com infecção não gonocócica, variando entre 10 e 73%. Essas variações refletem a dependência da terapia precoce e da agressividade da bactéria. A mortalidade está entre 5 e 20%, frequentemente resultante de bacteriemia transitória ou crônica. Esses índices não mudaram em 40 anos, apesar dos avanços no tratamento e no diagnóstico.[81]

Os fatores de pior prognóstico determinam o sucesso nos resultados da abordagem terapêutica. Pacientes que iniciaram tratamento após 7 dias ou mais dos sintomas têm evolução pior. A terapia física, com mobilização precoce, é importante para recuperação rápida e sem sequelas.[82]

A demora na esterilização do ambiente articular (mais que 6 dias) é outro indicativo de evolução conturbada.[73,81]

Idade avançada, presença de comorbidades (p. ex., diabetes), alterações articulares prévias e deficiências imunológicas (adquiridas ou inatas) elevam o índice de sucesso parcial ou de insucesso no tratamento.[71]

REFERÊNCIAS BIBLIOGRÁFICAS

1. Silva NA, Rêgo J. Manifestações musculoesqueléticas de doenças não reumáticas: doenças tropicais. In: Queiroz MV. Reumatologia – fronteiras com outras especialidades, vol. 4. Lisboa: Lidel; 2002. p.100.
2. Marks M, Marks JL. Viral arthritis. Clin Med (London). 2016;16(2):129-34.
3. Franssila R, Hedman K. Viral causes of arthritis. Best Pract Res Clin Rheumatol. 2006;20(6):1139-57.
4. Vassilopoulos D, Calabrese L. Virally associated arthritis 2008: clinical, epidemiologic, and pathophysiologic considerations. Arthritis Res Ther. 2008;10:215.
5. Outhred AC et al. Viral arthritides. Expert Rev Anti Infect Ther. 2011;9(5):545-54.
6. Suhrbier A, Mahalingam S. The immunobiology of viral arthritides. Pharmacol Ther. 2009;124(3):301-8.
7. Tello-Winniczuk N et al. Parvovirus B19- associated arthritis. J Clin Rheumatol. 2011;17(8):449-50.
8. Silva CP et al. Frequência de anticorpos antiparvovírus B19 em artrite reumatoide e lúpus eritematoso sistêmico. Rev Bras Reumatol. 2013;54(1):21-6.
9. Colmegna I, Alberts-Grill N. Parvovirus B19: its role in chronic arthritis. Rheum Dis Clin N Am. 2009;35:95-110.
10. Figueiredo LTM, Fonseca BAL. Febre amarela. In: Focaccia R. Veronesi-Focaccia: tratado de infectologia, vol. 1, 5.ed. rev. e atual. São Paulo: Atheneu; 2015. p.455.
11. Fonseca BAL, Figueiredo LTM. Dengue. In: Focaccia R. Veronesi-Focaccia: tratado de infectologia, vol. 1, 5. ed. rev. e atual. São Paulo: Atheneu; 2015. p.427.
12. Palazzi C et al. Hepatitis C virus-related arthritis. Autoimmun Rev. 2008;8(1):48-51.
13. Buskila D. Hepatitis C-associated rheumatic disorders. Rheum Dis Clin N Am. 2009;35:111-23.
14. Cacoub P et al. Hepatitis C virus infection and rheumatic diseases. The impact of direct-acting antiviral agents. Rheum Dis Clin N Am. 2017;43:123-32.
15. Cacoub P, Terrier B. Hepatitis B-related autoimmune manifestations. Rheum Dis Clin N Am. 2009;35:125-37.
16. Brasil. Ministério da Saúde. Secretaria de Vigilância em Saúde, Departamento de Vigilância, Prevenção e Controle das Doenças Sexualmente Transmissíveis, AIDS e Hepatites virais. Manual técnico para o diagnóstico da infecção pelo HIV. 2. ed. Brasília: Ministério da Saúde; 2015.
17. Fox C, Walker-Bone K. Evolving spectrum of HIV-associated rheumatic syndromes. Best Pract Res Clin Rheumatol. 2015; 29:244-58.
18. Masuko-Hongo K, Kato T, Nishioha K. Virus-associated arthritis. Best Pract Res Clin Rheumatol. 2003;17(2):309-13.
19. Severo LC, Oliveira FM. Micoses. In: Focaccia R. Veronesi-Focaccia: tratado de infectologia, vol. 2, 5. ed. rev. e atual. São Paulo: Atheneu; 2015. p. 1553.
20. Cuellar ML et al. Other fungal arthritides. Rheum Dis Clin N Am. 1993;19(2):439-55.
21. Purvis RS et al. Sporothricosis presenting as arthritis and subcutaneous nodules. J Am Acad Dermatol. 1993;28:879-84.
22. Appenzeller S et al. Sporothrix schenkii infection presented as monoarthritis: report of two cases and review of the literature. Clin Rheumatol. 2006;25:926-8.
23. Soares Z, Costa AR. Micoses superficiais e profundas. In: Lopes AC. Tratado de clínica médica, vol. 2, 3.ed. Rio de Janeiro: Roca; 2016. p. 3780.
24. Schwarz J. What's new in mycotic bone and joint diseases? Path Res Pract. 1984;178:617-34.
25. Filho AD. Curso de atualização – micoses. Capítulo 2 – Coccidioidomicose. J Bras Pneumol. 2009;35(9):920-30.
26. Melhen MSC, Oliveira L. Histoplasmose. In: Focaccia R. Veronesi-Focaccia: tratado de infectologia, vol. 2, 5.ed. rev. e atual. São Paulo: Atheneu; 2015. p.1667.
27. Martinez R. Paracoccidioidomicose. Etioepidemiologia e ecologia. In: Focaccia R. Veronesi-Focaccia: tratado de infectologia, vol. 2, 5.ed. rev. e atual. São Paulo: Atheneu; 2015. p.1685.
28. Monsignore LM et al. Radiologic findings of osteoarticular infection in paracoccidioidomycosis. Skeletal Radiol. 2012;41:203-8.
29. Mendes RP. Paracoccidioidomicose. Quadro clínico. In: Focaccia R. Veronesi-Focaccia: tratado de infectologia, vol. 2, 5.ed. rev. e atual. São Paulo: Atheneu; 2015. p.1695.
30. Colombo AL, Guimarães T. Aspergilose. In: Focaccia R. Veronesi-Focaccia: tratado de infectologia, vol. 2, 5. ed. rev. e atual. São Paulo: Atheneu; 2015. p. 1617.
31. Yu OHY et al. Articular aspergillosis: case report and review of the literature. Int J Infect Dis. 2010;14(5):e433-5.
32. Golmia R et al. Aspergillus fumigatus joint infection: a review. Semin Arthritis Rheum. 2011;40(6):580-4.
33. Moretti ML. Infecções por fungo do gênero Candida. In: Focaccia R. Veronesi-Focaccia: tratado de infectologia, vol. 2, 5.ed. rev. e atual. São Paulo: Atheneu; 2015. p.1631.
34. Gamaletsou MN et al. Candida arthritis: analysis of 112 pediatric and adult cases. Open Forum Infect Dis. 2016;3(1):ofv207.
35. Silva MV, Batista L. Criptococose. In: Focaccia R. Veronesi-Focaccia: tratado de infectologia, vol. 2, 5.ed. rev. e atual. São Paulo: Atheneu; 2015. p.1649.
36. Margarido LC, Rivitti EA. Hanseníase. In: Focaccia R. Veronesi-Focaccia: tratado de infectologia, vol. 1, 5.ed. rev. e atual. São Paulo: Atheneu; 2015. p.1191.
37. Pernambuco JCA, Messina WC. Rheumatic manifestations of leprosy: clinical aspects. J Rheumatol. 1993; 20:897-9.
38. Messina WC, Cossermelli W. Os comprometimentos reumatológicos na hanseníase. Rev Hosp Clin Fac Med S Paulo. 1995;50(2):107-10.
39. Pereira HLA et al. Leprosy-related joint involvement. Clin Rheumatol. 2009;28:79-84.
40. Chauhan S et al. Arthritis in leprosy. Rheumatology. 2010; 49:2237-42.

41. Pernambuco JCA, Pernambuco RA. Osteoartropatia hansênica. In: Lopes AC. Tratado de clínica médica, vol. 1, 3.ed. Rio de Janeiro: Roca; 2016. p.1089.

42. Pernambuco JCA. Artropatia inflamatória hansênica. Estudo clínico, evolutivo, laboratorial e radiográfico. [Dissertação de Mestrado]. São Paulo: Escola Paulista de Medicina; 1988. 97p.

43. Brasil. Ministério da Saúde. Secretaria de Vigilância em Saúde, Departamento de Vigilância das Doenças Transmissíveis. Brasil livre da tuberculose. Brasília: Ministério da Saúde; 2017. p.7.

44. Malaviya NA, Kotwal PP. Arthritis associated with tuberculosis. Best Pract Res Clin Rheumatol. 2003;17(2):319-43.

45. Pattamapaspong N et al. Tuberculosis arthritis and tenossynovitis. Semin Musculoskelet Radiol. 2011;15(5):459-69.

46. Rasouli MR et al. Spinal tuberculosis: diagnosis and management. Asian Spine Journal. 2012;6(4):294-308.

47. Garg RK, Somvaanshi DS. Spinal tuberculosis: a review. The Journal of Spinal Cord Medicine. 2011;34(5):440-54.

48. Serralach-Pigrau C, Pardo DR. Bone and joint tuberculosis. Eur Spine J. 2013;22(Suppl 4):S556-66.

49. Narang S. Tuberculosis of the entheses. Int Orthop. 2012; 36(11):2373-8.

50. Rehm-Graves S et al. Tuberculosis of the great trochanteric bursa. Arthritis Rheum. 1983;26:77-81.

51. Melo FAF et al. Tuberculose extrapulmonar. In: Focaccia R. Veronesi-Focaccia: tratado de infectologia, vol. 1, 5.ed. rev. e atual. São Paulo: Atheneu; 2015. p.1425.

52. Brasil. Ministério da Saúde. Secretaria de Vigilância em Saúde. Coordenação Geral de Desenvolvimento de Epidemiologia em Saúde. Tuberculose. In: Guia de Vigilância em Saúde. 1ª ed. atual. Brasília: Ministério da Saúde; 2016. p.372.

53. Nacci F, Matucci-Cerinic M. Tuberculosis and other infections in the anti-necrosis factor-alpha (anti-TNF-alfa) era. Best Pract Res Clin Rheumatol. 2011;25:375-88.

54. Mota LMH et al. Consenso 2012 da Sociedade Brasileira de Reumatologia para o tratamento da artrite reumatoide. Rev Bras Reumatol. 2012;52(2):135-74.

55. Singh JA et al. 2015 American College of Rheumatology guidelines for the treatment of rheumatoid arthritis. Arthritis Care Res. 2016;68(1):1-25.

56. Talhari S et al CT. Sífilis. In: Focaccia R. Veronesi-Focaccia: Tratado de infectologia, vol. 2, 5.ed. rev. e atual. São Paulo: Atheneu; 2015. p.1543.

57. Little JW. Syphilis: an update. Oral Surg Oral Med Oral Pathol Oral Radiol Endod. 2005;100:3-9.

58. Lioté F, Hang-Korng EA. Arthrites vénériennes. Revue du Rheumatisme. 2006;73:154-8.

59. Silva NA. Sífilis osteoarticular. Rev Bras Clin Ter. 1984;13:50-2.

60. Reginato AJ. Syphilis arthritis and osteitis. Rheum Dis Clin N Am. 1993;19(2):379-98.

61. Silva NA. Syphilitic arthritis: new insigths. Proceedings of XVII International Congress of Rheumatology. Rio de Janeiro, 1989.

62. Brasil. Ministério da Saúde. Secretaria de Vigilância em Saúde. Departamento de Doenças Sexualmente Transmissíveis, AIDS e Hepatites Virais. Sífilis adquirida, sífilis na gestação e sífilis congênita. In: Protocolo Clínico e Diretrizes Terapêuticas para Atenção Integral às Pessoas com Infecções Sexualmente Transmissíveis. Brasília: Ministério da Saúde; 2016. p.89.

63. Biesiada G et al. Lyme disease: review. Arch Med Sci. 2012; 8(6):978-82.

64. Yoshinari NH et al. Doença de Lyme-símile brasileira ou síndrome Baggio-Yoshinari: zoonose exótica e emergente transmitida por carrapatos. Rev Assoc Med Bras. 2010;56(3):363-9.

65. Mandell GL et al (eds.). Mandell, Douglas and Bennett's infectious arthritis of native joints. Principles and practice of infectious disease. 7.ed. Philadelphia: Saunders Elsevier; 2009.

66. Ross JJ, Shamsuddin H. Sternoclavicular septic arthritis: review of 180 cases. Medicine (Baltimore). 2004;83(3):139-48.

67. Del Pozo JL, Patel R. Clinical practice. Infection associated with prosthetic joints. N Engl J Med. 2009;361(8):787-94.

68. Berbari EF et al. Culture-negative prosthetic joint infection. Clin Infect Dis. 2007;45(9):1113-9.

69. Goldenberg DL, Cohen AS. Acute infectious arthritis. A review of patients with nongonococcal joint infections (with emphasis on therapy and prognosis). Am J Med. 1976;60(3):369-77.

70. Broy SB, Schmid FR. A comparison of medical drainage (needle aspiration) and surgical drainage (arthrotomy or arthroscopy) in the initial treatment of infected joints. Clin Rheum Dis. 1986; 12(2):501-22.

71. McGuire NM, Kauffman CA. Septic arthritis in the elderly. J Am Geriatr Soc. 1985;33(3):170-4.

72. Margaretten ME et al. Does this adult patient have septic arthritis? JAMA. 2007;297(13):1478-88.

73. Garcia-Arias M et al. Septic arthritis. Best Pract Res Clin Rheumatol. 2011;25(3):407-21.

74. Bowerman SG et al A. Decline of bone and joint infections attributable to Haemophilus influenza type b. Clin Orthop Relat Res. 1997;(341):128-33.

75. Kaandorp CJ et al. Incidence and sources of native and prosthetic joint infection: a community based prospective survey. Ann Rheum Dis. 1997;56:470-5.

76. Shirtliff ME, Mader JT. Acute septic arthritis. Clin Microbiol Rev. 2002;15:527-44.

77. Klein RS. Joint infection, with consideration of underlying disease and sources of bacteremia in hematogenous infection. Clin Geriatr Med. 1988;4:375-94.

78. Ram S et al. The contrasting mechanisms of serum resistance of Neisseria gonorrhoeae and group B Neisseria meningitidis. Mol Immunol. 1999;36:915-28.

79. Rice PA, Kasper DL. Characterization of serum resistance of Neisseria gonorrhoeae that disseminate. Roles of blocking antibody and gonococcal outer membrane proteins. J Clin Invest 1982;70(1):157-67.

80. Kaandorp CJ et al. Risk factors for septic arthritis in patients with joint disease. A prospective study. Arthritis Rheum. 1995; 38:1819-25.

81. Mathews CJ et al. Bacterial septic arthritis in adult. Lancet. 2010;375:846-55.

82. Andersen K et al. Septic arthritis. Ugeskr Lacg. 1994;156: 3871-5.

41 Arboviroses

Jozelia Rêgo

INTRODUÇÃO

Arboviroses são doenças transmitidas por artrópodes hematófagos, como mosquitos, carrapatos, mariposas etc. A maioria dos vírus que as causam pertence às famílias Togaviridae, Bunyaviridae, Rhabdoviridae, Reoviridae e Flaviviridae.[1]

Cerca de 135 tipos de arbovírus podem causar infecção humana, sendo a vasta maioria RNA vírus.[2] Como exemplos do gênero *Flavivirus*, da família Flaviviridae, citam-se os vírus causadores da dengue e da febre amarela e o vírus Zika[2], e do gênero *Alphavirus*, da família Togaviridae, os vírus Chikungunya, Mayaro, Ross River, entre outros.[1]

Os *Alphavirus* podem ser classificados em dois grupos – encefalítico e artritogênico –, de acordo com sua distribuição geográfica e as manifestações clínicas.[3] Os vírus do grupo encefalítico causam uma síndrome gripal-símile e têm um potencial para ocasionar manifestações neurológicas. Essas viroses ocorrem nas Américas e estão associadas a encefalites graves e letais (p. ex., a encefalite equina venezuelana).[3]

Os vírus do grupo artritogênico foram inicialmente identificados na Europa, na Ásia e na África. Causam mal-estar, erupção cutânea e doença articular/mialgia incapacitante e de longa duração. Nesse grupo, incluem-se os vírus Chikungunya, Mayaro, Ross River, O'nyong'nyong, Sinbdis e Barmah Forest.[3]

A maioria das arboviroses consiste em uma zoonose e infecta uma grande variedade de artrópodes e outros animais, como pássaros, em seu *habitat* silvestre. O homem é um hospedeiro acidental.[4]

Com a modificação do ambiente, causada por ações antrópicas associadas às atividades econômicas, muitos insetos vetores, como os mosquitos, tornaram-se sinantrópicos, favorecendo a transmissão ao homem.[5]

Além da interferência e da modificação dos ecossistemas pela ação humana, outros fatores, como o crescimento populacional urbano desordenado, o processo de globalização e as mudanças climáticas, estão relacionados com a emergência das arboviroses em diferentes países.[5] Nesse grupo de doenças, a infecção humana se dá por três mecanismos[6]:

- De forma direta, na qual o vetor transmite o vírus de um hospedeiro enzoótico para o homem
- Por amplificação em animais domésticos, seguida da transmissão ao homem
- Por transição do ciclo enzoótico para o ciclo homem-mosquito-homem, na qual o homem aparece como um hospedeiro de amplificação e o mosquito antropofílico transmite o vírus, geralmente em regiões urbanas.

Neste capítulo, serão descritas as características dos principais *Alphavirus* do grupo artritogênico.

ALFAVIROSES

Os *Alphavirus* tropicais apresentam um tropismo especial pelo tecido osteomuscular. As manifestações clínicas causadas por esses agentes podem se confundir com enfermidades reumatológicas clássicas, em virtude de seu curso prolongado, flutuante e invalidante em alguns casos.[7]

Fisiopatologia

Após a inoculação, pela picadura do vetor, o vírus se dissemina via hematogênica, pelos monócitos infectados, até o baço, o sistema linfático e o fígado.[7]

Ao contrário de outros vírus, infecta ossos, músculo esquelético, inserções miotendíneas e cápsulas articulares.[7] Os tecidos infectados apresentam uma extensa infiltração de linfócitos, células *natural killer* (NK), neutrófilos e macrófagos.[7]

A cronicidade da doença é explicada por uma resposta autoimune a antígenos virais persistentes e pela existência crônica do vírus ou de seus produtos nas células-alvo, com consequente acúmulo local de mediadores inflamatórios.[7] A presença de citocinas pró-inflamatórias está associada à artrite ou à miosite. A interação dos peptídeos capsulares virais com o HLA-DR4 e com o HLA-DR1 pode causar artrite.[7]

Diversos fatores estão associados à cronicidade da doença, como:[7]

- Sexo feminino
- Idade ≥ 45 anos
- Escala numérica de dor, na fase aguda da doença, maior ou igual a 7
- Acometimento articular simétrico, na fase inicial da doença
- Existência de osteoartrite prévia.

Vírus Chikungunya

Etimologicamente, a palavra *Chikungunya* provém do idioma Makonde, falado no sudeste da Tanzânia e no norte de Moçambique, e que significa "o homem que caminha encurvado". A doença recebeu esse nome pela postura adotada pelo paciente, a qual é resultante da dor articular.[7]

Trata-se de um vírus RNA[8] que apresenta quatro genótipos descritos: o enzoótico do Oeste da África (WAf); o Leste/Central/Sul da África (ECSA); o Asiático; e a linhagem do Oceano Índico derivada do WAf.[3]

O vírus Chikungunya é transmitido ao homem por mosquitos da espécie *Aedes* spp., particularmente o *Aedes aegypti*, um dos vetores mais eficientes para as arboviroses, em virtude de sua atividade altamente antropofílica e localização próxima aos humanos. O *Aedes albopictus* é o segundo grande transmissor da doença.[8]

Em adição à transmissão vetorial, a transmissão vertical tem sido descrita em 27,7 a 48,3% dos casos, ocorrendo mais frequentemente quando a viremia materna coincide com o período do parto.[2] Infecção neonatal pode causar encefalite em 50% dos casos e falência respiratória aguda em 8%. Relata-se um baixo quociente de desenvolvimento neurológico em crianças com infecção perinatal.[6]

Outra forma de transmissão documentada consiste no transplante de córnea. A via sanguínea não está documentada, mas é considerada possível.[7]

Esse vírus infecta uma grande variedade de tecidos. Os fibroblastos localizados na derme, na cápsula articular, na fáscia muscular e nas inserções tendíneas são os principais alvos. A infecção dessas estruturas, ricas em terminações nervosas nociceptivas, provavelmente explica a gravidade da dor observada nos pacientes.[6] O período de incubação varia de 3 a 7 dias.[7]

Entre 5 e 18% dos pacientes jovens (< 25 anos), a infecção pode se apresentar de forma assintomática.[7] Nos indivíduos sintomáticos, pode-se dividir a doença em três fases:

- Aguda: primeiras 3 semanas
- Pós-aguda: da semana 4 até a semana 12
- Crônica: mais de 12 semanas.[7]

Ao contrário da dengue, a infecção por Chikungunya não apresenta sintomas prodrômicos.[2]

Na fase aguda, observam-se febre alta, poliartralgia/artrite e intensa mialgia, acompanhada de cefaleia, fotofobia e erupção cutânea.[8]

Em geral, a artrite afeta os membros inferiores, simétrica e bilateralmente. Descreve-se rigidez articular principalmente de articulações interfalângicas, pés, tornozelos e punhos.[8] A mialgia é mais frequente em braços, antebraços, coxas e panturrilhas, podendo comprometer as atividades diárias do paciente, sobretudo quando associada aos sintomas articulares.[8] Manifestações cutâneas, como exantema macular ou maculopapular, eritema difuso e edema facial, podem ser observadas em até 80% dos pacientes, localizadas preferencialmente na face, no tronco e nas extremidades.[8]

Leucopenia, trombocitopenia, hipocalcemia e elevação moderada das enzimas hepáticas podem ser observadas durante a fase aguda da doença.[3]

Os sintomas da fase pós-aguda são semelhantes aos da fase aguda, porém com menor intensidade. Há descrição de exacerbação da dor nas mesmas articulações afetadas inicialmente ou em outras articulações não afetadas previamente, além de edema periarticular e sinovite.[7]

Durante a fase pós-aguda, pode ocorrer descompensação de artropatias degenerativas ou traumáticas, como osteoartrite ou tendinite calcificada. Adicionalmente, manifestações locais, como edema reacional e síndromes compressivas nervosas, também são observadas.[8]

Na fase crônica, os sintomas reumatológicos podem apresentar evolução intermitente, caracterizada por flutuação entre períodos sem sintomas e períodos sintomáticos, ou evolução persistente, definida por sintomatologia contínua e sem remissão.[7]

A artralgia/artrite é bilateral e simétrica, podendo ser migratória. Metade dos pacientes apresenta rigidez matinal.

Edema de partes moles, síndrome do túnel do carpo, neuropatias e fenômeno de Raynaud podem ser observados.[7] Quando ocorre edema articular, geralmente não há vermelhidão e calor.[8]

Outras manifestações musculoesqueléticas incluem tenossinovite, tendinite com risco de ruptura, entesite, bursite, capsulite e periostite. Mialgia, astenia, alteração da qualidade do sono e problemas neuropsicológicos também são descritos.[7]

Cerca de 5% dos pacientes que evoluem para a fase crônica desenvolverão um quadro articular inflamatório crônico, semelhante ao da artrite reumatoide (um terço com anti-CCP positivo), espondiloartrite (ocasionalmente com HLA-B27 positivo) ou poliartrite indiferenciada.[7] Os fatores de risco para evolução para a fase crônica consistem em:[9]

- Sexo feminino
- Idade > 40 anos
- Quadro articular agudo proeminente
- Diabetes melito
- Doença articular prévia (OA)
- Níveis elevados de proteína C reativa
- Níveis elevados de sorologia do vírus Chikungunya IgG
- Persistência de sorologia do vírus Chikungunya IgM positiva.

Outras manifestações clínicas descritas durante a fase crônica abrangem nefrite, meningoencefalite, encefalopatia, síndrome de Guillain-Barré, paralisia flácida aguda e paralisias. Entretanto, doenças neurológicas, oftalmológicas e hemorrágicas, associadas à infecção viral, são raras.[3]

O diagnóstico laboratorial se baseia no isolamento viral, na identificação do RNA viral, por técnica de reação em cadeia da polimerase em tempo real (PCR-RT) e na detecção de anticorpos IgG e IgM, por ELISA e/ou imunocromatografia. A escolha do teste depende do tempo de doença, quando da coleta da amostra sanguínea.[8] Recomenda-se solicitar a PCR entre 0 e o 5º dia de infecção, sorologia e PCR entre o 5º e o 7º dia, e somente sorologia a partir do 7º dia de infecção.[7]

Há evidências de coinfecção do vírus Chikungunya com outras arboviroses, como dengue e febre amarela[1], assim como reação cruzada com outros membros do complexo Semlik Forest, principalmente com o vírus Mayaro.[8]

O tratamento inclui medidas de suporte, como repouso e hidratação, associadas ao uso de fármacos antipiréticos e analgésicos.[3] Durante a fase aguda, analgésicos, como dipirona, paracetamol e opioides fracos, estão indicados. Anti-inflamatórios não hormonais e corticosteroides devem ser evitados.[8,10]

Na fase pós-aguda, os anti-inflamatórios não hormonais podem compreender a primeira opção terapêutica, sendo os corticosteroides reservados para quadros de dor de moderada a grande intensidade.[8,10]

Quando da existência de um componente neuropático, deve-se recomendar antidepressivos tricíclicos ou anticonvulsivantes.[8,10] Na fase crônica, o tratamento analgésico segue as recomendações anteriores. Nos casos não responsivos, outros medicamentos, como metotrexato, estão recomendados.[8,10] No Quadro 41.1, são apresentadas as principais recomendações da Sociedade Brasileira de Reumatologia para o tratamento das manifestações articulares.

Vírus Mayaro

Endêmico na América do Sul, foi inicialmente isolado em 1954 em Trinidad e Tobago.[11] No Brasil, surtos são descritos desde 1978. No período de dezembro de 2014 a janeiro de

Quadro 41.1 Tratamento das manifestações articulares em pacientes com febre Chikungunya, segundo as recomendações da Sociedade Brasileira de Reumatologia.

- Atenção: em indivíduos com diagnóstico prévio de artrite reumatoide, lúpus eritematoso sistêmico ou espondiloartrites, pode ocorrer reativação ou exacerbação da doença de base
- Tratamento na fase aguda:
  - Analgésicos comuns ou opioides (codeína e tramadol)
  - AINE (ibuprofeno, naproxeno, diclofenaco, nimesulida) não devem ser utilizados na fase aguda da doença, em virtude da possibilidade de dengue
  - Ácido acetilsalicílico está contraindicado na fase aguda, em razão do maior risco de síndrome de Reye e de sangramentos
  - Corticosteroide está contraindicado na fase aguda
- Tratamento na fase subaguda:
  - AINE (ibuprofeno, naproxeno, diclofenaco, nimesulida)
  - Corticosteroide: nos casos não responsivos a AINE
  - Prednisona: até 20 mg/dia, dividida em duas doses (manhã e meio da tarde), com redução lenta e gradual, de acordo com a resposta do paciente
- Tratamento na fase crônica:
  - AINE (ibuprofeno, naproxeno, diclofenaco, nimesulida); observar as contraindicações e a resposta terapêutica.
  - Prednisona: 5 a 20 mg/dia; o tempo de uso pode variar de 6 a 8 semanas, com retirada lenta e gradual, pelo risco de recidiva dos sintomas articulares
  - Antimalárico, preferencialmente hidroxicloroquina (5 mg/kg/dia, máximo de 400 mg/dia), de forma isolada, ou em associação com metotrexato ou sulfassalazina (2 a 3 g/dia)
  - Metotrexato (poupador de corticoide): 10 a 25 mg/semana (VO ou SC)
  - Terapia biológica pode ser prescrita após avaliação do reumatologista, em quadros refratários ao uso do corticosteroide e DMCD, seguindo as recomendações para o tratamento de artrite reumatoide ou espondiloartrite
- Fisioterapia: está indicada em todas as fases. Na fase aguda, evitar o uso de calor, utilizando como medida analgésica compressas frias, por 20 min, a cada 4 h, nas articulações acometidas
- Educação do paciente
- Orientação postural

AINE: anti-inflamatórios não esteroides; VO: via oral; SC: subcutânea; DMCD: droga modificadora do curso da doença.
Adaptado de Marques et al., 2017.[10]

2016, um total de 343 casos foi notificado, mais de 50% deles no estado de Goiás.[11]

Até o momento, estão descritos somente dois genótipos do vírus: o genótipo D, restrito ao estado do Pará, no Brasil; e o genótipo L, de distribuição mais ampla.[3]

O ciclo de transmissão do vírus Mayaro é semelhante ao ciclo silvestre da febre amarela, envolvendo primatas não humanos, principalmente os macacos, como reservatórios.[1] Os mosquitos da espécie *Haemagogus* são os vetores primários, embora o *Aedes aegypti* também tenha sido demonstrado como um competente vetor.[1]

Como observado nos casos de vírus Chikungunya, as infecções pelo vírus Mayaro podem passar despercebidas durante os surtos de dengue. Estima-se que cerca de 1% de todos os casos de dengue-símile, na América do Sul, sejam causados pelo vírus Mayaro.[3]

O período de incubação varia de 7 a 12 dias.[3] O quadro clínico apresenta início súbito, com febre, artralgia, mialgia, cefaleia, edema articular, exantema (de aparecimento no 5º dia de doença) e dor retro-ocular.[7]

A dor articular bilateral, o sintoma mais proeminente, aparece durante a fase aguda da doença e pode ser altamente incapacitante. Afeta principalmente punhos, tornozelos e pequenas articulações das mãos e dos pés. Frequentemente, vem acompanhada de edema. Em mais de 50% dos casos, pode persistir por meses após a infecção e frequentemente apresenta recorrência.[3]

Outras manifestações clínicas menos frequentes são prurido, tonturas, anorexia, linfadenopatias, icterícia e vômitos.[7] Manifestações hemorrágicas são raramente relatadas.[6,7]

O diagnóstico laboratorial é realizado por meio de provas sorológicas específicas, IgG e IgM. A técnica de PCR é útil apenas durante os primeiros dias da doença.[7] Embora altos títulos de anticorpos sejam encontrados em algumas comunidades rurais da bacia Amazônica, no Brasil é difícil o isolamento do vírus, em virtude da curta duração da viremia.[3]

O tratamento consiste no uso de fármacos sintomáticos, como anti-inflamatórios não hormonais e paracetamol. Não existem vacinas disponíveis ou agentes antivirais. O uso de repelentes e mosquiteiros representa a medida habitual para evitar a picadura do mosquito.[3,7]

Vírus Ross River

Endêmico na Austrália, na Papua-Nova Guiné e nas Ilhas do Pacífico[1], esse vírus pode causar doença tanto em humanos quanto em animais (cavalos). É transmitido entre mamíferos marsupiais, considerados seus reservatórios.[7]

Os principais vetores são mosquitos *Aedes vigilax*, *Aedes camptorhynchus* e *Culex annulirostris*.[7] A infecção acomete principalmente indivíduos adultos, na faixa etária entre 20 e 60 anos. E os mais suscetíveis são aqueles com doença reumatológica prévia.[7]

O período de incubação é, em média, de 9 dias.[7] O quadro clínico tem início súbito, com artralgia incapacitante, exantema maculopapular, sintomas constitucionais e febre.[7] A fase aguda se resolve progressivamente, porém são frequentes remissões e exacerbações dos sintomas de artralgia, entesite, derrame articular, mialgia e fadiga durante mais de 1 ano.[7] O diagnóstico laboratorial pode ser realizado por meio de sorologia específica ou PCR.[7]

O tratamento é realizado com medidas de suporte e uso de fármacos analgésicos (paracetamol e anti-inflamatórios não hormonais). Não há vacina disponível.[7]

Vírus O'nyong'nyong

O'nyong'nyong significa, no idioma do Sudão e de Uganda, "debilidade das articulações".[7] O vírus foi isolado originalmente de mosquitos anofelinos e de humanos, em 1959, durante uma epidemia no leste da África.[1] Tem origem genética semelhante à do vírus Chikungunya e muitas infecções pelo vírus O'nyong'nyong têm sido atribuídas a esse último vírus.[7]

É transmitido por mosquitos *Anopheles gambiae* e *Anopheles funestus*, também vetores da malária.[7] Não existe um reservatório animal identificado, e o homem é o único hospedeiro.[7]

O período de incubação é de 8 dias.[7] O quadro clínico tem início súbito, com febre, cefaleia, poliartralgia/artrite simétrica e exantema papular ou maculopapular generalizado. Dor faríngea, ocular ou torácica, mal-estar geral, linfadenopatias e síndrome do olho vermelho são descritos.[7] A artralgia dura, em média, 1 semana, porém há relatos de duração de até 90 dias. As articulações mais acometidas são joelhos, tornozelos, ombros, punhos e mãos. A dor pode ser incapacitante.[7]

O diagnóstico laboratorial é realizado por meio de PCR ou sorologia. A sorologia pode apresentar reação cruzada com o vírus Chikungunya.[7] O tratamento é sintomático, constituindo o paracetamol a primeira escolha, associado ou não a anti-inflamatórios não hormonais. Não existe vacina disponível.[7]

REFERÊNCIAS BIBLIOGRÁFICAS

1. Lwande OW et al. Global emergence of Alphaviruses that cause arthritis in humans. Infect Ecol Epidemiol. 2015;5:29853.
2. Marinho PS et al. A review of selected Arboviruses during pregnancy. Matern Health Neonatol Perinatol. 2017;3:17.
3. Mota MTO et al. Mosquito-transmitted viruses – the great Brazilian challenge. Braz J Microbiol. 2016;47(Suppl. 1):38-50.
4. Gould E et al. Emerging arboviruses: why today? One Health. 2017;4:1-13.
5. Lima-Camara T. Arboviroses emergentes e novos desafios para a saúde pública no Brasil. Rev Saúde Pública. 2016;50:36.
6. Weaver SC et al. Zika, Chikungunya, and other emerging vector-borne viral diseases. Annu Rev Med. 2018;69:6.1-14.
7. Mejía CR, López-Vélez R. Alfavirus tropicales artritogénicos. Reumatol Clin. 2018;14(2):97-105.
8. Cunha RV, Trinta KS. Chikungunya virus: clinical aspects and treatment – a review. Mem Inst Oswaldo Cruz. 2017;112(8):523-31.
9. Marques CDL et al. Recomendações da Sociedade Brasileira de Reumatologia para diagnóstico e tratamento da febre Chikungunya. Parte 1 – Diagnóstico e situações especiais. Rev Bras Reumatol. 2017;57(S2):S421-37.
10. Marques CDL et al. Recomendações da Sociedade Brasileira de Reumatologia para diagnóstico e tratamento da febre Chikungunya. Parte 2 – Tratamento. Rev Bras Reumatol. 2017;57(S2):S438-51.
11. Esposito DLA, Fonseca BAL. Will Mayaro virus be responsible for the next outbreak of an arthropod-borne virus in Brazil? Braz Infect Dis 2017;21(5):540-4.

42 Infecção no Paciente Imunossuprimido

Gilda Aparecida Ferreira • Fabiana Moura • Débora Cerqueira Calderaro

INTRODUÇÃO

Pacientes com doenças do tecido conjuntivo constituem um importante subgrupo de pacientes imunossuprimidos que estão sob o risco de desenvolver infecções, sobretudo em suas formas graves.[1-3] A predisposição à ocorrência de infecções decorre de alterações do funcionamento do sistema imune pela doença, pelo desenvolvimento do dano que causa alterações na arquitetura dos órgãos aumentando o risco de infecções [p. ex., fibrose pulmonar associada à artrite reumatoide (AR) ou esclerose sistêmica] e pelo uso de medicamentos imunossupressores. Os corticosteroides (CS), os medicamentos antirreumáticos modificadores de doença sintéticos convencionais (csDMARD) ou alvo-específicos (tsDMARD) e biológicos (bDMARD) são utilizados isoladamente ou em associação para o controle da doença.[1-3] Dessa maneira, esses pacientes são mais suscetíveis à ocorrência de infecções por bactérias comuns, mas estão sujeitos também a infecções por germes encapsulados (p. ex., *Streptococcus pneumoniae*, *Neisseria meningitidis* e *Neisseria gonorrhoeae*), infecções granulomatosas (p. ex., tuberculose), infecções fúngicas (p. ex., *Pneumocystis jirovecii*, *Histoplasma*, *Coccidioidis*, *Aspergillus*, *Nocardia*) e por vírus (p. ex., infecção disseminada pelo vírus varicela-zóster e citomegalovírus).[1-3]

Nesse subgrupo de pacientes imunossuprimidos, a avaliação clínica deve ser ampla e, além do exame clínico usual, principalmente nos pacientes sem foco infeccioso definido, deve-se realizar avaliação cutânea, oral, genital, otorrinolaringológica e oftalmológica. Frequentemente, testes diagnósticos invasivos ou exames sorológicos são necessários. Nos pacientes com quadro grave, a instituição precoce de tratamento antimicrobiano de amplo espectro é essencial para garantir a sobrevida.[1-3] A profilaxia antimicrobiana pode estar indicada em alguns casos, e a vacinação desses pacientes, apesar de controversa, parece segura e eficiente na prevenção de doenças infecciosas comuns e potencialmente graves, tendo sido indicada como medida preventiva na maioria dos pacientes com doenças reumáticas.[3]

INFECÇÕES BACTERIANAS

As infecções que acometem os pacientes com doenças do tecido conjuntivo são causadas, em sua maioria, por bactérias comuns, principalmente bastonetes Gram-negativos (BGN) e cocos Gram-positivos. O *Staphylococcus aureus* é um patógeno frequente, associado principalmente a infecções cutâneas e subcutâneas, ósseas, articulares, bacteriemia, pneumonia e infecções relacionadas a cateteres.

O *Streptococcus pneumoniae* geralmente causa pneumonia, mas pode causar meningite, sepse e infecções cutâneas.[2,3-5] A vacinação antipneumocócica deve ser indicada para pacientes com doenças reumáticas, considerando a frequência e a potencial gravidade da pneumonia e outras infecções causadas por esse patógeno.[6,7]

Os BGN, principalmente *Escherichia coli*, *Klebsiella* spp. e *Pseudomonas* spp., frequentemente causam infecções do trato urinário, infecções respiratórias baixas e bacteriemias graves, com alta taxa de mortalidade. Infecções por esses germes acometem principalmente pacientes com comprometimento sistêmico ou em tratamento com CS em doses altas e/ou imunossupressores. Dessa maneira, por exemplo, em paciente com lúpus eritematoso sistêmico (LES) e nefrite, sobretudo se houver alteração de função renal, o tratamento dessas infecções, mesmo as adquiridas na comunidade, deve incluir antimicrobianos com atividade contra BGN.[2,3,5]

Infecções por micobactérias, sobretudo o *Mycobacterium tuberculosis*, são frequentes nos pacientes que moram ou visitaram áreas em que a tuberculose é endêmica, como é o caso do Brasil. A apresentação mais frequente é a tuberculose pulmonar, mas já foram descritos casos de tuberculose pleural, miliar, urinária, osteoarticular, de partes moles e do sistema nervoso central.[3] Infecções por micobactérias não tuberculosas também acometem mais frequentemente os pacientes com doenças reumáticas, sobretudo aqueles em tratamento com imunossupressores potentes e altas doses de CS.[4]

Os germes menos frequentes, que causam infecção principalmente nos pacientes com deficiência de complemento, disfunção esplênica ou em uso de imunossupressores e/ou imunobiológicos são *Legionella pneumophila*, *Listeria monocytogenes*, *Salmonella* spp. (bacteriemia), *N. meningitidis*, *N. gonorrhoeae*, *Actinomycis* sp, *Nocardia* spp. e micobactérias atípicas (pele, tecido subcutâneo, sistema musculoesquelético).[2,3,5]

A legionelose decorre da inalação de aerossóis contaminados, geralmente associados a sistemas de ventilação ou de distribuição de água quente (p. ex., chuveiros) e pode causar pneumonia comunitária ou hospitalar. Fatores de risco tradicionalmente associados à infecção por *Legionella* incluem idade avançada, sexo masculino, tabagismo, cirurgia recente, doenças pulmonares crônicas e tratamento imunossupressor, principalmente CS. Recentemente, o uso de imunobiológicos, como inibidores do fator de necrose tumoral (anti-TNF), inibidores da interleucina-6 (IL-6) e outros b-DMARD, tem sido associado ao maior risco de pneumonia grave por *Legionella* (risco relativo de 16,5 a 21 para usuários de anti-TNF, segundo o registro francês) e ao maior risco de complicações como cavitações pulmonares associadas a essa infecção. A alta suspeição diagnóstica, associada à realização de exames de PCR e/ou cultura para *Legionella*, permite o diagnóstico. O tratamento precoce da legionelose pode ser feito com moxifloxacino ou levofloxacino e azitromicina, em associação com rifampicina nos casos mais graves. Orientações sobre evitar contato com águas potencialmente contaminadas podem prevenir casos de legionelose.[4,8]

Os profissionais que cuidam dos pacientes imunossuprimidos devem ter alto índice de suspeição para o diagnóstico de listeriose que se associa à alta taxa de mortalidade. A listeriose é uma doença transmitida por alimentos, manifestando-se geralmente com sintomas gastrintestinais e, no paciente imunossuprimido, pode causar meningite e sepse. O diagnóstico é realizado pela pesquisa da bactéria no sangue e/ou no líquido cefalorraquidiano (LCR), entretanto, o isolamento em culturas pode ser difícil, porque a *Listeria* pode demandar maior tempo de incubação que o habitual para o seu crescimento. A dificuldade do diagnóstico justifica a introdução de antibioticoterapia empírica nos casos suspeitos, mesmo com culturas negativas. Antimicrobianos indicados no tratamento da listeriose dependem do foco infeccioso, mas geralmente incluem o uso de ampicilina em monoterapia ou associação com gentamicina, com um sequencial oral com sulfametoxazol-trimetoprima (SMX-TMP).[4]

A nocardiose também merece destaque na propedêutica de infecção no paciente imunossuprimido. É uma doença adquirida por inalação, ingestão de alimentos contaminados ou por inoculação direta. A *Nocardia* pode disseminar-se por via hematogênica a partir de um foco pulmonar primário e causar abscesso cerebral, subcutâneo e abdominal (Figura 42.1). O diagnóstico é feito por análise direta do material infectado ou por cultura do tecido suspeito. Na cultura, o crescimento ocorre geralmente entre 2 e 5 dias, entretanto, a incubação deve ser mantida por pelo menos 3 semanas para exclusão do diagnóstico. O tratamento é feito com SMX-TMP em doses que variam conforme o tipo e a gravidade da infecção.[9] As principais infecções bacterianas nos pacientes com doenças do tecido conjuntivo são mostradas na Tabela 42.1.

O tratamento das infecções bacterianas deve seguir as recomendações locais e ser baseado no perfil de sensibilidade das bactérias e da toxicidade dos antimicrobianos. Comprometimento sistêmico grave por doenças do tecido conjuntivo e uso de imunossupressores devem ser levados em consideração na escolha do antimicrobiano empírico até a disponibilidade dos resultados de culturas que definam o germe e o seu perfil de sensibilidade.

INFECÇÕES VIRAIS

As infecções virais tanto podem simular quadros de LES e outras doenças do tecido conjuntivo como causar quadros infecciosos cujo diagnóstico precoce e instituição de tratamento adequado são importantes para a redução da morbidade e mortalidade associadas a elas.[5] No paciente imunossuprimido que se apresenta com febre, sobretudo com comprometimento sistêmico grave, faz-se necessária a investigação precoce de infecções virais, por meio da realização de testes sorológicos, moleculares ou procedimentos invasivos específicos para órgãos acometidos.[5,10,11]

Quadros de febre, *rash* cutâneo e linfadenopatia podem ser causados por infecções por citomegalovírus, parvovírus B19, vírus Epstein-Barr e vírus varicela-zóster, entre outros. Manifestações sistêmicas das infecções virais são mais frequentemente gastrintestinais, pulmonares, hematológicas, oculares e neurológicas.[5,10]

A infecção viral mais frequente nos pacientes com doenças do tecido conjuntivo é o herpes-zóster, que se manifesta com lesões bolhosas na pele e mucosas, de forma localizada ou disseminada. Na forma disseminada, o paciente apresenta mais de 20 vesículas fora do dermátomo acometido primariamente ou há comprometimento visceral pela infecção. As lesões do herpes-zóster podem complicar-se com infecção bacteriana secundária ou neuralgia pós-herpética. Os pacientes em tratamento com doses altas de CS ou com imunossupressores podem evoluir com envolvimento visceral, encefalite e mielite.[2,3,5,8,12]

O tratamento para diversas doenças com CS, ciclofosfamida, metotrexato, azatioprina, leflunomida, micofenolato mofetil, anti-TNF e inibidores da Janus quinase (JAK; p. ex., tofatinibe) aumenta o risco de herpes-zóster [razão das chances de 1,55 (IC: 1,25 a 1,93) nos pacientes em tratamento com dose maior que 7,5 mg de prednisona/dia; 4,2 (IC: 1,6 a 11,5) para uso de ciclofosfamida; 2 (IC: 1,2 a 2,3) para azatioprina; 1,4 (IC: 1,1 a 1,8) para tratamento com leflunomida e 1,6 (IC: 1,16 a 2,23) com anti-TNF].[6,8]

Os dados de infecção pelo herpes-zóster associados com outros bDMARD são escassos, mas estudos que avaliaram pacientes com AR sugeriram que não houve aumento do risco de herpes-zóster naqueles tratados com abatacepte, rituximabe e tocilizumabe. Estudos clínicos randomizados e controlados de fase II e III com o inibidor da JAK tofacitinibe (tsDMARD) sugerem que ele apresenta um risco pelo menos 2 vezes maior de infecção por herpes-zóster comparado com os bDMARD.[6,8]

A Tabela 42.2 classifica os pacientes em relação ao risco de infecção por varicela-zóster conforme seu tratamento antirreumático e as medidas de profilaxia que devem ser adotadas após contato com pacientes com essa infecção.[8] O tratamento da infecção por varicela-zóster é feito com aciclovir, iniciado preferencialmente nas primeiras 24 a 48 h após o início das lesões. Outro antiviral que pode ser usado é o valaciclovir. O tratamento deve ser mantido por 7 dias ou até a melhora das lesões, sem aparecimento de lesões novas por 48 h. Nos pacientes imunossuprimidos, sobretudo aqueles em tratamento com altas doses de CS ou bDMARD, os antivirais devem ser iniciados se houver lesões ou vesículas ativas, independentemente do tempo de evolução. Nos pacientes imunossuprimidos com catapora ou herpes-zóster disseminado ou oftálmico, o tratamento antiviral é indicado por via intravenosa até controle da doença.[6]

A vacina para varicela ou herpes-zóster deve ser avaliada nos pacientes suscetíveis, idealmente 2 (uma dose) a 6 (duas doses) semanas antes do início da imunossupressão. Ambas são vacinas de vírus vivos atenuados e devem ter sua relação risco-benefício cuidadosamente avaliada nos pacientes imunossuprimidos.

A vacina contra o vírus herpes-zóster está indicada em indivíduos imunocompetentes com mais de 60 anos de idade, mas pode ser usada nos pacientes com doenças reumáticas a

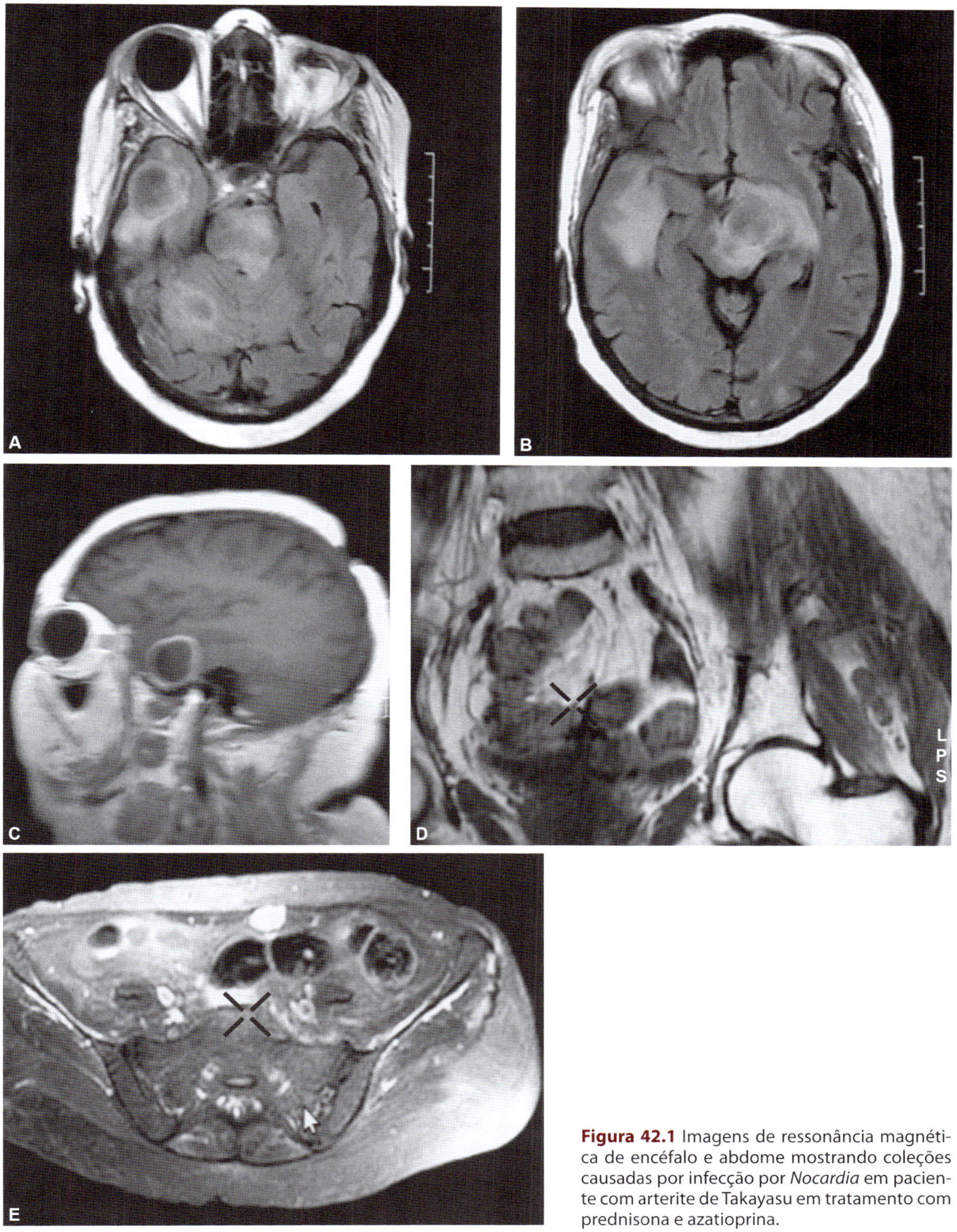

Figura 42.1 Imagens de ressonância magnética de encéfalo e abdome mostrando coleções causadas por infecção por *Nocardia* em paciente com arterite de Takayasu em tratamento com prednisona e azatioprina.

partir de 50 anos de idade, desde que não estejam gravemente imunossuprimidos (p. ex., em uso prolongado de prednisolona com dose menor que 20 mg/dia, metotrexato menor que 25 mg/semana, azatioprina menor que 3 mg/kg/dia ou leflunomida e não estejam utilizando bDMARD ou tocilizumabe. Uma vacina inativada contra o vírus herpes-zóster está em fase de testes, com resultados promissores em pacientes imunocompetentes até o momento.[6-8]

As infecções por citomegalovírus apresentam amplo espectro de manifestações clínicas: esofagite, enterocolite, pneumonite, hepatite, encefalite, retinite, alterações hematológicas, entre outras. O tratamento é feito com medicamentos antivirais, principalmente o ganciclovir (5 mg/kg a cada 12 h por 14 a 21 dias).[5,8]

A infecção pelo vírus influenza acomete 5 a 20% da população geral.[6] Recentemente, durante pandemia por influenza A/H1N1, foram registrados 18.449 óbitos em 214 países. A alta taxa de mortalidade nos pacientes infectados pelo vírus influenza geralmente está associada com complicações, como a síndrome do desconforto respiratório agudo ou coinfecções

Tabela 42.1 Principais bactérias associadas a infecções em pacientes com doenças do tecido conjuntivo.

Sítio	Bactérias
Pele/tecido subcutâneo	*S. aureus, S. pneumoniae, M. tuberculosis*, micobactérias atípicas, *Nocardia* spp.
Ossos	*S. aureus, M. tuberculosis*, micobactérias atípicas, *Nocardia* spp.
Articulações	*S. aureus, Salmonella* spp., *M. tuberculosis*, micobatérias atípicas, *Nocardia* spp.
Pulmão	*S. pneumoniae, S. aureus*, BGN, *M. tuberculosis, Nocardia* spp.
Sistema nervoso central	*S. pneumoniae, N. meningitidis, Listeria monocytogenes, M. tuberculosis, Nocardia* spp.
Trato urinário	BGN, *M. tuberculosis*
Bacteriemia	*S. aureus, S. pneumoniae*, BGN, *Listeria monocytogenes, Salmonella* spp.

BGN: bastonetes Gram-negativos – *Escherichia coli*, *Klebsiella* spp., *Pseudomonas* spp. e outras.

bacterianas. Pacientes imunossuprimidos apresentam maior mortalidade por influenza.[6] A vacinação contra influenza, tanto sazonal como H1N1, reduz a mortalidade e a morbidade por essa doença e é indicada nos pacientes com doenças do tecido conjuntivo.[5,8,11]

INFECÇÕES FÚNGICAS

As infecções fúngicas, principalmente a pneumonia por *Pneumocystis jirovecii* (PJ) ou infecções por *Candida* spp. (principalmente *Candida albicans*), são frequentes em pacientes que recebem doses altas de CS ou imunossupressores. As infecções por *Candida* se manifestam nesses pacientes como candidíase oral ou esofágica, infecções do trato urinário e candidíase disseminada.[2,3,12]

Em metanálise recente, avaliou-se a incidência e o prognóstico de infecções em 11.905 pacientes com doenças reumáticas. Nesse estudo, identificaram pneumonia por *Pneumocystis*

jirovecii em 12% dos pacientes com poliangiite com granulomatose, 6% dos pacientes com dermatomiosite/polimiosite, 5% dos pacientes com LES e 1% dos pacientes com AR, com mortalidade que variou de 30% na AR a 63% na poliangiite com granulomatose. A incidência de pneumonia por PJ em pacientes em tratamento com anti-TNF variou de 0,01/1.000 pacientes/ano em um estudo na América do Norte até 8,8/1000 pacientes/ano no Japão.[4]

Com frequência, esses pacientes apresentam insuficiência respiratória aguda com relato de febre e tosse seca recentes. A alteração radiográfica característica da pneumocistose pulmonar é um infiltrado intersticial difuso, e as imagens correspondentes na tomografia computadorizada (TC) de tórax são opacidades difusas em vidro fosco. O diagnóstico é confirmado pela análise microbiológica do escarro ou do lavado broncoalveolar.

O tratamento indicado para pneumonia por *Pneumocystis jirovecii* é SMX-TMP oral em casos leves (800/160 mg, 2 comprimidos a cada 8 h por 14 a 21 dias) e venoso em casos graves (15 mg/kg/dia de trimetoprim divididos em 3 doses por 14 a 21 dias). Em pacientes hipoxêmicos (pressão arterial de oxigênio em ar ambiente igual ou inferior a 70 mmHg), a corticoterapia adjuvante pode ser benéfica (prednisona 40 mg a cada 12 h, 5 dias, 40 mg a cada 24 h por mais 5 dias, 20 mg a cada 24 h por mais 11 dias).[2]

A recomendação de profilaxia primária ou secundária para PJ e sua duração ideal não são claras na literatura, apesar da alta frequência e gravidade dessa infecção nos pacientes reumáticos. Sugere-se SMX/TMP (1 comprimido de 800/160 mg VO, 3 vezes/semana ou 1 comprimido 400/80 mg/dia, todos os dias), com correção para disfunção renal (400/80 mg 3 vezes/semana em pacientes com taxa de filtração glomerular de 15 a 30 mℓ/min e terapia alternativa com atovaquona 1.500 mg/dia ou dapsona 100 mg/dia ou nebulização de 300 mg de pentamidina/mês em pacientes com taxa de filtração glomerular < 15 mℓ/min).

O tratamento profilático para PJ deve ser avaliado em pacientes em tratamento com prednisona com doses maiores que 20 mg/dia durante mais de 1 mês, associado ao tratamento

Tabela 42.2 Classificação do risco de infecção pelo vírus varicela-zóster nos pacientes em tratamento imunossupressor.

Classificação de risco	Baixo	Intermediário	Alto
Tratamento imunossupressor	• Prednisolona < 20 mg/dia • MTX < 25 mg/semana ou AZA < 3 mg/kg/dia • SSZ ou HCQ	Nos últimos 3 meses: • Prednisolona > 40 mg/dia durante mais de 1 semana ou > 20 mg/dia durante mais de 2 semanas • MTX > 25 mg/semana • AZA > 3 mg/kg/dia • Mercaptopurina 1,5 mg/kg/dia	Nos últimos 6 meses: • CYC • bDMARD • Ciclosporina • Leflunomida • Inibidores da JAK
Profilaxia após exposição*	Nenhuma medida necessária	Nenhuma medida necessária em pacientes com história de catapora, herpes-zóster ou vacinação para VZV ou evidência sorológica de imunidade Sem história: solicitar sorologias para VZV e administrar VZIG** se soronegativo. Caso a sorologia atrase o tratamento por mais de 7 dias após o contato, administrar VZIG em pacientes < 50 anos de idade. VZIG pode ser administrada até 14 dias após o contato	Solicitar sorologias para VZV. Se positiva, nenhuma medida adicional necessária. Se negativa, VZIG e/ou antivirais profiláticos (aciclovir ou valaciclovir***) Caso a sorologia atrase o tratamento por mais de 7 dias após o contato, administrar VZIG

*Exposição relevante: contato domiciliar, face a face (conversar) ou estar no mesmo ambiente por mais de 15 min ou na mesma enfermaria de hospital de 2 a 4 leitos com pacientes com catapora ou herpes-zóster; contato com um paciente imunossuprimido com lesões extensas de varicela ou nos 2 dias anteriores ao início das lesões.
**125 UI/10 kg. Dose máxima: 625 UI IM.
***Iniciada até 7 dias após a exposição. Aciclovir 10 mg/kg 4 vezes/dia durante 7 dias.
AZA: azatioprina; bDMARD: medicamentos antirreumáticos modificadores da doença biológicas; CYC: ciclofosfamida; HCQ: hidroxicloroquina; JAK: Janus quinase; MTX: metotrexato; SSZ: sulfassalazina; VZIG: imunoglobulina contra o vírus varicela-zóster; VZV: vírus varicela-zóster.
Adaptada de Cates et al., 2018.[6]

com agentes citotóxicos ou inibidores do fator de necrose tumoral (anti-TNF), ou com linfopenia com linfócitos CD4 (ou totais) abaixo de 200 a 300 células/mℓ. Pacientes com vasculites associadas aos anticorpos anticitoplasma de neutrófilos (ANCA) apresentam risco aumentado de pneumonia por PJ, sobretudo quando em uso de CS, ciclofosfamida ou rituximabe. A European League Against Rheumatism (EULAR) recomenda profilaxia de pneumocistose para todos os pacientes com vasculites associadas ao ANCA em tratamento com ciclofosfamida ou rituximabe.[2,4,11] O risco maior de efeitos colaterais estarem associados a metotrexato e SMX-TMP deve ser lembrado.[8]

Aspergillus spp. podem causar aspergilose pulmonar invasiva, pneumonia necrosante crônica e aspergilose disseminada do sistema nervoso central. Tratamento com imunossupressores, leucopenia e infecções bacterianas associadas são fatores de risco para sua ocorrência. A maioria dos casos relatados na literatura foi fatal.[2,12] A aspergilose pulmonar invasiva apresenta incidência aumentada em pacientes reumáticos, principalmente naqueles com LES, em tratamento com CS em altas doses, imunossupressores e com anti-TNF, e nos pacientes com neutropenia.

A apresentação clínica é variável, mas a infecção pulmonar frequentemente se manifesta por tosse, dor torácica, febre e dispneia. A radiografia de tórax frequentemente evidencia infiltrado pulmonar difuso. A imagem à TC do tórax de nódulos circundados por um infiltrado em vidro fosco (sinal do halo) é altamente sugestiva de aspergilose pulmonar invasiva. Seu diagnóstico é difícil, pois até 50% dos pacientes apresentam hemoculturas negativas. O exame do escarro ou do lavado broncoalveolar, a pesquisa de antígenos no sangue e a realização de biopsia com cultura ou de exames específicos, como o teste da galactomanana, podem ser úteis. O tratamento de escolha é com voriconazol (dose de ataque 6 mg/kg a cada 12 h nas primeiras 24 h seguidos de dose de manutenção de 4 mg/kg, a cada 12 h, por 6 a 12 semanas).[4]

As infecções criptocócicas acometem mais frequentemente o SNC, mas podem manifestar-se no pulmão ou como forma disseminada, que se apresenta com alterações cutâneas, osteoarticulares, hepáticas, linfonodais, urogenitais, suprarrenais e/ou oculares. O tratamento da meningite criptocócica e da criptococose disseminada é composto de duas fases: indução com anfotericina B associada à flucitosina, por 2 a 4 semanas, e manutenção com fluconazol, por 6 a 12 meses.[12]

Infecções por *Histoplasma capsulatum* podem ser assintomáticas ou causar quadros de pneumonia, hepatite, endocardite, meningite ou doença disseminada, que pode apresentar-se nas formas aguda, subaguda ou crônica. Os quadros pulmonares tipicamente se apresentam com febre, tosse, sintomas gripais e dor retroesternal, e a radiografia do tórax pode ser normal ou mostrar infiltrado pulmonar reticular ou nodular e linfadenopatia.

A histoplasmose disseminada crônica caracteriza-se por tosse, febre persistente, perda de peso, hepatoesplenomegalia, úlceras orais e citopenias progressivas. A forma aguda caracteriza-se por insuficiência respiratória, hipotensão, falência orgânica múltipla, coagulopatias e encefalopatia. Sua apresentação como cavitação pulmonar crônica já foi descrita. A forma disseminada ocorre em cerca de 1/2.000 pacientes com infecção aguda, e os principais fatores de risco para sua ocorrência são a imunossupressão pela síndrome da imunodeficiência humana adquirida (AIDS), transplante de órgãos sólidos e tratamento com anti-TNF. A radiografia de tórax apresenta pneumonite intersticial ou infiltrados localizados ou difusos. Biopsia de lesões pulmonares ou lavado broncoalveolar podem ser necessários. Quando se confirma o diagnóstico, o tratamento com bDMARD deve ser interrompido.

O tratamento da histoplasmose é realizado com itraconazol 200 a 400 mg/dia durante 6 a 12 semanas. Nos casos graves, deve-se iniciar anfotericina B (deoxicolato 0,7 a 1 mg/kg/dia ou lipossomal, 3 a 5 mg/kg/dia) por 7 a 14 dias, seguida por itraconazol (200 mg 2 vezes/dia) por 12 semanas em casos moderados ou na histoplasmose pulmonar, ou por 12 meses, na histoplasmose disseminada. A prescrição de metilprednisolona intravenosa (0,5 a 1 mg/kg/dia durante 1 a 2 semanas) é recomendada nos casos de complicações pulmonares, como hipoxemia e desconforto respiratório significativo.[2,4]

A coccidioidomicose é endêmica em várias regiões das Américas. Sua transmissão é por via inalatória. Nos pacientes imunocompetentes, a maioria é assintomática ou apresenta sintomas inespecíficos de uma infecção respiratória autolimitada. Em áreas endêmicas, pacientes em tratamento com anti-TNF apresentam risco de desenvolver a coccidioidomicose (infecção nova ou reativação). A pneumonia é a apresentação mais frequente e a disseminação sistêmica ocorre em até 25% dos casos. A radiografia do tórax evidencia um infiltrado reticulonodular difuso bilateralmente, semelhante à pneumonia por PJ. Pesquisas no escarro, lavado broncoalveolar, por biopsia ou sorologias podem ser necessárias. Em áreas endêmicas, pode ser necessária a realização de testes sorológicos (IgG e IgM) e radiografia do tórax antes do início de anti-TNF. O tratamento da coccidioidomicose é feito com fluconazol 400 a 800 mg/dia durante 3 a 6 meses. Infecções sistêmicas graves devem ser tratadas com anfotericina B deoxicolato (0,5 a 10 mg/kg) até melhora clínica, seguida de fluconazol 400 a 800 mg/dia durante 12 meses. O tratamento anti-TNF deve ser suspenso e seu reinício pode ser avaliado após resolução da infecção, dependendo de sua gravidade.

INFECÇÕES PARASITÁRIAS

A estrongiloidíase disseminada, ou síndrome da hiperinfecção por *Strongyloides stercoralis*, resulta da disseminação maciça de larvas filariformes desse parasita para pulmões, fígado, coração, SNC e glândulas endócrinas, o que pode resultar em disfunção orgânica múltipla e choque séptico.

A prevalência da estrongiloidíase é estimada em 30 a 100 milhões de pessoas no mundo e parece ser maior em países tropicais e subtropicais. Pacientes imunossuprimidos apresentam maior risco de superinfecção e estrongiloidíase disseminada, que se associa a altas taxas de mortalidade (62,7%).[5] A associação com infecção por bactérias Gram-negativas é frequente e deve ser pesquisada.[5,7,12]

Manifesta-se por febre, náuseas e vômitos, anorexia, diarreia, dor abdominal, dispneia, tosse, broncospasmo e hemoptise. A radiografia pulmonar evidencia infiltrados pulmonares, que consistem em focos de hemorragia, pneumonite e edema. As taxas de mortalidade associadas têm sido relatadas em 10 a 80%. A imunossupressão causada pelo tratamento com CS e/ou fármacos citotóxicos tem sido descrita como um dos fatores de risco para o desenvolvimento da síndrome. Dessa maneira, a detecção e a erradicação da infecção por *Strongyloides stercoralis* devem ser realizadas antes da instituição de imunossupressão, por meio de tratamento com ivermectina (200 µg/kg/dia durante 2 dias consecutivos ou com intervalo de 15 dias), albendazol (400 mg, a cada 12 h, por 3 a 7 dias) ou nitazoxanida (500 mg, a cada 12 h por 3 dias). O tratamento da síndrome da hiperinfecção é incerto, mas o uso de ivermectina por períodos mais prolongados (pelo menos 2 semanas), isoladamente ou em associação com o albendazol, foi descrito.[4]

INFECÇÕES NOS PACIENTES EM TRATAMENTO COM CORTICOSTEROIDES

O tratamento com CS, frequentemente usado nas doenças reumáticas por sua ação anti-inflamatória e imunossupressora, interfere na função fagocítica e na imunidade mediada por células e aumenta o risco de infecções e a mortalidade. Doses tão baixas quanto 5 mg de prednisona/dia, usadas por períodos curtos como 1 semana, foram associadas ao aumento do risco de infecções graves. Contudo, doses e períodos progressivamente maiores de CS associam-se a um aumento adicional da ocorrência de complicações infecciosas. O aumento do risco de infecções oportunistas, sobretudo pneumonia por *Pneumocystis jirovecii* (PJ), tuberculose, herpes-zóster, micobacterioses atípicas, aspergilose invasiva, criptococose e candidíase e outras infecções fúngicas, principalmente nos pacientes com doses elevadas de CS (> 30 mg/dia de prednisona) por mais de 2 semanas, também já foi apontado. Assim, o tempo de uso e a dose de CS devem ser os menores possíveis.[12,13]

INFECÇÕES NOS PACIENTES EM TRATAMENTO COM MEDICAMENTOS ANTIRREUMÁTICOS MODIFICADORES DE DOENÇA SINTÉTICOS CONVENCIONAIS E ALVO-ESPECÍFICOS

O tratamento com csDMARD também parece associado ao aumento do risco de complicações infecciosas. O tratamento com ciclofosfamida em pulsoterapia venosa regular ou oral, sobretudo quando associado a doses altas de CS, aumenta o risco de infecções graves, principalmente por germes oportunistas, como o PJ, enquanto a azatioprina parece associar-se a um aumento moderado do risco de infecções.[3,5-7]

Os dados referentes ao micofenolato mofetil sugerem que infecções associadas a ele são menos comuns que as associadas à ciclofosfamida ou à azatioprina.[3] O uso de antimaláricos, leflunomida, sulfassalazina e ciclosporina, por outro lado, não foi relacionado significativamente ao aumento do risco de infecções. Contudo, dada a complexidade dos pacientes reumáticos e o uso frequente de associação de medicamentos em seu tratamento, avaliação cuidadosa para identificação precoce de processos infecciosos deve ser feita, independentemente da classe de DMARD utilizada.[4]

O tsDMARD atualmente disponível no Brasil é o inibidor da JAK, tofacitinibe, que parece ter um perfil de segurança semelhante ao dos bDMARD. Estudos prévios sugeriram que ele oferece risco aumentado de infecções sérias, herpes-zóster, tuberculose (pulmonar e extrapulmonar), infecções fúngicas (inclusive PJ e criptococose), sobretudo quando associado a CS ou csDMARD, mas estudos observacionais, com acompanhamento a longo prazo dos pacientes sob uso desses medicamentos, são necessários para determinar adequadamente se há maior risco de infecções.[13] Os pacientes devem ser avaliados (e, quando necessário, tratados) para tuberculose latente. Nos casos de infecções graves, o tofacitinibe deve ser suspenso até resolução ou adequado controle dessas.[11]

INFECÇÕES NOS PACIENTES EM TRATAMENTO COM IMUNOBIOLÓGICOS

O prognóstico das doenças reumáticas inflamatórias crônicas, como a AR, a espondilite anquilosante, a artrite psoriásica, o LES, as vasculites sistêmicas e a artrite idiopática juvenil, modificou-se bastante nas últimas décadas com o advento da terapia biológica. Atualmente, vários fármacos com mecanismos de ação diferentes estão ampliando as possibilidades terapêuticas para aqueles pacientes que não respondem aos csDMARD ou imunossupressores.

Os imunobiológicos mais conhecidos e seus principais mecanismos de ação são descritos na Tabela 42.3. A eficácia dessa

Tabela 42.3 Imunobiológicos e seus principais mecanismos de ação.	
Imunobiológico	**Mecanismo de ação**
Anti-TNF*	
Etanercepte	Proteína de fusão recombinante de receptor solúvel de TNF-alfa
Infliximabe	Anticorpo monoclonal quimérico anti-TNF-alfa
Adalimumabe	Anticorpo monoclonal humano anti-TNF-alfa
Golimumabe	Anticorpo monoclonal IgG-1 humano
Certolizumabe peguilado	Fragmento Fab de anticorpo humanizado recombinado contra o TNF-alfa expresso na *Escherichia coli* e conjugado com PEG
Outros	
Anakinra	Bloqueador da IL-1
Canaquinumabe	Bloqueador da IL-1
Rilonacepte	Bloqueador da IL-1
Rituximabe	Anticorpo monoclonal quimérico contra proteína da superfície (CD20) das células B
Abatacepte	Modula seletivamente os sinais coestimulatórios do CD80 ou CD86-CD28
Tocilizumabe	Anticorpo monoclonal IgG-1 humanizado inibidor do receptor da IL-6 humana
Belimumabe	Anticorpo monoclonal IgG-1 humano, que se liga especificamente à proteína BLyS solúvel (estimulador das células B)
Ustequinumabe	Anticorpo monoclonal IgG-1 humano que se liga com especificidade à subunidade compartilhada proteica p40 das citocinas humanas IL-12 e IL-23
Secuquinumabe	Anticorpo monoclonal IgG-1 humano que inibe a citocina proinflamatória IL-17A

IL: interleucina; PEG: polietilenoglicol; TNF: fator de necrose tumoral.

terapia foi amplamente demonstrada em estudos observacionais e ensaios clínicos randomizados para o tratamento de doenças reumáticas, dermatológicas, inflamatórias intestinais e neurológicas.[8]

O conhecimento da segurança desses agentes biológicos vem aumentando à medida que o seu uso vem crescendo. Os principais tópicos descritos e publicados nos ensaios randomizados controlados, estudos observacionais, metanálises e registros são sobre a incidência e a gravidade dos eventos adversos. A infecção é o evento adverso mais preocupante e, por isso, é o tema principal deste capítulo. As graves, definidas como aquelas que resultaram em hospitalização ou tiveram necessidade de antibioticoterapia venosa ou que levaram à morte, serão enfatizadas.[8] Os principais fatores preditores de infecções graves nos pacientes com AR são idade, sexo masculino, maior duração da doença, pior capacidade funcional, manifestações extra-articulares, leucopenia, comorbidades, como diabetes melito e doença pulmonar crônica, e uso concomitante de CS e imunossupressores.[14-17]

A incidência e o agente responsável pelas infecções graves podem diferir entre os agentes biológicos. A reativação de tuberculose é mais frequente nos pacientes que estão em tratamento com os agentes anti-TNF, comparados com os demais biológicos. A associação ou não dos DMARD ao agente imunobiológico também pode influenciar na incidência de infecções graves.[8]

Metanálise recentemente publicada de 160 estudos controlados randomizados, com 48.676 participantes, estudou o risco dos principais eventos adversos dos agentes biológicos mais conhecidos para tratamento de várias doenças inflamatórias crônicas. O risco de infecções graves dos diversos agentes biológicos está descrito na Tabela 42.4. Vale ressaltar que a comparação descrita nessa metanálise é em relação aos indivíduos-controle e que o risco não foi ajustado para a dose do agente biológico analisado nem para as comorbidades dos pacientes.

Nesse estudo, a incidência de infecções graves foi maior nos primeiros 6 meses de tratamento. Os pacientes com AR apresentaram maior risco de infecções, comparados com aqueles com espondilite anquilosante, doença inflamatória intestinal, psoríase e artrite psoriásica.[14-17] Os pacientes com outras doenças, como LES, vasculites sistêmicas, síndrome de Sjögren, polimialgia reumática, sarcoidose pulmonar, esclerose múltipla, doença pulmonar ou hepatite alcoólica, também apresentaram maior risco de infecção.[8]

INFECÇÕES NOS PACIENTES EM TRATAMENTO COM INIBIDORES DO FATOR DE NECROSE TUMORAL

A citocina fator de necrose tumoral alfa (TNF-alfa) participa ativamente da defesa imunológica do organismo, e os receptores do TNF-alfa estão presentes em quase todos os tipos celulares. Portanto, os pacientes expostos aos agentes biológicos anti-TNF apresentam risco significativo de apresentarem reativação ou infecções primárias granulomatosas, como tuberculose, histoplasmose, coccidioidomicose, aspergilose, pneumocistose e nocardiose; infecções bacterianas atípicas (p. ex., infecções disseminadas por *Salmonella* ou *Listeria*), infecções virais disseminadas por herpes-vírus e citomegalovírus e reativação de infecções virais crônicas (p. ex., hepatites B e C).[14]

Em relação às infecções bacterianas, os sítios mais comuns de infecção nos pacientes em tratamento com anti-TNF são trato respiratório superior e inferior, pele, partes moles, osso, articulações e trato urinário. O registro brasileiro (BiobadaBrasil), em sua análise publicada em 2014, identificou incidência de 49,7% de qualquer infecção em pacientes em uso de biológicos. Os sítios mais acometidos por infecções sérias e não sérias foram: trato urinário (27,4%), trato respiratório superior (24,4,%), pele e partes moles (18,3%) e pulmão (8,7%). A incidência de tuberculose nesse registro foi 1,2%.[18]

A taxa de infecção por tuberculose em estudos internacionais nos pacientes com AR em tratamento com anti-TNF é maior do que naqueles com DMARD (Figura 42.2). Essa taxa de infecção diminuiu muito após 2005, quando foram implementadas medidas para a pesquisa de tuberculose latente e indicada profilaxia nos casos selecionados. A maioria das infecções registradas era extrapulmonar (65%), e 4% delas foram disseminadas.[19-22]

A incidência de tuberculose em pacientes participantes do BiobadaBrasil com AR foi de 1,01/1.000 pacientes-ano sem uso de biológico e de 2,87 pacientes-ano em uso de anti-TNF (adalimumabe: 4,43/1.000 pacientes-ano; etanercepte: 1,92/1.000 pacientes-ano; infliximabe: 1,82/1.000 pacientes-ano). Não

Tabela 42.4 Risco de infecções graves nos pacientes em tratamento com imunobiológicos comparados com controles.

Agente biológico	Risco de infecção grave (OR 95% CI)
Abatacepte	1,11 (0,66 a 1,87)
Adalimumabe	1,24 (0,81 a 1,88)
Anakinra	1,83 (0,85 a 3,95)
Certolizumabe peguilado	2,82 (1,27 a 6,29)*
Etanercepte	1,10 (0,74 a 1,65)
Golimumabe	1,37 (0,77 a 2,44)
Infliximabe	1,97 (1,41 a 2,75)*
Rituximabe	1,12 (0,81 a 1,54)
Tocilizumabe	1,67 (0,92 a 3,06)

*Maior incidência de infecções graves nos pacientes que usaram certolizumabe e infliximabe.

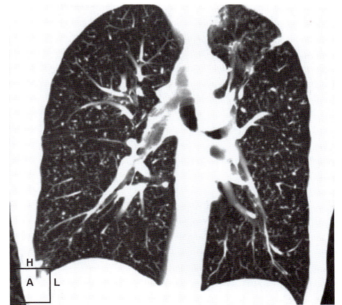

Figura 42.2 Imagem de angiotomografia computadorizada de tórax mostrando infiltrado nodular difuso compatível com tuberculose miliar de paciente com artrite reumatoide, em tratamento com prednisona, leflunomida e adalimumabe.

houve casos de TB no grupo de outros biológicos, e o tempo médio de exposição até a ocorrência dessa infecção foi de 27 meses para o grupo anti-TNF, sugerindo infecção durante o tratamento e não falha na triagem para TB.[23]

Nos pacientes com infecções de partes moles, identificou-se frequência maior dos agentes *Staphylococcus aureus* e *Pseudomonas aeruginosa*, além dos microrganismos comumente observados nas infecções de pacientes imunocomprometidos.[19] As bactérias intracelulares mais frequentemente isoladas foram *Mycobacterium tuberculosis*, *Listeria monocytogenes*, *Salmonella*, *Legionella pneumophila* e, com menor frequência, *Mycobacterium fortuitum*.[17]

No registro espanhol, identificou-se risco aumentado de listeriose em pacientes em tratamento com anti-TNF. Com base nessa informação, recomenda-se aumentar o cuidado com alimentos lácteos não pasteurizados nessa população.[20]

Os registros epidemiológicos alemão, espanhol e britânico identificaram aumento moderado de infecções pelo varicela-zóster em pacientes expostos ao anti-TNF.[20-24] No estudo Consortium of Rheumatology Researchers of North American (Corrona), a infecção por VZV foi a infecção oportunista mais frequentemente registrada, com incidência de 44% quando se consideraram na análise pacientes em tratamento com DMARD e anti-TNF (Figura 42.3). Aqueles em uso de anti-TNF associado a outro medicamento imunossupressor, como metotrexato e azatioprina, foram os que apresentaram maior frequência de casos do vírus varicela-zóster.[25] Diante do exposto, torna-se importante a vacinação desses pacientes antes do início de imunossupressão grave, conforme discutido anteriormente.

Foram publicados diversos relatos de caso de pacientes com infecção pelo vírus Epstein-Barr realizando tratamento com agentes anti-TNF. Na maioria dos casos, a manifestação clínica relacionada à doença foi atípica e melhorou com a suspensão do agente biológico.[25] O conhecimento da sorologia viral antes do uso do imunobiológico pode auxiliar no diagnóstico dos casos suspeitos.

A infecção pelo citomegalovírus é descrita com mais frequência em pacientes em tratamento com imunossupressores (azatioprina, ciclosporina e ciclofosfamida) e anti-TNF. Acometimentos pulmonar, ocular e intestinal foram mais frequentes nos pacientes realizando tratamento com imunossupressores e anti-TNF.[25]

A leucoencefalopatia multifocal é uma doença fatal, desmielinizante e rara do sistema nervoso central. É causada pela reativação do vírus John Cunningham (JC), um tipo de poliomavírus humano. O tratamento com efalizumabe, rituximabe e infliximabe já foi associado à leucoencefalopatia multifocal. Ainda não foram descritos na literatura casos dessa associação em tratamentos utilizando etanercepte e adalimumabe, provavelmente pela dificuldade de diagnóstico.

Imagens sugestivas de lesões causadas pela infecção do vírus JC podem ser visualizadas na ressonância magnética (RM), mas o diagnóstico deve ser confirmado com a pesquisa de PCR quantitativo do DNA do vírus no LCR ou em biopsia cerebral. O teste de PCR tem sensibilidade de 76 a 98% e especificidade de 98 a 99%. Portanto, deve-se suspeitar de infecção pelo vírus JC nos pacientes em tratamento com imunossupressores associados ou não aos imunobiológicos, que apresentarem sintomas e sinais neurológicos novos, como desorientação, ataxia, distúrbios do sono ou perda visual.[25]

Em relação ao vírus da hepatite C, parece existir risco muito baixo de reativação durante o tratamento com os agentes biológicos. No caso do vírus da hepatite B, o risco é mais alto, principalmente em pacientes tratados com anti-TNF e nos com HBsAg positivo, quando se recomenda o uso concomitante de antivirais.[19,20,24]

A infecção fúngica invasiva mais comum em pacientes em uso de anti-TNF é a histoplasmose, no entanto, coccidiodomicose, candidíase, criptococose, aspergilose e pneumocistose também devem ser incluídas no diagnóstico diferencial do paciente reumático com infecção séria, em tratamento com terapia biológica.[26]

INFECÇÕES ASSOCIADAS A OUTROS IMUNOBIOLÓGICOS

Os outros agentes biológicos não direcionados para a citocina TNF-alfa, como tocilizumabe, rituximabe, abatacepte, belimumabe, ustequinumabe, secuquinumabe e os antagonistas

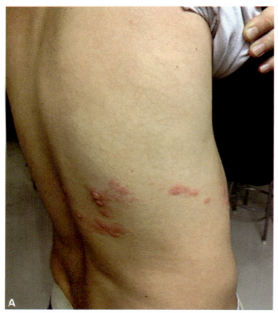
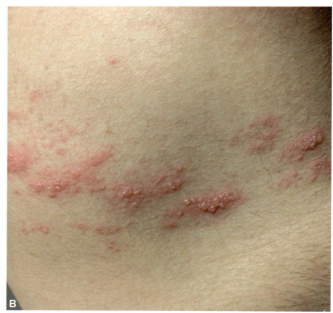

Figura 42.3 Lesões de herpes-zóster em paciente com espondiloartrite em tratamento com infliximabe.

da interleucina-1 (anakinra, rilonacepte e canaquinumabe), também foram associados a diversos eventos adversos, principalmente infecções. A maioria desses agentes não anti-TNF foi estudada e aprovada para o tratamento dos pacientes com AR (tocilizumabe, rituximabe, abatacepte), artrite psoriásica (ustequinumabe, secuquinumabe) ou LES (belimumabe), no entanto, vários deles são utilizados na terapêutica de pacientes com diagnóstico de outras doenças reumáticas.[21]

Tocilizumabe é um anticorpo monoclonal recombinante que se liga ao receptor solúvel e ao receptor transmembrana da interleucina-6 (IL-6) e, por isso, consegue bloquear todos os sinais mediados por essa citocina.[27] Ele atua tanto na sintomatologia sistêmica quanto na sintomatologia articular da AR.[28]

Revisão realizada pela Cochrane, ilustrada na Tabela 42.5, não identificou maior frequência de infecções sérias nos pacientes em monoterapia com tocilizumabe comparados com indivíduos-controle.[15] No entanto, quando esse medicamento foi utilizado em maior dose ou associado aos csDMARD, foi identificado maior risco de infecções sérias comparado com pacientes em monoterapia.[15] No registro britânico, que incluiu 19.282 pacientes com AR, os autores descreveram pequeno aumento no risco de infecções não sérias nos pacientes em tratamento com tocilizumabe após ajuste dos fatores de confusão (idade, atividade da doença, incapacidade, duração da enfermidade, tabagismo, uso de CS e medicamentos modificadores de doença). Os principais sítios de infecção identificados foram trato respiratório, pele, tecido subcutâneo, trato urinário e gastrintestinal, principalmente diverticulite. Pneumonia e celulite foram as infecções mais comuns, e 45% dos óbitos foram associados à sepse.[29,30]

Nos ensaios realizados, a incidência de infecções oportunistas nos pacientes em tratamento com tocilizumabe, incluindo tuberculose, foi de 0,85% (34 casos) depois de uma média de tempo de tratamento de 3,1 anos.[31] No ensaio clínico Toward, identificou-se apenas 1 caso de infecção pelo *Mycobacterium aviium intracellulare*. A maioria das infecções foi leve a moderada; porém, algumas infecções graves foram descritas, inclusive com evolução para óbito.[31]

É importante frisar que o tocilizumabe pode suprimir as reações de fase aguda, como febre e aumento de proteína C reativa, e induzir transitoriamente a redução na contagem de neutrófilos, podendo dificultar o diagnóstico de infecção nesses pacientes.[31] Nesses casos, a concentração sérica de procalcitonina pode ajudar, por ser marcador de infecção bacteriana sistêmica.[32]

O rituximabe, anticorpo anti-CD20 que depleta linfócitos B, também aumenta o risco de infecções comuns e oportunistas, principalmente as micobacterioses e a pneumonia por PJ.[9] Entretanto, a incidência de infecções sérias relacionadas com rituximabe em pacientes com AR parece não ser diferente da observada em pacientes-controle segundo metanálise publicada pela Cochrane.[15] As taxas de infecção permaneceram estáveis na fase inicial do tratamento, após múltiplos cursos de tratamento na fase de manutenção, e não se modificaram mesmo quando o rituximabe foi indicado antes ou depois de outro imunobiológico.[33,34] As infecções mais comuns são respiratórias, principalmente pneumonia, urinárias e gastrintestinais. Infecções oportunistas são raras, mas já foram descritos casos de septicemia por *Candida*, infecção pulmonar por *Scedosporium*, pneumonia por *Pneumocystis jirovecii* (PJ),

Medicação	Infecções
Corticosteroides	PNM, infecções cutâneas, candidíase, infecções oportunistas
Metotrexato	PNM, ITU, infecções cutâneas, reativação do VZV
Sulfassalazina	Artrite séptica
Hidroxicloroquina	Perfil infeccioso seguro
Leflunomida	Infecções de vias respiratórias inferiores, TB
Ciclosporina	PNM, infecções oportunistas fúngicas e virais
Ciclofosfamida	Infecções respiratórias bacterianas, ITU, infecções cutâneas, sinusite, bacteriemia, choque séptico, reativação do VZV, infecções pulmonares fúngicas e virais, infecções do SNC e esofágicas
Micofenolato mofetil	PNM, ITU, celulite, artrite séptica, reativação de VZV e CMV
Azatioprina	PNM, ITU, infecções cutâneas bacterianas e fúngicas, reativação do VZV
Anti-TNF	TB, micobacteriose não tuberculosa, infecções respiratórias, cutâneas, de partes moles, ITU, infecções de sítios cirúrgicos, infecções fúngicas (*Histoplasma, Coccidioides, Pneumocystis, Aspergillus, Nocardia*), legionelose, listeriose ou salmonelose disseminadas, reativação do VZV, HCV e HBV
Tocilizumabe	PNM e infecções bacterianas piogênicas, diverticulite e perfuração intestinal, aspergilose invasiva, TB
Rituximabe	PNM e infecções bacterianas piogênicas, PML, reativação do HBV, pneumocistose, aspergilose pulmonar, TB
Abatacepte	PNM, infecções do trato respiratório superior e urinário, aspergilose pulmonar, TB
Belimumabe	Trato respiratório superior e inferior, nasofaringite, ITU, VZV
Tofacitinibe	VZV, TB
Anakinra	Trato respiratório superior e inferior e geniturinário
Secuquinumabe	Trato respiratório superior e inferior, nasofaringites e candidíase cutânea
Ustequinumabe	Trato respiratório superior

CMV: citomegalovírus; HBV: vírus da hepatite B; HCV: vírus da hepatite C; ITU: infecção do trato urinário; PML: leucoencefalopatia multifocal progressiva; PNM: pneumonia; SNC: sistema nervoso central; TB: tuberculose; TNF: fator de necrose tumoral; VZV: vírus varicela-zóster.
Adaptada de Di Franco et al., 2017.[4]

leucoencefalopatia multifocal progressiva, casos de tuberculose pulmonar e extrapulmonar e casos novos de hepatite B.[34]

A dosagem das imunoglobulinas pode reduzir após a infusão de rituximabe, principalmente as imunoglobulinas M (IgM) e G (IgG). Os pacientes com níveis séricos reduzidos de IgG apresentaram maior número de infecções. Os pacientes que se infectaram na vigência do tratamento com rituximabe apresentavam maior duração da doença, menor contagem média de CD19, menor dosagem sérica de IgG, eram mais velhos e estavam em tratamento com maior número de csDMARD.[34] Apesar de ainda não totalmente estabelecido na literatura, pacientes com hipogamaglobulinemia secundária ao uso de rituximabe, com níveis séricos de IgG abaixo de 500 mg/dℓ e história de infecções de repetição ou com IgG sérica < 200 mg/dℓ devem receber reposição de imunoglobulina humana (Ig IV) na dose de 400 a 600 mg/kg a cada 3 a 4 semanas, com o objetivo de atingir níveis de IgG sérica > 600 mg/dℓ.[34]

Autores chineses publicaram uma revisão e uma metanálise em que analisaram a segurança e a eficácia do tratamento com rituximabe em 611 pacientes com LES. Sessenta e três por cento dos eventos adversos registrados foram causados por infecção. As mais comuns foram urinárias e respiratórias, como observado em pacientes com AR. Foram descritos dois casos de septicemia, dois de candidíase e um de catapora.[34]

Registro sueco analisou a frequência de infecções nos pacientes recebendo tratamento com rituximabe para várias doenças autoimunes: vasculites, dermatopolimiosite, síndrome de Sjögren, LES, doença mista do tecido conjuntivo, esclerose múltipla e miastenia grave, entre outras. Doze por cento dos pacientes cursaram com infecções graves, com taxa de infecção séria de 5,3 por 100 pacientes/ano. As infecções mais comuns foram bacterianas, seguidas por vírus e fungos. As oportunistas foram diagnosticadas mais frequentemente nos pacientes com LES, e as bactérias mais isoladas foram *Salmonella typhimurium*, *Listeria meningitidis* e meningococos.[35]

No estudo que avaliou a segurança e a eficácia do abatacepte, a incidência de infecções sérias foi de 3,68 por 100 pacientes/ano. No estudo de acompanhamento realizado posteriormente, a incidência reduziu para 2,87 por 100 pacientes/ano, sugerindo que o risco de infecções graves é maior nos primeiros anos de tratamento desse imunobiológico. Essa incidência não difere daquela observada nos pacientes com AR recebendo tratamento com csDMARD.[15,36,37] As infecções mais frequentemente associadas ao abatacepte em pacientes com AR moderada a grave foram nasofaringites, bronquites, sinusites e infecções do trato urinário (ITU). As infecções sérias mais comumente descritas foram pneumonia, celulite e ITU. A incidência de infecções virais (herpes simples e herpes-zóster) foi semelhante ao grupo placebo (terapia sem uso de biológico). Poucos casos de tuberculose, candidíase esofágica e outras infecções oportunistas foram publicados até o momento.[37-39]

O belimumabe foi o primeiro biológico aprovado para o tratamento de pacientes com LES em atividade, refratário aos medicamentos imunossupressores padronizados. Estudos controlados, randomizados e abertos demonstraram que a incidência de infecções é semelhante entre pacientes sob uso de belimumabe e o grupo placebo (tratamento padrão). O principal efeito adverso da medicação é infecção (belimumabe IV ou SC), e os principais sítios são trato respiratório superior e inferior, pele e subcutâneo, trato urinário e gastrintestinal.[40] As infecções virais como herpes-zóster estiveram presentes em 10%, e infecções oportunistas em 2,3% dos pacientes em uso de belimumabe em estudos abertos com seguimento de 6 a 7 anos.[41-43]

Os bloqueadores da IL-1, que estão sendo estudados para tratamento de doenças reumáticas, principalmente as síndromes autoinflamatórias, são anakinra (antagonista do receptor da IL-1), rilonacepte (proteína acessória do receptor da IL-1 combinada com o receptor de IL-1 fixado na porção Fc da IgG humana) e o canaquinumabe (anticorpo monoclonal humano anti-IL-1-beta).[44] Em geral, os efeitos adversos dos bloqueadores de IL-1 são discretos, mas os pacientes apresentam um risco maior de qualquer infecção comparado com controles. As infecções em crianças e adultos em tratamento com bloqueadores de IL-1 costumam ser leves a moderadas, mas o risco de infecções mais sérias é maior na população de pacientes idosos, pincipalmente se houver comorbidades, como o diabetes melito. Deve ser cautelosa a opção por retirar a medicação ante infecção não oportunista leve a moderada, pelo risco de *flare* da doença de base e consequente piora clínica. Nos estudos realizados até o momento, tuberculose e infecções virais (herpes orolabial, herpes-zóster e influenza) foram descritas em poucos pacientes, mas o cuidado de prevenção e profilaxia deve ser mantido, em razão do reduzido número de estudos prospectivos e controlados que investigaram a incidência de infecções oportunistas. Os principais sítios de infecção são respiratório e trato geniturinário.[45] Em estudo recente, pacientes adultos com AR em tratamento com anakinra não apresentaram maior risco de infecções sérias comparados com os pacientes-controle. No entanto, a frequência de infecções não sérias, de modo geral, foi mais expressiva do que com os demais bloqueadores da IL-1.[45,46]

Ustequinumabe, um anticorpo monoclonal que inibe o eixo da IL-12/23 (anti-IL-12/23), recentemente aprovado no Brasil para tratamento da artrite psoriásica e da psoríase cutânea, pode aumentar o risco de infecções bacterianas, fúngicas e virais, além de reativação de infecções latentes (p. ex., TB) principalmente nos tratos respiratório e cutâneo. Estudo internacional multicêntrico (PSOLAR) que incluiu 9.495 pacientes com psoríase com tempo de seguimento de 8 anos mostrou uma incidência acumulativa de infecções sérias de 0,83 por 100 pacientes-ano, taxa menor do que a observada nos pacientes em uso de anti-TNF desse registro.[47,48]

Pacientes com infecções ativas devem adiar o uso desse medicamento até tratamento eficiente destas. A indicação do anti-IL-12/23 deve ser avaliada cuidadosamente nos pacientes com infecções recorrentes, comorbidades que aumentam o risco de infecções (p. ex., diabetes melito ou exposição a áreas endêmicas para micoses), história de infecções crônicas ou latentes. No caso de infecções graves, a medicação deve ser suspensa até sua resolução.[6,48]

Secuquinumabe, um anticorpo monoclonal anti-IL-17, recentemente aprovado para o tratamento da artrite psoriásica, psoríase cutânea e espondilite anquilosante no Brasil, também pode aumentar o risco de infecções leves a moderadas. Nos estudos clínicos, infecções do trato respiratório superior, nasofaringites e candidíase mucocutânea foram as mais frequentes. Seu uso deve ser cauteloso nos pacientes que apresentam história de infecções crônicas ou recorrentes. Os pacientes devem ser avaliados quanto à história de tuberculose prévia, latente ou ativa.[9,46-48]

Apesar de os dados de estudos clínicos randomizados e controlados que avaliaram o ustequinumabe e o secuquinumabe sugerirem que eles são medicamentos associados a um baixo risco de infecções graves, são necessários estudos observacionais, com acompanhamento dos pacientes no longo prazo, para determinar adequadamente seu perfil de segurança.

O risco de infecção nas espondiloartrites pode ser diferente das demais doenças reumáticas, como evidenciou uma metanálise que incluiu 21 estudos controlados e randomizados. O uso de biológicos anti-TNF (adalimumabe, etarnecepte, golimumabe, infliximabe e certulizumabe) ou não anti-TNF (tocilizumabe, sarilumabe e secuquinumabe) não aumentou o risco de infecção de pacientes com diagnóstico de espondiloartrites.[48]

VACINAÇÃO NOS PACIENTES COM DOENÇAS REUMÁTICAS

Apesar de controvérsias quanto à eficácia e à segurança da vacinação dos pacientes com doenças reumáticas e em tratamento imunossupressor, há um consenso de que a vacinação deve ser indicada na maioria desses pacientes como medida de prevenção de infecções.

A atualização do calendário vacinal deve ser indicada também aos familiares, cuidadores e contactantes domiciliares e profissionais de saúde desses pacientes. Nesse caso, a vacina oral da poliomielite seria contraindicada, uma vez que há risco de transmissão do vírus vacinal e de desenvolvimento da poliomielite no paciente imunossuprimido.[7]

Vacinas inativadas avaliadas em estudos clínicos, de modo geral, foram seguras quanto à questão de reativação ou piora da atividade da doença reumática. A indicação de vacinas com componentes vivos atenuados, por outro lado, deve ser avaliada individualmente, levando-se em conta que elas teriam uma contraindicação relativa nos pacientes em uso de altas doses de CS (> 20 mg/dia de prednisona), antimetabólicos (p. ex., ciclofosfamida), csDMARD em doses elevadas (p. ex., metotrexato e ciclosporina em doses maiores que as usuais no tratamento das doenças reumáticas) ou bDMARD. Nesses pacientes, há recomendação de suspensão dos imunossupressores por períodos variáveis antes da tomada da vacina.[7]

A redução da eficácia das vacinas em pacientes reumatológicos, sobretudo aqueles muito imunossuprimidos (doença reumática em atividade grave, uso de altas doses de CS, tratamento com ciclofosfamida ou rituximabe), deve ser lembrada, mas não contraindica seu uso. Mesmo vacinas inativadas (p. ex., influenza e pneumocócica) parecem ter sua eficácia reduzida em pacientes em tratamento com rituximabe, e sua administração deve ser feita 4 semanas antes ou 6 meses depois da infusão desse medicamento.[7]

Para maiores informações, a Sociedade Brasileira de Reumatologia, em associação com a Sociedade Brasileira de Infectologia, publicaram, em 2014, um guia de imunização para esses pacientes.[7]

REFERÊNCIAS BIBLIOGRÁFICAS

1. Falagas M et al. Infection-related morbidity and mortality in patients with connective tissue diseases: a systematic review. Clin Rheumatol. 2007;26:663-70.
2. Isada C. Safety issues in vasculitis: infections and immunizations in the immunosuppressed host. Clev Clin J Med. 2012;79(Suppl 3):S38-45.
3. Atzeni F et al. Infections and treatment of patients with rheumatic diseases. Clin Exp Rheumatol. 2008;26(1 Suppl 48):74-80.
4. Di Franco M et al. Lung infections in systemic rheumatic disease: focus on opportunistic infections. Int J Mol Sci. 2017;18:293-312.
5. Barber C et al. Infections in the lupus patient: perspectives on prevention. Curr Opin Rheumatol. 2011;23:358-65.
6. Cates M et al. Managing varicella zoster virus contact and infection in patients on anti-rheumatic therapy. Rheumatology. 2018;57(4):596-605.

7. Pileggi G et al. Reumatologia: guia de imunização SBIm/SBR 2014/2015.
8. Ali T et al. Clinical use of anti-TNF therapy and increased risk of infections. Drug, Healthcare and Patient Safety. 2013;5:79-99.
9. Ramiro S et al. Safety of synthetic and biological DMARDs: a systematic literature review informing the 2016 update of the EULAR recommendations for management of rheumatoid arthritis. Ann Rheum Dis. 2017;76:1093-101.
10. Ramos-Casals M et al. Acute viral infections in patients with systemic lupus erythematosus: description of 23 cases and review of the literature. Medicine. 2008;87(6):311-8.
11. Tselios K et al. Influenza A/H1N1 septic shock in a patient with systemic lupus erythematosus. A case report BMC Infect Dis. 2011;11:358-61.
12. Youssef J et al. Infection risk and safety of corticosteroid use. Rheum Dis Clin North Am. 2016;42(1):157-76.
13. Alarcón GS. Infections in systemic connective tissue diseases: systemic lupus erythematosus, scleroderma and polymiosits/ dermatomyositis. Infec Dis Clin N Am. 2006;20(4):849-75.
14. Lozano C. Seguridad de las terapias biológicas: nuevos datos de biobadaser. Reumatol Clin. 2011;6(S3):S1-6.
15. Singh J et al. Adverse effects of biologics: a network meta-analysis and Cochrane overview (Review). The Cochrane Library. 2011;(2):CD008794.
16. Doran M et al. Frequency of infection in patients with rheumatoid arthritis compared with controls: a population-based study. Arthritis Rheum. 2002;46:2287-93.
17. Dixon W et al. Rates of serious infection, including site-specific and bacterial intracellular infection, in rheumatoid arthritis patients receiving anti-tumor necrosis factor therapy results from the British society for rheumatology biologics register. Arthritis Rheum. 2006;54:2368-76.
18. Registro Brasileiro de Monitorização de Terapias Biológicas em Doenças Reumáticas BiobadaBrasil – Relatório 2014. Disponível em: https://biobadaser.ser.es/biobadamerica/Brasil/cgi-bin/upload/archivo.aspx?id=2. Acesso em: 04/01/2019.
19. Galloway J et al. Risk of skin and soft tissue infections (including shingles) in patients exposed to anti-tumour necrosis factor therapy: results from the British society for rheumatology biologics register. Ann Rheum Dis. 2012;24:1-6.
20. Sagredo J et al. Lesteria monocytogenes infection in patients with rheumatic disease on TNF-alpha antagonista therapy: the Spanish Study Group experience. Clin Exp Rheumatol. 2008; 26:854-9.
21. Martin-Mola E, Balsa A. Infectious complications of biologic agents. Rheum Dis Clin N Am. 2009;35:183-99.
22. Dixon W et al. Drug-specific risk of tuberculosis in patients with rheumatoid arthritis treated with anti-TNF therapy: results from the British Society for Rheumatology Biologics Register (BSR-BR). Ann Rheum Dis. 2010;69:522-8.
23. Yonekura C et al. Incidence of tuberculosis among patients with rheumatoid arthritis using TNF blockers in Brazil: data from the Brazilian Registry of Biological Therapies in Rheumatic Diseases (Registro Brasileiro de Monitorização de Terapias Biológicas em Doenças Reumaticas Biobadabrasil). Rev Bras Reumatol Engl Ed. 2017:477-83.
24. Dixon W et al. Eular points to consider when establishing, analysing and reporting safety data of biologics registers in rheumatology. Ann Rheum Dis. 2010;69:1596-602.
25. Kim S, Scolomon D. Tumor necrosis factor blockade and risk of viral infection. Nat Rer Rheumatol. 2010;6(3):165-74.
26. Ali T et al. Clinical use of anti-TNF therapy and increased risk of infections. Drug, Healthcare and Patient Safety. 2013;5:79-99.
27. Ogata A et al. Safety and efficacy of tocilizumab for the treatment of rheumatoid arthritis. Clin Med Insights Arthritis Musculoskelet Disord. 2012;5:27-42.
28. Campbell L et al. Risk of adverse events including serious infections in rheumatoid arthritis patients treated with tocilizumab:

a systematic literature review and meta-analysis of randomized controlled trials. Rheumatology. 2011;50:552-62.

29. Genovese M et al. Interleukin-6 receptor inhibition with tocilizumab reduces disease activity in rheumatoid arthritis with inadequate response to disease-modifying antirheumatic drugs: the tocilizumab in combination with traditional disease-modifying antirheumatic drug therapy study. Arthritis Rheum. 2008; 58:2968-80.

30. Rutheford A et al. Serious infection across biologic-treated patients with rheumatoid arthritis: results from the British Society for Rheumatology Biologics Register for Rheumatoid Arthritis. Ann Rheum Dis. 2017;77:905-10.

31. Bannwarth B, Richez C. Clinical safety of tocilizumabe in rheumatoid arthritis. Expert Opin Drug Saf. 2011;10(1):123-31.

32. Tamaki K et al. Diagnostic accuracy of serium proclacitonin concentration for detecting systemic bacterial infection in patients with systemic autoimmune disease. J Rheumatol. 2008;35:114-9.

33. Vollenhoven R et al. Longterm safety of rituximab: final report of rheumatoid arthritis global clinical trial program over 11 years. J Rheumatol. 2015;42:1761-6.

34. Vollenhoven R et al. Long-term safety of rituximab in rheumatoid arthritis: 9.5-year follow-up of the global clinical trial program with a focus on adverse events of interest in RA patients. Ann Rheum Dis. 2012;0:1-7.

35. Tony H et al. Safety and clinical outcomes of rituximab therapy in patients with different autoimmune diseases: experience from a national registry (GRAID). Arthritis Research & Therapy. 2011;13:75.

36. Kremer J et al. Long-term safety, efficacy and inhibition of radiographic progression with abatacept treatment in patients with rheumatoid arthritis and an inadequate response to methotrexate: 3-year results from the AIM trial. Ann Rheum Dis. 2011;70:1826-30.

37. Weinblatt M et al. Safety of abatacept administered intravenously in treatment of rheumatoid arthritis: integrated analyses of up to 8 years of treatment from the abatacept clinical trial program. J Rheumatol. 2013;40:787-97.

38. Westhovens R et al. Clinical efficacy and safety of abatacept in methotrexate-naive patients with early rheumatoid arthritis and poor prognostic factors. Ann Rheum Dis. 2009;68:1870-7.

39. Simon T et al. Infections requiring hospitalization in the abatacept clinical development program: an epidemiological assessment. Arthritis Research & Therapy. 2010;12:R67.

40. Stohl W et al. Efficacy and safety of subcutaneous belimumab in systemic lupus erythematosus. Arthritis & Rheumatology. 2017;69:1016-27.

41. Furie R et al. Long term safety and efficacy of belimumab in patients with systemic lupus erythematosus. Arthritis & Rheumatology. 2018;1:1-10.

42. Bruce I et al. Long-term organ damage accrual and safety in patients with SLE treated with belimumab plus standard of care. Lupus. 2016;25:699-709.

43. Ginzler E et al. Disease control and safety of belimumab plus standard therapy over 7 years in patients with systemic lupus erythematosus. J Rheumatol. 2014;41:300-9.

44. Moltó A, Olivé A. Anti-IL-1 molecules: new comers and new indications. Joint Bone Spine. 2010;77:102-7.

45. ESCMID Study Group for Infections in Compromised Hosts (Esgich) Consensus Document on the Safety of Targeted End Biological Therapies: an infectious disease perspective (soluble immune effector molecules [II]: agents targeting interleukins, immunoglobulins and complement factors). Clinical Microbiology and Infection. 2018;1:20-46.

46. Kalb R et al. Risk of serious infection with biologic and systemic of psoriasis: results from the psoriasis longitudinal assessment and registry (PSOLAR). JAMA Dermatol. 2015;151:961-9.

47. Salliot C et al. Risk of serious infections during rituximab, abatacept and anakinra treatments for rheumatoid arthritis: meta-analysis of randomised placebo-controlled trials. Ann Rheum Dis. 2009;68(1):25-32.

48. Wang S et al. Risk of serious infections in biological treatment of patients with ankylosing spondylitis and non-radiographic axial spondyloarthritis: a meta-analysis. Clinical Rheumatology. 2018;37:439-50.

Parte 8

Outras Afecções em Reumatologia

Hemopatias com Manifestações Articulares

Marcos Borato Viana • Rachel A. Ferreira Fernandes • Meire Aparecida Tostes Cardoso

INTRODUÇÃO

As alterações patológicas do sangue e das células sanguíneas podem ocasionar sinais e sintomas em todos os sistemas orgânicos, pois o sangue alcança, pela circulação, todos os órgãos do corpo humano. No sentido inverso, alterações específicas da função de determinado órgão ou sistema podem refletir-se no sangue e nas células sanguíneas. Espera-se, portanto, que doenças hematológicas apresentem manifestações no complexo osteomusculoarticular, assim como doenças específicas desse complexo podem determinar alterações sanguíneas.

Na atenção primária à saúde, são muito frequentes as consultas motivadas por queixas musculoesqueléticas. A dor articular e em membros atinge cerca de 10 a 20% das crianças em idade escolar. Doenças hematológicas mais frequentes, como a doença falciforme, e mesmo as doenças mais raras, como as neoplasias, podem cursar com manifestações osteomusculoarticulares e devem ser sempre consideradas como possibilidade diagnóstica, para se garantir a adequada abordagem ao paciente. Muitas vezes, o diagnóstico precoce constitui um dos fatores determinantes da chance de cura, como no caso das leucemias, e, para as doenças incuráveis, pode evitar complicações ou sequelas irreversíveis, assim como tratamentos desnecessários.[1-3]

Neste capítulo, serão abordadas as doenças hematológicas com repercussões reumatológicas, destacando aquelas de maior importância para o médico generalista. A Tabela 43.1 relaciona as manifestações clínicas consequentes ao acometimento do sistema musculoesquelético por diversas doenças hematológicas.

LEUCEMIAS AGUDAS

As leucemias constituem a neoplasia mais frequente na infância e são responsáveis por cerca de ⅓ dos cânceres pediátricos. A leucemia linfoblástica aguda (LLA) representa aproximadamente 80% dos casos de leucemias infantis, enquanto as leucemias mieloides agudas (LMA) representam 15% do total de pacientes com idade inferior a 15 anos; as leucemias crônicas são raras e correspondem a cerca de 5% dos casos. Em adultos, as leucemias agudas são bem mais raras que em pediatria e, diferentemente do que ocorre nas crianças, as LMA representam 80% dos casos.

As manifestações clínicas das leucemias agudas são decorrentes da inibição da hematopoese normal pelas células leucêmicas e dos efeitos da infiltração neoplásica em diversos órgãos e sistemas. Observa-se anemia causada por diminuição da eritropoese, sangramentos decorrentes da trombocitopenia e infecções decorrentes da neutropenia. A infiltração dos diferentes tecidos resulta em hepatomegalia, esplenomegalia, linfadenomegalia, dor óssea e manifestações articulares.[4]

As manifestações osteoarticulares das leucemias, especialmente do tipo linfoblástico, são mais frequentes do que os médicos generalistas suspeitam. Entre 20 e 40% das crianças com leucemia aguda apresentam dor osteoarticular no início da doença e, embora menos frequentemente, adultos também relatam esse sintoma ao diagnóstico.[2,5-7]

Em trabalho publicado em 1990, os autores relataram que, de 296 crianças com leucemia linfoblástica, 52 (18%) tinham dor osteoarticular como principal manifestação da doença e outras 65 (22%) mencionavam dor óssea como queixa, sendo, entretanto, mais proeminentes os sintomas relacionados a anemia, hemorragia ou infecção.[8] Em 1996, Kai et al.[9] observaram que 36 (21,4%) de 168 pacientes pediátricos com leucemia linfoblástica e 6 (10,5%) de 57 com leucemia mieloblástica apresentavam sintomas ósseos e/ou articulares ao diagnóstico. Mais recentemente, Barbosa et al.[10] observaram a queixa de dor em membros e articulações e constataram artrite ao exame físico em, respectivamente, 62 e 13% das crianças com diagnóstico de leucemia.

Quando o comprometimento osteoarticular é acompanhado por outros dados sugestivos de leucemia, o diagnóstico torna-se bastante óbvio, mas se esse comprometimento é aparentemente isolado, pode-se permanecer por várias semanas sem o diagnóstico correto, com sofrimento para a criança e a família, e retardo no início do tratamento.

No estudo de Kai et al.[9], em oito crianças cujo diagnóstico inicial era de artrite reumatoide juvenil (ARJ) e como tal foram tratadas, o diagnóstico correto era de leucemia linfoblástica. O atraso no diagnóstico dessa doença foi de 1 a 7 meses.[9] Similarmente, no trabalho de Barbosa et al.[10] observou-se que 7 (11,4%) de 61 pacientes com diagnóstico final de leucemia submeteram-se, por período médio de 2 meses antecedendo o diagnóstico da neoplasia, a acompanhamento médico por outros diagnósticos que incluíam dor benigna em membros, lúpus eritematoso sistêmico, ARJ, púrpura imune e calazar.

Além do atraso no diagnóstico correto, mais dramática ainda é a situação na qual o médico, premido pelas circunstâncias que cercam as manifestações osteoarticulares, indica

Tabela 43.1 Manifestações osteomusculoarticulares de doenças hematológicas.

Manifestação clínica	Doenças hematológicas	Mecanismo
Hemartrose e hemorragia muscular	Hemofilias (frequente)	Sangramento (coagulopatia)
	Aplasia de medula (raramente)	Sangramento por plaquetopenia
	Leucemias (raramente)	Sangramento por plaquetopenia
Poliartralgia com ou sem efusão sinovial	Leucemias	Infiltração blástica dos ossos e articulações
	Doença falciforme	Crise vasoclusiva
	Púrpura anafilactoide	Desconhecido
	Hemocromatose hereditária (sem manifestações na criança)	Artropatia degenerativa pelo acúmulo progressivo de ferro
Síndrome mão-pé	Doença falciforme	Crise vasoclusiva
Necrose asséptica da cabeça do fêmur	Doença falciforme	Crises vasoclusivas de repetição
	Doença de Gaucher	Infarto ósseo por expansão da cavidade medular
	Leucemia linfoblástica	Uso repetido de corticosteroides (especialmente dexametasona)
Osteomielite	Doença falciforme	Suscetibilidade a infecções
	Aplasia medular; leucemias	Neutropenia
	Doença de Gaucher	Desconhecido
Lesões osteolíticas	Leucemias agudas	Infiltração; necrose cortical
	Doença falciforme	Crise vaso-oclusiva
	Histiociotose de Langerhans (histiocitose X)	Citocinas produzidas pelas células de Langerhans
Vértebra achatada	Doença falciforme	Crises vasoclusivas repetidas
	Histiocitose de Langerhans	Colabamento por osteólise
Dor osteoarticular sem outros sinais	Várias doenças	Variado

um tratamento de "prova" para suposta doença reumatológica. Se ele optar por ácido acetilsalicílico e a criança já estiver com plaquetopenia não detectada, a lesão plaquetária que essa medicação em geral ocasiona pode resultar em hemorragia. Se sua escolha recair sobre corticosteroides, a remissão da dor poderá ser imediata e dará a falsa impressão de que o tratamento foi adequado. Como os corticosteroides são substâncias extremamente efetivas na terapêutica da leucemia linfoblástica, a criança obterá remissão parcial ou total da doença, porém transitória, retardando-se o diagnóstico correto.

A base fisiopatológica das manifestações osteoarticulares da leucemia não se encontra totalmente esclarecida. Elas podem resultar da infiltração leucêmica do periósteo periarticular, elevação do periósteo por doença cortical subjacente, infarto ósseo, expansão da cavidade medular pelas células leucêmicas ou ser de natureza paraneoplásica, envolvendo citocinas ou reações imunes cruzadas.[10-12]

Clinicamente, o quadro reumatológico pode ser bastante variado. Raramente existe acometimento sinovial direto, caracterizando o quadro de artrite verdadeira. Na maioria das vezes, os pacientes apresentam-se com poliartrite assimétrica, com acometimento mais frequente das grandes articulações das extremidades inferiores, poupando as pequenas articulações. Geralmente, a intensidade da dor é superior às alterações articulares detectadas ao exame físico local, podendo dificultar a deambulação e até restringir o paciente ao leito. Na maioria dos pacientes adultos, o padrão de manifestação é de uma síndrome artrítica reativa, envolvendo assimetricamente as grandes articulações, associada com lombalgia, e pode mimetizar quadro de artrite reumatoide soronegativa ou de espondiloartrite.[10-12]

O aspecto radiológico das articulações é geralmente normal, mas a presença de lesões ósseas é bastante comum, podendo ocorrer em até 25% das crianças no diagnóstico inicial e em até 65% das crianças que eventualmente falecem com a doença em atividade.[11] Entretanto, não existe relação direta entre a presença de lesões radiológicas e as manifestações clínicas. Existem crianças com lesões radiológicas evidentes, sem qualquer sintoma osteoarticular, e, inversamente, sintomas intensos sem lesões radiológicas. Os tipos de lesões ósseas observadas em crianças com leucemia linfoblástica são:[10-12]

- Osteopenia difusa nos casos de longa duração
- Neoformação óssea subperiostal
- Lesões osteolíticas acometendo a cortical e a medular
- Bandas transversais radiotransparentes localizadas nas metáfises
- Esclerose cortical
- Osteonecrose
- Linhas transversais radiopacas, também localizadas nas metáfises.

Estas últimas parecem refletir tão somente os períodos de parada de crescimento durante as fases ativas da doença e são, por isso mesmo, denominadas "linhas de parada do crescimento", estando presentes em outras doenças infantis de evolução crônica (Figura 43.1).

A pesquisa do fator reumatoide e o teste de aglutinação do látex são negativos na maioria dos casos, embora possa haver positividade.[13,14] A Tabela 43.2 ilustra, de modo evidente, o potencial de confusão entre doenças reumáticas e a leucemia aguda. Todas as dez crianças dessa casuística haviam sido encaminhadas para avaliação reumatológica por suspeita de

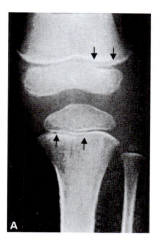 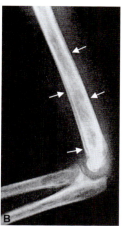 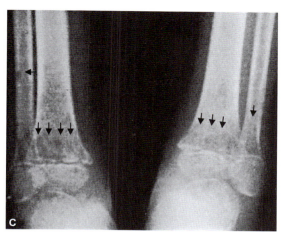 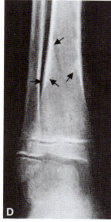

Figura 43.1 Alterações radiológicas na leucemia linfoblástica da criança. **A.** Bandas transversais radiotransparentes localizadas nas metáfises do fêmur e da tíbia (setas). **B.** Neoformação óssea subperiostal (setas). **C.** Lesões osteolíticas metafisárias (setas). **D.** Esclerose cortical e neoformação óssea subperiostal (setas).

artrite reumatoide (oito casos), lúpus eritematoso ou febre reumática (um caso cada). Em seis crianças, a duração do quadro articular excedia 3 meses. O teste de aglutinação do látex foi positivo em dois casos, e o fator antinuclear em nenhum. As articulações afetadas e as características do acometimento encontram-se assinaladas na Tabela 43.2.[14]

A Tabela 43.3 fornece subsídios importantes para a suspeita de leucemia linfoblástica, ilustrando as frequências relativas de algumas manifestações clínicas e laboratoriais ao diagnóstico inicial da doença. Pode-se notar que não é baixa a porcentagem de crianças com hemograma aparentemente "normal": a concentração de hemoglobina encontrava-se acima de 10 g/dℓ em cerca de 20% das crianças, a contagem de plaquetas acima de 100.000/mm³ em 25%, e a leucometria global abaixo de 10.000/mm³ em 40 a 50% dos casos. Da mesma maneira, nota-se que cerca de um terço das crianças pode não ter organomegalia significativa, e metade delas não apresenta sinais hemorrágicos. Na maioria das vezes, o exame microscópico

Tabela 43.2 Manifestações articulares em 10 crianças com "artrite" e leucemia.

Idade (anos)	Suspeita*	Articulações envolvidas	Características das articulações	Duração da "artrite" e tipo evolutivo	Febre	Aumento de linfonodos, baço ou fígado	Hematócrito	Contagem leucocitária (n/mm³)	Contagem de plaquetas
7	AIJ	Joelhos, tornozelo	Dor, edema e limitação de ADM	7 meses, crônico	Não	Não	36%	6.300	Normal
11	LES	Ombros, coxofemoral	Dor e limitação de ADM	6 meses, transitório	Alta	Sim	24%	1.300	Baixa
12	AIJ	Ombros, coxofemoral, sacroilíacas	Dor e limitação de ADM	1 mês, transitório	Baixa	Não	24%	3.900	Normal
10	AIJ	Joelho, tornozelo	Dor, edema, eritema e limitação de ADM	6 meses, crônico	Baixa	Sim	25%	19.300	Normal
8	AIJ	Múltiplas	Dor, edema e limitação de ADM	4 meses, transitório e migratório	Baixa	Sim	43%	2.600	Baixa
10	AIJ	Múltiplas, inclusive interfalângicas	Dor, edema e limitação de ADM	4 meses, crônico	Baixa	Sim	13,5%	10.300	Baixa
4	FR	Múltiplas, inclusive interfalângicas	Dor, edema, eritema e limitação de ADM	1 mês, transitório e migratório	Alta	Não	30%	4.800	Normal
3	AIJ	Joelhos, tornozelo	Edema e limitação de ADM	7 meses, crônico	Não	Não	34%	6.200	Normal
6	AIJ	Joelhos, tornozelo	Dor, edema e limitação de ADM	1 mês, crônico	Baixa	Sim	30%	11.300	Baixa
2	AIJ	Joelhos, tornozelo, pé e cotovelo	Dor, edema, eritema e limitação de ADM	1 mês, crônico	Alta	Sim	26%	20.600	Normal

AIJ: artrite idiopática juvenil; FR: febre reumática; LES: lúpus eritematoso sistêmico; ADM: amplitude de movimento.
Adaptada de Schumacher et al., 1973.[15]

Tabela 43.3 Dados clínicos e laboratoriais da leucemia linfoblástica ao diagnóstico.	
Dados clínicos	**Porcentagem**
Idade:	
• < 1 ano	3 (3)
• Entre 1 e 10 anos	77 (81)
• > 10 anos	20 (16)
Sexo	
• Masculino	57 (53)
• Feminino	43 (47)
Febre	61
Hemorragia	48
Dores ósseas	23
Linfadenomegalia	
• Nenhuma	37
• Moderada	46
• Acentuada (> 3 cm)	17
Hepatomegalia	
• Nenhuma	37 (10)
• Moderada	44 (75)
• Acentuada (> 3 cm)	17 (15)
Esplenomegalia:	
• Nenhuma	43 (40)
• Moderada	40 (75)
• Acentuada	17 (15)
Massa mediastinal	7
Neuroleucemia	3
Dados laboratoriais	**Porcentagem**
Leucometria inicial	
• < 10.000/mm³	51 (42)
• Entre 10.000 e 50.000/mm³	30 (25)
• Entre 50.000 e 100.000/mm³	9 (17)
• > 100.000/mm³	10 (16)
Hemoglobina	
• < 10 g/dl	80
• > 10 g/dℓ	20
Contagem de plaquetas	
• < 20.000 /mm³	28
• Entre 20.000 e 100.000/mm³	47
• > 100.000/mm³	25
Blastos na medula	
• 25 a 64%	25
• 65 a 94%	50
• > 100.000 /mm³	25
Morfologia dos blastos (FAB)	
• L1	85 (76)
• L2	14 (23)
• L3	1 (1)
Imunoglobulinas no sangue	
• Normais	82
• Diminuídas	14

do sangue periférico revela a presença de células suspeitas de serem neoplásicas, mas, para isso, o examinador deve ter experiência no diagnóstico laboratorial de leucemia. Infelizmente, a carência de profissionais especializados em muitos laboratórios é um grave problema e pode retardar o diagnóstico correto por dias ou semanas.

Por todas essas considerações clínicas, laboratoriais e radiológicas, é imprescindível admitir a hipótese de leucemia linfoblástica diante de uma criança com suspeita de artrite reumatoide, lúpus sistêmico ou febre reumática. O concurso de hematologista experiente, que examine o sangue periférico em busca de células suspeitas, deve sempre ser solicitado. No caso de paciente com evolução reumatológica atípica ou quando se opta pelo início de corticoterapia em crianças, a realização de mielograma prévio é aconselhável, mesmo que o leucograma não tenha evidenciado a presença de células suspeitas.

O prognóstico das crianças com envolvimento osteoarticular parece não ser diferente do das demais.[8] Quanto à influência prognóstica negativa do uso prolongado de corticosteroides antes que o diagnóstico correto de leucemia seja estabelecido, existem evidências contraditórias na literatura e na experiência pessoal dos autores, difíceis de ser dirimidas em definitivo: o número de casos em cada instituição, tratados com o mesmo protocolo antileucêmico, é insuficiente para uma conclusão com base estatística sólida.

HEMOFILIA

Constitui a doença hemorrágica hereditária relacionada ao gênero masculino mais comum da criança. Apresenta frequência estimada de 1 para cada 5.000 recém-nascidos do sexo masculino, e os seus tipos mais comuns – hemofilia A (deficiência da atividade do fator VIII da coagulação) e hemofilia B (deficiência da atividade do fator IX) – representam 80 a 85% e 10 a 15% dos casos, respectivamente. As manifestações osteomusculoarticulares são quase regra nos pacientes hemofílicos, e mais de 90% deles, em algum momento da vida, apresentam problemas relacionados ao aparelho locomotor, como sangramentos musculares, pseudotumores hemofílicos e, mais frequentemente, hemorragias intra-articulares, chamadas de hemartroses.[16]

A deficiência do fator XI previamente conhecida como hemofilia C, de herança autossômica recessiva, é muito rara e não será abordada neste capítulo, uma vez que não ocasiona manifestações osteomusculoarticulares.

Os genes que codificam os fatores VIII e IX da coagulação situam-se na porção terminal do braço longo do cromossomo X e, por isso, a transmissão da doença é ligada ao sexo. Na hemofilia, podem ocorrer diferentes defeitos moleculares no DNA. No caso da hemofilia A, o defeito mais comum é a inversão gênica, e, na hemofilia B, a alteração mais comum é a mutação de uma única base do DNA com substituição de aminoácidos na proteína variante (*missense mutation*).[17] Como a frequência de mutações espontâneas é relativamente alta, cerca de 30% dos indivíduos com hemofilia A não têm história familiar da doença. As mulheres só raramente são afetadas, e a explicação mais comum para esse fato é a inativação do cromossomo X normal em alta porcentagem de células (hipótese de Lyon da inativação aleatória do cromossomo X), o que, em termos probabilísticos, torna pouco frequente o aparecimento de mulheres com nível de fator VIII baixo o suficiente para ser clinicamente significativo.

Em ambas as formas de hemofilia, há deficiência na formação do fator X ativado (também denominado protrombinase), o que resulta em diminuição da formação de fibrina. Embora o início da hemostasia no hemofílico seja normal, já que a fase vasculoplaquetária se encontra íntegra, a formação de trombina está prejudicada pela falta de amplificação da reação hemostática que os fatores VIII e IX proporcionam, o que resulta em hemostasia deficiente.

Do ponto de vista clínico, as hemofilias A e B são semelhantes e manifestam-se por hemorragias secundárias a traumas mínimos ou mesmo não aparentes (hemorragias "espontâneas"). Quando a hemorragia ocorre em espaços "fechados", como a articulação ou o sistema nervoso central, o sangramento cessa por mecanismo de tamponamento. Já nos traumas em locais "abertos", o sangramento pode ser profuso, levando ao quadro de anemia grave e choque hipovolêmico. É comum que ocorra novo sangramento, após hemostasia espontânea ou proporcionada por reposição insuficiente do fator deficiente, porque o coágulo que se forma é friável e se rompe com facilidade.

A gravidade da hemofilia depende do nível residual da atividade plasmática do fator deficiente, considerando-se 100% a atividade de um *pool* de plasmas de indivíduos normais. A doença é considerada grave quando o nível de atividade é inferior a 1%, moderada quando entre 1 e 5%, e leve quando a atividade é superior a 5% e menor que 40%.[18]

O diagnóstico laboratorial da hemofilia começa pelos exames de rastreamento. Caracteristicamente, a contagem de plaquetas e a atividade de protrombina estão normais, estando alterado o tempo de tromboplastina parcial ativado (TTPa). Na presença de quadro clínico compatível, o prolongamento do TTPa além de 10 s em relação ao controle normal testado ao mesmo tempo sugere fortemente a hipótese de hemofilia. Para o diagnóstico definitivo e a caracterização do tipo da hemofilia, é necessário determinar a atividade específica dos fatores VIII e IX, sendo também conveniente testar a existência de inibidores desses fatores, por meio de provas nas quais são misturados plasma normal e plasma do paciente suspeito. Como o TTPa se encontra prolongado no recém-nascido normal, as formas leves e moderadas sem sangramento clínico perinatal só serão diagnosticadas com segurança após esse período.

As manifestações musculoesqueléticas da hemofilia, dentre elas a hemartrose, além de frequentes, constituem, muitas vezes, os primeiros sinais da doença, juntamente com hematomas cutâneos (locais de vacinação, punção venosa) e sangramentos orais (ruptura do frênulo lingual, irrupção dentária). Geralmente, têm início quando a criança começa a levantar-se e, a seguir, deambular e, por isso, a articulação do tornozelo é a mais frequentemente acometida na criança até 5 anos. Após essa idade, o envolvimento dos joelhos e dos cotovelos passa a ser mais frequente.[1] Embora várias articulações possam ser sítio de sangramento, não é comum que mais de uma articulação seja acometida em um mesmo momento.

Na criança pequena, as manifestações gerais da hemartrose são vagas (choro, irritabilidade, defesa e limitação do movimento da articulação afetada), o que pode dificultar o diagnóstico e retardar o início do tratamento.

Por outro lado, a criança com capacidade de expressão verbal, adquirida com a idade, e os adolescentes e adultos são capazes de distinguir o início de um episódio agudo e o descrevem como uma sensação de formigamento e de aquecimento no local acometido. A essas manifestações iniciais seguem-se dor e diminuição da amplitude de movimento da articulação afetada, à medida que a cápsula articular vai se distendendo pelo acúmulo de sangue na cavidade articular. No exame físico, a articulação mostra-se edemaciada, quente e dolorosa à palpação, e a limitação de movimentos está sempre evidente.

Fisiopatologicamente, a presença de sangue misturado ao líquido sinovial dentro da articulação age como irritante da membrana sinovial, promovendo alterações não só na própria membrana sinovial, como também na cartilagem articular.[19] Em um processo dinâmico, ocorre infiltração de polimorfonucleares e mononucleares, que liberam enzimas proteolíticas, ao mesmo tempo em que macrófagos fagocitam o ferro da hemoglobina, levando à produção de substâncias oxidativas tóxicas. Em resposta a esses fatores, a membrana sinovial prolifera, ficando mais espessa e formando vilosidades que se projetam no espaço articular.[20] Essas vilosidades são friáveis e se rompem facilmente ao menor trauma, o que, por sua vez, ocasiona novo ciclo de hemorragia. Dessa maneira, se não houver intervenção médica, o paciente sangra em determinada articulação e, após melhora transitória, volta a sangrar na mesma articulação.[20]

A consequência dos sangramentos repetidos é a progressiva diminuição do espaço articular e dos movimentos articulares, com consequente atrofia dos músculos proximais, facilitando traumas mecânicos que causam novas hemorragias. A inflamação crônica da membrana sinovial (sinovite crônica) pode levar à fibrose e, eventualmente, ao completo desaparecimento das células sinoviais produtoras do líquido lubrificante. No estágio final de evolução, pode ocorrer limitação grave dos movimentos articulares, contraturas em flexão e até a fusão da articulação, caracterizando a artropatia crônica do hemofílico.[21,22]

A suspeita clínica de hemofilia em criança com manifestações sugestivas de hemartrose é essencial para que se evite o risco de propedêutica invasiva (punção da articulação) sem a reposição prévia do fator deficiente e para que seja instituído precocemente o tratamento específico, prevenindo-se a artropatia crônica.

Desse modo, a história natural das lesões musculoesqueléticas associadas à hemofilia pode e deve ser alterada pela intervenção adequada da equipe que atende o paciente. No Brasil, o Programa Nacional de Coagulopatias Hereditárias, por meio da Coordenação Geral de Sangue e Hemoderivados (Ministério da Saúde), estabeleceu um protocolo para a abordagem de pacientes com hemartrose, visando a reduzir a probabilidade de sequelas dessas lesões. Preconiza-se a reposição do fator deficiente na vigência do sangramento (tratamento sob demanda) ou nas diversas formas de profilaxia (primária, secundária ou terciária).[23]

O tratamento sob demanda é indicado na fase aguda da hemartrose ou de qualquer outro evento. A reposição do fator deficiente deve ser iniciada logo que a criança perceba os primeiros sinais do sangramento e deve ser repetida diariamente até que os sinais e sintomas hemorrágicos cessem. Medidas de suporte, como aplicação de gelo local e colocação de talas, podem ajudar, mas não devem ser indicadas como tratamento único, na esperança de não ser necessária a infusão do fator específico. A aspiração da articulação afetada pode ser útil nos episódios de grande vulto, quando a dor for intensa e o volume da articulação for considerável.

A profilaxia primária é utilizada em países desenvolvidos desde a década de 1960.[24] No Brasil, o Ministério da Saúde propôs protocolo utilizando doses escalonadas do fator deficiente para prevenir o desenvolvimento da artropatia hemofílica, reduzir outros sangramentos e melhorar a qualidade de vida dos pacientes.[23,25] O tratamento profilático é subdividido em quatro modalidades:

- A profilaxia primária, que se refere ao tratamento de reposição, administrado de maneira periódica e ininterrupta em longo prazo, iniciado antes ou após a ocorrência da primeira hemartrose, e antes dos 3 anos de idade, por período superior a 45 semanas/ano
- A profilaxia secundária refere-se ao tratamento de reposição administrado de maneira periódica e ininterrupta (> 45 semanas/ano), iniciado após duas ou mais hemartroses e antes da evidência de alteração osteocondral
- A profilaxia terciária, também realizada de modo ininterrupto, mas com início após evidência de alteração osteocondral

- A profilaxia periódica ou de curta duração é utilizada com o objetivo de prevenir sangramentos e é realizada em período inferior a 45 semanas/ano.[23,25-27]

Na tentativa de diminuir o risco de sequelas tardias, em casos selecionados, pode ser útil a sinovectomia por artroscopia após a fase aguda da hemartrose. Como alternativa, pode-se indicar a sinoviortese induzida por agentes como a rifampicina ou por elementos radioativos, como [198]Au, ^{32}P etc.[1,2]

Diferentemente das hemartroses, os hematomas musculares em hemofílicos são de diagnóstico mais difícil, pois, em geral, ocorrem mais profundamente, no seio de grandes grupos musculares. O paciente experimenta vaga sensação de dor ao movimentar o membro afetado. Embora seja difícil palpar a massa hemorrágica, é possível constatar aumento de circunferência na musculatura afetada em relação ao grupo homônimo contralateral. Assim como na conduta da hemartrose, na abordagem terapêutica dos casos de hematomas musculares, é importante a reposição do fator deficiente, a fim de estancar a hemorragia, restaurar a amplitude dos movimentos e prevenir contraturas musculares secundárias à fibrose.[23]

A hemorragia do músculo iliopsoas requer cuidado especial, pois grande quantidade de sangue pode ser perdida, levando a choque hipovolêmico. O paciente geralmente se queixa de desconforto abdominal baixo e apresenta deambulação típica, caracterizada por flexão e rotação interna dos quadris. Ao exame físico, o paciente encontra-se impossibilitado de estender a articulação coxofemoral, sendo praticamente normais as rotações interna e externa. O quadro clínico pode ser confundido com apendicite aguda e, na eventualidade da indicação de laparotomia de urgência, se não houver pronta reposição do fator deficiente, o paciente pode evoluir com quadro hemorrágico catastrófico. O diagnóstico do sangramento é feito por meio de ultrassonografia, tomografia computadorizada (TC) ou ressonância magnética (RM), e é essencial a sua identificação porque, nesses casos, a reposição do fator deficiente deve ser mantida até a completa resolução da hemorragia, verificada por exames de imagem. Com essa conduta, evitam-se as sequelas de pseudotumor e da compressão de nervos importantes que transitam nessa área.[27]

O tratamento ideal do hemofílico envolve ainda a participação de outros profissionais, como enfermeiros, psicólogos, assistentes sociais, odontologistas, terapeutas ocupacionais, além de hematologistas, fisiatras, fisioterapeutas e ortopedistas. A presença de infectologistas torna-se igualmente obrigatória para os hemofílicos portadores de hepatites crônicas, da síndrome de imunodeficiência adquirida, de infecção pelos vírus HTLV I/II etc.[23]

O uso exclusivo de concentrados de fator VIII e IX, em substituição ao crioconcentrado e ao plasma, diminuiu drasticamente a incidência de doenças transmitidas por transfusão. O uso de fatores obtidos por engenharia genética (produtos "recombinantes") ou por múltiplas etapas de purificação do plasma de doadores é atualmente obrigatório em todo o território nacional.

A quantidade do fator deficiente a ser reposto depende da gravidade do episódio hemorrágico, requerendo experiência do médico assistente. Apenas para fornecer uma ideia geral, episódios leves a moderados em pacientes com hemofilia A são tratados com 20 unidades/kg de fator VIII, de modo a alcançar níveis plasmáticos de 30 a 40 U/dℓ. Para o hemofílico B, a dose necessária para se atingir efeito hemostático similar é de cerca de 20 a 30 unidades/kg. Para episódios que ameacem a vida do paciente, o objetivo inicial é atingir prontamente o nível de 100 U/dℓ, mantendo-se o nível entre 50 e 100 U/dℓ por vários dias. Para cada tipo de sangramento grave, dependendo do local acometido, são calculadas as doses de reposição do fator deficiente (VIII ou IX) e a duração do tratamento.[23]

DOENÇA FALCIFORME

A doença falciforme é um conjunto de anemias hemolíticas hereditárias que têm em comum a presença da hemoglobina anormal S. São três as hemoglobinopatias mais importantes: SS (anemia falciforme) SC e S-betatalassemia (com as variantes S-beta[0] e S-beta[+]). A variante AS ("traço S") não faz parte da síndrome porque, nesses casos, não existe anemia hemolítica nem se observam as crises características da síndrome.

Todas as manifestações clínicas da doença falciforme decorrem, em última instância, da presença da hemoglobina S. Tanto a hemoglobina A, normal, como a S são constituídas por um núcleo pirrólico contendo ferro, cercado por tetrâmero proteico formado por duas cadeias alfa, codificadas por genes situados no cromossomo 16, e duas cadeias beta, codificadas por gene situado no cromossomo 11.

A hemoglobina S difere da hemoglobina A por possuir, na sexta posição da cadeia beta, o aminoácido valina no lugar do ácido glutâmico (Hb S = beta 6 Glu®Val). A hemoglobina C, por sua vez, é também resultante de defeito genético pontual que substitui o aminoácido ácido glutâmico por lisina (Hb = beta 6 Glu→Lis). A doença S-betatalassemia é resultado da herança de um cromossomo 11 com o gene anormal da hemoglobina S e de alelo com um defeito quantitativo na síntese da cadeia beta. A produção de cadeias beta pelo gene talassêmico pode estar total ou parcialmente abolida, dando origem às variantes S-beta[0] e S-beta[+], respectivamente. Nesta última, portanto, as hemácias ainda possuem, além da hemoglobina S, uma porcentagem variável de hemoglobina A. Em todas as formas de doença falciforme, existe elevação da hemoglobina fetal F, formada por duas cadeias alfa e duas cadeias gama, estas igualmente sintetizadas por genes situados no cromossomo 11.

O gene da hemoglobina S é mutante, com alta prevalência em várias regiões da África, coincidindo com aquelas que apresentam taxas elevadas de malária. Historicamente, parece ter exercido papel protetor em relação às formas graves de malária *falciparum*, constituindo, portanto, fator positivo para a seleção natural. Chegou ao Brasil trazido pelos escravos africanos. Embora não esteja atualmente disponível a frequência precisa do gene S na população brasileira, a doença falciforme é a anemia hemolítica mais comum no país. No estado de Minas Gerais, na triagem neonatal realizada pelo Núcleo de Apoio Diagnóstico da Faculdade de Medicina da UFMG, que abrange cerca de 95% dos recém-nascidos de Minas Gerais (em torno de 21 mil por mês), a frequência da doença falciforme, nas suas três variantes já citadas, é de 1 caso para cada 1.400 bebês, sendo de 1:30 (3,3%) a frequência de heterozigotos AS.[28] No ambulatório de hemoglobinopatias da Fundação Hemominas de Belo Horizonte, encontram-se atualmente cadastrados cerca de 7 mil pacientes.

A hipótese clínica de doença falciforme não deve ser descartada em crianças brasileiras de cor branca com sintomatologia sugestiva, porque a miscigenação ocorrida no país é intensa. Por outro lado, a ascendência negra e um teste de falcização positivo não são suficientes para o diagnóstico de anemia falciforme em paciente com sintomas vagos. Pela alta prevalência do gene S na população brasileira, é frequente o traço falciforme revelado pela eletroforese de hemoglobina (padrão AS). Como dito anteriormente, em circunstâncias habituais, o indivíduo AS não apresenta sintomas atribuíveis à presença de cerca de 40% de hemoglobina S nas suas hemácias. A origem de sintomas como palidez, icterícia, dor osteoarticular etc. deve, nesses casos, ser buscada em outras doenças, e não simplesmente vinculada ao achado fortuito do padrão AS na eletroforese de hemoglobina.

As manifestações clínicas da doença falciforme decorrem da polimerização da hemoglobina S em condições de baixa oxigenação, fenômeno acompanhado de diminuição da deformabilidade da membrana das hemácias, as quais adotam a forma característica de foice. Essas hemácias tendem a aderir ao endotélio vascular, obstruindo os pequenos vasos.

O curso clínico da doença é pontuado por fenômenos agudos, as chamadas crises, mais intensas na anemia falciforme e também presentes na hemoglobinopatia SC, inseridas em intervalos mais ou menos prolongados, nos quais se evidenciam tão somente os sintomas e sinais decorrentes da hemólise crônica (palidez, icterícia, esplenomegalia, elevação da contagem reticulocitária e hiperplasia da série vermelha na medula óssea). A esses sintomas "crônicos" associam-se ou não sequelas de fenômenos agudos prévios em diversos órgãos.

As crises são chamadas de vasoclusivas quando decorrem da obstrução do fluxo sanguíneo nos ossos e articulações (crise dolorosa e necrose asséptica de osso), em órgãos abdominais (crise abdominal), no sistema nervoso central (acidente vascular encefálico), no pulmão (síndrome torácica aguda), no pênis (priapismo) etc.

A crise de sequestração esplênica ocorre em crianças com menos de 5 anos de idade e caracteriza-se pelo súbito aumento da palidez, acompanhado de sinais de hipovolemia e aumento do tamanho do baço. A crise aplásica caracteriza-se pela diminuição dos níveis de hemoglobina, em consequência da interrupção súbita do mecanismo compensatório de hiperplasia eritrocítica da medula óssea por infecções virais, principalmente pelo eritrovírus B19, anteriormente denominado parvovírus.

Os pacientes com doença falciforme, em especial os lactentes e pré-escolares, têm incidência muito aumentada de infecções bacterianas. As septicemias por *Streptococcus pneumoniae* parecem ser 400 vezes mais frequentes nas crianças com anemia falciforme, enquanto as causadas por *Haemophilus influenzae* são 2 a 4 vezes mais comuns que nas crianças saudáveis. O aumento da incidência e da gravidade das infecções está relacionado a defeitos nas funções esplênica e leucocitária e na ação de fatores humorais inespecíficos.

As manifestações osteoarticulares da doença falciforme podem ser de diferentes tipos. A mais comum é a crise dolorosa óssea, que decorre da isquemia ou necrose da medula óssea, acometendo, em geral, mais de um local simultaneamente. A dor pode ser leve ou excruciante, em desproporção com os achados do exame físico. No lactente, ela pode associar-se a edema e eritema das mãos e/ou dos pés, configurando a denominada síndrome mão-pé. Na coorte seguida desde o nascimento por pesquisadores jamaicanos, a síndrome mão-pé foi o sintoma inicial em 50% dos pacientes com idade inferior a 2 anos.[29]

Em estudo prospectivo da história natural de 3.578 pacientes de todas as idades, portadores de anemia falciforme, autores norte-americanos encontraram frequência média de 0,8 e 1 episódio de dor óssea por 100 pacientes/ano na doença SS e na S-beta[0] talassemia, respectivamente, enquanto nas formas SC e S-beta[+] a frequência foi de 0,4 por 100 pacientes/ano.[30] Na experiência dos autores, a frequência de crises dolorosas na anemia falciforme chega à mediana de 2 episódios/mês, com variação de até 19 episódios.[31] Ela é bem mais elevada do que a relatada pelos autores norte-americanos porque foi obtida a partir de questionários semanais preenchidos no domicílio, em vez do registro de atendimentos em serviços hospitalares de emergência. Embora os genótipos SC e S-beta[+] talassemia tenham, em média, frequência menos elevada de crises dolorosas, foram observados vários pacientes com episódios repetidos e intensos, indistinguíveis de pacientes com os genótipos mais "desfavoráveis". Altas frequências de episódios dolorosos associam-se a valores mais elevados de hematócrito e a níveis mais baixos de hemoglobina F. A importância do primeiro fator é explicável pela influência desfavorável do hematócrito mais alto sobre a viscosidade sanguínea, mantendo-se inalterados outros fatores. A concentração mais alta de hemoglobina F dentro das hemácias constitui, por sua vez, fator inibidor da polimerização da hemoglobina S, fato que explica, igualmente, por que apenas 6% das crianças jamaicanas, seguidas desde o nascimento, apresentaram sintomas da doença antes dos 6 meses de idade, já que, nessa fase da vida, o nível de hemoglobina F ainda se encontra fisiologicamente elevado.[32]

O acometimento articular isolado é raro, sendo muito mais comum a lesão óssea concomitante, ficando difícil distinguir se a dor e os fenômenos inflamatórios próximos a uma articulação são decorrentes de lesão metafisária ou lesão propriamente articular. A existência de artropatia falciforme aguda já foi demonstrada em relatos da literatura: punção e biopsia de membrana sinovial em cinco pacientes revelaram trombose microvascular e efusão de líquido "não inflamatório".[15]

Outra lesão possível é o infarto agudo do córtex ósseo, em contraposição ao infarto da medula óssea, que é a base fisiopatológica dos fenômenos dolorosos já descritos, bem mais comuns. São atingidas mais frequentemente as porções distais do úmero, seguidas pela tíbia em todos os segmentos e pelas porções distais da fíbula e do fêmur.[32] Dor e edema proeminente estão sempre presentes; limitação dos movimentos articulares e calor local são observados em cerca de dois terços dos pacientes; o rubor local é menos comum. A febre geralmente está ausente ou é de intensidade baixa, e a criança não parece gravemente enferma. A velocidade de hemossedimentação é variável e, na maioria dos casos, não se observa contagem leucocitária elevada, acima da habitualmente observada no paciente fora de crise. A radiografia simples e outros métodos de imagem mais sofisticados, inclusive os que se utilizam de radioisótopos, não são capazes de distinguir o infarto ósseo de uma osteomielite bacteriana, situação clínica que exige conduta diversa do tratamento meramente suportivo requerido pelo infarto ósseo. A existência de defeitos corticais, de coleções líquidas nos tecidos moles adjacentes e de incremento da imagem da medula óssea, observáveis pela RM, sugere infecção bacteriana.[33,34]

Embora o Programa de Triagem Neonatal para hemoglobinopatias permita que a maioria dos pacientes com doença falciforme seja diagnosticada antes de suas manifestações, em pacientes com evolução atípica de provável doença reumatológica, sem resposta terapêutica satisfatória, impõe-se a realização de eletroforese de hemoglobina para eventual diagnóstico de hemoglobinopatias. É importante ressaltar que, nas formas duplo-heterozigotas da doença falciforme (SC, S-beta[+]), o hemograma pode apresentar-se dentro da normalidade para a faixa etária do paciente, e a ocorrência de sintomas recorrentes de dor óssea sem a constatação de anemia pode sugerir, equivocadamente, o diagnóstico de doença reumatológica.

O tratamento das manifestações osteoarticulares agudas é sintomático. Resumidamente, o paciente deve receber analgesia de acordo com a intensidade da dor, avaliada por escalas apropriadas para sua idade e escolaridade, e hidratação oral ou venosa se a VO estiver prejudicada, para suprir suas necessidades basais e corrigir déficits, quando presentes.

Na analgesia de episódios dolorosos leves, pode-se usar dipirona, paracetamol e algum anti-inflamatório não hormonal (AINH – ibuprofeno ou cetoprofeno) disponível para uso pediátrico; nos episódios moderados, a associação de paracetamol com codeína e/ou AINH é opção terapêutica interessante para o cuidado ambulatorial. Para episódios dolorosos moderados sem resposta à analgesia inicial e naqueles graves, o uso de morfina, em ambiente hospitalar, é plenamente justificável, não se devendo, de modo algum, deixar o paciente com dor lancinante, por temor de dependência aos opiáceos.

Os pacientes com doença falciforme, conforme já referido, têm mais tendência a infecções bacterianas, inclusive a osteomielite. Além de mais frequente que nas crianças saudáveis, a osteomielite no paciente com doença falciforme apresenta padrão etiológico diferente do observado em pacientes sem hemoglobinopatia. Há predominância de salmonelas na maioria dos estudos, mas alguns trabalhos encontraram como agente etiológico predominante o habitual estafilococo.[35,36] Outra diferença em relação à osteomielite habitual é o acometimento simultâneo de vários ossos, às vezes de maneira simétrica, além da maior frequência de infecção dos pequenos ossos da mão e do pé, no paciente com doença falciforme.

O diagnóstico diferencial com infarto ósseo é difícil, devendo-se levar em conta que a frequência da osteomielite é muitas vezes menor (cerca de 50 vezes) que a de episódios de infarto ósseo.[32] Em caso de dúvida, somente a hemocultura positiva ou o isolamento de germes a partir de punção óssea pode dar o diagnóstico correto. O tratamento, até o isolamento da bactéria causadora, deve cobrir os dois agentes mais comuns, já citados.

As outras alterações ósseas que podem ser observadas na doença falciforme referem-se a lesões crônicas causadas pela expansão da cavidade medular e pelos infartos ósseos sucessivos.

A expansão da cavidade medular pode ser constatada pelo aumento do espaço diploico dos ossos cranianos vistos à radiografia simples e nas deformações da maxila, causando problemas ortodônticos e estéticos. Infartos ósseos repetidos nas vértebras podem ocasionar o aparecimento de característica imagem radiológica de corpos vertebrais achatados, com deformidade bicôncava ("vértebras em boca de peixe").

Em adolescentes e adultos, os infartos sucessivos podem levar a quadro de necrose asséptica da cabeça do fêmur, complicação dolorosa que limita, de modo importante, a atividade do paciente. Embora seja possível o tratamento baseado em repouso estrito, a plástica de quadril torna-se muitas vezes necessária. Técnicas modernas de infiltração da cabeça do fêmur com células-tronco totipotentes estão sendo introduzidas, aparentemente com grande sucesso nas fases iniciais das lesões, quando a deformidade óssea ainda é leve a moderada.[37]

O tempo de sobrevida dos pacientes com doença falciforme tem melhorado nos últimos anos, pelo menos nos países desenvolvidos. Cerca de 85% dos pacientes com doença SS podem atingir os 20 anos de vida, e a probabilidade de chegarem aos 50 anos é calculada em torno de 50%.[35] Em estudo publicado em 2010, de 1.383 crianças diagnosticadas entre 1998 e 2005 pelo Programa Estadual de Triagem Neonatal de Minas Gerais, houve 78 óbitos, sendo a maioria causada por infecções e sequestro esplênico agudo. Foram constatadas deficiências graves do atendimento público a essas crianças, como demora inaceitável no atendimento, desconhecimento médico das manifestações clínicas da doença, transporte inadequado de pacientes em estado grave, entre outras.[28]

As perspectivas futuras de tratamento, além de medidas suportivas e anti-infecciosas, residem em medicações que interferem na falcização das hemácias, dentre as quais se destaca a hidroxiureia. Estudo multicêntrico conduzido nos EUA demonstrou, de maneira inequívoca, a utilidade dessa substância em adultos.[38] Em crianças, o medicamento provou-se igualmente eficaz.[39] Embora sendo medicação antineoplásica, a hidroxiureia não aumentou a frequência de mutagênese nos 8 anos de duração do estudo, mas seguimento clínico mais longo é desejável.

O transplante medular alogênico é opção radical, porém curativa, para muitos casos graves. Publicação recente relata probabilidade de sobrevida livre da doença acima de 90% em quase 900 casos transplantados.[40] O desenvolvimento de técnicas de transfecção gênica, com o intuito de dotar o paciente falcêmico de um gene normal para a hemoglobina A, encontra-se ainda em fase preliminar de estudos laboratoriais e clínicos.

PÚRPURA VASCULAR (HENOCH-SCHÖNLEIN)

A púrpura de Henoch-Schönlein (PHS) constitui a vasculite mais comum em crianças. Em contraste com outras formas de vasculite, ela é autolimitada na grande maioria dos casos.

Ocorre com mais frequência em crianças entre 2 e 10 anos de idade, havendo predominância do sexo masculino sobre o feminino (2:1), com frequência menos elevada em crianças negras. Sua incidência anual na faixa pediátrica gira em torno de 14 a 18 casos por 100.000 crianças, podendo chegar a 22 casos por 100 mil crianças. O acometimento de adultos não é infrequente, podendo atingir até 30% do total de algumas casuísticas aparentemente não selecionadas.[41-44]

Na criança, predomina a forma primária, enquanto no adulto é geralmente secundária a outros processos mórbidos. A evolução para insuficiência renal crônica é mais frequente nos adultos (28% versus 18%).[45]

Exantema purpúrico e febre constituem, em geral, as manifestações iniciais. O exantema está presente em praticamente 100% dos pacientes e localiza-se de preferência nas extremidades dos membros e na região glútea, tendo caráter geralmente simétrico. Em cerca de 85% dos casos, a lesão cutânea, além de hemorrágica, apresenta-se com base infiltrada, sendo, portanto, palpável. A característica de "púrpura palpável" confere a esse sinal sensibilidade diagnóstica de 88% (75 casos com púrpura palpável em 85 pacientes portadores da doença, sendo 60 com menos de 20 anos de idade) e especificidade de 80% em relação a outras vasculites (722 controles).[43]

O acometimento articular pode estar presente em 60 a 91% das crianças e acompanha o exantema, podendo, entretanto, antecedê-lo em cerca de 15% dos pacientes ou aparecer posteriormente. É monoarticular ou oligoarticular, sendo mais comum em joelho, tornozelo ou cotovelo. O quadro articular é sempre transitório, evoluindo com resolução completa em alguns dias, sem deixar sequelas, embora possa recorrer. A dor é geralmente mais forte que a evidência de sinovite ao exame físico. A efusão articular não é hemorrágica, sendo rica em leucócitos. Na casuística já citada, a sensibilidade do sinal de sinovite monoarticular ou oligoarticular foi de 50% e a especificidade de 83%.[42,44,46,47]

A dor abdominal, como sintoma clínico, apresentou sensibilidade de 52% e especificidade de 92%. Evidência de hemorragia gastrintestinal ocorre em cerca de dois terços dos pacientes e, em metade dos casos, é macroscópica. Embora sejam raras, complicações que exigem cirurgia, como a intussuscepção, devem ser lembradas e prontamente atendidas.[44]

Proteinúria e hematúria podem estar presentes em cerca da metade dos pacientes. Sob o ponto de vista histopatológico, as lesões renais vão desde glomerulonefrite focal leve até a forma proliferativa e a necrosante. A hematúria macroscópica foi encontrada em 18% da casuística de Mills, sendo calculada sensibilidade de 55% para qualquer grau de hematúria e especificidade de 60% em relação a outras vasculites.[44]

Cerca de um quarto das crianças persiste com alterações do sedimento urinário por períodos variáveis, não se tendo ainda conclusão definitiva sobre o real significado desse achado. Calcula-se, entretanto, que menos de 2% do total de crianças com púrpura vascular desenvolvem complicações renais tardias; nos adultos, essa proporção parece ser maior.[48]

Manifestações menos frequentes incluem orquite (cerca de 10% dos meninos) e distúrbios neurológicos. Em estudo prospectivo, 12 de 26 crianças apresentavam alterações no eletroencefalograma, sem repercussão clínica relevante, exceto pela presença de cefaleia e distúrbios de conduta em oito delas.[49]

A lesão histopatológica da púrpura vascular é caracterizada por vasculite leucocitoclástica de arteríolas e vênulas. Polimorfonucleares são encontrados nas paredes desses vasos, bem como os circundando ou no tecido conjuntivo extravascular. A imunofluorescência revela a presença de imunocomplexos contendo IgA nas paredes vasculares ou nos glomérulos renais. A sensibilidade dos achados histológicos foi de 73% em 37 pacientes estudados, e a especificidade foi de 75%, tomando como base 430 pacientes com outros tipos de vasculites.[44,50]

Em 2005, a European League Against Rheumatism (EULAR) e a Paediatric Rheumatology European Society (PRES) desenvolveram, em conjunto, consenso sobre os critérios diagnósticos para a púrpura de Henoch-Schönlein em crianças, o qual foi validado pela Paediatric Rheumatology International Trials Organization (PRINTO).[51,52]

Os critérios obrigatórios estabelecidos incluem púrpura (geralmente palpável e em grupos) ou petéquias, com predominância nos membros inferiores, e ausência de trombocitopenia ou coagulopatia.

Esses critérios devem ser acompanhados de pelo menos um dos seguintes sinais ou sintomas: dor abdominal (aguda e geralmente difusa), artrite ou artralgia de início agudo, envolvimento renal (hematúria ou proteinúria), vasculite leucocitoclástica ou glomerulonefrite proliferativa com depósito predominante de IgA.

O diagnóstico da PHS em crianças é clínico, e a realização de biopsia deve ser considerada apenas em casos atípicos ou ambíguos. O diagnóstico diferencial da PHS deve levar em conta a classificação das vasculites cutâneas em geral.[53] No grupo de vasculites primárias, incluem-se a PHS, a vasculite por hipersensibilidade e a crioglobulinemia essencial mista. No grupo de vasculites cutâneas como manifestação de vasculites sistêmicas necrosantes, citam-se, entre outras, a poliarterite nodosa, a granulomatose de Wegener e a síndrome de Churg-Strauss. Entre as vasculites secundárias, são incluídas as colagenoses (incluindo as doenças reumáticas), endocardite e síndromes paraneoplásicas, entre outras. Na criança, predominam as vasculites primárias, especialmente a PHS. De 131 crianças não selecionadas, 116 exibiam PHS e 14 vasculite por hipersensibilidade. Apenas uma apresentava vasculite secundária. Em contraste, de 172 adultos, 120 apresentavam vasculite primária (39 PHS, 70 por hipersensibilidade e 11 crioglobulinemia); em 23, a vasculite cutânea constituía manifestação de vasculite sistêmica (poliarterite nodosa em 17) e, em 29, a vasculite era secundária a outros processos (20 associadas a colagenoses). A partir desses dados, sugere-se que os métodos propedêuticos laboratoriais nas crianças com suspeita de PHS devem ser simplificados, sendo suficientes o exame clínico e testes para avaliar a função renal. Nos adultos, entretanto, a propedêutica deve ser mais extensa, principalmente quando o quadro clínico sugerir a presença de doença sistêmica.

Em geral, a púrpura de Henoch-Schönlein é doença aguda e autolimitada, como referido anteriormente. Por isso, o tratamento é, essencialmente, sintomático. Cuidado deve ser tomado para a indicação de laparotomia exploradora porque, na maioria das vezes, o acometimento abdominal requer tão somente observação clínica. O uso de corticosteroides pode ser necessário no caso de dor articular intensa ou no acometimento grave do sistema gastrintestinal ou nervoso.[42] Em um terço das crianças ocorre uma ou mais recidivas.[50] A grande questão terapêutica, ainda controversa, é a indicação dos corticosteroides para evitar a maior frequência ou a gravidade da lesão renal definitiva. No entanto, esse assunto foge ao objetivo do presente capítulo, mas revisões interessantes sobre essa questão e sobre as vasculites na criança, em geral, podem ser encontradas.[42,54]

MISCELÂNEA

Doenças linfoproliferativas crônicas podem manifestar-se ou ser associadas com sintomas osteoarticulares (Tabela 43.4).

O mieloma múltiplo (MM) é neoplasia de células B e representa 1% de todas as neoplasias malignas dos adultos, sendo a segunda neoplasia hematológica mais comum nessa faixa etária. A doença é caracterizada pela proliferação desregulada e clonal de plasmócitos na medula óssea, os quais produzem e secretam uma imunoglobulina monoclonal ou fragmento dela, chamada proteína M.[55] As consequências fisiopatológicas da doença incluem destruição óssea, falência renal, supressão da hematopoese e maior risco de infecções.[1] Dor na coluna toracolombar pode ser a primeira manifestação do MM e, sempre que estiver associada a anemia, hipercalcemia e emagrecimento, indica a pesquisa da doença.[56] Em cerca de 2% dos casos de mieloma, as lesões ósseas, em vez de líticas e dolorosas, são escleróticas e não se associam com dor, constituindo parte da síndrome POEMS, que inclui, além da gamopatia monoclonal (M), polineuropatia (P), hepatoesplenomegalia (O, de organomegalia) e alterações da pele (S de *skin*), que se torna rígida e hiperpigmentada, sugerindo quadro de esclerodermia.[1,2] O fenômeno de Raynaud também pode estar presente.[57]

Tabela 43.4 Manifestações reumáticas no mieloma múltiplo e nos linfomas.

Mieloma múltiplo	Linfoma
Dor óssea (lesões líticas, fraturas patológicas)	Dor óssea (fraturas patológicas)
Artrite (inflamatória, raramente amiloide)	Artrite (tipo reumatoide)
Artrite séptica (bactérias encapsuladas)	Artrite séptica (*Salmonella* spp.)
Gota (hiperuricemia secundária)	Gota (hiperuricemia pós-quimioterapia)
Vasculite cutânea leucocitoclástica	Osteoartropatia (rara)
Crioglobulinemia (tipos I ou II)	Polimialgia reumática (paraneoplásica)
Síndrome POEMS (osteoesclerose, sem dor)	Vasculite (paraneoplásica)

Aviña-Zubieta et al., 1998.[1]

Nos linfomas, tem sido descrito acometimento do sistema osteoarticular em 20 a 30% das crianças e em 10 a 20% dos adultos com o subtipo não Hodgkin e em cerca de 25% dos casos de linfoma de Hodgkin, considerando-se todas as faixas etárias.[58] Diferentemente das leucemias, o envolvimento articular é raro e parece ser mais frequente no linfoma não Hodgkin. Pode determinar atraso no diagnóstico e no tratamento específico da neoplasia.[59] Embora os fenômenos reumáticos sejam raros nos linfomas, os pacientes podem apresentar vasculites (leucocitoclásticas, poliarterite nodosa, eritema nodoso, síndrome de Churg-Strauss e síndrome de Behçet), síndrome de Sjögren e síndrome lúpus-*like* (polisserosite, fenômeno de Raynaud e pesquisa de anticorpos antinucleares positiva), precedendo o diagnóstico em meses ou anos.[11,60]

Inversamente, não é incomum o diagnóstico de linfoma durante o seguimento de pacientes com doença reumatológica estabelecida, como na síndrome de Sjögren. A evolução para linfoma ocorre em processo no qual a policlonalidade das imunoglobulinas é substituída por monoclonalidade, seguida pela translocação do oncogene *BCL2* para o *locus* da cadeia pesada no cromossomo 14. A pesquisa seriada de paraproteínas, imunoglobulinas anormais sintetizadas por células atípicas do sistema fagocitário mononuclear, pode ajudar na avaliação do risco de evolução para linfoma nesses pacientes.[61]

A ocorrência de eritema nodoso com duração superior a 6 a 12 meses, com resposta insuficiente ao tratamento convencional, recaídas frequentes ou resistência ao tratamento sugere linfoma inaparente e indica investigação detalhada.[11]

As leucemias crônicas, em frequência bem menos comum do que as agudas, podem cursar com manifestações osteoarticulares. Acredita-se que o mecanismo fisiopatológico do envolvimento articular nessas doenças se deva mais à reação imunomediada que à infiltração sinovial. Além da artrite, quadros de polimialgia reumática têm sido descritos, especialmente em pacientes com leucemia linfocítica crônica.[62]

Também as síndromes mielodisplásicas podem acompanhar-se de manifestações reumáticas. Em cerca de 10% dos pacientes podem ser observadas artrite inflamatória soronegativa, vasculite cutânea, polimialgia reumática, policondrite recidivante, artrite reumatoide ou síndrome de Sjögren.[11,61-63]

Na polimialgia reumática associada às síndromes mielodisplásica e mieloproliferativa crônica, Naschitz identificou as seguintes manifestações clínicas atípicas associadas: idade inferior a 50 anos, envolvimento de apenas um sítio típico, envolvimento assimétrico de sítios típicos, dor articular associada, velocidade de hemossedimentação inferior a 40 mm/h ou superior a 100 mm/h, resposta precária ou incompleta a baixas doses de corticosteroides e sintomas com longa duração.[61,64]

A síndrome linfoproliferativa autoimune (ALPS) também pode cursar com manifestações reumatológicas. A ALPS é um distúrbio autossômico dominante raro, com penetrância variável, caracterizado por apoptose linfocitária anormal, linfoproliferação não maligna, citopenia, linfadenopatia e/ou hepatoesplenomegalia, com duração superior a 6 meses. Há risco aumentado de desenvolvimento de linfoma e leucemias. É comum a ocorrência de fenômenos autoimunes, como anemia hemolítica, plaquetopenia e neutropenia. O paciente pode, ainda, apresentar nefrite, hepatite, artrite, uveíte, síndrome de Guillan-Barré, doença inflamatória intestinal, paniculite, infiltrados pulmonares e vasculites, também de origem autoimune. Muitos pacientes apresentam exantema recorrente, incluindo urticária e vasculite inespecífica. Os anticorpos anticardiolipina e o fator reumatoide são frequentemente positivos.[65]

A hemoglobinúria paroxística noturna pode ocasionar dor musculoesquelética, provocada por episódios de hemólise intravascular ou de trombose a que estão sujeitos os pacientes. A doença pode evoluir para quadro de anemia aplásica ou de leucemia.[66]

Na doença de Gaucher, causada pela deficiência congênita da enzima lisossomal betaglicosidase, podem ocorrer episódios agudos de infarto ósseo, bem como quadro de necrose asséptica da cabeça do fêmur em adolescentes e adultos. O mecanismo proposto é a oclusão de pequenos vasos provocada pelo acúmulo de histiócitos medulares repletos de glicocerebrosídeos. A frequência de osteomielite está também aumentada.[67]

Crianças portadoras de histiocitose das células de Langerhans, anteriormente denominada histiocitose X, frequentemente apresentam lesões osteolíticas, não dolorosas, dos ossos planos. O acometimento de ossos longos, menos comum, pode simular o quadro de osteomielite. A punção óssea, nesses casos, pode revelar secreção "purulenta", confundindo mais ainda o quadro. A cultura bacteriana é, entretanto, negativa, e o exame histopatológico do material revela a presença dos histiócitos de Langerhans que, idealmente, deve ser confirmada por microscopia eletrônica (presença de grânulos de Birbeck) ou por imuno-histopatologia, pois os histiócitos de Langerhans são CD1a positivos.[68]

A hemocromatose é doença causada por acúmulo progressivo de ferro no organismo. As manifestações clínicas são variadas e incluem hiperpigmentação da pele, diabetes melito, graus variados de hepatomegalia, fibrose hepática, miocardiopatia e artropatia. A forma de herança mais comum é autossômica recessiva, causada por mutações no gene *HFE* localizado no braço curto do cromossomo 6. Como consequência da mutação, existe aumento da absorção intestinal de ferro e, por conseguinte, depósito progressivo do metal no organismo.

As manifestações articulares da hemocromatose são mais comuns em adultos e, além de artralgia inespecífica, pode ocorrer artrite nas articulações metacarpofalângicas e do quadril, além dos punhos.

A terapia de depleção do ferro, com flebotomias regulares e uso de quelantes, apesar de indicada nessas situações, nem sempre contribui para o alívio dos sintomas articulares.[69-71]

A crioglobulinemia é um distúrbio caracterizado pela precipitação sanguínea de imunoglobulinas, a baixas temperaturas. A artralgia é manifestação relativamente comum da doença e tem sido relatada em 35 a 92% dos pacientes. Acomete, frequentemente, pequenas articulações e, habitualmente, é simétrica. Pode estar associada à vasculite, e o fenômeno de Raynaud ocorre em cerca de 19 a 50% dos casos.[62]

CONSIDERAÇÕES FINAIS

Diante da diversidade de sinais e sintomas musculoesqueléticos que várias doenças hematológicas podem causar, é importante que sempre se considere essa possibilidade diagnóstica naqueles pacientes cujo quadro clínico não seja característico de doença reumatológica primária. A realização de exame clínico cuidadoso e a avaliação em conjunto com o hematologista, antes que qualquer prova terapêutica seja instituída, permitem o diagnóstico correto e precoce, evitando-se, assim, a evolução desfavorável da doença hematológica subjacente.

REFERÊNCIAS BIBLIOGRÁFICAS

1. Aviña-Zubieta JA et al. Rheumatic manifestations of hematologic disorders. Curr Opin Rheumatol. 1998;10(1):86-90.
2. Ehrenfeld M et al. Rheumatologic features of hematologic disorders. Curr Opin Rheumatol. 1999;11(1):62-7.
3. Goodman JE, McGrath PJ. The epidemiology of pain in children and adolescents: a review. Pain. 1991;46(3):247-64.
4. Clarke RT et al. Clinical presentation of childhood leukaemia: a systematic review and meta-analysis. Arch Dis Child. 2016;101(10):894-901.
5. Miller DR, Miller LP. Acute lymphoblastic leukemia in children: an update of clinical, biological, and therapeutic aspects. Crit Rev Oncol Hematol. 1990;10(2):131-64.
6. Zombori L et al. Rheumatic symptoms in childhood leukaemia and lymphoma-a ten-year retrospective study. Pediatr Rheumatol Online J. 2013;11(20):1-5.
7. Fonseca MB et al. Signs and symptoms of rheumatic diseases as first manifestation of pediatric cancer: diagnosis and prognosis implications. Rev Bras Reumatol. 2017;57(4):330-7.
8. Jonsson OG et al. Bone pain as an initial symptom of childhood acute lymphoblastic leukemia: association with nearly normal hematological indexes. J Pediatr. 1990;117(2 Pt 1):233-7.
9. Kai T et al. Clinical and prognostic implications of bone lesions in childhood leukemia at diagnosis. Leuk Lymphoma. 1996; 23(1-2):119-23.
10. Barbosa CMPL et al. Manifestações musculoesqueléticas como apresentação inicial das leucemias agudas na infância. J Pediatr. 2002;78(6):481-4.
11. Racanelli V et al. Rheumatic disorders as paraneoplastic syndromes. Autoimmun Rev. 2008;7(5):352-8.
12. Murphy RG, Greenberg ML. Osteonecrosis in pediatric patients with acute lymphoblastic leukemia. Cancer. 1990;65(8):1717-21.
13. Saulsbury FT et al. Acute leukemia with features of systemic lupus erythematosus. J Pediatr.1984;105(1):57-9.
14. Schaller J. Arthritis as a presenting manifestation of malignancy in children. J Pediatr. 1972;81(4):793-7.
15. Schumacher HR et al. Arthropathy in sickle-cell disease. Ann Int Med. 1973;78(2):203-11.
16. Rodríguez-Merchán EC et al. Hemophilic synovitis of the knee and the elbow. Clin Orthop Relat Res. 1997;343:47-53.
17. Montgomery RR et al. Hemophilia and von Willebrand Disease. In: Nathan DG et al. Nathan and Oski's Hematology of Infancy and Childhood. 6. ed. Philadelphia: WB Saunders; 2003. p.1547-76.
18. White GC et al. Factor VIII and factor IX subcommittee definitions in hemophilia. Recommendation of the scientific subcommittee on factor VIII and factor IX of the scientific and standardization committee of the International Society on Thrombosis and Haemostasis. Thromb Haemost. 2001;85(3):560.
19. Niibayashi H et al. Proteoglycan degradation in hemarthrosis. Intraarticular, autologus blood injection in rat knees. Acta Orthop Scand. 1995;66(1):73-9.
20. Rodríguez-Merchán EC. Methods to treat chronic haemophilic synovitis. Haemophilia. 2001;7(1):1-5.
21. Stein H, Duthie RB. The pathogenesis of chronic haemophilic arthropathy. J Bone Joint Surg Br. 1981;63B(4):601-9.
22. Gilbert MS, Radomisli TE. Therapeutic options in the management of hemophilic synovitis. Clin Orthop Rel Res. 1997; 343:88-92.
23. Brasil. Ministério da Saúde. Manual de hemofilia. Brasília (DF): Ministério da Saúde, 2.ed., 1.reimp., 2015.
24. Ljung R. Prophylactic therapy in haemophilia. Blood Rev. 2009; 23(6):267-74.
25. Brasil. Ministério da Saúde. Protocolo brasileiro de profilaxia primária para hemofilia grave. Programa de atenção às pessoas com coagulopatias e outras doenças hemorrágicas hereditárias. Brasília: Ministério da Saúde; 2011.
26. Manco-Johnson MJ et al. Prophylaxis versus episodic treatment to prevent joint disease in boys with severe hemophilia. N Engl J Med. 2007;357(6):535-44.
27. Manno CS. Management of bleeding disorders in children. Hematology Am Soc Hematol Educ Program. 2005;416-22.
28. Fernandes AP et al. Mortality of children with sickle cell disease. J Pediatr. 2010;86(4):279-84.
29. Bainbridge R et al. Clinical presentation of homozygous sickle cell disease. J Pediatr. 1985;106(6):881-5.
30. Platt OS et al. Pain in sickle cell disease: rate and risk factors. N Engl J Med. 1991;325(1):11-6.
31. Alvim RC et al. Inefficacy of piracetam in the prevention of painful crises in children and adolescents with sickle cell disease. Acta Haematol. 2005;113(4):228-33.
32. Keeley K, Buchanan GR. Acute infarction of long bones in children with sickle cell anemia. J Pediatr. 1982;101(2):170-5.
33. Pegado PF et al. Osteo-articular complications in a pediatric sickle cell disease population – imaging value. J Adv Radiol Med Image. 2017;2(1):1-10.
34. Ejindu VC et al. Musculoskeletal manifestations of sickle cell disease. Radiographics. 2007;27(4):1005-21.
35. Platt OS et al. Mortality in sickle cell disease. Life expectancy and risk factors for early death. N Engl J Med. 1994;330(23):1639-44.
36. Epps Jr CH et al. Osteomyelitis in patients who have sickle-cell disease. Diagnosis and management. J Bone Joint Surg Am. 1991;73(9):1281-94.
37. Daltro GC et al. Efficacy of autologous stem cell-based therapy for osteonecrosis of the femoral head in sickle cell disease: a five-year follow-up study. Stem Cell Res Ther. 2015; 6(110):1-18.
38. Charache S et al. Hydroxyurea and sickle cell anemia. Clinical utility of a myelosuppressive "switching" agent. The Multicenter Study of Hydroxyurea in Sickle Cell Anemia. Medicine (Baltimore). 1996;75(6):300-26.
39. Zimmerman SA et al. Sustained long-term hematologic efficacy of hydroxyurea at maximum tolerated dose in children with sickle cell disease. Blood. 2004;103(6):2039-45.
40. Walters MC et al. Indications and results of HLA-identical sibling hematopoietic cell transplantation for sickle cell disease. Biol Blood Marrow Transplant. 2016;22(2):207-11.
41. Gardner-Medwin JM et al. Incidence of Henoch-Schönlein purpura, Kawasaki disease, and rare vasculitides in children of different ethnic origins. Lancet. 2002;360(9341):1197-202.
42. Tizard EJ. Henoch-Schönlein purpura. Arch Dis Child. 1999;80(4):380-3.
43. Ballinger S. Henoch-Schönlein purpura. Curr Opin Rheumatol. 2003;15(5):591-4.
44. Mills JA et al. The American College of Rheumathology 1990 criteria for the classification of Henoch-Schönlein purpura. Arthritis Rheum. 1990;33(8):1114-21.
45. Ilan Y, Naparstek Y. Henoch Schönlein purpura in children and adults: is it one entity? Semin Arthritis Rheum. 2002; 32(3):139-40.
46. Trapani S et al. Henoch Schönlein purpura in childhood: epidemiological and clinical analysis of 150 cases over a 5-year period and review of literature. Semin Arthritis Rheum. 2005;35(3):143-53.
47. Fretzayas A et al. Henoch-Schönlein purpura: a long-term prospective study in Greek children. Clin Rheumatol. 2008; 14(6):324-31.
48. Robson WL, Leung AK. Henoch-Schönlein purpura. Adv Pediatr. 1994; 41:163-94.
49. Östergaard JR, Storm K. Neurologic manifestations of Schönlein purpura. Acta Paediatr Scand. 1991;80(3):339-42.
50. Saulsbury FT. Henoch-Schönlein purpura in children. Report of 100 patients and review of the literature. Medicine (Baltimore). 1999;8(6):395-409.
51. Ozen S et al. EULAR/PReS endorsed consensus criteria for the classification of childhood vasculitides. Ann Rheum Dis. 2006;65(7):936-41.
52. Ozen S et al. EULAR/PRINTO/PRES criteria for Henoch-Schönlein purpura, childhood polyarteritis nodosa, childhood Wegener granulomatosis and childhood Takayasu arteritis:

Ankara 2008. Part II: Final classification criteria. Ann Rheum Dis. 2010;69(5):798-806.

53. Blanco R et al. Cutaneous vasculitis in children and adults. Associated diseases and etiologic factors in 303 patients. Medicine (Baltimore). 1998;77(3):403-18.

54. Ting TV, Hashkes PJ. Update on childhood vasculitides. Curr Opin Rheumatol. 2004;16(5):560-5.

55. Paula e Silva RO et al. Mieloma múltiplo: características clínicas e laboratoriais ao diagnóstico e estudo prognóstico. Rev Bras Hematol Hemoter. 2009;31(2):63-8.

56. Jorgensen C et al. Arthritis associated with monoclonal gammapathy: clinical characteristics. Br J Rheumatol. 1996;35(3):241-3.

57. Dispenzieri A et al. POEMS syndrome: definitions and longterm outcome. Blood. 2003;101(7):2496-506.

58. Mody GM, Cassim B. Rheumatologic features of hematologic disorders. Curr Opin Rheumatol.1996;8(1):57-61.

59. Nishiya K, Tanaka Y. Co-existence of non-Hodgkin's lymphoma in the leukemic phase and poliarthritis simulating rheumatoid arthritis. Int Med. 1997;36(3):227-31.

60. Gran JT, Sund S, Langholm R. Small cell pleomorphic T-cell lymphoma presenting with cutaneous vasculitis. Clin Rheumatol. 1994;13(4):628-30.

61. Naschitz JE. Rheumatic syndromes: clues to occult neoplasia. Curr Opin Rheumatol. 2001;13(1):62-6.

62. Ravindran V, Anoop P. Rheumatologic manifestations of benign and malignant haematological disorders. Clin Rheumatol. 2011;30(9):1143-9.

63. Hamidou MA et al. Prevalence of rheumatic manifestations and antineutrophil cytoplasmic antibodies in haematological malignancies. A prospective study. Rheumatology (Oxford). 2000;39(4):417-20.

64. Bernatsky S et al. Malignancy and autoimmunity. Curr Opin Rheumatol. 2006;18(2):129-34.

65. Madkaikar M et al. Advances in autoimmune lymphoproliferative syndromes. Eur J Haematol. 2011;87(1):1-9.

66. Pu JJ et al. Natural history of paroxysmal nocturnal hemoglobinuria clones in patients presenting as aplastic anemia. Eur J Haematol. 2011;87(1):37-45.

67. Stirnemann J et al. A review of Gaucher disease pathophysiology, clinical presentation and treatments. Int J Mol Sci. 2017; 8(2):1-30.

68. Aricò M. Langerhans cell histiocytosis in children: from the bench to bedside for an updated therapy. Br J Haematol. 2016;173(5):663-70.

69. van Bokhoven MA et al. Diagnosis and management of hereditary haemochromatosis. BMJ. 2011;342(c7251):218-23.

70. Axford JS et al. Hip arthropathy in genetic hemochromatosis: radicgraphic and histologic features. Arthritis Rheum. 1991; 34(3):357-61.

71. Sahinbegovic E et al. Musculoskeletal disease burden of hereditary hemochromatosis. Arthritis Rheum. 2010;62(12):3792-8.

44 Tumores Ósseos, Articulares e Periarticulares

Eliane Maria Ingrid Amstalden • Maurício Etchebehere

INTRODUÇÃO

Os tumores osteoarticulares correspondem a uma ampla variedade de lesões, classificadas, entre outras, como primárias, benignas e malignas e metastáticas. A incidência de tumores benignos não está bem estabelecida, uma vez que muitos pacientes apresentam tumores e pseudotumores assintomáticos, alguns até mesmo de resolução espontânea. As lesões malignas primárias são neoplasias de baixa incidência (em torno de 0,2%).[1] Já as metástases ósseas constituem lesões comuns, pois os cânceres mais frequentes na humanidade são os de mama, próstata e pulmão, capazes de apresentar metástases ósseas em 30 a 85% dos casos.[2]

A incidência de cada tipo específico de sarcoma ósseo está relacionada com a idade. No entanto, todos os sarcomas agrupados têm aspecto bimodal (Figura 44.1). O primeiro pico ocorre na 1ª década de vida, com mais casos de osteossarcoma e sarcoma de Ewing. E o segundo em indivíduos acima de 60 anos, sendo a maioria dos casos de condrossarcoma, osteossarcoma e sarcoma pleomórfico. O risco de desenvolvimento de um sarcoma ósseo primário na 2ª e na 6ª década é próximo. Todavia, em números absolutos, a maioria dos casos se dá na 2ª década de vida em indivíduos sem fatores predisponentes.[1]

Em alguns casos, há fatores que podem levar ao desenvolvimento de tumores – nos pacientes do primeiro pico, a predisposição genética é mais comum; no segundo pico, acima de 60 anos, lesões ósseas, como doença de Paget, sequela de radioterapia, infarto ósseo e tumores ósseos benignos podem predispor ao desenvolvimento de sarcomas ósseos.[1,3,4]

Há tumores osteoarticulares no diagnóstico diferencial de qualquer patologia que cause dor ou aumento de volume. Muitas vezes, o diagnóstico precoce possibilita um tratamento menos agressivo, colaborando para a preservação de um membro e de sua função, o que melhora a taxa de sobrevida. Por isso, o conhecimento das principais características dos tumores ósseos é essencial para todos os profissionais que lidam com pacientes com patologias do aparelho musculoesquelético. O diagnóstico dos tumores ósseos exige íntima correlação dos dados clínicos, morfológicos e de imagem.

AVALIAÇÃO CLÍNICA E DE IMAGEM

Quadro clínico dos tumores ósseos

Em geral, os pacientes com tumores ósseos apresentam quadro clínico pobre. A maior parte das queixas se manifesta por dor e/ou aumento de volume da região afetada. A associação de dor com aumento de volume no esqueleto apendicular é altamente sugestiva de tumor ósseo. Entretanto, outras entidades patológicas podem apresentar sintomas e sinais clínicos, laboratoriais e até mesmo de imagem capazes de simular neoplasias, como infecções ósseas, miosite ossificante etc.

A dor causada por um tumor ósseo tem algumas características próprias que podem sugerir essa hipótese. Ela se mantém em repouso, tende a se agravar com o esforço e pode apresentar piora noturna. O uso de analgésicos e de anti-inflamatórios não hormonais melhora esse sintoma apenas no início do quadro, podendo intensificar-se progressivamente com o tempo.

A relação do início do quadro doloroso com um episódio de trauma constitui um relato comum, mesmo após semanas ou meses do traumatismo. Entretanto, não existe relação de causa e efeito comprovada entre o traumatismo e o aparecimento de um tumor ósseo. O traumatismo pode precipitar o início da dor relacionada com a lesão, particularmente na ocorrência de fratura patológica. É fundamental identificar os casos em que há discrepância entre a gravidade do traumatismo, a duração e a intensidade da dor. Esse aspecto é particularmente importante em crianças quando um pequeno traumatismo resulta em dor moderada a intensa e que se prolonga por vários dias.

O aumento de volume local, como mencionado, representa um sintoma muito comum no desenvolvimento dos tumores

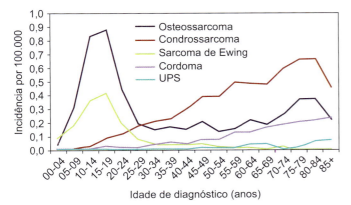

Figura 44.1 Taxa de incidência de tumores ósseos por 100 mil habitantes, segundo a faixa etária e o subtipo histológico, para todas as etnias e ambos os sexos. Observar o padrão bimodal da distribuição, com um primeiro pico na 2ª década de vida e um segundo após os 60 anos de idade. UPS: sarcoma pleomórfico indiferenciado. Adaptada de Fletcher et al., 2013.[1]

ósseos. Em alguns casos, pode ocorrer em múltiplos pontos, como nos osteocondromas múltiplos ou osteocondromatoses. Contudo, há tumores do esqueleto que, em geral, não causam aumento de volume, como acontece com as metástases, o mieloma múltiplo e as lesões benignas (p. ex., encondroma e a displasia fibrosa).

O período de crescimento tumoral também tem importância clínica. Pode ser de longa evolução, como nos osteocondromas, ou rápida, como no sarcoma de Ewing e osteossarcoma. Entretanto, tumores malignos de baixo grau, como o osteossarcoma parostal, podem aumentar de volume lentamente.

Outros sinais e sintomas que merecem investigação são os derrames articulares, a claudicação e a febre sem causa aparente em crianças e adolescentes. O derrame articular reacional não neoplásico ocorre em tumores ósseos próximos das epífises. Em pacientes pediátricos, se a claudicação durar mais que 1 semana, deve ser sempre investigada à exaustão.

Avaliação por imagem

O primeiro exame, o mais simples e também o mais importante consiste na radiografia simples, que norteia todos os passos seguintes. A partir desse exame, define-se a agressividade da lesão e estabelecem-se as principais hipóteses diagnósticas. Outros métodos de imagem podem ser necessários para auxiliar na conduta, mas todos serão solicitados de acordo com a avaliação da radiografia simples e em associação ao quadro clínico. Com o objetivo de estabelecer o estadiamento local e sistêmico da doença, os exames mais indicados são: cintilografia óssea, que possibilita avaliar o esqueleto de uma só vez à procura de lesões metastáticas; ressonância magnética, que oferece informações precisas da extensão do tumor para as diversas estruturas próximas; e tomografia computadorizada do tórax, que avalia a localização mais comum de metástases, ou seja, os pulmões.

Não é raro um tumor estar presente e não ser identificado pela radiografia, sobretudo na coluna e nos ossos planos; por isso, nessas localizações, quando houver suspeita clínica, a cintilografia óssea torna-se necessária. Esse tipo de estudo pode identificar alterações do esqueleto semanas antes de a imagem se tornar identificável pela radiografia. Se a suspeita for de mieloma múltiplo, a ressonância magnética será mais útil que a cintilografia óssea pela característica puramente lítica das lesões. Nos casos de tumores puramente líticos, a cintilografia óssea perde sua sensibilidade.

Os exames laboratoriais têm importância no diagnóstico diferencial entre metástases ósseas, mieloma múltiplo, doenças osteometabólicas, como doença de Paget, e hiperparatireoidismo.[3,4] Contudo, esses exames são desnecessários para a investigação da maioria dos sarcomas ósseos e tumores benignos.

O exame anatomopatológico compreende o último a ser efetuado, em virtude das alterações que a biopsia causa em exames de imagem subsequentes. As amostras da biopsia devem ser coletadas por especialistas treinados e, preferencialmente, pela equipe que acompanhará o paciente até o fim do tratamento. Existem várias técnicas e não importa qual a escolhida, desde que se sigam os seguintes princípios: a via de acesso para coleta do exame deve ser a menor possível; a mesma via deve ser utilizada para futura ressecção do tumor; a incisão deve seguir o sentido das fibras musculares; e o material retirado precisa ser representativo da lesão tumoral.

CLASSIFICAÇÃO E ESTADIAMENTO

Segundo a classificação mais recente da Organização Mundial da Saúde (OMS), os tumores ósseos são classificados em quatro tipos:[1]

- Benignos – têm pequena capacidade de recidiva local. Quando há uma recidiva, não é destrutiva e é tratada com ressecção marginal ou curetagem
- Intermediários localmente agressivos – localmente destrutivos, necessitam de ressecção em bloco ou curetagem agressiva com o uso de adjuvantes no sítio para assegurar controle local (p. ex., condrossarcoma de grau I)
- Intermediários raramente metastáticos – são como os localmente agressivos e podem apresentar metástases, geralmente pulmonares, em 2% dos casos. Exemplo típico: tumor de células gigantes
- Malignos – além da destruição local e recidiva, apresentam risco significativo de metástase a distância, cujo risco varia de 20 a 100%, conforme o tipo histológico e o estadiamento.[1]

O sistema de estadiamento TNM, um dos mais utilizados em Oncologia, não é o ideal para os sarcomas musculoesqueléticos, pois o acometimento de linfonodos é raro nessas neoplasias, fato ainda mais relevante se considerados apenas os sarcomas ósseos. Por isso, Enneking et al.[5] propuseram, em 1980, um sistema em que os critérios se baseiam no sistema GTM, em que G se refere ao grau histológico do tumor; T, à contenção ou não do tumor dentro de seu compartimento de origem; e M, à presença ou não de metástases regionais e/ou a distância (Tabela 44.1).

O compartimento deve ser entendido como o espaço anatômico que contém o tumor, sendo ele real ou virtual, como a medular de um osso, o espaço virtual entre o periósteo e a cortical óssea, um músculo ou grupo muscular cercado por uma fáscia. O trajeto dos feixes vasculonervosos não é considerado um compartimento. Assim, os tumores localizados na fossa cubital ou poplítea serão sempre extracompartimentais. Entende-se como metástase regional toda implantação neoplásica fora dos compartimentos acometidos pelo tumor original, podendo ser próximo dele, como um linfonodo. Entende-se como metástase a distância a implantação neoplásica fora do compartimento acometido pelo tumor original e distante dele, geralmente em órgãos como pulmão e fígado. No estadiamento de Enneking[5], não existe distinção entre metástase para um linfonodo ou para um órgão distante.

A definição de tumor intra/extracompartimental é dada pela radiografia e pela ressonância magnética. O grau histológico é mensurado por exame anatomopatológico. Definem-se as metástases pela tomografia de tórax e pela cintilografia

Tabela 44.1 Estadiamento dos tumores musculoesqueléticos de Enneking et al.[5]

Estádio	Grau histológico	Sítio	Metástase
IA	Baixo, bem diferenciado (G1)	Intracompartimental (T1)	Não (M0)
IB	Baixo, bem diferenciado (G1)	Extracompartimental (T2)	Não (M0)
IIA	Alto, pouco diferenciado (G2)	Intracompartimental (T1)	Não (M0)
IIB	Alto, pouco diferenciado (G2)	Extracompartimental (T2)	Não (M0)
III	G1 ou G2	T1 ou T2	Sim (M1)

óssea. A utilização do TEP-TC no estadiamento dos sarcomas ósseos complementa os exames anteriores, embora ainda não faça parte do protocolo mínimo de estadiamento dos sarcomas ósseos. Entretanto, sua utilidade na avaliação de metástases extraesqueléticas, bem como da resposta ao tratamento, torna-o uma técnica de grande potencial. Além disso, o TEP-TC pode ser utilizado no reestadiamento de pacientes com implantes metálicos, quando há dificuldade em interpretar a ressonância magnética.[6] Provavelmente, em um futuro próximo, o TEP-TC substituirá a tomografia de tórax inicial.

O estadiamento da Americam Joint Committee on Cancer (AJCC)[7] de 2010 e da International Union Against Cancer (UICC)[8] levam em consideração mais elementos para o estadiamento dos tumores ósseos. As principais diferenças são o tamanho, a existência de lesão descontínua ao tumor principal e dentro do mesmo compartimento, além da presença de metástases para linfonodos, pulmão e outros órgãos que não o pulmão (Tabela 44.2).

Recentemente, a AJCC lançou a 8ª edição do seu manual de estadiamento dos tumores ósseos primários com início de aplicação a partir de 2018.[6] As modificações procuraram enfatizar a localização anatômica como fator prognóstico e separar os tumores localizados nos membros daqueles localizados na coluna e na bacia; os últimos apresentam pior prognóstico.

Os tumores ósseos benignos são classificados segundo o sistema proposto por Enneking[5] em benigno latente (B1), benigno ativo (B2) e benigno agressivo (B3), um critério de diferenciação clínico, radiográfico e histológico. Todas as lesões benignas têm grau de malignidade zero. Consideram-se lesões latentes as que não apresentam sintomas e frequentemente constituem achados radiográficos ocasionais (p. ex., encondroma calcificado). Os tumores benignos ativos são os que apresentam algum tipo de sintoma e acometem o osso causando uma reação, mas não sua destruição, como um encondroma que causa dor ou fratura. As lesões ativas respeitam as barreiras do organismo. Já as lesões benignas agressivas não respeitam as barreiras naturais do organismo, como cartilagem ou cortical óssea, causando sua destruição (p. ex., cisto ósseo aneurismático). O estadiamento de Enneking[5] não é aplicável ao mieloma múltiplo, ao linfoma nem aos tumores de outros órgãos metastáticos para o osso.

LINHAS GERAIS DO TRATAMENTO DOS TUMORES ÓSSEOS

A abordagem terapêutica dos tumores ósseos é multidisciplinar. A equipe deve ser composta por ortopedista dedicado à cirurgia oncológica ortopédica, patologista, oncologista clínico e especialistas em diagnóstico por imagem (radiologista e médico nuclear), os quais discutirão em conjunto os casos de pacientes com tumores ósseos para uma conduta terapêutica mais adequada.

O ortopedista é o médico para o qual é referido o paciente com suspeita de apresentar tumor ósseo. Cabe a ele, com base no quadro clínico e radiográfico, decidir a estratégia a ser traçada: dispensar o paciente, observá-lo por algum período, indicar um tratamento de imediato ou solicitar exames complementares e realizar biopsia antes de qualquer decisão.

O objetivo do tratamento consiste no controle local e sistêmico da doença com o máximo de preservação da função do membro acometido. Para atingir essa meta, empregam-se diversos métodos adjuvantes à cirurgia. Além disso, o tratamento cirúrgico varia de acordo com as características do tumor. Nos casos de mieloma e metástases ósseas, visa ao controle local da doença para prevenção ou tratamento de fraturas patológicas. O estadiamento de Enneking[5] define a conduta cirúrgica mais apropriada ao caso. Há quatro tipos de procedimentos cirúrgicos:

- Ressecção intralesional: procedimento com margem cirúrgica intralesional pelo qual o cirurgião executa uma ressecção com invasão do leito do tumor e realiza curetagem ou enucleação da lesão, deixando restos macro/microscópicos de tecido neoplásico
- Ressecção marginal: realiza-se a ressecção em bloco do tumor e o plano de dissecção segue a área reacional peritumoral ou pela pseudocápsula do tumor. Nessa área, pode haver células satélites do tumor, principalmente nos casos de tumores malignos
- Ressecção ampla: feita em bloco com margens cirúrgicas amplas, ou seja, o plano de dissecção prossegue por tecido normal e por fora da área reativa peritumoral
- Ressecção radical: aquela em que se obtém uma margem radical por meio da ressecção em bloco de todos os compartimentos envolvidos pela neoplasia.

As ressecções intralesionais e marginais estão indicadas nos pacientes com tumores classificados como benignos ou intermediários localmente agressivos ou raramente metastáticos. As ressecções amplas e radicais são recomendadas para as lesões malignas. O tratamento cirúrgico deve ser agressivo o suficiente para que todo o tumor e a margem reativa peritumoral sejam eliminados. O cirurgião sempre procura preservar o membro acometido, embora isso nem sempre seja possível, e algumas amputações e desarticulações resultem inevitáveis. Isso é particularmente aplicável aos casos de pacientes com tumores agressivos volumosos, como o osteossarcoma e o tumor de Ewing.

Tabela 44.2 Estadiamento dos sarcomas ósseos pela AJCC e pela UICC.				
Estádio	**Grau**	**Tamanho**	**Linfonodo**	**Metástase**
IA	Baixo	< 8 cm (T1)	Não (N0)	M0
IB	Baixo	> 8 cm (T2)	Não (N0)	M0
IIA	Alto	< 8 cm (T1)	Não (N0)	M0
IIB	Alto	> 8 cm (T2)	Não (N0)	M0
III	Alto	Descontínuo no sítio primário ósseo	Não (N0)	M0
IVA	Qualquer	Qualquer	Não (N0)	M1a (pulmonar)
IVB	Qualquer	Qualquer	Sim (N1)	Qualquer
			Qualquer	M1b (outro órgão)

Fonte: Edge et al., 2010[7]; Sobin et al., 2010.[8]

Comumente, as ressecções dos tumores causam defeitos segmentares nos ossos, corrigidos, por sua vez, de diversas maneiras. Nos tumores benignos com defeitos cavitários, podem ser utilizados, por exemplo, enxerto ósseo ou outros substitutos ósseos biológicos, ou seja, substâncias capazes de induzir ou conduzir a formação de tecido ósseo. Em tumores benignos agressivos e intermediários, o cimento ortopédico também é largamente empregado, mas o cimento não compreende uma solução biológica. Nos casos de defeitos segmentares, corrige-se a falha óssea com endopróteses, enxertos autólogos, enxertos ósseos autólogos reciclados, enxertos ósseos homólogos (aloenxertos) ou alongamento ósseo com fixadores externos. O enxerto reciclado é aquele obtido após o tratamento do segmento ósseo que contém o tumor primário com irradiação, autoclavagem ou congelamento com nitrogênio líquido.

Pode-se classificar os métodos adjuvantes em sistêmicos e locais. Os primeiros são os agentes quimioterápicos. Os protocolos de quimioterapia são variados, seguem uma regra geral e têm aplicação nos pacientes portadores de osteossarcoma e sarcoma de Ewing. Antes de ser operado, o paciente é submetido a ciclos de quimioterapia, denominada neoadjuvante, para diminuir o tamanho do tumor. A diminuição do tumor aumenta a possibilidade de preservação do membro. Após esse período, submete-se o paciente à ressecção do tumor e, depois do tratamento cirúrgico, a novos ciclos de quimioterapia pós-operatórios.

Os adjuvantes locais constituem métodos aplicados durante a ressecção intralesional dos tumores benignos, tumores intermediários, mieloma múltiplo e metástases ósseas. Exemplos de adjuvantes locais mais usados são eletrofulguração (bisturi elétrico), crioterapia (nitrogênio líquido), cimento ortopédico e fenol.

A radioterapia pode ser considerada um adjuvante local, entretanto sua aplicação nos tumores ósseos primários está restrita aos casos de tumor de Ewing quando a margem cirúrgica foi considerada inadequada e nos pacientes com mieloma múltiplo. Nos casos de metástases ósseas de adenocarcinomas, a radioterapia tem grande importância e é bastante utilizada, principalmente na coluna e na bacia.

A última modalidade de terapia adjuvante é a embolização, podendo ser aplicada como tratamento definitivo de tumores benignos muito vascularizados, como os cistos ósseos aneurismáticos, ou servir para diminuir o volume de outros tumores a fim de facilitar o tratamento cirúrgico definitivo.

Após o tratamento cirúrgico de um tumor ósseo, os pacientes são encaminhados para reabilitação, cujo tipo variará de acordo com o procedimento efetuado. Nos casos de pacientes submetidos a procedimentos com preservação de membros, o objetivo da reabilitação consiste em alcançar o máximo possível de função. O terapeuta deve estimular o paciente a obter a máxima amplitude articular possível. A seguir, realizam-se ganho de força muscular e, por último, o treino de propriocepção. Os pacientes submetidos a amputações passam por um programa de reabilitação diferente e mais complexo, que visa ao preparo do coto de amputação para a protetização externa. Após a protetização, o programa continua, mas, nesse período, dá-se ênfase ao treino de marcha com a prótese.

Mesmo após a cura, a maioria dos pacientes com tumores ósseos continua em acompanhamento médico. Muitos pacientes necessitam de novas intervenções cirúrgicas em razão da quebra de implantes ou da equalização de discrepâncias do comprimento dos membros, principalmente nas crianças com cartilagem de crescimento aberta. Por sua vez, as próteses dos pacientes amputados necessitam de ajustes constantes.

CLASSIFICAÇÃO MORFOLÓGICA

A classificação mais recente dos tumores ósseos da OMS[1] mantém critérios anteriores e se baseia nos achados histológicos para o diagnóstico. Em tumores produtores de matriz (óssea, cartilaginosa e colágena), associa-se o tipo celular proliferado. De acordo com esses critérios, os tumores ósseos são separados em grupos, dentro dos quais se dividem em benignos, malignos e lesões intermediárias. Este último grupo subdivide-se em lesões que se caracterizam por agressividade local (ou seja, pelo poder de recidiva) e aquelas que raramente apresentam metástase. As lesões anteriormente caracterizadas como pseudotumores agora são classificadas como lesões de natureza neoplásica incerta: benigna e intermediária. Há, ainda, os tumores indiferenciados malignos. Neste capítulo, serão estudados os principais tumores ósseos, levando-se em consideração a sua prevalência no meio médico.

Tumores formadores de osso

Osteoma osteoide/osteoblastoma

Refere-se a lesões benignas produtoras de osso. O quadro clínico clássico do osteoma osteoide consiste em dor local e noturna, que melhora com o uso de salicilatos ou outro anti-inflamatório não hormonal. Representa 10% dos tumores ósseos benignos e acomete principalmente pacientes da 1ª e da 2ª década de vida, sendo a porção cortical dos ossos longos e tubulares dos membros inferiores a mais afetada. A lesão pequena é menor que 2 cm.[1] A imagem radiográfica clássica é de aparência em alvo com centro radiodenso e anel radioluscente periférico, bem como forte esclerose marginal envolvente.

O osteoblastoma é mais raro (1% dos tumores benignos); afeta pacientes de 2ª e 3ª décadas, com localização mais comum no esqueleto axial e nos ossos do crânio e da face; as lesões, em geral, são maiores que 2 cm.[1] Na porção central do osteoma osteoide denominada "nicho", a morfologia mostra como achados essenciais atividade osteoblástica diferenciada e expressiva esclerose óssea marginal. Em ambas as lesões, observam-se produção de tecido ósseo imaturo em forma de espículas, trabéculas envoltas por rima de osteoblastos ativos e esparsos osteoclastos, sobre estroma fibroconjuntivo, ricamente vascularizado. Existe uma variante do osteoblastoma, rica em osteoblastos epitelioides, anteriormente denominada osteoblastoma agressivo[4], cuja evolução clínica e prognóstica é semelhante à do osteoblastoma clássico (Figuras 44.2 e 44.3).[1]

Faz-se o tratamento do osteoma osteoide com curetagem intralesional do nicho do tumor. Atualmente, tem sido utilizada a ablação com sondas de radiofrequência pela eficiência do método e menor agressividade. Já o osteoblastoma é tratado com ressecção intralesional com adjuvantes locais quando acomete os segmentos ósseos não dispensáveis e resseção marginal em bloco nos ossos dispensáveis. Segmento ósseo não dispensável é aquele que, ao ser ressecado, não causa prejuízo funcional significativo.

Osteossarcoma ou sarcoma osteogênico

Tumor maligno primário mais frequente dos ossos no indivíduo jovem, com pico entre 10 e 15 anos de idade, predomina no sexo masculino, na proporção de 2:1. Desenvolve-se preferencialmente na metáfise dos ossos longos, 70% dos casos surgindo na região dos joelhos (metáfise proximal da tíbia e

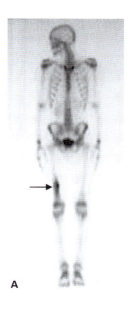
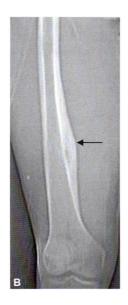
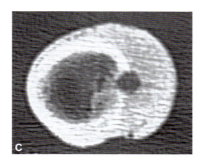
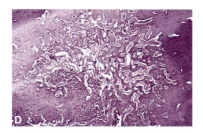

Figura 44.2 Paciente de 17 anos com dor no membro inferior direito. **A.** Cintilografia óssea mostra aumento de captação com aspecto típico em alvo na diáfise do fêmur direito (seta). **B.** Radiografia de frente da coxa direita. Há espessamento da cortical medial do fêmur e no seu interior observa-se uma pequena lesão geográfica radiolucente que corresponde ao nicho do osteoma osteoide (seta). **C.** Corte axial da tomografia computadorizada evidencia detalhe do espessamento da cortical com o nicho do osteoma osteoide em seu interior. **D.** Microscopia: nicho composto de tecido ósseo neoformado (osteoide) organizado em microtrabéculas.

distal do fêmur). Incide mais nas regiões metafisárias, onde o crescimento ósseo é mais ativo, tendo como exemplo a região do joelho, em indivíduos jovens.[1,3,4]

O osteossarcoma pode ser central, quando se origina na medula do osso, e de superfície, quando se desenvolve junto à cortical (osteossarcoma pariosteal) e a partir do periósteo (osteossarcoma periosteal). Na sua forma clássica, o tumor é central, ou seja, medular. À medida que se desenvolve, infiltra e invade, de modo relativamente rápido, a cortical, o periósteo e os tecidos moles adjacentes. Pode ocupar o canal medular em direção à diáfise, mas habitualmente não ultrapassa a cartilagem de crescimento e a articular. Além de atuar como barreira física, a cartilagem parece ter, na sua matriz, inibidores da colagenase, que atuam como sistema de anteparo, dificultando a invasão.

O aspecto radiográfico pode ser bastante variável, conforme a maior ou menor produção de matriz óssea pelo tumor. Em geral, combinam-se áreas de intensa e outras de pouca radiodensidade. Quando o tumor cresce em direção aos tecidos moles envolventes do osso, pode levantar o periósteo, lateralmente, formando uma imagem conhecida como triângulo de Codman. Ele é preenchido por tecido ósseo, não neoplásico, em razão do estímulo no periósteo, quando levantado. Essa proliferação se dá porque o periósteo contém células mesenquimatosas totipotentes que se diferenciam em osteoblastos ativos, com proliferação óssea local, de padrão reacional.

A radiografia clássica se caracteriza por imagem espiculada, perpendicular à cortical, denominada reação periostótica em "raios de sol", "dentes de pente" ou "barbas de pena". Histologicamente, o osteossarcoma constitui-se por osteoblastos atípicos com produção de matriz osteoide. Em geral, apresenta padrão heterogêneo, formado por mais de um tipo de célula, de origem mesenquimal, e de matriz. De acordo com essas características, o osteossarcoma convencional pode ser subtipado em osteoblástico, condroblástico, fibroblástico, rico em células gigantes, epitelioide, de células claras, além do padrão semelhante ao osteoblastoma e do padrão semelhante ao condroblastoma. Há, ainda, o osteossarcoma de pequenas células redondas, o telangiectásico (ectasias vasculares e cavidades aneurismáticas) e uma variante menos comum, de baixo grau histológico, denominada osteossarcoma bem diferenciado.

Apesar da variabilidade de aspectos histológicos, a característica comum dos osteossarcomas refere-se à produção de matriz óssea ou osteoide pelas células tumorais, sendo esse o elemento fundamental para o diagnóstico. A eficiência do tratamento quimioterápico é avaliada pelo estudo microscópico da peça cirúrgica e pelo grau de resposta medido pelo índice de necrose tumoral. Utiliza-se a graduação proposta por Huvos apud Czerniak[4] (Tabela 44.3). Esse dado é muito

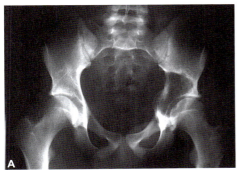
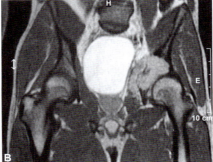
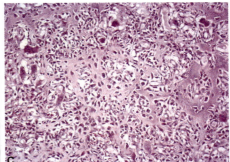

Figura 44.3 Paciente de 16 anos com osteoblastoma pélvico. **A.** Radiografia de frente da bacia. Lesão radiolucente bem delimitada com aspecto insuflativo acometendo o acetábulo esquerdo. **B.** Corte coronal da ressonância magnética demonstra que, além do acometimento do acetábulo esquerdo, existe extensão para partes moles causando deslocamento da parede da bexiga. **C.** Microscopia: observar proliferação óssea trabecular envolta por rima de osteoblastos e osteoclastos. O estroma, de permeio, é composto por tecido conjuntivo vascularizado.

Tabela 44.3 Graduação de Huvos modificada (1991).	
Grau histológico	**Resposta tumoral**
1	Nenhuma ou mínima
2	Extensa necrose com mais de 10% de tumor viável
3	Extensa necrose com esparsos focos de tumor viável
4	Necrose completa

Fonte: Czerniak, 2016.[4]

importante, pois norteia o tratamento quimioterápico complementar e o prognóstico do paciente.

A expectativa de vida dos pacientes portadores de osteossarcoma melhorou muito nas últimas décadas em decorrência do avanço dos fármacos quimioterápicos e do aprimoramento das técnicas cirúrgicas na abordagem dessa neoplasia. Após a quimioterapia neoadjuvante, esses tumores precisam ser ressecados em bloco com margens amplas. Por isso, os tumores localizados na bacia e na coluna apresentam pior prognóstico, já que as margens amplas são dificilmente alcançadas nesses locais. As metástases surgem, em geral, via hematogênica, principalmente para os pulmões (Figura 44.4).

Tumores formadores de cartilagem

Osteocondroma

Um dos tumores ósseos benignos mais frequentes[1,3,4], é considerado uma lesão hamartomatosa ou exostose osteocartilaginosa que consiste em uma excrescência óssea que se continua com o osso subjacente. A lesão pode ser solitária ou generalizada (osteocondroma múltiplo ou osteocondromatose). A forma solitária é a mais comum, surgindo na 1ª e na 2ª década da vida, sendo o sexo masculino o mais acometido, na proporção de 3:1.

Origina-se da cartilagem de crescimento e, portanto, é encontrado em ossos com ossificação endocondral, principalmente na região metafisária dos ossos longos. A lesão é excêntica (séssil ou pediculada), de acordo com a largura da base de

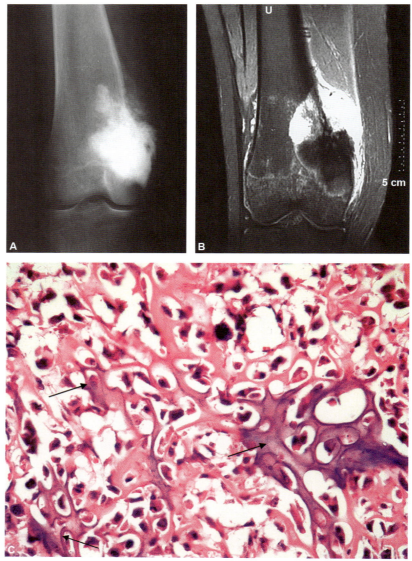

Figura 44.4 Paciente de 17 anos com osteossarcoma do fêmur distal direito. **A.** Lesão metadiafisária mal delimitada com áreas escleróticas e envolvimento de partes moles. Existem levantamento periosteal e imagem e calcificações em raios de sol. **B.** A ressonância magnética demonstra a extensão do envolvimento de partes moles e o edema na região metaepifisária oposta ao tumor. **C.** Microscopia: proliferação neoplásica composta por osteoblastos atípicos e pleomórficos, com grande variação de volume e hipercromatismo nucleares. De permeio, há abundante produção de matriz osteoide imatura, em forma de rede, parcialmente mineralizada (setas).

implantação, sendo larga na primeira e estreita na segunda. Em um osteocondroma em crescimento, observam-se três camadas: a primeira, mais externa ao pericôndrio; a segunda, composta por cartilagem de crescimento que apresenta condrócitos dispostos em colunas, com calcificação da matriz cartilaginosa hialina; e a terceira, observada em mais profundidade, formada por osso (ossificação endocondral). Esse tecido ósseo trabecular ou esponjoso que forma o colo ou a base da lesão tem continuidade com a medula do osso preexistente, onde esta se desenvolveu.

A porção medular do osteocondroma é constituída por gordura, podendo ter focos de hematopoese conforme a idade do paciente e a topografia óssea da lesão. A capa cartilaginosa, em geral, não ultrapassa 4 a 5 mm de espessura. Se atingir 1 cm ou mais e os seus limites forem muito irregulares, deve-se suspeitar de transformação maligna para condrossarcoma. A transformação sarcomatosa é rara na forma solitária (em torno de 1%), sendo mais comum (> 5%) na forma múltipla da doença. Não é descrita transformação maligna para osteossarcoma. Clinicamente, suspeita-se de transformação maligna quando a lesão aumenta muito de tamanho e há sintomas de dor (Figura 44.5).

A indicação de tratamento de um osteocondroma consiste em dor ou limitação do movimento. O tratamento estético não é indicado, a não ser que o paciente apresente problemas de ordem emocional significativos decorrentes do tumor. A ressecção do tumor na sua base é suficiente para cura.

Condroma ou encondroma

Entre os tumores ósseos benignos, é o segundo mais frequente (em torno de 10 a 25% dos tumores ósseos benignos ressecados).[1,3,4] Pode ocorrer como lesão solitária ou parte de uma doença generalizada: encondromatose múltipla (doença de Ollier). Quando associado a hemangiomas dos tecidos moles, constitui a denominada síndrome de Mafucci. Não tem predileção quanto ao sexo e grupo etário, entretanto a maioria dos pacientes encontra-se entre a 2ª e a 5ª década de vida. A localização mais comum é o esqueleto acral, especialmente ossos curtos das mãos (40%). Também pode originar-se em ossos longos, especialmente fêmur, úmero e tíbia, e chatos.

A imagem radiográfica, nos ossos tubulares curtos, caracteriza-se por lesão radiolucente bem delimitada com certo grau de esclerose marginal e calcificação pontuada. A lesão tende a ocupar a medular, provocando adelgaçamento da cortical e mesmo sua expansão. Nos ossos longos, frequentemente apresenta focos de calcificação mais visíveis, os quais são irregulares, granulares, do tipo "pipoca", em formato de anel ou arcos, que favorecem a natureza cartilaginosa da lesão.

Histologicamente, o tumor constitui-se por massas de cartilagem em arranjo multinodular. As células cartilaginosas encontram-se no interior de suas lacunas, no seio da substância fundamental basófila. Pode ser observado evidente aspecto mixoide (células estrelares), além de calcificação e ossificação. Uma complicação comum é a fratura patológica. A transformação maligna, para condrossarcoma, é rara na forma solitária da doença, sobretudo nos ossos curtos das extremidades. Já nos portadores da doença de Ollier e síndrome de Maffucci, o risco aumenta muito, em torno de 40 e 53%, respectivamente (Figura 44.6).

Na maior parte das vezes, o tratamento cirúrgico não é necessário e a maioria dos encondromas é assintomática, podem apenas ser seguida anualmente. A maior parte dos pacientes tratados apresentam tumores nos pequenos ossos longos das mãos com dor ou fratura, casos nos quais a ressecção intralesional e o preenchimento com enxerto ósseo autólogo representam a melhor opção de tratamento.

Condroblastoma

Tumor raro (< 1% dos tumores ósseos primários) que, em geral, afeta pacientes jovens com esqueleto imaturo e envolve as epífises ou apófises.[1,3,4] Mais de 75% dos casos acomete a epífise dos

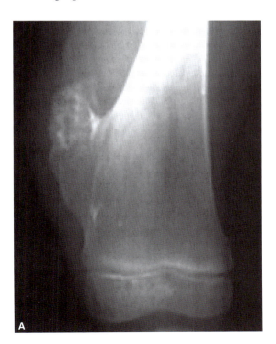
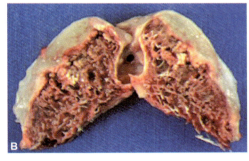
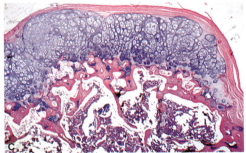

Figura 44.5 Paciente de 9 anos portador de osteocondroma do fêmur distal. **A.** Radiografia de frente do fêmur distal esquerdo com lesão exostótica metafisária com continuidade do osso metafisário à base do osteocondroma, de base alargada (séssil). **B.** Corte coronal do osteocondroma do fêmur ressecado. Nota-se a capa cartilaginosa na sua superfície. **C.** Microscopia: observar capa cartilaginosa com maturação escalonada dos condrócitos e ossificação endocondral subjacente. Há medula óssea funcionante associada.

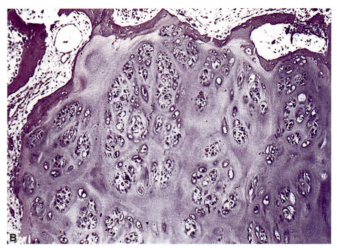

Figura 44.6 A. Encondroma da falange média do quinto dedo da mão. Lesão radiolucente bem delimitada com erosão do endósteo sem ruptura da cortical. **B.** Microscopia: lesão bem delimitada, envolta por esclerose óssea e composta por proliferação de condrócitos, formando agrupamentos, sobre abundante matriz cartilaginosa basófila.

ossos longos (fêmur, tíbia e úmero), sendo invariavelmente lesão única. Por ser localmente agressivo e situar-se próximo das articulações, o condroblastoma causa derrame articular reacional, o qual pode ser confundido com artrite primária. Contudo, a imagem mostra, em geral, lesão radiolúcida bem definida, multiloculada e com pontos de calcificação na epífise.

Histologicamente, há proliferação de condroblastos uniformes, arredondados ou poligonais com bordas citoplasmáticas bem definidas e núcleos vesiculares contendo um entalhe ou uma ranhura central. Caracteristicamente, há áreas que sofrem maturação cartilaginosa mais evidente, com formação de matriz condroide e calcificação pericelular lembrando "tela de galinheiro" (Figura 44.7). Esse padrão de calcificação tem sido considerado patognomônico desse tumor.

O tratamento é bem-sucedido com curetagem na maioria dos casos. Raramente pode apresentar "implantes pulmonares", uma vez que essas lesões não são progressivas no pulmão ou são resolvidas quando tratadas por cirurgia ou simples observação. Não existe critério morfológico capaz de predizer aquelas de comportamento mais agressivo.

Condrossarcoma

Tumor maligno que forma matriz cartilaginosa, distingue-se do osteossarcoma por não apresentar tecido ósseo ou osteoide produzido pelas células neoplásicas. Representa o segundo tumor mais comum entre os sarcomas ósseos.[1,3,4] Pode surgir como lesão intramedular (forma mais comum) ou de superfície óssea (justacortical). Apresenta-se, em geral, como lesão primária, isto é, não precedida de outra lesão, em pacientes acima dos 50 anos e com predileção para o sexo masculino. Todavia, em ossos do crânio e da face, pode acometer pacientes jovens, inclusive crianças.

Os condrossarcomas também podem surgir como lesões secundárias a encondroma (solitário ou múltiplo) ou a osteocondroma (solitário ou múltiplo). Nesses casos, geralmente aparecem em adultos jovens. A forma múltipla desses tumores cartilaginosos aumenta o risco de transformação maligna. O aspecto radiográfico mais comum, nas lesões centrais, refere-se a lesão expansiva intramedular, associada a espessamento cortical e erosão, da porção interna do córtex, além de calcificações do tipo condroide (anelar, arco, pontuada, "flocos de neve" ou "em pipoca"). Pode ocorrer infiltração tumoral formando massa nos tecidos moles adjacentes. O quadro histológico mostra lóbulos cartilaginosos irregulares e infiltrantes no osso medular e/ou cortical, compostos por células cartilaginosas atípicas, no interior de suas cavidades e no seio de abundante matriz cartilaginosa basófila ou mixoide.

Pode haver dificuldade em distinguir entre o encondroma e o tumor cartilaginoso atípico/condrossarcoma de baixo grau (grau I), estando sujeito a alta variabilidade interobservador. Alta celularidade tumoral, caráter permeável, ausência de invólucro ósseo, matriz mixoide e idade acima de 45 anos favorecem a ocorrência de condrossarcoma. De acordo com a densidade celular, o grau de atipia nuclear (tamanho e hipercromasia), a quantidade de células bi/multinucleadas e figuras de mitose, o condrossarcoma pode ser graduado na escala de I a III. Assim, o tumor cartilaginoso atípico condrossarcoma bem diferenciado grau I apresenta moderada celularidade e contém núcleos aumentados de volume e hipercromáticos de tamanho uniforme. Ocasionalmente, apresenta condrócitos binucleados e mitoses estão ausentes. Já os condrossarcomas moderadamente diferenciados (grau II) são tumores mais celulares e exibem grau maior de atipia, hipercromatismo e volume nucleares. Mitoses podem ser encontradas. As lesões de condrossarcoma grau III são mais celulares, com núcleos mais atípicos e pleomórficos que no grau II e as mitoses facilmente detectadas, sendo as células na periferia dos lóbulos menos diferenciadas e de padrão fusocelular.

Os tumores bem diferenciados (baixo grau) são os mais frequentes entre os condrossarcomas clássicos (em torno de 60%), apresentam, em geral, crescimento lento e raramente metastatizam. Os condrossarcomas grau I podem ser tratados com curetagem. Já os de grau moderado ocorrem em pouco mais de 30% dos casos; os de alto grau são bem mais raros (em torno de 3%), têm crescimento rápido e metastatizam a distância, via hematogênica, principalmente para os pulmões (Figura 44.8). Os condrossarcomas de alto grau (graus II e III) devem ser tratados com ressecções com margens amplas, e não respondem a quimioterapia ou radioterapia.

Tumor gigantocelular

Tumor de células gigantes e osteoclastoma são terminologias também utilizadas em decorrência da grande quantidade de células do tipo osteoclastos. Quanto à histogênese, a ideia

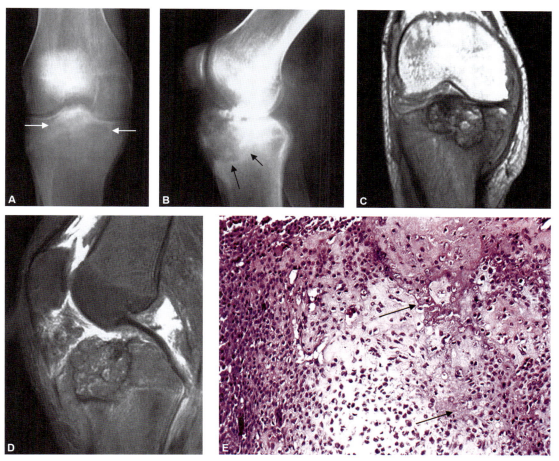

Figura 44.7 Paciente de 15 anos com condroblastoma epifisário da tíbia proximal. **A** e **B.** Radiografia de frente e perfil do joelho. Em razão da contratura em flexão do joelho, o espaço articular apresenta-se aparentemente diminuído. Na região epifisária, nota-se área radiolucente com discreto halo esclerótico (setas). O interior da lesão apresenta áreas calcificadas. **C** e **D.** Ressonância magnética do joelho. Além do tumor epifisário na tíbia, observam-se derrame articular e espessamento sinovial. **E.** Microscopia: verificar a proliferação de condroblastos, na periferia, com diferenciação cartilaginosa mais madura central e calcificação delicada envolvendo as células, aspecto clássico nessa lesão e conhecido como "calcificação em tela de galinheiro" (setas).

mais aceita é a de que as numerosas células gigantes não são neoplásicas, mas de natureza reacional. Para muitos autores, o tumor tem origem no tecido estromal, não osteogênico da medula óssea, constituído por dois tipos de células mononucleadas, as quais se originam em precursores macrofágicos/osteoclastos ou em células primitivas mesenquimais do estroma. Estas últimas apresentam atividade mitótica e, portanto, representariam o real componente neoplásico.

A incidência é de cerca de 4 a 5% de todos os tumores ósseos primários e se manifesta, em 75% dos casos, entre 20 e 40 anos, em ambos os sexos. Isso ocorre porque o tumor se desenvolve em esqueleto maduro, com epífises soldadas.[1,3,4] Trata-se de um tumor que envolve a epífise e a metáfise adjacente de ossos longos, principalmente da extremidade distal do fêmur, proximal da tíbia, distal do rádio e proximal do úmero, em ordem decrescente de frequência. Os aspectos de imagem, em geral, mostram lesão radiolucente, bem circunscrita, sem esclerose marginal, com zona de transição estreita entre esta e o tecido normal. Trabeculações internas podem ser observadas e praticamente não há evidências de matriz calcificada dentro do tumor. Apresenta crescimento excêntrico, que se estende à região subcondral. Também são comuns o afilamento e a ruptura da cortical, com expansão para os tecidos moles adjacentes.

Histologicamente, esse tumor se caracteriza por frequentes células gigantes, do tipo osteoclasto, uniformemente espalhadas por entre numerosas células estromais mononucleadas: fusiformes, arredondadas ou ovoides, derivadas de duas populações celulares – uma com feições nitidamente macrofágicas, sendo as características nucleares semelhantes às das células gigantes, e outra composta por células mais imaturas, ocasionalmente com alto índice mitótico (até > 20 mitoses por 10/CMA), mas sempre de padrão típico.

Em geral, as células gigantes são maiores que os osteoclastos habituais, têm o citoplasma fortemente acidófilo e os núcleos vesiculares com nucléolo proeminente. Podem conter até dezenas de núcleos, comumente concentrados na porção central da célula. Essas células gigantes assemelham-se aos osteoclastos quanto aos aspectos morfológicos, à microscopia óptica e ultraestrutural e à imuno-histoquímica. O estroma é bem vascularizado, com áreas de hemorragia recente, antiga ou em organização. Necrose pode ser observada em lesões maiores, e um terço dos casos pode apresentar invasão vascular, especialmente na periferia do tumor, entretanto esse critério, por si só, não tem significado prognóstico, embora comumente visto em casos com componente tumoral pulmonar.

Diagnóstico diferencial histológico se dá com o tumor marrom do hiperparatireoidismo (dosagem do hormônio da

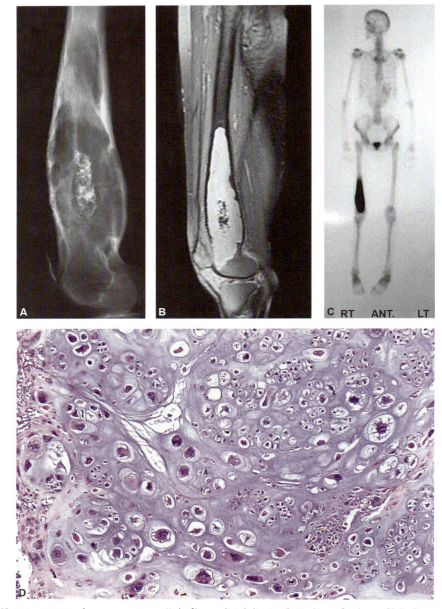

Figura 44.8 Mulher de 63 anos com condrossarcoma grau II do fêmur distal direito. **A.** Radiografia de perfil do fêmur distal exibindo erosão do endósteo com abaulamento cortical e, no centro da lesão, área com calcificações "em anéis" ou do tipo "pipoca" (padrões típicos de calcificação de matriz cartilaginosa). **B.** Corte sagital de ressonância magnética de uma sequência ponderada em T2 com supressão de gordura. As calcificações aparecem em baixo sinal, e o tecido cartilaginoso, por ser bem hidratado, em alto sinal. **C.** Cintilografia óssea com aumento acentuado de captação na fase tardia. Entretanto, a captação é heterogênea com a região central do tumor menos captante em razão da vascularização pobre do tecido cartilaginoso. **D.** Microscopia: observar tecido neoplásico composto por condrócitos atípicos, exibindo nítida variação de volume e hipercromatismo nucleares sobre matriz cartilaginosa basófila.

paratireoide, cálcio, fósforo etc.). Apresenta comportamento biológico imprevisível. É considerado um tumor intermediário, localmente agressivo, raramente metastático. A recidiva é frequente e pode chegar até 50% dos casos, quando tratado apenas por curetagem. Não há nenhum critério morfológico capaz de predizer o comportamento biológico desse tumor. Lesões pulmonares são vistas em torno de 2% dos casos, em média 3 a 4 anos após o diagnóstico. Apresenta crescimento lento e pode regredir espontaneamente; pelo comportamento mais benigno, pode ser considerado implante pulmonar, e não uma metástase verdadeira.

Nos tumores com invasão de partes moles, o melhor tratamento consiste na ressecção segmentar do osso afetado (Figura 44.9). Nas lesões menores, a curetagem associada ao uso de adjuvantes locais, como calor ou nitrogênio líquido, consegue obter bom controle local. Já em casos nos quais o tumor está localizado em topografia de difícil acesso cirúrgico, ou é muito extenso ou frequentemente recorrente, alguns serviços vêm utilizando, mais recentemente, tratamento com um aminobifosfonato, anticorpo anti-RANKL, fármaco conhecido como denosumabe[1], o qual parece retardar ou deter o crescimento tumoral.

Sarcoma de Ewing/tumor neuroectodérmico primitivo

Tumores relativamente incomuns representam em torno de 6 a 8% dos tumores ósseos primários malignos e afetam

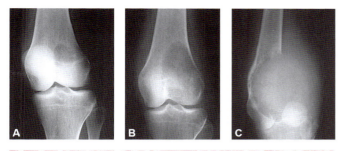

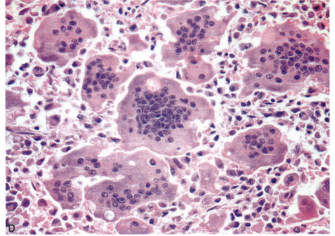

Figura 44.9 Três imagens evolutivas de um tumor gigantocelular. **A.** Lesão radiolucente bem delimitada metafisária. **B.** Tumor apresentou aumento acometendo a epífise do fêmur. **C.** Por se tratar de um tumor agressivo localmente, causou ruptura da cortical e invasão de partes moles. **D.** Microscopia: observar proliferação celular rica em células gigantes multinucleadas do tipo osteoclastos. Essas células contêm grande número de núcleos que se concentram na porção central. O estroma constitui-se por células alongadas ou ovaladas do tipo fibroblastos e histiócitos, respectivamente.

pacientes, em geral, dos 10 aos 25 anos de idade.[1,3,4] Desses casos, 80% ocorrem abaixo dos 20 anos e têm certa predileção para o sexo masculino, em uma relação de 1,4/1. Localizam-se principalmente na diáfise ou na região metadiafisária dos ossos longos, especialmente fêmur, tíbia e úmero, além dos ossos chatos, como ilíaco e escápula. São altamente agressivos, apresentam crescimento rápido, forte tendência a romper a cortical e invadir os tecidos moles. Muitos dos pacientes têm febre, anemia secundária, leucocitose e aumento da velocidade de hemossedimentação (VHS), manifestações que podem ser confundidas com osteomielite.

Os achados radiográficos são de lise ou rarefação óssea, de dimensões variadas. É comum a neoformação óssea periosteal, em lâminas superpostas, lembrando "casca de cebola". Esse aspecto resulta do crescimento tumoral na cortical, intercalado por camadas de osso reativo. Embora característico, esse achado de imagem não é patognomônico. Uma massa de partes moles, em geral desproporcional ao envolvimento ósseo, é associação frequente e pode ser bem demonstrada por estudos de ressonância magnética.

Histologicamente, apresenta-se com tumor sólido, ricamente celular, formado por células pequenas e redondas, de aspecto monótono, dispostas em aglomerados compactos, tendo de permeio esparsas traves conjuntivas delicadas e vascularizadas. O citoplasma é escasso, pálido ou levemente acidófilo e os limites indistintos. O núcleo é esférico ou elipsoide, escuro, com cromatina delicada e contém um ou mais nucléolos pouco evidentes. O tamanho do núcleo é 2 a 3 vezes o núcleo de um eritrócito. As mitoses, em geral, são escassas. As células são ricas em glicogênio (PAS positivo, diástase lábil).

A ausência de fibras de reticulina contribui para diferenciar esse tumor do linfoma ósseo e do neuroblastoma. Marcadores teciduais próprios para os linfomas são mais específicos e, no caso do neuroblastoma, a idade dos pacientes (geralmente abaixo dos 4 anos) e a elevada excreção urinária de catecolaminas são fundamentais no diagnóstico diferencial. A histogênese dessa família de tumores sarcoma de Ewing/tumor neuroectodérmico primitivo (PNET) ainda está em discussão, considerando-se que seja originária de elementos primitivos da medula óssea.

Tem-se proposto que o sarcoma de Ewing seja uma forma menos diferenciada dos PNET e, em uma dimensão espectral, de um lado estaria o sarcoma de Ewing indiferenciado, com expressão imunofenotípica para marcadores como vimentina e CD99, e do outro o PNET, o qual apresenta alguma diferenciação neural. Essa distinção pode ser reconhecida, morfologicamente, pelo arranjo celular com nítida formação de pseudorrosetas ou mesmo rosetas de Homer-Wright e pelo estudo imuno-histoquímico; neste, além da imunopositividade para marcadores semelhantes ao sarcoma de Ewing, há a expressão para pelo menos dois neuromarcadores além da NSE (enolase neural específica): sinaptofisina, proteína S-100, cromogranina e outros. Tanto o sarcoma de Ewing quanto o PNET mostram translocação cromossômica recíproca somática envolvendo os cromossomos 11 e 22, apresentando, na maioria dos casos (85%), o seguinte rearranjo cromossômico: t(11;22) (q24;q12) e fusão gênica *EWSR1-FLI1*. As metástases são precoces e se dão, principalmente, para os pulmões, o fígado e outros ossos. Apesar da agressividade do tumor, é altamente sensível à rádio/quimioterapia, o que tem tornado o prognóstico promissor. Com o avanço terapêutico, cerca de dois terços dos pacientes têm sido curados dessa doença nos últimos anos (Figura 44.10).

O tratamento segue o padrão de quimioterapia neoadjuvante seguida da ressecção com margens amplas da área óssea afetada e complementada por mais quimioterapia adjuvante. Nas lesões pélvicas, o tratamento cirúrgico pode ser substituído por radioterapia.

Plasmocitoma/mieloma múltiplo

Considerado um dos tumores de origem hematopoética mais comuns e a neoplasia óssea primária maligna mais frequente no indivíduo mais velho. Em geral, tem manifestação multicêntrica (mieloma múltiplo). Na forma isolada, mais rara, denomina-se plasmocitoma/mieloma solitário. Na maioria dos pacientes, apresenta-se entre a 6ª e a 7ª década, sendo raro abaixo dos 40 anos (10%).[1,3,4] Ambos os sexos são igualmente afetados, embora algumas estatísticas tenham demonstrado certa predileção para os homens.

Localiza-se preferencialmente em ossos que contêm medula óssea funcionante na idade adulta, como calota craniana, corpos vertebrais, pelve, arcos costais, esterno e porção proximal dos ossos longos. As manifestações clínicas mais comuns compreendem dor, fraqueza e anemia resultante da substituição da medula por tecido neoplásico, associadas à rarefação óssea (osteoporose) e fratura patológica nas lesões maiores. Também o envolvimento vertebral pode levar à compressão da medula espinal e dos troncos nervosos. A destruição óssea também é responsável por hipercalcemia e hipercalciúria, com consequentes nefrocalcinose e calcificações metastáticas.

Imunodepressão e alterações das proteínas séricas, especialmente das gamaglobulinas anômalas e outras proteínas monoclonais da classe da IgG (50%) e IgA (20 e 25%) produzidas pelas células tumorais, são responsáveis pela maior tendência às infecções intercorrentes e pela elevação da hemossedimentação.

Proteína monoclonal-cadeia leve de Bence-Jones e componente M são detectados, no soro e na urina, na maioria dos casos. A eliminação dessas proteínas anormais pelos rins, associada à hipercalciúria e amiloidose secundária (6 a 10%), com depósito principalmente nesses órgãos, representa uma causa de lesões tubulares que resultam em insuficiência renal, tão comum nesses pacientes (rim do mieloma).

Classicamente, as imagens radiográficas mostram lesões líticas ósseas, bem demarcadas, sem esclerose marginal. As primeiras e mais graves manifestações são observadas nos seguintes ossos: calota craniana, vértebras, costelas e pélvis. Em torno de 12 a 25% dos casos podem se apresentar sem foco de destruição óssea tumoral detectável, mas com imagem radiolucente de forma difusa, semelhante à osteoporose generalizada. Os principais diagnósticos diferenciais radiográficos são metástases de carcinoma seguidas de linfoma ósseo e hiperparatiroidismo. À microscopia, o padrão mais típico é o de infiltração difusa, na qual se observam "lençóis" de células pequenas, densamente agrupadas, com núcleos excêntricos e redondos, cromatina condensada com distribuição em "roda de carroça", semelhante a plasmócitos. Pode haver células maiores bi/trinucleadas, ocorrência de atipias celulares e aumento do índice mitótico, diretamente proporcionais ao grau histológico da neoplasia (Figura 44.11).

O citoplasma, especialmente nas formas mais bem diferenciadas, é abundante e acidófilo, em virtude da riqueza em material proteico (imunoglobulinas anômalas) produzido pelas células tumorais. O imunofenótipo expressa vários marcadores panplasmocíticos, incluindo CD 138, CD 38 e fator de transcrição de células plasmáticas MUM 1. Característicamente, expressa imunoglobulina monotípica (Ig) citoplasmática e perde a de superfície, apresentando, das proteínas de cadeia leve, a típica proteína de Bences Jones. A positividade monotípica de imunoglobulina *kappa* ou lâmbda estabelece o diagnóstico de malignidade e afasta plasmocitose reacional. Também o estudo imuno-histoquímico pode ser útil no diagnóstico diferencial com linfomas B, pois em 95% dos casos de plasmocitoma, mostram-se negativos para marcadores pan-B (CD 19) e, em 70 a 80%, para CD20.

O prognóstico é reservado, tratando-se geralmente de uma doença incurável, com média de sobrevida de 3 anos; apenas 10% sobrevivem 10 anos. A redução do tempo de sobrevida

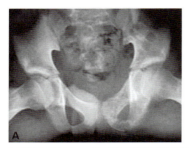
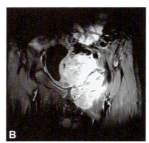
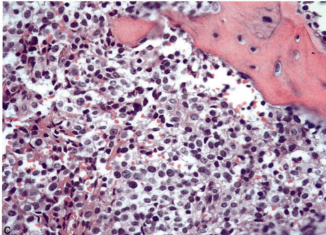

Figura 44.10 Adolescente de 12 anos com queixa de dor em coxa e joelho esquerdos em decorrência de um sarcoma de Ewing pélvico. **A.** Radiografia de frente da bacia com lesão de predomínio osteolítico no púbis e no ísquio esquerdos com reação periostal. **B.** Corte coronal de ressonância magnética da pelve com enorme massa tumoral estendendo-se para partes moles, causando acentuado desvio da bexiga. O acometimento extenso de partes moles é característico do sarcoma de Ewing. **C.** Microscopia: tecido neoplásico densamente celular, composto por células imaturas, redondas e escuras, com destruição e substituição ósseas. Observar trave óssea corroída residual (canto superior à direita).

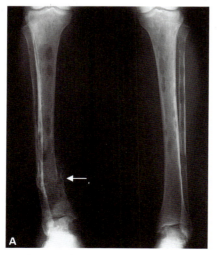
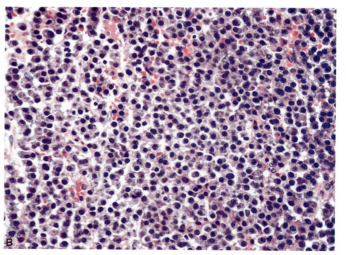

Figura 44.11 Mieloma múltiplo. **A.** Lesões osteolíticas que se confluem nas tíbias e fíbulas. No lado direito, observa-se fratura patológica em consolidação da tíbia (seta). **B.** Microscopia: neoplasia composta por infiltração difusa e monótona de células plasmocíticas bem diferenciadas, exibindo discreta variação de volume e hipercromatismo nucleares.

está relacionada com estádio clínico avançado, insuficiência renal, grau de comprometimento da medula óssea, atividade proliferativa tumoral e certas anormalidades associadas a marcadores de natureza genética, como translocações t(4;14) e t(14;16), além de deleções-alvo em cromossomo 17 p13(TP53).[1]

Metástase óssea

Considerada um implante tumoral descontínuo em relação ao tumor primário, é também definida como neoplasia secundária, que surge a partir de células transportadas do tumor primário e que crescem separadamente dele. A metástase define, inequivocamente, um tumor como maligno, considerado o último evento no processo de desenvolvimento do câncer.

Os tumores metastáticos representam a forma mais comum de câncer esquelético, principalmente em pacientes com carcinoma. A frequência de metástase depende da meticulosidade com que os ossos são examinados macro e microscopicamente. Segundo algumas observações em necropsias[4] com representação ampliada, foram demonstradas até 70% de metástases em pacientes que morreram de carcinoma. Pela cintilografia do esqueleto, observa-se metástase em 85% dos casos. O desenvolvimento efetivo do processo de metástase inclui uma série de eventos – proliferação neoplásica, transformação e crescimento invasivo, angiogênese, invasão vascular, adesão à parede vascular, embolização, extravasamento, depósito e, finalmente, formação de metástase. Cada fase do processo apresenta múltiplos eventos moleculares, ainda não totalmente elucidados.

A progressão tumoral pode ser cessada em cada ponto da cascata, e as células tumorais podem não sobreviver às influências do extra/intracelular. Também o processo pode ocorrer de modo não sequencial. A habilidade de metástase está diretamente vinculada à heterogeneidade clonal. Subclones dentro da população celular tumoral podem ter alta propensão para metástase, entretanto outros têm potencial mínimo ou ausente.

Os sintomas clínicos mais comuns são dor, edema e maior sensibilidade local ou hiperestesia. A dor é insidiosa e progressiva. Dor abrupta pode ocorrer secundariamente à fratura óssea. As lesões, em geral, são múltiplas, mas podem ser únicas, causando muitas vezes problema no diagnóstico diferencial com neoplasias primárias. Qualquer neoplasia pode disseminar-se para os ossos, porém dados pessoais e da literatura mostram que os carcinomas predominam sobre os sarcomas.

Em adultos, mais de 75% das metástases originam-se de cânceres de próstata, mama, rim e pulmão. Em crianças, as metástases ósseas provêm de neuroblastoma, tumor de Wilms, osteossarcoma, sarcoma de Ewing e rabdomiossarcoma. Também quanto à distribuição no esqueleto, qualquer osso pode ser sede de metástases. Os mais comumente envolvidos, em ordem de frequência, são corpos vertebrais, pelve, fêmur proximal, crânio, costela, úmero proximal e esterno. Chama a atenção o fato de que todos esses ossos têm em comum a presença de medula óssea funcionante, inclusive na idade adulta. Os fatores que predispõem ao forte envolvimento das vértebras são capilares sinusoides, medula hematopoética, plexos venosos conectados com órgãos torácicos e abdominais, e plexo venoso vertebral de Batson, o último sem válvulas venosas para controlar o fluxo de sangue. O aumento da pressão no tórax ou no abdome faz o sangue sofrer um desvio do sistema cava para o plexo vertebral. Assim, os êmbolos neoplásicos têm livre acesso e facilmente ganham as vértebras.

Na maioria das vezes, a neoplasia óssea metastática tem origem epitelial, ou seja, carcinomatosa, facilmente diagnosticada em cortes de rotina, corados por H&E, pois o osso não apresenta epitélio. Além disso, alguns carcinomas, por características morfológicas próprias, possibilitam elucidar o diagnóstico, como os carcinomas epidermoides com as típicas formações de pérolas córneas. Ainda, o diagnóstico histológico é simples em alguns adenocarcinomas metastáticos, como o carcinoma renal de células claras e o carcinoma folicular da tireoide (folículos com coloide). Mas, em algumas situações, o patologista poderá ter dificuldade. A análise imuno-histoquímica tem sido utilizada como método complementar de grande valia no diagnóstico das neoplasias metastáticas e na detecção da sua origem (sítio primário). As metástases ósseas podem apresentar reações estromais distintas, comumente correlacionadas com os achados radiológicos. Subdividem-se nos seguintes padrões morfológicos (Figura 44.12):

- Osteolítico: observa-se franca destruição de traves ósseas, as quais se apresentam corroídas, fragmentadas ou mesmo necróticas (sequestro), e o estroma é substituído pela neoplasia invasiva. A lise óssea ocorre por diversos fatores: ação direta das células neoplásicas, secreção de fatores de necrose, ativação de monócitos e estímulo de osteoclastos. Várias substâncias produzidas pelas células neoplásicas podem estimular osteoclastos, como fatores de crescimento, citocinas, TGF-alfa e beta, fatores de crescimento derivados das plaquetas, interleucina 1 e fatores de necrose tumoral. Exemplos: metástases de carcinoma renal e da tireoide
- Osteoblástico: observa-se proliferação óssea de padrão reacional com rima de osteoblastos envolvendo as traves ósseas neoformadas. Isso ocorre em decorrência da produção de fator estimulante de osteoblastos pela neoplasia. Metástases de carcinoma da próstata e meduloblastoma são bons exemplos dessa situação
- Desmoplásico: observa-se proliferação fibrosa e colagenizada marcante do estroma, muitas vezes comprimindo e encobrindo cordões e células neoplásicas. Isso ocorre pela produção de fator estimulante de fibroblastos. Carcinoma ductal da mama metastático deve ser citado como exemplo
- Misto: vários padrões estromais se associam. Exemplo comum: carcinoma ductal da mama e do cólon.

Tumores ósseos de natureza neoplásica não definida

Anteriormente, esse grupo era classificado como lesões ósseas pseudotumorais, contudo, na nova classificação da OMS (2013)[1], passou à denominação de tumores ósseos de natureza neoplásica não definida. A seguir, serão discutidas as lesões mais frequentes e as de maior importância na clínica reumatológica.

Cisto ósseo aneurismático

Nesse grupo, o cisto ósseo aneurismático compreende uma das lesões mais comuns.[1,3,4] O seu crescimento é rápido e pode atingir grandes dimensões, principalmente quando as cavidades são preenchidas por sangue, podendo ser confundidas com lesão maligna. A causa é desconhecida – alguns admitem origem traumática ou organização peculiar de um fenômeno hemorrágico intraósseo ou intralesional. O cisto ósseo aneurismático pode surgir de novo, sem lesão óssea prévia, ou ser secundário, isto é, associado a outro tumor ósseo, de qualquer natureza.

Ocorre em qualquer faixa de idade, mais comumente (80%) nas duas primeiras décadas da vida, e não tem predisposição quanto ao sexo. A localização principal é a metáfise dos ossos longos, sobretudo o fêmur, seguido da coluna vertebral e dos ossos chatos. Sua localização, frequentemente excêntrica, com abaulamento do periósteo, justifica a designação de cisto ósseo aneurismático. A imagem se caracteriza por lesão osteolítica, expansiva, de limites bem definidos, aspecto insuflante e multiloculado. Em geral, associa-se a adelgaçamento cortical e leve esclerose reacional subperiosteal, formando uma delgada capa envolvendo a lesão.

Internamente, apresenta múltiplas septações, conferindo aspecto peculiar em "bolhas de sabão". Esses septos podem aumentar de radiodensidade, em razão da ossificação secundária. O conteúdo sanguíneo das cavidades pode sofrer um processo de sedimentação, separando o plasma dos elementos celulares do sangue, deixando um sinal característico de nível entre eles, denominado nível líquido-líquido, muito bem demonstrado pelos exames de ressonância magnética.

À histologia, observam-se cavidades irregulares e intercomunicantes, de vários tamanhos, sem revestimento endotelial, preenchidas por sangue e permeadas por septos de espessura variável, constituídos por tecido conjuntivo vascularizado, pouco a moderadamente celular, formados por fibroblastos típicos e proliferação óssea reacional, com rima de osteoblastos. Também se observam células gigantes do tipo osteoclastos esparsas ou mesmo margeando as cavidades císticas. Pode haver lesões mais celulares (variante sólida do COA), compostas por células estromais fusiformes e por agregados de células gigantes do tipo osteoclastos; estes, por sua vez, geralmente envolvem áreas hemorrágicas em diversas fases de absorção.

O tratamento do cisto ósseo aneurismático primário é realizado com curetagem intralesional com adjuvante local ou apenas com embolização da lesão. Pode ser ressecado com margens marginais em segmentos ósseos dispensáveis. Trata-se de uma lesão com potencial de recorrência local, sendo o índice de recidiva pós-curetagem simples de 20 a 70% dos casos.

Displasia fibrosa

Representa um distúrbio fibro-ósseo benigno, provavelmente uma malformação ou anomalia do desenvolvimento do mesênquima formador de osso, sem fatores hereditários ou familiares. Pode apresentar-se na forma solitária (monostótica) ou multifocal (poliostótica). As lesões poliostóticas podem ter distribuição homolateral no esqueleto (monomélica) ou bilateral e difusa (polimélica). Algumas formas mais graves da doença poliostótica podem estar associadas a outras manifestações clínicas, como é o caso da síndrome de Mac-Cune-Albright, caracterizada por disfunção endócrina múltipla, puberdade precoce e displasia óssea polimélica, e da síndrome de Mazabraud, displasia fibrosa poliostótica associada a mixomas dos tecidos moles. A distribuição topográfica mais comum, em ordem decrescente, no esqueleto é fêmur, tíbia, maxila, crânio e costelas. As lesões podem levar à deformidade do osso afetado; fratura patológica pode compreender o sintoma inicial.

O aspecto radiográfico depende da proporção dos componentes ósseo e fibroso que substituem o tecido ósseo preexistente e de modificações evolutivas com a idade da lesão e de fenômenos secundários (fratura etc.) associados. Nas lesões clássicas, o padrão radiográfico típico denomina-se "aspecto em vidro fosco" ou "vidro despolido" (radiopaco). Quando

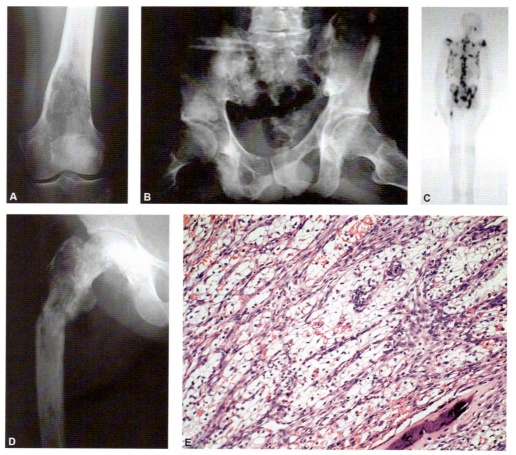

Figura 44.12 Metástases ósseas. **A.** Carcinoma renal. **B** e **C.** Adenocarcinoma de próstata. **D.** Fratura patológica por metástase de câncer de mama. **E.** Microscopia: carcinoma metastático de células claras (tumor primário: hipernefroma/carcinoma renal de células claras). Observar estruturas tubuloglandulares e cordonais, compostas por células epiteliais, com citoplasma amplo e claro, em caráter infiltrativo, no tecido ósseo. Notar delgada trave óssea residual (canto inferior à direita).

predominar o tecido conjuntivo, a lesão pode mostrar aspecto transparente cístico. A lesão cresce a partir da porção medular em direção à cortical, expandindo os contornos do osso com adelgaçamento da cortical, promovendo deformidades importantes do osso afetado.

A morfologia apresenta, basicamente, dois componentes principais: fibroso e ósseo. O primeiro representa o estroma conjuntivo, é composto por células fusiformes do tipo fibroblastos, que se dispõem em várias direções, por vezes formando "redemoinhos" ou distribuição vorticilar. A produção de colágeno por essas células varia muito de uma lesão para outra e mesmo dentro da própria lesão. Algumas são muito colagênicas, outras pouco, com estroma frouxo, mixoide, formando inclusive cavidades císticas. O outro componente consiste no tecido ósseo ou na matriz osteoide imatura, de padrão metaplásico. Este apresenta-se em quantidade e distribuição também bastante variadas. Em virtude da natureza metaplásica, as traves ósseas não são margeadas por osteoblastos nem osteoclastos, mas se dispõem de maneira curiosa, anastomosante, lembrando letras chinesas, o "U" ou o "V" do alfabeto brasileiro. Às vezes, tecido cartilaginoso pode estar associado.

O prognóstico é bom e tratamento cirúrgico é raramente indicado; contudo, raramente pode sofrer transformação maligna, com maior chance a forma poliostótica da doença, e principalmente para osteossarcoma ou fibrossarcoma (Figura 44.13).[1,3,4]

Tumor marrom do hiperparatireoidismo

Caracteriza-se por múltiplas lesões líticas ósseas em razão da secreção excessiva de hormônio da paratireoide (PTH). Essa condição pode ocorrer, em sua maioria (até 85%),[3,4] em decorrência de tumores dessa glândula ou por hiperplasia primária de uma ou mais paratireoides (10%). Outra condição comum de hiperparatireoidismo refere-se à hiperplasia secundária das paratireoides, em consequência de qualquer processo de hipocalcemia prolongada.

Os achados macroscópicos e de imagem podem mostrar, em geral, múltiplas áreas de reabsorção da cortical óssea, com adelgaçamento da diáfise e aparecimento de imagens de aspecto lacunar, zonas de osteoporose e fraturas, osteomalacia e distrofia fibrosa, com deformidades ósseas, caracterizadas por encurvamento e colapso de vértebras, hematomas intraósseos e cistos residuais com imagem de lise óssea. Os alvéolos dentários podem mostrar alterações precoces, como a reabsorção da lâmina dura. Sinais de perda óssea também podem ser vistos na clavícula, nos ossos curtos das extremidades e na sínfise pubiana. Denominam-se "tumores castanhos" ou marrons em virtude da grande quantidade de hemossiderina derivada das áreas hemorrágicas.

À microscopia, é comum uma grande atividade osteoclástica. Os osteoclastos se agrupam ao redor de áreas hemorrágicas; o estroma é fibroso, com vasos neoformados, e traves ósseas delgadas (osteoporóticas) periféricas podem ser observadas, além de proliferação óssea regenerativa, pelas microfraturas. A riqueza em osteoclastos pode levar a dificuldade no diagnóstico microscópico com outras lesões ósseas, ricas em células gigantes. A tendência dos osteoclastos de envolverem as áreas de hemorragia – além de o acometimento ser, principalmente, na porção diafisária dos ossos longos, nos casos típicos – ajuda no diagnóstico diferencial com o tumor de células gigantes, no qual a lesão é metaepifisária (ver dados anteriormente apresentados). O tratamento do tumor marrom é clínico. Quando o hiperparatireoidismo for controlado, a lesão óssea se consolidará.

Doença óssea de Paget

Também denominada osteíte deformante, foi descrita por James Paget em 1876 e se caracteriza por remodelação óssea excessiva e desordenada. Tem certa predileção para o sexo masculino, após os 40 anos. Pode apresentar-se na forma monostótica, com envolvimento isolado, principalmente na tíbia, no ílio, no fêmur, no crânio, na vértebra ou no úmero, e na forma poliostótica ou generalizada, mais rara (15%), que compromete principalmente ossos da bacia, crânio e esqueleto axial.[1,3,4] Dor no osso afetado consiste no sintoma mais comum, secundária a microfraturas e crescimento ósseo excessivo, por vezes com compressão de medula espinal ou raiz nervosa.

A etiologia não está totalmente esclarecida. Têm sido identificadas partículas de paramixovírus (retrovírus lento) em osteoclastos, osteoblastos e osteócitos nessa doença. A sequência repetitiva e sobreposta de eventos pode ser dividida em estágio

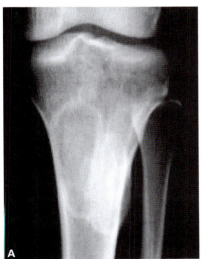
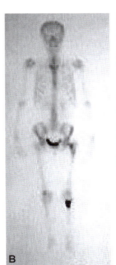
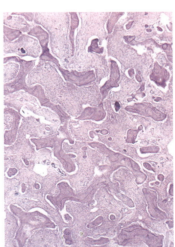
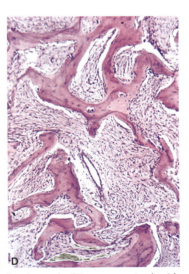

Figura 44.13 Displasia fibrosa da fíbula proximal esquerda. **A.** Radiografia com lesão bem delimitada com bordas escleróticas e aspecto de vidro fosco. **B.** Aumento de captação na tíbia proximal esquerda na fase tardia da cintilografia óssea. Existe captação também na porção proximal do fêmur esquerdo, onde há outro foco displásico operado. **C** e **D.** Microscopia: observar exuberante proliferação de traves ósseas anastomosantes, com disposição clássica, lembrando "letras do alfabeto chinês". Essas traves têm padrão metaplásico e o estroma é fibroso, moderadamente celular, sem atipias e com vasos ectasiados e armados.

inicial osteolítico, seguido de uma fase osteoclástica e osteoblástica, que evolui com predomínio de atividade osteoblástica ou estágio de esclerose. A marca histológica desse processo de lise e remodelação do osso lamelar consiste no padrão em "mosaico" deixado por uma linha cementante bem demarcada e aposição óssea imatura ou não lamelar adicional.

Pode-se mensurar o grau de atividade da doença pela intensidade do processo de remodelação óssea. A imagem radiográfica reflete o estágio histológico, podendo mostrar desde áreas líticas isoladas, áreas alternadas de osteólise e de esclerose, como a imagem em "flocos de algodão" na tábua craniana, até esclerose marginal, demonstrada pelo aspecto clássico em "moldura" no corpo vertebral, e deformidades dos ossos longos com espessamento cortical e encurtamento da tíbia e do fêmur. A doença, em geral, tem evolução lenta e benigna. A complicação mais séria é o desenvolvimento de sarcomas (5 a 10% dos pacientes), principalmente com doença poliostótica; destes, metade ou mais corresponde a osteossarcoma (Figura 44.14).

Lesões tumorais articulares

Serão consideradas apenas as lesões principais e de ordem prática para o reumatologista.

Condromatose ou osteocondromatose articular

Condição pouco comum, sendo considerada neoplasia benigna, que se apresenta como múltiplos nódulos metaplásicos de cartilagem hialina no estroma sinovial. Geralmente

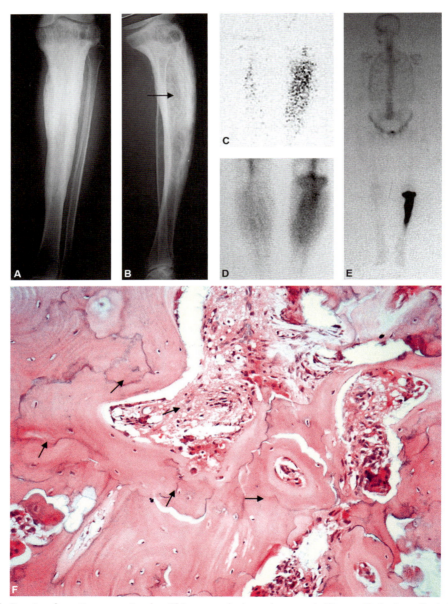

Figura 44.14 Doença de Paget na fase ativa acometendo a tíbia esquerda de um homem de 70 anos. **A.** Radiografia de frente dos ossos da perna mostra espessamento cortical extenso com esclerose. Na região epifisária, observam-se áreas osteolíticas associadas a espessamento de trabéculas. **B.** Na radiografia em perfil, além do arqueamento da tíbia, observa-se na diáfise (seta) uma área de osteólise com aparência da letra "V". **C.** Fase angiográfica da cintilografia óssea com fluxo aumentado na tíbia esquerda. **D.** Fase de equilíbrio demonstra aumento de permeabilidade capilar na tíbia esquerda. **E.** Fase tardia com intenso aumento de captação nos dois terços proximais da tíbia esquerda, desenhando o formato do osso. **F.** Microscopia: remodelação óssea, caracterizada por traves irregulares, de espessura variável, com predomínio das alargadas. Observar frequentes linhas cementantes, dispostas em "mosaico" (setas). Há moderada atividade osteoblástica e osteoclástica na periferia das traves ósseas e certo grau de fibrose do estroma.

monoarticular, afeta principalmente grandes articulações como o joelho (dois terços dos casos) e a articulação coxofemoral, embora qualquer articulação possa ser acometida, inclusive a temporomandibular.[1,3,4] A idade de acometimento é bastante variável, desde a 1ª até a 7ª década de vida, com pico de incidência na 5ª. O sexo masculino é predominantemente afetado, na proporção de 2:1.

Os sintomas mais comuns são dor, edema, nódulos palpáveis e limitação de movimentos de evolução crônica, além de osteoartrite secundária. Nos casos clássicos, feições radiográficas e tomografia computadorizada mostram nódulos articulares e periarticulares com calcificações em anel, do tipo condroide, ou granulares e salpicadas. Não raramente, os nódulos podem apresentar padrão de mineralização em casca de ovo com centro radiolúcido. Os nódulos, quando não calcificados, podem aparecer na efusão articular como pequenas massas redondas, por meio da ressonância magnética. Toda a sinóvia pode estar acometida por múltiplos e pequenos nódulos, variando desde < 1 mm a > 1 cm, que podem coalescer e formar massas multinodulares. Na histologia, esses nódulos são constituídos por cartilagem hialina ou mixoide, com densidade celular de condrócitos elevada, formando agrupamentos.

Os condrócitos podem apresentar, caracteristicamente, certa atipia nuclear (binucleação e aumento de volume), sem, contudo, indicar malignidade ou comportamento mais agressivo. As lesões podem sofrer ossificação encondral, também referida como osteocondromatose. Essa condição deve ser diferenciada de corpos livres intra-articulares, secundários ao processo degenerativo de lesão preexistente na articulação. Recorrência é encontrada em 15 a 20% dos casos, sendo maior quando de envolvimento tenossinovial. Transformação maligna é extremamente rara, em geral em casos de longa evolução e com múltiplas recorrências. Em geral, a transformação se dá para condrossarcoma de baixo grau histológico e se caracteriza por invasão óssea local e baixo potencial metastático (Figura 44.15).

Sinovite vilonodular pigmentada

Com lesões relacionadas ou mesmo variação de uma única lesão, tem recebido várias denominações, como tumor gigantocelular da bainha tendinosa, tenossinovite nodular localizada e tenossinovite vilonodular pigmentada das bainhas e tendões. É considerada um tumor benigno que pode se desenvolver na sinóvia, na bainha tendínea e na bursa.[1,3,4]

Apresenta-se, em geral, na forma monoarticular. O envolvimento simultâneo de múltiplas articulações é excepcional. Afeta, principalmente, adultos de 3ª e 4ª décadas de vida, atingindo igualmente os sexos. Esse tumor subdivide-se em forma localizada e difusa. O primeiro, em geral, envolve a bainha tendínea dos dedos das mãos (85%), localização mais comum desse tipo de tumor, seguida do punho. Manifesta-se, clinicamente, por crescimento lento e nodular, levemente doloroso, que, em geral, não ultrapassa 2 a 4 cm. A imagem em geral demonstra lesão nodular bem circunscrita, tipicamente lobulada nas partes moles periarticulares e ocasional associação com alteração degenerativa na articulação e erosão óssea adjacente. Na forma difusa, os tumores são bem maiores – mais raros que os primeiros, afetam grandes articulações, principalmente a do joelho (80%), seguida da articulação coxofemoral e do tornozelo.[1,3,4]

Estudos radiográficos mostram massa mal definida periarticular, frequentemente associada a doença articular degenerativa e lesões císticas no osso adjacente. Pela ressonância magnética, há decréscimo de sinal em T1 e T2, e artefatos secundários à deposição de hemossiderina. A histologia mostra, na forma localizada, tumores pequenos, bem circunscritos e revestidos por cápsula fibrosa. Nas lesões intra-articulares, é comum a associação de arranjo nodular com o viloso. O estroma é constituído por proporções variadas de células mononucleadas pequenas, ovaladas e fusiformes, células gigantes multinucleadas, macrófagos xantomatosos e hemossiderófagos. Na forma difusa, a maioria apresenta crescimento infiltrativo difuso. A densidade celular é variável, composta por áreas ora compactas muito celulares ora frouxas, sem coesão. Há comumente espaços em fenda que imitam a cavidade articular revestida por sinóvia. Em comparação com a forma localizada, na difusa as células gigantes multinucleadas são mais raras e encontradas junto a focos hemorrágicos. O componente mononuclear

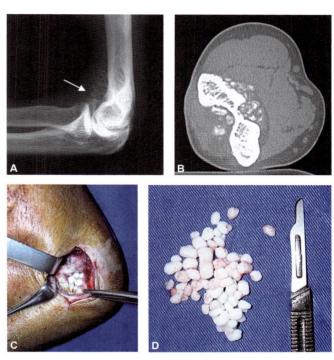

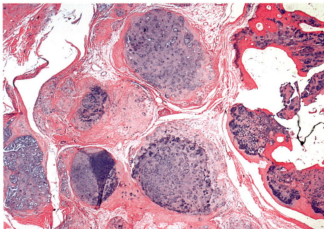

Figura 44.15 Condromatose sinovial do cotovelo esquerdo. **A.** Radiografia do cotovelo esquerdo com calcificações circulares na fossa coronóidea (seta). **B.** Corte axial de tomografia computadorizada com múltiplos corpos livres nas fossas coronóidea e do olécrano. **C.** Intraoperatório: abertura do cotovelo pela via lateral onde se observam vários corpos livres. **D.** Aspecto macroscópico dos corpos livres. **E.** Microscopia: observar múltiplas estruturas nodulares, compostas por tecido cartilaginoso bem diferenciado, exibindo graus variados de ossificação endocondral associada.

compreende dois tipos de células: o de células pequenas ovoides ou fusiformes semelhantes a histiócitos e o de células maiores, arredondadas, com citoplasma abundante, pálido, núcleos vesiculares, com nucléolo eosinófilo, acompanhados ou não de agregados densos de células xantomatosas. Áreas de necrose podem ser observadas. Mitoses são facilmente identificáveis e, em geral, mais de 5 por 10 campos de maior aumento.

O tratamento desse tumor, na forma localizada, consiste em uma simples remoção. A capacidade de recorrência é baixa e controlada com reexcisão. Na forma difusa, o comportamento é mais agressivo, com erosão óssea e invasão dos tecidos moles adjacentes, e as recidivas bem mais comuns. Também se soma a dificuldade de remoção completa cirurgicamente, pelo caráter difuso da lesão, na maioria dos casos (Figura 44.16).

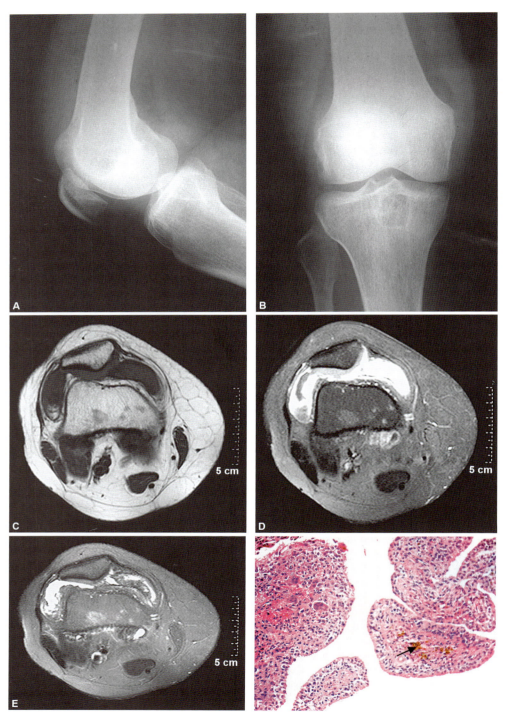

Figura 44.16 Sinovite vilonodular pigmentada do joelho direito. **A.** Aumento de partes moles na região do recesso suprapatelar e na fossa poplítea. **B.** Imagem radiolucente com bordas bem delimitadas na região epifisária da tíbia. **C.** Ressonância magnética com imagem ponderada em T1 com aumento de volume intra-articular. **D.** Corte axial de sequência ponderada em T1 com supressão de gordura e injeção de contraste com espessamento da sinóvia e intensa impregnação de contraste. **E.** Corte axial de sequência ponderada em T2 com supressão de gordura. A área de hipersinal intra-articular corresponde a um líquido circundado pela sinóvia espessada. **F.** Microscopia: sinóvia exibindo proliferação vilosa exuberante, com estroma celular vascularizado, contendo células gigantes do tipo osteoclastos, fibroblastos e agregados de hemossiderófagos (seta).

REFERÊNCIAS BIBLIOGRÁFICAS

1. Fletcher CDM et al. WHO classification of tumors of soft tissue and bone. 4.ed. Lyon: IARC Press; 2013. p. 239-468.
2. Coleman RE, Rubens RD. Bone metastases. In: Abeloff MD et al. Abeloff: clinical oncology. 3.ed. Philadelphia: Elsevier; 2004.
3. Pena GP, Andrade F. Sistema osteoarticular. In: Brasileiro Filho G. Bogliolo patologia. 9.ed. Rio de Janeiro: Guanabara Koogan; 2016. p. 1069-128.
4. Czerniak B. Dorfman & Czerniak's bone tumors. St. Louis-Missouri: Elsevier; 2016. p. 1506.
5. Enneking WF et al. A system for the surgical staging of musculoskeletal sarcoma. Clin Orth and Rel Research. 1980; 153:106-20.
6. Kneisl JS et al. Bone. In: Amin MB et al. AJCC Cancer Staging Manual. 8.ed. Chicago: Springer; 2017. p. 471-86.
7. Edge SB et al. American Joint Committee on Cancer (AJCC). Cancer staging manual. 7.ed. New York: Springer; 2010.
8. Sobin LH et al. International Union against Cancer (UICC). TNM classification of malignant tumors. 7.ed. Oxford: Wiley-Blackwell; 2010.

45 Manifestações Reumáticas das Doenças Sistêmicas

Teresa Cristina de Abreu Ferrari • Luiz Severiano Ribeiro • Débora Cerqueira Calderaro • Fabiana Moura

INTRODUÇÃO

Muitas vezes, manifestações musculoesqueléticas, particularmente as articulares, constituem um desafio para o clínico, uma vez que podem ocorrer no curso de um grande número de doenças locais e sistêmicas. História clínica e exame físico detalhados são fundamentais para o diagnóstico diferencial. Adicionalmente, exames complementares são de extrema utilidade para limitar as possibilidades diagnósticas. Neste capítulo, serão abordadas as principais doenças ou condições clínicas capazes de cursar com manifestações musculoesqueléticas e/ou de serem confundidas com as doenças reumáticas.

ENDOCRINOPATIAS

As manifestações reumáticas associadas às doenças endócrinas são frequentes; além disso, algumas ainda representam um motivo de questionamento quanto à sua verdadeira relação causal com cada endocrinopatia em particular.

O reumatologista comumente se depara com endocrinopatias em sua prática clínica diária, quer seja avaliando uma manifestação osteoarticular de uma doença endócrina já definida, quer seja diagnosticando uma dessas doenças diante de um quadro reumatológico em propedêutica. A questão a levantar para cada uma dessas manifestações reside no fato de se realmente existiria uma relação de causalidade entre elas.

No entanto, este não será o objetivo do capítulo, e sim apontar as associações mais prevalentes, corroboradas por estudos epidemiológicos, para cada endocrinopatia considerada, bem como relatar as associações pouco estabelecidas, que necessitam ainda de comprovação.

Diabetes melito

Várias são as manifestações reumáticas associadas ao diabetes melito (DM), muitas delas consideradas secundárias às alterações neuropáticas da doença ou à deposição excessiva de tecido conjuntivo em resposta ao seu componente microvascular isquêmico.

Ao longo dos anos, têm sido propostas tentativas de classificação dessas manifestações, podendo ser dessa maneira agrupadas:

- Manifestações únicas decorrentes das complicações do diabetes ou intrínsecas ao DM (infarto muscular do diabetes)
- Manifestações mais frequentemente associadas ao DM (capsulite adesiva, periartrite calcificada do ombro, síndrome da limitação da mobilidade articular ou contratura em flexão dos dedos [CFD], contratura de Dupuytren, tenossinovite flexora ou dedo em gatilho, artropatia neuropática de Charcot, síndrome do túnel do carpo [STC] e outras neuropatias)
- Associações possíveis, que compartilham fatores de risco inerentes ao DM e à síndrome metabólica (hiperostose esquelética idiopática difusa [DISH] e gota) e aosteoartrite.[1-4]

A etiologia e a patogenia de muitas dessas manifestações musculoesqueléticas (capsulite adesiva, Dupuytren, CFD, dedo em gatilho) permanecem desconhecidas, mas existem evidências de que decorram de alteração da glicosilação enzimática do colágeno, levando à produção excessiva de *cross-links* colágenos e à promoção de mediadores pró-inflamatórios e moléculas de adesão. Esse processo é acelerado pelos níveis persistentemente elevados da glicose, o que promove aumento da deposição e perda da elasticidade do tecido conjuntivo.

A capsulite adesiva é relatada como prevalente em 0 a 10% da população geral, ocorrendo em cerca de 7 a 30% dos pacientes diabéticos. No DM, o envolvimento bilateral é mais comum, acometendo indivíduos em faixa etária mais jovem quando comparados à população não diabética. Surge mais frequentemente no DM tipo 2, associada à doença de maior duração, sem predileção aparente quanto ao sexo.[4]

A contratura de Dupuytren é mais prevalente no DM (5 a 21%) que na população geral (3 a 9%). Contudo, a prevalência de DM em pacientes diagnosticados com Dupuytren é de 13 a 39%. Assim como ocorre na capsulite adesiva, é mais frequentemente bilateral. Ainda, é mais prevalente no sexo masculino e associa-se ao tempo de evolução da doença, mas não foi detectada associação com controle metabólico precário.[2,4]

A CFD compreende uma manifestação muito frequente no DM, especialmente no do tipo 1, com prevalência estimada de 8 a 58%. Está associada ao tempo de duração do DM tipo 1, sem relação aparente com o controle metabólico.[2,4]

A tenossinovite flexora (dedo em gatilho) é mais prevalente no DM tipo 1 (20%) em comparação ao DM tipo 2 (3%) e à população geral (2%). A prevalência de DM em pacientes com tenossinovite flexora é de cerca de 10%. Também está relacionada com a duração da doença.[4,5]

Em um estudo transversal controlado realizado por Ribeiro e Diniz[6], em 206 pacientes diabéticos e 140 controles não diabéticos, encontrou-se prevalência significativamente mais elevada de várias das alterações secundárias à deposição inadequada de tecido conjuntivo, como a tenossinovite flexora, a periartrite calcificada de ombros e a CFD, nos indivíduos diabéticos. Esses dados encontram ressonância na literatura mundial. O mesmo não se observou quanto à capsulite adesiva e à contratura de Dupuytren, para as quais se encontrou inicialmente uma associação, embora não tenha se mantido após a comparação por grupo etário de prevalência dessas manifestações (pacientes com idade ≥ 40 anos), trazendo como conclusão final uma associação provável entre essas variáveis e o diabetes.

No mesmo estudo, a STC foi detectada em 10% dos pacientes diabéticos, tendo sido considerada uma manifestação prevalente associada à doença. A polineuropatia simétrica distal foi encontrada em 63% dos casos de diabetes, não se observando associação significativa com idade, sexo, tipo de diabetes, tempo de evolução da doença ou terapêutica empregada. A neuropatia autonômica surgiu em 37,4% do grupo diabético, estando associada à polineuropatia simétrica distal em 87% dos casos. Mostrou-se mais prevalente na doença de longa evolução, sem apresentar relação com a idade do paciente.[6]

Uma série de condições reumáticas está diretamente associada à neuropatia diabética, como osteomielite, artrite séptica, neuroartropatia de Charcot e a osteólise do pé diabético.[7]

Em relação à artropatia neuropática de Charcot, a teoria neurotrófica, segundo a qual a desnervação autonômica dos vasos responsáveis pela vascularização óssea seria a responsável pelo dano osteoarticular irreversível, vem sendo confrontada, nos últimos anos, por falta de evidências. Estudos recentes têm demonstrado que esteja possivelmente associada a fratura óssea de estresse na presença da polineuropatia.[8] A osteopenia associada ao DM tipo 1 também parece compreender um fator contributivo. Trata-se de uma complicação rara do DM, presente no DM tipo 1 em indivíduos mais jovens e com maior tempo de evolução da doença que no DM tipo 2. É relatada prevalência aumentada em pacientes diabéticos obesos e com neuropatia.[4]

A prevalência de DISH (Figura 45.1) na população diabética varia entre 13 e 49% dos casos, em comparação a uma prevalência de 1,6 a 13% na população geral. Diferentemente do que ocorre com outras manifestações reumáticas, não parece haver associação entre esta e o tempo de evolução do diabetes. No entanto, é frequentemente associada à presença de síndrome metabólica e a risco aumentado de doença cardiovascular.[4]

As inter-relações entre gota, hiperuricemia e síndrome metabólica são conhecidas. A síndrome metabólica, por sua vez, aumenta o risco de doença aterosclerótica cardiovascular e de DM tipo 2. Em um estudo prospectivo que incluiu 11.351 homens para avaliação da doença cardiovascular,[9] aqueles considerados de alto risco e com o diagnóstico de gota apresentaram risco maior para desenvolvimento futuro de DM tipo 2, independentemente de outros fatores. Um estudo recente aponta para uma relação de interdependência mútua, quanto aos fatores genéticos, entre gota e DM tipo 2, independentemente de obesidade e/ou do consumo de álcool.[10]

Possíveis relações causais com base genética também têm sido pesquisadas quanto à presença de artrite reumatoide (AR) e DM tipo 1.[11] As manifestações reumáticas associadas ao DM estão resumidas no Quadro 45.1.

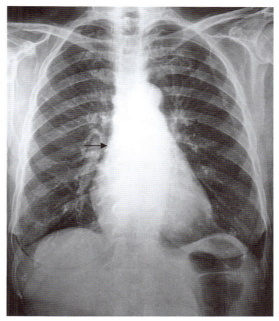

Figura 45.1 DISH: pontes ósseas contínuas localizadas caracteristicamente à margem direita das vértebras torácicas (seta).

Acromegalia

A produção excessiva do hormônio de crescimento por um adenoma da hipófise anterior, o que resulta em estimulação crônica de fibroblastos, condrócitos e osteoblastos, é responsável, no adulto, por uma série de manifestações musculoesqueléticas de curso insidioso e de difícil diagnóstico, sendo as principais causas de morbidade e instabilidade funcional desses pacientes.[7,12]

A hipertrofia da cartilagem articular, as calcificações em partes moles e a exuberante neoformação óssea às margens articulares consequentes a essa hiperestimulação determinam as alterações radiológicas às quais o reumatologista deverá estar bem atento. Alguns sinais radiográficos podem sugerir o diagnóstico de acromegalia, como o aumento de partes moles (p. ex., coxim calcâneo > 21 mm), a elevação do espaço intra-articular (observado em radiografias simples de mãos e/ou joelhos), os tufos distais das falanges em "ponta de flecha"

Quadro 45.1 Manifestações reumáticas associadas ao diabetes melito.

Manifestações únicas ou intrínsecas ao DM
• Infarto muscular do diabetes*
Manifestações mais prevalentes no DM
• Capsulite adesiva
• CFD
• Dedo em gatilho
• Contratura de Dupuytren
• Charcot
• STC
• Neuropatias periféricas
• Neuropatia autonômica
Manifestações possíveis
• DISH
• Gota

*Complicação rara do DM de longa evolução, que se apresenta com dor súbita e edema geralmente localizado na coxa. Resolve-se espontaneamente.[12]
DM: diabetes melito; CFD: contratura em flexão dos dedos; STC: síndrome do túnel do carpo; DISH: hiperostose esquelética idiopática difusa.

(resultado da neoformação óssea, também observada em radiografias simples das mãos) e as calcificações periarticulares (quando de outras alterações sugestivas da doença). Os sítios articulares mais frequentemente acometidos são mãos, ombros, quadris, joelhos, mandíbula e coluna cervical e lombar.

A STC, que resulta da compressão do nervo mediano por tecido fibroso no retináculo cárpico e, especialmente, por edema do nervo mediano, é relatada em metade dos pacientes. O tratamento da acromegalia resulta em pronta melhora do quadro.[12]

A fraqueza muscular proximal, diferenciada daquela observada na polimiosite em razão da ausência de alterações eletromiográficas e dos níveis normais das enzimas musculares, é relatada em 50% dos casos e tem etiopatogenia ainda pouco conhecida.

O fenômeno de Raynaud, possivelmente por espessamento da parede vascular, é descrito em um terço dos casos de acromegalia.[7]

Tireoide

Hipotireoidismo

A artropatia associada ao hipotireoidismo apresenta-se com dor, edema e rigidez articular, podendo surgir, em algumas ocasiões, sob a forma de poliartrite simétrica, com envolvimento de pequenas articulações de mãos e pés, punhos e joelhos, quando se assemelha a quadro de AR soronegativa. O líquido sinovial, no entanto, é do tipo não inflamatório, e a manifestação articular reverte-se após a reposição do hormônio tireoidiano.[7,12]

Em indivíduos idosos, o hipotireoidismo pode mimetizar quadro de polimialgia reumática, com dor em cintura escapular e pélvica associada a rigidez generalizada. Miopatia proximal sob a forma de fraqueza muscular progressiva com elevação das enzimas musculares é mais comum. A eletroneuromiografia pode apresentar padrão miopático em cerca de metade dos casos. A biopsia muscular é normal. Menos frequente é o quadro de dor, rigidez e hipertrofia da musculatura proximal em associação a cãibras, condição que recebe o nome de síndrome de Hoffmann.

O fenômeno de Raynaud e a STC também são considerados manifestações associadas ao hipotireoidismo.[12,13]

Hipertireoidismo

Rara, a acropatia tireoidiana apresenta-se com periostite, especialmente das articulações metacarpofalângicas, com consequente edema de partes moles, além de baqueteamento digital. Surge frequentemente associada à oftalmopatia (exoftalmia) e à dermatopatia (mixedema pretibial).[12]

Fraqueza muscular proximal e simétrica sem elevação das enzimas musculares, mas algumas vezes com alterações miopáticas à eletroneuromiografia (potenciais polifásicos), compreende um achado comum. O quadro é rapidamente reversível com a instituição do tratamento. A biopsia muscular é inespecífica.[7,13]

O elevado *turnover* ósseo secundário à doença é responsável pela perda da massa óssea com consequente osteoporose.[13]

São também dignos de nota os quadros relatados de vasculites associadas ao ANCA em decorrência do uso do propiltiouracila.[12,14]

Tireoidite autoimune

A tireoidite crônica autoimune, também chamada de tireoidite de Hashimoto, frequentemente é acompanhada de outras manifestações autoimunes, como nas doenças difusas do tecido conjuntivo.[13] Em um dos estudos pioneiros nessa busca da associação entre doenças reumáticas e disfunção tireoidiana, Becker et al.[15], em 1963, avaliaram 506 pacientes com o diagnóstico de tireoidite de Hashimoto – em 119 deles (23,5%), encontraram sinais e sintomas sugestivos ou diagnósticos de doenças difusas do tecido conjuntivo e em 40 (7,9%) uma "síndrome de fibrosite secundária". Outros 54 pacientes (10,7%) apresentaram dor musculoesquelética em extremidades, sem um diagnóstico definido.

Aarflot e Bruusgaard[16] avaliaram a associação da dor musculoesquelética crônica disseminada com anticorpos antitireoidianos em 737 homens e 771 mulheres. Os autores encontraram prevalência aumentada dos anticorpos antitireoidianos em mulheres com dor musculoesquelética crônica disseminada. Nesse estudo, contudo, não se avaliou a presença de fibromialgia.

Ribeiro e Proietti[17] realizaram estudo transversal que incluiu 146 pacientes fibromiálgicas e 74 controles femininos não fibromiálgicas para avaliação da ocorrência de anticorpos antitireoidianos. Nele, detectou-se associação entre fibromialgia e presença de anticorpos antitireoidianos (OR: 4,52; IC95%: 1,86 a 11,0), especialmente os anticorpos antiperoxidase da tireoide (anti-TPO), em mulheres mais jovens.

Paratireoides

Hiperfunção

Secreção aumentada e autônoma do paratormônio (PTH), após longo período subclínico, levando a desmineralização óssea, fraturas e deformidades, tem se tornado cada vez menos comum como forma de apresentação do hiperparatireoidismo, em virtude da conduta de busca ativa precoce dessa disfunção endócrina. O PTH aumenta o *turnover* ósseo, com efeitos catabólicos ou anabólicos sobre o osso, os quais dependem da idade, do sítio esquelético acometido ou de variações séricas do hormônio ao longo do tempo.

Em geral, os níveis séricos persistentemente elevados apresentam efeito catabólico, enquanto os aumentos discretos e intermitentes têm efeito anabólico. Pode ocorrer, no entanto, desmineralização óssea cortical e trabecular. O quadro clínico com acometimento ósseo importante consiste em osteíte fibrosa cística, caracterizada por cistos ósseos, tumores marrons, fraturas e deformidades. Os achados radiológicos incluem a reabsorção subperióstea das falanges distais.[12]

A manifestação articular mais diretamente vinculada ao hiperparatireoidismo é a condrocalcinose. Crises de pseudogota podem surgir mais raramente.[18,19]

Hipofunção

A secreção deficiente do PTH, geralmente secundária à destruição imunológica das paratireoides ou em decorrência de remoção cirúrgica, pode expressar-se clinicamente com manifestações musculoesqueléticas. A fraqueza muscular como resultado da hipocalcemia é responsiva ao tratamento com vitamina D e cálcio.[13] Quadro de DISH pode ocorrer em associação ao hipoparatireoidismo, o que, às vezes, leva a dificuldades no diagnóstico diferencial com a espondilite anquilosante. Dor, quando presente, é responsiva ao tratamento com calcitriol.[13,20]

O pseudo-hipoparatireoidismo resulta de resistência periférica ao PTH em órgãos-alvo (ossos e rins). Níveis séricos elevados do PTH ocorrem associados à hipocalcemia e à hiperfosfatemia. O tipo 1a (herança materna) expressa-se fenotipicamente pela osteodistrofia hereditária de Albright por meio de calcificações subcutâneas, baixa estatura e encurtamento dos metacarpos (geralmente o quarto e o quinto) (Figura 45.2). E o tipo 1b (herança paterna), também denominado pseudo-hipoparatireoidismo, apresenta-se com as manifestações da osteodistrofia de Albright, sem evidência de resistência hormonal.[21,22]

Suprarrenais

Hiperfunção

Hipercortisolismo endógeno (Cushing idiopático) ou exógeno (iatrogênico) é responsável por osteoporose e necrose avascular do osso. Em geral, a necrose avascular surge após uso prolongado de corticosteroides, mas pode se desenvolver mesmo depois de descontinuados. Como fator de risco inequívoco para a osteonecrose, o grau de exposição ao corticosteroide, em termos de dose e duração, é bastante variável.[22]

Miopatia proximal por esteroide ocorre com fraqueza e dor. As enzimas musculares estão inalteradas e a eletroneuromiografia apresenta padrão miopático. A biopsia muscular, na maior parte das vezes, apresenta alterações de atrofia em fibras do tipo 2.[13]

Hipofunção

Rara e de difícil diagnóstico, a doença de Addison apresenta como sintomas perda de peso, mialgia, fadiga, dor abdominal, náuseas, hiperpigmentação e hipotensão arterial. A causa primária, em contraste com os estudos pregressos nos quais a tuberculose figurava como principal agente etiológico, consiste em autoimunidade. As queixas musculoesqueléticas durante a crise adrenal surgem como contraturas dolorosas em flexão dos quadris e joelhos. Mais comumente, a forma iatrogênica, que se desenvolve a partir da supressão abrupta de corticoterapia sistêmica, apresenta-se com hipotensão arterial e hiperpotassemia.[13] Uma síndrome clínica descrita em 1983, associando a doença de Addison a tireoidite autoimune, síndrome de Sjögren e sarcoidose, passou a ser designada pelo acrônimo de síndrome TASS (tireoidite de Hashimoto, Addison, Sjögren e sarcoidose).[7]

Miscelânea

Gravidez

Apesar de não se tratar de uma doença, mas constituir uma situação em que há importantes alterações hormonais, é bem documentada a ocorrência de STC no último trimestre da gravidez.[7]

Necrose avascular do osso durante a gestação em mulheres sem fatores de risco para a osteonecrose é um fenômeno raro, mas reconhecido. Ocorre como dor no quadril, sendo diagnosticada por ressonância magnética (RM) com posterior progressão clínica. Muitos casos relatados foram abordados cirurgicamente. Pode confundir-se com a osteoporose transitória do quadril durante a gravidez, que tem resolução espontânea alguns meses após o parto. O tratamento inclui medidas de repouso e analgésicos.[23]

Síndrome POEMS

Designada pelo seu acrônimo em 1980, a síndrome POEMS apresenta-se composta por polineuropatia (sensoriomotora, ascendente e simétrica, com fraqueza progressiva, perda sensorial e dor intensa nas pernas relatada em 76% dos pacientes), organomegalia (hepatomegalia, esplenomegalia e/ou linfadenopatia), endocrinopatias (diabetes, intolerância à glicose, hipotireoidismo, ginecomastia e impotência), displasia de células plasmáticas com alteração monoclonal (invariavelmente do tipo lambda, IgA ou IgG e, ocasionalmente, como cadeias leves livres) e lesões cutâneas (angiomas, hiperpigmentação, alterações esclerodérmicas e acrocianose). Edema periférico, serosites, papiledema, trombocitose e policitemia são também relatados. A síndrome POEMS está em geral associada ao mieloma esclerótico, mas ocasionalmente ocorre com a doença de Castleman ou com a gamopatia monoclonal de significado indeterminado.[24]

DOENÇAS DO APARELHO DIGESTIVO

Diversas doenças do aparelho digestivo podem apresentar, no seu curso, manifestações musculoesqueléticas. A seguir, serão abordadas aquelas que mais comumente podem apresentar manifestações reumáticas em sua história natural.

Doença inflamatória intestinal

As doenças inflamatórias intestinais (DII), representadas principalmente pela doença de Crohn (DC) e a colite ulcerativa (CU), constituem doenças inflamatórias que envolvem primariamente o intestino, mas podem acometer múltiplos órgãos. A disfunção imunológica que envolve ativação da imunidade celular e humoral tem sido descrita como o mecanismo patogênico das manifestações extraintestinais, principalmente musculoesqueléticas e ocorrem em 6 a 40% desses pacientes.[25]

Neste capítulo, pretende-se discutir as manifestações extraintestinais mais frequentes nas DII, associadas à doença ou a complicações de seu tratamento, e que apresentam características comuns às doenças reumáticas (Quadro 45.2)[25,26], sendo detalhadas a seguir.

A associação entre DII e manifestações musculoesqueléticas comuns às espondiloartrites e enteroartrites está descrita no Capítulo 23. Em um estudo realizado nos Serviços de Reumatologia e de Gastrenterologia do Hospital das Clínicas da

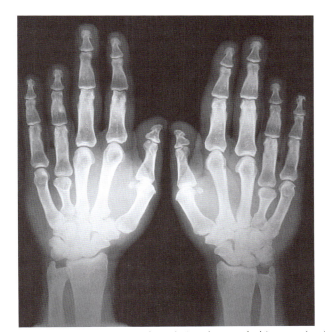

Figura 45.2 Paciente com o diagnóstico de pseudo-hipoparatireoidismo e manifestações da osteodistrofia de Albright: notar o encurtamento bilateral do quarto metacarpo.

Quadro 45.2 Manifestações extraintestinais das doenças inflamatórias intestinais.

Musculoesqueléticas
- Lombalgia inflamatória
- Osteopenia/osteoporose
- Osteonecrose
- Miopatia semelhante à polimiosite
- Fibromialgia
- Artrites axiais e periféricas*
- Dactilite
- Entesites
- Espondilite anquilosante*
- Sacroiliíte isolada*
- Artralgias

Mucocutâneas
- Deficiências nutricionais (p. ex., glossite por deficiência de vitamina B; púrpura por deficiência de vitamina K e/ou C)
- Doenças associadas (vitiligo, psoríase*, melanoma)
- Eritema nodoso*
- Pioderma gangrenoso*
- Úlceras aftosas*
- Vasculite cutânea
- Lesões específicas (fissuras e fistulas, DC oral)

Oculares
- Hepatite autoimune
- Fibrose e cirrose portais
- Uveíte*
- Episclerite*
- Esclerite

Hepatobiliares
- Hepatite autoimune
- Fibrose e cirrose portais
- Colangite esclerosante primária*
- Colelitíase

Neurológicas
- Disfunção vestibular
- Pseudotumor cerebral
- Miastenia grave
- Doenças cerebrovasculares
- Esclerose múltipla*
- Neurite óptica*
- Neuropatia periférica
- Mielopatia

Respiratórias
- Bronquite
- Sarcoidose
- Doença intersticial pulmonar
- Fibrose pulmonar
- Vasculite

Cardíacas
- Pericardite
- Miocardite
- Endocardite
- Cardiomiopatia
- Insuficiência cardíaca associada ao tratamento com medicações anti-TNF

Pancreáticas
- Pancreatite crônica
- Pancreatite aguda

Autoimunes
- Manifestações sistêmicas e cutâneas do lúpus
- Lúpus induzido por drogas
- Positividade do ANA e anti-ds-DNA

Renais e do tratamento geniturinário
- Amiloidose
- Nefrotoxicidade por medicamentos
- Glomerulonefrites
- Cálculos renais
- Nefrite intersticial

Universidade Federal de Minas Gerais, no qual foram avaliados 130 pacientes com DII, encontraram-se outras manifestações extraintestinais em 39 (30%) dos casos (Tabela 45.1).[27]

Eritema nodoso representa a manifestação mucocutânea mais frequente nos pacientes com DII (3 a 15%). Trata-se de lesão caracterizada por nódulos subcutâneos elevados, dolorosos, eritematosos ou violáceos, que medem de 1 a 5 cm de diâmetro, geralmente localizados nas superfícies extensoras das extremidades, sobretudo na porção anterior da tíbia (Figura 45.3). A biopsia, quando indicada (geralmente em casos atípicos, que duram mais de 6 a 8 semanas ou que evoluem para ulceração), evidencia paniculite focal inespecífica. Em geral, o aparecimento do eritema nodoso está associado a períodos de atividade inflamatória no intestino e seu tratamento consiste em seu melhor controle, em associação ou não ao uso de corticosteroide sistêmico.[26]

Pioderma gangrenoso, segunda lesão cutânea mais comum, tem sido relatado em 0,5 a 10% dos pacientes com DII. Sua

Tabela 45.1 Frequência de manifestações extraintestinais em pacientes com doença de Crohn (n = 71) e colite ulcerativa (n = 59).

Enfermidade	Doença de Crohn N (%)	Colite ulcerativa N (%)	Total N (%)
Manifestações das espondiloartrites	27 (38,0%)	14 (23,7%)	41 (31,5%)
Osteoartrite primária	6 (8,5%)	7 (11,9%)	13 (10,0%)
Osteoporose	7 (9,9%)	3 (5,1%)	10 (7,7%)
Fibromialgia	6 (8,5%)	7 (11,9%)	13 (10,0%)
Osteonecrose	2 (2,8%)	1 (1,7%)	3 (2,3%)
Psoríase	3 (4,2%)	1 (1,7%)	4 (3,1%)
Pioderma gangrenoso	0 (0,0%)	1 (1,7%)	1 (0,8%)
Uveíte anterior	1 (1,4%)	1 (1,7%)	2 (1,5%)
Esclerite	1 (1,4%)	0 (0,0%)	1 (0,8%)
Episclerite	1 (1,4%)	0 (0,0%)	1 (0,8%)

Fonte: Lanna, 2008.[27]

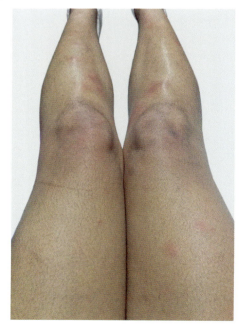

Figura 45.3 Eritema nodoso.

versão clássica caracteriza-se por pápulas eritematosas ou pústulas (únicas ou múltiplas), iniciadas geralmente após trauma cutâneo e que evoluem para necrose de pele com formação de úlceras profundas, dolorosas, com bordas violáceas e centro necrótico preenchido por material purulento, em geral estéril em culturas (Figura 45.4). O pioderma gangrenoso pode ocorrer em qualquer local do corpo, embora mais frequente nos membros inferiores. A biopsia apresenta alterações inespecíficas, semelhantes às de um abscesso estéril. As lesões do pioderma gangrenoso geralmente surgem de maneira independente da atividade intestinal das DII. O tratamento consiste em manter cuidados locais de higienização e realizar curativos conforme a característica da lesão, além de usar corticosteroides sistêmicos, associados ou não a imunossupressores e/ou antagonistas do fator de necrose tumoral alfa (anti-TNF).[26]

Estomatite aftosa compreende uma das manifestações mucosas mais comuns na DII (4,25 a 39,7% dos casos). Clinicamente, as lesões aparecem como úlceras dolorosas, redondas ou ovais, com base pseudomembranosa e bordas eritematosas. Podem se localizar na mucosa bucal ou labial, na orofaringe ou no palato.[26] Geralmente acompanha a atividade da DII e seu tratamento consiste no controle dessa condição.

Psoríase tem sido relatada em até 10% dos casos, podendo preceder, acompanhar ou suceder o diagnóstico da DII, e sua atividade independe da atividade da doença intestinal.[26] Seu tratamento segue as recomendações usuais para o tratamento da DII (quando ativa) e/ou da psoríase.

As manifestações oculares das DII têm sido relatadas com prevalências de 3,5 a 12%. Uveíte ocorre em 0,5 a 3% dos pacientes, acometendo mais frequentemente o compartimento posterior, e o seu diagnóstico demanda avaliação oftalmológica. Diagnóstico precoce e instituição imediata de tratamento com corticosteroides e/ou imunossupressores locais e/ou sistêmicos são fundamentais para tentar prevenir a atrofia da íris, formação de sinéquias, glaucoma e perda da visão.[26] Episclerite deve ser suspeitada nos pacientes que apresentam eritema agudo de um ou ambos os olhos, em associação a irritação, prurido ou queimação ocular. Dor à palpação é comum.

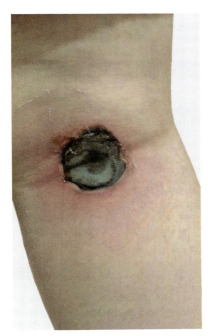

Figura 45.4 Pioderma gangrenoso.

Raramente se complica com perda de visão. A avaliação oftalmológica confirma o diagnóstico. Seu tratamento inclui o manejo da atividade DII e o uso tópico de colírios lubrificantes e/ou de corticosteroides.[26]

A principal doença hepatobiliar efetivamente associada às DII como manifestação extraintestinal é a colangite esclerosante primária, uma doença crônica e progressiva, de etiologia desconhecida, caracterizada por inflamação, fibrose e estenoses da árvore biliar intra e/ou extra-hepática (vide a seguir). É rara na população geral, mas está fortemente associada à CU, de tal modo que mais de 90% dos doentes com colangite esclerosante primária também apresentam CU. O diagnóstico da CU geralmente precede o da colangite esclerosante primária por vários anos e esta tem sido descrita em 3,5 a 5% dos pacientes com a afecção intestinal.[26]

As doenças desmielinizantes se manifestam quatro vezes mais nos pacientes com DII, independentemente do tratamento. Esclerose múltipla e neuromielite óptica ou doença de Devic já foram descritas nesses pacientes. Nos indivíduos que desenvolvem alterações neurológicas associadas a lesões desmielinizantes, deve-se fazer a diferenciação diagnóstica entre a ocorrência destas como complicação do tratamento com anti-TNF ou como manifestação extraintestinal da DII.[26] O tratamento pode exigir suspensão do anti-TNF ao lado da terapêutica usual da esclerose múltipla ou neuromielite óptica.

Doença celíaca

Enteropatia causada por hipersensibilidade ao glúten, ocorre em indivíduos geneticamente predispostos e melhora com a retirada do glúten da dieta.[28] Pacientes que apresentam o antígeno leucocitário humano (HLA) DQ2.5 (DQA1*05-DQB1*02) ou DQ* (DQA1*0301-DQB1*0302) apresentam resposta imune ao glúten, com produção de anticorpos (antitransglutaminase tecidual e antiendomísio) e infiltração do epitélio intestinal por linfócitos CD3$^+$ (linfocitose intraepitelial) que resultam em atrofia dos vilos intestinais evidente na biopsia duodenal.[29] Acomete 0,5 a 1% da população mundial.[28-30]

A doença celíaca associa-se a uma série de doenças autoimunes, como as reumáticas (artrite reumatoide, artrite idiopática juvenil, espondiloartrites, síndrome de Sjögren [a mais frequentemente associada a essa condição], lúpus eritematosos sistêmico [LES]) e outras do tecido conjuntivo.[29,31,32]

Tradicionalmente considerada uma doença da infância, hoje tem sido reconhecida como uma doença autoimune que pode surgir em qualquer idade, com manifestações tanto intestinais quanto extraintestinais.[29,30] Sua apresentação clássica se caracteriza por desnutrição, diarreia crônica e deficiências nutricionais, embora estejam ausentes em até 50% dos pacientes, sendo substituídas pelas manifestações extraintestinais, com frequência astenia, fadiga, alterações cutâneas, endócrinas, musculoesqueléticas, hepáticas, hematológicas e ginecológicas.[29,30] Assim, sua apresentação clínica sugere mais uma doença multissistêmica que uma doença gastrintestinal primária.[28] As manifestações extraintestinais da doença celíaca estão resumidas na Tabela 45.2.[28,29]

Entre as manifestações extraintestinais da doença celíaca, oligoartrite soronegativa semelhante às outras enteroartrites (ver Capítulo 23) é uma das mais comuns (26% dos pacientes, particularmente naqueles com doença não tratada). Sacroileíte também já foi descrita em pacientes celíacos.[28] Fadiga crônica, dor musculoesquelética crônica e sintomas sugestivos de síndrome do cólon irritável são frequentes à doença celíaca e fibromialgia, exigindo, sobretudo em pacientes com história familiar de doença celíaca, investigação de possível associação.[30]

Outra condição recentemente descrita é a sensibilidade ao glúten não celíaca, que compreende os casos de pacientes que apresentam manifestações clínicas intestinais e extraintestinais de intolerância ao glúten, melhoram com a dieta livre de glúten, mas nos quais não há sorologia e atrofia de vilosidades intestinais, características da doença celíaca. Seu diagnóstico se baseia na ocorrência dos sintomas de sensibilidade ao glúten e na exclusão do diagnóstico de doença celíaca e alergia ao trigo. Suas manifestações clínicas e sua relação com as doenças reumáticas se assemelham àquelas da doença celíaca.[29]

Apesar da possível associação entre doença celíaca e sensibilidade ao glúten não celíaca e doenças reumáticas como a síndrome de Sjögren, artrite idiopática juvenil, artrite reumatoide e espondiloartrites, não há evidências de que essas condições teriam benefício em resposta à instituição de dieta sem glúten, situação que não a recomenda.[28]

Hepatite autoimune

Doença inflamatória crônica de causa desconhecida resultante da destruição de hepatócitos secundária a distúrbio autoimune, caracteriza-se por achados inespecíficos à biopsia, presença de autoanticorpos, elevação de aminotransferases, gamaglobulinas e imunoglobulinas.[33,34]

A prevalência da hepatite autoimune (HAI) é de aproximadamente 160 a 170 casos por 1 milhão de habitantes na Europa[35-37] e a sua incidência anual é estimada em 1 para 100 mil pessoas. Predomina no sexo feminino, com relação entre mulheres e homens de 4:1, e ocorre em todas as faixas etárias, de preferência entre 5 e 25 anos. Apresenta dois picos de incidência – o primeiro durante a adolescência e o segundo entre 30 e 45 anos.[33,34] Fatores imunogenéticos podem influenciar o seu curso clínico e a resposta ao tratamento nos diferentes grupos étnicos.[35,37]

Classifica-se em três tipos: HAI tipos 1, 2 e 3. A HAI tipo 1 tem como marcadores o anticorpo antimúsculo liso (AAML) e/ou o anticorpo antinúcleo (FAN), geralmente no padrão nuclear homogêneo ou nuclear pontilhado fino e/ou o anticorpo hepático solúvel/hepático-pancreático (anti-SLA/LP). Pode acometer indivíduos de qualquer idade e sexo e compreende 80 a 90% dos casos. A HAI tipo 2, cujos marcadores são os anticorpos antimicrossoma de fígado e/ou rim tipo 1 (anti-LKM1) e tipo 3 (anti-LKM3) e/ou o anticorpo anticitosol hepático do tipo 1 (anti-LC1), é mais comum em mulheres jovens. Já a HAI tipo 3 associa-se à existência dos anticorpos anti-SLA/LP e anti-SSA-Ro no soro.[33-35,37]

As manifestações clínicas são heterogêneas e de natureza flutuante (Quadro 45.3). Pacientes assintomáticos são identificados durante a realização de exames complementares por outros motivos, que evidenciam elevação das aminotransferases séricas; e, em alguns casos, pelo encontro de aspecto cirrótico do fígado em exames de imagem ou procedimentos

Tabela 45.2 Manifestações extraintestinais da doença celíaca.

Manifestações	Frequência
Hematológicas: • Anemia • Leucopenia • Trombocitopenia • Deficiência de vitamina B$_{12}$	 90% 9% 4,5% 12 a 40%
Reumatológicas: • Osteopenia/osteoporose • Artrite • Sacroileíte	26%
Neurológicas: • Neuropatias periféricas • Ataxia • Epilepsia	2,5 a 23%
Alterações laboratoriais: • Hiperamilasemia • Elevação de enzimas hepáticas • Hipocolesterolemia	Até 40%
Alterações orofaciais: • Manifestações semelhantes às da síndrome de Sjögren • Estomatite aftosa recorrente	Raro
Doenças autoimunes: • Tireoidite de Hashimoto • Hepatite autoimune • Colangite autoimune • Colangite biliar primária • Síndrome de Sjögren • Doença de Addison • Diabetes melito tipo 1 • Neuropatias periféricas • Psoríase	3 a 10 vezes mais frequentes em doentes celíacos que na população geral
Cardíacas: • Cardiomiopatias • Miocardite • Cardiomiopatias dilatadas	Raro
Sintomas gerais: • Fadiga crônica • Dor musculoesquelética crônica • Síndrome do cólon irritável	Frequente

Fonte: Lee e Green, 2006.[28]

Quadro 45.3 Características da hepatite autoimune.

Epidemiologia
• Ambos os sexos (4 mulheres:1 homem), qualquer etnia

Idade à apresentação
• Qualquer idade. Dois picos: na puberdade e entre a 4ª e a 6ª década de vida

Apresentação clínica
• Assintomática
• Início insidioso de sintomas inespecíficos (fadiga, dor em quadrante superior direito, mal-estar, anorexia, náuseas, prurido, icterícia flutuante, poliartralgia sem artrite) em quase dois terços dos pacientes
• Hepatite aguda grave ou fulminante (em até 25% dos pacientes)
• Cirrose hepática em um terço dos pacientes

Exame clínico
• Sem alterações
• Sinais e sintomas de hepatopatia crônica e/ou hipertensão portal

Alterações laboratoriais
• Aminotransferases podem estar muito elevadas com níveis > 10 vezes o limite superior da normalidade (LSN); os da fosfatase alcalina em geral são < 3 vezes o LSN; os da gamaglutamiltransferase são bastante variados
• Hipergamaglobulinemia compreende uma característica da doença, sendo geralmente policlonal, mas com predomínio da fração IgG

Características específicas
• Hepatite autoimune ou outras doenças autoimunes no paciente ou familiares (p. ex., doenças reumáticas, tireoidite de Hashimoto, doença inflamatória intestinal, doença celíaca)

Complicações
• Cirrose hepática
• Carcinoma hepatocelular
• Toxicidade por medicação usada em seu tratamento em até 25% dos pacientes

Adaptada de Gatselis et al., 2015; e EASL, 2015.[35,37]

cirúrgicos. Quando a HAI se manifesta como insuficiência hepática aguda, as características se assemelham àquelas observadas quando o quadro resulta de outras etiologias (icterícia, tempo de protrombina prolongado e aminotransferases > 1.000 UI/ℓ).[35,36]

De 30 a 50% dos pacientes com HAI têm pelo menos uma doença autoimune extra-hepática, sendo as mais comuns a doença tireoidiana (tireoidite de Hashimoto ou doença de Graves) e a artrite reumatoide. Outras doenças autoimunes concomitantes compreendem diabetes melito tipo 1, síndrome de Sjögren, polimiosite, deficiência de IgA, trombocitopenia idiopática, urticária, vitiligo, doença de Addison, DII e doença celíaca.[33] Embora se observem alterações hepáticas que se traduzem por elevação das enzimas (particularmente aminotransferases) em mais de 60% dos pacientes com LES, a sobreposição com HAI é rara. Pacientes que fazem uso de anti-TNF podem apresentar manifestações de HAI, por vezes não diferenciada da HAI primária diagnosticada na biopsia hepática.[34] No Brasil, as manifestações extra-hepáticas mais comuns da HAI são poliartrite soronegativa seguida por artrite reumatoide nos pacientes com HAI-1 e tireoidite naqueles com HAI-2.[33]

Para o diagnóstico da HAI, devem ser considerados os achados clínicos, sorológicos e da histologia hepática, e excluídas outras causas de doença hepática crônica, como hepatites virais, colangite biliar primária, colangite esclerosante autoimune ou primária, toxicidade hepática por medicamentos, esteato hepatite alcóolica ou não alcóolica etc. Achados compatíveis compreendem elevação das aminotransferases hepáticas, aumento dos níveis séricos de gamaglobulinas ou da imunoglobulina G total, presença de autoanticorpos (FAN, AAML, anti-LKM1 ou 3, anti-LC1) e o achado de hepatite de interface à histologia. Critérios simplificados para diagnóstico da HAI foram propostos por Hennes et al.[38] (Tabela 45.3). O diagnóstico diferencial da HAI é amplo e está resumido no Quadro 45.4.

O tratamento da HAI consiste no uso de corticosteroides em doses mais elevadas inicialmente, seguido de redução progressiva em associação à azatioprina como tratamento de primeira linha ou, nos casos de contraindicação ou intolerância à azatioprina, micofenolato de mofetila. Os objetivos terapêuticos incluem normalização das aminotransferases hepáticas e dos níveis séricos de IgG (remissão bioquímica). A duração ideal do tratamento não está estabelecida, mas, em geral, este deve ser mantido por pelo menos 2 anos após a remissão bioquímica completa. Antes da suspensão do tratamento, confirmar a remissão histológica por meio de biopsia. Recidivas da doença após descontinuação do tratamento são comuns e devem ser tratadas da mesma maneira que o episódio inicial.[37]

Diretrizes europeias sobre a HAI foram publicadas recentemente e devem ser consultadas para maior detalhamento sobre a doença.[37]

Colangite biliar primária

Colangite biliar primária (CBP), previamente conhecida como cirrose biliar primária, é uma doença hepática de etiologia autoimune caracterizada por destruição seletiva de células que formam os ductos biliares (colangiócitos), principalmente os ductos intra-hepáticos de pequeno e médio calibres. Essa agressão ductal determina colestase crônica, lentamente progressiva e que evolui com inflamação periporta, fibrose e cirrose hepática.[39] A patogênese é complexa e multifatorial envolvendo fatores genéticos, ambientais e infecciosos.[40]

A prevalência da CBP varia entre 19,1 e 492 casos por milhão de habitantes nos países da Europa, da América do Norte, da Ásia e da Austrália, diversidade esta que resulta de diferenças metodológicas dos estudos e das características étnicas e geográficas de cada país. O diagnóstico cada vez mais precoce tem contribuído para o aumento da prevalência da doença nos últimos anos. É mais comum em mulheres com uma relação de 10 mulheres para cada homem e predomina entre a 5ª e a 6ª década de vida.[39,41]

A maioria dos pacientes diagnosticados com CBP apresenta-se assintomática, sendo a doença diagnosticada a partir de exames de rotina que evidenciam elevação da fosfatase alcalina (FA) e da gamaglutamiltransferase (GGT) ou em investigações clínicas de causas de hepatomegalia ou esplenomegalia.[42] Se presentes, fadiga e prurido são os sintomas mais descritos (70% dos casos).[43] O prurido constitui o sintoma mais específico da CBP, podendo ser localizado ou difuso, mais grave durante a noite, além de muitas vezes incapacitante, interferindo na qualidade de vida. Pode preceder de meses ou anos a icterícia e geralmente apresenta melhora com a progressão da doença. A icterícia surge nos estágios mais avançados e está presente em menos de 5% dos pacientes no momento do diagnóstico.[43] Recentemente, sintomas de disfunção autonômica, como tontura e hipotensão postural, foram observados em pacientes com CBP. Dor no quadrante superior é vista em apenas 10% dos casos. Hiperpigmentação cutânea, xantelasmas e xantomas secundários a alterações metabólicas do colesterol também são pouco

Tabela 45.3 Critérios simplificados para a classificação da hepatite autoimune.

Parâmetro	Definição	Escore
ANA ou AAML +	≥ 1:40	+1*
ANA ou AAML +	≥ 1:80	+2*
ou LKM+	≥ 1:40	+2*
ou SLA/LP+	Qualquer titulação	+2*
IgG ou gamaglobulinas	>LSN	+1
	> 10% o LSN	+2
Histologia hepática	Compatível com HAI	+1
	Típica de HAI	+2
	Atípica	0
Ausência de hepatite	Não	0
viral	Sim	+1

* Somatório de pontos alcançados para todos os autoanticorpos (no máximo, 2 pontos).
LSN: limite superior da normalidade; HAI: hepatite autoimune.
Hepatite autoimune definitiva ≥ 7 pontos e provável ≥ 6 pontos.
Fonte: adaptada de Hennes et al., 2008.[38]

Quadro 45.4 Diagnóstico diferencial da hepatite autoimune.

Entidade clínica
- Doenças hepáticas autoimunes:
  - Colangite biliar primária
  - Colangite esclerosante primária
  - Colangite associada ao IgG4
- Hepatites virais crônicas:
  - Hepatite pelo vírus B
  - Hepatite pelo vírus C

Outras
- Colangiopatia pelo vírus da imunodeficiência humana
- Doença hepática alcoólica
- Lesão hepática por drogas
- Hepatite granulomatosa
- Esteato-hepatite não alcoólica
- Deficiência de alfa-1-antitripsina
- Doença de Wilson
- Lúpus eritematoso sistêmico
- Doença celíaca

Adaptado de Gastelis et al., 2015.[35]

frequentes.[42] Com a evolução da doença, geralmente surgem perda de peso, desnutrição, esteatorreia e osteoporose, associados à má absorção de vitaminas lipossolúveis, além de manifestações clínicas secundárias a hipertensão portal e cirrose hepática.[44] A ocorrência de sintomas se correlaciona com sobrevida média sem transplante hepático de 5 a 8 anos. Aproximadamente 25% dos pacientes sintomáticos desenvolvem insuficiência hepática em 10 anos.[45]

A CBP está comumente (60%) associada a outras condições autoimunes extra-hepáticas, como síndrome de Sjögren (30%), seguida do fenômeno de Raynaud (18%) e da tireoidite de Hashimoto.[46] Esclerose sistêmica, principalmente a forma limitada, e síndrome de CREST (calcinose, fenômeno de Raynaud, dismotilidade esofágica, esclerodactilia e telangiectasia) estão associadas em menor frequência.[47]

O diagnóstico se baseia na existência de 2 ou 3 das seguintes manifestações: aumento da FA (> 2 vezes o LSN) e da GGT (> 5 vezes o LSN) por 6 meses; presença de autoanticorpos – anticorpo antimitocôndria (AMA) com título maior que 1:40 e/ou fator antinuclear (FAN), geralmente com padrão centromérico (anticentrômero) ou nuclear homogêneo (antinucleossoma), nuclear pontilhado (anti-SS-B/La, anti SS-A/Ro) ou membrana nuclear (antigp210, antip62) ou, ainda, múltiplos pontos nucleares (anti-Sp100) à imunofluorescência; e biopsia hepática com colangite não supurativa e destruição de ductos biliares interlobulares.[41] Na minoria dos casos (5 a 10%), o AMA é negativo e a pesquisa do FAN e dos anticorpos específicos pode auxiliar no diagnóstico. O colesterol eleva-se em pelo menos 50% dos pacientes. Os métodos de imagem para avaliar a árvore biliar (colangiopancreatografia por RM ou via endoscópica) não são necessários para confirmação do diagnóstico, mas tornam-se úteis nos casos de negatividade dos autoanticorpos (AMA e FAN). Diagnóstico diferencial inclui toxicidade medicamentosa, obstrução biliar, sarcoidose, hepatite autoimune e colangite esclerosante primária.[48]

O tratamento consiste na administração do ácido ursodesoxicólico (AUDC), o epímero 7-b do ácido quenodesoxicólico, e, portanto, um ácido biliar hidrofílico natural com menos propriedades hepatotóxicas. Considera-se que o seu efeito na CBP esteja relacionado com as suas propriedades citoprotetoras, coleréticas, imunomoduladoras e anti-inflamatórias. Atualmente, recomenda-se o AUDC como tratamento inicial para pacientes com CBP e elevação de enzimas canaliculares (principalmente a FA), independentemente do estágio histológico da doença. Recomenda-se a dose de 13 a 15 mg/kg/dia, continuamente.[49] A resposta terapêutica deve ser avaliada principalmente por meio do monitoramento da FA.[50] O tratamento com AUDC reduz os níveis séricos de bilirrubinas, FA, GGT, colesterol total e IgM. Cerca de 60% dos pacientes apresentam resposta completa; já aqueles que mantêm as alterações bioquímicas a despeito do tratamento com AUDC e os que apresentam piora histológica caracterizam o grupo de não respondedores.[50] Para o último caso, novas medicações estão em estudo, como o ácido obeticólico (análogo semissintético de ácido biliar) e os fibratos.[51] Em pacientes com CBP relacionada com HAI, pode-se associar imunossupressores ao AUDC.[40]

Colangite esclerosante primária

Colangite esclerosante primária (CEP) é doença colestática crônica, imunomediada e caracterizada por inflamação e fibrose de ductos biliares intra e extra-hepáticos, caracteristicamente de ductos maiores, embora possa acometer qualquer local da árvore biliar. Apresenta curso insidioso, em geral com progressão lenta para hipertensão portal e cirrose hepática.[52] Em contraste com a CBP, a CEP tem predominância pelo sexo masculino na proporção de 2:1 e a média de idade ao diagnóstico situa-se em torno de 40 anos.[53] Está frequentemente associada a doenças autoimunes, como colite ulcerativa (34 a 75% dos casos), doença celíaca, espondilite anquilosante, HAI, diabetes tipo 1, sarcoidose e tireoidite.[52-55] A prevalência de CEP no norte da Europa e nos EUA chega a 10 para cada 100 mil habitantes. No Brasil, a CEP é relativamente rara, tornando-se responsável por menos de 5% das doenças hepáticas crônicas que exigem transplante de fígado.[56] A etiologia da CEP é desconhecida, mas há evidência de suscetilidade genética; já foram identificadas associações de 23 *loci* gênicos e HLA BRB01*03 com a CEP.[53,55]

A manifestação inicial da doença varia desde sintomas inespecíficos como fadiga, astenia e perda de peso até quadro mais característico de colestase, como icterícia, colúria, acolia fecal e/ou prurido.[52] Este pode ser leve a intenso, resultando em escoriações na pele e em piora da qualidade de vida. Um terço dos pacientes pode apresentar, inicialmente, episódios recorrentes de colangite aguda com febre, calafrios e dor abdominal. Ao exame, pode-se observar hepatomegalia, esplenomegalia e icterícia.[53] Constituem complicações extra-hepáticas da CEP a doença óssea metabólica (osteoporose), a esteatorreia e a deficiência de vitaminas lipossolúveis.[52]

Atualmente, a maioria dos pacientes é diagnosticada por elevação de enzimas hepáticas detectadas em exames de rotina. Os exames laboratoriais revelam padrão bioquímico colestático com elevação da FA e GGT. As aminotransferases também estão aumentadas (em geral, 2 a 3 vezes o valor normal) na maioria dos pacientes; no entanto, as bilirrubinas são frequentemente (70%) normais ao diagnóstico. Hipergamaglobulinemia é observada em um terço dos pacientes. Os níveis de IgM ou IgG estão aumentados até 50 e 60% dos casos, respectivamente; aumento de IgG4 é pouco comum (cerca de 9% dos indivíduos).[52] Autoanticorpos, particularmente FAN e AAML, podem ser detectados em títulos baixos. Observa-se com maior frequência (30%) anticorpo anticitoplasma de neutrófilos com padrão perinuclear de perfil atípico (p-ANCA atípico; antimieloperoxidase negativo), mas não é mais considerado marcador da doença, pois pode ser encontrado também em outras doenças autoimunes do fígado e nas DII.[56] Em contraste com as outras doenças autoimunes hepáticas (HAI e CBP), os autoanticorpos na CEP são pouco utilizados para o diagnóstico em virtude da baixa sensibilidade e especificidade.[54]

Faz-se o diagnóstico por meio de elevações dos marcadores de colestase (FA e GGT) em combinação com um exame de imagem (colangiopancreatografia por RM ou colangiopancreatografia retrógrada endoscópica) que demonstre alterações multifocais associadas a dilatações segmentares dos ductos biliares intra e/ou extra-hepáticos. Deve-se excluir outras causas primárias (CBP) e secundárias de colestase, como doença associada a IgG4, colangite bacteriana crônica, colangiopatia infecciosa e isquêmica, coledocolitíase, colangiocarcinoma, colangite eosinofílica, pancreatite recorrente etc[1]. Biopsia hepática é reservada apenas nos casos em que se suspeita de CEP com acometimento de ductos menores ou de associação com HAI.[52]

Os principais objetivos do tratamento da CEP consistem em retardar a progressão e controlar os sintomas da doença. O tratamento de suporte visa ao controle dos sintomas e das complicações da colestase, como prurido, fadiga, osteoporose e deficiência das vitaminas lipossolúveis. Uso de AUDC com o objetivo de promover a melhora bioquímica da colestase e prevenir o câncer colorretal nos portadores de colite ulcerativa é ainda controverso e não pode ser recomendado de maneira generalizada para todo paciente com CEP. Uso de imunossupressão (prednisona e/ou azatioprina) restringe-se aos pacientes com associação de CEP e HAI. Colangiocarcinoma é uma complicação da CEP que deve ser considerada quando da piora aguda do quadro colestático. Avaliar transplante hepático mais precocemente nos pacientes com CEP.[52]

As principais características das doenças hepáticas imunomediadas estão sintetizadas na Tabela 45.4.

SARCOIDOSE

Doença granulomatosa multissistêmica de etiologia desconhecida, caracteriza-se patologicamente pela infiltração de linfócitos e a formação de granulomas não caseosos com alteração da microarquitetura dos órgãos envolvidos.[57,58] Sua apresentação e evolução clínica variam, com características comuns a uma série de outras doenças e diferentes potenciais de gravidade, o que torna seu diagnóstico difícil e frequentemente tardio.[57]

A sarcoidose surge em indivíduos de diferentes grupos étnicos com variadas incidências e prevalências nos diferentes países, sendo mais frequente nos países escandinavos (15 a 53 casos/100 mil habitantes). Predomina em mulheres entre 20 e 40 anos de idade e apresenta um segundo pico de incidência acima de 50 anos.[57-59]

A patogênese da sarcoidose ainda não foi elucidada. Acredita-se que a doença resulta de processo imunológico que envolve ativação de macrófagos alveolares, processamento e apresentação de antígenos, ativação de células T específicas (principalmente Th1), formação de granulomas e fibrose, após exposição antigênica não definida.[57,58]

Acomete, de modo característico, pacientes jovens e apresenta-se inicialmente por adenopatia hilar bilateral, opacidades reticulares pulmonares e/ou lesões cutâneas, articulares e/ou oculares. O acometimento pulmonar é o mais frequente (90%). Entre as manifestações extrapulmonares, lesões cutâneas, oculares, linfonodais, hepáticas, esplênicas (sistema reticuloendotelial), neurológicas (principalmente do sistema nervoso central), de glândulas exócrinas, da medula óssea, cardíacas, renais, articulares, ósseas, musculares, nasais, auriculares e da garganta já foram descritas, assim como eritema nodoso. As manifestações reumáticas estão entre as manifestações extrapulmonares mais significativas (Quadro 45.5). Em geral, manifestações da sarcoidose necessitam de diagnóstico diferencial com doenças reumáticas primárias.[57,58]

O acometimento pulmonar da sarcoidose caracteriza-se por tosse, dispneia, dor torácica, frequentemente acompanhadas

Quadro 45.5 Manifestações da sarcoidose extrapulmonar de interesse do reumatologista.

Artropatias
Artralgia, periartrite, tenossinovite, artrite aguda ou crônica, sacroileíte, dactilite, entesite, espondilite

Miopatias
Miosite aguda, miopatia crônica, miopatia nodular, pseudo-hipertrofia

Acometimento ósseo
Lesões líticas/escleróticas, reabsorção óssea, fraturas patológicas

Acometimento cutâneo
Pápulas, nódulos, placas e cicatrizes infiltrativas, eritema nodoso

Acometimento renal
Hipercalciúria, nefrite tubulointersticial, nefrocalcinose e/ou nefrolitíase, doença glomerular, uropatia obstrutiva, sobreposição com nefropatia por IgA

Acometimento neurológico
Neuropatia dos nervos faciais ou ópticos, aumento da pressão intracraniana, meningite basal granulomatosa, meningite asséptica ou lesões granulomatosas com efeito de massa intraparenquimatosas, extradurais ou subdurais, convulsões, psicose, alterações cognitivas e envolvimento da medula espinal

Acometimento cardíaco
Achado acidental em pacientes assintomáticos, morte súbita, insuficiência cardíaca progressiva

Acometimento hepático
Elevação das aminotransferases e fosfatase alcalina, hepatomegalia

Outras
Fadiga, mialgia, fibromialgia, depressão, vasculite, sintomas secos, sobreposição com doenças reumáticas (síndrome de Sjögren, artrite reumatoide, esclerose sistêmica, espondilite anquilosante)

por fadiga, mal-estar, perda de peso e febre. Na história clínica, deve-se pesquisar se há lesões cutâneas, alterações visuais, sintomas secos oculares ou orais, aumento de parótidas, palpitações, síncopes, dor e edema articulares e fraqueza muscular. Sibilos e, menos frequentemente, crepitações pulmonares podem surgir. Achados clínicos das manifestações extrapulmonares podem ocorrer, sendo discutidos a seguir. Exames de imagem do tórax caracteristicamente revelam linfadenopatia hilar bilateral e opacidades reticulares parenquimatosas e, em casos avançados, alterações sugestivas de doença intersticial pulmonar e fibrose pulmonar.[57]

Tabela 45.4 Principais características das doenças hepáticas imunomediadas.

Características clínicas	Hepatite autoimune	Colangite biliar primária	Colangite esclerosante primária
Mulheres:homens	4:1	10:1	1:2
Idade (anos)	Adolescência e entre 30 e 45	50 a 60	40
Aminotransferases	3 a 10 vezes o LSN	Normal ou 2 a 3 vezes o LSN	Normal ou 2 a 3 vezes o LSN
Fosfatase alcalina	Pode estar elevada até 2 vezes o LSN	> 3 vezes o LSN	> 3 vezes o LSN
FAN	70 a 80%	> 30%	20%
AAML	70 a 80%	Ocasional	Ocasional
AMA	9%	90 a 95%	Ocasional
P-ANCA (padrão atípico)	Ocasional	Ocasional	30%
Hipergamaglobulinemia	Presente	Presente	30%
Imunoglobulina elevada	IgG	IgM	IgM/IgG

LSN: limite superior da normalidade; FAN: fator antinuclear; AAML: anticorpo antimúsculo liso; AMA: anticorpoantimitocôndria; P-ANCA: anticorpo perinuclear.

A forma aguda de apresentação da sarcoidose se caracteriza por linfadenopatia hilar bilateral, eritema nodoso e artralgias, sendo conhecida como síndrome de Löfgren.[58]

O acometimento do aparelho locomotor pode ocorrer em 15 a 25% dos pacientes.[58,59] A artrite pode ser aguda ou crônica e articulações caracteriza-se por sinovite, que, com frequência, acomete as articulações de tornozelos, joelhos, punhos e articulações metacarpofalângicas. Em geral, a artrite aguda dos tornozelos apresenta-se com eritema e edema locais, frequentemente associados à ocorrência de eritema nodoso. À ultrassonografia, observam-se edema de partes moles e tenossinovite, em vez de uma artrite verdadeira. No diagnóstico diferencial do eritema nodoso, deve-se considerar as formas associadas a infecções bacterianas, por micobactérias, virais, fúngicas, uso de drogas, DII, doença de Behçet e neoplasias. A artrite crônica geralmente é poliarticular e acomete joelhos, tornozelos, punhos e as pequenas articulações das mãos e pés, podendo promover erosões e deformidades semelhantes àquelas da artrite reumatoide.[57-59]

A miopatia pela sarcoidose é assintomática em 25 a 75% dos casos e sintomática em 0,5 a 5%. Apresenta-se como miosite aguda, nódulos palpáveis ou miopatia crônica. A miosite aguda caracteriza-se por febre, mialgia, fadiga e fraqueza muscular proximal semelhantes àquelas da polimiosite. Pode haver acometimento da musculatura respiratória, causando dispneia e, nas formas mais graves, insuficiência respiratória. As enzimas musculares podem estar elevadas e a eletroneuromiografia apresenta alterações miopáticas inespecíficas. A forma nodular é rara e deve ser diferenciada de neoplasias musculares. A miopatia crônica define-se por fraqueza muscular proximal, frequentemente precedida por mialgia difusa, que pode evoluir para atrofia e fibrose, contraturas e pseudo-hipertrofia musculares. Pode haver acometimento muscular distal, frequentemente em associação à neuropatia periférica.[57-59]

Tem-se relatado acometimento ósseo pela sarcoidose em 1 a 15% dos pacientes em diferentes séries, geralmente associado ao envolvimento de outros órgãos, principalmente pulmão (80 a 90%), lúpus pérnio (48 a 70%) e uveíte (30 a 50%). A patogênese não é bem conhecida, mas acredita-se que efeitos diretos e indiretos dos granulomas promovam a ativação de osteoclastos com consequentes reabsorção óssea e osteopenia. Alguns pacientes manifestam a doença com "dedos em salsicha", o que demanda diagnóstico diferencial com as espondiloartrites. As lesões ósseas podem ser císticas ou escleróticas. A sarcoidose vertebral frequentemente ocorre nas vértebras torácicas inferiores e lombares superiores e aparece como lesões líticas, escleróticas ou mistas, que devem ser diferenciadas de lesões neoplásicas metastáticas.[57]

A sarcoidose cutânea é relatada em 9 a 37% dos pacientes com sarcoidose extrapulmonar, podendo ocorrer lesões com achado histopatológico típico de inflamação granulomatosa (lesões específicas) ou que apresentam alterações inflamatórias inespecíficas (lesões inespecíficas). As lesões específicas surgem em 9 a 15% dos casos e se apresentam clinicamente como pápulas, nódulos, placas e cicatrizes infiltrativas. As inespecíficas apresentam amplo espectro clínico, como o eritema nodoso, a mais frequente, já tendo sido relatado em até 20% dos pacientes com sarcoidose. Outras lesões inespecíficas já descritas compreendem calcinose cutânea, síndrome de Sweet e outras. Placas (4%), nódulos subcutâneos (4%), erupções maculopapulares (3,7%), lesões cicatriciais (3%), placas psoriasiformes (1%), lúpus pérnio (3%), alopecia não cicatricial e alterações ungueais (onicólise, distrofia, hiperqueratose) já foram relatadas.[57,60]

A sarcoidose pode ser concomitante a uma série de doenças reumatológicas, situação na qual muitas das características clínicas e laboratoriais são comuns às duas entidades. Para a sua diferenciação, além dos exames clínico, laboratoriais e de imagem, biopsias dos locais acometidos tornam-se frequentemente necessárias.[57-59]

Diagnóstico

O diagnóstico de sarcoidose depende da apresentação clínica, da biopsia de órgãos acometidos, da existência ou não de granulomas não caseosos ao estudo histopatológico, da exclusão de outras causas de granulomas (principalmente micobactérias e fungos) e da documentação de envolvimento de mais um sistema orgânico.

Na avaliação inicial do paciente com suspeita de sarcoidose, anamnese e exame físico completos são essenciais. Exames laboratoriais (hemograma, enzimas e provas de função hepáticas, função renal, glicemia, eletrólitos, cálcio sérico, velocidade de hemossedimentação [VHS], proteína C reativa, dosagem sérica da enzima conversora da angiotensina, urinálise e calciúria), teste tuberculínico, radiografia de tórax e, frequentemente, tomografia computadorizada (TC) de alta resolução do tórax, testes de função pulmonar, eletrocardiografia e avaliação oftalmológica são recomendados. Quando há sintomas, a investigação do sistema nervoso pode exigir TC e/ou RM do encéfalo, exame do líquido cefalorraquidiano e eletroneuromiografia. Na propedêutica cardiológica, podem ser necessários Holter, ecocardiografia, cintilografia, RM ou TC por emissão de pósitrons. Essa ampla propedêutica possibilitará a confirmação diagnóstica e a avaliação inicial da extensão da doença.

Biopsia é frequentemente necessária para confirmação diagnóstica, feita na localização da lesão mais acessível, iniciando-se por lesões cutâneas, nódulos subcutâneos, linfonodos palpáveis, glândulas parótidas com tamanho elevado, lesões conjuntivais, glândulas salivares edemaciadas ou lesões oculares. Na ausência dessas lesões, biopsia aspirativa de linfonodos intratorácicos ou de lesões parenquimatosas pulmonares é preferida em relação às biopsias pulmonares transbrônquicas ou abertas, ou biopsias de outros órgãos. Mesmo em pacientes com granulomas não caseosos em outros sítios, pode-se indicar a realização de broncoscopia e lavado broncoalveolar para diagnóstico diferencial com outras doenças, principalmente infecciosas.

Tratamento

A artrite aguda nos pacientes com sarcoidose evolui com remissão espontânea em até 90% dos casos. Não há estudos randomizados e controlados para avaliar o tratamento das manifestações articulares da sarcoidose. O uso de AINE, corticosteroides sistêmicos em baixas doses ou em injeção articular, hidroxicloroquina (HQ) e colchicina (principalmente nos pacientes com síndrome de Löfgren) já foi descrito, bem como o emprego de imunossupressores (nos pacientes com artrite crônica resistente aos corticosteroides ou progressiva), principalmente do metotrexato (MTX) e, alguns relatos de casos de AZA ou lefunomida (LFN). Nos casos refratários, já se sugeriu o tratamento com os imunobiológicos, principalmente anti-TNF ou menos frequentemente anti-CD20 (como o rituximabe).[58,59]

A miopatia é tratada com corticosteroides sistêmicos em monoterapia ou associados a imunossupressores (poupadores de corticosteroides ou nos pacientes que não respondem a estes). O MTX é o imunossupressor mais usado, mas há relatos isolados do uso de AZA e/ou HQ e, nos casos refratários, dos agentes anti-TNF.[58,59]

Nos pacientes com sarcoidose óssea, indica-se o tratamento quando há dor de difícil controle, rigidez e destruição óssea. Doses baixas a moderadas de corticosteroides devem ser iniciadas em associação com MTX (preferencialmente) e/ou com HQ. Mais uma vez, nos casos de difícil controle, terapia anti-TNF pode ser necessária.[57-59]

O tratamento das lesões cutâneas está recomendado nos pacientes que apresentam alterações estéticas, funcionais, psicológicas ou lesões progressivas. Em lesões localizadas, principalmente placas espessas, a injeção intralesional de corticosteroides tem bom efeito. Em lesões progressivas, o tratamento sistêmico com corticosteroides, em monoterapia ou em associação à HQ, imunossupressores sintéticos (geralmente o MTX, embora haja também relatos de casos do uso de talidomida ou apremilast) e/ou biológicos anti-TNF (geralmente reservado aos casos graves ou refratários a outros tratamentos) pode ser necessário.

A terapia do acometimento renal é feita com corticosteroides em monoterapia ou em associação a HQ e/ou AZA e/ou MMF. A investigação e o tratamento da hipercalcemia podem ser necessários em alguns casos. Nos pacientes com doença renal crônica terminal, o transplante renal representa uma opção, mas recorrência da sarcoidose no rim transplantado já foi relatada.[57]

O acometimento neurológico, de elevada morbimortalidade, deve ser abordado com urgência. A primeira linha de tratamento são os corticosteroides, na dose de 1 mg/kg/dia, com redução gradual após 4 a 8 semanas. Pulsoterapia com metilprednisolona 1 g/dia IV, por 3 a 5 dias está indicada nos casos graves. Pulsoterapia com ciclofosfamida (500 mg a 1 g) a cada 2 a 4 semanas por 3 a 6 meses já foi descrita. Também já foi sugerido o emprego, principalmente, de MTX, além de AZA, MMF ou ciclosporina, especialmente como terapia de manutenção. Nos casos refratários, o tratamento com anti-TNF, sobretudo o infliximabe, apresentou resultados favoráveis em pequenas séries de casos.[57,61]

A sarcoidose cardíaca também demanda tratamento imediato, dado o risco de morte súbita e insuficiência cardíaca. O benefício do tratamento não é fundamentado em estudos de qualidade, mas recomenda-se como tratamento inicial glicocorticoide em doses elevadas em associação a imunossupressores; entre eles, a ciclofosfamida (nos casos mais graves, prioritariamente) e o MTX são os mais usados, mas há relatos de sucesso com o tratamento com ciclosporina. O tratamento sintomático com antiarrítmicos e medicamentos para insuficiência cardíaca torna-se frequentemente necessário.[59]

Nos pacientes com sarcoidose hepática sintomática, o tratamento consiste no uso de glicocorticoides, isoladamente, ou em associação a outras medicações, geralmente o MTX, mas há possibilidade de sucesso com o uso da AZA e/ou HQ.

AMILOIDOSE

O termo "amiloidose" se refere a doenças que têm em comum a deposição extracelular de proteínas fibrilares em tecidos e órgãos. A doença define-se pela natureza bioquímica da proteína depositada. Essas proteínas são diversas, não estão relacionadas com uma sequência primária de aminoácidos comuns e são classificadas de acordo com a proteína precursora. A nomenclatura das subunidades de proteínas incluem a letra A seguida por uma abreviação do nome do precursor da proteína.[62]

O mecanismo exato de como se formam as fibrilas amiloides ainda não é totalmente conhecido e pode diferir entre os vários tipos de amiloide. A formação de fibrilas insolúveis resulta em parte de uma modificação na conformação das proteínas com desdobramentos ou dobramentos incompletos e na constituição das proteínas precursoras que podem se associar a outras substâncias não fibrilares, como glicosaminoglicanos, componente P amiloide sérico e apoproteínas. A forma de apresentação clínica varia de acordo com a proteína precursora que forma a fibrila amiloide, a localização e a quantidade do amiloide que se deposita nos tecidos e órgãos.[62-64]

As amiloidoses podem ser classificadas em formas adquiridas ou hereditárias e ter acometimento localizado ou sistêmico (Tabela 45.5). Neste capítulo, serão discutidas as formas sistêmicas, visto ser estas as que em geral acometem as articulações e que podem se apresentar como distúrbios reumáticos autoimunes.

Os tipos de amiloidose sistêmica mais importantes são AL, AA, ATTR (derivado da transtiretina) e Abeta$_2$M (beta$_2$-microglobulina). Na amiloidose AL – A (amiloide) L (imunoglobulina de cadeia leve) –, as fibrilas amiloides são formadas por fragmentos de cadeias leves (kappa e lambda) monoclonais. Os pacientes podem apresentar a amiloidose isoladamente ou associada a doenças hematológicas, como mieloma múltiplo ou macroglobulinemia de Waldenstrom.[65] Em geral, a amiloidose AA – A (amiloide), A (proteína sérica amiloide A) – está associada a uma doença inflamatória ou infecciosa crônica responsável por elevar cronicamente os níveis séricos da proteína sérica amiloide A. A forma ATTR – A (amiloide), TTR (transtiretina) – apresenta dois tipos principais: o tipo hereditário secundário a mutações no gene da TTR e o tipo adquirido relacionado com a senilidade. A amiloidose Abeta$_2$ M – A (amiloide), beta$_2$M (beta$_2$-microglobulina) – associa-se a doença renal crônica dialítica. Abeta$_2$M é um componente em geral não dialisável nas máquinas convencionais de hemodiálise cujas membranas são impermeáveis à beta$_2$-microglobulina; por isso, essa proteína pode se acumular em vísceras, ossos e estruturas periarticulares.[66]

A AL é considerada 5 a 10 vezes menos frequente que o mieloma múltiplo, mas representa a amiloidose sistêmica mais comum nos países desenvolvidos. Na Inglaterra, representa 65% de todas as amiloidoses sistêmicas, seguida por AA

Tabela 45.5 Características clínicas das amiloidoses sistêmicas.			
Proteína precursora	Adquirida/hereditária	Amiloidose	Características clínicas
A (apoproteína) sérica	Adquirida	AA	Associada a doenças inflamatórias ou infecciosas crônicas e síndromes febris periódicas (febre familiar mediterrânea)
L (imunoglobulina de cadeia leve) ou H (imunoglobulina de cadeia pesada)	Adquirida	AL	Também denominada de amiloidose primária, apresenta-se de forma isolada ou associada a doenças hematológicas (mieloma múltiplo ou macroglobulinemia de Waldenstrom)
Beta$_2$-microglobulina	Adquirida	Abeta$_2$M	Associada a doença renal crônica dialítica
Transtiretina	Hereditária	ATTR	Polineuropatia, cardiomiopatia, amiloidose vítrea e renal

(18%) e ATTR (17%). A incidência das amiloidoses sistêmicas varia de 5 a 9 casos por milhão de habitantes por ano. A amiloidose AA é mais comum em países onde infecções crônicas como tuberculose e hanseníase e doenças autoinflamatórias são mais prevalentes.[66,67]

Diagnóstico

Deve-se suspeitar de amiloidose sistêmica quando determinadas manifestações (macroglossia, hepatomegalia ou esplenomegalia, proteinúria, insuficiência cardíaca direita, hipotensão ortostática, polineuropatia periférica, disautonomia ou má absorção) não são explicadas por doença conhecida ou pela doença de base do paciente (Figura 45.5).[68]

Biopsia tecidual compreende o padrão-ouro para o diagnóstico de amiloidose, podendo ser realizada distante do órgão acometido e devendo constituir o primeiro passo para o diagnóstico. Pode-se biopsiar o reto, a gordura abdominal e até mesmo a glândula salivar. A biopsia de aspirado de gordura abdominal é a mais empregada por ser pouco invasiva e ter uma positividade de 80 a 90% para amiloidose AL e ATTR e de 60 a 70% para amiloidose AA. Nos casos em que a biopsia a distância do órgão acometido não evidenciar o depósito amiloide após a coloração pelo vermelho-congo (Figura 45.6), indica-se biopsia mais invasiva do órgão primariamente (rim, baço, fígado ou coração) acometido. Métodos de coloração que empregam oligotiofenos fluorescentes (hFTAA, ligante amiloide fluorescente) detectam com alta sensibilidade o depósito amiloide e são utilizados em alguns países, apesar do custo elevado. A imuno-histoquímica e o sequenciamento da proteína extraída por espectrometria de massa conseguem definir o tipo de proteína amiloide nos casos duvidosos.[63,66,68,69]

Após o diagnóstico de amiloidose, deve-se fazer avaliação clínica detalhada para definir a forma de apresentação, o tipo de amiloidose e a extensão da doença. É preciso pesquisar se há ou não proteína monoclonal sérica e/ou urinária com imunofixação quando indicado, verificar se existe ou não doença inflamatória crônica, renal ou infecciosa e avaliar a história familiar. Na suspeita de amiloidose familiar, testes genéticos podem ser necessários para definir a proteína envolvida.[70]

Características clínicas, tratamento e prognóstico das amiloidoses sistêmicas

Amiloidose AL

Acomete mais homens que mulheres, e a idade do diagnóstico se dá em torno de 65 anos e 10% dos pacientes são diagnosticados antes dos 50 anos. Existe grande variedade de acometimento sistêmico e, geralmente, as características clínicas de cada paciente refletem o órgão mais extensamente acometido. Disfunção orgânica na amiloidose AL não resulta somente da desorganização da arquitetura do órgão, mas também está relacionada com a toxicidade das cadeias leves amiloidogênicas.[63] Sintomas constitucionais como fadiga e perda de peso são frequentes, mas raramente se faz o diagnóstico antes do acometimento de um órgão específico. Há envolvimento renal em 70% dos pacientes, mais frequentemente como proteinúria assintomática ou clinicamente aparente como síndrome nefrótica. Os pacientes podem apresentar disfunção renal, mas a evolução progressiva é rara. Envolvimento cardíaco com sinais clínicos de insuficiência cardíaca representa uma apresentação comum. Alterações eletrocardiográficas sugestivas de infarto agudo do miocárdio e arritmias são complicações possíveis.[63,66,70] À ecocardiografia, pode-se evidenciar espessamento concêntrico dos ventrículos com disfunção sistólica ou diastólica associada. Acometimento do sistema nervoso se traduz por neuropatia periférica sensorial e motora; compressão do nervo mediano e síndrome do túnel do carpo; e disfunção autonômica com dismotilidade do tubo digestivo (diarreia e constipação intestinal) e hipotensão ortostática. Macroglossia, característica clássica da amiloidose AL, pode ser observada em 10% dos pacientes. Hepatomegalia e, menos frequentemente, esplenomegalia são observadas com discreta disfunção orgânica mesmo nos casos de envolvimento massivo do órgão. Equimoses periorbitárias desencadeadas pela manobra de Valsalva ou pequenos traumas surgem em poucos pacientes, mas são altamente característicos da amiloidose AL. Distrofia ungueal, alopecia, artropatia com espessamento da membrana sinovial, depósitos no tecido subcutâneo e pseudo-hipertrofia muscular são também observados (Figuras 45.6 e 45.7).

O diagnóstico precoce é muito importante. Pacientes com sintomas como os descritos devem ser investigados para a deposição de proteína amiloide e a pesquisa de distúrbios de células plasmáticas. A amiloidose AL pode ser tratada por meio da erradicação da discrasia celular plasmática subjacente com quimioterapia, seguida de transplante de células-tronco autólogas. A sobrevida de pacientes não tratados varia de 6 a 12 meses e, com o tratamento, é de 4,6 anos.[63,66,69,71]

Amiloidose AA

Pode ocorrer em qualquer idade. Sua manifestação clínica principal e, em geral, inicial é proteinúria associada ou não à disfunção renal. A amiloidose representa a principal causa de síndrome nefrótica em pacientes com artrite reumatoide.[72] Hepatomegalia, esplenomegalia e neuropatia autonômica

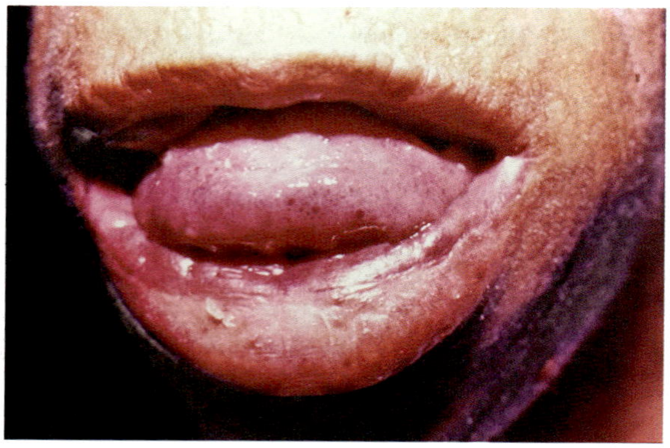

Figura 45.5 Paciente com amiloidose apresentando macroglossia.

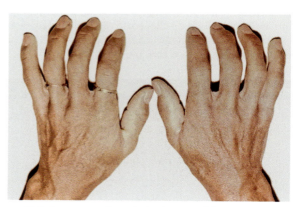

Figura 45.6 Contratura de articulações interfalângicas proximais e distais em paciente com amiloidose.

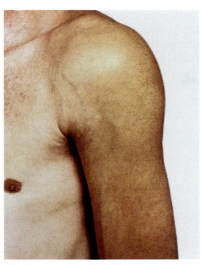

Figura 45.7 Ombro "em almofada" em paciente com amiloidose.

frequentemente surgem com a progressão da doença; já a cardiomiopatia é rara na amiloidose AA. A progressão da doença, quando associada a doenças inflamatórias, é lenta; no entanto, pode haver evolução mais rápida quando relacionada com doenças infecciosas não tratadas, como tuberculose, hanseníase, infecções pulmonares recorrentes e osteomielite.

O objetivo do tratamento da amiloidose AA consiste em controlar a doença inflamatória ou erradicar a doença infecciosa para manter as concentrações séricas da proteína amiloide < 10 mg/ℓ. Se os pacientes alcançam esse controle, 90% sobrevivem em 10 anos. Caso contrário, a sobrevida pode cair para 40% em 10 anos. Amiloidose no contexto de doenças inflamatórias crônicas, como artrite reumatoide, espondilite anquilosante, artrite psoriásica e DII, deve ser tratada com medicações modificadoras de doença, não biológicas (MTX, LFN), imunossupressores (AZA) e agentes biológicos, especialmente os anti-TNF e os antagonistas da IL1 e IL6.[73,74]

Amioloidose Abeta$_2$M

Caracteriza-se pela deposição de beta$_2$-microglobulina, particularmente em ossos, cartilagem articular, sinóvia, músculos, tendões e ligamentos. A prevalência era elevada e proporcional aos anos de hemodiálise, chegando a 50% após 12 anos e a 100% após 20 anos. Atualmente, a hemodiálise de alto fluxo consegue filtrar beta$_2$-microglobulina e os pacientes em diálise estão evoluindo com menos queixas osteomusculares. Observam-se várias condições reumáticas distintas – síndrome do túnel do carpo, cistos ósseos, espondiloartropatia com alterações destrutivas nos discos intervertebrais e erosões paravertebrais, tenossinovites e edema articular bilateral de grandes articulações (ombros, joelhos, punhos e quadril). O líquido sinovial não é inflamatório e depósitos amiloides de beta$_2$-microglobulina podem ser observados no sedimento, se realizada coloração pelo vermelho-congo. Embora menos comuns, depósitos amiloides ocasionalmente ocorrem no trato gastrintestinal, no coração e no tecido subcutâneo das nádegas.

Não existe tratamento específico para a amiloidose relacionada com o depósito de beta$_2$-microglobulina; entretanto, remover quantidades significativas de beta$_2$-microglobulina pode retardar a progressão da doença. Transplante renal e hemodiálise com membrana de alto fluxo, hemofiltração e outras técnicas de diálise podem reduzir as concentrações de beta$_2$-microglobulina e a formação do depósito amiloide.[63,66,75,76]

Amiloidose ATTR

As características clínicas dessa condição se assemelham àquelas da amiloidose AL, no entanto a existência de história familiar torna o diagnóstico de AATR mais provável. Caracteristicamente, em cada família, a doença se inicia na mesma idade e os sintomas mais comuns compreendem neuropatia (neuropatia periférica de membros inferiores sensitiva e motora e disautonomia com sintomas gastrintestinais e hipotensão postural) e cardiomiopatia com distúrbios da condução do estímulo. Opacidade do humor vítreo é patognomônico da amiloidose AATR. Transplante hepático pode remover a produção da variante TTR e retardar a progressão da doença. A sobrevida de pacientes não tratados é de 5 anos na ATTR senil e de 10 anos na forma hereditária.[77]

TUMORES SÓLIDOS

As relações entre tumor maligno e doenças reumáticas autoimunes são complexas e bidirecionais. Certas doenças reumáticas se associam a risco aumentado de neoplasia maligna. Além disso, alguns agentes empregados no seu tratamento podem aumentar o risco de desenvolvimento de tumor. Contudo, algumas neoplasias malignas são capazes de apresentar manifestações reumáticas resultantes de acometimento ósseo, articular, muscular e/ou de vasos sanguíneos. Do mesmo modo, medicamentos e outras modalidades terapêuticas usados no tratamento de neoplasias podem causar manifestações musculoesqueléticas.[78,79] Neste capítulo, serão discutidos predominantemente os tumores malignos e as terapias antineoplásicas capazes de cursar com manifestações reumáticas.

As neoplasias que mais frequentemente cursam com manifestações musculoesqueléticas são as leucemias e os linfomas. No entanto, manifestações reumáticas podem também ocorrer em associação a outros tipos de tumor, tendo sido atribuídas a acometimento direto de estruturas musculoesqueléticas por tumor primário ou metastático (abordadas no Capítulo 44), síndromes paraneoplásicas e terapia antineoplásica.[80] Entre eles, as síndromes paraneoplásicas compreendem o mecanismo mais frequente.

Síndromes paraneoplásicas

Compreendem síndromes clínicas decorrentes de um tumor maligno, que ocorrem em uma localização distante daquela da neoplasia e de suas metástases, mediadas por hormônios, citocinas e outros fatores solúveis produzidos pela neoplasia ou que são consequência de resposta imune dirigida contra o tumor. As manifestações paraneoplásicas podem preceder (em geral, não mais que 2 anos), coincidir ou seguir-se ao diagnóstico do tumor. Com frequência, desaparecem com o tratamento da neoplasia e voltam a aparecer por ocasião da recidiva tumoral.[78,81]

Nas síndromes paraneoplásicas reumáticas, as manifestações musculoesqueléticas podem se originar nas articulações, na fáscia, no músculo, nos vasos sanguíneos ou nos ossos. Clinicamente, pode ser difícil distinguir manifestações reumáticas paraneoplásicas daquelas resultantes de invasão direta de uma articulação ou estruturas periarticulares pelo tumor. Do mesmo modo, uma doença reumática autoimune pode se confundir com determinada síndrome paraneoplásica, particularmente quando esta precede o aparecimento da neoplasia. As principais características que apontam para a possibilidade de síndrome paraneoplásica em um paciente com manifestações reumáticas são: história de neoplasia no passado ou história familiar de neoplasia; exposição a medicações carcinogênicas ou imunossupressoras, radioatividade ou poluentes industriais; idade superior a 50 anos; perda ponderal significativa; anemia; instalação abrupta do quadro; resposta pobre ao tratamento convencional; apresentação atípica; ocorrência de manifestações cujos estudos epidemiológicos mostraram associação com neoplasia; presença de outra síndrome paraneoplásica; e ocorrência de marcadores tumorais.[82]

Diferentes síndromes paraneoplásicas que se traduzem clinicamente por manifestações musculoesqueléticas já foram descritas (Quadro 45.6), sendo abordadas a seguir aquelas cuja relação causal com neoplasia está mais bem caracterizada.

Osteoartropatia hipertrófica

Caracteriza-se por periostite proliferativa dos ossos longos, hipocratismo digital e oligo ou poliartrite. Existe uma forma primária, hereditária e que geralmente se manifesta na adolescência, e existem as secundárias, as quais podem ocorrer em associação a condições benignas, como cirrose hepática, doença inflamatória intestinal, doenças pulmonares crônicas (p. ex., tuberculose, abscesso pulmonar, bronquite crônica, fibrose cística e pneumoconiose) e *shunt* cardíaco direito-esquerdo, ou como manifestação paraneoplásica.[81,82] Carcinoma broncogênico compreende o tumor mais frequentemente associado à osteoartropatia hipertrófica, mas os demais tipos (tumor pulmonar, mesotelioma pleural, neurinomas diafragmáticos, linfomas intratorácicos, metástases pulmonares de sarcomas e até mesmo neoplasias de origem na cavidade abdominal) podem também se relacionar com essa condição.[83] Sua patogenia é desconhecida, mas evidências recentes sugerem

Quadro 45.6 Síndromes paraneoplásicas com manifestações reumáticas.

Articular
• Osteoartropatia hipertrófica
• Poliartrite paraneoplásica
• Polissinovite benigna edematosa (RS3 PE)
• Fasciíte palmar e poliartrite
• Policondrite recidivante
• Sacroileíte

Doenças do tecido conjuntivo
• Dermatomiosite e polimiosite
• Síndrome lúpus-*like*
• Esclerose sistêmica *like*
• Doença de Still do adulto
• Síndrome de Sjögren

Vascular
• Polimialgia reumática atípica
• Síndrome de Raynaud
• Eritema nodoso
• Crioglobulinemia
• Eritromelalgia

Muscular e cutânea
• Síndrome miastênica de Eaton-Lambert
• Miosite nodular localizada
• Miopatia necrosante
• Fasciíte palmar
• Fasciíte eosinofílica
• Paniculite

Miscelânea
• Distrofia simpática reflexa
• Síndrome antifosfolipídio
• Artropatia de Jaccoud
• Osteomalacia oncogênica
• Hiperostose

participação importante do fator de crescimento derivado de plaquetas (PDGF) e do fator de crescimento vascular endotelial (VEGF) na proliferação periosteal.[81]

O espectro clínico da osteoartropatia hipertrófica é amplo, variando de formas assintomáticas a dor óssea incapacitante, esta mais frequente em associação a neoplasias mais agressivas.[84] Dor óssea tibial e femoral, comumente associada à artralgia ou sinovite das articulações adjacentes constituem as apresentações mais comuns.[81] A artrite costuma ser simétrica e acomete mais comumente cotovelos, punhos, joelhos, articulações metacarpofalângicas e tibiotársicas, geralmente em associação a dor óssea subjacente.[82] O hipocratismo digital pode ser observado em mãos e/ou pés.

O diagnóstico se fundamenta nos dados clínicos e de exames de imagem. Laboratorialmente, observam-se aceleração da VHS e aumento dos níveis séricos da proteína C reativa e da FA. O líquido sinovial apresenta padrão não inflamatório. A radiografia dos ossos acometidos evidencia faixas de periósteo calcificado paralelas à cortical óssea e separadas desta por banda radiolucente. A cintilografia apresenta alterações que podem preceder aquelas evidenciadas à radiografia e se traduzem por aumento da captação do radioisótopo nas articulações acometidas, osso neoformado paralelamente ao osso preexistente e extremidades digitais com baqueteamento, traduzindo o elevado fluxo sanguíneo dessas áreas. A elevada atividade inflamatória da periostite promove um sinal intenso, também passível de detectar à PET-TC (tomografia por emissão de pósitrons).[81,82,84]

A remoção do tumor resulta em regressão das manifestações clínicas. Quando esta não é possível, pode haver evolução para anquilose completa da articulação. AINE podem ser úteis no alívio dos sintomas.[82]

Poliartrite paraneoplásica

Refere-se ao desenvolvimento de artrite associada a neoplasia, mas não está relacionada com a invasão direta da articulação pelo tumor. As neoplasias mais comumente associadas a essa síndrome paraneoplásica são os tumores sólidos, particularmente câncer de pulmão, mama, cólon, estômago e ovário. Sua patogenia não é conhecida, mas existem evidências de que resulta de mecanismos imunes.[81,82]

Desenvolve-se mais frequentemente em indivíduos idosos, de forma aguda e, muitas vezes, explosiva. Geralmente assimétrica, predomina nos membros inferiores. O fator reumatoide é negativo na maioria dos casos, o líquido sinovial tem características inflamatórias e a histologia sinovial traduz sinovite inespecífica. Com frequência, não apresenta erosões ou outras alterações radiológicas. Nas formas que se apresentam com acometimento articular simétrico, o diagnóstico diferencial com a artrite reumatoide pode ser difícil. Instalação aguda, anemia e manifestações constitucionais (p. ex., febre e emagrecimento significativos), alterações muito acentuadas dos marcadores séricos de fase aguda, início em idade avançada, ausência de fator reumatoide, de deformidades e erosões e de acometimento das mãos e punhos, e resposta pobre aos AINE, corticosteroides e imunossupressores apontam para o diagnóstico de artrite paraneoplásica.[81-83,85]

O tratamento bem-sucedido do tumor leva à resolução completa das manifestações reumáticas, que, na maioria dos casos, não acompanham a recidiva do tumor.

Polissinovite benigna edematosa

Polissinovite benigna edematosa (RS3 PE, do inglês *remitting seronegative symmetrical synovitis* with *pitting oedema*) compreende uma forma de poliartrite que acomete o idoso (média de idade superior a 70 anos), mais frequentemente do sexo masculino, caracterizada por envolvimento simétrico de pequenas articulações e edema significativo no dorso das mãos e dos pés. Tem sido observada principalmente em associação ao câncer gástrico, de endométrio, pancreático e prostático[82], além de linfomas de células T.[86] Existe também uma forma idiopática de RS3 PE, sem registro até o momento, de qualquer diferença demográfica ou clínica entre as formas idiopática e paraneoplásica.[81] A patogenia da RS3 PE ainda não foi esclarecida, mas há indícios de participação importante do VEGF na gênese da sinovite e do edema, em ambas as formas da doença. Por sua vez, a enzima metaloproteinase-3 (MMP-3) somente tem sido identificada na forma paraneoplásica. O significado patogênico desse achado é desconhecido.[81]

O quadro articular e o edema se instalam de modo relativamente abrupto, acometem mais frequentemente as mãos e se acompanham de limitação funcional significativa de punhos, articulações metacarpofalângicas e interfalângicas. Febre e astenia podem estar presentes. Laboratorialmente, observam-se aceleração da VHS, elevação dos níveis da proteína C reativa, anemia e hipoalbuminemia discretas e ausência do fator reumatoide. O líquido sinovial apresenta contagens de leucócitos inferiores àquelas observadas na artrite reumatoide. A radiografia evidencia edema de partes moles e osteopenia generalizada, sem erosões ósseas.[82]

Ambas as formas de RS3 PE têm excelente resposta a doses baixas de glicocorticoides. Considerando-se que algumas neoplasias podem apresentar resposta a doses elevadas de corticosteroides, recomenda-se tratar a RS3 PE com prednisona (≤ 10 mg/dia) ou doses equivalentes de outros esteroides para não mascarar uma neoplasia subjacente.[81-83] Há regressão completa das manifestações após o tratamento do tumor.

Síndrome de fasciíte palmar e poliartrite

Trata-se de síndrome paraneoplásica rara caracterizada por inflamação da fáscia palmar com subsequentes espessamento e deformidade em flexão, além de poliartrite. É muito mais frequente em mulheres. Associa-se mais comumente ao adenocarcinoma de ovário, mas pode ser observada também com outros tumores, especialmente tumor de mama e de outros órgãos do sistema reprodutivo feminino.[81] Tende a aparecer tardiamente no curso da neoplasia e, portanto, indica mal prognóstico. Já foi descrita também em associação a condições benignas, como tuberculose, cistos ovarianos e doenças da tireoide.[82] Sua patogenia ainda não é conhecida e o fato de predominar em mulheres levou alguns pesquisadores a sugerirem a possibilidade de participação dos hormônios femininos em sua gênese; no entanto, faltam evidências que corroborem essa possibilidade. A presença frequente de infiltração de linfócitos e de depósitos de imunoglobulinas nos tecidos acometidos aponta para um mecanismo imune.[81,82]

A inflamação e o espessamento da fáscia palmar são geralmente bilaterais, e a poliartrite é simétrica envolvendo cotovelos, punhos, joelhos e articulações tibiotársicas. A contratura palmar desenvolvida assemelha-se à contratura de Dupuytren, embora seja mais intensa. À palpação das palmas, percebe-se endurecimento significativo, que deu origem ao termo "mãos de madeira". Os níveis séricos dos marcadores de fase aguda variam e a pesquisa do fator reumatoide é habitualmente negativa. Alguns autores consideram essa síndrome uma variante da distrofia simpaticorreflexa[79,87];

no entanto, de modo diferente desta, a síndrome de fasciíte e artrite apresenta mais comumente distribuição bilateral, com curso rapidamente progressivo para fasciíte deformante e poliartrite inflamatória exuberante.[82] Biopsia da fáscia palmar evidencia nódulos de fibroblastos circundados por tecido conjuntivo denso e septos fibrosos.[81,88]

A síndrome de fasciíte palmar e poliartrite não responde ao tratamento com AINE, corticosteroides e imunossupressores. Sua terapia bem-sucedida acompanha-se de melhora das manifestações, embora isso seja raro, visto que essa síndrome paraneoplásica se desenvolve geralmente em fase avançada da neoplasia.[88]

Policondrite recidivante

Doença inflamatória crônica que se caracteriza por episódios de inflamação do tecido cartilaginoso em diferentes órgãos, o que resulta em inflamação recorrente do nariz, orelhas, árvore traqueobrônquica e articulações. Como síndrome paraneoplásica, a policondrite recidivante se associa mais frequentemente a neoplasias hematológicas, mas associação com condrossarcoma e câncer de pulmão, bexiga, cólon, pâncreas e mama também tem sido relatada.[83] O processo inflamatório é mediado por anticorpos contra colágeno tipo II.[89]

As manifestações clínicas se iniciam, em geral, subitamente, com dor e eritema violáceo da cartilagem acometida. Manifestações oculares, como episclerite, esclerite, conjuntivite e irite, frequentemente acompanham o quadro.[82] A resposta é favorável aos corticosteroides e ao tratamento da neoplasia subjacente.

Dermatomiosite e polimiosite

Trata-se de miopatias inflamatórias idiopáticas caracterizadas por fraqueza muscular proximal nos membros e evidências de inflamação muscular. Na dermatomiosite, diferentes manifestações cutâneas se associam ao acometimento muscular. A associação com neoplasia é mais frequente na dermatomiosite e os tumores mais comumente relacionados são câncer de ovário, pâncreas, estômago e colorretal. Contudo, a polimiosite se associa mais comumente aos tumores de pulmão e bexiga. Observa-se linfoma não Hodgkin em associação às duas condições. Embora a patogenia dessas miopatias inflamatórias ainda não tenha sido elucidada, existem evidências da existência de autoantígenos comuns a certas neoplasias e células musculares regeneradas.[90] Assim, a resposta imune dirigida contra o tumor atuaria também sobre o músculo, perpetuando o processo inflamatório.[91]

O quadro clínico da dermatomiosite ou polimiosite associada a neoplasia é semelhante àquele das formas idiopáticas; no entanto, quando se trata da síndrome paraneoplásica, os pacientes tendem a ser mais velhos, o acometimento muscular e cutâneo mais graves e o envolvimento pulmonar (pneumopatia intersticial), menos frequente.[81] Caracteristicamente, há perda progressiva e simétrica da força muscular proximal associada à elevação das enzimas musculares (creatinina fosfoquinase, AST e aldolase). Cerca de metade dos pacientes apresenta também artrite no nível de cotovelos, punhos, articulações metacarpofalângicas, interfalângicas proximais, joelhos e tibiotársicas. As manifestações cutâneas da dermatomiosite compreendem *rash* heliotrópico e malar, *rash* eritematoso nas áreas corporais expostas, pápulas de Gottron (pápulas eritematovioláceas no dorso das articulações metacarpofalângicas, interfalângicas proximais), telangiectasias periungueais e eritrodermia esfoliativa.[82]

Recomenda-se a pesquisa de neoplasia nos pacientes diagnosticados com dermatomiosite ou polimiosite, particularmente durante os primeiros 5 anos que se seguem ao diagnóstico da miopatia inflamatória e especialmente nos pacientes mais velhos e naqueles com acometimento cutâneo mais grave, que não melhoram com o tratamento ou apresentam história de neoplasia prévia. A maioria das neoplasias pode ser diagnosticada a partir de história clínica e exame físico detalhados e exames complementares simples, como hemograma, enzimas hepáticas, urinálise, radiografia de tórax, mamografia e colonoscopia. Investigação adicional pode ser necessária em alguns pacientes.

O tratamento da neoplasia acompanha-se de melhora das manifestações reumáticas; no entanto, pode haver recorrência destas, mesmo na ausência de recidiva do tumor.

Síndrome lúpus-like

Raramente manifestada em associação a neoplasia, já foi descrita como síndrome paraneoplásica relacionada com neoplasias hematológicas, timoma e tumor de pulmão, mama, ovário e testículo.[92] Clinicamente, pode-se observar polisserosite, glomerulonefrite, acometimento pulmonar, artrite não deformante, fenômeno de Raynaud e presença de anticorpos antinucleares no soro.[81,85,88] Muitas vezes, a corticoterapia é eficaz no alívio dos sintomas.[82]

Polimialgia reumática atípica

Polimialgia reumática compreende uma doença que acomete indivíduos > 50 anos e se caracteriza pela ocorrência de desconforto e rigidez nas cinturas pélvica e escapular, fadiga, anemia e elevação da VHS > 50 mm/h. A associação da polimialgia reumática em sua forma clássica de apresentação com neoplasia é questionada. No entanto, a apresentação atípica dessa doença, caracterizada por idade < 50 anos, acometimento assimétrico, envolvimento de um único local, artralgias associadas, anemia grave, proteinúria, VHS < 40 mm/h ou > 100 mm/h e resposta parcial ou tardia à terapêutica com corticosteroide (> 48 h após 10 mg de prednisona/dia), sugere a possibilidade de neoplasia oculta.[82,85,88] Esse quadro reumático geralmente precede em alguns meses o diagnóstico da neoplasia; quando ocorre, deve-se pesquisar exaustivamente um tumor oculto.[82,88] Câncer de pulmão, cólon, rim e mieloma múltiplo são as neoplasias mais frequentemente associadas à polimialgia reumática atípica.[93] O tratamento do tumor resulta na resolução das manifestações reumáticas.[90]

Osteomalacia oncogênica

Osteomalacia oncogênica ou osteomalacia induzida por tumor se caracteriza pela ocorrência de desmineralização óssea acentuada e osteomalacia, hipofosfatemia, hiperfosfaturia, normocalcemia, níveis normais ou reduzidos de 1,25-di-hidroxivitamina D (1,25-di-hidroxicolecalciferol) e elevação da fosfatase alcalina. Trata-se de condição rara que se associa, na maioria das vezes, a neoplasias benignas de origem mesenquimatosa, podendo ocorrer também relacionada com tumores malignos, como câncer de próstata, de mama e osteossarcoma etc.[81,82] Sua patogenia tem relação com secreção pelo tumor do fator de crescimento fibroblástico 23 (FGF23; também conhecido como fosfatonina), que se liga a células do túbulo contorcido proximal dos rins, causando significativo aumento da excreção de fosfato.[94,95]

Clinicamente, os pacientes queixam-se de dores ósseas generalizadas, intensa fraqueza muscular, podendo também ser observadas redução da estatura e fraturas patológicas. O diagnóstico costuma ser tardio e outras causas de hipofosfatemia hereditária ou adquirida devem ser afastadas.

A ressecção completa do tumor é acompanhada de regressão rápida e completa das manifestações. Quando não houver possibilidade de tratar o tumor, deve-se administrar fosfato e 1,25-di-hidroxicolecalciferol para correção do balanço do fósforo e das alterações histológicas.[81,82,95]

Manifestações reumáticas relacionadas com a terapêutica das neoplasias

Diferentes manifestações musculoesqueléticas ou doença reumática podem resultar da terapia antineoplásica. A mais frequente é a artrite gotosa resultante da hiperuricemia que acompanha neoplasias com grande massa tumoral, especialmente leucemias e linfomas, ocorrendo mais frequentemente durante a quimioterapia desses tumores.

Em comparação à população normal, pacientes com neoplasia têm maior predisposição ao desenvolvimento de artrite séptica pelo fato de apresentarem fatores de risco adicionais, como alteração da imunidade resultante da própria neoplasia ou do seu tratamento, uso prolongado de cateter venoso e hospitalizações frequentes.[96] Artrite séptica geralmente resulta de disseminação hematogênica do agente causador a partir de outro sítio de infecção. O agente etiológico mais comum é o *Staphylococcus aureus*. No entanto, a imunossupressão que acompanha as neoplasias favorece o encontro de agentes menos habituais. Por exemplo, *Streptococcus* do grupo G e *Clostridium septicum* têm sido observados como agentes etiológicos de artrite séptica em pacientes com câncer de cólon.[97] Micobactérias e fungos são agentes ocasionais. Artrite séptica é, com frequência, monoarticular e as grandes articulações dos membros são as mais comumente acometidas. O quadro clínico não difere daquele apresentado pelos pacientes sem neoplasia. Nas artrites causadas por bactérias, as manifestações articulares se apresentam de forma aguda e o achado de febre é comum. Por sua vez, na artrite por micobactérias ou fungos, o início é insidioso e o curso, indolente. O tratamento da artrite séptica constitui uma emergência clínica e compreende o uso de agentes antimicrobianos e a drenagem da articulação acometida.

Agentes específicos empregados em quimioterapia e imunoterapia podem também causar manifestações reumáticas. As associações mais bem caracterizadas entre agente empregado no tratamento de tumores e desenvolvimento de manifestações reumáticas serão descritas a seguir.

Manifestações reumáticas associadas a quimioterapia antineoplásica

O termo "reumatismo pós-quimioterapia" tem sido usado para denominar uma síndrome caracterizada por poliartralgia migratória, autolimitada e não inflamatória que se desenvolve após o término do uso de diversos agentes quimioterápicos, como ciclofosfamida, 5-fluoracil, metotrexato, cisplatina e tamoxifeno, no tratamento de diferentes tipos de câncer. As manifestações geralmente se desenvolvem semanas a meses após o término da quimioterapia e persistem também por semanas a meses, regredindo espontaneamente. A artralgia acomete predominantemente mãos, cotovelos, tornozelos e joelhos. Mialgia e edema periarticular também podem ser observados.[84,96,98] Sua patogenia não é conhecida, mas a hipótese de reconstituição imune após quimioterapia tem sido considerada um possível mecanismo.[84,99] O uso de AINE pode se tornar necessário para controle dos sintomas.

Os inibidores da aromatase, empregados no tratamento do câncer de mama que apresenta receptor para hormônio, estão relacionados com quadro de artralgias e rigidez matinal que geralmente se iniciam 2 a 3 meses após o começo do uso do medicamento. Punhos, mãos e joelhos são as articulações mais frequentemente acometidas. Na maioria das pacientes, as manifestações são leves ou moderadas e respondem ao tratamento recomendado, que consiste no uso de analgésicos, AINE e exercícios regulares. No entanto, em cerca de 5% dos casos o quadro é mais grave e/ou não responsivo ao tratamento, tornando-se necessária a substituição do agente quimioterápico.[84]

Mulheres pós-menopausa tratadas com inibidores da aromatase apresentam risco aumentado de desenvolver osteoporose. Recomenda-se realização de densitometria óssea anual para investigação dessa condição. Se diagnosticada, a paciente deve ser tratada da maneira convencional.

Tem-se observado fenômeno de Raynaud em associação à administração de vincristina, vimblastina, cisplatina e bleomicina.[84,100] O último agente também tem sido relacionado com o desenvolvimento de síndrome semelhante à esclerose sistêmica.[84,101] Paclitaxel e docetaxel podem causar mialgia e artralgias, às vezes de grande intensidade. Aparecem 24 a 48 h após a infusão do agente e persistem por cerca de 4 a 5 dias.[96]

Manifestações reumáticas associadas a imunoterapia para tratamento de neoplasia

O tratamento de neoplasias com agentes que agem por mecanismo imunológico tem sido associado ao desenvolvimento de autoanticorpos e de doenças autoimunes.

Interferon-alfa e interferon-gama têm sido associados ao desenvolvimento de síndrome semelhante a lúpus eritematoso sistêmico, poliartralgia simétrica e exacerbação de artrite relacionada com infecção pelo vírus da hepatite C.[102,103] Interleucina-2 tem sido associada ao desenvolvimento de artrite psoriásica, espondilite anquilosante, artrite reumatoide e exacerbação de esclerose sistêmica.[102] Agentes que atuam sobre a regulação de células T, como nivolumab, ipilimumabe e pembrolizumab, empregados no tratamento de diferentes tipos de tumor têm sido associados ao desenvolvimento de artrite inflamatória, síndrome seca, miosite, vasculite, artrite psoriásica e polimialgia reumática.[104-108]

Observam-se manifestações musculoesqueléticas em até 5% dos pacientes submetidos à administração intravesical de Bacillus Calmette-Guérin (BCG) para tratamento de câncer de bexiga superficial. Artralgias de pequena intensidade ou artrite tuberculosa representam as manifestações mais frequentes. O acometimento é oligoarticular, envolvendo mais comumente joelhos e tornozelos. Na maioria dos casos, ocorre 2 a 4 semanas após a administração do BCG.[84] Espondilite tuberculosa é complicação rara.[109]

MISCELÂNEA

Doença relacionada com IgG4

Reconhecida e descrita recentemente, trata-se de uma doença crônica, imunomediada, com manifestações fibróticas e inflamatórias que envolve múltiplos órgãos e leva à ocorrência de tumorações, destruição tecidual e falência de órgãos.

Apresenta características patológicas, sorológicas e clínicas específicas, que compreendem crescimento semelhante ao tumoral do(s) órgão(s) envolvido(s), infiltrado inflamatório linfoplasmocitário rico em plasmócitos positivos para o IgG4 e grau variável de fibrose tecidual de padrão estoriforme (arranjo de fibroblastos e células inflamatórias com aparência de carrilhão), frequentemente associada a flebite obliterante e eosinofilia tecidual discreta. Os níveis séricos de IgG4 são elevados (> 135 mg/dℓ) em cerca de dois terços dos pacientes. Boa resposta à terapia com corticosteroides e medicações poupadoras de corticosteroides sintéticas ou biológicas é característica, desde que ainda não se tenha desenvolvido uma fibrose significativa. Ressecção das áreas acometidas pode se tornar necessária.[110,111]

O envolvimento de praticamente qualquer localização anatômica já foi descrito, mas os sítios mais acometidos são pâncreas, trato biliar, glândulas salivares maiores (submandibulares e parótidas), glândulas lacrimais, retroperitônio e linfonodos.[112] As principais apresentações da doença, incluindo síndromes previamente descritas e atualmente classificadas como associadas à IgG4, são mostradas na Figura 45.8. O caso de um paciente que procurou atendimento com dorsalgia e apresentava paquimeningite hipertrófica relacionada com IgG4 está ilustrado nas Figuras 45.9 e 45.10. O Quadro 45.7 traz as principais doenças que apresentam características clínicas e histopatológicas semelhantes às da doença relacionada com IgG4.[112]

A epidemiologia da doença é pouco conhecida, em virtude de seu reconhecimento recente e além de permanecer subdiagnosticada, sendo, ainda, frequentemente confundida com neoplasia, infecção e outras doenças imunomediadas, como síndrome de Sjögren, granulomatose com poliangiite, arterite de células gigantes etc.[112]

A imunopatogênese da doença relacionada com IgG4 também não está bem definida, mas se tem sugerido a ativação de linfócitos B (inicialmente), linfócitos T e células dendríticas plasmocitoides.[112]

Seu diagnóstico depende de achados clínicos, patológicos e exames de imagem. Critérios para classificação da doença relacionada com IgG4 foram propostos em 2011 (Quadro 45.8),[113] mas uma nova classificação está sendo desenvolvida pelo American College of Rheumatology/European League Against Rheumatism (ACR/EULAR).[110,111]

Os pacientes apresentam queixas sistêmicas inespecíficas, de apresentação subaguda, como perda de peso e mal-estar geral, e sintomas associados ao acometimento de órgão específico, que frequentemente apresentará aumento de volume semelhante a um tumor.[110-112]

Alterações laboratoriais inespecíficas, como eosinofilia, hipocomplementemia e elevação de proteína C reativa, podem ocorrer. Há elevação dos níveis séricos de IgG4 em dois terços dos pacientes, mas isoladamente é insuficiente para o diagnóstico.[110,111]

Exames de imagem, como TC, RM, colangiopancreatografia por RM, ultrassonografia endoscópica e, mais recentemente, PET/TC usando fluorodeoxiglicose (FDG), são indicados na avaliação da extensão da doença e no seu seguimento.[110-112]

O exame histopatológico compreende o padrão-ouro para o diagnóstico da doença. Os achados característicos são denso infiltrado linfoplasmocitário associado a fibrose estoriforme e flebite obliterante. A ocorrência de pelo menos dois desses três achados, em associação à presença de infiltrado plasmocitário IgG4+, sugere fortemente o diagnóstico. O número de plasmócitos IgG4+ necessários para o diagnóstico varia para cada órgão, mas uma razão entre o número de células IgG4 positivas e IgG4 negativas deve ser > 40%. No entanto, a ocorrência desse padrão no tecido biopsiado deve ser interpretada à luz dos achados clínicos, de imagem e laboratoriais, uma vez que pode ser também observada em outras doenças.[110-112]

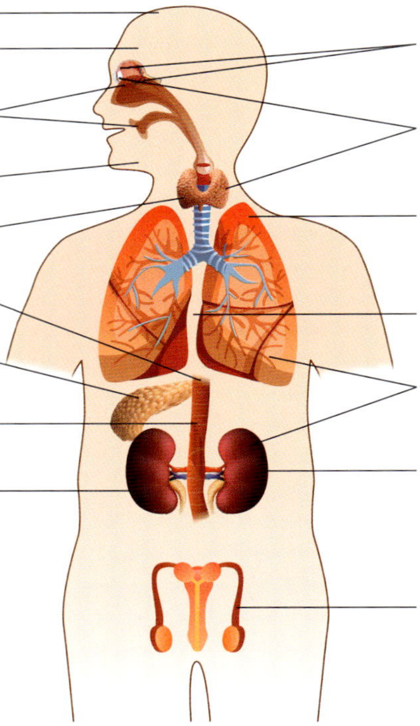

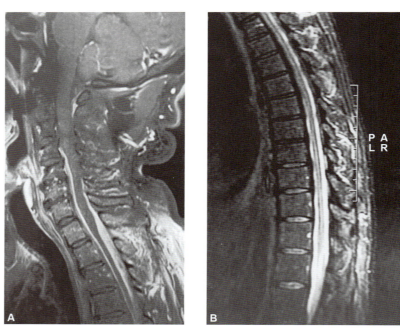

Figura 45.8 Apresentações clínicas da doença relacionada com IgG4.[110]

Figura 45.9 Ressonância magnética de coluna cervical e torácica de homem, 64 anos, com paquimeningite hipertrófica relacionada com IgG4. Cortesia de Dr. Caio Moreira.

O tratamento da doença relacionada com IgG4 é indicado nos pacientes sintomáticos ou com acometimento orgânico. Já o de pacientes que apresentam apenas linfadenopatia assintomática ou nódulos pulmonares encontrados acidentalmente em geral não é necessário, embora deva ser avaliado caso a caso.[110-112]

O tratamento de indução de remissão de primeira linha consiste no emprego de corticosteroides, em doses iniciais que variaram de 10 a 60 mg de prednisona por dia, conforme o acometimento orgânico, com desmame após 2 a 8 semanas, conforme a resposta terapêutica. O uso de medicamentos imunossupressores, como poupadores de corticosteroides, entre eles azatioprina (até 2 mg/kg/dia), micofenolato mofetila (até 2,5 g/dia) e metotrexato, é descrito, mas não há evidências consistentes de seu real benefício. O uso do rituximabe (duas doses de 1 g com intervalo de 15 dias) é promissor, tendo sido descrito com sucesso na indução de remissão da doença e na melhora da fibrose tecidual, sobretudo em casos graves, refratários aos corticosteroides em monoterapia ou associados a imunossupressores

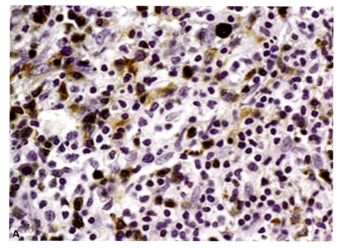
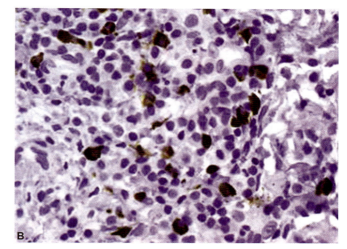
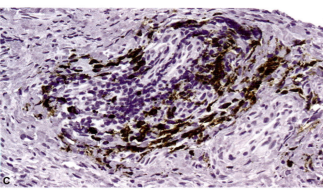

Figura 45.10 Imuno-histoquímica de biopsia dural: numerosos plasmócitos IgG4+. Nesse campo, plasmócitos IgG4+ constituem 60% dos plasmócitos IgG+. Cortesia de Dr. Caio Moreira.

Quadro 45.7 Doenças que podem ser confundidas com a doença por IgG4 clínica e histopatologicamente.

- Vasculites associadas ao ANCA:
  - Granulomatose com poliangiite
  - Poliangiite microscópica
  - Granulomatose eosinofílica com poliangiite
- Doença inflamatória intestinal
- Doenças linfoproliferativas
- Adenocarcinoma e carcinoma de células escamosas (infiltrado peritumoral)
- Doença de Castleman (localizada ou multicêntrica)
- Plasmocitose cutânea
- Doença de Erdheim-Chester
- Tumor miofibroblástico inflamatório
- Linfomas linfoplasmacíticos
- Linfomas de zona marginal extranodal
- Colagenose perfurante
- Colangite esclerosante primária
- Rinossinusites
- Sarcoidose
- Síndrome de Sjögren
- Xantogranuloma

ANCA: anticorpo anticitoplasma de neutrófilo.
Adaptado de Khosroshahi et al., 2015.[112]

Quadro 45.8 Critérios diagnósticos da doença por IgG4 propostos em 2011.

1. Exame clínico evidenciando edema ou massas difusas ou localizadas características, em órgãos únicos ou múltiplos
2. Elevação sérica de IgG4 (> 135 mg/dℓ)
3. Exame histopatológico evidencia:
(1) Infiltrado linfocitário e plasmocitário e fibrose marcantes
(2) Infiltrado de plasmócitos IgG4 positivas; razão entre células IgG4+ e células IgG4− > 40% e > 10 plasmócitos IgG4+/campo

Adaptado de Umehara et al., 2012.[113]
Diagnóstico definido: 1+2+3; provável: 1+3; possível: 1+2

tradicionais, e nos pacientes que apresentaram recidiva da doença durante a retirada do corticosteroide. O uso do abatacepte, um inibidor da estimulação de linfócitos T, foi descrito em paciente refratário ao tratamento com rituximabe. Alguns pacientes podem se beneficiar de tratamento de manutenção com dose baixa de corticosteroides e/ou medicações poupadoras dos corticosteroides por até 3 anos. No tratamento das recidivas, o uso de corticosteroides, associados ou não aos imunossupressores sintéticos e/ou biológicos, tem sido sugerido.[110-113]

Tratamento cirúrgico para exérese de massas tumorais ou radioterapia no tratamento de massas infiltrativas podem ter papel no tratamento dessa doença.[111-113]

O prognóstico da doença relacionada com IgG4 depende de sua apresentação clínica, do diagnóstico precoce e da resposta terapêutica. A possibilidade de se tratar de uma doença linfoproliferativa não se confirmou, uma vez que não se identificaram populações de plasmócitos monoclonais nos órgãos e tecidos acometidos; contudo, sua associação com risco de malignidade, sobretudo linfoma e câncer de próstata, é 2,5 a 3 vezes maior que aquele da população geral.[110,111] A mortalidade atribuída à doença relacionada com IgG4 em revisão sistemática recente que incluiu sete estudos, com o total de 294 pacientes acompanhados por 29,2 meses, foi de 8,8%.[114]

Hemocromatose

Doença caracterizada pela sobrecarga de ferro nos órgãos e tecidos decorrente de aumento da absorção intestinal desse elemento. A hemacromatose hereditária (HH) ou primária é uma doença autossômica recessiva, enquanto a hemacromatose adquirida ou secundária se refere à sobrecarga de ferro decorrente de várias afecções – eritropoese ineficaz (redução da utilização do ferro pela medula óssea), anormalidades adquiridas no metabolismo do ferro, doença hepática e múltiplas transfusões.[110] O acúmulo de ferro decorrente dessas condições pode desencadear disfunção de vários órgãos, em particular de fígado, pâncreas, coração, articulações e hipófise.[115,116]

A HH representa a causa mais comum de hemacromatose e o distúrbio genético mais comumente identificado em caucasianos. Embora com ampla distribuição geográfica, é mais comum no norte da Europa (prevalência de 0,44%); em outras populações, a prevalência é menor, variando de 0,11% na população latino-americana a 0,0004% nos asiáticos. A idade de diagnóstico da HH clássica relacionada com a mutação do gene *HFE* é entre 40 e 60 anos, mais comumente no sexo masculino. Mutações menos frequentes em outros genes podem acometer indivíduos mais jovens e até mesmo crianças.[117]

O gene *HFE* modula a absorção do ferro ligado à transferrina no duodeno. A mutação relacionada à HH consiste na substituição da tirosina por cisteína na posição 282 (C282Y) do cromossomo 6. Essa mutação em homozigose representa 90% dos casos de HH. Outras mutações no mesmo cromossomo já foram identificadas, como a H63D (aspartato substituído por histidina na posição 63); no entanto, os pacientes somente desenvolvem sobrecarga de ferro se essa mutação estiver em heterozigose com o C282Y. A expressão fenotípica da HH, mesmo nos indivíduos em homozigose para a mutação C282Y, é muito variável, sugerindo que outros fatores, como dieta (consumo de carne e frutas cítricas), tabagismo, uso de bebidas alcoólicas, síndrome metabólica com resistência insulínica e doenças hepáticas (p. ex., hepatites virais), possam influenciar na expressão da doença.[118,119] Mais de 82% dos pacientes homozigóticos para a referida mutação apresentam hiperferritinemia, enquanto apenas 28% têm manifestações clínicas como doença hepática, carcinoma hepatocelular ou artrite.

Mutações em outros genes (HJV, hepcidina, receptor 2 da transferrina e ferroportina) que levam a HH são chamadas de não HFE relacionadas e muito menos frequentes que as relacionadas com o HFE.[120]

Patogênese e quadro clínico

A hepatidina, peptídeo produzido pelo fígado e macrófagos, participa da regulação da reserva de ferro no organismo, liga-se à ferroportina nos enterócitos e regula a absorção intestinal de ferro. Na HH, a síntese de hepatidina está reduzida e, consequentemente, há aumento da absorção de ferro pelos enterócitos e um efluxo do ferro estocado nos macrófagos para o plasma. O ferro se deposita nos tecidos de vários órgãos e causa dano tecidual decorrente da lise lisossomal, formação de radicais livres e peroxidação dos lipídios das membranas celulares. Com o tempo, a agressão celular culmina na fibrose do órgão.[121]

O início da doença é insidioso e os sintomas se iniciam quando a sobrecarga de ferro chega a 20 a 30 g. Os pacientes apresentam sintomas inespecíficos que compreendem astenia, letargia, fadiga e, também, dor abdominal, intolerância à glicose, hiperpigmentação cutânea (presença de ferro e maior produção de melanina na epiderme), artralgia, perda da libido ou impotência sexual entre os homens e amenorreia entre as mulheres (Figura 45.11). Distúrbios de condução do estímulo cardíaco e insuficiência cardíaca são observados em 20 a 30% dos pacientes. Com o tratamento, pode-se conseguir melhora da função cardíaca e, consequentemente, do prognóstico e da qualidade de vida. Em geral, os pacientes apresentam maior suscetibilidade à infecção em virtude da ineficiência da fagocitose resultante do acúmulo de ferro nos macrófagos.[122,123]

A dor abdominal é crônica e decorre da hepatomegalia (10 a 50% dos pacientes). O acúmulo de ferro no fígado pode promover alterações de enzimas hepáticas, fibrose e cirrose hepática, elevando bastante o risco de carcinoma hepatocelular. O progressivo acúmulo de ferro nas células beta do pâncreas reduz os níveis de peptídeo C e insulina, desencadeando intolerância à glicose e, posteriormente, diabetes melito. Além da disfunção gonadal, os pacientes podem evoluir com hipotireoidismo, associado aos efeitos tóxicos do ferro nas células tireoidianas.[122,124,125]

Artrite e artralgia são manifestações comuns e chegam a acometer 50 a 80% dos pacientes com HH. Caracteristicamente, apresentam-se no curso da doença, mas podem constituir a manifestação inicial. Coluna, ombros, joelhos, tornozelos, quadril, punhos e articulações interfalângicas proximais podem ser acometidas; no entanto, o envolvimento mais característico e frequente se dá na segunda e na terceira metacarpofalângicas. O paciente apresenta rigidez matinal em torno de 30 min, embora a sinovite seja rara. Fator reumatoide é tipicamente negativo e as radiografias demonstram redução do espaço articular, osteófitos e calcificação de fibrocartilagens, mais frequentemente do ligamento triangular do carpo (condrocalcinose). O mecanismo que leva ao acometimento articular não é conhecido, mas acredita-se que os efeitos tóxicos da deposição local do ferro consigam acelerar alterações da cartilagem. O quadro clínico varia desde pacientes assintomáticos até aqueles com insuficiência cardíaca grave (Quadro 45.9).[126,127] Diante de pacientes com alterações radiográficas do tipo osteófitos, redução do espaço articular, lesões

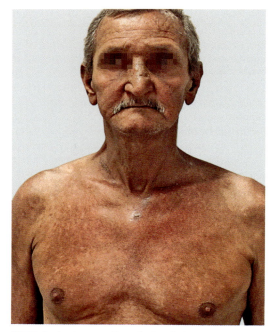

Figura 45.11 Paciente com diagnóstico de hemacromatose e hiperpigmentação da pele.

Quadro 45.9 Sintomas em pacientes com hematocromatose hereditária.

Assintomáticos
• Elevação de ferro sérico em avaliação de rotina • Elevação de enzimas hepáticas • Triagem de famílias com mutação do gene *HFE*

Sintomas inespecíficos
• Fraqueza • Letargia • Apatia • Perda de peso

Sintomas específicos
• Dor abdominal (hepatomegalia) • Artralgia (artrite) • Diabetes melito (pâncreas) • Amenorreia (hipogonadismo) • Perda de libido e impotência (hipogonadismo) • Insuficiência cardíaca congestiva e arritmias (coração) • Pele bronze (hiperpigmentação) • Hipotireoidismo (tireoide)

císticas e esclerose, em articulações geralmente não acometidas por osteoartrite primária, como a segunda e terceira metacarpofalângicas, ombros e tornozelos, deve-se pensar na possibilidade do diagnóstico de hemacromatose.

Diagnóstico

O diagnóstico de HH baseia-se na identificação de sinais e sintomas sugestivos da doença, na detecção de anormalidades do órgão acometido (elevação de aminotransferases e glicemia, redução das concentrações séricas dos hormônios tireoidianos e gonadais e alterações eletrocardiográficas) e de alterações bioquímicas do metabolismo do ferro (elevação de ferritina sérica e do índice de saturação de transferrina [IST]). Por vezes, exames de imagem como RM podem evidenciar a sobrecarga do metal no parênquima do órgão em estudo. Caso necessário, pode-se fazer a comprovação do depósito do metal em fragmento de biopsia do órgão acometido. É comum realizar biopsia hepática para investigar o índice de sobrecarga de ferro e definir o prognóstico. Os testes genéticos são realizados para pesquisa da mutação do gene *HFE* por meio da reação de cadeia da polimerase. É importante definir se a mutação C282Y está em homozigose ou hereterozigose para acompanhamento dos homozigtos.[122]

Em países de alta prevalência de HH, considera-se triagem da população em razão da gravidade da doença, da facilidade do diagnóstico, da existência de tratamento efetivo e do impacto favorável do diagnóstico precoce na morbidade e mortalidade. Realiza-se na população a dosagem do IST e da ferritina; se o IST estiver maior que 45% em associação à elevação de ferritina, solicita-se genotipagem.[118,127,128]

Condições que promovem sobrecarga de ferro no organismo devem ser investigadas como diagnóstico diferencial de hemacromatose. Ingestão excessiva de ferro, transfusões sanguíneas, doenças como talassemia e anemia sideroblástica associadas à eritropoese ineficaz causam acúmulo de ferro no organismo. Doença hepática crônica (excesso de álcool e infiltração gordurosa do fígado etc.) e porfiria cutânea tarda (PCT) estão também associadas a hiperferritinemia e elevação do IST. Doenças inflamatórias e neoplásicas também podem elevar os níveis de ferritina pelo estímulo da produção da hepacidina pela interleucina-6; no entanto, apresentam IST reduzido.[128]

Tratamento e prognóstico

Flebotomia antes do desenvolvimento de cirrose ou diabetes melito reduz significativamente a morbidade e a mortalidade dos pacientes com hemacromatose. Por isso, a importância de identificar e acompanhar os indivíduos com maior risco de desenvolver a doença. O tratamento é indicado para indivíduos assintomáticos, mas com mutação em homozigose e presença de marcadores de sobrecarga de ferro; sintomáticos homozigóticos e não homozigóticos; e aqueles com níveis elevados de ferro no fígado definidos pela biopsia hepática. Em pacientes sintomáticos, o tratamento diminui a progressão do dano ao órgão envolvido. Determinadas manifestações clínicas (mal-estar, fadiga, pigmentação da pele, resistência insulínica, dor abdominal e fibrose hepática) melhoram com o tratamento, enquanto outras, como artropatia, hipogonadismo e cirrose avançada, não respondem ao tratamento.[129-131] O emprego de quelante de ferro de baixo peso molecular é raramente necessário e reservado para indivíduos que não toleram a flebotomia, sobretudo em virtude de arritmias e cardiomiopatias.[128] A eritroforese compreende uma nova maneira de reduzir os estoques de ferro no organismo; no entanto, trata-se de um procedimento mais caro e ainda sem evidência de ser mais eficaz ou com menos efeitos adversos que a tradicional flebotomia.[131]

Em pacientes com cirrose hepática, o risco de carcinoma hepatocelular é grande, mesmo com a redução dos estoques de ferro no organismo chegando a 30%. Por isso, torna-se mandatório o seu acompanhamento.[131]

Pacientes com HH devem evitar alimentos com alto conteúdo de ferro, como carnes vermelhas e vísceras, frutos do mar malcozidos (pela contaminação com *Vibrio*), suplementação de vitamina C (facilita a liberação de ferro celular e aumenta a atividade de pró-oxidantes e radicais livres), uso de bebida alcoólica e excesso de peso, este último pelo risco de esteatose hepática.[129-131]

REFERÊNCIAS BIBLIOGRÁFICAS

1. Crispin JC, Alcocer-Varela J. Rheumatologic manifestations of diabetes mellitus. Am J Med. 2003;114:753-7.
2. Arkila PE, Gautier JF. Musculoskeletal disorders in diabetes mellitus: an update. Best Pract Res Clin Rheumatol. 2003;17:945-70.
3. Lebiedz-Odrobina D, Kay J. Rheumatic manifestations of diabetes mellitus. Rheum Dis Clin North Am. 2010;36:681-99.
4. Bañón S, Isenberg DA. Rheumatological manifestations occurring in patients with diabetes mellitus. Scand J Rheumatol. 2013;42:1-10.
5. Cagliero E et al. Musculoskeletal disorders of the hand and shoulder in patients with diabetes mellitus. Am J Med. 2002;112:487-90.
6. Ribeiro LS, Diniz LM. Desordens reumáticas associadas ao diabetes melito. Rev Bras Reumatol. 1993;33:5-10.
7. McGuire JL, Lambert RE. Arthropathies associated with endocrine disorders. In: Kelley WN et al. Textbook of rheumatology. 5.ed. Philadelphia: WB Saunders; 1997. p. 1499-513.
8. Chantelau E, Onvlee GJ. Charcot foot in diabetes: farewell to the neurotrophic theory. Horm Metab Res. 2006;38:361-7.
9. Choi HK et al. Gout and the risk of type 2 diabetes among men with a high cardiovascular risk profile. Rheumatology (Oxford). 2008;47:1567-70.
10. Lai HM et al. Gout and type 2 diabetes have a mutual inter-dependent effect on genetic risk factors and higher incidences. Rheumatology. 2012;51:715-20.
11. Liao KP et al. Specific association of type 1 diabetes mellitus with anticyclic citrullinated peptide-positive rheumatoid arthritis. Arthritis Rheum. 2009;60:653-60.

12. Helfgott SM. Rheumatoid manifestations of endocrine and lipid disease. In: Hochberg MC et al. Rheumatology. 5.ed. Philadelphia: Elsevier; 2011. p.1907-12.

13. Chakravarty SD, Markenson JA. Rheumatic manifestations of endocrine disease. Curr Opin Rheumatol. 2013;25:37-43.

14. Jennette JC et al. 2012 Revisited International Chapel Hill Consensus nomenclature of vasculitis. Arthritis Rheum. 2013;1:1-11.

15. Becker KL et al. The connective tissue diseases and symptoms associated with Hashimoto's autoimmunity. N Engl J Med. 1963;268:277-80.

16. Aarflot T, Bruusgaard D. Association between chronic widespread musculoskeletal complaints and thyroid autoimmunity. Scand J Prim Health Care. 1996;14:111-5.

17. Ribeiro LS, Proietti FA. Interrelations between fibromyalgia, thyroid autoantibodies, and depression. J Rheumatol. 2004;31:2036-40.

18. Huaux JP et al. The arthritis of hemochromatosis. A review of 25 cases with special reference to chondrocalcinosis and a comparison with patients with primary hyperparathyroidism and controls. Clin Rheumatol. 1986;5:317-24.

19. McGill PE et al. Chondrocalcinosis in primary hyperparathyroidism. Influence of parathyroid activity and age. Scand J Rheumatol. 1984;13:56-8.

20. Korkmaz C et al. Hypoparathyroidism simulating ankylosing spondylitis. Joint Bone Spine. 2005;72:89-91.

21. Spiegel AM. The parathyroid glands, hypercalcemia, and hypocalcemia. In: Goldman L, Ausiello D. Cecil Textbook of Medicine. 22.ed. Philadelphia: Saunders; 2004. p. 1562-70.

22. Assouline-Dayan Y et al. Pathogenesis and natural history of osteonecrosis. Semin Arthritis Rheum. 2002;32:94-124.

23. Hasegawa Y et al. Osteonecrosis of the femoral head associated with pregnancy. Arch Orthop Trauma Surg. 1999;119:112-4.

24. Latov N. Diagnosis and treatment of chronic acquired demyelinating polyneuropathies. Nat Rev Neurol. 2014;10:435-46.

25. Sheth T et al. Management of musculoskeletal manifestations in inflammatory bowel disease. Gastroenterol Res Pract. 2015; 2015:387891.

26. Oliveira LG. Manifestações extra-intestinais da doença inflamatória intestinal [relatório de estágio]. Porto: Edição do Autor; 2009.

27. Lanna CCD et al. A cross-sectional study of 130 Brazilian patients with Crohn's disease and ulcerative colitis: analysis of articular and ophthalmologic manifestations. Clin Rheumatol. 2008;27:503-9.

28. Lee SK, Green PHR. Celiac sprue (the great moder-day imposter). Curr Opin Rheumatol. 2006;18:101-7.

29. Isasi C et al. Non-celiac gluten sensitivity and rheumatic diseases. Reumatol Clin. 2016;12:4-10.

30. Lerner A, Matthias T. Rheumatoid arthritis – celiac disease relationship: joints get that gut feeling. Autoimmun Rev. 2015; 14:1038-47.

31. Luft LM et al. Autoantibodies to tissue transglutaminasein Sjogren's syndrome and related rheumatic diseases. J Rheumatol. 2003;30:2613-9.

32. Rensch MJ et al. The prevalence of celiac disease autoantibodies in patients with systemic lupus erythematosus. Am J Gastroenterol. 2001;96:1113-4.

33. Reunião de diretrizes de doenças colestáticas e hepatite autoimune da Sociedade Brasileira de Hepatologia. Revista da Sociedade Brasileira de Hepatologia; 2014.

34. Selmi C et al. Rheum Dis Clin North Am. 2018;44:65-87.

35. Gatselis NK et al. Autoimmune hepatites, one disease with many faces: etiopathogenetic, clinic-laboratory and a histological characteristics. World J Gastroenterol. 2015;21:60-83.

36. Kessler WR et al. Fulminant hepatic failure as the initial presentation of acute autoimmune hepatitis. Clin Gastroenterol Hepatol. 2004;2:625-31.

37. European Association for the Study of the Liver. EASL clinical practice guidelines: autoimmune hepatitis. J Hepatol. 2015;63:971-1004.

38. Hennes EL et al. Simplified criteria for the diagnosis of autoimmune hepatitis. Hepatology. 2008;48:169-76.

39. Leo A et al. Primary biliary cholangitis: a comprehensive overview. Hepatol Int. 2017;11:485-99.

40. Xu K et al. Does a betaretrovirus infection trigger primary biliary cirrhosis? Proc Natl Acad Sci USA. 2003;100:8454-59.

41. Selmi C et al. Rheumatic manifestations in autoimmune liver disease rheum. Dis Clin N Am. 2018;44:65-87.

42. Kumagi T, Onji M. Presentation and diagnosis of primary biliary cirrhosis in the 21 st. century. Clin Liver Dis. 2008;12:243-59.

43. Talwalkar JA, Lindor KD. Primary biliary cirrhosis. Lancet. 2003;362:53-61.

44. Al-Harthy N, Kumagi T. Natural history and management of primary biliary cirrhosis. Hepat Med. 2012;4:61-71.

45. Quarneti C et al. Fatigue and pruritus at onset identify a more aggressive subset of primary biliary cirrhosis. Liv Int. 2015; 35:636-41.

46. Floreani A et al. Extrahepatic autoimmune conditions associated with primary biliary cirrhosis. Clin Rev Allergy Immunol. 2015;48:192-7.

47. Liberal R et al. Diagnostic and clinical significance of anti-centromere antibodies in primary biliary cirrhosis. Clin Res Hepatol Gastroenterol. 2013;37:572-85.

48. Kumagi T, Heathcote EJ. Primary biliary cirrhosis. Orphanet J Rare Dis. 2008;3:1.

49. Crosignani A et al. Clinical features and management of primary biliary cirrhosis. World J Gastroenterol. 2008;14:3313-27.

50. Silveira MG, Lindor KD. Treatment of primary biliary cirrhosis: therapy with choleretic and immunosuppressive agents. Clin Liver Dis. 2008;12:425-43.

51. Huang Ying-Qiu. Recent advances in the diagnosis and treatment of primary biliary cholangitis. World J Hepatol. 2016; 28:1419-41.

52. Sirpal S, Chandok N. Clinical and experimental gastroenterology. 2017;10:265-73.

53. European Association for the Study of the Liver. EASL Clinical Practice Guidelines: Management of cholestatic liver diseases. J Hepatol. 2009;51:237-67.

54. Selmi C et al. Rheumatic manifestations in autoimmune liver disease rheum. Rheum Dis Clin North Am. 2018;44:65-87.

55. Alizadeh AHM. Cholangitis: diagnosis, treatment and prognosis. J Clin Transl Hepatol. 2017;5:404-13.

56. Bittencourt PL et al. Diagnóstico e tratamento de doenças colestáticas e autoimunes. Sociedade Brasileira de Hepatologia (SBH). 2015;3-6.

57. Jeny F et al. Management of sarcoidosis in clinical practice. Eur Respir Rev. 2016;25:141-50.

58. Kobak S. Sarcoidosis: a rheumatologist's perspective. Ther Adv Musculoskel Dis. 2015;7:196-205.

59. Al-Kofahi D et al. Management of extrapulmonary sarcoidosis: challenges and solutions. Ther Clin Risk Manag. 2016; 12:1623-34.

60. Yanardağ H et al. Cutaneous involvement in sarcoidosis: analysis of the features in 170 patients. Respir Med. 2003;97:978-82.

61. Sodhi M et al. Infliximab therapy rescues cyclophosphamide failure in severe central nervous system sarcoidosis. Respir Med. 2009;103:268-73.

62. Westermark P et al. Amyloid: towards terminology clarification. Report from the Nomeclature Committee of the International Society of Amyloidosis. Amyloid. 2005;12:1-4.

63. Muchtar E et al. Immunoglobulin light-chain amyloidosis: from basics to new developments in diagnosis, prognosis and therapy. Acta Haematol. 2016;135:172-90.

64. Simms RW et al. The epidemiology of AL and AA amyloidosis. Baillieres Clin Rheumatol. 1994;8:627-34.

65. Dember LM, Jaber BL. Dialysis-related amyloidosis: late finding or hidden epidemic? Semin Dial. 2006;19:105.

66. Nienhuis HLA et al. The Prevalence and management of systemic amyloidosis in western countries. Kidney Dis. 2016;2:10-9.

67. Pinney JH et al. Systemic amyloidosis in England: an epidemiological study. Br J Haematol. 2013;161:525-32.
68. Sjölander D et al. Sensitive and rapid assessment of amyloid by oligothiophene fluorescence in subcutaneous fat tissue. Amyloid. 2015;22:19-25.
69. Nobre CA et al. Anti-TNF therapy for renal amyloidosis in refractory rheumatoid arthritis. Bras J Rheumatol. 2010;50:205-10.
70. Falk RH et al. The systemic amyloidosis. N Engl J Med. 1997;337:898-909.
71. Desport E et al. AL Amyloidosis. Orphanet J Rare Dis. 2012;7:54.
72. Helin HJ et al. Renal biopsy findings and clinicopathologic correlations in rheumatoid arthritis. Arthritis Rheum. 1995;38:242-7.
73. Santos MSM et al. Amiloidose-mieloma múltiplo apresentando-se como pseudomiopatia. Rev Bras Reumatol. 2011;51:648-54.
74. Hakala M et al. Good medium-term efficacy of tocilizumab in DMARD and anti-TNF-alpha therapy resistant reactive amyloidosis. Ann Rheum Dis. 2013;72:464-5.
75. Athanasou NA et al. Joint and systemic distribution of dialysis amyloid. Q J Med. 1991;78:205-14.
76. Schiffl H. Impact of advanced dialysis technology on the prevalence of dialysis related amyloidosis in long-term maintenance dialysis patients. Hemodial Int. 2014;18:136-41.
77. Ericzon BG et al. Liver transplantation for hereditary transthyretin amyloidosis: after 20 years still the best therapeutic alternative? Transplantation. 2015;99:1847-54.
78. Naschitz JE, Rosner I. Musculoskeletal syndromes associated with malignancy (excluding hypertrophic osteoarthropathy). Curr Opin Rheumatol. 2008;20:100-5.
79. Naschitz JE et al. Rheumatic syndromes: clues to occult neoplasia. Semin Arthritis Rheum. 1999;29:43-55.
80. Abu-Shakra M et al. Cancer and autoimmunity: autoimmune and rheumatic features in patients with malignancies. Ann Rheum Dis 2001;60:433-40.
81. Manger B, Schett G. Paraneoplastic syndromes in rheumatology. Nat Rev Rheumatol. 2014;10:662-70.
82. Jesus G et al. Rheumatic manifestations and neoplasms. Acta Reumatol Port. 2006;31:305-21.
83. Ashouri JF, Daikh DI. Rheumatic manifestations of cancer. Rheum Dis Clin North Am. 2011;37:489-505.
84. Rodriguez EJ et al. Rheumatology and oncology: an updated review of rheumatic manifestations of malignancy and anti-neoplastictherapy. Bull NYU Hosp Jt Dis. 2012;70:109-14.
85. Racanelli V et al. Rheumatic disorders as paraneoplastic syndromes. Autoimmun Rev. 2008;7:352-8.
86. Szekanecz É et al. Malignancies associated with systemic sclerosis. Autoimmun Rev. 2012;11:852-5.
87. Fam AG. Paraneoplastic rheumatic syndromes. Baillière's Clin Rheumatol. 2000;14:515-33.
88. Bojinca V, Janta I. Rheumatic diseases and malignancies. Maedica (Buchar). 2012;7:364-71.
89. Buckner JH et al. Identificationof type II collagen peptide 261-273-specific. T cell clones in a patient with relapsing polychondritis. Arthritis Rheum. 2002;46:238-44.
90. Casciola-Rosen L et al. Enhanced autoantigen expression in regenerating muscle cells in idiopathic inflammatory myopathy. J Exp Med. 2005;201:591-601.
91. Fujimoto M et al. Myositis-specific anti-155/140 autoantibodies target transcription intermediary factor 1 family proteins. Arthritis Rheum. 2012;64:513-22.
92. Andras C et al. Paraneoplastic rheumatic syndromes. Rheumatol Int. 2006;26:376-82.
93. Szekanecz Z et al. Malignancies in autoimmune rheumatic diseases – a mini-review. Gerontology. 2011;57:3-10.
94. Shimada T et al. Cloning and characterization of FGF23 as a causative factor of tumor-induced osteomalacia. Proc Natl Acad Sci USA. 2001;98:6500-5.
95. Chong WH et al. Tumor-induced osteomalacia. Endocr Relat Cancer. 2011;18:R53-77.
96. Marengo MF et al. Neoplastic and paraneoplastic synovitis. Rheum Dis Clin North Am. 2011;37:551-72.
97. Dylewski J, Luterman L. Septic arthritis and Clostridium septicum: a clue to colon cancer. CMAJ. 2010;182:1446-7.
98. Kim MJ et al. Chemotherapy-related arthropathy. J Rheumatol. 2006;33:1364-8.
99. Amft N, D'Cruz D. Postchemotherapy connective tissue diseases-more than just rheumatism? Lupus. 1996;5:255-6.
100. Hansen SW, Olsen N. Raynaud's phenomenon in patients treated with cisplatin, vinblastine, and bleomycin for germ cell cancer: measurement of vasoconstrictor response to cold. J Clin Oncol. 1989;7:940-2.
101. Kerr LD, Spiera H. Scleroderma in association with the use of bleomycin: a report of 3 cases. J Rheumatol. 1992;19:294-6.
102. Ioannou Y, Isenberg DA. Current evidence for the induction of autoimmune rheumatic manifestations by cytokine therapy. Arthritis Rheum. 2000;43:1431-42.
103. Nissen MJ et al. Rheumatological manifestations of hepatitis C: incidence in a rheumatology and non-rheumatology setting and the effect of methotrexate and interferon. Rheumatology (Oxford). 2005;44:1016-20.
104. Chan MM et al. Arthritis and tenosynovitis associated with the anti-PD1 antibody pembrolizumab in metastatic melanoma. J Immunother. 2015;38:37-9.
105. Cappelli LC et al. Rheumatic and musculoskeletal immune-related adverse events due to immune checkpoint inhibitors: A systematic review of the literature. Arthritis Care Res (Hoboken). 2017;69:1751-63.
106. Law-Ping-Man S et al. Psoriasis and psoriatic arthritis induced by nivolumab in a patient with advanced lung cancer. Rheumatology (Oxford). 2016;55:2087-9.
107. Cappelli LC et al. Inflammatory arthritis and sicca syndrome induced by nivolumab and ipilimumab. Ann Rheum Dis. 2017;76:43-50.
108. Calabrese C et al. Rheumatic immune-related adverse events of checkpoint therapy for cancer: case series of a new nosological entity. RMD Open. 2017;3:e000412.
109. Aljada IS et al. Mycobacterium bovis BCG causing vertebral osteomyelitis (Pott's disease) following intravesical BCG therapy. J Clin Microbiol. 1999;37:2106-8.
110. Wolfson AR, Hamilos DL. Recent advances in understanding and managing IgG4-related disease. F1000Res. 2017;6. pii: F1000 Faculty Rev-185.
111. Cassione EB, Stone JH. IgG4-related disease. Curr Opin Rheumatol. 2017;29:223-7.
112. Khosroshahi A et al. International consensus guidance statement on the management and treatment of IgG4-related disease. Arthritis Rheum. 2015;67:1688-99.
113. Umehara H et al. Comprehensive diagnostic criteria for IgG4-related disease (IgG4-RD), 2011. Mod Rheumatol. 2012;22:21-30.
114. Brito-Zerón P et al. Therapeutic approach to IgG4-related disease: a systematic review. Medicine (Baltimore). 2016;95:e4002.
115. Barbosa FB et al. Hemocromatose simulando artrite reumatoide: relato de caso. Rev Bras Reumatol. 2013;54:62-4.
116. Adams PC. Epidemiology and diagnostic testing for hemochromatosis and iron overload. Int Jn Lab Hem. 2015;37:25-30.
117. Adams PC et al. Hemochromatosis and iron-overload screening in a racially diverse population. N Engl J Med. 2005;352:1769-78.
118. Bacon BR et al.; American Association for the Study of Liver Diseases. Diagnosis and management of hemochromatosis: 2011 Practice Guideline by the American Association for the Study of Liver Diseases. Hepatology. 2011;54:328-43.
119. Janssem MC, Swinkels DW. Hereditary hemochromatosis, Best Pract Res Clin Gastroenterol 2009;23:171-83.
120. Burke W et al. Hereditary hemochromatosis: gene discovery and its implications for population-based screening. JAMA 1998;280:172-8.
121. Pietrangelo A. Hereditary hemochromatosis: pathogenesis, diagnosis, and treatment. Gastroenterology. 2010;139:393-408.

122. Souza AFM et al. Hemocromatose hereditária: relato de caso e revisão da literatura. Arq Gastroenterol. 2001;38:194-202.

123. Van Asbech BS et al. Listeria monocytogenes meningitidis and decrease phagocytosis associated with iron overload. BMJ. 1982;284:542-4.

124. Salonem JT et al. Role of C282Y mutation on haemachromatosis gene in the development of type 2 diabetes in heathy man. BMJ. 2000;320:1706-7.

125. Edwards CQ et al. Thyreoid disease in hemachromatosis. Arch Intern Med. 1983;143:1890-3.

126. Ines LS et al. Artrhopathy of genetic hemachromatosis: a major and distinctive manifestation disease. Clin Exp Rheumatol. 2001;19:98-102.

127. Sahinbegovic E et al. Musculoskeletal disease burden of hereditary hemochromatosis. Arthritis Rheum. 2010;62:3792-8.

128. Swinkels DW et al. Hereditary hemochromatosis: genetic complexity and new diagnostic approaches. Cin Chem. 2006;52:950-68.

129. Niederau C et al. Long-term survival in patients with hereditary hemochromatosis. Gastroenterology. 1996;110:1107-19.

130. Powell EE et al. Steatosis is a cofactor in liver injury in hemochromatosis. Gastroenterology. 2005;129:1937-43.

131. Buzzetti E et al. Interventions for hereditary haemochromatosis: an attempted network meta-analysis. Cochrane Database Syst Rev. 2017;8:1-40.

Parte 9

Tratamento das Doenças Reumáticas

Fundamentos do Tratamento do Paciente Reumático

Marco Antonio P. Carvalho • Eduardo Costa Ferreira

INTRODUÇÃO

O conceito de "reumatismo" remonta a mais de 2.400 anos, e o termo *rheuma* foi encontrado em parte da obra de Hipócrates de Cós (460 a 380 a.C.). Hipócrates admitia um dualismo clínico entre os "reumatismos", separando a podagra das "artrites", além de reconhecer uma artrite migratória curável – possivelmente o que hoje se denomina febre reumática –, artrites no decurso de infecções, artrites ligadas à angina, à parotidite e às disenterias, artrite curada com gravidez, encurvamento da raque ligado à tuberculose do pulmão etc.[1,2] Para outras correntes de estudiosos, o termo "reumatismo" aparece pela primeira vez com Dioscórides (40 a 90 a.C.).[1]

A prática da medicina por Hipócrates tinha como objetivo o prognóstico. Assim, não era de esperar que se fizessem descrições pormenorizadas de doenças, muito menos que fossem classificadas. Contudo, reconheceu a duração da crise de gota, a longa evolução da doença e, ainda, a evolução das ciáticas, das artrites e de um quadro clínico que, mais tarde, seria reconhecido como mal de Pott (Percival Pott, 1714-1788).[1]

Somente no século XVI, com Guillaume Baillou (1538-1616), seria renovada e ampliada a fragmentação do bloco dos reumatismos, que já se esboçava à época de Hipócrates. Se Hipócrates é considerado o pai da Medicina, Baillou é o pai da Reumatologia. Se a concepção de Hipócrates era dualista, a de Baillou era pluralista, multifacetária. Foi Baillou o primeiro a delinear uma classificação dos "reumatismos" e os considerou enfermidades sistêmicas, que comprometem toda a economia corporal.[1]

Muitas das sucessivas descobertas que determinaram o progresso médico geral, particularmente algumas que modificaram as concepções etiológicas e patogênicas, influenciaram diretamente na evolução do saber no campo da reumatologia, possibilitando, cada vez mais, a subdivisão dos mais variados grupos de doenças reumáticas.

As doenças reumáticas afetam milhões de pessoas em todo o mundo. No Brasil, situam-se como a terceira causa principal de incapacidade para o trabalho, sendo suplantadas apenas pelas doenças psiquiátricas e cardiovasculares.

Existem mais de 200 doenças reumáticas, reconhecidas e classificadas pelo American College of Rheumatology, que acometem as pessoas pelas mais variadas formas. Há doenças que envolvem somente as articulações; outras apenas as estruturas periarticulares (músculos, ligamentos, bursas e tendões); em outras doenças sistêmicas não reumáticas, o sistema musculoesquelético é tão afetado quanto os órgãos internos; e, finalmente, as doenças difusas do tecido conjuntivo promovem lesões do sistema musculoesquelético, da pele e de qualquer órgão da economia corporal.

DIAGNÓSTICO CLÍNICO E COMPLEMENTAR

Com frequência, o diagnóstico das doenças reumáticas pode ser realizado no ambulatório ou à beira do leito do paciente.[3,4]

Contudo, atualmente, muitos médicos se esquecem do hábito da escuta, além de realizarem a anamnese de maneira apressada e fazerem um exame físico incompleto e, por consequência, uma série de exames complementares desnecessários. Os prejuízos alcançados por tais atitudes são incalculáveis, sobretudo em uma época em que tanto se discutem valores morais e éticos.

Como norma geral, os dois indicadores clínicos mais úteis para o diagnóstico consistem nos padrões de envolvimento articular e na ocorrência ou ausência de manifestações clínicas sistêmicas. O padrão de acometimento articular é, comumente, definido por três questões maiores:

- Quantas juntas estão envolvidas?
- Qual é o ritmo da dor?
- Quais são as articulações acometidas?

A resposta a essas questões auxilia muito o diagnóstico (Tabela 46.1).

Algumas doenças, como a osteoartrite e as espondiloartrites, são, com frequência, oligoarticulares. E a gota, na maioria das situações, é monoarticular. Por sua vez, a artrite reumatoide e o lúpus eritematoso sistêmico são, caracteristicamente, poliarticulares. A maioria das doenças reumáticas apresenta ritmo inflamatório, ou seja, piora pela manhã e à noite. Já as doenças degenerativas, como a osteoartrite, apresentam ritmo mecânico: pioram com o uso da articulação envolvida, em geral à tarde. A localização da artrite pode também auxiliar no diagnóstico, e apenas duas enfermidades, prioritariamente, acometem as articulações interfalângicas distais: a osteoartrite (nódulos de Heberden) e a artrite psoriásica.

Como serão detalhadas em outros capítulos deste livro, referentes às doenças específicas, a ocorrência ou a ausência de manifestações sistêmicas, como febre, alopecia, eritema cutâneo, serosites, fenômeno de Raynaud, conjuntivite, uveíte,

Tabela 46.1 Diagnóstico diferencial das artrites, de acordo com o envolvimento articular.

Característica	Situação	Hipótese clínica diagnóstica
Número de articulações acometidas	Oligoarticular	Gota, artrite séptica, osteoartrite, espondiloartrite
	Poliarticular	Artrite reumatoide, lúpus eritematoso sistêmico, febre reumática
Ritmo da dor	Inflamatório	Artrite reumatoide, lúpus eritematoso sistêmico, febre reumática, gota, espondiloartrite
	Mecânico	Osteoartrite
Sítio da artrite	IFD	Osteoartrite, artrite psoriásica
	MCF, punhos	Artrite reumatoide, lúpus eritematoso sistêmico
	Primeira MTF	Gota
	Sacroilíacas e coluna lombar	Espondiloartrite

IFD: articulações interfalângicas distais; MCF: articulações metacarpofalângicas; MTF: articulação metatarsofalângica.

nódulos subcutâneos etc., auxiliam muito no diagnóstico clínico e diferencial.

Na maioria das ocasiões, os procedimentos laboratoriais e de imagem completam a avaliação do paciente. Entre os exames laboratoriais, os mais comumente utilizados são o hemograma, a velocidade de hemossedimentação, a proteína C reativa, os testes para fator reumatoide e a pesquisa de anticorpos antipeptídios citrulinados cíclicos (anticorpos anti-CCP), a pesquisa de anticorpos antinucleares ou outros autoanticorpos, avaliação das enzimas séricas derivadas dos músculos esqueléticos (creatinofosfoquinase, aldolase, desidrogenase láctica, transaminases), avaliação de componentes do sistema do complemento, estudos bioquímicos (particularmente a avaliação das concentrações de cálcio, fósforo e fosfatase alcalina), a pesquisa de crioglobulinas, a pesquisa de antígenos de histocompatibilidade e a análise do líquido sinovial.

A análise do líquido sinovial compreende um procedimento importante na avaliação de qualquer paciente com enfermidade reumática, sendo especialmente útil nas monoartrites, nas quais se impõe o diagnóstico diferencial com a artrite séptica.

Algumas doenças, como a gota, a condrocalcinose articular e a artrite séptica, assim como outras menos frequentes, podem ser facilmente diagnosticadas pelo exame do líquido sinovial.[5,6]

O exame macroscópico do líquido e a leucometria possibilitam separar as possibilidades diagnósticas das efusões em causas "não inflamatórias", "inflamatórias", "sépticas" e "hemorrágicas" (Tabela 46.2).

Mesmo em pacientes nos quais o diagnóstico está bem estabelecido, a análise do líquido sinovial pode proporcionar indicações para doenças concomitantes, demonstrando, por exemplo, infecção associada em uma articulação agudamente inflamada em um paciente com artrite reumatoide ou lúpus eritematoso sistêmico ou a sobreposição da deposição de cristais de pirofosfato de cálcio ou cristais de apatita em pacientes com osteoartrite.

Como o estudo adequado do líquido sinovial não é realizado sistematicamente pelos laboratórios, deve-se ter cuidado especial com os encaminhamentos. Entre as doenças que cursam com líquido sinovial "não inflamatório", a osteoartrite é a mais frequente. As doenças difusas do tecido conjuntivo, as espondiloartrites e as artrites microcristalinas constituem as enfermidades mais comumente associadas ao líquido sinovial de características inflamatórias. No entanto, momentos de reagudização da artrite reumatoide e a crise aguda de gota conseguem promover o aumento do número de leucócitos no líquido sinovial, podendo proporcionar o aspecto macroscópico de artrite séptica.

Já os líquidos hemorrágicos são observados, principalmente, nas pessoas que sofreram traumatismos articulares, nas diáteses hemorrágicas e no uso de anticoagulante, eventualmente nas artrites por cristais de apatita e em casos de tumores articulares benignos e malignos. Entre as solicitações dignas de nota no estudo do líquido sinovial, deve-se valorizar:[6]

- Exame macroscópico: observando-se a cor e a transparência. Se o líquido é purulento, indica-se a coloração pelo Gram. Entretanto, é preciso ter em mente que a ausência de bactérias, à coloração pelo Gram, não exclui a possibilidade de artrite séptica
- Citometria: a leucometria global e diferencial representa um fator preponderante na classificação dos vários grupos de líquido sinovial (Tabela 46.2)
- Pesquisa de cristais: deve ser realizada pela microscopia de luz polarizada compensada. A demonstração de cristais de monourato de sódio ou de pirofosfato de cálcio é muito

Tabela 46.2 Classificação das efusões sinoviais.

Características	Normal	Não inflamatório	Inflamatório	Séptico
Volume (joelho)	Geralmente < 1 mℓ	Geralmente > 1 mℓ	Geralmente > 1 mℓ	> 1 mℓ
Viscosidade	Alta	Alta	Baixa	Variável
Cor	Incolor a palha	Palha a amarelada	Amarelada	Variável
Transparência	Transparente	Transparente	Translúcida	Opaca
Leucócitos/mm³	< 200	200 a 2.000	2.000 a 50.000	Geralmente > 50.000
Polimorfonucleares	< 25%	< 25%	Geralmente > 50%	> 75%
Cultura	Negativa	Negativa	Negativa	Geralmente positiva

importante para o diagnóstico de gota e condrocalcinose articular, respectivamente[7]

- Cultura: coleta-se 1 mℓ de líquido sinovial em tubo estéril e, como rotina, solicitam-se culturas para bactérias rotineiras, incluindo ainda – sempre que indicado – cultivo para gonococo, bacilo de Koch, fungos etc. Ressalta-se que os meios de cultivo, e mesmo o meio de transporte, são muitas vezes especiais, como no caso do gonococo.

A dosagem de glicose e a determinação dos níveis de proteínas, no líquido sinovial, em geral se alteram em relação à intensidade da inflamação, mas como proporcionam poucas informações adicionais, tornam-se desnecessárias.

Pode-se realizar a pesquisa de fator reumatoide e anticorpos antinucleares no líquido sinovial, embora forneça poucas informações. Ocasionalmente, podem ser positivos em efusões, quando negativos no soro, mas o significado de tais achados não está suficientemente estabelecido, além de terem sido descritos casos de fator reumatoide falso-positivo no líquido sinovial.

O diagnóstico diferencial das dores musculoesqueléticas é extremamente amplo, e – principalmente quando aparecem alterações que refletem envolvimentos multiviscerais – as doenças reumáticas são com frequência confundidas com doenças não reumáticas e vice-versa. Deve-se lembrar, naturalmente, que o diagnóstico preciso, ou pelo menos sindrômico, leva ao tratamento precoce e correto. Com uma história clínica bem-feita, um exame físico minucioso e a investigação complementar adequada, pode-se realizar o diagnóstico específico na maioria dos pacientes ou, pelo menos, estabelecer a categoria diagnóstica da doença dentro da classificação geral das enfermidades reumáticas.

Em sua maioria, os pacientes reumáticos são inicialmente atendidos pelo clínico geral e, embora não existam dados estatísticos, a maior parte das enfermidades do sistema musculoesquelético é facilmente reconhecida e conduzida por esse clínico. Alguns médicos, entretanto, não gostam de cuidar de pacientes reumáticos, particularmente daqueles que apresentam doença crônica. É possível que isso resulte do fato de as manifestações clínicas serem muitas vezes caprichosas e flutuantes, com tendência para exacerbações e remissões, multiplicidade de queixas clínicas e importante demanda de tempo para o diagnóstico e o tratamento. Infelizmente, muitos médicos, quando não têm experiência sobre determinada doença ou quando a evolução do paciente não vai bem, tendem a evitar o paciente ou lhe dizer que há pouco a ser feito, que a doença é incurável ou que ele deve aprender a conviver com a dor.

Embora nenhuma doença seja um atributo de determinado especialista, há algumas normas gerais para se referenciar um paciente reumático ao especialista, seja como interconsulta, seja como encaminhamento:

- Quando o diagnóstico é incerto ou foi estabelecido, mas requer confirmação
- Em estudos especializados, como aspiração articular para estudo do líquido sinovial ou biopsia sinovial
- Quando uma doença reumática se torna persistente, especialmente em caso de sintomas graves
- Quando a doença tem curso progressivo ou o paciente se torna rapidamente incapacitado
- Quando o paciente tem mais de uma doença reumática
- Quando uma doença sistêmica se manifesta simulando enfermidade reumática

- Para seguimento dos casos complicados
- Para a administração de certas medicações e modalidades de tratamento, como imunossupressores, medicamentos biológicos, injeções intra-articulares, cirurgia articular e tratamento de reabilitação
- Para médicos que não tenham experiência na condução global de tratamento que inclua assistência psicológica, reabilitação física, prescrição de órtese etc.

PRINCÍPIOS GERAIS NO TRATAMENTO DO PACIENTE COM ARTRITE CRÔNICA

Em um primeiro momento, falar sobre tratamento leva tanto médicos quanto leigos ao mundo dos medicamentos e técnicas. Diante do diagnóstico de cada doença, os médicos se lembram instantaneamente tanto de fármacos quanto de esquemas terapêuticos consagrados e usados correntemente no seu tratamento. Ao mesmo tempo, como profissionais atualizados, rememoram perspectivas terapêuticas mais recentes e modernas, trazidas pela evidência científica, a qual, por sua vez, promove a síntese e o agrupamento do conhecimento a partir de normas técnicas, constituindo os protocolos ou diretrizes. Com isso, o médico estaria habilitado a conduzir o tratamento de cada enfermidade diagnosticada. No entanto, essa é uma visão simplista e quase mágica sobre a questão, visto ignorar as duas variáveis fundamentais do encontro terapêutico: o paciente e o médico e a relação que ambos estabelecem entre si.

É impossível ignorar ou subestimar o valor dessa relação, pois ela sempre acontece como fato inseparável desse encontro. Boa ou má, nunca será indiferente ou inócua; mais que constatar a sua existência, cabe atribuir-lhe finalidade, transformando-a em oportunidade terapêutica. Foi Balint, há mais de 60 anos, quem deu forma e nomes ao que chamou de função terapêutica da pessoa do médico e das suas atitudes, na relação com o paciente.[8] Ele demonstrou que o médico pode agregar valor à sua intervenção, desde que acredite nesse potencial e se disponha a exercê-lo. É indispensável que esse profissional perceba o significado do seu valor pessoal e do seu poder, pois é detentor de um (suposto) saber que lhe confere a aura que diferencia a relação médico-paciente das demais relações sociais. Entretanto, tal poder não pode permanecer apenas como algo platônico ou mero adorno, pois precisa criar vida, ser apropriado pelo médico como um de seus instrumentos de ação e ser devolvido ao paciente sob a forma de atenção e cuidado de boa qualidade.[8]

ALVO

Na área de Reumatologia, a maioria dos pacientes apresenta doenças crônicas que trazem como questões primordiais a dor, o estigma e o medo da invalidez, além de insatisfação e fracasso relacionados a tratamentos anteriores, e questionamentos sobre os medicamentos e seus efeitos indesejáveis. Muitas vezes, eles relatam dificuldades e problemas no relacionamento com os médicos que os atenderam e cuja atuação não os satisfez. Parte de suas críticas pode fazer sentido, pois repetem questões conhecidas da medicina atual, como o tempo curto das consultas, a pressa e a falta de informações e esclarecimentos, omitidos por muitos médicos, que se esquecem de que estes podem ser o único motivo para aquele encontro. Outras vezes, suas queixas são infundadas e decorrem das características da doença, da cronicidade ou de problemas de natureza pessoal, que lhes trazem medo, angústia e incerteza, com as quais têm dificuldades de lidar.

Tendo ou não razões legítimas e aceitáveis, todos desejam ser ouvidos e compreendidos, e esperam do médico palavras que lhes reacendam a esperança, fonte essencial de motivação e energia para prosseguir na luta contra a doença e suas consequências. Em menor número, há os casos dos pacientes agudos ou daqueles cuja doença é recente, para os quais a abordagem médica inicial assume particular importância, podendo se tornar decisiva para o seu futuro; é preciso cuidar para que o início não seja apenas um simples convite de ingresso para a categoria de doente crônico. Outra característica da clientela é a frequente e exuberante comorbidade com as mais diversas doenças, exigindo cuidados e adaptações individuais.

É essa a demanda que chega ao consultório do reumatologista, exigindo dele uma sólida formação técnica e humana, visão ampliada da clínica, a mesma disposição e serenidade para lidar com o sucesso e o fracasso, como inerentes da sua especialidade, além de abertura para ouvir e lidar com a subjetividade e a autoestima para crer no seu valor pessoal como elemento terapêutico, acreditando que, em muitas circunstâncias, a abordagem puramente tecnicista, ainda que cientificamente fundamentada, torna-se insuficiente ou até mesmo frustrante e inútil.

AGENDA DO PACIENTE E SIGNIFICADO DO SINTOMA

Todo paciente traz duas agendas para a consulta: uma costuma ser clara e explícita – de mais fácil expressão, encerra o sintoma principal, constitui o motivo declarado da consulta e funciona como verdadeiro ingresso para o cenário da clínica, já que justifica o encontro com o médico –; e uma oculta, porque o paciente não se refere a ela com a mesma desenvoltura e espontaneidade com que fala, por exemplo, de suas dores. Desta fazem parte o medo e a insegurança em relação ao desconhecido, o fantasma da invalidez, da deformidade e da incapacidade, além de analogias fantasiosas com experiências vividas por parentes ou amigos e muitas outras questões específicas, pertencentes ao universo de cada indivíduo.

Do lado dos pacientes, existe um constrangimento em abordar suas fantasias, pois eles as consideram inoportunas, sentem vergonha delas, como se não pudessem fazer parte da consulta. Premidos pelo tempo e pela cultura, tendem a simplificar suas agendas e abordar apenas o que consideram mais aceitável aos médicos. Estes, por seu turno, muitas vezes não estimulam os pacientes a abordar livremente esses aspectos subjetivos; alguns se julgam inaptos e outros receiam tomar muito tempo da consulta. De fato, trata-se apenas de duas meias-verdades, pois, em primeiro lugar, aptidão se desenvolve com estudo e prática e, em segundo, nos dias atuais, os pacientes tendem a ser sucintos, porque parecem estar perdendo o hábito e a expectativa de serem ouvidos.

Ao aclarar e compreender a agenda oculta, o médico fará aflorar o significado do sintoma ou da doença. Perceberá que, em muitos pacientes, o motivo da consulta não é o sintoma em si, mas o que ele significa individualmente para cada um, buscando, para isso, respostas e informações. Sem identificar esse motivo, a consulta e a abordagem terapêutica serão atos incompletos, pois não responderão ao que de fato interessa aos pacientes. Ainda assim, vale reforçar que, apesar de todo o esforço, a técnica pode não satisfazer as reais demandas dos pacientes.

TRANSFERÊNCIA E MECANISMOS DE DEFESA DO PACIENTE

O adoecer faz com os pacientes demonstrem reações inconscientes que resultam em atitudes capazes de trazer intensas repercussões – positivas ou negativas – ao processo terapêutico.[8] Uma delas é a regressão, que se manifesta como uma exagerada dependência do médico ou dos familiares e cuidadores, transferindo para eles funções semelhantes à que atribuiu aos pais na infância. Isso se traduz em inércia quanto a iniciativas para assumir e cumprir o esquema terapêutico, reivindicações reiteradas e descabidas, insatisfação, vitimização, mudanças de médico, buscando cumplicidade para construir e manter em torno de si um mundo neurótico que o justifique e acolha. Contudo, essa transferência para o médico do papel semelhante ao dos pais pode ser positiva, conferindo a ele atributos especiais, como confiança e simpatia, que, afinal, fazem parte da aura de poder (e de suposto saber) característica da profissão médica.

Em algumas situações, cabe ao médico identificar esses fenômenos, buscando ajudar o paciente a reconhecer, lidar e superar os aspectos negativos da regressão e, ao mesmo tempo, utilizar adequadamente o poder que lhe é dado pela transferência, transformando-o em atitudes destinadas a envolver e motivar o paciente em seu tratamento.

Muitos pacientes parecem estar conscientes do seu diagnóstico e de suas limitações e demandas, mas tomam atitudes frontalmente contrárias à orientação terapêutica, em uma postura de negação da doença. Assim, assumem riscos ao recusarem o tratamento ou fazê-lo de forma incorreta, minimizam ou omitem sintomas, exageram efeitos colaterais de medicamentos, transmitem otimismo irreal ou são francamente hostis e desafiadores em relação ao médico, responsabilizando-o por suas dificuldades e limitações. Ao atuarem na contramão dos seus interesses, criam situações que ameaçam inviabilizar a relação terapêutica.

Quando o médico percebe essas atitudes, deve abordá-las ou eventualmente confrontá-las com o paciente, lembrando sempre que não se trata de um embate ou desafio de caráter pessoal, mas de simples circunstância do exercício profissional, exigindo-lhe equilíbrio e paciência até mesmo para lidar com a própria irritação.

Há pacientes, por sua vez, que transformam sua doença em uma espécie de negócio, pois a utilizam para obter algum benefício ou ganho, ora para receber carinho e atenção da família e do médico, ora para se eximir de responsabilidades, como o trabalho e outros deveres impostos pelo dia a dia. Resistem ou abandonam tratamentos e cuidados, às vezes de modo incompreensível, pois muitos o fazem após terem obtido resultados iniciais satisfatórios com as medidas adotadas. Pode-se, de fato, perceber que existem pacientes que parecem não querer melhorar ou se curar, o que desfaria esse enredo insano em que se envolvem e permanecem. Podem se tornar vítimas da sua opção, que, se não for percebida e abordada, leva a escolhas de novos esquemas terapêuticos, muitos dos quais de maior custo e toxicidade, a cada fracasso que relatam a seus médicos. Os mecanismos implicados nesse cenário são mais frequentemente inconscientes, mas podem chegar à verdadeira simulação quando objetivam de modo intencional, por exemplo, licenças, aposentadorias ou indenizações.

CONTRATRANSFERÊNCIA E ATITUDES DO MÉDICO

A literatura reúne casos como os citados, aos quais se refere como pacientes difíceis, incluindo também aqueles que têm muitas queixas, mesmo que físicas, os somatizadores, os desafiadores, os que nunca melhoram e até os que parecem se realizar ao levar ao médico notícias de fracasso do tratamento que lhes foi prescrito. Tais casos existem em todas as especialidades e acabam por constituir certa unanimidade, pois apresentam características que dificultam a abordagem clínica por grande parte dos médicos. Estes, às vezes, reagem de forma adequada, tentando compreender e orientar as demandas do paciente, abordando aquilo que está nos seus limites de competência ou os encaminhando às clínicas especializadas.

No entanto, muitas situações são tão constrangedoras que podem promover no médico atitudes inusitadas e inadequadas, na tentativa, às vezes inconsciente, tanto de resolver o problema quanto de se livrar dele. O fenômeno que preside tais atitudes é a contratransferência, ou seja, os sentimentos provocados no médico pelo paciente e suas circunstâncias. Ela pode ser positiva quando estimula sentimentos de solidariedade, de interesse e de empatia, facilitadoras da relação; bom exemplo é o do paciente idoso que talvez lembre ao médico a figura de um de seus antepassados e ao qual ele dedica atenção diferenciada da que proporciona aos demais pacientes.

O lado negativo da contratransferência, por sua vez, pode ser responsável por uma rejeição ao paciente, manifestada por encaminhamentos precipitados ou múltiplos, pressa durante o atendimento, respostas lacônicas, irritação e impaciência para escutar e fornecer informações. Tais situações confrontam o médico com o seu próprio núcleo narcísico, pois desafiam o seu poder e saber, fazendo-o sentir-se impotente para enfrentar situações que lhe são embaraçosas e emocionalmente desfavoráveis.[8]

COMORBIDADE

Diante de um diagnóstico de enfermidade reumática, a possibilidade de superposição com outras doenças é de tal ordem que a prática da especialidade não poderá prescindir de uma investigação quanto à sua identificação e abordagem, uma vez que pode constituir tanto fonte de erros primários de avaliação clínica quanto interferir decisivamente na eficácia da intervenção terapêutica.[9] As principais categorias de doenças responsáveis pela comorbidade são: todas as causas de dor crônica, incluídas naturalmente as muitas possibilidades de superposição entre as doenças reumáticas; doenças sistêmicas crônicas; e doenças psiquiátricas.

Embora não sejam as mais frequentes, as associações comórbidas mais importantes, consistentes e significativas compreendem as demais doenças que cursam com dor crônica. Elas ocorrem em cerca de 45% dos pacientes artríticos (incluída a osteoartrite) e se destacam pelo seu potencial de responder por metade dos índices de incapacidade e dor, tornando-se, portanto, tão importantes quanto a própria artrite na gênese dos sintomas. Ademais, como a dor crônica e a afecção psíquica têm efeitos comportamentais e psicológicos recíprocos, um número significativo de pacientes apresenta depressão e outros problemas emocionais.

Quanto à superposição entre as doenças reumáticas, seu diagnóstico clínico e diferencial é objeto de capítulos específicos deste livro. No entanto, torna-se indispensável destacar a fibromialgia, pela sua insinuante capacidade de simular ou de superpor seus sintomas aos da artrite, interferindo na análise da evidência clínica. Assim, ela pode induzir a erros no diagnóstico inicial e na percepção da atividade da artrite e distorcer a avaliação da resposta terapêutica. Nesse caso, cabe lembrar que a aparente refratariedade poderá, algumas vezes, se relacionar com a fibromialgia ou outra causa de dor crônica, e não com a falta de resposta aos medicamentos específicos.

Considerando que a mudança do esquema pode torná-lo mais complexo, mais caro ou mesmo aumentar o risco de efeitos colaterais, a melhor conduta consiste em avaliar a provável refratariedade em busca da compreensão das suas possíveis causas, em lugar de transformá-la em simples ato irrefletido e automático de substituição de medicamentos. Pacientes classificados como refratários podem necessitar muito mais ser "readmitidos" – ou seja, reavaliados integralmente – que mudar de esquema terapêutico.

As doenças sistêmicas crônicas mais frequentes nos artríticos são diabetes, úlcera péptica, distúrbios visuais, hipertensão arterial, dislipidemias, doenças malignas e doenças cardíacas e pulmonares.[10] Ao agrupar essas doenças com as já mencionadas causas de dor crônica, pode-se afirmar que mais de 60% dos pacientes com artrite apresentam pelo menos uma condição física comórbida.

As doenças psiquiátricas, especialmente depressão e ansiedade, estão presentes em pelo menos 25% dos pacientes com artrites crônicas, sendo muitas vezes simultâneas às demais doenças físicas já mencionadas.[11,12] Nos contextos clínicos especializados, como na Reumatologia, faz-se diagnóstico correto da depressão em menos da metade dos pacientes; entre os casos identificados, mais da metade não recebe tratamento ou ele é feito de maneira inadequada, desperdiçando-se a oportunidade terapêutica. Três fatores explicam essa injustificável deficiência: o primeiro é atribuir depressão à doença física ou à idade do paciente, de modo simplório e fatalista, como se fosse uma decorrência natural e previsível; o segundo consiste na dificuldade do médico em lidar com a subjetividade própria da doença psiquiátrica, por formação, insegurança ou mesmo por remoto preconceito que a escola médica foi incapaz de transformar; em terceiro lugar, a falta de tempo e, principalmente, a pressa, que se tornaram inseparáveis da atividade do médico, cuja última consequência se refere à perda progressiva da habilidade e do referencial clínicos.

Dois aspectos relevantes e complementares relacionados com as doenças psiquiátricas precisam ser ressaltados. Os pacientes com artrite de diagnóstico recente demandam atenção especial no sentido não apenas de buscar a rápida supressão da atividade inflamatória, mas também de identificar e tratar precocemente as doenças psiquiátricas associadas, de modo a contribuir para que os pacientes consigam, desde o início, desenvolver adequada capacidade de adaptação à doença e ao seu tratamento.

Outro aspecto a considerar reside no fato de que, embora a incidência de doença psiquiátrica seja elevada nos grupos etários mais avançados, também é muito significativa e muitas vezes mais grave nos pacientes jovens, o que os torna particularmente vulneráveis. Nesse grupo, há muitas pacientes lúpicas, nas quais a comorbidade psiquiátrica assume características peculiares. Assim, é marcante a relação entre a presença de atividade da doença e os transtornos psiquiátricos. Estes, por sua vez, se entrelaçam com estressores externos e com os fatores biológicos próprios do lúpus e do seu tratamento, levando a quadros graves de depressão, ansiedade e outros distúrbios.

Em resumo, a comorbidade nas doenças reumáticas é regra, e não exceção, exigindo uma intervenção que englobe todos os diagnósticos presentes em cada paciente. Seria ingênuo esperar uma eficácia terapêutica se o especialista resumisse sua atuação apenas a intervenções tópicas nos aspectos estritamente reumáticos. Além disso, a literatura deixa claro o valor do tratamento simultâneo da comorbidade, física ou psiquiátrica, ao demonstrar que resulta na redução da dor e dos demais sintomas, da incapacidade, com melhora da qualidade do sono, da aderência, da qualidade de vida, da satisfação do paciente, além de redução da mortalidade e dos custos da assistência à saúde.[13,14]

ADERÊNCIA

Existem problemas relacionados com a aderência ao tratamento e em todas as especialidades que colocam frente a frente paciente e médico, envolvidos na tarefa de articular e colocar em ação um plano terapêutico. Embora sempre presente, de modo indissociável e determinante sobre os resultados desse encontro, no mundo real da clínica tende a comparecer apenas como elemento subliminar, secundário, muitas vezes omitido ou esquecido. De início, torna-se indispensável enfatizar que a aderência não é de responsabilidade exclusiva do paciente – questões relacionadas com o médico e o sistema de saúde também têm papel relevante. Assim, pode-se afirmar que a aderência ao tratamento constitui um conteúdo cujo continente essencial é a relação médico-paciente. Outros fatores significativos exercem influência, mas são inferiores em relação ao que se pode obter a partir desse encontro privilegiado proporcionado pela consulta médica.

Um interessante trabalho multicêntrico analisou, em um período de 3 anos, os padrões de comportamento de pacientes com artrite reumatoide quanto à aderência ao tratamento. Verificaram-se dois grupos bem definidos, nos quais cerca de 35% eram aderentes ao tratamento de modo consistente e permanente, desde o início, e cerca de 25% definitivamente eram não aderentes. Nos demais pacientes, houve uma mudança de comportamento ao longo do período de observação: cerca de 20% foram inicialmente aderentes, mas, no decorrer do tempo, tornaram-se não aderentes, e outros 20% foram em princípio não aderentes, o que se alterou depois. O trabalho chega a resultados semelhantes aos que analisam a aderência ao tratamento de outras doenças crônicas, ou seja, somente cerca da metade dos pacientes cumpre, de fato, o regime terapêutico prescrito.[15,16]

Essa semelhança, por si só, já possibilita inferir que os fatores ligados à aderência têm determinantes de caráter geral e não dizem respeito a diagnósticos específicos. Contudo, essa verdadeira legião de pacientes que não cumpre corretamente as prescrições faz lembrar que os plenos benefícios da terapêutica não podem se realizar nos níveis habituais de aderência. Ainda, tais dados alertam o médico para a substancial limitação a que está submetida a sua possibilidade de ação e de sucesso, levando-o, mais uma vez, à percepção da necessidade de desenvolver seu potencial clínico para além dos aspectos estritamente técnicos de sua especialidade.

Reafirmando Balint, a alternativa mais eficaz para aumentar o grau de aderência dos pacientes consiste na maciça administração da "substância" médico, pois a literatura é unânime ao destacar a qualidade da relação com o paciente como o principal determinante dessa questão tão frequente e importante.[8] Embora os princípios dessa relação quase sempre façam parte do discurso médico, apresentado muitas vezes de forma pomposa e magistral, tendem a ser omitidos na prática.

Como ponto de partida, destaca-se a identificação da agenda oculta do paciente, ou seja, a compreensão clara do significado que a doença e o tratamento têm para ele, dando-lhe oportunidade para falar de medos, preconceitos e outros sentimentos. Pacientes que percebem a artrite reumatoide com fatalismo, como uma doença crônica e incurável, consideram inútil seu tratamento e assumem comportamentos inadequados, tornando-se não aderentes. Somente a compreensão desses aspectos, a partir do ponto de vista do paciente, permite que o médico atue pontualmente em cada caso, ajudando-o a mudar de atitude.

O segundo fator em importância – a quantidade e a qualidade da informação fornecida aos pacientes – guarda relação direta com o comportamento destes. Informar sobre doenças e tratamentos é seguramente o aspecto mais difícil e conflituoso do encontro entre médicos e pacientes, tornando-se a principal causa de insatisfação e questionamentos judiciais e éticos. De um lado, o paciente é ávido por esclarecimentos que lhe possibilitem entender o que se passa com ele; de outro, o médico muitas vezes não percebe o valor dessa tarefa, não gosta ou tenta evitá-la, pois sente reais dificuldades para exercê-la. Falar ao paciente como se estivesse dando refinadas aulas para seus pares é o mesmo que estabelecer um diálogo de surdos, no qual o médico é o único ator, responsável tanto por compreender o paciente quanto por se fazer compreendido. Pacientes bem informados e que percebem que o médico entendeu suas demandas sentem-se mais satisfeitos com os profissionais que os atendem, fatores que reforçam a aderência ao tratamento; no entanto, aumentar a quantidade da informação aos não aderentes não é bastante para fazê-los mudar de atitude.

Além desses aspectos relacionais, outros fatores exercem influência no comportamento dos pacientes. A eficácia do tratamento específico, a evolução satisfatória e a redução da incapacidade podem ser tanto causa quanto consequência da aderência. Pacientes idosos, mesmo que usem diversas medicações em razão da comorbidade, são muito mais fiéis às prescrições que os mais jovens, de modo que a aderência cresce com a idade, reafirmando a maior vulnerabilidade dos grupos etários mais jovens diante das doenças crônicas.

A fragmentação da assistência também dificulta a aderência, em virtude da falta de coordenação e comunicação entre os serviços percorridos pelo paciente (cuidado primário, serviços especializados, hospitais). Poucos lhe fornecem relatórios abordando o diagnóstico e o tratamento realizado, bem como as prescrições atuais de medicamentos. O uso da tecnologia da informação como facilitadora da aderência é crescente nos países desenvolvidos e viabilizam tanto o controle centralizado das consultas e dos tratamentos em curso quanto criam uma possibilidade de acesso individual aos pacientes por meio de alertas para o uso de medicamentos, além de troca de mensagens e informações sobre o tratamento. Prontuário único e acessível, reunindo todas as informações sobre o paciente, pode se tornar uma alternativa prática, útil e econômica.

Questões de natureza econômica e social exercem forte pressão nas perspectivas da aderência. Um dos pontos críticos refere-se à dispensação de medicamentos pelo sistema público, essencial para a inclusão da maioria da população, colocando ao seu alcance medicamentos a que não teria acesso, em virtude dos custos, e que pressupõe a sua vinculação a serviços especializados. Torna-se indispensável, em cada consulta, questionar a aderência, perguntando-se ao paciente sobre os medicamentos em uso, as doses e os intervalos entre eles, eventuais interrupções e seus motivos, além de efeitos indesejáveis. Com essa informação, o médico estará apto a reorientar o paciente e estabelecer com ele os meios e as metas a serem alcançadas até a próxima consulta: a definição clara do plano de tratamento, ou seja, os próximos passos a serem seguidos facilitam a aderência.

O suporte social, especialmente de familiares, deve ser valorizado e mobilizado pelo médico, incluindo outras pessoas, sempre que considerado necessário ao cuidado do paciente. Finalmente, a espiritualidade do paciente, a ser não apenas respeitada, mas também estimulada pelo médico – de modo independente de suas crenças pessoais –, tem se mostrado valiosa na preservação da esperança, da autoestima e de uma visão mais otimista do futuro.

EDUCAÇÃO E ESTILO DE VIDA

O paciente deve ser informado, de modo realista, sobre as perspectivas prognósticas de sua enfermidade, as quais, com frequência, são otimistas, desde que ele receba uma abordagem global de atendimento. Ainda, o paciente deve estar absolutamente ciente de que sua participação compreenderá um ponto de partida fundamental para o sucesso terapêutico. Deverá entender a evolução de sua enfermidade, em especial as possíveis flutuações durante o curso evolutivo.

Torna-se também necessário que o enfermo receba informações sobre os medicamentos prescritos. Sabe-se, por exemplo, que os efeitos terapêuticos e colaterais dos anti-inflamatórios não hormonais são individuais. Em outras palavras, determinada medicação eficaz e isenta de paraefeitos em uma pessoa pode não apresentar os mesmos resultados em outra. Os pacientes devem também estar aptos para, eventualmente, realizar pequenas alterações quanto à posologia de seu analgésico ou anti-inflamatório.

O conceito de doença crônica e de tratamento empírico empregando diferentes agentes deve, portanto, ser explicado ao paciente. Residirá na relação médico-paciente e na concepção holística de saúde o segredo para a conquista da confiança do reumático.

Em um indivíduo com enfermidade reumática inflamatória crônica, há necessidade de repouso sistêmico, sobretudo nos períodos de maior atividade da doença. A quantificação desse repouso depende da gravidade do processo inflamatório.

O repouso absoluto, no leito, é desejável em pacientes com doença sistematizada, bem como na vigência de exacerbações articulares com inflamação intensa, além de poder ocorrer no lúpus eritematoso sistêmico, na artrite reumatoide, na artrite psoriásica ou em portadores de cardite reumática.

Nos processos inflamatórios articulares de mediana intensidade, repouso de 2 h na metade do dia, em geral após o almoço, será desejável, e naqueles cuja atividade inflamatória articular tem baixa atividade, o repouso por 1 h será suficiente.

De modo geral, deve-se manter o repouso, pelo menos, por 2 semanas após a regressão das queixas clínicas, aumentando-se a atividade física de maneira gradual e com todos os cuidados necessários, especialmente com as articulações que suportam peso. A hospitalização é indicada para pacientes com comprometimento mais acentuado do estado geral, febre e complicações viscerais, ou quando suas condições clínicas não possibilitarem terapia física em regime ambulatorial.

Seria interessante, quando pertinente, discutir com o paciente suas atividades profissionais. Em um sistema de vida competitivo como o atual, trabalhar até a exaustão e viver competindo ou à procura de destaque, em qualquer sentido, são formas de viver que não se relacionam bem com a ocorrência de doença crônica. Com frequência, deve-se sugerir aos pacientes que tentem uma substituição dos valores e arquétipos convencionalizados pela cultura e pelo interesse.

À medida que os reumáticos têm mais tempo para si, será mais fácil sua adesão ao repouso sistêmico, de acordo com as necessidades de cada um.

TERAPIA FÍSICA E OCUPACIONAL

Um dos objetivos mais importantes do tratamento consiste em manter a habilidade para as atividades funcionais, o que depende da capacidade física do indivíduo, sujeita a muitas variáveis, como função cardiorrespiratória, força muscular e flexibilidade.[17,18]

Vários estudos demonstram que pacientes artríticos sofrem redução da força muscular e da capacidade aeróbica, como resultado de várias causas. A natureza crônica da doença leva frequentemente à inatividade por diferentes períodos, sabendo-se que inatividade e desuso promovem redução da força e da resistência de grupos musculares e, por conseguinte, hipotrofias. Da mesma maneira, a inatividade causa redução da capacidade aeróbica.[17,18]

Além da inatividade, a dor, a inflamação e a efusão articular levam à redução da mobilidade articular e inibem a contração muscular, somando-se a isso os componentes sistêmicos que a maioria das doenças reumáticas apresenta. Assim, miosite, envolvimento cardiorrespiratório e efeitos deletérios das medicações utilizadas no tratamento, especialmente os corticosteroides, podem também contribuir para reduzir a capacidade física.

Essa redução da capacidade física traz, com frequência, várias consequências negativas para os pacientes. Do ponto de vista psicológico, leva à redução da autoestima e, frequentemente, a quadros depressivos concomitantes, produzindo fadiga, dores musculoesqueléticas difusas e distúrbios do sono. Esse é o quadro observado comumente em pacientes com fibromialgia, e seu tratamento, evidentemente, não reside no aumento das dosagens do anti-inflamatório ou do esteroide.

Deve-se idealizar o programa de fisioterapia de modo a poder ser realizado também em casa: os pacientes retornariam periodicamente ao centro de reabilitação, para reavaliação de seu programa, mas aqueles que necessitem de exercícios assistidos realizariam inicialmente o tratamento apenas no centro de reabilitação.

As diversas modalidades de tratamento fisioterápico serão descritas no Capítulo 51, assim como o tratamento medicamentoso das doenças reumáticas, realizado via sistêmica, discutido nos capítulos referentes a cada enfermidade.

REFERÊNCIAS BIBLIOGRÁFICAS

1. Queiroz MV, Seda H. A história da reumatologia. Porto Alegre: Kalligráphos; 2007.
2. Nava P. Compilação e comentário de trechos hipocráticos servindo ao estudo histórico dos reumatismos através daquela coleção. Brasil Médico. 1961;75:207.
3. [No authors listed]. Guidelines for the inicial evaluation of the adult patient whith acute musculoskeletal symptoms. American College of Rheumatology Ad Hoc Committee on Clinical Guidelines. Arthritis Rheum. 1996;39(1):1-8.
4. Carvalho MAP, Ferreira EC. Fundamentos do tratamento do paciente reumático. In: Carvalho MAP et al. Reumatologia: diagnóstico e tratamento. 3.ed. Rio de Janeiro: Guanabara Koogan; 2008.
5. Swan A et al. The value of synovial fluid assays in the diagnosis of joint disease: a literature survey. Ann Rheum Dis. 2002; 61(6):493-8.
6. Shmerling RH et al. Synovial fluid tests. What should be ordered? JAMA. 1990;264(8):1009.

7. Schumacher Jr. HR, Reginato AJ. Atlas of synovial fluid analysis and crystal identification. Philadelphia: Lea & Febiger; 1991.

8. Martins JD. A postura psicossomática na prática médica. In: Caldeira G, Martins JD. Psicossomática, teoria e prática. Rio de Janeiro: Medsi; 2001.

9. Stang PE et al. Mental and physical comorbid conditions and days in role among persons with arthritis. Psychosomatic Medicine. 2006;68:152-8.

10. Palmer D, El Miedany Y. Tackling comorbidity associated with rheumatic diseases in standard practice. British J Nursing. 2017;26:380-7.

11. Edwards RR et al. Pain, catastrophizing, and depressions in the rheumatic diseases. Nat Rev Rheumatol. 2011;7:216-24.

12. Anyfanti P et al. Depression, anxiety, and quality of life in a large cohort of patients with rheumatic diseases: common, yet undertreated. Clin Rheumatol. 2016;35:733-9.

13. Lowe B et al. Psychiatric comorbidity and work disabilities in patients with inflammatory rheumatic diseases. Psychosomatic Medicine. 2004;66:395-402.

14. Lin EHB et al. Effect of improving depression care on pain and functional outcomes among older adults with arthritis: a randomized controlled trial. JAMA. 2003;290(18):2428-9.

15. Viller F et al. Compliance to drug treatment of patients with rheumatoid arthritis: a 3 year longitudinal study. J Rheumatol. 1999;26:2114-22.

16. Brown MT, Bussell JK. Medication adherence: who cares? Mayo Clin Proc. 2011;86:304-14.

17. Ottawa P. Evidence-based clinical practice guidelines for therapeutic exercises in the management of rheumatoid arthritis in adults. Phys Ther. 2004;84:934-72.

18. Ottawa P. Evidence-based clinical practice guidelines for therapeutic exercises and manual therapy in the management of osteoarthritis. Phys Ther. 2005;85:907-71.

Anti-inflamatórios Não Esteroides

Antônio Scafuto Scotton • Rafael de Oliveira Fraga • Viviane Angelina de Souza

INTRODUÇÃO

As principais características da inflamação são dor, calor, rubor e edema, presentes na maior parte dos pacientes com doenças reumáticas. Estratégias terapêuticas para a redução da inflamação têm sido utilizadas há séculos, iniciando com terapias médicas tradicionais com substâncias fitoterápicas, em todas as partes do mundo.[1]

Há 3.500 anos, papiros egípcios já recomendavam extratos de folhas secas no abdome e nas costas para alívio da dor. Técnicas semelhantes foram usadas pelos romanos, na China e em outros países da Ásia. Em 1860, o ácido salicílico foi sintetizado e bastante adotado; porém, seu sabor amargo levou a pesquisas e à síntese do ácido acetilsalicílico pelo farmacêutico Félix Hoffman. Em 1899, Heinrich Dreser introduziu o composto no arsenal terapêutico médico, e o fármaco permanece como um dos mais utilizados no mundo.[2]

Com a descoberta do ácido acetilsalicílico no final do século 19, abriu-se um novo campo no combate à dor e à inflamação, possibilitando o surgimento, alguns anos depois, de um grupo variado de medicamentos com ações farmacológicas semelhantes às do ácido acetilsalicílico, com menos eventos adversos e boa eficácia, definido como medicamentos anti-inflamatórios não esteroides (AINE).[2,3]

Estima-se que 300 milhões de pessoas no mundo façam uso rotineiro de AINE, e que 1,2% da população norte-americana os use diariamente, chegando a consumir mais de 40 bilhões de comprimidos de ácido acetilsalicílico, o que totaliza 100 milhões de prescrições anuais.[3]

Apesar da incidência relativamente baixa de complicações gastrintestinais (GI) causadas por AINE, atribuem-se ao uso desses medicamentos mais de 100 mil hospitalizações e de 10 a 20 mil mortes nos EUA por ano, o que promove um custo total de aproximadamente 4 bilhões de dólares para tratá-las. Na Inglaterra, estima-se que ocorra 1 morte para cada 1,22 mil pacientes tratados com AINE por 2 meses ou mais, o que resulta em 2 mil mortes/ano, superando em três vezes a mortalidade por câncer cervical e por melanoma.[4]

Os AINE constituem medicamentos muito frequentes no receituário médico em todo o mundo, muitas vezes indicados por leigos e paramédicos no tratamento de processos eminentemente álgicos e não inflamatórios.

O tratamento tradicional das artrites inflamatórias compreende o uso dessa classe de medicamentos, que age de maneira inespecífica sobre a inflamação, proporcionando alívio dos sintomas em até poucas horas. Contudo, em enfermidades crônicas, como artrite reumatoide, a retirada do medicamento geralmente é acompanhada de exacerbação da inflamação.

Apesar da melhora clínica durante seu uso, os AINE não impedem a destruição da cartilagem nas artrites crônicas, e seus múltiplos efeitos colaterais obrigam o médico, ao prescrever a medicação, a conhecer perfeitamente seu mecanismo de ação, absorção, metabolismo, distribuição, eliminação e interações medicamentosas.[2]

Neste capítulo, serão abordados os diferentes grupos químicos dos AINE, seu modo de ação, efeitos colaterais e interações medicamentosas.

ABSORÇÃO

A maioria dos AINE compõe-se de ácidos orgânicos fracos, completamente absorvidos pelo trato GI, atingindo níveis plasmáticos em 2 a 3 h após sua administração. A taxa de absorção pode ser afetada em pacientes com fluxo sanguíneo e motilidade intestinal alterados e naqueles que utilizam a medicação com as refeições. Geralmente, são bem absorvidos também via retal, atingindo rapidamente níveis terapêuticos. Apesar da rápida absorção, não se justifica, na maioria das vezes, o uso via injetável, principalmente em doenças crônicas, por seus efeitos colaterais locais (necrose tecidual e formação de abscessos). Além disso, a ideia de proteger a mucosa gástrica com o uso da via injetável ou retal tem pouco valor.[5,6]

DISTRIBUIÇÃO

Os AINE são transportados ligados às proteínas plasmáticas (> 95%), e menos de 1% da fração sérica permanece livre. Entretanto, reduções clinicamente significativas nos níveis séricos de albumina, que podem ocorrer em pacientes com artrite reumatoide em atividade, em idosos e em outras doenças crônicas, podem resultar em um aumento dos níveis da substância livre e um risco aumentado de toxicidade.

A maioria dos AINE refere-se a compostos ácidos com pH entre 3 e 5 e deposita-se preferencialmente em áreas de grande acidez, como estômago, medula renal e áreas inflamadas ou isquêmicas. Além disso, os vasos sanguíneos em áreas de intensa inflamação são particularmente permeáveis às proteínas de alto peso molecular, aumentando sensivelmente a concentração da medicação nos tecidos inflamados.

Os AINE ultrapassam as barreiras hematencefálica e placentária, passando, desse modo, da mãe para o feto, e devem ser evitados durante a gravidez e próximo ao parto.[5,6]

METABOLISMO

Após sua absorção, os AINE são metabolizados no fígado, e o uso por períodos prolongados em doenças crônicas, nas quais a função hepática possa estar comprometida, requer monitoramento das enzimas hepáticas. Contudo, devem ser evitados em pacientes com insuficiência hepática, pelo maior risco de agravamento da enfermidade.[5,6]

Todavia, apesar dessas considerações, o médico não deve se deixar levar por extremos e não utilizar a medicação. Em um estudo controlado de hepatite relacionada com o uso de AINE, Carson et al. demonstraram que a incidência da doença é de 2,2 por 100 mil pessoas por ano.[7]

A meia-vida plasmática dos AINE varia de acordo com o grupo a que pertence cada fármaco, podendo ser curta ou longa (Tabela 47.1)[5,6] Outros fatores são capazes de explicar a variabilidade da eficácia e da segurança do ácido acetilsalicílico e de outros AINE, como diferenças entre os sexos e a farmacogenômica, que estuda a variabilidade genética individual na resposta medicamentosa.[7,8]

MECANISMOS DE AÇÃO

A lesão das membranas celulares por agentes mecânicos, físicos e químicos promove ácido araquidônico, que, sob a ação enzimática das ciclo-oxigenases (COX), se transforma em várias substâncias, como prostaglandinas (PG), prostaciclina e tromboxano, responsáveis pelo controle de vários mecanismos, regulando os mediadores da resposta inflamatória e várias funções fisiológicas (Figura 47.1 e Quadro 47.1).[9,10]

A biossíntese das PG se dá em três etapas: hidrólise de ácidos graxos poli-insaturados que contêm 20 carbonos e do ácido araquidônico das membranas celulares; oxigenação do endoperóxido PGH_2 pela COX; e conversão em produtos finais biologicamente ativos pela via sintase PG-específica (Figura 47.2).[11]

Em 1971, demonstrou-se em células e tecidos de várias espécies, inclusive nos dos seres humanos, que uma das principais ações terapêuticas dos anti-inflamatórios não hormonais (AINH) decorreria de sua capacidade de inibir as prostaglandinas.[10]

Tabela 47.1 Meia-vida plasmática dos principais anti-inflamatórios não esteroides.

AINE	Meia-vida (h)
Ácido acetilsalicílico	0,25
Diclofenaco	1,1
Ibuprofeno	2,1
Indometacina	4,6
Cetoprofeno	1,8
Nimesulida	4
Naproxeno	14
Salicilato	2 a 15
Piroxicam	57
Meloxicam	20
Aceclofenaco	12
Celecoxibe	12

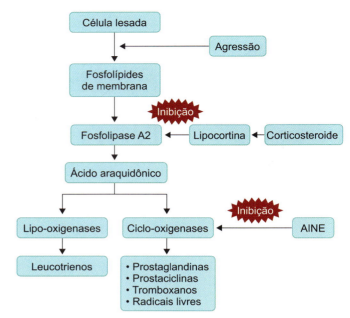

Figura 47.1 Mecanismo de ação dos anti-inflamatórios não esteroides.

Quadro 47.1 Funções das prostaglandinas em indivíduos normais.

- Proteção do trato gastrintestinal (PGE_2 e PGE_1)
- Homeostase renal ($PGIE_2$ e PGI_2)
- Homeostase vascular (PGI_2 e TXA_2)
- Função uterina, implante embrionário, trabalho de parto (PGF_2)
- Regulação do sono (PGD_2)
- Regulação dos níveis de nociceptores
- Regulação da contração brônquica
- Regulação da função plaquetária
- Regulação dos mediadores da resposta inflamatória

Até o início dos anos 1990, acreditava-se na existência de apenas uma enzima COX, mas essa hipótese não explicava a ação analgésica e anti-inflamatória de várias substâncias em diferentes tecidos, como o motivo pelo qual o paracetamol inibe a ação das prostaglandinas apenas no território cerebral. Suspeitou-se da existência de mais de um tipo de COX, o que foi confirmado em 1991 com a descoberta de que o gene que codifica a COX-2 está presente no cromossomo 1, enquanto o da COX-1, no cromossomo 9.[12,13]

Apesar de similaridades entre as duas isoformas, existem também diferenças significativas, genéticas, químicas, estruturais e de sua distribuição nos tecidos, sendo a principal a existência de um canal interno mais largo e de um "bolso" lateral na molécula de COX-2, que permite a anti-inflamatórios de configuração estereoquímica especial inibirem somente essa molécula, sem interagirem com a molécula de COX-1.[12,13]

As isoformas da COX desempenham funções diferentes na saúde e na doença (Quadro 47.2). A COX-1 é expressa constitutivamente em vários tecidos. No trato GI, dá origem às PG, que preservam a integridade da mucosa gástrica e limitam a ação da secreção ácida; nos rins, diminuem a resistência vascular renal, promovendo a perfusão e nas plaquetas mantêm a homeostase da membrana. Já a COX-2 é principalmente uma enzima induzida que produz rapidamente grandes quantidades de prostanoides envolvidos nos mecanismos da dor e da resposta inflamatória. Por exemplo, a PGE2 é quimiotática para neutrófilos, e a PGI2 regula a permeabilidade vascular,

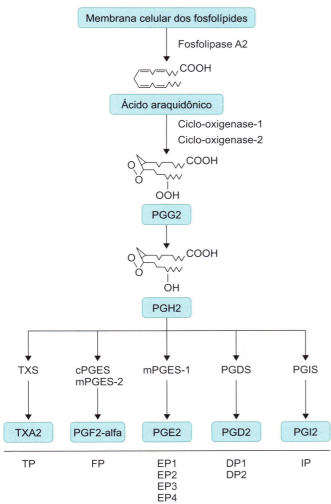

Figura 47.2 Via de biossíntese da prostaglandina. O primeiro passo na síntese da prostaglandina consiste na liberação do ácido araquidônico da membrana celular dos fosfolipídios pela ação da fosfolipase A2. A COX-1 e a COX-2 adicionam duas moléculas de oxigênio, seguido de uma reação de peroxidase, para criar a primeira PGG_2 e, depois, a PGH_2, uma molécula intermediária instável, rapidamente convertida em prostaglandina estável por sua respectiva prostaglandina sintase, em um processo dependente da célula e do tecido específico. A PGE_2 é considerada a principal mediadora de inflamação e apresenta três enzimas sintases diferentes; uma delas, a mPGES-1, é induzida por sinais inflamatórios similares à COX-2. Existem quatro receptores de PGE_2 (EP), com diferentes vias de sinalização. Protaglandinas estáveis têm ação autócrina e parácrina nos receptores da superfície celular. Adaptada de Crofford, 2008.[11]

Quadro 47.2 Características das ciclo-oxigenases 1 e 2.

COX-1
- Responsável pela produção de prostaglandinas necessárias para as respostas autócrinas/parácrinas aos hormônios circulantes
- Faz a manutenção de várias funções fisiológicas, como a integridade da mucosa gástrica e as funções plaquetária e renal

COX-2
- Responsável pela biossíntese de prostaglandinas inflamatórias
- Tem papel fisiológico em certos tecidos
- Faz a sinalização pós-sináptica em neurônios
- Tem função uterina
- Responde a ferimentos vasculares
- Faz parte da fisiologia das membranas embrionárias

facilitando o extravasamento de leucócitos. A COX-2 também participa de várias funções fisiológicas, como a função da mácula densa renal, na cicatrização de úlceras gastrintestinais, na reprodução feminina, no *turnover* ósseo, no metabolismo da cartilagem e em processos patológicos, como na polipose intestinal, no câncer colorretal e na doença de Alzheimer. Nessas situações, em que não há inflamação, muito pouco se sabe sobre o papel da COX-2. Um estudo recente sugere influência dos AINE na melhora dos sintomas da esquizofrenia.[14]

A descoberta da existência de duas isoformas da COX modificou a classificação dos AINE, atualmente divididos em:[12,13]

- Tradicionais: inibem tanto a COX-1 quanto a COX-2
- Preferenciais para a inibição da COX-2
- Inibidores específicos da COX-2.

Quase todos os AINE aliviam a dor quando utilizados em doses substancialmente inferiores ao necessário para suprimir a inflamação. A ação analgésica decorre da inibição da produção de PG em tecidos periféricos e no sistema nervoso central (SNC). Na periferia, as PG não induzem a dor *per se*, e sim pela sensibilização dos nociceptores periféricos para alguns mediadores, como a bradicinina ou a histamina.

As PG liberadas durante a inflamação ou outro trauma diminuem os limites de ativação dos canais de sódio resistentes à tetrodotoxina (neurotoxina que bloqueia os potenciais de ação nos neurônios) nos neurônios sensoriais. No SNC, onde os AINE exercem efeitos analgésicos, as PG também desempenham um papel importante na sensibilização neuronal. A COX-2 é constitutivamente expressa no corno dorsal da medula espinal, e a sua expressão está aumentada durante a inflamação. No SNC, a PGE2 gerada ativa os neurônios da coluna vertebral e, também, a micróglia, contribuindo para a dor neuropática. Tanto a COX-1 quanto a COX-2 desempenham um papel na nocicepção, como demonstrado pela redução da dor em modelos experimentais de camundongos deficientes em COX-1 ou COX-2.[2]

EFEITOS COLATERAIS

O emprego dos AINE promoveu um grande avanço no tratamento da dor provocada por doenças inflamatórias e degenerativas, porém o risco de efeitos colaterais se tornou um grande problema de saúde pública, atingindo principalmente o tubo digestivo, os rins e o aparelho cardiovascular.

Deve-se observar que os riscos variam de acordo com o tipo de AINE e com cada paciente em particular, quando o médico precisa avaliar a relação risco-benefício antes de iniciar o tratamento.[5] Além disso, muitas vezes o paciente tem outras doenças e usa diversos medicamentos, ou apresenta doenças crônicas inflamatórias, necessitando de AINE por períodos prolongados, ou, ainda, pode ter idade avançada e, portanto, ser mais sensível a determinadas alterações em seu metabolismo.

De maneira geral, os AINE interferem em todos os órgãos e sistemas, conforme apresentado na Tabela 47.2.

Trato digestivo

Sem dúvida, uma das principais limitações ao uso dos AINE consiste no grande número de efeitos colaterais sobre o trato digestivo superior, incluindo ulcerações, sangramentos e perfurações. A maioria dessas lesões surge no antro e na região pré-pilórica, embora possam ocorrer em qualquer segmento do tubo digestivo.[15]

O uso de AINE aumenta de 3 a 5 vezes o risco de desenvolvimento dessas lesões. Os inibidores seletivos de COX-2 podem reduzir os efeitos GI, porém associam-se a um aumento de complicações cardiovasculares (CV).[16]

Existem vários fatores relacionados com o risco de desenvolvimento de lesões no trato GI, como idade avançada, história prévia de úlcera, associação com corticosteroides, doses elevadas de anti-inflamatórios, uso de ácido acetilsalicílico em baixas doses, uso concomitante de anticoagulantes, associação de múltiplos AINE, presença de *Helicobacter pylori* e comorbidades, como artrite reumatoide e doença cardíaca prévia.[17]

A ação local causada pelos AINE contribui para o desenvolvimento de úlceras e gastrites, porém os efeitos sistêmicos desses agentes parecem exercer um papel predominante no surgimento das lesões gastroduodenais. A inibição das PG (PGE2 e PGI2) leva a uma redução da produção do muco epitelial gástrico, da secreção de bicarbonato e do fluxo sanguíneo da mucosa, alterando a resistência do trato digestivo. Com isso, fatores endógenos que agem sobre as PG, como ácido clorídrico, pepsina e sais biliares, e/ou fatores exógenos, como os AINE, álcool e outros agressores, podem desencadear graves lesões no tecido GI.[18]

A efetiva profilaxia e o tratamento das lesões sobre o trato GI associadas ao uso de AINE estão centrados na adoção de bloqueadores dos receptores H2 e, principalmente, nos inibidores da bomba de prótons.[15] Os bloqueadores dos receptores H2, como a ranitidina, são eficazes na prevenção de úlceras duodenais, mas não agem sobre as ulcerações gástricas induzidas por AINE. A famotidina em altas doses mostra-se eficaz na prevenção e na cicatrização de úlceras gástricas e duodenais.[15] Atualmente, indica-se o uso dos inibidores da bomba de prótons na prevenção e no tratamento de lesões gastroduodenais induzidas pelos AINE por sua superior eficácia e tolerância.[15]

A erradicação do *Helicobacter pylori* antes do início da terapia com AINE reduz a incidência de úlceras, apesar de não haver nenhuma comprovação científica de efeito sinérgico entre eles. Há consenso de que pacientes com alto risco de complicações GI, que tenham o *Helicobacter pylori* e que farão uso de AINE, devam receber tratamento tríplice para erradicação da bactéria.[15] Algumas estratégias para redução do risco de toxicidade GI estão dispostas na Tabela 47.3.

Apesar de o maior número de eventos adversos no trato GI acontecer no estômago, deve-se levar em consideração que muitos deles podem ocorrer nas porções mais distais do trato GI. Deve-se lembrar que as medicações usadas para proteção do estômago, como os inibidores da bomba de prótons, não agem sobre o intestino delgado. A lesão nessa porção do intestino se dá por uma série de fatores, que acabam levando a uma alta concentração do AINE na luz intestinal, promovendo um efeito tópico e ulcerações, sangramento e até mesmo atrofia da mucosa.[19]

No fígado, os AINE podem provocar aumento das enzimas hepáticas, porém a maioria dos pacientes é assintomática. A literatura apresenta vários relatos de dano hepático e colestase relacionados com o uso de AINE, mas raramente essas lesões levam à insuficiência hepática grave ou ao óbito. Entre os AINE, a nimesulida é o que apresenta maior poder de dano hepático, devendo-se evitá-lo em associação com outros fármacos capazes de causar hepatotoxicidade. Nesses pacientes, recomenda-se a suspensão do medicamento; caso seja necessário utilizar AINE, o paciente deverá ser monitorado ou o fármaco substituído por outra classe.

É interessante ressaltar que Vikrant et al., em uma extensa revisão sobre o tema, observaram que há um fator de prevenção do ácido acetilsalicílico e de outros AINE contra

Tabela 47.2 Efeitos colaterais relacionados com os principais anti-inflamatórios não esteroides.

Sistema	Manifestações
Gastrintestinal	• Dor abdominal • Náuseas • Anorexia • Erosões/úlceras intestinais • Anemia • Hemorragia e perfuração gastrintestinal • Diarreia
Renal	• Retenção de sal e água • Edema • Piora da função renal em pacientes renais/cardíacos e cirróticos • Insuficiência renal aguda • Hiperpotassemia
Sistema nervoso central	• Cefaleia • Vertigem • Tontura • Confusão • Depressão • Redução do limiar de convulsão
Plaquetas	• Inibição da ativação plaquetária • Propensão para hematomas • Aumento do risco de hemorragia
Útero	• Inibição do trabalho de parto
Hipersensibilidade	• Rinite vasomotora • Edema angioneurótico • Asma • Rubor • Hipotensão • Choque
Cardiovascular	• Fechamento do ducto arterioso • Precipitação ou piora da insuficiência cardíaca • Infarto do miocárdio • AVE hemorrágico
Fígado	• Aumento transitório de enzimas • Colestase • Lesão hepática aguda
Pele	• Fotossensibilidade • Eritema multiforme • Urticária • Necrólise epidérmica tóxica

AVE: acidente vascular encefálico.

Tabela 47.3 Estratégias para redução do risco de toxicidade gastrintestinal pelos anti-inflamatórios não esteroides.[2]

Risco gastrintestinal	Estratégias potenciais
Baixo risco	• Uso intermitente de AINE • Baixas doses de AINE
Risco moderado: • Mais de 65 anos • Altas doses de AINE • História prévia de úlcera não complicada • Uso concomitante de ácido acetilsalicílico, glicocorticoides ou anticoagulantes	• Uso intermitente de AINE • AINE + IBP • AINE + ARH_2 em altas doses*
Risco alto: • Mais de dois fatores de risco • História prévia de úlcera complicada, especialmente com *Helicobacter pylori* positivo	• Adoção de tratamento alternativo • Inibidores seletivos de COX-2 + IBP • Considerar erradicação em pacientes com risco moderado a elevado

*Menos efetivo que inibidor da bomba de prótons. IBP: inibidor da bomba de prótons; COX: ciclo-oxigenase.

a ocorrência de doença hepática crônica e de câncer hepatocelular. Esse "fator de proteção" parece se relacionar com a redução da atividade inflamatória nos hepatócitos pela inibição das ciclo-oxigenases.[20]

Rins

As PG, de fundamental importância na homeostase renal e plasmática[21], são produzidas tanto pela COX-1 quanto pela COX-2 em locais diferentes do tecido renal ocasionando, assim, efeitos fisiológicos distintos.[22,23]

Edema e retenção de sódio resultam da inibição da produção das PG que regulam a reabsorção de água e sódio pelo túbulo distal, do antagonismo do hormônio antidiurético e da redistribuição do fluxo sanguíneo da região cortical para a justaglomerular[24], efeitos que podem ser suficientes para causar descompensação cardíaca em indivíduos predispostos.[25]

A insuficiência renal aguda é bem menos frequente, tem a característica de ser reversível, estando associada aos efeitos vasoconstritores dos AINE.[26] Os fatores de risco consistem em idade avançada, insuficiência cardíaca congestiva, doença renal ou hepática e hipovolemia.[27] A necrose papilar pode surgir em consequência da redução do fluxo sanguíneo medular, além de outros efeitos nefrotóxicos, como nefrite intersticial com proteinúria. Hiperpotassemia leve pode ocorrer sem grandes riscos para pacientes que não apresentam insuficiência renal crônica.[25]

Os AINE elevam a pressão sanguínea, tanto em normotensos quanto em hipertensos, independentemente do uso de anti-hipertensivos, pois podem reduzir os efeitos dos diuréticos, betabloqueadores e inibidores da enzima conversora de angiotensina (ECA).[25] Felizmente, com a suspensão da medicação, os efeitos nefrotóxicos, em geral, são resolvidos.

Pulmões

Crises de asma podem ser desencadeadas e exacerbadas com o uso de qualquer AINE, embora sejam bem mais frequentes com os salicilatos.[28] O desenvolvimento de crises de asma e de broncospasmo pode ser explicado, pelo menos em parte, pela inibição das PG, que têm ação broncodilatadora, mas também pela liberação da via da lipo-oxigenase, que estimulará a formação dos leucotrienos (um ativo broncoconstritor).[5] Alguns estudos sugerem que os inibidores da COX-2 são mais seguros para os asmáticos.[29,30]

Sistema cardiovascular e eventos tromboembólicos

Os riscos CV associados ao uso de AINE parecem estar relacionados com o desequilíbrio de inibição de COX-1 e COX-2. Os efeitos colaterais não eram totalmente conhecidos até a introdução dos inibidores seletivos/específicos da COX-2 na prática clínica. O rofecoxibe, um potente e específico inibidor de COX-2, foi retirado do mercado por ter ocasionado um aumento do risco de infarto do miocárdio e de acidente vascular encefálico.[31,32]

Além da ação sobre a COX-1 e COX-2, outros efeitos dos AINE, como impacto sobre a pressão sanguínea, função endotelial, produção de óxido nítrico e tecido renal, são capazes de influenciar o aumento dos riscos CV.[32-34] O risco maior é dos pacientes com doença coronariana prévia. O uso prolongado, a dose e as formulações de liberação prolongada dos AINE parecem ser mais importantes que a especificidade para COX-2 para os riscos CV.[32,35] Os estudos recentes mostram o naproxeno como a medicação mais segura em

relação a riscos CV em comparação aos AINE tradicionais e aos seletivos da COX-2.[32]

Descompensação cardíaca pode surgir com o uso de AINE em indivíduos com insuficiência cardíaca prévia em virtude de hipertensão arterial, redução da excreção de sódio, expansão do volume e aumento da pré-carga.[25] Os estudos não são esclarecedores em relação ao aparecimento de insuficiência cardíaca em pacientes hígidos, embora o risco aumente em idosos.[36,37]

A isoforma COX-1 é responsável pela geração de tromboxano A_2 (TXA_2) plaquetário, o que facilita a agregação de plaquetas e a formação de trombos; dessa maneira, vários AINE inibem a agregação plaquetária por inibição do TXA_2.[38] O ácido acetilsalicílico, mesmo em baixas doses (80 a 100 mg), produz um efeito antiagregante que perdura por 4 a 6 dias, sendo amplamente utilizado pelos cardiologistas.

Algumas estratégias podem ser adotadas com o objetivo de reduzir os riscos CV dos AINE, como acompanhar a pressão arterial, não usá-los entre 3 e 6 meses após um evento cardiovascular agudo, utilizá-los em baixa dose e preferir os de meia-vida curta, evitar os de liberação prolongada e, caso o paciente esteja usando ácido acetilsalicílico, este deve ser ingerido pelo menos 2 h antes do AINE.[25] A Tabela 47.4 resume algumas recomendações sobre a escolha de AINE em pacientes com risco CV.

Pele e mucosas

Reações alérgicas sobre pele e mucosas não constituem um grande problema quanto ao uso dos AINE. São possíveis vários tipos de reações, como fotossensibilidade, onicólise, *rashes*, prurido, eritema multiforme, epidermólise tóxica, urticária, estomatite aftosa, síndrome de Stevens-Johnson e até mesmo graves reações anafilactoides. Apesar de raras, recomenda-se cuidado em pacientes com história prévia de alergia que farão uso dessa classe de medicamentos.[5] Atentar-se especialmente aos pacientes alérgicos a derivados da sulfa, os quais não devem utilizar o celecoxibe.[25]

Cerca de 30% dos pacientes com urticária crônica exibem processos alérgicos ao entrar em contato com o ácido acetilsalicílico ou outros AINE, condição que parece estar ligada à inibição da COX-1. Se o paciente necessita de uso crônico de AINE e exibe reação a múltiplos fármacos, sugere-se iniciar medicação com inibição seletiva ou específica da COX-2, em associação ao uso de anti-histamínicos.[39]

Efeitos hematológicos

Discrasias sanguíneas são possíveis causas de morte em pacientes em uso de AINE, ainda que raras. Agranulocitose, anemia aplásica, aplasia de células vermelhas, trombocitopenia e anemia hemolítica também têm sido associadas ao uso desses medicamentos. Particularmente, os pirazólicos, a fenilbutazona e a oxifenilbutazona estão relacionados com incidência aumentada de alterações sanguíneas fatais.[25,40,41]

Sistema nervoso central

Cefaleia, tontura, depressão, alucinação e convulsão podem surgir com o uso de AINE. Naproxeno e ibuprofeno devem ser evitados nos pacientes lúpicos em virtude do risco de meningite asséptica aguda.[25]

Ovário, útero e gestação

As PG derivadas da COX-2 apresentam papel fundamental em diversas fases do ciclo reprodutivo feminino. O uso de AINE tem sido responsável por casos de infertilidade, reversível com a

Tabela 47.4 Recomendações para a escolha de anti-inflamatórios não esteroides em pacientes com risco cardiovascular.[2]	
Categoria de risco	**Recomendações de tratamento**
Baixo: • Mais de 65 anos • Nenhum fator de risco CV • Sem necessidade de terapia crônica ou com doses elevadas • Sem uso concomitante de ácido acetilsalicílico, corticosteroides ou anticoagulantes	• AINE tradicionais • Menor duração e menor dose possível
Intermediário: • Igual ou superior a 65 anos • Sem histórico prévio de ulceração GI complicada • Baixo risco CV, pode estar em uso de ácido acetilsalicílico para prevenção primária • Necessidade de terapia crônica e/ou em altas doses	• AINE tradicionais + IBP ou ARH$_2$ em altas doses • Se em uso de ácido acetilsalicílico: 　▪ Celecoxibe dose única diária + IBP ou ARH$_2$ 　▪ Manter ácido acetilsalicílico em doses baixas (75 a 81 mg) 　▪ Tomar o AINE tradicional ≥ 2 h antes da dose de ácido acetilsalicílico
Elevado: • Idosos, sobretudo se frágeis ou com presença de hipertensão, doença renal ou hepática • História prévia de úlcera complicada ou múltiplos fatores de risco GI • História de doença CV e uso de ácido acetilsalicílico ou outro agente antiplaquetário para prevenção secundária • História de insuficiência cardíaca	• Usar paracetamol < 2 g/dia • Evitar usar AINE, se possível. Do contrário: 　▪ Usar doses intermitentes 　▪ Usar baixas doses ou medicação com meia-vida de curta duração 　▪ Não usar fórmulas de liberação prolongada • Caso haja necessidade de usar AINE por período prolongado, considerar: 　▪ Celecoxibe em dose única diária + IBP (risco GI > CV) 　▪ Naproxeno + IBP (risco CV > GI) 　▪ Evitar IBP se uso concomitante de agente antiplaquetário, como clopidogrel • Monitorar pressão arterial • Monitorar creatinina e eletrólitos

CV: cardiovascular; GI: gastrintestinal; IBP: inibidor da bomba de prótons; ARH$_2$: antagonista do receptor da histamina 2.

suspensão do tratamento. Devem ser evitados no 3º trimestre da gravidez pelo risco de fechamento precoce do ducto arterioso.[42]

Tecido ósseo

Efeitos dos prostanoides na formação óssea e no remodelamento vêm sendo descritos nos últimos anos, e diversas funções dos osteoblastos e osteoclastos dependem da COX-2.[43] O papel na densidade mineral óssea (DMO) não foi bem definido, embora homens idosos que usam inibidores da COX-2 apresentem diariamente DMO menor no fêmur e na coluna, quando comparados aos que não os utilizam.[25]

INTERAÇÕES MEDICAMENTOSAS

Os AINE interagem com diversos outros medicamentos, estimulando e/ou reduzindo suas ações (Tabela 47.5). As interações tornam-se particularmente perigosas quando esses agentes têm os mesmos efeitos colaterais.

AINE + AINE

O uso de mais de um AINE em conjunto não aumenta muito a eficácia, mas causa enorme toxicidade. Como ambos os AINE concorrerão pela mesma proteína transportadora, a sua concentração diminuirá no sítio inflamado e haverá um aumento do nível do medicamento livre no plasma, acarretando mais efeitos colaterais.

AINE + anticoagulantes

Em virtude do efeito de inibição da COX plaquetária, os AINE tradicionais, como ácido acetilsalicílico e ibuprofeno, interagem com outras medicações com propriedades anticoagulantes, exacerbando esse efeito.

Derivados cumarínicos são transportados por proteínas plasmáticas, e os AINE concorrerão pela mesma proteína transportadora, elevando os níveis de anticoagulante livre no plasma e potencializando sua ação.

Os AINE e o ácido acetilsalicílico, conforme mencionado anteriormente, são potentes inibidores da função plaquetária, aumentando, desse modo, o tempo de sangramento desses pacientes, que correm sérios riscos de apresentar episódios hemorrágicos, devendo ter suas doses ajustadas e adequado monitoramento.

Em uma publicação recente, demonstrou-se que, em pacientes com alto risco CV e GI, que necessitam do uso concomitante de ácido acetilsalicílico e AINE, o celecoxibe associado a um inibidor da bomba de prótons apresentou menor risco de sangramento que o naproxeno também relacionado com o inibidor da bomba de prótons, mantendo a mesma eficácia.[44]

Vale ressaltar ainda que os benefícios cardioprotetores da terapia com ácido acetilsalicílico em baixa dose diminuem quando administrado com outros AINE.[45,46]

AINE + etanol

A grande preocupação do uso de AINE em conjunto com etanol consiste no risco aumentado de úlceras gástricas e duodenais, além do sangramento gástrico. O etanol estimula a secreção gástrica, o que piora os efeitos dos AINE na mucosa do estômago.[47]

AINE + hipoglicemiante oral

Os AINE, principalmente os derivados pirazólicos, podem inibir o metabolismo das sulfonilureias, clorpropamida e glibenclamida, reduzindo o *clearance* e prolongando seus efeitos hipoglicemiantes. Pacientes em uso de hipoglicemiantes orais devem evitar o uso concomitante de AINE, principalmente ácido acetilsalicílico e pirazólicos.

AINE + antibióticos

A utilização em conjunto dessas classes terapêuticas deve ser feita com alguns cuidados em virtude de seus efeitos tóxicos. É preciso evitar a associação de indometacina e

Tabela 47.5 Interações medicamentosas com anti-inflamatórios não esteroides.

Medicação	AINE	Efeitos	Conduta
Anticoagulantes orais	Todos os AINE	Lesão da mucosa do trato gastrintestinal e inibição da agregação plaquetária, aumentando o risco de sangramento	Evitar os AINE, se possível Fazer monitoramento cuidadoso quando o uso for inevitável
Lítio	Provavelmente todos os AINE	Inibição da excreção renal de lítio, aumentando a concentração no soro e risco de toxicidade	Realizar monitoramento cuidadoso da concentração de lítio e reduzir a dose
Hipoglicemiante oral	Fenilbutazona	Inibição do metabolismo das medicações sulfonilureias, prolongamento da meia-vida e aumento do risco de hipoglicemia	Evitar os AINE; se não, monitorar o nível de glicose no sangue
Fenitoína	Todos os AINE	Deslocamento de fenitoína da proteína plasmática	Evitar o ácido acetilsalicílico; monitorar de perto a concentração plasmática se outros AINE forem usados
Metotrexato	Provavelmente todos os AINE	Redução da depuração do metotrexato (mecanismo não claro), aumentando a concentração plasmática e o risco de toxicidade grave	Apenas para altas doses de metotrexato utilizadas na quimioterapia
Valproato de sódio	Ácido acetilsalicílico	Inibição do metabolismo do valproato e aumento da concentração plasmática	Evitar o ácido acetilsalicílico; monitorar de perto a concentração plasmática se outros AINE forem usados
Digoxina	Todos os AINE	Redução da função renal, diminuindo a depuração da digoxina e aumentando a concentração plasmática	Evitar os AINE, se possível; caso contrário, realizar verificações frequentes da concentração plasmática de digoxina e nível de creatinina
Aminoglicosídeos	Todos os AINE	Redução da função renal em indivíduos suscetíveis, diminuindo o *clearance* de aminoglicosídeos e aumentando a sua concentração plasmática	Monitorar a concentração plasmática e ajustar a dose
Anti-hipertensivos Betabloqueadores Diuréticos Inibidores da ECA Vasodilatadores	Indometacina Outros AINE	Redução do efeito hipotensivo, provavelmente relacionada com a inibição da síntese de prostaglandina renal (retenção de sódio e água) e da síntese de prostaglandina vascular (aumento da vasoconstrição)	Evitar todos os AINE em pacientes com insuficiência cardíaca; monitorar sinais clínicos e retenção líquida
Diuréticos	Indometacina Outros AINE	Redução dos efeitos natriuréticos e diuréticos; podendo exacerbar insuficiência cardíaca congestiva	Evitar os AINE em pacientes com insuficiência cardíaca; monitorar sinais clínicos de retenção de líquidos
Ácido acetilsalicílico dose baixa	Ibuprofeno Naproxeno	Prevenção da inativação irreversível da COX-1 plaquetária	Usar AINE com algum grau de inibição da COX-2

ECA: enzima conversora de angiotensina; COX: ciclo-oxigenase.

aminoglicosídeos pelo risco de insuficiência renal. A indometacina inibe o *clearance* da gentamicina em até 48%.

AINE + anti-hipertensivos

Estudos têm questionado se os AINE causam aumento do risco de hipertensão arterial, minimizam os efeitos de medicamentos anti-hipertensivos e pioram a hipertensão arterial e a insuficiência cardíaca congestiva. Podem aumentar a pressão arterial pela inibição de prostagladinas vasodilatadoras, como PGE2 e PGI2, além da retenção de sódio.[48]

Muitas vezes, pacientes em uso de anti-hipertensivos necessitam de uso de AINE concomitante; nesses casos, deverão ter a sua pressão arterial monitorada e ser informados de uma possível elevação da pressão. Praticamente todos os AINE têm efeitos antagonistas aos anti-hipertensivos, incluindo inibidores da ECA, antagonistas da angiotensina e antagonistas dos betarreceptores. Os efeitos nas prostaglandinas renais podem afetar as ações de transporte de água e sódio dos diuréticos.[45,49]

AINE + medicamentos antidepressivos

Inibidores seletivos da recaptação de serotonina (ISRS) são amplamente prescritos para uma variedade de doenças e sintomas. A inibição da recaptação de serotonina por essa classe de medicamentos não se limita aos mecanismos de recaptação no sistema nervoso central, mas também nas plaquetas, o que pode levar a risco de sangramentos quando em uso associado aos AINE.[47,50,51]

O uso de AINE com fármacos antidepressivos tricíclicos não parece estar relacionado com um risco aumentado de sangramento ou outros efeitos colaterais.[47,51]

Os inibidores da monoamina oxidase, que apresentam várias interações com diversas medicações, podem ser usados de maneira segura com AINE.[51]

Níveis de lítio sérico aumentam quando usados com medicamentos AINE, como resultado da inibição induzida pelos AINE na síntese de prostaglandina renal, o que leva a uma diminuição da eliminação renal de lítio. Recomenda-se monitorar os níveis de perto, se essas medicações forem coadministradas.[47]

AINE + metotrexato

O metotrexato é um potente inibidor do ácido fólico, frequentemente utilizado no tratamento da artrite reumatoide. Sua interação com AINE pode envolver tanto sua excreção quanto o seu metabolismo. Existem casos relatados e documentados de leucopenia, aplasia de medula e insuficiência renal em pacientes usando o metotrexato associado a ácido acetilsalicílico, diclofenaco, indometacina, cetoprofeno, naproxeno ou fenilbutazona. Recomendam-se cautela e monitoramento do paciente quando essa associação se fizer necessária.

PRINCIPAIS ANTI-INFLAMATÓRIOS NÃO ESTEROIDES

Desde a introdução do ácido acetilsalicílico no arsenal terapêutico dos processos inflamatórios, novos medicamentos têm sido desenvolvidos com o propósito de obter um anti-inflamatório com menos efeitos colaterais e com uma ação potente, aproximando-se da ação dos corticosteroides. Na escolha de um AINH específico para um paciente, o clínico deve considerar diferentes aspectos, como eficácia, toxicidade potencial relacionada com o uso concomitante de outras medicações e custo. Os aspectos associados às preferências do paciente também devem ser levados em consideração, como o regime de administração.

Atualmente, é possível utilizar AINE inibidores específicos de COX-2, que exibem menos efeitos colaterais GI. Novos AINE ainda em desenvolvimento são direcionados a reduzir os efeitos colaterais CV e GI. Fármacos doadores de sulfetos de hidrogênio e de óxido nítrico, novos medicamentos injetáveis para uso perioperatório e hospitalar, agentes intra-articulares de liberação prolongada associados ao ácido hialurônico e nanoformulações de AINE com liberação de doses reduzidas sem redução de eficácia constituem algumas das tecnologias inovadoras no futuro da terapia com AINE.[52]

A seguir, serão abordados os principais grupos de AINE, sua posologia e as principais indicações terapêuticas (Figura 47.3).

Salicilatos

O ácido acetilsalicílico é rapidamente absorvido no estômago, embora essa absorção seja mais eficaz em pH alcalino, atingindo picos séricos em 2 a 3 h. Sua meia-vida plasmática é de 3 a 4 h, quando administrada em dose < 4,5 g/dia, e sobe para > 20 h, quando acima dessa dose, situação que merece especial atenção em tratamentos prolongados com doses elevadas. Sua posologia é de 80 a 100 mg/kg/dia, dividida em 3 a 4 tomadas. É utilizado em baixas dosagens (100 mg/dia) como antiagregante plaquetário. Está indicado também como antipirético, analgésico e em manifestações dolorosas de pequena e média intensidade.

Altas doses de salicilatos podem levar à intoxicação conhecida como "salicilismo", que se caracteriza por cefaleia, hipercinesia, excitação, alucinação, estupor e até mesmo coma.[11,27,28]

Fenilbutazona

Primeiro medicamento usado como AINE no tratamento das doenças reumáticas, perdeu importância em virtude dos múltiplos efeitos colaterais, como aplasia irreversível de medula e retenção de sódio, o que causa edema e hipertensão arterial e explica o fato de seu uso ter sido praticamente abandonado.

É rapidamente absorvido pelo trato GI, alcançando picos plasmáticos em cerca de 2 h. Tem longa meia-vida plasmática, que pode durar até 40 a 70 h. É administrado em doses de 200 a 600 mg/dia, divididas em 1 a 2 tomadas.[11,27,28]

Derivados do ácido acético

Indometacina

Derivado do ácido indolacético com potente ação anti-inflamatória, consiste em uma das medicações de primeira linha. Apresenta absorção completa e rápida pelas vias oral, retal ou parenteral, atingindo pico plasmático em 1 a 2 h. A meia-vida plasmática é curta, variando entre 2 e 11 h. Sua eliminação se

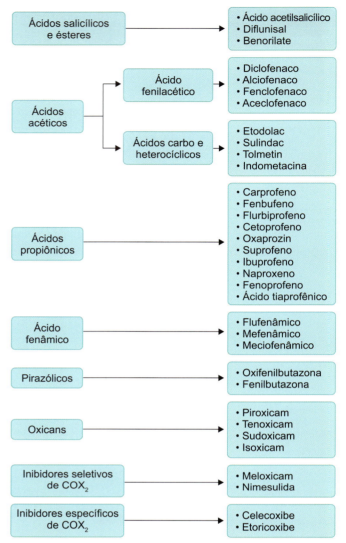

Figura 47.3 Principais grupos químicos de anti-inflamatórios não esteroides.

dá 65% pelos rins e 35% pelo fígado. Doses de 1 a 3 mg/kg/dia até um máximo de 100 a 150 mg/dia são eficazes na maioria dos processos inflamatórios.

Apresenta excelente resposta no tratamento de gota e espondilite anquilosante, e tem ação efetiva em artrite reumatoide, osteoartrite, bursites e tendinites. Tem sido empregada no tratamento da permanência do ducto arterioso em recém-nascidos. Também é pouco utilizada nos dias atuais em virtude de seus efeitos colaterais.[11,27,28]

Diclofenaco

Derivado do ácido fenilacético, tem potente ação inibitória da COX. Além da ação anti-inflamatória, exibe relevante ação analgésica. A absorção é completa via oral, atingindo níveis plasmáticos entre 1 e 2 h. Sua meia-vida plasmática é de aproximadamente 2 h, exibindo, entretanto, ação anti-inflamatória por 8 a 12 h. Utilizado na dose de 2 a 3 mg/kg/dia, no máximo 200 mg/dia divididos em 2 a 3 tomadas.

Está indicado no tratamento de artrite reumatoide, osteoartrite, espondilite anquilosante, artrite idiopática juvenil, bursites e tendinites, gota, dismenorreia e analgesia no pós-operatório. Seu emprego via intramuscular tem revelado constantes episódios de formação de abscessos com extensas necroses musculares, não sendo recomendado nem justificado, na maioria das vezes, o uso por tal via.[11,27,28]

Aceclofenaco

Medicação com potente ação anti-inflamatória e analgésica, pode ser administrado pelas vias oral e injetável, e atinge níveis plasmáticos rapidamente. Transportado 99% ligado à albumina, tem meia-vida plasmática de 5 h e mantém atividade por 10 a 12 h.

É metabolizado pelo fígado e excretado principalmente pelos rins na forma de hidroximetabólitos. Deve ser administrado em 2 tomadas diárias em doses de 200 a 300 mg/dia, indicado nos processos inflamatórios ou dolorosos agudos e crônicos.[11,27,28]

Derivados do ácido propiônico

Essas substâncias estão estruturalmente relacionadas com o ácido fenilalcanoico e têm potente ação anti-inflamatória, além de ação antipirética e analgésica. A evidência de efeitos colaterais, ainda que presentes, é bem menor que a do ácido acetilsalicílico, a da fenilbutazona e a da indometacina. Os mais utilizados são ibuprofeno, cetoprofeno e naproxeno. Estão indicados no tratamento de artrite reumatoide, osteoartrite, espondilite anquilosante, artrite idiopática juvenil, bursites, tendinites e gota.[11,27,28]

Ibuprofeno

Foi o primeiro derivado do ácido propiônico a ser empregado, embora, no início, a sua ação anti-inflamatória não tenha sido satisfatória, provavelmente pelo uso de baixas doses. É metabolizado no fígado e excretado predominantemente nos rins. Tem boa e rápida absorção quando administrado via oral, mas a presença de alimentos reduz o seu nível de absorção. Apresenta meia-vida plasmática curta, em torno de 2 h, porém, em virtude de sua forte ligação às proteínas séricas, seu efeito terapêutico persiste por até 8 h. Sua passagem para o líquido sinovial se dá lentamente, podendo alcançar, nesse meio, concentrações mais elevadas que no plasma. Doses variam de 1.200 a 2.400 mg/dia, divididas em 3 a 4 tomadas.

O ibuprofeno IV foi aprovado nos EUA em 2009, para redução da febre, tratamento de quadros álgicos leves a moderados, assim como de quadros moderados a graves como adjuvante aos analgésicos opioides. A dose recomendada é de 800 mg, disponíveis na apresentação de 100 mg/mℓ (frascos de 8 mℓ). Há uma correlação muito próxima da farmacocinética do ibuprofeno IV com o oral, com uma meia-vida de 2 h.[52]

Cetoprofeno

Outro derivado do ácido propiônico com excelente absorção oral, atinge pico plasmático entre 1 e 2 h. É metabolizado no fígado e excretado pelos rins. O *clearance* de creatinina pode ser alterado pelo uso do cetoprofeno, e cuidados deverão ser tomados em indivíduos com doenças renais. Sua eliminação está diminuída em pacientes > 60 anos de idade e seu uso requer ajuste de dose. Apresenta meia-vida plasmática entre 6 e 8 h, devendo ser utilizado em 2 a 3 tomadas ao dia na dose de 2 a 5 mg/kg/dia, em um total de 100 a 200 mg/dia.[27]

Naproxeno

Esse derivado do ácido propiônico tem excelente ação anti-inflamatória, é bem absorvido via oral, atingindo níveis séricos em menos de 2 h. Sua absorção é diminuída quando há antiácidos e alimentos. Tem o metabolismo no fígado, liga-se a proteínas plasmáticas e é eliminado principalmente pelos rins (somente 0,5 a 2,5% é eliminada pelas fezes). Apresenta meia-vida plasmática entre 12 e 15 h e deve ser administrado em 2 a 3 tomadas diárias em doses de 10 a 15 mg/kg/dia. Apesar de os estudos atuais apontarem para aumento do risco cardiovascular com uso de AINE, o naproxeno aparece como o anti-inflamatório mais seguro para esse tipo de evento.

Atualmente, pode-se encontrar o naproxeno associado ao esomeprazol, em uma tentativa de reduzir os efeitos adversos GI, a despeito de falta de evidências de benefícios comprovados.[53]

Oxicans

Trata-se de carboxaminas comercializadas a partir do início dos anos 1980 com alto peso molecular; os dois principais sais desse grupo são o piroxicam e o tenoxicam. São rapidamente absorvidos via oral e apresentam potente ação anti-inflamatória. São excretados principalmente pelos rins e metabolizados pelo fígado. A meia-vida plasmática é longa, em média de 40 h, justificando o emprego de dose única diária, de aproximadamente 0,3 a 0,5 mg/kg/dia.

São empregados em artrite reumatoide, osteoartrite, espondilite anquilosante, artrite idiopática juvenil, bursites e tendinites, gota, dismenorreia e analgesia no pós-operatório.[27,28]

Cetorolaco

AINE de potente ação analgésica, é usado para o tratamento a curto prazo da dor aguda de moderada a grave. Apresenta boa absorção após administração oral, atingindo picos plasmáticos em 30 a 60 min. Aproximadamente 40% da dose do cetorolaco é metabolizada no fígado e a maior via de excreção é a urinária. Para indivíduos com até 65 anos de idade, recomendam-se 10 a 20 mg em dose única ou 10 mg a cada 6 a 8 h. A dose máxima diária não deve exceder 90 mg. Em pacientes com mais de 65 anos de idade, com menos de 50 kg ou com insuficiência renal, indicam-se 10 a 20 mg em dose única ou 10 mg a cada 6 a 8 h. A dose máxima diária não deve exceder 60 mg.[27,28]

Inibidores seletivos da COX-2

Nimesulida

AINE do grupo da sulfonanilida, apresenta boa ação antipirética e analgésica, além de potente ação anti-inflamatória. Bem absorvido via oral, atinge picos plasmáticos entre 1 e 2 h. A excreção é feita em 70% pelas fezes e 23% pela urina. Sua meia-vida plasmática é de 3 a 4 h, porém sua ação persiste entre 8 e 12 h. É utilizado em doses de 3 a 5 mg/kg/dia até uma dosagem máxima de 400 mg/dia dividida em 2 a 3 tomadas.

Boa atividade seletiva para COX-2 que diminui com o aumento das doses necessárias na prática médica. A tolerabilidade gastrintestinal não é superior à dos outros AINE.[27,28]

Meloxicam

Enolcarboxamida relacionado com o piroxicam, tem mais seletividade para COX-2, embora exerça inibição de COX-1, sendo então denominado seletivo e não específico de COX-2. Absorvido lentamente via oral em 5 a 6 h, apresenta meia-vida plasmática em torno de 20 h, devendo ser usado em dose única diária. É indicado nos processos inflamatórios em geral, como artrite reumatoide, osteoartrite, gota e reumatismos de partes moles, com boas atividades analgésica e anti-inflamatória.[27,28]

Inibidores específicos da COX-2 ("coxibes")

Lançados no final dos anos 1990, prometiam ser a solução para os inúmeros efeitos colaterais dos AINE. Porém, na prática clínica, mostraram que, apesar de reduzirem os efeitos sobre o trato GI, ainda estavam longe de ser isentos de eventos adversos. O aumentado risco de eventos tromboembólicos e infarto do miocárdio acendeu a discussão sobre o real papel dessa classe de AINE no dia a dia do tratamento das doenças inflamatórias. As diferenças de ação entre os AINE tradicionais e os inibidores da COX-2 são mostradas na Figura 47.4.

Celecoxibe

Medicamento lançado no mercado no fim dos anos 1990, é bem absorvido via oral, retardado quando da presença de alimentos gordurosos. Distribui-se homogeneamente pelo corpo, depositando-se nos tecidos gordurosos por sua atração por tecidos adiposos. Sofre metabolização hepática pelo citocromo P450 e 97% de seu transporte ocorre ligado à proteína plasmática. Sua meia-vida plasmática é de aproximadamente 12 h em adultos saudáveis. A excreção é feita pelas fezes e pela urina. Deve ser evitado em indivíduos com alergia aos radicais sulfonas.

Utilizado em duas tomadas diárias na dose de 200 a 400 mg/dia, é indicado principalmente para o tratamento da dor aguda, da artrite reumatoide e da osteoartrite. Dados recentes do estudo PRECISION mostraram que o celecoxibe, em doses moderadas, não foi inferior ao ibuprofeno ou ao naproxeno quanto à segurança CV.[54]

Etoricoxibe

Rapidamente absorvido via oral, é metabolizado no fígado envolvendo múltiplas formas do citocromo P450 e tem eliminação predominantemente renal. A meia-vida de 19 a 32 h possibilita o uso em dose única diária. Recomenda-se dose que varia de 60 a 90 mg/dia, conforme a intensidade da queixa do paciente e a doença a ser tratada. Em virtude dos eventos adversos apresentados pelo fármaco, o etoricoxibe não é comercializado nos EUA, além de ter sido proibida sua comercialização em vários países do mundo.[23]

AINE com vasodilatadores

Naproxcinod

Primeiro de uma nova classe de inibidores da COX doadores do óxido nítrico (ON), trata-se de um profármaco metabolizado por esterases jejunais em naproxeno e mononitrato de butanodiol, por sua vez metabolizado em ON e subsequentemente em nitrato vasodilatador.[55] O racional para essa abordagem consistiu em restaurar os efeitos protetores das prostaglandinas via ON, o qual estimula muitos fatores protetores adversamente afetados pela inibição da COX, incluindo a secreção de bicarbonato e a produção de muco e fluxo sanguíneo da mucosa gástrica.[56,57] Um profármaco doador de ON teria o potencial de melhorar o perfil de segurança GI e contrabalançar a prostaciclina suprimida, fornecendo alívio sintomático (vasodilatação) aos efeitos vasoconstritores e protrombóticos que ocorrem com o aumento do tromboxano, podendo reduzir também o aumento do risco CV.[58] O naproxcinod 750 mg em duas tomadas diárias é equimolar ao naproxeno 500 mg também em duas tomadas, mas resulta em uma redução de 23% no efeito de pico em comparação ao naproxeno, provavelmente pela exposição reduzida.[57,59]

Terapias de sulfato de hidrogênio (H_2S)

O interesse no desenvolvimento de AINE com liberação de H_2S se intensificou após a descoberta de que a produção de H_2S é reduzida em ratos que recebem AINE, prejudicando o fluxo sanguíneo gástrico e aumentando a predisposição para lesões.[60,61] O diclofenaco com liberação de H_2S foi o primeiro a ser utilizado em modelos experimentais, suprimindo a síntese de prostaglandinas enquanto poupava a mucosa gástrica. Alguns estudos pré-clínicos têm sido realizados com AINE com liberação de H_2S, incluindo diclofenaco, naproxeno, indometacina, cetorolaco e ácido acetilsalicílico.[62]

Nanoformulações de AINE

A otimização consiste no principal objetivo da nanotecnologia, melhorando a dissolução e a absorção das medicações pelo aumento da superfície de exposição, o que promove um início mais rápido da analgesia em doses menores que as convencionais.[63] São usadas partículas mais finas, aproximadamente 10 vezes menores que as formulações convencionais, atingindo picos de concentração plasmática comparáveis, em associação a uma menor exposição sistêmica.[64] Atualmente, estão em andamento estudos clínicos em vários estágios de não formulações de AINE, abrangendo diclofenaco, indometacina, naproxeno e meloxicam.[65]

AINE de uso tópico

Nos últimos anos, diversos estudos vêm demonstrando benefícios de AINE tópicos para o alívio da dor e da inflamação. Desde 2007, seu uso foi liberado nos EUA e, em 2012, foram recomendados para o tratamento de osteoartrite de mãos e joelhos pelo American College of Rheumatology.[66]

Para a substância ser efetiva, inicialmente, é necessário haver a penetração na pele e, depois, a absorção pelos vasos sanguíneos, atingindo as áreas de inflamação diretamente. Esse processo dependerá do tipo e da formulação da substância. Gel e *spray* são bem mais absorvidos que creme, e o gel apresentou ação mais prolongada.[66]

A medicação deve atingir uma concentração suficiente para inibir as enzimas COX para aliviar os sintomas álgicos e inflamatórios. Acredita-se que AINE tópicos tenham

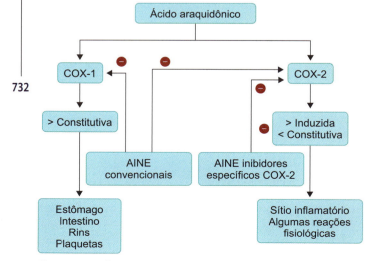

Figura 47.4 Diferenças de ação entre os AINE tradicionais e os inibidores específicos da COX-2.[13]

tanto uma ação de redução dos sintomas locais de estruturas periarticulares quanto uma ação sistêmica que age nas estruturas intra-articulares. Entretanto, as concentrações sanguíneas dos AINE tópicos representam < 5% da concentração encontrada quando da utilização de AINE orais. Desse modo, efeitos adversos sistêmicos (como hemorragia digestiva alta) são bem menos frequentes no uso crônico de AINE tópicos que nos orais, assemelhando-se ao placebo, mas seus efeitos ainda não são completamente definidos nas insuficiências cardíaca e renal.

Dados de um estudo que incluiu 7.688 pacientes revelaram que os anti-inflamatórios tópicos foram mais eficazes que o placebo na redução da dor secundária a enfermidades musculoesqueléticas crônicas.[66] Ainda em relação à eficácia, não houve diferenças na comparação direta com o tratamento via oral. Eventos adversos locais (reações cutâneas leves) foram mais descritos nos pacientes com o tratamento tópico que no grupo com placebo ou tratamento oral, apesar de não aumentar a frequência de eventos adversos sérios.

Em conclusão, os AINE tópicos, em particular o diclofenaco (já que em relação às outras substâncias os estudos são inconclusivos), demonstraram mais benefícios que o placebo nos pacientes com osteoartrite de mãos e joelhos durante o uso por 8 a 12 semanas.[11]

CONSIDERAÇÕES FINAIS

A prescrição correta dos AINE deve ser praticada por todos os profissionais médicos, tendo em vista seus inúmeros efeitos colaterais, a possibilidade de interações medicamentosas e por se tratar de medicamentos utilizados não apenas por reumatologistas, mas também por médicos generalistas e de outras especialidades. Algumas normas deverão ser lembradas e seguidas ao se prescrever os AINE:

- Deve-se optar sempre pelo uso de apenas um AINE no tratamento de determinada doença
- A dose utilizada deve ser aquela que atinja níveis terapêuticos. Não aumentar a dosagem acima desses níveis, pois há um incremento nos efeitos colaterais sem benefício suplementar
- Lembrar que são possíveis efeitos colaterais sobre o trato GI (dispesia, úlcera, sangramentos), mesmo quando se utiliza a via enteral ou retal
- Deve-se sempre considerar a proteção da mucosa gástrica, principalmente em doentes crônicos e em idosos, por serem mais sensíveis
- Conhecer as interações medicamentosas para o correto ajuste de doses
- Investigar se há outras doenças no candidato ao uso dos AINE (história de úlcera, alergia, hipertensão, cirrose, insuficiência renal etc.)
- Esperar por 7 a 10 dias até que a medicação atinja a plenitude de sua ação antes de julgá-la ineficaz e substituí-la por outra
- Considerar tratamentos não farmacológicos (p. ex., perda de peso, imobilização, fisioterapia, exercícios de baixo impacto) como opções capazes de promover maiores benefícios aos pacientes que o simples e continuado uso dos AINE
- Lembrar que os AINE inibidores específicos da COX-2 provocam menos efeitos adversos digestivos e têm praticamente a mesma eficácia dos AINE tradicionais, e dados recentes sugerem que o celecoxibe apresenta segurança cardiovascular semelhante à do naproxeno.

REFERÊNCIAS BIBLIOGRÁFICAS

1. Vane JR, Botting RM. The history of anti-inflammatory drugs and their mechanism of action. In: Bazan N et al. New targets in inflammation: inhibitors of COX-2 or adhesion molecules. London: Kluwer Academic Publishers and William Harvey Press; 1996. p. 1-12.
2. Firestein G et al. Kelley's textbook of rheumathology. 9.ed. Philadelphia: Elsevier; 2012. p. 871-93.
3. Vane JR. Inhibition of prostaglandin synthesis as a mechanism of action for the aspirin-like drugs. Nature. 1971;231-2.
4. Tramèr MR et al. Quantitative estimation of rare adverse events which follow a biologic progression: a new model applied to chronic NSAID use. Pain. 2000;85(1-2):169-82.
5. Simon LS. Actions and toxic effects of the nonsteroidal antiinflammatory drugs. Curr Opin Rheum. 1994;6:238-51.
6. Simon LS. Biologic effects of nonsteroidal anti-inflammatory drugs. Curr Opin Rheum. 1997;9:178-82.
7. Carson JL et al. Safety of nonsteroidal anti-inflammatory drugs with respect to acute liver disease. Arch Intern Med. 1993;153(11):1331-6.
8. Demyanets S, Wojta J. Sex differences in effects and use of anti-inflammatory drugs. Handb Exp Pharmacol. 2012;(214):443-72.
9. Yjannakopoulou E. Pharmacogenomics of acetylsalicylic acid and other nonsteroidal anti-inflammatory agents: clinical implications. Eur J Clin Pharmacol. 2013;69(7):1369-73.
10. Dubois RN et al. Cyclooxygenase in biology and disease. FASEB J. 1998;12:1063-73.
11. Crofford LJ. Nonsteroidal anti-inflammatory drugs. In: Stone JH et al. Primer on the rheumatic diseases. New York: Springer; 2008. p. 634-43.
12. Cryer B, Feldman M. Cyclooxygenase-1 and cyclooxygenase-2 selectivity of widely used nonsteroidal anti-inflammatory drugs. Am J Med. 1998;104:413-21.
13. Needleman P, Isakson PC. The discovery and function of COX-2. J Rheumatol. 1997;24:6-8.
14. Keller WR et al. A review of anti-inflammatory agents for symptons of schizophrenia. J Psychopharmacol. 2013;27(4):337-42.
15. Armstrong CP, Blower AL. Nonsteroidal anti-inflammatory drugs and life threatening complications of peptic ulceration. Gut. 1987;28:527-32.
16. Castellsague J et al. Individual NSAIDs and upper gastrointestinal complications: a systematic review and meta-analysis of observational studies (the SOS project). Drug Saf. 2012; 35(12):1127-46.
17. Tielemans MM et al. Identification of NSAID users at risk for gastrointestinal complications: a systematic review of current guidelines and consensus agreements. Drug Saf. 2010;33(6):443-53.
18. Hawkey CJ. COX-2 inhibitors. Lancet. 1999;353:307-14.
19. Boelsterli UA et al. Multiple NSAID-induced hits injure the small intestine: underlying mechanisms and novel strategies. Toxicol Sci. 2013;131(2):654-67.
20. Sahasrabuddhe VV et al. Nonsteroidal anti-inflammatory drug use, chronic liver disease, and hepatocellular carcinoma. J Natl Cancer Inst. 2012;104(23):1808-14.
21. Brater DC. Anti-inflammatory agents and renal function. Semin Arthritis Rheum. 2002;32:33-42.
22. FitzGerald GA. The choreography of cyclooxygenases in the kidney. J Clin Invest. 2002;110:33-4.
23. Harris RC, Breyer MD. Update on cyclooxygenase-2 inhibitors. Clin J Am Soc Nephrol. 2006;1:236-45.
24. Nanra RS et al. Analgesic nephropaty: etiology, clinical syndrome, and clinicopathologic correlations in Australia. Kidney Int. 1978;13:79-92.
25. Crofford LJ. Prostanoid biology and its therapeutic targeting. In: Firestein GS et al. Kelley's textbook of rheumatology. Philadelphia: Elsevier Saunders; 2013. p. 871-93.
26. Brater DC et al. Renal effects of COX-2 selective inhibitor. Am J Nephrol. 2001;21:1-15.

27. Bozimowski G. A review of nonsteroidal anti-inflammatory drugs. AANA Journal. 2015;83(6):425-33.
28. Patrono C. Non-steroidal antiinflammatory drugs. In: Hockberg MC et al. Rheumatology. Philadelphia: Mosby Elsevier; 2011. p. 485-93.
29. Woessner KM et al. The safety of celecoxib in patients with aspirin-sensitive asthma, Arthritis Rheum. 2002;46:2201-6.
30. Stevenson DD, Simon RA. Lack of cross-reactivity between rofecoxib and aspirin in aspirin-sensitive patients with asthma. J Allergy Clin Immunol. 2001;108:47-51.
31. Juni P et al: Risk of cardiovascular events and rofecoxib: a cumulative metaanalysis. Lancet. 2004;364:2021-9.
32. Trelle S et al. Cardiovascular safety of non-steroidal anti-inflammatory drugs: network meta-analysis. BMJ. 2011;342:c7086.
33. FitzGerald GA. Coxibs and cardiovascular disease. N Engl J Med. 2004;351:1709-11.
34. Harirforoosh S et al. Extent of renal effect of cyclo-oxygenase-2-selective inhibitors is pharmacokinetic dependent. Clin Exp Pharmacol Physiol. 2006;33:917-24.
35. Garcia Rodriguez LA et al. Role of dose potency in the prediction of risk of myocardial infarction associated with nonsteroidal anti-inflammatory drugs in the general populations. J Am Coll Cardiol. 2008;52:1628-36.
36. Feenstra J et al. Association of nonsteroidal anti-inflammatory drugs with first occurrence of heart failure and with replapsing heart failure: the Rotterdam Study. Arch Intern Med. 2002;162:265-70.
37. Page J, Henry D. Consumption of NSAIDs and the development of congestive heart failure in elderly patients: an underrecognized public health problem. Arch Intern Med. 2000;160:777-84.
38. Chan AT et al. Nonsteroidal anti-inflammatory drugs, acetaminophen, and the risk of cardiovascular events. Circulation. 2006; 113:1578-87.
39. Asero R et al. Clinical management of patients with a history of urticarial/angioedema induced by multiple NSAIDs: an expert panel review. Int Arch Allergy Immunol. 2013;160(2):126-33.
40. McGettigan P, Henry D. Cardiovascular risk and inhibition of cyclooxygenase: a systematic review of the observational studies of selective and nonselective inhibitors of cyclooxygenase-2. JAMA. 2006;296:1633-44.
41. Solomon DH et al. Cardiovascular outcomes in new users of coxibs and nonsteroidal anti-inflammatory drugs: high-risk subgroups and time course of risk. Arthritis Rheum. 2006; 54:1378-89.
42. Stone S et al. Nonsteroidal antiinflammatory drugs and reversible female infertility: is there a link? Drug Saf. 2002;25:545-51.
43. Blackwell KA et al. Prostaglandins in bone: bad cop, good cop? Trends Endocrinol Metab. 2010;21:294-30.
44. Chan FKL et al. Gastrointestinal safety of celecoxib versus naproxen in patients with cardiothrombotic diseases and arthritis after upper gastrointestinal bleeding (CONCERN): an industry-independent, double-blind, double-dummy, randomised trial. Lancet. 2017;389:2375-82.
45. Vonkeman HE, van de Laar MA. Nonsteroidal anti-inflammatory drugs: adverse effects and their prevention. Semin Arthritis Rheum. 2010;39(4):294-312.
46. Mackenzie IS et al. Antiplatelet drug interactions. J Intern Med. 2010;268(6):516-29.

47. Hersh EV et al. Adverse drug interactions involving common prescription and over-the-counter analgesic agents. Clin Ther. 2007;29(11 Suppl. 1):2477-97.
48. Vandraas KF et al. Non-steroidal antiinflammatory drugs: use and co-treatment with potentially interacting medications in the elderly. Eur J Clin Pharmacol. 2010;66(8):823-9.
49. Ishiguro C et al. Assessing the effects of non-steroidal anti-inflammatory drugs on antihypertensive drug therapy using post-marketing surveillance database. J Epidemiol. 2008;18(3):119-24.
50. de Jong JCF et al. Combined use of SSRIs and NSAIDs increases the risk of gastrointestinal adverse effects. Br J Clin Pharmacol. 2003;55(6):591-5.
51. Vidal X et al. Risk of upper gastrointestinal bleeding and the degree of serotonina reuptake inhibition by antidepressants: a case-control study. Drug Saf. 2008;31(2):159-68.
52. Atkinson TJ et al. What's new in NSAID pharmacotherapy: oral agentes to injectables. Pain Med. 2013;14(Suppl 1):S11-7.
53. Rostom A et al. The prevention of chronic NSAID-induced gastroduodenal toxicity: a Cochrane collaboration metaanaylsis of randomized controlled trials. J Rheumatol. 2000;27(9):2203-14.
54. Nissen SE et al. Cardiovascular safety of celecoxib, naproxen, or ibuprofen for arthritis. N Engl J Med. 2016;375:2519-29.
55. Fagerholm U et al. Pre-clinical pharmacokinetics of the cyclo-oxygenase- inhibiting nitric oxide donor (CINOD) AZD3582. J Pharm Pharmacol. 2005;57:587-97.
56. Muscara M, Wallace J. Nitric oxide. V. Therapeutic potential of nitric oxide donors and inhibitors. Am J Physiol. 1999;276:G1213-6.
57. Karlsson J et al. Efficacy, safety, tolerability of the cyclooxygenase-inhibiting nitric oxide donator naproxcinod in treating osteoarthritis of the hip of knee. J Rheumatol. 2009;36(6):1290-7.
58. Fagerholm U, Bjornsson M. Clinical pharmacokinetics of the cyclooxygenase inhibiting nitric oxide donator (CINOD) AZD3582. J Pharm Pharmacol. 2005;57:1539-54.
59. Spaulding J et al. Naproxcinod FDA: Efficacy and safety review. Disponível em: http://www.fda.gov/downloads/AdvisoryCommittees/CommitteesMeetingMaterials/Drugs/ArthritisAdvisoryCommittee/UCM212679.pdf. Acesso em: 27/08/2013.
60. Wallace J et al. Gastrointestinal safety and anti-inflammatory effects of a hydrogen sulphide-releasing diclofenac derivative in the rat. Gastroenterology. 2007;132(1):261-71.
61. Li L et al. Anti-inflammatory and gastrointestinal effects of a novel diclofenac derivative. Free Radic Biol Med. 2007;42(5):706-19.
62. Fiorucci S, Santucci L. Hydrogen sulfide-based therapies: Focus on H2S releasing NSAIDs. Inflamm Allergy Drug Targets. 2011;10:133-40.
63. Manvelian G et al. A phase I study evaluating the pharmacokinetic profile of a novel, proprietary, nano-formulated lower-dose oral indomethacin. Postgrad Med. 2012;124(4):197-205.
64. Manvelian G et al. The pharmacokinetic parameters of a single dose of a novel nano-formulated, lower dose oral diclofenac. Postgrad Med. 2012;124(1):117-24.
65. Edgar Online: IPO Alerts. Company Profile: Iroko Pharmaceuticals Inc. Disponível em: http://ipoalerts.edgaronline.com/ipo/textSection.asp?cikid=909043 &fnid=72836&IPO=1&sec=bd &coname=IROKO+ PHARMACEUTICALS+INC. Acesso em: 13/09/2013.
66. Derry S et al. Topical NSAIDs for chronic musculoskeletal pain in adults. Cochrane Database Syst Rev. 2012;9:CD007400.

48 Corticosteroides

Achiles Cruz Filho • Boris A. Cruz

INTRODUÇÃO

No dia 20 de setembro de 1949, Philip S. Hench e Edward Calvin Kendall, da Mayo Clinic, comunicaram ao mundo os efeitos benéficos da cortisona em pacientes com artrite reumatoide e outras doenças inflamatórias[1], o que lhes valeu o Prêmio Nobel de Medicina no ano seguinte. Desde então, os corticosteroides tornaram-se componentes imprescindíveis no tratamento de várias doenças reumáticas.

Apesar de sua potencial toxicidade, os corticosteroides têm sido difundidos em praticamente todas as especialidades médicas.[2] Este capítulo discutirá os fundamentos dessa classe de medicamentos e aspectos práticos referentes ao seu emprego em doenças reumáticas.

NOÇÕES PRÁTICAS DA FISIOLOGIA E FARMACODINÂMICA

O córtex da glândula suprarrenal produz numerosos hormônios, os quais podem ser divididos em três grupos:

- Zona glomerulosa: mineralocorticosteroides
- Zona fasciculada: corticosteroide
- Zona reticulada: andrógenos e estrógenos.

O cortisol, ou hidrocortisona (composto F de Kendall), e a corticosterona (composto B de Kendall) têm efeito primariamente glicocorticosteroide, enquanto a aldosterona mineralocorticosteroide (Figura 48.1).

Todos os corticosteroides biologicamente ativos mostram em sua estrutura algumas características:

- Têm um núcleo de fenantreno de quatro cadeias
- Radicais cetônicos em C-3 e C-20
- Dupla ligação entre os carbonos 4 e 5
- Cadeia lateral de dois carbonos em C-20 e C-21 ligada ao carbono 17.

A cortisona é transformada em cortisol no fígado por hidrólise do oxigênio ligado ao carbono 11, e, então, passa a ter ação biológica. Ainda, compreende uma característica marcante dessa classe o fato de pequenas modificações na estrutura da molécula causarem grandes diferenças em sua potência e duração (Tabela 48.1).

Núcleos hipotalâmicos paraventriculares, por meio de seus neurônios parvocelulares, secretam uma substância neuro-humoral chamada hormônio liberador de corticotrofina (CRH), que, transportado por um sistema porta, alcança a hipófise anterior para estimular a produção de hormônio adrenocorticotrófico (ACTH). A excreção do CRH ocorre sob ação de estímulos determinados pelos níveis plasmáticos de cortisol (hidrocortisona) e incluem citocinas inflamatórias como interleucina (IL), IL6, eicosanoides, prostaglandinas E2 e endotoxinas. Por sua vez, o ACTH estimula as células do córtex suprarrenal para a síntese e a liberação dos esteroides adrenocorticais, sendo o cortisol o mais importante. Os níveis de ACTH plasmáticos seguem um ritmo circadiano com pico pela manhã. Esses níveis podem variar com a administração

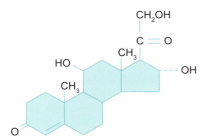

Figura 48.1 Fórmula da hidrocortisona.

Tabela 48.1 Farmacodinâmica dos diferentes corticosteroides.

Preparado	Dose relativa (mg)	Efeito mineralocorticosteroide
Ação curta (8 a 12 h)		
Cortisona	25	0,8
Cortisol	20	1
Ação intermediária (18 a 36 h)		
Metilprednisolona	4	0,5
Prednisolona	5	0,6
Prednisona	5	0,6
Triancinolona	4	0
Deflazacorte	7 a 9	0
Ação longa (36 a 54 h)		
Dexametasona	0,75	0
Betametasona	0,6	0

de corticosteroides exógenos, uma vez que existe uma relação inversa entre o cortisol plasmático e os níveis de ACTH.[3]

Um dos efeitos da terapia a longo prazo com corticosteroides em doses suprafisiológicas consiste na supressão do eixo hipotálamo-hipófise-adrenal (HHA), a qual, por sua vez, pode levar à crise adrenal aguda pela incapacidade das glândulas suprarrenais em produzir cortisol após a suspensão da terapia com corticosteroide. O risco de supressão do HHA está relacionado com a dose e a duração do tratamento. Outros fatores de risco conhecidos são o uso de preparados com meia-vida mais longa, doses diárias divididas ou doses únicas noturnas.

A administração em dias alternados apresenta menor índice de supressão que doses diárias. Entretanto, individualmente, não é possível prever, a partir dessas variáveis, o índice de inibição do eixo HHA, bem como o tempo de supressão após a retirada do corticosteroide, que pode chegar a 1 ano.[4]

MECANISMOS DE AÇÃO

Depois de atravessarem a membrana celular, os corticosteroides atuam por meio de seus receptores situados no citoplasma em praticamente todas as células de animais vertebrados, incluindo linfócitos, monócitos e neutrófilos.[5]

A regulação do receptor de corticosteroide é alvo de intenso estudo. Após a ligação com o corticosteroide, o receptor transloca-se do citoplasma para o núcleo das células, onde pode se ligar e ativar a transcrição de genes promotores (transativação) ou interagir com outros fatores de transcrição que alteram sua função (transrepressão). Esses dois modos de ação têm efeitos diversos e a transativação promovida pelo receptor de corticosteroide é associada à maior parte dos efeitos adversos do medicamento. A transrepressão é crítica para o efeito anti-inflamatório dos corticosteroides, pois reduz a produção de fatores de transcrição pró-inflamatórios, como o fator nuclear kappa B (NF-kappa B) e a proteína ativadora 1 (AP-1). Por sua vez, a transativação de genes promotores, como a glicose-6-fosfatase, o gene *Fas* (TNFRSF6/CD95/APO-1) e a tirosina aminotransferase, tem efeitos em metabolismo de carboidratos, lipídios e proteínas.[2,5]

A ação anti-inflamatória e imunossupressora dos corticosteroides se dá tanto em proteínas reguladoras quanto em células do sistema imune, incluindo redução do exsudato inflamatório, inibição da produção e ação de mediadores, redução do recrutamento e ativação de células inflamatórias. Em geral, os corticosteroides suprimem a imunidade celular em proporção maior que a imunidade humoral.

Efeitos sobre os imunomoduladores abrangem inibição da síntese de prostaglandinas pelo estímulo da lipocortina-1 (ou anexina-1), a qual inibe a síntese de eicosanoides e a migração de leucócitos. É ainda relevante o fato de os corticosteroides inibirem a ciclo-oxigenase-2 (COX-2), mas não atuarem sobre a COX-1, constitutiva. Os corticosteroides inibem a transcrição e a ação de várias citocinas, incluindo: fator de necrose tumoral alfa (TNF-alfa), IL1, IL2, IL3, IL4, IL5, IL6, IL8 e interferon-gama (IFN-gama). Além disso, bloqueiam a expressão da molécula de adesão intercelular-1 (ICAM-1) e da molécula de adesão endotelial de leucócitos-1 (ELAM-1) e influenciam na enzima conversora de angiotensina (ECA), que degrada a bradicinina, resultando na redução do exsudato inflamatório. Esse efeito também é favorecido pela inibição da forma indutível da enzima sintase do óxido nítrico.

Ações diretas no endotélio diminuem a permeabilidade celular. Fatores ativadores do plasminogênio, plaquetas, colagenase e elastase também sofrem interferência de corticosteroides.[8,9]

Ações não imunomoduladoras também devem ser citadas, pois resultam em efeitos colaterais de relevância clínica. Eles são catabolizantes, levando à quebra de proteínas e sua transformação em carboidratos, redução da utilização periférica da glicose e síntese maior de glicogênio – efeitos que aumentam a resistência à insulina e reduzem a tolerância à glicose. Pode haver alterações nos lipídios do plasma, favorecendo o aparecimento de aterosclerose.[2,8,9]

EFEITOS COLATERAIS

Os efeitos colaterais dos corticosteroides representam uma das causas mais comuns de iatrogenia em pacientes com doenças reumáticas. Seu reconhecimento tem extremo valor quanto à sua prevenção e abordagem. De maneira geral, eles apresentam relação com a dose administrada e o tempo de exposição. Outras variáveis, como maior meia-vida e hipoalbuminemia, são associadas a maior magnitude de efeitos adversos desse grupo de medicamentos.[10-12]

Classicamente, os corticosteroides levam à deposição característica de gordura em face, nuca, abdome e em torno dos quadris. Outros efeitos sobre a pele incluem acne, estrias, adelgaçamento da pele e equimoses. Em geral, não compreendem efeitos graves, mas podem incomodar o paciente do ponto de vista estético.[10]

Catarata

Paraefeito inevitável que classicamente se mostra do tipo subcapsular posterior e também relacionado com a dose acumulada, a catarata é descrita em mais da metade dos pacientes, com suscetibilidade maior em crianças. Acomete ambos os olhos e, em casos avançados, impõe correção cirúrgica.

Aumento da pressão intraocular

Efeito mais comum com preparados tópicos; contudo, especialmente em pacientes que já têm predisposição ou diagnóstico de glaucoma, o uso sistêmico em doses mais altas indica monitoramento mais próximo.[9-12]

Doença cardiovascular

Causa importante de morbidade em pacientes reumáticos submetidos a tratamento crônico com corticosteroide. Hipertensão e dislipidemia são descritas e podem se associar à aterosclerose acelerada e precoce.

Outras complicações cardiovasculares, como crise hipertensiva, arritmias e mesmo morte súbita, são descritas em pacientes submetidos a doses mais altas, como pulsoterapia, tornando-se indicado monitoramento cardíaco para pacientes com cardiopatia submetidos a esse tratamento.[9,10]

Dor abdominal, náuseas e vômitos

São descritos em indivíduos em uso de corticosteroide. Estudos de metanálise não demonstraram risco aumentado de úlcera péptica, mas complicações como sangramento ou perfuração são mais comuns em pacientes em uso de anti-inflamatórios não esteroides (AINE) em associação a corticosteroide. A relação entre corticosteroide e pancreatite não está estabelecida. Estudos populacionais mostram incidência aumentada, mas não é possível descartar fatores de confusão, como a doença de base e o uso de outros medicamentos.[9,10]

Osteoporose e fraturas

São importantes paraefeitos do uso de corticosteroide. Existe relação entre a dose e o tempo de exposição, e a perda de massa óssea parece ser maior nos primeiros 6 meses de uso do medicamento. Do ponto de vista fisiopatológico, a osteoporose corticoinduzida parece ser mediada por uma combinação de mecanismos, como diminuição da absorção intestinal de cálcio e fósforo, aumento da excreção urinária de cálcio, diminuição da concentração de hormônios sexuais e inibição direta da formação óssea. Ossos trabeculares e a porção cortical dos ossos vertebrais parecem ser mais suscetíveis a esse efeito, em comparação aos ossos longos. Essa complicação é passível de prevenção e tratamento.

Uma abordagem sistematizada de pacientes em uso de corticosteroide deve incluir avaliação de outros fatores de risco para osteoporose, triagem e acompanhamento da massa óssea por meio de densitometria óssea, estímulo à realização de exercícios e ingestão adequada de cálcio, além de suplementação de cálcio e vitamina D. Terapias antiabsortivas e anabólicas são eficazes na prevenção de fraturas em pacientes em uso crônico de corticosteroide, devendo-se considerá-las individualmente no contexto de outros fatores de risco e condição da doença.[9,10]

Miopatia corticoinduzida

Descrita em até metade dos pacientes submetidos a longos períodos de tratamento com corticosteroides, manifesta-se por atrofia muscular e consequente fraqueza muscular proximal, comprometendo principalmente a cintura pélvica. A fisiopatologia parece envolver modificações no metabolismo das proteínas e dos carboidratos pelo balanço nitrogenado negativo, além de alterações na homeostasia eletrolítica e na excitabilidade da membrana.

Do ponto de vista estrutural, ocorre atrofia predominantemente de células tipo II, com centralização do núcleo, necrose e infiltrados gordurosos e fibrosos. Contudo, a biopsia muscular pode ser normal.

Enzimas musculares podem ser normais ou pouco elevadas e a eletroneuromiografia mostra atividade de repouso normal com unidades motoras de curta duração e baixa amplitude. A abordagem se baseia essencialmente na redução do corticosteroide à menor dose possível – idealmente sua suspensão – e em medidas de medicina física.[9-11]

Osteonecrose (necrose avascular óssea)

O uso prolongado de corticosteroides está associado ao aumento do risco de osteonecrose ou necrose avascular óssea, acometendo com maior frequência o fêmur proximal seguido da cabeça do úmero e do fêmur distal. Entre os mecanismos propostos, estão o aumento da viscosidade sanguínea, os microêmbolos gordurosos e a elevação da pressão intraóssea por depósitos de gordura.

Além da dose acumulada de corticosteroide, outros fatores de risco conhecidos são trauma, alcoolismo, diagnóstico de lúpus eritematoso sistêmico (LES), presença de anticorpos antifosfolipídios e transplante renal. Em geral, a osteonecrose se apresenta com dor no local acometido, de padrão mecânico. O diagnóstico se confirma por métodos de imagem, sendo a ressonância magnética o método de escolha, notadamente em casos precoces, quando a radiografia simples pode ser normal.

A abordagem conservadora inclui redução de sobrecarga na articulação acometida e analgesia. Casos mais avançados podem necessitar de artroplastia.[9,10]

Distúrbios neuropsiquiátricos

Diferentes distúrbios neuropsiquiátricos são descritos em pacientes em uso de corticosteroide. Agudamente, podem ocorrer estados confusionais, convulsões, alucinações e franca psicose relacionados com altas doses via oral ou pulsoterapia venosa. Cronicamente, são descritas euforia, irritabilidade, diminuição da libido, ansiedade e depressão. Relata-se, ainda, a síndrome do pseudotumor cerebral ou hipertensão intracraniana benigna. Curiosamente, ocorrem sinais de pressão intracraniana aumentada, como cefaleia e papiledema, quando da redução da dose. Essa complicação é pouco frequente e parece ser mais comum em crianças.[9,10]

Alteração do metabolismo dos carboidratos

Além da supressão do eixo HHA, outro efeito endócrino comum dos corticosteroides consiste na alteração do metabolismo dos carboidratos. Intolerância à glicose, franco diabetes melito e até mesmo coma diabético podem surgir, embora, em geral, sejam reversíveis quando se reduz ou retira o medicamento.

Em pacientes diabéticos e idosos, a administração de corticosteroide deve ser acompanhada de monitoramento rigoroso dos níveis glicêmicos. Depleção de potássio ocorre precocemente após introdução de corticosteroide, notadamente em doses maiores, e pode levar a hipopotassemia e alcalose metabólica, embora essa complicação seja menos frequente na prática clínica.[9,10]

Infecções

Efeitos dos corticosteroides no sistema imune inato e adquirido predispõem a um risco aumentado dose-dependente de infecções, que podem ser comunitárias por bactérias e vírus comuns, bem como por germes oportunistas. Além da dose e do tempo de exposição, outros fatores, como doença de base, uso concomitante de outros imunossupressores, idade e estado funcional, podem aumentar o risco de complicações infecciosas.

Os indivíduos em uso de corticosteroide, principalmente em doses maiores, podem não manifestar claramente sinais e sintomas de complicações infecciosas pela resposta inflamatória reduzida (Tabela 48.2).[9]

Tabela 48.2 Principais efeitos colaterais dos corticosteroides.[10-12]

Local	Efeitos
Pele	Aparência cushingoide, acne, fragilidade da pele, equimoses, redistribuição de gordura
Olhos	Catarata subcapsular posterior, glaucoma
Sistema cardiovascular	Hipertensão, dislipidemia, retenção hídrica/edema, aterosclerose precoce
Sistema gastrintestinal	Gastrite, úlcera péptica, esteato-hepatite, pancreatite, perfuração intestinal
Sistema musculoesquelético	Osteoporose, necrose avascular, miopatia
Sistema nervoso	Euforia, depressão, psicose, pseudotumor cerebral
Sistemas endócrino e metabólico	Diabetes, aumento ponderal, redução do crescimento, catabolismo, hipopotassemia, irregularidades menstruais, supressão do eixo HHA
Sistema imunológico	Risco aumentado de infecções, incluindo infecções oportunistas

HHA: hipotálamo-hipófise-adrenal.

NOVOS CONCEITOS SOBRE O USO DE CORTICOSTEROIDES EM DOENÇAS REUMÁTICAS

Estudos em diferentes contextos clínicos indicam que mesmo doses menores de corticosteroides podem se associar não apenas aos efeitos adversos estabelecidos, mas também a dano orgânico e piores desfechos da doença de base.[13,14] Assim, buscam-se estratégias de doses cada vez menores, redução progressiva precocemente até sua suspensão e mesmo esquemas terapêuticos sem corticosteroide.[13,15]

A partir do risco de efeitos adversos e dano em pacientes com doenças reumáticas, o novo paradigma estabelece que não existe dose de corticosteroide segura para o tratamento crônico de pacientes com doenças reumáticas. Entretanto, uma questão específica se estabelece: enquanto mesmo doses menores de corticosteroide podem se associar a efeitos danosos, o estado pró-inflamatório de doenças reumáticas crônicas, como lúpus ou artrite reumatoide, é capaz de influenciar a resistência à insulina, o metabolismo ósseo ou o risco cardiovascular. Assim, a avaliação da relação entre risco e benefício do uso de corticosteroide é complexa e exige a apreciação de características dos pacientes quanto a outros fatores associados às complicações do uso crônico da medicação, como composição corporal, hábitos de vida (p. ex., tabagismo), atividade física, dieta e comorbidades (Figura 48.2 e Tabela 48.3).[15] Considerando-se os efeitos terapêuticos dos corticosteroides em doenças reumáticas, especialistas entendem que, em doses inferiores a 5 mg/dia de prednisona ou equivalente, o risco de danos adversos é menor; portanto, pode ser aceitável. No entanto, o risco de efeitos danosos sofre influência de fatores outros como a precocidade do diagnóstico e do início do tratamento, a aderência a recomendações de melhores hábitos de vida, as medidas preventivas de infecções e osteoporose e fatores de risco para doenças cardiovasculares.

CONSIDERAÇÕES CLÍNICAS

A despeito do largo espectro de efeitos adversos, os corticosteroides constituem a primeira linha de tratamento de diferentes doenças reumáticas inflamatórias. O uso judicioso e novas abordagens de tratamento combinado resultam em uma melhor relação entre eficácia e toxicidade.[15]

A experiência acumulada em diferentes estudos, corroborada em diretrizes e recomendações de tratamento de sociedades de especialidades, torna possível o uso de corticosteroide em pacientes com artrite reumatoide em combinação com medicações modificadoras de doença (p. ex., metotrexato). Algumas estratégias já sugeriram doses mais altas[16], mas entende-se hoje que doses menores, como 5 a 10 mg/dia de prednisona ou equivalente, possibilitam um controle de sinais e sintomas mais precoce, recomendando-se sua redução progressiva até sua suspensão ideal. Ainda que outra época tenha compreendido um tema controverso, análises mais criteriosas e ensaios clínicos demonstram que prednisona/prednisolona não apenas apresentam um efeito clínico, como também podem reduzir o dano articular em pacientes com artrite reumatoide, notadamente em doença precoce.[11,12,17]

Doses de até 1 mg/kg/dia de prednisona ou equivalente são prescritas como terapia inicial em doenças inflamatórias sistêmicas, como LES, miopatias inflamatórias, vasculites sistêmicas ou mesmo em artrite reumatoide com manifestações extra-articulares. Nesse grupo de pacientes, apesar de estabelecida a necessidade de doses mais altas, é adequada a redução progressiva o mais rápido possível, a partir do controle dos sintomas. Discutem-se estratégias de tratamento sem corticosteroide oral, mesmo em pacientes mais graves, pois seu uso prolongado constitui um fator independente de dano orgânico em pacientes com lúpus.[13,14]

Prednisona, prednisolona, metilprednisolona, dexametasona e hidrocortisona são as formas mais utilizadas de corticosteroide, não havendo evidências científicas de diferença quanto à sua eficácia. Em pacientes com doença cardíaca ou renal, hidrocortisona e outros preparados com maior efeito mineralocorticosteroide devem ser evitados. Preparados com maior meia-vida, como a dexametasona, têm maior efeito de supressão do eixo HHA.[18]

Como o pico de produção endógena de cortisol se dá pela manhã, é adequada, do ponto de vista fisiológico, a prescrição de corticosteroide em dose única matinal. Preparados com menor meia-vida, como a hidrocortisona, devem ser prescritos em duas a três dosagens ao dia. Eventualmente, em casos de doenças ainda não controladas, mesmo com preparados de meia-vida intermediária, como a prednisona, podem ser necessárias doses extras durante o dia. Sugere-se que a administração em dias alternados apresenta menor índice de efeitos adversos em comparação à administração diária de doses totais similares. Apesar de eficaz, a maior parte dos pacientes apresenta melhores resultados com a administração diária.

Outras considerações práticas importantes são:[13-15]

- Utilizar sempre a menor dose necessária, pelo menor tempo possível
- Caso seja necessário o uso de doses mais altas, preferir administrar doses mais elevadas inicialmente, com redução mais rápida a partir do controle da doença
- Preferir a associação com medicações modificadoras de doença ou imunossupressores para melhor controle da

Tabela 48.3 Fatores específicos associados ao dano decorrente do uso crônico de corticosteroides.

Danos	Prevenção
Geral	Precocidade do diagnóstico, atividade da doença, regularidade no tratamento, hábitos de vida (p. ex., interrupção do tabagismo, atividade física, baixo consumo de álcool)
Infecções	Triagem para infecções, vacinação, precauções de contato
Metabolismo de carboidratos	Dieta apropriada, atividade física, perda ponderal (obesos), tratamento adequado
Osteoporose	Aporte de cálcio, suficiência de vitamina D, atividade física, tratamento específico
Cardiovascular	Dieta apropriada, atividade física e aderência a recomendações de abordagem de fatores de risco (p. ex., uso de estatinas, controle pressórico e normalização do peso)

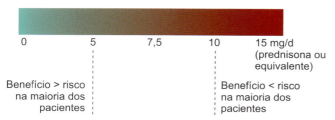

Figura 48.2 Probabilidade real de dano paciente-específico, de acordo com fatores de risco e medidas preventivas. Adaptada de Strehl et al., 2016.[15]

doença e menor necessidade de uso de corticosteroide. Essa prática torna possível usar doses menores de corticosteroide, redução mais rápida e menor incidência de efeitos adversos

- Monitorar efeitos adversos mais comuns, notadamente em pacientes de risco, como idosos, pacientes com diabetes, hipertensão arterial, cardiopatia ou outras comorbidades
- A partir do controle da doença, retirar progressivamente, a fim de prevenir insuficiência adrenal.

Sobre a retirada da medicação, as recomendações não se baseiam em estudos controlados. De maneira geral, a partir do controle da atividade inflamatória, em pacientes em uso de doses ≥ 30 mg/dia de prednisona, pode-se reduzi-las mais rapidamente, até 15 a 20 mg/dia. A partir de então, a redução deve ocorrer no ritmo de 2,5 a 5 mg na dose diária, a cada 2 a 4 semanas até 10 mg/dia, e, a seguir, no ritmo de 1 a 2 mg/dia a cada mês.

PULSOTERAPIA

A partir da experiência prévia no tratamento de rejeição de transplantes, a metilprednisolona via intravenosa (IV), na dose de 1 g, foi utilizada pela primeira vez em 1976 para tratar pacientes com nefrite lúpica grave.[19] Desde então, esse esquema de administração de corticosteroide ocupa um lugar de importância no tratamento de determinados casos mais graves de lúpus sistêmico, assim como alguns casos de vasculite e outras doenças autoimunes.

Os efeitos da pulsoterapia com corticosteroide sobre as funções imunológicas se diferem daqueles descritos em doses orais usuais, embora alguns pontos ainda não estejam esclarecidos. Além de efeito direto na atividade de linfócitos e neutrófilos, corticosteroide na forma de pulsoterapia venosa induz a síntese da proteína IkBa, que inativa o fator nuclear kappa B (NF-kB), mediador de diferentes citocinas inflamatórias. Em doses altas, os corticosteroides também podem exercer efeitos mecânicos na membrana celular de células envolvidas na resposta imune, alterando suas propriedades físico-químicas.[9-11]

A seleção de pacientes para tratamento com pulsoterapia venosa parte do diagnóstico e da avaliação da gravidade da doença. Entre diferentes esquemas preconizados, o mais comum consiste em administrar metilprednisolona (500 mg até 1 g) em soro fisiológico ou glicosado em infusões IV em 1 a 2 h, por 1 a 5 dias consecutivos. Em crianças, usa-se como referência a dose de 30 mg/kg. Nas primeiras doses, a pulsoterapia pode ser administrada em intervalos de 2 a 4 semanas, de acordo com a atividade da doença. São descritos como efeitos colaterais hipertensão arterial, cefaleia, rubor facial, convulsões, psicose, alucinações, euforia, insônia e, felizmente em frequência mais rara, insuficiência renal em pacientes com síndrome nefrótica, arritmias cardíacas ou mesmo morte súbita.[20,21]

ABORDAGEM PERIOPERATÓRIA

A crise adrenal induzida por estresse representa uma complicação potencialmente fatal da terapia com corticosteroide. Pacientes com potencial supressão do eixo HHA devem receber suplementação de corticosteroide exógeno quando em situações de estresse, como cirurgias, com ajuste da dose de acordo com o procedimento:[22]

- Cirurgias menores (p. ex., hérnia inguinal): 25 mg de hidrocortisona ou equivalente no dia da cirurgia

- Cirurgias de porte médio (p. ex., colecistectomia, revascularização de membros inferiores ou artroplastia): 50 a 75 mg de hidrocortisona ou equivalente por 1 a 2 dias
- Cirurgias maiores (p. ex., cardíaca): 100 a 150 mg de hidrocortisona ou equivalente por 2 a 3 dias.

INFILTRAÇÕES

Infiltrações de corticosteroide em articulações ou tecidos moles constituem um procedimento largamente utilizado. São uma boa alternativa à corticoterapia sistêmica, principalmente quando existem limitações ao seu uso, como em casos de diabetes ou hipertensão arterial ou crianças em crescimento. Indicações comuns incluem artrite reumatoide, artropatias microcristalinas ou osteoartrite em fase inflamatória. Em relação às partes moles, bursites e algumas tendinites respondem de maneira gratificante às infiltrações, e pontos-gatilho da síndrome miofascial podem ser tratados com infiltrações de corticosteroide e anestésicos associados ao agulhamento.[23,24]

Alguns cuidados são necessários. A assepsia é indispensável como em qualquer outro procedimento invasivo. Em caso de articulações com derrame, este deve ser drenado o máximo possível antes da infiltração, o que proporciona maior alívio ao paciente e evita que o medicamento, diluído no líquido articular, se torne menos ativo. Há diferentes preparados hidrossolúveis, outros preparados de depósito e um produto pouco hidrossolúvel e com resultados mais duradouros, a hexacetonida de triancinolona. A dose a ser usada em cada infiltração, embora não haja consenso, baseia-se no tamanho da articulação. Em joelhos, até 80 mg de triancinolona (ou 4 mℓ do preparado de referência) podem ser necessários. Articulações menores, como interfalângicas, podem ser infiltradas com doses menores (4 mg ou 0,2 mℓ do preparado de referência), mesmo porque suportam menor volume. A técnica de punção articular exige treinamento do médico. A aspiração de líquido sinovial pela agulha evidencia que ela realmente alcançou o ambiente intra-articular. O acesso pode ser tecnicamente mais difícil em articulações com maior alteração estrutural. O número de infiltrações possíveis é tema ainda indefinido, mas considera-se que até três ou quatro em uma mesma articulação no decorrer de 1 ano constituam um parâmetro aceitável. Como efeitos colaterais, podem ocorrer exacerbação da artrite, em geral transitória, e infecção local, rara desde que respeitados os cuidados de assepsia necessários.[23,24]

REFERÊNCIAS BIBLIOGRÁFICAS

1. Hench PS et al. The effect of a hormone of the adrenal cortex (17-hydroxy-11-dehydrocorticosterona: compound E) and o pituitay adrenocorticotropic hormone on rheumatoid arthritis. Proc Staff Meet Mayo Clin. 1949;24:181-97.
2. Kirwan JR. Systemic corticosteroids in rheumatology. In: Hochberg MC et al. (ed.). Rheumatology. St. Louis: Mosby; 2003.
3. Christy NP. Principles of systemic corticosteroid therapy in nonendocrine disease. In: Bardin CW (ed.). Current therapy in endocrinology and metabolism. 3.ed. New York: BC Decker; 1988.
4. Christy NP. Iatrogenic Cushing's syndrome. In: Christy NP (ed.). The human adrenal cortex. New York: Harper and Row; 1979.
5. Almawi WY et al. Regulation of cytokine and cytokine receptor expression by glucocorticoids. J Leukoc Biol. 1996;60:563.
6. Sedwick C. Wanted: a new model for glucocorticoid receptor transactivation and transrepression. PloS Biol. 2014;12:e1001814.
7. Schacke H et al. Mechanisms involved in the side effects of glucocorticoids. Pharmacol Ther. 2002;96:23-43.

8. Rhen T, Cidlowski JA. Antiinflammatory action of glucocorticoids: new mechanisms for old drugs. N Engl J Med. 2005;353:1711.

9. Boumpas DT et al. Glucocorticoid therapy for immune-mediated diseases: Basic and clinical correlates. Ann Intern Med. 1993;119:1198.

10. Curtis JR et al. Population-based assessment of adverse events associated with long-term glucocorticoid use. Arthritis Rheum. 2006;55:420.

11. Schäcke H et al. Mechanisms involved in the side effects of glucocorticoids. Pharmacol Ther. 2002;96:23.

12. Buttgereit F et al. Exogenous and endogenous glucocorticoids in rheumatic diseases. Arthritis Rheum. 2011;63:1.

13. Apostolopoulos D, Morand EF. It hasn't gone away: the problem of glucocorticoid use in lupus remains. Rheumatology. 2017;56:i114-i122.

14. Zonana Nacach A et al. Damage in systemic lupus erythematosus and its association with corticosteroids. Arthritis Rheum. 2000;43:1801-8.

15. Strehl C et al. Defining conditions where long-term glucocorticoid treatment has an acceptably low level of harm to facilitate implementation of existing recommendations: viewpoints from an EULAR task force. Ann Rheum Dis. 2016;75:952-7.

16. den Uyl D et al. Intensive combination treatment regimens, including prednisolone, are effective in treating patients with early rheumatoid arthritis regardless of additional etanercept: 1-year

results of the COBRA-light open-label, randomised, non-inferiority trial. Ann Rheum Dis. 2015;74(6):1233-40.

17. de Jong PH et al. Randomised comparison of initial triple DMARD therapy with methotrexate monotherapy in combination with low-dose glucocorticoid bridging therapy; 1-year data of the tREACH trial. Ann Rheum Dis. 2014;73(7):1331-9.

18. Hoes JN et al. EULAR evidence-based recommendations on the management of systemic glucocorticoid therapy in rheumatic diseases. Ann Rheum Dis. 2007;66(12):1560-7.

19. Scheimberg M. The history of pulse therapy in lupus nephritis (1976-2016). Lupus Sci Med. 2016;3(1):e000149.

20. Yokoyama H et al. Up-regulated MHC-class II expression and gamma-IFN and soluble IL-2R in lupus nephritis. Kidney Int. 1992;42:755.

21. Buttgereit F et al. A new hypothesis of modular glucocorticoid actions: steroid treatment of rheumatic diseases revisited. Arthritis Rheum. 1998;41:761.

22. Salem M et al. Perioperative glucocorticoid coverage: a reassessment 42 years after emergence of a problem. Ann Sur. 1994; 219:416-25.

23. Gray RG et al. Local corticosteroid injection treatment in rheumatic disorders. Semin Arthritis Rheum. 1981;10:231.

24. Raynauld JP et al. Safety and efficacy of long-term intraarticular steroid injections in osteoarthritis of the knee: a randomized, double-blind, placebo-controlled trial. Arthritis Rheum. 2003;48:370.

Medicamentos Modificadores do Curso da Doença e Imunossupressores

Joana Starling de Carvalho • Rosa Weiss Telles • Manoel Barros Bertolo

INTRODUÇÃO

Os medicamentos modificadores do curso da doença (MMCD) sintéticos e os imunossupressores constituem um conjunto de fármacos com diversos mecanismos de ação utilizados para o tratamento de enfermidades que evoluem por anos e se caracterizam por processo inflamatório crônico. Tradicionalmente, são empregados no tratamento da artrite reumatoide (AR), das espondiloartrites, do lúpus eritematoso sistêmico (LES) e das vasculites, entre outras doenças reumáticas.

Essas medicações têm por objetivos comuns a supressão da dor e da atividade inflamatória da doença e a possível diminuição da progressão radiográfica e do dano permanente associado à atividade da doença. Assim, buscam a estabilidade ou a remissão da doença e a manutenção das estruturas e da função das articulações e de outros órgãos acometidos por doenças reumáticas sistêmicas.

Diferentemente dos corticosteroides e de alguns medicamentos biológicos, são necessárias aproximadamente 4 semanas para que esses fármacos demonstrem seus efeitos terapêuticos, sendo, portanto, referidos como de ação lenta.

MEDICAMENTOS MODIFICADORES DO CURSO DA DOENÇA

Os MMCD compreendem um conjunto de medicamentos farmacologicamente não relacionados que têm a característica comum de induzir a remissão ou o controle da AR. Por isso, são usados para controlar a atividade inflamatória da AR, retardar sua progressão e manter a qualidade de vida dos indivíduos acometidos pela doença, por meio do controle da dor e, consequentemente, da melhora da função articular.

Em pacientes com AR, devem ser iniciados assim que a doença for diagnosticada, independentemente da duração dos sintomas. Sabe-se que uma proporção significativa desses pacientes consegue atingir a remissão ou, pelo menos, um estado de baixa atividade inflamatória, importantes para a manutenção da qualidade de vida e da funcionalidade.[1-3] Como o diagnóstico da AR inicial nem sempre é fácil, os MMCD também podem ser iniciados em pacientes com artrite indiferenciada e marcadores previsores de AR, como positividade do fator reumatoide (FR) e anticorpos antipeptídeos citrulinados (anti-CCP), especialmente quando em títulos elevados.[4] Ainda, esses medicamentos são indicados para tratamento de manifestações clínicas diversas em outras doenças reumáticas, como as espondiloartrites e o LES.

A resposta insuficiente a um medicamento, ou determinada combinação deles, torna a modificação no esquema terapêutico ou mesmo a substituição da medicação imperativas. Além disso, pelo risco de recorrência dos sintomas após a suspensão dos MMCD e a maior dificuldade de retorno à remissão depois de recaída por suspensão de medicamentos, o tratamento com MMCD deve ser mantido por tempo indefinido, a menos que produza efeitos tóxicos.[5]

Os MMCD sintéticos mais comumente indicados e utilizados no Brasil são o metotrexato (MTX), a leflunomida (LFN), os antimaláricos e, por fim, a sulfassalazina (SSZ). Os sais de ouro, por seus efeitos colaterais e sua dificuldade de obtenção, são pouco usados no país. Com a disponibilidade de fármacos mais efetivos, o emprego da D-penicilamina em pacientes com AR parece não estar mais justificado.[3,6]

Metotrexato

Usado no tratamento de doenças reumáticas sistêmicas há mais de 50 anos, é considerado atualmente o fármaco-padrão, fundamental no tratamento da AR.

O MTX tem sido testado e empregado para o tratamento de diversas doenças inflamatórias sistêmicas além da AR, como artrite psoriásica, espondiloartrites, vasculites associadas aos anticorpos anticitoplasma de neutrófilos (ANCA), miopatias inflamatórias, LES etc.[7] Em pacientes com artrite idiopática juvenil (AIJ), vem sendo iniciado cada vez mais precocemente, com o abandono do tratamento em pirâmide.[8] O MTX parece ser especialmente eficaz em pacientes com AIJ e poliartrite, estando indicado também para aqueles com oligoartrite persistente ou que apresentem, desde o início, fatores de pior prognóstico ou atividade inflamatória elevada.[9-10]

O MTX é um antimetabólito antifólico que compete com a enzima di-hidrofolato-redutase (DHFR), causando inibição da síntese de DNA no ciclo celular, efeito mais significativo em doenças caracterizadas por proliferação celular. Também inibe a síntese de poliaminas, ocasionando a apoptose de linfócitos, a síntese "de novo" das purinas e pirimidinas, e a transmetilação de DNA, RNA e fosfolipídios. Ao inibir a enzima timidilato-sintetase, cria um déficit celular de timidilato, resultando em efeitos citotóxicos antiproliferativos.[7]

Além desses mecanismos de ação, após entrar na célula por transporte ativo ou por difusão, o MTX sofre reação intracelular com formação de poliglutamatos, os quais, por sua vez, inibem reações enzimáticas, como a conversão da 5-amino-imidazol-4-carboxamida-ribonucleotídio (AICAR) para formil-AICAR, levando a um acúmulo intracelular de AICAR. A AICAR e seus metabólitos inibem a adenosinoquinase, com a consequente liberação de adenosina para o sangue. Receptores de adenosina são encontrados em linfócitos T, células *natural killer*, monócitos, macrófagos e neutrófilos e induzem a diminuição da atividade inflamatória por diversos mecanismos diferentes, com consequente redução dos níveis de fator de necrose tumoral alfa (TNF-alfa), interleucina 6 (IL6) e IL8.[7]

A biodisponibilidade do MTX é alta, não influenciada pela ingestão de alimentos, mas variável entre os indivíduos. Em doses baixas, a biodisponibilidade do MTX após administração oral e parenteral é semelhante, bem como após administração subcutânea (SC) ou intramuscular (IM). No entanto, em doses acima de 15 mg/semana, a absorção oral pode diminuir a biodisponibilidade da medicação em até 30% em comparação à mesma dose parenteral.[11] Após a absorção, o fármaco circula ligado à albumina e 10% são convertidos em 7-hidroximetotrexato no fígado.

A maioria do MTX e de seu metabólito é excretada pelos rins e o medicamento não é removido por diálise, sendo portanto contraindicado para os pacientes com depuração de creatinina endógena abaixo de 10 mℓ/min; e recomenda-se a redução de 50% da dose nos pacientes com depuração de creatinina entre 10 e 50 mℓ/min.[10]

Após um longo período de tratamento, as concentrações na membrana sinovial e nos ossos são bastante superiores às do plasma. Ácido acetilsalicílico, anti-inflamatórios não hormonais (AINH) e D-penicilamina competem com o MTX, tanto na ligação com a albumina quanto na excreção tubular, aumentando a sua concentração plasmática. Além disso, as cefalosporinas inibem a eliminação pelo rim por meio da competição na secreção tubular. O sulfametoxazol-trimetoprima (SMX-TMP) interfere no metabolismo do ácido fólico e pode aumentar o risco de toxicidade medular pelo MTX.[7]

A dose inicial recomendada de MTX é de 10 a 15 mg semanalmente via oral (VO), SC ou IM, com aumento progressivo de 5 a 7,5 mg a cada 2 a 4 semanas.[10] A dose máxima recomendada é de 25 a 30 mg/semana, lembrando que doses acima de 15 mg/semana apresentam maior biodisponibilidade quando da administração via parenteral (Tabela 49.1).[11] Essa via também representa uma alternativa para pacientes com intolerância gastrintestinal ao uso oral do MTX. O início de ação do MTX é precoce, em torno de 6 semanas, a qual parece ser sustentada durante os anos de uso.

Efeitos colaterais graves não são frequentes com baixas doses, em pulsos semanais. Em uma fase mais precoce, podem ocorrer estomatite, náuseas, vômitos, diarreia e alopecia em até 10% dos pacientes, o que leva à descontinuidade do tratamento em aproximadamente 2,5% dos casos (Tabela 49.2).[12]

Os efeitos tóxicos mais graves são os hepáticos, hematológicos e pulmonares. O aumento das transaminases compreende o segundo efeito colateral mais frequente do MTX,

Tabela 49.1 Medicamentos, via de administração e dose.

Medicamentos	Apresentação	Dose e via de administração
Metotrexato	Comprimidos: 2,5 mg Solução injetável: 50 mg/2 mℓ	10 a 30 mg/sem (VO, SC, IM)
Leflunomida	Comprimido: 20 mg	20 mg/dia ou em dias alternados (VO)
Difosfato de cloroquina	Comprimido: 250 mg	Até 4 mg/kg/dia (VO)
Hidroxicloroquina	Comprimido: 400 mg	Até 6 mg/kg/dia (VO)
Sulfassalazina	Comprimido: 500 mg	1 a 3 g/dia (duas doses) (VO)
Tofacitinibe	Comprimido: 5 mg	1 comprimido de 12/12 h
Ciclofosfamida	Comprimido: 50 mg Frasco: 200 mg ou 1.000 mg	1,5 a 2 mg/kg/dia (VO) 0,5 a 1 g/ASC a cada 15 a 30 dias (IV)
Azatioprina	Comprimido: 50 mg	1 a 3 mg/kg/dia (uma ou duas doses) (VO)
Micofenolato mofetila	Comprimido: 500 mg	2 a 3 g/dia (duas doses) (VO)
Ciclosporina	Comprimido: 50 mg e 100 mg	2,5 a 5 mg/kg/dia (duas doses) (VO)
Tacrolimo	Cápsula: 0,5 mg, 1 mg, 5 mg	3 a 5 mg/dia (VO)
Talidomida	Comprimido: 100 mg	50 a 200 mg/dia (VO)
Dapsona	Comprimido: 100 mg	50 a 100 mg/dia (VO)

ASC: área de superfície corporal.

atrás apenas dos gastrintestinais, mais comumente no 1º ano de uso do medicamento.[13] Identificou-se aumento das transaminases em até 49% dos pacientes com AR, além de elevação significativa 2 a 3 vezes o valor de referência, em 17% dos indivíduos após 3,5 anos de uso do MTX.[14] Considerando-se apenas os pacientes com aumento significativo de transaminases, a medicação foi definitivamente interrompida em apenas 12% dos casos. Houve diminuição da dose ou interrupção temporária em 42% dos pacientes e nenhuma modificação em 46%, sugerindo retorno espontâneo do nível das transaminases aos valores de referência.[15] A fibrose hepática é descrita em 1,3% dos pacientes com AR e uso de MTX, sendo a cirrose encontrada em 0,5% desses indivíduos, após uma média de 4 anos de uso da medicação. Nos pacientes com artrite psoriásica, a frequência parece ser maior, porém os dados são insuficientes.[14] Constituem fatores de risco para cirrose hepática a idade, o diabetes, o uso de bebidas alcoólicas, a obesidade, a maior duração da doença e a utilização de outras medicações hepatotóxicas. A associação entre fibrose/cirrose hepática e hepatites virais em pacientes em uso de MTX não está bem estabelecida, mas já foram descritos casos de hepatite fulminante por vírus B após a retirada do fármaco.[15] A análise de sorologia para hepatites B e C está indicada a todos os pacientes antes do início do medicamento; quando positiva, o risco e o benefício do uso do MTX devem ser levados em consideração.

No acompanhamento laboratorial realizado a cada 4 a 12 semanas, se as transaminases aumentarem para 1 a 3 vezes o valor normal, a dose da medicação deve ser reduzida em 25 a 50%. Se a elevação se der entre 3 e 5 vezes o limite superior da normalidade, a medicação deve ser suspensa e reiniciada em dose mais baixa (25 a 50% da dose utilizada previamente),

Tabela 49.2 Contraindicação dos medicamentos e uso na gravidez e na lactação.

Medicamentos	Contraindicação*	Gravidez**	Lactação
Metotrexato	DRC (ClCr < 30 mℓ/min) Hepatopatia, etilismo Discrasias sanguíneas Doenças linfoproliferativas (últimos 5 anos) **Cuidado:** ascite/derrame pleural, história prévia de úlcera péptica	X	Não
Leflunomida	DRC (moderada/grave) Insuficiência hepática **Cuidado:** mielodisplasia, DRC	X	Não
Difosfato de cloroquina e hidroxicloroquina	Alteração de campo visual e retina **Cuidado:** deficiência de G6 PD, insuficiência hepática, etilismo, medicações hepatotóxicas, porfiria, psoríase	C***	Sim
Sulfassalazina	Porfiria Sensibilidade a sulfas e salicilatos **Cuidado:** alergia, asma, deficiência de G6 PD, insuficiência hepática e DRC	B (suplementação de ácido fólico)	Sim
Tofacitinibe	Hipersensibilidade conhecida ao medicamento, à classe ou aos componentes Tuberculose sem tratamento Infecção bacteriana com indicação de uso de antibiótico Infecção fúngica ameaçadora à vida Infecção por herpes-zóster ativa Hepatites B ou C agudas	D	Sim
Ciclofosfamida	Obstrução do trato urinário Mielossupressão grave **Cuidado:** DRC e insuficiência hepática	D	Não
Azatioprina	**Cuidado:** DRC e insuficiência hepática, deficiência de TPMT ou uso de inibidores da XO	D***	Não
Micofenolato mofetila	**Cuidado:** doenças do TGI com risco de ulceração e sangramento	D	Não
Ciclosporina e tacrolimo	Malignidade HAS descontrolada ClCr < 60 mℓ/min	C	Não há consenso (risco-benefício)
Talidomida	Mulher em idade fértil sem contracepção definitiva **Cuidado:** doação de sangue após > 1 mês sem uso da droga	X	Não
Dapsona	**Cuidado:** deficiência de G6 PD e metemoglobina redutase	C	Não

*Todas as medicações são contraindicadas em caso de hipersensibilidade ao fármaco ou aos componentes da fórmula; todos os imunossupressores, pelo aumento do risco de infecção e potencial de neoplasia, devem ser prescritos com cautela em situação de infecção e diagnóstico de neoplasia, considerando-se o risco-benefício.
**A = estudos controlados em humanos não evidenciam risco; B = ausência de evidência de riscos nos estudos existentes; C = risco não pode ser descartado; D = evidência positiva de risco; X = contraindicado.
***Evidências acumuladas sugerem que as medicações são seguras durante a gravidez, apesar da existência de controvérsias.
DRC: doença renal crônica; ClCr: clareamento de creatinina; LES: lúpus eritematoso sistêmico; IECA: inibidor da enzima conversora da angiotensina; ICC: insuficiência cardíaca congestiva; AVE: acidente vascular encefálico; TPMT: tiopurinametiltransferase; XO: xantina-oxidase; TGI: trato gastrintestinal; HAS: hipertensão arterial sistêmica.
Adaptada de Lubrano e Scarpa, 2012.[29]

após a melhora dos exames laboratoriais. Pacientes que apresentem elevação de transaminases acima de 5 vezes os valores de referência devem interromper a medicação.[10] Valores persistentemente normais das transaminases indicam ausência de fibrose na biopsia hepática.[14]

Quanto às alterações hematológicas, pode haver trombocitopenia, leucopenia, anemia megaloblástica e pancitopenia, que, embora raras, exigem controle rigoroso com hemograma e contagem de plaquetas a cada 4 a 12 semanas. Macrocitose pode indicar tendência à toxicidade hematológica, e volume corpuscular médio (VCM) superior a 100 é capaz de traduzir deficiência de ácido fólico. Alterações hematológicas novas apontam para a redução da dose da medicação em 25 a 50% da dose; já a persistência das alterações indica a troca do esquema terapêutico.[10]

Quanto ao acometimento pulmonar, o efeito tóxico do MTX pode ser grave, representado por pneumonite intersticial aguda (0,43 a 8% dos pacientes tratados), com mortalidade de até 13%.[7,10,16-18] Trata-se de uma reação imune idiossincrásica, não relacionada com a dose do MTX administrada, principalmente no 1º ano de uso da medicação.[16,17] Manifesta-se clinicamente com início agudo ou subagudo de dispneia, tosse não produtiva, febre e infiltrado pneumônico intersticial. O diagnóstico de pneumonite intersticial pelo MTX exige a exclusão de outras causas de sintomas respiratórios, especialmente infecções oportunistas e exacerbação de doença pulmonar intersticial prévia.[16-18] Existência prévia de doença pulmonar intersticial, idade avançada, hipoalbuminemia e diabetes melito foram descritos como fatores de risco para o acometimento pulmonar pelo MTX.[7] Entretanto, alteração discreta de provas de função pulmonar secundária ao tabagismo não representa uma contraindicação para o uso do fármaco.[19] O tratamento da pneumonite pelo MTX requer a suspensão imediata da medicação. O uso de corticosteroide em altas doses pode ser eficaz. Diante de tal possibilidade, rara, mas grave, Saravanan et al. sugerem avaliação da função pulmonar com medidas do volume expirado máximo no primeiro segundo (VEF_1) e capacidade vital (CV), além da medida da difusão do monóxido de carbono (DL_{CO}), em pacientes com AR antes do início do MTX.[20] Pacientes com DL_{CO} < 70% do previsto deveriam submeter-se à tomografia computadorizada (TC) de alta resolução. Confirmado o acometimento pulmonar pela doença de base, o MTX deveria ser evitado e outros MMCD utilizados.[20] Porém, tal conduta não é consenso na literatura, que sugere investigação com provas de função pulmonar apenas nos pacientes sintomáticos.[16]

O acometimento pulmonar crônico pelo MTX ainda é controverso na literatura. Dois estudos publicados no mesmo ano descreveram resultados opostos após 2 anos de acompanhamento.[17,18]

Outros efeitos colaterais do MTX descritos são aumento do risco de linfoma associado à infecção pelo Epstein-Barr, nodulose acelerada e sintomas inespecíficos (p. ex., cefaleia, tontura, alterações de humor e da memória). Além disso, o medicamento é considerado teratogênico e abortivo, podendo causar oligospermia em homens, mas sem alterar a função ovariana.

Parte dos efeitos colaterais do MTX está diretamente relacionada com sua atividade antifolato e efeitos citotóxicos, especialmente em tecidos com alto *turnover* celular (medula óssea e trato gastrintestinal), que têm alto requerimento de purinas, timidina e metionina. A adição de ácido fólico ao esquema terapêutico melhora a tolerância em 50 a 70% dos casos. Indica-se a dose de 5 mg/semana a 10 mg/semana de ácido fólico, 24 a 48 h após o uso do MTX.[3,19,21] O ácido folínico (Leucovorin®), também eficaz, apresenta maior risco e sem vantagem sobre o ácido fólico, o qual diminui ainda os níveis de homocisteína. Nível sérico aumentado de homocisteína constitui um fator de risco para as doenças cardiovasculares que frequentemente acometem os doentes reumatoides.

Contraindica-se o MTX em pacientes com insuficiência renal avançada (*clearance* de creatinina [ClCr] < 10 mℓ/min), hepatopatias, etilismo, contagem de leucócitos globais < 3.000/mm³, contagem de plaquetas < 50.000/mm³, mielodisplasia, doença linfoproliferativa diagnosticada nos últimos 5 anos e mulheres em idade fértil que não estejam utilizando método contraceptivo regularmente (ver Tabela 49.2).[2,3,7,10]

Em resumo, apesar de se estar hoje na "era" das medicações biológicas, o MTX continua sendo uma medicação de primeira linha na AR. O seu efeito terapêutico, combinado ao perfil de segurança, ao baixo custo e à experiência clínica de algumas décadas no tratamento da AR, torna-o o medicamento padrão-ouro para o manejo da doença.[10] Pode ser utilizado em monoterapia ou em combinação com outros MMCD. Seu efeito em outras doenças reumáticas é menos estudado, mas parece beneficiar diversas outras enfermidades, como vasculites, esclerose sistêmica e dermatopolimiosite. No LES, os estudos evidenciam boa resposta clínica com o uso do MTX para o tratamento das manifestações cutâneas e articulares. Uma revisão sistemática publicada em 2014 demonstrou que o tratamento com o MTX, quando comparado ao grupo-controle, reduziu os escores de atividade sistêmica e da dose diária de corticosteroide.[21]

Leflunomida

A LFN é um derivado isoxazólico que exerce importante efeito imunomodulador, com atividade antiproliferativa e anti-inflamatória, utilizado primariamente em pacientes com AR.[22,23]

Após a absorção oral, é rapidamente metabolizada na parede gastrintestinal e no fígado, sendo convertida em seu metabólito ativo A77 1726, designado como metabólito M1. O A77 1726 se liga com alta afinidade às proteínas plasmáticas, principalmente à albumina. Após a administração de doses diárias de 20 mg, a concentração plasmática de LFN se estabiliza em aproximadamente 7 semanas. O medicamento tem meia-vida de cerca de 2 semanas, com importante recirculação êntero-hepática.[23]

Aproximadamente 50% da dose oral administrada é eliminada como metabólito A77 1726 nas fezes. Esse metabólito apresenta alta afinidade pelo carvão ativado e pela colestiramina, com utilização em situações clínicas em que se faz necessária a diminuição rápida dos níveis séricos da LFN.[24] O restante da medicação é eliminado na urina na forma de glucoronídeos, derivados da LFN e derivados do ácido oxanílico, metabólito do A77 1726.

O principal mecanismo de ação do M1 consiste na inibição reversível da di-hidro-orato desidrogenase (DHODH), enzima necessária na síntese de pirimidinas. A inibição da DHODH é necessária à replicação de linfócitos T autoimunes, impedindo a passagem das células da fase G1 para a fase S, na qual o DNA é replicado. A DHODH parece exercer ação também na replicação de linfócitos B e na síntese de imunoglobulinas. A LFN inibe também a ação da tirosinoquinase, a expressão do gene, a ativação do fator nuclear transcricional capa-beta (NF-kappa-beta), a expressão da IL1 e da metaloproteinase (MMP-1) e a quimiotaxia de neutrófilos – reduzindo o recrutamento de células inflamatórias para a sinóvia –, e, por fim, diminui a expressão das moléculas de adesão intercelulares e vasculares (ICAM-1 e VCAM-1).[23,24]

A dose recomendada de LFN é de 20 mg/dia VO, podendo ser utilizada dose de 20 mg em dias alternados (ver Tabela 49.1). Esquema de dose de ataque de 100 mg por 3 dias não é recomendado pela alta frequência de efeitos colaterais, principalmente gastrintestinais e cefaleia, e pela maior descontinuidade da medicação.[23,25]

Seus principais efeitos colaterais são os gastrintestinais, como diarreia, náuseas, vômitos, dor abdominal, dispepsia e úlceras orais. A diarreia, que acomete até 17% dos pacientes, é geralmente leve, com duração aproximada de 3 meses. Outros efeitos colaterais comumente descritos compreendem alopecia (10%), erupção cutânea (10%), hipertensão arterial (10%) e perda de peso (7%). A elevação das transaminases hepáticas é descrita em 2,2 a 19% dos pacientes, mais frequente quando a LFN é usada em associação ao MTX, enquanto a hepatotoxicidade grave é rara (0,02% dos indivíduos).[22] O monitoramento das transaminases deve ser realizado a cada 4 a 12 semanas; elevação 2 a 3 vezes acima do valor de referência indica diminuição ou suspensão da medicação e monitoramento semanal (Tabela 49.3).[10,23,25]

Sintomas sugestivos de neuropatia periférica estão associados a achados de neuropatia axonal distal, sensitiva e sensoriomotora em estudos neurofisiológicos. A suspensão da LFN até 30 dias após o início dos sintomas parece estar associada à sua resolução.[24]

Doença pulmonar intersticial tem sido descrita em pacientes em uso de LFN. A apresentação clínica pode ser de pneumonite aguda ou deterioração progressiva da função pulmonar. A pneumonite aguda tem como causa reação idiossincrásica à medicação, representando pneumonite por hipersensibilidade indistinguível da pneumonite em associação ao uso do MTX. Surge precocemente após iniciar o medicamento, geralmente nas primeiras 20 semanas de uso, com mortalidade de até 16%.[22] Trata-se de fatores de risco para pneumonite por LNF a presença de doença pulmonar intersticial prévia, o uso de dose de ataque, a história de tabagismo e o baixo peso.[25]

A LFN é contraindicada para mulheres em idade fértil que não estejam utilizando método contraceptivo, grávidas e durante a amamentação. Deve ser suspensa pelo menos 2 anos antes de uma possível gravidez, contraindicada na insuficiência renal moderada e grave e utilizada com cautela em indivíduos com insuficiência renal leve. Além disso, está contraindicada

Tabela 49.3 Medicamentos, efeitos colaterais e monitoramento.

Medicamentos	Efeitos colaterais	Monitoramento	Recomendações
Metotrexato	Mielossupressão (anemia, neutropenia) Alterações GI, mucosite Hepatotoxicidade Doença pulmonar intersticial	Hemograma, creatinina e enzimas hepáticas a cada 4 a 12 semanas	Anemia, leucopenia ou trombocitopenia novas ou mais acentuadas: reduzir a dose em 25 a 50%; interromper o uso do medicamento se persistirem as alterações Elevação de AST/TGO e ALT/TGP entre 1 e 3 vezes o LSN: reduzir a dose em 25 a 50% Elevação de AST/TGO e ALT/TGP entre 3 e 5 vezes o LSN: suspender o uso do medicamento até AST/TGO e ALT/TGP entre 1 e 3 vezes o LSN e reiniciar com 50% da dose Elevação de AST/TGO e ALT/TGP acima de 5 vezes o LSN: interromper o uso do medicamento Depuração de creatinina endógena entre 10 e 50 mℓ/min: administrar 50% da dose Depuração de creatinina endógena abaixo de 10 mℓ/min: evitar o uso
Leflunomida	Alterações GI, diarreia Exantema cutâneo Hepatotoxicidade Neuropatia periférica Doença pulmonar intersticial Hipertensão arterial sistêmica	Hemograma, creatinina e enzimas hepáticas a cada 4 a 12 semanas	Anemia, leucopenia ou trombocitopenia novas ou mais acentuadas: reduzir a dose em 25 a 50%; interromper o uso do medicamento se persistirem as alterações Elevação de AST/TGO e ALT/TGP entre 1 e 3 vezes o LSN: reduzir a dose em 25 a 50% Elevação de AST/TGO e ALT/TGP entre 3 e 5 vezes o LSN: suspender o uso do medicamento até AST/TGO e ALT/TGP entre 1 e 3 vezes o LSN e reiniciar com 50% da dose Elevação de AST/TGO e ALT/TGP acima de 5 vezes o LSN: interromper o uso do medicamento. Depuração de creatinina endógena abaixo de 50 mℓ/minuto: administrar 50% da dose ou suspender, em caso de toxicidade
Difosfato de cloroquina e hidroxicloroquina	Alterações GI Erupção cutânea, alterações de pigmentação de pele e cabelo Miopatia Cefaleia, tontura Alterações oculares	Exame oftalmológico inicial e anual (ver Tabela 49.4) Hemograma e enzimas hepáticas	Maculopatia por esses medicamentos: interromper o uso do medicamento Anemia, leucopenia ou trombocitopenia novas ou mais acentuadas: reduzir a dose em 25 a 50%; interromper o uso do medicamento se persistirem as alterações Elevação de AST/TGO e ALT/TGP entre 1 e 3 vezes o LSN: reduzir a dose em 25 a 50% Elevação de AST/TGO e ALT/TGP entre 3 e 5 vezes o LSN: suspender o uso do medicamento até AST/TGO e ALT/TGP entre 1 e 3 vezes o LSN e reiniciar com 50% da dose Elevação de TGO/TGP acima de 5 vezes o LSN: interromper o uso do medicamento
Sulfassalazina	Alterações GI Erupção cutânea Elevação e enzimas hepáticas Mielossupressão	Hemograma, enzimas hepáticas a cada 8 a 12 semanas	Anemia, leucopenia ou trombocitopenia novas ou mais acentuadas: reduzir a dose em 25 a 50%; interromper o uso do medicamento se persistirem as alterações Elevação de AST/TGO e ALT/TGP entre 1 e 3 vezes o LSN: reduzir a dose em 25 a 50% Elevação de AST/TGO e ALT/TGP entre 3 e 5 vezes o LSN: suspender o uso do medicamento até AST/TGO e ALT/TGP entre 1 e 3 vezes o LSN e reiniciar com 50% da dose Elevação de TGO/TGP acima de 5 vezes o LSN: interromper o uso do medicamento
Tofacitinibe	Alterações GI Erupções cutâneas Citopenias Elevação de transaminases Elevação de escórias renais	Hemograma, função hepática a cada 3 meses	Tratar tuberculose latente por no mínimo 1 mês antes do início do uso desses medicamentos Anemia, leucopenia e/ou trombocitopenia novas ou mais acentuadas: reduzir a dose em 25 a 50%; interromper o uso do medicamento se persistirem as alterações Doença renal crônica moderada: reduzir 50% da dose Elevação de AST/TGO e ALT/TGP entre 1 e 3 vezes o LSN: reduzir a dose em 25 a 50% Elevação de AST/TGO e ALT/TGP entre 3 e 5 vezes o LSN: suspender o uso do medicamento até TGO/TGP entre 1 e 3 vezes o LSN e reiniciar com 50% da dose Elevação de AST/TGO e ALT/TGP acima de 5 vezes o LSN: interromper o uso do medicamento
Ciclofosfamida	Alopecia Mielossupressão Alterações GI Infertilidade Cistite hemorrágica	Hemograma, enzimas hepáticas e sumário de urina a cada 2 a 4 semanas	Anemia, leucopenia e/ou trombocitopenia novas ou mais acentuadas: reduzir a dose em 25 a 50%; interromper o uso do medicamento se persistirem as alterações Hematúria em decorrência de cistite hemorrágica: interromper o uso do medicamento

(continua)

Tabela 49.3 (*Continuação*) Medicamentos, efeitos colaterais e monitoramento.

Medicamentos	Efeitos colaterais	Monitoramento	Recomendações
Azatioprina	Alterações GI Hepatotoxicidade Mielossupressão	Hemograma e enzimas hepáticas a cada 4 a 8 semanas	Anemia, leucopenia ou trombocitopenia novas ou mais acentuadas: reduzir a dose em 25 a 50%; interromper o uso do medicamento se persistirem as alterações Elevação de AST/TGO e ALT/TGP entre 1 e 3 vezes o LSN: reduzir a dose em 25 a 50% Elevação de AST/TGO e ALT/TGP entre 3 e 5 vezes o LSN: suspender o uso do medicamento até AST/TGO e ALT/TGP entre 1 e 3 vezes o LSN e reiniciar com 50% da dose Elevação de AST/TGO e ALT/TGP acima de 5 vezes o LSN: interromper o uso do medicamento
Micofenolato mofetila	Mielossupressão Pancreatite Alterações GI	Hemograma, creatinina e enzimas hepáticas a cada 4 semanas	Ajuste para função renal: *Clearance* de creatinina < 25 mℓ/min/1,73 m²: 1 g de 12/12 h
Ciclosporina e tacrolimo	Náuseas, diarreia Hipertricose, hiperplasia gengival Hipertensão arterial sistêmica Insuficiência renal Hipertrigliceridemia, hiperuricemia, hiperglicemia	Pressão arterial e creatinina a cada 2 a 4 semanas	Elevação nova de pressão arterial ou elevação de 25% ou mais do valor de creatinina basal (prévio ao início do medicamento) que se mantém, apesar do ajuste de dose: interromper o uso do medicamento
Talidomida	Teratogenicidade Polineuropatia periférica Sonolência	Hemograma e TSH a cada 2 a 3 meses Considerar eletroneuromiografia semestral	O tratamento deve ser descontinuado caso o paciente intercorra com polineuropatia periférica, neutropenia persistente ou farmacodermia. Diante de efeitos colaterais mais brandos, como elevação de transaminases, plaquetopenia ou neutropenia leve, recomendam-se suspensão temporária da medicação e reintrodução em menor dose após 2 semanas
Dapsona	Anemia hemolítica, metemoglobinemia Erupções cutâneas Alterações GI	Hemograma com reticulócitos Enzimas hepáticas e creatinina a cada 12 semanas	Suspender a medicação em caso de citopenias acentuadas, farmacodermia ou hepatite medicamentosa. Deve-se usar com precaução em paciente com deficiência de G6PD ou hipersensibilidade à sulfa e considerar a suspensão diante de quadros de hemólise ou reações cutâneas, respectivamente

GI: gastrintestinais; TSH: hormônio tireoestimulante.

nos pacientes com insuficiência hepática, doença pulmonar intersticial e naqueles que apresentaram pneumonite intersticial pelo MTX.[3,24,25]

Em caso de intercorrências, a LFN pode ser eliminada mais rapidamente com a utilização de colestiramina na dose de 8 g 3 vezes/dia durante 11 dias. O nível sérico do metabólito ativo (A77 1726) pode ser avaliado antes das tentativas de engravidar, devendo estar abaixo de 0,02 mg/ℓ. Homens que estejam tomando LFN e queiram se tornar pais também devem interromper o seu uso.[23]

A eficácia da LFN na AR vem sendo demonstrada em vários estudos duplo-cegos.

Os pacientes apresentam melhora da atividade da doença e da qualidade de vida e diminuição da progressão radiográfica.[26,27] Pode ser utilizada em monoterapia ou em associação a outros MMCD sintéticos e biológicos. O tratamento combinado de MTX e LFN mostrou eficácia superior à monoterapia com qualquer um dos medicamentos. No entanto, está associado a maior risco de hepatotoxicidade: cerca de 28% dos pacientes apresentam elevação das transaminases com o tratamento combinado.[24,25]

Além do uso na AR, a LFN tem sido empregada no tratamento de outras doenças reumáticas, como AIJ, artrite psoriásica e LES, e de algumas vasculites sistêmicas.[25]

Sua eficácia e segurança na artrite psoriásica foram avaliadas em ensaio clínico randomizado duplo-cego, controlado por placebo, envolvendo 190 pacientes com a doença ativa. O MMCD em questão mostrou eficácia na melhora do envolvimento articular, do acometimento cutâneo e da funcionalidade.[28,29] Nos pacientes com AIJ, a LFN torna-se uma opção

eficaz e segura para os pacientes com contraindicações ou que não toleram o MTX.[30] Já nos pacientes com LES, estudos observacionais de série de casos mostraram benefício. Ensaios clínicos bem planejados são necessários antes de possíveis recomendações.[31]

Antimaláricos

A quinina foi isolada no século 19 e usada com êxito na lesão cutânea do lúpus eritematoso. Posteriormente, esforços foram desenvolvidos para sintetizar novos produtos menos tóxicos e que pudessem ser usados não apenas no lúpus eritematoso, mas também em outras doenças reumáticas. Os derivados 4-aminoquinolínicos – o difosfato de cloroquina (DFC) e a hidroxicloroquina (HCQ) – compreendem os compostos utilizados para esse fim. A estrutura da quinacrina, outro antimalárico ocasionalmente utilizado para o tratamento do lúpus discoide, contém a cloroquina. A hidroxicloroquina é o antimalárico de escolha, por apresentar melhor perfil de segurança.[32]

Atualmente, empregam-se os antimaláricos no tratamento de diversas doenças reumáticas, principalmente lúpus discoide, LES, síndrome de Sjögren e AR. No LES, os estudos evidenciaram ótimo perfil de segurança e efeitos benéficos na redução dos escores de atividade de doença, na redução do número de recidivas, além de melhora no prognóstico e na redução da mortalidade.[33,34] Ainda, estudos mais recentes observaram melhora do perfil lipídico e redução do risco cardiovascular e de eventos tromboembólicos.[33] Assim, os antimaláricos estão amplamente indicados nos pacientes com LES, devendo ser prescritos para todos os pacientes, exceto para aqueles que apresentarem contraindicação ao seu uso.

Em virtude de sua eficácia limitada, em comparação a outros MMCD e aos biológicos, os antimaláricos têm indicação restrita para pacientes com AR. Podem ser usados em monoterapia na artrite inicial, caso o paciente apresente atividade leve e baixo potencial erosivo, mas geralmente são empregados como terapia adjuvante, combinados com baixas doses de corticosteroides e/ou outros MMCD, como o MTX e a SSZ.[3,7]

O uso da cloroquina no tratamento da síndrome de Sjögren primária necessita de estudos mais robustos. Embora um ensaio clínico randomizado e controlado tenha falhado em demonstrar seu benefício no tratamento da dor (considerado o desfecho primário), diretrizes de diversas sociedades recomendam o seu uso como primeira linha para tratamento da artralgia de padrão inflamatório ou da sinovite associada à doença.[35-37] Os argumentos utilizados para manutenção da indicação referem-se ao fato de que outros estudos demonstraram significativa melhora das provas inflamatórias e da dor osteomuscular, além da experiência clínica e do bom perfil de segurança.[37]

Os antimaláricos são bem absorvidos pelo tubo digestivo e eliminados pelos rins e, em menor proporção, pelas fezes. Cerca de 40% são metabolizados no fígado. As concentrações teciduais são mais elevadas nas áreas pigmentadas (ricas em melanina), no fígado, no baço e nos leucócitos; depois, no sistema nervoso, no tecido gorduroso e, finalmente, nos ossos, nos tendões e nos músculos. A HCQ pode levar ao aumento do nível sérico de digoxina e da biodisponibilidade de beta-bloqueadores.[38]

Vários mecanismos de ação são descritos, incluindo estabilização de membranas lisossomais, inibição de enzimas lisossômicas, inibição da quimiotaxia e fagocitose de polimorfonucleares, interferência na liberação de prostaglandinas, IL1beta, IL-6 e TNF-alfa, inibição da interação antígeno-anticorpo e formação de imunocomplexos etc.[38]

As doses recomendadas para pacientes adultos são de 3 a 4 mg/kg/dia (dose máxima de 250 mg/dia) para o DFC e 6 mg/kg/dia (máximo de 400 mg/dia) para a HCQ. Uma recomendação recente sugere que a dose de antimaláricos seja calculada com base no peso real do paciente, e não ideal como previamente preconizado.[39] A resposta terapêutica é esperada após um período de 8 a 12 semanas de tratamento (ver Tabela 49.1).

Consideram-se os antimaláricos fármacos seguros, embora os seus efeitos colaterais possam aparecer em uma fase mais precoce ou mais tardia durante o tratamento. Em uma fase inicial, pode ocorrer erupção cutânea com aspectos diversos – morbiliforme, maculopapular, urticariforme ou liquenoide. Alterações da pigmentação da pele e do cabelo também são observadas (despigmentação), e pacientes com psoríase podem apresentar exacerbação das lesões cutâneas (ver Tabela 49.3).

Os efeitos colaterais mais tardios incluem pigmentação cinza-violácea na face anterior das pernas ou mais difusamente, o que reflete o acúmulo do antimalárico na pele. Esses medicamentos podem ainda promover fotossensibilização ou mesmo fotoproteção da pele, tendo em vista o efeito benéfico no lúpus cutâneo. Neuromiotoxicidade é rara, manifestando-se como fraqueza muscular proximal.

As complicações oculares dos antimaláricos, embora pouco frequentes nas doses preconizadas, podem evoluir de maneira assintomática ou sintomática: visão turva, dificuldade na leitura, pontos cegos na visão central e escotoma paracentral. São possíveis três tipos de alteração ocular: a) defeitos de acomodação, que aparecem com doses mais elevadas e são reversíveis; b) depósitos corneanos, também reversíveis; e c) retinopatia cloroquínica, que pode causar redução ou perda definitiva da visão, compreendendo a complicação mais temida.[38]

A dose diária da cloroquina e o tempo de uso constituem os principais fatores de risco para toxicidade retiniana. Doses abaixo de 5 mg/kg/dia de hidroxicloroquina estão associadas a risco de retinopatia de 1% nos primeiros 5 anos, 2% após 10 anos e 20% após 20 anos de uso. Doses diárias acima de 800 mg verificaram incidência de retinopatia em 2 anos de 25 a 40%.[39]

Além da dose diária, são considerados fatores de risco maiores para o desenvolvimento de toxicidade retiniana doença renal crônica, o uso concomitante de tamoxifeno e doença retiniana ou macular prévia. Idade, hepatopatia e predisposição genética são tidos como fatores de risco menores. Alguns estudos indicam que a cloroquina é potencialmente mais tóxica que a hidroxicloroquina.[39]

Apesar de a toxicidade retiniana ser irreversível, o diagnóstico precoce com a suspensão sequencial da medicação pode evitar a perda visual. Por tal motivo, a American Academy of Ophthalmology (AAO) recomenda que os pacientes em uso de antimaláricos sejam submetidos a exames oftalmológicos de rotina.[39] Deve-se realizar a primeira avaliação no 1º ano de uso, com o objetivo de identificar lesões preexistentes capazes de dificultar avaliações posteriores; nessa fase, o exame de fundo de olho é suficiente. No entanto, pacientes com alterações à fundoscopia devem realizar o campo visual automatizado e a tomografia de coerência óptica (OTC) para confirmação das alterações, avaliação da contraindicação ao uso de antimaláricos e definição de acompanhamento posterior. Pacientes utilizando as doses recomendadas, com exame de base normal e sem fatores de risco, devem repetir a avaliação oftalmológica em 5 anos e, a partir de então, anualmente. Pacientes com fatores de risco maiores precisam iniciar a avalição mais precocemente, considerando-se reavaliações mais frequentes. Os exames recomendados para avaliação sequencial são campo visual automatizado, exame subjetivo e dependente do paciente, porém com sensibilidade elevada, além de OTC de domínio espectral, exame objetivo e altamente específico (Quadro 49.1).[39]

Quadro 49.1 Recomendações para controle oftalmológico em pacientes em uso de antimaláricos.

Frequência
• Exame inicial, no 1º ano de uso • Exame anual após 5 anos de uso na ausência de fatores de risco • Exame desde o início do uso, se fatores de risco para toxicidade ocular • Intervalo pode ser anual ou menor, conforme as alterações encontradas
Exame inicial (durante o 1º ano de uso)
• Exame clínico oftalmológico (fundoscopia) • Campo visual automatizado e/ou tomografia computadorizada de coerência óptica (OCT) de domínio espectral, se maculopatia
Exames sequenciais
• Campo visual automatizado • OCT de domínio espectral
Exames não recomendados
Fundoscopia, angiografia, eletrorretinograma, tela de Amsler, visão em cores, eletro-oculograma, OCT convencional (não espectral)

Não é possível descartar o risco de teratogenicidade da HCQ e do DFC. No entanto, evidências acumuladas têm sugerido que a HCQ é segura durante a gestação e a lactação, se respeitadas as doses terapêuticas máximas.[40-42]

Sulfassalazina

A SSZ foi produzida pelo professor Nanna Svartz, em 1938, tendo sido inicialmente utilizada para tratamento da AR, acreditando-se na possível etiologia infecciosa dessa doença. Atualmente, ainda é indicada para tratamento de AR, AIJ, artrite psoriásica e artrites periféricas das espondiloartrites.[3,9,43] Em combinação com a HCQ e o MTX, constitui o tratamento combinado tríplice recomendado para pacientes com AR e atividade moderada a grave.[2,10]

Como no caso de outros MMCD, os mecanismos de ação da SSZ não são bem conhecidos e parecem exercer efeitos imunomodulatórios, como inibição da produção de prostaglandinas, de funções neutrofílicas e linfocitárias e da quimiotaxia.[3]

Após a ingestão oral, a maior parte da medicação (90%) atinge o cólon, onde sofre cisão pela ação da flora bacteriana, liberando dois metabólitos – sulfapiridina e ácido 5-aminossalicílico. A sulfapiridina é absorvida e provavelmente responsável pela ação anti-inflamatória nas doenças reumáticas.[44] O ácido 5-aminossalicílico é eliminado nas fezes e parece ser importante no tratamento das doenças inflamatórias intestinais. Os 10% restantes do fármaco são absorvidos na forma intacta e eliminados pelos rins.

A dose média utilizada é de 2 g/dia (4 comprimidos de 500 mg), podendo chegar ao máximo de 3 g/dia. Inicia-se com 500 mg, aumentando-se 500 mg na dose diária a cada semana, com o intuito de diminuir possíveis efeitos colaterais e a suspensão da medicação pela ocorrência de náuseas (ver Tabela 49.1).[45] O efeito terapêutico é esperado após 1 a 3 meses de uso.

A toxicidade é relativamente baixa, no entanto cerca de 50% dos pacientes abandonam o tratamento após 6 meses por ineficácia ou intolerância. Os efeitos colaterais mais frequentes são os gastrintestinais (náuseas, vômitos e dor abdominal). Toxicidade hepática é rara, e os efeitos gástricos amenizados por preparações de desintegração entérica. Erupção cutânea surge em 3% dos pacientes e há casos de azoospermia reversível e pneumonia por hipersensibilidade. Leucopenia reversível tem sido descrita. Deve-se fazer controle hematológico mensalmente nos primeiros 3 meses e, depois, trimestralmente. A simples redução da dose pode ser suficiente para controlar a maioria dos efeitos colaterais (ver Tabela 49.3).[38]

A SSZ está contraindicada a pacientes com histórico de hipersensibilidade a sulfas e salicilatos e indivíduos com porfiria.

Sais de ouro

Medicamentos de ação lenta mais antigos em uso na Medicina, foram introduzidos na prática clínica por Jacques Forestier, na década de 1920, para tratamento de pacientes com AR. Eles podem reduzir os sintomas constitucionais e articulares e retardar a progressão radiográfica em pacientes com AR.[3]

O modo de ação dos sais de ouro não é bem definido. *In vitro*, o ouro interfere na atividade dos fagócitos, estabiliza a membrana lisossomal, atua sobre a atividade enzimática dos lisossomos, tendo ação anti-inflamatória inespecífica, e inibe a síntese das prostaglandinas. Na sinóvia, parece diminuir o número de monócitos e macrófagos e a produção de citocinas pró-inflamatórias como IL1 e IL6 e o TNF-alfa.[46] As apresentações parenterais, de aplicação IM, cujos compostos são aurotiomalato de sódio e aurotioglicose, circulam ligadas à albumina e são eliminadas principalmente pelos rins. Os efeitos colaterais são comuns e, em geral, levam à suspensão da medicação, sendo mais frequentes as dermatites (eritema e prurido) e as estomatites. A nefropatia com proteinúria é descrita em 3 a 4% dos pacientes, podendo apresentar-se como síndrome nefrótica. A anemia aplásica e a trombocitopenia podem ser graves e tendem a ocorrer nos primeiros 6 meses de tratamento. Outras complicações mais raras já descritas são neuropatia periférica, hepatotoxicidade, pancreatite, enterocolite, paralisia de nervos cranianos e crisíase (pigmentação acinzentada da pele em áreas expostas ao sol) (ver Tabela 49.3).

Com o surgimento de outros MMCD com melhor perfil de segurança e pela dificuldade de sua aquisição, os sais de ouro não são mais indicados no tratamento dos pacientes reumatoides.[1,7,10]

Tofacitinibe

Novo imunossupressor da classe dos MMCD sintéticos, é considerado alvo específico por inibir diretamente a enzima Janus Kinase (JAK), tendo sido liberado em 2012 pela Food and Drug Association (FDA) para uso na AR.[47]

A JAK é uma enzima intracelular que faz parte do grupo das tirosinoquinases, participando, assim, de inúmeras vias de sinalização intracelular que ativam ou bloqueiam a transcrição gênica e a síntese proteica. São descritas quatro JAK diferentes: JAK1, JAK2, JAK3 e TYK2. O tofacitinibe age principalmente nas JAK1 e JAK3. Ao bloquear tais enzimas, há uma redução da produção de citocinas e outros mediadores inflamatórios, resultando em uma menor ativação, proliferação e maturação linfocitária.[48] A JAK3 interfere na síntese de IL2, IL4, IL5 e IL21, enquanto o bloqueio da JAK1 reduz a produção de interferon (INF)-gama, INF-beta, INF-alfa e de IL6.[48]

Administrado VO, na dose de 5 mg 2 vezes/dia, é indicado para o tratamento dos pacientes adultos com AR ativa, moderada a grave, que apresentaram resposta inadequada a um ou mais MMCD. Pode ser usado como monoterapia ou em combinação com MTX ou outros MMCD sintéticos.[10,47]

O tofacitinibe associado ao MTX demonstrou melhor eficácia que o uso do placebo associado ao MTX. O efeito foi similar aos biológicos quando utilizado em pacientes com AR com resposta inadequada a outros MMCD sintéticos ou biológicos.[10] Os desfechos avaliados foram ACR (American College of Rheumatology) 20 e 50, HAQ (*Health Assessment Questionnaire*) e redução ou remissão do DAS (*Disease Activity Score*) ou DAS 28 (índice de atividade de doença em 28 articulações).[10,47-49]

Não há estudos que assegurem o seu uso combinado aos biológicos, e existe o risco de tal associação aumentar a prevalência de complicações infecciosas graves.[50]

Os efeitos colaterais mais comuns da medicação são queixas gastrintestinais (4%) e eritema cutâneo (4,5%) (ver Tabela 49.3). Há risco de citopenia (5 a 10%), mas a neutropenia grave (< 1.000 células/mm^3) foi observada em apenas 0,08% dos pacientes e a linfopenia grave (< 500 células/mm^3) em 0,21%. Diante de linfopenia abaixo de 500 células/mm^3 e de neutropenia abaixo de 500 células/mm^3 ou persistente abaixo de 1.000 células/mm^3, recomenda-se a descontinuidade do tratamento. Alterações nas enzimas hepáticas também foram descritas em 5 a 10% dos pacientes, tendem a ser discretas e melhoram com a redução da dose em 50% ou com a sua suspensão. Elevação discreta de escórias renais e piora do perfil lipídico (aumento dos níveis séricos de colesterol total, colesterol LDL e HDL) também podem ocorrer (até 1% dos casos).[47,49]

Quando comparado ao placebo, o tofacitinibe aumentou o risco de infecções graves. Porém, a frequência de infecções foi semelhante à descrita em estudos com grupos de pacientes usando biológicos.[50] A tuberculose latente deve ser pesquisada e tratada por 1 mês antes do início do tratamento.[10]

Em estudos observacionais, o risco de herpes-zóster foi significativamente maior em usuários de tofacitinibe, aproximadamente o dobro em comparação ao uso de MMCD biológicos.[51]

Para monitoramento dos pacientes em tratamento com o tofacitinibe, recomenda-se solicitar hemograma e função hepática com 4 e 8 semanas do início do tratamento e, depois, a cada 3 meses. Deve-se ajustar a dose em pacientes com disfunção renal e evitar o uso em hepatopatas (ver Tabela 49.3).[49,50]

IMUNOSSUPRESSORES

A busca de fármacos que interrompessem o processo patológico em doenças autoimunes levou ao uso de algumas substâncias com esse perfil farmacológico. As medicações citotóxicas atuam no sistema imune promovendo a imunossupressão e interferindo na multiplicação celular e na biossíntese.

A ação desse grupo de medicamentos é inespecífica, de modo não seletivo, proporcionando uma diminuição global da atividade imunológica. Dessa forma, a imunodeficiência constitui um efeito colateral comum a todos esses medicamentos, com aumento do risco de infecção e diminuição da imunovigilância tumoral; por isso, deve-se fazer uma criteriosa avaliação dos riscos e benefícios antes de empregá-los.

Ciclofosfamida

Medicação alquilante, análoga da mostarda nitrogenada, é um dos mais potentes imunossupressores conhecidos. Os alquilantes são substâncias químicas capazes de substituir radicais alquila em outras moléculas, alterando consequentemente suas funções. Isso acontece com moléculas de ácidos nucleicos e proteínas. Quando o DNA de uma célula sofre a ação dos alquilantes, sua duplicação fica bloqueada, o que acaba causando morte celular.

Contrariamente às medicações citadas anteriormente, a ciclofosfamida é pouco usada na AR em virtude de seu considerável potencial tóxico e à baixa eficácia no controle da atividade articular em comparação a outros MMCD.[52] O uso da ciclofosfamida em pacientes com AR se restringe atualmente ao tratamento de manifestações extra-articulares, em especial vasculite cutânea, neuropatia periférica associada à vasculite, manifestações oculares graves e doença pulmonar intersticial.[53] A ciclofosfamida é largamente utilizada no tratamento de pacientes com manifestações autoimunes graves no LES e nas vasculites sistêmicas.[54] Além disso, outras indicações importantes do uso da ciclofosfamida são acometimento pulmonar e vasculite associada a esclerose sistêmica e dermatomiosite.[55,56]

A ciclofosfamida compreende um medicamento citotóxico para células em replicação e, também, em repouso. Seus efeitos incluem a redução do número de linfócitos T e B, com diminuição da proliferação linfocitária, e uma especial capacidade de inibir a produção de anticorpos e suprimir a resposta imune celular. Pode ser administrada via oral ou IV, resultando em concentrações plasmáticas semelhantes. É rapidamente metabolizada no fígado, de sua forma inativa a vários metabólitos inativos e ativos, via citocromo P450. A mostarda fosforamida é o seu principal metabólito ativo. O alopurinol inibe as enzimas lisossomais hepáticas, aumentando os níveis dos metabólitos da ciclofosfamida.

A meia-vida plasmática da ciclofosfamida é de 2 a 8 h, com pico atingido em aproximadamente 1 h após administração oral. Já sua eliminação e a de seus metabólitos se dão, principalmente, via renal. A maioria dos metabólitos encontrados na urina é inativa, no entanto tanto a mostarda fosforamida quanto a acroleína, responsável pela toxicidade urológica, são detectadas na urina. A hemodiálise remove até 70% do fármaco e pacientes com doença renal crônica devem ter a dose ajustada e a medicação prescrita após a sessão de hemodiálise.[54]

É administrada de duas maneiras: VO, na dose de 1,5 a 2 mg/kg/dia, ou em forma de pulsos mensais intravenosos, com menor toxicidade, em doses variáveis conforme o esquema terapêutico escolhido, a chance de efeitos colaterais (incluindo menopausa), a doença e a gravidade da manifestação clínica a ser tratada (ver Tabela 49.1). Com o objetivo de diminuir os efeitos tóxicos da acroleína na bexiga, deve-se estimular a ingestão adequada de líquidos e o esvaziamento frequente da bexiga durante o uso da medicação. Náuseas e vômitos são frequentes e exigem o uso de antieméticos. Muitas vezes, emprega-se a pulsoterapia com metilprednisolona simultaneamente na dose de 1 g/dia durante 3 a 5 dias consecutivos.

As limitações do uso decorrem de efeitos colaterais como náuseas, vômitos, alopecia, alterações hematológicas, esterilidade, cistite hemorrágica, oncogênese e, raramente, fibrose pulmonar, que podem ser minimizados com esquemas terapêuticos adequados e vigilância constante (ver Tabela 49.3).[54]

Embora a ciclofosfamida exerça mielossupressão, atingindo todas as linhagens de células, a neutropenia representa o efeito hematológico mais importante. Após uso intravenoso em pulso, o nadir da contagem de leucócitos ocorre por volta do 8º ao 14º dia e a recuperação se completa aproximadamente no 21º dia pós-administração do medicamento.[57] Tem efeito cumulativo na medula óssea e a leucopenia pode aparecer em fase mais tardia do tratamento, o que configura a necessidade de exames hematológicos regulares no monitoramento dos pacientes, para os reajustes necessários das dosagens de acordo com a tolerância. A contagem de plaquetas geralmente não é alterada com o uso em pulso. Alguns pacientes, após administração prolongada, desenvolvem hipogamaglobulinemia, que, associada à neutropenia, torna-os particularmente suscetíveis a infecções.

A cistite hemorrágica representa uma complicação séria provocada pela concentração da ciclofosfamida e seus metabólitos na urina, principalmente a acroleína, que são irritantes locais. Há casos de fibrose vesical, hemorragia persistente e câncer de bexiga. Associa-se principalmente à administração oral diária da ciclofosfamida, sendo muito menos frequente com a administração parenteral, em pulsos. As citopenias também tendem a ser mais graves e mais frequentes com a ciclofosfamida VO, já que a dose acumulada para um mesmo período é maior que com o tratamento parenteral. Por tal motivo, as indicações de ciclofosfamida oral estão cada vez mais restritas. Atualmente, é recomendada apenas para o tratamento de indução de alguns casos de vasculite associada ao ANCA. A coadministração com 2-mercaptoetanolsulfonato (mesna) IV parece diminuir a toxicidade vesical.[58,59]

Há risco, ainda, de esterilidade por inibição gonadal, por interferência no epitélio germinativo, ainda maior com o aumento da idade. Nos homens, ocorrem oligospermia e azoospermia, e, nas mulheres, oligomenorreia ou amenorreia. Em um estudo realizado no Serviço de Reumatologia do Hospital das Clínicas da Universidade Federal de Minas Gerais (HC-UFMG), entre 163 mulheres com média (desvio-padrão – DP) de idade de 38,6 (11,2) anos, 70 (42,8%) apresentavam menopausa, das quais 30 (42,9%) preenchiam critérios para menopausa precoce. O uso de ciclofosfamida foi fator de risco independente para o aparecimento de insuficiência ovariana (*dados não publicados*). Estudos recentes têm demonstrado que o uso de leuprolida, substância estimuladora da liberação de hormônio luteinizante, pode proteger a função ovariana de mulheres em uso de ciclofosfamida, considerada teratogênica e mutagênica.[59-61] Ainda, aconselhamento familiar e congelamento de óvulos e/ou embriões devem ser discutidos com as pacientes.

Por último, a ciclofosfamida predispõe o indivíduo a doenças malignas, particularmente linfomas e leucemias. A imunovigilância alterada facilitaria a oncogênese e as infecções.

Azatioprina

Antimetabólito (antagonista purínico) imunossupressor usado há muito tempo contra a rejeição de transplantes de órgãos (sobretudo o rim), é um pró-fármaco metabolizado no fígado, onde é produzida a forma ativa, 6-mercaptopurina (6-MP).

É utilizada em muitas doenças autoimunes como medicamento primário ou como poupador de corticosteroides. Atualmente, tem utilidade restrita em pacientes com AR, visto ser menos eficaz que o MTX.[62,63] É bem indicada para indivíduos com LES, doença de Behçet, dermatopolimiosite, polimiosite e vasculites sistêmicas, especialmente em esquemas de manutenção após indução com ciclofosfamida ou outro imunossupressor.[38]

A azatioprina atua bloqueando a biossíntese de adenina e guanina, e seus efeitos são mais nítidos nas células em divisão rápida, que requerem a síntese de ácidos nucleicos para a multiplicação. Tem efeitos significativos nos linfócitos T e B e nas células *natural-killer*, inibe a produção de anticorpos e apresenta potente ação anti-inflamatória.

Após administração oral, na dose de 1 a 2,5 mg/kg/dia, é rapidamente metabolizada a 6-MP, em seguida convertida a metabólitos inativos pelas enzimas tiopurinametiltransferase (TPMT) e xantina-oxidase (XO), ou metabólitos ativos pela hipoxantina-guanina-fosforribosiltransferase (Figura 49.1). Os metabólitos são eliminados via renal.

A variação na atividade da TPMT é responsável, em grande parte, pela variabilidade encontrada na eficácia e na toxicidade da azatioprina.[64,65] As atividades intermediária e baixa da TPMT, encontrada em até 11% e 0,3% da população, respectivamente, associam-se à maior frequência de efeitos colaterais graves, inclusive mielossupressão.[54-67] O bloqueio da XO pelo alopurinol pode associar-se a aumento significativo do efeito tóxico da azatioprina. Em caso de administração simultânea, a dose de azatioprina deve ser diminuída e o paciente, cuidadosamente monitorado com hemograma frequente.[68]

Os efeitos colaterais mais comuns são os gastrintestinais, incluindo náuseas e diarreia. Outros relatados abrangem pancreatite, hepatite colestática e estomatites. Parece haver aumento do risco de infecções virais e de malignidade, especialmente doenças linfoproliferativas.[38] A azatioprina é também tóxica para a medula óssea, podendo levar a leucopenia, trombocitopenia e anemia (ver Tabela 49.3).

Recomenda-se mensurar a atividade da enzima TPMT antes de iniciar o uso da azatioprina, uma vez que a baixa atividade enzimática aumenta o risco de toxicidade medular. Quando não houver disponibilidade desse exame, deve-se iniciar a azatioprina em dose baixa (25 a 50 mg/dia) e o hemograma repetido quinzenalmente enquanto a dose diária estiver sendo ajustada. Se houver boa tolerância, a dose pode ser aumentada em 0,5 mg/kg/dia a cada mês até a dose recomendada. A função hepática também precisa ser monitorada, a cada 6 a 12 semanas.[38]

Micofenolato mofetila

O micofenolato mofetila (MMF), inicialmente indicado para prevenir a rejeição em pacientes pós-transplante renal, vem sendo utilizado com frequência cada vez maior no tratamento de indivíduos com LES, especialmente naqueles com nefrite lúpica.[69] É empregado também naqueles com manifestações mucocutâneas, hematológicas, neurológicas e artrite.[55,56]

Trata-se de um antimetabólito purínico, assim como a azatioprina, derivado do fungo *Penicillium stoloniferum*. Após a administração oral, é rapidamente convertido em ácido micofenólico (MPA), seu composto ativo. O MPA interfere na síntese "de novo" das purinas por inibição da inosina monofosfato desidrogenase, especialmente a isoforma tipo 2 expressa em linfócitos ativados.[38] Dessa maneira, inibe preferencialmente a ativação e a proliferação de linfócitos ativados altamente dependentes da síntese "de novo" das purinas. Essa ação direcionada difere o MMF da azatioprina, que está associada mais frequentemente a mielotoxicidade e depleção de neutrófilos e plaquetas.[70] Outros efeitos terapêuticos do MMF parecem envolver atividade antifibrótica e antiproliferativa em células como fibroblastos, as dendríticas e as musculares lisas das paredes vasculares. Além disso, estimula a apoptose de linfócitos T ativados e inibe a expressão de moléculas de adesão.[70]

O MPA, que circula fortemente ligado às proteínas plasmáticas, é metabolizado no fígado a glucuronídeo do ácido micofenólico (MPAG), composto metabolicamente inativo, posteriormente excretado na urina. Aproximadamente 10% do MPAG é transformado novamente em MPA ativo por circulação êntero-hepática. A variação individual no metabolismo e na conversão do MPA em MPAG, e vice-versa, determina em grande parte a variabilidade das concentrações de MPA nos indivíduos e, consequentemente, seus efeitos terapêuticos e tóxicos.[38,69]

A dose terapêutica do MMF varia entre 2 e 3 g/dia em 2 tomadas (ver Tabela 49.1). As doses devem ser ajustadas em pacientes com hipoalbuminemia (pela ligação do MPA às proteínas plasmáticas) e naqueles com insuficiência renal (pela diminuição da excreção do MPAG com aumento da formação do MPA via circulação êntero-hepática).[69] Os principais efeitos colaterais são os gastrintestinais, como diarreia, náuseas, vômitos e dor abdominal (ver Tabela 49.3). Menos frequentemente, relatam-se leucopenia, anemia, trombocitopenia,

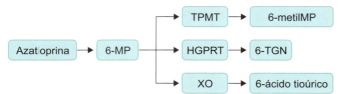

Figura 49.1 Metabolismo da azatioprina. 6-MP: 6-mercaptopurina; 6-metilMP: 6-metilmercaptopurina; 6-TGN: 6-tioguaninas nucleotídios; TPMT: tiopurina metiltransferase; HGPRT: hipoxantina-guanina-fosforribosiltransferase; XO: xantina oxidase.

pancreatite e aumento das enzimas hepáticas. É formalmente contraindicado na gravidez. Após o início da medicação, recomenda-se monitorar a função hepática e a toxicidade medular a cada 1 a 3 meses.[38]

Dados publicados nos últimos 10 anos asseguram a eficácia do MMF no tratamento de indução e manutenção da nefrite lúpica, bem como no de manifestações extrarrenais do LES. Ao contrário da ciclofosfamida, não apresenta efeito deletério sobre a fertilidade, tornando-se uma opção atraente para o tratamento de mulheres que desejem preservar a capacidade fértil, além de estar associado a um menor risco de complicações infecciosas.[71] Pela eficácia semelhante à da ciclofosfamida e pelo melhor perfil de segurança, diferentes diretrizes têm recomendado o MMF na dose de 3 g/dia como tratamento de indução de primeira linha em pacientes com nefrite lúpica classes III e IV não grave, ou seja, sem evidência de glomerulonefrite rapidamente progressiva.[38,72] O MMF também tem sido recomendado para o tratamento de manutenção da nefrite lúpica na dose de 2 g/dia.[38,72]

Inibidores da calcineurina | Ciclosporina e tacrolimo

Os inibidores da calcineurina são agentes utilizados extensamente em pacientes transplantados para controle da rejeição. Sob esse aspecto, tem provado sua eficácia ao longo dos anos, provocando uma verdadeira revolução no campo dos transplantes. Em Reumatologia, os inibidores da calcineurina, em especial a ciclosporina, são utilizados para tratamento de pacientes com doença de Behçet, especialmente com complicações oculares, dermatopolimiosite, esclerose sistêmica, artrite psoriásica, AIJ na forma sistêmica e LES.[3,38] Na AR, o seu uso é bastante limitado em razão dos eventos adversos a longo prazo e da superioridade terapêutica dos demais MMCD. Podem ser utilizados no tratamento de manifestações extra-articulares graves, como doença reumatoide do pulmão e vasculite reumatoide.[10]

Apresentam ação imunomoduladora especialmente para linfócitos T. A ciclosporina e o tacrolimo inibem, de modo diferente, a calcineurina, resultando em diminuição da produção de IL2 e outras citocinas, como IL3, IL4, IL17, TNF-alfa e o INF-gama. Além disso, parece ter um efeito antiangiogênico na sinóvia por inibição da expressão do fator de crescimento vascular endotelial (VEGF).[73]

A absorção da ciclosporina se dá de forma errática, sendo significativamente mais estável na forma de microemulsão. É amplamente distribuída no organismo, incluindo tecido adiposo, fígado, pâncreas, pulmões, rins e adrenais, baço e linfonodos. No sangue, liga-se fortemente a proteínas plasmáticas, eritrócitos e lipoproteínas. O tacrolimo parece apresentar farmacocinética semelhante. A ciclosporina e o tacrolimo apresentam meia-vida média de 8 e 35 h, respectivamente. Ambos são metabolizados no fígado por subfamílias do citocromo P450 IIIA, especialmente CYP3A4, a diversos metabólitos diferentes.[73] Dessa maneira, fármacos que inibem ou ativam o CYP3A4 interferem na sua biodisponibilidade (Quadro 49.2). O uso concomitante de digoxina consegue reduzir o clareamento da ciclosporina com risco de toxicidade. A eliminação se dá principalmente pelas fezes e, de maneira mínima, pela urina.[38]

A dose inicial recomendada da ciclosporina é de 2,5 mg/kg/dia em 2 tomadas diárias. Na psoríase, doses < 2,5 mg/kg/dia podem ser eficazes. Os acréscimos nas doses são graduais: 25% de 15 em 15 dias ou mensalmente até um máximo de 5 mg/kg/dia (4 mg/kg/dia se ciclosporina microemulsão;

Quadro 49.2 Interação medicamentosa dos fármacos inibidores da calcineurina.

Fármacos que aumentam a concentração dos inibidores da calcineurina (inibem o CYP3A4)
• Procinéticos: metoclopramida, cisaprida • Tuberculostático: isoniazida • Antibióticos: ciprofloxacino, claritromicina, eritromicina, doxicilina, inibidores da protease • Miscelânea: diclofenaco • Antifúngicos azóis: cetoconazol, itraconazol • Bloqueadores do canal de cálcio: diltiazem (somente ciclosporina), verapamil, nircadipina

Fármacos que diminuem a concentração dos inibidores da calcineurina (ativam o CYP3A4)
• Anticonvulsivantes: fenitoína, carbamazepina, fenobarbital • Tuberculostático: rifampicina • Antibiótico: naficilina • Miscelânea: glicocorticoide

ver Tabela 49.3). Durante o tratamento, se houver aumento da creatinina basal > 30% ou hipertensão arterial sistêmica descontrolada, deve-se diminuir a dose da ciclosporina em 25 a 50% e monitorar a creatinina a cada 2 semanas. Se, após duas correções de dose, a creatinina não diminuir, deve-se suspendê-la. A pressão arterial geralmente é controlada com bloqueadores do canal de cálcio e betabloqueadores, além da redução da dose da medicação.[38] A dose do tacrolimo preconizada em Reumatologia varia de 3 a 5 mg/dia, tomada em dose única diária (ver Tabela 49.1).

Os efeitos colaterais mais observados são hipertensão arterial sistêmica, edema, alteração da função renal, hipertricose e hirsutismo, cefaleia, náuseas, diarreia, hiperplasia gengival, tremor e infecções (ver Tabela 49.3). Além desses, são relatados hipertrigliceridemia (mais comum com a ciclosporina), hiperuricemia e gota, hiperglicemia e diabetes melito (mais comuns com o tacrolimo), anemia e leucopenia. A redução da dose pode atenuar alguns desses efeitos. Lesão hepática, incluindo icterícia, hepatite e falência, já foi descrita, geralmente associada a outros fatores, como infecções, outras medicações hepatotóxicas e comorbidades, além de doses mais altas de ciclosporina. Há um risco potencial de malignidade pelos efeitos imunossupressores da ciclosporina, que diminui a imunovigilância, o que possibilitaria a expansão das células malignas.

Tanto a ciclosporina quanto o tacrolimo são contraindicados em pacientes com neoplasia, hipertensão arterial sistêmica descontrolada, disfunção renal (ClCr < 60 mℓ/min) e infecções. Pode-se usá-los com cautela em pacientes com hipertensão controlada e em idosos. Deve-se evitar o uso concomitante de medicações nefrotóxicas, como os aminoglicosídeos e AINH.[38,74]

Clorambucila

Medicamento alquilante, com o mesmo mecanismo de ação de outras substâncias dessa classe, porém menos potente que a ciclofosfamida como imunossupressora.[38]

Apresenta boa biodisponibilidade após administração oral, sendo rapidamente metabolizados a mostarda do ácido fenilacético, seu metabólito ativo, e outros metabólitos menos conhecidos.[75] Sua excreção se dá via renal, sendo praticamente metabolizada e eliminada em 24 h. É administrada na dose de 0,1 a 0,2 mg/kg/dia VO (ver Tabela 49.1). Ajusta-se a dose monitorando-se as células sanguíneas, inibidas globalmente, com o objetivo de manter a contagem global de leucócitos entre 3.000 e 4.000 células/mm³ (ver Tabela 49.3). Os efeitos colaterais mais comuns do clorambucila são mielossupressão, em geral com plaquetopenia e granulocitopenia, e infertilidade masculina (azoospermia) e feminina (amenorreia). A azoospermia pode ser irreversível com dose acumulada > 400 mg, sendo a infertilidade masculina mais frequente que a feminina.[76] Com as medicações alquilantes, a possível oncogênese é sempre preocupante, com aumento da frequência de neoplasias hematológicas e cutâneas.

Atualmente, tem utilização restrita em Reumatologia.

OUTROS

Talidomida

Trata-se de uma medicação imunomoduladora, derivada do ácido glutâmico, com eficácia comprovada no tratamento das manifestações cutâneas da hanseníase, especialmente no eritema nodoso hansênico. Em Reumatologia, tem sido utilizada para tratamento de formas cutâneas do LES e úlceras orais associadas à doença de Behçet.[77,78]

Seu mecanismo de ação parece ser complexo e ainda não é completamente compreendido. Parece apresentar importante atividade anti-inflamatória, inibindo a produção de diversas citocinas, como TNF-alfa, IL6, IL8 e IL12, e aumentando a produção de tantas outras, como IL2, IL10 e INF-gama. Apresenta também atividade antiangiogênica e diminui a quimiotaxia de leucócitos, reduzindo a expressão de moléculas de adesão.[79]

Nos pacientes com lúpus e lesões cutâneas ativas, refratárias ao tratamento convencional, a talidomida, na dose de 50 mg/dia a 200 mg/dia, mostra-se eficaz.[80,81] Seus principais efeitos colaterais são teratogenicidade (focomelia, estenose duodenal, fístula esofágica, anormalidades de tubo neural, microftalmia etc.) e neuropatia periférica.[82] Deve ser indicada apenas para mulheres após a menopausa e indivíduos do sexo masculino, sabendo-se que a talidomida já foi identificada no sêmen de indivíduos após administração oral. Desse modo, o Ministério da Saúde recomenda que os homens em tratamento utilizem métodos contraceptivos enquanto estiverem com a medicação e por até 4 semanas após a sua suspensão.[82] Com o objetivo de diminuir a ocorrência de neuropatia periférica irreversível, deve-se orientar o paciente a relatar o aparecimento de sintomas parestésicos precocemente e realizar estudo eletrofisiológico regularmente.[83]

Dapsona

Sulfona sintética usada inicialmente na hanseníase e na dermatite herpetiforme, depois mostrou ter ação positiva no tratamento das lesões cutâneas do LES, especialmente no lúpus bolhoso, na paniculite lúpica, no lúpus subagudo e, possivelmente, no lúpus discoide, além das vasculites lúpicas.[77,84,85]

A dapsona é rapidamente absorvida após administração oral, atingindo a concentração sérica máxima em 2 a 8 h, com meia-vida de eliminação em torno de 20 a 30 h. Distribui-se por todos os tecidos, sendo mais retida na pele, nos músculos e, especialmente, no fígado e nos rins. É metabolizada no fígado por duas vias principais: a N-acetilação e a N-hidroxilação. A N-hidroxilação, mediada por enzimas do citocromo P450, leva à formação do metabólito hidroxilamina, responsável pela toxicidade hematológica.[86]

Seu mecanismo de ação nas doenças inflamatórias ainda não foi totalmente estabelecido. A dapsona é considerada mais eficaz nas doenças inflamatórias em que predomina infiltrado neutrofílico nos tecidos afetados, sugerindo possível atuação sobre os neutrófilos e as citocinas. Um dos mecanismos de ação propostos consiste na inibição da quimiotaxia de neutrófilos pela inibição da produção de fatores quimiotáticos (principalmente IL-8) e do bloqueio da resposta dos neutrófilos a esses fatores. A dapsona também inibe de modo reversível a atividade da mieloperoxidase dos neutrófilos e diminui a ação das enzimas lisossômicas, reduzindo a produção de radicais superóxidos, elementos importantes na lesão tecidual.[85]

A dapsona é administrada na dose de 50 a 100 mg/dia (ver Tabela 49.1), e o fator que limita o seu uso é sua toxicidade, destacando-se a hemólise e a metemoglobinemia, bastante frequentes. Tais efeitos colaterais decorrem do maior estresse oxidativo a que estão submetidas as hemácias pela presença dos metabólitos N-hidroxilados da dapsona. A oxidação das proteínas eritrocitárias promove mudanças na estrutura das hemácias, que serão, então, removidas pelo baço (hemólise extravascular). Contudo, a oxidação do íon ferroso (Fe^{+2}) a íon férrico (Fe^{+3}) leva à formação de metemoglobina, incapaz de carrear oxigênio aos tecidos. A repercussão da hemólise e da metemoglobinemia em cada indivíduo depende de diversos fatores, incluindo a concentração total de hemoglobina e a condição cardiopulmonar.[86] Deficiências de enzimas, como a glicose-6-fosfato desidrogenase, a glutationa redutase e a metemoglobina redutase, aumentam a chance desses efeitos colaterais. A dapsona apresenta ainda efeitos colaterais idiossincrásicos, como agranulocitose, alterações neurológicas e síndrome de hipersensibilidade.[86]

O monitoramento durante o tratamento com dapsona deve ser realizado incluindo hemograma completo e contagem de reticulócitos semanalmente no 1º mês, depois a cada 15 dias nos 2 meses seguintes e, a partir de então, a cada 3 meses. As funções renal e hepática deverão ser monitoradas a cada 3 meses, bem como o nível de metemoglobina pesquisado em caso de sintomas como dispneia, náuseas e taquicardia (ver Tabela 49.3).[6]

Minociclina

A descoberta de propriedades não antimicrobianas das tetraciclinas e de seus derivados, como ações anti-inflamatória, imunomodulatória e condroprotetora, levou à sua utilização em pacientes com AR. No entanto, o emprego desses medicamentos foi substituído por outros MMCD mais eficazes.

As tetraciclinas e seus derivados, em especial a minociclina, diminuem a atividade dos polimorfonucleares e dos linfócitos e inibem as metaloproteinases dos neutrófilos, macrófagos, osteoblastos, condrócitos e sinoviócitos. A atividade inibidora das metaloproteinases pode mediar a redução da reabsorção óssea.[6]

As tetraciclinas são absorvidas no trato gastrintestinal, circulam ligadas a proteínas, são metabolizadas no fígado e eliminadas nas fezes e na urina. A dose da minociclina é de 100 mg 2 vezes/dia. Sua absorção é prejudicada pelo uso de antiácidos à base de alumínio, cálcio ou magnésio e ferro.[87] Além disso, diminuem a atividade da protrombina plasmática, devendo-se observar a necessidade de diminuição da dose de anticoagulantes orais, e reduzem a eficácia dos anticoncepcionais orais.[87] Esses fármacos atravessam a placenta e podem alterar a formação óssea e promover a coloração dos dentes no feto. Já foram relatados casos de desenvolvimento de lúpus-símile em pacientes usuários crônicos de minociclina. Provas de função hepática e hemograma devem ser feitos mensalmente.

D-penicilamina

Subproduto do metabolismo da penicilina, a D-penicilamina foi utilizada no tratamento da AR e da esclerose sistêmica por mais de 40 anos como MMCD. Esse medicamento inibe as funções do linfócito T auxiliar e, agindo na interação com os linfócitos T *helper*, diminui a produção de anticorpos pelos linfócitos B.[88,89] Ainda, inibe a proliferação celular, diminuindo a formação do *pannus* na AR e, também, a produção do colágeno. É bem absorvida após ingestão oral e se liga à albumina, sendo eliminada na urina e nas fezes. A absorção pode ser prejudicada pela ingestão simultânea de íons metálicos, como ferro, alimentos e antiácidos. Após a absorção, é oxidada, levando à formação de diversos dissufitos, posteriormente eliminados na urina.[6] A dose inicial deve ser de 125 a 250 mg/dia, aumentando-se a cada 4 semanas até atingir a dose de 500 mg/dia, quando o efeito terapêutico se inicia, podendo chegar à dose máxima de 1.000 mg/dia. Os efeitos colaterais mais frequentes são gastrintestinais, principalmente náuseas e alteração do paladar, e erupções cutâneas e prurido. Os efeitos tóxicos mais graves se relacionam com os rins (glomerulonefrite por deposição de imunocomplexos), toxicidade hematológica (leucopenia, agranulocitose, trombocitopenia) e indução de doenças autoimunes (p. ex., LES, síndrome de Goodpasture, polimiosite, miastenia *gravis*, síndrome de Sjögren e pênfigo).[6] Proteinúria deve ser sempre pesquisada e, se significativa (0,5 g ou mais em 24 h), impõe a retirada do medicamento.

Em virtude da disponibilidade de medicamentos mais eficazes e do perfil de segurança desfavorável, não faz parte do arsenal terapêutico preconizado pelas principais diretrizes para o tratamento da AR, não sendo mais utilizada em Reumatologia.[1-3,38]

REFERÊNCIAS BIBLIOGRÁFICAS

1. Smolen JS et al. EULAR recommendations for the management of rheumatoid arthritis with synthetic and biological disease-modifying antirheumatic drugs. Ann Rheum Dis. 2010;69:964-75.
2. Saag KG et al. American College of Rheumatology 2008 recommendations for the use of nonbiologic and biologic disease-modifying antirheumatic drugs in rheumatoid arthritis. Arthritis Rheum. 2008;59:762-84.
3. Mota LMH et al. Consenso 2012 da Sociedade Brasileira de Reumatologia para o tratamento da artrite reumatoide. Rev Bras Reumatol. 2012;52:135-74.
4. Lukas C et al. Favorable effect of very early disease-modifying antirheumatic drug treatment on radiographic progression in early inflammatory arthritis: Data from the Étude et Suivi des polyarthrites indifférenciées récentes (study and followup of early undifferentiated polyarthritis). Arthritis Rheum. 2011; 63:1804-11.
5. O'Mahony R et al. Withdrawal of disease-modifying antirheumatic drugs in patients with rheumatoid arthritis: a systematic review and meta-analysis. Ann Rheum Dis. 2010;69:1823-6.
6. Hochberg MC et al. Methotrexate. In: Hochberg MC et al. Rheumatolgy. 6. ed. St. Louis: Mosby Elsevier; 2015. p. 443-50.
7. Hochberg MC et al. Imunossuppressive disease-modifying antirheumatic drugs. In: Hochberg MC et al. Rheumatolgy. 6. ed. St. Louis: Mosby Elsevier; 2015. p. 434-42.
8. Hashkes PJ, Laxer RM. Management of juvenile idiopathic arthritis. In: Hochberg MC et al. Rheumatolgy. 5.ed. St. Louis: Mosby Elsevier; 2011. p. 1017-27.
9. Beukelman T et al. 2011 American College of Rheumatology recommendations for the treatment of juvenile idiopathic arthritis: Initiation and safety monitoring of therapeutic agents for the treatment of arthritis and systemic features. Arthritis Care Res (Hoboken). 2011;63:465-82.
10. Brasil. Ministério da Saúde. Portaria Conjunta n. 15, de 11 de dezembro de 2017. Aprova o Protocolo Clínico e Diretrizes Terapêuticas da Artrite Reumatoide. Disponível em: http://portalarquivos2.saude.gov.br/images/pdf/2018/janeiro/04/Portaria-Conjunta-15-PCDT-da-AR-11-12-2017.pdf. Acesso em: 18/01/2019.
11. Kremer JM. Toward a better understanding of methotrexate [review]. Arthritis Rheum. 2004;50:1370-82.
12. Weinblatt ME. Toxicity of low dose methotrexate in rheumatoid arthritis. J Rheumatol. 1985;12:35-9.
13. Salliot C, van der Heijde DMFM. Long-term safety of methotrexate monotherapy in patients with rheumatoid arthritis: A systematic literature research. Ann Rheum Dis. 2009; 68:1100-4.
14. Visser K, van der Heijde DMFM. Risk and management of liver toxicity during methotrexate treatment in rheumatoid and psoriasic arthritis: a systematic review of the literature. Clin Exp Rheumatol. 2009;27:1023-31.
15. Ito S et al. Development of fulminant hepatitis b (precore variant mutant type) after the discontinuation of low-dose methotrexate therapy in a rheumatoid arthritis patient. Arthritis Rheum. 2001;44:339-42.
16. Lateef O et al. Methotrexate pulmonary toxicity. Expert Opin Drug Saf. 2005;4:723-30.
17. Saravanan V, Kelly CA. Reducing the risk of methotrexate pneumonitis in rheumatoid arthritis. Rheumatology. 2004;43:143-7.
18. Dawson JK et al. Investigation of the chronic pulmonary effects of low-dose oral methotrexate in patients with rheumatoid arthritis: a prospective study incorporating HRCT scanning and pulmonary function tests. Rheumatology. 2002;41:262-7.
19. Khadadah ME et al. Effect of methotrexate on pulmonary function in patients with rheumatoid arthritis: a prospective study. Rheumatol Int. 2002;22:204-7.
20. Kim DS. Intersticial lung disease in rheumatoid arthritis: recent advances. Curr Opin Pulm Med. 2006;12:346-53.
21. Sakthiswary R, Suresh E. Methotrexate in systemic lupus erythematosus: a systematic review of its efficacy. Lupus. 2014; 23:225-35.
22. Pinto P, Dougados M. Leflunomide in clinical practice. Acta Reumatol Port. 2006;31:215-24.
23. Behrens F et al H. Update 2011: leflunomide in rheumatoid arthritis: strengthes and weaknesses. Curr Opin Rheumatol. 2011;23:282-7.
24. Alcorn N et al. Benefit-risk assessment of leflunomide. An apprasial of leflunomide in rheumatoid arthritis 10 years after licensing. Drug Saf. 2009;32:1123-34.
25. Hochberg MC et al. Leflunomide. In: Hochberg MC et al. Rheumatolgy. 6.ed. St. Louis: Mosby Elsevier; 2015. p. 451-8.
26. Singer O, Gibofsky A. Methotrexate versus leflunomide in rheumatoid arthritis: What is new in 2011? Curr Opin Rheumatol. 2011;23:288-92.
27. Keen HI et al. Safety evaluation of leflunomide in rheumatoid arthritis. Expert Opin Drug Saf. 2013;12:581-8.
28. Kaltwasser JP et al. Efficacy and safety of leflunomide in the treatment of psoriatic arthritis and psoriasis: a multinational, double-blind, randomized, placebo-controlled trial. Arthritis Rheum. 2004;50:1939-50.
29. Lubrano E, Scarpa R. Psoriatic arthritis: treatment strategies using anti-inflammatory drugs and classical DMARDs. Reumatismo. 2012;64:107-12.
30. Alcântara AC et al. A long term prospective real-life experience with leflunomide in juvenile idiopathic arthritis. J Rheumatol. 2014;41:338-44.
31. Guo-Cui Wu et al. Leflunomide: friend or foe for systemic lupus erythematosus? Rheumatol Int. 2013;33:273-6.

32. Sisó A et al. Previous antimalarial therapy in patients diagnosed with lupus nephritis: influence on outcomes and survival. Lupus. 2008;17:281-8.

33. Alarcón GS et al. Effect of hydroxychloroquine on the survival of patients with systemic lupus erythematosus: data from LUMINA, a multiethnic US cohort (LUMINA L). Ann Rheum Dis. 2007;66:1168-72.

34. Pons-Estel GJ et al. Lupus in Latin-American patients: lessons from the GLADEL cohort. Lupus. 2015;24:536-45.

35. Gottenberg JE et al. Effects of hydroxychloroquine on symptomatic improvement in primary Sjögren syndrome: the JOQUER randomized clinical trial. JAMA. 2014;312:249-58.

36. Vivino FB et al. New treatment guidelines for Sjögren's disease. Rheum Dis Clin North Am. 2016;42:531-51.

37. Carsons SE et al. Treatment guidelines for rheumatologic and systemic manifestations of Sjögren's: use of biologics, management of fatigue and inflammatory musculoskeletal pain. Arthritis Care Res. 2017:517-27.

38. Hochberg MC et al. Imunossupressives: cyclosporine, cyclophosphamide, azathioprine mycophenolate mofetil. In: Hochberg MC et al. Rheumatolgy. 6.ed. St. Louis: Mosby Elsevier; 2015. p. 459-67.

39. Michael F et al. Recommendations on Screening for Chloroquine and Hydroxycloroquine Retinopathy (2016 Revision). American Academic of Ophtalmology Statement. Ophthalmology. 2016;123:1386-94.

40. Costedoat-Chalumeau N et al. Safety of hydroxicloroquine in pregnat patients with connective tissue disease: review of the literature. Autoimmun Rev. 2005;4:111-5.

41. Østensen M et al. Anti-inflammatory and immunosuppressive drugs and reproduction. Arthritis Res Ther. 2006;8:209-25.

42. Levy RA. O Uso de drogas anti-reumáticas na gravidez. Rev Bras Reumatol. 2006;45:124-33.

43. Gossec L et al. European League Against Rheumatism recommendations for management of psoriatic arthritis with pharmacological therapies. Ann Rheum Dis. 2012;71:4-12.

44. Braun J et al. 2010 update of the ASAS/EULAR recommendations for the management of ankylosing spondylitis. Ann Rheum Dis. 2011;70:896-904.

45. McConkey B et al. Sulphasalazine in rheumatoid arthritis. BMJ. 1980;280:442.

46. Stuhlmeier KM. The anti-rheumatic gold salt aurothiomalate suppresses interleukin-1beta-induced hyaluronan accumulation by blocking HAS1 transcription and by acting as a COX-2 transcriptional repressor. J Biol Chem. 2007;282:2250-8.

47. Ying He et al. Efficacy and safety of tofacitinib in the treatment of rheumatoid arthritis: a systematic review and meta-analysis. BMC Musculoskeletal Disorders. 2013;14:298.

48. Hochberg MC et al. Kinase inhibition: a new therapeutic principle in rheumatology. In: Hochberg MC et al. Rheumatolgy. 6. ed. St. Louis: Mosby Elsevier; 2015. p. 418.

49. Singh JA et al. Biologic or tofacitinib monotherapy for rheumatoid arthritis in people with traditional disease-modifying anti-rheumatic drug (DMARD) failure: a Cochrane Systematic Review and network meta-analysis (NMA). Cochrane Database Syst Rev. 2016;11:CD012437.

50. Strand V et al. Systematic review and meta-analysis of serious infections with tofacitinib and biologic disease-modifying anti-rheumatic drug treatment in rheumatoid arthritis clinical trial. Arthritis Res Ther. 2015;17:362.

51. Curtis JR et al. Real-world comparative risks of herpes virus infections in tofacitinib and biologic-trated patients with rheumatoid arthritis. Ann Rheum Dis. 2016;75:1843-7.

52. Gaffney K, Scott DG. Azathioprine and cyclophosphamide in the treatment of rheumatoid arthritis. Br J Rheumatol. 1998; 37:824-36.

53. Turesson C. Extra-articular rheumatoid arthritis. Curr Opin Rheumatol. 2013;25:360-6.

54. Hochberg MC et al. Systemic lupus erytematosus: treatment renal involvement. In: Hochberg MC et al. Rheumatolgy. 6.ed. Mosby Elsevier; 2015. p. 1112-26.

55. Oddis CV. Idiopathic inflammatory myopathy: Management and prognosis. Rheum Dis Clin North Am. 2002;28:979-1001.

56. Hoyles RK et al. A multicenter, prospective, randomized, double-blind, placebo-controlled trial of corticosteroids and intravenous cyclophosphamide followed by oral azathioprine for the treatment of pulmonary fibrosis in scleroderma. Arthritis Rheum. 2006;54:3962-70.

57. Fraiser LH et al. Cyclophosphamide toxicity. Characterising and avoiding the problem. Drugs. 1991;42:781-95.

58. Harper L et al. Pulse versus daily oral cyclophosphamide for induction of remission in ANCA-associated vasculitis: long-term follow-up. Ann Rheum Dis. 2012;71:955-60.

59. Ehlrich RM et al. The use of sodium 2-mercaptoethane sulfonate to prevent cyclophosphamide cystitis. J Urol. 1984;131:960-2.

60. Cigni A et al. Hormonal strategies for fertility preservation in patients receiving cyclophosphamide to treat glomerulonephritis: A nonrandomized trial and review of the literature. Amer J Kidney Disease. 2008;52:887-96.

61. Somers EC et al. Use of a gonadotropin-releasing hormone analog for protection against premature ovarian failure during cyclophosphamide therapy in women with severe lupus. Arthritis Rheum. 2005;52:2761-7.

62. Jeurissen ME et al. Influence of MTX and azathioprine on radiologic progression in rheumatoid arthritis. A randomized, double-blind study. Ann Intern Med. 1991;114:999-1004.

63. Wilkens RF et al. Comparison of azathioprine, methotrexate, and the combination of both in the treatment of rheumatoid arthritis. A controlled clinical trial. Arthritis Rheum. 1992;35:849-56.

64. Corominas H et al. Is thiopurine methyltransferase genetic polymorphism a major factor for withdrawal of azathioprine in RA patients? Rheumatology. 2003;42:40-5.

65. Escousse A et al. Azathioprine-induced pancytopenias in homozygous thiopurine methyltranferase-deficient renal transplant recipients: a family study. Transplant Proc. 1995;27:1739-42.

66. Black AJ et al. Thiopurine methyltransferase genotype predicts therapy-limiting severe toxicity from azathioprine. Ann Intern Med. 1998;129:716-8.

67. Stolk JN et al. Reduced thiopurine methyltransferase activity and development of side effects of azathioprine treatment in patients with rheumatoid arthritis. Arthritis Rheum. 1998;41:1858-66.

68. Gearry RB et al. Azathioprine and allopurinol: a two-edged interaction. J Gastroenterol Hepatol. 2010;25:653-5.

69. Dall'Era M. Mycophenolate mofetil in the treatment of systemic lupus erythematosus. Curr Opin Rheumatol. 2011;23:454-8.

70. Morath C et al. Antifibrotic actions of mycophenolic acid. Clin Transplant. 2006;20:25-9.

71. Hahn BH et al. American College of Rheumatology Guidelines for Screening, Treatment and Management of Lupus Nephritis. Arthritis Car Res. 2012;64:797-808.

72. Henderson LK et al. Induction and maintenance treatment of proliferative lupus nephritis: a meta-analysis of randomized controlled trials. Am J Kidney Dis. 2013;61:74-87.

73. Kitahara K, Kawai S. Cyclosporine and tacrolimus for the treatment of rheumatoid arthritis. Curr Opn Rheumatol. 2007; 19:238-45.

74. Ptodronski RJ et al. Clinical pharmacokinetics of cyclosporin. Clin Pharmacokin. 1986;22:107-32.

75. Loos U et al. Comparative pharmacokinetics of chlorambucil and prednimustine after oral administration. Oncology. 1991;48:334-42.

76. Chapman RM, Sutcliffe SB. Protection of ovarian function by oral contraceptives in women receiving chemotherapy for Hodgkin's disease. Blood. 1981;58:849-51.

77. Chang AY, Werth VP. Treatment of cutaneous lupus. Curr Rheumatol Rep. 2011;13:300-7.

73. Gul A. Standard and novel therapeutic approaches to Behçet's disease. Drugs. 2007;67:2013-22.

79. Maruotti N et al. Thalidomide in treatment of connective diseases and vasculities. Reumatismo. 2006;58:187-90.

80. Coelho A et al. Long-term thalidomide use in refractory cutaneous lesions in systemic lupus erythematosus: a 65 series of Brazilian patients. Lupus. 2005;14:434-9.

81. Borba EF et al. Consenso de Lúpus Eritematoso Sistêmico. Rev Bras Reumatol. 2008;48:196-207.

82. Melling KM. The saga of thalidomide: neuropathy to embryopathy, with case reports of congenital anomalies. N Engl J Med. 1962;267:1184-92.

83. Teo SK et al. Thalidomide is distributed into human semen after oral dosing. Drug Metab Dispos. 2001;29:1355-7.

84. Devauchelle-Pensec V et al. Epidemiology, imaging and treatment of giant cell arteritis. Joint Bone Spine. 2008;75:267-72.

85. Lin P, Liang G. Behçet disease: Recommendation for clinical management of mucocutaneous lesions. J Clin Rheumatol. 2006; 12:282-6.

86. Sago J, Hall III RP. Dapsone. Dermatologic Therapy. 2002; 15:340-51.

87. Jung H et al. The influence of coffee with milk and tea with milk on the bioavailability of tetracycline. Biopharmaceut Drug Dispos. 1997;18:459-63.

88. Medsger Jr. TA et al. D-penicillamine in systemic sclerosis? Yes! Scand J Rheumatol. 2001;30:192-4.

89. Lewins EG et al. Penicillamine-induced immunosuppression: in vitro studies of inhibition of immunoglobulin synthesis. J Rheumatol. 1982;9:677-84.

Medicamentos Imunobiológicos

Renê D. R. de Oliveira • Paulo Louzada Junior

INTRODUÇÃO

Medicamentos biológicos são aqueles obtidos por meio de processos biológicos, ou seja, produzidos a partir de células (procariontes ou eucariontes) mantidas vivas e multiplicadas em culturas, nas quais se introduziu um material genético específico (Engenharia Genética). A chave para a produção desses medicamentos reside na escolha de um ou mais genes que serão inseridos no genoma celular em posição específica, levando à produção de grandes quantidades da proteína desejada.

Já os medicamentos imunobiológicos compreendem aqueles obtidos a partir de seres vivos e cujo mecanismo de ação envolve principalmente efeitos sobre componentes do sistema imune – células (na maioria das vezes moléculas da membrana celular) ou citocinas (livres ou ligadas a membranas). Trata-se de moléculas de grande peso molecular, podendo ser imunoglobulinas, receptores acoplados a porções de imunoglobulinas ou proteínas ligantes de receptores. No caso das imunoglobulinas, a molécula final ativa nem sempre é completamente humana, sendo na maioria das vezes um híbrido humano-murino.

Esse é o conceito surgido na década de 1990, quando as técnicas de biologia celular e molecular possibilitaram produzir e expandir clones e controlar a maquinaria celular para a produção de proteínas. Embora não tenham recebido tal designação, diversos medicamentos anteriores a essas técnicas poderiam ser chamados de biológicos, como alguns hormônios de origem animal e as imunoglobulinas utilizadas em soroterapia para envenenamentos ou doenças infecciosas, estas últimas usadas há aproximadamente 100 anos. Sob esse mesmo ponto de vista, a imunologia clínica foi uma das primeiras a lançar mão de uma medicação biológica, as imunoglobulinas, ainda na década de 1950, para tratamento das imunodeficiências humorais e, posteriormente, a partir da década de 1980, das doenças autoimunes.

CLASSIFICAÇÃO DOS IMUNOBIOLÓGICOS

Os imunobiológicos podem ser classificados de acordo com a estrutura molecular e a origem do DNA recombinante.

Anticorpos monoclonais

Derivados de um único clone de células B maduras, fazem parte, por esse motivo, da classe IgG e apresentam altas afinidade e especificidade pelo antígeno. Os antígenos podem ser citocinas, receptores ou outras proteínas de superfície celular. Essa classe de imunobiológicos é a maior em número de representantes, classificados de acordo com a natureza híbrida da molécula final:

- Quiméricos: as porções Fab dessas moléculas têm origem murina, sendo o restante de origem humana; recebem o sufixo "ximabe" em seus nomes
- Humanizados: moléculas de origem humana, exceto por algumas sequências de aminoácidos de origem murina nas porções Fab, as quais representam os sítios de ligação com o antígeno; recebem o sufixo "zumabe"
- Humanos: moléculas completamente humanas; recebem o sufixo "umabe".

Proteínas fusionadas

Consistem, na maioria, em um fragmento Fc de uma IgG e sua "dobradiça", a que são ligadas proteínas de interesse – receptores de citocinas ou proteínas de ligação a moléculas de superfície celular. Recebem o sufixo "cepte".

Antagonistas de receptores

Trata-se de proteínas humanas antagonistas naturais de receptores, obtidas por engenharia genética e produzidas com mínimas modificações estruturais, a maior parte com o intuito de aumentar a estabilidade e possibilitar a formulação para uso clínico. Não têm terminação específica. A mais conhecida é chamada anakinra, um antagonista do receptor de interleucina-1 (IL1).

Além disso, os imunobiológicos podem ser classificados pelo mecanismo de ação, ou seja, de acordo com a citocina ou a célula a qual se direcionam.[1] Para a prática clínica, essa é a classificação de maior utilidade (serão consideradas as medicações já em uso e aquelas que tenham pelo menos estudo fase II com resultados publicados):[2-6]

Bloqueadores do fator de necrose tumoral

Após ser produzido, o bloqueador do fator de necrose tumoral (TNF) é liberado da célula (solúvel) ou ancorado na membrana plasmática (transmembrana) em diversos tipos celulares, não apenas em células do sistema imune. Seus receptores 1 e 2, respectivamente p55 e p75, são encontrados na membrana celular de uma variedade ainda maior de células. O reconhecimento do papel do excesso de TNF na sinóvia dos pacientes com artrite reumatoide (AR) foi decisivo para a tentativa de bloqueá-lo como opção terapêutica.

Posteriormente, com os avanços no entendimento da fisiopatologia de outras doenças autoimunes, reconheceu-se que muitas delas compartilham dos efeitos do excesso de TNF. Assim, atualmente os bloqueadores do TNF, também chamados de anti-TNF, são ainda utilizados para o tratamento de doenças inflamatórias intestinais, espondiloartrites, psoríase e artrite idiopática juvenil. Disponíveis desde o fim da década de 1990, já foram ou são utilizados por centenas de milhares de pacientes em todo o mundo com as mais diversas doenças reumáticas. Esses dois fatos contribuem para que consistam em medicações bastante conhecidas com relação a interações medicamentosas e eventos adversos. Os membros dessa classe são infliximabe, etanercepte, adalimumame, golimumabe e certolizumabe.

Bloqueadores da interleucina-1

Descrita inicialmente muitas décadas atrás, hoje a interleucina-1 é reconhecida como membro de uma superfamília de 11 moléculas. Células apresentadoras de antígenos e fibroblastos compreendem as principais fontes dessas citocinas. Contudo, são dois os membros da família que mais interessam aqui – IL1-beta e IL1-*Ra* (*Ra*, do inglês, antagonista do receptor) –, o primeiro por constituir uma das citocinas envolvidas na patogênese da AR e da artrite idiopática juvenil (AIJ), entre outras, e o segundo por ser um antagonista natural do receptor de IL1 (que tem três ligantes: IL1-alfa, IL1-beta e IL1-*Ra*).

O racional acerca do desenvolvimento de um bloqueador da IL1 se assemelha àquele para os bloqueadores do TNF, pois a IL1-beta, assim como a interleucina-6 (IL6), é encontrada em elevados níveis no soro, no líquido sinovial e na sinóvia de pacientes com AR e AIJ. Também chamados de anti-IL1, seu primeiro representante, o anakinra, é contemporâneo aos primeiros anti-TNF. Não teve boa aceitação em diversos países por algumas razões, como: posologia menos favorável com aplicação subcutânea diária e eficácia menor que a dos anti-TNF em comparações indiretas (ou seja, a partir de diferentes estudos com cada medicação, nos quais nem o desenho nem o desfecho focaram a comparação entre biológicos).

A segunda medicação disponível para uso clínico é o canaquinumabe, anticorpo monoclonal contra IL1-beta, aprovado para casos de síndromes febris periódicas autoinflamatórias e AIJ sistêmica.

Terapia anticélula B

Os autoanticorpos desempenham importante papel na lesão tecidual em diversas doenças reumáticas autoimunes, com destaque para AR, lúpus eritematoso sistêmico (LES), síndrome de Sjögren (SS) e vasculites. Assim, eliminar os linfócitos B maduros produtores dos autoanticorpos pareceu uma boa possibilidade terapêutica, o que se confirmou nos primeiros estudos, novamente em pacientes com AR. A terapia anticélula B consiste em anticorpos monoclonais contra marcadores de superfície de linfócitos B. Os principais alvos dessa classe são as moléculas 20 e 22 do *cluster of differentiation* (CD20 e CD22).

Acredita-se que alguns mecanismos estejam envolvidos na depleção dos linfócitos B: citotoxicidade dependente de complemento, citotoxicidade celular dependente de anticorpo e indução de apoptose. Os anticorpos monoclonais anti-CD20 são rituximabe, ocrelizumabe e ofatumumabe; o epratuzumabe é o único anti-CD22 na Reumatologia até o momento.

Modulador da coestimulação de célula T

A maturação dos linfócitos T e o consequente surgimento de imunidade específica dependem primeiro do reconhecimento, por parte do receptor de célula T, do peptídeo apresentado na molécula do complexo principal de histocompatibilidade. Uma vez reconhecido o peptídeo, um segundo sinal é essencial para desencadear os mecanismos que levarão à maturação, sem os quais a resposta imune será insuficiente e menos específica. Esse processo, chamado de coestimulação, pode ser desempenhado por alguns diferentes pares de moléculas que, estando algumas nas células apresentadoras de antígenos e outras nos linfócitos T, podem se formar e iniciar o processo. A mais estudada até o momento é a coestimulação por CD28 (célula T) ligado a CD80 ou CD86 (célula apresentadora de antígeno). Por questões de homeostase, as células T apresentam um mecanismo próprio de controle negativo da coestimulação, qual seja a produção de quantidades crescentes da molécula de membrana CTLA-4, um ligante de CD80/86 com efeito inibitório. Com base nesse mecanismo fisiológico, moléculas fusionadas de CTLA-4 e Fc de IgG1 foram criadas, sendo o abatacepte o representante da classe na Reumatologia. Essa terapia é chamada de moduladora da coestimulação de célula T.

Bloqueadores da interleucina-6

Produzida principalmente por linfócitos, monócitos, fibroblastos, osteoblastos e células endoteliais, a IL6 age por ligação ao seu receptor, IL6R, nas formas livre ou em ligação à membrana plasmática. A presença do IL-6R na maioria dos tecidos é responsável pela adjetivação "pleiotrópica" dada à IL6, referindo-se aos efeitos sistêmicos desta, a principal responsável por elevação sérica das proteínas de fase aguda, leucocitose e anemia de doença crônica e astenia nos pacientes com doenças autoimunes. Tem sido por muitos considerada uma citocina central na lesão articular, justificando o desenvolvimento de moléculas que bloqueiam seu efeito para tratamento das doenças autoimunes. A terapia anti-IL6 é representada por tocilizumabe, sirukumabe e sarilumabe.

Anti-RANK/RANK-L (*receptor activator of nuclear factor kappa-B/ligand*)

Presente como molécula de superfície em osteoblastos ou secretado por estes, o RANK-L tem como uma de suas funções a ligação com RANK, molécula existente nos precursores dos osteoclastos e que, quando ligada, é responsável pela diferenciação destes, levando ao surgimento das células multinucleadas maduras e bastante eficientes para reabsorção da matriz óssea.

Com base nesse conhecimento, desenvolveu-se o primeiro biológico para o tratamento da osteoporose. Se for levado em consideração que os osteoclastos derivam de precursores medulares do sistema imune, pode-se também chamá-lo de imunobiológico, justificando sua inclusão neste capítulo. O denosumabe[7,8] é o representante dessa classe, compreendendo um anticorpo monoclonal humano contra o RANK-L.

Anti-BLyS

O BLyS (*B lymphocyte stimulator*), também conhecido como BAFF (*B-cell activating factor*), é uma citocina da família do TNF, produzido principalmente por células apresentadoras de antígeno, com duas formas possíveis – transmembrana e solúvel. Liga-se a três receptores específicos nos linfócitos B, tornando-se importante para diferenciação, sobrevivência, proliferação e indução dessas células por células T, além de promover a mudança de classe das imunoglobulinas. Acredita-se que elevados níveis de BLyS estejam envolvidos na quebra da tolerância imunológica ao contribuírem para a sobrevivência de células B autorreativas destinadas à apoptose, tendo sido detectados em soros de indivíduos com AR, LES e SS. O primeiro representante dessa classe é o belimumabe, um anticorpo monoclonal humano contra a forma solúvel do BLyS.

Anti-IL 12/23

As interleucinas 12 e 23 (IL12/23) compartilham uma subunidade, chamada p40, e são produzidas por macrófagos e células dendríticas. A IL12 tem a função de estimular a produção de interferon-gama por células NK (*natural killer*) e linfócitos T, além de promover a citotoxicidade mediada por células e a resposta Th1 (*Thelper-1*). A IL23 é importante para a manutenção e a proliferação de células Th17 (*Thelper-17*), levando-as à produção de IL6 e IL17, além de estimular macrófagos a produzirem IL1, IL6 e TNF. A presença de respostas Th1 e Th17 faz parte da fisiopatologia da psoríase, doença na qual o bloqueio dessas duas citocinas foi testado pela primeira vez. A medicação em questão é chamada ustequinumabe, um anticorpo monoclonal humano contra a subunidade p40.

Anti-IL17

Produzida por linfócitos que passaram a ser chamados de Th17, a interleucina-17 (IL17) integra uma importante família de citocinas com efeitos pró-inflamatórios, resultando na produção de diversas outras citocinas e quimocinas, especialmente TNF, IL1-beta, IL6, IL8 e CCL-2. A IL17-alfa é a mais estudada, referida na maior parte dos textos quando tratam sobre a IL17. A IL17-alfa tem papel fisiopatológico reconhecido na AR, na psoríase e nas espondiloartrites. O bloqueador de IL17-alfa disponível para uso clínico é o secuquinumabe, um anticorpo monoclonal humano, indicado para psoríase em placa, artrite psoriásica e espondilite anquilosante.

QUEM DEVE RECEBER TERAPIA IMUNOBIOLÓGICA

Não há apenas uma resposta para essa pergunta, nem a mais correta. As indicações para tratamento com imunobiológicos mudam constantemente e as indicações das diversas sociedades de reumatologia mundo afora são norteadas por conhecimentos científicos e adaptadas às realidades socioeconômicas de cada região. Este capítulo procurou ter como base os textos dos consensos brasileiros e, na falta destes, os internacionais.

Artrite reumatoide

As recomendações da Sociedade Brasileira de Reumatologia para tratamento farmacológico da AR, de 2017[9], trazem os imunobiológicos como segunda linha de tratamento, após falha (seja por ausência de resposta, seja por toxicidade) de dois esquemas com medicamentos modificadores do curso da doença (MMCD) sintéticos. Então, quando houver a necessidade de um imunobiológico, recomenda-se fortemente a manutenção concomitante de um MMCD sintético, visto que ele aumenta a eficácia do tratamento, além de reduzir o potencial imunogênico da terapia, um dos pontos-chave quando há falha secundária. Na experiência dos autores, são raríssimas as situações em que é impossível usar um MMCD sintético e o imunobiológico prescrito como monoterapia. Entre as classes de imunobiológicos possíveis para a segunda linha, estão

os anti-TNF, o abatacepte ou o tocilizumabe. Uma alternativa, ainda na segunda linha, seria o uso de molécula sintética alvo-específica, o tofacitinibe, também em associação com MMCD sintético.

Na falha da terapia de segunda linha, a terapia de terceira linha consiste na troca do imunobiológico (mantendo ou substituindo o MMCD sintético) por outro imunobiológico, que pode ser um segundo anti-TNF, o abatacepte, o tocilizumabe, o rituximabe ou o tofacitinibe. Se a falha persistir, os esquemas subsequentes devem seguir a mesma regra da terceira linha.

Não há superioridade de eficácia entre os imunobiológicos[10], sem preferência, portanto, *a priori*. A ausência de biomarcadores de resposta confiáveis para aplicação clínica impossibilita a elaboração de textos consensuais para guiar a escolha. Apesar disso, é aceitável considerar alguns parâmetros clínicos e laboratoriais na tomada de decisão, em uma associação entre risco e benefício: exposição potencial (passada ou futura) ao *M. tuberculosis* ou outra micobactéria; existência de próteses articulares; imunossupressão prévia ao tratamento para AR (em especial casos de imunodeficiência comum variável); anemia de doença crônica, leucocitose, plaquetose e caquexia; positividade de fator reumatoide e anti-CCP; doença pulmonar, associada ou não à AR; desejo de gestação e lactação; necessidade de adaptação do tratamento ao estilo de vida do paciente; e impossibilidade do paciente em relação a acondicionamento adequado e aplicação não supervisionada. Os motivos para citar esses parâmetros, se não óbvios, serão apresentados ao longo do texto.

Foi considerado um período mínimo de 3 meses de uso de qualquer uma dessas terapias antes de avaliar a eficácia e considerar a troca, tendo em mente, principalmente para os bloqueadores do TNF e o abatacepte, que a resposta clínica pode surgir dentro de 6 meses.

Espondiloartrites

O uso de imunobiológicos nas espondiloartrites resulta de seu relativo na AR, sendo os anti-TNF (infliximabe, etanercepte, adalimumabe, golimumabe e certolizumabe) os primeiros aprovados para uso clínico, seguidos de ustequinumabe e secuquinumabe.

Faz-se o tratamento medicamentoso[11] de primeira linha para todos os acometimentos musculoesqueléticos com anti-inflamatórios não esteroides (AINE), habitualmente dois ciclos com diferentes medicações, nas dosagens mais elevadas preconizadas permitidas pelas condições clínicas do paciente, cada ciclo por pelo menos 2 semanas (um período mínimo combinado de 4 semanas). A partir de então, se o acometimento for apenas articular ou periarticular sem entesite, deve-se iniciar tratamentos com MMCD não biológicos por um período de 3 a 6 meses. Caso haja falha ou estejam acometidos o esqueleto axial e/ou as ênteses, iniciar a terapia bloqueadora do TNF. Não é obrigatório o uso concomitante de MMCD não biológico, qualquer que seja a manifestação da espondiloartrite. O tempo mínimo para avaliar a eficácia terapêutica é de 3 meses, valendo também a ressalva de que em alguns casos a resposta virá em até 6 meses.

As avaliações de resposta, sempre que possível, devem ser guiadas por ferramentas clínicas e exames laboratoriais adequados. Se houver falha do tratamento de uma espondiloartrite axial, está indicado um novo bloqueador do TNF ou o secuquinumabe, sequencialmente, se persistir a atividade da doença. Orientação semelhante deve ser seguida em relação ao acometimento periférico isolado das espondiloartrites, com a ressalva da possibilidade do uso do ustequinumabe nos casos de artrite psoriásica.[12] Não há superioridade de qualquer dos bloqueadores aprovados até o momento, exceto para algumas manifestações extra-articulares específicas, como as intestinais, quando o etanercepte não é indicado.

Merece discussão o estágio da doença axial quando da indicação do tratamento. Sabe-se que o benefício é maior quanto mais precocemente iniciado o bloqueio do TNF, por isso a recomendação de início da terapia biológica, quando necessária, nos casos de espondiloartrite não radiográfica. Quando da indicação da terapia em indivíduo com doença avançada, deve-se considerar aspectos como dor de ritmo inflamatório, rigidez (dos movimentos que ainda existirem), fadiga e elevação de provas de atividade inflamatória.

Artrite idiopática juvenil

Pelo fato de o termo "artrite idiopática juvenil" (AIJ) englobar um grande número de entidades clínicas, cada uma com suas peculiaridades de tratamento, foge ao objetivo descrever os tratamentos (normalmente corticosteroides intra-articulares ou sistêmicos, AINE e MMCD) a serem instituídos antes do uso da terapia imunobiológica. Serão apresentadas as opções disponíveis no caso de essas terapias falharem.[13,14]

Três bloqueadores do TNF – infliximabe, etanercepte e adalimumabe – são indicados para as formas oligoarticulares estendidas, poliarticulares soronegativa e soropositiva, artrite relacionada com a entesite, artrite psoriásica e espondilite anquilosante juvenil – nesta última, semelhantemente ao que ocorre nos adultos, sem a necessidade de tratamento prévio com MMCD. Há uma tendência a evitar o uso do etanercepte nos casos de uveíte crônica, pois estudos mostraram menor eficácia nessa condição. Um período mínimo de 4 meses de uso é indicado antes de avaliar a eficácia. Na falha do primeiro bloqueador do TNF, outros podem ser indicados para os casos de artrite relacionada com a entesite, artrite psoriásica ou espondilite anquilosante juvenil. Para casos de oligoartrite ou poliartrite, pode-se usar, além dos outros bloqueadores do TNF, tocilizumabe ou abatacepte. O emprego concomitante de MMDC não biológicos não é obrigatório, embora preferido pela maioria.

Nos casos de AIJ na forma sistêmica, os imunobiológicos a considerar são tocilizumabe e canaquinumabe, podendo-se usá-los já na falha dos corticosteroides. Caso a poliartrite compreenda a manifestação clínica predominante de um indivíduo com AIJ sistêmica, os bloqueadores do TNF podem também servir como primeira terapia imunobiológica.

Embora consensos e opiniões de especialistas proponham o infliximabe como opção para AIJ, a indústria responsável pelo medicamento não o indica por não ter apresentado eficácia em estudo clínico controlado. A bula do medicamento mostra a possibilidade de uso a partir de 6 anos de idade para doença inflamatória intestinal. As idades mínimas para adoção dos demais medicamentos no Brasil são 2 anos para tocilizumabe e canaquinumabe, 4 anos para etanercepte, 6 anos para abatacepte e 13 anos para adalimumabe.

Lúpus eritematoso sistêmico

O belimumabe tem sido indicado como adjuvante[15] nos casos de manifestações cutâneas e/ou articulares do LES, em atividade e refratários ao uso de hidroxicloroquina e mais dois tratamentos imunossupressores.[16] Além de melhora das lesões cutâneas e da artrite, a medicação reduz a fadiga e a necessidade de doses elevadas de glicocorticoide, bem como a frequência de reativação da doença. Não é recomendado para indivíduos com acometimentos renal, hematológico e de sistema nervoso central. Em relação aos exames laboratoriais, a maioria dos estudos mostra elevação dos níveis séricos de complemento e redução dos níveis séricos de anti-DNA.

Osteoporose

O denosumabe é indicado para o tratamento da osteoporose pós-menopausa[17], da osteoporose em homens e da osteoporose induzida por glicocorticoide[18] em ambos os sexos. Pode ser usado na falha dos bisfosfonatos ou em situações específicas, como intolerância (ou incapacidade do uso correto) ao bisfosfonato ou perda de função renal, pacientes com grande dependência ou em casos nos quais se prefere a comodidade de usar uma medicação subcutânea 2 vezes ao ano.

Vasculites de pequenos vasos

O rituximabe está indicado como terapia de indução[19] para as formas generalizadas de granulomatose com poliangiite e poliangiite microscópica, em especial nas formas graves com possibilidade de lesão irreversível de órgãos ou ameaça à vida. A medicação mostrou não inferioridade à indução de remissão com cilcofosfamida e constitui alternativa nas situações em que o agente alquilante é contraindicado ou resultou ineficaz, ou, ainda, nos casos em que houver recidiva.

RECOMENDAÇÕES PRÉ-TERAPIA

Pesquisa de infecções latentes

Desde o início, a maior preocupação em relação aos efeitos colaterais dos imunobiológicos, em especial os bloqueadores do TNF, foi a ocorrência de infecções oportunistas[20], com destaque para a tuberculose, pois o TNF constitui uma molécula-chave para a manutenção da viabilidade das células do granuloma. Embora os pacientes com doenças autoimunes, seja pela doença, seja pelas terapias imunossupressoras que recebem, tenham maior incidência de infecções que a população normal, o número de casos de tuberculose aumentou com o uso dessas medicações. Além disso, algumas infecções latentes virais podem se manifestar; por isso, são recomendadas precauções pré-terapia, listada a seguir.

Pesquisa sorológica para os vírus B e C da hepatite e HIV

Com relação ao HIV, a qualidade dos estudos disponíveis é baixa, sem possibilitar conclusões definitivas, mas apenas a assertiva de que, em casos em que a infecção esteja controlada e os benefícios sejam evidentes, se pode usar essas medicações. Na maioria desses relatos, os pacientes tinham a infecção pelo HIV[21] controlada e foram tratados com bloqueadores do TNF, sem piora do controle dessa enfermidade.

Com relação à infecção pelo vírus B da hepatite, os bloqueadores do TNF podem induzir reativação do HBV, pois o TNF-alfa, como o interferon-alfa/gama, ativa a via antiviral endógena (APOBEC). Assim, o uso de anti-TNF pode inibir essa via e induzir a replicação viral. Em relação ao rituximabe, é possível haver reativação do HBV, pois a célula B participa do processo de supressão da replicação do HBV, bem como o rituximabe reduz a formação de anticorpos neutralizantes, essenciais para o *clearance* do HBV.[22]

Para indivíduos HBsAg-negativos e anti-HBc-positivo, há estudos mostrando segurança do uso de bloqueadores do TNF; um menor número de pacientes nessa condição foi exposto aos demais imunobiológicos, embora a impressão também seja de uso seguro. Deve-se fazer uma ressalva ao rituximabe, em grande parte pela experiência de reativação da hepatite B quando do seu uso em doenças hematológicas. Contudo, pacientes HBsAg-positivos devem ser considerados elegíveis para receber quimioprofilaxia antiviral concomitante à terapia imunossupressora. A profilaxia antiviral deve ser mantida por até 2 anos após a última infusão do rituximabe.

Os relatos de uso de bloqueadores do TNF em pacientes com hepatite C são ainda mais raros, mas nas dezenas de casos em que aconteceu sugere-se sua segurança, com base no monitoramento da carga viral e das enzimas hepáticas. Entre os bloqueadores de TNF-alfa, empregar preferencialmente receptores solúveis do TNF. Apesar de o rituximabe ser utilizado para tratamento de crioglobulinemia associada ao HCV[23], há relato de reativação viral (um caso). Tratamento imunossupressor está contraindicado em pacientes com hepatite C e que apresentam descompensação hepática (CHILD B ou C).[24] É essencial o acompanhamento conjunto do infectologista e do hepatologista em todas essas ocasiões.

Pesquisa de tuberculose latente[25,26]

A questão essencial, embora muitas vezes negligenciada, em relação à tuberculose consiste no inquérito sobre a condição de contactante, que se refere a toda pessoa que convive com um doente de tuberculose, coabitando ou compartilhando ambientes durante o trabalho ou o lazer. Convivência significa exposição prolongada.

Caso o indivíduo seja contactante, o uso dos bloqueadores do TNF está contraindicado. Para os não contactantes, devem ser realizadas radiografia simples de tórax nas incidências posteroanterior e perfil e prova tuberculínica (PPD). Caso a radiografia mostre sinais de infecção prévia, encaminhar o paciente ao tisiologista; caso a radiografia seja normal e a leitura da prova tuberculínica ≥ 5 mm, o paciente deverá receber quimioprofilaxia com isoniazida 300 mg/dia em dose única, por 6 meses; e, caso a radiografia seja normal e a prova tuberculínica < 5 mm, o paciente pode iniciar a terapia imunobiológica.

Embora não se tenha observado aumento na incidência de tuberculose com os imunobiológicos não bloqueadores do TNF, a pesquisa de tuberculose latente vem sendo indicada para todos eles; e, de fato, na maioria das vezes, essas medicações não serão liberadas sem a realização dessa pesquisa. Infelizmente, há casos de falso-negativo na prova tuberculínica, nos quais normalmente a tuberculose se desenvolve nos primeiros 6 (no máximo até 12) meses de terapia. Casos da doença após esse período são considerados infecção recente. Diversos trabalhos internacionais e nacionais mostraram que a frequência de prova tuberculínica positiva em pacientes com doenças reumáticas autoimunes é significativamente menor que a da população geral, explicando em parte a ocorrência dos falso-negativos. Nos casos em que a quimioprofilaxia foi indicada, pode-se iniciar a terapia com imunobiológico após 30 dias do início desse tratamento. O histórico de tuberculose tratada e curada não impede o uso dos bloqueadores do TNF, além de não impedir que o indivíduo volte a receber essas medicações após o tratamento da tuberculose desenvolvida durante o uso destas, embora pareça razoável trocar a classe de imunobiológico se a doença reumática permitir.

Por fim, não se deve esquecer as doenças endêmicas no país, como hanseníase, esquistossomose, estrongiloidíase e leishmaniose, as quais muitas vezes simulam doenças reumáticas e podem ter seu curso clínico piorado pelos imunobiológicos se não diagnosticadas e tratadas antes da terapia.

Vacinação

As recomendações sobre vacinação para pacientes que receberão terapia imunobiológica são as mesmas para qualquer paciente reumático que faz ou fará uso de terapia imunossupressora[27], ou seja, as vacinas recomendadas pelo Ministério da Saúde, com algumas poucas ressalvas. Antes de iniciar o imunobiológico, deve-se checar o estado vacinal do paciente e, caso não esteja atualizado, é preferível que ele receba o maior número possível de vacinas antes de começar a terapia (pelo menos 10 a 14 dias), para garantir que terão maior eficácia.

As vacinas com vírus vivos atenuados podem ser recebidas normalmente, desde que o paciente ainda não se encontre sob terapia imunossupressora – sobre esse ponto, não há consenso, mas algumas colocações foram feitas pela European League Against Rheumatism (EULAR): dose de prednisona ou equivalente < 20 mg/dia, de MTX < 0,4 mg/kg/semana e de azatioprina < 3 mg/kg/dia.[28] O uso de bloqueador do TNF e de tocilizumabe não contraindica a vacinação (que não seja com vírus vivo), mas o uso de rituximabe levaria à ineficácia desta. Não há consenso sobre a diminuição da eficácia das vacinas em pacientes que estejam recebendo abatacepte. Dose adicional de BCG é contraindicada nos pacientes que receberão imunossupressão.

As vacinas contra influenza sazonal e influenza H1N1 devem ser atualizadas anualmente, enquanto pacientes asplênicos ou hiposplênicos precisam receber as vacinas pneumocócica 23-valente, contra *H. influenza* tipo b e meningocócica C. Além disso, pelo alto risco de desenvolverem herpes-zóster e condilomatose, devem ser aconselhados a receber as vacinas contra herpes-zóster e contra HPV (principalmente meninas e mulheres jovens). Considerar a vacinação contra hepatites A e B em indivíduos de risco.

Local e equipe adequados para tratamento

Para as medicações de uso subcutâneo, a primeira aplicação, no mínimo, deve ser feita por equipe de enfermagem capacitada para o uso de imunobiológicos. Os pacientes devem ser encorajados a manter tal auxílio até se sentirem totalmente confortáveis com a aplicação domiciliar. Alguns deles devem receber a medicação supervisionada durante todo o tratamento e, se este for feito em hospital público, muitas vezes a medicação deve ser acondicionada nesse local. Os cuidados com transporte e armazenamento no lar são essenciais para manter a eficácia e reduzir a chance de eventos adversos infusionais. Procurar não esquecer que muitos dos pacientes do sistema público de saúde não dispõem de geladeira e essas medicações devem ser armazenadas à temperatura entre 2 e 8°C.

Para as medicações de uso IV, exigem-se cuidados de ambiente hospitalar, com equipe de enfermagem e médico disponível para atender a uma situação de emergência, além de fonte de oxigênio puro e equipamentos que possibilitem manejo de via respiratórias e reanimação cardiopulmonar. O local deve também dispor de bombas para infusão medicamentosa contínua e poltronas. As normas da vigilância sanitária devem ser seguidas e reavaliadas anualmente.

Após a primeira aplicação de imunobiológico, solicita-se ao paciente que permaneça por pelo menos 1 h sob observação da equipe de saúde.

Insuficiência cardíaca

Os bloqueadores do TNF são contraindicados naqueles indivíduos com a doença em classes funcionais III e IV. Como esses casos são sintomáticos e apresentam sinais detectáveis durante o exame físico geral, a investigação com exames subsidiários fica restrita a eles, não se tornando necessária a investigação nos pacientes sem sintomas ou sinais. A observação inicial de aumento da incidência de insuficiência cardíaca associada ao uso dos bloqueadores do TNF não se confirmou[29] nos estudos da década de 2010.

IMUNOBIOLÓGICOS EM USO NO BRASIL

A seguir, serão apresentadas algumas características de cada um dos imunobiológicos disponíveis para uso no Brasil. A Tabela 50.1 traz informações sobre mecanismos de ação, estudos para comercialização, eventos adversos relacionados com a aplicação, a apresentação e as vias de aplicação e as indicações aprovadas. Questões de maior interesse prático e que

merecem comparação entre as medicações, como eficácia e eventos adversos durante a terapia, serão abordadas de maneira comparativa adiante.

Usos *off-label*

O uso *off-label* de medicamentos refere-se àquele diferente do aprovado pelas agências regulatórias [no caso brasileiro, a Agência Nacional de Vigilância Sanitária (Anvisa)] e que, por consequência, não consta nas bulas. Essa prática sempre existiu e pode ser muito bem empregada se embasada por profundos conhecimentos sobre os mecanismos de ação da medicação e da fisiopatologia da doença em questão, já que estudos com um grande número de pacientes não são possíveis para todas as doenças.

O termo tem merecido destaque recentemente por dois motivos: um deles, geral, refere-se à tendência em praticar Medicina estritamente baseada em evidência; e o outro, específico, de algumas áreas da Medicina, pelo rápido avanço

Tabela 50.1 Imunobiológicos disponíveis no Brasil.

Nome (ano de aprovação internacional)	Estrutura molecular e mecanismo de ação	Meia-vida em dias	Desfechos primários em estudos clínicos	Principais eventos adversos infusionais	Apresentação e via de aplicação	Indicações aprovadas e dosagens
Infliximabe (1998)	Anticorpo monoclonal quimérico IgG1 contra as formas solúvel e transmembrana do TNF	9	• AR: ACR20 e sS-vdH, na falha de MTX • EA: ASAS20 • AP: ACR20 e sS-vdH	Muito comuns: prurido, mal-estar inespecífico, cefaleia, urticária, calafrios e febre Menos comuns: hipotensão ou hipertensão arteriais, dispneia e dor torácica, anafilaxia e convulsões. Os eventos adversos infusionais levam à descontinuidade do tratamento em até 5% dos casos	Liofilizado, frascos com 100 mg; uso IV, diluído em 250 mℓ de NaCl 0,9%, infusão em 2 h	• AR: 3 a 5 mg/kg/dose com doses nos tempos 0, 2 e 6 semanas, depois de 8/8 semanas • EA e AP: 5 a 10 mg/kg/dose, nos tempos 0, 2 e 6 semanas, depois 6/6 ou 8/8 semanas
Etanercepte (1998)	Forma dimérica do receptor p75 do TNF fusionado à porção Fc de IgG1, liga-se ao TNF solúvel e transmembrana	4,3	• AR: ACR20 e sS, na falha de MTX • EA: ASAS20 • AP: ACR20 e sSmod • AIJ: ACR pediátrico 30	As reações no local de aplicação foram leves a moderadas, sendo as principais: eritema, prurido, edema e dor Outros eventos foram urticária e angioedema. Anafilaxia foi rara	Solução em seringa com 50 mg; uso subcutâneo	• AR, EA, AP e AIJ poliarticular com peso ≥ 62,5 kg: 50 mg/semana • AIJ poliarticular com peso < 62,5 kg: 0,8 mg/kg/semana
Adalimumabe (2002)	Anticorpo monoclonal humano IgG1 contra o TNF solúvel	14	• AR: ACR20 e sS, na falha de MTX • EA: ASAS20 • AP: ACR20 e sSmod • AIJ: ACR pediátrico 30	Cefaleia, eritema e prurido difusos, lombalgia e urticária. Anafilaxia foi rara. As reações no local de aplicação foram leves a moderadas (eritema, prurido, edema e dor)	Solução em seringa com 40 mg; uso subcutâneo	• AR, EA, APs e AIJ poliarticular com peso ≥ 30 kg: 40 mg/14 dias • AIJ poliarticular com peso < 30 kg: 20 mg/14 dias
Certolizumabe (2009)	Porção Fab peguilhada de anticorpo monoclonal humanizado IgG1 contra o TNF solúvel e transmembrana	14	• AR: ACR20 e sSmod, na falha de MTX • EA: ASAS20 • AP: ACR20	Mal-estar, eritema e prurido difusos, cefaleia, febre, urticária e angioedema. Anafilaxia foi rara. Eritema, dor, prurido e edema ocorreram no local de aplicação, sendo de leve a moderados e raramente interrompendo a medicação	Solução em seringa com 200 mg; uso subcutâneo	• AR, EA e AP: 400 mg nos tempos 0, 2 e 4 semanas, depois 400 mg 4/4 semanas ou 200 mg 2/2 semanas
Golimumabe (2009)	Anticorpo monoclonal humano IgG1 contra o TNF solúvel e transmembrana	12	• AR: ACR20 ou ACR50, na falha de MTX • EA: ASAS20 • APs: ACR20	Eritema e prurido difusos, cefaleia, urticária e angioedema. Anafilaxia foi rara. Eritema, dor, prurido e edema ocorreram no local de aplicação, sendo de leve a moderados e raramente interrompendo a medicação	Solução em caneta aplicadora com 50 mg; uso subcutâneo	AR, EA e APs: 50 mg 4/4 semanas

(*continua*)

Tabela 50.1 (Continuação) Imunobiológicos disponíveis no Brasil.

Nome (ano de aprovação internacional)	Estrutura molecular e mecanismo de ação	Meia-vida em dias	Desfechos primários em estudos clínicos	Principais eventos adversos infusionais	Apresentação e via de aplicação	Indicações aprovadas e dosagens
Rituximabe (2006)	Anticorpo monoclonal quimérico IgG1 contra a molécula CD20	21	• AR: ACR20 e sSmod, na falha de MTX • GPA e PAM: escore de atividade de vasculite • de Birmingham para granulomatose de Wegener (BVAS/WG)	Urticária, angioedema, prurido e eritema difusos, cefaleia, dispepsia e náuseas, dor lombar, febre e calafrios foram comuns. Anafilaxia, hipotensão ou hipertensão arteriais, dispneia, infarto do miocárdio e arritmias ventriculares foram menos comuns	Solução em frascos com 100 e 500 mg; uso IV, diluído em NaCl 0,9% de modo a ter concentração de 1 mg/ml. Iniciar com 50 mg/h, podendo dobrar a velocidade a cada 30 min até 400 mg/h	• AR: 1.000 mg/dose, 2 doses com intervalo de 2 semanas; repetir a cada 6 meses. Antitérmico, anti-histamínico e metilprednisolona 100 mg antes de cada infusão • GPA e PAM: 375 mg/m²/semana por 4 semanas ou 1.000 mg/dose, 2 doses com intervalo de 2 semanas; repetir a cada 6 meses
Abatacepte (2005)	Molécula CTLA-4 fusionada à porção FC de IgG1, liga-se à molécula CD80/86	13	• AR: ACR20 ou ACR50 e sSmod, na falha de MTX e de bloqueador do TNF • AIJ: ACR pediátrico 30	Urticária, dispneia, tontura, hipotensão ou hipertensão arteriais, tosse e prurido. Reações anafiláticas ou anafilactoides foram raras	Liofilizado em frasco com 250 mg; uso IV, diluído em volume final de 100 ml de NaCl 0,9% para infusão em 30 min com equipo próprio. Solução em seringa com 125 mg; uso subcutâneo	• Uso IV: em todos os casos, doses nos tempos 0, 2 e 4 semanas, depois de 4/4 semanas • AR: 500 mg/dose, se peso ≤ 60 kg, 750 mg se peso > 60 e ≤ 100 kg e 1.000 mg se peso > 100 kg • AIJ poliarticular: 10 mg/kg até 75 kg; acima de 75 kg seguir posologia do adulto; uso subcutâneo • AR: 125 mg/semana, com ou sem uma dose IV no 1º dia da aplicação
Tocilizumabe (2010)	Anticorpo monoclonal humanizado IgG1 contra o receptor da IL-6	13	• AR: ACR20, na falha de MTX e de bloqueador do TNF; sSmod na falha de MTX • AIJ: ACR pediátrico 30 com resolução da febre	Dispneia, tosse, hipertensão arterial sistêmica, cefaleia, urticária, prurido e eritema difusos. Anafilaxia foi rara	Solução em frasco-ampola com 80 ou 200 mg para uso IV após rediluição em NaCl 0,9% para volume final de 50 ml, se criança com < 30 kg ou 100 ml para os demais, a serem infundidos em 1 h	• AR: 8 mg/kg/dose 4/4 semanas • AIJ sistêmica: infusões 2/2 semanas com dose de acordo com o peso: se < 30 kg, 12 mg/kg/dose; se ≥ 30 kg, 8 mg/kg/dose
Denosumabe (2010)	Anticorpo monoclonal humano IgG2 contra o ligante do RANK	24,5	• Osteoporose: incidência de nova fratura vertebral à radiografia	Hiperemia e edema no local, urticária, edema e hiperemia em face	Solução em seringa com 60 mg; uso subcutâneo	• Osteoporose após a menopausa, em homens e induzida por glicocorticoide: 60 mg 6/6 meses
Ustequinumabe (2013)	Anticorpo monoclonal humano IgG1 contra a subunidade p40 comum a IL12 e IL23	21	• AP: ACR20	Edema, hiperemia, dor e prurido no local; urticária foi incomum	Solução em seringa com 45 ou 90 mg; uso subcutâneo	• AP: 45 mg nos tempos 0 e 4 semanas, depois 12/12 semanas. Pacientes com mais de 100 kg podem usar 90 mg por dose
Belimumabe (2013)	Anticorpo monoclonal humano IgG1 contra a forma solúvel do BLyS	19	• LES: SLEDAI, BILAG	Mal-estar e diarreia são frequentes. Febre, urticária e angioedema são menos frequentes. Anafilaxia foi rara	Liofilizado em frascos com 120 e 400 mg; uso IV, diluído em volume final de 250 ml de NaCl 0,9% para infusão em 60 min	• LES: 10 mg/kg/dose nos tempos 0, 2 e 4 semanas, depois 4/4 semanas

(continua)

Tabela 50.1 (*Continuação*) Imunobiológicos disponíveis no Brasil.

Nome (ano de aprovação internacional)	Estrutura molecular e mecanismo de ação	Meia-vida em dias	Desfechos primários em estudos clínicos	Principais eventos adversos infusionais	Apresentação e via de aplicação	Indicações aprovadas e dosagens
Secuquinumabe (2015)	Anticorpo monoclonal humano IgG1 contra a IL17a	27	• EA: ASAS20 • AP: ACR20	Urticária foi frequente. Anafilaxia foi rara. Eritema, dor, prurido e edema podem ocorrer no local de aplicação	Solução em caneta preenchida com 150 mg; uso subcutâneo	• EA e AP: 150 mg nos tempos 0, 1, 2, 3 e 4 semanas, depois 4/4 semanas. A dose é dobrada quando da concomitância de psoríase em placas
Canaquinumabe (2016)	Anticorpo monoclonal humano IgG1 contra IL-1beta	Variável	• AIJ: ACR pediátrico 30	Eritema, prurido e edema no local de aplicação foram frequentes. Mialgia e artralgia frequentes	Pó em frasco-ampola com 150 mg; uso subcutâneo	• AIJ: (peso corpóreo ≥ 7,5 kg) 4 mg/kg (até o máximo de 300 mg), 4/4 semanas

AR: artrite reumatoide; EA: espondilite anquilosante; AP: artrite psoriásica; AIJ: artrite idiopática juvenil; GPA: granulomatose com poliangiite; PAM: poliangiite microscópica; ACR20: American College of Rheumatology Score 20; ACR50: American College of Rheumatology Score 50; ASAS20: Assess Spondyloarthritis to International Society Score 20; sS: Score Sharpy; sSmod: *Score Sharpy* modificado; sS-vdH: *Score Sharpy* modificado por van der Heijde; RANK: *receptor activator of nuclear factor kappa-B*; BLyS: *B Lymphocyte Stimulator*.

tecnológico e crescente aumento no custo das terapias. Infelizmente, não é incomum em Reumatologia haver pacientes em que as terapias convencionais falham, justificando a tentativa de uso das novas medicações, se embasadas por conhecimento científico adequado. Para algumas situações, já se dispõe de estudos com um número reduzido de pacientes e relatos de casos, citados a seguir.

Miopatias inflamatórias idiopáticas

Após o tratamento habitual com corticosteroides e MMCD (incluindo ciclosporina e ciclofosfamida), pode-se tentar a terapia com rituximabe. Há vários relatos de casos de melhora da força muscular e redução dos níveis séricos de enzimas musculares, mas apenas um estudo clínico controlado por placebo[30] envolvendo adultos e crianças com miosite inflamatória mostrou melhora de parâmetros clínicos e laboratoriais, com redução da dose necessária de corticosteroide. Os pacientes não haviam tido resposta com a terapia-padrão de corticosteroide e pelo menos uma MMDC ou imunoglobulina. Foram realizadas 2 infusões separadas por 1 semana, com dose por infusão de 575 mg/m² em crianças com área da superfície corporal menor ou igual a 1,5 m² e 750 mg/m², com dose máxima de 1 g, em adultos e crianças com área de superfície corporal maior que 1,5 m².

Lúpus eritematoso sistêmico

Diversos estudos clínicos controlados com rituximabe em pacientes com LES falharam em mostrar eficácia, na presença e na ausência de acometimento renal, embora tenha havido redução significativa dos níveis séricos de autoanticorpos.[31,32]

O registro britânico BILAG-BR mostrou que a eficácia da medicação em um cenário de vida real pode ser superior àquela encontrada nos estudos clínicos controlados: ao final do estudo, dos quase 200 pacientes [30% com manifestações renais e 7% com manifestações de sistema nervoso central (SNC) e que haviam falhado ao usar hidroxicloroquina e pelo menos dois MMCD], 50% mostraram melhora no BILAG ou SLEDAI-2 k.

Estudos observacionais retrospectivos do uso da medicação em algumas dezenas de pacientes com lúpus neuropsiquiátrico mostraram elevada taxa de resolução dessas manifestações.[33] Há alguns relatos de experiência semelhante com o uso de rituximabe para as citopenias autoimunes no LES, principalmente anemia hemolítica autoimune e plaquetopenia refratárias.[34] Foi considerada a dose de 375 mg/m² por semana, 2 a 4 semanas consecutivas, associada a minipulsos de ciclofosfamida (250 a 500 mg) com metilprednisolona (100 mg) em cada infusão. Recomenda-se o uso de prednisona 0,5 mg/kg/dia entre as doses das medicações, com retirada progressiva posterior.

Vasculites sistêmicas

Os primeiros estudos retrospectivos que avaliaram o uso de tocilizumabe em casos refratários de arterite de células gigantes[35] mostraram seu potencial para indução e manutenção de remissão. Um estudo clínico controlado está em andamento, comparando a eficácia da medicação contra placebo, em associação a glicocorticoide. Dados preliminares com uso de tocilizumabe 162 mg SC a cada 1 ou 2 semanas apontam para remissão sustentada em 52 a 56% dos pacientes, contra 14% do placebo.

Séries de casos e estudos retrospectivos sugerem um papel para o rituximabe no controle de outras vasculites de pequenos vasos (não associadas ao ANCA), como granulomatose eosinofílica com poliangiite, púrpura de Henoch-Schönlein e vasculite crioglobulinêmica relacionada com o vírus C da hepatite. Os esquemas de dosagem e número de infusões variam muito, e o tratamento concomitante do vírus C (PEG-INF-alfa e ribavirina) também não foi consensual.[36]

Em pacientes com doença de Behçet, os bloqueadores do TNF (infliximabe e adalimumabe, associados ou não a metotrexato, ciclosporina ou ciclofosfamida) foram avaliados retrospectivamente em séries de casos, mostrando-se opções seguras e eficazes nos casos refratários, com destaque para o bom efeito sobre as manifestações oculares.[37,38] Há relatos também do uso com sucesso de anakinra e canaquinumabe, mas com um número mais reduzido de pacientes.

Síndrome de Sjögren

Os bloqueadores do TNF mostraram não ter benefício na síndrome de Sjögren, o contrário do que foi relatado inicialmente em séries de casos tratados com rituximabe, sobretudo quando usado para manifestações extraglandulares da doença (articulares, neurológicas periféricas e hematológicas). Na maioria dos casos, utilizaram-se duas doses de 375 mg/m² de superfície corporal com intervalo de 1 semana. Alguns estudos clínicos controlados foram conduzidos comparando o efeito da medicação contra placebo. Os resultados foram heterogêneos, mostrando melhora mais frequente de fadiga, dor articular e, algumas vezes, de fluxo salivar, de modo que a importância do rituximabe no tratamento da síndrome de Sjögren ainda deverá ser determinada.[39]

Policondrite recidivante

Poucas dezenas de casos foram relatadas até o momento sobre o uso de imunobiológicos para tratamento de policondrite recidivante. O infliximabe contribui para a maioria dos tratamentos, seguido de outros bloqueadores do TNF e tocilizumabe. Os resultados variam desde nenhuma resposta até remissão prolongada, passando por casos de recaída no 1º ano de uso.[40]

Sarcoidose

Os bloqueadores do TNF têm sido associados à terapia habitual para sarcoidose (corticosteroides e MTX) refratária em diversas séries de casos, com relatos de sucesso em quadros cutâneos, oculares, neurológicos e pulmonares.[41] O infliximabe foi a medicação usada na maioria dos trabalhos, com doses variando de 5 a 7,5 mg/kg, nos intervalos habituais. Usou-se adalimumabe na dose de 40 mg a cada 2 semanas.

Uveítes não infecciosas

Após falha do tratamento com glicocorticoide tópico e/ou sistêmico e imunossupressores não biológicos (ciclosporina, metotrexato, azatioprina, micofenolato ou tacrolimo), há indicação de terapia imunobiológica para as uveítes não infecciosas.[42] Adalimumabe e infliximabe constituem os de melhor resposta, nas doses habituais para tratamento das espondiloartrites. O etanercepte não é eficaz para uveíte.

Esclerose sistêmica

O rituximabe foi testado para manifestações cutâneas e pulmonares da esclerose sistêmica, em estudo aberto[43] com algumas dezenas de pacientes, comparado com terapia convencional (azatioprina, metotrexato ou micofenolato). Houve diferença significativa, em favor do rituximabe, para função pulmonar e espessamento cutâneo durante os 2 anos de observação. O esquema usado foi de 375 mg/m²/sem, por 4 semanas, repetido a cada 6 meses.

RECOMENDAÇÕES DURANTE A TERAPIA

Muitas das recomendações para monitoramento da terapia seguem aquelas da terapia com MMCD não biológicos. Os exames de rotina são os mesmos, com algumas peculiaridades.

A hepatotoxicidade é incomum com os imunobiológicos e raramente promove a descontinuidade da terapia, embora haja ressalva em relação ao tocilizumabe, antes e durante a terapia, como pode ser visto na Tabela 50.2. Nos estudos, houve diferença significativa com relação ao placebo para nível de elevação enzimática de 1 a 3 vezes o limite superior da normalidade. Também é possível ver na Tabela 50.2 recomendações sobre as séries leucocitária e plaquetária. Citopenias são muito raras com os demais imunobiológicos, bem como a elevação dos lipídios séricos, outro problema comum com o tocilizumabe e que deve ser tratado de acordo com as recomendações para dislipidemia.

Sugere-se a dosagem de imunoglobulinas séricas antes da primeira infusão de rituximabe, já que não é incomum que as doenças autoimunes apresentem hipogamaglobulinemia, mesmo que variável, casos nos quais a depleção das células B poderia aumentar consideravelmente o risco de infecções. Hipogamaglobulinemia não contraindica a terapia, mas compreende um sinal de que esse paciente deve ser seguido com mais cuidados, podendo-se até mesmo discutir antibioticoprofilaxia para algumas infecções. Com o estabelecimento de intervalo entre aplicações de 6 meses, é válida a repetição da dosagem antes de cada ciclo, já que a recuperação linfocitária pode ocorrer mais tardiamente em alguns indivíduos. Não parece necessária a quantificação de células B, por ser mais cara e menos acessível na prática clínica. Nos casos em que houver dosagem sérica de IgG < 0,5 g/dℓ e complicações infecciosas recorrentes, avaliar a reposição de IgG na dose de 0,2 a 0,5 mg/kg a cada 3 ou 4 semanas. Na persistência de infecções recorrentes e hipogamaglobulinemia, avaliar a interrupção do tratamento.

No início da terapia com bloqueadores do TNF, era comum a realização pré-tratamento e semestralmente dos exames de anticorpos antinucleares (ANA) e anti-DNA, com a indicação de suspensão da terapia em alguns casos com resultados positivos após exames iniciais negativos. Posteriormente, observou-se que poucos pacientes com exames positivos durante a terapia desenvolviam lúpus induzido e que, nos casos em que isso acontecia, era regra a resolução do quadro com a suspensão da medicação. Atualmente, esses exames estão indicados quando da suspeita da ocorrência de lúpus induzido.

Em relação ao secuquinumabe, há ressalva para seu uso em pacientes com doença de Crohn ativa, já que houve casos de piora da doença inflamatória intestinal.[44] Não há consenso sobre a necessidade de repetir a pesquisa de tuberculose latente, mas a realização anual de radiografia de tórax parece razoável. Sobre a repetição da prova tuberculínica, alguns estudos mostram taxa de positivação do PPD entre 13 e 29% durante a terapia biológica.[45,46] Ainda não está claro o significado da positivação, pois pode significar efeito *booster*. Também é discutível a necessidade de tratamento para tuberculose latente nessa situação.

Tabela 50.2 Orientações sobre eventos adversos da terapia com tocilizumabe.			
Orientações	Neutrófilos/mm³	Plaquetas/mm³	Transaminases
Não iniciar	< 2.000	< 100.000	> 1,5 × LSN
Reduzir dose temporariamente para 4 mg/kg	> 1.000	100.000 a 150.000	1 a 3 × LSN
Suspender até recuperação	500 a 1.000	50.000 a 100.000	3 a 5 LSN
Interromper o uso	< 500	< 50.000	3 a 5 LSN não recuperado ou > 5 × LSN

LSN: limite superior da normalidade.

O intervalo entre consultas deve ser de 1 e 3 meses, orientando-se o paciente a evitar contato com pacientes portadores de tuberculose e sobre os vários sinais de processos infecciosos, quando se interrompe a terapia e se procura atendimento médico. Recomenda-se que o reumatologista que segue regularmente o paciente seja o médico a avaliá-lo a cada intercorrência, pois a terapia imunobiológica tem diversas nuances que fogem ao conhecimento do generalista. A cada intercorrência infecciosa, a terapia deve ser suspensa e reintroduzida somente após o término do tratamento daquela. Recorrência de processos infecciosos ou um número de infecções que comprometa a qualidade de vida ou impossibilite a continuidade da terapia representam motivos para a troca de classe do imunobiológico.

Alguns cuidados gerais são úteis para evitar algumas infecções já relatadas em pacientes em uso de imunobiológico, como listeriose, legionelose, toxoplasmose e salmonelose: boa qualidade da água ingerida, higiene e cozimento adequados dos alimentos, evitando produtos lácteos não pasteurizados e ovos crus.

CONSIDERAÇÕES ESPECIAIS

Muitas questões permanecem ou surgem a cada dia na prática clínica com imunobiológicos, boa parte delas relativa à eficácia, à segurança e aos eventos adversos. Do mesmo modo que não há estudos comparativos diretos relativos à eficácia, não se dispõe destes com relação à segurança e aos eventos adversos. Muito do que será dito nesta seção se refere a estudos abertos, metanálises e revisões com opiniões de especialistas.

Infecções bacterianas em geral

Os estudos mostram que todos os imunobiológicos promovem maior prevalência geral de infecções bacterianas em comparação ao placebo, em especial infecções cutâneas, dos tratos respiratório e geniturinário.

Infecções fúngicas

A terapia imunobiológica também predispõe ao aparecimento de infecções fúngicas sistêmicas, muitas vezes nas formas disseminadas e com apresentações atípicas. Três delas merecem menção – candidíase, histoplasmose e criptococose. As infecções por cândida podem variar desde mucocutânea até disseminadas, com falência de órgãos e sistemas; quando disseminadas, necessitam de tratamento hospitalar com fluconazol ou anfotericina B por pelo menos 14 dias.

Os casos de histoplasmose em sua maioria têm início com febre, tosse e dispneia, apresentando infiltrado intersticial à radiografia de tórax. Se não reconhecidos e tratados em tempo, podem evoluir para um comprometimento sistêmico. O tratamento pode ser ambulatorial ou hospitalar, normalmente por pelo menos 3 meses, com itraconazol (precedido por anfotericina B nos casos disseminados). A criptococose pode aparecer como infecção pulmonar, cutânea disseminada, tenossinovial e de sistema nervoso central. O tratamento também é feito com anfotericina B e fluconazol.

Em quadro subagudo de cefaleia que não cede com medicação, com ou sem febre (que pode ser baixa), com ou sem sinais meníngeos, não se deve deixar de pesquisar infecção fúngica pela punção do líquido cefalorraquidiano, pois muitas vezes essas infecções no sistema nervoso central são indolentes. Outro ponto de destaque refere-se ao acometimento musculoesquelético dessas infecções, caracterizado por extenso acometimento tenossinovial e periarticular, com menor envolvimento da sinóvia articular.

O imunobiológico precisa ser interrompido em todos os casos durante o tratamento sistêmico da infecção fúngica, e o seguimento conjunto do infectologista tem extrema importância.

Herpes-zóster

Não é incomum haver reativação do vírus da varicela-zóster em indivíduos sob terapia imunossupressora. O reumatologista sempre enfrentou esse problema, o qual parece ter aumentado com o início da terapia imunobiológica.[47] Em relação aos bloqueadores do TNF, o tempo médio de tratamento até o aparecimento das lesões cutâneas é em torno de 24 meses. Embora pareça intuitivo supor um aumento do número de casos, ainda não se dispõe de dados definitivos sobre a importância clínica da maior incidência de herpes-zóster nos indivíduos em uso de imunobiológicos em comparação àqueles em uso de MMCD não biológicos. O tratamento segue as mesmas recomendações para o zóster em não imunodeprimidos, durante o qual se deve suspender o imunobiológico.

Tuberculose

Estudos epidemiológicos de diversos países relatam de modo indubitável a maior incidência de tuberculose nos pacientes tratados com bloqueadores do TNF quando comparados àqueles em uso de MMCD não biológicos. A comparação dentro da classe não levou a um consenso, mas o emprego do receptor solúvel mostrou menor incidência da doença em diversos estudos.

No primeiro estudo brasileiro[48] sobre a incidência de tuberculose em pacientes com artrite reumatoide em uso de imunobiológicos, a partir do Registro Brasileiro de Monitoração de Terapias Biológicas (BiobadaBrasil), os resultados confirmam aqueles dos registros internacionais: risco aumentado para tuberculose em indivíduos em uso de bloqueadores do TNF em comparação ao risco de doença em indivíduos em uso de MMCD não biológicos ou em uso de imunobiológicos não bloqueadores do TNF. O tempo médio para o surgimento da tuberculose foi de 27 meses, sugerindo que o contato com a micobactéria se deu durante o tratamento, menos provavelmente por uma falha na triagem de tuberculose latente.

A quimioprofilaxia com isoniazida tem se mostrado bastante eficaz, sendo raro o surgimento da doença nos indivíduos que a realizam corretamente. Deve-se insistir com o paciente sobre o uso diário da medicação por 180 dias, compreendendo um ponto fundamental.

Reações alérgicas

Por se tratar de proteínas, os imunobiológicos têm elevado potencial para reações alérgicas, aspecto associado à presença da porção Fab e à origem do DNA recombinado (murino maior que humano); a frequência e a intensidade da reação alérgica dependem também da via de administração (intravenosa maior que subcutânea).

Em relação aos intravenosos, muitas das reações ocorrem ainda durante a infusão, variando desde desconforto inespecífico (como mal-estar, sensação de calor e tosse) até convulsões e reações anafiláticas ou anafilactoides com necessidade de suporte à vida. Podem surgir já na primeira infusão e os testes cutâneos para detecção do processo alérgico resultam muitas vezes negativos, sugerindo a pouca probabilidade do envolvimento de IgE, mas de IgG e células T (anafilactoide).

No momento da reação, suspender a infusão da medicação e fazer o tratamento como de rotina para anafilaxia. Se os sintomas forem leves (p. ex., prurido difuso, eritema difuso, mialgia e artralgia, urticária, febre, ansiedade etc.), sem envolvimento do sistema respiratório, pode-se retomar a infusão em velocidade reduzida e realizar as infusões subsequentes com pré-medicação (utilizar anti-histamínicos, com ou sem corticosteroides). Para alguns tipos de reação, contraindica-se a manutenção da terapia: síndrome de Stevens-Johnson, necrólise epidérmica tóxica, doença do soro, penumonite por hipersensibilidade e reações anafiláticas/anafilactoides com sintomas respiratórios.

Em relação aos subcutâneos, podem ocorrer as mesmas reações, mas as anafiláticas graves são menos comuns. Nesses casos, as manifestações no local de infusão parecem constituir o principal problema, com a ocorrência de prurido, hiperemia, placa, nódulo e, raramente, sangramento e ulceração rasa. Surgem dentro dos primeiros 2 meses de início da terapia, em 3 a 30% dos pacientes, segundo os relatos disponíveis. Normalmente, são leves, tendem a desaparecer no decorrer da terapia ou podem necessitar de corticosteroide tópico para controle dos sintomas, raramente promovendo descontinuidade.[49,50] Vale lembrar que, algumas vezes, ocorrem por inflamação em decorrência de compostos no veículo.

Já foram descritos protocolos de dessensibilização bem-sucedidos em séries de pacientes em uso de infliximabe e rituximabe, os quais podem ser de valor quando da não possibilidade de troca da terapia, embora seja importante ressaltar a necessidade da realização do procedimento em ambiente hospitalar e por uma equipe capacitada em métodos de dessensibilização a medicamentos.

Neoplasias

A preocupação com o aumento dos casos de neoplasias em indivíduos recebendo bloqueadores do TNF surgiu na fase de pós-comercialização, aumentando a vigilância dos órgãos de regulação por diversos anos, até que estudos mostrassem a não possibilidade de provar a associação dessas medicações com o surgimento de neoplasias.

Os linfomas Hodgkin e não Hodgkin foram dois dos tipos de neoplasias sob suspeita, tanto em adultos quanto em crianças, mas os fatores de confusão representados pela terapia com imunossupressores e o processo patológico da doença de base levaram à conclusão de que a relação causal com o uso de bloqueadores do TNF não pode ser sustentada. Situação semelhante se deu com o aumento no número de casos relatados de melanoma, quando, novamente, essas medicações não puderam ser implicadas.[49,50]

Se for considerado que na imunologia contra tumores o TNF e a coestimulação de linfócito T $CD8^+$ (CD28 e CTLA-4) são importantes, é justificável a preocupação com o possível aumento de risco para neoplasias. Todos os imunobiológicos para a doença reumática estão contraindicados durante o tratamento de neoplasias; os bloqueadores do TNF devem ser evitados em indivíduos tratados para linfomas, situação na qual se considera o rituximabe seguro e as demais classes podem ser usadas com cautela. No caso de pacientes tratados para outros tumores sólidos, há alguns relatos[51] de uso de bloqueadores do TNF sem recidiva do tumor, mesmo com tempo após tratamento tumoral menor que 5 anos. Apesar disso, a recomendação é de que todas as classes sejam usadas com cautela (Tabela 50.3).

Tabela 50.3 Recomendações de biológicos após o paciente ter sido tratado para neoplasia (ACR-2012).

Neoplasia	Biológico recomendado	Evidência
Neoplasia sólida tratada > 5 anos ou câncer de pele não melanoma tratado > 5 anos	Qualquer biológico	C
Neoplasia sólida tratada dentro de 5 anos ou câncer de pele não melanoma tratado dentro de 5 anos	Rituximabe	C
Melanoma de pele tratado	Rituximabe	C

Imunogenicidade

O desenvolvimento de anticorpos contra imunobiológicos representa nada mais que o funcionamento normal do sistema imune, antes de se tornar um problema de relevância clínica. Nos estudos clínicos, todos os imunobiológicos levaram à produção de anticorpos antidroga. Os anticorpos são muito mais comumente produzidos quando a molécula é quimérica ou humanizada, mas mesmo os totalmente humanos são alvo de anticorpos anti-idiótipo. Proteínas fusionadas têm menor chance de sofrer ação de anticorpos específicos. A formação de anticorpos contra os imunobiológicos está relacionada com perda de eficácia ou menor resposta à terapêutica, como já relatado em diversas análises. Em todos os estudos, o uso de MMCD não biológico (principalmente o MTX) reduziu a prevalência de anticorpos antimedicamentos.[52] Embora já estejam disponíveis testes para detecção de anticorpos antimedicamentos, a sua importância para o manejo da terapia biológica na prática clínica ainda é discutível.

Indução de outras doenças autoimunes

Diversas medicações podem induzir à produção de autoanticorpos, mas apenas uma pequena proporção dos indivíduos experimentam sinais e sintomas relacionados com as doenças associadas a eles. Desse modo, como dito anteriormente, não se recomenda atualmente o monitoramento de autoanticorpos em indivíduos que estejam recebendo terapia imunobiológica, exceto quando de manifestações clínico-laboratoriais.

É bem conhecida a possibilidade de lúpus induzido por medicação em pacientes tratados com bloqueadores do TNF, com relatos de incidência em torno de 0,5% para a classe. Esse evento adverso pode surgir em qualquer época durante a terapia.[49,50] Uma casuística com grande número de indivíduos mostrou que as mulheres são acometidas cinco vezes mais que os homens, além de incidência em qualquer idade e sintomas geralmente leves, desaparecendo em até 6 meses após a descontinuação da medicação.

Os sinais e os sintomas mais comuns foram fotossensibilidade, febre, artralgia ou artrite, mialgia e serosite, com raro acometimento renal. O ANA foi positivo em todos os indivíduos, e os anticorpos anti-DNA estiveram presentes em até 90% dos casos. Não há dados sobre qual bloqueador do TNF é um maior potencial indutor de lúpus. Há relatos de lúpus induzido também durante o uso de rituximabe. O emprego de corticosteroides sistêmicos é suficiente para controle dos sinais e sintomas.

O aparecimento de psoríase e o agravamento ou surgimento de novas lesões também foram descritos durante a terapia bloqueadora do TNF, o que pode ocorrer desde os primeiros dias do tratamento até diversos anos depois. Aproximadamente metade dos casos publicados se deu com infliximabe, enquanto a outra metade se divide quase igualmente entre etanercepte e adalimumabe. Já há relatos também com os novos bloqueadores do TNF. As formas pustulares e em placa são as mais comumente encontradas. Pode-se tentar tratamento tópico com manutenção do bloqueador do TNF, se as lesões forem pequenas e em número reduzido; a troca da medicação por outra da mesma classe é possível (e necessária quando de espondiloartrite), mas não garante o desaparecimento das lesões, o que às vezes não ocorre nem mesmo com a suspensão da classe. Nesses casos, é necessário o acompanhamento conjunto de um dermatologista.

Problemas neurológicos

Os bloqueadores do TNF podem resultar em desmielinização central ou periférica, eventos adversos raros, mas com importante perda funcional para o paciente. Qualquer sinal neurológico novo deve ser investigado com auxílio de neurologista; se houver suspeita de relação com a medicação, esta deve ser suspensa. Se os sintomas não regredirem espontaneamente, pode-se lançar mão de corticoterapia sistêmica. Desmielinização foi relatada também com o uso de rituximabe e tocilizumabe.

Idosos

As indicações, contraindicações e medidas pré-terapia com imunobiológicos são as mesmas para a população acima de 65 anos, sem necessidade de ajuste de dose. Os estudos mostram eficácia semelhante à observada nos indivíduos mais jovens, com maior incidência de eventos adversos infecciosos.[53] A presença de maior número de comorbidades deve ser levada em conta para explicar o fato, não apenas a imunossenescência.

Próteses articulares

Há poucos dados sobre a segurança de cirurgia de próteses articulares em pacientes recebendo imunobiológicos, bem como sobre a segurança no uso dessas medicações em pacientes já portadores de prótese articular.[54,55] Sobre o primeiro ponto, estudos retrospectivos ou casos-controle mostraram que o uso de bloqueadores do TNF consistiu um fator de risco para infecção pós-operatória. Sobre o segundo, há relatos de séries de casos de pacientes em uso de MMCD e bloqueadores do TNF, mas não foi possível concluir sobre o aumento do risco de infecção da prótese em indivíduos que receberam imunobiológicos meses a anos após a cirurgia ortopédica.

Cirurgias

O American College of Rheumatology, em consenso com uma associação de cirurgiões ortopédicos, publicou orientações sobre a suspensão de imunobiológicos previamente aos procedimentos cirúrgicos, em especial de joelhos e quadris.[56] As orientações estão resumidas na Tabela 50.4. A terapia pode ser retomada após 14 dias, se não houver problema de cicatrização ou sinais de infecção local.

Gestação e lactação

Embora não se disponha de estudos controlados com número adequado de indivíduos e grupo-controle, a impressão geral, com base em séries de casos e dados de registros, é de que os bloqueadores do TNF são seguros durante a gestação, inclusive no 1º trimestre.[57,58] Há transporte transplacentário no 3º trimestre da gestação, em especial de infliximabe, adalimumabe e golimumabe,

Tabela 50.4 Recomendações para suspensão da terapia imunobiológica antes de cirurgia ortopédica.		
Imunobiológico	**Regime de doses**	**Tempo da última tomada até a cirurgia**
Adalimumabe	A cada 2 semanas	3 semanas
Etanercepte	Semanal	2 semanas
Golimumabe	Mensal	5 semanas
Infliximabe	A cada 8 semanas	9 semanas
Abatacepte intravenoso	A cada 4 semanas	5 semanas
Abatacepte subcutâneo	Semanal	2 semanas
Certolizumabe	A cada 2 ou 4 semanas	3 ou 5 semanas
Rituximabe	Semestral	7 meses
Tocilizumabe intravenoso	A cada 4 semanas	5 semanas
Tocilizumabe subcutâneo	Semanal	2 semanas
Secuquinumabe	A cada 4 semanas	5 semanas
Ustequinumabe	A cada 12 semanas	13 semanas
Belimumabe	A cada 4 semanas	5 semanas

em menor grau de etanercepte e ínfimo de certolizumabe. Em decorrência disso, deve-se orientar que filhos de mães que usam essas medicações recebam BCG ou vacinas de vírus vivos somente após 6 meses de vida extrauterina. Ainda sobre esse aspecto, sempre que a condição clínica da mãe permitir, constitui uma conduta adequada suspender o uso da medicação no 3º trimestre (ou na 30ª semana), pela preocupação de proteger o feto no período neonatal, principalmente de intercorrências infecciosas. O uso concomitante de metotrexato representa um fator de risco para aborto e malformação fetal. Para os demais imunobiológicos, as séries de casos relatados contam com algumas centenas de gestantes. Embora não tenha havido aumento do risco de aborto ou malformação fetal em comparação ao da população geral, essas medicações devem ser evitadas.

Em relação à exposição paterna, dados relativos ao uso de bloqueadores do TNF mostraram não ter acontecido maior incidência de aborto ou malformação fetal, sugerindo a segurança dessas medicações.

Há relatos de mínima excreção dos bloqueadores do TNF no leite materno, devendo-se avaliar a continuidade do tratamento com essas medicações criteriosamente, pesando o risco e o benefício. Não há dados suficientes sobre outras classes de imunobiológicos.

Tempo de terapia e esquemas de retirada

Não há consenso sobre o tempo pelo qual deve ser mantida a terapia imunobiológica. Considerou-se um tempo mínimo de 2 anos com a doença reumática controlada antes de iniciar a redução de dose. Não se aconselha interrupção brusca. Uma metanálise[59] mostrou risco relativo baixo (RR = 1,23) para perda de remissão em pacientes com AR quando da retirada lenta do imunobiológico (foram estudados os bloqueadores do TNF e o abatacepte, com tempo de doença controlada antes do início da retirada variando de 3 meses a 2 anos) mostrou um baixo risco relativo de reativação da doença (DAS28 > 2,6), sem risco elevado para doença de baixa atividade (DAS28 > 3,2) ou progressão radiográfica.

Os dados para as espondiloartrites são mais escassos, embora se aceite também a tentativa de retirar o imunobiológico nesses pacientes. Algumas séries de casos[60] mostraram que menor tempo de doença constitui um fator capaz de favorecer a remissão livre de medicação, enquanto outra sugere que a retirada é possível em 30% dos casos. Também se deve tentar a retirada gradual para AIJ, o que foi realizado em um estudo[61] com mais de 100 pacientes de AIJ oligo ou poliarticular, mostrando que o tempo de 2 anos de doença em remissão antes de iniciar a retirada é crucial, chegando a remissão a manter-se em mais de 80% dos pacientes.

Para os casos de infliximabe, abatacepte intravenoso e tocilizumabe intravenoso, sugere-se redução da dose por infusão, mantendo o intervalo entre infusões, com possibilidade de suspensão quando atingir a metade da dose mínima recomendada. Para adalimumabe, etanercepte, abatacepte subcutâneo, tocilizumabe subcutâneo, golimumabe e certolizumabe, recomenda-se o aumento do intervalo entre doses, podendo interrompê-los quando chegar a um intervalo de até 3 vezes o inicial. Caso a doença persista sem atividade, 1 ano e meio é um período razoável até a retirada total. Com relação ao rituximabe, por algum tempo foi aceito repetir um ciclo de infusões somente se a doença voltasse a apresentar atividade – essa conduta é válida para os casos de LES. Para AR, a conduta preconizada atualmente consiste em repetir os ciclos de infusão por 5 vezes, com intervalo entre ciclos de 6 a 8 meses. A retirada da terapia por remissão não é comum. Não há dados confiáveis para os esquemas de retirada de ustequinumabe, belimumabe, secuquinumabe e canaquinumabe. Quando se tratar de usos *off-label*, sugere-se seguir as recomendações de retirada dos usos aprovados.

Quando a descontinuidade da terapia se der por falha ou perda de eficácia, deve-se respeitar um tempo mínimo desde a última aplicação antes de iniciar novo imunobiológico. Esse tempo deve se basear na meia-vida média do fármaco (ver Tabela 50.1). Recomenda-se um período mínimo de três meias-vidas.

Tempo necessário para a avaliação de resposta

Um ponto importante para o médico e para o paciente quando da decisão de indicar uma terapia imunobiológica consiste no tempo necessário para a resposta clínica. O paciente deve ser previamente orientado sobre esse tempo, pois reduz a ansiedade e melhora a aderência ao tratamento. A Tabela 50.5 compara os imunobiológicos em relação ao tempo médio necessário para resposta clínica perceptível por médico e paciente. Nela, também se sugere um tempo mínimo de tratamento antes de considerar falha da medicação.

IMUNOGLOBULINAS

As preparações de imunoglobulina humana para tratamento das doenças autoimunes e das imunodeficiências devem ser constituídas em pelo menos 98% de IgG, sendo os outros 2% considerados impurezas (IgA e IgM). São obtidas do sangue de, pelo menos, 5 mil doadores, chegando a 15 mil em algumas preparações. Para tratamento de doenças autoimunes[62], em que se tem efeito imunomodulador, espera-se a maior diversidade possível de IgG, para ter a maior chance de especificidade contra antígenos (entenda-se, autoanticorpos, superantígenos, moléculas reguladoras da inflamação etc.) envolvidos na lesão tecidual.

Foge ao interesse do capítulo o detalhamento sobre todos os mecanismos de ação das IgG, por isso serão citados os de maior interesse, dividindo-os em mediados pelas porções Fab ou Fc. Os primeiros carregam os efeitos de anticorpos naturais, anticorpos anti-idiotípicos, anticorpos contra superantígenos, anticorpos contra moléculas regulatórias (citocinas, moléculas de superfície de linfócitos etc.), efeitos antiproliferativos e efeitos em adesão e ativação celulares. Os últimos, por meio da ação nos receptores gama de Ig, são responsáveis por inibição de fagocitose e da citotoxicidade mediada por célula dependente de anticorpos, modulação da produção de anticorpos, bloqueio do acesso de imunocomplexos ao receptor de Fc (o que leva à depuração de autoanticorpos) e inibição da deposição de complemento ativado.

Têm-se dois usos aprovados de interesse para a Reumatologia: na púrpura trombocitopênica idiopática e na anemia hemolítica autoimune. São utilizadas imunoglobulinas intravenosas nas condições de plaquetopenia e anemia hemolítica autoimune, em ambas quando os casos forem graves o suficiente para colocar em risco a vida, associadas às doenças reumáticas autoimunes quando não houve resposta satisfatória à corticoterapia ou quando esta é contraindicada (p. ex., na concomitância de processo infeccioso). Os demais usos são *off-label*. Em todas as situações, usa-se a dosagem de 1 a 2 g/kg mensalmente, aplicados em 2 a 5 dias, pelo grande volume final da solução (habitualmente 5 g/100 mℓ) e pela velocidade de infusão (não maior que 100 mℓ/h). É habitual o emprego por 6 meses, mas algumas doenças são refratárias a ponto de necessitarem de uso mais prolongado.

As indicações *off-label* mais comuns são dermatomiosite refratária, forma catastrófica da síndrome antifosfolípido, vasculites refratárias relacionadas com ANCA, polirradiculopatia inflamatória associada às doenças reumáticas autoimunes, uveíte não infecciosa (autoimune) refratária, síndrome de ativação macrofágica e vasculites associadas à AR e ao LES.

Quanto maior a pureza, menor a chance de reações anafiláticas, quase sempre associadas à ocorrência de IgA. Por se tratar de um material oriundo de diversos doadores, o risco de reações infusionais justifica o uso de anti-histamínicos como pré-medicação. Deve-se ter cuidado no caso de pacientes com insuficiência cardíaca ou renal, pois a infusão pode levar à descompensação desses quadros; ainda, é preciso monitorar a pressão arterial durante todo o processo. Os principais eventos adversos durante a infusão compreendem cefaleia, dor lombar, mialgia, calafrios, náuseas, urticária e angioedema. Outros eventos raros, mas que merecem relato pela gravidade, são hemólise aguda, convulsões, acidente vascular cerebral isquêmico, infarto agudo do miocárdio, vasculite cutânea e transmissão de agentes infecciosos (HIV, HBV, HCV e príons).

Tabela 50.5 Tempo necessário para início de resposta clínica e tempo mínimo para avaliar eficácia.

Tempo	Bloqueadores do TNF	RTX	ABT	TCZ	BLM	SCQ	UST
Início de resposta	4 semanas	4 a 8 semanas	8 semanas	2 semanas	4 a 8 semanas	4 semanas	8 semanas
Avaliação de eficácia	4 a 6 meses	4 meses	6 meses	4 meses	6 meses	4 meses	4 meses

RTX: rituximabe; ABT: abatacepte; TCZ: tocilizumabe; BLM: belimumabe; SCQ: secuquinumabe; UST: ustequinumabe.

REFERÊNCIAS BIBLIOGRÁFICAS

1. Rosman Z et al. Biologic therapy for autoimmune diseases: an update. BMC Med. 2013;11:88.
2. Furst DE et al. Updated consensus statement on biological agents for the treatment of rheumatic diseases, 2012. Ann Rheum Dis. 2013;72 Suppl2:ii2-34.
3. Horneff G. Update on biologicals for treatment of juvenile idiopathic arthritis. Expert Opin Biol Ther. 2013;13:361-76.
4. Solomon GE. T-cell agents in the treatment of rheumatoid arthritis – 2012 update. Bull NYU Hosp Jt Dis. 2012;70:191-4.
5. Woodrick RS, Ruderman EM. IL-6 inhibition for the treatment of rheumatoid arthritis and other conditions. Bull NYU Hosp Jt Dis. 2012;70:195-9.
6. Ruderman EM. Overview of safety of non-biologic and biologic DMARDs. Rheumatology (Oxford). 2012;51 Suppl 6:vi37-43.
7. Deeks ED. Denosumab: a review in postmenopausal osteoporosis. Drugs Aging. 2018;35:163-73.
8. Benlidayi C. Denosumab in the treatment of glucocorticoid-induced osteoporosis. Rheumatol Int. 2018;38(11):1975-84.
9. Mota LM et al. 2017 recommendations of the Brazilian Society of Rheumatology for the pharmacological treatment of rheumatoid arthritis. Adv Rheumatol. 2018;58:2.
10. Moots RJ, Naisbett-Groet B. The efficacy of biologic agents in patients with rheumatoid arthritis and an inadequate response to tumour necrosis factor inhibitors: a systematic review. Rheumatology (Oxford). 2012;51:2252-61.
11. van der Heijde D et al. 2016 update of the ASAS-EULAR management recommendations for axial spondyloarthritis. Ann Rheum Dis. 2017;76:978-91.
12. Gossec L et al. European League Against Rheumatism (EULAR) recommendations for the management of psoriatic arthritis with pharmacological therapies: 2015 update. Ann Rheum Dis. 2016;75:499-510.
13. Blazina S et al. Management of juvenile idiopathic arthritis: a clinical guide. Paediatr Drugs. 2016;18:397-412.
14. Katsicas MM, Russo R. Biologic agents in juvenile spondyloarthropathies. Pediatr Rheumatol Online J. 2016;14:17.
15. Farinha F et al. Biologic therapies in patients with neuropsychiatric systemic lupus erythematosus. Lupus. 2016;25:1278-9.
16. Trentin F et al. Effectiveness, tolerability, and safety of belimumab in patients with refractory SLE: a review of observational clinical-practice-based studies. Clin Rev Allergy Immunol. 2018;54:331-43.
17. Radominski SC et al. Brazilian guidelines for the diagnosis and treatment of postmenopausal osteoporosis. Rev Bras Reumatol. 2017;57(Suppl. 2):452-66.
18. Loures MAR et al. Guidelines of the Brazilian Society of Rheumatology for the diagnosis and treatment of osteoporosis in men. Rev Bras Reumatol. 2017;57 Suppl 2:497-514.
19. Souza AWS et al. Recommendations of the Brazilian Society of Rheumatology for the induction therapy of ANCA-associated vasculitis. Rev Bras Reumatol. 2017;57 Suppl 2:484-96.
20. Winthrop KL. Infections and biologic therapy in rheumatoid arthritis: our changing understanding of risk and prevention. Rheum Dis Clin North Am. 2012;38:727-45.
21. Fink DL et al. Systematic review of the efficacy and safety of biological therapy for inflammatory conditions in HIV-infected individuals. Int J STD AIDS. 2017;28:110-9.
22. Loomba R, Liang TJ. Hepatitis B reactivation associated with immune suppressive and biological modifier therapies: current concepts, management strategies, and future directions. Gastroenterology. 2017;152:1297-309.
23. Louthrenoo W. Treatment considerations in patients with concomitant viral infection and autoimmune rheumatic diseases. Best Pract Res Clin Rheumatol. 2015;29:319-42.
24. Taha R et al. Systematic review of the role of rituximab in treatment of antineutrophil cytoplasmic autoantibody-associated vasculitis, hepatitis C virus-related cryoglobulinemic vasculitis, Henoch-Schönlein purpura, ankylosing spondylitis, and Raynaud's phenomenon. Open Access Rheumatol. 2017;9:201-14.
25. Winthrop KL et al. Opportunistic infections and biologic therapies in immune-mediated inflammatory diseases: consensus recommendations for infection reporting during clinical trials and postmarketing surveillance. Ann Rheum Dis. 2015;74:2107-16.
26. de La Forest Divonne M et al. Safety of biologic DMARDs in RA patients in real life: A systematic literature review and meta-analyses of biologic registers. Joint Bone Spine. 2017;84:133-40.
27. Brenol CV et al. 2012 Brazilian Society of Rheumatology Consensus on vaccination of patients with rheumatoid arthritis. Rev Bras Reumatol. 2013;53:4-23.
28. Westra J et al. Vaccination of patients with autoimmune inflammatory rheumatic diseases. Nat Rev Rheumatol. 2015;11:135-45.
29. Lim DT et al. Cardiovascular risk and the use of biologic agents in rheumatoid arthritis. Curr Rheumatol Rep. 2014;16:459.
30. Oddis CV et al. Rituximab in the treatment of refractory adult and juvenile dermatomyositis and adult polymyositis: a randomized, placebo-phase trial. Arthritis Rheum. 2013;65:314-24.
31. Merrill JT et al. Efficacy and safety of rituximab in moderately-to-severe active systemic lupus erythematosus. Arthritis Rheum. 2010;62:222-33.
32. Furie R. Efficacy and safety of rituximab in subjects with active proliferative lupus nephritis (LN): results from the randomized, double-blind, phase III LUNAR study. Arthritis Rheum. 2009;60:16-21.
33. McCarthy EM et al. Assessment Group Biologics Register Short-term efficacy and safety of rituximab therapy in refractory systemic lupus erythematosus: results from the British Isles Lupus Assessment Group Biologics Register. Rheumatology. 2018;57:470-9.
34. Dierickx D et al. Rituximab in auto-immune haemolytic anaemia and immunethrombocytopenic purpura: a Belgian retrospective multicentric study. J Intern Med. 2009;266:484-91.
35. Stone JH et al. Trial of Tocilizumab in Giant-Cell Arteritis. N Engl J Med. 2017;377:317-28.
36. Lopalco G et al. Management of Small Vessel Vasculitides. Curr Rheumatol Rep. 2016;18:36.
37. Cantarini L et al. Safety profile of biologic agents for Behçet's disease in a multicenter observational cohort study. Int J Rheum Dis. 2017;20:103-8.
38. Santos-Gómez M et al. The effect of biologic therapy different from infliximab or adalimumab in patients with refractory uveitis due to Behçet's disease: results of a multicentre open-label study. Clin Exp Rheumatol. 2016;34(6 Suppl. 102):S34-40.
39. Nocturne G et al. Use of biologics in Sjögren's syndrome. Rheum Dis Clin North Am. 2016;42:407-17.
40. Vitale A et al. Relapsing polychondritis: an update on pathogenesis, clinical features, diagnostic tools, and therapeutic perspectives. Curr Rheumatol Rep. 2016;18:3.
41. Korstena P et al. Nonsteroidal therapy of sarcoidosis. Curr Opin Pulm Med. 2013;19:516-23.
42. Dick AD et al. Fundamentals of care for uveitis international consensus group. guidance on noncorticosteroid systemic immunomodulatory therapy in noninfectious uveitis: Fundamentals Of Care for UveitiS (FOCUS) Initiative. Ophthalmology. 2018;125:757-73.
43. Daoussis D et al. A multicenter, open-label, comparative study of B-cell depletion therapy with Rituximab for systemic sclerosis-associated interstitial lung disease. Semin Arthritis Rheum. 2017;46:625-31.
44. Baraliakos X et al. Long-term effects of interleukin-17A inhibition with secukinumab in active ankylosing spondylitis: 3-year efficacy and safety results from an extension of the Phase 3 MEASURE 1 trial. Clin Exp Rheumatol. 2018;36:50-5.
45. Cuomo G et al. The conversion rate of tuberculosis screening tests during biological therapies in patients with rheumatoid arthritis. Clin Rheumatol. 2017;36:457-61.
46. Hatzara C et al. Frequent conversion of tuberculosis screening tests during anti-tumour necrosis factor therapy in patients with rheumatic diseases. Ann Rheum Dis. 2015;74:1848-53.

47. Curtis JR et al. Real-world comparative risks of herpes virus infections in tofacitinib and biologic-treated patients with rheumatoid arthritis. Ann Rheum Dis. 2016;75:1843-7.

48. Yonekura CL et al. Incidence of tuberculosis among patients with rheumatoid arthritis using TNF blockers in Brazil: data from the Brazilian Registry of Biological Therapies in Rheumatic Diseases (Registro Brasileiro de Monitoração de Terapias Biológicas – BiobadaBrasil). Rev Bras Reumatol. 2017;57 Suppl 2:477-83.

49. Tarp S et al. Risk of serious adverse effects of biological and targeted drugs in patients with rheumatoid arthritis: a systematic review meta-analysis. Rheumatology. 2017;56:417-25.

50. Ramiro S et al. Safety of synthetic and biological DMARDs: a systematic literature review informing the 2016 update of the EULAR recommendations for management of rheumatoid arthritis. Ann Rheum Dis. 2017;76:1093-101.

51. Bae S et al. Safety of tumor necrosis factor inhibitor therapy in patients with a prior malignancy. Int J Rheum Dis. 2016;19:961-7.

52. Maneiro JR et al. Immunogenicity of monoclonal antibodies against tumor necrosis factor used in chronic immune-mediated inflammatory conditions – systematic review and meta-analysis. JAMA Intern Med. 2013;173:1416-28.

53. Leon L et al. Severe adverse drug reactions to biological disease-modifying anti-rheumatic drugs in elderly patients with rheumatoid arthritis in clinical practice. Clin Exp Rheum. 2018;36:29-35.

54. Scherrer CB et al. Infection risk after orthopedic surgery in patients with inflammatory rheumatic diseases treated with immunosuppressive drugs. Arthritis Care Res. 2013;65:2032-40.

55. Gilson M et al. Risk factors for total joint arthroplasty infection in patients receiving tumor necrosis factor α-blockers: a case-control study. Arthritis Res Ther. 2010;12:R145.

56. Goodman SM et al. 2017 American College of Rheumatology/American Association of Hip and Knee Surgeons Guideline for the Perioperative Management of Antirheumatic Medication in Patients With Rheumatic Diseases Undergoing Elective Total Hip or Total Knee Arthroplasty. Arthritis Rheumatol. 2017;69:1538-51.

57. Krause ML, Amin A Makol A. Use of DMARDs and biologics during pregnancy and lactation in rheumatoid arthritis: what the rheumatologist needs to know. Ther Adv Musculoskelet Dis. 2014;6:169-84.

58. Levy RA et al. Critical review of the current recommendations for the treatment of systemic inflammatory rheumatic diseases during pregnancy and lactation. Autoimmun Rev. 2016;15:955-63.

59. Schett G et al. Tapering biologic and conventional DMARD therapy in rheumatoid arthritis: current evidence and future directions. Ann Rheum Dis. 2016;75:1428-37.

60. Henaux S et al. Risk of losing remission, low disease activity or radiographic progression in case of bDMARD discontinuation or tapering in rheumatoid arthritis: systematic analysis of the literature and meta-analysis. Ann Rheum Dis. 2018;77:515-22.

61. Simonini G et al. Flares after withdrawal of biologic therapies in juvenile idiopathic arthritis: clinical and laboratory correlates of remission duration. Arthritis Care Res. 2018;70:1046-51.

62. Gelfand EW. Intravenous immune globulin in autoimmune and inflammatory diseases. N Engl J Med. 2012 Nov 22;367(21):2015-25.

51 Reabilitação em Doenças Reumáticas

Jamil Natour • Sandra Mara Meireles • Anamaria Jones

INTRODUÇÃO

Os objetivos da reabilitação em Reumatologia consistem em diminuir a dor, restaurar e/ou manter a função, prevenir a disfunção e melhorar a qualidade de vida dos pacientes. Essas metas podem ser alcançadas por meio da melhoria da força muscular, da amplitude de movimento (ADM), da capacidade aeróbia, da readequação ou reintegração profissional e da autoimagem, além da educação do paciente. Muitas dessas intervenções apresentam base científica, mas muito ainda tem sido feito com base na experiência pessoal ou da comunidade dos profissionais de saúde.[1,2]

Idealmente, a equipe de reabilitação em Reumatologia deveria ser formada por reumatologista, fisiatra, fisioterapeuta, terapeuta ocupacional, educador físico, ortopedista, fonoaudiólogo, nutricionista, enfermeiro, psicólogo e assistente social. Quanto mais precocemente for realizado o diagnóstico e iniciado o tratamento, melhor será o prognóstico para os pacientes.[1-3]

Antes de iniciar o tratamento, deve-se fazer uma avaliação individualizada, com os objetivos de planejar a estratégia a ser adotada e acompanhar a evolução, medindo o impacto das intervenções realizadas. Na Tabela 51.1, são apresentados alguns desses instrumentos de avaliação. Após a avaliação, a equipe precisa traçar os objetivos a curto, médio e longo prazos e escolher as intervenções necessárias para que sejam alcançados. Algumas das intervenções terapêuticas utilizadas para a reabilitação de pacientes reumáticos incluem:[1,3-5]

- Exercícios:
  - Isométricos
  - Isotônicos
  - Isocinéticos
- Treinamento resistido progressivo
- Educação
- Adaptações
- Proteção articular
- Conservação de energia
- Orientações sobre atividades da vida diária
- Orientações sobre atividades da vida prática
- Órteses:
  - Bengalas
  - Palmilhas
  - Coletes
  - Talas
- Treinamento de condicionamento aeróbio.

As intervenções de reabilitação são escolhidas a partir de uma avaliação adequada das necessidades e dos acometimentos de cada paciente e específica para cada caso. A seguir, serão abordadas algumas dessas intervenções e suas evidências em Reumatologia.

EDUCAÇÃO

A educação do paciente e de familiares pode influenciar na evolução da doença. Para algumas delas, já está documentado que pacientes bem informados evoluem melhor quando comparados a outros que desconhecem a história natural de sua doença e a estratégia terapêutica adotada.

Os doentes chamados de enfrentadores têm melhor comportamento mediante a doença, além de uma evolução mais bem-sucedida. É fundamental que o paciente participe do tratamento, auxiliando na sua escolha e, sobretudo, possibilitando sua implementação, pois é ele o maior interessado.[6-8]

PROTEÇÃO ARTICULAR E CONSERVAÇÃO DE ENERGIA

Ao realizar o tratamento de reabilitação do paciente reumático, deve-se considerar dois conceitos fundamentais: proteção

Tabela 51.1 Instrumentos de avaliação para reabilitação de pacientes reumáticos.

Medida	Instrumento
Força muscular	Dinamômetro isocinético Dinamômetros para preensão e para pinça Cálculo da repetição máxima
Qualidade de vida	SF-36 OPAQ FIQ
Função	HAQ WOMAC BASFI DASH Cochin Roland-Morris Escala de Berg FFI MHQ
Dor	Escala visual e analógica
Amplitude de movimento	EPM-ROM Goniometria
Capacidade aeróbia	Ergoespirometria

articular e conservação de energia. A orientação para proteção articular é particular para cada articulação, devendo-se sempre respeitar o limite da dor. A implementação de estratégias de proteção articular referentes ao desempenho das atividades de vida diária, como higiene, alimentação, mobilidade e autocuidado, diminui o estresse articular e favorece a independência funcional. A orientação na execução das atividades laborais, como correção postural, também contribui para a manutenção da integridade articular.[9-11]

Quando qualquer atividade ou exercício provoca dor, deve-se diminuir sua intensidade ou frequência, ou mesmo abandoná-la. O uso de bengalas ou outras órteses, a orientação ergonômica e a divisão do trabalho entre diversas articulações podem diminuir a sobrecarga nas estruturas mais afetadas pela doença, melhorando a dor. A perda de peso em pacientes com sobrepeso também diminui a sobrecarga articular aliviando a dor e promovendo melhoras funcionais.[12-15]

Em relação à conservação de energia, sabe-se que o paciente reumático tem, potencialmente, menor disponibilidade de energia e custo energético maior para exercer suas atividades. Vários são os motivos que levam ao aumento do consumo de energia nos pacientes reumáticos, como: diminuição da massa muscular e da velocidade de sua contração, o que reduz a energia cinética; articulações inflamadas e instáveis; postura e marcha inadequadas. Como resultado desse balanço desfavorável, o paciente deve racionalizar o dispêndio de energia para que consiga exercer suas atividades da vida diária (AVD) sem esgotar as energias no meio de uma tarefa ou no meio do dia. Conselhos simples, como deslizar objetos em vez de levantá-los, intercalar períodos de descanso durante o dia e não concentrar as atividades mais fatigantes em um mesmo dia, podem promover melhoria da qualidade de vida e da produtividade do indivíduo.[9,10,12,15]

ÓRTESES E ADAPTAÇÕES

As órteses são úteis no manejo do paciente reumático e têm por objetivo diminuir a dor e a mobilidade, dar estabilidade, manter a articulação ou o segmento em melhor posição e/ou melhorar sua função. Incluem, entre outras, bengalas para proteger uma articulação do segmento inferior, talas para imobilização do punho na síndrome do túnel do carpo ou para posicionamento noturno de mãos reumatoides, cintas e coletes para as doenças da coluna vertebral e palmilhas para melhorar os sintomas de um pé reumatoide. As órteses de membro superior que promovem repouso localizado nas articulações acometidas têm mostrado um papel importante em doenças como osteoartrite (OA) de mãos e artrite reumatoide, promovendo a melhora da dor e não piorando a força muscular.[13,16-20] Os auxiliares de marcha visam a aumentar a base de sustentação e a diminuir a sobrecarga no membro inferior acometido – a única evidência científica até o momento consiste em diminuição da dor e melhora da função após 2 meses de uso de bengala de madeira com cabo em T na altura da prega distal do punho em pacientes com OA de joelho. A bengala deve ser usada do lado contralateral ao joelho acometido ou mais dolorido. É importante salientar que no primeiro mês de uso da bengala o gasto energético durante a marcha aumenta – a diminuição da distância caminhada enquanto a dor se mantém é praticamente a mesma –, o que pode explicar o motivo pelo qual muitos pacientes acabam não aderindo a essa estratégia. Todavia, o estudo mostrou que ao final do segundo mês o paciente consegue caminhar a mesma distância com e sem bengala, com um gasto energético similar e uma dor

significantemente menor. Então, é importante informar o paciente a respeito dessa dificuldade no primeiro mês, para que ele não desista do tratamento durante esse período inicial.[12]

Vários estudos também vêm demonstrando os benefícios do uso de palmilhas na melhora da dor em pacientes com OA de joelho, artrite reumatoide e fasciíte plantar. Deve-se lembrar que as palmilhas devem ser avaliadas e confeccionadas individualmente considerando as características do pé, da pisada e o diagnóstico de cada paciente.[21,22]

Os elementos mais comuns nas palmilhas de pacientes reumáticos são a elevação retrocaptal, sustentação ou elevação do arco medial e cunhas varizantes ou valgizantes. O apoio retrocaptal, por exemplo, retira a carga das articulações metatarsofalângicas, tão comumente acometidas nos pacientes reumatoides. Cunhas nos calcâneos são utilizadas em pacientes com OA de joelhos e deformidade em varo ou valgo. Não se pode também deixar de mencionar as palmilhas de contato total, com grande redistribuição da carga que beneficiam pacientes com fasciíte plantar.

Ainda, as adaptações são frequentemente negligenciadas no meio médico. A independência, a produtividade e o conforto do paciente e da própria família podem melhorar com medidas como remoção de obstáculos, elevação de cadeiras, de vaso sanitário e do leito, colocação de corrimãos e adaptações de utensílios do lar e do trabalho, consideradas diante de cada caso.[23]

Elas podem ser realizadas por meio de objetos que auxiliam ou viabilizam uma função, mas também modificando estratégias para a execução de atividades, alterando apenas o modo de execução de tarefas.

Uma única intervenção pode conter proteção articular, conservação de energia e adaptação (p. ex., uma pessoa que passa a usar um elevador em substituição a uma escada estaria promovendo as três estratégias em uma mesma intervenção).

REPOUSO

Sistêmico ou localizado em uma articulação ou região, o repouso diminui a inflamação, a dor e a contratura muscular, devendo ser realizado de modo intercalado com atividades que não piorem a dor. No entanto, é importante salientar que um repouso prolongado pode enrijecer estruturas periarticulares, comprometer a integridade da cartilagem, diminuir a capacidade cardiopulmonar, a massa óssea e a massa muscular, além de promover problemas emocionais, às vezes de difícil solução e que são comuns, por exemplo, entre pacientes com lombalgia.

Na fase aguda da lombalgia, na qual os exercícios são contraindicados, o repouso intercalado com atividades consiste em uma das principais orientações que podem ser dadas aos pacientes.[10,11,24]

EXERCÍCIOS

Representam as intervenções físicas mais importantes na reabilitação do paciente reumático. Diversas técnicas podem ser utilizadas, conforme a identificação das necessidades de cada paciente; no entanto, ainda são poucos os estudos que comparam diferentes modalidades de exercícios para uma mesma situação clínica e, no geral, o tipo, a intensidade e a frequência dos exercícios nas doenças reumáticas são bastante heterogêneos entre os estudos publicados.[25-30]

Os exercícios podem ser passivos, úteis sobretudo para manter ou ganhar ADM, mas com indicação limitada em Reumatologia, principalmente pelo risco de ultrapassar o limite da dor e eventualmente piorar o quadro álgico do paciente, ou ativos, podendo ser isométricos, isotônicos ou isocinéticos.

Os exercícios isométricos são úteis para manter o trofismo muscular, quando o repouso articular está indicado, mantendo e aumentando a força.[29] Os exercícios isotônicos são feitos com movimento articular e recomendados para manter e aumentar a ADM, quando feitos sem carga, e para aumentar e manter a força muscular, quando realizados com carga.[29-34] Os exercícios isocinéticos também são indicados para manter e aumentar a força, além de serem utilizados para melhorar a potência, a resistência e o trabalho muscular. Contudo, ainda são pouco usados em Reumatologia em razão do pequeno número de estudos realizados e do alto custo dos equipamentos.[29,32,35]

Os exercícios resistidos devem ser realizados com o intuito de promover o ganho de força muscular; nesse sentido, o treinamento muscular resistido progressivo tem surgido como uma alternativa mais racional para o incremento de força com alguns estudos mostrando benefícios importantes na melhora da dor e da função em pacientes com OA de joelhos, síndrome do impacto e artrite reumatoide.

O treinamento muscular resistido progressivo é realizado pelo aumento gradual de carga durante o período de treinamento e deve ser sempre supervisionado por um profissional capacitado. Esse tipo de treinamento visa a alcançar ativação neuromuscular, fortalecimento e hipertrofia muscular, o que resultará em um melhor desempenho físico e funcional. É muito importante que os estudos com treinamento resistido progressivo contenham uma descrição bem-feita dos exercícios e, principalmente, da progressão da carga, podendo ser facilmente reproduzidos e facilitando a prática clínica.

Usa-se o teste de uma repetição máxima (1RM) para avaliação da força isotônica máxima de um grupo muscular por meio da qual se pode definir a prescrição dos exercícios resistidos. Essa medida baseia-se na carga máxima que o indivíduo é capaz de utilizar em 1RM.

É importante que o grupo muscular esteja descansado e aquecido antes do teste e a carga seja aumentada até que o indivíduo não consiga mais executar o movimento em uma repetição; a carga imediatamente anterior é 1RM. A partir da definição de 1RM, pode-se dosar progressivamente a carga para o fortalecimento muscular em cada situação. Por exemplo, para pacientes com OA de joelho e artrite reumatoide fora de atividade inflamatória, é seguro iniciar o treinamento com uma carga entre 50 e 70% de 1RM em 2 ou 3 séries de 8 a 12 repetições com um período de repouso de 1 a 2 min entre as séries.

Para pacientes iniciantes ou não treinados, recomenda-se iniciar os exercícios progressivos resistidos com velocidades baixas ou intermediárias e com uma frequência de 2 ou 3 vezes/semana. O limite de dor do paciente sempre deve ser respeitado e a carga empregada reavaliada e redefinida periodicamente.[36-39]

Outras modalidades de exercícios também têm se mostrado eficazes no tratamento de doenças reumáticas, como é o caso do pilates para lombalgia e artrite reumatoide juvenil e do RPG para lombalgia.[30,40,41]

Além dos exercícios resistidos, o condicionamento físico aeróbio, com atividades de baixo impacto, é comprovadamente útil no tratamento da fibromialgia, da artrite reumatoide, do lúpus eritematoso sistêmico, da espondilite anquilosante, da osteoartrite e da lombalgia crônica.[26,42-47] Várias modalidades de exercícios têm se mostrado benéficas nos estudos recentes, como dança e natação na fibromialgia, e caminhada na lombalgia.[47-49]

A hidroterapia compreende um meio de tratamento bastante interessante, por possibilitar que os exercícios sejam feitos com baixo impacto articular, sendo utilizada para pacientes reumáticos, trazendo melhora da força e função em algumas doenças, como OA e artrite reumatoide.[50-53] Deve-se estar sempre alerta para o excesso de exercícios, sobretudo se levarem a fadiga exagerada, aumento da fraqueza, diminuição da ADM ou aumento do inchaço articular. As cargas, frequências e intensidades dos exercícios devem ter progressão gradual, à medida que o paciente evolui no programa.[36-39]

Durante o exercício, sempre se indica proteger as articulações dos pacientes e realizá-lo em posicionamentos confortáveis, evitando dor, sobrecarga articular ou fadiga, e cuidando também para que as regiões não alvos principais do exercício não sejam prejudicadas.[9-11]

Os exercícios indicados pelo fisioterapeuta devem ter continuidade com atividade esportiva adequada, que seja agradável e melhore a adesão do paciente ao tratamento físico. Deve-se evitar esportes de contato ou com alto impacto sobre o aparelho locomotor. Diversas técnicas são utilizadas, de acordo com a identificação das necessidades de cada paciente e de suas preferências, mas ainda são poucos os estudos que comparam diferentes modalidades de exercícios para uma mesma situação clínica.[47-49]

MEIOS FÍSICOS

Sua utilização deve ser considerada dentro das limitações desses métodos, sobretudo nas artropatias inflamatórias. Assim, o calor pode aumentar o edema em articulação inflamada, e o frio piorar a isquemia em pacientes com esclerodermia e, também, precipitar cristais intra-articulares naqueles com gota. Os meios físicos são úteis antecedendo os exercícios por promoverem relaxamento da musculatura ou diminuição da rigidez articular. Deve-se considerar seu efeito efêmero em doenças frequentemente crônicas e progressivas. A maioria das revisões sistemáticas falha em mostrar benefícios com o uso de meios físicos, como ultrassonografia, ondas curtas, TENS, *laser* de baixa intensidade e infravermelho.[54-57]

Um dos desafios para pesquisadores nos estudos referentes a meios físicos consiste no cegamento de pacientes e terapeutas. O *laser* de baixa intensidade permite o mascaramento de ambos. Um estudo controlado randomizado e duplo-cego analisando a efetividade do *laser* de baixa intensidade nas mãos de pacientes com artrite reumatoide avaliou 82 pacientes e concluiu que não houve diferença entre o grupo intervenção e o grupo placebo em relação à diminuição da dor ou ao seu aumento funcional.[58]

INDICAÇÃO DE REABILITAÇÃO

A reabilitação deve ser indicada precocemente; já no diagnóstico, deve-se pensar se alguma intervenção de reabilitação não estaria indicada. Os profissionais são estimulados a agir rapidamente, sobretudo nas doenças articulares inflamatórias, mas infelizmente a única intervenção precoce acaba sendo a medicamentosa – é comum esquecer que o receituário médico pode conter outras indicações de tratamento. Com frequência, o paciente é encaminhado apenas quando surgem sequelas, sem que a reabilitação possa ter contribuído precocemente para o tratamento do paciente.

REFERÊNCIAS BIBLIOGRÁFICAS

1. Klokkerud M et al. Development of a framework identifying domains and elements of importance for arthritis rehabilitation. J Rehabil Med. 2012;44(5):406-13.
2. Borenstein DG et al. Pain management in rheumatology research, training, and practice. Clin Exp Rheumatol. 2017;35(5):2-7.
3. Combe B et al. 2016 update of the EULAR recommendations for the management of early arthritis. Ann Rheum Dis. 2017;76(6):948-59.
4. Hurkmans EJ et al. Physiotherapy in rheumatoid arthritis: development of a practice guideline. Acta Reumatol Port. 2011; 36(2):146-58.
5. Kloppenburg M et al. OARSI clinical trials recommendations: design and conduct of clinical trials for hand osteoarthritis. Osteoarthritis Cartilage. 2015;23(5):772-86.
6. Ribeiro LH et al. Effectiveness of a back-school program in low back pain. Clin Exp Rheumatol. 2008;26(1):81-8.
7. Wong JJ et al. Clinical practice guidelines for the noninvasive management of low back pain: a systematic review by the Ontario Protocol for Traffic Injury Management (OPTIMa) Collaboration. Eur J Pain. 2017;1(2):201-16.
8. Zangi HA et al. EULAR recommendations for patient education for people with inflammatory arthritis. Ann Rheum Dis. 2015;74(6):954-62.
9. Siegel P et al. Effectiveness of occupational therapy interventions for adults with rheumatoid arthritis: a systematic review. Am J Occup Ther. 2017;71(1):1-11.
10. Carandang K et al. Systematic review of educational interventions for rheumatoid arthritis. Am J Occup Ther. 2016;70(6):1-12.
11. Parreira P et al. Back schools for chronic non-specific low back pain. Cochrane Database Syst Rev. 2017;3(8):CD011674.
12. Jones A et al. Impact of cane use on pain, function, general health and energy expenditure during gait in patients with knee osteoarthritis: a randomised controlled trial. Ann Rheum Dis. 2012;71(2):172-9.
13. Silva AC et al. Effectiveness of a night-time hand positioning splint in rheumatoid arthritis: a randomized controlled trial. J Rehabil Med. 2008;40(9):749-54.
14. Gay C et al. Educating patients about the benefits of physical activity and exercise for their hip and knee osteoarthritis. Systematic literature review. Ann Phys Rehabil Med. 2016;59(3):174-83.
15. Poole JL, Siegel P. Effectiveness of occupational therapy interventions for adults with fibromyalgia: a systematic review. Am J Occup Ther. 2017;71(1):1-10.
16. Gomes Carreira AC et al. Assessment of the effectiveness of a functional splint for osteoarthritis of the trapeziometacarpal joint on the dominant hand: a randomized controlled study. J Rehabil Med. 2010;42(5):469-74.
17. Silva PG et al. Functional thumb orthosis for type I and II boutonniere deformity on the dominant hand in patients with rheumatoid arthritis: a randomized controlled study. Clin Rehabil. 2008;22(8):684-9.
18. Bertozzi L et al. Investigation of the effect of conservative interventions in thumb carpometacarpal osteoarthritis: systematic review and meta-analysis. Disabil Rehabil. 2015;37(22):2025-43.
19. Spaans AJ et al. Conservative treatment of thumb base osteoarthritis: a systematic review. J Hand Surg Am. 2015;40(1):16-21.
20. Peters S et al. Rehabilitation following carpal tunnel release. Cochrane Database Syst Rev. 2016;17(2):CD004158.
21. Moreira E et al. Effectiveness of insole use in rheumatoid feet: a randomized controlled trial. Scand J Rheumatol. 2016; 45(5):363-70.
22. Oliveira HA et al. Effectiveness of total contact insoles in patients with plantar fasciitis. J Rheumatol. 2015;42(5):870-8.
23. Kjeken I et al. Effect of assistive technology in hand osteoarthritis: a randomised controlled trial. Ann Rheum Dis. 2011;70(8):1447-52.
24. Brosseau L, Wells GA. Transcutaneous electrical nerve stimulation (TENS) versus placebo for chronic low-back pain. Cochrane Database Syst Rev. 2008;8(4):CD003008.
25. Kuntze G et al. Exercise therapy in juvenile idiopathic arthritis: a systematic review and meta-analysis. Arch Phys Med Rehabil. 2017;18(17):30464-1.
26. O'Dwyer T et al. Exercise and physical activity in systemic lupus erythematosus: a systematic review with meta-analyses. Semin Arthritis Rheum. 2017;47(2):204-15.
27. Bartholdy C et al. The role of muscle strengthening in exercise therapy for knee osteoarthritis: a systematic review and meta-regression analysis of randomized trials. Semin Arthritis Rheum. 2017;47(1):9-21.
28. Brosseau L et al. The Ottawa panel clinical practice guidelines for the management of knee osteoarthritis. Part one: introduction, and mind-body exercise programs. Clin Rehabil. 2017;31(5):582-95.
29. Brosseau L et al. The Ottawa panel clinical practice guidelines for the management of knee osteoarthritis. Part two: strengthening exercise programs. Clin Rehabil. 2017;31(5):596-611.
30. Lawand P et al. Effect of a muscle stretching program using the global postural reeducation method for patients with chronic low back pain: a randomized controlled trial. Joint Bone Spine. 2015;82(4):272-7.
31. Østerås N et al. Exercise for hand osteoarthritis. Cochrane Database Syst Rev. 2017;31(1):CD010388.
32. Baillet A et al. Efficacy of resistance exercises in rheumatoid arthritis: meta-analysis of randomized controlled trials. Rheumatology. 2012;51(3):519-27.
33. Li Y et al.The effects of resistance exercise in patients with knee osteoarthritis: a systematic review and meta-analysis. Clin Rehabil. 2016;30(10):947-59.
34. Souza MC et al. Swissball exercises improve muscle strength and walking performance in ankylosing spondylitis: a randomized controlled trial. Rev Bras Reumatol Engl Ed. 2017;57(1):45-55.
35. Deasy M et al. Hip strength deficits in people with symptomatic knee osteoarthritis: a systematic review with meta-analysis. J Orthop Sports Phys Ther. 2016;46(8):629-39.
36. Lourenzi FM et al. Effectiveness of an overall progressive resistance strength program for improving the functional capacity of patients with rheumatoid arthritis: a randomized controlled trial. Clin Rehabil. 2017;31(11):1482-91.
37. Jorge RT et al. Progressive resistance exercise in women with osteoarthritis of the knee: a randomized controlled trial. Clin Rehabil. 2015;29(3):234-43.
38. Farr JN et al. Progressive resistance training improves overall physical activity levels in patients with early osteoarthritis of the knee: a randomized controlled trial. Phys Ther. 2010; 90(3):356-66.
39. Lombardi Jr. I et al. Progressive resistance training in patients with shoulder impingement syndrome: a randomized controlled trial. Arthritis Rheum. 2008;59(5):615-22.
40. Natour J et al. Pilates improves pain, function and quality of life in patients with chronic low back pain: a randomized controlled trial. Clin Rehabil. 2015;29(1):59-68.
41. Mendonça TM et al. Effects of Pilates exercises on health-related quality of life in individuals with juvenile idiopathic arthritis. Arch Phys Med Rehabil. 2013;94(11):2093-102.
42. Valim V et al. Aerobic fitness effects in fibromyalgia. J Rheumatol. 2003;30(5):1060-9.
43. Bidonde J et al. Aerobic exercise training for adults with fibromyalgia. Cochrane Database Syst Rev. 2017; 21(6):CD012700.
44. Baillet A et al. Efficacy of cardiorespiratory aerobic exercise in rheumatoid arthritis: meta-analysis of randomized controlled trials. Arthritis Care Res. 2010;62(7):984-92.
45. Brosseau L et al. The Ottawa panel clinical practice guidelines for the management of knee osteoarthritis. Part three: aerobic exercise programs. Clin Rehabil. 2017;31(5):612-24.
46. Jennings F et al. Effects of aerobictraining in patients with ankylosing spondylitis.J Rheumatol. 2015;42(12):2347-53.
47. Shiri R et al. Eexercise for the prevention of low back pain: systematic review and meta-analysis of controlled trials. Am J Epidemiol. 2017;19.

48. Baptista AS et al. Effectiveness of dance in patients with fibromyalgia: a randomized, single-blind, controlled study. Clin Exp Rheumatol. 2012;30(6 Suppl. 74):18-23.
49. Fernandes G et al. Swimming improves pain and functional capacity of patients with fibromyalgia: a randomized controlled trial. Arch Phys Med Rehabil. 2016;97(8):1269-75.
50. Al-Qubaeissy KY et al. The effectiveness of hydrotherapy in the management of rheumatoid arthritis: a systematic review. Musculoskeletal Care. 2013;11(1):3-18.
51. Silva LE et al. Hydrotherapy versus conventional land-based exercise for the management of patients with osteoarthritis of the knee: a randomized clinical trial. Phys Ther. 2008;88(1):12-21.
52. Bartels EM et al. Aquatic exercise for the treatment of knee and hip osteoarthritis. Cochrane Database Syst Rev. 2016;23(3): CD005523.
53. Bidonde J et al. Aquatic exercise training for fibromyalgia. Cochrane Database Syst Rev. 2014;28:(10):CD011336.

54. Forestier R et al. Spa therapy and knee osteoarthritis: a systematic review. Ann Phys Rehabil Med. 2016; 59(3):216-26.
55. Zhang C et al. Effects of therapeutic ultrasound on pain, physical functions and safety outcomes in patients with knee osteoarthritis: a systematic review and meta-analysis. Clin Rehabil. 2016;0(10):960-71.
56. Chen LX et al. Transcutaneous electrical nerve stimulation in patients with knee osteoarthritis: evidence from randomized-controlled trials. Clin J Pain. 2016;32(2):146-54.
57. Laufer Y, Dar G. Effectiveness of thermal and athermal short-wave diathermy for the management of knee osteoarthritis: a systematic review and meta-analysis. Osteoarthritis Cartilage. 2012;20(9):957-66.
58. Meireles SM et al. Assessment of the effectiveness of low-level laser therapy on the hands of patients with rheumatoid arthritis: a randomized double-blind controlled trial. Clin Rheumatol. 2010;29(5):501-9.

52 Infiltração

Rita N. V. Furtado

INTRODUÇÃO

A punção articular compreende uma das práticas do reumatologista que auxilia a abordagem, tanto diagnóstica quanto terapêutica, dos doentes reumáticos. As infiltrações intra-articulares foram introduzidas na Reumatologia em 1951 e permanecem desde então como prática frequente na área.[1] Atualmente, a Reumatologia Intervencionista abrange uma série de procedimentos que vão desde as habituais infiltrações intra-articulares apendiculares com corticosteroides, radioisótopos ou ácido hialurônico, passando por infiltrações de articulações mais profundas (p. ex., coxofemoral, ombro e médio pé), infiltrações axiais (p. ex., peridurais, de articulações zigoapofisárias, foraminais e intradiscais), até procedimentos diagnósticos invasivos, como biopsia sinovial, óssea, muscular e de glândula salivar.

Todos esses procedimentos formam um conjunto de intervenções (Quadro 52.1) muito pertinentes à Reumatologia por ter o aparelho musculoesquelético como o mais frequentemente acometido por suas enfermidades e pela habilidade do reumatologista em lidar com a semiologia osteomusculoligamentar. Esses procedimentos "armam" o reumatologista no diagnóstico de casos difíceis e na otimização do seu tratamento.[2-4]

INFILTRAÇÕES INTRA-ARTICULARES E PERIARTICULARES

As infiltrações intra-articulares (IIA) e periarticulares (IPA) podem ser realizadas às cegas no consultório médico ou com auxílio de imagem, habitualmente em ambiente hospitalar.[2-4]

Para o sucesso das IIA, é necessário atingir o espaço intra-articular adequadamente, fator facilmente comprovado quando se visualiza o refluxo de líquido sinovial (Figuras 52.1 e 52.2).

Infiltrações intra-articulares

As IIA fazem parte do arsenal terapêutico para o tratamento local das sinovites crônicas refratárias. Esses procedimentos, também conhecidos como "sinovectomias químicas", "sinoviortese", "sinoviólise" ou, ainda, "sinovioterapia", e têm como objetivo destruir ao máximo a sinóvia doente, por enfermidades inflamatórias, proliferativas ou de depósito.[5]

Apesar de muito frequentes na prática do reumatologista, existem poucos trabalhos controlados e prospectivos que avaliem a sua efetividade. Sem dúvida, a maioria das IIA foi e continua sendo realizada com corticosteroides (principalmente o hexacetonide de triancinolona, fármaco abordado no tópico "Medicações mais utilizadas nas infiltrações osteoarticulares"), que, por sua vez, são medicamentos habitualmente usados por outras vias no controle da atividade inflamatória articular.[6,7]

Apesar de alguma discordância entre os autores, existem indicações universalmente aceitas para a utilização da IIA em pacientes com doença articular inflamatória crônica:[2,3,6]

- Controle de sinovite pauciarticular
- Tratamento de artrite residual após controle clínico de artrite poliarticular

Quadro 52.1 Principais procedimentos diagnósticos e terapêuticos pertinentes à prática da Reumatologia.

Procedimentos diagnósticos
Intra-articulares:
• Artrocentese diagnóstica
• Biopsia sinovial
Periarticulares:
• Biopsia de glândula salivar
• Biopsia óssea
• Biopsia muscular

Procedimentos terapêuticos
Intra-articulares:
• IIA com corticosteroides
• IIA com ácido hialurônico
• IIA com radioisótopos
• Lavagem articular
Periarticulares:
• IPA com corticosteroide
• Injeção peridural com corticosteroide
• Punção-aspiração de calcificações
• Aponevrotomia por agulha (Dupuytren)
• Injeção de TBA para síndrome miofacial
• Injeção de forame vertebral com corticosteroide
• Injeção intradiscal com corticosteroide

Procedimentos às cegas
A maioria dos procedimentos apendiculares
Biopsias: sinovial, óssea, muscular, BGS
Lavagem articular

Procedimentos guiados por imagem
Mais frequentemente com auxílio de:
• Fluoroscopia
• Ultrassonografia

BGS: biopsia de glândula salivar; IIA: infiltração intra-articular; IPA: infiltração periarticular; TBA: toxina botulínica tipo A.

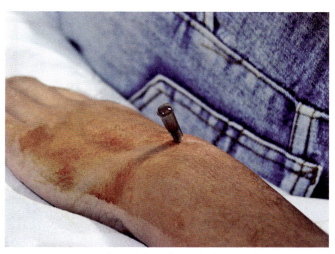

Figura 52.1 Refluxo de líquido sinovial em IIA de punho.

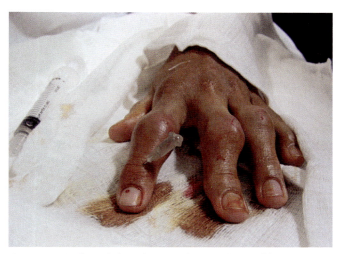

Figura 52.2 Refluxo de líquido sinovial em IIA de interfalângica distal.

- Teste terapêutico quando não há certeza da causa da dor articular
- Dor articular refratária em pacientes com contraindicação absoluta de protetização pelos riscos clínicos da cirurgia
- Quando se deseja postergar a protetização da articulação.

Existem situações nas quais se observa falha da IIA, como as seguintes condições potenciais:[2,3,6]

- Técnica inadequada com perda do fármaco para o meio extra-articular
- Presença de septos intra-articulares dificultando a difusão uniforme esperada da medicação na cavidade intra-articular
- Uso do fármaco inadequado (como corticosteroide de curta duração)
- Doença com atividade sistêmica ou poliarticular exuberante em que apenas uma articulação seja infiltrada.

Como em qualquer procedimento invasivo, existem algumas complicações eventualmente associadas à IIA (sobretudo com corticosteroides atrofiantes). Segundo a literatura relacionada, as complicações mais frequentemente citadas seriam atrofia e/ou hipocromia cutânea (por extravasamento do fármaco para fora da articulação), ruptura de tendão, hemartrose, lesão neural, artrite séptica, aceleração da degeneração cartilagínea (ainda não confirmada por trabalhos controlados), sinovite autolimitada induzida pelo cristal de corticosteroide, calcificação periarticular (identificada por radiografia), osteonecrose (associação com IIA ainda não baseada em evidência científica) e paresia de musculatura periarticular.[2,3,6]

Efeitos sistêmicos são inegáveis, sobretudo com preparações solúveis de corticosteroides, sendo observadas na prática médica a melhora da inflamação de articulações a distância, eosinopenia, a detecção do fármaco infiltrado no plasma (principalmente se corticosteroide solúvel) e a diminuição do cortisol plasmático após o procedimento.[2,3,6,7]

Quanto às complicações sistêmicas, os eventos mais citados são rubor facial, cefaleia, reação de hipersensibilidade ao corticosteroide (raro) ou ao veículo, metrorragia e, inclusive, hipercortisolismo.[2,3,6]

As contraindicações para a realização de uma IIA são:

- Absolutas: artrite séptica, bacteriemia, celulite periarticular, hipersensibilidade ao veículo da medicação injetada, fratura osteocondral, prótese articular, osteomielite adjacente, endocardite bacteriana e distúrbios graves de coagulação
- Relativas: terapia anticoagulante, instabilidade articular, diabetes melito não controlado, hemartrose e úlceras de decúbito.

A duração do efeito benéfico da IIA com corticosteroide é indefinida, e muitos trabalhos lançam dados divergentes de acordo com variáveis como idade e repouso articular. Em IIA com corticosteroide microcristalino, demonstrou-se manutenção da ação desse procedimento por um período de 90 dias[8] a até 7 anos (em casos de pacientes poli-infiltrados).[9] Em crianças com artrite reumatoide juvenil (ARJ), existem relatos provenientes de trabalhos abertos que demonstram manutenção da melhora da sinovite pós-IIA em 60 a 82% dos pacientes por mais de 6 meses, de 45 a 67% por mais de 1 ano e de 58% de melhora por mais de 2 anos.[3]

Pelo receio de potencialização na degeneração articular (dado ainda não confirmado por evidência científica), alguns autores recomendam um intervalo de pelo menos 3 meses entre várias IIA em uma mesma articulação.[10]

A superioridade da IIA monoarticular com corticosteroide (hexacetonide de triancinolona) em relação ao seu uso sistêmico foi confirmada quanto a promover melhora rápida e consistente de variáveis articulares locais (dor, edema e rigidez matinal no joelho), sem provocar efeitos colaterais locais ou comprometer variáveis sistêmicas.[11] A superioridade da poli-infiltração com corticosteroide sobre a administração sistêmica da medicação já havia sido sugerida em pacientes com AR pelos trabalhos abertos realizados por McCarty et al.[9,12] e Proudman et al.[13]

Ainda, essa superioridade foi confirmada no estudo controlado de Furtado et al., que concluíram que a poli-infiltração com corticosteroide em pacientes com AR foi superior ao seu uso sistêmico: a médio prazo, quanto à variação da dosagem sérica do ACTH, ao menor número de articulações dolorosas e de efeitos colaterais sistêmicos, e à atividade da doença segundo o paciente; e a curto prazo, para os critérios de melhora da atividade da doença segundo o ACR (20%, 50% e 70%).[14]

Infiltrações periarticulares

As IPA podem se tornar um recurso valioso no tratamento de reumatismos de partes moles refratários ao tratamento sistêmico ou mesmo a primeira escolha em certas situações. Também são úteis na abordagem de distúrbios inflamatórios refratários de periestruturas nervosas (Quadro 52.2). Nesses procedimentos, o reparo anatômico a ser atingido não consiste na cavidade articular, mas estruturas periarticulares, como bursas, bainhas tendíneas, ênteses e fáscias ou perinervosas.[4,15]

Para maior praticidade no momento da intervenção, ao contrário da maioria das infiltrações intra-articulares, a medicação injetada (habitualmente corticosteroide não atrofiante) pode já estar misturada à lidocaína a 2% sem vasoconstritor na mesma seringa. O repouso da região infiltrada por 48 h após a intervenção também deve ser aconselhado.[4,15]

Procedimentos mais simples, como os já citados, podem ser realizados após antissepsia comum. No entanto, procedimentos periarticulares mais complexos, como injeções peridurais e foraminais com corticosteroide, devem ser realizados com o maior rigor possível de antissepsia (material estéril e médico paramentado).[4,15,16]

MEDICAÇÕES MAIS UTILIZADAS NAS INFILTRAÇÕES OSTEOARTICULARES

Corticosteroides

Os corticosteroides, com suas propriedades anti-inflamatórias e antiproliferativas, bem como sua capacidade de atrofiar a sinóvia, representam a medicação mais utilizada para a realização de IIA.[2,3,6]

Os mecanismos de ação local atribuídos aos corticosteroides e pelos quais se justifica o seu uso intra-articular no combate local da atividade inflamatória são: diminuição da angiogênese e da migração dos neutrófilos para a cavidade articular; redução da liberação de enzimas lisossômicas provenientes dos neutrófilos; inibição da produção de superóxidos locais; supressão de genes moduladores da destruição celular; inibição das enzimas ciclo/lipo-oxigenase; diminuição da produção de colagenase; e aumento da produção de proteoglicanos.[2,3,6]

O efeito das IIA com corticosteroides em pacientes com AR foi observado inicialmente com muitas apresentações, como dexametasona, acetato de metilprednisolona, acetato e fosfato de betametasona e acetato de prednisolona.[2,3,6]

Com o domínio da técnica e o melhor entendimento da biodisponibilidade intra-articular dos corticosteroides, percebeu-se que o efeito da IIA era mais duradouro quanto maior o tempo de permanência da medicação no ambiente intra-articular, o qual estava diretamente relacionado com a insolubilidade do corticosteroide.[2,3,6] Surgiram então, na década de 1960, os ésteres de triancinolona, corticosteroides sintetizados a partir da introdução de um composto fluorado à prednisolona, conferindo maior potência, e de um sal acetonado, que diminui a solubilidade e prolonga a sua ação.[17] Existem sob a forma de acetonide, diacetonide e hexacetonide e, por serem os corticosteroides com a menor solubilidade (Tabela 52.1), apresentam maior tempo de ação e melhor resposta para o uso intra-articular.[6,10]

O hexacetonide de triancinolona (HT) apresenta solubilidade de 0,000 a 0,0004% em água a 25°C e completo *clearance* da cavidade articular em um período superior a 2 semanas. A dose de equivalência, em comparação à da prednisona, é de 4:5, assim como o acetonide de triancinolona (AT) e a metilprednisolona. Entretanto, apresenta o inconveniente de não poder ser administrado via intramuscular (IM) ou intravenosa (IV). Já o AT pode ser usado via IM.[6,10]

A absorção sistêmica do corticosteroide é inegável, e existem relatos de eventos como *flushing* facial, cefaleia, reação de hipersensibilidade ao corticosteroide (raro) ou ao seu veículo, metrorragia e hipercortisolismo após IIA.[2,3,6]

Em um estudo de farmacocinética pós-IIA, observou-se que a média de tempo de permanência intra-articular do HT, do AT e da betametasona é de, respectivamente, 6 dias, 3,75 dias e 2,8 dias. Detectou-se nível sérico de triancinolona e de betametasona após a IIA, respectivamente, por 15 dias e 6,3 dias, observando-se *clearance* total da articulação de todas as três medicações. Após 3 dias da IIA, somente 35 a 40% da dose de hexacetonide de triancinolona é absorvida no ambiente intra-articular em comparação com 58 a 67% de acetonide de triancinolona e 78% de betametasona.[18]

Apesar de o procedimento de IIA ser utilizado há mais de cinco décadas e o HT ser conhecido como a melhor opção para essa modalidade terapêutica, existem poucos trabalhos comparando a IIA de corticosteroides a outros tratamentos sistêmicos VO ou parenteral. A maioria deles comparou o uso do HT com outros corticosteroides, como succinato de hidrocortisona, AT, metilprednisolona e prednisolona, demonstrando superioridade inquestionável do HT em relação

Quadro 52.2 Estruturas mais frequentemente beneficiadas nas infiltrações periarticulares.

Bursas
• Subacromial
• Olecraneana
• Trocantérica
• Isquiática
• Pré-patelar
• Pré-aquiliana
• Intermetatársicas

Bainhas tendíneas
• Tendões do manguito rotador
• Tendão do extensor longo e abdutor curto do polegar
• Tendão flexor do dedo
• Tendão patelar
• Tendão extensor ulnar do carpo
• Tendão tibial posterior
• Tendões fibulares
• Tendão do calcâneo

Ênteses
• Ângulo da escápula
• Epicôndilo lateral
• Epicôndilo medial
• Tuberosidade da tíbia
• Calcâneo

Fáscias
• Palmar (doença de Dupuytren)
• Plantar

Espaços
• Túnel do tarso
• Túnel do carpo
• Espaço peridural
• Forame vertebral

Tabela 52.1 Solubilidade de alguns corticosteroides utilizados em IIA.[6,10]

Corticosteroide	Solubilidade (% wt/vol)
Acetato de hidrocortisona	0,002
Acetato de metilprednisolona	0,001
Terbutato de prednisolona	0,001
Acetato de triancinolona	0,004
Hexacetonide de triancinolona	0,0002

à intensidade e à duração do efeito na melhora da sinovite em pacientes com AR, assim como menor incidência de efeitos colaterais sistêmicos.[2,3,6]

Outros trabalhos controlados com HT em pacientes reumatoides compararam o seu efeito apenas em relação ao uso intra-articular de outros fármacos não corticosteroides com ação anti-inflamatória ou antiproliferativa sinovial, mais uma vez demonstrando a superioridade do HT na maioria das variáveis estudadas,[2,3,6,16] com exceção episódica à rifampicina.[19]

A IIA com corticosteroide constitui um procedimento muito comumente realizado na prática médica também em articulações com osteoartrite. São inúmeros os estudos controlados ou não que avaliaram a sua efetividade nessa enfermidade, principalmente em joelhos. Os resultados desse arsenal de informações podem ser resumidos em metanálise recente na qual se conclui que a IIA com corticosteroide é benéfica para o tratamento da osteoartrite de joelhos, principalmente a curto prazo, e sem efeitos colaterais importantes, sendo o efeito do HT superior ao da betametasona para esse procedimento.[20]

Apesar do temor de pacientes e médicos quanto ao aumento da condrólise articular pelo uso inadequado da IIA com corticosteroide, não existem estudos controlados prospectivos que confirmem essa relação. Em um estudo controlado randomizado duplo-cego, Raynaud et al.[21], em 2003, realizaram IIA com acetonide de triancinolona *versus* salina a cada 3 meses em joelhos de pacientes com osteoartrite por 2 anos. Observou-se superioridade para o grupo no qual foi usado corticosteroide e não se evidenciou diferença na evolução radiológica entre os dois grupos.

A efetividade da IIA com hexacetonide de triancinolona tem sido de grande interesse para o Grupo de Reumatologia Intervencionista da Unifesp (Universidade Federal de São Paulo – Escola Paulista de Medicina), onde são realizados estudos controlados e randomizados para a avaliação da efetividade de vários procedimentos invasivos não cirúrgicos no sistema osteoarticular, além de atividades de ensino e assistência médica.

Na Tabela 52.2, são demonstradas as enfermidades, intervenções avaliadas e desfechos dos principais estudos com hexacetonide de triancinolona desse grupo de pesquisadores. Neles, todas as intervenções intra-articulares com corticosteroide, tanto em pacientes com AR quanto naqueles com osteoartrite, foram realizadas com hexacetonide de triancinolona.

Portanto, o benefício do uso do HT pela via intra-articular já é bem estabelecido se comparado a outros corticosteroides ou a demais fármacos.

O uso de corticosteroide para a via periarticular não pode se basear nos mesmos conceitos da via intra-articular. Não se deve esquecer que o corticosteroide é, por si só, um fármaco atrofiante, cujo poder varia de acordo com sua apresentação. Pela via periarticular, deve ser utilizado um corticosteroide de depósito pouco atrofiante, como betametasona, dexametasona, metilprednisolona ou acetonide de triancinolona.[4,15] Jamais utilizar o hexacetonide de triancinolona nas infiltrações periarticulares pelo risco real de provocar lesão de estruturas periarticulares (mesmo profundas) e cutâneas, em virtude de sua marcante característica atrofiante.[4,6,15]

RADIOISÓTOPOS

Utilizada pela primeira vez em 1952, a sinovectomia com o uso de radioisótopos (sinoviortese) é amplamente empregada na Europa. Como a cartilagem é naturalmente hipóxica e radiorresistente, esse tipo de abordagem torna-se interessante porque promove sinovectomia segura e mais agressiva, uma vez que essas substâncias tem um tamanho pequeno (2 a 10 μm; facilidade para a fagocitose pelos sinoviócitos, menor escape extra-articular), são capazes de emitir radiação beta e apresentam meia-vida curta.[30]

Os radiofármacos mais utilizados para a radiossinovectomia são o [90]Y (ítrio) – emissão de radiação beta, penetração média tecidual de 3,6 mm, meia-vida de 3 dias, usado mais em grandes articulações; o [186]Re (rênio) – emissão de radiação beta e gama, penetração média tecidual de 1,1 mm, meia-vida de 4 dias, utilizado em médias articulações; o [169]Er (érbio) – emissão beta, penetração média tecidual de 0,3 mm e meia-vida de 9 dias, usado em pequenas articulações.[31,32]

A principal indicação da radiossinovectomia consiste no tratamento da sinovite que não respondeu, pelo menos, a uma IIA com HT, principalmente em pacientes com AR. Pode ser utilizada também para o tratamento de outras artropatias refratárias (artrite hemofílica, artropatia por deposição de cristais de pirofosfato de cálcio, sinovite vilonodular pigmentar e sinovite persistente após colocação de prótese).[31,32]

As vantagens da sinovectomia radioisotópica em relação à cirúrgica são menor custo, menor tempo de hospitalização e o fato de compreender um procedimento menos invasivo e com menor número de complicações. A combinação de cirurgia e sinovectomia com ^{90}Y para sinovite vilonodular pigmentada extensa é considerada segura e efetiva.[31,33]

Antes de realizar a sinovectomia radioisotópica, deve-se seguir algumas recomendações: intervalo de 2 a 6 semanas entre a radiossinovectomia e procedimentos como artroscopia ou cirurgia articular; repetição do procedimento em intervalo superior a 6 meses; intervenção em ambiente de medicina nuclear por profissional qualificado; seguir as normas de biossegurança para manuseio do material radioativo; realizar o procedimento sob radioscopia, exceto para o joelho; uso concomitante do HT para evitar sinovite reativa e prolongar o tempo do fármaco na articulação; e repouso articular com órtese após a intervenção por 48 h.[34]

Os efeitos adversos relatados na literatura são hemorragia local, infecções, necrose de partes moles, reações alérgicas e febre. Existem poucos estudos controlados com sinovectomia radioisotópica, embora haja evidências da superioridade do [169]érbio e do [186]rênio em relação à infiltração com corticosteroide. Em uma metanálise com 2.190 articulações tratadas prospectivamente com sinovectomia radioisotópica (estudos de 1971 a 1999), observaram-se melhores resultados em pacientes hemofílicos com sinovite vilonodular pigmentada e em pacientes reumatoides sem alteração degenerativa.[35]

A despeito de sua utilização, sobretudo na Europa, ainda não se confirmou a superioridade do conjunto de radioisótopos empregados para esse fim em relação ao hexacetonide de triancinolona, principalmente em se tratando dos radioisótopos [90]Ye [153]Sm.[35-40]

VISCOSSUPLEMENTAÇÃO

Refere-se à utilização intra-articular de ácido hialurônico (AH), principalmente em pacientes com osteoartrite (OA). Objetiva melhorar a concentração de AH e, consequentemente, restaurar a viscoelasticidade e as propriedades nociceptivas e anti-inflamatórias do líquido sinovial.[41]

O hialuronato de sódio é um polissacarídeo natural formado pela repetição de duas unidades de dissacarídeos

Tabela 52.2 Principais estudos prospectivos do Grupo de Reumatologia Intervencionista da Unifesp utilizando hexacetonide de triancinolona para infiltração intra-articular.

Autores	Revista	Doença (n) e articulações (n)	Intervenção	Desfechos	Superioridade
Furtado et al.[14]	J Rheumatol 2005	AR (70 pacientes) Cotovelos Punhos MCF Joelhos Tornozelos (253 articulações)	Poli-IIA (6 a 8) *versus* CEI M	Dor articular Atividade de doença Efeitos colaterais ACR 20, 50, 70%	Poli-IIA
Luz et al.[22]	Ann Rheum 2008	AR (60 pacientes) Punhos (60)	IIA às cegas *versus* IIA por US	Dor articular Edema articular Avaliação da função	Sem diferença entre os grupos
Lopes et al.[23]	Clin Rheum 2008	AR (96 pacientes) Ombros Cotovelos Punhos MCF Joelhos Tornozelos (232 articulações)	IIA às cegas	Acurácia da IIA	Cotovelos (100%) Joelhos (100%)
Konai et al.[11]	Clin Experim Rheum 2009	AR (60 pacientes) Joelhos (60)	Mono IIA *versus* CE IM	Dor articular Edema articular Rigidez matinal	IIA
Santos et al.[24]	Clinics 2009	AR (60 pacientes) Joelhos (60)	IIA (HT isolado) *versus* IIA (HT + ^{153}Sm)	Dor articular Edema articular Goniometria Avaliação da função	Sem diferença entre os grupos
Parmigiani et al.[25]	Clin Rheum 2010	OA (60 pacientes) Joelhos KL II e III (60)	IIA (HT isolado) *versus* Lavagem + HT	Dor articular Função Aval de melhora	Lavagem + HT (em pacientes KL III)
Santos et al.[26]	Clin Rheum 2011	AR (90 pacientes) Joelhos (90)	IIA (HT isolado) *versus* IIA (HT + ^{153}Sm) *versus* IIA (HT + ^{90}Y)	Dor articular	IIA (HT + ^{90}Y)
Furtado et al.[27]	Ann Rheum 2008 (suppl.)	AR (289 pacientes) Ombros Cotovelos Punhos MCF Joelhos Tornozelos (635 articulações)	Mono, pauci ou poli-IIA	Preditores de resposta à IIA	IIA em cotovelo IIA em MCF Poli-IIA IIA em paciente em uso de MTX Dose alta de HT
Ribeiro et al.[28]	Arthritis Rheum 2011 (suppl.)	OA (60 pacientes) Zigoapofisárias (180 articulações)	Poli-IIA (6) *versus* CE IM	Aval de melhora Uso de AINH Avaliação da função	Poli-IIA
Pereira et al.[29]	Ann Rheum 2012 (suppl.)	AR (52 pacientes) Punhos (52)	IIA com HT Baixa dose (20 mg) *versus* alta dose (40 mg)	Dor articular Edema articular Goniometria Avaliação da função	Sem diferença entre os grupos

AR: artrite reumatoide; IIA: infiltração intra-articular; poli-IIA: IIA poliarticular (6 a 8 articulações simultaneamente); CE: corticosteroide (acetonide de triancinolona); IM: intramuscular; US: ultrassonografia; MCF: articulação metacarpofalângica; ^{153}Sm: radioisótopo Samarium hidroxiapatita; OA: osteoartrite; KL: escala de graduação radiográfica de osteoartrite de Kellgren e Lawrence (0 a IV); ^{90}Y: radioisótopo ítrio; MTX: metotrexato; HT: hexacetonide de triancinolona; AINH: anti-inflamatório não hormonal.

(ácido glicurônico e n-acetilglicosamina, ligados por pontes glicosídicas), que atuam como lubrificantes e como suporte viscoelástico. Atua inibindo a liberação de ácido araquidônico, diminui o metabolismo dos proteoglicanos e a produção de prostaglandinas E2 pelo estímulo da interleucina 1, assim como modula a proliferação, a migração e a fagocitose de leucócitos.[41,42]

Em virtude da curta meia-vida intra-articular, promove resposta lubrificante e biomecânica fugaz, e acredita-se que seus efeitos a longo prazo decorram da ação anti-inflamatória, da inibição da atividade de neurorreceptores e da alteração do metabolismo da cartilagem e do comportamento do sinoviócito.[41,42]

De modo geral, a concentração do ácido hialurônico é de 10 mg/mℓ na maioria das apresentações. Nas articulações de grande e médio porte, utiliza-se a dose de 2 a 2,5 mℓ, e, nas de pequeno porte, como as interfalângicas, de 0,3 a 0,5 mℓ. As infiltrações são realizadas semanalmente, com frequência variando de 3 a 5 aplicações consecutivas. O tratamento pode ser repetido após um período de 6 meses. A duração do efeito benéfico da viscossuplementação ainda não foi definida, mas estudos mostram melhora da dor e da função por 6 a 12 meses.[41,43]

A viscossuplementação pode ser empregada em casos de osteoartrite de joelhos, quadril, glenoumeral, tibiotalar e rizoartrose. Na maioria dos estudos, esse procedimento é bem tolerado e as reações adversas são raras (exantema cutâneo, prurido ou urticária). Existem relatos de *flare* articular após a infiltração, minimizado com o uso combinado de HT na primeira aplicação.[41,42]

Estudos controlados avaliando a efetividade a curto e longo prazos em pacientes com osteoartrite de joelho mostraram superioridade da viscossuplementação em relação ao placebo (habitualmente solução salina) para os seguintes parâmetros: dor em repouso e ao movimento, capacidade para subir degraus, tempo de caminhada, amplitude de movimento e escores funcionais. Esses resultados são suportados por metanálise com trabalhos que enfatizam a efetividade da viscossuplementação por um período de 5 a 13 semanas na melhora da dor, função e avaliação do paciente.[44]

Estudos comparando a efetividade dos derivados do AH a de corticosteroides de depósito ainda são conflitantes e, quando se compara a efetividade intra-articular do derivado do AH à do HT, também não se encontram respostas definidas na literatura. Aparentemente, o HT é mais efetivo a curto prazo, enquanto os trabalhos apontam para uma ação mais duradoura a longo prazo do derivado do AH.[45,46] No entanto, não existem ainda estudos que os comparem nos quais o HT tenha sido usado em dose suficiente para promover sinovectomia química na articulação estudada. A adição intra-articular do AT ao AH fez essa associação superior ao uso isolado do AH (dor articular) para o tratamento da osteoartrite de joelho.[47]

Mais estudos são necessários, inclusive com associação a corticosteroides e em outras enfermidades osteoarticulares para comprovar o real papel da viscossuplementação na melhora clínica dos pacientes reumáticos.

ANTIFATOR DE NECROSE TUMORAL ALFA

Fármacos antifator de necrose tumoral alfa (anti-TNF-alfa) introduzidos via intra-articular já foram avaliados para o tratamento de sinovite refratária de joelho em pacientes com AR. Em trabalhos abertos, esses medicamentos não apresentaram benefício em AR. Em um trabalho controlado comparando o uso de anti-TNF *versus* corticosteroide (etanercepte *versus* metilprednisolona) via intra-articular, não houve diferença entre os grupos.[48]

TÉCNICAS PARA INFILTRAÇÕES

Para alcançar maiores benefícios das infiltrações osteoarticulares, deve-se lembrar algumas considerações prévias. Na quase totalidade das IIA, o paciente deve encontrar-se em repouso, ou seja, em decúbito dorsal, na tentativa de evitar disautonomias. Esses procedimentos, exceto para coluna vertebral e articulações como glenoumeral e coxofemoral, podem ser realizados após antissepsia comum, realizada com povidine tópico ou clorexidine e luvas de procedimento.[4,6,15]

É muito importante a utilização de seringas de rosca para a realização das infiltrações intra-articulares. Quando bem conectadas à agulha, evitam a soltura e a perda do conteúdo a ser infiltrado em procedimentos nos quais haja difícil penetração do líquido no ambiente intra-articular.[4,6,15]

O uso de anestésico para bloqueio cutâneo é desnecessário e aumenta o desconforto local no momento da penetração cutânea da agulha utilizada em uma IIA bem-sucedida. A seringa com corticosteroide deve sempre conter 0,5 a 1 mℓ de ar, que será injetado no final do procedimento e servirá para o preenchimento do túnel deixado pela agulha, evitando o refluxo cutâneo do corticosteroide injetado e suas consequências.[4,6,15]

O paciente deve ser lembrado, antes da IIA, de que deverá permanecer em repouso articular após a intervenção. A artrocentese pré-introdução da medicação no ambiente intra-articular é indicada por diminuir os metabólitos danosos à cartilagem do meio intra-articular[49], assim como o repouso da articulação também por pelo menos 48 h, no intuito de retardar ao máximo o *clearance* articular do fármaco infiltrado, além de diminuir as perdas periarticulares da medicação injetada.[50]

Não existem guias de conduta baseados em estudos controlados para definição da dose ideal de corticosteroide para cada articulação. No caso do HT, recomendam-se doses de 5 a 10 mg para pequenas articulações e de 20 a 40 mg para as médias.[2,6,9,12]

Várias são as articulações apendiculares passíveis de IIA às cegas. Na Tabela 52.3, estão listadas as articulações mais comumente infiltradas às cegas, os reparos anatômicos utilizados para esse procedimento, o tamanho da agulha a ser utilizada[4,6,15] e a dose de hexacetonide sugerida para a IIA em pacientes com AR.

INFILTRAÇÕES GUIADAS POR IMAGEM

Sabe-se que, na maioria das escolas de Reumatologia, as IIA apendiculares são realizadas às cegas, cujo custo-benefício é aparentemente satisfatório. No entanto, em várias articulações a abordagem às cegas é de difícil realização, seja pela profundidade, seja pela dificuldade de acesso.[4,6,15]

Nesse sentido, para "armar" o reumatologista, a habilidade no manuseio de métodos de imagem auxilia sobremaneira a

Tabela 52.3 Sugestão de reparos anatômicos, agulha e dose de HT para a realização às cegas de IIA nas principais articulações apendiculares.

Articulação	Reparos anatômicos	Agulha	Dose sugerida de HT
Glenoumeral	Ponto a 1 cm lateral e inferior ao processo coracoide	40 × 8 mm	60 a 80 mg (3 a 4 mℓ)
Cotovelo	Ponto central de triângulo formado pelo epicôndilo lateral, olécrano e ponto equidistante	30 × 7 mm	40 a 60 mg (2 a 3 mℓ)
Punho (radiocarpal)	Fosseta dorsal do carpo	25 × 7 mm	20 a 40 mg (1,5 a 2 mℓ)
MCF	Interlinha articular visível pela tração distal do dedo	Insulina	10 a 20 mg (0,5 a 1 mℓ)
Coxofemoral*	Ponto 1,5 cm medial e inferior ao cruzamento entre a linha imediatamente acima do TMF e a linha coincidente com a EIAS	Espinal ou de raquianestesia	60 a 100 mg (3 a 5 mℓ)
Joelho	Ponto a 2 cm superolateral ao ângulo superolateral da patela	40 × 8 mm	60 a 100 mg (3 a 5 mℓ)
Tornozelo (talocrural)	Depressão imediatamente medial ao TTA na altura do maléolo medial	40 × 8 mm	40 a 60 mg (2 a 3 mℓ)

EIAS: espinha ilíaca anterossuperior; HT: hexacetonide de triancinolona; IIA: infiltração intra-articular; MCF: metacarpofalângica; TMF: trocânter maior do fêmur; TTA: tendão do músculo tibial anterior.
* Não é aconselhável realizar IIA dessa articulação às cegas.

abordagem de articulações ou estruturas de difícil acesso às cegas no momento de uma intervenção. As estruturas ou articulações de abordagem beneficiada com o auxílio de métodos de imagem são:

- Abordagem preferencial pela fluoroscopia:
  - Articulação subtalar
  - Articulação interfacetária
  - Primeira articulação metacarpocárpica
  - Forame vertebral
  - Disco intervertebral
- Abordagem possível por fluoroscopia ou ultrassonografia:
  - Articulação glenoumeral
  - Articulação coxofemoral
  - Articulação sacroilíaca
  - Articulações de médio pé
  - Capsulodistensão articular
  - Calcificação periarticular
- Abordagem preferencial pela ultrassonografia:
  - Bursites, tendinites e entesites refratárias a IPA às cegas
  - Neuroma de Morton
  - Síndrome do túnel do carpo ou do tarso refratária a IPA às cegas.

A necessidade do uso de métodos de imagem para guiar procedimentos em Reumatologia é reforçada por estudos publicados na literatura relacionada que enfatizam a grande porcentagem de erro em atingir o espaço intra-articular, mesmo de articulações de grande porte como o joelho.[51]

Em um recente trabalho realizado em 96 pacientes (232 articulações infiltradas) para avaliar a acurácia das IIA apendiculares realizadas por um reumatologista subespecializado em intervenção musculoesquelética, obtiveram-se os seguintes resultados: acurácia de 100% para joelho e cotovelo; de 97,4% para metacarpofalângica; de 97,3% para punho; de 82,3% para glenoumeral; e 77,7% para tornozelo.[23] Esses achados sugerem que, mesmo para um reumatologista treinado, as articulações glenoumeral e tornozelo (tibiotalar) devem ser infiltradas com o auxílio de imagem.

Há vários métodos de imagem capazes de promover esse auxílio, sobretudo a fluoroscopia, com a qual o reumatologista teve, desde o início da Reumatologia intervencionista, maior intimidade.[52] Recentemente, foi agregada a habilidade de manuseio da ultrassonografia, que, assim como em outras especialidades, está passando cada vez mais a fazer parte não só do arsenal diagnóstico, mas também do arsenal terapêutico do reumatologista, auxiliando em intervenções intra-articulares ou periarticulares mais elaboradas.[53,54] A tomografia computadorizada e a ressonância magnética constituem métodos dos quais o reumatologista lança mão muito mais tímida e habitualmente em associação com o radiologista.

É mandatório o uso de métodos de imagem para guiar IIA de fármacos como os radioisótopos, em qualquer articulação em questão, exceto joelho, de acordo com as normas de segurança para manuseio de material radioativo utilizado biologicamente[34] para evitar lesões actínicas.

A fluoroscopia, ou radioscopia, como é mais conhecida, foi introduzida com o intuito de guiar infiltrações intra-articulares em 1979[55] e pode ser utilizada para guiar IIA em várias articulações de difícil abordagem às cegas[55] (Figuras 52.3 e 52.4).

O emprego da ultrassonografia compreende uma prática cada vez mais útil como extensão do exame físico na procura de achados subclínicos articulares e monitoramento do efeito de medicações antirreumáticas na progressão da doença articular. Além disso, tem o benefício de guiar procedimentos tanto de aspiração intra-articular diagnóstica (principalmente de coleções < 5 mm) quanto de introdução intra-articular de fármacos atrofiantes de sinóvia ou condroprotetores. Essa proposta terapêutica é corroborada por relatos de erro de técnica em até 50% das IIA realizadas às cegas.[56] Infiltrações periarticulares, como de bursas, peritendões, túnel do carpo, periênteses e cistos tenossinoviais, podem ser realizadas com o auxílio desse método, evitando lesões indesejáveis de nervos ou tendões.[53,54]

De preferência, os transdutores devem ser lineares, com frequência de pelo menos 7 a 13 MHz, com a possibilidade de

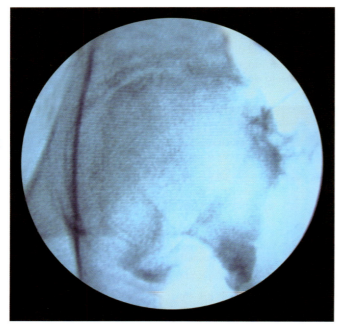

Figura 52.3 IIA de articulação coxofemoral guiada por fluoroscopia.

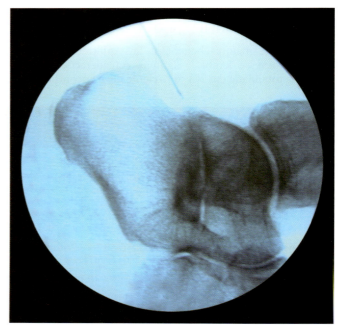

Figura 52.4 IIA de articulação subtalar guiada por fluoroscopia.

utilizar o recurso de introduzir "ar" como "contraste" para a certificação da localização intra-articular da agulha.[53,54]

Koski (2000) considera duas técnicas de uso da ultrassonografia para guiar procedimentos intra-articulares ou periarticulares: a técnica de marcação de superfície pela ultrassonografia e, depois, abordagem às cegas e a técnica de visualização direta com introdução da agulha paralela ou perpendicular ao transdutor (Figuras 52.5 a 52.7).[53]

De acordo com a frequência do transdutor (13 a 20 MHz), mesmo pequenas articulações, como metacarpo ou metatarsofalângicas e interfalângicas, podem se beneficiar do auxílio da ultrassonografia para guiar IIA.[57,58]

Ao comparar a efetividade de procedimentos guiados por ultrassonografia com procedimentos realizados às cegas, alguns autores comprovaram benefício do uso da ultrassonografia para guiar IPA subacromial[57], enquanto outros não o confirmaram para guiar IIA de punho.[22]

Embora seu custo-benefício ainda seja indeterminado, as vantagens do uso da ultrassonografia pelo reumatologista são a evidência do posicionamento adequado de agulha intra-articular em apenas 59% dos casos de infiltrações às cegas comparado a 96% quando guiadas por ultrassonografia,[58] assim como o sucesso em realizar a aspiração de líquido sinovial em 97% dos casos quando a punção articular foi realizada com o auxílio da ultrassonografia em comparação a 32% do procedimento realizado às cegas.[58,59]

Como não poderia deixar de ser, existem vantagens e desvantagens no manuseio dos aparelhos de imagem[53,54], cujo conhecimento ajuda na escolha do método ideal para auxiliar o reumatologista no momento de uma intervenção (Tabela 52.4).

A habilidade no manuseio de métodos de imagem para guiar procedimentos diagnósticos e terapêuticos pode otimizar o manejo das enfermidades reumáticas, compreendendo uma prática cada vez mais frequente entre reumatologistas, principalmente europeus, fazendo parte de sua formação.

A reumatologia intervencionista pode ser uma prática excitante no dia a dia do reumatologista contemporâneo. No entanto, existem poucos trabalhos de boa metodologia abordando o assunto, assim como uma heterogeneidade de serviços formadores de reumatologistas quanto ao ensinamento das técnicas de IIA e IPA.

As IIA são procedimentos intimamente relacionados com o surgimento da própria Reumatologia, base da Reumatologia Intervencionista, que ajudam a diferenciar o reumatologista dos outros especialistas do aparelho osteoarticular, sendo

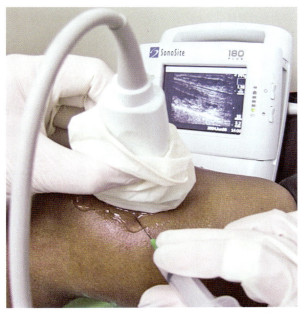

Figura 52.5 IIA de joelho guiada por ultrassonografia pela técnica perpendicular ao transdutor.

Tabela 52.4 Vantagens e desvantagens do uso da fluoroscopia e da ultrassonografia para guiar procedimentos em Reumatologia.

Procedimento	Vantagens	Desvantagens
Fluoroscopia	Aborda qualquer articulação Fácil treinamento Possibilita uma visão panorâmica	Radiação Uso de meio de contraste Não visualiza partes moles
Ultrassonografia	Possibilita uma visão direta Ausência de radiação/contraste Facilidade de mobilização Visualização de partes moles	Operador-dependente Maior tempo de treinamento Visão em um único plano

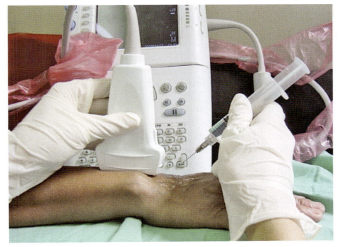

Figura 52.6 IIA de articulação de punho guiada por ultrassonografia pela técnica paralela ao transdutor (visão externa).

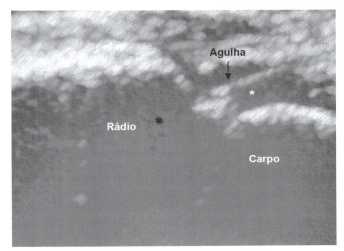

Figura 52.7 IIA de articulação de punho guiada por ultrassonografia pela técnica paralela ao transdutor (imagem ultrassonográfica).

extremamente útil no tratamento das sinovites crônicas. Portanto, é necessário desmistificá-las, para que haja um aprimoramento uniformizado de suas técnicas entre os reumatologistas e para que, com isso, o procedimento passe a somar valor à especialidade.

REFERÊNCIAS BIBLIOGRÁFICAS

1. Hollander JL et al. Hydrocortisone and cortisone injected into arthritic joints: comparative effects use of hydrocortisone as a local antiarthritic agent. JAMA. 1951;147(17):1629-35.
2. Gray RG, Gotllieb NL. Intra-articular corticosteroids. An updated assessment. Clin Orthop Related Res. 1983;177:235-63.
3. See Y. Intra-synovial corticosteroid injections in juvenile chronic arthritis. A review. Ann Acad Med Singapore. 1998;27:105-11.
4. Ayral X. Infiltrations: les tecniques. Paris: JBH Santé; 2001.
5. Hilliquin P, Menkes CJ. Rheumatoid arthritis. Evaluation and management: early and estabilished disease. In: Klippel JH, Dieppe PA. Rheumatology. London: Mosby; 1994.
6. Bird AH. Management of rheumatic diseases. Pharmacological approaches. Intra-articular and intralesional therapy. In: Klippel JH, Dieppe PA. Rheumatology. London: Mosby; 1994.
7. Kirwan JR. Menagment of rheumatic diseasespharmacological approaches: systemic corticosteroids in rheumatology. In: Klippel JH, Dieppe PA. Rheumatology. London: Mosby; 1994.
8. Anttinen J, Oka M. Intra-articular triamcinolone hexacetonide and osmic acid in persistent synovitis of the knee. Scand J Rheumatol. 1975;4:125-8.
9. McCarty DJ et al. Treatment of rheumatoid joint inflamation with intrasynovial triancinolone hexacetonide. Rheumatol. 1995;22:1631-5.
10. Lavelle W et al. Intra-articular injections. Med Clin North Am. 2007;91(2):241-50.
11. Konai MS et al. Monoarticular corticosteroid injection versus systemic administration in the treatment of rheumatoid arthritis patients: a randomized double-blind controlled study. Clin Exp Rheumatol. 2009;27(2):214-21.
12. McCarty DJ. Treatment of rheumatoid joint inflammation with triamcinolone hexacetonide. Arthritis Rheum. 1972;15(2):157-73.
13. Proudman SM et al. Treatment of poor-prognosis early rheumatoid arthritis. A randomized study of treatment with methotrexate, cyclosporin A, and intra-articular corticosteroids compared with sulfasalazine alone. Arthritis Rheum. 2000;43(8):1809-19.
14. Furtado RN et al. Polyarticular corticosteroid injection versus systemic administration in treatment of rheumatoid arthritis patients: a randomized controlled study. J Rheumatol. 2005; 32(9):1691-8.
15. Anderson BC. Guide to arthrocentesis and soft tissue injection. Philadelphia: Elsevier Saunders; 2005. p. 1-213.
16. Courtney P, Doherty M. Joint aspiration and injection. Best Pract Res Clin Rheumatol. 2005;19(3):345-69.
17. Hollander JL, Jessar RA, Restifo RA, Fort HJ. A new intra-articular steroid ester with longer effectiveness (abstract). Arthritis Rheum. 1961;4:422.
18. Derendorf H et al. Pharmacokinetics and pharmacodynamics of glucocorticoid suspensions after intra-articular administration. Clin Pharmacol Ther. 1986;39(3):313-7.
19. Blyth T et al. Injection of the rheumatoid knee: does intra-articular methotrexate or rifampicin add to the benefits of triamcinolone hexacetonide? Br J Rheumatol. 1998;37(7):770-2.
20. Bellamy N et al. Intra-articular corticosteroid for treatment of osteoarthritis of the knee. Cochrane Database Syst Rev. 2006; 19(2):CD005328.
21. Raynauld JP et al. Safety and efficacy of long-term intraarticular steroid injections in osteoarthritis of the knee: a randomized, double-blind, placebo-controlled trial. Arthritis Rheum. 2003; 48(2):370-7.
22. Luz KR et al. Ultrasound-guided intra-articular injections in the wrist in patients with rheumatoid arthritis: a double-blind, randomised controlled study. Ann Rheum Dis. 2008;67(8):1198-200.

23. Lopes RV et al. Accuracy of intra-articular injections in peripheral joints performed blindly in patients with rheumatoid arthritis. Clin Rheumatol. 2008;47(12):1792-4.
24. Santos MF et al. Effectiveness of radiation synovectomy with samarium-153 particulate hydroxyapatite in rheumatoid arthritis patients with knee synovitis: a controlled randomized double-blind trial. Clinics (São Paulo). 2009;64(12):1187-93.
25. Parmigiani L et al. Joint lavage associated with triamcinolone hexacetonide injection in knee osteoarthritis: a randomized double-blind controlled study. Clin Rheumatol. 2010;29(11):1311-5.
26. Santos MF et al. Effectiveness of radiation synovectomy with Yttrium-90 and Samarium-153 particulate hydroxyapatite in rheumatoid arthritis patients with knee synovitis: a controlled, randomized, double-blinded trial. Clin Rheumatol. 2011; 30(1):77-85.
27. Furtado RNV et al. Predictors of outcome related to intra-articular injection (IAI) in patients with rheumatoid arthritis (RA): a prospective analysis. Ann Rheum Dis. 2011;70(Suppl. 3):649.
28. Ribeiro LHC et al. Effectiveness of facet joint infiltration in low back pain. Artrhritis Rheum. 2011;63(Suppl.):S675.
29. Pereira DF et al. Effectiveness and tolerance infiltration intra-articular corticosteroid according to dose. Ann Rheum Dis. 2012;71(Suppl. 3):201.
30. Delbarre F et al. La synoviothese par les radio-isotopes. Presse Med. 1968; 76:1045-50.
31. Schneider P et al. Radiosynovectomy in rheumatology, orthopedics and hemophilia. J Nucl Med. 2005;46(Suppl. 1):48S-54S.
32. Van der Zant FM et al. Clinical effect of radiation synovectomy of the upper extremity joints: a randomised, double-blind, placebo controlled study. Eur J Nucl Med Mol Imaging. 2007;34(2):212-8.
33. Siegel HJ et al. Advances in radionuclide therapeutics in orthopaedics. J Am Acad Orthop Surg. 2004;12:55-64.
34. Clunie G, Fischer M. EANM procedure guidelines for radiosynovectomy. Eur J Nucl Med. 2003;30(3):BP12-6.
35. Kresnick E et al. Clinical outcome of radiosynoviorthesis: a meta-analysis including 2190 treated joint. Nucl Med Commun. 2002;23:683-8.
36. Jones G. Yttrium synovectomy: a meta-analysis of the literature. Aust N Z J Med. 1993;23(3):272-5.
37. Heuft-Dorenbosch LLJ et al. Yttrium radiosynoviorthesis in the treatment of knee arthritis in rheumatoid arthritis: a systematic review. Ann Rheum Dis. 2000;59:583-6.
38. Jahangier ZN et al. Is radiation synovectomy for arthritis of the knee more efective than intraarticular treatment with glucocorticoids? Arthritis Rheum. 2005;52(11):3391-402.
39. Clunie G et al. Clinical outcome after one year following samarium-153 particulate hydroxyapatite radiation synovectomy. Scand J Rheumatol. 1996;25:360-6.
40. O'Duffy EK et al. Double blind glucocorticoid controlled trial of samarium-153 particulate hydroxyapatite radiation synovectomy for chronic knee synovitis. Ann Rheum Dis. 1999;58:554-8.
41. Brandt KD et al. Intraarticular injection of hyaluronan as treatment for knee osteoarthritis: what is the evidence? Arthritis Rheum 2000;43(6):1192-203.
42. Takahashi K et al. Effect of hyaluronan on chondrocyte apoptosis and nitric oxide production in experimentally induced osteoarthritis. J Rheumatol. 2000;27(7):1713-20.
43. Cubukcu D et al. Hylan G-F 20 efficacy on articular cartilage quality in patients with knee osteoarthritis: clinical and MRI assessment. Clin Rheumatol. 2004;14.
44. Bellamy N et al. Viscosupplementation for the treatment of osteoarthritis of the knee. Cochrane Database Syst Rev. 2006; 19(2):CD005321.
45. Carborn D et al. A randomized, single-blind comparison of the efficacy and tolerability of hylan G-F 20 and triamcinolone hexacetonide in patients with osteoarthritis of the knee. J Rheumatol. 2004;31(2):333-43.
46. Jones AC et al. Intra-articular hyaluronic acid compared to intra-articular triamcinolone hexacetonide in inflammatory knee osteoarthritis. Osteoarthritis Cartilage. 1995;3(4):269-73.

47. Ozturk C et al. The safety and efficacy of intraarticular hyaluronan with/without corticosteroid in knee osteoarthritis: 1-year, single-blind, randomized study. Rheumatol Int. 2006;26(4):314-9.
48. Bliddal H et al. A randomized, controlled study of a single intra-articular injection of etanercept or glucocorticosteroids in patients with rheumatoid arthritis. Scand J Rheumatol. 2006; 35(5):341-5.
49. Weitof T, Uddenfeldt P. Importance of synovial fluid aspiration when injecting intra-articular corticosteroids. Ann Rheum Dis. 2000;59:233-5.
50. Wallen M, Gillies D. Intra-articular steroids and splints/rest for children with juvenile idiopathic arthritis and adults with rheumatoid arthritis. Cochrane Database Syst Rev. 2006; 25(1):CD002824.
51. Jones A et al. Importance of placement of intra-articular steroid injections. BMJ. 1993;307:1329-30.
52. Dussault RG et al. Fluoroscopy-guided sacroiliac joint injections. Radiology. 2000;214:273-7.
53. Koski JM.Ultrasound guided injection in rheumatology. J Rheumatol. 2000;27:2131-8.
54. Grassi W et al. Sonographically guided procedures in rheumatology. Semin Arthritis Rheum. 2001;30:347-53.
55. Miskew DB et al. Aspiration of infected sacro-iliac joint. J Bone Joint Surg Am. 1979;61:1071-2.
56. Grassi M et al. Synovitis of small joints: sonographic guided diagnostic and therapeutic approach. Ann Rheum Dis. 1999;58:595-7.
57. Naredo E et al. A randomized comparative study of short term response to blind injection versus sonographic-guided injection of local corticosteroids in patients with painful shoulder. J Rheumatol. 2004;31(2):308-14.
58. Raza K et al. Ultrasound guidance allows accurate needle placement and aspiration from small joints in patients with early inflammatory arthritis. Rheumatology. 2003;42:976-9.
59. Balint PV et al. Ultrasound guided versus conventional joint and soft tissue fluid aspiration in rheumatology practice: a pilot study. J Rheumatol. 2002;29:2209-13.

53 Urgências em Reumatologia

Edgard Torres dos Reis Neto • Luiz Samuel G. Machado • Emilia Inoue Sato

INTRODUÇÃO

A Reumatologia constitui uma especialidade ampla que envolve conhecimentos de diversas especialidades clínicas, além de apresentar interface com a Psiquiatria, a Ortopedia, a Ginecologia e a Obstetrícia. Atualmente, existem mais de 100 doenças reumáticas descritas, inclusive doenças autoimunes/inflamatórias, metabólicas, degenerativas e mesmo infecciosas. Desse modo, tanto o médico reumatologista quanto o que atua em serviços de pronto-socorro devem estar aptos para reconhecer e tratar precocemente as principais urgências/emergências das doenças reumáticas. Neste capítulo, serão abordados apenas os tópicos de doenças reumáticas que exigem atendimento de urgência/emergência.

LÚPUS ERITEMATOSO SISTÊMICO

O lúpus eritematoso sistêmico (LES) é uma doença inflamatória crônica autoimune, de etiologia multifatorial, que afeta predominantemente mulheres jovens e pode acometer diversos órgãos e sistemas. Algumas de suas manifestações são agudas e extremamente graves, com risco de lesão definitiva em órgãos vitais ou de óbito. Seu tratamento deve ser urgente, tornando-se necessário, muitas vezes, afastar outras causas para essas manifestações, principalmente as infecções. É importante ressaltar que a coexistência de atividade do LES e infecção é relativamente frequente, compreendendo os casos de tratamento mais difícil. O tratamento do processo infeccioso é imperativo e deve-se avaliar o risco e o benefício para iniciar ou continuar o tratamento com glicocorticoides (GC) ou imunossupressores (IMS) orientados para a atividade do LES.

Nefrite lúpica com perda de função renal

O acometimento renal no LES se dá em até 60% dos pacientes adultos e 80% das crianças, com maior frequência nos primeiros 3 anos da doença. Seu reconhecimento precoce é de extrema importância, uma vez que a nefrite lúpica (NL) representa a principal causa de internação hospitalar, além de ser importante preditora de morbimortalidade nesses pacientes, com evolução para doença renal crônica em 5 a 30% dos casos.[1,2]

Embora o padrão-ouro para diagnóstico da NL e definição de classe histológica seja a biopsia renal, nem sempre se pode realizá-la na urgência, pela contraindicação clínica ou pela dificuldade de acesso ao exame. Assim, deve-se iniciar o tratamento o mais precocemente possível, mesmo sem a biopsia em casos de NL acompanhada de perda de função renal. Nesses casos, alguns diagnósticos diferenciais se impõem e são importantes de acordo com a clínica apresentada pelo paciente, incluindo nefrite intersticial aguda, necrose tubular aguda, hipovolemia, toxicidade a medicamentos/contraste, microangiopatia trombótica e infecções.

Pode-se dividir o tratamento da NL em duas fases – indução e manutenção –, casos em que o médico que atende na urgência deverá dar a conduta inicial. Assim que possível, esses pacientes precisam ser acompanhados por nefrologista e/ou reumatologista, que avaliará a resposta ao tratamento, sua continuidade ou a necessidade de mudança terapêutica, e, posteriormente, o tratamento de manutenção, com os objetivos de preservar a função renal e reduzir riscos de recidivas.[3-5]

O tratamento de indução das NL proliferativas (classes III e IV, isoladamente ou em associação a outras classes) deve incluir pulsoterapia com metilprednisolona (MP) 0,5 a 1 g intravenosa por 3 dias, seguida de prednisona VO na dose de 0,5 a 1 mg/kg de peso/dia, em associação a um imunossupressor, que pode ser a ciclofosfamida (CF) intravenosa ou o micofenolato de mofetila ou sódico (MMF) VO. Na escolha do imunossupressor, podem ser considerados etnia (a CF é menos eficaz em afro-americanos e hispânicos), risco de infertilidade e menopausa precoce (apenas na CF), risco de infecções e avaliação da melhor adesão ao tratamento (VO ou intravenosa) pelo paciente (Figura 53.1).

Na suspeita de glomerulonefrite crescêntica rapidamente progressiva com perda rápida de função renal, dá-se preferência à CF intravenosa (0,5 a 1 g/m^2 de superfície corpórea) de acordo com a função renal, e a dose de pulso de MP deve ser 1 g/IV/dia durante 3 dias consecutivos, seguido de prednisona 1 mg/kg/dia VO, por 3 a 4 semanas, com posterior redução gradual da dose.

A CF deve ser aplicada a intervalos mensais por 6 meses nos casos de resposta. Naqueles que apresentem piora da função renal ou da proteinúria a despeito do tratamento adequado, e uma vez afastadas outras causas para a disfunção renal, recomenda-se a substituição por outro imunossupressor, como o MMF. Quando de falha terapêutica e necessidade de mudança de esquema terapêutico, recomenda-se nova pulsoterapia com MP por 3 dias. Nos casos associados à microangiopatia trombótica da síndrome antifosfolipídio (SAF), o tratamento inclui anticoagulação. Nos casos de púrpura trombocitopênica trombótica ou síndrome hemolítico-urêmica associada, além

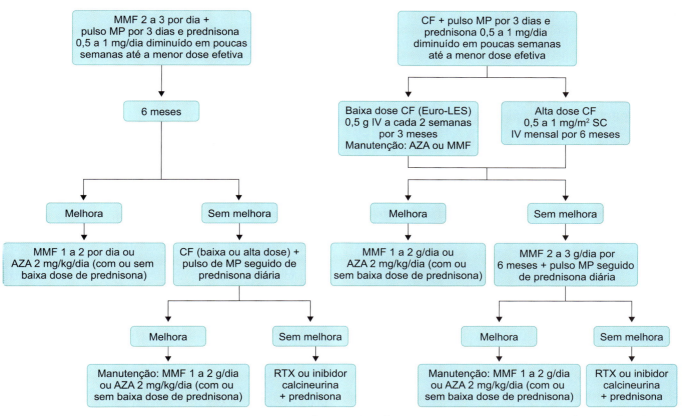

Figura 53.1 Tratamento da nefrite lúpica classes III e IV. MMF: micofenolato de mofetila (também pode ser utilizado o micofenolato de sódio); CF: ciclofosfamida; AZA: azatioprina. RTX: rituximabe. MP: metilprednisolona; Pred: prednisona. Adaptada de Hahn et al., 2012.[3]

do tratamento imunossupressor, deve-se indicar a plasmaférese. Após o tratamento de indução, manter o tratamento de manutenção por pelo menos 3 anos.[3-5]

Hemorragia alveolar

Complicação rara no LES, embora extremamente grave, com mortalidade variando de 50 a 90%[6], mais frequente em pacientes com comprometimento renal.[7]

Infiltrado pulmonar difuso associado à dispneia e febre compreendem os achados clínicos mais comuns, enquanto a hemoptise está presente em cerca de 50% dos casos.[6] A hemorragia alveolar pode promover anemia, sendo a queda dos níveis de hemoglobina/hematócrito um sinal precoce da doença. Desse modo, a ausência de hemoptise não exclui o diagnóstico de hemorragia alveolar, sobretudo nos pacientes com síndrome pulmonar aguda com novo infiltrado radiológico acompanhado de queda dos níveis de hemoglobina. Em casos duvidosos, pode-se confirmar o diagnóstico pela broncoscopia com lavado broncoalveolar revelando hemossiderina nos macrófagos. Biopsia pulmonar pode demonstrar capilarite pulmonar com depósito de imunocomplexos ou mesmo hemorragia no espaço alveolar sem inflamação ou destruição das estruturas alveolares (*bland pulmonary hemorrhage*).[7] Ressonância magnética de pulmão também pode sugerir hemorragia alveolar em decorrência dos efeitos paramagnéticos do ferro contido no sangue.[8]

O diagnóstico diferencial inclui infecções (bacterianas, fúngicas e virais), reações a medicamentos (quimioterápicos, nitrofurantoína, amiodarona, anticoagulantes), bronquiectasias, neoplasias, malformação arteriovenosa, distúrbios da coagulação, estenose mitral, embolia pulmonar, vasculites ANCA-associadas, síndrome de Goodpasture, crioglobulinemia (geralmente associada ao vírus C) etc. Anamnese e exame clínico detalhados associados a provas de atividade inflamatória elevadas, anticorpo antinuclear (AAN) positivo, consumo de complemento e anticorpos anti-dsDNA positivos auxiliam no diagnóstico de hemorragia alveolar secundária ao LES, embora nem sempre haja todas essas alterações.

O tratamento deve ser iniciado imediatamente, com MP 1 g IV por 3 a 5 dias, em associação a CF IV (0,5 a 1 g/m² de superfície corpórea), seguido de prednisona 1 mg/kg/dia VO.[9] Em casos graves, principalmente nos que não responderem ao tratamento proposto, pode ser associada plasmaférese[10], imunoglobulina[11] ou rituximabe[12,13], porém não há estudos controlados que avaliem o melhor esquema terapêutico.

Além da imunossupressão, são fundamentais o atendimento na terapia intensiva com suporte hemodinâmico e ventilatório e o tratamento de possíveis infecções concomitantes, uma vez que pacientes com LES e hemorragia alveolar apresentam alta prevalência de infecções.[14] Os fatores associados a maior taxa de mortalidade compreenderam necessidade de ventilação mecânica, infecção concomitante e uso de ciclofosfamida durante o episódio agudo.[7]

Mielite transversa

Distúrbio neuroinflamatório grave, afeta aproximadamente 2% dos pacientes com LES[15] e pode ser causado por vasculite ou processo inflamatório imunomediado de sistema nervoso central ou por trombose arterial, principalmente nos casos associados a anticorpos antifosfolipídios.

Manifesta-se como queixa de horas a dias de fraqueza de membros, parestesias ou dor neuropática de membros inferiores, geralmente em associação a dor lombar e disfunção de esfíncter vesical e/ou retal, podendo causar retenção urinária e/ou fecal.[16,17] Também podem ser encontradas alterações sensitivas no nível torácico.[18] O Quadro 53.1 mostra os critérios propostos pelo American College of Rheumatology para mielopatia no LES.

Em um estudo com pacientes com mielite lúpica, observou-se que metade apresentou sintomas de disfunção de substância cinzenta (flacidez e hiporreflexia) e a outra metade alteração de substância branca (espasticidade e hiper-reflexia). Pacientes com acometimento de substância cinzenta apresentaram mais paraplegia, febre, náuseas e vômitos, atividade sistêmica do LES e alterações no líquido cefalorraquidiano (LCR), enquanto aqueles com acometimento de substância branca apresentaram mais frequentemente anticoagulante lúpico positivo e associação a doenças do espectro de neuromielite óptica.[19]

Deve-se sempre realizar ressonância magnética (RM) com contraste intravenoso de acordo com a lesão avaliada no exame clínico ou mesmo em toda a medula espinal e no sistema nervoso central, caso haja necessidade de excluir outros focos da doença ou diagnósticos diferenciais.[17] Esse exame pode demonstrar aumento da intensidade do sinal e atrofia medular.[18] A avaliação do LCR consegue mostrar pleocitose com predomínio de granulócitos, hiperproteinorraquia, baixos níveis de glicose e aumento dos níveis de IgG, tornando-se importante para excluir infecções.

Embora os achados de LCR iniciais nem sempre tornem possível excluir com clareza as doenças infecciosas, deve-se instituir terapia imunossupressora precocemente, com possibilidade de associação de antibióticos ou antivirais no início do quadro, e suspensão posterior após certeza da ausência de concomitância infecciosa.[20] Pesquisa de anticorpos para síndrome antifosfolipídio (anticardiolipina, anticoagulante lúpico e antibeta$_2$-glicoproteína-1) também deve ser realizada pela possibilidade de etiologia trombótica da mielite.[9,17]

Outras causas de mielopatia incluem hérnias discais, hematomas, fraturas, tumores, infecções, ruptura de malformação arteriovenosa, sarcoidose, síndrome paraneoplásica, lesão pós-radioterapia, esclerose múltipla, doenças do espectro de neuromielite óptica, síndrome de Sjögren, doença de Behçet e doença mista do tecido conjuntivo.[17]

Pulsoterapia com MP 1 g por 3 a 5 dias, seguida de prednisona VO 1 a 2 mg/kg/dia associada à CF IV (0,5 a 1 g/m^2 de superfície corporal), ainda é considerada o melhor tratamento inicial. Para os casos não responsivos ao esquema inicial, podem ser realizados plasmaférese[18], rituximabe[21,22] ou IgIV[17], embora, pela raridade e pela gravidade dos casos, não haja

estudos controlados avaliando eficácia desses tratamentos. Nos pacientes com anticorpos antifosfolipídios associados, recomenda-se o uso de antiagregante plaquetário e/ou anticoagulante em combinação ao corticosteroide e imunossupressores.[23] Sondagem vesical nos períodos de retenção urinária também tem extrema importância, assim como prevenção de escaras e instituição de reabilitação precoce. Em uma revisão da literatura, recuperação completa foi observada em 50% dos casos, remissão parcial em 29% e falta de melhora ou piora progressiva em 21% dos pacientes.[18]

Psicose

Define-se como um distúrbio de percepção da realidade caracterizado por pensamentos desordenados e alucinações. Psicose em decorrência de LES é descrita em 2,5 a 11% dos pacientes.[24,25] Entretanto, é importante lembrar, como diagnóstico diferencial, outras causas (p. ex., infecções, distúrbios hidreletrolíticos, insuficiência renal, neoplasias, reações medicamentosas, uso de drogas ilícitas, acidente vascular encefálico etc.). Além de poder ser causada por processo inflamatório imunomediado, a psicose pode ser desencadeada, menos frequentemente, pelo uso de corticosteroide[25] ou como sintoma de vasculite do sistema nervoso central ou de manifestação trombótica.

Outros sinais clínicos e laboratoriais de atividade lúpica em outros órgãos e sistemas devem sempre ser pesquisados. Anticorpo anti-P-ribossômico tem sido associado à psicose lúpica e crises convulsivas, entretanto trabalhos mais recentes não confirmaram essa relação.[26,27] Em um estudo retrospectivo, hipoalbuminemia foi associada a psicose causada por corticosteroide, enquanto sinais de doença ativa, outras manifestações do sistema nervoso central e a presença de anticorpos antifosfolipídios foram relacionados com psicose por atividade da doença.[25] Para o diagnóstico diferencial, além de exames laboratoriais como hemograma, glicemia, função renal e hepática, eletrólitos, vitamina B$_{12}$, TSH e gasometria arterial, deve-se realizar exame do LCR e ressonância magnética de encéfalo. Eletroencefalografia (EEG) pode ser realizada em casos selecionados, como naqueles com suspeita de encefalite herpética.[24]

Para o tratamento, pode-se empregar corticosteroides na forma oral (prednisona 1 mg/kg/dia) ou na forma de pulsoterapia (MP 1 g por 3 a 5 dias)[1]. Azatioprina torna-se uma opção para terapia de manutenção e ciclofosfamida ou plasmaférese em casos graves ou refratários.[28] Há relatos de casos de tratamento com imunoglobulina intravenosa[29] e rituximabe.[30]

É de suma importância a prescrição de medicações antipsicóticas para controle dos sintomas, além de tratamento multidisciplinar, com acompanhamento psiquiátrico e psicológico.[24] Pode haver recuperação completa do quadro psicótico, porém recidivas são descritas em até 30% dos casos, relacionadas com outras manifestações do sistema nervoso central.[25,31] Anticoagulação nos pacientes com síndrome antifosfolipídica e doença trombótica é imperativa.[31]

Convulsões

Crises convulsivas podem surgir em 10 a 15% dos pacientes com LES, tanto no início quanto na evolução da doença.[32,33] Podem refletir um processo inflamatório agudo e, também, decorrer de processo cicatricial prévio, como vasculite de sistema nervoso central ou evento tromboembólico.

Podem ser generalizadas ou parciais, simples ou complexas.[32] Assim como na psicose lúpica, vários são os diagnósticos

Quadro 53.1 Critério diagnóstico para mielopatia em curso com LES proposto pelo American College of Rheumatology em 1999.

Surgimento rápido (horas ou dias) de pelo menos um dos itens a seguir
• Fraqueza bilateral de membros inferiores com ou sem envolvimento dos membros superiores (paraplegia/tetraplegia); pode ser assimétrico
• Déficit sensorial com nível espinal similar ao da fraqueza motora; com ou sem disfunção intestinal e vesical

Critérios de exclusão
• Lesão causando compressão da medula espinal (p. ex., prolapso discal, tumor, hematoma, ruptura de malformação arteriovenosa etc.)
• Lesão de cauda equina

diferenciais para as crises convulsivas em pacientes com LES (ver "Psicose"). Evidência de atividade da doença em outros órgãos e sistemas favorece o diagnóstico da crise convulsiva secundária ao LES. Além de exames laboratoriais, deve-se realizar exame do LCR e RM. A EEG está indicada em casos selecionados, e o padrão epileptiforme típico é encontrado em apenas 24 a 50% dos pacientes (exame normal não exclui a possibilidade da doença). A RM de encéfalo é útil para identificar possíveis alterações estruturais responsáveis pelas convulsões.[20]

Fatores de risco para crises convulsivas compreendem presença de anticorpos antifosfolipídios, anti-Sm, doença em atividade, outros sintomas neuropsiquiátricos concomitantes e acidente vascular encefálico.[32,33]

O tratamento das crises convulsivas e sua prevenção consistem no emprego de anticonvulsivantes. Terapia a longo prazo com anticonvulsivantes deve ser considerada para convulsões recorrentes. Caso as crises convulsivas sejam atribuídas a atividade do LES ou se tornem recorrentes, corticosteroides (prednisona 1 mg/kg/dia) ou em forma de pulsoterapia (MP 1 g por 3 dias consecutivos) devem ser prescritos na tentativa de prevenir possível desenvolvimento de foco epiléptico definitivo. O uso de imunossupressores, como ciclofosfamida, azatioprina ou micofenolato, pode ser útil em casos recidivantes, refratários ou com necessidade de poupar a dose de corticosteroide. Indica-se a terapia anticoagulante quando se identifica evento trombótico associado à síndrome antifosfolipídica responsável pela crise convulsiva, com rígido controle tanto das crises convulsivas quanto dos níveis de anticoagulação, pelo risco de trauma e sangramento.[20]

Plaquetopenia

Pelos critérios de ACR[34], é definida como uma contagem de plaquetas menor que 100 mil/mm³, excluídas outras causas, como infecção e medicamentos. Três mecanismos podem estar envolvidos na plaquetopenia do LES: redução na produção na medula óssea (anticorpo antitrombopoetina ou antirreceptor de trombopoetina); sequestro ao nível esplênico; e, principalmente, destruição de plaquetas no sangue periférico, mediada por anticorpos antiplaquetas.[35]

A plaquetopenia pode compreender a primeira manifestação da doença em 10 a 15% dos pacientes com LES, casos nos quais inicialmente é diagnosticada como púrpura trombocitopênica idiopática (PTI). Esta pode manifestar-se também em pacientes com LES diagnosticado, de forma aguda, como parte da exacerbação generalizada da doença, quando, em geral, há plaquetopenia grave com risco de sangramento, ou de forma mais crônica, podendo constituir uma manifestação isolada da doença, com plaquetopenia leve, na maioria das vezes, sem necessidade de tratamento medicamentoso. Em geral, as plaquetopenias graves estão associadas a manifestações graves do LES, como anemia hemolítica, nefrite lúpica e/ou lupus neuropsiquiátrico.[36]

Não há estudo controlado e randomizado adequado para avaliar o melhor tratamento da plaquetopenia em pacientes com LES, e as orientações de tratamento se baseiam em séries de casos ou de estudos em PTI. Em geral, realiza-se tratamento medicamentoso quando a contagem de plaquetas está abaixo de 40 a 30 mil/mm³ (Figura 53.2).[37] Os glicocorticoides (GC) constituem uma terapia de primeira linha, em geral, prednisona (1 mg/kg/dia) ou, nos casos com risco de vida ou sangramento grave, pulsoterapia com metilprednisona, mas ambos têm efeito transitório. Um estudo francês mostrou que

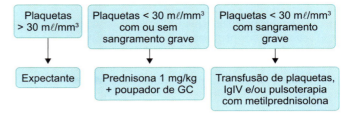

Figura 53.2 Algoritmo para plaquetopenia autoimune. GC: glicocorticoides; IgIV: imunoglobulina intravenosa.

houve normalização das plaquetas no tratamento com GC em 56% dos pacientes, mas somente 24% deles evoluíram com resposta sustentada (plaquetas > 50 mil/mm³).[38]

Em casos não responsivos a GC ou que não sustentam resposta com a redução de GC, são indicados terapia de segunda linha. Enquanto não há estudos controlados, geralmente se tem associado outra medicação como poupadora de GC, como azatioprina (1,5 a 2,5 mg/kg/dia)[39], micofenolato de mofetila (2 a 3 g/dia)[40], danazol (800 mg/dia)[41], hidroxicloroquina (6 mg/kg/dia)[38] ou ciclosporina (3 a 5 mg/kg/dia).[42]

Foi observada apenas resposta transitória ao uso de imunoglobulina intravenosa (IgIV) na dose de 2 g/kg, dividida em 2 a 5 dias, em 31 pacientes com plaquetopenia, e, em um estudo controlado randomizado em pacientes com PTI, IgIV não demonstrou superioridade em relação ao GC, portanto deve ser administrada somente em casos de risco de vida ou para preparo cirúrgico.[38] Em casos excepcionais, pode-se utilizar IgIV de maneira prolongada, mas tem alto custo.[43]

Em casos refratários a essas medicações, pode-se utilizar ciclofosfamida (0,5 a 1 g/m²/superfície corpórea)[44], rituximabe (1 g dia repetido após 15 dias)[45] ou, em último caso, a esplenectomia.[46]

A esplenectomia em pacientes com LES apresenta alguma resposta em cerca de 65% dos casos, sendo menos efetiva que na PTI e com mais efeitos colaterais, como vasculite cutânea e infecções, segundo a experiência francesa.[38]

Com base no protocolo de tratamento de PTI[47], nos quadros de plaquetopenia crítica (geralmente < 10 mil/mm³), com sangramento grave, intracraniano ou mucoso (digestivo, geniturinário ou respiratório), com instabilidade hemodinâmica ou respiratória, existem três opções terapêuticas, com rápido efeito (horas a poucos dias) e que podem ser realizadas simultaneamente:

- Transfusões de plaquetas: geralmente se utiliza quantidade maior que a habitual (três unidades para cada 10 kg)
- GC em altas doses: metilprednisolona 1 g/dia durante 3 dias em adultos
- IgIV: 1 g/kg por 1 ou 2 dias (repete-se a dose no 2º dia se a contagem de plaquetas permanecer abaixo de 50.000/mm³).

Anemia hemolítica autoimune

Bastante frequente em pacientes com LES, pode ter causas multifatoriais (efeito de medicação, anemia de doença crônica, por insuficiência renal, deficiência de vitamina B$_{12}$, folatos ou ser imunomediada). Todavia, a anemia aguda, de maior risco, é a anemia hemolítica autoimune (AHAI), definida pela ocorrência de marcadores de hemólise (aumento de DHL, haptoblogulina e bilirrubina indireta), reticulocitose e COOMBS positivo. No LES, a destruição das hemoglobinas é mediada, na maior parte das vezes, por anticorpos Ig "tipo quente", mas quando mediada por anticorpos IgM "tipo frio", costuma ser menos responsivo ao tratamento.[35,48]

O tratamento de primeira linha da AHAI consiste na administração de GC, em geral prednisona na dose de 1 mg/kg/dia. Em 3 semanas, 80 a 90% dos pacientes estarão com hemoglobina (Hb) > 10 g/dℓ, o que possibilita uma redução gradual de GC.[35,49] Caso não apresente resposta satisfatória ou tenha recidiva ao reduzir a prednisona, um poupador de corticosteroide deve ser introduzido, embora não haja consenso sobre o melhor medicamento para essa ação. Como poupadores de GC, podem ser utilizados hidroxicloroquina (6 mg/kg/dia)[49], azatioprina (1,5 a 2,5 mg/kg/dia)[39,49], micofenolato de mofetila (2 a 3 g/dia)[40,49], danazol (800 mg/dia)[49], imunoglobulina intravenosa[49,50] e ciclosporina (3 a 5 mg/kg/dia).[51] Em casos refratários, a ciclofosfamida (0,5 a 1 g/m2)[52] e o rituximabe (1 g ao dia repetido após 15 dias) representam boas opções.[49,53] A esplenectomia não tem mostrado bom resultado no tratamento da AHAI associada ao LES.[35,49]

Em casos de anemia grave (hemoglobina < 7 g/dℓ), recomendam-se terapias com resultados rápidos, mesmo que não muito duradouros (Figura 53.3). Pode ser realizada pulsoterapia com metilprednisolona (1 g/dia durante 3 dias em adultos) e imunoglobulina intravenosa (400 mg/kg/dia durante 5 dias).[50] Nos casos de extremo risco, pode-se considerar a transfusão de concentrado de glóbulos vermelhos.[54]

Pericardite no lúpus eritematoso sistêmico

Envolvimento cardíaco mais frequente no LES (20 a 30% dos casos em algum momento da doença)[55], sua prevalência é maior se utilizadas técnicas de detecção mais sensíveis, como a ecocardiografia. Apresenta sintomatologia típica, com dor precordial e atrito pericárdico; porém, casos assintomáticos não são raros.

A ecocardiografia evidencia, na maior parte das vezes, derrame pericárdico, embora tamponamento cardíaco seja bastante raro.[56] A pericardiocentese deve ser feita nos casos de risco de tamponamento ou se houver suspeita de outra etiologia para o derrame pericárdico, como infecção ou neoplasia. O líquido pericárdico tem celularidade aumentada com predomínio de neutrófilos e glicose normal ou mais baixa que a sérica. Constrição pericárdica pode acontecer, mas não é frequente.[57,3]

Trata-se a pericardite lúpica leve a moderada com anti-inflamatório não hormonal (AINH), baixa dose de corticosteroide (até 0,5 mg/kg/dia de prednisona) e antimalárico. Nos raros casos de tamponamento cardíaco, está indicada a pericardiocentese, com análise do líquido para descartar infecções ou neoplasias, em associação a corticosteroide em altas doses (prednisona 1 mg/kg/dia ou pulsoterapia com metilprednisolona; Figura 53.4).[58] Enquanto não houver estudos a respeito, nos casos de pericardite recidivante, deve-se associar imunossupressor como poupador de corticosteroide para reduzir o emprego de GC por tempo prolongado.

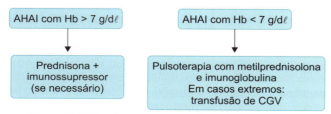

Figura 53.3 Algoritmo para anemia hemolítica autoimune.

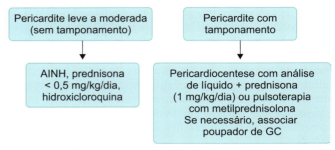

Figura 53.4 Algoritmo para pericardite no lúpus. GC: glicocorticoide

SÍNDROME DO ANTICORPO ANTIFOSFOLIPÍDIO CATASTRÓFICA

Caracteriza-se por trombose vascular (arterial ou venosa), morbidade gestacional e presença de anticorpos antifosfolipídios (aFL). Deve-se suspeitar de síndrome do anticorpo antifosfolipídio (SAF) em pacientes com um ou mais eventos trombóticos ou tromboembólicos sem explicação aparente, um ou mais eventos adversos específicos relacionados com a gestação, plaquetopenia ou aumento do tempo de coagulação (TTPa) sem causa definida. No pronto-socorro, é preciso lembrar-se desse diagnóstico principalmente quando o médico estiver diante de um paciente jovem com evento trombótico sem fatores de risco para doença cardiovascular.[59,60]

Por sua vez, a SAF catastrófica consiste em uma forma grave e rara da doença, manifestando-se em cerca de 1% dos pacientes com SAF e apresentando mortalidade próxima de 50%. Caracteriza-se por trombose em três ou mais órgãos, sistemas ou tecidos simultaneamente, ou, em intervalo inferior a 1 semana, associados à presença de aFL.[61] O Quadro 53.2 apresenta os critérios para classificação da SAF catastrófica.[61,62]

A SAF catastrófica acomete mais frequentemente rins, pulmão, cérebro, coração e pele. As manifestações clínicas dependerão do sítio comprometido, incluindo trombose renal com proteinúria, podendo ocorrer lombalgia aguda, embolia pulmonar, acidente vascular encefálico, infarto agudo do miocárdio e lesões necróticas na pele. Na maioria dos casos, há um fator desencadeante da SAF catastrófica, sendo os mais frequentes apresentados na Tabela 53.1.[61,63]

Anticorpos anticardiolipina IgG e anticoagulante lúpico são os aFL mais frequentemente encontrados (83 e 82%, respectivamente) e há descrição de plaquetopenia em até 50% dos pacientes.[62] Alguns podem ter os aFL negativos no momento do evento; portanto, em quadro altamente suspeito, a negatividade desses anticorpos não deve excluir o diagnóstico. Além

Quadro 53.2 Critérios para classificação de síndrome do anticorpo antifosfolipídio catastrófica.

1. Trombose em três ou mais órgãos, sistemas ou tecidos
2. Evolução concomitante das manifestações ou em tempo inferior a 1 semana
3. Confirmação histopatológica de oclusão de pequenos vasos em pelo menos um órgão ou tecido
4. Confirmação laboratorial da presença de anticorpo antifosfolipídio

Definida: todos os quatro critérios presentes. Provável: todos os critérios, exceto acometimento de dois órgãos; todos os critérios, exceto confirmação laboratorial posterior de, pelo menos, 6 semanas, visto que o paciente faleceu sem nunca ter sido testado para SAF antes da síndrome catastrófica; critérios 1, 2 e 4 ou 1, 3 e 4 e um terceiro evento em mais de 1 semana, mas em menos de 1 mês a despeito da anticoagulação. Adaptado de Cervera et al., 2005.[62]

Tabela 53.1 Principais fatores precipitantes da síndrome do anticorpo antifosfolipídio catastrófica.	
Fator precipitante	**Porcentagem**
Infecções:	35
• Respiratórias	15
• Cutâneas	8
• Trato urinário	6
• Sepse	3
• Outras	10
Cirurgia, trauma, procedimentos invasivos	13
Neoplasia	8
Suspensão de anticoagulante ou RNI baixo	8
Complicações obstétricas	6
Reativação do lúpus eritematoso sistêmico	5
Contraceptivos orais	3
Sem causa identificada	35

Adaptada de Asherson et al., 2001.[63]

disso, algumas doenças infecciosas podem induzir ao aparecimento de aFL, como hanseníase e síndrome da imunodeficiência adquirida.

A anamnese e o exame clínico detalhados são importantes na busca ativa de possíveis fatores desencadeantes da doença, assim como a relação temporal entre os fenômenos trombóticos se tornam fundamentais para o diagnóstico. A análise histopatológica do tecido acometido pode auxiliar no diagnóstico, entretanto a realização da biopsia nem sempre é possível pela gravidade da doença.

Os principais diagnósticos diferenciais incluem púrpura trombocitopênica trombótica (PTT), síndrome hemolítico-urêmica, síndrome HELLP e coagulação intravascular disseminada.[61,64]

Dada sua alta mortalidade, deve-se instituir o tratamento o mais precocemente possível. É importante detectar e tratar o fator desencadeante. Em uma análise de 250 pacientes, houve maior sobrevida (77,8%) naqueles tratados com anticoagulação plena com heparina, pulsoterapia com metilprednisolona (1 g por 3 dias consecutivos) e plasmaférese. Não houve benefício com uso da ciclofosfamida, estando reservada para pacientes com LES cuja atividade de doença possa estar associada ao desenvolvimento da SAF catastrófica. Com a estabilidade clínica do paciente, deve-se iniciar anticoagulante oral e suspender a heparina quando se atingir o alvo do RNI.[61,63,64]

Rituximabe ou IgIV (400 mg/kg/dia durante 5 dias) podem constituir alternativas à plasmaférese, quando esta não estiver disponível. O eculizumabe, anticorpo que inibe a clivagem de C5 em C5a e C5b, pode ser uma opção futura para tratamento da doença, embora haja necessidade de mais estudos.[64]

CRISE RENAL ESCLERODÉRMICA

Uma das manifestações mais graves da esclerose sistêmica (ES) surge em 10 a 15% dos pacientes com a forma difusa e, menos frequentemente, na forma limitada.[65] Em geral, acontece nos primeiros 5 anos após o diagnóstico da ES.[66] Caracteriza-se por hipertensão arterial grave, de início abrupto, e insuficiência renal rapidamente progressiva. Pode haver, ainda, anemia hemolítica, plaquetopenia, convulsão, insuficiência cardíaca

esquerda, retinopatia e alterações discretas do sedimento urinário (hematúria e proteinúria).[67] Fatores de risco para crise renal esclerodérmica (CRE) incluem forma difusa da doença, envolvimento cutâneo rapidamente progressivo, doença de início recente, presença de anticorpos anti-RNA polimerase III, atrito tendíneo, uso de corticosteroide em dose alta (> 15 mg/dia durante mais de 6 meses) e emprego de ciclosporina.

Na CRE, ocorre isquemia cortical renal em decorrência de espessamento e proliferação intimal, levando a estenose das artérias interlobulares e consequente elevação dos níveis plasmáticos de renina, sem alterações inflamatórias nos vasos.[68,69]

O monitoramento da pressão arterial (PA) e dos níveis de creatinina deve ser rigoroso, sobretudo nos pacientes com fatores de risco. Caso haja aumento persistente da PA ou piora de função renal, deve-se suspeitar de CRE, iniciando-se os inibidores da enzima conversora da angiotensina (iECA) imediatamente.

O captopril é o iECA mais usado, começando com a dose de 12,5 mg, com aumento para 25 mg e, depois, para 50 mg, se necessário, a cada 4 a 8 h. A dose máxima preconizada é de 300 a 450 mg/dia, objetivando atingir a PA basal do paciente em 72 h, com redução de 20 mmHg/dia na pressão sistólica (Figura 53.5). Se a PA se mantiver alta, aumenta-se o iECA progressivamente; se, mesmo assim, não for controlada, a função renal piorar e houver sinais de encefalopatia hipertensiva, deve-se internar o paciente para associar hipotensores intravenosos. Mesmo com os iECA, a CRE ainda tem prognóstico reservado e cerca de 40% dos pacientes necessitarão de diálise na evolução.[69,70]

VASCULITES ASSOCIADAS AO ANCA COM HEMORRAGIA ALVEOLAR E/OU INSUFICIÊNCIA RENAL AGUDA

As vasculites associadas ao anticorpo anticitoplasma de neutrófilo (ANCA) incluem granulomatose com poliangiite (GPA), poliangiite microscópica (PAM) e granulomatose eosinofílica com poliangiite (GEPA). Apesar de vários órgãos e sistemas poderem ser acometidos, as principais emergências compreendem comprometimento pulmonar (tosse, dispneia, hemorragia alveolar) e renal (hematúria, proteinúria e insuficiência renal).

São manifestações clínicas sugestivas da GPA sintomas sistêmicos constitucionais (febre, perda de peso, artralgia/artrite), sinusite (principalmente em casos recidivantes e de difícil controle), mastoidite, otite, esclerite, pseudotumor retro-orbitário, paquimeningite hipertrófica, nódulos/cavitações pulmonares, hemorragia alveolar, glomerulonefrite,

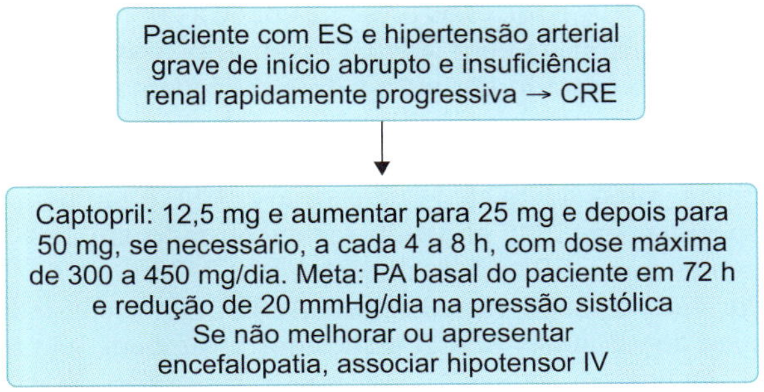

Paciente com ES e hipertensão arterial grave de início abrupto e insuficiência renal rapidamente progressiva → CRE

Captopril: 12,5 mg e aumentar para 25 mg e depois para 50 mg, se necessário, a cada 4 a 8 h, com dose máxima de 300 a 450 mg/dia. Meta: PA basal do paciente em 72 h e redução de 20 mmHg/dia na pressão sistólica
Se não melhorar ou apresentar encefalopatia, associar hipotensor IV

Figura 53.5 Manejo da crise renal esclerodérmica. ES: esclerose sistêmica; CRE: crise renal esclerodérmica; PA: pressão arterial.

síndrome pulmão-rim, vasculite cutânea e neuropatia periférica. Deve-se suspeita de PAM em pacientes com sintomas constitucionais associados a síndrome pulmão-rim, vasculite intestinal, vasculite cutânea e neuropatia periférica. São sintomas sugestivos de GEPA rinite alérgica, asma de início tardio, pneumonia ou gastrenterite eosinofílica, infiltrados e/ou nódulos pulmonares, glomerulonefrite, vasculite cutânea, vasculite intestinal, neuropatia periférica, miocardite/pericardite e eosinofilia em sangue periférico (> $1.500/mm^3$ ou > 10%).[71]

As vasculites ANCA associadas representam uma causa frequente de síndrome pulmão-rim. Do ponto de vista imunopatológico, essa síndrome pode ser classificada em mediada por anticorpos (tipo 1; p. ex., as mediadas por anticorpo antimembrana basal glomerular), mediada por imunocomplexos (tipo 2; p. ex., aquelas relacionadas com o LES) e pauci-imunes (tipo 3; p. ex., nas vasculites ANCA associadas). Outras causas de síndrome pulmão-rim de etiologia não imune abrangem insuficiência cardíaca congestiva, uremia, coagulação intravascular disseminada, barotrauma, infecções (leptospirose, hantaviroses, malária, *Legionella pneumophila*), embolias (síndrome de êmbolo do colesterol, embolia gordurosa, doença tromboembólica), hipertensão maligna com insuficiência renal e cardíaca, neoplasias, intoxicações exógenas (solventes, cocaína, paraquat), linfangiomatose e hemangiomatose capilar pulmonar.[72]

Como o diagnóstico diferencial da síndrome pulmão-rim é amplo, deve-se realizar a biopsia sempre que possível, principalmente quando há dúvida quanto ao diagnóstico. No LES, além de outras manifestações clínicas, geralmente se encontram depósito de imunoglobulinas e frações de complemento no exame histopatológico. A síndrome de Goodpasture se caracteriza pelo encontro de anticorpos antimembrana basal glomerular. A PAM define-se por vasculite pauci-imune não granulomatosa que afeta os pequenos vasos com predileção para comprometimento pulmonar (capilarite) e renal (glomerulonefrite rapidamente progressiva). Na GPA, além de inflamação vascular, há formação granulomatosa na biopsia dos órgãos acometidos. A GEPA caracteriza-se por vasculite necrosante com infiltrado rico em eosinófilos e granuloma extravascular. Vasculites causadas por medicamentos, vasculite renal isolada, infecções e neoplasias também podem ter quadro clínico semelhante ao das vasculites ANCA-associadas.[73] Tromboembolismo venoso tem sido sugerido como complicação em pacientes com vasculite associada ao ANCA.[74]

O encontro de ANCA, mais especificamente de padrão perinuclear (p-ANCA), com especificidade para mieloperoxidase (MPO), é observado em cerca de 75% dos casos de PAM e pode auxiliar no diagnóstico diferencial com a poliarterite nodosa clássica. Na GPA, o padrão mais comumente encontrado é o c-ANCA, relacionado com proteinase-3 (PR-3).[75] Na GEPA, o ANCA pode estar presente em 60 a 70% dos casos, a maioria relacionada com MPO. O padrão p-ANCA também pode ser encontrado em outras doenças inflamatórias sistêmicas, como nas doenças inflamatórias intestinais, LES, infecções e uso de medicações (hidralazina, propiltiuracil, D-penicilamina, minociclina etc.).[76] O padrão c-ANCA também não é específico da GPA, podendo ser encontrado em 10% dos pacientes com GEPA e 30% daqueles com PAM.[71]

Portanto, o exame negativo para ANCA não exclui o diagnóstico de vasculites ANCA associados e, também, não assegura doença em remissão, com possível variação do exame durante a evolução da doença.[75,77,78] Além disso, indivíduos com AAN positivo podem ter ANCA falso-positivos.

Pacientes com PAM ou GPA com manifestações sistêmicas graves, incluindo glomerulonefrite crescêntica e hemorragia alveolar, devem receber tratamento de indução com corticosteroide (MP 7,5 a 15 mg/kg IV por 1 a 3 dias) e agente IMS (CF ou rituximabe). Após pulsoterapia com MP, iniciar prednisona 1 mg/kg/dia ou equivalente, com diminuição progressiva da dose. A CF é o imunossupressor de escolha, na forma de pulsoterapia (15 mg/kg até o máximo de 1,2 g nos tempos 0, 2 e 4 semanas e, posteriormente, a cada 3 semanas; estudo CYCLOPS) ou VO (1 a 2 mg/kg/dia, com dose máxima de 200 mg/dia).

Na falta de resposta à pulsoterapia com CF ou na recidiva da doença nos primeiros 6 meses, a substituição por CF oral constitui uma alternativa. Entretanto, o rituximabe, anticorpo monoclonal quimérico anti-CD20, na dose de 375 mg/m^2 de superfície corpórea semanal por 4 semanas consecutivas ou em duas doses de 1 g com intervalo de 15 dias é hoje considerado igualmente efetivo à CF. Portanto, pode ser prescrita principalmente para pacientes com doença refratária ou recidivante ou para aqueles com contraindicação de uso da CF. Sulfametoxazol associado a trimetoprim 800/160 mg 3 vezes/semana para profilaxia de infecção pelo *Pneumocystis jiroveci* é obrigatório a pacientes em tratamento com CF e, ainda, precisa ser considerado naqueles em uso de rituximabe.[71,79]

No estudo *Methylprednisolone or plasma exchange for severe renal vasculitis* (MEPEX), pacientes com GPA ou PAM e creatinina sérica acima de 5,8 mg/dℓ mostraram melhor recuperação da função renal, sem diferença na sobrevida, quando associada plasmaférese à CF oral e prednisona.[80] A plasmaférese deve ser prescrita em 7 sessões, em dias alternados, com troca de 60 mℓ/kg de volume em cada ocasião, e a substituição de volume feita com 5% de albumina e ocasionalmente com plasma fresco congelado no fim do procedimento para reabastecer os fatores de coagulação. Em relação à hemorragia alveolar, ainda não há evidências do benefício da plasmaférese, mas há um estudo em andamento.[79]

Os pacientes com GEPA sem fatores de pior prognóstico no *five factor score* (FSS = 0) ao diagnóstico podem ser tratados inicialmente apenas com prednisona 1 mg/kg/dia, podendo ser adicionado um imunossupressor (azatioprina ou metotrexato) como agente de segunda linha, se houver atividade persistente de doença ou recidiva após diminuição do CE. Pacientes com GEPA com fatores de pior prognóstico (FSS ≥ 1; creatinina ≥ 1,58 mg/dℓ, proteinúria > 1 g/dia, cardiomiopatia específica, envolvimento específico do trato gastrintestinal ou envolvimento do sistema nervoso central) devem realizar indução com prednisona 1 mg/kg/dia com ou sem pulsoterapia com metilprednisolona na dose de 1 g/dia durante 3 dias, associada a ciclofosfamida 0,6 g/m^2 a cada 2 semanas no 1º mês e, posteriormente, a cada 4 semanas até completar 12 pulsoterapias.[71]

ARTERITE TEMPORAL

Também chamada de arterite de células gigantes (ACG), trata-se da vasculite mais comum nos indivíduos com mais de 50 anos, cuja incidência aumenta com a idade. Acomete os grandes vasos provenientes da aorta, com predileção pelas artérias vertebrais, as subclávias e os ramos extracranianos das carótidas, incluindo as artérias temporais.[81]

Essa vasculite deve entrar no diagnóstico diferencial de cefaleia de início recente ou com mudança de características em idosos. Seu rápido reconhecimento tem grande importância, pois, além da cefaleia, pode causar neuropatia óptica isquêmica anterior do tipo arterítica (vasculite da artéria ciliar posterior) em 5 a 15% dos pacientes, causando cegueira irreversível se não tratada rapidamente. Em 50% ou mais dos casos de cegueira, existiram sinais premonitórios, como visão embaçada, amaurose fugaz, alucinações visuais e diplopia.[82]

Os critérios diagnósticos para ACG propostos pelo American College of Rheumatology, em 1990, são:

- Idade igual ou superior a 50 anos
- Cefaleia localizada, de início recente
- Artéria temporal dolorida à palpação ou diminuição do pulso da artéria temporal
- Velocidade de hemossedimentação ≥ 50 mm na 1ª hora
- Biopsia revelando arterite necrosante ou processo granulomatoso com células gigantes multinucleadas.

A ocorrência de três dos cinco critérios tem sensibilidade de 93% e especificidade de 91%.[83] Exames de imagem como a TC de crânio podem ser necessários em casos não típicos, para descartar possíveis diagnósticos diferenciais, principalmente neoplasia de sistema nervoso central ou metastáticas. O exame do LCR pode ser necessário em pacientes febris e principalmente em meningismo.

O GC consiste no tratamento de primeira escolha (Figura 53.6); prednisona VO 1 mg/kg/dia. Em casos com sintomas visuais premonitórios, cegueira, ataque isquêmico transitório ou acidente vascular encefálico, recomenda-se pulsoterapia com metilprednisolona (1 g/IV/dia, por 3 dias).[84] A terapia deve ser iniciada imediatamente após o diagnóstico, antes da biopsia da artéria temporal, já que esse procedimento pode ser feito em até 2 semanas após introdução do GC sem interferir na análise. Em casos típicos, pode-se dispensar a biopsia, se a ultrassonografia com Doppler mostrar alterações sugestivas de arterite (halo hiperecoico) na artéria temporal. Após melhora clínica e das provas inflamatórias, reduzir o GC gradativamente.

Nos casos com contraindicação ao GC ou com efeitos colaterais, a associação de metotrexato (dose 15 a 25 mg/semana) pode ser feita no início, assim como nos casos com recidiva após redução de dose de GC.[85] O tocilizumabe parece ter efeito benéfico, constituindo uma alternativa nos casos resistentes ao MTX.[86] Ácido acetilsalicílico em dose baixa (81 a 100 mg/dia) associado a prednisona e ao poupador de corticosteroide reduz o risco de complicações isquêmicas tardias.[84]

SÍNDROME DE ATIVAÇÃO MACROFÁGICA EM DOENÇAS REUMÁTICAS AUTOIMUNES

Inicialmente descrita, em 1939, como síndrome hemofagocítica, ganhou o nome de "linfo-histiocitose hemofagocítica" em 1991, a partir da proposta do grupo de estudos da Histiocyte Society. Trata-se de uma condição clínico-patológica caracterizada pelo aumento da proliferação e pela ativação benigna dos macrófagos com hemofagocitose por meio do sistema reticuloendotelial.

Pode ser primária, compreendendo um grupo de alterações genéticas que acomete principalmente crianças com menos de 2 anos de idade, ou secundária (adquirida), decorrente de diversas condições, inclusive neoplasias, infecções, medicamentos e doenças autoimunes e inflamatórias (Quadro 53.3). Aproximadamente um terço dos casos em adultos pode ter mais de uma causa subjacente. A forma secundária associada a doenças reumáticas denomina-se síndrome de ativação macrofágica (SAM).[87]

A identificação do fator desencadeante tem extrema importância para a estratégia de tratamento de pacientes com SAM.[88] Tanto naqueles previamente saudáveis quanto nos imunossuprimidos, a infecção viral é o gatilho mais frequente para SAM; o herpes-vírus responsabiliza-se por até 62% dos casos, seguido do Epstein-Barr (43%) e do citomegalovírus (9%).[87]

Em uma revisão sistemática de 421 pacientes com doenças reumáticas e SAM, as doenças reumáticas mais frequentemente encontradas foram artrite idiopática juvenil (219 pacientes), LES (94), doença de Still (37), doença de Kawasaki (25) e artrite reumatoide (13). Outras doenças, como dermatomiosite, poliarterite nodosa, sarcoidose, esclerose sistêmica e síndrome de Sjögren, foram menos frequentemente encontradas. Infecção ativa foi relatada em 16 pacientes, quatro por citomegalovírus e quatro por Epstein-Barr, e, em 20 casos, o gatilho para a SAM foi atribuído à medicação imunossupressora (anti-TNF, leflunomida, sulfassalazina, azatioprina ou metotrexato).[89]

Os principais sintomas da SAM compreendem febre, hepatoesplenomegalia, citopenias, linfadenopatia, icterícia e sintomas neurológicos (p. ex., paralisia de nervos cranianos ou convulsões). Menos frequentemente, podem surgir erupção cutânea, envolvimento do trato gastrintestinal e acometimento renal. Pacientes adultos apresentam alta taxa de mortalidade (50%) e, apesar de febre, citopenias e comprometimento hepático serem os sinais mais frequentes em ambas as faixas etárias, os adultos têm, com maior frequência, disfunção respiratória e, menos comumente, acometimento neurológico quando comparados aos pacientes pediátricos.[90]

Alterações laboratoriais incluem aumento nos níveis de triglicerídeos, ferritina, transaminases, bilirrubinas e diminuição nos níveis de fibrinogênio. O exame característico consiste em mielograma ou biopsia de medula óssea com macrófagos fagocitando hemácias, encontrado em 64 a 84% dos casos, não

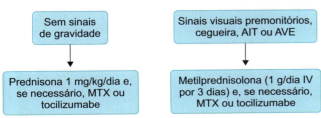

Figura 53.6 Tratamento de artrite de células gigantes. Três dos cinco critérios do ACR para artrite de células gigantes e diagnósticos diferenciais excluídos. MTX: metotrexato; AIT: ataque isquêmico transitório; AVE: acidente vascular encefálico.

Quadro 53.3 Classificação da linfo-histiocitose hemofagocítica.

Primária
• Linfo-histiocitose hemofagocítica familiar
Secundária
• Infecções: vírus (herpes, Epstein-Barr, citomegalovírus, eritrovírus B19, hepatites etc.), bactérias (tuberculose, *Ricketsia* ssp., *Staphilococcus* ssp., *E. coli* etc.), fungos (histoplasma etc.) e parasitas (leishmania, plasmodium, *Toxoplasma*, *Pneumocystis jirovecii* etc.)
• Neoplasias: linfoma, mieloma múltiplo, leucemias agudas, micose fungoide, melanoma, carcinoma hepatocelular
• Doenças autoimunes: lúpus eritematoso sistêmico, doença de Still, artrite idiopática juvenil, doença de Kawasaki, dermatomiosite
• Drogas
• Outras: doença de Kikuchi, doença de Chediak-Higashi, cirurgias, vacinação, transplante (principalmente renal e hematológico)

Adaptado de Carvalheiras et al., 2010[88]; Ramos-Casals et al., 2014.[87]

sendo, portanto, considerado fundamental para o diagnóstico. A hemofagocitose pode ser vista também em linfonodos, fígado e baço.[88]

Como algumas manifestações da SAM mimetizam características clínicas e laboratoriais de doenças autoimunes e neoplásicas, o primeiro desafio em um paciente com SAM consiste em diferenciar se o quadro clínico é decorrente da própria SAM ou se advém de infecção grave, doença autoimune ou neoplasia associada à SAM.[87]

Em 2004, foi proposto um critério diagnóstico para linfo-histiocitose hemofagocítica pelo grupo de estudos da Histiocyte Society[91] (Quadro 53.4); no mesmo ano, autores japoneses propuseram um critério diagnóstico para SAM: citopenia afetando mais de duas linhagens celulares no sangue periférico, excluindo displasia ou aplasia de medula; hemofagocitose histiocítica em medula óssea, baço, fígado ou linfonodo; doença autoimune ativa no momento da hemofagocitose; e exclusão de outras causas para SAM, como medicamentos, infecções e neoplasias.[92]

A base para o tratamento da SAM requer uma abordagem simultânea com base em três pontos principais. Primeiro, medidas de suporte são essenciais (como suporte transfusional, hemodinâmico e ventilatório), pois frequentemente o paciente se encontra em estado grave. Segundo, a identificação e a eliminação do fator desencadeante responsável pela estimulação e ativação da resposta imune anormal. Terceiro, supressão da resposta inflamatória por imunossupressores.[87]

Como não há estudos randomizados e controlados, a maioria dos tratamentos para SAM fundamenta-se na experiência clínica e na opinião de especialistas. Deve-se identificar a etiologia e direcionar a terapêutica para a doença autoimune subjacente. Se houver infecção associada, antibioticoterapia, medicações antivirais ou antifúngicas deverão ser instituídas precocemente conforme suspeita clínica ou identificação microbiológica. Em geral, glicocorticoides são incluídos no início do tratamento, independentemente da sua etiologia. A escolha do imunossupressor pode variar de acordo com a doença autoimune associada. Ciclosporina é o imunossupressor mais frequentemente utilizado, com relatos também de tratamento com sucesso com metotrexato e ciclofosfamida. Pode-se empregar imunoglobulina intravenosa especialmente em pacientes com doença reumática autoimune ativa e infecção concomitante. Etoposide (antineoplásico) parece ter melhor resposta nos casos associados a neoplasias e infecções (71 a 75%) que em pacientes com doenças autoimunes (57%), tornando-se uma opção em casos refratários e nos casos graves relacionados com infecção

pelo Epstein-Barr, situação em que apresenta melhor resposta. Em um estudo multicêntrico que avaliou 103 episódios de SAM em 89 pacientes com LES, 46% dos casos ocorreram no início da doença. Glicocorticoides como medicamento de primeira linha levaram à remissão em 65% dos casos. De todos os pacientes, 22 utilizaram imunoglobulina intravenosa, 23 ciclofosfamida, 11 etoposide e 3 rituximabe, havendo maior eficácia naqueles que utilizaram ciclofosfamida ou etoposide.[93] Ainda, existem relatos de tratamento com anti-TNF-alfa.[87]

NEUROMIELITE ÓPTICA NAS DOENÇAS REUMÁTICAS

Neuromielite óptica (NMO) compreende uma síndrome inflamatória do sistema nervoso central, distinta da esclerose múltipla e associada a anticorpos antiaquaporina-4 do tipo IgG (AQP4 IgG). O termo mais adequado atualmente inclui doenças associadas ao espectro de neuromielite óptica (NMOSD – *NMO spectrum disorders*). Além de potencial patogênico, os AQP4 IgG são altamente específicos para a doença (Quadro 53.5).[94]

Quadro 53.5 Critérios diagnósticos para NMOSD para pacientes adultos.

Critério diagnóstico para NMOSD com AQP4 IgG positivo

1. Pelo menos 1 característica clínica central
2. AQP4 IgG positivo pelo melhor método de detecção disponível
3. Exclusão de diagnósticos alternativos

Critério diagnóstico para NMOSD com AQP4 IgG negativo ou sem conhecimento do *status* do AQP4 IgG

1. Pelo menos duas características clínicas centrais como resultado de um ou mais ataques e preenchendo todos os requisitos a seguir:
   a) Pelo menos uma característica clínica central deve ser neurite óptica, mielite aguda com lesões longitudinais extensas de mielite transversa ou síndrome da área postrema
   b) Disseminação no espaço (duas ou mais características clínicas centrais)
   c) Preenchimento dos requisitos adicionais de ressonância
2. AQP4 IgG negativo pelo melhor método de detecção disponível ou teste não disponível
3. Exclusão de diagnósticos alternativos

Características clínicas centrais

1. Neurite óptica
2. Mielite aguda
3. Síndrome de área postrema: episódios inexplicáveis de soluços ou náuseas e vômitos
4. Síndrome aguda do tronco encefálico
5. Narcolepsia sintomática ou síndrome diencefálica aguda com lesões diencefálicas típicas de NMOSD na ressonância
6. Síndrome cerebral sintomática com lesões cerebrais típicas de NMOSD

Requisitos adicionais de ressonância para NMOSD com AQP4 IgG negativo e NMOSD sem conhecimento do *status* do AQP4 IgG

1. Neurite óptica aguda: requer ressonância cerebral mostrando (a) achados normais ou apenas lesões não específicas de substância branca ou (b) ressonância magnética de nervo óptico com lesão hiperintensa em T2 ou T1 com gadolínio estendendo-se para mais da metade do nervo óptico ou envolvendo o quiasma óptico
2. Mielite aguda: requer lesão intramedular na ressonância com extensão ≥ 3 segmentos de corpos vertebrais contíguos ou ≥ 3 segmentos contíguos de atrofia focal do cordão espinal em pacientes com história compatível com mielite aguda
3. Síndrome de área postrema: exige associação de lesões da medula dorsal/área postrema
4. Síndrome aguda do tronco encefálico: requer lesões troncoencefálicas periependimais associadas

Fonte: Wingerchuk et al., 2015.[94]

Quadro 53.4 Critérios diagnósticos para linfo-histiocitose hemofagocítica, 2004.

1. Diagnóstico molecular: mutações PRF1, UNC13D, STXBP1, RAB27A, STX11, SH2D1A ou XIAP ou

2. Pelo menos 5 de 8 critérios:
- Febre
- Esplenomegalia
- Citopenia afetando ≥ 2 linhagens celulares: hemoglobina < 9 g/dℓ, plaquetas < 100.000/mm³, neutrófilos < 1.000/mm³
- Triglicerídios ≥ 265 mg/dℓ e/ou fibrinogênio ≤ 150 mg/dℓ
- Hemofagocitose na medula óssea, no baço ou nos linfonodos sem evidência de malignidade
- Citotoxicidade: células *natural-killer* baixa ou ausente
- Ferritina ≥ 500 μg/ℓ
- Aumento do CD25 solúvel (IL-2alfa) ≥ 2.400 UI/ℓ

Adaptado de Henter et al., 2007.[91]

Há evidências da associação de NMOSD com doenças autoimunes, como síndrome de Sjögren, LES, sarcoidose, SAF, doença tireoidiana autoimune, miastenia *gravis*, doença celíaca, retocolite ulcerativa, artrite reumatoide, púrpura trombocitopênica autoimune, anemia perniciosa, narcolepsia e encefalite autoimune, além de poder se apresentar como manifestação paraneoplásica.[95,96]

Além disso, 40% dos pacientes com NMOSD podem apresentar a coexistência de autoanticorpos, sem evidência clínica de doença autoimune. Anticorpo antinuclear (AAN) é descrito em 43% dos pacientes, anti-Ro/SSA em 10%, anti-La/SSB em 3% e fator reumatoide em 5%.[97] Anticorpos contra proteína de mielina de oligodentrócitos (anti-MOG) têm sido associados a casos soronegativos.[96]

As manifestações clínicas clássicas da NMOSD incluem ataques agudos bilaterais ou sequenciais de neurite óptica, geralmente levando a perda visual, ou mielite transversa, apresentando-se com fraqueza/paralisia de membros, disfunção vesical, déficit sensorial ou mesmo apresentação simultânea da neurite óptica e mielite transversa. Observa-se curso progressivo e recidivante na maioria dos casos. A neurite óptica é mais comumente unilateral, porém neurite óptica sequencial ou bilateral simultaneamente é altamente sugestiva de NMOSD. O tronco encefálico também pode ser acometido com sintomas de síndrome postrema, incluindo soluços, náuseas e vômitos associados a lesões medulares.[98]

Para o tratamento da fase aguda, pulsoterapia com metilprednisolona 1 g intravenoso por 3 a 5 dias compreende a primeira linha de tratamento. Quando não há resposta satisfatória, plasmaférese em 6 a 7 sessões em 2 semanas representa uma boa alternativa.[95]

Terapia de manutenção para prevenção de recidiva é recomendada a todos os pacientes com NMOSD. Além do corticosteroide oral, as medicações mais utilizadas são azatioprina (2 a 3 mg/kg/dia), micofenolato e rituximabe (1 g em 2 doses com intervalo de 2 semanas).

Apesar de haver argumentos fisiopatológicos plausíveis para o uso da imunoglubulina intravenosa na NMOSD, os dados a respeito ainda são escassos. Um estudo aberto com eculizumabe (anticorpo monoclonal inibidor da ativação de C5) demonstrou boa tolerância e diminuição na redução da frequência de ataques na NMOSD. Há relatos de casos não responsivos aos imunossupressores descritos, com boa resposta ao tocilizumabe[99] e ao eculizumabe.[100]

DIAGNÓSTICO DE MONOARTRITE AGUDA

As principais causas de monoartrite aguda são artrites induzidas por cristais, artrites sépticas, traumáticas e osteoartrite. Visto que a osteoartrite não é uma doença aguda, nem primariamente inflamatória, pode cursar com episódios agudos de edema e dor decorrentes de microtraumas, superuso ou presença de cristais de pirofosfato de cálcio. As doenças poliarticulares, como artrite reumatoide e LES, também podem iniciar o quadro como monoartrite (Figura 53.7).

Em todos os casos de monoartrite sem explicação convincente, deve-se fazer artrocentese com análise de celularidade total e diferencial, pesquisa de cristal por microscopia de luz polarizada, cultura (bactérias, fungos e micobactérias) e coloração pelo Gram. Além da artrocentese, realizar exames séricos de rotina, como função renal, hepática, eletrólitos (Na, K, Ca, Mg), ácido úrico, provas inflamatórias (VHS e proteína C reativa) e hemograma.

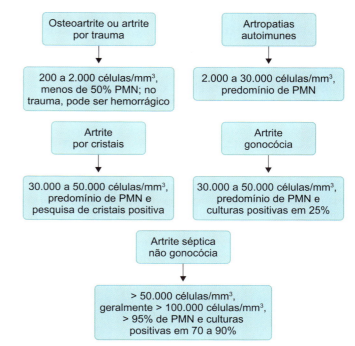

Figura 53.7 Diagnóstico de monoartrites agudas. PMN: polimorfonucleares.

Na suspeita de artrite séptica, é preciso coletar hemoculturas. Exames de imagem, como a radiografia, devem ser interpretados com cuidado, já que são capazes de evidenciar sinais de condrocalcinose, osteoartrite e lesões sugestivas de gota, ainda que tais doenças possam não ser a causa da monoartrite.[101,102]

Líquidos sinoviais não inflamatórios, como da osteoartrite e artrite por trauma, apresentam celularidade entre 200 e 2.000 leucócitos/mm³. A celularidade de líquidos inflamatórios pode ter grande variabilidade, de 2.000 a 100.000 células/mm³, e se sobrepor à celularidade encontrada nas artrites infecciosas. Nas artropatias autoimunes (LES, miosites, síndrome de Sjögren), geralmente a contagem de leucócitos se apresenta entre 2.000 e 30.000 células/mm³; na artrite reumatoide, a celularidade pode ser um pouco mais elevada, em média 50.000 leucócitos/mm³.[103] Nas artrites por cristais, o líquido, em geral, é mais inflamatório que nas autoimunes, sendo a contagem entre 30.000 e 75.000 células/mm³.[104] Na artrite séptica não gonocócica, a celularidade é maior que 50.000 células/mm³ e, geralmente, maior que 100.000 leucócitos/mm³, sendo a grande maioria de polimorfonucleares – PMN (95 a 100%); a glicose é baixa e a cultura é positiva em 70 a 90% dos casos. Na artrite gonocócica, a contagem de leucócitos no líquido sinovial pode ser menor, em torno de 50.000 células/mm³, e a positividade da cultura não ultrapassa 25% dos casos.[105] Nas artrites por cristais e na artrite reumatoide, PMN no líquido sinovial é, em média de 90%; já nas artropatias não inflamatórias, essa taxa cai para menos de 50%.[103]

A análise dos cristais auxilia no diagnóstico de artrite induzida por cristais e se baseia na forma e na magnitude da birrefringência de cada cristal. O monourato de sódio tem formato de agulha e birrefringência negativa, e os de pirofosfato de cálcio são romboides e com birrefringência positiva.[104]

O tratamento das crises agudas das artrites microcristalinas deve ser feito com AINH, considerados o medicamento de primeira escolha, caso não haja contraindicações, como insuficiência renal ou antecedente de hemorragia digestiva. Outra alternativa é a colchicina, 0,5 mg VO, 6/6 h, associada ao AINH. Os corticosteroides podem representar uma alternativa, caso se contraindiquem AINH e a colchicina. Usa-se prednisona, 40 mg/VO/dia, com redução rápida e progressiva. Outra opção para articulação de fácil acesso consiste em artrocentese e infiltração com triancinolona hexocetonida. Em casos de crises refratárias ou em pacientes com contraindicação ou intolerância a AINH, colchicina e corticosteroide, pode-se usar os inibidores de IL1-beta – anakinra (100 mg/SC/1 vez/dia durante 3 dias consecutivos) ou canaquinumabe (em dose única de 150 mg/SC).

Nas crises da gota, não introduzir os agentes hipouricemiantes (alopurinol, febuxostate, probenecide e benzobromarona); caso já estiverem sendo usados, não alterar a sua dosagem.[104]

Deve-se iniciar o tratamento empírico das artrites sépticas logo após a artrocentese para evitar morbimortalidade, com base nos dados epidemiológicos locais. Os microrganismos mais frequentes causadores de artrite não gonocócica no adulto são cocos Gram-positivos (80% dos casos, principalmente *Staphilococcus aureus* e *Streptococcus* sp.) e os bacilos Gram-negativos (20% dos casos). Portanto, a antibioticoterapia empírica de escolha é a oxacilina (2 g IV, 4/4 h) ou clindamicina (600 mg IV, 6/6 h) em associação à ceftriaxona (1 g IV, 12/12 h). Em pacientes idosos, usuários de medicações intravenosas ou imunossuprimidos, observa-se aumento nas frequências de *Staphilococcus aureus* oxacilina resistente e de bacilos Gram-negativos multirresistentes. Assim, em pacientes com tais perfis, o tratamento empírico deve compreender a associação de vancomicina (1 g IV, 12/12 h) com piperacilina/tazobactan (4,5 g IV, 6/6 h) ou meropenen (1 g IV, 8/8 h). A terapia deverá ser ajustada após o resultado da análise do líquido sinovial (Gram, culturas e antibiogramas).[105,106]

A duração do tratamento das artrites sépticas varia de 2 a 6 semanas, conforme a resposta clínica e a melhora das provas inflamatórias. Punções repetidas devem ser feitas nos primeiros dias. A redução do volume do líquido e da celularidade indica resposta ao tratamento; caso contrário, há necessidade de mudança do antibiótico ou de drenagem cirúrgica. Em artrites sépticas localizadas nas articulações de difícil acesso, como quadris, ombros e sacroilícas, indica-se a drenagem cirúrgica como tratamento inicial pela dificuldade em realizar punções repetidas.[105,106]

Na artrite gonocócica, o tratamento de escolha é realizado com ceftriaxone (1 g IV, 12/12 h) por 7 a 10 dias, sem necessidade, em geral, de procedimento cirúrgico, pois a melhora costuma ser bem rápida.[105,106]

Trata-se a crise inflamatória da osteoartrite com AINH, analgésicos opioides e, se necessário, infiltração intra-articular de glicocorticoide (não ultrapassar 3 infiltrações/ano na mesma articulação).[107]

REFERÊNCIAS BIBLIOGRÁFICAS

1. Cross J, Jayne D. Diagnosis and treatment of kidney disease. Best Pract Res Clin Rheumatol. 2005;19(5):785-98.
2. Singh S, Saxena R. Lupus nephritis. Am J Med Sci. 2009;337(6):451-60.
3. Hahn BH et al. American College of Rheumatology guidelines for screening, treatment, and management of lupus nephritis. Arthritis Care Res. 2012;64(6):797-808.
4. Bertsias GK et al. Joint European League Against Rheumatism and European Renal Association-European Dialysis and Transplant Association (EULAR/ERA-EDTA) recommendations for the management of adult and paediatric lupus nephritis. Ann Rheum Dis. 2012;71(11):1771-82.
5. Klumb EM et al. [Consensus of the Brazilian Society of Rheumatology for the diagnosis, management and treatment of lupus nephritis]. Rev Bras Reumatol. 2015;55(1):1-21.
6. Paran D et al. Pulmonary disease in systemic lupus erythematosus and the antiphospholpid syndrome. Autoimmun Rev. 2004;3(1):70-5.
7. Zamora MR et al. Diffuse alveolar hemorrhage and systemic lupus erythematosus. Clinical presentation, histology, survival, and outcome. Medicine (Baltimore). 1997;76(3):192-202.
8. Hsu BY et al. Pulmonary hemorrhage complicating systemic lupus erythematosus: role of MR imaging in diagnosis. AJR Am J Roentgenol. 1992;158(3):519-20.
9. Slobodin G et al. The emergency room in systemic rheumatic diseases. Emerg Med J. 2006;23(9):667-71.
10. Erickson RW et al. Treatment of hemorrhagic lupus pneumonitis with plasmapheresis. Semin Arthritis Rheum. 1994;24(2):114-23.
11. Hoshi K et al. Successful treatment of fulminant pulmonary hemorrhage associated with systemic lupus erythematosus. Clin Rheumatol. 2004;23(3):252-5.
12. Pinto LF et al. Effective treatment of refractory pulmonary hemorrhage with monoclonal anti-CD20 antibody (rituximab). Respiration. 2009;78(1):106-9.
13. Nellessen CM et al. Diffuse alveolar haemorrhage in a systemic lupus erythematosus patient successfully treated with rituximab: a case report. Nephrol Dial Transplant. 2008;23(1):385-6.
14. Rojas-Serrano J et al. High prevalence of infections in patients with systemic lupus erythematosus and pulmonary haemorrhage. Lupus. 2008;17(4):295-9.
15. Borchers AT et al. Neuropsychiatric features of systemic lupus erythematosus. Autoimmun Rev. 2005;4(6):329-44.
16. Mok CC et al. Acute transverse myelopathy in systemic lupus erythematosus: clinical presentation, treatment, and outcome. J Rheumatol. 1998;25(3):467-73.
17. Lukjanowicz M, Brzosko M. Myelitis in the course of systemic lupus erythematosus: review. Pol Arch Med Wewn. 2009;119(1-2):67-72.
18. Kovacs B et al. Transverse myelopathy in systemic lupus erythematosus: an analysis of 14 cases and review of the literature. Ann Rheum Dis. 2000;59(2):120-4.
19. Birnbaum J et al. Distinct subtypes of myelitis in systemic lupus erythematosus. Arthritis Rheum. 2009;60(11):3378-87.
20. Bertsias GK, Boumpas DT. Pathogenesis, diagnosis and management of neuropsychiatric SLE manifestations. Nat Rev Rheumatol. 2010;6(6):358-67.
21. Chehab G et al. [Anti-CD20 therapy for inducing and maintaining remission in refractory systemic lupus erythematosus]. Z Rheumatol. 2007;66(4):30-6.
22. Armstrong DJ et al. SLE-associated transverse myelitis successfully treated with Rituximab (anti-CD20 monoclonal antibody). Rheumatol Int. 2006;26(8):771-2.
23. D'Cruz DP et al. Transverse myelitis as the first manifestation of systemic lupus erythematosus or lupus-like disease: good functional outcome and relevance of antiphospholipid antibodies. J Rheumatol. 2004;31(2):280-5.
24. Pego-Reigosa JM, Isenberg DA. Psychosis due to systemic lupus erythematosus: characteristics and long-term outcome of this rare manifestation of the disease. Rheumatology. 2008;47(10):1498-502.
25. Appenzeller S et al. Acute psychosis in systemic lupus erythematosus. Rheumatol Int. 2008;28(3):237-43.
26. Bonfa E et al. Association between lupus psychosis and anti-ribosomal P protein antibodies. N Engl J Med. 1987;317(5):265-71.
27. Gerli R et al. Clinical and serological associations of ribosomal P autoantibodies in systemic lupus erythematosus: prospective evaluation in a large cohort of Italian patients. Rheumatology. 2002;41(12):1357-66.

28. Mok CC et al. Treatment of lupus psychosis with oral cyclophosphamide followed by azathioprine maintenance: an open-label study. Am J Med. 2003;115(1):59-62.

29. Milstone AM et al. Treatment of acute neuropsychiatric lupus with intravenous immunoglobulin (IVIG): a case report and review of the literature. Clin Rheumatol. 2005;24(4):394-7.

30. Tokunaga M et al. Efficacy of rituximab (anti-CD20) for refractory systemic lupus erythematosus involving the central nervous system. Ann Rheum Dis. 2007;66(4):470-5.

31. Stojanovich L et al. Psychiatric manifestations in systemic lupus erythematosus. Autoimmun Rev. 2007;6(6):421-6.

32. Appenzeller S et al. Epileptic seizures in systemic lupus erythematosus. Neurology. 2004;63(10):1808-12.

33. Mikdashi J et al. Factors at diagnosis predict subsequent occurrence of seizures in systemic lupus erythematosus. Neurology. 2005;64(12):2102-7.

34. Tan EM et al. The 1982 revised criteria for the classification of systemic lupus erythematosus. Arthritis Rheum. 1982; 25(11):1271-7.

35. Kapouzas GA. Hematological and lymphoid abnormalities in SLE. In: Wallace DJ, Hahn BH. DUBOIS' lupus erythematosus and related syndromes. 8.ed. Philadelphia: Elsevier; 2013. p. 426-37.

36. Miller MH et al. The significance of thrombocytopenia in systemic lupus erythematosus. Arthritis Rheum. 1983;26(10):1181-6.

37. Fayyaz A et al. Haematological manifestations of lupus. Lupus Sci Med. 2015;2(1):e000078.

38. Arnal C et al. Treatment of severe immune thrombocytopenia associated with systemic lupus erythematosus: 59 cases. J Rheumatol. 2002;29(1):75-83.

39. Abu-Shakra M, Shoenfeld Y. Azathioprine therapy for patients with systemic lupus erythematosus. Lupus. 2001;10(3):152-3.

40. Mok CC. Mycophenolate mofetil for non-renal manifestations of systemic lupus erythematosus: a systematic review. Scand J Rheumatol. 2007;36(5):329-37.

41. Marino C, Cook P. Danazol for lupus thrombocytopenia. Arch Intern Med. 1985;145(12):2251-2.

42. Griffiths B, Emery P. The treatment of lupus with cyclosporin A. Lupus. 2001;10(3):165-70.

43. Chandramouli NB, Rodgers GM. Prolonged immunoglobulin and platelet infusion for treatment of immune thrombocytopenia. Am J Hematol. 2000;65(1):85-6.

44. Boumpas DT et al. Intermittent cyclophosphamide for the treatment of autoimmune thrombocytopenia in systemic lupus erythematosus. Ann Intern Med. 1990;112(9):674-7.

45. Lateef A et al. Use of rituximab in the treatment of refractory systemic lupus erythematosus: Singapore experience. Lupus. 2010;19(6):765-70.

46. Gruenberg JC et al. Splenectomy in systemic lupus erythematosis. Am Surg. 1986;52(7):366-70.

47. George JN. Treatment and prognosis of immune (idiopathic) thrombocytopenic purpura in adults. Uptodate. 2010.

48. Fayyaz A et al. Haematological manifestations of lupus. Lupus Science & Medicine. 2015;2:e000078.

49. Gomard-Mennesson E et al. Treatment of isolated severe immune hemolytic anaemia associated with systemic lupus erythematosus: 26 cases. Lupus. 2006;15(4):223-31.

50. Flores G et al. Efficacy of intravenous immunoglobulin in the treatment of autoimmune hemolytic anemia: results in 73 patients. Am J Hematol. 1993;44(4):237-42.

51. Wang SW, Cheng TT. Systemic lupus erythematosus with refractory hemolytic anemia effectively treated with cyclosporin A: a case report. Lupus. 2005;14(6):483-5.

52. Tokunaga M et al. [Successful treatment of intravenous cyclophosphamide pulse therapy for systemic lupus erythematosus complicated with steroid-resistant hemolytic anemia]. Nihon Rinsho Meneki Gakkai Kaishi. 2003;26(5):304-9.

53. Kumar S et al. B-cell depletion for autoimmune thrombocytopenia and autoimmune hemolytic anemia in pediatric systemic lupus erythematosus. Pediatrics. 2009;123(1):e159-63.

54. Garratty G, Petz LD. Approaches to selecting blood for transfusion to patients with autoimmune hemolytic anemia. Transfusion. 42. United States 2002. p. 1390-2.

55. Sturfelt G et al. Cardiovascular disease in systemic lupus erythematosus. A study of 75 patients form a defined population. Medicine. 1992;71(4):216-23.

56. Cervera R et al. Cardiac disease in systemic lupus erythematosus: prospective study of 70 patients. Ann Rheum Dis. 1992; 51(2):156-9.

57. Crozier IG et al. Cardiac involvement in systemic lupus erythematosus detected by echocardiography. Am J Cardiol. 1990; 65(16):1145-8.

58. Maharaj SS, Chang SM. Cardiac tamponade as the initial presentation of systemic lupus erythematosus: a case report and review of the literature. Pediatr Rheumatol Online J. 2015;13:9.

59. Roldan V et al. Thrombophilia testing in patients with venous thromboembolism. Findings from the RIETE registry. Thromb Res. 2009;124(2):174-7.

60. Ruiz-Irastorza G et al. Antiphospholipid syndrome. Lancet. 2010;376(9751):1498-509.

61. Asherson RA. The catastrophic antiphospholipid (Asherson's) syndrome. Autoimmun Rev. 2006;6(2):64-7.

62. Cervera R et al. Validation of the preliminary criteria for the classification of catastrophic antiphospholipid syndrome. Ann Rheum Dis. 2005;64(8):1205-9.

63. Asherson RA et al. Catastrophic antiphospholipid syndrome: clues to the pathogenesis from a series of 80 patients. Medicine (Baltimore). 2001;80(6):355-77.

64. Cervera R et al. 14th International Congress on Antiphospholipid Antibodies Task Force Report on Catastrophic Antiphospholipid Syndrome. Autoimmun Rev. 2014;13(7):699-707.

65. Denton CP, Black CM. Scleroderma – clinical and pathological advances. Best Pract Res Clin Rheumatol. 2004;18(3):271-90.

66. Penn H et al. Scleroderma renal crisis: patient characteristics and long-term outcomes. Qjm. 2007;100(8):485-94.

67. Steen VD. Treatment of systemic sclerosis. Am J Clin Dermatol. 2001;2(5):315-25.

68. Guillevin L, Mouthon L. Scleroderma renal crisis. Rheum Dis Clin North Am. 2015;41(3):475-88.

69. Shanmugam VK, Steen VD. Renal disease in scleroderma: an update on evaluation, risk stratification, pathogenesis and management. Curr Opin Rheumatol. 2012;24(6):669-76.

70. Steen VD, Medsger Jr TA. Long-term outcomes of scleroderma renal crisis. Ann Intern Med. 2000;133(8):600-3.

71. Luqmani R PC. ANCA-Associated vasculitides and poliarterite nodosa. In: Eular Textbook of rheumatic disease. 2.ed. London: BMJ Publishing Group; 2015.

72. Gutierrez-Gonzalez LA. Rheumatologic emergencies. Clin Rheumatol. 2015;34(12):2011-9.

73. Papiris SA et al. Bench-to-bedside review: pulmonary-renal syndromes--an update for the intensivist. Crit Care. 2007;11(3):213.

74. Weidner S et al. Thromboembolic events as a complication of antineutrophil cytoplasmic antibody-associated vasculitis. Arthritis Rheum. 2006;55(1):146-9.

75. Bosch X et al. Antineutrophil cytoplasmic antibodies. Lancet. 2006;368(9533):404-18.

76. Langford CA. Update on the treatment of granulomatosis with polyangiitis (Wegener's). Curr Treat Options Cardiovasc Med. 2012;14(2):164-76.

77. Lapraik C et al. BSR and BHPR guidelines for the management of adults with ANCA associated vasculitis. Rheumatology. 2007;46(10):1615-6.

78. Mukhtyar C et al. EULAR recommendations for the management of primary small and medium vessel vasculitis. Ann Rheum Dis. 2009;68(3):310-7.

79. Souza AWS et al. Recommendations of the Brazilian Society of Rheumatology for the induction therapy of ANCA-associated vasculitis. Rev Bras Reumatol Engl Ed. 2017;57 (Suppl. 2):484-96.

80. Jayne DR et al. Randomized trial of plasma exchange or high-dosage methylprednisolone as adjunctive therapy for severe renal vasculitis. J Am Soc Nephrol. 2007;18(7):2180-8.

81. Borchers AT, Gershwin ME. Giant cell arteritis: a review of classification, pathophysiology, geoepidemiology and treatment. Autoimmun Rev. 2012;11(6-7):A544-54.

82. Waqar S et al. Ophthalmic manifestations of giant cell arteritis. Br J Hosp Med (Lond). 2011;72(1):26-30.

83. Hunder GG et al. The American College of Rheumatology 1990 criteria for the classification of giant cell arteritis. Arthritis Rheum. 1990;33(8):1122-8.

84. Dasgupta B et al. BSR and BHPR guidelines for the management of giant cell arteritis. Rheumatology. 2010;49(8):1594-7.

85. Mahr AD et al. Adjunctive methotrexate for treatment of giant cell arteritis: an individual patient data meta-analysis. Arthritis Rheum. 2007;56(8):2789-97.

86. Villiger PM et al. Tocilizumab for induction and maintenance of remission in giant cell arteritis: a phase 2, randomised, double-blind, placebo-controlled trial. Lancet. 2016; 387(10031):1921-7.

87. Ramos-Casals M et al. Adult haemophagocytic syndrome. Lancet. 2014;383(9927):1503-16.

88. Carvalheiras G et al. Hemophagocytic syndrome as one of the main primary manifestations in acute systemic lupus erythematosus--case report and literature review. Lupus. 2010; 19(6):756-61.

89. Atteritano M et al. Haemophagocytic syndrome in rheumatic patients. Systematic review. Eur Rev Med Pharmacol Sci. 2012;16(10):1414-24.

90. Li X et al. Clinical features of macrophage activation syndrome in the adult northern Chinese population. Lupus. 2014; 23(8):785-92.

91. Henter JI et al. HLH-2004: Diagnostic and therapeutic guidelines for hemophagocytic lymphohistiocytosis. Pediatr Blood Cancer. 2007;48(2):124-31.

92. Kumakura S et al. Autoimmune-associated hemophagocytic syndrome. Mod Rheumatol. 2004;14(3):205-15.

93. Gavand PE et al. Clinical spectrum and therapeutic management of systemic lupus erythematosus-associated macrophage activation syndrome: a study of 103 episodes in 89 adult patients. Autoimmun Rev. 2017;16(7):743-9.

94. Wingerchuk DM et al. International consensus diagnostic criteria for neuromyelitis optica spectrum disorders. Neurology. 2015;85(2):177-89.

95. Freitas E, Guimaraes J. Neuromyelitis optica spectrum disorders associated with other autoimmune diseases. Rheumatol Int. 2015;35(2):243-53.

96. Iyer A et al. A review of the current literature and a guide to the early diagnosis of autoimmune disorders associated with neuromyelitis optica. Autoimmunity. 2014;47(3):154-61.

97. Pittock SJ et al. Neuromyelitis optica and non organ-specific autoimmunity. Arch Neurol. 2008;65(1):78-83.

98. Crout TM et al. Neuromyelitis optica (Devic's syndrome): an Appraisal. Curr Rheumatol Rep. 2016;18(8):54.

99. Marino A et al. First pediatric patient with neuromyelitis optica and Sjogren Syndrome successfully treated with tocilizumab. Pediatr Neurol. 2017;73:e5-e6.

100. Pittock SJ et al. Eculizumab in AQP4-IgG-positive relapsing neuromyelitis optica spectrum disorders: an open-label pilot study. Lancet Neurol. 2013;12(6):554-62.

101. Freed JF et al. Acute monoarticular arthritis. A diagnostic approach. Jama. 1980;243(22):2314-6.

102. Siva C et al. Diagnosing acute monoarthritis in adults: a practical approach for the family physician. Am Fam Physician. 2003;68(1):83-90.

103. Pascual E, Jovani V. Synovial fluid analysis. Best Pract Res Clin Rheumatol. 2005;19(3):371-86.

104. Bernal JA et al. Gout: optimizing treatment to achieve a disease cure. Ther Adv Chronic Dis. 2016;7(2):135-44.

105. Sharff KA et al. Clinical management of septic arthritis. Curr Rheumatol Rep. 2013;15(6):332.

106. Ross JJ. Septic arthritis of native joints. Infect Dis Clin North Am. 2017;31(2):203-18.

107. Rosenthal AK. Crystals, inflammation, and osteoarthritis. Curr Opin Rheumatol. 2011;23(2):170-3.

Apêndice

Classificação, Nomenclatura e Codificação das Doenças Reumáticas

O conceito de "reumatismo" existe a, pelo menos, 2.400 anos; o termo *rheuma* foi encontrado em parte da obra de Hipócrates de Cós, intitulada *On the locations in the human body* (século IV a.C.), um dos 50 tratados que compõem o *Corpus Hippocraticum*. O autor acreditava que o reumatismo era como um fluxo a escorrer para as articulações. Na Grécia Antiga, utilizava-se *rheuma* como sinônimo de catarro, de acordo com os conceitos humorais então vigentes; esse humor de composição alterada, proveniente do cérebro, atingia as articulações. Na época, as enfermidades baseavam-se no adoecimento de quatro humores: sangue, muco, bile amarela e bile escura.

O conceito humoral de "reumatismo" não delimitava, entretanto, um grupo de doenças autônomas e, até hoje, infelizmente, alguns médicos ainda rotulam os pacientes como portadores de "reumatismo" ou "sinovite".

As doenças reumáticas, de uma maneira ou de outra, afetam milhões de pessoas no mundo. No Brasil, constituem a terceira causa principal de incapacidade para o trabalho, suplantada apenas pelas doenças psiquiátricas e cardiovasculares.

Existem mais de 200 doenças reumáticas, reconhecidas e classificadas pelo American College of Rheumatology (ACR), e que acometem as pessoas de diversos modos. Algumas enfermidades atingem somente as articulações; outras envolvem apenas as estruturas periarticulares (músculos, ligamentos, bursas e tendões); nas doenças sistêmicas não reumáticas, o sistema musculoesquelético é tão afetado quanto os órgãos internos; e as doenças difusas do tecido conjuntivo causam lesões do sistema musculoesquelético, da pele e de quaisquer órgãos da economia corporal.

As classificações mais utilizadas em todo o mundo são as elaboradas pela American Academy of Rheumatology, em 1983; aquela adotada pela 43ª Assembleia Mundial de Saúde (10ª revisão); e a que foi organizada pela Organização Mundial da Saúde desde 1993. A tabela a seguir mostra a Nomenclatura e a Classificação das Doenças Reumáticas da American Rheumatism Association (ARA; 1983) e a codificação conforme a Classificação Internacional de Doenças (CID, 10ª revisão de 1993).

Codificação	Nomenclatura
Artropatias	
Artropatias infecciosas	
M00	*Artrite piogênica*
M00.0	Artrite e poliartrite estafilocócicas
M00.1	Artrite e poliartrite pneumocócicas
M00.2	Outras artrites e poliartrites estreptocócicas
M00.8	Artrite e poliartrite decorrentes de outro agente bacteriano especificado
M00.9	Artrite piogênica, não especificada
M01*	*Infecções diretas da articulação em doenças infecciosas e parasitárias classificadas em outra parte*
M01.0*	Artrite meningocócica (A39.8†)
M01.1*	Artrite tuberculosa (A18.0†)
M01.2*	Artrite na doença de Lyme (A69.2†)
M01.3*	Artrite em outras doenças bacterianas classificadas em outra parte

Codificação	Nomenclatura
M01.4*	Artrite na rubéola (B06.8†)
M01.5*	Artrite em outras doenças virais classificadas em outra parte
M01.6*	Artrite em micoses (B35-B49†)
M01.8*	Artrite em outras doenças infecciosas e parasitárias classificadas em outra parte
M02	*Artropatias reacionais*
M02.0	Artropatia pós-derivação intestinal
M02.1	Artropatia pós-disentérica
M02.2	Artropatia pós-imunização
M02.3	Doença de Reiter
M02.8	Outras artropatias reacionais
M02.9	Artropatia reacional, não especificada
M03*	*Artropatias pós-infecciosas e reacionais em doenças infecciosas classificadas em outra parte*
M03.0*	Artrite pós-meningocócica (A39.8†)

Codificação	Nomenclatura
M03.1*	Artropatia pós-infecciosa na sífilis (A50.5†)
M03.2*	Outras artropatias pós-infecciosas em doenças classificadas em outra parte
M03.6*	Artropatia reacional em outras doenças classificadas em outra parte

Poliartropatias inflamatórias

Codificação	Nomenclatura
M05	*Artrite reumatoide soropositiva*
M05.0	Síndrome de Felty
M05.1	Doença reumatoide do pulmão (J99.0*)
M05.2	Vasculite reumatoide
M05.3	Artrite reumatoide com comprometimento de outros órgãos e sistemas
M05.8	Outras artrites reumatoides soropositivas
M05.9	Artrite reumatoide soropositiva não especificada
M06	*Outras artrites reumatoides*
M06.0	Artrite reumatoide soronegativa
M06.1	Doença de Still do adulto
M06.2	Bursite reumatoide
M06.3	Nódulo reumatoide
M06.4	Poliartropatia inflamatória
M06.8	Outras artrites reumatoides especificadas
M06.9	Artrite reumatoide não especificada
*M07**	*Artropatias psoriásicas e enteropáticas*
M07.0*	Artropatia psoriásica interfalângica distal (L40.5†)
M07.1*	Artrite mutilante (L40.5†)
M07.2*	Espondilite psoriásica (L40.5†)
M07.3*	Outras artropatias psoriásicas (L40.5†)
M07.4*	Artropatia na doença de Crohn [enterite regional] (K50.-t)
M07.5*	Artropatia na colite ulcerativa (K51.-†)
M07.6*	Outras artropatias enteropáticas
M08	*Artrite juvenil*
M08.0	Artrite reumatoide juvenil
M08.1	Espondilite anquilosante juvenil
M08.2	Artrite juvenil com início sistêmico
M08.3	Poliartrite juvenil (soronegativa)
M08.4	Artrite juvenil pauciarticular
M08.8	Outras artrites juvenis
M08.9	Artrite juvenil não especificada
*M09**	*Artrite juvenil em doenças classificadas em outra parte*
M09.0*	Artrite juvenil na psoríase (L40.5†)
M09.1*	Artrite juvenil na doença de Crohn [enterite regional] (K50.-†)
M09.2*	Artrite juvenil na colite ulcerativa (K51.-†)
M09.8*	Artrite juvenil em outras doenças classificadas em outra parte
M10	*Gota*
M10.0	Gota idiopática
M10.1	Gota induzida por chumbo
M10.2	Gota induzida por fármacos
M10.3	Gota decorrente de disfunção renal
M10.4	Outra gota secundária
M10.9	Gota, não especificada
M11	*Outras artropatias por deposição de cristais*
M11.0	Doença por deposição de hidroxiapatita
M11.1	Condrocalcinose familiar
M11.2	Outras condrocalcinoses
M11.8	Outras artropatias especificadas por deposição de cristais
M11.9	Artropatia por deposição de cristais não especificada
M12	*Outras artropatias especificadas*
M12.0	Artropatia pós-reumática crônica [Jaccoud]
M12.1	Doença de Kaschin-Beck
M12.2	Sinovite vilonodular (pigmentada)
M12.3	Reumatismo palindrômico
M12.4	Hidrartrose intermitente
M12.5	Artropatia traumática
M12.8	Outras artropatias específicas, não classificadas em outra parte
M13	*Outras artrites*
M13.0	Poliartrite não especificada
M13.1	Monoartrites não classificadas em outra parte
M13.8	Outras artrites especificadas
M13.9	Artrite não especificada
*M14**	*Artropatias em outras doenças classificadas em outra parte*
M14.0*	Artropatia gotosa decorrente de defeitos enzimáticos e outras doenças hereditárias
M14.1*	Artropatia por depósito de cristais em outras doenças metabólicas classificadas em outra parte
M14.2*	Artropatia diabética (E10-El4† com quarto caráter comum.6)
M14.3*	Dermatoartrite lipoide (E78.8†)
M14.4*	Artropatia na amiloidose (E85.†)
M14.5*	Artropatias em outras doenças endócrinas, nutricionais e metabólicas
M14.6*	Artropatia neuropática
M14.8*	Artropatias em outras doenças especificadas classificadas em outra parte

Artroses

Codificação	Nomenclatura
M15	*Poliartrose*
M15.0	(Osteo)artrose primária generalizada
M15.1	Nódulos de Heberden (com artropatia)
M15.2	Nódulos de Bouchard (com artropatia)
M15.3	Artrose múltipla secundária
M15.4	(Osteo)artrose erosiva
M15.8	Outras poliartroses
M15.9	Poliartrose não especificada
M16	*Coxartrose [artrose do quadril]*
M16.0	Coxartrose primária bilateral
M16.1	Outras coxartroses primárias
M16.2	Coxartrose bilateral resultante de displasia
M16.3	Outras coxartroses displásicas

Codificação	Nomenclatura
M16.4	Coxartrose bilateral pós-traumática
M16.5	Outras coxartroses pós-traumáticas
M16.6	Outras coxartroses secundárias bilaterais
M16.7	Outras coxartroses secundárias
M16.9	Coxartrose não especificada
M17	*Gonartrose [artrose do joelho]*
M17.0	Gonartrose primária bilateral
M17.1	Outras gonartroses primárias
M17.2	Gonartrose pós-traumática bilateral
M17.3	Outras gonartroses pós-traumáticas
M17.4	Outras gonartroses secundárias bilaterais
M17.5	Outras gonartroses secundárias
M17.9	Gonartrose não especificada
M18	*Artrose da primeira articulação carpometacarpiana*
M18.0	Artrose primária bilateral das primeiras articulações carpometacarpianas
M18.1	Outras artroses primárias da primeira articulação carpometacarpiana
M18.2	Artrose pós-traumática bilateral da primeira articulação carpometacarpiana
M18.3	Outras artroses pós-traumáticas da primeira articulação carpometacarpiana
M18.4	Outras artroses secundárias bilaterais das primeiras articulações carpometacarpianas
M18.5	Outras artroses secundárias da primeira articulação carpometacarpiana
M18.9	Artrose não especificada da primeira articulação carpometacarpiana
M19	*Outras artroses*
M19.0	Artrose primária de outras articulações
M19.1	Artrose pós-traumática de outras articulações
M19.2	Artrose secundária de outras articulações
M19.8	Outras artroses especificadas
M19.9	Artrose não especificada

Outros transtornos articulares

Codificação	Nomenclatura
M20	*Deformidades adquiridas dos dedos das mãos e dos pés*
M20.0	Deformidade(s) do(s) dedo(s) das mãos
M20.1	Hálux valgo (adquirido)
M20.2	Hálux rígido
M20.3	Outra deformidade do hálux (adquirida)
M20.4	Dedo(s) do pé em malho (adquirido)
M20.5	Outras deformidades (adquiridas) do(s) dedo(s) dos pés
M20.6	Deformidade adquirida não especificada do(s) dedo(s) dos pés
M21	*Outras deformidades adquiridas dos membros*
M21.0	Deformidade em valgo, não classificada em outra parte
M21.1	Deformidade em varo, não classificada em outra parte
M21.2	Deformidade em flexão
M21.3	Mão (pulso) ou pé pendente (adquirido)
M21.4	Pé chato [pé plano] (adquirido)
M21.5	Mão e pé em garra e mão e pé tortos adquiridos

Codificação	Nomenclatura
M21.6	Outras deformidades adquiridas do tornozelo e do pé
M21.7	Desigualdade (adquirida) do comprimento dos membros
M21.8	Outras deformidades adquiridas especificadas dos membros
M21.9	Deformidade adquirida não especificada de membro
M22	*Transtornos da rótula [patela]*
M22.0	Deslocamento recidivante da rótula
M22.1	Subluxação recidivante da rótula
M22.2	Transtornos femoropatelares
M22.3	Outros desarranjos da rótula
M22.4	Condromalacia da rótula
M22.8	Outros transtornos da rótula
M22.9	Transtorno da rótula não especificado
M23	*Transtornos internos dos joelhos*
M23.0	Menisco cístico
M23.1	Menisco discoide (congênito)
M23.2	Transtornos do menisco decorrente de ruptura ou lesão antiga
M23.3	Outros transtornos do menisco
M23.4	Corpo flutuante no joelho
M23.5	Instabilidade crônica do joelho
M23.6	Outras rupturas espontâneas de ligamento(s) do joelho
M23.8	Outros transtornos internos do joelho
M23.9	Transtorno interno não especificado do joelho
M24	*Outros transtornos articulares específicos*
M24.0	Corpo flutuante em articulação
M24.1	Outros transtornos das cartilagens articulares
M24.2	Transtornos de ligamentos
M24.3	Deslocamento e subluxação patológicos de articulação não classificados em outra parte
M24.4	Deslocamento e subluxação recidivantes de articulação
M24.5	Contratura articular
M24.6	Ancilose articular
M24.7	Protrusão do acetábulo
M24.8	Outros transtornos articulares específicos não classificados em outra parte
M24.9	Desarranjo articular não especificado
M25	*Outros transtornos articulares não classificados em outra parte*
M25.0	Hemartrose
M25.1	Fístula articular
M25.2	Articulação plana ou retificada
M25.3	Outras instabilidades articulares
M25.4	Derrame articular
M25.5	Dor articular
M25.6	Rigidez articular não classificada em outra parte
M25.7	Osteófito
M25.8	Outros transtornos articulares não especificados
M25.9	Transtorno articular não especificado

Codificação	Nomenclatura
Doenças sistêmicas do tecido conjuntivo	
M30	*Poliarterite nodosa e afecções correlatas*
M30.0	Poliarterite nodosa
M30.1	Poliarterite com comprometimento pulmonar [Churg-Strauss]
M30.2	Poliarterite juvenil
M30.3	Síndrome de linfonodos mucocutâneos [Kawasaki]
M30.8	Outras afecções comuns na poliarterite nodosa
M31	*Outras vasculopatias necrosantes*
M31.0	Angiíte de hipersensibilidade
M31.1	Microangiopatia trombótica
M31.2	Granuloma letal da linha média
M31.3	Granulomatose de Wegener
M31.4	Síndrome do arco aórtico [Takayasu]
M31.5	Arterite de células gigantes com polimialgia reumática
M31.6	Outras arterites de células gigantes
M31.8	Outras vasculopatias necrosantes especificadas
M31.9	Vasculopatia necrosante não especificada
M32	*Lúpus eritematoso disseminado [sistêmico]*
M32.0	Lúpus eritematoso disseminado [sistêmico]induzido por fármacos
M32.1	Lúpus eritematoso disseminado [sistêmico] com comprometimento de outros órgãos e sistemas
M32.8	Outras formas de lúpus eritematoso disseminado [sistêmico]
M32.9	Lúpus eritematoso disseminado [sistêmico] não especificado
M33	*Dermatopoliomiosite*
M33.0	Dermatomiosite juvenil
M33.1	Outras dermatomiosites
M33.2	Polimiosite
M33.9	Dermatopolimiosite não especificada
M34	*Esclerose sistêmica*
M34.0	Esclerose sistêmica progressiva
M34.1	Síndrome CR(E)ST
M34.2	Esclerose sistêmica induzida por fármacos e substâncias químicas
M34.8	Outras formas de esclerose sistêmica
M34.9	Esclerose sistêmica não especificada
M35	*Outras afecções sistêmicas do tecido conjuntivo*
M35.0	Síndrome seca [Sjögren]
M35.1	Outras síndromes superpostas
M35.2	Doença de Behçet
M35.3	Polimialgia reumática
M35.4	Fasciíte (eosinofílica) difusa
M35.5	Fibroesclerose multifocal
M35.6	Paniculite recidivante [Weber-Christian]
M35.7	Síndrome de hipermobilidade
M35.8	Outro comprometimento sistêmico especificado do tecido conjuntivo
M35.9	Comprometimento sistêmico não especificado do tecido conjuntivo

Codificação	Nomenclatura
*M36**	*Doenças sistêmicas do tecido conjuntivo em doenças classificadas em outra parte*
M36.0*	Dermato(poli)miosite em doenças neoplásicas (C00-D48†)
M36.1	Artropatia em doenças neoplásicas (C00-D48†)
M36.2*	Artropatia hemofílica (D66-D68†)
M36.3*	Artropatias em outras doenças hematológicas (D50-D76†)
M36.4	Artropatia associada a reações de hipersensibilidade classificadas em outra parte
M36.8*	Doenças sistêmicas do tecido conjuntivo em outras doenças classificadas em outra parte
Dorsopatias	
Dorsopatias deformantes	
M40	*Cifose e lordose*
M40. 0	Cifose postural
M40.1	Outras cifoses secundárias
M40.2	Outras cifoses e as não especificadas
M40.3	Síndrome da retificação da coluna vertebral
M40.4	Outras lordoses
M40.5	Lordose não especificada
M41	*Escoliose*
M41.0	Escoliose idiopática infantil
M41.1	Escoliose idiopática juvenil
M41.2	Outras escolioses idiopáticas
M41.3	Escoliose toracogênica
M41.4	Escoliose neuromuscular
M41.5	Outras escolioses secundárias
M41.8	Outras formas de escoliose
M41.9	Escoliose não especificada
M42	*Osteocondrose da coluna vertebral*
M42.0	Osteocondrose vertebral juvenil
M42.1	Osteocondrose vertebral do adulto
M42.9	Osteocondrose vertebral não especificada
M43	*Outras dorsopatias deformantes*
M43.0	Espondilólise
M43.1	Espondilolistese
M43.2	Outras fusões da coluna vertebral
M43.3	Subluxação atlantoaxial recidivante com mielopatia
M43.4	Outras subluxações atlantoaxiais recidivantes
M43.5	Outras subluxações vertebrais recidivantes
M43.6	Torcicolo
M43.8	Outras dorsopatias deformantes especificadas
M43.9	Dorsopatia deformante não especificada
Espondilopatias	
M45	*Espondilite anquilosante*
M46	*Outras espondilopatias inflamatórias*
M46.0	Entesopatia vertebral
M46.1	Sacroileíte não classificada em outra parte
M46.2	Osteomielite das vértebras

Codificação	Nomenclatura
M46.3	Infecção (piogênica) do disco intervertebral
M46.4	Discite não especificada
M46.5	Outras espondilopatias infecciosas
M46.8	Outras espondilopatias inflamatórias especificadas
M46.9	Espondilopatia inflamatória não especificada
M47	*Espondilose*
M47.0	Síndromes de compressão da artéria espinal anterior ou vertebral anterior (G99.2*)
M47.1	Outras espondiloses com mielopatia
M47.2	Outras espondiloses com radiculopatias
M47.8	Outras espondiloses
M47.9	Espondilose não especificada
M48	*Outras espondilopatias*
M48.0	Estenose da coluna vertebral
M48.1	Hiperostose anquilosante [Forestier]
M48.2	Vértebras com sindesmófitos (*kissing spine*)
M48.3	Espondilopatia traumática
M48.4	Fratura de fadiga de vértebra
M48.5	Vértebra colapsada não classificada em outra parte
M48.8	Outras espondilopatias especificadas
M48.9	Espondilopatia não especificada
*M49**	*Espondilopatias em doenças classificadas em outra parte*
M49.0*	Tuberculose da coluna vertebral (A18.0†)
M49.1*	Espondilite por *Brucella* (A23.-†)
M49.2*	Espondilite por enterobactérias (A01-A04†)
M49.3*	Espondilopatia em outras doenças infecciosas e parasitárias classificadas em outra parte
M49.4*	Espondilopatia neuropática
M49.5*	Vértebra colapsada em doenças classificadas em outra parte
M49.8*	Espondilopatia em outras doenças classificadas em outra parte

Outras dorsopatias

Codificação	Nomenclatura
M50	*Transtornos dos discos cervicais*
M50.0	Transtorno do disco cervical com mielopatia (G99.2*)
M50.1	Transtornos do disco cervical com radiculopatia
M50.2	Outro deslocamento de disco cervical
M50.3	Outra degeneração de disco cervical
M50.8	Outros transtornos de discos cervicais
M50.9	Transtorno não especificado de disco cervical
M51	*Outros transtornos de discos intervertebrais*
M51.0	Transtornos de discos lombares e de outros discos intervertebrais com mielopatia (G99.2*)
M51.1	Transtornos de discos lombares e de outros discos intervertebrais com radiculopatia
M51.2	Outros deslocamentos discais intervertebrais especificados
M51.3	Outra degeneração especificada de disco intervertebral
M51.4	Nódulos de Schmorl
M51.8	Outros transtornos especificados de discos intervertebrais
M51.9	Transtorno não especificado de disco intervertebral

Codificação	Nomenclatura
M53	*Outras dorsopatias não classificadas em outra parte*
M53.0	Síndrome cervicocraniana
M53.1	Síndrome cervicobraquial
M53.2	Instabilidades da coluna vertebral
M53.3	Transtornos sacrococcígeos não classificados em outra parte
M53.8	Outras dorsopatias especificadas
M53.9	Dorsopatia não especificada
M54	*Dorsalgia*
M54.0	Paniculite atingindo regiões do pescoço e do dorso
M54.1	Radiculopatia
M54.2	Cervicalgia
M54.3	Ciática
M54.4	Lumbago com ciática
M54.5	Dor lombar baixa
M54.6	Dor na coluna torácica
M54.8	Outra dorsalgia
M54.9	Dorsalgia não especificada

Transtornos dos tecidos moles

Transtornos musculares

Codificação	Nomenclatura
M60	*Miosite*
M60.0	Miosite infecciosa
M60.1	Miosite intersticial
M60.2	Granuloma de corpo estranho no tecido mole não classificado em outra parte
M60.8	Outras miosites
M60.9	Miosite não especificada
M61	*Calcificação e ossificação do músculo*
M61.0	Miosite ossificante traumática
M61.1	Miosite ossificante progressiva
M61.2	Calcificação e ossificação paralítica de músculo
M61.3	Calcificação e ossificação de músculo associadas a queimaduras
M61.4	Outra calcificação de músculo
M61.5	Outra ossificação de músculo
M61.9	Calcificação e ossificação de músculo não especificadas
M62	*Outros transtornos musculares*
M62.0	Diástase de músculo
M62.1	Outras rupturas musculares (não traumáticas)
M62.2	Infarto isquêmico do músculo
M62.3	Síndrome de imobilidade (paraplégica)
M62.4	Contratura de músculo
M62.5	Perda e atrofia muscular não classificadas em outra parte
M62.6	Distensão muscular
M62.8	Outros transtornos musculares especificados
M62.9	Transtorno muscular não especificado
*M63**	*Transtornos de músculo em doenças classificadas em outra parte*
M63.0*	Miosite em doenças bacterianas classificadas em outra parte

Codificação	Nomenclatura
M63.1	Miosite em doenças infecciosas causadas por protozoário e parasitas classificadas em outra parte
M63.2*	Miosite em outras doenças infecciosas classificadas em outra parte
M63.3*	Miosite na sarcoidose (D86.8†)
M63.8*	Outros transtornos musculares em doenças classificadas em outra parte

Transtornos das sinóvias e dos tendões

Codificação	Nomenclatura
M65	*Sinovite e tenossinovite*
M65.0	Abscesso da bainha tendínea
M65.1	Outras (tenos)sinovites infecciosas
M65.2	Tendinite calcificada
M65.3	Dedo em gatilho
M65.4	Tenossinovite estiloide radial [de De Quervain]
M65.8	Outras sinovites e tenossinovites
M65.9	Sinovite e tenossinovite não especificadas
M66	*Ruptura espontânea de sinóvia e de tendão*
M66.0	Ruptura de cisto poplíteo
M66.1	Ruptura de sinóvia
M66.2	Ruptura espontânea de tendões extensores
M66.3	Ruptura espontânea de tendões flexores
M66.4	Ruptura espontânea de outros tendões
M66.5	Ruptura espontânea de tendão não especificado
M67	*Outros transtornos das sinóvias e dos tendões*
M67.0	Tendão-de-aquiles curto (adquirido)
M67.1	Outra contratura de tendão (bainha)
M67.2	Hipertrofia sinovial não classificada em outra parte
M67.3	Sinovite transitória
M67.4	Gânglios
M67.8	Outros transtornos especificados da sinóvia e do tendão
M67.9	Transtorno não especificado da sinóvia e do tendão
*M68**	*Transtorno de sinóvias e de tendões em doenças classificadas em outra parte*
M68.0*	Sinovite e tenossinovite em doenças bacterianas classificadas em outra parte
M68.8*	Outros transtornos de sinóvias e de tendões em doenças classificadas em outra parte

Outros transtornos dos tecidos moles

Codificação	Nomenclatura
M70	*Transtornos dos tecidos moles relacionados com o uso excessivo e pressão*
M70.0	Sinovite crepitante crônica da mão e do punho
M70.1	Bursite da mão
M70.2	Bursite do olécrano
M70.3	Outras bursites do cotovelo
M70.4	Bursite pré-patelar
M70.5	Outras bursites do joelho
M70.6	Bursite trocantérica
M70.7	Outras bursites do quadril
M70.8	Outros transtornos dos tecidos moles relacionados com o uso, uso excessivo e pressão
M70.9	Transtorno não especificado dos tecidos moles relacionados com uso, uso excessivo e pressão

Codificação	Nomenclatura
M71	*Outras bursopatias*
M71.0	Abscesso de bolsa sinovial
M71.1	Outras bursites infecciosas
M71.2	Cisto sinovial do espaço poplíteo [Baker]
M71.3	Outros cistos de bolsa sinovial
M71.4	Depósito de cálcio em bolsa sinovial
M71.5	Outras bursites não classificadas em outra parte
M71.8	Outras bursopatias especificadas
M71.9	Bursopatia não especificada
M72	*Transtornos fibroblásticos*
M72.0	Fibromatose de fáscia palmar [Dupuytren]
M72.1	Coxins interfalângicos (nó dos dedos)
M72.2	Fibromatose da fáscia plantar
M72.3	Fasciíte nodular
M72.4	Fibromatose pseudossarcomatosa
M72.5	Fascite não classificada em outra parte
M72.8	Outros transtornos fibroblásticos
M72.9	Transtorno fibroblástico não especificado
*M73**	*Transtornos dos tecidos moles em doenças classificadas em outra parte*
M73.0*	Bursite gonocócica (A54.4†)
M73.1*	Bursite sifilítica (A52.7†)
M73.8*	Outros transtornos dos tecidos moles em outras doenças classificadas em outra parte
M75	*Lesões do ombro*
M75.0	Capsulite adesiva do ombro
M75.1	Síndrome do manguito rotador
M75.2	Tendinite bicipital
M75.3	Tendinite calcificante do ombro
M75.4	Síndrome de colisão do ombro
M75.5	Bursite do ombro
M75.8	Outras lesões do ombro
M75.9	Lesão não especificada do ombro
M76	*Entesopatias dos membros inferiores, excluindo pé*
M76.0	Tendinite glútea
M76.1	Tendinite do psoas
M76.2	Esporão da crista ilíaca
M76.3	Síndrome da faixa iliotibial
M76.4	Bursite tibial colateral [Pellegrini-Stieda]
M76.5	Tendinite patelar
M76.6	Tendinite aquileana
M76.7	Tendinite do perônio
M76.8	Outras entesopatias do membro inferior, excluindo pé
M76.9	Entesopatia de membro inferior, não especificada
M77	*Outras entesopatias*
M77.0	Epicondilite medial
M77.1	Epicondilite lateral
M77.2	Periartrite do punho
M77.3	Esporão do calcâneo

Codificação	Nomenclatura
M77.4	Metatarsalgia
M77.5	Outra entesopatia do pé
M77.8	Outras entesopatias não classificadas em outra parte
M77.9	Entesopatia não especificada
M79	*Outros transtornos dos tecidos moles não classificados em outra parte*
M79.0	Reumatismo não especificado
M79.1	Mialgia
M79.2	Nevralgia e neurite não especificadas
M79.3	Paniculite não especificada
M79.4	Hipertrofia do coxim gorduroso (infrapatelar)
M79.5	Corpo estranho residual no tecido mole
M79.6	Dor em membro
M79.8	Outros transtornos especificados dos tecidos moles
M79.9	Transtorno dos tecidos moles não especificado

Osteopatias e condropatias

Transtornos da densidade e da estrutura óssea

Codificação	Nomenclatura
M80	*Osteoporose com fratura patológica*
M80.0	Osteoporose pós-menopáusica com fratura patológica
M80.1	Osteoporose pós-ooforectomia com fratura patológica
M80.2	Osteoporose de desuso com fratura patológica
M80.3	Osteoporose por má absorção pós-cirúrgica com fratura patológica
M80.4	Osteoporose induzida por fármacos com fratura patológica
M80.5	Osteoporose idiopática com fratura patológica
M80.8	Outras osteoporoses com fratura patológica
M80.9	Osteoporose não especificada com fratura
M81	*Osteoporose sem fratura patológica*
M81.0	Osteoporose pós-menopáusica
M81.1	Osteoporose pós-ooforectomia
M81.2	Osteoporose de desuso
M81.3	Osteoporose decorrente de má absorção pós-cirúrgica
M81.4	Osteoporose induzida por fármacos
M81.5	Osteoporose idiopática
M81.6	Osteoporose localizada [Lesquene]
M81.8	Outras osteoporoses
M81.9	Osteoporose não especificada
*M82**	*Osteoporose em doenças classificadas em outra parte*
M82.0*	Osteoporose na mielomatose múltipla (C900†)
M82.1*	Osteoporose em distúrbios endócrinos (E00-E34†)
M82.8*	Osteoporose em outras doenças classificadas em outra parte
M83	*Osteomalacia do adulto*
M83.0	Osteomalacia puerperal
M83.1	Osteomalacia senil
M83.2	Osteomalacia do adulto decorrente de má absorção
M83.3	Osteomalacia do adulto decorrente de desnutrição
M83.4	Doença óssea pelo alumínio
M83.5	Outras osteomalacias do adulto induzidas por fármacos

Codificação	Nomenclatura
M83.8	Outra osteomalacia do adulto
M83.9	Osteomalacia não especificada do adulto
M84	*Transtornos da continuidade do osso*
M84.0	Defeito de consolidação da fratura
M84.1	Ausência de consolidação da fratura [pseudoartrose]
M84.2	Atraso de consolidação de fratura
M84.3	Fratura de fadiga (estresse) não classificada em outra parte
M84.4	Fratura patológica não classificada em outra parte
M84.8	Outros transtornos da continuidade do osso
M84.9	Transtorno não especificado da continuidade do osso
M85	*Outros transtornos da densidade e estrutura ósseas*
M85.0	Displasia fibrosa (monostótica)
M85.1	Fluorose esquelética
M85.2	Hiperostose do crânio
M85.3	Osteíte condensante
M85.4	Cisto ósseo solitário
M85.5	Cisto ósseo aneurismático
M85.6	Outro cisto ósseo
M85.8	Outros transtornos especificados da densidade e estrutura ósseas
M85.9	Transtorno não especificado da densidade e estrutura ósseas

Outras osteopatias

Codificação	Nomenclatura
M86	*Osteomielite*
M86.0	Osteomielite aguda hematogênica
M86.1	Outra osteomielite aguda
M86.2	Osteomielite subaguda
M86.3	Osteomielite crônica multifocal
M86.4	Osteomielite crônica com seio drenante
M86.5	Outra osteomielite crônica hematogênica patológica
M86.6	Outra osteomielite crônica
M86.8	Outra osteomielite
M86.9	Osteomielite não especificada
M87	*Osteonecrose*
M87.0	Necrose asséptica idiopática do osso
M87.1	Osteonecrose decorrente de fármacos
M87.2	Osteonecrose decorrente de traumatismo anterior
M87.3	Outras osteonecroses secundárias
M87.8	Outras osteonecroses
M87.9	Osteonecrose não especificada
M88	*Doença de Paget do osso (osteíte deformante)*
M88.0	Doença de Paget do crânio
M88.1	Doença de Paget de outros ossos
M88.9	Doença de Paget de osso não especificado
M89	*Outros transtornos ósseos*
M89.0	Algoneurodistrofia
M89.1	Parada de crescimento epifisário
M89.2	Outros transtornos do desenvolvimento e crescimento ósseos

Apêndice ❖ Classificação, Nomenclatura e Codificação das Doenças Reumáticas

Codificação	Nomenclatura
M89.3	Hipertrofia óssea
M89.4	Outras osteoartropatias hipertróficas
M89.5	Osteólise
M89.6	Osteopatia pós-poliomielite
M89.8	Outros transtornos especificados do osso
M89.9	Transtorno não especificado do osso
_M90*_	_Osteopatias em doenças classificadas em outra parte_
M90.0*	Tuberculose óssea (A18.0†)
M90.1*	Periostite em outras doenças infecciosas classificadas em outra parte
M90.2*	Osteopatia em outras doenças infecciosas classificadas em outra parte
M90.3*	Osteonecrose no "mal dos caixões" (T70.3†)
M90.4*	Osteonecrose decorrente de hemoglobinopatia (D50-D64†)
M90.5*	Osteonecrose em outras doenças classificadas em outra parte
M90.6*	Osteíte deformante em doenças neoplásicas (C00-C48f)
M90.7*	Fratura óssea em doenças neoplásicas (C00-D48†)
M90.8*	Osteopatia em outras doenças classificadas em outra parte

Condropatias

_M91_	_Osteocondrose juvenil do quadril e da pelve_
M91.0	Osteocondrose juvenil da pelve
M91.1	Osteocondrose juvenil da cabeça do fêmur [Legg-Calvé-Perthes]
M91.2	Coxa plana
M91.3	Pseudocoxalgia
M91.8	Outras osteocondroses juvenis do quadril e da pelve
M91.9	Osteocondrose juvenil não especificada do quadril e da pelve
_M92_	_Outras osteocondroses juvenis_
M92.0	Osteocondrose juvenil do úmero
M92.1	Osteocondrose juvenil do rádio e do cúbito [ulna]
M92.2	Osteocondrose juvenil da mão
M92.3	Outras osteocondroses juvenis de membro superior
M92.4	Osteocondrose juvenil da rótula [patela]
M92.5	Osteocondrose juvenil da tíbia e do perônio [fíbula]
M92.6	Osteocondrose juvenil do tarso
M92.7	Osteocondrose juvenil do metatarso
M92.8	Outras osteocondroses juvenis especificadas
M92.9	Osteocondrose juvenil não especificada
_M93_	_Outras osteocondropatias_
M93.0	Luxação (não traumática) da epífise superior do fêmur
M93.1	Doença de Kienböck do adulto
M93.2	Osteocondrite dissecante
M93.8	Outras osteocondropatias especificadas

Codificação	Nomenclatura
M93.9	Osteocondropatia não especificada
_M94_	_Outros transtornos das cartilagens_
M94.0	Síndrome da junção condrocostal [Tietze]
M94.1	Policondrite recidivante
M94.2	Condromalacia
M94.3	Condrólise
M94.8	Outros transtornos especificados da cartilagem
M94.9	Transtornos não especificados da cartilagem

Outros transtornos do sistema osteomuscular e do tecido conjuntivo

_M95_	_Outras deformidades adquiridas do sistema osteomuscular e do tecido conjuntivo_
M95.0	Deformidade adquirida do nariz
M95.1	Orelha em couve-flor
M95.2	Outras deformidades adquiridas da cabeça
M95.3	Deformidade adquirida do pescoço
M95.4	Deformidade adquirida do tórax e das costelas
M95.5	Deformidade adquirida da pelve
M95.8	Outras deformidades adquiridas especificadas do sistema osteomuscular
M95.9	Deformidade adquirida do sistema osteomuscular não especificada
_M96_	_Transtornos osteomusculares pós-procedimento, não classificados em outra parte_
M96.0	Pseudoartrose após fusão ou artrodese
M96.1	Síndrome pós-laminectomia não classificada em outra parte
M96.2	Cifose pós-radiação
M96.3	Cifose pós-laminectomia
M96.4	Lordose pós-cirúrgica
M96.5	Escoliose pós-radiação
M96.6	Fratura de osso subsequente a implante ortopédico, prótese articular ou placa óssea
M96.8	Outros transtornos osteomusculares pós-procedimento
M96.9	Transtorno osteomuscular não especificado pós-procedimento
_M99_	_Lesões biomecânicas não classificadas em outra parte_
M99.0	Disfunção segmentar e somática
M99.1	Complexo de subluxação (vertebral)
M99.2	Estenose de subluxação do canal medular
M99.3	Estenose óssea do canal medular
M99.4	Estenose de tecido conjuntivo do canal medular
M99.5	Estenose de disco intervertebral do canal medular
M99.6	Estenose óssea e subluxação dos forames intervertebrais
M99.7	Estenose de tecido conjuntivo e do disco dos forames intervertebrais
M99.8	Outras lesões biomecânicas
M99.9	Lesão biomecânica não especificada

†: código primário para a doença subjacente (causa básica).
*: código adicional e optativo para a manifestação.

Índice Alfabético

A

Abaloparatida, 316
Abatacepte, 348, 378, 537, 540, 569, 651, 762
Aceclofenaco, 731
Acidente vascular cerebral isquêmico, 499
Acidente vascular encefálico, 47, 283, 417
Ácido
- acetilsalicílico, 537, 729
- úrico, 276
- valproico, 554
Acidose tubular renal, 320
Acne, 609, 610
- fulminans, 610
Acometimento
- de grandes vasos, 479
- de pequenos e médios vasos, 459
Acromegalia, 88, 689
Adalimumabe, 348, 378, 537, 540, 568, 761
Afecções articulares, 219
Agentes, 592
- biológicos, 347, 540, 567
- externo, 27
- - desencadeadores de processos autoimunes, 27
Alcoolismo, 546
Aldolase, 455
Alendronato, 314
Alergia à penicilina, 556
Alfaviroses, 639
Alfavírus, 622
Alopecia, 404, 417, 573
Alopurinol, 291
Alteração(ões)
- de valência de antígenos próprios, 21
- do metabolismo dos carboidratos, 737
- do arco plantar, 223
- geniturinárias, 44
- mucocutâneas, 43
- orbitárias nas doenças reumáticas, 516
- visuais, 44
Amiloidose, 699
- AA, 700
- Abeta$_2$M, 701
- AL, 700
- ATTR, 701
- renal, 369
- secundária, 335
Aminas biogênicas, 231
Aminoglicosídeos, 729
Amitriptilina, 237
Anakinra, 537, 541, 569, 651
Análogos da prostacilina, 447
Anemia
- de Cooley, 97
- do Mediterrâneo, 97
- falciforme, 96
- hemolítica, 574
- - autoimune, 500, 789
- no lúpus sistêmico, 405
Anestesia peridural, 534
Aneurisma de aorta, 43
Angiites
- com depósitos imunes, 474
- sem depósitos imunes, 472

Anlodipino, 446
Anquilose, 192
- articular, 535
Antagonistas de receptores, 756
Anti-blys, 757
Anti-cadM-140, 589
Anti-Cd-20, 569
Anti-DNA nativo, 29
Anti-hipertensivos, 541, 729
Anti-histona, 29
Anti-Il 12/23, 758
Anti-Il17, 758
Anti-inflamatórios, 536
- esteroides, 538
- não esteroides, 723, 728, 730
- - absorção, 723
- - anti-hipertensivos, 729
- - antibióticos, 728
- - anticoagulantes, 728
- - com vasodilatadores, 732
- - de uso tópico, 732
- - distribuição, 723
- - efeitos colaterais, 725
- - etanol, 728
- - hipoglicemiante oral, 728
- - interações medicamentosas, 728
- - mecanismos de ação, 724
- - medicamentos antidepressivos, 729
- - metabolismo, 724
- - metotrexato, 729
- - nanoformulações de, 732
- não hormonais, 376, 386, 536, 537, 566
Anti-interleucina
- 1, 569
- 6, 569
Anti-Jo-1, 29
Anti-Mda5, 589
Anti-Mi2, 589
Anti-MJ, 589
Anti-PCNA, 29
Anti-PM/Scl, 29
Anti-ranK/ranK-l, 757
Anti-RNP ribossômica, 29
Anti-Scl-70, 29
Anti-Sm, 29
Anti-srp, 589
Anti-SS-A/Ro, 29
Anti-SS-B/La, 29
Anti-TNF, 651
Anti-U1-RNP, 29
Antiagregantes plaquetários, 541
Antibeta-2 gPI, 498
Antibióticos, 383
- em esquema de rotação, 448
Anticardiolipina, 498
Anticoagulante(s)
- lúpico, 415
- orais, 729
Anticorpo(s)
- anti-Dna de dupla-hélice, 576
- anti-Dna nativo, 69
- anti-P-ribossômico, 70
- anti-PM/scl, 70

- anti-RNA polimerase III, 71
- anti-Sm, 577
- anticélula, 65
- anticitoplasma de neutrófilos, 71
- antifosfolipídio, 72, 415, 577
- - positivo com evento clínico ambíguo, 502
- - positivo e tromboses arteriais, 503
- - positivo e tromboses venosas, 503
- - positivo sem manifestações clínicas, 502
- antinucleossomo, 69, 415, 577
- antiproteína P ribossômico, 577
- antissintetase, 589
- associados à miosite, 589
- contra antígenos
- - de membrana ou citoplasma celular, 461
- - nucleares extraíveis, 69
- contra citoplasma de neutrófilos, 464
- miosite-específicos, 589
- monoclonais, 756
Antidepressivos
- de ação dual, 237
- tricíclicos, 237
Antifator de necrose tumoral alfa, 568, 781
Antígeno(s)
- multivalentes, 17
- T-dependente
- - sem célula apresentadora profissional, 17
- - sem célula T auxiliadora, 17
Antimaláricos, 346, 419, 746, 747
Antip155/140, 589
Antitrombóticos, 541
Apofisite, 210
Aponeuroses, 13
Apoptose, 24
Apremilaste, 378, 388
Arboviroses, 639
Arco doloroso de Codman, 50
Arterite(s)
- de células gigantes, 479
- de Takayasu, 43, 459, 460, 483, 598
- de vasos de médio calibre, 470
- de vasos de pequeno calibre, 472
- do sistema nervoso central, 472
- temporal, 459, 792
Articulações, 12
- acromioclaviculares, 91
- cartilaginosas primárias, 12
- cartilaginosas secundárias, 12
- coxofemorais, 54
- do joelho, 59
- do quadril, 175
- interfalângicas, 214
- metatarsofalângicas, 214
- sacroilíacas, 104
- sinoviais, 12
- subtalar, 214
- temporomandibular, 45, 91
- tibiofibular próxima, 204
Artrite(s), 220, 417, 549, 554, 560, 573, 584
- aguda por cristais de CPPD, 295
- associada ao HIV, 623
- causada por espiroquetas, 631
- causadas por bactérias, 634

Índice Alfabético

- causadas por fungos, 624
- causadas por micobactérias, 627
- causadas por vírus, 621
- crônica, 717
- - da infância, 560
- de Jaccoud, 94
- diagnóstico diferencial das, 125
- distal, 383
- enteropática, 388
- granulomatosa pediátrica, 607
- idiopática juvenil, 44, 94, 191, 516, 559, 759
- - poliarticular soronegativa, 561
- - poliarticular soropositiva, 561
- indiferenciada, 563
- infecciosas, 621
- microcristalinas, 99
- mutilante, 383
- oligoarticular assimétrica, 383
- periférica, 629
- piogênica, 95
- - gonocócica, 636
- - não gonocócica, 636
- poliarticular, 383
- por Candida, 626
- por deposição de cristais, 273
- - de corticosteroide, 297
- psoriásica, 93, 99, 222
- - juvenil, 563
- reativa, 93, 379
- - pós-estreptocócica, 549
- relacionada com entesite, 562
- reumatoide, 21, 28, 35, 89, 99, 118, 156, 191, 327, 521, 533, 758
- - complicações extra-articulares, 350
- - correção de deformidades, 350
- - diagnóstico diferencial, 340
- - diagnóstico, 339
- - epidemiologia, 327
- - etiopatogênese, 328
- - exames de imagem, 338
- - iatrogenismo, 350
- - manifestações articulares e periarticulares, 330
- - manifestações clínicas, 330
- - manifestações extra-articulares, 333
- - manifestações laboratoriais, 337
- - no pé, 220
- - prevenção, 350
- - tipo cístico ou necrótico, 191
- - tipo degenerativo, 191
- - tipo displásico, 191
- - tipo leve, 191
- - tipo mutilante ou destrutiva, 191
- - tratamento, 343
- - - das infecções, 350
- - - modificador do curso da doença, 346
- - - sintomático, 345
- séptica, 126, 341
- tuberculosa, 95
- viral, 126

Artrocentese, 126
Artrodese, 183
Artropatia(s)
- microcristalinas, 29
- periféricas, 107
- neurotrófica, 85
- por cristais, 341
Artroplastia
- do joelho, 193, 212
- total do quadril, 183, 193
Artrose, 180
- secundária pós-traumática, 182
AS-AIMS2, 119
Ascite aguda e crônica, 413
Aspergillus spp., 647
Aspergilose, 626

Aterosclerose, 9, 428
Atrofia branca de Milian, 501
Aumento da pressão intraocular, 736
Australian/Canadian Osteoarthritis Hand Index, 120
Autoanticorpos, 28, 356, 446, 455, 491, 589
- e miopatias inflamatórias idiopáticas, 71
- naturais e patológicos, 17
Avaliação
- clínica das artroses, 181
- da coluna cervical, 145
- da qualidade de vida, 114
- de grandes artérias, 481
- dos membros superiores, 45
Azatioprina, 347, 419, 447, 457, 537, 539, 651, 742, 743, 746, 750

B

BASDAI, 118
BASFI, 119, 374
Belimumabe, 537, 540, 651, 652, 762
Benzbromarona, 292
Betabloqueadores, 729
Betametasona, 537
Biomarcadores, 588
- urinários, 577
Biopsia
- de artéria temporal superficial, 480
- muscular, 455, 590
Bisfosfonatos, 313
Blastomicose, 625
Bloqueadores
- da coestimulação, 569
- - do linfócito T, 348
- da interleucina-1, 652, 757
- da interleucina-6, 757
- de canais de cálcio, 446
- do fator de necrose tumoral, 348, 756
- do receptor de Il-6, 348
- dos receptores H2, 448
Bloqueio
- da Il-12/23, 387
- da Il-17, 387
Bolsas
- sinoviais, 13
- subacromial, 82
Borrelia burgdorferi, 633
Borreliose de Lyme, 633
Bupropiona, 237
Bursa pré-patelar, 209
Bursite, 59, 82, 209, 224, 630
- da tuberosidade isquiática, 56
- do olécrano, 162
- e tendinite, 83
- olecraneana, 13
- subacromial, 13
- trocantérica, 13, 195

C

Calcâneo, 225
Calcificação tendinosa, 153
Calcinose, 446, 453, 587, 592
- tumoral, 97
Cálcio, 311
Calcitonina, 10, 315
Calosidades
- interdigitais, 219
- plantares, 219
Canaquinumabe, 537, 541, 569, 763
Candidíase, 626
Cápsula articular, 12
Capsulite, 104, 372
- adesiva, 154, 688
Captopril, 447
Cardite, 549, 554

- reumática crônica, 556
- subclínica, 550
Cartilagem
- articular, 9
- elástica, 9
Catarata, 736
Cefaleia lúpica, 417
Celecoxibe, 732
Células
- do tecido conjuntivo, 3
- endoteliais, 5
- NK, 5
- osteoprogenitoras, 5
- reticulares, 4
- sinoviais, 5
- T reguladoras, 17
- Th1, 23
Ceratite
- esclerosante, 509
- estromal aguda, 509
- nas doenças do tecido conjuntivo, 508
- ulcerativa periférica, 335, 509
Ceratoconjuntivite seca, 335, 509
Ceratólise, 509
Certolizumabe, 348, 537, 540, 761
- pegol, 378
Cervicite, 366
Cetoprofeno, 731
Cetorolaco, 731
Ciclobenzaprina, 236
Ciclofosfamida, 347, 446, 447, 457, 537, 539, 651, 742, 743, 745, 749
Ciclosporina, 347, 457, 537, 539, 567, 623, 651, 742, 743, 746, 751
Cilindros urinários, 417
Cintura pélvica, 54
Cirurgias, 767
Cisto(s)
- ósseo aneurismático, 681
- sinoviais, 223
Citocina TNF-alfa, 649
Citometria, 716
Clomipramina, 237
Clorambucila, 751
Cloroquina, 270, 747
Coccidioidomicose, 625, 647
Codeína, 536, 537
Código
- Civil Brasileiro, 252
- de Ética Médica, 252, 254
- Penal Brasileiro, 252
Colangite
- biliar primária, 695
- esclerosante primária, 693, 696
Coluna
- cervical, 45, 106, 265
- lombar, 47, 106, 266
- torácica, 45, 106, 265
- vertebral, 84, 91
- - causas de dor na, 132
Complexo
- articular
- - de Chopart, 214
- - de Lisfranc, 214
Complicações obstétricas, 499
Compressão, 57
- do nervo radial, 162
- do nervo ulnar, 52
Comprometimento
- mucocutâneo, 574
- reticuloendotelial, 574
Condroblastoma, 675
Condrocalcinose, 86
Condrócitos, 5, 31
Condroma, 675

Condromalácia patelar, 205
Condromatose, 98, 684
- sinovial do quadril, 198
Condrossarcoma, 676
Constituição Federal, 251
Contraceptivos, 535
Contratura de Dupuytren, 168, 688
- da fáscia palmar, 223
Convulsão, 411, 417, 788
Coração, 583
Coreia, 550, 554
Corticosteroides, 376, 386, 419, 538, 555, 651, 735, 738, 778
Cortisona, 735
Coxartrose, 263
Coxibes, 732
Coxofemoral, 91
- e bacia, 83
Creatinofosfoquinase, 455
Crepitação articular e tendinosa, 42
Crioglobulinas, 75
Criopirinopatias, 605
Criptococose, 627
Crise
- aguda de gota, 278, 289
- de sequestração esplênica, 663
- renal esclerodérmica, 445, 447, 791
Cristais
- de colesterol, 297
- de oxalato de cálcio, 298

D

D-penicilamina, 753
Dapsona, 742, 743, 746, 752
Decoaptação umeroacromial, 146
Dedo
- em gatilho, 13, 169
- saltante, 169
Deficiência
- aquosa, 510
- da função T supressora, 21
- de adenosina deaminase 2, 612
- de anticorpo associado a PLCG2, 611
- de depuração de imunocomplexos, 20
Deformidade(s)
- de Boutonnière, 90
- dos dedos, 219, 222
- em pescoço de cisne, 90
Dengue, 622
Denosumabe, 315, 762
Densidade mineral óssea, 303
Densitometria óssea, 307
Deoxipiridinolina, 77
Depletor de linfócito B, 348
Derivados
- do ácido acético, 730
- do ácido propiônico, 731
Dermatomiosite, 10, 534, 703
- amiopática, 588
- juvenil, 585
Dermatopolimiosite, 43
Dermatose neutrofílica atípica crônica, 613
Derrame
- pericárdico, 444
- pleural, 334
Desequilíbrio na remodelação óssea, 305
Desidrogenase láctica, 455
Dexametasona, 537
Diabetes melito, 283, 688
Diarreia, 584
- aguda, 366
Diartroses, 12
Diclofenaco, 730
Difosfato de cloroquina, 742, 743, 745
Digoxina, 729

Diltiazem, 446
Disfunção e rupturas tendinosas, 224
Displasia
- do quadril, 183
- - adulto, 198
- fibrosa, 682
Distensão abdominal, 584
Distrofinopatias, 10
Distúrbio(s)
- do tendão da cabeça longa do bíceps, 155
- dos nervos cranianos, 417
- neuropsiquiátricos, 737
- osteomusculares relacionados ao trabalho, 240
- visual, 417
Diuréticos, 729
Doença(s)
- autoimunes, 766
- autoinflamatórias ainda não classificadas, 613
- cardiovascular, 736
- celíaca, 21, 693
- da banda iliotibial, 195
- da coluna vertebral, 130
- das calcificações múltiplas, 153
- de Albers-Schonberg, 197
- de Behçet, 43, 44, 460, 469, 477, 516, 521, 600
- de Charcot, 85
- de Crohn, 464
- de Dent, 321
- de Dupuytren, 13
- de Forestier, 84
- de Freiberg, 224
- de Gaucher, 97, 666
- de Huntington, 283
- de Kawasaki, 460, 461, 471, 595, 596
- de Köhler, 225
- de Ledderhose, 62
- de Lyme, 633
- de Osgood-Schlatter, 210
- de Paget do osso, 10, 318
- de Paget, 79, 88, 194
- de Parkinson, 283
- de Poncet, 629
- de Posadas-Wernicke, 625
- de Raynaud, 43
- de Sever, 225
- de Sinding-Larsen-Johansson, 210
- de Still, 43, 336
- de Wilson, 320
- degenerativas articulares, 156
- do aparelho digestivo, 691
- e síndromes do quadril, 176
- falciforme, 662
- fibrosantes, 7
- genéticas, 321
- indiferenciadas, 490
- infecciosas, 135
- inflamatória(s)
- - da órbita, 517
- - - associadas a doenças reumáticas, 520
- - intestinal, 366, 691
- - musculares, 452
- - não infecciosas, 134
- intersticial pulmonar, 584
- isquêmicas do coração, 283
- mista do tecido conjuntivo, 490, 492
- óssea de Paget, 683
- osteometabólicas, 30, 302
- por deposição de cristais
- - de fosfato básico de cálcio, 297
- - de pirofosfato di-hidratado de cálcio, 294
- - de pirofosfato de cálcio, 30, 79
- por deposição de outros cristais, 297
- pulmonar intersticial, 334, 409
- relacionada com IgG4, 705
- reumáticas, 506, 524

- vascular, 408
Domperidona, 448
Dor, 42
- à palpação da interlinha articular, 207
- abdominal, 736
- alternante nas nádegas, 366
- crônica de uma perspectiva psiquiátrica, 229
- de origem condral, 210
- de origem femoropatelar, 205
- de origem meniscal, 207
- de origem sinovial, 208
- espinhal inflamatória, 366
- glútea profunda, 199
- irradiada, 226
- na coluna vertebral, 130
- - inespecíficas, 136
- osteoarticular sem outros sinais, 658
- peripatelar, 209

E

Eclâmpsia, 527
EcoDopplercardiografia, 552
Edema
- articular, 42
- de medula óssea/osteíte, 371
- ósseo, 338
Efeito(s)
- adjuvante, 18
- colaterais, 736
Eletrocardiografia, 551
Eletromiografia, 455, 589
Eletroneuromiografia, 165
Enalapril, 447
Encondroma, 675
Endocardite, 550
- bacteriana, 555
- de Libman-Sacks, 410
Endocrinopatias, 688
Enteroartrites, 93
Enteropatia perdedora de proteína, 413
Entesite, 104, 242, 372, 630
Entesopatia, 366
Entorses, 219
Enzimas musculares, 455, 583, 588
Eosinófilos, 461
Epicondilite, 159
- lateral, 159, 160
- medial, 161
Epidermólise bolhosa distrófica, 7
Episclerite, 413, 506
Epoprostenol, 447
Eritema
- marginado, 550
- nodoso, 43, 666, 692
Eritromicina, 555
Escala
- de gravidade dos sintomas, 234
- visual analógica, 578
Esclerite, 335, 413, 507
- anterior difusa, 507
- anterior necrosante, 507
- necrosante sem inflamação, 507
- nodular anterior, 507
- posterior, 508
Esclerodactilia, 581
Esclerose
- múltipla, 21, 283
- óssea subcondral, 372
- sistêmica, 31, 29, 94, 100, 119, 439, 533, 764
- - juvenil, 580
- - limitada, 580
Escorbuto, 7, 88
Espondilite anquilosante, 92, 118, 128, 194, 367
- e síndrome de Reiter, 21
- e HLA-B27, 514

Índice Alfabético

Espondilite psoriásica, 383
Espondiloartrites, 14, 100, 104, 341, 362, 514, 535, 758
- etiopatogenia, 363
- indiferenciada, 390
Espondilodiscite de Anderson, 107
Esporotricose, 624
Estatinas, 446, 556
Esteatose hepática, 9
Estomatite aftosa, 693
Estreptococo, 546
Estresse
- crônico, 230
- mecânico sobre o complexo sinovioentesial, 364
Estrongiloidíase disseminada, 647
Etambutol, 276
Etanercepte, 348, 378, 537, 540, 568, 761
Etoricoxibe, 732
Evento trombótico agudo, 502
Exame
- articular, 45
- da coluna torácica, 46
- físico, 41, 44
- - da coluna vertebral, 130
- - do pé com carga, 216
- - do pé sem carga, 215
- - geral, 44
- macroscópico, 716
- neurológico da coluna vertebral, 131
Excesso de Ag T-independente, 17
Exostoses, 219
Extensor ulnar do carpo, 83

F

Faringoamigdalite, 548
Fáscia(s), 13
- plantar, 223
Fasciíte plantar, 13, 223
Fator(es)
- antinuclear, 574
- antinúcleo, 576
- de crescimento semelhante à insulina tipo 1, 304
- de Hageman, 30
- hormonais, 28
- reumatoide, 72
- - negativo, 561
- - positivo, 561
Febre, 417, 551
- amarela, 622
- familiar do Mediterrâneo, 604
- reumática, 21, 36, 128, 545
- - no adulto, 555
- - possível, 553
- - recorrente, 553
Febuxostato, 292
Fenilbutazona, 730
Fenitoína, 729
Fenômeno de Raynaud, 43, 446, 491, 581, 583, 584
Fibras
- colágenas, 6
- do tecido conjuntivo, 6
- reticulares, 7
Fibroblastos, 3, 5
Fibrocartilagem, 9
Fibromatose plantar, 223
Fibromialgia, 120, 227
- e transtornos psiquiátricos, 230
Fibromyalgia Impact Questionnaire, 120
Fibrose, 440
Fitoestrógenos, 312
Flavivírus, 622
Flavonoides, 312
Flexão, 45
Flexores do carpo, 83
Fluoxetina, 446

FMCD biológicos, 377, 387
Formação dos cristais de UMS, 277
Fosfatase
- ácida tartarato resistente, 77
- alcalina, 77
Fração óssea da fosfatase alcalina, 77
Fragmento ou telopeptídeo
- aminoterminal do colágeno tipo 1, 77
- carboxiterminal do colágeno tipo 1, 77
Fraqueza muscular, 452, 453
Fratura(s), 310, 737
- de fêmur, 310
- de punho, 310
- por sobrecarga ou estresse, 224
- típica da osteoporose, 302
- vertebrais, 310
FRAX®, 309
Fresolimumabe, 447

G

Gabapentina, 237
Geleia de Wharton, 9
Gene FoxP3, 18
Gene regulador da autoimunidade, 18
Gestação, 503, 767
Glomerulonefrite
- difusa (classe IV), 408
- difusa aguda, 21
- esclerosante avançada (classe VI), 408
- focal (classe III), 408
- membranosa (classe V), 408
- mesangial mínima (classe I), 407
- mesangial proliferativa (classe II), 407
Golimumabe, 348, 378, 537, 540, 761
Gota, 29, 43, 79, 86, 110, 222, 273
- crônica, 279, 281
- de início precoce, 281
- intermitente aguda, 280
- na mulher, 281
- pós-transplante, 281
- saturnina, 281
Granulomatose
- alérgica, 600
- com poliangiite, 472, 521, 600
- de Wegener, 459
- eosinofílica com poliangiite, 472, 600
Gravidez, 524, 525, 691

H

Haemophilus, 635
Haloperidol, 554
Hálux
- rígido, 222
- valgo, 222
Hanseníase, 627
Haploinsuficiência A20, 613
Health Assessment Questionnaire, 119
Heliótropo, 453
Hemartrose e hemorragia muscular, 658
Hematúria, 417
Hemocromatose, 86, 666, 708
Hemofilia, 95, 660
Hemoglobina S, 662
Hemoglobinúria paroxística noturna, 666
Hemopatias com manifestações articulares, 657
Hemorragia alveolar, 409, 787
Hepadnavírus, 623
Heparina de baixo peso molecular, 537
Hepatite
- autoimune, 413, 694
- crônica pelo vírus C, 623
Hepatoesplenomegalia, 43
Hérnia discal, 132
Herpes-zóster, 644, 765
Hidroxicloroquina, 537, 539, 651, 742, 743, 745

Hidroxiprolina, 77
Hipercalciúria, 320
- idiopática, 321
- por hipercalcemia, 320
- sem hipercalcemia, 320
Hiperemia periungueal, 454
Hiperexcreção renal, 320
Hiperextensão do tornozelo e artelhos, 216
Hiperostose, 609
- anquilosante, 84
- senil anquilosante, 266
Hiperparatireoidismo, 88, 283
Hiperqueratose, 453
Hipertensão
- arterial
- - crônica, 527
- - pulmonar, 444
- - sistêmica, 283
- pulmonar, 409, 447, 584
Hipertireoidismo, 690
Hipertrofia cuticular, 454
Hiperuricemia, 274, 283, 290
- por hiperprodução de ácido úrico, 277
Hipofosfatasia, 321
Hipofunção, 690, 691
Hipoglicemiante oral, 729
Hipotireoidismo, 88, 283, 690
Histiocitose das células de Langerhans, 666
Histoplasmose, 625
- disseminada crônica, 647
Hormônio(s)
- do crescimento, 304
- femininos, 28

I

Ibandronato, 315
Ibuprofeno, 731
Iloprosta, 447
Imipramina, 237
Impacto femoroacetabular, 178
Imunização com antígeno heterólogo, 21
Imunobiológicos, 457, 756
- em uso no Brasil, 761
Imunoglobulina(s), 20, 75, 768
- IgE, 461
- intravenosa, 457, 537, 592
Imunopatologia, 17
Imunossupressores, 457, 592, 741, 749
Incisura bicipital, 49
Inclinação lateral, 45
Índice
−ASDAS, 374
−BASDAI, 374
- de dor generalizada, 234
Indometacina, 730
Infarto agudo do córtex ósseo, 663
Infecção(ões), 426, 737
- associadas a outros imunobiológicos, 650
- bacterianas, 643, 765
- criptocócicas, 647
- estreptocócica, 547, 551
- fúngicas, 646, 765
- no paciente imunossuprimido, 643
- no pé, 225
- nos pacientes em tratamento com
- - Corticosteroides, 648
- - Imunobiológicos, 648
- - Inibidores do TNF, 649
- parasitárias, 647
- pelo citomegalovírus, 650
- pelo herpes-zóster, 426
- pelo vírus EBV, 25
- pelo vírus influenza, 645
- por *Histoplasma capsulatum*, 647
- por *Strongyloides stercoralis*, 647

- virais, 341, 644
Infiltrações, 739, 776
- guiadas por imagem, 781
- intra-articulares, 776
- osteoarticulares, 778
- periarticulares, 777
Inflamação orbitária idiopática, 519
Infliximabe, 348, 378, 537, 540, 569, 761
Inibidores
- da calcineurina, 751
- da ECA, 729
- da xantina oxidase, 291
- de bomba de prótons, 447
- de TNF-alfa, 540
- específicos da COX-2, 732
- seletivos da COX-2, 731
Insuficiência
- cardíaca, 761
- - congestiva, 283
- gonadal, 427
Interferonopatias do tipo I, 612
Intoxicação por metais pesados, 321

J

Jerk test, 147
Joanete, 219
- de alfaiate, 62
Joelhos, 57, 59, 83, 84, 91, 204

L

Lactação, 767
Lágrima, 511
Lazy test, 176
Legionelose, 643
Lesão(ões)
- condral traumática, 210
- descamativas difusas, 43
- estruturais, 105
- inflamatórias, 104, 106
- osteolíticas, 658
- por esforços repetitivos, 240
- renal aguda, 283
- tipo pincer, 178
- tumorais articulares, 684
Leucemias
- agudas, 657
- crônicas, 666
Leucoencefalopatia multifocal, 650
Leucopenia, 417, 574
Linfócitos, 4
- B, 25
- T, 4, 23, 463
Linfomas, 666
Linfonodopatia, 43
Linfopenia, 574
Lipodistrofia, 592
Lipomas, 9
Lipossarcomas, 9
Líquido sinovial, 284
Lítio, 729
Livedo reticular, 43, 500
Lombalgia, 120
Lombalgia crônica, 37
Losartan, 446
Lúpus, 36
- anticoagulante, 497
- cutâneo agudo, 573
- cutâneo crônico, 573
- eritematoso, 29
- - cutâneo
- - - agudo, 402
- - - crônico, 403
- - - intermitente, 404
- - - subagudo, 403, 398

- - sistêmico, 21, 29, 93, 119, 340, 516, 521, 525, 759, 763, 786
- - - avaliação da atividade de doença, recaída e remissão, 416
- - - comprometimento articular, 421
- - - comprometimento cardiopulmonar, 422
- - - comprometimento cutâneo, 420
- - - comprometimento hematológico, 421
- - - comprometimento neuropsiquiátrico, 422
- - - comprometimento renal, 422
- - - diagnóstico, 400
- - - doença refratária e terapias, 425
- - - epidemiologia, 398
- - - etiopatogenia, 399
- - - gravidez, anticoncepção e reposição hormonal, 431
- - - juvenil, 573
- - - manifestações musculoesqueléticas, 401
- - - neoplasias, 430
- - - quadro clínico, 401
- - - tratamento, 417
- - - tratamento de indução, 423
- - - tratamento de manutenção, 424
- - - tratamento medicamentoso, 419
- - - vacinação, 432
- induzido por fármacos, 430
- neonatal, 432, 528
- neuropsiquiátrico, 410
LupusQoL, 119
Luxações, 220

M

Macrófagos, 4
Maculopatia pela cloroquina, 413
Mal de Pott, 95
Manifestações
- oftálmicas, 506
- reumáticas associadas
- - a imunoterapia para tratamento de neoplasia, 705
- - a quimioterapia antineoplásica, 704
Manobra
- de Adson modificada, 146
- de Appley, 176
- de compressão laterolateral do antepé, 216
- de Ducroquet-Kelikian, 216
- de Hawkins, 143
- de Lewin, 57
- de Mennel, 57
- de Neer, 143
- de Patrick, 57
- de Thomas, 176
- de Valsalva, 48
- de Volkmann, 57
- de Yocum, 143
Mão(s), 83, 90, 159, 167
- de mecânico, 454
Marcadores bioquímicos
- da formação óssea, 77
- da reabsorção óssea, 77
- da remodelação óssea, 76
- em artropatias microcristalinas, 79
Mastócitos, 4, 461
Matriz
- extracelular, 5
- óssea, 76
Medicamentos
- imunobiológicos, 756
- modificadores do curso da doença, 741
- na gravidez e amamentação, 536
Médico
- assistente, 255
- da empresa, 254
- perito, 255
Médio pé, 214

Meloxicam, 731
Meningite asséptica, 411
Meniscos, 60
Meralgia parestésica, 199
Metaplasia gordurosa, 105
Metástase óssea, 681
Metatarsalgias, 219, 222
Metatarso, 224
Metotrexato, 346, 377, 419, 446, 457, 537, 539, 651, 729, 741, 742, 743, 745
Miastenia grave, 10, 21
Micetomas, 624
Micofenolato mofetil 6, 419, 446, 447, 457, 537, 539, 567, 651, 742, 743, 746, 750
Micoses, 225, 624
Microarquitetura, 304
Mielite transversa, 411, 787
Mieloma múltiplo, 665
Mimetismo molecular, 20
Minociclina, 752
Miocárdio, 549
Miocardite, 410
Miopatia
- corticoinduzida, 737
- inflamatória idiopática, 763
- - juvenil, 585
Miosite, 417, 521, 584
- com sobreposição, 588
- infecciosas, 590
Modulador(es)
- da coestimulação de célula T, 757
- seletivos do receptor estrogênico, 315
Monoartrite, 125
- aguda, 562, 795
- crônica, 562
- infecciosa, 126
Morte
- celular
- - induzida por ativação, 24
- - programada, 24
- fetal prévia com mais de 10 semanas de gestação, 503
Mucopolissacaridoses, 5
Mucosas, 43
Músculo
- deltoide, 49
- peitoral maior, 49
Mutações no HOIL, 613

N

Naproxeno, 731
Necrose
- asséptica da cabeça do fêmur, 658
- avascular, 10, 182
- - óssea, 737
Nefrite, 575
- hereditária, 7
- lúpica, 575
- - com perda de função renal, 786
- tubulointersticial, 408
Nefrocalcinose hiperclorêmica, 320
Nefrolitíase, 283, 321
Nefropatia lúpica, 407
Neisseria gonorrheae, 635
Neoplasias, 766
Neurite óptica, 413
Neuroma de morton, 226
Neuromielite óptica, 794
Neurônios descendentes, 230
Neuropatia periférica, 236, 334, 411
Neurose de compensação, 236
Nexo
- administrativo, 253
- causal, 253
- técnico, 253

Índice Alfabético

- - epidemiológico, 252
Nifedipino, 446
Nimesulida, 731
Nitroglicerina tópica, 446
Nocardiose, 644
NOD2, 607
Nódulos
- de Bouchard, 83
- de Heberden, 83
- de Schmorl, 84, 91
- reumatoides, 333
- subcutâneos, 550
Nutrição parenteral, 448

O

Obesidade, 9, 283
- e dieta, 268
Ocronose, 86
Octreotida, 448
Olho seco, 509
- evaporativo, 510
- não Sjögren, 510
Oligoartrite
- estendida, 562
- persistente, 562
Ombro, 49, 82, 84, 91, 139
- anatomia funcional e biomecânica do, 139
- congelado, 154
- doloroso, 50
OPAQ, 120
Orteoartrites dos pés, 264
Órteses, 268, 772
Ossos
- acessórios, 225
- navicular acessório, 225
- trígono, 225
Osteíte, 609, 632
- deformante, 194, 683
- fibrosa cística, 88
- sifilítica, 95
Osteoartrite, 9, 31, 36, 83, 100, 119, 133, 220, 259, 283, 341
- acromioclavicular, 156
- axiais, 265
- com CPPD, 295
- da articulação metatarsofalângica do hálux, 222
- das mãos, 263
- de sacroilíacas, 264
- do cotovelo, 264
- do joelho, 211
- do quadril, 179, 263
- erosiva, 263
- generalizada idiopática, 265
- glenoumeral, 156
- periféricas joelhos, 262
Osteoartropatia hipertrófica, 702
Osteoblastoma, 672
Osteoblastos, 5
Osteocalcina, 77
Osteoclastos, 5, 30
Osteocondrite(s), 224
- dissecante do tálus, 224
Osteocondroma, 674
Osteocondromatose
- articular, 684
- sinovial, 98
Osteocondrose, 210
Osteogênese imperfeita, 7
Osteoma osteoide, 672
- intra-articular, 97
Osteomalacia oncogênica, 704
Osteomielite, 225, 625, 658
- multifocal recorrente e crônica não bacteriana, 608
- pós-cirúrgica, 197

Osteomielite/dactilite, 629
Osteonecrose, 10, 210, 427, 737
- da cabeça femoral, 182, 184
Osteopetrose, 321
- do quadril, 197
Osteoporose, 10, 86, 120, 430, 569, 592, 737, 759
- em crianças, 318
- induzida por corticosteroide, 316
- primária ou secundária, 320
- transitória, 194
Osteossarcoma, 672, 673
Osteotomias femorais e da pelve, 183

P

Padrões de fluorescência
- nuclear, 66
- nucleolar/citoplasmática, 66
Palm-up test, 143
Palpação, 45
- da coluna vertebral 131
- do tubérculo tibial, 59
- dos pés, 62
Paniculite lúpica, 404
Pápulas de Gottron, 453
Paracetamol, 536, 537
Paracoccidioides brasiliensis, 625, 626
Paracoccidioidomicose, 625
Paratormônio, 10
Parvovírus B19, 622
Pata de ganso, 209
Patela, 58, 204
Pé(s), 61, 90, 214
- cavo, 223
- plano, 223
Pele, 581, 583, 584
Pentoxifilina, 446
Periartrites, 56
Pericárdio, 575
Pericardite, 410, 417, 550
- no lúpus eritematoso sistêmico, 790
Periostite, 626
Peritendinite, 242
Pescoço, 83
Pesquisa
- de antígeno HLA-B27, 75
- de autoanticorpos, 65
- de cristais, 716
- - de UMS, 284
- de infecções latentes, 759
- de tuberculose latente, 760
- sorológica para hepatite e HIV, 759
Pimozida, 555
Pioderma gangrenoso, 610, 693
Pirazinamida, 276
Pirfenidona, 447
Piridinolina, 77
Piúria, 417
Placenta, 531
Plaquetopenia, 789
Plasmocitoma/mieloma múltiplo, 679
Pleurisia, 417
Pleurite, 334, 575
Plica sinovial, 209
Podocitopatia, 409
Poliangiite
- granulomatosa eosinofílica, 521
- microscópica, 459, 474, 600
Poliarterite nodosa, 43, 460, 470, 509, 599
- clássica, 459
- cutânea, 459
Poliartralgia, 632
- com ou sem efusão sinovial, 658
Poliartrite, 127
- C, 128
- paraneoplásica, 702

Policondrite recidivante, 703, 764
Polimialgia
- reumática, 341, 479, 666
- reumática atípica, 704
Polimiosite, 10, 29, 534, 703
- juvenil, 588
Polimorfismo
- clínico, 153
- evolutivo, 154
- radiográfico, 153
Polissinovite benigna edematosa, 702
Pré-eclâmpsia, 525, 527
Prednisolona, 537
Prednisona, 537
Problema(s)
- neurológicos, 767
- neuropsiquiátrico, 573
- renal, 573
Proptose ocular, 472
Prostaciclina, 461
Prostatite, 369
Proteção articular, 268, 771
Proteínas
- fusionadas, 756
- Hedgeho, 10
Proteinúria, 417, 577
Próteses
- articulares, 767
- cimentadas, 184
- de cerâmica, 184
- sem cimento, 184
Protrusão acetabular, 191
Prova(s)
- da "gaveta" da articulação metatarsofalângica, 216
- da "ponta dos pés", 216
- de Jack, 216
- inflamatórias, 551
Prucaloprida, 448
Psicose, 417, 788
- de origem orgânica, 412
Psicoterapia, 34, 238
Psoríase, 366, 562, 693
- mediada por CARD14, 612
Pulmão, 583
Pulso da artéria braquial, 51
Pulsoterapia, 739
Punho(s), 90, 159, 163
- e mãos, 52, 83
Púrpura
- anafilactoide, 594
- de Henoch-Shönlein, 43, 459, 594, 664
- trombocitopênica trombótica, 425
Pustulose, 609

Q

Quadril, 84, 175
- reumatoide, 190
Qualidade
- de vida, 114, 117
- óssea, 304
Quedas em idosos, 317
Questionário
- para avaliação, 115
- mais utilizados em reumatologia, 117
Quinina, 746

R

Radiografia, 82
Radioisótopos, 779
Ranelato de estrôncio, 270
RANKL, 10
Raquitismo hipofosfatêmico
- autossômico dominante ligado ao X, 321
- hereditário, 321

Rash (eritema), 417
Rastreamento de neoplasias, 456
Reabilitação, 253, 773
- em doenças reumáticas, 771
Reabsorção óssea, 10
Reações alérgicas, 765
Remodelação óssea, 30, 304
Repercussão óssea das artrites erosivas, 108
Resistência
- à insulina, 283
- óssea, 305
Responsabilidade
- ética e legal, 251
- profissional, 248, 252
Resposta(s)
- autoimune,547
- autoinflamatória, 547
- inflamatória aos cristais de UMS, 278
Ressalto do quadril, 195
Ressecção, 671
- ampla, 671
- marginal, 671
- radical, 671
Ressonância magnética, 100, 165, 481
- de músculos, 455
Retináculos, 13
Retinopatia central serosa, 413
Retropé, 214
Retrovírus, 623
Reumatismo
- de partes moles, 98
- palindrômico, 340
- pós-quimioterapia, 704
Rim, 583, 584
Riociguat, 447
Risedronato, 315
Risperidona, 555
Rituximabe, 348, 447, 537, 540, 569, 651, 762, 764
Rizartrose, 263
Romboides, 49
Romosozumabe, 316
Ruptura do tendão da cabeça longa do bíceps, 145

S

Sacroiliíte, 366
Sais de ouro, 347, 748
Salicilatos, 537, 730
SAPHO, 609
Sarcoidose, 516, 522, 697, 764
Sarcoma
- de Ewing,678
- osteogênico, 672
Sarcopenia, 10
Sarcoplasma, 10
Scleromalacia perforans, 507
Secuquinumabe, 378, 537, 541, 651, 652, 763
Serosite, 573
Serotonina, 231
SF-36, 117
Sialoadenite linfocítica focal, 357
Sífilis, 496, 631
- congênita
- - precoce, 632
- - tardia, 632
- primária, 632
Sinal
- de "muitos dedos", 216
- de "V" do decote, 454
- de Apley, 207
- de Coleman, 520
- de Gottron, 43
- de Lasègue, 48
- de McMurray, 207
- de Trendelenburg, 176
- do Popeye, 155

- do xale, 454, 587
Sincondroses, 12
Síndrome
- antifosfolipídica, 496, 576
- - catastrófica, 501, 504
- articular dolorosa, 623
- associada à deficiência de ADA2, 612
- associadas ao PLCG2, 611
- autoimune linfoproliferativa, 22
- autoinflamatórias, 603
- - febris, 603
- - não febris, 607
- - raras, 611
- cerebral orgânica, 417
- CREST, 580
- da banda iliotibial proximal, 195
- da dor peritrocantérica, 195
- da encefalopatia reversível posterior, 412
- da fadiga crônica, 229
- de Alport, 7
- de artrite piogênica asséptica, 610
- de ativação macrofágica, 425, 563, 576
- - em doenças reumáticas autoimunes, 793
- de Barré-Lieou, 265
- de Brown, 335
- de Canale-Smith, 22
- de Caplan, 335
- de Churg-Strauss, 459
- de Cogan, 469, 475, 521
- de Ehlers-Danlos, 7
- de fasciíte palmar e poliartrite, 703
- de Felty, 335
- de Goodpasture, 459
- de hiperimunoglobulinemia D, 605
- de Hughes 1, 496
- de Klinefelter, 28
- de Majeed, 611
- de Marfan, 8
- de Muckle-Wells, 606
- De Quervain, 167
- de Reiter, 379
- de Sjögren, 22, 44, 353, 510, 534, 763
- - análise histopatológica, 357
- - diagnóstico, 358
- - etiopatogênese, 353
- - manifestações clínicas, 354
- - manifestações sistêmicas, 355
- - monitoramento da doença, 358
- - prognóstico, 359
- - secundária, 335, 413
- - tratamento, 359
- de superposição, 490, 493
- de Tietze, 49
- do "pulmão retraído", 409
- do anticorpo antifosfolipídio, 530
- - catastrófica, 790
- do canal de Guyon (túnel ulnar), 166
- do impacto, 141
- - femoroacetabular, 176
- do interósseo posterior, 163
- do ombro de Milwaukee, 297
- do pequeno peitoral, 46
- do piriforme, 199
- do túnel
- - cubital, 161
- - do carpo, 13, 163, 243
- - do tarso, 225
- - radial, 162
- dolorosa regional complexa, 169
- febris recorrentes, 603
- HELLP, 527
- linfoproliferativa autoimune, 666
- lúpus-*like*, 704
- mão-pé, 658
- metabólica, 283

- miofascial, 229
- neurológica, cutânea e articular crônica
 infantil, 606
- ósseas piogênicas assépticas, 608
- paraneoplásicas, 701
- periódica associada
- - à criopirina, 605
- - ao receptor do TNF, 605
- piogênicas, 612
- POEMS, 691
- RS3 PE, 480
- simpático-cervical posterior, 265
- sinovite simétrica, 341
- vasculíticas, 459, 479
- - na infância, 594
- vibratória, 84
Sinovectomia do quadril, 192
Sinoviomas, 97
Sinovite, 104, 366, 371, 609
- pós-traumática, 208
- secundária a doenças autoimunes, 209
- vilonodular, 209
- - pigmentada, 97, 201, 685
Sistema
- cardiovascular, 43
- complemento, 20
- digestório, 44
- esquelético, 11
- imune, 440
- - adaptativo, 547
- muscular, 11
- musculoesquelético, 11
- nervoso, 44
- RANK, 76
- respiratório, 43
SLE Symptom Checklist, 119
SLEQoL, 119
Sopro de Carey-Coombs, 550
Staphylococcus aureus, 635
Streptococcus, 635
- *pneumoniae*, 643
- *pyogenes*, 546
Sulfassalazina, 346, 377, 537, 539, 567, 651, 742,
 743, 745, 748
Sulfato
- de condroitina, 269
- de glicosamina, 269
Superantígenos, 22
Superposição de pré-eclâmpsia em hipertensão
 crônica, 527
Suprarrenais, 691
Suscetibilidade genética, 547

T

T cell receptor excision circles, 23
Tacrolimo, 537, 539, 742, 743, 746, 751
Talassemia, 97
Talidomida, 742, 743, 746, 752
Tálus, 224
Tecido
- adiposo, 8
- cartilaginoso, 9
- conjuntivo, 3
- - de propriedades especiais, 8
- - de suporte, 9
- - denso, 8
- - frouxo, 8
- - propriamente dito, 8
- elástico, 8
- mucoso, 9
- muscular, 10
- ósseo, 9, 10
- reticular ou hematopoético, 9
Técnicas
- de *biofeedback*, 448

- para infiltrações, 781
Telangiectasias, 581
Tendão(ões)
- da cabeça longa do bíceps, 82, 140
- do bíceps inserido na apófise coracoide, 82
- do infraespinal, 82
- do redondo menor, 82
- do subescapular, 82
- do supraespinal, 82
Tendinite, 82, 223
- calcária, 153
- calcificante, 153, 242, 243
- do manguito rotador, 243
Tendinopatias, 110, 241
Tendões, 13, 223
Tenossinovite(s), 110, 242, 584
- de De Quervain, 242
- estenosante do flexor, 169
- flexora, 688
Terapia(s)
- anticélula B, 757
- de reposição hormonal, 313
- de sulfato de hidrogênio, 732
- física, 721
- ocupacional, 376, 566, 721
Teriparatida, 316
Teste(s)
- da apreensão, 50, 58, 147
- da gaveta
- - anteroposterior, 147
- - para lesão de ligamentos cruzados, 60
- de Adams, 47
- de Adson, 132
- de avaliação da integridade dos tendões, 144
- de compressão manual do carpo, 165
- de Ely, 176
- de Fabere, 176
- de Fromen, 161
- de hiperabdução bilateral, 146
- de identificação de tendinite, 143
- de Jobe, 144
- de Lasègue, 131
- de McMurray, 60
- de Patte, 145
- de Phalen, 164
- de queda do braço, 50
- de recentragem, 147
- de Roos, 146
- de Schober modificado, 132
- de speed, 143
- de Spurling, 132
- de Tinel, 164
- de Trendelenburg, 55
- de Wartenberg, 161
- de Wright, 146
- de Yergason, 143
- do gancho, 144
- do ressalto posterior, 147
- do rolamento, 176
- para a instabilidade glenoumeral, 146
- para a síndrome do desfiladeiro torácico, 146
- que avalia fraqueza dos músculos tenares, 165
- sensoriais, 165
Timo, 17
Tireoide, 690
Tireoidite

- autoimune, 690
- de Hashimoto, 28
Tocilizumabe, 348, 537, 540, 569, 651, 762
Tofacitinibe, 348, 378, 388, 537, 541, 651, 742, 743, 745, 748
Togavírus, 621
Tornozelo(s), 61, 63, 214
- e calcâneo, 83
Toxina botulínica, 446
Trabecular bone score (TBS), 309
Tramadol, 536, 537
Transplante
- autólogo
- - de célula-tronco, 349, 584
- - de condrócito, 211
- de medula óssea, 448, 569
- medular alogênico, 664
- osteocondral autólogo, 211
Tratamento do paciente reumático, 715
Treponema pallidum, 632
Treprostinil, 447
Trombocitopenia, 417, 500, 574
Trombose
- arterial, 499,500
- prévia à gestação, 503
- venosas, 499
Tuberculose, 225, 628, 765
- e anti-TNF, 631
- vertebral, 628
Tumor(es)
- articulares, 669
- da coluna vertebral, 136
- das articulações, 97
- formadores de cartilagem, 674
- formadores de osso, 672
- gigantocelular, 676
- marrom do hiperparatireoidismo, 683
- neuroectodérmico primitivo, 678
- no pé, 225
- ósseos, 669, 671
- - de natureza neoplásica não definida, 681
- osteoarticulares, 669
- periarticulares, 669
- sólidos, 701

U

Ulcerações, 500
Úlceras
- cutâneas, 43
- digitais, 584
- na mucosa, 417
- orais, 573
Ultrassonografia, 98
- Doppler colorido, 481
Upper cut test, 144
Uretrite, 366
Uricases, 293
Uricosúricos, 292
Urticária familiar ao frio, 607
Ustequinumabe, 378, 537, 541, 651, 652, 762
Uveíte(s), 512, 516, 564
- aguda, 512, 564
- anterior crônica, 569
- branca, 514
- crônicas, 512, 564

- em doenças reumáticas/inflamatórias sistêmicas, 514
- em granulomatosas e não granulomatosas, 512
- não infecciosas, 764

V

Vacina
- antiestreptocócica, 556
- contra o vírus herpes-zóster, 644
- para varicela, 644
- nos pacientes com doenças reumáticas, 653
Valproato de sódio, 729
Valvulite, 547
Varfarina cumarínica, 537
Vasculite(s), 14, 44, 100, 417, 534
- associada à neoplasia, 476
- associada ao ANCA, 469, 791
- associadas a doenças sistêmicas, 469
- com etiologia identificada, 469
- com imunocomplexo, 469
- crioglobulinêmica, 476
- de grandes vasos, 520
- de médios vasos, 520
- de pequenos vasos, 521, 759
- em vasos de calibre variável, 469, 477
- limitada a um território ou a um órgão, 469
- por anticorpo antimembrana basal, 469
- por IgA, 460, 474
- precipitada por fármacos/adjuvantes, 475
- primária do sistema nervoso central, 601
- reumatoide, 333
- secundárias, 601
- sistêmicas, 469, 763
- urticariforme hipocomplementêmica, 476
- visceral, 587
Vasculopatia, 440
- associada à Sting de início na infância, 613
Vasodilatadores, 729
Vasos sanguíneos, 14
Vértebra, 46
- achatada, 658
- C5, 46
- C6, 46
- C7, 46
- C8, 46
- L4, 49
- L5, 49
- S1, 49
- T1, 46
Via
- de sinalização
- - Bmp, 306
- - Wnt, 10,306
- esclerostina, 306
- nociceptiva, 230
Vírus
- Chikungunya, 639, 640
- da rubéola, 622
- Mayaro, 640
- O'nyong'nyong, 641
- Ross River, 641
Viscossuplementação, 779
Vitamina D, 10, 312, 577

Z

Zoledronato, 315